产科重症监护
Critical Care Obstetrics

（原著第5版）

主　　编	［美］Michael Belfort
副 主 编	［美］George Saade　　　Michael Foley
	Jeffrey Phelan　　　Gary Dildy Ⅲ
主　　审	陶敏芳　陈尔真　滕银成
主　　译	李颖川　黄亚绢
副 主 译	曹永梅　鲁显福　吕　毅　罗　静　郁诗阳
学术秘书	张　萍　张　鑫　刘枫荻　陈　昕

世界图书出版公司

西安　北京　广州　上海

图书在版编目(CIP)数据

产科重症监护:原著第 5 版/(美)迈克尔·贝尔福特(Michael Belfort)主编;李颖川,黄亚绢译.—西安:世界图书出版西安有限公司,2020.4
书名原文:Critical Care Obstetrics
ISBN 978 - 7 - 5192 - 5883 - 2

Ⅰ.①产… Ⅱ.①迈… ②李… ③黄… Ⅲ.①产科病—险症—护理
Ⅳ.①R473.71

中国版本图书馆 CIP 数据核字(2020)第 010031 号

书　　名	产科重症监护(原著第 5 版)	
	CHANKE ZHONGZHENG JIANHU	
主　　编	[美]Michael Belfort	
主　　译	李颖川　黄亚绢	
责任编辑	张　丹　李维秋　岳姝婷	
装帧设计	绝色设计	
出版发行	世界图书出版西安有限公司	
地　　址	西安市高新区锦业路 1 号都市之门 C 座	
邮　　编	710065	
电　　话	029 - 87214941　029 - 87233647(市场营销部)	
	029 - 87234767(总编室)	
网　　址	http://www.wpcxa.com	
邮　　箱	xast@ wpcxa.com	
经　　销	新华书店	
印　　刷	西安雁展印务有限公司	
开　　本	889mm ×1194mm　1/16	
印　　张	49.5	
字　　数	1300 千字	
版次印次	2020 年 4 月第 1 版　2020 年 4 月第 1 次印刷	
版权登记	25 - 2015 - 199	
国际书号	ISBN 978 - 7 - 5192 - 5883 - 2	
定　　价	298.00 元	

医学投稿　xastyx@ 163.com ‖ 029 - 87279745　029 - 87284035
(如有印装错误,请寄回本公司更换)
(版权所有　翻印必究)

MICHAEL A. BELFORT MBBCH, MD, PhD

Professor of Obstetrics and Gynecology, Department of Obstetrics and Gynecology, University of Utah School of Medicine, Salt Lake City, UT; Director of Perinatal Research, Director of Fetal Therapy, HCA Healthcare, Nashville, TN, USA

GEORGE SAADE MD

Professor of Obstetrics and Gynecology, University of Texas Medical Branch, Galveston, TX, USA

MICHAEL R. FOLEY MD

Chief Medical Officer, Scotsdale Healthcare, Scottsdale, Arizona; Clinical Professor, Department of Obstetrics and Gynecology, University of Arizona College of Medicine, Tucson, AR, USA

JEFFREY P. PHELAN MD, JD

Director of Quality Assurance, Department of Obstetrics and Gynecology, Citrus Valley Medical Center, West Covina; President and Director, Clinical Research, Childbirth Injury Prevention Foundation, City of Industry, Pasadena, CA, USA

GARY A. DILDY III MD

Director, Maternal-Fetal Medicine, Mountain Star Division, Hospital Corporation of America, Salt Lake City, UT; Clinical Professor, Department of Obstetrics and Gynecology, LSU Health Sciences Center, School of Medicine in New Orleans, New Orleans, LA, USA

C. David Adair

Professor and Vice-Chair

Division of Maternal-Fetal Medicine

Department of Obstetrics and Gynecology

University of Tennessee College of Medicine

Chattanooga, TN, USA

Cande V. Ananth

Division of Epidemiology and Biostatistics

Department of Obstetrics, Gynecology and

Reproductive Sciences

UMDNJ – Robert Wood Johnson Medical School

New Brunswick, NJ, USA

Katherine W. Arendt

Assistant Professor of Anesthesiology

Mayo Clinic

Rochester, MN, USA

Kelty R. Baker

Department of Internal Medicine

Hematology-Oncology Section and Baylor College

of Medicine

Houston, TX, USA

Robert H. Ball

HCA Fetal Therapy Initiative

St Mark's Hospital

Salt Lake City and

Division of Perinatal Medicine and Genetics

Departments of Obstetrics

Gynecology and Reproductive Sciences

UCSF Fetal Treatment Center

University of California

San Francisco, CA, USA

Michael A. Belfort

Professor of Obstetrics and Gynecology

Department of Obstetrics and Gynecology

Division of Maternal-Fetal Medicine

University of Utah School of Medicine

Salt Lake City, UT and

Director of Perinatal Research

Director of Fetal Therapy

HCA Healthcare

Nashville, TN, USA

Ron Bloom

Professor of Pediatrics

Department of Neonatology

University of Utah Health Sciences

Salt Lake City, UT, USA

Renee A. Bobrowski

Director of Maternal-Fetal Medicine and Women

and Children's Services

Department of Obstetrics and Gynecology

Saint Alphonsus Regional Medical Center

Boise, ID, USA

D. Ware Branch

Professor

Department of Obstetrics and Gynecology

University of Utah Health Sciences Center and

Medical Director

Women and Newborns Services

Intermountain Healthcare

Salt Lake City, UT, USA

Michael Cackovic
Division of Maternal-Fetal Medicine
Department of Obstetrics, Gynecology and
Reproductive Sciences
Yale University School of Medicine
New Haven, CT, USA

Shobana Chandrasekhar
Associate Professor
Department of Anesthesiology
Baylor College of Medicine
Houston, TX, USA

Steven L. Clark
Medical Director
Women's and Children's Clinical Services
Hospital Corporation of America
Nashville, TN, USA

Fred Coleman
Medical Director
Legacy Health Systems
Maternal-Fetal Medicine
Portland, OR, USA

Christian Con Yost
Assistant Professor of Pediatrics
Department of Neonatology
University of Utah Health Sciences
Salt Lake City, UT, USA

Shad H. Deering
Adjunct Assistant Professor
Department of Obstetrics and Gynecology
Uniformed Services University of the Health
Sciences
Old Madigan Army Medical Center
Tacoma, WA, USA

Gary A. Dildy III
Director
Maternal-Fetal Medicine
Mountain Star Division
Hospital Corporation of America
Salt Lake City, UT and
Clinical Professor
Department of Obstetrics and Gynecology
LSU Health Sciences Center
School of Medicine in New Orleans
New Orleans, LA, USA

Donna Dizon-Townson
Associate Professor
Department of Obstetrics and Gynecology
University of Utah Health Sciences Center
Salt Lake City, UT and
Medical Director Clinical Programs Urban
South Region
Intermountain Healthcare
Department of Maternal-Fetal Medicine
Provo, UT, USA

M. Bardett Fausett
Consultant to the AF Surgeon General for
Obstetrics and Maternal-Fetal Medicine and
Chief, Obstetrics and Maternal-Fetal Medicine
San Antonio Military Medical Center and
Vice-Chairman, Department of Obstetrics and
Gynecology, Wilford Hall Medical Center
Lackland Airforce Base, TX, USA

Ellen Flynn
Clinical Assistant Professor of Psychiatry and
Human Behavior
Alpert Medical School of Brown University
Women and Infants Hospital
Providence, RI, USA

Michael R. Foley
Chief Medical Officer
Scotsdale Healthcare
Scottsdale, Arizona and
Clinical Professor
Department of Obstetrics and Gynecology
University of Arizona College of Medicine
Tucson, AZ, USA

Jeffrey M. Fowler
Director
Division of Gynecologic Oncology
John G. Boutselis Professor
Department of Obstetrics and Gynecology
James Cancer Hospital and Solove
Research Institute
The Ohio State University
Columbus, OH, USA

Alfredo F. Gei
Department of Obstetrics and Gynecology
Methodist Hospital in Houston, Houston, TX
USA

Labib Ghulmiyyah
Fellow
Maternal-Fetal Medicine
Department of Obstetrics and Gynecology
University of Texas Medical Branch
Galveston, TX, USA

Cornelia R. Graves
Medical Director
Tennessee Maternal-Fetal Medicine PLC and
Director of Perinatal Service
Baptist Hospital and
Clinical Professor
Vanderbilt University
Nashville, TN, USA

Kalpalatha K. Guntupalli
Section of Pulmonary Critical Care and
Sleep Medicine
Baylor College of Medicine
Houston, TX, USA

Nicola A. Hanania
Section of Pulmonary Critical Care, and
Sleep Medicine
Baylor College of Medicine
Houston, TX, USA

Melissa Herbst
Maternal-Fetal Services of Utah
St. Mark's Hospital
Salt Lake City, UT, USA

Calla Holmgren
Department of Obstetrics and Gynecology
University of Utah Medical Center
Salt Lake City, UT, USA

Nazli Hossain
Associate Professor and Consultant Obstetrician
and Gynaecologist
Department of Obstetrics and Gynaecology Unit III
Dow University of Health Sciences,
Civil Hospital,
Karachi, Pakistan

Kenneth H. Kim
Clinical Instructor
Division of Gynecological Oncology
Department of Obstetrics and Gynecology
James Cancer Hospital and
Solove Research Institute
The Ohio State University
Columbus, OH, USA

Chad Kendall Klauser
Assistant Clinical Professor
Mount Sinai School of Medicine
New York, NY, USA

Aristides P. Koutrouvelis
Department of Anesthesiology
University of Texas Medical Branch
Galveston, TX, USA

Hee Joong Lee
Department of Obstetrics and Gynecology
The Catholic University of Korea
Seoul, Korea

William C. Mabie
Professor of Clinical Obstetrics and Gynecology
University of South Carolina
Greenville, SC, USA

Antara Mallampalli
Section of Pulmonary, Critical Care, and Sleep
Medicine
Baylor College of Medicine
Houston, TX, USA

James N. Martin, Jr
Professor and Director
Department of Obstetrics and Gynecology
Division of Maternal-Fetal Medicine
University of Mississippi Medical Center
Jackson, MS, USA

Kent A. Martyn
Director of Pharmaceutical Services
Citrus Valley Medical Center
West Covina, CA, USA

Suzanne McMurtry Baird
Assistant Professor
Vanderbilt University School of Nursing

Nashville, TN, USA

Joel Moake
Rice University
Houston, TX, USA

Martin N. Montoro
Departments of Medicine and Obstetrics and
Gynecology
Keck School of Medicine
University of Southern California
Los Angeles, CA, USA

Carmen Monzon
Clinical Assistant Professor of Psychiatry and
Human Behavior
Alpert Medical School of Brown University
Women and Infants Hospital
Providence, RI, USA

Errol R. Norwitz
Louis E. Phaneuf Professor and Chair
Department of Obstetrics and Gynecology
Tufts University School of Medicine
and Tufts Medical Center
Boston, MA, USA

David M. O' Malley
Assistant Professor
Division of Gynecologic Oncology
Department of Obstetrics and Gynecology
James Cancer Hospital and Solove
Research Institute
The Ohio State University
Columbus, OH, USA

Gayle Olson
Department of Obstetrics and Gynecology
Division of Maternal-Fetal Medicine
University of Texas Medical Branch
Galveston, TX, USA

Michelle Y. Owens
Department of Obstetrics and Gynecology
Division of Maternal-Fetal Medicine
University of Mississippi Medical Center
Jackson, MS, USA

Luis D. Pacheco
Assistant Professor
Departments of Obstetrics, Gynecology and
Anesthesiology
Maternal-Fetal Medicine-Surgical Critical Care
University of Texas Medical Branch
Galveston, TX, USA

Michael J. Paidas
Yale Women & Children's Center for
Blood Disorders
Department of Obstetrics, Gynecology and
Reproductive Sciences
Yale School of Medicine,
New Haven, CT, USA

Teri Pearlstein
Associate Professor of Psychiatry and Human
Behavior and Medicine
Alpert Medical School of Brown University
Women and Infants Hospital
Providence, RI, USA

Jeffrey P. Phelan
Director of Quality Assurance
Department of Obstetrics and Gynecology
Citrus Valley Medical Center
West Covina and
President and Director
Clinical Research
Childbirth Injury Prevention Foundation
City of Industry
Pasadena, CA, USA

T. Flint Porter
Associate Professor
Department of Obstetrics and Gynecology
University of Utah Health Science, UT and
Medical Director
Maternal-Fetal Medicine
Urban Central Region
Intermountain Healthcare
Salt Lake City, UT, USA

Raymond Powrie
Department of Medicine, Obstetrics and
Gynecology
Warren Alpert School of Medicine at
Brown University
RI, USA

Fidelma B. Rigby
Department of Obstetrics and Gynecology
MFM Division
MCV Campus of Virginia Commonwealth
University
Richmond, VA, USA

Scott Roberts
Department of Obstetrics and Gynecology
The University of Texas Southwestern Medical
Center (UTSMC) at Dallas
TX, USA

Julian N. Robinson
Associate Clinical Professor
Harvard Medical School
Division of Maternal-Fetal Medicine
Department of Obstetrics, Gynecology and
Reproductive Biology
Brigham and Women's Hospital
Boston, MA, USA

Sheryl Rodts-Palenik
Acadiana Maternal-Fetal Medicine
Lafayette, LA, USA

Roxann Rokey
Director
Department of Cardiology
Marshfield Clinic
Marshfield, WI, USA

David A. Sacks
Department of Research
Southern California Permanente Medical Group
Pasadena, CA, USA

Mark Santillan
Department of Obstetrics and Gynecology
University of Iowa College of Medicine
Iowa City, IA, USA

Anthony Scardella
Professor of Medicine
Division of Pulmonary and Critical Care Medicine
Department of Medicine
University of Medicine and Dentistry of New
Jersey-Robert Wood Johnson Medical School
New Brunswick, NJ, USA

William E. Scorza
Chief of Obstetrics
Division of Maternal-Fetal Medicine
Department of Obstetrics
Lehigh Valley Hospital
Allentown, PA, USA

James Scott
Department of Obstetrics and Gynecology
University of Utah, Medical Center
Salt Lake City, UT, USA

Julie Scott
Assistant Professor
Department of Obstetrics and Gynecology
Division of Maternal-Fetal Medicine
University of Colorado Health Sciences Center
Denver, CO, USA

Gail L Seiken
Washington Nephrology Associates
Bethesda, MD, USA

Shailen S. Shah
Director of Operations
Maternal-Fetal Medicine
Virtua Health
Voorhees, NJ and
Assistant Professor
Thomas Jefferson University Hospital,
Philadelphia, PA, USA

Howard T. Sharp
Department of Obstetrics and Gynecology
University of Utah School of Medicine
Salt Lake City, UT, USA

Andrea Shields
Director
Antenatal Diagnostic Center
San Antonio Military Medical Center
Lackland Airforce Base, TX, USA

John C. Smulian
Division of Maternal-Fetal Medicine
Department of Obstetrics and Gynecology
Lehigh Valley Health Network
Allentown, PA, USA

Irene Stafford
Maternal-Fetal Medicine
University of Texas Southwestern Medical Center
Dallas, TX, USA

Shawn P. Stallings

Division of Maternal-Fetal Medicine

Department of Obstetrics and Gynecology

University of Tennessee College of Medicine

Chattanooga, TN, USA

Victor R. Suarez

Maternal-Fetal Medicine Attending

Advocate Christ Medical Center

Chicago, IL, USA

Maya S. Suresh

Professor and Interim Chairman

Department of Anesthesiology

Baylor College of Medicine

Houston, TX, USA

Nan H. Troiano

Clinical Nurse Specialist

Women's Services

Labor & Delivery and High Risk Perinatal Unit

Inova Fairfax Hospital Women's Center

Falls Church, Virginia and

Columbia University; New-York Presbyterian

Hospital

Department of Obstetrics and Gynecology

Division of Maternal-Fetal Medicine and

Consultant, Critical Care Obstetrics

New York, USA

James W. Van Hook

Professor and Director

Department of Obstetrics and Gynecology

Division of Maternal-Fetal Medicine

University of Cincinnati College of Medicine

Cincinnati, OH, USA

Michael W. Varner

Department of Obstetrics and Gynecology

University of Utah Health Sciences Center

Salt Lake City, UT, USA

Edward W. Veillon, Jr

Fellow

Maternal-Fetal Medicine

University of Mississippi Medical Center

Jackson, MS, USA

Carey Winkler

MFM Physician

Legacy Health Systems

Maternal-Fetal Medicine Department

Portland, OR, USA

Jerome Yankowitz

Department of Obstetrics and Gynecology

University of Iowa College of Medicine

Iowa City, IA, USA

译者名单

主　审

陶敏芳（上海交通大学附属第六人民医院）

陈尔真（上海交通大学医学院附属瑞金医院）

滕银成（上海交通大学附属第六人民医院）

主　译

李颖川（上海交通大学附属第六人民医院）

黄亚绢（上海交通大学附属第六人民医院）

副 主 译

曹永梅（上海交通大学附属第六人民医院）

鲁显福（安徽医科大学第一附属医院）

吕　毅（复旦大学附属闵行医院）

罗　静（昆明市第一人民医院甘美医院）

郁诗阳（上海交通大学附属第六人民医院）

译　　者（按姓名拼音首字母排序）

艾志宏（上海交通大学附属第六人民医院）

安　珂（遵义医科大学附属医院）

曹梦嫒（安徽医科大学第一附属医院）

陈春燕（昆明市儿童医院）

陈锦荣（福建医科大学附属漳州市医院）

陈少华（汕头市中心医院）

陈文英（昆明市儿童医院）

陈　昕（同济大学附属东方医院）

陈　宇（上海交通大学附属第六人民医院）

陈紫桂（深圳市第二人民医院）

成黎明（昆明市儿童医院）

1

丁文婧（上海交通大学附属第六人民医院）

董西昆（昆明市儿童医院）

窦红昆（昆明市儿童医院）

杜文康（昆明市儿童医院）

段　宏（昆明市儿童医院）

费　杰（宁波市鄞州第二医院）

高琛妮（上海交通大学医学院附属瑞金医院）

高　洪（曲靖市第一人民医院）

高　俊（昆明市第一人民医院）

谷海飞（昆明市儿童医院）

顾航超（上海交通大学医学院附属国际和平妇幼保健院）

郭克芳（复旦大学附属中山医院）

郭　勇（上海交通大学附属第六人民医院）

韩雪敏（安徽省淮北市人民医院）

韩　园（复旦大学附属眼耳鼻喉科医院）

和　瑾（昆明市第一人民医院）

黄　磊（昆明市儿童医院）

黄庆媛（昆明市第一人民医院）

黄巍峰（上海交通大学附属第六人民医院）

贾　苗（徐州医科大学附属徐州儿童医院）

蒋荣珍（上海交通大学附属第六人民医院）

李　超（昆明市儿童医院）

李华萍（上海交通大学附属第六人民医院）

李　骅（昆明医科大学第一附属医院）

李立峰（台州市第一人民医院）

李　丽（昆明市第一人民医院）

李　明（上海交通大学附属第六人民医院）

梁梦凡（上海交通大学附属第六人民医院）

刘德斌（汕头大学医学院第一附属医院国瑞医院）

刘枫荻（国药集团上海血液制品有限公司）

刘　鹤（徐州医科大学附属医院）

刘坤伶（昆明市儿童医院）

刘淑芳（徐州医科大学第二附属医院）

栾晓云（昆明市儿童医院）

苗　琼（昆明市儿童医院）

彭晓晗（昆明市儿童医院）

平　凤（上海交通大学附属第六人民医院）

浦艳英（昆明市儿童医院）

秦文静（西南医科大学附属医院）

任　云（复旦大学附属中山医院）

上官晓辉（福建医科大学附属龙岩第一医院）

尚嘉伟（上海交通大学附属第六人民医院）

史学功（安徽医科大学第一附属医院）

苏　鹏（遵义医科大学附属医院）

孙　杰（昆明市第一人民医院）

孙星峰（复旦大学附属妇产科医院）

唐加华（遵义医科大学附属医院）

万　果（遵义医科大学附属医院）

万美洋（复旦大学附属闵行医院）

万　硕（遵义医科大学附属医院）

王翠云（安徽医科大学第一附属医院）

魏佳鑫（广州医科大学附属第五人民医院）

吴基林（昆明市儿童医院）

吴氢凯（上海交通大学附属第六人民医院）

许云波（昆明市儿童医院）

杨云霞（昆明市第一人民医院）

尹盼盼（安徽医科大学第一附属医院）

俞　颖（复旦大学附属中山医院）

俞玉华（台州市第一人民医院）

袁子茗（上海交通大学附属第六人民医院）

曾　蓉(云南省第一人民医院)

曾　焱(昆明市儿童医院)

张奉超(徐州医科大学附属徐州儿童医院)

张　明(昆明市儿童医院)

张　萍(徐州市妇幼保健院)

张　睿(上海交通大学附属第六人民医院)

张　鑫(昆明市儿童医院)

张玉龙(昆明市儿童医院)

张中伟(上海交通大学附属第六人民医院)

章陈露(福建医科大学附属龙岩第一医院)

赵　夏(上海交通大学医学院附属瑞金医院)

周月娣(上海交通大学附属第六人民医院)

朱　晨(复旦大学附属妇产科医院)

学术秘书

张　萍(徐州市妇幼保健院)

张　鑫(昆明市儿童医院)

刘枫荻(国药集团上海血液制品有限公司)

陈　昕(同济大学附属东方医院)

译 者 序

孕产妇死亡率是衡量一个国家经济、文化的重要指标。2016 年我国孕产妇死亡率为 19.9/100 000，而 50% 孕产妇死亡是由于医疗工作人员或医疗机构对引起孕产妇死亡疾病的认识不足，处理能力不足，没有及时诊断、没有及时治疗或错误诊治。

近年来随着我国"二孩"政策的开放，高龄孕产妇较前增加，加上近年剖宫产率居高不下，瘢痕子宫再次妊娠带来的一系列围生期风险如子宫瘢痕处妊娠、凶险性前置胎盘、子宫破裂，极危重孕产妇和危重孕产妇均有增加的趋势，对危重孕产妇的及时、有效救治是进一步降低孕产妇死亡率的关键。

2007 年上海市卫计委（现上海市卫生健康委员会）做出战略性政策，在上海市不同区域成立 5 个危重孕产妇抢救会诊中心与转诊、会诊网络，极大地改善了上海市二级医院及三级专科医院危重孕产妇的会诊抢救和对口转诊工作，使上海市孕产妇死亡率逐年下降，目前已经达到先进发达国家的水平。2016 年上海市孕产妇死亡率达到全国最低水平，为 5.46/100 000，2017 年进一步下降到 3.8/100 000。

以往危重孕产妇疾病谱以产科并发症为主，然而，近几年危重孕产妇的疾病谱发生显著变化，危重孕产妇中内外科并发症患者日益增多，涉及各系统及重要脏器，病情复杂、严重，处理相当棘手，如器质性心脏病的妊娠期换瓣手术，颅内出血、脑肿瘤妊娠期开颅手术，妊娠合并重度肺栓塞、脑梗死、门静脉栓塞、盆腔静脉栓塞、下腔静脉栓塞等栓塞性疾病的救治，妊娠合并外伤性脾破裂、肝破裂的妊娠期手术救治，妊娠合并肠梗阻、胃癌、肝癌、结肠癌根治手术治疗，严重免疫性、感染性疾病引起的感染性休克、多器官功能衰竭、嗜血细胞综合征等的多学科救治，重症胰腺炎、脑膜炎、肺炎、产后感染的多学科救治，严重的血液性疾病如严重血小板减少、再生障碍性贫血、骨髓增生异常综合征（MDS）、血栓性血小板减少性紫癜（TTP）等的救治。病种的复杂多样化及孕产妇特殊的病理生理状态变化，为产科危重症的救治带来新的挑战。

我院作为上海市危重孕产妇抢救中心之一，产科、重症、呼吸、心脏、血液、感染及肾脏等多学科团队合作，在复杂且危急的重症孕产妇救治方面积累了丰富的经验。为了促使危重孕产妇救治更加系统化、规范化，我院重症医学科联合产科一起邀请全国在危重孕产妇救治具有较高学术地位的多学科专家团队，引进并翻译了这部关注危重孕产妇救治的英文专著 *Critical Care Obstetrics*。该专著从妊娠相关的生理改变展开系统论述，并结合各器官系统功能在病理产科情况下的各种改变，做出妥善临床干预的指导建议。希望这本专著的中文版可以为更多危重孕产妇抢救的一线医护人员提供规范诊治的参考，进而惠及更多的危重孕产妇。

李颖川

上海交通大学附属第六人民医院重症医学科

黄亚绢

上海交通大学附属第六人民医院妇产科

郑重声明

　　本书的内容旨在进一步促进科学研究，并不为特定患者推荐或推广特定的诊断、治疗方法。出版商、作者、译者没有就本书内容的精确性和完整性作任何保证，并且明确否认任何负责任的保证，例如针对特定目的健康和疗效的保证。针对正在进行的研究、设备升级、仪器更新换代、政府法规的变化、设备和用药等信息的不断完善，有读者要求审查和评估其包含的详尽信息，例如每种药物、设备和装置的各种信息，并希望对部分问题提供详细的指示、警告和预防措施，对于这种情况读者应适当咨询专家。任何组织或网站在本书中被引用时，并不意味着作者或出版商认可该组织或网站提供或建议的任何信息。读者还应意识到，本书所列的互联网网站在著书和阅读时可能发生变化甚至消失，本作品的任何推广声明，不为其提供任何担保。无论是出版商还是作者，都不对由此产生的任何损害负责。

目　录

■■■ Contents

第 1 章 产科危重症的流行病学研究

简 介

对任何特定疾病或状况来说，成功的流行病学评估有几个先决条件。两个最重要的先决条件中，其一是能够准确地定义这种状况，并且可以评估结局；另一个先决条件是，必须有一些系统的方法进行数据收集或监控，以评估其结局或相关危险因素。产科危重症的流行病学评估满足所有的条件。

一直以来，产科相关危重症的监控专注于孕产妇死亡率的情况，以识别可能导致孕产妇死亡的疾病或状况。识别与孕产妇死亡率相关的各种状况最初来自临床医生的敏锐观察。最好的例子之一就是 Semmelweiss 医生描述的洗手习惯与产褥热之间的联系。在大多数工业国家和许多发展中国家，目前拥有以人群为基础的监控机制，以追踪孕产妇死亡率。这些通常是由法律规定执行的。事实上，世界卫生组织采用孕产妇死亡率来作为评估人群健康状况的指标之一[1]。

幸运的是，在大多数工业化国家，孕产妇死亡率已经下降到非常低的水平。美国最近的统计数据表明，在 1991—1997 年的孕产妇总死亡率为每存在十万活产则有 11.5 例孕产妇死亡发生[2]。虽然孕产妇死亡率非常低，关注孕产妇的死亡未必是最好的评估产科危重症的方式，因为大多数此类疾病并不会导致孕产妇死亡。正如 Harmer 所说："死亡仅仅代表发病率的冰山一角，正体不明。"不像死亡率具有明确的观察终点，产科危重症的发病率较难进行定义，因此难以进行准确的评估和研究。

高血压、产时出血、糖尿病、甲状腺疾病、哮喘、痉挛疾病和感染这些情况在妊娠过程中可能会经常发生，并且需要特殊治疗，但并不一定会演变成产科危重症。而许多有这些并发症的女性在妊娠过程也有可能波澜不惊，并最终母子平安。但是这些情况和危重症之间存在一定的联系，且有潜在重症、致畸、死亡的危险。关于这些情况达到何种程度才能称作危重症，其界定尚不明确。然而，将危重症看作潜在的、发展的或既存的、可能导致长期患病甚至会致死的明显的器官功能障碍，是有益处的。这样，可以更加灵活定义危重症，从而认识到妊娠过程中一些可能极快恶化的状况。

在很多地方，孕产妇死亡的数据收集得很详细，但是对于与孕产妇死亡率无关的危重症却很少存在详细的监控体系。有人建议，伴有产科危重症的孕产妇应当住一段时间的监护室[3-5]。这些病例被一些人描述为死亡"未遂"病例[6,7]。因此，检查这些住进监护室中的孕产妇更有助我们了解产科危重症，并完善对孕产妇死亡率的监控。需要引起注意的是，2/3的孕产妇死亡事件可能发生在那些从未进过监护室的孕产妇身上[5]。

在下文中回顾了当前已经了解的产科危重症的流行病学研究。一些信息来自已发表的相关研究；但是更多的资料则来自美国全国性监控体系所收集的、面向公众的信息。

产科住院

妊娠期并发症与孕产妇、胎儿和婴儿的发病率及死亡率明显相关[8]。许多伴有并发症的孕产妇选择非分娩性的住院治疗。虽然妊娠期并发症是导致婴儿死亡的第五大原因，但是对于住院孕产妇的妊娠期并发症的流行病学仍知之甚少。对于住院孕产妇的妊娠期并发症的研究，可为需要非分娩性住院治疗的并发症提供更多的信息。美国1991—1992年的调查研究显示，在大约18.0%的非分娩性住院孕产妇中，黑人（28.1%）和白人（17.2%）的百分数不成比例[9]。在这18.0%的住院病例中，包括12.3%符合产科情况的孕产妇（18.3%的黑人女性，11.9%的白人女性），4.4%的流产孕产妇（8.1%的黑人女性，3.9%的白人女性）和1.3%的非产科（药物或手术）情况的孕产妇（1.5%的黑人女性，1.3%的白人女性）。产科住院的可能性方面，1991—1992年比1986—1987年有所下降[9,10]。

在汇总的全国医院出院小结（National Hospital Discharge Summary，NHDS）中可以找到更多1998—1999年产科住院的最新信息。这些数据由美国疾病控制和预防中心的国家卫生统计中心（National Center for Health Statistics，NCHS）收集。NCHS数据是从1965年开始，每年一次的对于非联邦医院短期住院病历的调查研究。对这些调查的详细描述和数据库可以在别的地方找到[11]。简而言之，对于每个医院收治的患者，每次住院的NCHS数据包括1个主要诊断、最多6个次要诊断及最多4个操作记录。这些数据和操作是根据《国际疾病分类》第九版的临床修订版来编码。根据适应证（出院诊断）研究了美国1998—1999年的住院率（每100个住院病例），其中包括分娩住院（n = 7 965 173）和非分娩住院（n = 960 023）。我们研究了平均住院时间（95% CI）。产前和产后住院纳入非分娩性住院组。

在1998—1999年，因高血压而住院的分娩孕产妇占总住院比例的7.4%，非分娩高血压孕产妇占6.6%（表1.1）。平均住院时间（length of stay，LOS）是对于一些疾病敏感度的间接评估。因高血压而住院的分娩孕产妇的LOS要比非分娩孕产妇的高。出血是住院的潜在原因（无论是主要诊断还是次要诊断），在分娩性住

院的孕产妇中的发生频率要比非分娩性住院的孕产妇高。非分娩性住院的孕产妇发生泌尿生殖系统感染的概率（10.45%）是分娩孕产妇（3.19%）的3倍，尽管非分娩性孕产妇的LOS更短。

非分娩性孕产妇的早产住院率（21.21%）是来院分娩孕产妇（10.28%）的2倍。这种情况是可以预期的。因为许多早产的患者都可以治愈，并且有一些这样的住院患者被认为是"假临产"。因肝脏疾病而住院的患者不常见。但是，肝脏疾病的非分娩性住院的患者LOS超过31d，相比较而言分娩性住院的患者的LOS为3d。伴有凝血功能障碍的非分娩性住院患者的LOS为14.9d，而其分娩性住院患者LOS为4.9d。存在栓塞相关并发症的患者不常见，如果伴有此类情况，其LOS要进一步的延长。

图1.1显示了分娩性住院患者和非分娩性住院患者的前十大疾病。最主要的疾病是早产（无论是分娩性或非分娩性）。第二大疾病是高血压病（分娩性为7.37%，非分娩性为6.61%）。第三大疾病是贫血（7.13% vs 5.05%）。因感染相关情况住院的比例方面，非分娩患者（11.65%）是分娩患者的2倍（5.75%）。因出血而入院的分娩患者的比例（4.43%）比非分娩患者（3.26%）高。这些数据揭示了孕妇住院最常见的并发症与疾病。LOS数据能更加合理的分配资源。虽然这些对于产科危重症的流行病学研究具有重要的意义，但是没有提供具体的疾病危险程度的信息。

孕产妇死亡率

美国2010年健康人类计划对国民健康促进和疾病预防目标设定了明确的目标，每10万例活产中的产妇死亡数不超过3.3例[12]。黑人女性孕产妇死亡率的目标为每10万例活产中不超过5.0例。截至1997年（美国孕产妇死亡率最新的统计数字），这一目标仍然遥遥无期。1991—1997年每10万例活产的美国妊娠相关孕产妇死亡率（pregnancy-related maternal mortality ratio，PRMR）为 11.5 例[13]，其中黑人的死亡率与白人女性相比超出 3 倍[14]。一些研究产妇死亡统计学趋势的报告指出，妊娠有关的死亡（包括因宫外孕及感染和出血的

死亡病例），大多数是可以预防的[1,15,16]。然而，产妇基于其他并发症，如妊娠高血压、前置胎盘、胎盘滞留、血栓栓塞而产生的死亡，预防较困难[17,18]。

表 1.1　美国 1998—1999 年根据诊断分类分娩性和非分娩性住院率（每 100 例）及 LOS

入院诊断*	分娩性（n = 7 965 173）		非分娩性（n = 960 023）	
	住院率	平均 LOS（95%CI）	住院率	平均 LOS（95%CI）
高血压				
慢性高血压	3.05%	3.0（2.9～3.2）	3.08%	2.3（1.9～2.7）
子痫前期和（或）子痫	4.08%	3.7（3.6～3.9）	3.23%	2.7（1.8～3.6）
慢性高血压 + 子痫前期	0.24%	6.3（4.7～7.8）	0.30%	2.4（1.8～2.9）
出血				
胎盘早剥	1.02%	3.9（3.5～4.3）	0.72%	3.4（2.2～4.7）
前置胎盘	0.44%	5.5（4.6～6.5）	0.13%	3.2（2.0～4.4）
病因不明的出血	0.24%	4.0（3.2～4.9）	1.58%	1.7（1.3～2.2）
血管前置	0.17%	2.6（2.0～3.2）	—	—
产后出血	2.56%	2.6（2.5～2.7）	0.83%	2.3（1.3～2.9）
感染相关				
病毒感染［除疟疾和（或）风疹］	0.93%	2.8（2.6～3.1）	1.04%	2.6（2.0～3.2）
泌尿生殖系感染	3.19%	3.4（2.8～3.9）	10.45%	3.2（2.5～3.8）
羊膜腔感染	1.63%	4.2（3.7～4.6）	0.16%	4.2（1.7～6.7）
麻醉相关并发症	0.02%	4.7（3.5～5.9）	<0.01%	—
糖尿病				
既有糖尿病	0.60%	4.6（3.7～5.4）	2.40%	3.2（2.7～3.7）
妊娠糖尿病	3.15%	2.9（2.8～3.1）	2.50%	3.5（3.0～4.1）
早产	10.28%	3.4（3.3～3.6）	21.21%	2.5（2.3～2.7）
产妇贫血	7.13%	2.9（2.8～3.0）	5.05%	3.9（3.2～4.5）
药物依赖	0.19%	3.0（2.3～3.7）	0.53%	3.6（2.3～4.8）
肾脏疾病	0.13%	3.4（2.6～4.3）	0.86%	2.7（2.1～3.2）
肝脏疾病	0.06%	3.0（2.2～3.8）	0.08%	31.2（2.7～59.6）
先天性心血管疾病	0.94%	3.0（2.7～3.4）	0.98%	3.1（2.3～3.8）
甲状腺疾病	0.17%	2.3（1.6～3.0）	0.53%	3.0（1.7～4.4）
子宫肿瘤	0.54%	3.8（3.4～4.2）	0.63%	2.6（1.5～3.6）
子宫破裂	0.11%	4.8（3.3～6.2）	—	—
产后凝血缺陷	0.11%	4.9（3.7～6.1）	0.07%	14.9（0.2～47.8）
休克和（或）低血压	0.09%	3.3（2.6～4.0）	0.15%	2.2（0.4～4.1）
急性肾衰竭	0.02%	6.9（4.1～9.7）	0.02%	—
栓塞相关				
羊水栓塞	0.02%	6.8（1.8～11.7）	—	—
血块栓塞	<0.01%	11.1（2.7～19.3）	0.19%	5.2（3.2～7.5）
其他肺栓塞	<0.01%	—		

*入院诊断包括主要诊断和次要诊断，每次住院可能有最多 6 项相关诊断

自 20 世纪 60 年代至 80 年代中期，美国孕产妇死亡率从每 10 万例活产的产妇死亡约 27 例降至约 7 例（图 1.2）。随后，死亡率在 1987 年（每 10 万例活产 7.2 例）至 1990 年（每 10 万例活产 10.0 例）间有所增长。在 1991—1997 年间，其死亡率进一步上升至 10 万活产中 11.5 例，1987 至 1997 年整体死亡率相对增加了 60%。增长的原因尚不清楚。

在危险因素与产妇死亡的关系的研究方面，35～39 岁产妇的死亡风险增加 2.6 倍（95% CI：2.2～3.1），40 岁以上的风险增加 5.9 倍（95% CI：4.6～7.7）。黑人产妇与白人相比，产妇死亡的相对危险度为 3.7（95% CI：3.3～4.1）。同样的，在妊娠期间没有任何产前保健的女性相对于那些接受产前保健的，死亡风险几乎增加两倍[19]。

妊娠相关产妇死亡的主要原因取决于妊娠的最终结局为活产、死胎、宫外孕、流产或葡萄胎（表 1.2）。1987—1990 年，出血导致的死亡占所有死亡人数的 28.8%，出血导致的整体妊娠相关孕产妇死亡率（PRMR）为每 10 万例活

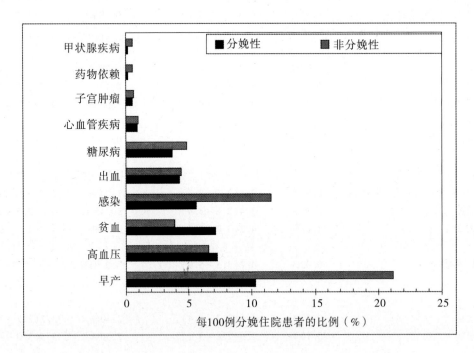

图 1.1 美国 1998—1999 年的分娩性和非分娩性住院的 10 个原因

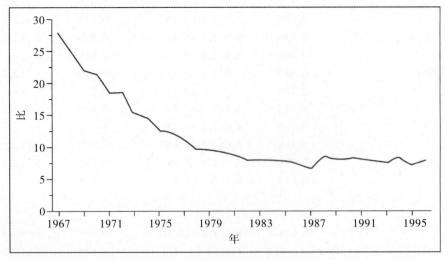

图 1.2 美国 1967—1996 年孕产妇死亡比率（100 000 活产中孕产妇死亡数字）
使用"比"而不是"率"，因为分子包括了一些与活产无关的死亡，因此不包括在分母内

表 1.2　美国 1987—1990 年妊娠相关产妇的死因。来自 Koonin 等[53]

死因	所有结果		妊娠结果						
	百分比	PRMR*	活产	死胎	异位	流产†	磨牙	未产	未知
出血	28.8%	2.6	21.1%	27.2%	94.9%	18.5%	16.7%	15.7%	20.1%
栓塞	19.9%	1.8	23.4%	10.7%	1.3%	11.1%	0	35.2%	21.1%
高血压	17.6%	1.6	23.8%	26.2%	0	1.2%	0	4.6%	16.3%
感染	13.1%	1.2	12.1%	19.4%	1.3%	49.4%	0	13.0%	9.0%
心肌病	5.7%	0.5	6.1%	2.9%	0	0	0	2.8%	13.9%
麻醉	2.5%	0.2	2.7%	0	1.9%	8.6%	0	1.8%	1.0%
其他不明	12.8%	1.2	11.1%	13.6%	0.6%	11.1%	83.3%	27.5%	19.3%
总计	100%	—	100%	100%	100%	100%	100%	100%	100%

* PRMR：每 10 万例活产中妊娠相关死亡例数。† 包括自发性和干预性流产

产中 2.6 例。其次为栓塞相关死亡（PRMR 1.8）及高血压疾病（PRMR 1.6）。在所有活产中，高血压性疾病（23.8%）是最常见的死亡原因。死胎（27.2%）和异位妊娠（94.9%）的主要死亡原因是出血，感染（49.4%）则是堕胎相关孕产妇死亡的首要原因。

了解妊娠相关死亡的流行病学，对实施针对性的干预措施是必要的。通过对所有妊娠相关死亡的针对性的回顾及对孕产妇死亡原因指标的进一步研究，将改进以人群为基础的监测，有助于实现 2010 年人类健康计划。

围产儿死亡率

死胎及成活婴儿 28d 内死亡被世界卫生组织定义为围产儿死亡，是人群健康的一个重要指标。对围产儿死亡率相关孕产妇条件的研究，可以为这些条件对妊娠结局的关系及影响提供进一步资料。表 1.3 显示了单胎及多胎（双胎，三胎和四胎）生产围生期死亡胎龄与高危条件的研究结果。研究人群包括 1995—1998 年在美国的所有出生人口。这些数据来自由美国国家疾病控制和预防中心的卫生统计中心收集的分娩和（或）婴儿死亡的国家性文件[20]。胎龄主要基于末次月经日期[21]，并分组为 20 ~ 27 周，28 ~ 32 周，33 ~ 36 周，≥37 周。通过高血压（慢性高血压、妊娠高血压、子痫），出血（胎

盘早剥、前置胎盘、不明原因的子宫出血），糖尿病（原有的和妊娠期糖尿病），小于胎龄儿（small for gestational age，SGA）（出生体重低于同孕周胎儿体重的第 10 百分位数）评估围生期死亡率。以 1995—1998 年在美国的单胎和多胎出生体重的第 10 百分位数作为标准。最后，引起围产儿死亡的每个高风险因素相对危险度（95% 可信区间）均经过对所有其他高风险状况多因素 logistic 回归模型的调整。

随着孕周的增加，每一个高危条件下单胎和多胎生产中围生期死亡率逐步下降（表 1.3）。单胎和多胎妊娠中除 SGA 胎儿的生产外，每个高危条件组死亡率普遍高于无并发症组。与无并发症的母亲所生的胎儿相比，SGA 胎儿在围生期死亡的风险最高。在单胎生产中，SGA 胎儿在 20 ~ 27 周，28 ~ 32 周，33 ~ 36 周以及足月的死亡相对危险度分别为 2.3、6.2、7.8、5.5。多胎生产中，同样的胎龄范围内死亡相对风险则分别为 2.0、6.8、7.5 和 8.6。

产科重症监护室入院情况

产科重症监护室（intensive care unit，ICU）入院情况的评估可能是了解产科危重疾病监测的最佳途径之一。不幸的是，并没有公开可用的基于人群的数据库能为产科重症监护室入院情况提供足够详细的资料，以便深入研究这些

表 1.3　单胎和多胎与胎龄及高危因素相关的围产儿死亡率 USA, 1995—1998

高危因素	20~27 周		28~32 周		33~36 周		37 周及以上	
	PMR	相对风险 (95%CI)	PMR	相对风险 (95%CI)	PMR	相对风险 (95%CI)	PMR	相对风险 (95%CI)
单胎								
出生数	n = 103 755		n = 352 291		n = 1 072 784		n = 13 440 671	
高血压	200.4	0.6(0.5~0.7)	53.1	0.6(0.5~0.6)	13.5	0.6(0.5~0.7)	3.6	1.3(0.5~0.7)
出血	308.9	1.1(1.0~1.2)	73.1	1.4(1.3~1.5)	19.9	1.6(1.5~1.7)	3.6	1.6(1.5~1.7)
糖尿病	287.0	1.0(0.9~1.1)	60.8	1.2(1.1~1.3)	19.5	1.8(1.7~1.9)	5.0	2.3(2.1~2.4)
SGA	467.4	2.3(2.1~2.5)	196.3	6.2(6.0~6.4)	56.3	7.8(7.5~8.1)	9.1	5.5(5.4~5.7)
无并发症	297.6	1.0(参考)	38.8	1.0(参考)	7.0	1.0(参考)	1.5	1.0(参考)
多胎								
出生数	n = 23 055		n = 76 329		n = 147 627		n = 187 109	
高血压	183.5	0.7(0.6, 0.8)	21.4	0.5(0.4, 0.6)	5.3	0.6(0.5, 0.7)	4.9	0.8(0.6, 1.1)
出血	251.6	1.0(0.9, 1.1)	36.6	1.1(1.0, 1.3)	9.6	1.2(1.0, 1.4)	6.7	1.3(1.1, 1.5)
糖尿病	214.9	0.8(0.7, 1.1)	28.7	0.9(0.7, 1.2)	9.7	1.3(1.0, 1.7)	5.9	1.2(0.9, 1.7)
SGA	394.5	2.0(1.6, 2.4)	133.4	6.8(6.3, 7.4)	36.8	7.5(6.6, 8.4)	24.9	8.6(7.6, 9.7)
无并发症	251.1	1.0(参考)	23.4	1.0(参考)	5.2	1.0(参考)	2.8	1.0(参考)

CI：可信区间；PMR：每 1000 例出生的围产儿死亡率；SGA：小于胎龄儿。高血压包括慢性高血压、妊娠高血压和子痫。出血包括胎盘早剥、前置胎盘和不明病因的子宫出血。无并发症指没有表格中所列的并发症。每项高风险状况的相对风险是由表格中所有高风险状况所调整的

条件。因此，为提供研究这些条件的信息而考察描述性病例系列是很有必要的。回顾了发表于 1990—2006 年的 33 项研究，涉及 1 955 111 例病例，并发现总体产科相关 ICU 入院率为 0.07%~0.89%（表 1.4）。率的偏差可能与所研究的种群性质有关。患者较集中的大型三级转诊中心医院，通常会接收较为集中的高危人群。因此，这些机构被认为拥有较高的产科 ICU 接诊率。然而，这些研究提供足够的排除了从外部医疗机构转送患者的数据。面向社区的医疗机构不太可能处理产科危重患者，除非该疾病的发展迅速到难以转入水平更高一级医疗机构。有关产科 ICU 入院的最大规模的一项研究涉及 37 家马里兰州妇产医院，包含所有保健水平的医院[22]。这项研究表明，社区医院产科 ICU 入院率低于主要的教学医院近 30%。差异的另一个来源是，不同的医疗机构使用的重症监护室入院标准不同。最后，还有一些差异归咎于这些研究的纳入标准的差异，进而影响 ICU 入住率。

报道的入住 ICU 的产科危重产妇的死亡率约 8.4%（表 1.4）。这体现了这些女性疾病的真实危重性。报道死亡率从 0~33% 不等的巨大差异与很多因素有关。大多数研究样本量都很小，仅少数死亡病例就可能会显著影响死亡率。研究人群潜在的健康状态也不同。欠发达国家的报告有更高的死亡率。而研究的时间段也可以对结果产生影响。在一般情况下，早期的研究往往具有较高的产妇死亡率。这些早期研究反映了产科危重患者的诊疗机制发展的早期阶段。这些研究可能部分反映了产科重症监护学的"学习曲线"及在可用技术上的差异性[52]。不管怎样，这些 ICU 入院病例死亡率比美国人群一般 100 000 例活产中孕产妇死亡 11.5 例的死亡率高出几个数量级。因此，这些病例在妇产危重患者群中具有较好的代表性。

需收入产科 ICU 的疾病

对产科 ICU 入院情况的调查提供了一些需要重症监护的产科疾病更深刻的见解。这些数

表 1.4　产科 ICU 住院率和相应的孕产妇死亡率(33 项研究)

参考	年代	国家	纳入标准	总生产	产科 ICU 住院(率)	产科 ICU 死亡(率)	胎儿/新生儿每次住院死亡率
Mabie&Sibai 1990[22]	1986—1989	美国	—	22 651	200(0.88%)	7(3.5%)	—
Kilpatrick&Matthay 1992[23]	1985—1990	美国	到 6 周 PP	8000*	32(0.4%)	4(12.0%)	6(18.8%)
Collop&Sahn 1993[24]	1988—1991	美国	<42 周	—	20(-)	4(20.0%)	7(35.0%)
El-Solh&Grant 1996[25]	1989—1995	美国	到 10 天 PP	—	96(-)	10/93(10.8%)	10(10.4%)
Monoco 等 1993[26]	1983—1990	美国	16 周到 2 周 PP	15 323	38(0.25%)	7(18.4%)	4(10.5%)
Panchal 等 2000[27]	1984—1997	美国	分娩入院	822 591	1023(0.12%)	34(3.3%)	—
Afessa 等 2001[28]	1991—1998	美国	—		78(-)	2(2.7%)	13(16.7%)
Gilbert 等 2000[29]	1991—1998	美国	到 6 周 PP	49 349	233(0.47%)	8(3.4%)	—
Hogg 等 2000[30]	1989—1997	美国	15 周到 6 周 PP	30 405	172(0.57%)	23(13.4%)	2(1.2%)
Munnur 2005[31]	1992—2001	美国	—	58 000	174(0.3%)	4(2.3%)	23(13.2%)
Mahutte 等 1999[4]	1991—1997	加拿大	14 周到 6 周 PP	44 340	131(0.30%)	3(2.3%)	—
Lapinsky 等 1997[32]	1997	加拿大	—	25 000*	65(0.26%)	0	7(10.8%)
Baskett&Sternadel 1998[6]	1980—1993	加拿大	>20 周和 PP	76 119	55(0.07%)	2(3.6%)	—
Hazelgrove 等 2001[5]	1994—1996	英国	到 6 周 PP	122 850	210(0.17%)	7(3.3%)	40/200(20.0%)
DeMello&Restall 1990[33]	1985—1989	英国	20~42 周	9425	13(0.14%)	0	—
Selo-Ojeme 等 2005[34]	1993—2003	英国	14 周到 6 周 PP	31 097	22(0.11%)	1(4.5%)	1(4.5%)
Stephens 1991[35]	1979—1989	澳大利亚	到 4 周 PP	61 435	126(0.21%)	1(0.8%)	—
Tang 等 1997[36]	1988—1995	中国	到 6 周 PP	39 350	49(0.12%)	2(4.1%)	4(8.2%)
Ng 等 1992[37]	1985—1990	中国	分娩相关	16 264	37(0.22%)	2(5.4%)	—
Cheng&Raman 2003[38]	1994—1999	新加坡	到 1 周 PP	13 438	39(0.28%)	2(5.1%)	—
Heinonen 等 2002[39]	1993—2000	芬兰	18 周到 4 周 PP	23 404	22(0.14%)	1(4.5%)	—
Keizer 等 2006[40]	1990—2001	荷兰	产科疾病入院	18 581	142(0.76%)	7(4.9%)	35(24.6%)
Bouvier-Colle 等 1996[41]	1991	法国	到 6 周 PP	140 000*	435(0.31%)	22(5.1%)	58(13.3%)
Koeberle 等 2000[42]	1986—1996	法国	到 6 周 PP	27 059*	46(0.17%)	2(4.3%)	—
Munnur 等 2005[31]	1992—2001	印度	—	157 694	754(0.48%)	189(25%)	368(48.81%)
Ryan 等 2000[43]	1996—1998	爱尔兰	—	26 164	17(0.07%)	0	—
Cohen 等 2000[44]	1994—1998	以色列	20 周到 2 周 PP	19 474	46(0.24%)	1(2.3%)	10(21.7%)
Lewinsohn 等 1994[45]	8 年	以色列	—	—	58(-)	4(6.9%)	—
Loverro 等 2001[46]	1987—1998	意大利	—	23 694	41(0.17%)	2(4.9%)	5(12.2%)
Okafor&Aniebue 2004[47]	1997—2002	尼日利亚	—	6544	18(0.28%)	6(33%)	—
Platteau 等 1997[48]	1992	南非	—		80(-)	17(21.3%)	39(48.6%)
Demirkiran 等 2003[49]	1995—2000	土耳其	—	14 045*	125(0.89%)	13(9.6%)	—
Mirghani 等 2004[50]	1997—2002	阿联酋	—	23 383	60(0.26%)	2(3.3%)	—
Suleiman 等 2006[51]	1992—2004	沙特阿拉伯	到 6 周 PP	29 432	64(0.22%)	6(9.4%)	8/55(14.5%)
Summary(pooled data)				1 955 111	4389(0.22%)	395/4718(8.4%)	640/2499(25.6%)

PP:产后;(-):指未被证明或不能计算的数据(不在摘要列中)。*基于已刊登数据

据来自 26 个已发表的研究,该数据为需入住 ICU 的主要指征提供了充足的信息(表 1.5)。超过 50% 的 ICU 入院病例主要诊断为高血压及产科出血。特定器官系统功能障碍在其余病例中占大多数。肺、心脏及感染并发症发生频率最高。显而易见,这些报告中,产科并发症与

表 1.5　需要收住入产科 ICU 的并发症，整理自 26 个已发表的研究[4-6,22-26,28,31,32,35-37,39,40,42-51]

类别	举例	例数	百分比
高血压病	子痫前期和（或）子痫，HELLP 综合征，高血压危象	1176	37.4%
出血	休克，胎盘早剥，前置胎盘，产后出血，粘连，子宫破裂	647	20.6%
呼吸系统	肺水肿，肺炎，成人呼吸窘迫综合征，哮喘，血栓栓塞性疾病，羊水栓塞	287	9.1%
心脏病	瓣膜病，心律失常，心肌病，心肌梗死	187	5.9%
脓毒症和（或）感染	绒毛膜炎，肾盂肾炎，疟疾，肝炎，脑膜炎，其他	288	9.2%
中枢神经系统	颅内出血，癫痫发作（非子痫），动静脉畸形	92	2.9%
麻醉并发症	过敏性反应，插管失败，高位脊髓	47	1.5%
胃肠道疾病	胰腺炎，妊娠急性脂肪肝，妊娠肠炎，胆囊疾病	64	2.0%
肾脏疾病	肾衰竭	30	1.0%
血液系统	血栓性血小板减少性紫癜，镰状细胞病，弥散性血管内凝血，穿刺	32	1.0%
内分泌系统	糖尿病酮症酸中毒，甲状腺危象	52	1.7%
恶性肿瘤	各种	17	0.5%
其他	具体不详，包括过敏性休克，创伤，药物和过量和（或）中毒等	227	7.2%
总计		3146	100%

医疗相关并发症在产科 ICU 入院病例中所占比例相近。16 项研究提供了 1980 例患者主要入院诊断是与产科并发症还是与医疗并发症相关的详细信息[4,22,23,25,26,36-38,40,42,43,46,49-51,54]。汇总数据表明，约 69.3%（n = 1373）为产科因素，而 30.7%（n = 607）则是医疗并发症。这些数据清楚地显示了产科重症监护疾病的复杂性，并为多学科处理方法提供了依据，因为这些患有各式各样疾病的产妇病情相当严重。

在产科 ICU 住院死亡的原因

对产科 ICU 入院死亡的具体原因进行回顾分析，通过 26 项研究提供的充足数据来确定产妇死亡的主要病因（表 1.6）。在总计 138 例产妇死亡中，超过 57% 都与高血压、肺部疾病、心脏病等产科并发症相关。其他死亡主要与中枢神经系统出血、恶性肿瘤、感染、出血等并发症有关。更重要的是，尽管确定了产妇死亡的主要病因，几乎所有病例都伴有多器官功能不全，这再次强调了这些危重症产妇的复杂状况。

如前所述，在所有纳入研究的 ICU 患者中，妊娠期产科及医疗并发症均被纳入描述（表 1.5）。然而，约 40% 孕妇死亡直接与产科并发症相关（主要是高血压、出血、羊水栓塞及急性妊娠脂肪肝），其余均与医疗因素有关（表 1.6）。

围生期死亡的第 101 个 ICU 患者

当考虑危重症疾病对患者的影响时，焦点往往集中于母亲身上。然而，有必要再次强调，这些疾病也可以对胎儿和新生儿产生显著的影响。令人惊讶的是，对于危重疾病伴发的围产儿的结局，并没有详细资料可供参考。不过，对此仍有一些特定疾病下的数据。美国围产儿死亡率相关孕妇高危因素如表 1.3 所示。然而，这些数据并不是通过产妇疾病的严重性来进行分组的。目前确定有 18 项研究提供了关于产科 ICU 入院的胎儿或新生儿的死亡率信息（表 1.4）。胎儿及（或）新生儿的死亡数在 2499 例样本中有 640 例，整体死亡率为 25.6%。其他报告死亡率为 1.2% ~ 48.8%。如果除去来自印度的大样本报告[31]，1745 例中则有 272 例死亡，死亡率为 15.6%。这些比例可能并未真正反映围产儿死亡率，因为一些死亡可能发生在妊娠 20 周前。此外，分母中还包括一些产后入院预期不会影响胎儿或新生儿的死亡率的患者。因而，高死亡率提示处理产科危重疾病时考虑胎儿因素的重要性。

表 1.6　明确的产科 ICU 死亡首要病因，整理自 26 个已发表的研究[4 - 6,22 - 26,28,31,32,35 - 37,39,40,42 - 51]

确定的病因	例数	百分比
高血压	36	26.1%
高血压危象合并肾衰竭		
HELLP 综合征的并发症		
子痫并发症		
其他高血压并发症		
肺病	27	19.6%
肺炎并发症		
羊水栓塞		
成人呼吸窘迫综合征		
肺栓塞		
心脏疾病	16	11.6%
艾森门格综合征		
心肌梗死		
心律失常		
不明确		
出血	14	10.1%
中枢神经系统出血	10	7.2%
动静脉畸形		
脑干出血		
颅内出血		
感染	11	8.0%
脓血症		
结核性脑膜炎		
恶性肿瘤	8	5.8%
血液疾病	2	1.5%
血栓性血小板减少性紫癜		
胃肠道疾病	1	0.7%
妊娠急性脂肪肝		
中毒和（或）药物过量	2	1.5%
麻醉并发症	1	0.7%
创伤	1	0.7%
不明确	9	6.5%
总计	138	100%

总　结

综上所述，了解产科危重症的本质是一个重要且不断发展的过程。目前已明显超越了为评估产科危重症而单纯回顾死亡率的初级阶段。但目前研究此类疾病患者现行的方法和数据库仍需改进。对收入 ICU 的产科危重患者的研究结果进一步完善了对此类疾病的认识。然而，为了鉴定不同治疗措施与疾病对预后的影响，对产科 ICU 患者的针对性关注是必须的。随着对这些状况理解的不断成熟，可更深入地了解这些疾病的独特性质，进而改进预防战略，并在疾病发生时有更好的治疗策略。所以，这些数据将有助于提高规划和分配必要资源来治疗这些复杂而严重的疾病。

致　谢

在此，我们谨向来自纽约米尼奥拉温索普大学妇产科的 Anthony Vintzileos 医生致以最真诚的谢意，感谢他认真阅读手稿，并且提供了大量改进内容的评论。我们也感谢 Susan Fosbre 在手稿准备过程中的详细且卓越的协助，感谢 Laura Smulian 校对本章内容。

参考文献

[1] World Health Organization. Maternal Mortality: A Global Fact book. Geneva: World Health Organization, 1991.

[2] Morbidity and Mortality Weekly Report – MMWR. Maternal mortality – United States, 1982 – 1996. US Department of Health and Human Services, 1998, 47: 705 – 707.

[3] Harmer M. Maternal mortality – is it still relevant? Anaesthesia, 1997, 52: 99 – 100.

[4] Mahutte NG, Murphy-Kaulbeck L, Le Q, et al. Obstetrics admissions to the intensive care unit. Obstet Gynecol, 1999, 94: 263 – 266.

[5] Hazelgrove JF, Price C, Pappachan GD. Multicenter study of obstetric admissions to 14 intensive care units in southern England. Crit Care Med, 2001, 29: 770 – 775.

[6] Baskett TF, Sternadel J. Maternal intensive care and near-miss

mortality in obstetrics. Br J Obstet Gynaecol, 1998, 105: 981 – 984.

[7] Mantel GD, Buchmann E, Rees H, et al. Severe acute maternal morbidity: A pilot study of a defi nition for a near-miss. Br J Obstet Gynaecol, 1998, 105: 985 – 990.

[8] Scott CL, Chavez GF, Atrash HK, et al. Hospitalizations for severe complications of pregnancy, 1987 – 1992. Obstet Gynecol, 1997, 90: 225 – 229.

[9] Bennett TA, Kotelchuck M, Cox CE, et al. Pregnancy-associated hospitalizations in the United States in 1991 and 1992: A comprehensive review of maternal morbidity. Am J Obstet Gynecol, 1998, 178: 346 – 354.

[10] Franks AL, Kendrick JS, Olson DR, et al. Hospitalization for pregnancy complications, United States, 1986 and 1987. Am J Obstet Gynecol, 1992, 166: 1339 – 1344.

[11] National Center for Health Statistics. Design and operation of the National Hospital Discharge Survey: 1988 redesign. Series I. Programs and collection procedures. US Department of Health and Human Services, CDC 2000; DHHS Publication, 2001 – 1315 (number 39).

[12] National Center for Health Statistics. Healthy people 2000 review, 1992. Hyattsville, MD: US Department of Health and Human Services, Public Health Service, CDC, 1993.

[13] Morbidity and Mortality Weekly Report – MMWR. Pregnancy-related deaths among Hispanic, Asian/Pacific Islander, and American Indian/Alaska Native women – United States, 1991 – 1997. US Department of Health and Human Services, 2001, 50: 361 – 364.

[14] Morbidity and Mortality Weekly Report – MMWR. Maternal mortality – United States, 1982 – 1996. US Department of Health and Human Services, 1998, 47: 705 – 707.

[15] Sachs BP, Brown DA, Driscoll SG, et al. Maternal mortality in Massachusetts: trends and prevention. N Engl J Med, 1987, 316: 667 – 672.

[16] Syverson CJ, Chavkin W, Atrash HK, et al. Pregnancy-related mortality in New York City, 1980 to1984: Causes of death and associated factors. Am J Obstet Gynecol, 1991, 164: 603 – 608.

[17] Mertz KJ, Parker AL, Halpin GJ. Pregnancy-related mortality in New Jersey, 1975 – 1989. Am J Public Health, 1992, 82: 1085 – 1088.

[18] Berg CJ, Atrash HK, Koonin LM, et al. Pregnancy- related mortality in the United States, 1987 – 1990. Obstet Gynecol, 1996, 88: 161 – 167.

[19] Atrash HK, Rowley D, Hogue CJ. Maternal and perinatal mortality. Curr Opin Obstet Gynecol, 1992, 4: 61 – 71.

[20] MacDorman MF, Atkinson JO. Infant mortality statistics from the linked birth/infant death data set – 1995 period data. Mon Vital Stat Rep, 1998, 26, 46(6 Suppl 2): 1 – 22.

[21] Taffel S, Johnson D, Heuser R. A method of imputing length of gestation on birth certificates. Vital Health Stat 2, 1982, 93: 1 – 11.

[22] Mabie WC, Sibai BM. Treatment in an obstetric intensive care unit. Am J Obstet Gynecol, 1990, 162: 1 – 4.

[23] Kilpatrick SJ, Matthay MA. Obstetric patients requiring critical care. A five-year review. Chest, 1992, 101: 1407 – 1412.

[24] Collop NA, Sahn SA. Critical illness in pregnancy. An analysis of 20 patients admitted to a medical intensive care unit. Chest, 1993, 103: 1548 – 1552.

[25] El- Solh AA, Grant BJ. A comparison of severity of illness scoring systems for critically ill obstetrics patients. Chest, 1996, 110: 1299 – 1304.

[26] Monoco TJ, Spielman FJ, Katz VL. Pregnant patients in the intensive care unit: a descriptive analysis. South Med J, 1993, 86: 414 – 417.

[27] Panchal S, Arria AM, Harris AP. Intensive care utilization during hospital admission for delivery: Prevalence, risk factors, and outcomes in a statewide population. Anesthesiology, 2000, 92: 1537 – 1544.

[28] Afessa B, Green B, Delke I, et al. Systemic inflammatory response syndrome, organ failure, and outcome in critically ill obstetric patients treated in an ICU. Chest, 2001, 120: 1271 – 1277.

[29] Gilbert TT, Hardie R, Martin A, et al. (Abstract). Obstetric admissions to the intensive care unit: demographic and severity of illness analysis. Am J Respir Crit Care Med, 2000, 161: A236.

[30] Hogg B, Hauth JC, Kimberlin D, et al. Intensive care unit utilization during pregnancy. Obstet Gynecol, 2000, 95(Suppl): 62S.

[31] Munnur U, Karnad DR, Bandi VDP, et al. Critically ill obstetric patients in an American and an Indian public hospital: comparison of case-mix, organ dysfunction, intensive care requirements, and outcomes. Intensive Care Med, 2005, 31: 1087 – 1094.

[32] Lapinsky SE, Kruczynski K, Seaward GR, et al. Critical care management of the obstetric patient. Can J Anaesth, 1997, 44: 325 – 329.

[33] DeMello WF, Restall J. The requirement of intensive care support for the pregnant population. Anesthesia, 1990, 45: 888.

[34] Selo-Ojeme DO, Omosaiye M, Battacherjee P, et al. Risk factors for obstetric admissions to the intensive care unit in a tertiary hospital: a case control study. Arch Gynecol Obstet, 2005, 272: 207.

[35] Stephens ID. ICU admissions from an obstetrical hospital. Can J Anaesth, 1991, 38: 677 – 681.

[36] Tang LC, Kwok AC, Wong AY, et al. Critical care in obstetrical patients: An eight-year review. Chinese Med J (English), 1997, 110: 936 – 941.

[37] Ng TI, Lim E, Tweed WA, et al. Obstetric admissions to the intensive care unit – a retrospective review. Ann Acad Med Singapore, 1992, 21: 804 – 806.

[38] Cheng C, Raman S. Intensive care use by critically ill obstetric patients: a five-year review. Int J Obstet Anesthesia, 2003, 12: 89 – 92.

[39] Heinonen S, Tyrväinen E, Saarikoski S, et al. Need for maternal critical care in obstetrics: a population-based analysis. Int J Obstet Anesthesia, 2002, 11: 260 – 264.

[40] Keizer JL, Zwart JJ, Meerman RH, et al. Obstetric intensive care admissions: a 12-year review in a tertiary care centre. Eur J Obstet Gynecol Reprod Biol, 2006, 128: 152 – 156.

[41] Bouvier-Colle MH, Salanave B, Ancel PY, et al. Obstetric patients treated in intensive care units and maternal mortality. Regional teams for the survey. Eur J Obstet Gynecol Reprod Biol, 1996, 65: 121 – 125.

[42] Koeberle P, Levy A, Surcin S, et al. Complications obstétricales graves nécessitant une hospitalization en reanimation: étude retropective sur 10 ans au CHU de Basançon. Ann Fr Anesth Réanim, 2000, 19: 445 – 451.

[43] Ryan M, Hamilton V, Bowen M, et al. The role of a high-dependency unit in a regional obstetric hospital. Anaesthesia, 2000, 55: 1155 – 1158.

[44] Cohen J, Singer P, Kogan A, et al. Course and outcome of obstetric patients in a general intensive care unit. Acta Obstet

Gynecol Scand, 2000, 79: 846 - 850.

［45］Lewinsohn G, Herman A, Lenov Y, et al. Critically ill obstetrical patients: Outcome and predictability. Crit Care Med, 1994, 22: 1412 - 1414.

［46］Loverro G, Pansini V, Greco P, et al. Indications and outcome for intensive care unit admission during puerperium. Arch Gynecol Obstet, 2001, 265: 195 - 198.

［47］Okafor UV, Aniebue U. Admission pattern and outcome in critical care obstetric patients. Int J Obstet Anesthesia, 2004, 13: 164 - 166.

［48］Platteau P, Engelhardt T, Moodley J, et al. Obstetric and gynaecological patients in an intensive care unit: A 1 year review. Trop Doctor, 1997, 27: 202 - 206.

［49］Demirkiran O, Dikmen Y, Utku T, et al. Critically ill obstetric patients in the intensive care unit. Int J Obstet Anesthesia, 2003, 12: 266 - 270.

［50］Mirghani HM, Hamed M, Ezimokhai M, et al. Pregnancy-related admissions to the intensive care unit. Int J Obstet Anesthesia, 2004, 13: 82 - 85.

［51］Al-Suleiman SA, Qutub HO, Rahman J, et al. Obstetric admissions to the intensive care unit: A 12-year review. Arch Gynecol Obstet, 2006, 274: 4 - 8.

［52］Knaus WA, Draper EA, Wagner DP, et al. An evaluation of outcome from intensive care in major medical centers. Ann Intern Med, 1986, 104: 410 - 418.

［53］Koonin LM, MacKay AP, Berg CJ, et al. Pregnancy-related mortality surveillance - United States, 1987 - 1990. MMWR, Morbidity and Mortality Weekly Report, 1997, 46: 17 - 36.

［54］Stevens TA, Carroll MA, Promecene PA, et al. Utility of Acute Physiology, Age, and Chronic Health Evaluation (APACHEⅢ) score in maternal admissions to the intensive care unit. Am J Obstet Gynecol, 2006, 194: 13 - 15.

第 2 章　建立产科重症监护室

简　介

专科重症监护室的组织建立是从南丁格尔的时代发展而来，从她记录的接近手术室的、窗边有值守人员的术后康复区，逐渐演变成技术和医疗先进的重症监护室[1]。然而，事实上现代重症监护室只是刚刚起步而已。在大约 30 年前，为制定这类病房诊疗、设计和人员配备规范的指导方针而召开了第一届美国国家机构有关重症监护的健康共识会[2]。目前，美国有超过 6000 家重症监护室[3]。这些危重患者的医疗需求是非常复杂的，不仅包括需要药物或手术解决的问题，也包含影响患者的疾病社会心理参数。由于这种复杂性，重症监护团队已扩大到包含许多学科及各种组织管理水平。

这种重症监护的发展模式已被扩大应用到产科医学，该学科所面对的是由患有危重疾病症女性所组成的一个独特群体。妊娠改变产妇的生理状态，许多器官系统的显著变化需要重症监护，如血液、心肺、肾脏、内分泌和胃肠系统。除了为母亲提供护理外，也必须考虑未出生的婴儿的需求，因为其最有可能受到母亲健康状况的影响。为了满足这类患者的需求，不仅需要产科医生特殊的专业知识，也需要可以提供呼吸支持或药物干预等的护理和其他辅助人员。显然，这些患者需要多团队提供最佳的诊疗方法。

相　关

许多文献详细报道过，当地医院根据疾病的严重程度对患者进行分类，组织相应的诊疗，这对其临床预后将产生有利影响。驱动这种模式的理由是病情最重的患者所得到的救治应来自医疗专家、最出色的护理人员及其他医疗服务提供者，并有先进恰当的技术来支持这种以患者为中心的救治。因此，这是心脏监护室、血液透析病房、烧伤病房、外科重症监护室和内科重症监护室建立的原因。伴随着专业治疗细化的医学现代化，产生了产科重症监护室，体现在产妇胎儿医学专家主导对产科危重患者的救治上。当前文献报道，根据一些三级医疗中心的数据，在所接受调查的产科患者中，约 0.5% ~1% 接受过重症监护室的治疗[1,2,4]。

患病人群

大多数产科医生都认为妊娠有可能产生危及生命的并发症，具有潜在的危害性。现有的疾病如高血压、糖尿病及自身免疫性疾病等，进一步使诊治复杂化。这些情况及其他的医疗状况，在产科患者中日趋普遍。产科入院人群的健康状况反映了正迅速向肥胖并发症发展的美国整体的健康状况。随着这些孕妇年龄的增加，合并症发生的可能性也在增加。不孕不育治疗后的妊娠及有潜在风险的高危多胎妊娠，最终进一步影响各年龄段的孕妇。

文献综述表明，产科 ICU 的使用率约占产科人群的 1%[1,2,4]。这些重症监护室接诊的多数人患有包括高血压(子痫前期和子痫)、产科感染或败血症引发的呼吸衰竭、出血、血流动力学不稳定疾病等需要更高层次诊疗的产科并发症[1,2,4,5]。产前，大部分人为了获得呼吸支持住进 ICU；产后，潜在的血流动力学不稳定患者则为了得到有创的血流动力监测住进 ICU。很重要的一点是，病情恶化有并发症的产妇，与虽然健康但具有产科并发症不稳定因素的产妇，具有平等享受重症监护室提供救治的权利（表 2.1）。

表 2.1　收治标准

既往疾病合并妊娠的产科患者
　心脏
　肺脏
　肾脏
　内分泌系统
　神经系统
　血液系统
　肝脏系统
　免疫系统

患有产科并发症的产科患者
　子痫前期和（或）子痫
　血液病和 DIC
　妊娠相关败血症
　羊水栓塞

因创伤需要密切观察的产科患者
需要有创血流动力学监测的产科患者
接触有毒物质、中毒或药物过量的产科患者

这类总体健康状况较好的患者人群经积极

治疗，死亡率较低[与一般由老年人和体弱者组成的符合内科和（或）外科 ICU 收治标准的患者相比较][6]。

团队成员

产科患者重症监护的实施需要一个多学科团队。为提供适当的救治，妊娠期间的生理变化显然需要加以应对，因为这种变化会影响胎儿的健康。这个训练有素的团队成员应包括医生、护士、呼吸治疗师、临床药师及其他辅助医疗团队成员。以患者为中心的诊疗团结所有成员，其共同目标是以高效的、系统化的模式提供优质的循证诊疗（图 2.1）。已经证实通过规范化的诊治、协助重症监护决策制定的多学科团队可改善患者的治疗效果[7]。

医生人员配备

妇儿医学专家是接受过最高水平专业训练的产科人员，可为临产者提供重症监护。参与的诊疗计划有助于了解妊娠期间的生理变化对产妇健康状况的影响，包括心肺功能、血流动力学和胃肠器官系统等。此外，妇儿医学专家对该过程的认知有助于确定危及胎儿健康的潜在的子宫内危害因素及并发症。

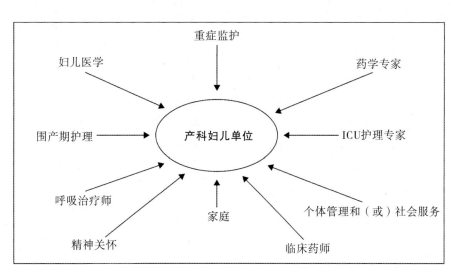

图 2.1　患者为中心的治疗方案

善于处理危重患者的重症监护医生，对诊治产科患者的多学科专业团队来说是至关重要的。2002 年的一项系统调查描述了 ICU 重症监护医生的重要性，数据表明更多重症监护医生的重症监护室将减少 ICU 和医院死亡率以及住院周期[3]。Pollack 等也证实了重症监护医生对死亡率的直接影响，他展示重症监护医生可减少死亡相关事件，提高 ICU 的效率与构建[8]。在已提出的重症监护医生与妇儿医学专家的不同参与模式中，包括指定一个作为主要的医疗提供者，其他的作为顾问或协助者协作努力，为患者提供优质的诊疗。每个人可提供的独特的专业领域知识合理高效地利用资源[9]。

其他亚学科的医疗合作者也可能有所帮助。在产科患者的诊疗中，新生儿科医生是重要的团队成员。他们帮助确诊早产及发育问题引起的胎儿和新生儿并发症。对需要代表母亲和胎儿做决定的家人来说，是一种尤为重要的资源。其他包括提供心脏监护及手术治疗心内科和心胸外科医生，治疗感染合并症的传染病专家，协助处理有关高血压、脑出血和脑梗死并发症的神经内科医生和神经外科医生。一位医生被指定为主要的医疗提供者，其他亚学科医疗合作者以跨学科的方式一起协作，将扩大的潜在治疗方式的可选择性，并总体上提供更好的救治。

护理人员配备

产科护理在过去的 50 年里有着巨大改变，已经发展成为一个护士为生理监护中的母亲和胎儿提供高度熟练护理的复杂科学。高风险的产科护理需要那些愿意承担较高强度护理复杂性与挑战性的、自信而富有同情心的护理人员。在一般情况下，重症监护确立的人员配备模式要求护士∶患者为1∶1，以满足患者及其胎儿的需要。对于一位病情不稳定的产妇，甚至可能需要要求两位护士来照顾，其中一位重症监护护士在床边处理心肺监护、抽血、药物管理，而另一位继续提供胎儿监护、优化产妇体位以及持续监护早产的重要症状。

护理产科危重患者的护士有相应的关于人员编制、教育及核心能力方面的规范[10]。由于这些患者通常只占产科人群的一小部分，对围生期护理具有特殊兴趣的产房护士通常可以处理符合标准的产科患者。这个护士将需要掌握的不仅是正常的妊娠生理变化，还与与妊娠相关的病理生理条件及其对胎儿的影响。此外，这位护士必须熟识重症监护和胎儿监护监测技术，有能力理解一切影响胎儿健康的变化。建议这些护士有至少 1 年的产房工作经验，在产科重症监护接受过正规的指导[11]（表 2.2）。

表 2.2　产科 ICU 护理教育

在三级医疗中心至少 1 年护理经历的注册护士
　药物手术护理
　ICU 护理
　孕产妇护理

核心课程
　组织系统为基础的一般妊娠期生理改变
　妊娠期的病理生理改变
　妊娠期高血压，子痫前期，子痫，HELLP 综合征
　早产的管理和操作，宫缩剂的副作用
　心脏系统
　呼吸系统
　肾脏系统
　内分泌系统，尤其是甲状腺病、糖尿病（原有的和妊娠期的）
　血液系统
　脓毒症，绒毛膜羊膜炎，血管不稳定

监测基础
　胎心和宫缩监测
　遥测基础
　有创血流动力学监测
　机械通气的原则

临床训练
　高级心脏生命支持（ACLS）
　新生儿窒息复苏工作（NRP）
　模拟病例

继续教育

病例回顾

床旁护理仅仅是这些护士必须掌握的众多技能之一。此外，产科重症监护护士有助于访视患者的专业医生间的沟通，为焦急不安的患者及其家属提供指导，而且要解决患者当前遇到的母婴受限于 ICU 环境的心理需求[10]。这些产科重症监护护士的积极性都很高，将与团队成员的互动视作享受，并有能力配合所有专业人员对患者进行治疗。总体而言，在这个多学科团队的护士和医生之间的协作努力下，改善预后，缩短住院时间，降低整体成本，加强护理团队成员之间的事业心[9,10]。

其他人员配备

为了使患者诊疗得到恰当的医疗服务，ICU 必须有专员关注病房行政细节。根据美国危重病急救医学会和危重病急救医学会工作组制定的准则，ICU 必须有指定的医疗和护理负责人依照入院和出院标准，保证患者得到恰当的治疗[12]。这些人员也将推动对工作人员的继续教育，并通过直接与其他单位此类人员交流，以确保诊疗质量和提供恰当的服务[13]。推动科技进步，维护诊疗准则，致力于患者安全的提高和传染病的控制也是其重要的指导性职责。

辅助工作人员在多学科团队中也起到至关重要的作用。营养服务对需要肠内或肠外营养的患者可能是必不可少的，因为妊娠期间热量需求的增加须经特别考虑。呼吸科医生可根据患者肺功能恶化或改善的不同状态调整完全通气支持或单纯补充氧气的治疗方案。案例管理人员和社会工作者也是不可或缺的成员，他们所要面对的是患者家庭成员，需要处理向医院的下级学科病房、门诊或拥有各类健康相关服务设施的家庭的分流事宜。牧师和精神服务提供者也提供了额外地对患者及家属的支持，并有利于缓解 ICU 环境下的疾病进展，甚至可能缓解临终时的情绪压力。

病房构建：一个虚拟空间

重症监护室的花费高昂，接近美国国内生产总值的 1%[3]。近来，随着控制成本的经济压力与日俱增，重症监护室的管理、人员配备和组织模式受到了密切关注[14]。产生该问题的部分原因是不符合入住条件的患者不恰当地利用 ICU 医疗资源，从而潜在地增加诊疗成本[15]。因此，重症监护室在有限空间内尽可能多地发挥作用的建筑设计有其自身的局限性。如果不恰当地对相对病情较轻的患者轻易利用这个空间，那么真正需要的患者则无法使用。大量社区医院没有足够的资源以创建特殊设计的隔离空间从而为产科重症患者提供诊治。因此，即使为救治这类患者而采用可行的 ICU 模式，也没有符合该患者需要的合适的人员配备。

目前美国规划重症监护室一般采用两个基本的组织模式：开放式和封闭式。开放式 ICU 的组织模式中，只要患者的主治医生有适当的医疗资格，不需或只需简单的审核就可能得到授权。在此模式下，入院和出院标准往往不那么严格。重症监护医生不一定是主要医疗的提供者，但可作为名义主治医生的医疗顾问，参与制定管理和治疗计划。这种模式的一个优点是通过诊疗的连贯性维持医患关系。对主治医生的熟悉，推动了患者对医疗措施的信任，并促进建立一个积极的社会心理环境，这在治疗过程中尤为重要。不幸的是，开放式 ICU 中，患者被他们的主治医生（这些医务工作者可能不是在医院里，而在以一个社区为根基的私人诊所中）收入院时，这些医生履行在私人诊所的职责，并尽力尝试处理患者，这是一种折中的医疗。有时，这可能导致诊治延误以及与医院里的医务工作者有关患者治疗计划沟通不畅，这是由于医生的配备不一致所造成的。

更有条理、对危重症医生管理更严格的封闭式 ICU 有许多开放式 ICU 不可比拟的优势。发病率和死亡率更低、重症监护室住院时间更短都印证了该组织模式的优势[3,8,13]。在该模式中，一名由委员会认证的重症监护专家，以严格的入院和出院标准为准则，指导救治危重患者。该医生通常没有其他的临床工作，因而可以专心致力于救治这些患者。这有助于更好地利用医疗资源，以降低医疗开支。

约 1/4 的美国的 ICU 为封闭式[3]。大多数重症监护室的组织采用一种混合模式,聚焦于决策制定与处理的集中化。名义医生(入院医生)协助危重症医生最大限度地提高医疗服务水平,同时保持对患者救治的连续性。亲切的沟通和专业的共治,是在这个瞬息万变的环境中取得成功的重要因素。

开放式和封闭式 ICU 规划的交叉协作往往能够产生最好的诊疗结果。在危重产妇的管理中,产科专家必将起到最关键的作用。如前所述,一个多学科的团队是首要的。然而,有几个重要的问题需要加以解决。ICU 应设在医院的哪里?是否有足够可用的资源设立一个单独的产科重症监护室?是否有一个足够大的危重产妇人群,使这个 ICU 实用并能支持其财务支出?对于许多医院设置一个单独的产科重症监护室是不可能的,或对医疗资源来说不实用的。

因此,必须考虑包括"虚拟产科重症监护室"概念(Michael R. Foley,MD)在内的创新的方法。这个实用的概念指出,定位和组织 ICU 并不一定通过特定的位置,而是通过多专业的团队协助提供诊疗,以满足患者的具体需要。按这个概念,在拥有处理紧急状况的产科手术室的接生房就可以建立 ICU。就算病房里并没有床位,可对产科心脏病患者可以进行移动遥测,对肾衰竭患者可以将透析机带到床边,血流动力学及呼吸机支持等均可直接移动。胎儿胎心监测也是一项不受制于地点的工作。重点在于参与救治的这个团队,它包含了综合产科、儿科专家组成的集体以及其他医学专科医生。对一个产科危重患者,这可能意味着就如同在肾脏病病房,肾脏病学专家和透析护士为肾衰竭的患者提供专业知识;也可能是在心脏病监护室,心脏病专家和遥测护士治疗血流动力学不稳的心律失常,或在产房,重症产科专家救治患者的危及生命的出血、高血压危象及子痫前期或子痫的其他并发症。

重要的是,改善患者在产房接受重症监护医生(妇产科、儿科专家)连续性诊疗的预后,这一个关键特征已可实现。唯一需要改变的是这个团队的施救地点及潜在的成员组成,这将

依据重大疾病的性质而定。地点接近带有麻醉设备的产科手术室,可允许对产妇或胎儿立即进行手术,这将进一步减少发病率。这种"虚拟"的产科重症监护室优化了对产妇的救治,它可提供一个在产妇所在地对她进行救治的专家团队,调用围生期护士和其他相关人员,并在必要时调动一切所需的医疗设备。

总　结

产科危重患者的诊疗是复杂的。随着产妇的生理改变,医生需要考虑的是两个患者,此外还要注意潜在的药物注意事项。幸运的是,这只是整个产科患者人群的一小部分。为了减少危重患者围生期发病率和死亡率,努力转向与重症监护室类似的诊疗模式。作为一个多学科小组,已被认证的重症监护专家和产科专家利用持续发展的医疗教育,利用现有技术支持该诊疗模式运行的同时,促进其发展。精整这个"组合"的积极属性,以及促进诊治患者的最佳区域设置可以提高资源的利用率,并建立传统临产和分娩病房提供的以家庭为中心的环境。虚拟产科独特定位于产科危重患者的具体医疗需求基础之上,从而省去在院内维持一个单独病房的必要。临床应用为必要指导,重症医生或孕胎儿医学专家集中适当补充,便是团队人员组成的基础。

参考文献

[1] Mabie WC, Baha MS. Treatment in an obstetric intensive care unit. Am J Obstet Gynecol, 1990, 162 (1): 1 - 4.
[2] Zeeman G, Wendel GD, Cunningham FG. A blueprint for obstetric critical care. Am J Obstet Gynecol, 2003, 188: 532 - 536.
[3] Pronovost PJ, Angus DC, Dorman T, et al. Physician stafing patterns and clinical outcomes in critically ill patients a systematic review. JAMA, 2002, 288: 2151 - 2162.
[4] Lapinsky SE, Kruzynski K, Seaward GR, et al. Critical care management of the obstetric patient. Can J Anaesth, 1997, 44(3): 325 - 329.
[5] Graham SG, Luxton MC. The requirement for intensive care support for the pregnant population. Anaesthesia, 1989, 44:

581 – 584.

[6] Kilpatrick SJ, Matthay MA. Obstetric patients requiring critical care a five year review. Chest, 1992, 101: 1407 – 1412.

[7] Wall RJ, Dittus RS, Ely EW. Protocol-driven care in the intensive care unit: a tool for quality. Critical Care, 2001, 5(6): 283 – 285.

[8] Pollack MM, Katz RW, Ruttimann UE, et al. Improving the outcome and efficiency of intensive care: the impact of an intensivist. Crit Care Med, 1988, 16: 11 – 17.

[9] Strosberg MA. Intensive care units in the triage mode. An organizational perspective. Crit Care Clin, 1993, 9 (3): 415 – 424.

[10] Brubaker JJ, Teplick FB, McAndrew L. Developing a maternal-fetal intensive care unit. J Obstet Gynecol Neonat Nurs, 1988, 17(5): 321 – 326.

[11] Graves C. Organizing a critical care obstetric unit // Dildy GA Ⅲ. Critical Care Obstetrics, 4th ed. Malden, MA: Blackwell Science, 2004: 13 – 18.

[12] Task Force of the American College of Critical Care Medicine. Guidelines for intensive care unit admission, discharge, and triage. Crit Care Med, 1999, 27 (3): 633 – 638.

[13] Hass BD. Critical care unit organization and patient outcomes. Crit Care Nurs Quart, 2005, 28(4): 336 – 340.

[14] Marini JJ. Streamlining critical care: responsibilities and cost effectiveness in intensive care unit organization. Mayo Clin Proc, 1997, 72: 483 – 485.

[15] Iapichino G, Radrizzani D, Ferla L, et al. Description of trends in the course of illness of critically ill patients. Markers of intensive care organization and performance. Intens Care Med, 2002, 28: 985 – 989.

第 3 章　产科重症监护护理

简　介

何为重症产科监护护理的精髓？相比特定的环境和专业辅助设备，护士的决策过程并对决策采取行动才更为重要（表3.1，表3.2）。产科危重患者所需要的特别护理不仅针对已明确诊断的病理生理问题，而且与心理和家庭问题也密切相关。

本章概述了产科重症监护护理的基本概念。所呈现的护理标准为各类专业护理的实践提供了框架。强调了专业协作、有效沟通以及团队精神在重症监护模式中的重要性。通过临床护理实践案例来展现重症监护概念的运用。最后，通过护理策略的介绍，使护士能充分掌握如何对危重孕产妇实施优质护理。

护理标准：产科重症监护的护理框架

标准是护理实践的基础，是评估注册护士专业实践以及实践质量的一个重要指标。在美国，标准的建立和定义有多种方法，包括地方和国家法规（护士执业行为）、美国护士协会（American Nurses Association，ANA）、国家专业护理机构、证明文件、既定参考、专家证人证言[3]。在其他国家，类似机构承担这些责任。

护理是一个与时俱进的专业，不论其标准的来源出处，需要能动态反映出当下护理实践的内容。

重症监护技术：关键性概念在临床实践中的应用

技术性辅助手段是为特定的产科危重患者提供医疗服务的一个组成部分。这类重症监护的技术包括：有创血流动力学监测和机械通气。要明确在妊娠期间所使用的有创血流动力学监测、机械通气的关键概念。因此，提出了针对妊娠期间使用有创血流动力学监测和机械通气的关键概念，并通过相关的案例分析，呈现出这些概念在床边临床护理实践中的运用。

有创血流动力学监测：产时护理实践的概念

有能力获得连续性的血流动力学和血氧运输数据，就能更好地了解妊娠期间疾病状态下的病理生理过程，并提高使用该数据指导治疗性决策的能力。通常而言，有创血流动力学监测可以适用于患者在妊娠期间出现一些常规治疗难以治愈的并发症，或存在心肺危害及器官功能障碍的高风险状况，如冠状动脉疾病就是该情况之一。

本书第16章中详细描述了孕妇的肺动脉导管植入技术。妊娠期的心脏疾病，包括冠状动脉疾病患者的具体医疗护理原理，详见第20章。

对于患有严重心脏疾病的孕妇，其产程中的护理对重症监护团队提出了独特的挑战。本章无法详尽讨论这类患者具体的重症护理问题。妊娠期间心脏病分类、护理的一般原则、护理诊断、促进孕产妇和胎儿稳定的干预以及与冠状动脉疾病相关的具体护理问题，以上这些问题更多的资料可见相关参考文献[9-12]。

表 3.1 临床护理实践标准：监护标准

标准	陈述
Ⅰ 评估	护士收集患者的健康信息
Ⅱ 诊断	护士分析评估数据并作出诊断
Ⅲ 结果评定	护士评定患者个体化的预期结果
Ⅳ 计划	护士制定护理计划以达到预期结果
Ⅴ 实施	护士实施护理计划的干预措施
Ⅵ 评价	护士评价患者进展情况以及是否达到预期结果

表 3.2 临床护理实践标准：专业执行标准

标准	陈述
Ⅰ 护理质量	护士系统评价护理实践的质量和效力
Ⅱ 业绩评价	护士根据专业实践标准及相关的规章制度评价自身的护理实践
Ⅲ 教育	护士在护理实践中获得并维持现有知识
Ⅳ 同事关系	护士有助于同事、同行等的职业发展
Ⅴ 伦理	护士为患者作出的决策和行为应符合伦理学标准
Ⅵ 合作	护士与患者、重要人物及健康护理提供者合作为患者提供护理
Ⅶ 研究	护士在实践中使用研究发现
Ⅷ 资源利用	护士在计划及实施患者护理时考虑安全、效率和花费等因素

在护理产科危重患者时，关于有创血流动力学监测的某些技术问题需要引起注意。以往而言，这些问题往往纠结于究竟是属于医生的领域还是护士的领域。如果要分清界限，必然有悖于相互之间的协作和以团队为中心的理念。更重要的是会严重损害患者的护理质量。对于胎儿和母体的电子监测，已经积累了丰富临床经验的产科护士和医生都很难认同；在一个专业的环境下，与胎儿和母体电子监控相关的护理职责仅仅局限于使用和操作监控设备；医生的唯一职责是能够更换监控纸张，解释数据以及启动所有必要的干预措施。其实，医生是需要依赖护士，通过评估和解释患者的数据，及时沟通重大发现，采取适当的护理干预，评估患者对干预的反应。换句话说，医生希望护士把实施护理的过程作为患者救治的一个框架。同样的概念也适用于重症监护实践，尤其是对一些独特的患者人群应用技术性辅助系统时，如利用有创血流动力学监测或机械通气辅助系统。

中央静脉通路

产科重症监护部分护理问题涉及建立中心静脉通路。由于妊娠引起的肺部生理变化和气胸的风险因素增加，颈内静脉是妊娠期间中央静脉通路的首选静脉。优点为发生出血情况容易压迫血管止血，降低气胸概率，若右颈内静脉插管成功，可避免插入胸导管。护士应协助摆放患者的正确体位，以促进通路建立成功。此外非常重要的是，在建立中央静脉通路或插入导管时，子宫应置于横向的位置以防止静脉回流减少，心输出量减少，仰卧位低血压，以及伴随而来的子宫灌注减少。调整子宫置位的方法可以通过手法来完成，也可将一个楔形枕置于患者臀部下面。根据孕周不同，可以通过持续胎儿电子监测（electronic fetal monitoring，EFM）评估胎儿状态。

在所有的重症监护室，中心静脉导管相关性血流感染（central line-associated bloodstream infection，CLA-BSI）的可能性受到相当大的关注。在过去十年的一项研究中，研究者专注于一些经证明可减少导管相关感染发病率的护理行为。四大风险因素增加了导管相关感染发病率：插入部位的皮肤定植菌，敷料下的湿度，导管留置时间长短以及对导管的护理技术和放置中心血管的位置[13]。恰当的手卫生是所有感染预防计划的基础。在导管插入过程中，应用最大无菌屏障（maximal sterile barriers，MSB），提高无菌技术而减少感染。疾病控制中心（Centers for Disease Control，CDC）对中心导管管理的指南中，将 MSB 作为降低减少中心静脉导管（central venous catheter，CVC）感染的最高级别的循证医学证据，并推荐此方法。该调查研究并未确定辅助人员应穿什么。现有指南建议，即使辅助人员有极小的操作也应该采取常规的预防措施，除非护士不会接触或跨越无菌区[15]。在美国，插入中心血管导管前，清洁皮肤最广泛应用的杀菌剂是聚维酮碘。最近的数据表明，在需要短期导尿的住院患者中，使用葡萄糖酸氯己定（chlorhexidine gluconate, CHG），而非聚维酮碘，可使 CLA-BSI 的风险降低约 50%[16]。CDC 也建议避免在插入部位应用抗生素软膏，因为其会促进真菌感染及耐药性。建议更换静脉敷料及附加设备的时间间隔不得超过 72h，除非怀疑或已证明发生了导管相关感染。此外，密歇根州近来已经起草了一份战略，将运用全面 CLA-BSI 预防程序及缺陷分析的工具和流程，作为全州范围协作活动的一部分[17]。

肝素冲洗

妊娠期患者需要特别考虑用肝素冲洗持续性血流动力学压力监测导管内溶液这一问题。根据美国急救协会"护理雷霆计划"，对于使用股动脉以外短导管的女性，在不用肝素和其他抗凝剂或溶栓剂冲洗压力监测导管的情况下，导管不通畅是最大的风险[18]。由于妊娠处在一个高凝状态，大多数凝血因子包括 V、Ⅶ、Ⅷ、Ⅸ、Ⅹ、Ⅻ以及凝血酶原在妊娠期间都会增加。因为抗凝血酶Ⅲ和纤溶酶原激活水平降低，在妊娠期间纤维蛋白溶解时间延长。综上所述，这些证据支持对危重孕妇的血流动力学压力监测导管进行肝素化。此类患者每毫升冲洗液中通常含有 3~5U 肝素。

心输出量评估

重症监护护士在床边评估心输出量最经常使用的方法是温度稀释法。护理危重孕妇时，注射溶液的温度是一个问题。许多研究报告认为，无论心输出量高低，室温和温度稀释法稀释后心输出量的冷冻注射液，温度和稀释法与心输出量评估之间有一定关系。这些研究认为正常的心输出量范围通常为 4.0~8.0L/min 较为理想。然而，无论心输出量较高或较低，患者相关性都较差[19]。基于这些数据，如果心输出量预期 <3.5L/min 或 >8.0L/min，建议使用冰冻注射液。孕妇在急性或重症疾病时，心输出量常 >8.0L/min。这种高心输出量也可在分娩、生育、产后即刻发生。此外，还必须在宫缩期间对心输出量进行评估。子宫收缩过程中会出现一些生理活动，包括血液从子宫自体回输进入母体循环，这反过来又对心输出量产生重大影响。因此，仔细预判宫缩的出现和恰当及时测量心输出量是至关重要的。在妊娠期间，可使用肺动脉导管来连续测量心输出量，这一概念的实施也受到特别的关注。这个方法是利用另一个热基础的方法，通过使用一个电阻元件，使少量的热量通过在右心房（右心室）水平的导管排放。在离导管尖端下游很近的距离对血液温度进行监测。记录下测量数据，最短时间内对该数据进行平均，然后将平均值连续显示在监视器上。因此，接近连续测量心输出量是可行的。虽然这些仪器的数据似乎与传统温度稀释技术有很好的相关性，因为不能消除宫缩时的数据，就增加了收集到错误数据的风险，同样对于波动性的数据也不能恰当进行比较。将输出量的因素代入计算主要血流动力学参数的公式中，计算包括全身血管阻力、肺血管阻力、左心室搏功指数。此外，心输出量还用于主要显著氧运输参数公式。这些参数包括氧气输出量、耗氧量和氧提取率。此临床数据的利用可减少临床错误的发生。

案例分析：冠状动脉疾病及分娩护理

以下案例是一例患有危重心脏疾患的孕妇，需有创血流动力学监测进行产时护理，这个案例说明关键的临床实践概念。32 岁的孕妇，妊娠 39 周，在当地三级医院产房通过重症监护产科（critical care obstetric, CCOB）行引产术。

该患者的简要病史：呼吸急促和劳力性呼

吸困难孕前 2 年余。心电图运动负荷试验及随后的核素运动负荷试验结果均显示异常。冠状动脉造影显示右冠状动脉完全闭塞，中段 80% 闭塞，左冠状动脉前降支远段完全闭塞。行四条冠状动脉的搭桥术（coronary artery bypass graft，CABG），术后并发心肌梗死（myocardial infarction，MI）。随后通过运动方法来促进心脏康复，并使用药物来提高心脏功能。在心脏康复期检查超声心动图，显示左心室功能障碍持续性缓解，轻度肺动脉高压。

此患者的简要产科病史：CABG 术后和 MI 约 1 年后，发生意外妊娠。在咨询了心脏科专家和产科专家后，患者决定终止妊娠。不到 1 年后，预估胎龄（estimated fetal gestational age，EGA）约在 9 周时，患者要求向产科专家咨询。随后在当地一家三级医疗中心预约后咨询产科专家。当时初步评估内容包括超声心动图，结果提示持续的中度至重度左心功能不全，射血分数为 25%～30%，肺动脉压力升高。在此次咨询中，产科专家与患者及其丈夫深入讨论了继续妊娠的相关情况，包括发病率和死亡率的潜在风险以及所需的多学科诊疗计划方案。患者及其丈夫都表达了继续妊娠的强烈愿望。因此，继续开展产前保健，并未进一步出现孕产妇或胎儿的并发症。

在妊娠 39 周，该孕妇被送往 CCOB，并接受计划引产和阴道分娩。医生将根据产科指征的发展来决定是否进行剖宫产。入院时，孕产妇和胎儿的评估结果都良好，记录有偶发的子宫收缩，宫颈扩张约 1cm。入院当晚开始引产，插入 Foley 导尿管至宫颈，并扩张球囊。新生儿学专家会见了患者和她的丈夫与其他家庭成员，解答他们的问题，并加强胎儿的护理计划。整个晚上的孕产妇和胎儿的评估结果仍然平衡。

次日早晨，开始静脉滴注催产素。在静脉晶体注射给药后，给予硬膜外阻滞麻醉。监测技术包括通过同步检测两条导联（Ⅱ 和 V_5）获取产妇连续的心电图（electrocardiogram，ECG），这样可以检测心肌缺血或心律失常。通过动脉导管获得连续性的血压监测，也为获取血液样

本的通道。每小时记录出入量、连续动脉血氧饱和度、呼吸音听诊均是护理诊疗计划的一部分，包括持续性胎儿心率监测和子宫活动。有创血流动力学和血气分析监控设备在床旁呈备用状态。此外，分娩及新生儿护理所必需的设备和材料均在患者的房间内准备就绪。产房内的主管护师负责新生儿护理，医疗人员定期随着患者的病程更新治疗方案。

催产素滴注后约 5h，产妇的护理评估显示连续 2h 尿量减少。此外，患者主诉出现了呼吸急促和咳嗽。肺部听诊示：两肺可闻及湿啰音。生命体征：血压 100/61mmHg，正常的窦性心律 82/min，未吸氧状态下动脉血氧饱和度（SaO_2）为 94%。每 2～4min 发生 1 次规律宫缩，触诊适中，子宫舒张间期触诊并未舒张。胎儿状态评估显示为正常基线率，无胎心加速，并出现重复性胎心减速。CCOB 护士认为这些结果不利于孕产妇和胎儿状况。启动的护理干预计划包括面罩吸氧、抬高患者床头、子宫侧位、停止催产素滴注和及时通知 CCOB 医生。医生指出在进一步评估患者的血流动力学和氧合状态前，停止滴注催产素。在右颈内静脉插入肺动脉漂浮导管，监测连续混合静脉血氧饱和度（SvO_2），该过程无并发症发生。最初的产妇血流动力学和血气分析的评估数据见表 3.3。在启动有创血流动力学监测时，EFM 上追踪记录胎儿心跳速率和子宫活动情况，随后的产妇血流动力学和血气分析数据分别见图 3.1 和图 3.2。

护士认为初步的血流动力学数据表明，患者出现了明显低心输出量（cardiac output，CO）。通过分析发现，左心前负荷过高，右心后负荷过高，使左心室收缩严重受损。护士评估肺动脉波形发现存在大 V 波。V 波异常的确切原因并不是很清楚。在大多数情况下，心室收缩期血液返流入心房，或顺应性差的心房导致了大多数大 V 波的出现。然而，如果 V 波在严重左心功能不全的患者身上出现增多，急性心功能衰竭可能即将出现。该患者的血气分析显示也有明显低的氧供（oxygen delivery，DO_2）。分析氧气输送的决定因素得出，导致严重低 DO_2 的

首要原因是该患者的心输出量低。对于产科患者而言，混合静脉血氧饱和度、回心的静脉血红蛋白氧饱和度指标都显著降低。这最可能与严重低心输出量状态相关。氧提取率，即氧气供应和需求之间的平衡，显著提高则表明氧储备减少。胎心率（fetal heart rate，FHR）数据分析包括：正常基线率、胎心加速缺乏以及停用催产素下每次宫缩时持续胎心减速出现。

表3.3 案例分析：侵入性血流动力学监测开始后最初的母体血流动力学及氧运输数据

母体评价指标	
生命体征	
血压	71/31mmHg
心率	75/min
呼吸频率	26/min
SaO_2	97%
SvO_2	55%
血流动力学指标	
CVP	2mmHg
PAP	71/27mmHg
PCWP	24mmHg
CO	3.2L/min
CI	2.0L/(min·m²)
SVR	1037dyn·s/cm⁵
PVR	518dyn·s/cm⁵）
LVSWI	7g/m²
氧运输指标	
CaO_2	15mL/dL
CvO_2	9mL/dL
DO_2	480mL/min
VO_2	192mL/min
O_2ER	40%

CVP：中心静脉压；PAP：肺动脉压；PCWP：肺毛细血管楔压；CO：心输出量；CI：心脏指数；SVR：外周血管阻力；PVR：肺血管阻力；LVSWI：左室每搏功指数；CaO_2：动脉氧含量；CvO_2：静脉氧含量；DO_2：氧输送量；VO_2：氧消耗量；O_2ER：氧摄取率；1dyn·s/cm⁵ = 0.1kPa·s/L

根据以上评估指标分析，得出护理诊断：心输出量减少、气体交换障碍、孕产妇和胎儿的氧气运输障碍、氧气储备不足引起相关活动无耐力、焦虑。期待的预后包括：心输出量改善、孕产妇和胎儿的氧气运输和气体交换的改善、氧气储备增强、患者焦虑水平的下降。

联系CCOB的医生，制定诊疗计划，讨论评估指标和护理诊断。需通过协作才能完成诊疗计划，实现较理想的预后。改善心输出量的干预措施以提高左心室收缩能力和纠正患者左心高前负荷为主。静脉滴注正性肌力药物多巴酚丁胺，其作用机制是刺激β受体使心肌收缩能力增加，从而增加每搏输出量和心输出量。起始剂量为2.5μg/（kg·min）。SvO_2若无明显增加，剂量增加至5.0μg/（kg·min）。心电监护显示患者没有出现快速心律失常或室性期前收缩。多巴酚丁胺剂量调整后5min内，连续SvO_2监测显示有显著改善。血流动力学和血气分析数据列于表3.4中。

接下来评估患者对干预措施的反应。分析这些数据可见左心室收缩明显改善、左心高前负荷正常化、心输出量提高。此外，氧供显著增加，这反过来又增加了患者的氧气储备。动脉血氧饱和度提高到99%，并在停用氧气面罩后能保持该水平。病程记录中有胸部听诊异常音和少尿。后续的胎儿评估结果详见图3.3。分析数据表明，胎心基线正常，加速存在，没有胎心减速。子宫收缩的频率是2～4/min，触诊硬度轻度至中度。静止期子宫张力触诊时持续处于舒缓状态。总的来说，此后孕产妇和胎儿的评估结果是令人欣慰的。

CCOB的主治医生对患者进行了数字阴道检查，发现宫口开大3cm且宫颈柔软。随后进行羊膜穿刺术，记录为清澈的液体。应用宫内胎儿心电图电极并插入宫腔内压力导管。按照监护室指南进行以下决定：恢复催产素静脉滴注，继续多巴酚丁胺输液，并重新评估产妇和胎儿的状况。与患者、她的丈夫及家人针对该诊疗计划进行了讨论。家人在遵循产房探视制度下陪伴患者，他们的陪伴和支持有利于减少患者的焦虑。

随着分娩的继续，无论产妇还是胎儿的状态都较平稳，直到护士发现FHR追踪突然出现变化。FHR变动如图3.4和图3.5。分析这个追踪结果，发现有可变减速出现，由脐带受压引起，之后出现了长期减速。子宫活动的评估并没有过度刺激的证据。结果包括：每2.5～

3min 出现宫缩 1 次，收缩强度 65～80mmHg，持续时间 50～60s，约为 20mmHg 的正常子宫静息张力。护士认为长期减速令人担忧，并立即启动相应的干预措施。告知主管护师需要立即请求援助，并需将胎儿状况的不良变化通知 CCOB 医生。护士进行了数字阴道检查，排除了脐带脱垂的存在。当时记载宫颈扩张 4cm，宫颈管消退 90%。当第二个护士赶到，立即开始重新为患者摆体位，以减少脐带受压。第一次持续减速历时 5min，并在重摆体位后缓解。为了确定胎儿状态的变化是否与产妇血流动力学状态的变化相关，CCOB 的护士监测了肺毛细血管楔压、心输出量和其他常规生命体征。这些结果并未发现产妇血流动力学状况的不利变动。与内科医生协商后，制定了一个减轻脐带受压的诊疗计划。随后行羊膜腔灌注术治疗，根据记录，在此期间，第二次持续减速出现并持续 4min。患者再次重换体位，并继续羊膜腔灌注术。胎儿对这些干预措施的反应记录如图 3.6。胎心率基线保持正常，胎心率变异存在，仍未有变异减速，但未进一步持续减速发展。约 2h 后，对患者宫颈重新评估，发现宫口开大 8～9cm，胎儿顶点在 0 点位置。之后产妇和胎儿状况保持稳定，直到第二产程出现 SvO_2 显著下降。由医生评估后决定提供助产，以加快分娩。患者随后通过产钳经阴道分娩一女婴，接受新生儿专家评估，并提供必要的护理。Apgar 评分与脐带血气均正常。婴儿被送往育儿室进一步评估。不久后，新生儿情况足够稳定即送回产房，留在患者及其家人身边。

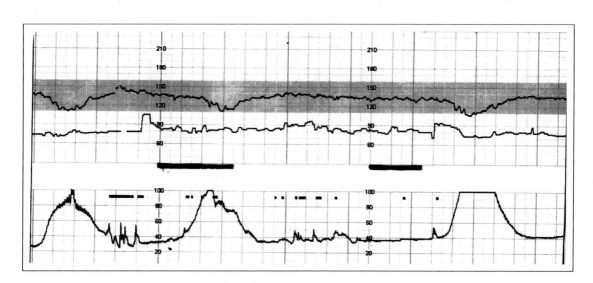

图 3.1　案例分析：决定开始侵入性血流动力学监测时的胎心率和子宫活动

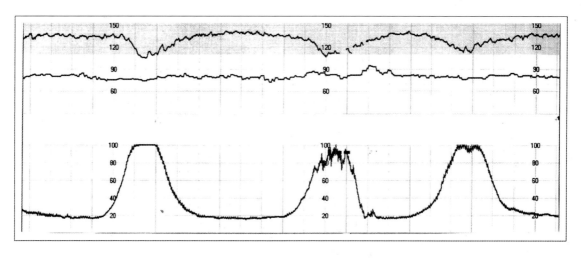

图 3.2　案例分析：获得最初的母体血流动力学和氧运输数据时的胎心率和子宫活动

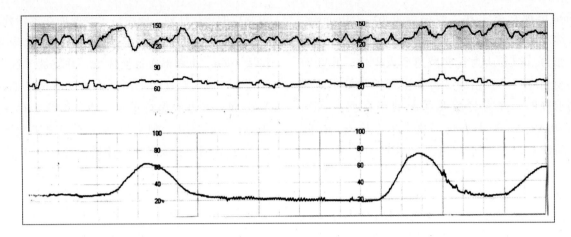

图 3.3　案例分析：干预后的胎心率和子宫活动

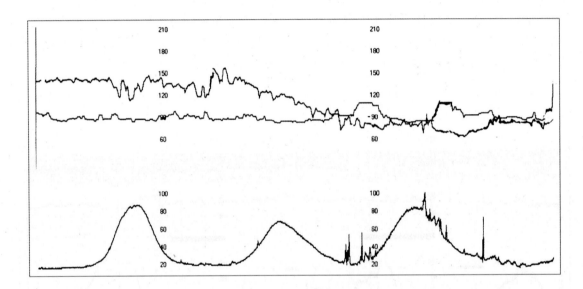

图 3.4　案例分析：分娩时不利的胎心率变化

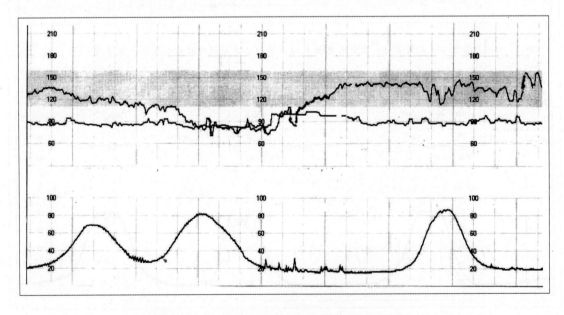

图 3.5　案例分析：分娩时不利的胎心率变化（续）

表 3.4　案例分析：干预后的母体血流动力学及氧运输数据

母体评价指标	
生命体征	
血压	125/75mmHg
心率	84/min
呼吸频率	21/min
SaO_2	99%
SvO_2	75%
血流动力学指标	
CVP	3mmHg
PAP	52/14mmHg
PCWP	11mmHg
CO	5.6L/min
CI	$3.6L/(min \cdot m^2)$
SVR	$1271dyn \cdot s/cm^5$
PVR	$228dyn \cdot s/cm^5$
LVSWI	$54g/m^2$
氧运输指标	
CaO_2	16mL/dL
CvO_2	129mL/dL
DO_2	896mL/min
VO_2	224mL/min
O_2ER	25%

　　CVP：中心静脉压；PAP：肺动脉压；PCWP：肺毛细血管楔压；CO：心输出量；CI：心脏指数；SVR：外周血管阻力；PVR：肺血管阻力；LVSWI：左室每搏功指数；CaO_2：动脉氧含量；CvO_2：静脉氧含量；DO_2：氧输送量；VO_2：氧消耗量；O_2ER：氧摄取率；$1dyn \cdot s/cm^5 = 0.1$ kPa·s/L

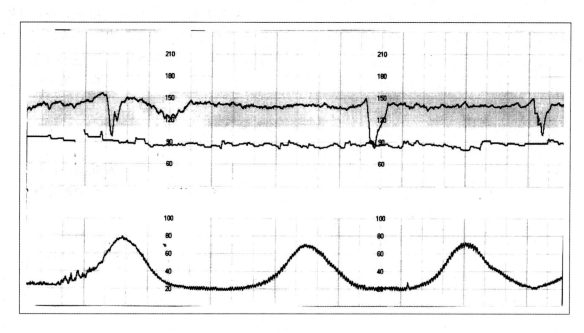

图 3.6　案例分析：羊膜腔灌注术后的胎心率

妊娠期机械通气：护理实践的关键概念

机械通气应用的一般适应证包括：动脉血氧合不足、肺泡通气量不足、过度呼吸负荷。妊娠期间可能导致呼吸道疾病或呼吸衰竭的并发症，必须用机械通气来支持。这些并发症包括：重度子痫前期或子痫、肺水肿、肺炎、败血症、肺部栓塞、神经损害、药物过量、外伤或误吸。本书第9章中具体讨论危重症患者的气道管理。此章节的内容还包含：呼吸道疾病和呼吸衰竭医疗诊断的指南，这些诊断标准、机械通气的模式、设置和目标、并发症和断奶技术。关于妊娠期间，引起呼吸衰竭的疾病及病程发展的详细讨论，将在本书其他章节呈现。

救治需要机械通气的产科患者对医疗团队提出了独特的挑战。具体护理此类患者的问题暂不在本章讨论。其他内容用来解决以下问题：需机械通气的产科患者的相关护理诊断、通气和氧合评估、气道护理、预防院内感染的策略以及心理支持[20,21]。

以下生理概念是众所周知的，并应纳入对需要机械通气的产科患者临床护理的框架。护士应首先记得，在妊娠期间产妇呼吸道系统会出现许多变化。这源于整个妊娠期内分泌、物理和机械的影响。生理结果是产妇 $PaCO_2$ 水平下降到不足胎儿的一半。这转而导致产妇肾脏碳酸氢盐排泄增加。通过该代偿机制以维持母体动脉血 pH 为 7.40~7.45。因此，妊娠期间的正常动脉血气呈代偿性呼吸性碱血症状态。另外在整个妊娠期间，额外的心血管变化显著增加了心输出量，而在分娩、生产和产后即刻，心输出量进一步增加。总的来说，这些改变大大增加血氧输送率。由于在妊娠期间氧扩散梯度较高，氧气从母体肺泡扩散进入母体血液循环，以更迅猛的速率结合红细胞。随后氧气通过胎盘输送到胎儿组织。此外，在妊娠期间母体氧合血红蛋白解离曲线右移。因此，血红蛋白的氧亲和力下降，从而促进氧的扩散和运输。

胎儿的氧合血红蛋白解离曲线左移，增加氧气对胎儿血红蛋白的亲和力。因此，构建了最佳的母胎气体交换环境。

基于静脉的平衡理论，子宫静脉 PO_2 是脐静脉 PO_2 的主要决定因素。子宫静脉血液的氧饱和度受三个因素的影响：产妇动脉血、母体血氧含量及子宫血氧饱和度。因此，任何原因产妇 PO_2 降低均会降低子宫静脉 PO_2 和脐静脉 PO_2。

子宫收缩导致子宫血管阻力显著增加，进而子宫血流量减少。除子宫收缩的影响外，一些产妇因素也可能会影响氧气输送。本质上，任何减少母体子宫静脉 PO_2 的因素，终将会降低运输到胎儿的氧气。

由于这些原因，护士监测需要机械通气的产科患者的血流动力学和氧气运送状态是非常重要的。护士对这些结果的适当分析特别关键。如果孕妇因贫血动脉血氧含量低，SaO_2 减低、低氧分压或心输出量减少，随后会分泌儿茶酚胺，重新分配血流，以保证产妇重要器官系统的供应。因此，子宫活动或胎儿心脏速率的改变，可能预示氧气运送或灌注减少。通过床边仍然存在 EFM，护士很容易发现对产妇及胎儿产生不利影响变化的动态过程。启动相应的护理措施，包括必须马上将重要的评估结果告知医生。尽管开始了适当干预，产妇或胎儿仍然存在不利变动，而且产妇或胎儿的状态发生急性恶化时，做出胎儿娩出的决定可能是必要的。因此，有必要提供一个能够执行紧急剖宫产的救治方案。此外，安排适当的人员和资源，紧急处理潜在急切需要复苏和救治的新生儿，均应列入诊治计划的一部分。

生理学概念提供了一个重症监护产科救治框架，除此之外，重要的社会心理学原理应纳入患者诊疗计划。从重症监护文献中的数据来看，产科重症监护可在一个关键的护理单元中满足患者和家属对重症监护设备的需求。在实施以家庭为中心的孕妇诊疗方案中，产科文献及丰富的经验也可用于产科重症监护中所需的人文关怀[22,23]。使用机械通气易使产科患者产生身体及心理压力。对于她的家庭和医疗支持团队来说都是比较艰难的时期。对孕妇及胎儿安危的关注，会使患者及其家人产生压力和焦虑。许多报告表明，一个危重疾病入院的患者，可能会导致一个家庭危机。既往为了患者有足够的休息时间，重症监护室（intensive care unit，ICU）有严格限制的探视时间，这使许多家庭成员觉得在 ICU 中，亲人无法得到自己的关爱，结果造成了监护室护士职责与患者及家属权利之间的冲突。

Jenkins 等的一项研究描述了对此患者人群提供医疗服务，具有独特的挑战，该研究介绍了需要机械通气患者的特点及预后[24]。所收集的数据包括产妇人口统计学、必要的机械通气支持的医疗条件、出生状态、机械通气持续时间、接受通气时分娩的启动、分娩方式、产妇和新生儿早期并发症或死亡。研究结果见表 3.5。引起机械通气并发症的三个最常见诊断包括：子痫前期或子痫（43%），分娩或早产（14%）和肺炎（12%）。总体而言，接受研究的 51 例患者中，有 43 例（84%）在产房所接受的诊疗，均在一名重症监护产科专家和一名重症监护产科护士下接受治疗，并根据当时的临床情况，与其他重症监护医生进行协作。

案例分析：妊娠期中的机械通气

对需要机械通气的孕妇，以下案例摘录可说明护理临床实践中相关的重要概念。该案例涉及 25 岁的初产妇，EGA 33 周。产前过程发展较平稳，直到她患上呼吸道感染。在门诊治疗后，症状仍在加重，随后被送往当地的社区医院，确诊为肺炎。在使用处方药物后未好转，出现了病情恶化。对其进行了肺部专科的咨询后，决定将她转入内科重症监护室（medical intensive care unit，MICU）进一步接受救治。当时进行了气管插管术，插入 7.0 Fr 气管插管，未发生任何并发症。使用容量转换型通气机给予机械通气支持。右侧颈内静脉开放中央静脉通路，并植入中心静脉压（central venous pressure，CVP）导管。在病情稳定之后，将患者运送至三级医疗中心，那里已在产房建立 CCOB 服务。通过 CCOB 的医生和护士的初步评估，决定以

光纤肺动脉（pulmonary artery，PA）导管取代 CVP 导管，可持续监测 SvO_2。根据入院时的三级医疗中心提供的资料，初产妇评估结果和呼吸机设置见表 3.6。FHR 和子宫活动的初步评估结果见图 3.7。

表 3.5 51 例需要机械通气的产科患者的人口统计学资料和分娩特点

特点	数值
年龄（岁）*	28.2 ± 7.4
妊娠（次）*	3.0 ± 2.1
分娩（次）*	1.3 ± 1.9
种族	
白人	56%
黑人	38%
亚洲人及其他	6%
入院时估计孕周数（周）*	31.6 ± 5.1
住院天数（d）*	10.9 ± 3.6
呼吸机使用天数*	3.4 ± 3.6
肺动脉导管使用（次）	33（65%）
住院时未生产（次）	43
住院期间生产（次）	37（86%）
经阴道分娩（次）	13（35%）
剖宫产（次）	24（65%）
机械通气时分娩（次）	11（30%）
分娩时估计孕周数（周）*	32.6 ± 4.9
出生体重（g）*	2131 ± 1906
新生儿重症监护入院数（例）	28（76%）
胎儿或新生儿死亡（例）	4（11%）
孕产妇死亡（例）	7（14%）

* 数据为均值 ± 标准差

护士分析了最初的血流动力学数据，发现患者出现显著的低 CO。分析出心输出量四个决定性因素为：低前负荷、高后负荷、左心室收缩力下降及窦性心动过速。血管收缩和心动过速说明机体可能已启动代偿机制，但尚不足以产生足够的心输出量。此外，左心室收缩力下降提示有心脏衰竭的可能。分析氧气运送数据表明，患者有显著低 DO_2。除了前面提到心输出量明显降低，分析氧气输出量的决定因素，提示有低动脉血氧含量（CaO_2）。此外，氧消耗（VO_2）低，提示可能有器官系统灌注改变或

表 3.6 案例分析：收入 CCOB 时最初的孕产妇评价情况和呼吸机设置

孕产妇评价情况		孕产妇评价情况	
生命体征		**氧运输指标**	
血压	100/52mmHg	CaO_2	12mL/dL
心率	132/min	Cvo_2	7mL/dL
呼吸频率		DO_2	504mL/min
设置	14/min	VO_2	210mL/min
总计	36/min	O_2ER	42%
SaO_2	100%		
动脉血气		**收入病房时的呼吸机设置**	
pH	7.52	模式	辅助控制
PaO_2	92mmHg	潮气量（Vt）	600mL
$PaCO_2$	18mmHg	频率（设置）	14/min
剩余碱	+3.8	FiO_2	0.60
		PEEP	$5cmH_2O$
血流动力学指标		PSV	$5cmH_2O$
CVP	4mmHg		
PAP	16/4mmHg		
PCWP	3mmHg		
CO	4.2L/min		
CI	$2.3L/(min \cdot m^2)$		
SVR	$1219dyn \cdot s/cm^5$		
PVR	$95dyn \cdot s/cm^5$		
LVSWI	$34gM/m^2$		

CVP：中心静脉压；PAP：肺动脉压；PCWP：肺毛细血管楔压；CO：心输出量；CI：心脏指数；SVR：外周血管阻力；PVR：肺血管阻力；LVSWI：左室每搏功指数；CaO_2：动脉氧含量；CvO_2：静脉氧含量；DO_2：氧输送量；VO_2：氧消耗量；O_2ER：氧摄取率；FiO_2：吸入氧浓度；PEEP：呼气末正压；PSV：压力支持通气；$1dyn \cdot s/cm^5 = 0.1kPa \cdot s/L$

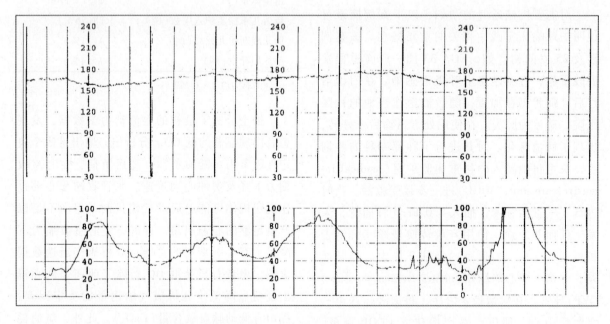

图 3.7 案例分析：收入 CCOB 时最初的胎心率和子宫活动

提取氧气能力受损的迹象，此状况与分娩时的耗氧量有关。患者的呼吸状况评估有呼吸急促和明显的呼吸加快。双侧肺部听诊音清晰。动脉血气结果：pH 升高，二氧化碳分压（PCO_2）低，氧分压（PO_2）低，提示有呼吸性碱血症存在。碱血症导致氧合血红蛋白解离曲线左移。该转变增加了氧的亲和力或结合力，进一步影响了血红蛋白向组织输送氧的能力。根据 FHR 数据可解释出以下提示：基准的胎儿心动过速，通过外部或间接监测到胎心相对平稳的 FHR 基线，无胎心加速，存在重复 FHR 晚期减速。在 EFM 的跟踪上明显提示出现定期宫缩。护士触诊记录示：宫缩强度轻度至中度，静止期子宫张力不足。

护理诊断的内容（对监测结果的解释），包括心输出量减低，气体交换受损，低效性呼吸形态，母体 - 胎儿氧气运送受损和焦虑[25]。预期效果包括改善心输出量，改善孕产妇和胎儿的氧气运输和气体交换，同时建立有效的呼吸模式，并降低患者的焦虑水平。

为制定相关诊疗计划，联系了 CCOB 医生，对监测结果及护理诊断进行了讨论。通过协作制定了一个旨在实现预期结果的诊疗计划。护理的干预措施通过纠正患者的低前负荷来提高心输出量。如 Starling 曲线指出，在一定的生理范围内，心室舒张期间充盈压越大，在收缩期间搏出血液量越大。此外，增加充盈压，可改善心室收缩力，这也被称为心脏的收缩状态，从而可进一步增加心输出量。启动晶体快速静脉给药，以增加左前负荷及提高左心室收缩力。这个过程既微妙又动态。目标是稳定并保持最佳的肺毛细血管楔压（pulmonary capillary wedge pressure，PCWP），进而反过来优化左心室收缩力和心输出量。护士迫切需要密切评估患者的重要监测数据。因为过高的 PCWP 可进一步降低左心室功能，减少心输出量，导致充血性心衰和肺水肿。除了静脉输液给药，护士调整患者体位，改善前负荷，并横向偏移子宫，有利于静脉血液回流。为了进一步有利于氧气运输，CCOB 的医生要求输注 2U 浓缩红细胞。98% ~ 99% 的氧气是通过化学结合于血红蛋白，1% ~ 2% 的氧由于压力溶于血浆中，虽然患者不贫血，适度增加血红蛋白被认为可以显著提高动脉血液的含氧量，因而可增加氧输出量。

改善母体 - 胎儿气体交换和氧气运输的干预措施，也包括改变机械通气设置。机械通气模式改为同步间歇指令通气（synchronized intermittent mandatory ventilation，SIMV）。原因是使用辅助控制模式时，由机器交付的高于设定数值的呼吸"触发"，可能会导致二氧化碳过度消耗。正常妊娠期间由于代偿性呼吸性碱血症存在，进一步降低二氧化碳的水平会增加发生呼吸性碱血症的风险，血气分析的结果也证实了此理念。100% 的动脉血氧饱和度可能是氧合血红蛋白解离曲线左移的结果。此外，呼吸急促显著增加了由机器预设的潮气量下交付的呼吸总数。启动 SIMV 既允许用患者的潮气量自发呼吸，也允许机械周期定数与自发呼吸相一致。呼气终末正压（positive end-expiratory pressure，PEEP）水平增加，使更多的肺泡参加气体交换。此外，压力支持水平增加，以减少患者自发呼吸的负荷量。吸入氧浓度（FiO_2）下降到 0.40。

启动干预措施以减轻患者焦虑。首先，开放了探视的政策，允许每天 24h 访视，与产房探视政策相同标准。这有利于患者丈夫及其家庭成员参与整体诊疗计划。家人和医疗团队成员之间有了更多更频繁的讨论机会，有助于家人更好了解干预措施、治疗目标以及患者的进展情况。此外，家庭成员有了更多的机会咨询问题并表达其顾虑。明确允许患者与 CCOB 护士、家庭成员以及医疗团队的其他成员进行交流。动脉导管用于重复收集血液进行血气评估。牢固固定气管插管，护理时尽量减少导管的活动。文件记录显示患者在接受机械通气时出现不适、刺激感和焦虑。用关闭的或"内线"系统进行气管内吸痰，该系统吸痰时不需要从气管内导管断开呼吸机管路。最后，尽力减少外源性刺激，如明亮的灯光、报警器和病房外发出的噪声。

咨询新生儿医学专家，给患者和家属以多种机会表达其疑问。在分娩发生或需要立即救治新生儿时，均可用患者房间内的设备、物资和其他相关资源。

随后评估患者对这些干预措施的反应。随后的产妇评估结果见表3.7。这些数据表示的心输出量显著改善、前负荷提高以及左心室收缩力增强。此外，氧输送以及动脉血氧含量增加明显。耗氧量增加是氧输送和氧提取能力提高的指标。动脉血气显示代偿性呼吸性碱血症，在妊娠期预计正常的酸碱状态内。患者呼吸急促缓解，呼吸频率降低。后续的胎儿评估结果见图3.8。这些数据表明胎心基线正常，加速存在，没有胎心率减速。此外，记录到子宫收缩频率下降，触诊子宫静息期张力正常。总体来说，这些后续的孕产妇和胎儿评估结果令人欣慰。

安排护士护理产科危重患者的战略

当构建一个救治产科危重患者的计划时，创造一个安全的实践环境，必须注重对护士护理能力的鉴定。注重实践水准理论的依据，应是具有一致性和组织性的表现。深入讨论的内容包括：产科危重人群常见并发症的生理学和共同的病理生理学。而且，教学材料应附有护士获得临床实践的机会，在辅导、监督的模式下实践，并对其技术能力进行验证。重症监护产科人员的主题内容见本书第2章。关于这一主题，文献中大量的相关资源可查用。

表3.7　案例分析：干预后的孕产妇评价情况和呼吸机设置

孕产妇评价情况		孕产妇评价情况	
生命体征		**氧运输指标**	
血压	97/50mmHg	CaO_2	16mL/dL
心率	96/min	CvO_2	12mL/dL
呼吸频率		DO_2	1632mL/min
设置	12/min	VO_2	408mL/min
总计	21/min	O_2ER	25%
SaO_2	97%		
		收入病房时的呼吸机设置	
动脉血气		模式	SIMV
pH	7.41	潮气量(Vt)	600mL
PaO_2	30mmHg	频率(设置)	12/min
$PaCO_2$	164mmHg	FiO_2	0.40
剩余碱	+2.6	PEEP	$8cmH_2O$
		PSV	$10cmH_2O$
血流动力学指标			
CVP	4mmHg		
PAP	28/14mmHg		
PCWP	12mmHg		
CO	10.2L/min		
CI	5.6L/(min·m²)		
SVR	486dyn·s/cm⁵		
PVR	56dyn·s/cm⁵		
LVSWI	95gM/m²		

CVP：中心静脉压；PAP：肺动脉压；PCWP：肺毛细血管楔压；CO：心输出量；CI：心脏指数；SVR：外周血管阻力；PVR：肺血管阻力；LVSWI：左室每搏功指数；CaO₂：动脉氧含量；CvO₂：静脉氧含量；DO₂：氧输送量；VO₂：氧消耗量；O₂ER：氧摄取率；FiO₂：吸入氧浓度；PEEP：呼气末正压；PSV：压力支持通气；1dyn·s/cm⁵=0.1kPa·s/L

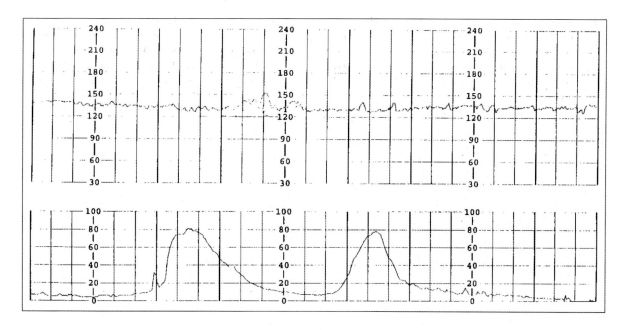

图3.8 案例分析：干预后的胎心率和子宫活动

参考文献

［1］Clark SL, Phelan JP, Cotton DB, et al. Critical Care Obstetrics. Medical Economics Books, Oradell, New Jersey, 1987.

［2］Hankins GDV. Foreword // Harvey CJ. Critical Care Obstetrical Nursing. Gaithersburg, Maryland: Aspen Publishers, Inc., 1991.

［3］Fedorka P. Defining the standard of care // AWHONN's Liability Issues in Perinatal Nursing. Philadelphia: Lippincott, 1997.

［4］American Nurses Association. Standards of Clinical Nursing Practice. Washington, DC, 1991.

［5］Association of Women's Health, Obstetric and Neonatal Nurses. Standards for Professional Nursing Practice in the Care of Women and Newborns. 6th ed. Washington, DC, 2003.

［6］Joint Commission for Accreditation of Healthcare Organizations. Comprehensive Accreditation Manual for Hospitals: The Official Handbook (CAMH), 2007.

［7］Page A. Keeping Patients Safe: Transforming the Work Environment of Nurses. Washington, DC: The National Academy Press, 2003.

［8］Baggs JG, Schmitt MH, Mushlin AI, et al. Association between nurse-physician collaboration and patient outcomes in three intensive care units. Crit Care Med, 1999, 31, 956 – 959.

［9］Baird SM, Kennedy B. Myocardial infarction in pregnancy. J Perinat Neonat Nurs, 2006, 220 (4): 311 – 321.

［10］Witcher PM. Promoting fetal stabilization during maternal hemodynamic instability or respiratory insufficiency. Crit Care Nurs Q, 2006, 29 (1): 70 – 76.

［11］Drummond SB, Troiano NH. Cardiac disorders during pregnancy // Mandeville LK, Troiano NH. AWHONN'S High-Risk and Critical Care Intrapartum Nursing. 2nd ed. Philadelphia: Lippincott, 1999, 173 – 184.

［12］Sala DJ. Myocardial infarction // NAACOG's Clinical Issues Perinatal and Women's Health Nursing: Critical Care Obstetr Philadelphia: Lippincott, 1992, 443 – 453.

［13］Centers for Disease Control and Prevention. Guidelines for the prevention of intravascular catheter-related infections. MMWR Morbidity Mortality Weekly, 2002, 51 (RR-10): 3 – 36.

［14］American Association of Critical Care Nurses. Practice Alert: Preventing Catheter Related Bloodstream Infections. Washington, DC, 2005.

［15］Preuss T, Wiegand DLM. Pulmonary artery catheter insertion (assist) and pressure monitoring // Wiegand DLM, Carlson KK. AA Procedure Manual for Critical Care. 5th ed. St. Louis: Elsevier Saunders, Inc., 2005, 549 – 569.

［16］Chaiyakunapruk N, Veenstra DL, Lipsky BA, et al. Chlorhexidine compared with providone-iodine solution for vascular catheter site care: A meta-analysis. Ann Intern Med, 2002, 136: 792 – 801.

［17］Posa PJ, Harrison D, Vollman KM. Elimination of central line-associated bloodstream infections: Application of the evidence. AACN Advanced Critical Care, 2006, 17 (4): 446 – 454.

［18］American Association of Critical Care Nurses. Evaluation of the effects of heparinized and nonheparinized flush solutions on the patency of arterial pressure monitoring lines: the AACN "Thunder Project". Am J Crit Care, 1993, 2: 3 – 13.

［19］Wallace DC, Winslow EH. Effects of iced and room temperature injectate on cardiac output measurements in critically ill patients with decreased and increased cardiac outputs. Heart Lung, 1993, 22: 55 – 63.

［20］Troiano NH, Dorman K. Mechanical ventilation during pregnancy // Mandeville LK, Troiano NH. AWHONN'S High-Risk and Critical Care Intrapartum Nursing, 2nd ed. Philadelphia: Lippincott, 1999, 84 – 99.

［21］Troiano NH, Baird SM. Critical care of the obstetrical patient // Kinney MR, Dunbar SB, Brooks-Brunn JA, et al. AACN's Clinical Reference for Critical Care Nursing, 4th ed. St Louis: Mosby, 1998, 1219 – 1239.

［22］ Martin-Arafeh J, Watson CL, Baird SM. Promoting family centered care in high risk pregnancy. J Perinat Neonat Nurs, 1999, 13 (1): 27 - 42.

［23］ Harvey MG. Humanizing the intensive care unit experience. NAACOG's Clinical Issues in Perinatal and Women's Health Nursing: Critical Care Obstetrics, 1992, 3 (3): 369 - 376.

［24］ Jenkins TM, Troiano NH, Graves CR, et al. Mechanical ventilation in an obstetric population: characteristics and delivery rates. Am J Obstet Gynecol, 2003, 188 (2): 549 - 552.

［25］ North American Nursing Diagnosis Association. NANDA Nursing Diagnoses: Definitions and Classification. Philadelphia: Lippincott, 2003 - 2004.

第 4 章　妊娠引起的生理改变

母体的生理改变是为了适应妊娠的要求。这些要求包括支持胎儿(体液支持、营养和氧气供应以及清除胎儿废物),保护胎儿(避免饥饿、药物、毒素),为妊娠提供子宫准备,保护母亲免受分娩时潜在的心血管损伤。产妇年龄、多胎妊娠、种族、遗传等因素都会影响母亲适应妊娠的能力。产妇各个系统均有适应性改变,但是,生理改变的结果、程度及所需的时间因人而异,因器官系统而异。本章将详细介绍产妇主要器官系统发生的正常生理改变。胎儿生理的详细讨论超出本次讨论的范围。更好了解妊娠期间产妇正常的生理改变将有利于提高临床医生预测妊娠对医疗状况的影响以及处理妊娠相关并发症的能力。

心血管系统

心血管疾病对孕妇的影响是最具挑战性的问题之一。评估患者心血管损害,了解妊娠相关的变化以及这些变化如何影响产妇的血流动力学指标,包括血容量、血压(BP)、心率、每搏输出量、心输出量、体循环血管阻力(SVR)。产妇年龄、多胎妊娠、妊娠年龄、体型、体位、分娩、局部麻醉、失血等因素可能使治疗变得更为棘手。本节将详细介绍妊娠对产妇心血管系统的影响以及产科危重症患者相应的处理措施。

血容量

妊娠第 7 周,产妇的血容量可增加 10%。如图 4.1 所述,血容量在 32 周达到了高峰约 45% ~ 50%,此后保持稳定,直到分娩[1-6]。虽然血容量的增高幅度在不同的产妇有不同的差别,但在连续妊娠的过程中,产妇都具有同样的血容量增高[4,7]。此外,血容量的增高随胎儿数目变化[7,8]。在一项纵向研究中比较同一患者足月妊娠期间与分娩后的血容量,Pritchard[7]发现单胎妊娠的血容量增加量平均为 1570mL(+48%),而双胎妊娠时为 1960mL(表4.1)。妊娠期间红细胞量增加与此类似,但不太明显(图 4.1),可能是由于胎盘激素(绒毛膜促性腺激素、孕激素或催乳素)对产妇红细胞的生成产生刺激作用[9,10]。这些变化可引起产妇稀释性贫血,尽管看似有足够的铁储存,但贫血在妊娠期间逐渐加重[11]。血液稀释在妊娠 30 ~ 32 周最为明显。

表 4.1　孕晚期与非妊娠期产妇的血容量和红细胞计数的比较

	孕晚期	非妊娠期	增加容量(mL)	增加百分比
单胎(n = 50)				
血容量	4820	3250	1570	48%
红细胞计数	1790	1355	430	32%
血细胞比容	37.0	41.7	—	—
双胞胎(n = 30)				
血容量	5820	3865	1960	51%
红细胞计数	2065	1580	485	31%
血细胞比容	35.5	41.0	—	—

引自 Pritchard JA. Changes in the blood volume during pregnancy and delivery. Anesthesiology, 1965, 26: 393

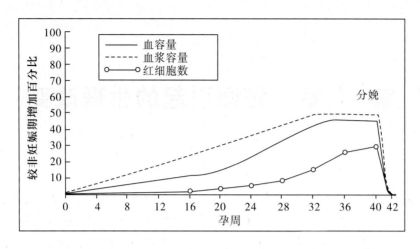

图 4.1 妊娠期血容量的变化(经 McLennon and Thouin 同意转载[1])

产妇妊娠期血液稀释的生理学优势仍不清楚。可能对子宫胎盘循环产生有利的影响,通过降低血液黏度,从而改善子宫胎盘血流灌注,并可能防止血液淤滞及因此产生的胎盘血栓[12]。血容量变化与孕产妇发病率密切相关,血容量增高可能作为一种保护机制,防止分娩时失血过多。如先兆子痫的女性,对围生期失血耐受差,因为总体液容量超负荷,但较血压正常的产妇血管内血容量显著减少,主要是因为毛细血管通透性增加(表 4.2)[13]。先兆子痫时毛细血管通透性增加的原因尚不清楚,但可能与过量的循环抗血管生成因子有关[14-16]。

表 4.2 5位女性血容量变化

	非妊娠期	妊娠期	产前子痫期
血容量(mL)	3035	4425	3530
变化百分比*	—	↑47%	↑16%
血细胞比容	38.2%	34.7%	40.5%

在产前子痫期、非妊娠期和妊娠期适合比较,且不伴高血压的时间段的血容量评估。* 变化百分比是与非妊娠期血容量进行比较(引自 Pritchard JA, Cunningham FG, Pritchard SA. The Parkland Memorial Hospital protocol for treatment of eclampsia: evaluation of 245 cases. Am J Obstet Gynecol, 1984, 148: 951)

正常母体血容量的增多对于胎儿的生长也是至关重要的。Salas 等[17]使用伊文氏蓝染料稀释法来测量母体的血浆容量,并且对正常足月妊娠和胎儿生长受限的母体血浆容量进行了比较。伴有胎儿子宫内生长受限的(IUGR)的孕妇平均血浆容量相较于胎儿正常生长的孕妇有显

著下降(分别为 2976 ± 76mL 和 3594 ± 103mL)。近期研究表明,以前出现过子痫前期的女性如果孕前血浆容量较低,更容易出现先兆子痫的复发,并且在妊娠过程中可能出现各种不利的情况[18]。妊娠相关血容量变化的生理学机制尚不清楚。妊娠过程中容量超负荷的状态主要来源于肾脏的水钠潴留,并伴有体液从血管内转移到血管外。事实上,妊娠过程中母亲体重的增加除了胎儿生长以外,还伴有体液增多。妊娠过程中,肾小球的滤过率增加[19],导致钠及水随尿液排出[20]。为了防止液体的过量丢失及其对子宫胎盘灌注的危害,盐皮质激素活性增强促进了远端肾小管对钠水的重吸收。盐皮质激素的活性增强主要来源于肾上腺外的黄体酮转化为去氧皮质酮[21]。在妊娠狒狒的研究中发现,全身血管的扩张先于母体血容量的增加,因此推测某些未发现的血管扩张神经可能与血容量的增加有关[22]。这些机制导致妊娠过程中钠水的增加[钠增加了约 500～900mEq(1mEq 钠 = 23mg 钠)及总体液增加了 6～8L][23,24]。

相关研究表明,胎儿对母体血浆容量的增加也有作用。胎盘雌激素通过对肾素—血管紧张素系统的直接作用,促进了醛固酮的生成。胎盘合成雌激素的能力与胎儿肾上腺产生的雌激素前体(脱氢表雄酮)的利用率有密切的关系。同样的,胎儿也可以通过对胎盘肾素—血管紧张素系统的作用来调节母体血浆容量[25]。与正常妊娠相比,伴有 IUGR 的孕妇体内醛固酮水平出现降低及其他血管扩张物质(前列环

素、激肽释放酶)的减少也支持这一结论[17]。然而，胎儿对于母体血容量的增加也不是必需的，因为在完全葡萄胎妊娠过程中，母体的血容量也会增加[26]。

血 压

血压与心输出量及 SVR 有关，反映了心血管系统对于各种组织器官(也包括胎盘组织)的灌注能力。母体的血压受到多种因素的影响，如胎龄、测量方法及体位等。

在对孕妇血压进行评估时，胎龄是一个重要因素。如孕妇坐位的血压为 130/84mmHg，在妊娠末期，该血压处于正常水平，但在妊娠 20 周，该血压偏高。对血压持续高于 140/90mmHg 的情况，在妊娠的任何时期都是不正常的。既往研究认为，在早期妊娠和中期妊娠的早期，收缩压的增加 >30mmHg 或舒张压增加 >15mmHg 即为高血压。但是这种评判方法已被废弃，因为许多女性的血压在妊娠过程中都会出现这样的改变[27,28]。

在妊娠第 7 周的时候，血压约下降10%[6]。这可能是由于妊娠早期激素(黄体酮)的改变导致的全身血管扩张。事实上，在狒狒身上的研究表明，妊娠早期动脉血压的下降完全是由于体循环血管阻力的下降[22]。心输出量的增加不能弥补减小的后负荷，这就对妊娠早期平均动脉血压的下降提供了一个合理的解释。

妊娠中期以前，收缩期和舒张期血压持续下降。妊娠中期以后，血压逐步恢复到非妊娠期的水平。对 69 例正常妊娠的女性进行的纵向调查显示，妊娠 28 周左右动脉血压最低(图4.2)[29]。母亲的体位会影响血压的测量数值。连续测量血压发现，左侧卧位时，母体的血压最低，而转为仰卧位时，母体的血压升高了约14mmHg(图 4.3)[29]。虽然绝对测量值有所不同，妊娠期血压变化的模式并未改变(图 4.3)。为了一致性和标准化的要求，妊娠期血压的测量均采取坐位。

血压测量的方法也会影响血压值。Ginsberg和 Duncan[30] 在对 70 例孕妇的研究中发现，使用径向动脉内导管来直接测量血压所得到的平均收缩压和舒张压比使用标准化血压计间接测量血压得到的数值分别降低约 6mmHg 和15mmHg。而 Kirshon 及其同事[31] 则发现在 12例产后的女性中，自动血压计测出的收缩压要低于使用径向动脉内导管直接测量出的收缩压。

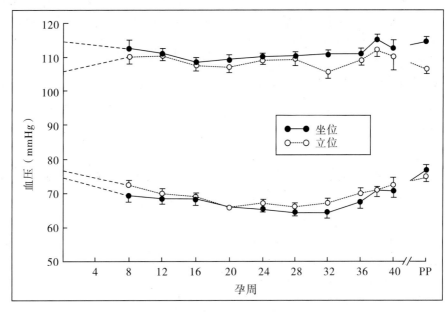

图 4.2 在妊娠期，孕妇坐位和立位的收缩压和舒张压的持续变化(n =69；数值以均数±标准差表示)。产后的数值在坐标上作为基础值，虚线表示前 8 周的预测变化(引自 Wilson M，Morganti AA，Zervodakis I，et al. Blood pressure，the renin-aldosterone system，and sex steroids throughout normal pregnancy. Am J Med，1980，68：97. Copyright 1980 by Excerpta Medica Inc)

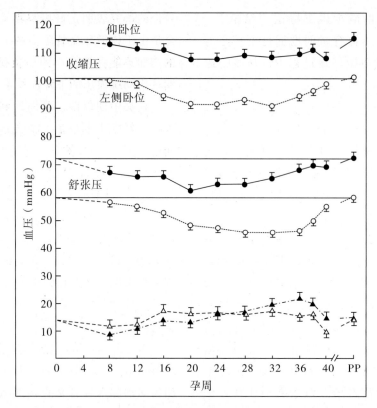

图 4.3　孕妇仰卧位和左侧卧位的血压持续变化（n = 69；数值以均数 ± 标准差表示）。图中显示了孕妇从左侧卧位转为仰卧位的收缩压（△ 表示）和舒张压（▲ 表示）变化。PP 表示产后（引自 Wilson M，Morganti AA，Zervodakis I，et al. Blood pressure，the renin-aldosterone system，and sex steroids throughout normal pregnancy. Am J Med，1980，68：97. Copyright 1980 by Excerpta Medica Inc）

心　率

妊娠 7 周时，孕妇的心率就开始增加。在妊娠晚期，孕妇的心率比产后增加了约 20%[29]（图 4.4）。妊娠期心率的下降可能是妊娠期外周动脉阻力下降的次级效应（补偿效应）[32]。但是，也不能被完全排除激素的直接效应导致心率下降。虽然人绒毛膜促性腺激素可能对心率无作用，但游离甲状腺激素在妊娠 10 周时增加，并在妊娠过程中始终处于高水平[33,34]。甲状腺激素是否能够导致孕妇心动过速仍需要进一步的研究。

其他因素（如发热、疼痛、出血、甲状腺功能亢进症、呼吸衰竭及心脏疾病等）可能会导致妊娠相关的心动过速。这些因素对于危重的孕产妇具有重要的临床意义。如严重二尖瓣狭窄的患者必须依靠舒张期心室充盈来维持良好的心输出量。由于左心室的舒张期充盈与心率有关，母体心动过速会严重限制心室充盈，不能维持正常的血压，从而导致心源性休克和"胎儿窘迫"。因此对于严重二尖瓣狭窄的患者，要注意调节患者的心率和心脏前负荷。

心输出量和每搏量

心输出量是每搏量和心率的乘积，其反映了左心室维持全身血压和组织器官灌注的能力。心输出量除以体表面积的值为心脏指数（表4.3）。虽然心脏指数在非孕女性的身上应用广泛，但不适合于孕妇[35]。通常使用 du Bois 的计算公式[36]来计算体表面积，从而得出心脏指数。但是这个公式是根据 9 例非孕女性而推导得出的。因此，其可能不适用于孕妇。

Linhard 使用了间接的 Fick 方法[37]，第一个报道了妊娠期产妇的心输出量会有 50% 的增长。其他方法有侵入性导管法[38-41]、燃料稀释法[42-46]、阻抗心动描记法[47,48]、超声心动图和多普勒超声[49-53]。虽然对于每搏输出量和心率影响妊娠期心输出量的作用仍存在争议，但

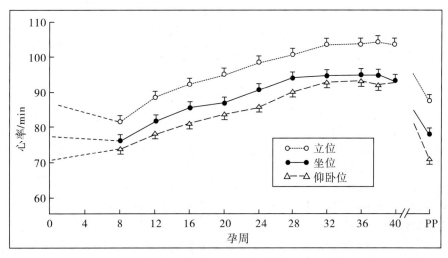

图 4.4 孕妇不同体位平均心率的持续变化(n = 69;数值以均数 ± 标准差表示)。PP 表示产后(引自 Wilson M,Morganti AA,Zervodakis I,et al. Blood pressure,the renin-aldosterone system,and sex steroids throughout normal pregnancy. Am J Med,1980,68:97. Copyright 1980 by Excerpta Medica Inc)

是母体心输出量在妊娠 10 周左右就开始上升。其峰值出现在中期妊娠的后期，超过非妊娠期水平的 30% ~ 50%，相当于心输出量从 4.5L/min 增长到 6.0L/min。这种增高的心输出量在此后的妊娠过程中一直延续。初产妇的心输出量要高于经产妇[53]。

在 20 世纪 40 年代末，右心导管检查兴起。尽管这是一个侵入性的检查方法，但是其能够更加精确地研究心输出量。Hamilton[38] 使用这项技术研究了 24 例非妊娠期女性和正常孕产妇。非妊娠期女性的心输出量平均为 4.5 ± 0.38L/min。而孕产妇在妊娠 10 ~ 13 周心输出量就开始增加，其峰值出现在妊娠 26 ~ 29 周，数值为 5.37L/min，然后逐渐恢复到非妊娠期的水平。这些发现在随后对于孕妇的横截面右心导管检查中得到确认[39,40]。

使用多普勒和 M 型超声心动图对妊娠期间孕妇的心输出量的纵向研究发现心率和每搏输出量的报告结果不一致。Katz 及其同事[49] 认为心输出量的增加(妊娠晚期增加了 59%，n = 19)与心率和每搏输出量的增加都有关系。然而 Mashini 等[51] 则认为心输出量的增加(妊娠晚期增加了 32%，n = 16)几乎完全是因为孕妇的心动过速所致。Laird-Meeter 等[50] 认为妊娠 20 周以前的心输出量增加是由孕妇的心动过速导致，而 20 周以后的心输出量增加则是因为可逆

的心肌肥大导致的每搏输出量增加。Mabie 及其同事[54] 认为心输出量的增加(8 ~ 11 周为 6.7 ± 0.9L/min，36 ~ 39 周为 8.7 ± 1.4L/min,n = 18)是心率(增加了 29%)和每搏输出量(增加了 18%)的共同作用(图 4.5)。这些研究结果的不同之处可归结为患者的检查体位不同(侧卧位或仰卧位)。必须强调的是，虽然在非妊娠期的女性中，M 型超声心动图对每搏输出量的测量与血管造影具有很好的相关性，但这些类似的验证性检查却未在孕妇中进行[55,56]。因此，对孕妇血流的超声检查结果仅仅通过热稀释法的技术进行验证[57 - 61]。

上述研究的不足之处在于，对孕妇的血流动力学检查通常与产后的女性进行比较。这种比较是不可靠的。因为产后几周的心输出量也是升高的[60,62]。为了解决这个问题，Robson 等[63] 使用多普勒超声心动图对 13 例女性妊娠前和妊娠后每个月的心输出量进行测量。母体的心输出量在妊娠 5 周显著升高，以后持续升高，在 32 周时达到高峰(比妊娠中期增加了 17%)。每搏输出量在妊娠 8 周时增加，在 16 ~ 20 周达到高峰(比妊娠中期增加了 32%)。总体来说，母体的心输出量从妊娠 5 周的 4.88 L/min 增加到妊娠 32 周的 7.21L/min(增加了 48%)。妊娠期间母体心输出量增加的机制仍不

表 4.3　心血管参数指标

指标	单位	注释/公式
直接使用非侵入性技术检测		
收缩压（SBP）	mmHg	
舒张压（DBP）	mmHg	
心率	/min	
直接使用侵入性技术检测		
中心静脉压（CVP）	mmHg	反应右心室前负荷
肺动脉收缩压	mmHg	
肺动脉舒张压	mmHg	
肺毛细血管楔压（PCWP）	mmHg	反映左心室前负荷
由上述技术推导出来的数值		
脉压	mmHg	=收缩压－舒张压
平均动脉压（MAP）	mmHg	=舒张压＋（脉压/3）
体循环血管阻力（SVR）	dyn·s/cm^5	=（平均动脉压－中心静脉压）×（80）/心搏出量
外周血管阻力（PVR）	dyn·s/cm^5	=（平均肺动脉压－肺毛细血管楔压）×（80）/心搏出量
心输出量（CO）	L/min	=平均动脉压/体循环血管阻力
		=心率（/min）×每搏输出量
每搏输出量（SV）	mL	=心输出量（L/min）/心率（/min）
心脏指数（CI）	L/min/m^2	=心输出量（L/min）/体表面积（m^2）
每搏心排量指数（SVI）	mL/m^2	=每搏输出量/体表面积（m^2）

1dyn·s/cm^5 =0.1kPa·s/L

清楚。循环血容量的增加不是主要的因素。因为在狒狒的血流动力学研究中发现，心输出量的增加出现在血容量增加之前[22]。Burwell 等[64]指出，妊娠期间血浆容量、心输出量和心率的增加与动静脉分流患者中观察到的现象相似。因此，推测这些血流动力学的变化可能是由于子宫胎盘血液循环中低压但高容量的动静脉分流。还有一种说法是激素（可能为类固醇激素）作用于心肌，使每搏输出量增加，从而使心输出量增加。其与正常妊娠期间[65]或口服避孕药后[66]静脉弹性下降的机制类似。在男性变性者中使用高剂量的雌激素会使每搏输出量和心输出量增加也证实了这一观点[67]。Duvekot 及其同事[32]对 10 例孕产妇的超声心动图、激素、肾功能和电解质进行了一系列的研究，发现妊娠会导致体循环血管阻力下降，从而引发补偿性的心动过速，激活容积恢复机制。因此在这种全身性后负荷降低的情况下，血管充盈导致了每搏输出量的增加。这些数据支持 Morton 及其同事[68]的观点，即早期的每搏输出量增加是左心室压力容积曲线向右移动的结果（Frank-Starling 机制）。

多胎妊娠的孕妇心血管的改变比单胎妊娠的孕妇要大。对 119 例双胎妊娠孕妇进行二维 M 型超声心动图检查，发现其心输出量比单胎妊娠的孕妇增加了 20%，并在妊娠 30 周达到高峰[69]。心输出量的增加是由每搏输出量（15%）和心率的增加（4.5%）导致的。

体循环血管阻力

体循环血管阻力（SVR）是血液进入母体循环系统时遇到的阻力（即后负荷）。Bader 等[40]使用心脏导管来研究妊娠对于 SVR 的影响。发现 SVR 在妊娠早期就开始下降，在 14~24 周下降到最低值，约为 980dyn·s/cm^5。此后 SVR 开始上升，逐渐达到妊娠前的水平，即 1240dyn·s/cm^5。这些发现与后续的研究结果相一致[41]，即妊娠晚期平均 SVR 为 1210±266dyn·s/cm^5［1 dyne/(s·cm^5)=0.1kPa·s/L］。

在描述压力和血流的生理关系时，通常习惯将压力和血流的比值等同于血管阻力（表 4.3）。妊娠期间 SVR 的下降主要是由于平均动脉压力的下降和心输出量的增加。心输出量与

SVR 成反比。

外周动脉扩张和动脉循环相对充盈不足可能是妊娠早期 SVR 下降的主要原因[70,71]。动脉扩张的原因尚不明确，可能是激素（黄体酮）和外周血管扩张剂（如 CO）的作用[72]。妊娠相关血管扩张物质可能存在，但还未完全确定。子宫胎盘循环的低阻力进一步降低了心脏后负荷。妊娠早期 SVR 的下降激活了代偿性的体内平衡机制，通过增加心输出量和水钠潴留来维持动脉血流量（图 4.6）。体内平衡机制包括动脉压力感受器的激活、抗利尿激素的上调、交感神经系统的激活和盐皮质激素活性的增加等。子宫胎盘循环中高流量、低阻力的循环方式对外周血管阻力的下降也具有重要的作用[63]。

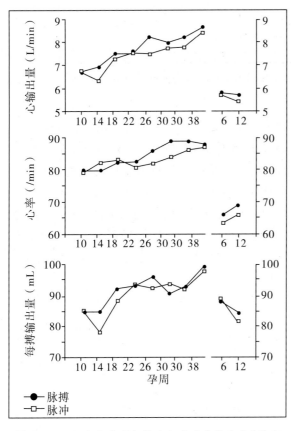

图 4.5　妊娠期和产后女性的血流动力学变化（引自 Mabie W，DiSessa TG，Crocker LG，et al. A longitudinal study of cardiac output in normal human pregnancy. Am J Obstet Gynecol, 1994, 170：849）

尚不明确是否心房钠尿肽（ANP）参与调节妊娠期间的 SVR。ANP 是心房肌细胞产生的一种多肽类激素。在未孕女性中的研究表明，ANP 可以促进肾脏钠的排泄，具有利尿作用[73]。体外实验显示，ANP 可以促进预先用血管紧张素 Ⅱ 处理过的血管平滑肌舒张。妊娠期间 ANP 的循环量增加，这表明 ANP 可能导致母体 SVR 的下降[74,75]。以前的横断面研究没有将 ANP 水平与血容量及血流动力学联系起来。Thomsen 等[76] 所做的前瞻性纵向研究中发现，血浆 ANP 的水平与外周血管阻力的多普勒超声检查结果成正相关。虽然其研究证实了 ANP 调节血容量的生理学作用，但如作者所说，ANP 并非妊娠过程中一个重要的血管舒张剂。

局部血流

妊娠期间已经发现存在显著的局部血流变化。如妊娠中期肾脏血流增加了 30%，并且在此后的妊娠过程中仍可继续升高[77,78]。这导致了肾小球的滤过率增加 30% ～ 50%[70]。同样的，在孕 18 ～ 20 周之前皮肤的血流量缓慢增加，之后则迅速增加，在 20 ～ 30 周达到一个平台期，其一直持续到产后 1 周左右[79]。皮肤血流量的增加可能是由于真皮毛细血管的扩张[80,81]，使胎儿新陈代谢产生的额外热量通过母体的血液循环扩散。肺血流量从妊娠早期的 4.88L/min 增加到妊娠 38 周的 7.19L/min，增加了 32%[82,83]。肺血管阻力在妊娠 8 周时稍下降，此后并未有显著的变化。但非侵入性[82]和侵入性[40,41,84]的检查均显示平均肺动脉压力稳定在 14mmHg，与妊娠前的水平没有显著的差别。

妊娠期间子宫的局部血流量变化最大。子宫血流量由妊娠 10 周的 50mL/min 增加到妊娠末期的 500mL/min[85,86]。在妊娠末期，子宫血流量达到母体心输出量的 10% 以上。子宫血流量的增加与激素的作用有关。动物实验显示，外源性使用雌激素和黄体酮会导致子宫血管阻力的显著下降[87,88]。

体位对母体血流动力学的影响

20 世纪 60 年代之前，临床研究者并未关注体位对血流动力学的影响。对患者的研究均采取仰卧位。Bieniarz 等[89,90]使用血管造影术进行研究发现，仰卧位时 90% 以上的孕妇子宫显著影响了腔静脉的血流。因此，妊娠的女

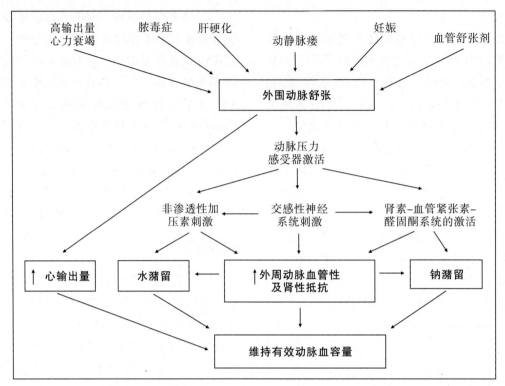

图4.6 统一假设外周动脉扩张引起肾脏水钠潴留（引自 American College of Obstetricians and Gynecologists. Obstet Gynecol, 1991, 77: 632）

性易出现水肿和下肢静脉曲张。仰卧位时中心静脉回流减少会导致心输出量的减少、血压的突然降低、行动过缓和晕厥[91]。Howard 等[92]首次描述了这一现象。这一现象被称为"仰卧位低血压综合征"。仰卧位低血压症状在妊娠晚期的出现频率为 8%[93] ~ 14%[94]。椎旁血管侧支循环不发达的女性易出现仰卧位低血压症状。因为这些血管是骨盆器官和下肢静脉回流的旁路[95]。仰卧位时，妊娠期增大的子宫除了影响静脉回流之外，还会压迫主动脉及其分支，导致肾脏等器官的血流量下降[77,96]。

目前尚不清楚仰卧位低血压的临床意义。Vorys 等[97]发现，处于妊娠后半期的女性从仰卧位变为截石位时，心输出量立即下降了16%。其原因可能为妊娠子宫压迫腔静脉（表4.4）。Ueland 和 Hansen[44] 研究了体位对母体心血管系统的作用是否受到胎龄的影响。他们检测了 11 例正常妊娠的女性妊娠期间不同体位（坐位、仰卧位和左侧卧位）的静息心率、每搏输出量及心输出量（图4.7）。母体的心率在妊娠第 28 ~ 32 周达到最高值（比产后增加了13% ~ 20%），并且坐位的心率高于其他体位。

每搏输出量在妊娠早期就开始增加，在第 20 ~ 24 周达到最高值（21% ~ 33%），此后逐渐下降，且仰卧位时的每搏输出量的下降程度大于其他体位。事实上，妊娠终末期仰卧位的每搏输出量和心输出量低于产后的相应数值（图4.7）。Calvin 及其同事[94]乐观地认为，仰卧位低血压在正常情况下不会导致严重的氧饱和度下降。

表4.4 孕妇不同体位对心排量的影响

孕晚期产妇(*n*=31)	从仰卧位转变为以下体位的心排量变化
水平左侧卧位	↑14%
特伦德伦伯左侧卧位	↑13%
截石位	↓16%
垂头仰卧位	↓18%

引自 Vorys N, Ullery JC, Hanusek GE. The cardiac output changes in various positions in pregnancy. Am J Obstet Gynecol, 1961, 82: 1312

为了解立位对于母体血流动力学的影响，Easterling 等[98]在妊娠早期11.1 ± 1.4 周和晚期36.7 ± 1.6 周测量了处于不同体位（仰卧位、坐位和立位)女性的心输出量和 SVR。在任何时期,立位的心输出量比仰卧位降低了约 1.7 L/min,并伴有代偿性的 SVR 增加(表 4.5)。妊娠晚期代偿性的 SVR 增加要比非妊娠期反应迟钝,可能是由于妊娠期机体对去甲肾上腺素反应下降引起[99,100]。Clark 等[101]发现虽然立位会影响心输出量,但在妊娠晚期立位基本上不会影响母体的血压(表 4.6)。立位时左室搏出做功指数的下降(22%)可能是因为机体对每搏输出量减少的单纯心率代偿性缺陷。母体的体位对肺内分流没有影响[102]。目前尚不明确体位的改变对于胎盘灌注、婴儿的出生体重及早产是否有临床意义[103,104]。

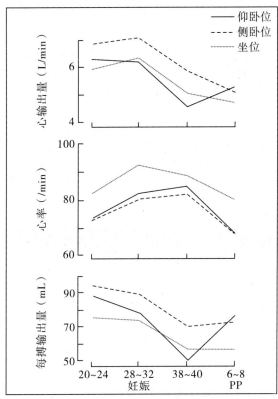

图 4.7 不同体位对孕妇血流动力学的影响。PP:产后(引自 Ueland K,Metcalfe J. Circulatory changes in pregnancy. Clin Obstet Gynecol,1975,18:41;修改于 Ueland K,Novy MJ,Peterson EN,et al. Maternal cardiovascular dynamics. IV. The influence of gestational age on the maternal cardiovascular response to posture and exercise. Am J Obstet Gynecol,1969,104:856)

传统观点认为,妊娠期低血压对妊娠无较大影响。但最近的研究表明,妊娠晚期持续的低血压(即舒张期血压的最大值 <65mmHg)是死产和胎儿生长受限的危险因素[105-108]。妊娠晚期血压升高是母体心血管系统的一个良性生理反应。有助于增加胎盘的功能,使胎盘功能能够适应胎儿的生长,以保持理想的婴儿出生体重。事实上,在妊娠的后半期干预血压的升高(如使用抗高血压药物)会导致婴儿的出生体重下降[109,110]。目前尚不清楚低血压导致死产的机制。其中一个解释为基础血压较低的女性在血压进一步降低时(如睡眠过程中改变体位为仰卧位)会导致胎盘灌注血低于临界值,引起胎儿死亡。

妊娠相关中央血流动力学改变

Clark 及其同事[41]使用侵入性血流动力学监测仪来了解孕产妇的血液循环情况,从而确定中央血流动力学的正常值。他们对 10 例初次分娩的孕产妇,分别在妊娠晚期 35~38 周和分娩后 11~13 周进行了右心导管插入检查(表 4.7)。与产后的数值相比,妊娠晚期的心率(增加 17%)、每搏输出量(增加 23%)和心输出量(增加 43%)均出现显著的上升(体位均为左侧卧位)。而 SVR(减少了 21%)、肺血管阻力(减少了 34%)、血浆胶体渗透压(减少了 14%)和胶体渗透压 - 肺毛细血管楔压梯度(减少了 28%)均出现显著的下降。既往研究表明肺毛细血管楔压及中心静脉压未发现明显的改变[40]。

分娩过程中的血流动力学改变

重复而有力的子宫收缩(非 Braxton-Hicks 收缩)对分娩过程中的心血管系统有着重要作用。分娩过程中,每次子宫收缩都会促使300~500mL 的血液进入体循环[111,112]。血管造影研究表明,子宫收缩时其形状的改变会促进血流从骨盆器官和下肢回流至心脏。子宫收缩会增加静脉回流,导致母体出现瞬时心动过缓,继而出现心输出量的增加和代偿性的心动过缓。Hendricks 和 Quilligan[112]使用改良的脉冲压力法来测量心输出量,结果显示与静息时相比,子宫收缩期心输出量增加了31%。

表4.5　孕妇从卧位到立位的血流动力学变化

	非妊娠期	孕早期	孕晚期	P^*
平均动脉压(mmHg)	78 ± 8.3	4.7 ± 7.7	5.0 ± 11.3	NS
心率(/min)	15.5 ± 9.2	25.7 ± 11.8	16.7 ± 11.2	NS
心排出量(L/min)	↓1.8 ± 0.84	↓1.8 ± 0.79	↓1.7 ± 1.2	NS
每搏输出量(mL)	↓41.1 ± 15.8	↓38.7 ± 14.5	↓30.8 ± 17.5	NS
体循环血管阻力(dyn·s/cm⁵)	732 ± 363	588 ± 246	379 ± 214	0.005

数据以平均数 ± 标准差表示；* 根据方差分析得出；NS，无明显统计学意义；$1 dyn \cdot s/cm^5 = 0.1 kPa \cdot s/L$(引自 American College of Obstetricians and Gynecologists. Obstet Gynecol, 1988, 72：550)

表4.6　妊娠晚期3个月体位变化对孕妇血流动力学的影响

血流动力学参数	体位			
	左侧卧位	仰卧位	坐位	站立位
平均动脉压(mmHg)	90 ± 6	90 ± 8	90 ± 8	91 ± 14
心输出量(L/min)	6.6 ± 1.4	6.0 ± 1.4*	6.2 ± 2.0	5.4 ± 2.0*
心率(/min)	82 ± 10	84 ± 10	91 ± 11	107 ± 17*
体循环血管阻力(dyn·s/cm⁵)	1210 ± 266	1437 ± 338	1217 ± 254	1319 ± 394
外周血管阻力(dyn·s/cm⁵)	76 ± 16	101 ± 45	102 ± 35	117 ± 35*
肺毛细血管楔压(mmHg)	8 ± 2	6 ± 3	4 ± 4	4 ± 2
中心静脉压(mmHg)	4 ± 3	3 ± 2	1 ± 1	1 ± 2
左室心搏做功指数[g/(min·m²)]	43 ± 9	40 ± 9	44 ± 5	34 ± 7*

* 与左侧卧位进行比较 $P < 0.05$；$1 dyn \cdot s/cm^5 = 0.1 kPa \cdot s/L$(引自 Clark SL, Cotton DB, Pivarnik JM, et al. Position change and central hemodynamic profile during normal third-trimester pregnancy and postpartum. Am J Obstet Gynecol, 1991, 164：884)

表4.7　孕晚期孕妇中央血流动力学变化

血液动力学参数	非妊娠期	妊娠期	变化
平均动脉压(mmHg)	86 ± 8	90 ± 6	NS
肺毛细血管楔压(mmHg)	6 ± 2	8 ± 2	NS
中心静脉压(mmHg)	4 ± 3	4 ± 3	NS
心率(/min)	71 ± 10	83 ± 10	↑17%
心输出量(L/min)	4.3 ± 0.9	6.2 ± 1.0	↑43%
体循环血管阻力(dyn·s/cm⁵)	1530 ± 520	1210 ± 266	↓21%
外周血管阻力(dyn·s/cm⁵)	119 ± 47	78 ± 22	↓34%
血清胶体渗透压(mmHg)	20.8 ± 1.0	18.0 ± 1.5	↓14%
胶体渗透压–肺毛细血管楔压梯度(mmHg)	14.5 ± 2.5	10.5 ± 2.7	↓28%
左室心搏做功指数[g/(min·m²)]	41 ± 8	48 ± 6	NS

所有数据以均数 ± 标准差表示，均在左侧卧位下测得($n = 10$)；NS，无明显统计学意义；统计学处理采用配对 t 检验，$P < 0.05$ 认为差异具有统计学意义。$1 dyn \cdot s/cm^5 = 0.1 kPa \cdot s/L$(引自 Clark SL, Cotton DB, Lee W, et al. Central hemodynamic assessment of normal term pregnancy. Am J Obstet Gynecol, 1989, 161：1439)

其他的一些因素，如疼痛、紧张、Valsalva 动作和体位变化都会引起孕妇心输出量的增加[44,45,113,114]。Ueland 和 Hansen[44,45] 将中心导管插入23例孕妇的肱动脉和上腔静脉中，在第一产程使用染料稀释法来检测血流动力学参数。结果显示，从仰卧位到侧卧位的体位变化会增加心输出量（增加 21.7%）和每搏输出量（增加 26.5%），并且出现心率降低（降低 5.6%）。图 4.8 总结了第一产程的体位变化和子宫收缩对于母体血流动力学的影响。在这些情况下，子宫收缩会增加心输出量（增加 15.3%）和每搏输出量（增加 21.5%），降低心率（降低 7.6%）。虽然侧卧位时子宫收缩间期的心输出量高于仰卧位时的心输出量，但是其他的血流动力学变化在侧卧位时要相应降低。

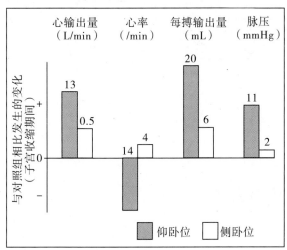

图 4.8　子宫收缩分娩早期孕妇体位改变对血流动力学的影响（引自 Ueland K，Metcalfe J. Circulatory changes in pregnancy. Clin Obstet Gynecol，1975，18：41；Ueland K，Hansen JM. Maternal cardiovascular dynamics. Ⅱ. Posture and uterine contractions. Am J Obstet Gynecol，1969，103：8）

Kjeldsen[115]发现第一产程中孕妇的心输出量较分娩前增加，其中，潜伏期增加了 1.10L/min，加速期增加了 2.46L/min，减速期增加了 2.17L/min。Ueland 和 Hansen[45]在第一产程的早期和晚期也发现相似的心输出量增加。Robson 等[58]使用多普勒超声对 15 例孕妇分娩过程中的心输出量进行了连续的监测。这些孕妇均采取左侧卧位，并使用哌替啶镇痛。结果显示，子宫收缩期间的心输出量从 6.99L/min 增加到 7.88L/min（增加 13%），宫颈扩张 8cm。子宫收缩期间心输出量的增加主要是由于心率和每搏输出量的增加。随着分娩过程进展，心输出量也相应地增加：宫颈扩张 ≤3cm（增加 17%），4～7cm（增加 23%），≥8cm（增加 34%）。Lee 等[116]使用多普勒和 M 型超声心动图观察了使用硬膜外麻醉分娩子宫收缩对心输出量的影响，结果与上述研究相似。但在使用硬膜外麻醉的情况下，子宫收缩对心率的影响较小。

分娩镇痛对母体血流动力学影响的详细讨论不是本文关注的重点，其会在本书的其他章节进行讨论。但是，分娩过程中孕妇心输出量的增加并未像报道区域麻醉时的情况一样，与局部麻醉（宫颈旁或阴部）相比较。这些数据表明，区域麻醉后孕妇疼痛和紧张的感觉相对减少，这会限制分娩过程中心输出量的增加。此外，区域麻醉使用的药物其本身的药物特性可能会影响心输出量。事实上，Robson 等[117]发现，在硬膜外麻醉前滴注 800mL 的林格氏液会导致每搏输出量增加 12%，并且使心输出量从 7.01L/min 增加到 7.70L/min。所以在区域麻醉情况下母体的心血管系统对分娩的反应程度可能与这些因素有一定的关系。

产后血流动力学的改变

产后显著的血流动力学波动与分娩过程中血液的丢失有关。Pritchard 等[118]用铬标记红细胞法对失血进行定量。结果显示剖宫产的平均失血量为 1028mL，大约是阴道分娩（505mL）的两倍；健康女性在分娩过程中会丢失分娩前血量的 30%，而产后血细胞比容几乎没有变化。其他既往研究也有类似的发现[119,120]。

Ueland[114]比较了经阴道分娩孕妇（n = 6）和选择剖宫产孕妇（n = 34）的血容量和血细胞比容（图 4.9）。经阴道分娩的平均失血量为 610mL，而剖宫产的失血量为 1030mL。经阴道分娩的女性血容量在分娩后前 3 天稳定下降。但是剖宫产的女性血容量在分娩的第 1 小时内急剧下降，此后则保持稳定。两组女性在分娩后的第 3 天血容量都下降了约 16.2%（图 4.9）。经阴道分娩的孕妇分娩后的第 3 天血细胞比容增加了 5.2%，而剖宫产的孕妇的血细胞比容在分娩后的第 5 天下降了 5.8%。这说明经阴道分娩的孕妇大部分血容量的丢失是由于产后的多尿。这种多尿通常出现在产后的第 2 天和

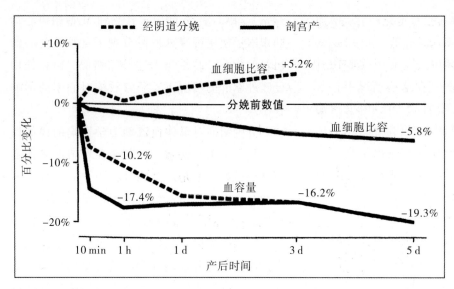

图 4.9 经阴道分娩和剖宫产分娩孕妇血容量和血细胞比容的百分比变化（引自 Metcalfe J, Ueland K. Heart disease and pregnancy // Fowler NO, ed. Cardiac Diagnosis and Treatment. 3rd ed. Hagerstown, MD：Harper and Row, 1980：1153 - 1170)

第 5 天，导致妊娠期间积累的细胞外液丢失[121]，使体重下降了 3kg[122]。如果产后第 1 周多尿不明显，可能会导致血管内血液过度积累、肺毛细血管契压升高及肺水肿[123]。

产后心排出量、每搏输出量和心率也会出现显著的变化[115]。Ueland 和 Hansen[45]对 13 个使用区域麻醉经阴道分娩的孕妇进行了研究，发现在产后 10min 内，心输出量增加了 59%，每搏输出量增加了 71%。而 1h 后，心输出量增加了 49%，每搏输出量增加了 67%，心率下降了 15%，而血压无显著变化。产后心输出量的增加可能是由于心脏前负荷的增加。主要是由于自身血液回流的原因，即子宫里的血液回流入血管内，解除了妊娠子宫对腔静脉的压迫及血管外的液体进入血管内。

这些孕妇心血管的生理学变化在产后逐渐恢复。Robson 等[60]使用 M 型和多普勒超声心动图对 15 例健康的女性在妊娠 38 周（未分娩）和产后 2、6、12 和 24 周进行了心输出量和每搏输出量的测定。结果显示，心输出量从妊娠 38 周的 7.42L/min 降低到产后 24 周的 4.96 L/min，这是由于心率（降低 20%）和每搏输出量（降低 18%）的下降。产后 2 周，左心室容积和收缩力较妊娠终末期出现了显著下降。但是，与年龄相仿的非妊娠对照组相比，超声心动图显示在产后 24 周的女性出现轻度左心室肥大，伴有左心室收缩力的轻度下降。因为对照组超声心动图的参数与先前的报道类似，所以产后

6 个月心肌功能的轻度下降是存在的。这是一个有趣的发现，因为围生期心肌疾病经常在产后 5 ~ 6 个月内发病[124]。

呼吸系统

妊娠期间，呼吸系统会发生很多变化。这些变化主要是由于妊娠期内分泌的变化，其次是由于子宫增大造成的物理力学变化。这些变化会导致孕妇二氧化碳分压（PCO_2）低于胎儿，促进母体和胎儿 CO_2 的交换。

上呼吸道的改变

妊娠期间雌激素的增多和血容量的增加会导致呼吸系统的上呼吸道黏膜水肿和血流增多。虽然研究并未发现妊娠期间上呼吸道患病率和严重性增加，可能是因为这项研究样本量较小（33 例妊娠患者），并且只研究了妊娠早期[125]。文献中强有力的证据表明这些改变确实导致了妊娠期间鼻塞、鼻炎、鼻衄的患病率增加，且鼻衄的情况较严重、易复发。事实上，一些病例报道显示严重的鼻衄会导致"胎儿窘迫"[125]，也威胁到母亲的生命安全[127]。由于妊娠期鼻炎的独特性，早在 1898 年就已经被发现[128]。报道显示妊娠期鼻炎出现在 30% 的妊娠过程中，但在一些情况下，有些鼻炎在妊娠之前就

已经存在，所以与妊娠相关的鼻炎的发病率就降低到了 18%[129]，也有报道显示妊娠期间也会出现咽鼓管功能障碍[130]。

导致上呼吸道改变的相关因素目前尚不清楚。动物实验显示外源性雌激素的作用[131,132]和妊娠[132]都会导致动物的鼻黏膜肿胀。研究发现孕妇鼻黏膜胆碱能活性会增强[133]。随后发现雌激素也有相同的作用[134]。虽然雌激素相关的胆碱能效应可以解释妊娠期间母体鼻炎的发生，其他因素如过敏、感染、紧张和药物可能也有一定的作用[129]。妊娠期间鼻炎的发生不能单纯归结于正常的生理过程，除非其他的病理学机制被完全排除。

呼吸力学的变化

妊娠期间呼吸力学会发生变化。妊娠早期这些变化是由于激素导致了胸壁韧带松弛。妊娠晚期增大的子宫会导致母体胸廓的形状发生变化。低位肋骨向外倾斜，导致肋下角妊娠早期的 70° 增加了 50%[135]。虽然分娩后这个角度有所减小，但是在产后 24h 仍然比妊娠早期增加了约 20%[135]。妊娠期间母体的胸围增加约 8%，在分娩后很快恢复正常[135]。妊娠期间胸廓的前后径和左右径都增加了约 2cm[136,137]。这种结构上的变化导致膈肌上升了约 5cm[37]及肺呼吸动作的增加[138]。呼吸肌功能和胸廓的顺应性在妊娠期间并未发生改变[135]。妊娠晚期和分娩后，膈肌和肋间肌对潮气量的影响是相似的[139]。分娩前后的最大呼吸压力也没有显著的变化[135,138]。

在妊娠晚期，腹部膨隆和腹肌张力的缺失会导致辅助呼吸肌的作用加强。呼吸肌作用的加强会导致机体出现呼吸困难[140]。事实上，妊娠早期 15% 的孕妇感到呼吸困难。妊娠 19 周及妊娠 31 周的比例则为 50% 和 76%[141]。分娩是一个强体力劳动，需要辅助呼吸肌的大力协助。分娩过程中会出现严重的膈肌疲劳[140]。

妊娠期生理学变化

妊娠过程中的静息肺容量会显著增加（表

4.8；图 4.10）。肺总量（TLC）会下降[137]。肺的功能残气量（FRC）下降，原因为补呼气量（ERV）和残气量（RV）的下降[135,137,142-146]。当 FRC 下降时，吸气量（IC）增加。这些改变都比较小，并且在个体间和不同研究之间，其数值会发生变化。如在一项研究中，只有 FRC 的变化[143]。一项包含三个较大范围研究结果[143,148,149]的综述[146]在表 4.8 中总结了孕妇和非妊娠期女性的静息肺容量的比较结果。

表 4.8　孕妇静态肺容积变化

静态肺容积	相对非妊娠期出现的变化
肺总量（TLC）	↓ 200 ~ 400mL（↓ 4%）
功能残气量（FRC）	↓ 300 ~ 500mL（↓ 17% ~ 20%）
补呼气量（ERV）	↓ 100 ~ 300mL（↓ 5% ~ 15%）
残气量（RV）	↓ 200 ~ 300mL（↓ 20% ~ 25%）
深吸气量（IC）	↑ 100 ~ 300mL（↑ 5% ~ 10%）
肺活量（VC）	无变化

引自 Baldwin GR，Moorthi DS，Whelton JA，et al. New lung functions in pregnancy. Am J Obstet Gynecol，1977，127：235

ERV 和 FRC 的减小主要是由于妊娠过程中膈肌的上移。这种膈肌的上移会进一步降低胸膜腔负压，导致小气道的提前关闭[146]。TLC 的较小改变和肺活量（VC）的保持不变表明妊娠期间膈肌的上移是对于胸廓左右径、胸围和肋下角增加的代偿性反应[135]。

妊娠期间母体的呼吸频率和平均吸气流量未发生改变[135]。另一方面，妊娠期间的通气驱力（作为口腔阻断压进行测量）增加会导致过度通气，使每分通气量、肺泡通气量和潮气量增加[135,147]。在妊娠早期这些变化就比较明显。如相较于分娩后的数值，每分通气量在妊娠早期就增加了 30%[135,148,150,151]。总之，妊娠过程中，每分通气量增加了 30% ~ 50%（约 3 L/min），肺泡通气量增加了 50% ~ 70%，潮气量增加了 30% ~ 50%[147]。虽然妊娠期间通气无效腔增加了约 50%，但对于通气量的影响很小（约 60mL），几乎无法检测到[147]。另一个报道认为，妊娠期间通气量的改变使气道阻力下降[144]，而肺的顺应性保持不变[135,145]。妊娠期

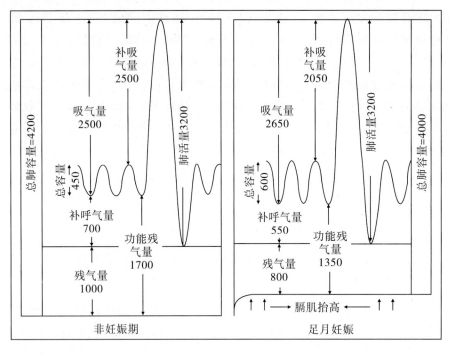

图4.10 孕妇妊娠期肺功能变化，单位均为 mL（引自 Bonica JJ. Principles and Practice of Obstetrical Analgesia and Anesthesia. Philadelphia：FA Davis，1962）

度通气主要是由于黄体酮的作用。事实上，男性接受外源性黄体酮后，每分通气量亦会增加[152]。但其他因素（如妊娠期间代谢率的增加）对每分通气量的增加也有一定的作用[153]。

母体酸碱平衡状态的改变

妊娠过程中孕妇会出现代偿性呼吸性碱中毒的情况。CO_2 的扩散速度远大于 O_2。因此，肺泡通气量的增加会导致 CO_2 从母体血液循环快速进入肺泡，从而导致血液中的 $PaCO_2$ 从正常水平 35～55mmHg 减少到 27～34mmHg[137,147]。这会导致孕妇肾脏对碳酸氢盐的排泄增加，从而保持动脉血 pH 为 7.40～7.45（非妊娠的状态为 7.35～7.45）[136,137,147]。因此，妊娠期间血浆碳酸氢盐的水平降低至 18～21mEq/L[137,147]。妊娠期间每分通气量的增加导致 PaO_2 增加到 101～104mmHg（非妊娠状态为 80～100mmHg）[136,137,147]，平均肺泡-动脉（A-a）氧梯度升高到 14.3mmHg[154]。但是，孕妇从坐位变为仰卧位会降低 13mmHg 的毛细血管 PO_2[155]，增加平均肺泡—动脉（A-a）氧梯度至 20mmHg[154]。

泌尿生殖系统

肾脏尿路的解剖学改变

因为妊娠期间血容量增加，肾脏的长轴增加了约 1cm[156]。妊娠期间由于肾盏、肾盂和输尿管的扩张，泌尿集合系统也发生了明显的变化[157]。这种扩张可能是由于黄体酮导致的平滑肌扩张效应，这就可以解释妊娠早期集合系统出现可视化扩张的现象。但是增大的子宫在骨盆上口位置压迫输尿管可能影响集合系统的扩张[158]。事实上，由于子宫的右旋作用，右侧集合系统的扩张比左侧更明显[159]。这些解剖学的改变会持续到产后 4 个月[160]。

这些解剖学的改变会导致妊娠期的生理性阻塞和尿潴留，增加无症状性细菌尿引起肾盂肾炎患病率。肾脏尿路成像研究中需要明确，轻微的肾盂积水和两侧的输尿管积水都是妊娠过程中的正常现象，并不一定是病理性阻塞。

肾脏的生理变化

使用肌酐清除法来测量肾小球滤过率（GFR）时发现，GFR 在早期妊娠末期增加了约 50%，达到了 180mL/min[161]。有效肾脏血浆流量在妊娠早期也增加了约 50%，并且保持这一水平直到妊娠末期，在妊娠末期会下降约 15%~25%[162]。这些生理改变会导致妊娠期血浆尿素氮（BUN）和肌酐水平下降。因此，肌酐 >0.8mg/dL 即为肾脏功能异常。GFR 的增加会导致尿蛋白的分泌增多。事实上，妊娠期间尿蛋白每天丢失 260mg 是正常的[163]。

妊娠期间肾小管功能也会发生显著变化。GFR 的增加和黄体酮对醛固酮的竞争性抑制作用会导致钠的滤过负荷显著增加。虽然钠的滤过负荷增加，但是由于肾小管对钠的重吸收增加，导致钠的净重吸收率为 1g/d。肾小管对钠的重吸收增加可能是由于醛固酮和去氧皮质酮的循环量增加[164]。妊娠早期雌激素水平增加会导致肾素的产生增多，使血管紧张素原转变为血管紧张素 I 和血管紧张素 II，并且使醛固酮的水平升高。醛固酮直接作用于肾小管，促进对钠的重吸收。

妊娠期间会出现尿液中葡萄糖的丢失（糖尿），这属于正常现象，主要是由于肾小球滤过率增加和远端肾小管重吸收减少引起[161]。因此，尿液分析方法不能用于妊娠期糖尿病的诊断。糖尿可能增加妊娠期间尿路感染的发病率。

妊娠期间会出现显著的液体潴留。在妊娠过程中，血管内液体容积增加了约 1~2L，血管外液体容积增加了约 4~7L[161]。这些液体潴留会导致血浆钠浓度从 140mmol/L 降低到 136mmol/L[165] 而血浆渗透压从 290mOsmol/kg 降低到 280mOsmol/kg[165]。妊娠期间血浆渗透压保持在这一水平是由于中心渗透压调节系统的重新设定。

胃肠系统

胃肠道解剖学的改变

妊娠期间容易出现牙龈充血和水肿。持续的牙龈炎会导致牙龈出血。胃肠道的解剖学变化主要是由于增大的子宫占位及压迫所致。胃内压增大会导致妊娠出现胃灼热感及食管裂孔疝的概率大大增加。由于子宫的增大，阑尾会随着妊娠期的发展而向上和横向移动。因此，妊娠终末期的阑尾炎压痛点可能位于右上象限[166]。妊娠会导致痔疮的发病率增加，其原因可能为黄体酮导致直肠及肛门的脉管系统扩张、子宫增大及使妊娠期便秘增加。

胃肠道的生理变化

黄体酮介导的平滑肌舒张会导致胃肠道的生理发生改变。低位食管括约肌张力的下降会促进胃食管反流，引起烧心症状[167]。胃及小肠蠕动下降会导致胃排空延迟及肠转运时间延长[168]。这些因素会增加大肠对于水的重吸收，引起妊娠相关性便秘，并且会增加全身麻醉时的反流和误吸。但近期研究表明胃排空延迟仅在分娩过程中出现，而不是一个妊娠相关的现象，其原因可能为分娩时麻醉药的使用[169]。

既往研究发现，妊娠期间黄体酮可导致胃酸分泌减少和胃泌素分泌增多[170]，这种情况可能会引起妊娠期间胃溃疡疾病的发作。但是近期研究表明妊娠期间胃酸的分泌没有明显的变化[171]。因为对妊娠相关烧心症状会引起消化不良症状缺乏完全的评估，所以妊娠对于胃溃疡疾病的影响尚缺乏相关报道。

妊娠期间肝脏胆道系统的变化

虽然妊娠期间肝脏的形状没有变化，但其位置相对升高，尤其是在妊娠晚期。非妊娠期女性肝脏疾病可能有一些生理学变化（如蜘蛛痣和肝掌），在孕妇身上可能都是正常的表现。妊娠会导致胆囊和胆道系统的扩张，这可能是由于黄体酮介导的平滑肌收缩作用所致[172]。

妊娠期间肝脏功能会发生变化。转氨酶的循环量[包括谷草转氨酶（AST）、谷丙转氨酶（ALT）、γ-谷氨酰转移酶（γ-GT）和胆红素]在妊娠期间保持正常水平或轻度降低[173]。了解妊娠期间肝脏功能检测指标的正常范围非常重要，可以此来评价孕妇是否患有某些疾病，如子痫。妊娠期间凝血酶原时间（PT）和乳酸脱氢酶（LDH）水平没有发生变化。妊娠期间血浆容量增加会导致血浆稀释，使血清白蛋白水平下降。妊娠期间血清碱性磷酸酶（ALP）会显著下降，尤其是在妊娠晚期，这可能是由于胎盘同工酶的作用所致。

妊娠期间胆囊的功能会发生变化。这主要是由于黄体酮对缩胆囊素的抑制作用，导致胆囊收缩力的下降，从而引起胆汁淤积[172]。妊娠会导致胆汁内胆固醇浓度增加，但胆汁酸（尤其是鹅去氧胆酸）浓度下降。这两种变化都可能增加胆汁的成石性。这些变化可以解释妊娠期间容易出现胆石症。

血液系统

血液系统的功能包括为组织和器官输送氧气和营养物质，清除 CO_2 和其他代谢废物，调节体温，抵抗感染和进行体液交换。妊娠期间母体的血液系统需要适应胎儿和胎盘的生长要求。这些适应性改变包括血浆容量的改变、细胞成分数目的改变和凝血因子的改变。所有的这些变化对母体和胎儿应该都是有好处的。但一些改变也会带来潜在的风险。因此要求产科人员必须全面了解孕妇血液系统出现变化的利弊。

红细胞计数的变化

妊娠期间红细胞计数会增加。Pritchard[7]使用铬标记红细胞法研究发现，在单胎妊娠和双胎妊娠中，红细胞计数平均增加了约30%（450mL）。需要注意的是，这种红细胞计数增加出现在血浆容量变化之后，且一直持续到分娩[4,174,175]。由于红细胞计数和血浆容积不是同时增加，所以在妊娠早期会出现血细胞比容的生理性下降（称为妊娠期生理性贫血），这种情况一直持续到妊娠中期结束。妊娠期间红细胞生成素和胎盘催乳素（妊娠晚期胎盘大量合成的一种激素）的增多会促进红细胞的生成[176]。对妊娠期贫血的定义存在多种观点，普遍认可的一种观点就是血红蛋白浓度 <10.0g/dL[7]。红细胞计数的增加可以向胎儿运输更多的氧气，同时妊娠期生理性贫血导致的血液黏度下降有

助于改善胎盘灌注并减少母体出现分娩大出血的情况。

健康的生育期女性的储存铁含量位于临界值，这样的女性有 2/3 储存铁含量不能达到最佳的水平[177]。储存铁含量较低的主要原因是月经期血液的丢失。妊娠时总铁需要量大约为980mg。正常的饮食不能够提供足够的铁。因此，所有生育期女性和孕妇都需要补充铁。

白细胞计数的改变

妊娠期间由于选择性骨髓白细胞的生成可促使血浆白细胞计数增加[175]。导致白细胞计数的"左移"、白细胞的增多及未成熟白细胞计数的增加。妊娠期白细胞计数增多，并在妊娠30周达到高峰[175,178]（表4.9）。虽然妊娠期白细胞的正常计数为5000~12 000/mm^3，但只有20%的女性在妊娠晚期白细胞计数会超过10 000/mm^2[175]。

血小板计数的变化

许多研究表明妊娠期血小板计数会下降[179,180]，但也有一些研究未发现血小板计数的变化[181]。因为妊娠不会影响血小板的寿命[182]，可能因为妊娠期间的血液稀释作用。关于妊娠是否会增加血小板的消耗是有争议的。Fay 等[183]认为妊娠期间的血液稀释和血小板的消耗增加都会导致血小板计数的减少，并且血小板计数在妊娠30周降至最低值。这项研究还观察到平均血小板体积的增加，说明这些血小板还未成熟[184]，并且提示妊娠期间可能确实存在血小板的消耗增加。

表4.9 妊娠急性脂肪肝的症状和体征

	白细胞计数（mm^3）	
	平均值	正常范围
第一产程	8000	5110~9900
第二产程	8500	5600~12 200
第三产程	8500	5600~12 200
分娩时	25 000	20 000~30 000

引自 Pitkin R，Witte D. Platelet and leukocyte counts in pregnancy. JAMA, 1979, 242：2696

妊娠期间血小板计数的正常下限和非妊娠

时是一致的（即 150 000/mm³）。虽然大多数病例显示血小板的轻度下降（即 10 000 ~ 150 000/mm³）没有明确的病因，但只要母体血小板数目低于 150 000/mm³ 就是不正常的。那些血小板轻度下降的原因可能为血液稀释。这种现象被称作"妊娠期血小板减少症"。8% 的孕妇可能出现这种情况[185]，其对母体和胎儿都无明显风险。

凝血因子的改变

妊娠过程中会出现凝血和纤溶级联反应的变化，导致血栓的形成。这些变化包括凝血因子Ⅻ、Ⅹ、Ⅸ、Ⅶ、Ⅷ、血管假性血友病因子和纤维蛋白原的循环量增加[186]。凝血因子Ⅷ、高分子量激肽原、激肽释放酶原和纤维蛋白肽A（FPA）水平也会升高。但有些研究结果是不一致的[186]。凝血因子Ⅺ减少，而凝血素和凝血因子Ⅴ没有变化[186]。抗凝血酶Ⅲ和蛋白 C 水平保持不变或增加，而蛋白 S 水平在妊娠期一般会减少[186]。妊娠过程中由于纤溶酶原活性抑制剂 PAI-1 和 PAI-2 的作用，纤溶活性下降[187]。这些变化增加了妊娠期和产后血栓形成的可能性。凝血障碍的遗传危险因素也是存在的。这些因素包括高同型半胱氨酸血症，凝血因子 V 基因的 Leiden 突变或编码凝血酶原 20210A 基因的缺失或突变，蛋白 C、蛋白 S 和抗凝血酶Ⅲ的循环量改变。

妊娠期的高凝状态有助于减少分娩出血。但这些生理学改变会增加母体妊娠期及产后血栓栓塞事件的风险。在一个大型的流行病学调查中发现，妊娠相关血栓栓塞并发症的发生率为 1000 例生产孕妇中有 1.3 例[188]。

内分泌系统

垂　体

正常妊娠过程中垂体会增大 135%[189]。这种增大不足以导致对视神经交叉的压迫。妊娠并不会增加脑垂体瘤的发病率。

妊娠期间垂体激素的功能会发生变化。血浆激素水平在妊娠 10 周左右开始增加，在 28 周达到一个平台期，一直到分娩后几个月都保持较高水平[190]。妊娠过程中催乳素的水平增加，在妊娠终末期达到高峰。目前尚不完全清楚催乳素在妊娠过程中的作用。但是，催乳素通过刺激乳房组织腺上皮细胞的有丝分裂来增加乳糖、脂类和一些蛋白质的生成[191]。

甲状腺

妊娠期间由于饮食的相对减少和碘化物随尿液的排出会导致孕妇出现碘缺乏。妊娠期间，甲状腺对体循环中可利用的碘化物吸收增加会导致腺体肥大。血管和细胞的增生也会导致甲状腺增大[33]。但是，单纯性甲状腺肿并不是妊娠过程中的正常现象。如果出现单纯性甲状腺肿，需要对孕妇进行进一步的检查。

妊娠过程中，由于雌激素的影响，甲状腺结合球蛋白会增加，会导致甲状腺素（T4）和三碘甲状腺原氨酸（T3）的总量和结合含量增加。这种现象早在妊娠 6 周时就已经出现，在妊娠 18 周左右达到一个平台期[33]。但是，FT3 和 FT4 在妊娠过程中相对稳定，且与非妊娠状态的水平相似。妊娠早期由于 hCG（有一定的促甲状腺作用）的高循环量，促甲状腺激素（TSH）水平有轻微的下降[192]。TSH 水平在妊娠后期恢复至正常水平。通过妊娠期甲状腺的实验室检查可以确定，这些甲状腺激素水平的生理学变化具有重要的临床意义。妊娠过程中 TT3 和 TT4 的变化无重要意义。在甲状腺功能紊乱的研究中，TSH 具有高度敏感性。如果 TSH 发生了异常改变，需要进一步对 FT3 和 FT4 进行检测。

肾上腺

虽然妊娠过程中肾上腺的大小并未发生变化，但是肾上腺激素的水平发生了显著的变化。妊娠期间由于雌激素的刺激作用，血浆皮质醇水平显著升高。这些皮质醇大多数都与皮质醇结合球蛋白结合在一起。游离皮质醇水平也增加了 30%[193]。

妊娠期间血浆醛固酮水平上升，在妊娠晚期达到高峰[194]。醛固酮的升高可以反映肾素底物的增多，导致血管紧张素Ⅱ增多，可以刺激肾上腺分泌更多的醛固酮。醛固酮可以促进肾小管对钠的重吸收，平衡黄体酮导致的排钠效应。

妊娠期间肾上腺雄激素的循环水平也升高。其部分原因是性激素结合球蛋白的升高，阻碍雄激素在母体血液循环中的清除。肾上腺雄激素（主要是雄烯二酮和睾酮）在胎盘中转化为雌三醇可以有效地保护胎儿免受雄激素副作用的影响。

胰　腺

胰腺中的胰岛 β 细胞可以产生胰岛素。妊娠过程中 β 细胞增生，导致胰岛素分泌增加。这种胰岛素的分泌增多会导致妊娠早期空腹血糖下降。由于胎盘催乳素等胰岛素拮抗剂分泌增多，胰岛素抵抗现象开始增加。这种胎盘合成的胰岛素拮抗剂会导致妊娠期间正常的餐后高血糖[195]。

免疫系统

为什么有些妊娠成功而有些妊娠失败呢？免疫学家认为胎儿从父母那里等量获得遗传信息，因此对于母体来说，胎儿为一个"半异体移植体"，应该被母体的免疫系统识别为"异体"从而遭到破坏。这是移植排斥的基础。从另一方面来说，成功的妊娠是在母体对父系抗原免疫耐受（免疫无应答）的基础上实现的。半异体基因的胎儿是怎么逃逸母体的免疫系统呢？在 1953 年，Medawar 提出哺乳动物的胎生繁殖一个独特而又成功的移植过程（通俗地称为自然移植）[196]。对这一现象的解释存在许多假说。

1. 孕体不具有免疫原性，因此不能引发免疫反应。

2. 妊娠改变母体系统性的免疫应答以至于不能产生免疫抑制。

3. 子宫是一个免疫豁免区域。

4. 胎盘是母体和胎儿之间的一个有效的免疫屏障。

这些假说相互之间具有交集[197]。

妊娠不是一个非特异的系统性免疫抑制状态。动物实验显示，同种异体移植（包括父亲的皮肤移植和异位胎儿组织移植）在妊娠状态下与非妊娠状态一样不能被母体接受。但有证据表明子宫内的环境有其免疫特征。例如，同种异体移植在子宫中也是受到排斥的，即使已经使用激素进行了预先处理。但是这个排斥过程与其他部位的移植相比是缓慢而持久的[198]。

由于胎盘滋养层细胞位于母胎界面上，其直接接触母体免疫系统的细胞，因此认为胎盘滋养层细胞对于免疫耐受有重要的作用。绒毛膜绒毛滋养细胞不表达经典的主要组织相容性复合物（MHC）Ⅱ类分子[199]。而细胞滋养层在进入子宫时会上调 MHC Ⅰ b 类分子和 HLA-G[200]。HLA-G 显示出限制性多态性[201]。这个发现具有功能方面重要性。目前尚不清楚确切的机制，但是抑制性的免疫球蛋白样转录物 4（一种表达在巨噬细胞和 NK 淋巴细胞上的 HLA-G 受体）的上调与其有一定的关系[202]。表达 HLA-G 的细胞滋养层直接与母体淋巴细胞相接触。在妊娠早期，子宫内的淋巴细胞很丰富。虽然检测数据有所变化，但是蜕膜中至少有 10%～15% 的细胞是白细胞[203,204]。像细胞滋养层一样，这些母体淋巴细胞具有特殊的特性，大多数为 CD56⁺ NK 细胞。但是，与外周血管淋巴细胞相比，蜕膜的白细胞的细胞毒素活性很低[205]。滋养层细胞通过释放特殊的趋化因子来招募这些特殊的母体免疫细胞[206]。

对滋养层细胞的细胞毒性必须选择性地抑制，从而防止免疫排斥和流产。目前尚不清楚局部免疫抑制的相关因子，但是可能包括细胞滋养层产生的白介素 10，这是一种细胞因子，其抑制混合淋巴细胞反应中的异体应答[207]。类固醇激素（包括黄体酮）也有相似的作用[208]。由于小鼠在胎盘感染后补体调节因子（Crry）的缺失会导致流产，所以补体系统也参与了免疫抑制[209]。最后，小鼠实验中药理学的数据显示，滋养层细胞会产生一种吲哚胺 2，3 - 双加氧酶，这种酶可以快速降解色氨酸，色氨酸 T 细胞激活过程中非常重要[210]。虽然人的合胞体滋养层也可以产生这种吲哚胺 2，3 - 双加氧酶[211]，且妊娠过程中母体的色氨酸浓度也是下降的[212]，但是目前尚不清楚人是否也存在这样的机制。

虽然妊娠过程中并未出现普遍的免疫抑制的状态，但是有证据表明其免疫功能发生了变化[198]。妊娠期间母体免疫系统的重要变化就是从细胞免疫反应到体液或抗体免疫反应的转变。Th1 细胞和 NK 细胞的绝对计数和活性下降，而 Th2 细胞上升。临床研究表明，妊娠期间细胞免疫力的下降会导致机体对细胞内病原体（包括巨细胞病毒、水痘和疟疾）的易感性。细胞免疫力的下降也可以解释为什么细胞介导的免疫病理学疾病（如类风湿性关节炎）在妊娠过程中常常会得到改善[198]。虽然妊娠过程中抗体介导的免疫力增强，但是免疫球蛋白（Ig）A、IgG 和 IgM 在妊娠期均下降。这些免疫球蛋白滴度的下降主要是由于妊娠期间的血液稀释，可能具有一定的临床意义[213]。妊娠期间母体的外周血白细胞计数上升[178]（表 4.9），其主要是因为中性白细胞的循环量增加。白细胞增多的原因尚不清楚，但是可能是由于雌激素和皮质醇的水平升高引起的。白细胞的增多也可能是离开血液循环的细胞再次回到血液中来。

虽然母体的 IgM 和 IgA 不能进入胎儿体内，母体的 IgG 却能够穿过胎盘进入胎儿体内[214,215]。Fc 段受体存在于滋养层细胞表面，IgG 可能通过受体介导的胞吞作用穿过胎盘屏障。IgG 从母体到胎儿的转运发生在妊娠 16 周左右，并且逐渐增加。但是，大量 IgG 由母体到胎儿的转运发生在妊娠的最后 4 周[214,216]。胎儿在出生后很短时间内就开始产生 IgG，但到 3 岁时才能达到成人的水平[215]。

总　结

妊娠期间母体的器官系统都会发生适应性的生理学改变，但是这种适应性改变的性质、程度和时间在不同器官系统和不同人的表现不同。这些生理学改变是植入、胎盘和胎儿发育的先决条件。产科人员需要清楚地了解这些生理学改变，并且能够了解已有的因素（如胎龄、多胎妊娠、种族和基因因素）和妊娠相关因素（包括胎龄、分娩和分娩出血）与母体的妊娠适应能力之间的相互作用。深刻理解妊娠期间正常的生理改变有助于培养临床医生预测妊娠影响潜在健康状况的能力，使临床医生能够更好地处理妊娠相关并发症，如子痫前期、肺水肿和肺栓塞。

参考文献

[1] McLennon CE, Thouin LG. Blood volume in pregnancy. Am J Obstet Gynecol, 1948, 55: 1189.

[2] Caton WL, Roby CC, Reid DE, et al. The circulating red cell volume and body hematocrit in normal pregnancy and the puerperium. Am J Obstet Gynecol, 1951, 61: 1207.

[3] Hytten FE, Paintin DB. Increase in plasma volume during normal pregnancy. J Obstet Gynaecol Br Commonw, 1963, 70: 402.

[4] Lund CJ, Donovan JC. Blood volume during pregnancy. Significance of plasma and red cell volumes. Am J Obstet Gynecol, 1967, 98: 394 – 404.

[5] Scott DE. Anemia during pregnancy. Obstet Gynecol Annu, 1972, 1: 219 – 244.

[6] Clapp JF, Seaward BL, Sleamaker RH, et al. Maternal physiologic adaptations to early human pregnancy. Am J Obstet Gynecol, 1988, 159: 1456 – 1460.

[7] Pritchard JA. Changes in the blood volume during pregnancy and delivery. Anesthesiology, 1965, 26: 394.

[8] Rovinsky JJ, Jaffin H. Cardiovascular hemodynamics in pregnancy. I. Blood and plasma volumes in multiple pregnancy. Am J Obstet Gynecol, 1965, 93: 1.

[9] Jepson JH. Endocrine control of maternal and fetal erythropoiesis. Can Med Assoc J, 1968, 98: 844 – 847.

[10] Letsky EA. Erythropoiesis in pregnancy. J Perinat Med, 1995, 23: 39 – 45.

[11] Cavill I. Iron and erythropoiesis in normal subjects and in pregnancy. J Perinat Med, 1995, 23: 47 – 50.

[12] Koller O. The clinical signifi cance of hemodilution during pregnancy. Obstet Gynecol Surv, 1982, 37: 649 – 652.

[13] Pritchard JA, Cunningham FG, Pritchard SA. The Parkland Memorial Hospital protocol for treatment of eclampsia: evaluation of 245 cases. Am J Obstet Gynecol, 1984, 148: 951.

[14] Maynard SE, Min JY, Merchan J, et al. Excess placental soluble fmslike tyrosine kinase 1 (sFlt1) may contribute to endothelial dysfunction, hypertension, and proteinuria in preeclampsia. J Clin Invest, 2003, 111: 649 – 658.

[15] Levine RJ, Maynard SE, Qian C, et al. Circulating angiogenic factors and the risk of preeclampsia. N Engl J Med, 2004, 350: 672 – 684.

[16] Buhimschi CS, Magloire L, Funai E, et al. Fractional excre-

tion of angiogenic factors in women with severe preeclampsia. Obstet Gynecol, 2006, 107: 1103 – 1114.

[17] Salas SP, Rosso P, Espinoza R, et al. Maternal plasma volume expansion and hormonal changes in women with idiopathic fetal growth retardation. Obstet Gynecol, 1993, 81: 1029 – 1034.

[18] Aardenburg R, Spaanderman ME, van Eijndhoven HW, et al. A low plasma volume in formerly preeclamptic women predisposes to the recurrence of hypertensive complications in the next pregnancy. J Soc Gynecol Investig, 2006, 13: 598 – 604.

[19] Schrier RW, Briner VA. Peripheral arterial vasodilation hypothesis of sodium and water retention in pregnancy: implications for pathogenesis of preeclampsia-eclampsia. Obstet Gynecol, 1991, 77: 632 – 639.

[20] Oparil S, Ehrlich EN, Lindheimer MD. Effect of progesterone on renal sodium handling in man: relation to aldosterone excretion and plasma renin activity. Clin Sci Mol Med, 1975, 49: 139 – 147.

[21] Winkel CA, Milewich L, Parker CR Jr, et al. Conversion of plasma progesterone to desoxycorticosterone in men, nonpregnant, and pregnant women, and adrenalectomized subjects. J Clin Invest, 1980, 66: 803 – 812.

[22] Phippard AF, Horvath JS, Glynn EM. Circulatory adaptation to pregnancy-serial studies of hemodynamics, blood volume, renin and aldosterone in the baboon (Papio hamadryas). J Hypertens, 1986, 4: 773 – 779.

[23] Seitchik J. Total body water and total body density of pregnant women. Obstet Gynecol, 1967, 29: 155 – 166.

[24] Lindheimer MD, Katz AI. Sodium and diuretics in pregnancy. N Engl J Med, 1973, 288: 891 – 894.

[25] Longo LD, Hardesty JS. Maternal blood volume: measurement, hypothesis of control, and clinical considerations. Rev Perinatal Med, 1984, 5: 35.

[26] Pritchard JA. Blood volume changes in pregnancy and the puerperium. IV. Anemia associated with hydatidiform mole. Am J Obstet Gynecol, 1965, 91: 621.

[27] Villar MA, Sibai BM. Clinical significance of elevated mean arterial pressure in second trimester and threshold increase in systolic and diastolic blood pressure during third trimester. Am J Obstet Gynecol, 1989, 160: 419 – 424.

[28] American College of Obstetricians and Gynecologists. Hypertension in pregnancy. Technical Bulletin No. 219. Washington, DC: American College of Obstetricians and Gynecologists, 1996.

[29] Wilson M, Morganti AA, Zervodakis I, et al. Blood pressure, the renin-aldosterone system, and sex steroids throughout normal pregnancy. Am J Med, 1980, 68: 97 – 107.

[30] Ginsberg J, Duncan SL. Direct and indirect blood pressure measurement in pregnancy. J Obstet Gynaecol Br Commonw, 1969, 76: 705.

[31] Kirshon B, Lee W, Cotton DB, et al. Indirect blood pressure monitoring in the postpartum patient. Obstet Gynecol, 1987, 70: 799 – 801.

[32] Duvekot JJ, Cheriex EC, Pieters FA, et al. Early pregnancy changes in hemodynamics and volume homeostasis are consecutive adjustments triggered by a primary fall in systemic vascular tone. Am J Obstet Gynecol, 1993, 169: 1382 – 1392.

[33] Glinoer D, de Nayer P, Bourdoux P, et al. Regulation of maternal thyroid during pregnancy. J Clin Endocrinol Metab, 1990, 71: 276 – 287.

[34] Harada A, Hershman JM, Reed AW, et al. Comparison of thyroid stimulators and thyroid hormone concentrations in the sera of pregnant women. J Clin Endocrinol Metab, 1979, 48:

793 – 797.

[35] Van Oppen AC, van der Tweel I, Duvekot JJ, et al. Use of cardiac output in pregnancy: is it justified? Am J Obstet Gynecol, 1995, 173: 923 – 928.

[36] Du Bois D, du Bois EF. A formula to estimate the approximate area if height and weight be known. Arch Intern Med, 1916, 17: 864.

[37] Linhard J. Uber das minutevolumens des herzens bei ruhe und bei muskelarbeit. Pflugers Arch, 1915, 1612: 234.

[38] Hamilton HGH. The cardiac output in normal pregnancy as determined by the Cournard right heart catheterization technique. J Obstet Gynaecol Br Emp, 1949, 56: 548.

[39] Palmer AJ, Walker AHC. The maternal circulation in normal pregnancy. J Obstet Gynaecol Br Emp, 1949, 56: 537.

[40] Bader RA, Bader MG, Rose DJ, et al. Hemodynamics at rest and during exercise in normal pregnancy as studied by cardiac catheterization. J Clin Invest, 1955, 34: 1524.

[41] Clark SL, Cotton DB, Lee W, et al. Central hemodynamic assessment of normal term pregnancy. Am J Obstet Gynecol, 1989, 161: 1439 – 1442.

[42] Walters WAW, MacGregor WG, Hills M. Cardiac output at rest during pregnancy and the puerperium. Clin Sci, 1966, 30: 1 – 11.

[43] Lees MM, Taylor SH, Scott DB, et al. A study of cardiac output at rest throughout pregnancy. J Obstet Gynaecol Br Commonw, 1967, 74: 319 – 328.

[44] Ueland K, Hansen JM. Maternal cardiovascular dynamics. II. Posture and uterine contractions. Am J Obstet Gynecol, 1969, 103: 1 – 7.

[45] Ueland K, Hansen JM. Maternal cardiovascular hemodynamics. III. Labor and delivery under local and caudal anesthesia. Am J Obstet Gynecol, 1969, 103: 8 – 18.

[46] Ueland K, Novy MJ, Peterson EN, et al. Maternal cardiovascular dynamics. IV. The infiuence of gestational age on the maternal cardiovascular response to posture and exercise. Am J Obstet Gynecol, 1969, 104: 856 – 864.

[47] Atkins AF, Watt JM, Milan P. A longitudinal study of cardiovascular dynamic changes throughout pregnancy. Eur J Obstet Gynecol Reprod Biol, 1981, 12(4): 215 – 224.

[48] Atkins AFJ, Watt JM, Milan P, et al. The infiuence of posture upon cardiovascular dynamics throughout pregnancy. Eur J Obstet Gynecol Reprod Biol, 1981, 12(6): 357 – 372.

[49] Katz R, Karliner JS, Resnik R. Effects of a natural volume overload state (pregnancy) on left ventricular performance in normal human subjects. Circulation, 1978, 58: 434 – 441.

[50] Laird-Meeter K, van de Ley G, Bom TH, et al. Cardiocirculatory adjustments during pregnancy-an echocardiographic study. Clin Cardiol, 1979, 2: 328 – 332.

[51] Mashini IS, Albazzaz SJ, Fadel HE, et al. Serial noninvasive evaluation of cardiovascular hemodynamics during pregnancy. Am J Obstet Gynecol, 1987, 156: 1208 – 1214.

[52] Easterling TR, Benedetti TJ, Schmucker BC, et al. Maternal hemodynamics in normal and preeclamptic pregnancies: a longitudinal study. Obstet Gynecol, 1990, 76: 1061 – 1069.

[53] Van Oppen ACC, van der Tweel I, Alsbach GPJ, et al. A longitudinal study of maternal hemodynamics during normal pregnancy. Obstet Gynecol, 1996, 88: 40 – 46.

[54] Mabie WC, DiSessa TG, Crocker LG, et al. A longitudinal study of cardiac output in normal human pregnancy. Am J Obstet Gynecol, 1994, 170: 849 – 856.

[55] Pombo JF, Troy BL, Russell RO. Left ventricular volumes and ejection fraction by echocardiography. Circulation, 1971, 43: 480 – 490.

[56] Murray JA, Johnston W, Reid JM. Echocardiographic determination of left ventricular dimensions, volumes, and performance. Am J Cardiol, 1972, 30: 252 – 257.

[57] Easterling TR, Watts DH, Schmucker BC, et al. Measurement of cardiac output during pregnancy: validation of Doppler technique and clinical observations in preeclampsia. Obstet Gynecol, 1987, 69: 845 – 850.

[58] Robson SC, Dunlop W, Boys RJ, et al. Cardiac output during labor. BMJ, 1987, 295: 1169 – 1172.

[59] Robson SC, Dunlop W, Moore M, et al. Combined Doppler and echocardiographic measurement of cardiac output: theory and application in pregnancy. Br J Obstet Gynaecol, 1987, 94: 1014 – 1027.

[60] Robson SC, Hunter S, Moore M, et al. Haemodynamic changes during the puerperium: a Doppler and M-mode echocardiographic study. Br J Obstet Gynaecol, 1987, 94: 1028 – 1039.

[61] Lee W, Rokey R, Cotton DB. Noninvasive maternal stroke volume and cardiac output determinations by pulsed Doppler echocardiography. Am J Obstet Gynecol, 1988, 158: 505 – 510.

[62] Capeless EL, Clapp JF. When do cardiovascular parameters return to their preconception values? Am J Obstet Gynecol, 1991, 165: 883 – 886.

[63] Robson SC, Hunter S, Boys RJ, et al. Serial study of factors infiuencing changes in cardiac output during human pregnancy. Am J Physiolm 1989, 256: H1060 – 1065.

[64] Burwell CS, Strayhorn WD, Flickinger D, et al. Circulation during pregnancy. Arch Intern Med, 1938, 62: 979.

[65] McCalden RA. The inhibitory action of oestradiol – 17b and progesterone on venous smooth muscle. Br J Pharmacol, 1975, 53: 183 – 192.

[66] Wook JE, Goodrich SM. Dilation of the veins with pregnancy or with oral contraceptive therapy. Trans Am Clin Climatol Assoc, 1964, 76: 174.

[67] Slater AJ, Gude N, Clarke IJ, et al. Haemodynamic changes and left ventricular performance during highdose oestrogen administration to male transsexuals. Br J Obstet Gynaecol, 1986, 93: 532 – 538.

[68] Morton M, Tsang H, Hohimer R, et al. Left ventricular size, output, and structure during guinea pig pregnancy. Am J Physiol, 1984, 246: R40 – 48.

[69] Kametas NA, McAuliffe F, Krampl E, et al. Maternal cardiac function in twin pregnancy. Obstet Gynecol, 2003, 102: 806 – 815.

[70] Schrier RW. Pathogenesis of sodium and water retention in high-output and low-output cardiac failure, nephrotic syndrome, cirrhosis, and pregnancy. N Engl J Med, 1988, 319: 1127 – 1134.

[71] Schrier RW. Bodyfluid volume regulation in health and disease: a unifying hypothesis. Ann Intern Med, 1990, 113: 155 – 159.

[72] Seligman SP, Kadner SS, Finlay TH. Relationship between preeclampsia, hypoxia, and production of nitric oxide by the placenta. Am J Obstet Gynecol, 1996, 174: abstract.

[73] Brenner BM, Ballermann BJ, Gunning ME, et al. Diverse biological actions of atrial natriuretic peptide. Physiol Rev, 1990, 70: 665 – 669.

[74] Cusson JR, Gutkowska J, Rey E, et al. Plasma concentration of atrial natriuretic factor in normal pregnancy. N Engl J Med, 1985, 313: 1230 – 1231.

[75] Thomsen JK, Storm TL, Thamsborg G, et al. Increased concentration of circulating atrial natriuretic peptide during normal pregnancy. Eur J Obstet Gynecol Reprod Biol, 1988, 27: 197 – 201.

[76] Thomsen JK, Fogh-Anderson N, Jaszczak P, et al. Atrial natriuretic peptide (ANP) decrease during normal pregnancy as related to hemodynamic changes and volume regulation. Acta Obstet Gynecol Scand, 1993, 72: 103 – 110.

[77] Chesley LC. Renal functional changes in normal pregnancy. Clin Obstet Gynecol, 1960, 3: 349.

[78] Gabert HA, Miller JM. Renal disease during pregnancy. Obstet Gynecol Surv, 1985, 40: 449 – 461.

[79] Katz M, Sokal MM. Skin perfusion in pregnancy. Am J Obstet Gynecol, 1980, 137: 30 – 34.

[80] Burt CC. Peripheral skin temperature in normal pregnancy. Lancet, 1949, 2: 787.

[81] Herbert CM, Banner EA, Wakim KG. Variations in the peripheral circulation during pregnancy. Am J Obstet Gynecol, 1958, 76: 742.

[82] Kitabatake A, Inoue M, Asao M, et al. Noninvasive evaluation of pulmonary hypertension by a pulsed Doppler technique. Circulation, 1983, 68: 302 – 309.

[83] Robson SC, Hunter S, Boys J, et al. Serial changes in pulmonary haemodynamics during human pregnancy: a non-invasive study using Doppler echocardiography. Clin Sci, 1991, 80: 113 – 117.

[84] Werko L. Pregnancy and heart disease. Acta Obstet Gynecol Scand, 1954, 33: 162.

[85] Metcalfe J, Romney SL, Ramsy LH, et al. Estimation of uterine blood? ow in normal human pregnancy at term. J Clin Invest, 1955, 34: 1632.

[86] Assali NS, Rauramo L, Peltonen T. Measurement of uterine blood flow and uterine metabolism. Ⅷ. Uterine and fetal blood flow and oxygen consumption in early human pregnancy. Am J Obstet Gynecol, 1960, 79: 86 – 98.

[87] Ueland K, Parer JT. Effects of estrogens on the cardiovascular system of the ewe. Am J Obstet Gynecol, 1966, 96: 400 – 406.

[88] Caton D, Abrams RM, Clapp JF, et al. The effect of exogenous progesterone on the rate of bloodflow of the uterus of ovariectomized sheep. Q J Exp Physiol Cogn Med Sci, 1974, 59: 225 – 231.

[89] Bieniarz J, Maqueda E, Caldeyro-Barcia R. Compression of aorta by the uterus in late human pregnancy. I. Variations between femoral and brachial artery pressure with changes from hypertension to hypotension. Am J Obstet Gynecol, 1966, 95: 795 – 808.

[90] Bieniarz J, Crottogini JJ, Curuchet E, et al. Aortocaval compression by the uterus in late human pregnancy. Ⅱ. An arteriographic study. Am J Obstet Gynecol, 1968, 100: 204.

[91] Kerr MG. Cardiovascular dynamics in pregnancy and labour. Br Med Bull, 1968, 24: 19.

[92] Howard BK, Goodson JH, Mengert WF. Supine hypotensive syndrome in late pregnancy. Obstet Gynecol, 1953, 1: 371.

[93] Holmes F. Incidence of the supine hypotensive syndrome in late pregnancy. J Obstet Gynaecol Br Emp, 1960, 67: 254.

[94] Calvin S, Jones OW, Knieriem K, et al. Oxygen saturation in the supine hypotensive syndrome. Obstet Gynecol, 1988, 71: 872 – 877.

[95] Kinsella SM, Lohmann G. Supine hypotensive syndrome. Obstet Gynecol, 1994, 83 (5 Pt 1): 774 – 788.

[96] Lindheimer MD, Katz AI. Renal function in pregnancy. Obstet Gynecol Annu, 1972, 1: 139 – 176.

[97] Vorys N, Ullery JC, Hanusek GE. The cardiac output changes in various positions in pregnancy. Am J Obstet Gynecol,

1961, 82: 1312.

[98] Easterling TR, Schmucker BC, Benedetti TJ. The hemodynamic effects of orthostatic stress during pregnancy. Obstet Gynecol, 1988, 72: 550 – 552.

[99] Barron WM, Mujais SK, Zinaman M, et al. Plasma catecholamine responses to physiologic stimuli in normal human pregnancy. Am J Obstet Gynecol, 1986, 154: 80 – 84.

[100] Nisell H, Lunell N, Linde B. Maternal hemodynamics and impaired fetal growth in pregnancy-induced hypertension. Obstet Gynecol, 1988, 71: 163 – 166.

[101] Clark SL, Cotton DB, Pivarnik JM, et al. Position change and central hemodynamic profile during normal third-trimester pregnancy and postpartum. Am J Obstet Gynecol, 1991, 164: 883 – 887.

[102] Hankins GDV, Harvey CJ, Clark SL, et al. The effects of maternal position and cardiac output on intrapulmonary shunt in normal third-trimester pregnancy. Obstet Gynecol, 1996, 88: 327 – 330.

[103] Naeye RL, Peters EC. Working during pregnancy: effects on the fetus. Pediatrics, 1982, 69: 724 – 727.

[104] Henriksen TB, Hedegaard M, Secher NJ, et al. Standing at work and preterm delivery. Br J Obstet Gynaecol, 1995, 102: 198 – 206.

[105] Friedman EA, Neff RK. Hypertension-hypotension in pregnancy. Correlation with fetal outcome. JAMA, 1978, 239: 2249 – 2251.

[106] Grunberger W, Leodolter S, Parschalk O. Maternal hypotension: fetal outcome in treated and untreated cases. Gynecol Obstet Invest, 1979, 10: 32 – 38.

[107] Ng pH, Walters WA. The effects of chronic maternal hypotension during pregnancy. Aust NZ J Obstet Gynaecol, 1992, 32: 14 – 16.

[108] Steer PJ, Little MP, Kold-Jensen T, et al. Maternal blood pressure in pregnancy, birth weight, and perinatal mortality in first births: prospective study. BMJ, 2004, 329: 1312 – 1317.

[109] Easterling TR, Brateng D, Schmucker B, et al. Prevention of preeclampsia: a randomized trial of atenolol in hyper-dynamic patients before onset of hypertension. Obstet Gynecol, 1999, 93: 725 – 734.

[110] Von Dadelszen P, Ornstein MP, Bull SB, et al. Fall in mean arterial pressure and fetal growth restriction in pregnancy hypertension: a meta-analysis. Lancet, 2000, 355: 87 – 92.

[111] Adams JQ, Alexander AM. Alterations in cardiovascular physiology during labor. Obstet Gynecol, 1958, 12: 542.

[112] Hendricks ECH, Quilligan EJ. Cardiac output during labor. Am J Obstet Gynecol, 1958, 76: 969.

[113] Winner W, Romney SL. Cardiovascular responses to labor and delivery. Am J Obstet Gynecol, 1966, 96: 1004.

[114] Ueland K. Maternal cardiovascular dynamics. Ⅶ. Intrapartum blood volume changes. Am J Obstet Gynecol, 1976, 126: 671 – 677.

[115] Kjeldsen J. Hemodynamic investigations during labor and delivery. Acta Obstet Gynecol Scand, 1979, 89 (Suppl): 1 – 252.

[116] Lee W, Rokey R, Cotton DB, et al. Maternal hemodynamic effects of uterine contractions by M-mode and pulsed-Doppler echocardiography. Am J Obstet Gynecol, 1989, 161: 974 – 977.

[117] Robson SC, Hunter R, Boys W, et al. Changes in cardiac output during epidural anaesthesia for caesarean section. Anaesthesia, 1989, 44: 475 – 479.

[118] Pritchard JA, Baldwin RM, Dickey JC, et al. Blood volume changes in pregnancy and the puerperium. Ⅱ. Red blood cell loss and changes in apparent blood volume during and following vaginal delivery, cesarean section, and cesarean section plus total hysterectomy. Am J Obstet Gynecol, 1962, 84: 1271.

[119] Wilcox CF, Hunt AR, Owen FA. The measurement of blood lost during cesarean section. Am J Obstet Gynecol, 1959, 77: 772.

[120] Newton M, Mosey LM, Egli GE, et al. Blood loss during and immediately after delivery. Obstet Gynecol, 1961, 17: 9.

[121] Cunningham FG, MacDonald PC, Gant NF, et al. The puerperium // Cunningham FG, MacDonald PC, Gant NF, et al. Williams' Obstetrics, 19th ed. Norwalk, CT: Appleton and Lange, 1993, 467.

[122] Chesley LC, Valenti C, Uichano L. Alterations in body fluid compartments and exchangeable sodium in early puerperium. Am J Obstet Gynecol, 1959, 77: 1054.

[123] Hankins GD, Wendel GD, Cunningham FG, et al. Longitudinal evaluation of hemodynamic changes in eclampsia. Am J Obstet Gynecol, 1984, 150: 506 – 512.

[124] Lee W, Cotton DB. Peripartum cardiomyopathy: current concepts and clinical management. Clin Obstet Gynecol, 1989, 32: 54 – 67.

[125] Sobol SE, Frenkiel S, Nachtigal D, et al. Clinical manifestations of sinonasal pathology during pregnancy. J Otolaryngol, 2001, 30: 24 – 28.

[126] Braithwaite JM, Economides DL. Severe recurrent epistaxis causing antepartum fetal distress. Int J Gynaecol Obstet, 1995, 50: 197 – 198.

[127] Howard DJ. Life-threatening epistaxis in pregnancy. J Laryngol Otol, 1985, 99: 95 – 96.

[128] MacKenzie JN. The physiological and pathological relations between the nose and the sexual apparatus of man. Alienist Neurol, 1898, 19: 219.

[129] Mabry RL. Rhinitis of pregnancy. South Med J, 1986, 79: 965.

[130] Schatz M, Zieger RS. Diagnosis and management of rhinitis during pregnancy. Allergy Proc, 1988, 9: 545 – 554.

[131] Mortimer H, Wright RP, Collip JB. The effect of the administration of oestrogenic hormones on the nasal mucosa of the monkey (Macata mulatta). Can Med Assoc J, 1936, 35: 504.

[132] Taylor M. An experimental study of the influence of the endocrine system on the nasal respiratory mucosa. J Laryngol Otol, 1961, 75: 972.

[133] Toppozada H, Michaels L, Toppozada M, et al. The human respiratory mucosa in pregnancy. J Laryngol Otol, 1982, 96: 613 – 626.

[134] Reynolds SRM, Foster FI. Acetylcholine-equivalent content of the nasal mucosa in rabbits and cats, before and after administration of estrogen. Am J Physiol, 1940, 131: 422.

[135] Contreras G, Guitierrez M, Beroiza T, et al. Ventilatory drive and respiratory muscle function in pregnancy. Am Rev Respir Dis, 1991, 144: 837 – 841.

[136] Weinberger SE, Weiss ST, Cohen WR, et al. Pregnancy and the lung: state of the art. Am Rev Respir Dis, 1980, 121: 559 – 581.

[137] Elkus R, Popovich J. Respiratory physiology in pregnancy. Clin Chest Med, 1992, 13: 555 – 565.

[138] Gilroy RJ, Mangura BT, Lavietes MH. Rib cage and abdominal volume displacements during breathing in pregnancy. Am Rev Respir Dis, 1988, 137: 668 – 672.

[139] Macklem PT, Gross D, Grassino GA, et al. Partitioning of

inspiratory pressure swings between diaphragm and intercostals/accessory muscles. J Appl Physiol, 1978, 44: 200 – 208.

[140] Nava S, Zanotti E, Ambrosino N, et al. Evidence of acute diaphragmatic fatigue in a "natural" condition. The diaphragm during labor. Am Rev Respir Dis, 1992, 146: 1226 – 1230.

[141] Milne JA, Howie AD, Pack AI. Dyspnoea during normal pregnancy. Br J Obstet Gynaecol, 1978, 85: 260 – 264.

[142] Thomson JK, Cohen ME. Studies on the circulation in pregnancy. Ⅱ. Vital capacity observations in normal pregnant women. Surg Gynecol Obstet, 1938, 66: 591.

[143] Cugell DW, Frank NR, Gaensler EA, et al. Pulmonary function in pregnancy. I. Serial observations in normal women. Am Rev Tuberc, 1953, 67: 598.

[144] Rubin A, Russo N, Goucher D. The effect of pregnancy upon pulmonary function in normal women. Am J Obstet Gynecol, 1956, 72: 964.

[145] Gee JB, Packer BS, Millen JE, et al. Pulmonary mechanics during pregnancy. J Clin Invest, 1967, 46: 945 – 952.

[146] Baldwin GR, Moorthi DS, Whelton JA, et al. New lung functions in pregnancy. Am J Obstet Gynecol, 1977, 127: 235 – 239.

[147] Crapo RO. Normal cardiopulmonary physiology during pregnancy. Clin Obstet Gynecol, 1996, 39: 3 – 16.

[148] Alaily AB, Carrol KB. Pulmonary ventilation in pregnancy. Br J Obstet Gynaecol, 1978, 85: 518 – 524.

[149] Norregard O, Shultz P, Ostergaard A, et al. Lung function and postural changes during pregnancy. Respir Med, 1989, 83: 467.

[150] Pernoll ML, Metcalfe J, Kovach PA, et al. Ventilation during rest and exercise in pregnancy and postpartum. Respir Physiol, 1975, 25: 295 – 310.

[151] Milne JA. The respiratory response to pregnancy. Postgrad Med J, 1979, 55: 318 – 324.

[152] Zwillich CW, Natalino MR, Sutton FD, et al. Effects of progesterone on chemosensitivity in normal men. J Lab Clin Med, 1978, 92: 262 – 269.

[153] Bayliss DA, Millhorn DE. Central neural mechanisms of progesterone action: application to the respiratory system. J Appl Physiol, 1992, 73: 393 – 404.

[154] Awe RJ, Nicotra MB, Newsom TD, et al. Arterial oxygenation and alveolar – arterial gradients in term pregnancy. Obstet Gynecol, 1979, 53: 182 – 186.

[155] Ang CK, Tan TH, Walters WA, et al. Postural infiuence on maternal capillary oxygen and carbon dioxide tension. BMJ, 1969, 4: 201 – 204.

[156] Cietak KA, Newton JR. Serial quantitative maternal nephrosonography in pregnancy. Br J Radiol, 1985, 58: 405 – 414.

[157] Shulman A, Herlinger H. Urinary tract dilatation in pregnancy. Br J Radiol, 1975, 48: 638 – 645.

[158] Dure-Smith P. Pregnancy dilatation of the urinary tract: the iliac sign and its significance. Radiology, 1970, 96: 545 – 550.

[159] Hertzberg BS, Carroll BA, Bowie JD, et al. Doppler US assessment of maternal kidneys: analysis of intrarenal resistivity indexes in normal pregnancy and physiologic pelvicaliectasis. Radiology, 1993, 186: 689 – 692.

[160] Fried A, Woodring JH, Thompson TJ. Hydronephrosis of pregnancy. J Ultrasound Med, 1983, 2: 255 – 259.

[161] Davison JM, Hytten FE. The effect of pregnancy on the renal handling of glucose. Br J Obstet Gynaecol, 1975, 82:

374 – 381.

[162] Lindheimer MD, Barron WM. Renal function and volume homeostasis // Gleicher N, Buttino L, Elkayam U, et al. Principles and Practice of Medical Therapy in Pregnancy, 3rd ed. Stanford, CT: Appleton and Lange, 1998, 1043 – 1052.

[163] Higby K, Suiter CR, Phelps JY, et al. Normal values of urinary albumin and fetal protein excretions during pregnancy. Am J Obstet Gynecol, 1994, 171: 984 – 989.

[164] Barron WM, Lindheimer MD. Renal sodium and water handling in pregnancy. Obstet Gynecol Annu, 1984, 13: 35 – 69.

[165] Davison JM, Vallotton MB, Lindheimer MD. Plasma osmolality and urinary concentration and dilution during and after pregnancy. Br J Obstet Gynaecol, 1981, 88: 472 – 479.

[166] Baer JL, Reis RA, Artens RA. Appendicitis in pregnancy with changes in position and axis of the normal appendix in pregnancy. JAMA, 1932, 98: 1359.

[167] Van Thiel DH, Gavaler JS, Joshi SN, et al. Heartburn of pregnancy. Gastroenterology, 1977, 72: 666 – 668.

[168] Parry E, Shields R, Turnbull AC. Transit time in the small intestine in pregnancy. J Obstet Gynaecol Br Commonw, 1970, 77: 900 – 901.

[169] Radberg G, Asztely M, Cantor P, et al. Gastric and gall bladder emptying in relation to the secre-tion of cholecystokinin after a meal in late pregnancy. Digestion, 1989, 42: 174 – 180.

[170] Vasicka A, Lin TJ, Bright RH. Peptic ulcer and pregnancy: review of hormonal relationships and a report of one case of massive hemorrhage. Obstet Gynecol Surv, 1957, 12: 1.

[171] Waldum HL, Straume BK, Lundgren R. Serum group I pepsinogens during pregnancy. Scand J Gastroenterol, 1980, 15: 61 – 64.

[172] Braverman DZ, Johnson ML, Kern F. Effects of pregnancy and contraceptive steroids on gallbladder function. N Engl J Med, 1980, 302: 262 – 264.

[173] Girling JC, Dow E, Smith JH. Liver function tests in preeclampsia: importance of comparison with a reference range derived for normal pregnancy. Br J Obstet Gynaecol, 1997, 104: 246 – 250.

[174] Pirani BBK, Campbell DM, MacGillivray I. Plasma volume in normalfirst pregnancy. J Obstet Gynaecol Br Commonw, 1973, 80: 884 – 887.

[175] Peck TM, Arias F. Hematologic changes associated with pregnancy. Clin Obstet Gynecol, 1979, 22: 785 – 798.

[176] Jepson JH, Lowenstein L. Role of erythropoietin and placental lactogen in the control of erythropoiesis during pregnancy. Can J Physiol Pharmacol, 1968, 46: 573 – 576.

[177] Scott DE, Pritchard JA. Iron deficiency in healthy young college women. JAMA, 1967, 199: 897 – 900.

[178] Pitkin R, Witte D. Platelet and leukocyte counts in pregnancy. JAMA, 1979, 242: 2696 – 2698.

[179] Sejeny SA, Eastham RD, Baker SR. Platelet counts during normal pregnancy. J Clin Pathol, 1975, 28: 812 – 814.

[180] O'Brien JR. Platelet counts in normal pregnancy. J Clin Pathol, 1976, 29: 174.

[181] Fenton V, Saunders K, Cavill I. The platelet count in pregnancy. J Clin Pathol, 1977, 30: 68 – 69.

[182] Wallenburg HC, van Kessel PH. Platelet lifespan in normal pregnancy as determined by a nonradioisotopic technique. Br J Obstet Gynaecol, 1978, 85: 33 – 36.

[183] Fay RA, Bromham DR, Brooks JA, et al. Platelets and uric acid in the prediction of preeclampsia. Am J Obstet Gynecol, 1985, 152: 1038 – 1039.

［184］Rakoczi I, Tallian F, Bagdany S, et al. Platelet lifespan in normal pregnancy and pre-eclampsia as determined by a non-radioisotope technique. Thromb Res, 1979, 15: 553 – 556.

［185］Burrows RF, Kelton JG. Thrombocytopenia at delivery: a prospective survey of 6, 715 deliveries. Am J Obstet Gynecol, 1990, 162: 731 – 734.

［186］Hellgren M. Hemostasis during pregnancy and puerperium. Hemostasis, 1996, 26 (Suppl 4): 244 – 247.

［187］Davis GL. Hemostatic changes associated with normal and abnormal pregnancies. Clin Lab Sci, 2000, 13: 223 – 228.

［188］Lindqvist P, Dahlback B, Marsal K. Thrombotic risk during pregnancy: a population study. Obstet Gynecol, 1999, 94: 595 – 599.

［189］Gonzalez JG, Elizondo G, Saldivar D, et al. Pituitary gland growth during normal pregnancy: an in vivo study using magnetic resonance imaging. Am J Med, 1988, 85: 217 – 220.

［190］Kletzky OA, Rossman F, Bertolli SI, et al. Dynamics of human chorionic gonadotropin, prolactin, and growth hormone in serum and amnioticfluid throughout normal human pregnancy. Am J Obstet Gynecol, 1985, 151: 878 – 884.

［191］Anderson JR. Prolactin in amnioticfluid and maternal serum during uncomplicated human pregnancy. Dan Med Bull, 1982, 29: 266.

［192］Ballabio M, Poshyachinda M, Ekins RP. Pregnancy-induced changes in thyroid function: role of human chorionic gonadotropin as putative regulator of maternal thyroid. J Clin Endocrinol Metab, 1991, 73: 824 – 831.

［193］Nolten WE, Rueckert PA. Elevated free cortisol index in pregnancy: possible regulatory mechanisms. Am J Obstet Gynecol, 1981, 139: 492 – 498.

［194］Watanabe M, Meeker CI, Gray MJ, et al. Secretion rate of aldosterone in normal pregnancy. J Clin Invest, 1963, 42: 1619.

［195］Phelps RL, Metzger BE, Freinkel N. Carbohydrate metabolism in pregnancy. XⅦ. Diurnal profiles of plasma glucose, insulin, free fatty acids, triglycerides, cholesterol, and individual amino acids in late normal pregnancy. Am J Obstet Gynecol, 1981, 140: 730 – 736.

［196］Medawar PB. Some immunological and endocrinological problems raised by the evolution of viviparity in vertebrates. Symp Soc Exper Biol, 1953, 7: 320.

［197］Norwitz ER, Schust DJ, Fisher SJ. Implantation and the survival of early pregnancy. N Engl J Med, 2001, 345: 1400 – 1408.

［198］Wilder R. Hormones, pregnancy, and autoimmune diseases. Ann NY Acad Sci, 1998, 840: 45 – 50.

［199］Redman CW. HLA-DR antigen on human trophoblast: a review. Am J Reprod Immunol, 1983, 3: 175 – 177.

［200］Kovats S, Main EK, Librach C, et al. A class I antigen, HLA-G, expressed in human trophoblasts. Science, 1990, 248: 220 – 224.

［201］Bainbridge DR, Ellis SA, Sargent IL. Little evidence of HLA-G mRNA polymorphism in Caucasian or Afro-Caribbean populations. J Immunol, 1999, 163: 2023 – 2027.

［202］Allan DS, Colonna M, Lanier LL, et al. Tetrameric complexes of human histocompatibility leukocyte antigen (HLA)-G bind to peripheral blood myelomonocytic cells. J Exp Med, 1999, 189: 1149 – 1156.

［203］Starkey PM, Sargent IL, Redman CW. Cell populations in human early pregnancy decidua: characterization and isolation of large granular lymphocytes by flow cytometry. Immunology, 1988, 65: 129 – 134.

［204］King A, Burrows T, Verma S, et al. Human uterine lymphocytes. Hum Reprod Update, 1998, 4: 480 – 485.

［205］Deniz G, Christmas SE, Brew R, et al. Phenotypic and functional cellular differences between human CD3-decidual and peripheral blood leukocytes. J Immunol, 1994, 152: 4255 – 4261.

［206］Drake PM, Gunn MD, Charo IF, et al. Human placental cytotropho-blasts attract monocytes and CD56 (bright) natural killer cells via the actions of monocyte inflammatory protein 1-alpha. J Exp Med, 2001, 193: 1199 – 1212.

［207］Roth I, Corry DB, Locksley RM, et al. Human placental cytotrophoblasts produce the immunosuppressive cytokine interleukin 10. J Exp Med, 1996, 184: 539 – 548.

［208］Pavia C, Siiteri PK, Perlman JD, et al. Suppression of murine allogeneic cell interactions by sex hormones. J Reprod Immunol, 1979, 1: 33 – 38.

［209］Xu C, Mao D, Holers VM, et al. A critical role for murine complement regulator crry in fetomaternal tolerance. Science, 2000, 287: 498 – 501.

［210］Munn DH, Zhou M, Attwood JT, et al. Prevention of allogeneic fetal rejection by tryptophan catabolism. Science, 1998, 281: 1191 – 1194.

［211］Kamimura S, Eguchi K, Yonezawa M, et al. Localization and developmental change of indoleamine 2, 3-dioxygenase activity in the human placenta. Acta Med Okayama, 1991, 45: 135 – 139.

［212］Schrocksnadel H, Baier-Bitterlich G, Dapunt O, et al. Decreased plasma tryptophan in pregnancy. Obstet Gynecol, 1996, 88: 47 – 50.

［213］Baboonian C, Griffiths P. Is pregnancy immunosuppressive? Humoral immunity against viruses. Br J Obstet Gynaecol, 1983, 90: 1168 – 1175.

［214］Gitlin D, Kumate J, Morales C, et al. The turnover of amniotic fluid protein in the human conceptus. Am J Obstet Gynecol, 1972, 113: 632 – 645.

［215］Cunningham FG, MacDonald PC, Gant NF, et al. The morphological and functional development of the fetus // Cunningham FG, MacDonald PC, Gant NF, et al. Williams'Obstetrics, 19th ed. Norwalk, CT: Appleton and Lange, 1993, 165 – 207.

［216］Gitlin D. Development and metabolism of the immune globulins // Kagan BM, Stiehm ER. Immunologic Incompetence. Chicago: Year Book, 1971.

第 5 章　母体 - 胎儿血气生理

简　介

酸碱呼吸平衡紊乱在需要重症医疗支持患者中十分常见，但许多临床医生对此生理过程感到烦琐。在临床上由于患者病情及治疗干预的影响，危重患者需要经常评估呼吸及代谢状态。因此，在临床上对于基本的生理学理论的理解及应用对于这些患者的诊治是十分重要的。因而临床医护人员认识并熟悉妊娠期代谢和呼吸的改变及其对于动脉血气的改变是至关重要的。

动脉血气对于酸碱平衡、氧合、通气的评估可以提供重要的信息，当患者出现显著的呼吸系统症状、氧饱和度下降或评估已患心肺疾病提供基线数据时都需要对患者进行血气分析监测。本章重点介绍动脉血气及酸碱平衡紊乱的基础生理机制、影响因素及有效的干预措施。

生理基础

酸碱动态平衡

正常的酸碱平衡维持依靠于酸的产生、缓冲及排泄，这个由缓冲系统、肺及肾脏精确调控保持稳定的平衡体系对于人类的生存至关重要。每天约有 15 000mEq 的挥发酸（如碳酸）通过糖和脂类的代谢产生，这些酸被转移并通过肺以 CO_2 气体的形式排出体外。分解的蛋白质和其他的物质产生的约 $1 \sim 1.5mEq/kg$ 的非挥发酸或称固定酸（主要为磷酸和硫酸）通过肾脏排出。

缓冲物质是可以获得或释放质子的物质，因此可以保持或减少 H^+ 浓度的变化。细胞内代谢产生的酸转移出细胞后在细胞外质被缓冲物质获得 H^+，而 H^+ 最终通过肾脏由尿液排出。细胞内外的保持动态平衡的缓冲系统包括：碳酸 - 碳酸氢根系统、血浆蛋白、血红蛋白及骨。

碳酸 - 碳酸氢根系统是最主要的细胞外缓冲系统，该系统缓冲的有效性主要取决于肺脏排出 CO_2 的能力，因而该系统中各物质的相互关系可通过下述公式表示：

$$CO_2 \leftrightarrow H_2O + CO_2 \leftrightarrow H_2CO_3 \leftrightarrow H^+ + HCO_3^-$$
气化　　溶解　　碳酸 碳酸酐酶 碳酸氢根
↓　　　　　　　　　　　↓
肺　　　　　　　　　　肾脏

二氧化碳作为有氧代谢的终产物物理溶解于体液中，一部分溶解的 CO_2 与 H_2O 反应生成碳酸并分解为 HCO_3^- 和 H^+。正常情况下碳酸的浓度相对于溶解的 CO_2 和 HCO_3^- 是非常低的。如果 H^+ 浓度升高，酸负荷被碳酸氢根中和，进而有新的碳酸生成。上述反应的平衡向左移动，多余的酸通过二氧化碳排出。

Henderson-Hasselbalch 公式能够表示在平衡条件下的碳酸 - 碳酸氢根系统反应的关系：

$$pH = pK + \log \frac{HCO_3^-}{(s)PCO_2} = \frac{代谢}{呼吸}$$

通过公式表明，pH（H^+ 的浓度）是由 HCO_3^- 与 PCO_2 的比值决定的，而不是由其一决定的。这一比值在很大程度上受肾（HCO_3^-）和肺功能（PCO_2）的影响。常数 s 表示 CO_2 气体在血浆的溶解系数，PCO_2 涉及溶解的 HCO_3^- 和 CO_2 的浓度，在 37℃ 常数 s 的值为 0.03 mmol/（L·mmHg），而血液碳酸的解离常数（pK）在 37℃ 相当于 6.1。

肺是酸碱调节的第二个重要元素，肺泡通气控制 PCO_2 的作用独立于碳酸氢根的排泄，当碳酸氢根的浓度出现改变的时候呼吸的改变可以使 HCO_3^- 与 PCO_2 的比值趋向于正常值 20/1。因此在代谢性酸中毒（HCO_3^- 下降）的时候，可引起通气增加，PCO_2 下降，使比值维持正常水平。在代谢性碱中毒的时候 PCO_2 会出现相反的改变以对抗 HCO_3^- 上升的初始改变。

肾是调节酸碱平衡的最后一个重要元素，肾脏系统的主要功能为排出固定酸、调节血浆碳酸氢根浓度水平。碳酸被转移到肾脏后在肾小管细胞内分解为 H^+ 和 HCO_3^-，每个 H^+ 的排泄伴随着钠离子的交换，HCO_3^- 被动重吸收入血液。总体上，因为丢失一个 HCO_3^- 相当于增加一个 H^+，所以 HCO_3^- 必须在酸排泄前被肾脏重吸收。磷酸氢/磷酸二氢盐及氨是泌尿系统的缓冲物质，他们可在肾小管内结合 H^+ 并将其排除。正常条件下，H^+ 的排除量约等于非挥发酸的生成量。

在缓冲系统中，肾和肺的相互作用保持着机体的酸碱平衡。一个 H^+ 负荷所产生的反应及所需的时间可总结如下：

细胞外缓冲物 → 呼吸缓冲物 → 肾脏排泄

HCO_3^- PCO_2 H^+

（即刻）（几分钟至几小时）（几小时至几天）

相反的，当 PCO_2 发生改变的时候：

细胞内缓冲物→肾脏排泄 H^+

（几分钟）（几小时至几天）

与酸负荷的反应不同的是，PCO_2 改变时并不伴有细胞外缓冲物发挥作用，因为 HCO_3^- 对于缓冲 H_2CO_3 无效，对于呼吸性的酸碱中毒唯一的有效保护措施是细胞内缓冲物质（如血红蛋白）和肾脏对于 H^+ 的排泄。

酸碱平衡紊乱

酸碱平衡紊乱依照基本病理过程引起的动脉血 pH 的升降进行分类。在英文中后缀-osis 表示得到或丢失酸或碱的病理过程，因此酸中毒（acidosis）表示任何情况下导致血液 pH 下降并持续不能改善的病理过程，相应的碱中毒

（alkalosis）是以任何情况下引起的 pH 上升并不能纠正为特征的病理过程，酸碱中毒时 pH 并不一定不正常。英文中后缀-emia 即血症，因此酸血症（acidemia）及碱血症（alkalemia）可分别用于血液 pH 降低（pH < 7.36）或升高（pH > 7.44）的情况[1]。

同时，酸碱动态平衡的改变也可以根据发生改变的具体病理机制是代谢性或呼吸性分类。如果初始病理改变时机体净增加或丢失 CO_2，那么分别称为呼吸性酸中毒或呼吸性碱中毒。另外，如机体净增加或丢失 HCO_3^- 则会导致代谢性碱中毒或代谢性酸中毒。如果只存在单一的初始病理过程则酸碱平衡紊乱过程相对简单，HCO_3^- 和 PCO_2 朝相同方向偏离；而混合酸碱平衡紊乱为两个或多个初始病理过程存在，则 HCO_3^- 和 PCO_2 朝相反方向改变。

代偿反应试图将 HCO_3^-/PCO_2 保持稳定并保持 pH。为了充分发挥该代偿反应的要求肾功能及肺功能必须足以代偿并且有足够的反应时间进行充分的代偿反应。对于呼吸性的代偿反应是通过 HCO_3^- 的缓冲及肾脏对于酸的排除完成的，这个过程通常需要数天完成这个过程；而对于代谢性改变的代偿则是通过通气的改变完成的，这个过程发生得相当迅速。

但是，除去慢性呼吸性碱中毒代偿反应不能将 pH 完全恢复到正常水平。越是严重的初始酸碱紊乱越难将 pH 恢复至正常水平。当 pH 正常但是 HCO_3^- 和 PCO_2 不正常或是预期的代偿反应未发挥作用时，继发的酸碱紊乱随即发生。四种酸碱平衡紊乱和代偿反应的相互关系见表 5.1。

妊娠期的呼吸及酸碱平衡改变

在妊娠期有很多生理变化影响母体的呼吸功能及气体交换，因此妊娠期的动脉血气的改变必须考虑这些因素。因为这些改变从早期妊娠一直持续到产褥期，所以不管是妊娠的何阶段都应该考虑这些改变[2]。同时患者所居住的海拔也影响动脉血气的数值，所以应建立不同人群的动脉血气指标的参考值[3]。

表5.1　酸碱平衡紊乱总结：初始酸碱平衡紊乱、代偿反应和代偿反应的预期值

	初始酸碱平衡紊乱	代偿反应	代偿反应的预期值
代谢性酸中毒	HCO_3^- 减少	PCO_2 减少	$PaCO_2 = (1.5 \times$ 血浆碳酸氢根 $) + 8$ $PaCO_2 = pH$ 的最后两位数字
代谢性碱中毒	HCO_3^- 增加	PCO_2 增加	$P_aCO_2 = (0.7 \times$ 血浆碳酸氢根 $) + 20$
呼吸性酸中毒	PCO_2 增加	HCO_3^- 增加	急性：$pH^\triangle = 0.08 \times ($ 测量的 $PaCO_2 - 40)/10$ 慢性：$pH^\triangle = 0.03 \times ($ 测量的 $PaCO_2 - 40)/10$
呼吸性碱中毒	PCO_2 减少	HCO_3^- 减少	急性：$pH^\triangle = 0.08 \times (40 -$ 测量的 $PaCO_2)/10$ 慢性：$pH^\triangle = 0.03 \times (40 -$ 测量的 $PaCO_2)/10$

每分通气量在妊娠期可增加 30% ~ 50%[4,5]，因此肺泡气及动脉血 PCO_2 下降，正常母体的动脉 PCO_2 水平参考值为 26 ~ 32mmHg[6-8]。因为胎儿通过母体的呼吸系统将 CO_2 排出，所以母体的 PCO_2 下降创造了一个有利于胎儿二氧化碳卸载的梯度，因此在子宫胎盘灌注正常情况下胎儿的 PCO_2 较母体的大约高 10mmHg。

母体 PO_2 随着 PCO_2 下降而上升，进而母体动脉 PO_2 水平在妊娠最初 3 个月可达到 106mmHg[7,9]。气道闭合压随着妊娠的发展而增加，所以动脉 PO_2 水平在妊娠最后 3 个月会有轻微下降（101 ~ 104mmHg）[7,9,10]，同时动脉 PO_2 水平也受患者居住的海拔影响，因此在海平面的平均动脉 PO_2 水平为 92 ~ 102mmHg[9,11]，而据报道生活在海拔 1388m 处的人群动脉 PO_2 水平为 87mmHg[12]，生活在 4200m 处的人群动脉 PO_2 水平为 61mmHg[13]。而胎儿依靠氧气梯度进行跨胎盘的 CO_2 转移的持续弥散。母体动脉血氧含量、子宫动脉灌注和母体的血细胞比容等这些因素与胎儿的氧合有关，而这些因素的任何影响都可能会导致胎儿缺氧，并最终导致酸血症[14]。

母体妊娠期尽管通气增加，但是其动脉 pH 始终保持不变[7,15]。但是研究显示在中等海拔高度居住的女性中存在轻度的 pH 升高，在 1388m 海拔的女性的 pH 平均为 7.46[3]。肾脏在妊娠期通过增加碳酸氢根的排泄来代偿 PCO_2 水平的下降，因此正常血浆碳酸氢根的水平为 18 ~ 21mEq/L[2,7,8,16]。因此妊娠期机体处于慢性的呼吸性碱中毒合并代谢性酸中毒状态（表5.2）。

表5.2　在海平面妊娠期动脉血气正常值
（正常值应依据居住地海拔水平个体化建立）

指标	参考范围
pH	7.40 ~ 7.46
PCO_2	26 ~ 32mmHg
PO_2	101 ~ 106mmHg
HCO_3^-	18 ~ 21mEq/L

氧的运输和消耗

所有的组织都需要氧气燃烧有机物作为细胞的代谢的燃料。心血管系统是持续地向组织运输氧气及其他重要的器官。氧气的传递依赖于血液在肺内的氧合、血液的携氧能力及心输出量。正常情况下，氧气的运输（DO_2）超过氧气的消耗（VO_2）约 75%[17]。氧气的运输能力由心输出量 $[CO(L/min)]$ 与动脉血氧含量 $[CaO_2 (mL/O_2/dL)]$ 的乘积决定：

$$DO_2 = CO \times CaO_2 \times 10dL/L$$

动脉血氧含量（CaO_2）由与血红蛋白结合的氧气含量和溶解于血浆内的氧气（$SaO_2 \times 0.003$）决定：

$$CaO_2 = (1.39 \times Hb \times SaO_2) + (PaO_2 \times 0.003)$$

从公式中可以看出，溶解于血浆中的氧气含量非常微小，因此动脉血氧主要取决于血红蛋白浓度和动脉血氧饱和度。氧气的运输可以受心输出量或动脉血氧含量的影响，或受两者共同的影响（表 5.3）。贫血患者因缺乏血红蛋白携带氧气导致低血氧含量[18]，患有低氧性呼吸衰竭的患者由于缺乏足量的氧饱和血红蛋白分子。此外，已有的研究证实不饱和的血红蛋

表 5.3　氧合评估的常用公式

	公式	正常值
预计肺泡氧分压	$PaO_2 = 145 - PaCO_2$	
肺毛细血管氧含量	$Cc'O_2 = (Hb)(1.39) + (PaO_2)(0.003)$	
动脉氧含量	$CaO_2 = (1.39 \times Hb \times SaO_2) + (PaO_2 \times 0.003)$	$18 \sim 21mL/dL$
混合静脉氧含量	$CO_2 = (1.39 \times Hb \times SO_2) + (PO_2)(0.003)$	
氧气输送	$DO_2 = CaO_2 \times Q_T \times 10$	$640 \sim 1200mLO_2/min$
氧气消耗	$VO_2 = Q_T(CaO_2 - CvO_2) = 13.8(Hb)(Q_T)(SaO_2 - SvO_2)/100$	$180 \sim 280mLO_2/min$
分流方程	$Q_{sp} = \dfrac{Cc'O_2 - CaO_2}{QtCc'O_2 - CO_2}$	$3\% \sim 8\%$
预计分流	$Est.\ Qsp/Qt = \dfrac{Cc'O_2 - CaO_2}{(Cc'O_2 - CaO_2) + (CaO_2 - CvO_2)}$	

$PaCO_2$：动脉二氧化碳分压；PaO_2：动脉氧分压；PO_2：静脉氧分压；Hb：血红蛋白；SaO_2：动脉血氧饱和度；SO_2：静脉血氧饱和度；Q_T：心输出量

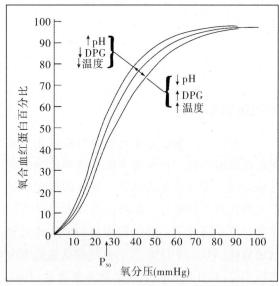

图 5.1　生理情况下的人体血红蛋白氧解离曲线(中间曲线)。如图亲和力因 pH、二磷酸甘油酸(DPG)浓度和体温改变。P_{50}表示一半饱和度的氧分压(引自 Bunn HF, Forget BG. Hemoglobin：molecular, genetic, and clinical aspects. Philadelphia：WB Saunders, 1986)

白改变分子结构从而减少氧气的亲和力[19]。必须牢记组织用氧同时也受血红蛋白对氧气的亲和力的影响。因此当需要最大限度地提高氧气运输的能力时，必须要考虑氧合血红蛋白解离曲线(图 5.1)和那些可以正向或负向调节氧气的结合的影响因素[20]。如升高血浆 pH、降低体温和 2，3 二磷酸甘油酸(2，3 - DPG)可以增加血红蛋白对氧的饱和度，使氧解离曲线左移，进而使组织氧合减少；如降低血浆 pH、升高体温和增加 2，3 二磷酸甘油酸可以减少血红蛋白对氧的亲和力，有利于组织用氧[20]。

在一些临床情况下，如感染性休克和成人呼吸窘迫综合征(急性)，由于氧气需求导致的血流分布不均，进而引起氧输送减少并且血管自动调节，产生局部和微循环的血流不平衡[21]。由于代谢需氧与血流供应的不匹配，导致局部血流增加和其他部位的低灌注，限制最佳的全身氧气利用率[21]。

继发于低血容量或泵衰竭的心输出量下降则不能将氧合的血液转运到组织。针对低血容量的患者直接的治疗即为用生理盐水或在 Hb 小于 10g/L 时使用提升血容量，从而增加氧气运输。而针对泵衰竭的患者可使用强心剂或减轻后负荷而非增加血容量。

氧气输送与氧气消耗的关系

氧消耗(VO_2)与动静脉氧含量差$[C_{(a-v)}O_2]$及心输出量有关。正常情况下，氧消耗是反映代谢率的指标[22]。

$$VO_2 = C_{(a-v)}O_2 \times CO \times 10dL/L$$

氧摄取率(OER)是指实际被消耗的氧占输送氧气的比例：$OER = VO_2/DO_2$

正常的 OER 约为 0.5，OER 上升是当氧气输送不足时的一种代谢水平活跃的代偿机制，当 OER 小于 0.25 表示血流分布不均、外周血供不足或部分分流[22]。当氧气供应减少时，摄取氧气增加，氧消耗保持稳定。但是当氧气输送严重减少，达到氧气摄取的极限，组织不能维持有氧能量生产，氧消耗减少。氧消耗开始出现减少时的氧输送水平被称为"关键 DO_2"[23]。在关键 DO_2 时，组织开始利用无氧糖酵解产生能力，进而使乳酸堆积进而产生代谢性酸中毒。如果氧供减少持续，会进一步造成组织损伤甚至不可避免的死亡。

妊娠期的氧输送和氧消耗

妊娠期的生理性贫血导致血红蛋白浓度减低和动脉血氧含量下降。但氧输送能维持或高于正常主要是由于心输出量增加 50%。因此妊娠期女性相对于非妊娠期女性更依赖于心输出量以维持氧输送，这是需要记住的[24]。在妊娠期氧消耗持续增加并在最终时达到最大，达到休息时平均 331mL/min 及运动时达 1167 mL/min[10]。在分娩过程中，氧消耗增加 40%～60%，心输出量增加约 22%[25,26]。由于氧输送正常时远大于氧消耗，即使在分娩过程中正常的孕妇通常也能保持充足的氧气输送给自身及胎儿。当孕妇的氧输送降低时，患者可迅速达到关键 DO_2，尤其时分娩过程中，可能造成患者和胎儿的损害。产科医生应在患者分娩前尽可能优化氧输送。

血气分析

血气检测的精确度受许多因素影响，如血样的采集技术、标本的运输及实验室设备等。高达 16% 的标本处理不当，从而在很多情况下降低了诊断效能[27]。血气结果的影响因素包括采集针筒内肝素过量、导管内无效腔、血标本内存在气泡、运送到实验室延迟及其他不常见的原因。本节主要介绍获取血标本及潜在的错误可能，并简要介绍实验室检测方法。

标本采集

采集标本的注射器通常含有肝素以防止标本凝固，但是在采血前注射器中过多的肝素可降低标本的 PCO_2 及碳酸氢根。假性降低的 PCO_2 水平在通过 Henderson-Hasselbalch 公式计算碳酸氢根浓度时可能出现假性降低。虽然肝素是酸性的，但是由于全血中富含缓冲物质，其对于 pH 的影响甚小。将肝素从注射器及针头中排出既可以保证获取最少 3mL 的血液的稀释又可以减少或避免抗凝相关错误的发生[28]。

在重症监护室，因经常需要血液样本而置入动脉导管，但因导管内液体可致血标本稀释性错误的发生[29]。在采集血标本检测分析前应排出并丢弃充足量的封管液或清洗液。但是具体合适的排出量不易估计，虽然通常建议丢弃 2.5mL，但更推荐每个 ICU 病房根据各自的导管和连接系统指定具体策略[1,30,31]。

采集样本的注射器内存在的气泡可能导致时间依赖的动脉血气改变。因积聚的气泡内空气表面积增加而加速了这种改变的速度[32]。PO_2 水平的变化取决于血样的初始 PO_2 水平。由于气泡中的 PO_2 水平为 150mmHg（室内空气），对于 PO_2 水平小于 150mmHg 的血样气泡可能导致 PO_2 水平的假性升高[1,33]。根据血红蛋白氧解离曲线，当 $PO_2 <$ 60mmHg 时氧饱和度随 PO_2 水平变化剧烈，因此此时氧饱和度受气泡影响最大。血样暴露于环境空气中，PCO_2 水平会在数分钟内下降[32-34]。

当血样采集后储存于室温下，PO_2 及 pH 会逐渐下降而 PCO_2 水平会逐渐上升。10～20min 内由室温内传输的血气分析标本仍可以给出准确的结果[35,36]。但是在大多数临床机构，从标本采集到实验室分析的时间都超过了这个限制。因此，采集标本后的注射器应立即放置于冰浴中，因为将注射器放置于冰水混合物可较单独冰中有更好的冷却效果，这样标本可在无不良影响下储存达 1h[34]。

除了上述血气的影响因素外，还有以下几方面。如氧气吸入或机械通气矫正时间不足时的血气分析常不能准确地反映血气的变化，虽然这种平衡产生较快，有报道称在心脏手术后患者这种平衡发生于通气参数调节后 10min[37]。再如在氟烷麻醉的患者可出现假性 PO_2 升高，这是因为其在分析时可被误认为是氧气[38-41]。最后，许多严重的白细胞增多症可能由于注射器中采集的血样中增多的白细胞消耗氧气而引

起 PO_2 降低[42]。这种由于白细胞增多而引起的效应，虽然不易消除但可以通过采集血样后迅速冷却而减小。

血气分析仪

血气分析仪可以同时测量血液中的 pH、PO_2 和 PCO_2。一份肝素化的血样被注射到含有一个参考电极及三个测量电极的腔室内，每一个测量电极都通过一个 Ag/AgCl 线连接到参考电极上，电极和注射其中的血样都通过温水浴或加热器保持在 37℃ 恒温的状态下，检测的精确性依赖于设备的常规校准、合适的样本采集及恒定的电极温度。

血液 pH 和 PCO_2 的电位测定依靠于各电极与参考电极间的电位差的定量测定。pH 电极检测样品中 H^+ 的活性。pH 电极与参考电极间的电势差由一个电压表测量，并通过其将测量值转换为 pH。PCO_2 电极实质上是一个改良的 pH 电极，玻璃电极周围被弱碳酸氢盐溶液和硅膜包围。样本中的二氧化碳可弥散通过该膜，但是水和氢离子不能通过该膜，当二氧化碳弥散通过该膜后，碳酸氢钠溶液的 pH 发生改变，因此电极测量 pH 依赖于 CO_2 分压。

血气分析结果中的碳酸氢根浓度并非由血气分析仪直接测量产生。一旦 pH 和 PCO_2 测定后，可通过 Henderson-Hasselbalch 公式或算图计算得到。相反的，血浆中总 CO_2 含量（tCO_2）是根据常规血浆电解质自动测定的。

氧饱和度是氧合血红蛋白与总血红蛋白的比值，当 PO_2 测定后，可以利用公式绘制氧合血红蛋白解离曲线或利用分光光度计测量，后一种方法由于直接测量则具有更好的精确性。

脉搏血氧仪

血氧仪通过测定脉搏血流特定波长的光波的吸收而测定动脉氧饱和度[43]。氧合血红蛋白较还原血红蛋白吸收较少的红光及稍多的红外线。因此血氧饱和度是红光及红外线吸收量的比值。

红光及红外线由发光二极管投射到有脉搏的组织床内，并经过光电检测器分析。对每个波长光线的吸收随脉搏发生周期性变化，因此还可以检查患者的心率。当对血氧仪对评估动脉血氧饱和度的精确性进行评估时可以利用血氧仪测定的心率与患者实际脉率的关系看出电极放置是否合适。血氧仪的探头可放置在甲床或耳垂，在理想的循环系统，大多数血氧仪测量的饱和度（SpO_2）与 SaO_2 相差在 2% [43]。

脉搏血氧仪是理想的无创的动脉血氧饱和度检测工具，尤其是氧合血红蛋白解离曲线陡直部分，也即是 $PaO_2 \leq 70mmHg$ 时[44]。$PaO_2 \geq 80mmHg$ 时也即氧饱和度在 97% ~99% 时，随氧分压改变氧饱和度变化较小。PaO_2 从 90mmHg 至 60mmHg 间的剧烈变化不会引起动脉血氧饱和度的明显改变，因此该仪器适用于连续性的血液氧合的监测，而不适用于对气体交换损失的定量测量[45]。

组织灌流下降、高胆红素血症及严重的贫血等情况可引起血氧仪的测量不准确[44]。一氧化碳中毒可导致对 PaO_2 的过高估测。当高铁血红蛋白水平超过 5% 时，脉搏血氧仪即不能准确估测氧饱和度。亚甲蓝可作为高铁血红蛋白血症的治疗药物同样可造成血氧仪不准确。正常母体的脉搏血氧仪测量值（SpO_2）应参考孕周、位置及海拔高度[46-48]。

混合静脉氧合

混合静脉氧分压（P_VO_2）及混合静脉氧饱和度（S_VO_2）是评估组织氧合的重要指标[22]。P_VO_2 在 40mmHg 时饱和度为 73%，若饱和度低于 60% 即为异常降低。该指标可通过肺动脉导管远端直接获得。S_VO_2 也可以经纤维肺动脉导管测量。患者存在低氧血症或低心输出量时，混合静脉氧合是一个需要谨慎考虑的指标。当 S_VO_2 降低时应考虑氧输送存在下降。但是该指标正常或升高并不能保证组织的氧合良好。在感染性休克及成人呼吸窘迫综合征时，系统血流分布不均可能导致 S_VO_2 增高以应对严重的组织缺氧[21]。当使用 S_VO_2 作为反映组织氧合的指标时也应考虑氧合血红蛋白解离曲线[19]，如即使混合静脉氧含量是降低的，但是使曲线左移的因素仍可导致静脉氧饱和度正常或升高。

S_VO_2 可作为特定患者检测变化趋势的指标，因为其在继发于低氧血症及心输出量降低的氧输送降低时出现剧烈下降。

血气分析的解析

上文已经对酸碱平衡紊乱进行了详细的描述，对于血气分析的分析有助于一些严重疾病病因的判断。因为许多严重疾病的患者多存在代谢及呼吸性紊乱，正确的判断血气分析结果是疾病治疗护理的基础。不正确的判断可能使治疗延误或完全错误的治疗。目前对于酸碱平衡紊乱的分析有很多方法，包括算图法及步进分析法。每种方法都在如下详细阐述，以期得到对酸碱平衡的快速及正确判断。

血气分析结果并不能替代对于患者的临床的评估，实验室检查的结果并不一定与临床的严重程度相一致。一个典型的例子是哮喘急性发作时，患者在出现高碳酸血症及低氧血症前即出现严重的呼吸困难。因此，血气分析有利于辅助临床判断，但是临床决断的确立并不应当仅仅依据一个检查结果。

算图法

算图法是依据一个图表呈现一个等式，从而简易判断单一酸碱平衡紊乱的方法[49-52]。图 5.2 就是算图的一个例子，其以动脉血 pH 为 X 轴，以 HCO_3^- 为 Y 轴，以动脉 PCO_2 为回归曲线。算图法对于单一的酸碱平衡紊乱的判断是精确的，其可以通过描记测量的血气指标的点从而分辨单一的酸碱平衡紊乱。当血气值在标记的范围以外时，就表明存在混合酸碱平衡紊乱，这是不能通过该图表现的。这种复杂的酸碱平衡紊乱必须通过定量计算指标的预期代偿值来判断（表 5.1）。

酸碱平衡紊乱的系统分析法

目前有许多的分析血气分析方法[53-55]，其中一个由 Narins 和 Emmitt 改进的六步分析法是一种十分简单且有效的血气分析方法，尤其适用于复杂及混合的酸碱平衡紊乱[33,56,57]。针对孕妇改良的这种方法如下（图 5.3）：

1. 患者偏酸或偏碱？若患者动脉血 pH < 7.36 则为酸血症，若动脉血 pH > 7.44 则为碱血症。

2. 原发的紊乱是呼吸性还是代谢性的？原发的改变可见表 5.1 所示。

3. 如果是呼吸性的酸碱平衡紊乱，是急性的还是慢性的？表 5.1 的等式可用于判断急慢性，可利用患者 PCO_2 计算预期 pH 并与测量 pH 比较，从而进行判断。

4. 如果是代谢性酸中毒，阴离子间隙是否增加？代谢性酸中毒根据是否存在阴离子间隙增加分类。

5. 如果是代谢性酸碱平衡紊乱，呼吸的代偿是否充足？由于 PCO_2 和 HCO_3^- 呈线性关系，一定程度的代谢性酸中毒可通过 Winter's 公式（表 5.1）计算 PCO_2 预期值进行判断。但是代谢性碱中毒的预测呼吸代偿并不与酸中毒一致。

6. 患者若为阴离子间隙增高的代谢性酸中毒，是否存在其他代谢性酸碱平衡紊乱存在？增大的阴离子间隙在表明阴离子间隙增高性酸中毒前代表碳酸氢根浓度。通过计算增大的阴离子间隙，判定其他的非阴离子间隙增高性酸中毒或代谢性碱中毒。

动脉血气中的各指标

动脉氧分压（PaO_2）

PaO_2 反映肺为动脉血提供氧气的能力，正常动脉血氧分压取决于患者所在的海拔高度，在妊娠期其正常值为 87~106mmHg。尽管有报道称当血标本为孕妇仰卧位时采集，患者的 PaO_2 会降低 25%[11]，但是动脉血气值一般并不会因患者的体位改变而发生显著的改变[3]。不良的气体交换、不良的通气或两者同时存在时会引起 PaO_2 下降。低氧血症是指 PaO_2 低于 60mmHg 或氧饱和度低于 90% 的情况。在这个水平，一定的血红蛋白浓度下血氧含量接近最大值，额外的动脉氧气张力增加仅引起血氧含量少量增加。

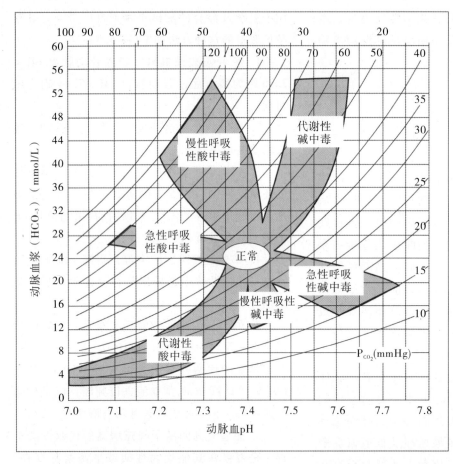

图 5.2 单一酸碱平衡的算图分析法(引自 gan MJ // Brenner BM, Rector FC Jr. The Kidney. Philadelphia: WB Saunders, 1986: 473)

结合血红蛋白的氧气量和 PaO_2 的关系与氧合血红蛋白解离曲线及相关影响因素有关(图 5.4),氧合血红蛋白解离曲线使 PaO_2 较氧饱和度在 60mmHg 前下降速度更快。曲线的左移使血红蛋白的饱和度和氧含量增加,但是降低了对于外周组织释放氧的能力。胎儿或新生儿的氧合血红蛋白解离曲线由于存在胎儿型血红蛋白及较低的 2,3 – DPG 水平的因素而使其发生左移(图 5.4)。血红蛋白对氧的亲和力增加有利于胎儿从母体中最大限度地获得氧气。而曲线右移会出现相反的情况,血红蛋白对于氧气的亲和力降低,而对于外周的氧气释放则增加。

肺功能的评价

损害的肺功能可以通过基于氧分压(或氧含量)的指数进行评估。基于氧分压的指数包括:①一定吸入氧浓度(FiO_2)的预期 PaO_2;②PaO_2/ FiO_2;③ 肺泡 – 动脉氧分压梯度 [$P_{(A-a)}O_2$]。这些方法简单易用但是对于严重患者存在局限性[58]。肺内分流量(Qsp/Qt)是一个基于氧含量的指数,是一个最可靠的反映肺部疾病对于动脉低氧血症影响程度的指标。但其缺点是需要肺动脉血标本,因为并不是所有的患者都需要侵入性的监护。预计肺内分流量(预计 Qsp/Qt)是从分流方程中得到的,它是未安装肺动脉导管时的最好的评估肺脏代偿的方法。

预计的 PaO_2 是一个以氧分压为基础的指标,可以通过实际吸氧的百分比乘以 6 而快速得到[59]。因此,如一个患者接受 50% 的氧气吸入则其预计的 PaO_2 为(50 × 6)300mmHg。相应的,可利用 FiO_2(如 0.50 表示患者接受 50% 的氧气吸入)乘以 500 评估最小的 PaO_2[60]。PaO_2/FiO_2 用以评估分流量,正常的比值为 500 ~ 600,此时的分流为 3% ~ 5%,若分流量为 20% 或以上时,该比值则小于 200。

预计的肺泡 – 动脉氧分压梯度也是依赖于氧分压的指标。A-a 梯度在呼吸室内空气时最可靠,其正常值小于 20。该梯度增加表明肺功能不全。当 FiO_2、氧饱和度或氧消耗改变时

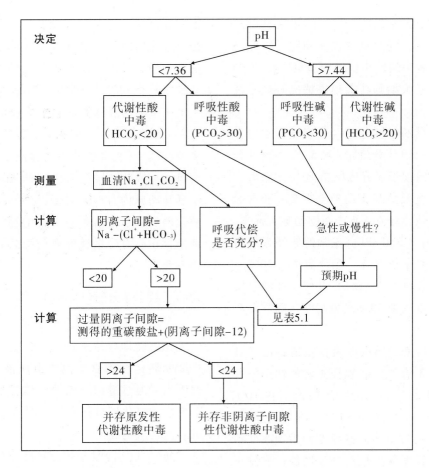

图 5.3　妊娠期酸碱平衡紊乱的系统分析法

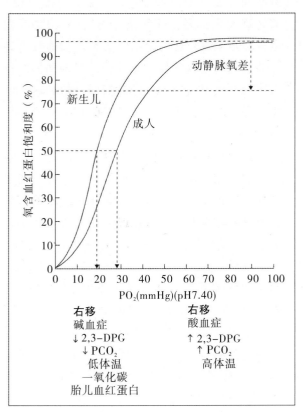

图 5.4　母体和胎儿的氧合血红蛋白解离曲线。2，3－DPG：2，3 二磷酸甘油酸（引自 Semin Perinatol. WB Saunders，1984，8：168）

该梯度会发生非预期的改变。由于重症患者常需要高浓度吸氧，同时氧合也不稳定，因此该指标在重症患者中的实用性遭到质疑[61]。另外该梯度在评价妊娠期肺功能损害情况时也不甚可靠[11]。

基于氧含量的指标包括：分流方程和由分流方程派生出的预计分流量（表5.3）。预计分流量优于上述的基于氧分压的指标[58]。患者在评估动静脉血气及血红蛋白前至少20min内给予纯氧，因为预计分流量不需要肺动脉血标本，$C_{(a-v)}O_2$估计为3.5mL/dL。正常的非妊娠期患者的该指标一般小于10%，当分流达到20%~29%时即可出现危及生命的心血管或神经系统的影响，当分流达到30%或更高时一般需要心肺支持治疗[62]。

在正常妊娠期的肺内分流据报道接近非妊娠期平均值的3倍[12]，在血压正常的初产妇在36~38孕周时，平均的Qs/Qt的范围从10%（胸膝位）到13%（站位）再到15%（卧位）。Qs/Qt的增加可以通过下述的妊娠期的生理改变解释：肺容量因妊娠减少从而分流增加；继发于心输出量增加的肺血流增加。肺容量下降及肺血流增加的结果即为妊娠期较高的肺内分流。

外周组织的氧合

充足的PaO_2仅为氧传输的起始环节，并不能保证良好的组织的氧合。肺内分流的程度、氧输送及氧消耗都对良好的组织氧合存在影响。精确的评估外周氧合情况需要衡量动静脉氧分压、动静脉氧饱和度、血红蛋白及心输出量（表5.3）。

氧含量是指100mL血液中所含的氧气的量（mL）。氧输送（DO_2）是指每分钟输送到外周组织的氧气量，而氧消耗（VO_2）是指组织每分钟消耗的氧气量。正常条件下，氧输送较氧消耗大3~4倍。氧摄取用来衡量从100mL血液中转移到组织的量，可以想象成为$CaO_2 - CvO_2$。因此，氧摄取为3~4mL/dL表明心脏对于需氧增加有充足的储备。不充足的心脏储备时氧摄取为5mL/dL或更高，组织必须通过改变代谢需求来满足氧需求。

混合静脉血氧分压（PvO_2）和混合静脉血氧饱和度（SvO_2）是通过肺动脉血测量的。这些指标对于评估组织的氧合较动脉的指标更好，这是因为静脉可以反映外周组织的氧摄取。正常动脉血氧饱和度为100%，静脉为75%，产生一个正常的动静脉氧饱和度差（$SaO_2 - SvO_2$）为25%。SvO_2增加（>80%）可见于氧输送增加、氧消耗减少（或上述两种情况同时发生）、心输出量增加或肺动脉导管尖端伸入肺毛细血管而不是肺动脉内。SvO_2减低（<50%~60%）于氧消耗增加、心输出量减少或肺功能不全。但是即使存在心血管系统的变化静脉氧饱和度可能仍不变。

动脉二氧化碳分压（$PaCO_2$）

代谢率决定进入血液中的二氧化碳的量，二氧化碳随即以溶解的CO_2、碳酸氢根和氨基甲酸酯转运至肺脏。他们由血液弥散至肺泡，并呼出或通过进出肺脏的气体排出体外。评估动脉血二氧化碳分压可以评估在特定代谢率下的肺泡通气情况。

通气量（V_E）是指每分钟呼出气体的量，等于肺泡和无效腔的通气量之和（$V_E = V_A + V_{DS}$）。肺泡通气量（V_A）是指肺可以从血液中排出CO_2并转移入O_2的量，而无效腔通气（V_{DS}）为无效通气。当无效腔通气增加时必须增加通气来满足充足的肺泡通气量。无效腔通气增加同时伴有高通气血流比（V/Q）（如急性心输出量降低、急性肺栓塞、急性肺动脉高压或ARDS）和正压通气。

因为$PaCO_2$反映机体产生和肺泡排出二氧化碳的平衡，CO_2的累积表明呼吸系统功能衰竭而不能排出机体代谢产生的CO_2。原发疾病过程可能存在于呼吸系统或源于肺外，其中肺外病理过程包括代谢增加引起CO_2产生增加，包括发热、寒战、惊厥、败血症或生理性应激。糖类的肠外营养可提供大于50%的非蛋白能量，但也可能引起高CO_2的产生。

认识呼吸性酸碱不平衡是十分重要的，因为需要辅助的CO_2去除。当V_E增加时，呼吸运动可能造成虚弱及呼吸衰竭。同时认识到$PaCO_2$可能初始时是正常的，但是当呼吸运动超过患者的储备时即可产生该指标升高。当患者的呼吸系统不能将足够的 CO_2 排出时即为通气衰竭。临床上，这种情况存在于呼吸过快、心动过速、肋间肌收缩、辅助呼吸肌使用、出汗及反常呼吸运动等情况。

动脉血气的代谢性指标：碳酸氢根

碳酸氢根的评价反映患者的酸碱状态，血气分析中的碳酸氢根浓度是通过 Henderson-Hasselbalch 公式计算得到并反映该离子情况。血清总 CO_2 含量（tCO_2）通过血清电解质检测，其反映血清中各种形式的 CO_2 总和。碳酸氢根是 tCO_2 的主要成分，还包括溶解性的 CO_2、氨基甲酸酯、碳酸盐及碳酸。计算的碳酸氢根浓度不包括碳酸、碳酸盐及氨基甲酸酯。

通常情况下，动脉和静脉血标本要同时采集，使动脉血气检测碳酸氢根和静脉血浆 tCO_2 检测成为可能。因为静脉总 CO_2 含量较动脉血气测定时包括所有形式的二氧化碳，所以静脉血浆 tCO_2 较动脉血气碳酸氢根高 2.5 ~ 3 mEq/L。如果血标本为动脉血，则 tCO_2 值较计算值高 1.5 ~ 2mEq/L。血浆电解质直接测量的 tCO_2 较高是因为其中包括不同形式的 CO_2。因为动脉血气及血浆电解质 tCO_2 测定临床上都是可用的，对于其各自的临床应用目前存在意见分歧[63]。最近的综述提示包括计算和测定的碳酸氢根指标在大多数情况下相差不大，在临床上的使用都可以接受[64]。

酸碱平衡紊乱

代谢性酸中毒

代谢性酸中毒的诊断为血浆碳酸氢根和动脉 pH 的下降。在解释碳酸氢根浓度时，妊娠期碳酸氢根浓度的基线应该牢记。代谢性酸中毒发生时存在固定酸的积累和碳酸氢根的丢失。固定酸的增加可能存在于糖尿病性酮症酸中毒或乳酸酸中毒时固定酸的产生增多，或肾衰竭时酸排泄的减少。腹泻、小肠瘘或肾小管酸中毒都可以引起细胞外液的碳酸氢根的丢失。

虽然代谢性酸中毒的临床体征没有特异性，但是其可能影响多脏器系统。心动过速可能由于最初的 pH 下降引起，而 pH 下降至小于 7.10 时以心动过缓为主。酸中毒引起静脉收缩和心脏收缩力的受损，当心输出量下降时还存在静脉回流增加。当 pH < 7.20 时动脉发生扩张。机体通过增加呼吸频率和潮气量来代偿酸中毒。母体酸中毒可能是由于胎儿酸中毒时氢离子跨过胎盘引起，因此胎儿 pH 通常较母体 pH 低 0.1。

代谢性酸中毒时机体的代偿反应是 pH 降低所刺激的通气的增加。机体通过增加通气以降低 PCO_2 以使 HCO_3^-/PCO_2 恢复正常。呼吸反应与酸中毒的程度成正比，使预期对于一定的碳酸氢根水平的 PCO_2 保持稳定（表 5.1）。当测量的 PCO_2 高于或低于测量碳酸氢根的 PCO_2 预测值时，则会出现混合酸碱平衡紊乱。当酸中毒发作 12 ~ 24h 后 PCO_2 达到最低值，一旦患者达到稳定状态时此公式就是一个理想的应用[56]。

代谢性酸中毒可分为阴离子间隙和非阴离子间隙性代谢性酸中毒，这有利于判断其病理过程的。一旦发现代谢性酸中毒，应检测血浆电解质并计算阴离子间隙。通常情况下临床病史及一定的诊断性检查可以判断相关异常情况（图 5.5）[65]。

机体电中性的维持是依赖于机体总的阴阳离子的平衡。Na^+、K^+、Cl^- 和 HCO_3^- 是常规检测的血浆中的离子，而 Mg^{2+}、Ca^{2+}、蛋白质（特别是白蛋白）、乳酸、HPO_4^- 和 SO_4^- 是常规的非检测离子。Na^+ 和 K^+ 占阳离子的 95%，Cl^- 和 HCO_3^- 占阴离子的 85%[66]。因此，未测定的阴离子较为测定的阳离子多，阴离子间隙是测定的阳离子（Na^+）减去测定的阴离子（Cl^-、HCO_3^-）的差：

总阴离子 = 总阳离子

$$测量的阴离子 + 未测量的阴离子 = 测量的阳离子 + 未测量的阳离子$$

$$\left[(Cl^-) + (tCO_2) + 未测量的阴离子 \right] =$$

$$\left[(Na^+) + 未测量的阳离子 \right]$$

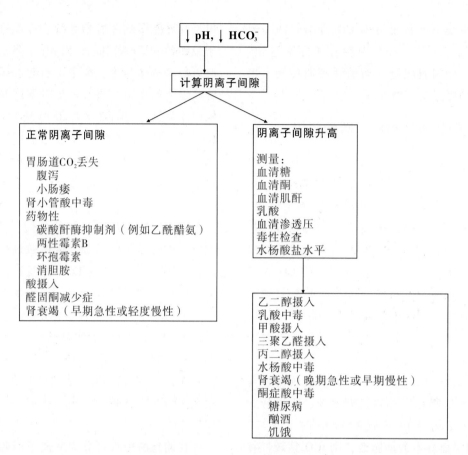

图 5.5 代谢性酸中毒的病因及评估

$$\begin{array}{l} \text{未测量的} \\ \text{阴离子} \end{array} - \begin{array}{l} \text{未测量的} \\ \text{阳离子} \end{array} = (Na^+) - [(Cl^-) + (tCO_2)]$$

阳离子间隙 = $(Na^+) - [(Cl^-) + (tCO_2)]$

阴离子间隙的正常值为 8～16mEq/L。钾离子也可能包括在测量阳离子中,虽然其对阴离子间隙的精确性及应用影响甚微。如果计算阴离子间隙时考虑 K^+ 时,其正常值为 12～20mEq/L[67]。

阴离子间隙的变化包括未测定阴离子和未测定阴离子的变化。阴离子间隙的升高最常见的是包括有机酸(如酮酸或乳酸)和非有机酸(如硫酸或磷酸)的未测定阴离子增多[68]。阳离子(如镁离子或钙离子)的下降也会增加阴离子间隙,但是这些离子血浆水平的变化通常都是威胁生命的。

下面举例一位多饮、多尿伴尿痛的患者来解释阴离子间隙的应用。19 岁妊娠 24 周的初步检查血糖为 460mg/dL,尿酮体 4＋。进一步检查回报为动脉血气分析:pH 7.30,HCO$_3^-$

14mEq/L,血浆 Na^+ 133mEq/L,K^+ 4.1mEq/L,tCO$_2$ 15mEq/L,Cl^- 95mEq/L,其阴离子间隙计算为:

$$\begin{aligned} \text{阴离子间隙} &= [Na^+] - [(Cl^-) + (tCO_2^-)] \\ &= 133mEq/L - (95mEq/L + 15mEq/L) \\ &= 133mEq/L - 110mEq/L \end{aligned}$$

阳离子间隙 = 23mEq/L

阴离子间隙的增高是因为未测定有机阴离子或酮酸的积累或血浆碳酸氢根的减少,因为该患者为 I 型糖尿病患者,接受胰岛素治疗,阴离子间隙正常化,反映血浆中的酮体消失。

我们也需要认识到阴离子间隙的局限性。各种因素可以降低阴离子间隙,但是其重要性并不在于减少的病因,而在于掩盖阴离子间隙增高的能力。因为白蛋白占未测定阴离子中的多数,阴离子间隙会因为白蛋白降低而降低,每降低 1g 的白蛋白,阴离子间隙会下降2.5～3mEq/L,阴离子间隙下降的最常见原因是血浆白蛋白降低,其次包括未测定阳离子的显著性增高(Mg^{2+}、Ca^{2+} 和 K^+)、高脂血症、碳酸锂中毒、多发性骨髓瘤和溴化物或碘化物中毒。

尽管传统意义上增高的阴离子间隙与代谢性酸中毒相关，其在严重的代谢性碱中毒中也会发生。白蛋白的离子活性随着 pH 增高而释放质子，每分子增加一个静负电荷，因此增加未测定阴离子。血容量减少导致的高蛋白血症而增大了阴离子间隙。

如果存在阴离子间隙性酸中毒，阴离子间隙变化与 HCO_3^- 的变化的比例可帮助我们判断存在何种紊乱：

$$\frac{\Delta \text{间隙}}{\Delta HCO_3^-} = \frac{\text{阴离子间隙} - 12}{24 - (HCO_3^-)}$$

在单纯的阴离子间隙性代谢性酸中毒时，这个比例大约为 1.0，因为减少的碳酸氢根等于增加的阴离子，之前所述的糖尿病酮症酸中毒患者的间隙的变化值计算如下：

$$\frac{\Delta \text{间隙}}{\Delta HCO_3^-} = \frac{\text{阴离子间隙} - 12}{24 - (HCO_3^-)}$$
$$= \frac{23 - 12}{24 - 14}$$
$$= \frac{11}{10} = 1.1$$

当酸中毒为单纯性的非阴离子性酸中毒间隙的变化值为 0，间隙变化值为 0.3 ~ 0.7 表示为 1 至 2 种混合性代谢性酸碱平衡紊乱：①增高阴离子间隙性酸中毒和呼吸性碱中毒；②增高阴离子间隙并潜在正常或降低的阴离子间隙。比例大于 1.2 表明代谢性碱中毒叠加高阴离子间隙酸中毒或混合性高阴离子间隙酸中毒和慢性呼吸性酸中毒。间隙变化值由于阴离子间隙和碳酸氢根的宽范围的正常值，其应用受到限制，且其精确性受到了质疑[69]。

正常阴离子间隙性代谢性酸中毒出现时，其尿阴离子间隙能帮助区分酸中毒的类型：

尿阴离子间隙 =（尿 Na^+）+（尿 K^+）-（尿 Cl^-）

尿的阴离子间隙是临床上常用的评估尿铵根离子（NH_4^+）排泄的方法，因为尿中排泄的 NH_4^+ 不能直接被测定，所以尿阴离子间隙有利于判断肾脏对于代谢性酸中毒是否有充分的反映[70]。正常情况下，尿阴离子间隙为正值或接近 0，尿阴离子间隙为负值（$Cl^- >Na^+$ 和 K^+）时发生于胃肠道碳酸氢根丢失因而肾脏排泄 NH_4^+ 增加。相反的，酸中毒患者尿阴离子间隙为正值（$Cl^- <Na^+$ 和 K^+）表明终尿由于肾脏排泄 NH_4^+ 减少而酸化不良。

许多病理过程会导致代谢性酸中毒，其治疗依赖于患者的基本情况。充足的氧合需要保证，机械通气有利于潜在的呼吸衰竭。当动脉血 pH 小于 7.10 或碳酸氢根低于 5mEq/L 时建议使用碳酸氢钠溶液纠正酸中毒。碳酸氢钠使用时必须加强监护，因为过量引起的碱中毒可以降低惊厥发生阈值、不利于周围组织的氧供并且刺激乳酸的过量堆积。

代谢性碱中毒

代谢性碱中毒以血浆碳酸氢根浓度增加和 pH 升高为特征。最主要的临床特征表现为神经精神表现如思维混乱、迟钝和手足搐搦。心律失常、低血压、低通气和许多代谢性改变可能伴随精神症状发生。

代谢性碱中毒是由于酸的丢失和碱的增加。代谢性碱中毒的发生有两个阶段：初始阶段为 HCO_3^- 的生成和增加，接下来为肾脏不能排泄出过多的 HCO_3^-。代谢性碱中毒最常见两个原因分别是胃酸丢失过多和利尿剂的不合理应用。一旦碱中毒发生，患者会出现血容量减少、高碳酸血症、低钾血症、血糖增加和急性高钙血症，以促进肾脏对 HCO_3^- 的重吸收并保持碱中毒。

代谢性碱中毒的呼吸代偿机制较代谢性酸中毒更加有效，而此时预测 $PaCO_2$ 的公式被证明是无效的[56]。碱中毒时机体倾向于降低通气量但是 $PaCO_2$ 很少超过 55mmHg[56,71]。组织和红细胞试图通过细胞内的 H^+ 与细胞外的 Na^+ 和 K^+ 的交换而降低 HCO_3^-。

一旦代谢性碱中毒的诊断确立了，对于尿氯的测定将有利于判断代谢性碱中毒的病因（图 5.6）。对于这种患者检测尿氯较尿钠对于判断患者的血容量情况更会可靠，因为钠离子在尿液中与碳酸氢根一同排出以保持电中性而不完全依赖血容量。因此，低血容量患者存在低尿氯可以准确反映肾脏对于氯化钠的保留。

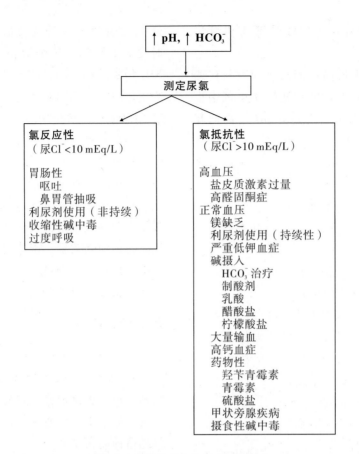

图 5.6 代谢性碱中毒的病因及评估

当尿氯浓度小于 10mEq/L 时用氯化钠溶液可以改善者，被称为氯反应性碱中毒。相反的当尿氯浓度大于 10mEq/L 时表明碱中毒不能被盐水所纠正，而被称为氯抵抗性碱中毒。另外需要注意尿氯水平可能因为尿标本为利尿剂使用后数小时内留取而出现假性升高的情况。

对于代谢性碱中毒的治疗为消除过多的碳酸氢根并且逆转所以使机体保持碱中毒的因素。若尿氯水平表明为氯反应性，输入氯化钠可改善。相反的，生理盐水不能纠正氯抵抗性碱中毒反而可能有害，治疗原发疾病为治疗碱中毒的有效手段。虽然轻微的碱中毒机体通常可以耐受，但是严重病例时患者 pH ≥7.55 可能增加患者死亡率[72,73]。

呼吸性酸中毒

呼吸性酸中毒是以高碳酸血症（PCO_2升高）和 pH 下降为特征的。呼吸性酸中毒的发生表明患者的二氧化碳排出出现衰竭，与 CO_2 的产生不匹配。许多种情况会引起呼吸性酸中毒

（表 5.4）。非妊娠期患者的正常值指标对于妊娠期患者是不适用的，妊娠期患者的 PCO_2 的正常值是 30mmHg。

急性呼吸性酸中毒的临床表现是明显的中枢神经系统表现，因为二氧化碳容易透过血脑屏障，且脑脊液缓冲系统较血液的缓冲容量小，脑部的 PCO_2 升高迅速并引起 pH 下降。因此，神经系统表现较代谢性酸中毒更为明显[59]。急性高碳酸血症也会引起脑血管阻力下降，引起脑血流增加和颅压增高。

呼吸性酸中毒的代偿反应取决于其发生的时间长短，在急性呼吸性酸中毒时，呼吸中枢受到刺激引起通气量增加。在红细胞二氧化碳是中性的，这是因为其中存在血红蛋白及其他缓冲物质，而产生碳酸氢根。急性期的肾脏代偿尚不完全，持续性呼吸性酸中毒（大于 6~12h）肾脏会增加酸的排泄，但是此机制一般需要 3~5d 才能达到完全代偿[74]。

控制呼吸性酸中毒的初始目标是提高肺泡通气量和降低动脉 PCO_2。对患者肺功能的评估

与支持治疗至关重要，二氧化碳的积累是十分迅速的，窒息时患者的 PCO_2 升高速度达 2 ~ 3mmHg/min。呼吸性酸中毒的致病因素需迅速解除，包括解除气道阻塞和气胸、使用气管扩张剂治疗、麻醉复苏或利尿剂的使用。

表 5.4 呼吸性酸中毒的病因

气道阻塞
　吸入性气道阻塞
　喉痉挛
　严重的支气管痉挛

通气受损
　气胸
　血胸
　重症肺炎
　肺水肿
　成人呼吸窘迫综合征

循环障碍
　大面积肺栓塞
　心脏骤停

中枢神经系统抑制
　药物性
　　镇静剂
　　麻醉剂
　脑梗死或创伤性脑病
　肥胖 – 低通气综合征

神经肌肉疾病
　重症肌无力危象
　严重低血钾
　吉兰 – 巴雷综合征
　药物性

充足的氧合十分重要，因为相较高碳酸血症而言，低氧血症更为威胁生命的状态。在妊娠期患者低氧血症会引起胎儿的相应变化。母体的低氧血症和子宫动脉低灌注影响胎儿十分严重，因而必须保证子宫的血流灌注同时保证母体的氧合。当进行积极的处理后仍不能保证充足的通气时，应该尽快进行气管插管和机械通气。

呼吸性碱中毒

呼吸性碱中毒是以低碳酸血症（PCO_2 降低）和动脉血 pH 升高为特征的。急性低碳酸血症常见的临床表现较为明显，包括感觉异常、肢体麻木和精神错乱，心动过速、胸闷和脑血流灌注下降是主要的心血管表现，而慢性呼吸性碱中毒通常情况下无明显的临床表现。

呼吸性碱中毒是肺泡通气增加的结果（表 5.5），通气量增加可能因为脑干或外周化学感受器或疼痛感受器受到刺激。同时大脑高级中枢可能覆盖化学感受器产生不自主的高通气。呼吸性碱中毒通常发生于患者存在严重疾病的情况，反射性的产生低氧血症或酸中毒，或继发于中枢神经系统的功能障碍。

表 5.5 呼吸性碱中毒的病因

肺部疾病
　肺炎
　肺栓塞
　肺淤血
　哮喘

药物性
　水杨酸类药物
　黄嘌呤
　尼古丁

中枢神经系统疾病
　自主性过度换气
　焦虑
　神经系统疾病
　　感染
　　创伤
　　脑血管意外
　　肿瘤

其他原因
　妊娠
　疼痛
　败血症
　肝衰竭
　医源性机械通气过度

呼吸性碱中毒的代偿反应分为急性阶段和慢性阶段，在急性碱中毒时，机体瞬间的 H^+ 下降会使组织和红细胞缓冲释放 H^+。如果低碳酸血症持续时间超过数小时，肾脏会增加碳酸氢根的排泄并使酸的排泄减少，这种代偿反应需要至少数日才能达到平衡，慢性呼吸性碱中毒是唯一一种可以依赖机体代偿达到 pH 正常的酸碱平衡紊乱。

呼吸性碱中毒是一种潜在状态，其治疗通常为改善原发疾病。低碳酸血症本身并不是一种危及生命的状态，但是其可能诱发碱中毒，呼吸性碱中毒时通常应该怀疑是否存在低氧血症、肺栓塞或败血症。这些情况下可能由于仅关注碱中毒而忽视了这些发生。机械通气可能引起医源性呼吸性碱中毒，通常可以通过降低机械通气呼吸频率而改善[75]。

参考文献

[1] Kruse JA. Acid-base interpretations. Crit Care, 1993, 14: 275.

[2] MacRae DJ, Palavradji. Maternal acid-base changes in pregnancy. J Obstet Gynaecol Br Cwlth, 1967, 74: 11.

[3] Hankins GDV, Harvey CJ, Clark SL, et al. The effects of maternal position and cardiac output on intrapulmonary shunt in normal third-trimester pregnancy. Obstet Gynecol, 1996, 88: 327.

[4] Cruikshank DP, Hays PM. Maternal physiology in pregnancy // Gabbe S, Niebyl J, Simpson JL. Obstetrics: Normal and Problem Pregnancies, 2nd ed. New York: Churchill Livingstone, 1991: 129.

[5] Artal R, Wiswell R, Romem Y, et al. Pulmonary responses to exercise in pregnancy. Am J Obstet Gynecol, 1986, 154: 378.

[6] Liberatore SM, Pistelli R, Patalano F, et al. Respiratory function during pregnancy. Respiration, 1984, 46: 145.

[7] Andersen GJ, James GB, Mathers NP, et al. The maternal oxygen tension and acid - base status during pregnancy. J Obstet Gynaecol Br Cwlth, 1969, 76: 16.

[8] Dayal P, Murata Y, Takamura H. Antepartum and postpartum acid - base changes in maternal blood in normal and complicated pregnancies. J Obstet Gynaecol Br Cwlth, 1972, 79: 612.

[9] Templeton A, Kelman GR. Maternal blood-gases, PA⏐d2dend-Pa⏐d2dend (Maternal blood-gases, PaO_2-PaO_2, physiological shunt and VD/VT in normal pregnancy) physiological shunt and V⏐dDdend/V⏐dTdend in normal pregnancy. Br J Anaesth, 1976, 48: 1001.

[10] Pernoll ML, Metcalfe J, Kovach PA, et al. Ventilation during rest and exercise in pregnancy and postpartum. Respir Physiol, 1975, 25: 295.

[11] Awe RJ, Nicotra MB, Newsom TD, et al. Arterial oxygenation and alveolar-arterial gradients in term pregnancy. Obstet Gynecol, 1979, 53: 182.

[12] Hankins GDV, Clark SL, Uckan EM, et al. Third trimester arterial blood gas and acid - base values in normal pregnancy at moderate altitude. Obstet Gynecol, 1996, 88: 347.

[13] Sobrevilla LA, Cassinelli MT, Carcelen A, et al. Human fetal and maternal oxygen tension and acid - base status during delivery at high altitude. Am J Obstet Gynecol, 1971, 111: 1111.

[14] Novy MJ, Edwards MJ. Respiratory problems in pregnancy. Am J Obstet Gynecol, 1967, 99: 1024.

[15] Weinberger SE, Weiss ST, Cohen WR, et al. Pregnancy and the lung. Am Rev Respir Dis, 1980, 121: 559.

[16] Lucius H, Gahlenbeck H, Kleine HO, et al. Respiratory functions, buffer system, and electrolyte concentrations of blood during human pregnancy. Respir Physiol, 1970, 9: 311.

[17] Cain SM. Peripheral uptake and delivery in health and disease. Clin Chest Med, 1983, 4: 139.

[18] Stock MC, Shapiro BA, Cane RD. Reliability of SvO_2 in predicting A-VDO$_2$ and the effect of anemia. Crit Care Med, 1986, 14: 402.

[19] Bryan-Brown CW, Back SM, Malcabalig, et al. Consumable oxygen: oxygen availability in relation to oxyhemoglobin dissociation. Crit Care Med, 1973, 1: 17.

[20] Perutz MF. Hemoglobin structure and respiratory transport. Sci Ann, 1978, 239: 92.

[21] Rackow EC, Astiz M. Pathophysiology and treatment of septic shock. JAMA, 1991, 266: 548.

[22] Shoemaker WC, Ayers S, Grenuik A, et al. Textbook of Critical Care. 2nd ed. Philadelphia: WB Saunders, 1989.

[23] Shibutani K, Komatsu T, Kubal K, et al. Critical levels of oxygen delivery in anesthetical man. Crit Care Med, 1983, 11: 640.

[24] Barron W, Lindheimer M. Medical Disorders During Pregnancy. 1st ed. Mosby-Year Book, St Louis, 1991: 234.

[25] Gemzell CA, Robbe H, Strom G, et al. Observations on circulatory changes and muscular work in normal labor. Acta Obstet Gynecol Scand, 1957, 36: 75.

[26] Ueland K, Hansen JM. Maternal cardiovascular hemodynamics: Ⅱ. Posture and uterine contractions. Am J Obstet Gynecol, 1969, 103: 1.

[27] Walton JR, Shapiro BA, Wine C. Pre-analytic error in arterial blood gas measurement. Respir Care, 1981, 26: 1136.

[28] Bloom SA, Canzanello VJ, Strom JA, et al. Spurious assessment of acid - base status due to dilutional effect of heparin. Am J Med, 1985, 79: 528.

[29] New W. Pulse oximetry. J Clin Monit, 1985, 1: 126.

[30] Al-Ameri MW, Kruse JA, Carlson RW. Blood sampling from arterial catheters: minimum discard volume to achieve accurate laboratory results. Crit Care Med, 1986, 14: 399.

[31] Bhaskaran NC, Lawler PG. How much blood for a blood gas? Anesthesiology, 1988, 43: 811.

[32] Biswas CK, Ramos JM, Agroyannis B, et al. Blood gas analysis: effect of air bubbles in syringe and delay in estimation. Br Med J, 1982, 284: 923.

[33] Morganroth ML. Six steps to acid - base analysis: clinical applications. J Crit Ill, 1990, 5: 460.

[34] Harsten A, Berg B, Inerot S, et al. Importance of correct handling of samples for the results of blood gas analysis. Acta Anesthesiol Scand, 1988, 32: 365.

[35] Mueller RG, Lang GE. Blood gas analysis: effect of air bubbles in syringe and delay in estimation. Br Med J, 1982, 285: 1659.

[36] Madiedo G, Sciacca R, Hause L. Air bubbles and tempera-

ture effect on blood gas analysis. J Clin Pathol, 1980, 33: 864.

[37] Schuch CS, Price JG. Determination of time required for blood gas homeostasis in the intubated, post-open-heart surgery adult following a ventilator change. NTI Res Abs, 1986, 15: 314.

[38] McHugh RD, Epstein RM, Longnecker DE. Halothane mimics oxygen in oxygen microelectrodes. Anesthesiology, 1979, 50: 47.

[39] Douglas IHS, McKenzie PJ, Ledingham IM, et al. Effect of halothane on PO_2 electrode. Lancet, 1978, 2: 1370.

[40] Maekawa T, Okuda Y, McDowall DG. Effect of low concentrations of halothane on the oxygen electrode. Br J Anaesth, 1980, 52: 585.

[41] Dent JG, Netter KJ. Errors in oxygen tension measurements caused by halothane. Br J Anaesth, 1976, 48: 195.

[42] Hess CE, Nichols AB, Hunt WB. Pseudohypoxemia secondary to leukemia and thrombocytopenia. N Engl J Med, 1979, 301: 363.

[43] Nearman HS, Sampliner JE. Respiratory monitoring // Berk JL, Sampliner JE. Handbook of critical care, 3rd ed. Boston: Little Brown, 1982, 125 - 143.

[44] Demling BK, Knox JB. Basic concepts of lung function and dysfunction: oxygenation, ventilation and mechanics. New Horiz, 1993, 1: 362.

[45] Huch A, Huch R, Konig V, et al. Limitations of pulse oximetry. Lancet, 1988, 1: 357.

[46] Dildy GA, Loucks CA, Porter TF, et al. Many normal pregnant women residing at moderate altitude have lower arterial oxygen saturations than expected. Society for Gynecologic Investigation, Atlanta, GA, March, 1998.

[47] Dildy GA, Sullivan CA, Moore LG, et al. Altitude reduces and pregnancy increases maternal arterial oxygen saturation. Society for Maternal-Fetal Medicine, San Francisco, CA, January, 1999.

[48] Richlin S, Cusick W, Sullivan C, et al. Normative oxygen saturation values for pregnant women at sea level. The American College of Obstetricians and Gynecologists, New Orleans, LA, May, 1998.

[49] Goldberg M, Green SB, Moss ML, et al. Computer-based instruction and diagnosis of acid-base disorders. JAMA, 1973, 223: 269.

[50] Davenport HW. Normal acidbase paths // The ABC of Acid - Base Chemistry. 6th ed. Chicago: University of Chicago Press, 1974: 69.

[51] Arbus GS. An in vivo acid - base nomogram for clinical use. Can Med Assoc J, 1973, 109: 291.

[52] Cogan MJ // Brenner BM, Rector FC Jr. The Kidney. 3rd ed. Philadelphia: WB Saunders, 1986: 473.

[53] Haber RJ. A practical approach to acid-base disorders. West J Med, 1991, 155: 146.

[54] Ghosh AK. Diagnosing acid - base disorders. J Assoc Physicians India, 2006, 54: 720 - 724.

[55] Tremper KK, Barker SJ. Blood-gas analysis // Hall JB, Schmidt GA, Wood LDH. Principles of Critical Care. New York: Mc Graw-Hill, 1992: 181 - 196.

[56] Narins RG. Acid-base disorders: definitions and introductory concepts // Narins RG. Clinical Disorders of Fluid and Electrolyte Metabolism. 5th ed. New York: McGraw-Hill, 1994: 755 - 767.

[57] Morganroth ML. An analytic approach to diagnosing acid-base disorders. J Crit Ill, 1990, 5: 138.

[58] Cane RD, Shapiro BA, Templin R, et al. Unreliability of oxygen tension-based indices in reflecting intrapulmonary shunting in critically ill patients. Crit Care Med, 1988, 16: 1243.

[59] Wilson RF. Acid - base problems // Critical Care Manual: Applied Physiology and Principles of Therapy. 2nd ed. Philadelphia: FA Davis, 1992, 715 - 756.

[60] Shapiro BA, Peruzzi WT. Blood gas analysis // Civetta J, Taylor R, Kirby J. Critical Care. 2nd ed. Philadelphia: Lippincott, 1992, 325 - 342.

[61] Narins RG, Emmett M. Simple and mixed acid - base disorders: a practical approach. Medicine, 1980, 59: 161.

[62] Shapiro BA, Peruzzi WT. Interpretation of blood gases // Ayers SM, Grenvik A, Holbrook PR, et al. Textbook of Critical Care. 3rd ed. Philadelphia: WB Saunders, 1995, 278 - 294.

[63] Kruse JA, Hukku P, Carlson RW. Relationship between the apparent dissociation constant of blood carbonic acid and severity of illness. J Lab Clin Med, 1989, 114: 568.

[64] Kruse JA. Calculation of plasma bicarbonate concentration versus measurement of serum CO_2 content. pK`revisited. Clin Int Care, 1995, 6: 15.

[65] Battle DC, Hizon M, Cohen E, et al. The use of the urinary anion gap in the diagnosis of hyperchloremic metabolic acidosis. N Engl J Med, 1988, 318: 594.

[66] Preuss HG. Fundamentals of clinical acid - base evaluation. Clin Lab Med, 1993, 13: 103.

[67] Kruse JA. Use of the anion gap in intensive care and emergency medicine // Vincent MJ. Yearbook of intensive care and emergency medicine. New York: Springer, 1994: 685 - 696.

[68] Oh MS, Carroll HJ. Current concepts: the anion gap. N Engl J Med, 1977, 297: 814.

[69] Salem MM, Mujais SK. Gaps in the anion gap. Arch Intern Med, 1992, 152: 1625.

[70] Halperin ML, Richardson RMA, Bear RA, et al. Urine ammonium: the key to the diagnosis of distal renal tubular acidosis. Nephron, 1988, 50: 1.

[71] Wilson RF. Blood gases: pathophysiology and interpretation // Critical Care Manual: Applied Physiology and Principles of Therapy. 2nd ed. Philadelphia: FA Davis, 1992, 389 - 421.

[72] Wilson RF, Gibson D, Percinel AK, et al. Severe alkalosis in critically ill surgical patients. Arch Surg, 1972, 105: 197.

[73] Rimmer JM, Gennari FJ. Metabolic alkalosis. J Intensive Care Med, 1987, 2: 137.

[74] Nanji AA, Whitlow KJ. Is it necessary to transport arterial blood samples on ice for pH and gas analysis? Can Anaesth Soc J, 1984, 31: 568.

[75] Ng RH, Dennis RC, Yeston N, et al. Factitious cause of unexpected arterial blood-gas results. N Engl J Med, 1984, 310: 1189.

第 6 章　体液和电解质平衡

妊娠对体液动力学和肾功能的生理影响

补液对于低血容量的危重孕产妇而言是基本治疗方法。知晓扩容药物的体内分布和药代动力学，了解妊娠期正常肾功能和体液动力学，对及时复苏不同种类的休克患者和对其他危重患者提供支持治疗都是至关重要的。

正常成年人体内总液体量占体重的 45% ~ 65%。体液主要分布于两大部分，细胞内液（intracellular fluid，ICF）和细胞外液（extracellular fluid，ECF）。细胞内液占体液的 2/3，细胞外液占体液的 1/3。细胞外液进一步分为细胞间液和血管内液，两者之比为 3∶1。细胞内液的调节主要通过改变体内水平衡来实现，而血容量的改变和钠离子平衡相关。由于水可以自由通过绝大多数细胞膜，体内各处的渗透压是相等的。当某处的液体增加，将平均分布于体内，体液分布各处的增长比率与原有分布比率相同。输入与血浆相同渗透压的液体最初分布于细胞外液中，然而 30min 后仅 1/4 的液体存留于血管内。因为多数补液是自由水和等渗液体的结合，因此可以预测输入液体的分布及体内各处的分配。

妊娠期细胞外液额外增长 6 ~ 8L 容量液体，血浆容量相应增长 50%[1]。妊娠期血浆量和红细胞容积都会增长。在妊娠前 30 周血浆容量增长缓慢，但仍多于总血容量的增长，然后维持该水平的容量一直到分娩[2]。妊娠期血浆容积和细胞外液的比值也在增长[3]。多胎妊娠时血浆量增长更多[4-5]，且与胎儿个数呈正相关[6]。

妊娠期发生血浆容量减少可能与胎儿生长受限[7-8]、高血压病[3,4,9,10,11,12]、早产[11,13]、羊水过少[11,14] 和母亲吸烟[15] 有关。妊娠期高血压疾病不会造成总细胞外液量的改变[3,16]，可能与毛细血管通透性增加造成细胞外液在细胞间隙和血管内的分布改变有关。在其他血浆容量减少的情况也存在相同的机制，当采取补液抢救复苏时，临床医生需要明白这种机制。产后 24h 血容量减少[17]，产后 6 ~ 9 周恢复到妊娠前状态[18]。当发生产时出血，细胞内液可转移出以恢复血浆量[17]。

妊娠期红细胞容积增长约 24%[5]，由于血浆容积的增长超过了红细胞的增长，因此会发生生理性血液稀释和妊娠相关贫血。孕 30 周前血细胞比容逐渐下降，之后再逐渐上升[19]。这也与全血黏度的下降相关，此种变化可能有益于胎盘绒毛间的灌注[20]。出血性休克时细胞内液外移，血细胞比容、携氧力进一步下降，此时需要适当的液体替代复苏治疗。

妊娠期肾小球滤过率（glomerular filtration rate，GFR）增加，孕 9 ~ 11 周时峰值超过非妊娠水平接近 50%，GFR 的增加一直到孕 36 周[21]。GFR 增加的原因仍不清楚。可能的机制包括血浆和 ECF 增加，由于白蛋白的减少而致肾小球间的胶体渗透压相对下降以及包括泌乳素在内的一些激素水平的上升[22,13,24]。

妊娠期肾小管的功能受到相应影响。妊娠期发生钠潴留。妊娠期钠潴留的总量约 950 mg/L。在孕妇中很多因素可能与钠的重吸收增加相关。醛固酮、脱氧皮质醇、黄体酮和胎盘泌乳素的水平增加，血浆白蛋白浓度下降等都可能影响钠的重吸收[21]。妊娠期钠的重吸收部分抵偿了由于 GFR 的增加导致的钠排泄增加。高水

表 6.1 扩容成分的特点

成分	Na⁺ (mmol/L)	Cl⁻ (mmol/L)	乳酸 (mmol/L)	渗透浓度 (mOsmol/L)	胶体透压 (mmHg)
林格氏液	130	109	28	275	0
生理盐水	154	154	0	310	0
白蛋白(5%)	130~160	130~160	0	310	20
羟乙基淀粉酶(6%)	154	154	0	310	30

平的黄体酮通过竞争性抑制醛固酮使钠丢失增加[25]。为了满足妊娠期女性对钙的需要，小肠对钙的重吸收增加。孕妇钙的排泄丢失增加，血浆钙浓度和白蛋白浓度都减少，但总离子钙的浓度维持不变。在妊娠早中期，血浆尿酸水平下降，但在妊娠晚期逐渐上升至妊娠前状态。

妊娠对酸碱平衡的影响仍不清楚。在妊娠早期可能发生部分性代偿性呼吸性碱中毒且维持整个妊娠期。动脉二氧化碳分压的预期减少至30mmHg左右，相应的动脉血pH增加到接近7.44[26]。通过碳酸盐的排泄增加，即维持血浆碳酸盐水平在18~21mg/L，以此稳定pH在上述范围内[26]。妊娠期发生的慢性通气过度可能继发于循环中黄体酮水平的上升，黄体酮可能直接作用于脑干呼吸中枢[27]。

体液复苏

对于低血容量性休克的诊治过程中如何进行正确的静脉内输液治疗的问题仍存在较大争议。只要依据个体化需要原则并且参考患者生理指标的变化来指导并调节输液方案，那么治疗不足或过度治疗是可以避免的。绝大多数的危重患者其血管内容量是减少的。在失血性休克中，细胞外间隙容量减少，细胞内液体相对增加，这种现象继发于细胞膜上钠钾泵功能的紊乱[28-31]。外科患者在创伤后通常细胞外液量增多，而血管内容量减少[32]。多数可以获得的关于液体平衡的临床研究通常针对非妊娠患者，只有极少数的资料涉及孕妇。无论休克的具体病理生理机制是什么，在多数危重病例中血管内容量是减少的。因此成功的复苏依赖及时补充血管内容量。

晶体液

在液体复苏中最常使用的晶体液是生理盐水和乳酸林格氏液。生理盐水和乳酸林格氏液的成分详见表6.1。这些液体是等渗溶液，在细胞内和细胞外均匀分布，不会导致液体在不同间隙中的转移。

等渗晶体液

等渗晶体液具有易获得、易于储存、无毒和无副反应等优点，且在液体复苏的治疗中价格并不昂贵。临床上大量输入生理盐水和乳酸林格氏液一般不会造成极为严重的后果，尤其是创伤性休克的患者大量输液一般不会发生酸中毒的情况[33]。由于输入盐水导致的过量氯离子的摄入可以通过肾脏及时排出体外。通过同样的方式，乳酸林格氏液也不会导致休克[34]伴随的乳酸酸中毒，并且并不影响血中乳酸水平的监测[33]。

通过 Starling-Landis-Staverman 公式计算液体通量，可以很容易预测液体在 ICF 和 ECF 迅速分布达到平衡。在输液后的20~30min内，就可以维持细胞外间隙的液体平衡。在健康的非妊娠者中，液体输入后1h内大约25%的液体仍然存在于血管内。而在非常危重和创伤患者中，输液后1~2h内只有20%甚至更少的液体容量留于血管中[35,36]。与白蛋白和全血制品相比，不同的晶体液具有不同的扩容效率，详见表6.2。在等效体积计算下，晶体液在扩充血管内容量上效率低于胶体液。如果要达到胶体液一般的血流动力学及循环指标，需要相当于2~12倍的晶体液[30,36-40]。晶体液能够快速完成细胞内外液的平衡，有效减少肺水肿的发生[41,42]，而外源性补充的胶体液可以使间隙液体不断累积[43,44]。

表 6.2　输入补充血容的液体后体液指标变化情况

补液*	细胞内液量(mL)	细胞外液量(mL)	组织间液量(mL)	血浆容量(mL)
5% 葡萄糖溶液	660	340	255	85
生理盐水或乳酸林格氏液	↓100	1100	825	275
白蛋白	0	1000	500	500
全血	0	1000	0	1000

*在1L液体输入基础上[引自 Carlson RW, Rattan S, Haupt M. Fluid resuscitation in conditions of increased permeability. Anesth Rev, 1990, 17(3): 14]

补液指征

休　克

晶体液中无论是生理盐水是乳酸林格氏液，都可以补充血浆的不足，补充细胞间质中液体和电解质的丢失[32,40,45-48]。无论何种病因的休克，患者在初次临床评估后应当接受迅速地补充液体治疗。积极的补充晶体液可以迅速恢复血压以及外周循环量。如果是相当于 3~4 倍的失血量的补液供给，可以迅速恢复失血量的20%，1L 血的丢失需要 3~5L 晶体液的补充[43,48-51]。在输入晶体液后，后续的液体治疗存在争议，特别是很难维持微血管的稳定性（在败血症、烧伤、创伤和过敏性休克患者中更是如此）。这时进一步的治疗必须在床旁各项生命指标的持续性监测之下完成，这些指标包括尿量、精神状态、心率、脉搏、呼吸、血压、体温以及动态监测的实验室指标包括血细胞比容、血浆白蛋白、血小板计数、前凝血酶原和部分凝血酶原时间等。更进一步的监测对于那些处于持续性休克状态或对初始液体治疗无反应的患者是必要的，因为其生理储备功能很差，难以承受由于液体复苏治疗带来的功能变化。

少尿的诊断

对于极其危重的患者很难区别病因是容量不足还是充血性心力衰竭。肾前性灌注不足使尿量<0.5mL/(kg·h)会导致肾脏衰竭，区别两者具有重要临床意义。足够的补液量至少需要在 5~10min 内给予至少 500mL 的生理盐水或乳酸林格液。而以每小时 200mL 的速度进行补液或等待30min 后或更长的时间复用药物不会起到有效扩充容量的作用，更不会有助于病因的鉴别诊断和容量诊治复苏。如果在首次容量复苏后患者没有反应，可再次重复。如果诊疗过程中，尿量还是没有增加，可能患者不存在严重的血管内容量不足的问题，这时就需要进行侵入性有创监测如动脉导管测压或持续心电监护来进一步评估容量治疗的利弊。对于充血性心力衰竭的患者不存在延迟性容量增加的效应，因为给这些患者补充晶体液，液体会迅速分布在血管内然后进入细胞间隙，只是造成一过性的血管内容量增加。

副作用

晶体液通常来说是无毒且无副作用。然而，过量的输入晶体液会造成肺、大脑、心肌、肠系膜及皮肤水肿，低蛋白血症以及部分组织出现氧分压过低的情况。

肺水肿

等渗晶体液复苏会造成胶体渗透压下降[52,53]，尽管胶体渗透压的这种变化是否真正损害肺功能仍然存在争议[28,36,41,42]。肺可以通过各种机制预防肺水肿的发生，包括增加淋巴回流量，降低肺间质渗透压的梯度以及增加肺间质静水压。上述机制的共同作用限制了胶体渗透压下降[52]。对于那些毛细血管未受损的患者而言，无研究表明给予适量的晶体液复苏后会导致血管外液体的超量负荷[54]。无论给予多少液体，必须严密监测患者的各项生命体征，必须给予充分的氧疗并且防止肺水肿的发生。

周围水肿

周围水肿是常见的液体复苏治疗的副作用，但是可通过密切的循环呼吸等复苏监测避免。过度的周围水肿可能造成软组织氧输送减少，致使伤口愈合较差、皮肤坏死、感染等并发症[55-57]。尽管存在这样的副作用，但积极给予大量晶体液复苏仍能提高烧伤患者的预后[58]。

肠道水肿

过度的晶体复苏治疗会造成消化系统水肿，可能导致肠梗阻、腹泻，当然这些也可能是低白蛋白血症的并发症[59]。通过检测胶体渗透压梯度改善低渗透压状态可以避免消化系统水肿的发生。

中枢神经系统

在正常人体循环中，大脑可以通过血脑屏障和大脑自动调节系统避免容量变化相关的损伤。然而，休克患者可能存在原发性或继发性的中枢神经系统损伤，进而损害原本正常工作的防御机制。在这种情况下，应严密监测胶体渗透压及梯度，防止脑水肿的发生。

胶体溶液

胶体液是大分子物质，不容易通过细胞膜，可以增加血浆胶体渗透压，使细胞间隙中的液体向血管内流动。在血管内存留的时间越长作用越显著。最明显的作用就是与晶体液相比扩张相同容量所需输入量减少。

白蛋白

白蛋白是胶体样物质，在肝脏中产生，约50%肝脏产生的蛋白就是白蛋白[60]。在维持血浆胶体渗透压作用中占70%~80%[52,62]，如果白蛋白下降50%，会使正常血浆胶体渗透压下降1/3[62]。

白蛋白是高度水溶性多肽物质，分子量大约在66 300~69 000D[62]，其在血管内外分布的比例是不相等的[62]。正常血浆白蛋白浓度维持在3.5~5g/dL（1g/dL = 10g/L），受白蛋白自身合成、液体分布和细胞内液体丢失速率等的影响[63]。白蛋白的浓度也反映了机体的营养状态。由于白蛋白生成减少，如饥饿和过度丢失（失血）导致自身分解减少以及代偿性细胞间隙分布的增加[61,64]。急性创伤和应激会降低血管内容量，间隙中的蛋白质通过淋巴管或毛细淋巴管转移到血管内[65]。白蛋白的合成由甲状腺

激素[66]和皮质激素[67]控制，如果胶体渗透压上升，白蛋白的合成就减少[68]。

白蛋白结合水的能力和给予的白蛋白的多少以及血浆容量的减少程度相关[67,69]。1g白蛋白可以升高血浆大约18mL[52,70,71]。在5%或25%的等渗溶液中白蛋白是稳定的，因此，100mL 25%的白蛋白溶液可以在30~60min内提高约450mL的血管内容量[36]。随着细胞外间隙量的减少，这样的提升机制并不足够充分，尤其是在仅仅作为液体复苏治疗一部分的时候[52]。5%的白蛋白溶液500mL含有白蛋白25g，可以提升细胞外容量450mL，在这种情况下，给予的白蛋白可以保留一同进入血管内的液体。

输入的白蛋白在血浆中的半衰期约为16h，90%的白蛋白可以在输入后在血管内保留2h[52,72]。在之后的7~10d可以保持血管内外间隙的平衡[73]。75%的白蛋白在2d内耗尽。对于休克患者，在复苏后的至少2d内给予血浆白蛋白可以显著提升胶体渗透压[53]。

指　征

白蛋白通常用于低血容量性休克患者。在美国，输入白蛋白患者中的26%是用于治疗急性低血容量（外科性血液丢失、创伤、出血），12%治疗其他原因导致的容量不足，例如感染等[74]。急性休克患者复苏治疗最主要的目标是恢复血管内容量，恢复组织灌注。对于急性失血量超过自身血量30%的患者，可能需要尽早与晶体液一同输入胶体液，维持外周组织的有效灌注。在急性期的复苏阶段治疗目标是维持血浆白蛋白在2.5g/dL以上。对于不存在水肿的患者，25%的白蛋白可帮助患者动用自身的细胞外间隙的白蛋白流动。对于那些怀疑存在微血管损伤的患者（尤其是继发急性呼吸窘迫的患者）应当限制使用白蛋白，因为白蛋白通过毛细血管流向细胞外间液，加重肺水肿。如果毛细血管未损伤，对于烧伤[61]患者在复苏后24h内应用无明显禁忌。

无论造成休克的原因是什么，对于容量不足的患者使用白蛋白是存在争议的。在一篇30例小样本临床随机对照试验的系统性meta分析

中，比较了在低血容量或烧伤患者中使用白蛋白或血制品和仅使用晶体液的疗法比较，研究发现不能得出白蛋白会降低死亡率的结论[75]。在其后的另一篇系统 meta 分析中，却发现纳入的研究报告并未体现随机化原则，存在纳入偏倚影响文献质量，即不同研究间有明显的异质性[76]，因此很难得出较为可靠的结果。即便如此，研究结论认为尚无足够证据证实白蛋白的使用会带来明显益处，在降低危重患者死亡率的前提下，使用大量晶体液和使用白蛋白效果是一样的。最后，考虑到卫生经济学效应，白蛋白的普及使用仍存在争议。一项研究中称即便使用最便宜的白蛋白，美国将会为此每年支出约 300 万美元的高昂额外的医疗费用以支持白蛋白为主的胶体复苏治疗[74]。

副作用

目前已报道了很多白蛋白的副作用。如白蛋白使用过程中可能加速呼吸衰竭导致肺水肿的发生。然而，暂不考虑感染等因素的存在，液体复苏治疗的方法及容量管理比起液体的选择更易对呼吸系统造成影响[42,48,77-79]。白蛋白可能降低血浆游离钙离子浓度，导致心肌收缩力减弱[44,80-82]。另外还可能妨碍免疫应答。白蛋白的输入可能导致轻微或一过性的凝血酶原时间、部分凝血活酶时间及血小板计数异常[83]。然而，导致上述变化的确切原因在临床上仍然是未知的。曾报道由于白蛋白导致的过敏反应发生率为 0.47% ~ 1.53%[61]。这些异常反应通常是一过性的，包括荨麻疹、寒战、发热以及很少见的低血压。尽管白蛋白是从人血浆中提取，是否有诱发肝炎或获得性免疫缺乏综合征的发生还不得而知。因为白蛋白的提取过程中是经过加热萃取的。

羟乙基淀粉

羟乙基淀粉是一类合成的胶体样物质，与糖原很相似。它是由羟乙基转化为糖原，支链淀粉残余形式的一种[84]。在 6% 的生理盐水中羟乙基淀粉可以稳定存在。该分子的分子量约为 480 000D，约 80% 的分子的分子量为 30 000 ~ 2 400 000D[85-87]。羟乙基淀粉在血中

快速被淀粉酶代谢分解，其降解的速度取决于糖原代谢分解的程度[87-89]。

在静脉输入羟乙基淀粉后尿中几乎立即可以查出小分子物质（分子质量约为 50 000D）[90]。这些化合物在输液后的 24h 内分泌出，46% 的分子可能在 2d 后排泄出，另有 64% 的分子在 8d 后排泄出[86,91]。胆红素的分泌不及人体清除的 1% 甚至更少[92]。大分子物质一般在网状内皮系统内代谢[93-95]，并且在很长一段时间内以原物质形式存在[89,96]。血中的淀粉酶也可以将大分子物质转变为小分子多肽或游离葡萄糖。最终这些小分子物质通过肾脏、大肠排出体外。在糖尿病的动物模型中[97]，糖含量的多少并不会直接导致血糖过高的发生。羟乙基淀粉的半衰期代表了大部分小分子物质的半衰期。在输入羟乙基淀粉后，大约 90% 在 42d 左右被清除，最终的半衰期为 17d 左右[86]。

指 征

羟乙基淀粉可以长效扩充血管内容量，可用于继发大出血、创伤、败血症和烧伤的休克患者当中。初次治疗所扩张的血管容量大约为自身液体输入量[69,98,99]，其扩充血管内容量的效果接近 5% 白蛋白[94,100,101]。在输入后 3h 内，70% 的血浆容量被扩充，12h 后仍有 40% 的容量。在输液后的 24h 内[94]，理论上 28% ~ 38% 的药物仍然滞留于血管内[102]。在增加血浆胶体渗透压的角度上[91,103-105]，羟乙基淀粉和白蛋白有着相似的作用[53,105]。羟乙基淀粉的最大推荐剂量为 1500mL/70kg。

副作用

羟乙基淀粉的输入可以增加 2 ~ 3 倍的血浆淀粉酶的数量，高峰时间为输入后的 12 ~ 24h，升高持续时间可达 3d 甚至更久[90,106-108]。目前尚无相关胰腺功能损伤的报道[107]。肝功能的损伤多半并非由于羟乙基淀粉本身引起的，而是继发肝内血管阻塞导致的腹水[44]。

羟乙基淀粉似乎并不会增加组胺物质的释放[109]，或导致过敏[110,111]。人群过敏反应的发生率低于 0.1%，而在休克和呼吸循环衰竭患者中该副作用的发生率更低于 0.01%[92]。在每

日剂量低于 1500mL，羟乙基淀粉并不会增加临床大出血的发生，仅少数几个临床化验指标会发生变化[100,112]。如一过性的血小板降低、凝血活酶和凝血酶原时间延长、纤溶亢进、凝血因子Ⅷ水平降低、血小板聚集黏附和出血时间延长等[113-116]。羟乙基淀粉导致的弥散性血管内溶血[117]及颅内出血、蛛网膜下腔出血也有相关的报道[118,119]。

电解质紊乱

尽管妊娠期可以发生各种代谢紊乱，但一些特别的电解质紊乱需要引起产科医生特别的重视：

- 水中毒（低钠血症）
- 妊娠剧吐
- 与糖酵解相关的低钾血症
- 子痫前期治疗中镁离子使用造成的低钙血症
- 子痫前期治疗造成的高镁血症

容量和渗透压的控制

在正常生理情况下，钠和水是主要调控血管内外容量和渗透压平衡的决定性因素，同样也受到肾素-血管紧张素和血管升压素的调节。

任何原因造成的细胞外间隙容量减少会刺激肾脏肾小球压力感受器，释放肾素，通过血管紧张素Ⅰ和血管紧张素Ⅱ，刺激肾脏皮质分泌醛固酮，导致肾脏集合小管对钠的重吸收增加，水和钠一起使细胞外容量恢复。

当细胞外液渗透压浓度升高超过预订值（通常是 280~300mmol/L），下丘脑刺激垂体后叶释放精氨酸加压素（arginine vasopressin，AVP），垂体后叶素作用于肾脏集合小管最大限度地刺激水的重吸收。垂体后叶素有三种受体，1A 受体存在于血管内皮和心肌等平滑肌中，刺激这些受体造成血管收缩；2 型 AVP 受体存在于肾脏集合小管中，刺激这些受体将重吸收水分；1B 受体存在于垂体前叶，介导促肾上腺皮质激素的释放[120]。水的重吸收降低血浆浓度，

调节正常功能。当细胞外液渗透浓度降低，AVP 释放关闭，水的重吸收被抑制。这样，正常的平衡再次恢复。尽管上述机制是渗透压调节的主要机制，另外还存在其他刺激 AVP 释放的生理机制[121]。在产科大出血中，血液下降及血容量下降是经常碰到的问题。这些情况导致 AVP 上升，另外，呕吐也是刺激 AVP 释放的因素之一。妊娠常合并功能稳态丧失，在早孕阶段渗透压开始自我调节达到新的平衡，释放 AVP 的渗透压阈值似乎下降[122]。总之阈值下降到非孕状态 10mmol/L 以下。通过实验室可以测量渗透压浓度，但也可通过临床情况进行评估。细胞外液中 95% 是钠离子和其他离子成分，因此测量血浆渗透压浓度的计算公式可以如下[121]：

渗透压 = 2.1 × 血浆钠离子的浓度

钠离子代谢紊乱

低钠血症

低钠血症是指血浆中钠离子浓度低于 135mmol/L。血浆渗透压浓度下降导致水分进入细胞内，使细胞过度肿胀，这是造成各种并发症的主要原因。当机体游离自由水增多并且钠离子丢失增多则会发生低钠血症，当水负荷过重时，血浆渗透压下降，AVP 合成和分泌减少，集合小管中水的重吸收减少，尿液稀释，迅速排除机体内额外的水。当血浆钠离子浓度低于 135mmol/L，或血浆渗透压低于 275mmol/kg，通常 AVP 分泌停止（表 6.3）。肾脏处理水的功能失衡会导致低钠血症。远端小管或髓袢生成自由水的能力下降时，自由水的排泄也会减少[123]。血管内心房利钠肽（atrial natriuretic peptide，ANP）和醛固酮的水平将导致血浆钠离子浓度的显著改变，这在双胎妊娠中更加明显[124]。真正意义上的低钠血症可能伴随正常的血浆渗透压，这和高血糖、氮质血症及使用甘露醇治疗等相关[125]。

病因

缩宫素由垂体后叶分泌的多肽类激素。与其他垂体后叶分泌的多肽类激素不同，仅有 2

个氨基酸。尽管缩宫素和 AVP 有完全不同的生理作用，缩宫素仍然可以有部分 AVP 的作用。当缩宫素以 45mU/min 的速度输入时，抗利尿作用达到最大，此时相当于 AVP[126,127]。当以更高的浓度或使用时间延长，并与 5% 的葡萄糖溶液或低渗溶液一起使用，则会发生低渗性水中毒。上述解释了临床上使用缩宫素会发生水中毒的原因。使用生理盐水或平衡液可以有效防止水中毒的发生。当然在使用缩宫素处理产程停滞以及产程延长时，由于使用缩宫素频繁，仍然会有水中毒的危险性[128-130]。2002 年美国[131]大约 2% 的医院仍然使用 5% 葡萄糖稀释缩宫素[132]。

表 6.3　导致低钠血症的常见原因

低容量性低钠血症

胃肠道损失（呕吐、腹泻）

肾脏丢失（肾小管性酸中毒、排钠性肾病）

经皮肤损失（烧伤）

利尿剂

等容量性低钠血症

抗利尿激素分泌异常综合征

药物（如吲哚美辛、氯磺丙脲、巴比妥类镇静药物）

肿瘤

中枢神经系统疾病

生理及心理创伤

糖皮质激素缺乏

肾上腺功能低下

甲状腺功能减退

高容量性低钠血症

水肿状态（心功能低下、肾病综合征、肝硬化）

妊娠剧吐是另一个导致妊娠期水电解质紊乱的病因之一。妊娠剧吐在妊娠期的发病率约为 0.3%~2%，其可能导致钠、钾、氯和其他电解质的减少。低钠血症会导致乏力、眩晕和 Wernicke 脑病，Wernicke 脑病继发于维生素 B₁ 的缺乏，通常临床表现为意识丧失、共济失调及不正常的眼球运动。过于积极治疗低钠血症可能导致脑桥髓鞘溶解症[133,134]。

少数情况下，子痫前期并发低钠血症，这是由于抗利尿激素分泌失调综合征（SIADH）或低血容量性低钠血症导致的。文献报道认为双胎妊娠比单胎妊娠发生上述风险的可能性更大[135]。

严重的产后出血会造成垂体前叶溶解，或称为希恩综合征（Sheehan's syndrome），这也和低钠血症相关。垂体坏死和促肾上腺皮质激素的功能失调及抗利尿激素的分泌异常相关。甲状腺功能减退症（简称甲减）也是造成低钠血症的病因之一[136]。

临床表现

患者通常的主诉包括头痛、恶心、呕吐，进行性定向障碍和晕厥昏迷等。低钠血症可能导致脑水肿，永久性神经功能受损及死亡。症状的严重程度和脑水肿发生的速度及程度相关，同时也与血浆中钠离子的浓度相关[137,138]（表 6.4）。

表 6.4　急性血钠减少相关的神经系统症状

血钠水平（mmol/L）	症状
120~125	呕吐、腹泻
115~120	头痛、昏睡、反应迟钝
<115	惊厥、昏迷

通过详细的病史采集、体格检查和实验室检查容易诊断低钠血症。病史采集应当注重由于恶心、呕吐造成的液体丢失的容量的计算，注意液体补充时采用的是低渗还是等渗液体。医生必须寻找肾脏衰竭的临床症状，注意患者是否使用了利尿药及其他如尼古丁、抗抑郁药、精神疾病治疗用药、非类固醇类抗炎药、甲基黄嘌呤、氯磺丙脲和苯巴比妥类等药物。精神状态的评估和神智情绪等分析也是非常重要的，因为强迫性喝水可能也会导致低钠血症的发生。实验室检查包括血浆各离子浓度、尿素氮、肌酐，尿液检查中的电解质分析及血浆渗透压的计算。

假性低钠血症是指实验室检查钠离子浓度低于正常范围，但实际上血浆钠离子的总量并未发生变化的一种情况。这种情况发生于输入大分子量的其他离子假性相对性稀释了钠离子，尤其常发生于高脂血症患者。血浆钠离子浓度低但渗透压正常提示假性低钠血症，但并不能确诊该症状。必须核实血浆浓度，确认患者有无存在高脂血症的情况即血浆呈牛奶样外观，并且进行实验室血脂检查，进行血浆蛋白、血浆钠离子、渗透压和血糖的再一次检查确认。

尿液渗透压 <100mmol/L（特别是尿比重 <1.003）常见于原发性烦渴或高容量性低钠血症。而尿液渗透压 >100mmol/L 常见于 SIADH。在评估与渗透压浓度低相关的低钠血症时，必须对 SIADH、有效循环血量下降、肾上腺功能失调和甲减等疾病进行仔细鉴别。尿液中钠离子分泌 <25mmol/L 通常提示容量不足， >40mmol/L 提示SIADH、高容量性低钠血症、肾病或肾上腺功能紊乱。尿素氮 <10mg/dL[139]，肌酐浓度 <1mg/dL 以及血浆尿酸 <4mg/dL[140] 时常提示循环血容量正常。

在考虑诊治低钠血症时必须考虑以下三个方面。其一，持续时间。症状持续时间是否低于或超过 48h。其二，患者是否有低血容量、等容量、高血容量的情况。其三，必须考虑症状的严重程度。低血容量性低钠血症可以通过输入生理盐水诊疗，SIADH 常见于等容量性低钠血症，可以通过限制液体输入诊疗。如果患者存在神经系统方面的症状，3% 的氯化钠溶液是必要的，可以加快自由水的排出。正常浓度的生理盐水会增加水潴留并且加重低钠血症，因此不推荐使用。高血容量性低钠血症可伴随充血性心力衰竭、腹水及全身水肿，此时必须限制液体输入、利尿或给予螺内酯[141]。

高渗钠离子溶液的积极治疗对于急性低钠血症出现明显并发症和血浆钠离子浓度低于 110mmol/L 的患者来说是需要的。

过于迅速纠正低钠血症是有害的，会导致脑桥髓鞘溶解症。通常表现为下肢轻瘫、构音障碍、语言障碍、昏迷和抽搐的发生。最佳诊断方法是核磁共振，但影像学检查可能 4 周后才发现问题[142]。为了降低慢性低钠血症的并发症，必须以 0.5mmol/（L·h）的补液速度进行[142]。对于急性、有显著症状的且有脑水肿高危风险的患者可以在最初的 3~4h 内以1.5~2mmol/（L·h）进行快速补液[143]。对于并发的低钾血症，补充钾离子可至血浆钾离子正常浓度的高值[144]。总之，适当的 0.45% 的氯化钠溶液中含有 40mmol/L 的钠离子，适合输液。

对于有低渗透症状的患者，静脉补充高渗透浓度的钠离子溶液可以迅速纠正低钠血症状态。提升血浆钠离子浓度水平的液体输入钠离子用量公式为 0.5×体重×钠离子。钠离子可以通过 3% 的氯化钠溶液供给。继发于液体负荷过多的低钠血症，可以通过利尿快速排出水分。利尿药可能导致水分和钠离子的同时丢失，但后者可在静脉输入高渗钠离子溶液时避免。对于病情极为危重的患者，腹膜透析或血液透析是非常必要的[145]。通常给予成人利尿药的首次剂量为 40mg，静脉注射。在给予高渗盐水后的 2~4h 可以再次静脉注射呋塞米。治疗的同时应当注意补充钾离子。慢性低钠血症应当注意限制液体的摄入，尤其是对于有心力衰竭原发病的患者，对于这些患者给予利尿药和 ACEI 是有效的。对于围生期孕妇使用 ACEI 类药物应当注意，其会导致羊水过少、肾脏畸形等。甘露醇也可以配合利尿药使用，尤其是在急性低钠血症发生的 48h 内，并且可用于高渗盐水无法短时间内应用的情况，甘露醇能够有效改善神经系统症状并降低颅内压[147,148]。

一种叫"vaptans"的非肽类精氨酸加压素拮抗剂可用于治疗低钠血症的新药，其作用于血管升压素受体，阻滞 AVP 在肾脏小管、垂体和平滑肌中与受体的结合[120]。考尼伐坦可以与 V1A/V2 受体结合，并且已被美国 FDA 批准用于治疗低钠血症的患者；其还可以用于和 SIADH 相关的低钠血症以及和甲减、肾上腺功能不全相关的低钠血症[149,150]。Tolvapatan 是选择性 V2 受体拮抗剂，也有上述相似的作用。目前文献还未有报道将考尼伐坦在妊娠期使用，因此其使用安全性和对胎儿的致畸性尚不明确。瑞考伐普坦（SR 49059）是血管升压素 V1A 受体拮抗剂，研究证实有抑制子宫收缩的作用[151]。

高钠血症

病 因

高钠血症是指血浆钠离子浓度升高，超过 145mmol/L，导致机体处于高渗状态。增加的渗透压会使水移出细胞外，导致细胞脱水。然而，高钠血症时细胞外容量也可以正常、降低或升高[152]。高钠血症是由于水分丢失、钠潴留或上述两方面的原因。水分丢失是由于丢失量增加或摄入减少或由于钠离子摄入过多而肾脏排除减少所导致。表6.5显示了高钠血症的不同病因。对于妊娠期而言，有两个特别重要的情况会导致高钠血症的发生。第一个是由于在第二产程中使用的高渗溶液导致的医源性高钠血症，作为一种流产手段向羊膜腔内注入高渗溶液，其中20%会通过胎盘血管间隙注入母体内造成急性的有显著症状的高钠血症，渗透压危象以及弥散性血管内溶血。幸运的是，在美国以该方式流产的手段已废弃，但在其他国家仍有使用[153]。

妊娠一过性糖尿病尿崩症(Transient diabetes insipidus of pregnancy，TDIP)已越来越多被产科医生所熟识，尽管并不常见。通常表现为多尿、烦躁，血浆钠离子浓度正常或升高。最重要的是，绝大多数患者会发展为子痫前期重度、肝功能衰竭如妊娠合并急性脂肪肝。

表6.5 高钠血症的原因

水丢失

不显损失：烧伤，呼吸系统感染，体育锻炼

胃肠损失：胃肠炎，营养吸收障碍综合征，渗透性腹泻

经肾脏损失：中枢性尿崩症(妊娠期暂时性尿崩症，希恩综合征，心跳呼吸骤停)，肾性尿崩症(X染色体相关的遗传病，镰刀形红细胞贫血病，肾衰竭，含锂药物，甘露醇或葡萄糖利尿作用)

水摄入减少

下丘脑功能紊乱

意识丧失

限制饮水或无能力饮水

钠保留

钠或高渗溶液摄入增加

高钠性人工流产

正如前文所述，妊娠期孕妇的口渴阈值下降，ADH释放的渗透阈值下降。另外，胎盘也会产生血管升压素，作为一种半胱氨酸-氨基肽，其破坏半胱氨酸-氨基肽之间的连接，迅

速中和利尿激素的作用[154-155]。肝脏被认为是降解血管升压素的主要场所，而急性肝脏疾病会降低血管升压素的清除率。

孕前就有明显或轻微症状的孕妇可能进行性发展为多尿、烦渴，这是由于妊娠期内源性ADH在肾脏重吸收水的能力下降导致，可能有两类女性会发展成为TDIP。第一类女性在孕前症状不典型，有亚临床性一过性糖尿病性尿崩症。机体无法产生足够的ADH，无法结合增加的血管升压素，导致后期临床上出现显著症状。在这组患者中，妊娠期发生子痫前期和肝功能受损的可能性较低。第二类患者由于肝功能异常导致血管升压素代谢降低，致使临床上出现显著的症状[156]。在这一组患者中，非常有意思的现象是孕妇多数怀的是男胎。在一项病例报告中，回顾性分析了17例TDIP的孕妇，16例肝功能异常，12例舒张压≥90mmHg，6例有明显的蛋白尿[155]。

TDIP通常在其后的妊娠状态中一般不会复发[157]。有尿量增多、烦渴的患者应当评估是否存在隐性糖尿病的存在，评估子痫前期及肝脏疾病的风险。如果排除了上述疾病，血浆电解质、肌酐、肝酶、胆红素、尿酸、全血细胞计数、外周血涂片、尿液分析及24h尿蛋白必须进一步执行检查。TDIP的诊断还可以通过禁盐试验完成，每小时监测血浆钠离子、渗透压和尿液中钠离子、渗透压的变化。正常情况下，当禁水时，钠离子和血渗透压会上升，尿液浓缩，尿液渗透压上升，尿量减少。而在患者尿渗透压不上升，尿液持续处于稀释状态，尿液无法浓缩说明肾脏源性糖尿病的可能，集合小管对ADH失去反应。在妊娠期进行这样的试验必须特别当心，因为血浆容量减少，子宫灌注减少可能诱发子痫前期，因此需要进行实时胎心监护。由于妊娠期渗透压生理性下降，对于诊断尿崩症(diabetes insipidus，DI)的渗透标准可能降低，检查有助于区别肾脏源性DI(NDI)还是原发性DI(CDI)。

DDAVP (1-desamino-8-D-argenine-vasopressin)是ADH的合成类似物，对于血管升压素的降解并不敏感。因此，是治疗TDIP的理想型

药物，可以通过鼻部喷雾（10～20μg）或皮下（1～4μg）使用。DDAVP 对于催产素不会造成太大影响，如果对 DDAVP 没有效果的患者很可能是肾源性 DI。

临床表现

这些症状主要是肾脏来源的。最早的症状是乏力、虚弱和活动能力减少[158,159]。进一步发展为抽搐、昏迷和死亡，通常很难鉴别症状是继发于肾脏疾病还是真正的高钠血症。患者也可能有容量过度或容量不足的症状，DI 患者可能出现夜间尿量增多、烦躁的症状。

诊　断

高钠血症通常会发生精神状态的改变，因此，采集完整的病史非常困难。体格检查有助于评估患者的容量状态以及发现潜在的神经系统异常。尿比重低于 1.010 通常提示 DI 的发生。在这种情况下给予 ADH 可以区分中枢性 DI（ADH 反应上升而尿容量和比重下降）和肾脏源性 DI（没有变化）[160]。大于 1.023 的尿比重通常见于大量非显性失水以及胃肠道水分的丢失，原发性渴感减退以及大量高渗液体的输入。临床上必须仔细记录尿量，因为每天超过 5L 的液体流失通常见于锂离子中毒、原发性烦渴综合征以及肾脏源性 DI。限制水摄入的试验可以帮助区分 CDI 和 NDI。

治　疗

高钠血症的治疗可以输入水或去除多余的钠离子，如何选择最佳的诊疗方案取决于机体钠离子的状态及水容量。如果水的减少是高钠血症的病因，则补充水分。如果钠含量过高，则应该去除多余的钠离子。快速纠正高钠血症会造成脑水肿、抽搐、永久性神经损伤以及死亡[137]。血浆钠离子浓度应当缓慢降至正常水平除非患者有明显的高钠血症症状。TDIP 引起的高钠血症通常病情比较缓和，因为人体的口渴反馈机制并未被抑制。继发于其他原因引起的高钠血症往往病情严重。当由于水的严重丢失造成的高钠血症明确诊断时，补充循环中的水是必须的。水缺乏容量的计算公式如下：缺失水量 = 体重 × 0.55 × Na/Nab。Nab 是机体需

要钠含量，这个计算公式可以明确需要将钠离子降至正常浓度时需要的水含量。在急性有明确症状的高钠血症患者中，最开始的 4h 可以降 6～8mmol/L。但是之后，下降不应超过 0.5mmol/L，随着高钠血症病情的进展，慢性的进展过程往往不会引发中枢神经系统症状，因此不需要迅速纠正，一般每天的纠正速度为 0.7～12mmol/L[161]。纠正时使用的液体取决于患者临床状态，可以用葡萄糖溶液、口服或静脉滴注来纠正单纯机体缺水的患者。如果同时存在钠离子丢失的情况，如呕吐或腹泻，推荐使用 0.25mol/L 的含钠溶液。对于低血压患者，生理盐水可以一直使用到组织灌注被纠正。因此，可以应用稀释度更高的含钠溶液。

对于体内钠离子过量的患者，恢复正常钠离子含量往往需要加快尿钠排泄，但通常尿钠排泄不能及时发生，这时可以通过利尿剂排除多余的钠离子。5% 的葡萄糖加入呋塞米可以用于治疗这类情况，但必须当心钠离子的浓度下降过快可能造成的后遗症。呋塞米给予的剂量可以高达 60mg，每 2h 静脉输入。急性肾衰竭的患者可以通过透析治疗。

肾脏源性糖尿病，通常对 ADH 或 DDAVP 没有反应，需要噻嗪类利尿药结合低钠、低蛋白饮食。应当教育原发性烦渴综合征的患者按时饮水。使用氯磺丙脲刺激口渴中枢在部分患者中是有效的[162]。

钾离子代谢的异常

机体钾离子的总量平均约为 50mmol/kg，一般 70kg 的非孕个体有 3500mmol 的钾离子含量，但仅有 2% 存在于细胞外[163]。妊娠中机体会额外累计 300～320mmol 的钾离子含量，其中的 200mmol 是妊娠的产物[163,164]。妊娠期血浆钾离子水平较之非孕状态发生轻微变化，平均血浆钾离子浓度下降 0.2～0.3mmol/L。血浆钾离子浓度由三方面因素决定。钾离子的消耗，无论是由食物中摄取还是静脉补液获得的钾离子都通过肾脏及消化道排泄，肾脏分泌钾离子的多少取决于钾离子重吸收的量，最重要的是钾离子在远曲小管和集合管中的分泌。醛固酮

提高钾离子在远端小管的重吸收能力，同时提高小管内钾离子通过细胞膜的通透性，并且进一步加速钾离子的分泌[121]。急性酸中毒会降低肾脏分泌钾离子的能力，而碱中毒则使更多的钾离子分泌进入远端小管。钾离子在细胞内外间隙的移动通过钠钾 ATP 酶泵控制，该泵积极将钠离子移出细胞外，同时将钾离子带入细胞内。酸碱平衡对于钠钾 ATP 酶泵的正常运作至关重要。简而言之，酸中毒会抑制钠钾 ATP 酶泵而碱中毒则活化钠钾 ATP 酶泵。因此，酸中毒导致钾离子流出细胞外，降低肾脏远端小管分泌钾离子的能力，导致高钾血症。碱中毒的结果则相反，导致低钾血症。

低钾血症

病　因

表 6.6 列出了低钾血症的病因。在产科低钾血症的原因中，一个比较特别的原因是静脉给予 β_2 肾上腺激动剂用以治疗早产[165]。β_2 肾上腺激动剂通常具有广泛的代谢作用。刺激肝脏中的 β_2 肾上腺受体将导致肝糖分解，血糖水平上升。增加的葡萄糖以及 β_2 肾上腺受体的直接刺激将导致胰腺胰岛细胞分泌过量的胰岛素，激活 Na^+-K^+-ATP 酶泵。在给予 β_2 肾上腺激动剂后的几分钟内就会发生血钾离子浓度的降低，并且发生在血糖和胰岛素水平上升之前。随着血糖水平的升高和胰岛素分泌增加，钾离子水平急剧下降，迅速移入细胞内[166]。尽管由胰岛素诱导的葡萄糖摄取造成的细胞内钾离子的流动可能导致低钾血症，真正最重要的因素仍然是直接 β_2 肾上腺激动剂的作用刺激[167]。由 β_2 肾上腺激动剂造成的低钾血症一般不涉及肾脏排泄增多的问题[166]。

低钾血症的严重性取决于治疗前血浆钾离子的浓度。既往存在低钾血症的患者可能发展为低钾血症的并发症[168]。给予 β_2 肾上腺激动剂后发生钾离子的细胞内外转移，但机体内钾离子的总量并未发生改变，血浆钾离子浓度在 2.5mmol/L 以上时一般不需要补充钾，只有当钾离子浓度低于 2.5mmol/L 时，会造成严重的心律失常，此时必须补充钾[166]。

Bartter 综合征是常染色体隐性遗传病，主要特征是低钾血症、高醛固酮症、钠消耗，血压异常、低氯性碱中毒等[169]。已经有越来越多的文献报道此病[170,171]。Bartter 综合征的主要病因仍然是低钾血症，因此直接治疗就是补充钾离子，避免使用排泄钾离子的利尿剂。大约 1/3 的 Bartter 综合征患者同时存在低镁血症，在治疗中应当同时注意镁离子的补充。

表 6.6　低钾原因

体内重分布
β_2 肾上腺激动剂
葡萄糖摄入及胰岛素治疗
急性碱中毒或纠正急性酸中毒
家族性周期性麻痹
钡中毒

摄入减少
慢性饥饿
异食癖

流失增多
胃肠道损失
　持续呕吐或经鼻吸引
　腹泻或肠瘘
　绒毛状腺癌
经肾损失
　原发性醛固酮减少
　继发性醛固酮减少（肾动脉狭窄、利尿剂治疗、恶性高血压）
　库欣综合征以及类固醇治疗
　Bartter 综合征
　甘珀酸
　含有欧亚甘草的物质
　肾小管性酸中毒
　急性髓细胞性白血病及单核细胞性白血病
　镁缺乏

异食癖在妊娠时非常常见，经常被忽视[172]。异食泥土的情况在美国及其他国家也有报道。在肠道中泥土结合钾离子通过消化后会造成低钾血症进而造成心肌疾病[173]，因此在询问病史时应当特别注意患者有无上述低钾血症等临床特征。

临床表现

肌肉无力、肌张力减退和精神状态改变可能

发生于血浆钾离子浓度低于 2.5mmol/L 的情况。大约一半的患者[174]会有心电图的改变，通常表现为 T 波高耸直立，出现异常的 U 波。低钾血症由于洋地黄毒性可能导致心律失常[174]。

诊 断

通过病史采集、体格检查、血浆和尿液电解质检查加上血浆钙离子、镁离子的测定可以进行疾病的诊断。尿液中钾离子的水平有助于区分肾性丢失还是肾前性丢失。尿液中钾离子浓度低于 30mmol/L 意味着肾脏之外来源的丢失，通常见于腹泻造成的液体重新分布的患者（表 6.6）。尿中钾离子浓度大于 30mmol/L 表明为肾性丢失。在这种情况下，血浆二氧化碳结合力测定将有助于区分肾小管性酸中毒（小于 24mmol/L）还是其他原因。尿丢失氯离子低于 10mmol/L 常见于呕吐，鼻胃管留置状态及过度通气，高于 10mmol/L 见于糖尿病及高脂血症患者的治疗。

治 疗

低钾血症可以通过补充钾或防止肾脏丢失来治疗。一旦钾离子浓度低于 3.5mmol/L，表明已经 200mmol 的钾离子丢失，因此再丢失多少都表明病情的严重性[175]。

如果血浆钾离子浓度低于 2.5mmol/L，可以看见明显的临床症状及心电图变化，应当立即开始静脉补液。在进行治疗前精确计算钾离子的丢失量可能太过理想化，因为这样的计算是受钾离子移动限制的。粗略估算，当钾离子浓度为 3.0mmol/L 通常丢失钾量 350mmol，当钾离子浓度为 2.0mmol/L 通常丢失钾量 700mmol。除非钾离子浓度很低，出现临床症状或心电图改变，一般推荐口服补钾治疗。静脉补钾的推荐剂量为 1~2h 内 0.7mmol/kg[176]。对于肥胖患者，推荐用量为体表面积计算 30mmol/m²，增加的钾离子含量不能超过 1.0~1.5mmol/L，否则将导致酸中毒[176]。在威胁生命安危的情况下，可以使用超过 100mmol/h 的补钾速度，如果积极的补钾治疗仍然无法纠正低钾血症，这时可以考虑补充镁离子。

当发生潜在代谢碱中毒时，应当使用氯化钾来补钾纠正低钾血症。对于纠正低钾血症氯盐是必要的，否则将会导致补充的钾在肾脏中又流失的情况。在快速补充钾离子时，不应当使用含有糖的液体，因为会刺激胰岛素分泌，将促使钾离子向细胞内转移。钾离子浓度超过 40mmol/L 在输液处可能造成疼痛，并且可能导致小血管的坏死，因此建议分次输液，每次输液时使用不同的外周血管。应当避免通过中心静脉快速输入含钾溶液，因为这会导致致命的心脏毒性的发生。

纠正病因或避免使用使钾离子丢失的利尿剂可以防止肾脏途径丢失钾。螺内酯（每天 2 次，每次 25~100mg），氨苯蝶啶（每天 2 次，每次 50~100mg）或阿米洛利（每天 5mg~20mg）将有效降低钾离子的丢失。轻度的钾丢失可以通过口服补钾的形式补充，如氯化钾或 KPO₄，为防止对胃肠道造成刺激可以在进食过程中口服。

高钾血症

高钾血症是指血浆钾离子浓度大于 5.5mmol/L，会造成心律失常，因此处理上比低钾血症更需要积极应对。假性高钾血症是指血浆中钾离子浓度升高，但没有生理上的改变。静脉穿刺时可能发生溶血、血小板增多（大于 1 000 000/μL），严重的白细胞增多（大于 50 000）会导致假性高钾血症，此时应当立即复查，注意避免采血时细胞破坏或溶血。血小板增多和白细胞增多都会从血小板和白细胞中释放钾，再次从血样本中观察并且再次采集血有助于鉴别假性高钾血症[177,178]。凝集标本中钾离子的含量高于非凝集标本中钾离子的含量 0.3mmol/L。

病 因

造成高钾血症的病因可以分为以下三种：机体内的重分布，钾离子摄入增加，肾脏排泄钾离子减少（表 6.7）。严重的组织创伤会导致细胞膜崩解，钾离子释放。当发生肾功能衰竭时，溶血也会造成高钾血症。代谢性酸中毒造成钾离子通过细胞膜的速度加快，而排泄速度减慢，这会导致钾离子浓度上升 1mmol/L[176]。因器官功能衰竭造成的酸中毒很难预测是否会发生高钾血症[179]，呼吸性酸中毒通常不会导致高钾血症的发生。洋地黄毒性可能导致 Na^+-K^+-ATP 酶的功能损伤，细胞膜完整性破坏，失去正常的将钾离子泵入细胞内的作用[180]。

表6.7 高钾病因

体内重分布
严重组织损伤(如肌肉坏死)
胰岛素缺乏
代谢性酸中毒
洋地黄中毒
重度饥饿
缺氧

钾摄入增多
输钾治疗过度
过度纠正低钾

肾脏排钾减少
肾上腺皮质功能减退
药物
　血管紧张素酶抑制剂
　保钾型利尿剂
　非甾体抗炎药
　肝素
　琥珀酰胆碱
　肾衰竭
　硫酸镁

肾脏清除钾离子能力减弱是由于肾衰竭、醛固酮减少或反应下降或由于钠离子远端转运功能减退。一般肾衰竭不会导致高钾血症，除非肾小球滤过率低于 10mL/min 或尿量低于 1L[181]。醛固酮功能丧失可能是由于体内缺乏酶，如常见于 Addison 综合征，这是最常见的导致慢性高钾血症的原因[182]。低分子肝素或普通肝素，即给予小剂量也会抑制醛固酮的合成造成高钾血症。血管紧张素转化酶抑制剂、非类固醇类抗炎药也会限制肾素、血管紧张素等的正常功能造成高钾血症。严重的缺水也会导致钠离子输入远端肾小管的能力丧失，致使钠钾交换出现异常，发展为高钾血症。对于那些长期卧床保胎的早产患者中，由于使用了 $β_2$ 肾上腺激动剂，一旦临产行全麻下剖宫产时可能发生琥珀酰胆碱相关的高钾血症[245]。麻醉诱导后钾离子浓度迅速上升至 5.7 ~ 7.2mmol/L，对于那些制动的患者使用琥珀酰胆碱也会造成致命性的高钾血症。另外，烧伤、感染及肌肉损伤患者也是发生该类高钾血症的高危人群。在毒品等静脉药物滥用的患者中，使用硫酸镁治疗是也会发生高钾血症。据推测，在这些患者中发生了额外的乙酰胆碱受体，因此钾从整个肌肉而不是单独的神经肌肉接头释放。这种钾释放的增加被称为乙酰胆碱受体的上调[183]。在没有明显病因的情况下，长期注射用肠外硫酸镁治疗的静脉注射药物滥用者也有严重的高钾血症[184]。

临床表现

骨骼肌和心脏功能异常是临床上高钾血症的主要特征，神经肌肉接头处信号传递发生故障[185]，心电图发生异常，而此时血浆钾离子浓度可能达到 6.0mmol/L 时已经发生异常，只是在 8.0mmol/L 时更加明显[181]。最早的改变是高而尖锐的 T 波，出现在 V_2 ~ V_4 导联上。高钾血症的 T 波通常底部较窄，这有助于区别其他 T 波高尖的心电图。随着钾离子浓度的上升，P 波高度下降，PR 间期延长，最终 P 波消失。QRS 间期可能延长，可能出现室性早搏的情况，有时还会发生胃肠综合征等。

诊 断

在采集病史并完善体格检查后，应当迅速完成血浆钾离子的测定及镁离子的测定。尿中钾离子的测定有助于区分肾前性还是肾后性钾离子过量的情况。当尿中钾离子超过 30mmol/L 时表明是细胞内钾离子动态流动造成，当低于该水平可能表示肾脏排泄减少导致。

治 疗

当钾离子浓度大于 6.0mmol/L，无论心电图结果如何都应该立刻治疗，因为室性心动过速可以在心电图上无任何表现[176]。治疗过程中必须监测钾离子水平和心电图的结果，并且迅速控制钾离子浓度，降至正常浓度（表 6.8）。

表 6.8　高钾的处理

紧急处理

葡萄糖酸钙

　　10 mL（10%溶液）静滴超过 3min，如果没有反应则
　　5min 内重复

胰岛素—葡萄糖液输注

　　10 U 普通胰岛素加入含 20% 葡萄糖溶液中输注时间
　　大于 1h

碳酸氢钠

　　1~2 针剂（44~48mEq）输注时间大于 5~10min

呋塞米

　　40mg 静脉注射

透析

一般处理

聚磺苯乙烯

　　口服：30g 溶于 20% 的山梨糖醇溶液 50mL

　　经肠道：50g 溶于 20% 山梨糖醇溶液 200mL 保留
　　灌肠

主要治疗急性严重高钾血症的治疗方法是给予钙离子，这用于急诊医疗抢救。钙离子可以拮抗钾离子的作用，降低心肌细胞膜的激动阈值，葡萄糖酸钙是比较好的抢救药品，因为氯化钙的使用会导致软组织严重的炎症反应和组织坏死，10mL 的 10% 葡萄糖酸钙约 1g 可在 2~3min 内输注完毕，作用是快速的，几分钟就可见效果，但是持续作用有限，仅仅持续 30min，如果作用效果不显著，或仍然在心电图上看到高钾血症的典型改变，可再次使用。治疗监测非常重要，必须监测到钾离子达到正常低值水平。另外一种治疗方法是基于将钾离子迅速移入细胞内的方法，即输入葡萄糖和胰岛素。10U 常规胰岛素加入 20% 的葡萄糖 500mL 中，持续输入超过 1h，降低钾离子的作用可能在输液后 15~30min 后发挥，且可以持续较长的时间。血浆钾离子浓度可以在 1h 内下降 1mmol/L。碳酸氢钠的使用存在较大争议，因为对于肾脏衰竭患者而言治疗安全性有争议，对于合并代谢性酸中毒的患者可能效果更好[186,187]。理论上，升高血的 pH 可以增高细胞摄取钾离子的能力，10min 内可以将碳酸氢钠混合于 5% 葡萄糖中输入。β_2 受体激动剂在治疗高钾血症中也有一定疗效，机制如前所述，药物也是产科医生所熟悉的，可以应用于非急性高钾血症的患者中[188]。对于合并有急性或慢性肾脏衰竭的患者透析是非常必要的，尤其是当前面几种治疗手段都失败的时候。

在病情较稳定的高钾血症中，任何有可能导致血钾升高的因素都应被排除，调整钾的摄入，制定合适的治疗方案。钾离子的清除有多种途径，包括消化道、肾脏的自然清除，也可以通过腹膜透析和血透来人工清除。钾离子交换树脂也可以通过口服或纳肛的方式使用，当和山梨醇一起使用时效果更佳，但会有渗透性腹泻的副作用。一勺聚磺苯乙烯混合 10% 的山梨醇 100mL，一天服用 2~4 次。这类混合制剂在医院的药房都有出售。药物的副作用包括肠道坏死和肠穿孔，近年来报道的个案增多也引发了不少问题[189]。袢利尿剂、盐皮质激素或增加的盐分摄入会增加钾离子的尿液流失。最后，为了避免发生危害生命的高钾血症，适时的血液透析和腹膜透析是非常必要的。

钙离子代谢紊乱

血中钙离子一般以三种方式存在。约 40%~50% 的钙与血浆白蛋白结合，主要是白蛋白，大约 10% 和其他离子相结合如磷酸盐、碳酸盐等，是可溶性的。剩下的以非结合方式，即离子钙形式存在，离子钙可溶并且具有生物活性作用。正常血浆钙离子浓度的范围约为 1.1~1.3mmol/L，总的血浆钙离子浓度可能并不能直观反映游离钙的水平。患者血浆白蛋白水平的变化影响钙的蛋白结合率，导致游离钙的波动。而游离钙是决定正常生理功能的钙。因此，测量游离钙的水平对于临床诊疗决策的制定更具实际意义。如果实验室没有测定游离钙的条件，那么测量总钙含量和血浆白蛋白水平也可用于评估低钙血症。正常血钙为 8.6~10.5mg/dL，白蛋白浓度大致为 3.5~5.5g/dL，白蛋白升高 1g/dL，钙相应升高 0.8mg/dL。例如，如果血浆总钙量为 7.8mg/dL，血浆白蛋白浓度为 3.0g/dL，利用相关计算得出 8.6mg/dL 的游离钙。因此，患者不存在低钙血症的情况。

妊娠期，血浆白蛋白浓度下降，钙代偿性上升，增加了游离钙的活性，在子痫前期的情况下，白蛋白浓度下降得更低。钙浓度还受血 pH 的影响。酸中毒会使结合钙减少，游离钙水平上升；碱中毒的作用效果则相反。游离脂肪酸通常在危重患者中升高，这是由于疾病导致的糖原、各类激素、肾上腺皮质激素的代偿性上升以及血浆胰岛素浓度的下降。

正常情况下钙离子浓度维持的波动范围很小。维生素 D_2 可以在饮食中或通过皮肤合成得到，通过肝脏和肾脏的酶的作用合成 $1\alpha - D_3$ 二羟维生素，此类物质可以提高肠道对钙的吸收。甲状旁腺素（parathyroid hormone，PTH）是根据钙离子浓度水平调节分泌的，当钙离子浓度下降时，PTH 开始分泌，钙离子浓度上升，PTH 分泌被抑制。维生素 D_2 促进钙进入骨，促进骨化，但相对于 PTH 的作用而言可能弱一些。PTH 促进骨的重吸收，导致钙的释放入血。另外，PTH 还能促进肾脏远端小管对钙的重吸收。

低钙血症

妊娠期治疗子痫前期、子痫和早产时使用的硫酸镁是最常见的导致妊娠期发生低钙血症的原因。硫酸镁通常在 15～30min 内给予首次剂量 3～6g，然后以每小时 1～3g 的速度输入[191]，在输入硫酸镁后的 1h 内，总的血浆钙离子和游离钙离子水平都会下降，血浆钙离子和总钙离子浓度在治疗子痫前期使用硫酸镁的过程中可能下降 11%～22%，偏离了正常血浆钙离子浓度水平 4～6 个百分点[192,193]。子痫前期的患者其血浆白蛋白浓度下降显著，也是造成钙离子浓度下降的原因之一，然而，还存在其他的原因。在输注硫酸镁时尿液排出钙离子的速度为正常速度的 4～5 倍[194]。另外还观察到硫酸镁的使用会降低 PTH 水平，引起肾脏重吸收钙的能力下降，血浆钙离子水平下降[195]。Cruikshank 认为在输入硫酸镁时不仅是需要 PTH 水平的上升还必须要提高 1，25－OHD_3 的水平。有假设认为镁离子和钙离子可能在神经位点上存在竞争机制。镁离子在远端小管和集合管的运送导致镁离子重吸收增加，竞争性抑制钙离子的重吸收，因而尿中钙离子排泄增加[194,196]。

硝苯地平，一种钙离子通道阻滞剂，在产科通常用于早产及子痫前期降血压的治疗中，该药物和硫酸镁一起使用理论上会造成低钙血症，导致神经肌肉接头处钙离子通道阻断，心肌收缩受到抑制[197]。

另外一些研究并未发现硝苯地平和硫酸镁一起使用存在毒性上的差异[198]。

上述两种药物对于子痫前期的联合治疗并不会增加镁离子相关的母体并发症的发生[199]。

病因

通常非产科因素造成低钙血症的原因包括代谢性和呼吸性碱中毒，败血症，镁离子的减少和肾脏衰竭（表 6.9）。缺镁在危重患者中很常见，也是导致低钙血症的原因之一[200,201]，在缺镁纠正之前，很难有效纠正缺钙。

表 6.9 低钙血症病因

口服硫酸镁
大量输血
酸代谢紊乱
　呼吸性及代谢性碱中毒
休克
肾衰竭
吸收不良综合征
镁缺乏
甲状旁腺功能减退
　手术损伤
　特发性
胰腺炎
脂肪栓塞综合征
药物
　肝素，氨基糖苷类，顺铂，苯妥英钠，苯巴比妥，袢利尿剂

败血症可能导致低钙血症，这可能是由于微循环障碍造成的钙流入失衡[202]，也可能与潜在的呼吸性碱中毒相关，通常预后较差[203]。急性胰腺炎的患者也常见低钙血症，预后也较差[203]。肾脏衰竭导致体内磷的蓄积，钙的沉积造成低钙血症，抑制了骨的重吸收[204,205]。因此，此时治疗低钙血症需要降低血浆中 PO_4 的浓度。含枸橼酸盐的血液（通常伴随大量输血）、白蛋白和放射性染料是最常见的在危重

患者中应用的钙离子耦合剂。原发性低钙血症非常少见，继发于头颈部创伤性手术的低钙血症是常见病因[206]。

临床表现

低钙血症的临床表现多种多样，最常见的表现是神经元兴奋性以及心肌收缩力减退[203]。神经系统症状包括抽搐、虚弱、肌肉痉挛、瘫痪和出现 Chvostek 征、Trousseau 征等，但这些都不是特异性很强的症状[207]。心血管系统的表现包括低血压、心肌收缩力减弱、心动过缓、心律失常、左心衰竭以及心脏骤停。心电图发现包括 QT 间期和 ST 间期延长，T 波倒置等。其他临床表现包括激惹、昏迷、指甲易碎、皮肤干燥、毛发干枯等。

持续性静脉输入硫酸镁会使血浆钙离子水平下降到很低的程度，尽管在治疗子痫前期时发生因低钙血症造成的手足抽搐有报道，但是因为代偿机制，其发生率是很低的[208]。

甲状旁腺素在输入硫酸镁溶液后上升30%～50%，并和低钙血症相关，胎盘也是维生素 D 的重要来源之一。骨骼会加快释放钙的速度，肠道加快吸收钙离子，对于那些使用硫酸镁治疗子痫前期的孕妇并不提倡特异补充钙剂，除非游离钙已经下降到危险水平并且出现了明显的临床症状。根据作者和编者收集的临床经验来看，对于重度子痫前期和子痫发作的患者没有必要补充钙剂。钙剂会干扰硫酸镁的正常代谢。

治 疗

对于钙浓度低于 0.8mmol/L 都需要进行治疗，当游离钙离子浓度为 0.5～0.65mmol/L 会发生危害生命的心律失常，急性有症状的低钙血症是危重急症，必须立即进行静脉补液补钙治疗（表 6.10）。在起初的 10min 内首次剂量应当给予 100～200mg，持续输入 1～2mg/(kg·h)，这会提高血浆钙浓度 1mg/dL(1mmol/L = 4mg/dL)，并在注射后的 30min 内返回基线水平。静脉输入钙离子可能对静脉存在激惹，因此如果条件允许可以采用肌内注射治疗[209]。

抗惊厥的药物、镇静剂等可以帮助缓解神经激惹的症状，一旦钙离子水平处于正常低值，

推荐口服肠道钙剂。

表 6.10 钙离子准备

胃肠外补充	输注速度
葡萄糖酸钙	1.0mL/min
氯化钙	0.5mL/min

口服	含量
碳酸钙	500mg 钙离子
葡萄糖酸钙	500mg 钙离子

高钙血症

病 因

生育年龄的女性很少发现存在高钙血症的情况，妊娠期胃肠反应很常见，可以使用一些含钙的抗酸药物。另外钙通常来源于食物的补充，由于牛奶碱类物质造成的高钙血症可能伴随过度使用抗酸药物的情况，也报道于妊娠女性中[210]。普通人群中最重要的造成高钙血症的原因是继发于良性腺瘤的高甲状旁腺血症，大约80%是单发良性的肿瘤。而在 ICU 治疗的患者也可能存在恶性的情况。大约 10%～20% 的患者由于肿瘤直接破坏骨质并且分泌溶骨的激素[211,212]，造成高钙血症，这些肿瘤可能是恶性的（表 6.11）。妊娠期报道有甲状旁腺肿瘤的病例很少[213]。

表 6.11 高钙的病因

乳碱综合征
恶性肿瘤
甲状旁腺功能亢进
慢性肾衰竭
急性肾衰竭恢复期
长期卧床
钙调节异常
　低钙尿高钙血症
肉芽肿疾病
　结节病
　结核病
甲状腺功能亢进症
获得性免疫缺陷综合征
药物诱导
　含锂离子药物、茶碱、噻嗪类利尿药、维生素 D 或 A

临床表现

尽管女性罹患高甲状旁腺素血症是男性的2倍，但高峰发病年龄在45岁以上。在非妊娠人群中症状并不典型，通常通过代谢检查发现。然而妊娠期间并非如此，约70%的个体会表现为高甲状旁腺素血症[214]。通常表现为便秘、恶心、呕吐，也有报道过妊娠期发现高血压和心律失常等情况。其他症状包括乏力、虚弱、抑郁、认知障碍等。心电图改变包括QT间期缩短。肾结石可能发生于1/3的患者，13%可能并发胰腺炎，这与非妊娠期的情况不同，非妊娠患者并发胰腺炎的概率为1.5%[214]。

诊 断

新生儿及婴儿的钙代谢紊乱可能提示母体钙代谢异常。曾有文献报道母体诊断为高钙血症，其婴儿出现低钙性抽搐等情况。因此，既往生过骨骼发育异常、血浆钙离子水平异常的婴儿的母亲，必须在妊娠期监测血钙离子水平[215]。在完整采集病史，详细进行体格检查之后，应当进行血电解质、总钙离子、游离钙离子、血镁、磷酸、钡等测定，同时必须监测T_3、T_4和心电图。肾功能监测可以通过收集24h尿液，测定钙、肌酐清除率，有助于区别低钙尿高钙血症和高钙尿高钙血症。

治 疗

治疗原发性甲状旁腺功能亢进的远期最有疗效的方法是通过手术切除异常的甲状旁腺。手术可以在孕早中期进行，尤其是对于那些有症状、血钙浓度大于11mg/dL的患者。手术治疗的主要并发症为低钙血症，这可以通过静脉

输入葡萄糖酸钙治疗。在5%的葡萄糖溶液中加入钙，以$1mg/(kg \cdot h)$的速度输液[214]。当血钙浓度达到13mg/dL或大于11mg/dL且患者症状明显时可以进行治疗，详见表6.12。

由于高钙血症导致的高钙尿可能合并容量问题，并且若不及时治疗，血钙会持续升高。治疗高钙血症的第一步是恢复血管内容量，扩容治疗不仅可以稀释血浆钙浓度，用等渗钠离子溶液扩容还可以抑制钠的重吸收，增加钙的排泄。当容量恢复后，呋塞米、依他尼酸、袢类利尿药等可以使用。这些药物的主要作用是防止容量超负荷，防止心功能衰竭。尽管上述药物的使用会增加钠和钙的排泄，需充分考虑利弊得失，用药期间加强监测，必要时可以补充钾和镁。噻嗪类利尿药会抑制肾脏对钙的排泄，因此在治疗高钙血症时必须禁止使用。二磷酸盐抑制破骨细胞介导的骨重吸收。氨羟二磷酸二钠是在容量恢复后最常用于早期治疗的药物，单次剂量为30~60mg，以生理盐水或5%的葡萄糖液500mL溶解，持续静脉输入超过4h。然而，对于危重的高钙血症患者而言，药物剂量可用到90mg，可持续使用24h以上。1~2d后可能有明显的低钙血症的表现，且可能持续数周[216]。氨羟二磷酸二钠在妊娠期用于治疗恶性高钙血症未有报道认为会对胎儿造成不利影响[217]。动物试验也未证实对胎儿有致畸作用。然而，该药物会和胎儿的骨结合，因此在妊娠期使用时应特别注意。降血钙素抑制骨重吸收，增加尿液中钙的排泄，其作用非常迅速，在短短数小时内可以降低血钙1~2mg/dL。可以每隔6~12h以4~8U/kg静脉或肌内注射。在用药过程中可能出现耐药的现

表6.12 高血钙紧急处理措施

成分	剂量	说明
生理盐水	300~500mL/h	调整输注量维持小便量≥200mL/h 如果血容量过大或慢性心衰患者可加利尿剂
氨羟二磷酸二钠	30~60mg溶于500mL生理盐水或5%葡萄糖溶液，输注时间大于4h	最佳疗效在2d内出现，并持续数周
降钙素	4U/kg肌内注射或皮下注射，每12h1次	可产生耐药性
类固醇	泼尼松20~50mg，口服，每天2次	多发性骨髓瘤，结节病，维生素D中毒
磷酸盐	0.5~1g，口服，每天3次	需要正常肾功能
血液透析		严重的高血钙、肾衰竭、慢性心衰

象，因而效果减退，但尽管如此，其使用是相对安全有效，副作用少，并且在肾衰竭患者中使用也是适当的。糖皮质激素可能对继发于肉瘤、多发性骨髓瘤和维生素 D 中毒而导致的高钙血症患者有益处，这些药物作为二线或三线治疗方案，每天分次使用，剂量为 50 ~ 100mg。口服磷酸盐，过去一直视为主流的治疗方法，目前已逐渐退出历史舞台。它通过抑制钙的吸收、促进钙在骨骼中的沉积来降低血中钙的浓度。普卡霉素也可以作为治疗药物，但有很多副作用，如血小板减少、凝血障碍和肾衰竭。

血液透析对治疗严重的、其他治疗方式无效果的高钙血症患者是极其有效的。通常把血液透析治疗作为最后选择的方案。

镁代谢紊乱

低镁血症

镁离子是机体细胞内第二大含量丰富的离子。在所有涉及 ATP 氧化磷酸化的反应中，镁离子是多种酶的共刺激因子，并与酶一起为 Na^+-K^+-钾 ATP 酶泵、质子泵、钙 ATP 酶泵、神经化学传导系统、质子泵、钙 – ATP 泵、葡萄糖 – 脂肪 – 蛋白质代谢途径、氧化磷酸化和 DNA 合成等提供能量[218-220]。镁离子同时参与腺苷酸环化酶的代谢过程。

在体内镁离子的分布并不平衡，机体镁离子总量中只有不到 1% 存在血浆，50% ~ 60% 存在于骨骼中，20% 存在于肌肉中[218]。因此，血浆中镁离子的浓度可能并未真实反映细胞内镁的存储量，在镁离子缺乏或过量时血浆中测得的镁可能表现正常[219,221]。镁在血液中以三种形式存在：离子形式(55%)，其具有生理活性并且受机体调节，与蛋白质结合的形式(30%)，以及螯合的形式。

镁离子可以作为钙离子通道的阻滞剂。细胞内钙水平上升时镁浓度则下降，许多钙通道是镁离子依赖的，镁浓度越高则会抑制细胞内外钙的流动，妨碍内质网中钙的代谢活动。低镁血症增强儿茶酚胺类的收缩血管的效应，并加强平滑肌中血管紧张素 II 的作用[222]。

据估计至少 65% 的危重患者可能有低镁血

症。正常血镁浓度为 1.7 ~ 2.4mg/dL (1.4 ~ 2.0mEq/L)。然而，当血浆测得的值正常但患者有明显的临床症状时不应该排除低镁血症的存在[223]。

病　因

至少下列三种原因会导致低镁血症：摄入量减少，胃肠道或肾脏丢失量增加，细胞内的重分布。在接受全肠外营养的患者中低镁血症非常常见，增加镁的摄入以保证必要的镁代谢量。由于利尿药和氨基糖苷类药物的使用导致肾脏排泄镁增加，是医源性导致镁流失的主要原因(表 6.13)。像呋塞米、氨基糖苷类等药物会抑制肾脏髓袢小管对镁的重吸收，导致尿中排泄镁的含量增加[224]。超过 30% ~ 40% 使用氨基糖苷类的患者最终会发生低镁血症[225,226]。

表 6.13　低镁血症原因

药物诱导
利尿剂(呋塞米，噻嗪类，甘露醇)
氨基糖苷类
抗肿瘤药物(顺铂，羧苄西林，环孢霉素)
两性霉素 B
地高辛
胰岛素
营养吸收障碍，滥用泻药，慢性损失
营养不良
静脉营养输入及长期静脉支持治疗
肾脏损失
肾小球性肾炎，间质性肾炎
肾小管疾病
甲状腺功能亢进
糖尿病酮症酸中毒
妊娠及哺乳期
脓毒症
低体温
烧伤
输血(含柠檬酸盐)

低镁血症也可能与镁的充分布相关，在给予葡萄糖和氨基酸后，机体的镁会流入细胞内[227,228]。相似的效应也见于升高的儿茶酚胺类水平，酸中毒的纠正以及骨饥饿综合征。下段胃肠道分泌大量的镁，因此，严重的腹泻可能导致低镁血症。

临床表现

低镁血症的临床症状和体征与低钙血症及低钾血症非常相似，并且很难推断出现这些临床表现的真正原因就是低镁血症[229,330]。多数出现症状的患者血中镁离子浓度低于 1.0mg/dL，心血管症状包括高血压、心力衰竭、心律失常、末端肢体麻木及血管收缩反应降低[227,228,231-234]。心电图的表现早期可能为延长的 PR 及 QT 间期，ST 段下降，高而尖的 T 波，随着镁离子的降低，T 波高度下降，QRS 间期扩增。当伴随有低钙血症时，会出现神经系统应激性增加，表现为虚弱、肌肉痉挛、震颤、抽搐、晕厥、昏迷、精神错乱等。另外还有缺氧、恶心、呕吐及腹部痉挛等表现。

诊 断

在采集完整病史并进行体格检查、心电图、血浆电解质、钙、镁、磷酸等水平的监测后，24h 尿液收集的镁离子水平将有助于判断肾源性或非肾源性的确切病因。增高的尿液镁离子水平常提示低镁血症的主要原因是肾脏丢失镁增多。

治 疗

存在危及生命的恶性心律失常、急性有症状的低镁血症或严重的低镁血症患者应该给予静脉输入硫酸镁治疗[235-240]。在 1~2min 内静脉输入 2g 左右的硫酸镁后，后续可以持续静脉滴注，速度为 2g/h。在几小时后，补液速度可以再次调整为 0.5~1.0g/h。并发低钙血症的患者可以输入氯化镁，因为硫酸盐可能会结合钙离子，恶化低钙血症。在镁离子补充治疗中，应当监测血浆中镁、钙、钾和肌酐的水平。同时定期监测血压、呼吸状态、精神状态（神智是否清楚、肌腱深反射是否存在）等。当肾脏排出硫酸镁后，肾功能不全的患者应当予以减量。

如果无肾功能不全的患者存在中度的低镁血症，每天可以补充硫酸镁 3~6g（包含元素镁 600~1200mg）。轻度的低镁血症如果无临床症状也可以通过饮食补充，在 3~5d 后一般可以恢复正常机体镁储备。

镁对于正常钾离子代谢至关重要[219,240]。镁缺乏会导致肾脏丢失钾增加，细胞内钾缺乏。因此在成功纠正钾缺乏之前应当保证机体有足够的镁。

高镁血症

同低镁血症一样，临床上很难发现高镁血症，因为监测血浆镁离子的水平并不能可靠预测临床上出现的问题。目前已经出现了新的技术能更准确地测量血浆中镁离子的水平，并且在临床中被越来越多的使用。临床上监测血浆镁离子浓度的确切意义并未得到有效证实。高镁血症（血浆镁离子浓度大于 3mg/dL 或 2.4mEq/L 或 1.2mmol/L）在 10% 的住院患者中都存在[231]，绝大多数继发于医源性的因素[219,236,238,241]。

病 因

在产科危重患者中导致高镁血症的最常见原因是在治疗子痫前期或子痫及早产过程中使用的硫酸镁。相比于巴比妥类或其他药物，已证实硫酸镁在治疗子痫前期和子痫的效果更佳，是首选的治疗药物。高镁血症最主要的临床并发症是肾脏衰竭，这与超大量的镁摄入有关。一些抗酸药和导泻药中存在有大量的镁。其他原因还包括糖尿病酮症酸中毒、嗜铬细胞瘤、甲状腺功能减退、Addison 病以及锂中毒等。

临床表现

高镁血症可能导致神经肌肉阻滞，骨骼肌功能下降，心脏传导功能减退。但镁血浆浓度在 5mEq/L 时心电图上就有变化，血浆浓度 7.5mEq/L 则出现心脏骤停[221]。无子痫前期的患者，当血浆镁离子浓度在 3.0~5.0mEq/L 时可能表现为低血压[221]。当镁离子浓度为 10mEq/L（12mg/dL）时肌腱深反射消失；当镁离子浓度为 15mEq/L（18mg/dL）时呼吸麻痹；当镁离子浓度超过 25mEq/L（30mg/dL）时心脏骤停。

诊 断

诊断前必须完成详细的病史采集和体格检查，特别需要注意的是患者是否连续应用钙离子通道阻滞剂或使用硫酸镁预防早产。使用上述药物可能出现神经肌肉接头阻滞、严重的低血压、心肌抑制等[197,198,242]。应当监测心电图、血浆电解质、钙、镁和磷酸水平。

治 疗

在纠正由高镁血症引发的临床症状时静脉注射葡萄糖酸钙是有效的（10ml 葡萄糖酸钙溶于 10% 的液体，输注时间大于 3min）[243]。在使用硫酸镁治疗子痫前期或子痫的患者中，治疗有效浓度为 4 ~ 8mg/dL，此时不能使用葡萄糖酸钙，会拮抗硫酸镁治疗效果并且不利于预防抽搐的发生。合并有其他代谢异常的患者，血液透析是推荐疗法。能够耐受液体治疗的患者，静脉输入含有呋塞米的盐水也可以有效加快肾脏排泄镁。治疗中必须停用所有含镁的药物。及时识别并治疗可以成功纠正致死性的高镁血症[244]。治疗过程中可以辅以氧疗、通气支持，同时持续监测指脉氧浓度。

参考文献

[1] Gallery EDM, Brown MA. Volume homeostasis in normal and hypertensive human pregnancy. Baillieres Clin Obstet Gynecol, 1987, 1: 835 – 851.

[2] Wittaker PG, Lind T. The intravascular mass of albumin during human pregnancy: A serial study in normal and diabetic women. Br J Obstet Gynaecol, 1993, 100: 587 – 592.

[3] Brown MA, Zammitt VC, Mitar DM. Extracellular fluid volumes in pregnancy-induced hypertension. J Hypertens, 1992, 10: 61 – 68.

[4] MacGillivray I, Campbell D, Duffus GM. Maternal metabolic response to twin pregnancy in primigravidae. J Obstet Gynaecol Br Cmwlth, 1971, 78: 530 – 534.

[5] Thomsen JK, Fogh-Andersen N, Jaszczak P, et al. Atrial natriuretic peptide decrease during normal pregnancy as related to hemodynamic changes and volume regulation. Acta Obstet Gynecol Scand, 1993, 72: 103 – 110.

[6] Fullerton WT, Hytten FE, Klopper AL, et al. A case of quadruplet pregnancy. J Obstet Gynaecol Br Cmwlth, 1965, 72: 791 – 796.

[7] Hytten FE, Paintin DB. Increase in plasma volume during normal pregnancy. J Obstet Gynaecol Br Cmwlth, 1973, 70: 402.

[8] Salas SP, Rosso P, Espinoza R, et al. Maternal plasma volume expansion and hormonal changes in women with idiopathic fetal growth retardation. Obstet Gynecol, 1993, 81: 1029 – 1033.

[9] Arias F. Expansion of intravascular volume and fetal outcome in patients with chronic hypertension and pregnancy. Am J Obstet Gynecol, 1965, 123: 610.

[10] Gallery ED, Hunyor SN, Gyory AZ. Plasma volume contraction: a significant factor in both pregnancy-associated hypertension (preeclampsia) and chronichypertension in pregnancy. Q J Med, 1979, 48: 593 – 602.

[11] Goodlin RC, Quaife MA, Dirksen JW. The significance, diagnosis, and treatment of maternal hypovolemia as associated with fetal/maternal illness. Semin Perinatol, 1981, 5: 163 – 174.

[12] Sibai BM, Anderson GD, Spinnato JA, et al. Plasma volume findings in patients with mild pregnancy-induced hypertension. Am J Obstet Gynecol, 1983, 147: 16 – 19.

[13] Raiha CE. Prematurity, perinatal mortality, and maternal heart volume. Guy's Hosp Rep, 1964, 113: 96.

[14] Goodlin RC, Anderson JC, Gallagher TF. Relationship between amniotic fluid volume and maternal plasma volume expansion. Am J Obstet Gynecol, 1983, 146: 505 – 511.

[15] Pirani BBK, MacGillivray I. Smoking during pregnancy. Its effect on maternal metabolism and fetoplacental function. Obstet Gynecol, 1978, 52: 257 – 263.

[16] Brown MA, Zammit VC, Lowe SA. Capillary permeability and extracellular fluid volumes in pregnancy-induced hypertension. Clin Sci (Lond), 1989, 77: 599 – 604.

[17] Ueland K. Maternal cardiovascular dynamics. Ⅶ. Intrapartum blood volume changes. Am J Obstet Gynecol, 1976, 126: 671 – 677.

[18] Lund CJ, Donovan JC. Blood volume during pregnancy. Significance of plasma and red cell volumes. Am J Obstet Gynecol, 1967, 98: 394 – 403.

[19] Peeters LL, Buchan PC. Blood viscosity in perinatology. Rev Perinatol Med, 1989, 6: 53.

[20] Peeters LL, Verkeste CM, Saxena PR, et al. Relationship between maternal hemodynamics and hematocrit and hemodynamic effects of isovolemic hemodilution and hemoconcentration. I. The awake late-pregnancy guinea pig. Pediatr Res, 1987, 21: 584 – 589.

[21] Dafinis E, Sabatini S. The effect of pregnancy on renal function: physiology and pathophysiology. Am J Med Sci, 1992, 303: 184 – 205.

[22] Chesley LC. The kidney // Chesley LC. Hypertensive disorders in pregnancy. New York: Appleton-Century-Crofts, 1978, 154 – 197.

[23] Baylis C. The mechanism of the increase in glomerular filtration rate in the twelve-day pregnant rat. J Physiol, 1980, 305: 405 – 414.

[24] Walker J, Garland HO. Single nephron function during prolactin-induced pseudopregnancy in the rat. J Endocrinol, 1985, 107: 127 – 131.

[25] Oparil S, Ehrlich EN, Lindheimer MD. Effect of progesterone on renal sodium handling in man: Relation to aldosterone excretion and plasma renin activity. Clin Sci Mol Med, 1975, 44: 139 – 147.

[26] Elkus R, Popovich J Jr. Respiratory physiology in pregnancy. Clin Chest Med, 1992, 13: 555 – 565.

[27] Skatrud J, Dempsey J, Kaiser DG. Ventilatory response to medroxyprogesterone acetate in normal subjects: Time course and mechanism. J Appl Physiol, 1978, 44: 393 – 394.

[28] Skillman JJ, Awwad HK, Moore FD. Plasma protein kinetics of the early transcapillary refill after hemorrhage in man. Surg Gynecol Obstet, 1967, 125: 983 – 996.

[29] Skillman JJ, Restall DS, Salzman EW. Randomized trial of albumin vs electrolyte solutions during abdominal aortic operations. Surgery, 1975, 78: 291 – 303.

[30] Skillman JJ, Rosenoer VM, Smith PC. Improved albumin synthesis in postoperative patients by amino acid infusion. N Engl J Med, 1976, 295: 1037 – 1040.

[31] Carrico CJ, Canizaro PC, Shires GT. Fluid resuscitation following injury: rational for the use of balanced salt solutions. Crit Care Med, 1976, 4: 46 – 54.

[32] Shoemaker WC, Bryan-Brown CW, Quigley L, et al. Body fluid shifts in depletion and post-stress states and their correction with adequate nutrition. Surg Gynecol Obstet, 1973, 136: 371 – 374.

[33] Lowery BD, Cloutier CT, Carey LC. Electrolyte solutions in resuscitation in human hemorrhagic shock. Surg Gynecol Obstet, 1971, 133: 273 – 284.

[34] Trudnowski RJ, Goel SB, Lam FT, et al. Effect of Ringer's lactate solution and sodium bicarbonate on surgical acidosis. Surg Gynecol Obstet, 1967, 125: 807 – 814.

[35] Carey JS, Scharschmidt BF, Culliford AT, et al. Hemodynamic effectiveness of colloid and electrolyte solutions for replacement of simulated operative blood loss. Surg Gynecol Obstet, 1970, 131: 679 – 686.

[36] Hauser CJ, Shoemaker WC, Turpin I, et al. Oxygen transport responses to colloids and crystalloids in critically ill surgical patients. Surg Gynecol Obstet, 1980, 150: 811 – 816.

[37] Hanshiro PK, Weil MH. Anaphylactic shock in man. Arch Intern Med, 1967, 119: 129 – 140.

[38] Dawidson I, Gelin LE, Hedman L, et al. Hemodilution and recovery from experimental intestinal shock in rats: a comparison of the efficacy of three colloids and one electrolyte solution. Crit Care Med, 1981, 9: 42 – 46.

[39] Dawidson I, Eriksson B. Statistical evaluations of plasma substitutes based on 10 variables. Crit Care Med, 1982, 10: 653 – 657.

[40] Moss GS, Lower RJ, Jilek J, et al. Colloid or crystalloid in the resuscitation of hemorrhagic shock. A controlled clinical trial. Surgery, 1981, 89: 434 – 438.

[41] Virgilio RW. Crystalloid vs colloid resuscitation [reply to letter to editor]. Surgery, 1979, 86: 515.

[42] Virgilio RW, Rice CL, Smith DE. Crystalloid vs colloid resuscitation: is one better? A randomized clinical study. Surgery, 1979, 85: 129 – 139.

[43] Siegel DC, Moss GS, Cochin A, et al. Pulmonary changes following treatment for hemorrhagic shock: saline vs colloid infusion. Surg Forum, 1970, 921: 17 – 19.

[44] Lucas CE, Denis R, Ledgerwood AM, et al. The effects of hespan on serum and lymphatic albumin, globulin and coagulant protein. Ann Surg, 1988, 207: 416 – 420.

[45] Takaori M, Safer P. Acute severe hemodilution with lactated Ringer's solution. Arch Surg, 1967, 94: 67 – 73.

[46] Moss GS, Siegel DC, Cochin A, et al. Effects of saline and colloid solutions on pulmonary function in hemorrhagic shock. Surg Gynecol Obstet, 1971, 133: 53 – 58.

[47] Lowe RJ, Moss GS, Jilek J, et al. Crystalloid vs colloid in the etiology of pulmonary failure after trauma: a randomized trial in man. Surgery, 1977, 81: 676 – 683.

[48] Virgilio RW, Smith DE, Zarins CK. Balanced electrolyte solutions: experimental and clinical studies. Crit Care Med, 1979, 7: 98 – 106.

[49] Baue AE, Tragus ET, Wolfson SK. Hemodynamic and metabolic effects of Ringer's lactate solution in hemorrhagic shock. Ann Surg, 1967, 166: 29 – 38.

[50] Waxman K, Holness R, Tominaga G, et al. Hemodynamic and oxygen transport effects of pentastarch in burn resuscitation. Ann Surg, 1989, 209: 341 – 345.

[51] Singh G, Chaudry KI, Chaudry IH. Crystalloid is as effective as blood in resuscitation of hemorrhagic shock. Ann Surg, 1992, 215: 377 – 382.

[52] Lewis RT. Albumin: role and discriminative use in surgery. Can J Surg, 1980, 23: 322 – 328.

[53] Haupt MT, Rackow EC. Colloid osmotic pressure and fluid resuscitation with hetastarch, albumin and saline solutions. Crit Care Med, 1982, 10: 159 – 162.

[54] Miller RD, Robbins TO, Tong MJ, et al. Coagulation defects associated with massive blood transfusions. Ann Surg, 1971, 174: 794 – 801.

[55] Myers MB, Cherry G, Heimburger S, et al. Effect of edema and external pressure on wound healing. Arch Surg, 1967, 94: 218 – 222.

[56] Hohn DC, Makay RD, Holliday B, et al. Effect of oxygen tension on microbicidal function of leukocytes in wounds and in vitro. Surg Forum, 1976, 27: 18 – 20.

[57] Kaufman BS, Rackow EC, Falk JL. The relationship between oxygen delivery and consumption during fluid resuscitation of hypovolemic and septic shock. Chest, 1984, 85: 336 – 340.

[58] Barone JE, Snyder AB. Treatment strategies in shock: use of oxygen transport measurements. Heart Lung, 1991, 20: 81 – 85.

[59] Granger DW, Udrich M, Parks DA, et al. Transcapillary exchange during intestinal fluid absorption // Sheppard AP, Granger DW. Physiology of the Intestinal Circulation. New York: Raven, 1984: 107.

[60] Tullis JL. Albumin. I. Background and use. JAMA, 1977, 237: 355 – 360.

[61] Rothschild MA, Oratz M, Schreiber SS. Albumin synthesis. N Engl J Med, 1972, 286: 748 – 756, 816 – 820.

[62] Thompson WL. Rational use of albumin and plasma substitutes. Johns Hopkins Med J, 1975, 136: 220 – 225.

[63] Grant JP, Custer PB, Thurlow J. Current techniques of nutritional assessment. Surg Clin North Am, 1981, 61: 437 – 463.

[64] Rosenoer VM, Skillman JJ, Hastings PR, et al. Albumin synthesis and nitrogen balance in postoperative patients. Surgery, 1980, 87: 305 – 312.

[65] Moss GS, Proctor JH, Homer LD. A comparison of asanguineous fluids and whole blood in the treatment of hemorrhagic shock. Surg Gynecol Obstet, 1966, 129: 1247 – 1257.

[66] Rothschild MA, Schreiber SS, Oratz M, et al. The effects of adrenocortical hormones on albumin metabolism studies with albumin-I131. J Clin Invest, 1958, 37: 1229 – 1235.

[67] Rothschild MA, Bauman A, Yalow RS, et al. The effect of large doses of desiccated thyroid on the distribution and metabolism of albumin-I131 in euthyroid subjects. J Clin Invest, 1957, 36: 422 – 428.

[68] Liljedahl SO, Rieger A. Blood volume and plasma protein. IV. Importance of thoracic-duct lymph in restitution of plasma volume and plasma proteins after bleeding and immediate substitution in the splenectomized dog. Acta Chir Scand, 1968, 379(suppl): 39 – 51.

[69] Lamke LO, Liljedahl SO. Plasma volume changes after infusion of various plasma expanders. Resuscitation, 1976, 5: 93 – 102.

[70] Holcroft JW, Trunkey DD. Extravascular lung water following hemorrhagic shock in the baboon: comparison between resuscitation with Ringer's lactate and plasmanate. Ann Surg, 1974, 180: 408 – 417.

[71] Granger DN, Gabel JC, Drahe RE, et al. Physiologic basis for the clinical use of albumin solutions. Surg Gynecol Obstet, 1978, 146: 97 – 104.

[72] Berson SA, Yalow RS. Distribution and metabolism of I131 labeled proteins in man. Fed Proc, 1957, 16: 13S – 18S.

［73］ Sterling K. The turnover rate of serum albumin in man as measured by I131 tagged albumin. J Clin Invest, 1951, 30: 1228 – 1237.

［74］ Boldt J. The good, the bad and the ugly: Should we completely banish human albumin from our intensive care units? Anesth Analg, 2000, 91: 887 – 895.

［75］ Cochrane Injuries Group. Human albumin administration in critically ill patients: systematic review of randomised controlled trials. BMJ, 1998, 317: 235 – 240.

［76］ Ferguson N, Stewart T, Etchells. Human albumin administration in critically ill patients. Intensive Care Med, 1999, 25: 323 – 325.

［77］ Vito L, Dennis RC, Weisel RD. Sepsis presenting as acute respiratory insufficiency. Surg Gynecol Obstet, 1974, 138: 896 – 900.

［78］ Shoemaker WC, Schluchter M, Hopkins JA, et al. Comparison of the relative effectiveness of colloids and crystalloids in emergency resuscitation. Am J Cardiol, 1981, 142: 73 – 84.

［79］ Poole GV, Meredith JW, Pernell T, et al. Comparison of colloids and crystalloids in resuscitation from hemorrhagic shock. Surg Gynecol Obstet, 1982, 154: 577 – 586.

［80］ Weaver DW, Ledgerwood AM, Lucas CE, et al. Pulmonary effects of albumin resuscitation for severe hypovolemic shock. Arch Surg, 1978, 113: 387 – 392.

［81］ Lucas CE, Ledgerwood AM, Higgins RF, et al. Impaired pulmonary function after albumin resuscitation from shock. J Trauma, 1980, 20: 446 – 451.

［82］ Kovalik SG, Ledgerwood AM, Lucas CE, et al. The cardiac effect of altered calcium homeostasis after albumin resuscitation. J Trauma, 1981, 21: 275 – 279.

［83］ Cogbill TH, Moore EE, Dunn EI, et al. Coagulationchanges after albumin resuscitation. Crit Care Med, 1981, 9: 22 – 26.

［84］ Solanke TF, Khwaja MS, Madojemu EI. Plasma volume studies withfour different plasma volume expanders. J Surg Res, 1971, 11: 140 – 143.

［85］ Farrow SP, Hall M, Ricketts CR. Changes in the molecular composition of circulating hydroxyethyl starch. Br J Pharmacol, 1970, 38: 725 – 730.

［86］ Yacobi A, Stoll RG, Sum CY, et al. Pharmacokinetics on hydroxyethyl starch in normal subjects. J Clin Pharmacol, 1982, 22: 206 – 212.

［87］ Ferber HP, Nitsch E, Forster H. Studies on hydroxyethyl starch. Part II: changes of the molecular weight distribution for hydroxyethyl starch types 450/0. 7, 450/0. 3, 300/0. 4, 200/0. 7, 200/0. 5, 200/0. 3, 200/0. 1 after infusion in serum and urine of volunteers. Arzneimittelforschung, 1985, 35: 615 – 622.

［88］ Thompson WL, Britton JJ, Walton RP. Persistence of starch derivatives and dextran when infused after hemorrhage. Pharmacol Exp Ther, 1962, 136: 125 – 132.

［89］ Mishler JM, Ricketts CR, Parkhouse EJ. Post transfusion survival of hydroxyethyl starch 450/0. 7 in man: a long term study. J Clin Pathol, 1980, 33: 155 – 159.

［90］ Mishler JM, Borberg H, Emerson PM. Hydroxyethyl starch, an agent for hypovolemic shock treatment. II. Urinary excretion in normal volunteers following three consecutive daily infusions. Br J Pharmacol, 1977, 4: 591 – 595.

［91］ Puri VK, Paidipaty B, White L. Hydroxyethyl starch for resuscitation of patients with hypovolemia in shock. Crit Care Med, 1981, 9: 833 – 837.

［92］ Ring J, Messmer K. Incidence and severity of anaphylactoid reactions to colloid volume substitutes. Lancet, 1977, 1: 466 – 469.

［93］ Bogan RK, Gale GR, Walton RP. Fate of 14C-label hydroxyethyl starch in animals. Toxicol Appl Pharmacol, 1969, 15: 206 – 211.

［94］ Metcalf W, Papadopoulos A, Tufaro R, et al. A clinical physiologic study of hydroxyethyl starch. Surg Gynecol Obstet, 1970, 131: 255 – 267.

［95］ Thompson WL, Fukushima T, Rutherford RB, et al. Intravascular persistence, tissue storage, and excretion of hydroxyethyl starch. Surg Gynecol Obstet, 1970, 131: 965 – 972.

［96］ Mishler JM, Ricketts CR, Parkhouse EJ. Changes in molecular composition of circulating hydroxyethyl starch following consecutive daily infusions in man. Br J Clin Pharmacol, 1979, 7: 505 – 509.

［97］ Hofer RE, Lanier WL. Effect of hydroxyethyl starch solutions on blood glucose concentrations in diabetic and nondiabetic rats. Crit Care Med, 1992, 20: 211 – 215.

［98］ Ballinger WF. Preliminary report on the use of hydroxyethyl starch solution in man. J Surg Res, 1966, 6: 180 – 183.

［99］ Kilian J, Spilker D, Borst R. Effect of 6% hydroxyethyl starch, 45% dextran 60 and 5. 5% oxypolygelatine on blood volume and circulation in human volunteers. Anaesthesist, 1975, 24: 193 – 197 (in German).

［100］ Lee WH, Cooper N, Weidner MG. Clinical evaluation of a new plasma expander: hydroxyethyl starch. J Trauma, 1968, 8: 381 – 393.

［101］ Khosropour R, Lackner F, Steinbereithner K, et al. Comparison of the effect of pre-and intraoperative administration of medium molecular weight hydroxyethyl starch (HES 200/ 0. 5) and dextran 40 (60) in vascular surgery. Anaesthesist, 1980, 29: 616 – 622 (in German).

［102］ Laks H, Pilon RN, Anderson W, et al. Acute normovolemic hemodilution with crystalloid vs colloid replacement. Surg Forum, 1974, 25: 21 – 22.

［103］ Diehl JT, Lester JL 3rd, Cosgrove DM. Clinical comparison of hetastarch and albumin in postoperative cardiac patients. Ann Thorac Surg, 1982, 34: 674 – 679.

［104］ Shatney CH, Deapiha K, Militello PR, et al. Efficacy of hetastarch in the resuscitation of patients with multisystem trauma and shock. Arch Surg, 1983, 118: 804 – 809.

［105］ Kirklin JK, Lell WA, Kouchoukos NT. Hydroxyethyl starch vs albumin for colloid infusion following cardiopulmonary bypass in patients undergoing myocardial revascularization. Ann Thorac Surg, 1984, 37: 40 – 46.

［106］ Boon JC, Jesch F, Ring J, et al. Intravascular persistence of hydroxyethyl starch in man. Eur Surg Res, 1976, 8: 497 – 503.

［107］ Kohler H, Kirch W, Horstmann HJ. Hydroxyethyl starch-induced macroamylasemia. Int J Clin Pharmacol Biopharm, 1977, 15: 428 – 431.

［108］ Korttila K, Grohn P, Gordin A, et al. Effect of hydroxyethyl starch and dextran on plasma volume and blood hemostasis and coagulation. J Clin Pharmacol, 1984, 24: 273 – 282.

［109］ Lorenz W, Doenicke A, Freund M, et al. Plasma histamine levels in man following infusion of hydroxyethyl starch: a contribution to the question of allergic or anaphylactoid reactions following administration of a new plasma substitute. Anaesthesist, 1975, 24: 228 – 230.

［110］ Maurer PH, Berardinelli B. Immunologic studies with hydroxyethyl starch (HES): a proposed plasma expander. Transfusion, 1968, 8: 265 – 268.

［111］ Ring J, Seifert B, Messmer K, et al. Anaphylactoid reactions due to hydroxyethyl starch infusion. Eur Surg Res,

1976, 8: 389 – 399.

[112] Muller N, Popov-Cenic S, Kladetzky RG, et al. The effect of hydroxyethyl starch on the intra-and postoperative behavior of haemostasis. Bibl Anat, 1977, 16: 460 – 462.

[113] Solanke TF. Clinical trial of 6% hydroxyethyl starch (a new plasma expander). Br Med J, 1968, 3: 783 – 785.

[114] Weatherbee L, Spencer HH, Knopp CT, et al. Coagulation studies after the transfusion of hydroxyethyl starch protected frozen blood in primates. Transfusion, 1974, 14: 109 – 115.

[115] Strauss RG, Stump DC, Henriksen RA. Hydroxyethyl starch accentuates von Willebrand's disease. Transfusion, 1985, 25: 235 – 237.

[116] Mattox KL, Maningas PA, Moore EE, et al. Prehospital hypertonic saline/dextran infusion for post-traumatic hypotension. Ann Surg, 1991, 213: 482 – 491.

[117] Chang JC, Gross HM, Jang NS. Disseminated intravascular coagulation due to intravenous administration of hetastarch. Am J Med Sci, 1990, 300: 301 – 303.

[118] Cully MD, Larson CP, Silverberg GD. Hetastarch coagulopathy in a neurosurgical patient. Anesthesiology, 1987, 66: 706 – 707.

[119] Damon L, Adams M, Striker RB, et al. Intracranial bleeding during treatment with hydroxyethyl starch. N Engl J Med, 1987, 317: 964 – 965.

[120] Ali F, Guglin M, Vaitkevicius P. Theraputic potential of vasopressin receptor antagonists. Drug, 2007, 67 (6): 847 – 858.

[121] Guyton AC, Hall JE. Regulation of extracellular fluid, osmolarity and sodium concentration // Guiton AC, Hall JE. Textbook of Medical Physiology. 9th ed. Philadelphia, Pennsylvania: WB Saunders Company, 1996: 349 – 365.

[122] Lindheimer MD, Davison JM. Osmoregulation, the secretion of arginine vasopressin and its metabolism during pregnancy. Eur J Endocrinol, 1995, 132(2): 133 – 143.

[123] Anderson RJ, Chung H-M, Kluge R, et al. Hyponatremia: a prospective analysis of its epidemiology and pathogenetic role of vasopressin. Ann Intern Med, 1985, 102: 164 – 168.

[124] Thomsen JK, Fogh-Andersen N, Jaszczak P. Atrial natriuretic peptide, blood volume, aldosterone, and sodium excretion during twin pregnancy. Acta Obstet Gynecol Scand, 1994, 73: 14 – 20.

[125] Weisberg LS. Pseudohyponatremia: a reappraisal. Am J Med, 1989, 86: 315 – 318.

[126] Abdul-Karim R, Assali NS. Renal function in human pregnancy, V Effects of oxytocin on renal hemodynamics and water electrolyte excretion. J Lab Clin Med, 1961, 57: 522 – 532.

[127] Chesley LC. Management of preeclamp-sia and eclampsia // Chesley LC. Hypertensive Disorders in Pregnancy. New York: Appleton-Century-Crofts, 1978: 345.

[128] Josey WE, Pinto AP, Plante RF. Oxytocin induced water intoxication. Am J Obstet Gynecol, 1969, 104: 926.

[129] Morgan DB, Kirwan NA, Hancock KW, et al. Water intoxication and oxytocin infusion. Br J Obstet Gynaecol, 1977, 84: 6 – 12.

[130] Wang JY, Shih HL, Yuh FL, et al. An unforgotten cause of acute hyponatremia: water intoxication due to oxytocin administration in a pregnant woman. Nephron, 2000, 86: 342 – 343.

[131] Moen V, Brundin L, Rundgren M, et al. Hyponatremia complicated labor – rare or unrecognized? A prospective observational study. BJOG, 2009, 116(4): 552 – 561.

[132] RuchalaPL, Metheny N, Essenpreis H, et al. Current practice in oxytocin dilution and fluid administration for induction of labor. J Obstet Gynecol Neonatal Nurs, 2002, 31(5): 545 – 550.

[133] Theunissen IM, Parer JT. Fluids and electrolytes in pregnancy. Clin Obstet Gynecol, 1994, 34(1): 3 – 15.

[134] Burneo J, Vizcarra D, Miranda H, Central pontine myelinolysis and pregnancy. A case report and review of the literature. Rev Neurol, 2000, 30(11): 1036 – 1040.

[135] Sandhu G, Ramaiyah S, Chan C, et al. Pathophysiology and management of preeclampsia-associated severe hyponatremia. Am J Kidney Dis, 2010, 55(3): 599 – 603.

[136] Boulanger E, Pagniez D, Roueff S. Sheehan syndrome presenting as early postpartum hyponatremia. Nephrol Dial Transplant, 1999, 14(11): 2714 – 2715.

[137] Pollock AS, Arieff AL. Abnormalities of cell volume regulation and their functional consequences. Am J Physiol, 1980, 239: F195 – 205.

[138] Arieff AI. Hyponatremia, convulsions, respiratory arrest, and permanent brain damage after elective surgery in healthy women. N Engl J Med, 1986, 314: 1529 – 1535.

[139] Decaux G, Genette F, Mockel J. Hypouremia in the syndrome of inappropriate secretion of antidiuretic hormone. Ann Intern Med, 1980, 93: 716 – 717.

[140] Beck LH. Hypouricemia in the syndrome of inappropriate secretion of antidiuretic hormone. N Engl J Med, 1979, 301: 528 – 530.

[141] Biwas M, Davies JS. Hyponatremia in clinical practice. Postgraduate Med J 2007; 83: 373 – 378.

[142] Sterns RH. The treatment of hyponatremia: first, do no harm. Am J Med, 1990, 88: 557 – 560.

[143] Soupart A, Penninckx R, Stenuit A, et al. Treatment of chronic hyponatremia in rats by intravenous saline: comparison of rate versus magnitude of correction. Kidney Int, 1992, 41: 1662 – 1667.

[144] Kamel KS, Bear RA. Treatment of hyponatremia: a quantitative analysis. Am J Kidney Dis, 1993, 21: 439 – 443.

[145] Hantman D, Rossier B, Zohlman R, et al. Rapid correction of hyponatremia in the syndrome of appropriate secretion of antidiuretic hormone. Ann Intern Med, 1973, 78: 870 – 875.

[146] Packer M, Medina N, Yushnak M. Correction of dilutional hyponatremia in severe chronic heart failure by converting-enzyme inhibition. Ann Intern Med, 1984, 100: 782 – 789.

[147] Berl T. Mannitol a therapeutic alternative in the treatment of acute hyponatremia. Crit Care Med, 2000, 28 (6): 2152 – 2153.

[148] Porzio P, Halberthal M, Bohn D, et al. Treatment of acute hyponatremia: Ensuring the excretion of a predictable amount of electrolyte-free water. Crit Care Med, 2000, 28 (6): 1905 – 1910.

[149] Hussar D, New drugs 07, part 1. Nursing, 2007, 37(2): 51 – 58.

[150] Zeltser D, Rosansky S, Verbalis JG, et al. Assessment of the efficacy and safety of intravenous conivaptan in euvolemic and hypervolemic hyponatremia. Am J Nephrol, 2007, 27 (5): 447 – 457.

[151] Steinwall M, Bossmar T, Brouard R. The effect of reclovaptan (sR49059), an orally active vasopressin V1a receptor antagonist, on uterine contractions in preterm labor. Gynecol Endocrinol, 2005, 20(2): 104 – 109.

[152] Oh MS, Carroll HJ. Hypernatremia // Hurst JW. Medicine

for the Practicing Physician. 3rd ed. Boston: Butterworth-Heinemann, 1992: 1293.

[153] Ananthakrishnan S. Diabetes insipidus in pregnancy: etiology, evaluation, and management. Endocr Pract, 2009, 15 (4): 377 - 382.

[154] Sjoholm I, Ymam L. Degradation of oxytocin lysine - vasopressin, angiotensin Ⅱ, angiotensin Ⅱ-amide by oxytocinase. Acta Pharmacol Suecca, 1967, 4: 65 - 76.

[155] Krege J, Katz VL, Bowes WA Jr. Transient diabetes insipidus of pregnancy. O bstet Gynecol Surv, 1989, 44(11): 789 - 795.

[156] Williams DJ, Metcalf KA, Skingle AI. Pathophysiology of transient cranial diabetes insipidus during pregnancy. Clin Endocrinol (Oxf), 1993, 38: 595 - 600.

[157] Tur-Kasm I, Paz I, Gleicher W. Disorders of the pituitary and hypothalamus // Gleicher N, Butino L, et al. Principles and Practice of Medical Therapy in Pregnancy. 3rd ed. Stamford, Connecticut: Appleton & Lange, 1998: 424 - 430.

[158] Ross EJ, Christie SB. Hypernatremia. Medicine, 1969, 48: 441 - 473.

[159] Arieff AI, Guisado R. Effects on the central nervous system of hypernatremic and hyponatremic states. Kidney Int, 1976, 10: 104 - 116.

[160] Miller M, Dalakos T, Moses AM, et al. Recognition of partial defects in antidiuretic hormone secretion. Ann Intern Med, 1970, 73: 721 - 729.

[161] Blum D, Brasseur D, Kahn A, et al. Safe oral rehydration of hypertonic dehydration. J Pediatr Gastroenterol Nutr, 1986, 5: 232 - 235.

[162] Bode HH, Harley BM, Crawford JD. Restoration of normal drinking behavior by chlorpropamide in patients with hypodipsia and diabetes insipidus. Am J Med, 1971, 51: 304 - 313.

[163] Lindeheimer MD, Richardson DA, Ehrlich EN. Potassium homeostasis in pregnancy. J Reprod Med, 1987, 32(7): 517 - 532.

[164] Godfrey BE, Wadsworth GR. Total body potassium in pregnant women. J Obstet Gynaecol Br Cmwlth, 1970, 77: 244 - 246.

[165] Anotayanouth S, Subhedar NV, Garner P, et al. Betamimetics for inhibiting preterm labor. Cochrane Database Syst Rev, 2004, Oct18(4): CD004325.

[166] Braden GL, von Oeyen PT, Germain MJ. Ritodrine and terbutalineinduced hypokalemia in preterm labor: Mechanisms and consequences. Kidney Int, 1997, 51: 1867 - 1875.

[167] Cano A, Tovar I, Parrilla JJ, et al. Metabolic disturbances during intravenous use of ritodrine: Increased insulin levels and hypokalemia. Obstet Gynecol, 1985, 65: 356 - 360.

[168] Hildebrandt R, Weitzel HK, Gundert-Remy U. Hypokalemia in pregnant women treated with β_2 mimetic drug fenoterol-A concentration and time dependent effect. J Perinat Med, 1997, 25(2): 173 - 179.

[169] O' Sullivan E, Monga M, Graves W. Bartter' s syndrome in pregnancy - a case report and review. Am J Perinatol, 1997, 14(1): 55 - 57.

[170] Johnson JR, Miller RS, Samuels P. Bartter syndrome in pregnancy. Obstet Gynecol, 2000, 95(6 Part 2): 1035.

[171] Nohira T, Nakada T, Akutagawa O, et al. Pregnancy complicated with Bartter's syndrome: A case report. J Obstet Gynaecol Res, 2001, 27(5): 267 - 274.

[172] Smulian JC, Motiwala S, Sigman RC. Pica in a rural obstetric population. South Med J, 1995, 88: 1236 - 1240.

[173] Ukaonu C, Hill DA, Christensen F. Hypokalemic myopathy in pregnancy caused by clay ingestion. Obstet Gynecol, 2003, 102(5 pt 2): 1169 - 1171.

[174] Flakeb G, Villarread D, Chapman D. Is hypokalemia a cause of ventricular arrhythmias? J Crit Ill, 1986, 1: 66.

[175] Marino P. Potassium // Marino P. The ICU Book. Philadelphia: Lea & Febiger, 1991: 478.

[176] Smith JD, Bia MJ, DeFronzo RA. Clinical disorders of potassium metabolism // Arieff AI, DeFronzo RA. Fluid, Electrolyte and Acid-Base Disorders. New York: Churchill Livingstone, 1985: 413.

[177] Hartman RC, Auditore JC, Jackson DP. Studies in thrombocytosis. I. Hyperkalemia due to release of potassium from platelets during coagulation. J Clin Invest, 1958, 37: 699.

[178] Robertson GL. Abnormalities of thirst regulation. Kidney Int, 1984, 25: 460 - 469.

[179] Oster JR, Perez GO, Vaamonde CA. Relationship between blood pH and phosphorus during acute metabolic acidosis. Am J Physiol, 1978, 235: F345 - 351.

[180] Bismuth C, Gaultier M, Conso F, et al. Hyperkalemia in acute digitalis poisoning: prognostic significance and therapeutic implications. Clin Toxicol, 1973, 6: 153 - 162.

[181] Williams ME, Rosa RM. Hyperkalemia: disorders of internal and external potassium balance. J Intensive Care Med, 1988, 3: 52.

[182] Phelps KR, Lieberman RL, Oh MS, et al. Pathophysiology of the syndrome of hyporeninemic hypoaldosteronism. Metabolism, 1980, 29: 186 - 199.

[183] Sato K, Nishiwaki K, Kuno N, et al. Unexpected hyperkalemia following succinylcholine administration in prolonged immobilized parturients treated with magnesium and ritodrine. Anesthesiology, 2000, 93(6): 1539 - 1541.

[184] Spital A, Greenwell R. Severe hyperkalemia during magnesium sulfate therapy in two pregnant drug abusers. South Med J, 1991, 84(7): 919 - 921.

[185] Villabona C, Rodriguez P, Joven J. Potassium disturbances as a cause of metabolic neuromyopathy. Intensive Care Med, 1987, 13: 208 - 210.

[186] Allon M, Shanklin N. Effect of bicarbonate administration on plasma potassium in dialysis patients: interactions with insulin and albuterol. Am J Kidney Dis, 1996, 28 (4): 508 - 514.

[187] Greenberg A. Hyperkalemia treatment options. Semin Nephrol, 1998, 18(1): 46 - 57.

[188] Mandelberg A, Krupnik Z, Houri S, et al. Salbutamol metered-dose inhaler with spacer for hyperkalemia: how fast? How safe? Chest, 1999, 115(3): 617 - 622.

[189] Stems Rh, Rojas M, Bernstein P, et al. Ion exchange resins for the treatment of hyperkalemia: Are they safe and effective? J Soc Nephrol, 2010: [Epup ahead of print].

[190] Marino P. Calcium and phosphorus // Marino P. The ICU Book. Philadelphia: Lea & Febiger, 1991: 499.

[191] ACOG Technical Bulletin No. 219, January, 1996, 518.

[192] Cruikshank DP, Pitkin RM, Reynolds WA, et al. Effects of magnesium sulfate treatment on perinatal calcium metabolism. I - Maternal and fetal responses. Am J Obstet Gynecol, 1979, 134: 243 - 249.

[193] Cruikshank DP, Chan GM, Doerrfeld D. Alterations in vitamin D and calcium metabolism with magnesium sulfate treatment of preeclampsia. Am J Obstet Gynecol, 1993, 168: 1170 - 1177.

[194] Cruikshank DP, Pitkin RM, Donnelly E, et al. Urinary magnesium, calcium and phosphate excretion during magnesium

sulfate infusion. Obstet Gynecol, 1981, 58: 430 - 434.

[195] Cholst IN, Steinberg SF, Tropper PJ, et al. The influence of hypermagnesemia on serum calcium and parathyroid hormone levels in human subjects. N Engl J Med, 1984, 310: 1221 - 1225.

[196] Carney SL, Wong NL, Quamme GA, et al. Effect of magnesium deficiency on renal magnesium and calcium transport in the rat. J Clin Invest, 1980, 65: 180 - 188.

[197] Snyder SW, Cardwill MS. Neuromuscular blockade with magnesium sulfate and nifedipine. Am J Obstet Gynecol, 1989, 161(1): 35 - 36.

[198] Kurtzman JL, Thorp JM Jr, Spielman FJ, et al. Do nifedipine and verapamil potentiate the cardiac toxicity of magnesium sulfate? Am J Perinatol, 1993, 10(6): 450 - 452.

[199] Magee LA, Miremadi S, Li J, et al. Therapy with both magnesium and nifedipine does not increase the risk of serious magnesium-related maternal side effects in women with preeclampsia. Am J Obstet Gynecol, 2005, 1: 153 - 163.

[200] Anast CS, Winnacker JL, Forte LR, et al. Impaired release of parathyroid hormone in magnesium deficiency. J Clin Endocrinol Metab, 1976, 42: 707 - 717.

[201] Zaloga GP, Wilkens R, Tourville J, et al. A simple method for determining physiologically active calcium and magnesium concentrations in critically ill patients. Crit Care Med, 1987, 15: 813 - 816.

[202] Zaloga GP, Chernow B. The multifactorial basis for hypocalcemia during sepsis. Studies of the parathyroid hormone-vitamin D axis. Ann Intern Med, 1987, 107: 36 - 41.

[203] Zaloga GP, Chernow B. Stress-induced changes in calcium metabolism. Semin Respir Med, 1985, 7: 56.

[204] Chernow B, Rainey TG, Georges LP, et al. Iatrogenic hyperphosphatemia: a metabolic consideration in critical care medicine. Crit Care Med, 1981, 9: 772 - 774.

[205] Zaloga GP. Phosphate disorders. Probl Crit Care, 1990, 4: 416.

[206] Nagant De Deuxchaisnes C, Krane SM. Hypoparathyroidism // Avioli LV, Krane SM. Metabolic Bone Disease, vol 2. Orlando, FL: Academic, 1978: 217.

[207] Zaloga GP, Chernow B. Calcium metabolism. Clin Crit Care Med, 1985, 5.

[208] Monif GR, Savory J. Iatrogenic maternal hypocalcemia following magnesium sulfate therapy. JAMA, 1972, 219 (11): 1469 - 1470.

[209] Haynes RC, Murad F. Agents affecting calcification: calcium, parathyroid hormone, calcitonin, vitamin D, and other compounds // Gilman AG, Goodman LS, Rall TW, et al. Goodman and Gilman's The Pharmacological Basis of Therapeutics. New York: Macmillan, 1985: 1517.

[210] Ennen CS, Magann EF. Milk alkali syndrome presenting as acute renal insufficiency during pregnancy. Obstet Gynecol 2006; 108(3 pt 2): 785 - 786.

[211] Benabe JE, Martinez-Maldonado R. Disorders of calcium metabolism // Maxwell MH, Kleeman CR, Narins RG, et al. Clinical Disorders of Fluid and Electrolyte Metabolism. 4th ed. New York: McGraw-Hill, 1987: 758.

[212] Mundy GR. Calcium Homeostasis: Hypercalcemia and Hypocalcemia. London: Martin Dunitz, 1989: 1.

[213] Montoro MN, Paler RJ, Goodwin TM, et al. Parathyroid carcinoma during pregnancy. Obstet Gynecol, 2000, 96(5 Part 2): 841.

[214] Mestamen JH. Parathyroid disorders of pregnancy. Semin Perinatol, 1998, 22(6): 485 - 496.

[215] Thomas AK, McVie R, Levine SN. Disorders of maternal calcium metabolism implicated by abnormal calcium metabolism in the neonate. Am J Perinatol, 1999, 16(10): 515 - 520.

[216] Illidge TM, Hussey M, Godden CW. Malignant hypercalcaemia in pregnancy and antenatal administration of intravenous pamidronate. Clin Oncol (R Coll Radiol), 1996, 8(4): 257 - 258.

[217] Graepel P, Bentley P, Fritz H, et al. Reproductive studies with pamidronate. Arzneimittelforschung, 1992, 42 (5): 654 - 667.

[218] Quamme GA, Dirks KJ. Magnesium metabolism // Maxwell MH, Kleeman CR, Narins RG. Clinical Disorders of Fluid and Electrolyte Metabolism. 4th ed. New York: McGraw-Hill, 1987, 297.

[219] Zaloga GP, Roberts JE. Magnesium disorders. Probl Crit Care, 1990, 4: 425.

[220] Salem M, Munoz R, Chernow B. Hypomagnesemia in critical illness. A common and clinically important problem. Crit Care Clin, 1991, 7: 225 - 252.

[221] Reinhart RA. Magnesium metabolism. A review with special reference to the relationship between intracellular content and serum levels. Arch Intern Med, 1988, 148: 2415 - 2420.

[222] Dacey MJ. Hypomagnesemic disorders. Crit Care Clin, 2001, 17(1): 155 - 173.

[223] Marino P. Magnesium: the hidden ion // Marino P. The ICU ook. Philadelphia: Lea & Febiger, 1991: 489.

[224] Ryan MP. Diuretics and potassium/magnesium depletion. Direction Am J Med, 1987, 82: 38A.

[225] Zaloga GP, Chernow B, Pock A, et al. Hypomagnesemia is a common complication of aminoglycoside therapy. Surg Gynecol Obstet, 1984, 158: 561 - 565.

[226] Elin RJ. Magnesium metabolism in health and disease. Dis Mon, 1988, 34: 161 - 218.

[227] Berkelhammer C, Bear RA. A clinical approach to common electrolyte problems: hypomagnesemia. Can Med Assoc J, 1985, 132: 360 - 368.

[228] Brauthbar N, Massry SG. Hypomagnesemia and hypermagnesemia // Maxwell MH, Kleeman CR, Narins RG, et al. Clinical Disorders of Fluid and Electrolyte Metabolism. 4th ed. New York: McGraw-Hill, 1987: 831.

[229] Kingston ME, Al-Siba'i MB, Skooge WC. Clinical manifestations of hypomagnesemia. Crit Care Med, 1986, 14: 950 - 954.

[230] Zaloga GP. Interpretation of the serum magnesium level. Chest, 1989, 95: 257 - 258.

[231] Iseri LT, Freed J, Bures AR. Magnesium deficiency and cardiac disorders. Am J Med, 1975, 58: 837 - 846.

[232] Burch GE, Giles TD. The importance of magnesium deficiency in cardiovascular disease. Am Heart J, 1977, 94: 649 - 651.

[233] Rasmussen HS, McNair P, Norregard P, et al. Intravenous magnesium in acute myocardial infarction. Lancet, 1986, 1: 234 - 236.

[234] Abraham AS, Rosenmann D, Kramer M, et al. Magnesium in the prevention of lethal arrhythmias in acute myocardial infarction. Arch Intern Med, 1987, 147: 753 - 755.

[235] Flink EB. Therapy of magnesium deficiency. Ann NY Acad Sci, 1969, 162: 901 - 905.

[236] Mordes JP, Wacker WE. Excess magnesium. Pharmacol Rev, 1977, 29: 273 - 300.

[237] Heath DA. The emergency management of disorders of calcium and magnesium. Clin Endocrinol Metab, 1980, 9: 487 - 502.

[238] Rude RK, Singer FR. Magnesium deficiency and excess.

Annu Rev Med, 1981, 32: 245 – 259.

[239] Cronin RE, Knochel JP. Magnesium deficiency. Adv Intern Med, 1983, 28: 509 – 533.

[240] Whang R, Flink EB, Dyckner T, et al. Magnesium depletion as a cause of refractory potassium repletion. Arch Intern Med, 1985, 145: 1686 – 1689.

[241] Stewart AF, Horst R, Deftos LJ, et al. Biochemical evaluation of patients with cancer-associated hypercalcemia: evidence for humoral and nonhumoral groups. N Engl J Med, 1980, 303: 1377 – 1383.

[242] Waisman GD, Mayorga LM, Camera MI, et al. Magnesium plus nifedipine: potentiation of hypotensive effect in preeclampsia? Am J Obstet Gynecol, 1988, 159(2): 308 – 309.

[243] Fassler CA, Rodriguez RM, Badesch DB, et al. Magnesium toxicity as a cause of hypotension and hypoventilation. Arch Intern Med, 1985, 14: 1604 – 1606.

[244] Bohman VR, Cotton DB. Supralethal magnesemia with patient survival. Obstet Gynecol, 1990, 76: 984 – 985.

[245] Oh MS. Selective hypoaldosteronism. Resident Staff Phys, 1982, 28: 46S.

第 7 章 妊娠期心肺复苏

简 介

在美国和加拿大，心脏骤停（sudden cardiac arrest，SCA）是导致死亡的首要原因。在美国，估计每年有 33 万人在院外或急诊室死于 SCA[1]。在美国，这相当于每年 0.55‰人口和 1/30 000 的孕妇发生 SCA。产妇总死亡率和 SCA 死亡率在发展中国家更高。在发达国家，由于育龄期女性通常很健康，整体的死亡风险较低。基于以上结合其他生命损害，使 SCA 在妊娠期较难发现，一旦发生就是致命的。

当熟悉基础及高级心肺复苏术的医生抢救患者时，女性最有可能存活。妊娠机械和生理的变化影响着复苏过程的每个阶段。本章回顾了最近美国心脏协会（American Heart Association，AHA）制定的心肺复苏术（cardiopulmonary resuscitation，CPR）指南，并强调了妊娠期特殊的处理方法。本章未涉及新生儿和儿童心肺复苏术，但执业产科医生也应是新生儿复苏专家。本章会讲述其他与妊娠相关的问题，如临终期剖宫产和延长产妇生命以支持胎儿成熟的伦理道德难题。

CPR 和紧急心脏治疗（emergency cardiac care，ECC）的最初目标是维持充足的供氧和保证重要器官灌注。心肺复苏可使 40%～60% 心脏骤停的患者血流动力学稳定，然而由于潜在的基础疾病使其长期生存率较低[2]。早期开始 CPR 和心脏电除颤可促进恢复，特别是神经功能的完全恢复。多数 SCA 死亡的患者是由于在某一时刻心室颤动导致了心脏骤停。心室颤动最好是在 5min 内进行电击复律治疗[3]。由于大多数 SCA 发生在医院外，在这关键的 5min 内急救人员很难到达患者身边并实施紧急抢救[4]。因此，要提高 SCA 存活率必须对公众进行 CPR 培训和有序的心脏除颤培训。对于 SCA 患者，通过高质量的 CPR，SCA 患者的院外存活率可由 6% 改善至 75%[4]。在院外，SCA 通常与灾难性的创伤相关，甚至在发达国家，孕妇发生心脏骤停，存活也极为罕见。

在医院，妊娠期 SCA 通常与围生期事件相关[5]。在此环境下，高质量的 CPR 有可能明显影响生存率。因此，参与孕妇护理的医院工作人员应经过专业培训和熟练掌握心肺复苏术。产科应该备有急救复苏设备，工作人员应掌握心肺复苏技术。根据最近的一次产科培训的评价结果，发现有些医务人员甚至缺乏基本的生命支持知识与技能，所以持续培训是必要的[6]。

目前心脏治疗建议

2005 年 12 月，美国心脏协会出版了更新的非专业和专业的基础与高级心脏生命支持（Basic and Advanced Cardiac Life Support，BLS/ACLS）指南。非专业和专业救助者 BLS 的 AB-CD 概要见表 7.1。对 2005 年复苏指南主要的变化是简化算法，早期应用到 SCA 患者中。新指南包括与育龄女性相关的四大改变，均适用于非专业和专业救助者 CPR[7]。这些改变见表 7.2。首先，最重要的一点就是提供有效的胸外按压。关键是处理及时，按压快速、持续、有力。强调这一点是因为约一半的胸外按压深度太浅（甚至由医务人员操作时）。通常，按压和间歇期过度频繁时，胸廓将不能充分回弹。充

表 7.1　心肺复苏 ABCD 的概述（对"婴儿，儿童和成人 BLS 的 ABCD 手法概述"修改[68]）

开放气道（A）	将头倾斜至一侧，仰头抬颏，发生创伤则双手托颌法
呼吸（B）：初始	2 次人工呼吸，每次呼吸 1s
人工呼吸，不需胸外按压	10 ~ 12/min
高级的人工呼吸	8 ~ 10/min
异物阻塞	腹部推压法
循环（C）	
检查脉搏（≤10s）	颈动脉
按压点	两乳头间连线与胸骨下半段的交叉点
按压方法	将一只手的掌根压在另一只手上，迅速有力的按压
按压深度	1.5 ~ 2 英寸（1 英寸 = 25.4mm）
按压速率	100/min
按压：通气	30:2（单人或双人）
电除颤（D）	
自动体外除颤仪	院外完成 5 个 CPR 周期后

表 7.2　2005 年心肺复苏指南主要改变[4]

提供更有效的胸外按压	及时处理，按压快速有力，不能中断
单人按压通气比（婴儿除外）	30:2
人工呼吸	成人的吹气时间在 1s 以上，潮气量 500 ~ 600mL
电除颤	首次电击后立即胸外按压和人工通气，时间约 2min

分的胸壁反弹可通过增加胸内负压促进心脏充盈和静脉回流，后续按压可使心脏输出量最大化。按压中断后的最初几个按压效果不如连续按压的好。因此，按压不充分，不完全胸壁回弹和频繁中断都能显著减少血液循环、氧供以及存活率[7]。

第二，单人心肺复苏按压通气比 30:2（新生儿除外）。该指南指出成年人心脏骤停的大多数情况下都不是缺氧导致的。因此，在心肺复苏的第 1 分钟，人工胸外按压建立循环要比通气更关键。由于在心脏骤停或心肺复苏时肺部血液灌注量通常比正常人减少 25% ~ 33%，所以患者通气量也相应减少。与此相反，新生儿心脏骤停通常与缺氧有关，因此需要更多的通气（按压通气比 5:1），其他与新准则的一致[7]。

第三，每次人工呼吸吹气时间应该超过 1s（并非 1 ~ 2s），并且能看到明显的胸部起伏。通过观察胸部起伏确定人工呼吸是否有效，1s

吹气确保充足的潮气量（500 ~ 600mL），且应避免通气过度。实施人工呼吸前，正常吸气即可。频繁人工呼吸会中断，延误胸外按压。通气过度增加胸膜腔内压，从而导致血液回流减少。这将影响接下来的胸外按压的有效性，并且增加胃胀气的风险。

最后，主要建议是在心室心脏骤停的心室颤动期，予 1 次电击后应立即进行心肺复苏。心肺复苏甚至应该在电除颤之前，检查 2min 后。从历史上看，在 2005 年之前自动除颤器节律分析使第一次电击后按压的时间延迟 30s 之多。目前的除颤器消除室颤的时间超过整个室颤时间的 85%。因此，在第一次电击失败的情况下，心肺复苏很可能比第二次电击更有意义。即使电击消除了室颤，恢复一个正常节律通常需要几分钟的时间。短暂的心肺复苏可增加心脏的能量和氧供，增加了心脏保持有效血流量的可能性。目前没有证据表明电除颤后的胸外按压可导致室颤复发。同样的原因，给予非专业施救者的建议是取消初始两次人工呼吸后的脉搏检查[7]。

关键变更点是提供救助者的水平和医院的基本生命支持，包括使用30∶2按压通气比（甚至双人实施人工呼吸），直到一个高级通气设备在场。正如上面指南所示，高级通气设备到场前，电击前救援人员应该执行5个周期的CPR，再次检查心律。即使高级通气设备到场，救援人员也应该在检查心律前执行2min的CPR。有两个或更多的救援人员和一个高级通气设备在时，救援人员不需要再在心脏按压时停下来去进行人工呼吸。一个救助者提供每分钟8～10次呼吸（每6～8s进行一次），而另一个人进行连续的按压。在可能的情况下，救援人员应每2min替换按压人员，操作不超过5s。在2～3min的心肺复苏后，救援人员胸外按压效率通常会降低[7]。一般基本生命支持步骤见图7.1，无脉搏高级生命支持步骤见图7.2。心动过速、心动过缓的处理方法不包括在这里，但通常可以在目录中找到。

患者群和妊娠期心脏骤停病因

妊娠期发生SCA的孕妇，大多数存在血栓栓塞、出血和与其相关的疾病[8]。妊娠期间发生SCA最常见的原因见表7.3。与非妊娠期发生SCA的患者相比，妊娠期发生SCA的患者更年轻，有更少潜在的医学症状[8]。然而在发达国家，由于选择性延迟生育和先进生殖技术的存在，导致产妇年龄和潜在的医疗问题继续增加。

由于激素几乎能刺激所有促凝血蛋白质的增加，妊娠可增加静脉血栓栓塞性疾病的风险（venous thromboembolic disease，VTE）。VTE的风险又因需要卧床休息的疾病进一步增加，如妊娠期高血压疾病和早产等。风险最高的阶段是胎儿迅速娩出后[9]，可能与组织损伤及分娩消耗大量体力有关。

在非妊娠人群，SCA最常见的原因是冠状动脉脂氧化损伤，但妊娠期由冠状动脉脂氧化

损伤引起的SCA则罕见。然而，因妊娠增加的生理负荷可以激发潜在的先天性或后天性心瓣膜疾病。妊娠可使心肌梗死风险增加3～4倍以上，年龄大于30岁的女性中，与妊娠有关的心肌梗死风险则显著增加[10]。此外，在相同条件下，与非妊娠女性相比，妊娠女性冠状动脉和主动脉夹层的风险相对增加[11]。这可能与孕激素介导的平滑肌松弛有关。

与SCA相关的妊娠特异性症状

现在讨论与SCA相关的妊娠特异性症状，我们首先强调妊娠期的过敏反应综合征，也称为羊水栓塞（amniotic fluid embolus，AFE）。这种疾病的特点是与心脏抑制、心肺衰竭和凝血功能障碍相关的过敏样综合征。这种疾病是高度致命的，心脏骤停和产妇死亡风险达到50%～65%[12-15]。此疾病将在35章进行详细讨论，但这种疾病与严重的血管渗漏有关，并且复苏时过度补充晶体液可导致严重肺水肿。在避免过度复苏与补充晶体液的同时，针对性地维持心血管系统和纠正凝血功能障碍，可能会有一定的作用[16]。

与妊娠期血栓栓塞疾病相比，妊娠期高血压更常发生，两者又都比妊娠期过敏反应综合征常见[14]。妊娠高血压孕妇发生SCA风险增加的几个原因，包括潜在的血管内皮损伤和炎症反应。妊娠高血压可能需要药物治疗，镁通常用于预防子痫的发生，两者都可能引起心脏损害导致SCA[17-20]。子痫前期治疗期间，同时应用钙通道拮抗剂和硫酸镁，可发生严重的低血压和心脏骤停。在由硫酸镁毒性导致心肺功能下降的情况下，复苏必须使用钙抢救。典型的用药剂量是静脉注射碳酸钙1g。

妊娠期ABCD

如果呼吸首先停止，心脏将能继续泵血以维持肺部氧供和血流动力学长达6min[21]。相

反，如心脏首先停止跳动，肺部的氧气和血液将不能通过循环灌注到重要器官。若患者的心跳和呼吸停止不到 4min，如果立即进行 CPR，其次是 4min 内进行高级生命活动支持，恢复的机会较大[22]。心脏和呼吸停止 4～6min，脑部可能会受到损伤，6min 后，脑部一定会发生损伤。因此，CPR 的初始目标是输送氧到肺，保证重要器官的血液循环。最初的循环是由闭合式胸部按压及随后的高级生命活动支持来提供的，以恢复心脏功能作为恢复循环的机制。这些目标可通过记住"ABCD"的主要和次要性来到达(表 7.1)。主要内容包括使用非侵入性技术开通气道，积极给予正压通气，进行心肺复苏，直到外部除颤设备的到来。院外和基本生命支持工具包括无菌手套，心肺复苏屏障装置和一个体外自动除颤仪。次要内容是使用先进、侵入性技术实施救援，并试图将患者复苏，固定和转移，使患者得到更高层次的护理（即医院或监护抢救室）。此阶段还应该考虑到心肺骤停潜在的可逆性病因，一并解决(表 7.4)。

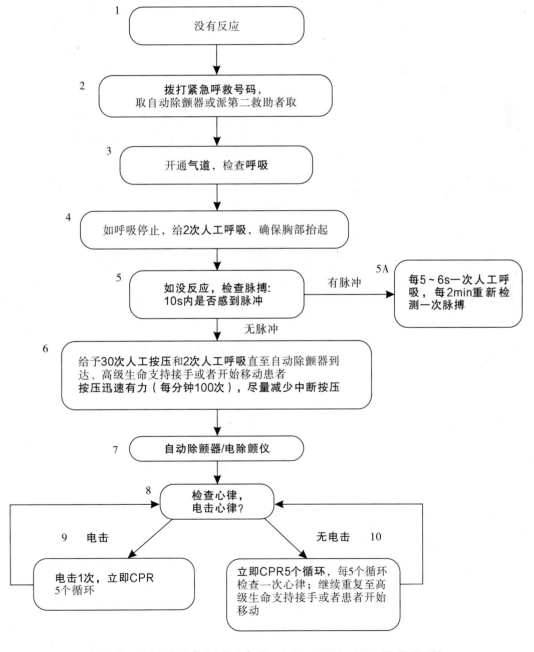

图 7.1　BLS/ACLS 步骤(修改自 Circulation，2005，112：IV-58-IV-66)

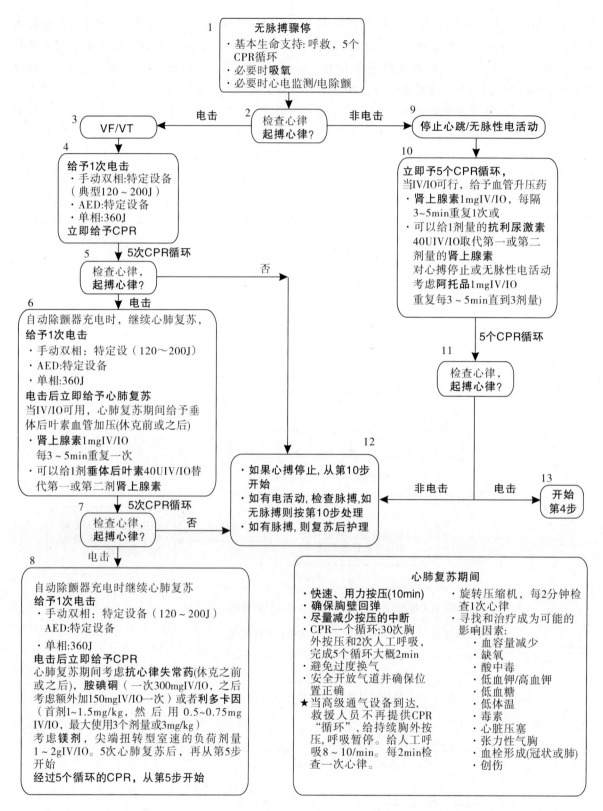

图 7.2　成人无脉性电活动 ACLS(修改自 Circulation, 2005, 112: IV-58-IV-66)

表 7.3　妊娠期心脏骤停原因[69]

静脉血栓栓塞

妊娠引发的高血压

败血症

羊水栓塞

出血

　　胎盘早剥

　　前置胎盘

　　子宫收缩乏力

　　弥散性血管内凝血

外伤

医疗性原因

　　用药错误或过敏

　　麻醉并发症

　　高镁血症

预先存在的心脏疾病

　　先天性

　　获得性

表 7.4　潜在可逆的原因

低血容量

组织缺氧

氢离子的酸中毒

高血钾或低血钾，其他代谢疾病

低体温

药物过量

创伤

心肌梗死

张力性气胸

冠脉血栓形成

肺部血栓形成

毒素（如羊水）

开通气道

　　摆正患者体位、打开气道、实施人工呼吸以实现供氧。在无肌张力的情况下，舌头和会厌通常阻塞气道。使头部倾斜、仰头抬颏（图 7.3）或推下颚（图 7.4），有利于气道通畅。如果口腔中有异物，应及时清除。如果人工呼吸不能使空气抵达肺部，则重新摆放头部，重新尝试人工呼吸。持续性梗阻可能需要海姆利希手法（膈肌腹部冲击），猛推胸部，如可见异物则取出异物，进行人工呼吸。海姆利希操作不

适用于妊娠后期或过度肥胖的窒息者。气道阻塞可能发生在窒息同时心脏呼吸骤停患者身上。部分气道阻塞情况下，尚有意识的患者应自己尝试清除异物。救援人员应避免对存在意识的患者进行异物抠出的动作。

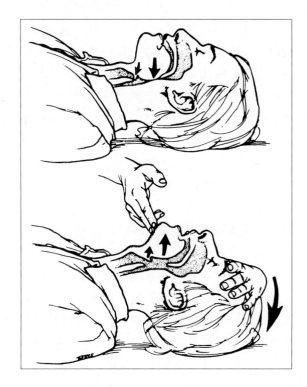

图 7.3　歪头，仰头抬颏动作

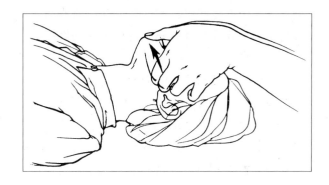

图 7.4　推下颚动作

　　妊娠前半期，气道阻塞可采用海姆利希手法或腹部冲击。抢救者站在患者背后，双臂环抱患者，一手握拳，使拇指掌关节突出点顶住患者腹部正中脐上部位，低于剑突正下方，另一只手的手掌压在拳头上，快速向内、向上推压冲击直到异物排出或患者失去意识。无意识患者需采取仰卧位，一只手的掌根保持推压患

者腹部，在正中线略高于脐但低于剑突的上方，另一只手应置于第一只手的上方快速向上推压冲击。

妊娠后半期，由于妊娠子宫或海姆利希必须使用胸部冲击，而不是腹部冲击。对处于坐位或站立位的有意识患者进行胸部冲击，需要用拳的拇指侧按压胸骨中部，并避免触及剑突和肋骨。抢救者随后用另一只手抓住自己的拳头，并进行胸部按压，直至异物脱落或患者失去意识。昏迷患者应置于仰卧位。抢救者靠近患者头部的手应放置剑突上 2 指，抢救者的手掌跟部长轴与胸骨平行，另一只手置于其上（可同向、可交叉）。肘部伸直，按压胸部 4 ~ 5cm，给 5 次腹部或胸部冲击后，重复抬起患者下颌，异物可见，并试图通气。如此反复，直到有效或可以通过紧急环甲软骨切开术或建立气道。

如果清除异物后，患者反应迟钝，但能自主呼吸，把患者放到利于恢复的体位，保持呼吸道通畅。妊娠患者应左侧卧，左侧臂与躯干垂直。右手臂放置在胸前，手背置于左脸颊下。患者右大腿弯曲，与躯干成直角，与左腿交叉，右膝盖置于左腿表面上。患者仰头，保持气道通畅，用右手保持头部倾斜。尽早开始胎儿监测，并定期进行呼吸监测。如果气道通畅后呼吸仍不能恢复或呼吸停止，则启用紧急医疗系统，并继续心肺复苏的 BCD 步骤。

在患者呼吸骤停证据明确，气道通畅，但不能呼吸的情况下，气道必须防止吸入液体，并保持开放，开始 BLS/ACLS 步骤。喉镜下直接气管插管是使妊娠期心脏骤停患者保持呼吸道通畅的首选方法。可替代开通气道的技术，包括通过光探针气管插管、食管气管联合导管、喉罩通气和经气管通气。气管插管的优点是能保护气道，促进氧合和通气，并能在心脏骤停期间提供一种用药途径。

在医院应立即确认气管导管是否通畅，通常使用非侵入性检查技术，如测量潮气末（end-tidal，ET）二氧化碳等指标。潮气末二氧化碳是测量肺灌注的可靠指标。因此，可测量心肺复苏术的有效性。食管探测器也可用来确定气管

导管的位置，但在妊娠晚期女性可能出现假阴性，出现假阴性结果可能原因是功能残气量减少和妊娠晚期气管受压。因此，妊娠女性确认气道通畅的金标准仍是重复直接观察[23]。

即使有先进的开通气道技术，由于乳房增大和咽部水肿，在妊娠期间开放和维持气道也很困难。抢救人员可能有必要使用一个比正常人使用型号略小的气管导管[24]。另外，孕激素可使食管下端括约肌的平滑肌松弛，增加孕妇食物返流和吸入的风险。

人工呼吸

人工呼吸可以是口对口，口对鼻，口对通气防护面罩，阀门气袋对面罩或最终通过气管插管而实现。目前的指南要求，无论双人还是单人进行心肺复苏，按压与通气比为 30∶2，在缺乏高级气道支持的情况下，按压间歇期进行通气。2005 心肺复苏指南要求持续胸部按压，每 6s 进行一次人工呼吸[25]。

妊娠期间，增大的乳房组织降低了胸壁顺应性，使通气更困难。增大的子宫使横膈膜向上移导致肺功能残气量减少，可能受黄体酮的影响。孕妇每分通气量增加。通气减少的情况下，功能残气量减少和氧需求的增加容易使孕妇动脉和静脉的氧分压迅速降低。妊娠期长期通气增加会导致动脉二氧化碳分压下降。孕妇的肾脏则通过减少血清碳酸氢盐浓度来补偿呼吸性碱中毒。孕妇呼吸性碱中毒能提高胎儿对二氧化碳的排出。因此，提高孕妇二氧化碳浓度可促使胎儿酸中毒。在缺氧时期子宫胎盘血流灌注减少，能进一步促使胎儿酸中毒。因此，通气不足时，孕妇和胎儿为了适应这种缺氧环境，氧需求减少，就会发生缺氧和酸中毒。这都使复苏孕妇、抢救胎儿更加困难。

人工胸外按压

一个功能良好的心脏和足够的优质血液是满足组织供氧的必要条件。在无脉搏患者，胸外按压提供了心脏循环的一种方式，最初是由 Kouwenhoven 等在 1960 年提出的[26]。最初认为胸外按压使心脏在胸骨和脊柱之间直接压迫，

导致心室压升高，二尖瓣和三尖瓣关闭，迫使血液进入肺动脉和主动脉，这种观点已被否认。血液流动的主要机制包括胸外按压介导的胸腔内压力变化产生外周动静脉压力梯度[27]。人工胸外按压，导致胸膜腔内压上升，压力作用于所有胸内结构。静脉瓣防止这种压力传递到胸外静脉，而动脉传递到胸外动脉的压力不断增加，这创造了一个人工静脉压力梯度，促进血液向前流动。Werner 等[28]用超声心动图检查发现心肺复苏期间的二尖瓣和三尖瓣依然保持开放状态，这证明心脏只是一个被动渠道，而不是一个泵。

无论有无高级通气设备存在，都应给予每分钟 100 次的胸部按压，并且只能在做简短评估和应用电击疗法时显示心律正常或有效心脏循环时暂停。基本生命支持的步骤包括使用自动体外除颤器。自动体外除颤器的及时使用可明显改善生存率。高级生命支持涉及额外的电击、药物治疗、有创监测及其他治疗方法以纠正心律失常、代谢失衡和心搏骤停的其他原因。电除颤可用于无显著并发症的孕妇胎儿[29]。胎儿具有相对高的颤动阈值，而电流密度能够到达到胎儿的很小。Nanson 等对产妇产前和产后的经胸阻抗值进行评估和比较，结果显示无显著差异，因此作者认为，对非妊娠患者的复苏无须调整以用于妊娠复苏患者[30]。

建立心脏功能的同时，抢救者必须保证心脏骤停患者有足够有效循环血容量。补充血容量可能会降低脑动脉和冠状动脉血流灌注，一般不建议用于心脏骤停的治疗，应考虑用于产后出血、循环衰竭相关的心肺骤停中，与处理羊水栓塞类似。因此，在复苏早期，应想方设法获得血液制品，恢复有效血容量，针对持续出血对症处理。目前的数据显示治疗大量出血的最佳选择是全血或成分输血。然而，复苏早期阶段、未能控制出血的情况下过多补充液体，特别是晶体液，实际上则会降低生存率[31-35]。目前在美国许多医疗中心都有足够的凝血因子Ⅶ，是一种能纠正凝血功能障碍的改进方法，也常用于产科出血。现在已有将重组凝血因子Ⅶ应用于不能控制的产科出血的许多报道[31-35]。关于产后出血的处理，可见本书第22 章。

BLS/ACLS 的第一和第二阶段应包括评估胎儿状况以及胎儿娩出是否对孕妇和（或）胎儿有利。Morris 等[36]对 9 例一级创伤中心受伤孕妇急诊行剖宫产的新生儿存活率进行评估。作者建议在第一阶段增加多普勒胎心音评估，与监测孕妇血液循环同时进行。如果胎心音消失，作者认为应该放弃胎儿，治疗重点转移到维持孕妇生命上。然而，如果存在胎儿窘迫，第二步则考虑娩出胎儿。更重要的是，即使胎儿在娩出之前已死亡，胎儿娩出可能是改善心肺复苏的一种有效方法。这得出了一个观点，在为孕妇准备急诊剖宫产时，应避免将宝贵的时间用于胎儿的评估[37]。

妊娠对心肺复苏的影响

妊娠产生的生理变化对心肺复苏有极深的影响。妊娠具体的生理变化和推荐对心肺复苏的干预措施修改总结见表 7.5 和表 7.6。对肺脏、心血管和肾脏系统的处理有显著改变。有些变化在上文有简短的描述，更全面的描述和对心肺复苏的影响如下。

从循环的角度来看，妊娠代表着高流量、低阻力的状态，特点是高心输出量（cardiac output，CO）和全身低血管阻力（systemic vascular resistance，SVR）。妊娠期心输出量比未妊娠时增加约 50%，子宫容纳 30% 的心输出量，而非妊娠期子宫仅容纳了 2%~3% 的心输出量。心输出量增加满足了胎儿、胎盘和母体越来越多的氧需求。

妊娠后半期，妊娠增大的子宫压迫腔静脉，使心肺复苏比其没有妊娠时更加困难。妊娠子宫可压迫下腔静脉、髂总血管和腹主动脉。仰卧位时，这种压迫可能导致高达 30% 的血容量瘀滞[38]，减少静脉回流，造成仰卧低血压，并降低胸部按压的有效性。此外，增大的子宫会阻碍血液流动，特别是动脉压和血容量均下降时，如心脏骤停。

药物复苏

孕妇对药物反应的改变也可能阻碍复苏的有效性。高级生命支持中应用升压药，尤其是 α 肾上腺素或同时激活 α 和 β 受体的药物，能够使子宫胎盘血管收缩，从而导致胎儿氧和二氧化碳的交换减少。

临床经验：妊娠期高级生命支持过程中，药物制剂的应用受限，特别是当药物用于急性威胁生命的情况。在急性情况下，孕妇心输出量减少或缺乏，易产生胎儿缺氧和高碳酸血症。因此，尽管存在潜在的子宫胎盘血管收缩，进行孕妇复苏时，这些药物的应用利大于弊。

大部分数据显示，药物对胎儿的影响来自药物的长期使用，而不是急性骤停时应用的有限的药物剂量。从 2000 年美国心脏协会高级生命支持指南开始，胺碘酮就成为治疗复杂宽 QRS 心动过速、复杂窄 QRS 心动过速、单形性和多形性室速、潜在的休克难治性室性心动过速的首选药物。孕妇胺碘酮用药剂量的 1/4 会通过胎盘转移。胺碘酮已被划分为 D 类药物。已有许多报道，如长期使用胺碘酮，则会出现胎儿生长受限、甲状腺功能减退症引导起的甲状腺肿大，囟门增大，短暂心动过缓[39]。这种药物已成功应用于治疗抵抗性胎儿心动过速，途径可经胎盘或直接插入到脐带[39]。共同关注的问题是与升压药一样，针对孕产妇复苏，胺碘酮的使用不应该被否定。

在 2000 年心肺复苏指南中，抗利尿激素被作为一线的升压药。在 2005 年心肺复苏指南中，肾上腺素仍然是首选药物。然而，垂体后叶加压素可能比肾上腺素的副作用少，2005 年心肺复苏指南指出在需要使用第二种升压药时允许使垂体后叶加压素[40,41]（图 7.2）。目前在这些情况下，仍对使用高剂量（>1mg，通常 4~5mg）肾上腺素存在一些争议[41-44]。目前，似乎对初期使用常规剂量的肾上腺素已达成共识，但针对持续的心脏骤停治疗可考虑使用高剂量肾上腺素。Spohr 等最近总结了关于药物治疗心肺复苏术的数据[45]。腺苷、利多卡因、普鲁卡因胺和 β 受体阻滞剂，也被用于治疗快速性心律失常，所有这些药似乎在妊娠期也是安全的[46]。

施行心肺复苏者应该记住，与非妊娠期比较，妊娠期间容量分布及药物代谢可能会有所不同。上文[4]综述了能改变妊娠期治疗血药浓度的多种因素，包括增加的血容量，降低的药物蛋白结合率，肾脏对药物清除率增加，孕激素激活增加肝脏代谢，并由于胃分泌和胃肠蠕动的变化而改变了胃肠道的吸收。建议高级生命支持使用药物标准量。尽管如此，如果标准用量的药物对患者无效，就应考虑使用高剂量药物，使用高剂量的原因是妊娠期血容量的增加。

妊娠期基本生命支持和高级心脏生命支持的修改

由于妊娠期解剖和生理的变化，需要在急诊护理中心的处理有许多变动（表 7.5，表 7.6）。最重要的是，为了增加静脉回流和降低仰卧位低血压的发生，子宫必须被放置到左侧。可使子宫左侧横向移位的方式如下：①心肺复苏团队中的一员施行手动移位；②将手术室手术床上的患者向左侧倾斜；③将一楔形物放在右臀下；④使用"加的夫"复苏楔；⑤使用人楔[48]。人楔跪在地板上，把患者的背部放置在人楔的大腿上。人楔使用一只手臂，以稳定患者的肩膀，另一只手臂来稳定骨盆。人楔具有的优点在于无设备的情况下，一个未受过训练的人亦可做到。但明显的缺点是，当进行除颤时，人楔必须移动。一个倒置的椅背也可能托住患者，使患者保持横向倾斜的功能。

依据妊娠母体有低氧和高碳酸血症（可导致子宫胎盘血流灌注减少）倾向认为在心肺复苏时给予碳酸氢钠可能对孕妇有益，能维持孕妇 pH >7.10。这种想法是非常危险的，应该被放弃。碳酸氢钠穿过胎盘很慢。因此，快速纠正母体代谢性酸中毒，呼吸补偿将停止，孕妇

表 7.5　妊娠期母体生理变化和对心肺复苏的影响

测量参数	变化	正常妊娠的值	对心肺复苏的影响
呼吸			
咽部水肿	增加	—	可能需要更小的气管导管，增加插管困难和气管控制
每分通气量	增加 50%	—	促进高碳酸血症的发展
氧耗量	增加 20%	—	更加缺氧
功能残气量	降低 20%	—	更加缺氧
$PaCO_2$	降低	$28 \sim 32mmHg$	
血清碳酸氢盐	降低	$18 \sim 21mEq/L$	降低酸缓冲能力
胸壁顺应性	降低	—	插管更加困难，增加通气压力
心血管			
心输出量	增加 50%	$6.2 \pm 1.0L/min$	增加心肺复苏循环要求
血容量	增加 30% ~50%	—	稀释性贫血与降低携 O_2 能力
心率	增加 15% ~20%	$83 \pm 10/min$	
SVR	降低 20%	1210 ± 256	
COP	降低 15%	$18 \pm 1.5mmHg$	倾向肺水肿
PCMP	降低	$7.5 \pm 1.8mmHg$	
主动脉压缩	增加	—	保持侧卧位，维持静脉回流和心输出量
血液学			
大多数凝血因子	增加	—	倾向血栓形成，血栓栓塞性疾病的鉴别诊断
胃肠道			
动力	降低	—	误吸的危险性增加，需要保护呼吸道
食管下端括约肌张力	降低	—	误吸的危险性增加，需要保护呼吸道
肾			
代偿性呼吸性碱中毒	增加	—	修改目标值和增加通风需求，避免心肺复苏重碳酸盐
肾小球滤过率	增加	—	药物清除可能被改变

的 PCO_2 恢复到正常非妊娠时水平。例如，如果由于使用碳酸氢钠，产妇 PCO_2 从 20mmHg 增加到 40mmHg，胎儿 PCO_2 也会增加。尽管如此，胎儿也不会因此受益。如果胎儿在母体给予碳酸氢盐之前的 pH 为 7，为使母体 pH 恢复正常，胎儿 PCO_2 会增加 20mmHg，导致胎儿的 pH 降低到 6.84。即使在非妊娠状态，碳酸氢钠被认为是对缺氧性乳酸性酸中毒患者潜在的有害的因素，如通常发生在心搏呼吸骤停较长的非插管患者。低血流量情况下，不利于组织产生的二氧化碳的清除[49]。控制心脏骤停的酸碱平衡，足够的通气和恢复灌注起着重要作用。用碳酸氢盐缓冲血液酸碱度不利于患者[50]。

溶栓治疗

普通肝素和低分子量肝素已被广泛用于妊娠期间。在非妊娠和妊娠期急性心肺血栓病例，这些药物的疗效已得到证明。妊娠期其他相关血栓溶解疗法的资料非常少，包括重组组织型纤溶酶原激活剂（tissue plasminogen activators，TPA）。一般认为妊娠期的 TPA 治疗法是禁忌的，但也有个别成功应用 TPA 病例的报道[51-53]。使用这种药物会增加出血的危险，特别是在手术或手术前的情况下。然而，当可替代疗法都未成功时，这些药物的使用不应该被完全排除。

表 7.6　主要和次要的 ABCD 检查：妊娠女性期的变动[72]

高级生命支持方法	基本生命支持和高级生命支持指南的变化
主要的 ABCD 检查	
开放气道(A)	没有变动
人工呼吸(B)	没有变动
胸外按压(C)	孕妇左侧卧位,背部与左侧卧时呈 15°~30°,然后开始胸外按压,或将一个楔形物放在孕妇的右侧下(让其倾斜朝向她的左侧),或有抢救者跪在孕妇的左侧,横向拉妊娠子宫。这个动作将会减轻对下腔静脉的压力
除颤(D)	剂量或衬垫位置没有改变
次要的 ABCD 检查	
开放气道(A)	在复苏早期插入气管,减少返流和吸入的风险
	气道水肿,肿胀可能会缩短气管的直径,准备一个比正常略小的气管导管
	监测任何导管插入口咽或鼻咽后大出血的情况
	插管技术没有变动。经验的施救者应该给予气管导管插管
	有效预吸氧至关重要,因为缺氧发展迅速
	首选连续按压环状软骨下按顺序快速插管
	麻醉或深度镇静选择应最大限度地减少低血压
人工呼吸(B)	确认导管的位置没有改变。尽管放置气管导管的位置正确,注意食管探测器可能探测食管位置
	妊娠子宫提升横膈膜
	如果需氧量不足或肺功能受损,患者可以出现低氧血症。因为功能余气量和功能残气量减少,储备较少。每分通气量和潮气量增加
	定量通气支持以达到有效氧合和通气
胸外按压(C)	遵循标准高级生命支持复苏药物管理局的建议
	静脉通路不要使用股静脉或其他下肢静脉。这些药物通过以上通路可能并不能作用到母体的心脏,或直到胎儿分娩后开始作用
鉴别诊断和决定(D)	决定是否执行紧急剖宫产术,识别和治疗可逆心脏骤停的原因。考虑与妊娠相关的原因和所有行高级生命支持患者的原因

妊娠期心肺复苏并发症和出院后治疗

心肺复苏很少能有效恢复自主循环,神经完全恢复后出院。患者住院期间心脏骤停复苏成功率约为 6%~15%[54,55]。妊娠期间,由于生理变化导致的迅速缺氧和复杂抢救将使情况更严重。幸运的是,不伴有潜在疾病可能提高复苏成功率。

即便是幸存者,心肺复苏对母亲和胎儿都可能造成继发性并发症。持续的支持和治疗性保健是必要的,身体受伤处和持续存在的风险也需要密切注意。护理工作最好由一个多学科小组来完成。新生儿和产妇护理执行者应该对受伤情况进行评估。产妇受伤情况可能包括：①肋骨和胸骨骨折；②血胸和心包积血；③内脏破裂(尤其是脾和子宫)；④器官撕裂(尤其是肝脏)。新生儿受伤情况包括由药物和子宫胎盘供血减少引起的低氧血症和酸血症等导致的中枢神经中毒。胎儿监测可用于评估胎儿的病情发展状况。但是,产妇复苏应该是首要目标。

围死亡期剖宫产

从历史上看,围死亡期剖宫产(perimortem cesarean delivery,PMCD)是一项被广泛接受的做法。事实上,剖宫产始于罗马时期(公元前

715—763 年），当时围死亡期剖宫产是在恺撒法律允许下执行的，目的是为了让母亲和孩子实行单独埋葬的宗教教礼，而不是为了母亲或胎儿的利益[56]。在古希腊神话中，第一例剖宫产术是由 Apollo 执行，因为他的妻子 Coronois 将被葬礼柴堆烧毁。他们的儿子 Asclepius 被认为是掌管医药和康复的半神。Asclepius 的权杖缠绕着一条大蛇，已经成为世界各地医生的象征。

有记载经 PMCD 生存的第一个产妇在瑞士，一个名为 Jacob Nufer 的农民对自己的妻子实施了剖宫产[57]。从那时起，有超过 250 例 PMCD 母体存活报道。认识到妊娠子宫可能会妨碍恢复足够的心输出量的正常的 CPR 技术，许多人推论说，立即实施 PMCD 有助于产妇复苏。该理论认为，低阻力、高体积的子宫胎盘单位隔绝阻碍血流，妨碍有效的心肺复苏术。分娩可使腔静脉阻塞缓解，提高泵血效果，并增加了母体心输出量。在 Katz 等的最近文献综述显示，22 例无脉搏妊娠期患者，实施清宫术后，有 12 例病情迅速而显著改善[58]。

当考虑采用 PMCD，有几个因素需要确认。显然，手术时机是婴儿生存的关键。生存似乎是和母体心脏骤停和分娩之间的时间成反比的。1986 年，Katz 等提出"4 分钟规则"的 PMCD 概念，根据建议产妇神经损伤将开始于大脑停止灌注 6min 后[59]。如果产妇分娩在心脏骤停 5min 内完成，神经系统痊愈是有可能的[15,59]。超过 15min，通常会发生新生儿死亡或留下后遗症。灵长类动物的研究证实子宫内大脑损伤的时间只需 6min，超过 8min 会发生严重的细胞损伤[60]。不过个别报道显示婴儿在母体心脏骤停较长时间后得以存活，这意味着一旦发生心脏骤停，胎儿依然存活，应该立即执行剖宫产术[61,62]。

鉴于胎儿生存能力的时限不断提高，一组作者试图建立一个方案，以协助临床医生在决定剖宫产的时机，以及谁是围死亡期剖宫产的受益者[36]。"潜在挽救"的婴儿被定义为至少 26 周胎龄，并经过超声多普勒确认胎儿心脏活动。在这一组中，75% 的婴儿存活。研究者推测，60% 的死亡婴儿可以通过早期识别胎儿窘迫及更早期剖宫产来避免。随着技术的不断发展，胎儿生存能力孕周的裁定将取决于新生儿复苏医生及用于抢救的资源。迄今为止，还没有制定任何控告医生不当 PMCD 的诉讼法律。

Katz 及其同事[58,59]以及美国妇产科学院所提倡的 4 分钟规则，是从复苏母体理论上的生理学优势和婴儿的存活率的调查报道推导出。虽然这些数据表明了一个理想的心脏骤停到分娩的时间间隔，在实际操作中这些目标很难达到。必须强调，尚无数据表明围死亡期剖宫产对产妇有实际好处。也有围死亡期剖宫产后，产妇复苏效果得到改善的例子。然而，无论心脏骤停到分娩的时间间隔为多少，产妇死亡仍然是最有可能的结果。尽管如此，鉴于临床经验表明围死亡期剖宫产有利于产妇和胎儿，以及不进行干预的不良结局，我们基于现有证据支持 4 分钟规则的概念。在围死亡期，在行剖宫产可能挽救胎儿的设想下，医生应熟悉掌握新生儿复苏的技巧，由于这些婴儿出生时可能存在呼吸和循环抑制。相较于健康女性，在急性产科事件中发生心脏骤停，患有慢性疾病的产妇通过围死亡期剖宫产产下一个正常的幸存婴儿可能性较小。

复苏后神经功能受损患者的治疗

罕见的是，当一个患者复苏成功但出现了脑死亡的情况，但尚未行剖宫产，许多医疗、社会、伦理和法律的问题随之而来。在大多数情况下，预设医疗指示并不能用于指导医生的决策。必须综合考虑胎龄、家庭意愿（或律师的医疗职权）和可用资源等因素，对是否为了胎儿而延长产妇的生命进行决策。

做出涉及延长脑死亡妊娠患者妊娠期的决定，医生必须遵循基本道德和法律原则。如果有预设医疗指示，并被视为合法的，必须能在所处环境下进行合理解释，并且要符合患者价值观。如果没有预立的法定代理人或近亲属，或家庭内有分歧，则建议咨询法律顾问。请记住，为胎儿延长产妇生命的决定必须先与患者的近亲意愿一致。从历史上看，胎龄是通常被认为是最重要的变量，在延长妊娠期 2～4 周的情况很少成功，因此只应在妊娠超过 24 周的情况下考虑妊娠期延长[63]。然而，最近的情况表明，神经系统严重损伤后妊娠可以延长 204d，在妊娠 15 周的脑死亡患者可以考虑延长妊娠期[64,65]。因此，医生和家人需要面对的更多相关问题是，如果妊娠期延长是否是患者希望如此，如果是，那么什么时间适合分娩？新生儿在什么时间出生最健康？

如果决定延长妊娠，会伴有一系列独特的并发症，必须在脑死亡后预期的生理变化下做出决策。本章暂不讨论孕妇脑死亡后生命支持，但 Mallampalli 及其同事的文献回顾中做了全面的论述[66]。

案例介绍

一例 22 岁的初产妇，由于轻度先兆子痫和早产宫缩，在妊娠 32 周住院，其妊娠显著特点是患有 12 年的胰岛素依赖型糖尿病。使用胰岛素泵控制血糖在合理范围。患者有微血管损伤但没有明显的后果。患者躺在病床上时采用了气动压缩袜。住院 2 周特点是显著气短发作，与其活动以及和气动压缩袜的使用有关。对患者进行了一系列临床上评价，胸部 X 线、脉搏、血氧饱和度和心电图等。怀疑是血栓栓塞性疾病，但最终认为可能性不大。因为气动压缩袜的使用使其感到不适，但其使用能预防血栓形成的肝素。第 36 周产妇自发分娩，宫口扩张 8cm 后停滞。

使用缩宫素无效后，在一个周末的早晨施行了剖宫产。采用左侧倾斜卧位硬膜外麻醉。正当切开腹直肌筋膜时，患者突然表示了极大的焦虑，试图坐起来，然后倒下无反应。心脏监测初步结果显示心动过缓到 40 次/min，进而发展为心律不齐。脉搏未扪及。情况发生后 2min 内，立即启动院内急救流程，胎儿很快出生，随后尝试气管插管，并开始胸外按压。最初的插管不成功，进行面罩通气。给予 2 次

1mg 肾上腺素，1mg 阿托品静脉注射，无反应，注射利多卡因和钙剂，第二次尝试气管插管，4min 内复苏成功。心电监测仅显示平坦波。

去除外部心脏监测。CPR 间歇期使用 200J、300J 及 360J 心脏电复律，心律监测显示患者无反应。给予 4mg 肾上腺素静脉注射，仍无效。8min 的心肺复苏，并对心脏骤停的潜在病因进行了回顾。由于缺乏明显的凝血功能障碍，认为妊娠羊水栓塞综合征可能性小。但结合以往的病例，现在更可疑的可能是血栓栓塞，最大的可能是肺栓塞。早期复苏中的无脉性电活动（pulseless electrical activity，PEA）支持了这种可能性。

执行左外侧开胸手术和心包切开术，开始心脏按压。在 30s 内有可触及搏动，随后跟随节拍逐渐快速连续。12～15min 的心肺复苏后，患者有持续心律，血压 70/40mmHg。双侧放置胸管，给予 80mg/kg 肝素。复苏 1h 后的便携式肺血管造影证实双侧肺血管末梢充盈缺损。最终，为了维持足够的血压，多次给予患者 4mg 的肾上腺素。随后给予左旋去甲肾上腺素、多巴胺和去氧肾上腺素静脉注射和心脏按压以维持足够的心输出量。她在复苏 4h 内，输入了 10U 的浓缩红细胞和 2U 的新鲜冰冻血浆。在 3h 内，晶体液被限制在 800mL。复苏 3h 后，她的瞳孔固定和扩张。尽管没有使用镇静药物，对刺激无反应。保暖，关闭创伤口，将其转入 ICU。在心脏骤停 18h 内，患者有初步反应。72h 内拔管。心脏骤停后 40d 出院，伴随中度下肢痉挛和短暂记忆丧失，但其他神经学检查无异常。出院时她的心脏射血分数为 25%。2 年后，患者的心脏和神经系统的功能完全正常化。婴儿状态良好。

总　结

心脏骤停是罕见的妊娠疾病，一旦发生，通常是灾难性的。因为妊娠期心脏骤停是一个罕见事件，医疗设施和人员队伍必须通过培训和实践保持抢救能力。虽然复苏成功是罕见的，

熟练的医务人员、训练有素的早期积极复苏，可以提高生存的可能性。

美国心脏协会最新指南针对心肺复苏给出了若干建议，改变了以前的一些标准。由于妊娠，标准的心肺复苏需要进行数处修改，包括子宫移位以减轻对下腔静脉的压迫，促进静脉回流。药物或电疗法通常不需要修改。

快速抢救是救治母亲和胎儿的关键。在妊娠和非妊娠个体，心脏骤停后的前5min有一个抢救窗口。这个短暂的时间窗口包括急性剖宫产的决策，这是最佳选择。对心脏骤停的孕妇实施紧急剖宫产，可能对母亲和胎儿两者都有利。

正是因为SCA是发生在产妇分娩个体上的一种罕见事件，往往是意想不到的。因此，应该首选培训和研究此类事件，以便由医院工作人员保持警觉和有备状态。同意 Morris 及其同事的观点，避免抢救的惯性思维，是产生良好结果的最好时机[67]。我们必须避免以下方面，①惯性恐惧，即不成熟的非妊娠患者抢救程序及药物将对胎儿不利；②关于紧急手术分娩时的优柔寡断；③对患病母体(分娩或未分娩)持绝望态度；④美国特有的法医学难产的情况。

参考文献

[1] Zheng ZJ. Sudden cardiac death in the United States, 1989 to 1998. Circulation, 2001, 104: 2158-2163.

[2] Thel MC, O'Connor CM. Cardiopulmonary resuscitation: historical perspective to recent investigations. Am Heart J, 1999, 137: 39-48.

[3] Cobb LA. Changing incidence of out-of-hospital ventricular fibrillation, 1980-2000. JAMA, 2002, 288: 3008-3013.

[4] 2005 American Heart Association Guidelines for Cardiopulmonary Resuscitation and Emergency Cardiovascular Care. Circulation, 2005, 112(24 Suppl): IV1-203.

[5] Dildy GA, Clark SL. Cardiac arrest during pregnancy. Obstet Gynecol Clin North Am, 1995, 22: 303-314.

[6] Pandey U, Russell IF, Lindow SW. How competent are obstetric and gynaecology trainees in managing maternal cardiac arrests? J Obstet Gynaecol, 2006, 26: 507-508.

[7] 2005 American Heart Association Guidelines for Cardiopulmonary Resuscitation and Emergency Cardiovascular Care. Circulation, 2005, 112(24 Suppl): 116.

[8] Berg CJ. Pregnancy-related mortality in the United States, 1991-1997. Obstet Gynecol, 2003, 101: 289-296.

[9] Heit JA. Trends in the incidence of venous thromboembolism during pregnancy or postpartum: a 30-year population-based study. Ann Intern Med, 2005, 143: 697-706.

[10] James AH. Acute myocardial infarction in pregnancy: a United States population-based study. Circulation, 2006, 113: 1564-1571.

[11] Phillips LM. Coronary artery dissection during pregnancy treated with medical therapy. Cardiol Rev, 2006, 14: 155-157.

[12] Martin SR, Foley MR. Intensive care in obstetrics: an evidence-based review. Am J Obstet Gynecol, 2006, 195: 673-689.

[13] Tuffnell DJ. United Kingdom amniotic fluid embolism register. BJOG, 2005, 112: 1625-1629.

[14] Samuelsson E, Hellgren M, Hogberg U. Pregnancy-related deaths due to pulmonary embolism in Sweden. Acta Obstet Gynecol Scand, 2007, 86: 435-443.

[15] Clark SL. Amniotic fluid embolism: analysis of the national registry. Am J Obstet Gynecol, 1995, 172 (4 Pt 1): 1158-1167; discussion 1167-1169.

[16] De Jong MJ, Fausett MB. Anaphylactoid syndrome of pregnancy. Adevastating complication requiring intensive care. Crit Care Nurse, 2003, 23: 42-48.

[17] Garner EG, Smith CV, Rayburn WF. Maternal respiratory arrest associated with intravenous fentanyl use during labor. A case report. J Reprod Med, 1994, 39: 818-820.

[18] Swartjes JM, Schutte MF, Bleker OP. Management of eclampsia: cardiopulmonary arrest resulting from magnesium sulfate overdose. Eur J Obstet Gynecol Reprod Biol, 1992, 47: 73-75.

[19] Richards A, Stather-Dunn L, Moodley J. Cardiopulmonary arrest after the administration of magnesium sulphate. A case report. S Afr Med J, 1985, 67: 145.

[20] McCubbin JM. Cardiopulmonary arrest due to acute maternal hypermagnesaemia. Lancet, 1981, 1 (8228): 1058.

[21] American Heart Association. Textbook of Basic Life Support for Health-Care Providers. Dallas: American Heart Association, 1994.

[22] Eisenberg MS, Bergner L, Hallstrom A. Cardiac resuscitation in the community. Importance of rapid provision and implications for program planning. JAMA, 1979, 241: 1905-1907.

[23] Barnes TA. Cardiopulmonary resuscitation and emergency cardiovascular care. Airway devices. Ann Emerg Med, 2001, 37 (4 Suppl): S145-S151.

[24] American Heart Association. 2005 American Heart Association Guidelines for Cardiopulmonary Resuscitation and Emergency Cardiovascular Care. Circulation, 2005, 112 (24 Suppl): IV150-IV153.

[25] American Heart Association. 2005 American Heart Association Guidelines for Cardiopulmonary Resuscitation and Emergency Cardiovascular Care. Circulation, 2005, 112 (24 Suppl): IV-19-IV-34.

[26] Kouwenhoven WB, Jude JR, Knickerbocker GG. Closed-chest cardiac massage. JAMA, 1960, 173: 1064-1067.

[27] Rudikoff MT. Mechanisms of blood flow during cardiopulmonary resuscitation. Circulation, 1980, 61: 345-352.

[28] Werner JA. Visualization of cardiac valve motion in man during external chest compression using two-dimensional echocardiography. Implications regarding the mechanism of blood flow. Circulation, 1981, 63: 1417-1421.

[29] Ogburn PL Jr. Paroxysmal tachycardia and cardioversion during pregnancy. J Reprod Med, 1982, 27: 359-362.

[30] Nanson J. Do physiological changes in pregnancy change defibrillation energy requirements? Br J Anaesth, 2001, 87: 237-239.

[31] Sapsford W. Recombinant activated factor Ⅶ increases survival time in a model of incompressible arterial hemorrhage in the anesthetized pig. J Trauma, 2007, 62: 868 – 879.

[32] Franchini M, Lippi G, Franchi M. The use of recombinant activated factor Ⅶ in obstetric and gynaecological haemorrhage. BJOG, 2007, 114: 8 – 15.

[33] Haynes J, Laffan M, PlaatF. Use of recombinant activated factor Ⅶ in massive obstetric haemorrhage. Int J Obstet Anesth, 2007, 16: 40 – 49.

[34] Palomino MA. Recombinant activated factor Ⅶ in the management of massive obstetric bleeding. Blood Coagul Fibrinolysis, 2006, 17: 226 – 227.

[35] Ahonen J, Jokela R. Recombinant factor Ⅶa for life-threatening post-partum haemorrhage. Br J Anaesth, 2005, 94: 592 – 595.

[36] Morris JA Jr. Infant survival after cesarean section for trauma. Ann Surg, 1996, 223: 481 – 488; discussion 488 – 491.

[37] Varma R. Caesarean section after cardiac arrest. BMJ 2003. http://www.bmj.com/cgi/eletters/327/7426/1277#41863.

[38] Lee RV. Cardiopulmonary resuscitation of pregnant women. Am J Med, 1986, 81: 311 – 318.

[39] Briggs GG, Freeman RK, Yaffe SJ. Drugs in Pregnancy and Lactation. 6th ed. Philadelphia: Lippincott Williams and Wilkins, 2002: 1595.

[40] Daga MK, Singh KJ, Kumar N. Emerging role of vasopressin. J Assoc Physicians India, 2006, 54: 376 – 380.

[41] Miano TA, Crouch MA. Evolving role of vasopressin in the treatment of cardiac arrest. Pharmacotherapy, 2006, 26: 828 – 839.

[42] Choux C. Standard doses versus repeated high doses of epinephrine in cardiac arrest outside the hospital. Resuscitation, 1995, 29: 3 – 9.

[43] Berg RA. High-dose epinephrine results in greater early mortality after resuscitation from prolonged cardiac arrest in pigs: a prospective, randomized study. Crit Care Med, 1994, 22: 282 – 290.

[44] Polin K, Leikin JB. High-dose epinephrine in cardiopulmonary resuscitation. JAMA, 1993, 269: 1383; author reply 1383 – 1384.

[45] Spohr F, Wenzel V, Bottiger BW. Drug treatment and thrombolytics during cardiopulmonary resuscitation. Curr Opin Anaesthesiol, 2006, 19: 157 – 165.

[46] Rubin PC. Current concepts: beta-blockers in pregnancy. N Engl J Med, 1981, 305: 1323 – 1326.

[47] Page RL, Hamdan MH, Joglar JA. Arrhythmias occurring during pregnancy. Card Electrophysiol Rev, 2002, 6 (1 – 2): 136 – 139.

[48] Goodwin AP, Pearce AJ. The human wedge. A manoeuvre to relieve aortocaval compression during resuscitation in late pregnancy. Anaesthesia, 1992, 47: 433 – 434.

[49] Adrogue HJ. Assessing acid-base status in circulatory failure. Differences between arterial and central venous blood. N Engl J Med, 1989, 320: 1312 – 1316.

[50] American Heart Association, Part 7.4: Monitoring and medications. Circulation, 2005, 112(24 suppl): IV78 – IV83.

[51] Johnson DM. Thrombolytic therapy for acute stroke in late pregnancy with intra-arterial recombinant tissue plasminogen activator. Stroke, 2005, 36: e53-e55.

[52] Murugappan A. Thrombolytic therapy of acute ischemic stroke during pregnancy. Neurology, 2006, 66: 768 – 770.

[53] Ahearn GS. Massive pulmonary embolism during pregnancy successfully treated with recombinant tissue plasminogen activator: a case report and review of treatment options. Arch Intern Med, 2002, 162: 1221 – 1227.

[54] Diem SJ, Lantos JD, Tulsky JA. Cardiopulmonary resuscitation on television. Miracles and misinformation. N Engl J Med, 1996, 334: 1578 – 1582.

[55] Karetzky M, Zubair M, Parikh J. Cardiopulmonary resuscitation in intensive care unit and non-intensive care unit patients. Immediate and long-term survival. Arch Intern Med, 1995, 155: 1277 – 1280.

[56] Ritter JW. Postmortem cesarean section. JAMA, 1961, 175: 715 – 716.

[57] Weber CE. Postmortem cesarean section: review of the literature and case reports. Am J Obstet Gynecol, 1971, 110: 158 – 165.

[58] Katz V, Balderston K, DeFreest M. Perimortem cesarean delivery: were our assumptions correct? Am J Obstet Gynecol, 2005, 192: 1916 – 1920; discussion 1920 – 1921.

[59] Katz VL, Dotters DJ, Droegemueller W. Perimortem cesarean delivery. Obstet Gynecol, 1986, 68: 571 – 576.

[60] Windle WF. Brain damage at birth. Functional and structural modifycations with time. JAMA, 1968, 206: 1967 – 1972.

[61] Kaiser RT. Air embolism death of a pregnant woman secondary to orogenital sex. Acad Emerg Med, 1994, 1: 555 – 558.

[62] Selden BS, Burke TJ. Complete maternal and fetal recovery after prolonged cardiac arrest. Ann Emerg Med, 1988, 17: 346 – 349.

[63] Dillon WP. Life support and maternal death during pregnancy. JAMA, 1982, 248: 1089 – 1091.

[64] Bernstein IM. Maternal brain death and prolonged fetal survival. Obstet Gynecol, 1989, 74 (3 part 2): 434 – 437.

[65] Sim KB. Maternal persistent vegetative state with successful fetal outcome. J Korean Med Sci, 2001, 16: 669 – 672.

[66] Mallampalli A, Guy E. Cardiac arrest in pregnancy and somatic support after brain death. Crit Care Med, 2005, 33 (10 Suppl): S325-S331.

[67] Morris S, Stacey M. Resuscitation in pregnancy. BMJ, 2003, 327 (7426): 1277 – 1279.

[68] American Heart Association. 2005 American Heart Association Guidelines for Cardiopulmonary Resuscitation and Emergency Cardiovascular Care. Circulation, 2005, 112 (24 Suppl): IV – 12-IV – 18.

[69] Mallampalli A, Powner DJ, Gardner MO. Cardiopulmonary resuscitation and somatic support of the pregnant patient. Crit Care Clin, 2004, 20: 747 – 761, x.

[70] Clark SL. Central hemodynamic assessment of normal term pregnancy. Am J Obstet Gynecol, 1989, 161 (6 Pt 1): 1439 – 1442.

[71] Fujitani S, Baldisseri MR. Hemodynamic assessment in a pregnant and peripartum patient. Crit Care Med, 2005, 33(10 Suppl): S354-S361.

[72] American Heart Association. 2005 American Heart Association Guidelines for Cardiopulmonary Resuscitation and Emergency Cardiovascular Care. Circulation, 2005, 112(24 Suppl): IV152.

第 8 章　新生儿复苏

简　介

在正常情况下，胎儿所处环境从子宫到外界的转变是一系列剧烈而迅速地生理学变化，这些变化使刚出生的婴儿为后续的生长和发育做准备。不幸的是，想要分娩一个健康的婴儿并为后续的正常发育做准备这一目标并不是总能实现。妊娠和(或)分娩常因一些常见或不常见的原因而变得复杂，使胎儿顺利过渡到母体外生活的风险增加，本章讨论的正是这一问题。现代的诊断工具经常但不总能预测出婴儿有不能顺利度过过渡期的风险，这就要求围生期医生为新生儿复苏和(或)必要的医学干预做好准备。然而，更多的是急性或意料之外的状况，如突发脐带脱垂、胎盘早剥或以前未发现的先天异常，而这些意料之外的情况需要熟练的复苏技巧。

在出生时，新生儿复苏可能是必要的。由于预测到每一个需要复苏的新生儿是不可能的，因此具备有效复苏的能力是分娩不可或缺的一部分。无论护理的级别，围生期护理必须具备一支随时待命的训练有素且经验丰富的医疗团队。这些团队要装备有新生儿复苏所需要的适当且功能齐全的医疗设备[1]。熟练且经验丰富的医生加上合适的器械常能成功干预婴儿的损害。

自 20 世纪 80 年代末，新生儿复苏的教学变得非常普遍，而新生儿复苏的方法也一直在不断变化。在过去的二十年，重新审视了新生儿复苏方法并且对过去提出的一些假设进行质疑。现在从一个全新的角度来考虑辅助通气的方法和氧气的使用。

本章不论述实施复苏的细节，这些在美国儿科学会和美国心脏协会的新生儿复苏指南中有详细的讲解[2]，并且这些细节超出了本章所要论述的范围。本章将讨论的是一些新的思想、方法和理论以及一些新生儿复苏的基本要素。在本章中，将讨论持续气道正压通气与间歇指令通气的作用，以及复苏过程中氧气的使用。

出生抑郁症的要素

出生抑郁症的原因

由于分娩涉及复杂的生理学改变，那些由高风险产科团队护理的母亲所产婴儿，尤其是早产儿患出生抑郁症的风险更大。新生儿在出生时可因各种机制患抑郁症，其中一些与窒息并不相关。出生抑郁症需要新生儿复苏，且不能总被预测到，但对于高风险妊娠出生的婴儿，至少应预测到其可能发生出生抑郁。

母体或胎盘的不良状况可以引起出生抑郁症，如母体低血压、子痫、局麻或子宫收缩均可引起子宫血流减少。胎盘异常如早剥、水肿或炎症改变可能减少胎盘气体交换。脐绕颈或脐带脱垂所造成的持续未缓解的脐带压迫也可能引起胎儿胎盘血流受损。

胎儿本身的问题也可能会引起出生抑郁症，如药物引起的中枢神经系统抑制、中枢神经系统异常、脊髓损伤、机械性气道梗阻、肺发育不成熟、先天异常和感染。所有母体和胎儿的这些病理状态可能发生在分娩时或分娩之前。值得注意的是子宫内缺血性事件，即使其距胎儿分娩有很长一段时间，但仍有可能持续到刚出生的一段时间，导致新生儿受损害。

对缺氧的反应

在正常的胎儿血液循环中，血液从全身和胎盘回流到心脏，然后大部分通过卵圆孔分流到左侧心脏，使氧合的血液供应大脑和心脏。到达右心室的血液绕过阻力较大的肺血管经动脉导管分流到主动脉[3]。这样胎儿的血液得到较好的氧合，因为胎盘是进行气体交换的主要器官（图8.1）。

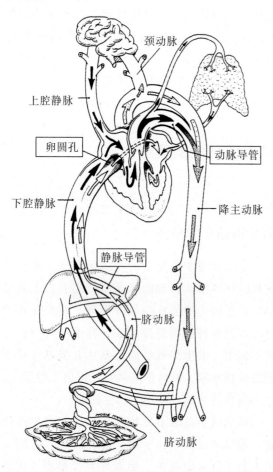

图8.1 胎儿血液循环（引自 Faranoff AA, Martin RJ. Neonatal-Perinatal Medicine: Diseases of the Fetus and Newborn. 7th ed. St Louis: Mosby, 2002: 417）

然而，婴儿或新生儿对低氧的生理反应是增加或保持血管阻力。对新生儿来说，当脐带被钳夹而断开其与胎盘的联系后，胎儿血液循环开始向肺内分流，肺成了气体交换的唯一器官。

当窒息不断进展时，胎儿或新生儿体循环血管阻力增高或发生血管收缩。通过减少肌肉和肠道的血流，以增加大脑和心脏的血供。因此以"不重要"的器官为代价使心脏和大脑血管的血流达到最大。这种情况如果持续下去会使酸中毒不断加重[4,5]。不断加重的酸中毒和低氧可以进一步增加肺血管阻力，使问题变得更加严重（图8.2）。对胎儿和新生儿来说，心输出量和血压维持主要器官的血供，但在低氧和酸中毒的情况下会引起心肌损伤[6]。

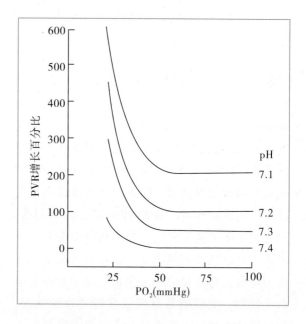

图8.2 乳牛肺血管阻力（PVR）[3]

原发性和继发性呼吸暂停

窒息除了引起循环和血流动力学改变外，还会引起一种特征性呼吸模式。胎儿或新生儿开始出现喘气样呼吸（可能会发生在子宫内），并且如果窒息持续下去，会进入一种呼吸暂停阶段，这称为原发性呼吸暂停。如果窒息继续存在，原发性呼吸暂停后会出现不规则喘气样呼吸。持续的窒息会引起一种被称为继发性呼吸暂停的持续性呼吸暂停。图8.3表明了窒息对呼吸和心血管的影响。

如果一个原发性窒息的婴儿在喘气样呼吸发生时给予氧供可以逆转这个过程。然而，一旦婴儿发生继发性呼吸暂停，需要使用正压通气来引发自主通气。此外，继发性呼吸暂停持续的时间越长，用正压通气来恢复自主呼吸所需要的时间就越长（图 8.4）[7,8]。

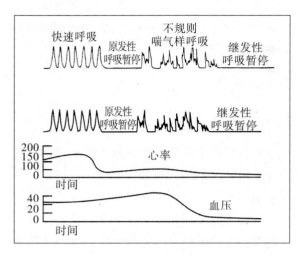

图 8.3　呼吸暂停过程中心率和血压的改变（引自 Textbook of Neonatal Resuscitation. 4th ed. Elk Grove, IL：American Academy of Pediatrics/American Heart Association，2000：1 - 7）

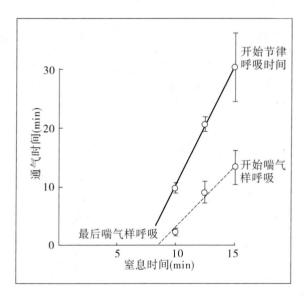

图 8.4　刚出生的猴子在 30℃ 条件下窒息时间分别为 10min、12.5min 和 15min 恢复第一次喘气样呼吸和节律呼吸所需要的通气时间 T（引自 Adamsons K, et al. Resuscitation by positive-pressure ventilation and tris-hydroxymethyl-aminomethane of rhesus monkeys asphixiated at birth. J Pediatr, 1964, 65：807）

认识到窒息会发生在子宫内这一点很重要。胎儿可能在子宫内发生原发性窒息，出生后发生继发性窒息。因此，在出生时评价婴儿的窒息程度是极其困难的。因此，所有出生时有呼吸抑制迹象的婴儿，不管其程度如何，都要立即进行复苏。等待只会使婴儿的复苏时间延长和发生新生儿脑损伤的风险增加。

Apgar 评分的应用

Apgar 评分在新生儿出生 1min 内不常规使用，不应该用来指导是否进行复苏干预。如果一个婴儿出生时就发生继发性呼吸暂停，复苏必须马上进行，而不能等到 1min 以后。Apgar 评分的目的是快速评估新生儿任意时刻的状况，而不是指导复苏的发起。

复苏的要素

概述（图 8.5）

无论产前并发症、胎心监护或分娩合并症评估复苏的相对风险有多大，都必须为所有婴儿提供快速有效的复苏。在临床中，对于已知患产时抑郁高危的胎儿需要进行复苏，并需在分娩前做好复苏准备。

分娩后，通过对胎儿快速评估进行恰当分类。如果婴儿是足月儿、有呼吸或哭声、肌张力好和羊水清澈，则不需要进一步的复苏，并且交由母亲照顾。如果婴儿是早产儿、有任何程度的呼吸困难、肌张力下降或羊水污染，则需要放入预先加热的光照暖箱进行进一步的评估。

如果婴儿被放入光照暖箱，刚开始的步骤包括使其身体保持干燥和温暖、纠正气道位置、通过吸引口腔和鼻腔异物来清理气道，以及评估呼吸功能、心率和皮肤颜色。这些应在出生数秒内完成，并且独立于 1min Apgar 评分。后续的工作是根据对呼吸运动、心率和皮肤颜色的评估做出相应的处理。

喘气样呼吸、呼吸暂停或心率低于 100/min 时要开始辅助通气。大部分婴儿对单独辅助通气有反应。对于一个有持续中心性发绀但有充足的自主呼吸并且心率超过 100/min 的婴儿，游离氧是其所必需的。

尽管长时间窒息所带来的影响有时是不可

避免的，但在大多数情况下及时有效的复苏可以恢复患者的自主呼吸，逆转低氧、局部缺血、高碳酸血症和酸中毒，使其对儿童的长期影响最小化（框表8.1）。

对那些极少数对通气不起反应的婴儿可能需要胸外按压和药物治疗。然而，在胸外按压或药物给予之前，一定要确保婴儿进行适当的正压通气。

对于某些特殊情况例如严重的羊水胎粪污染、气胸、先天性横膈膜疝、红细胞增多症或水肿婴儿的复苏步骤将会在本章后面讨论。

建立通气的重要性

在绝大多数复苏中，有效的正压通气可以恢复自主呼吸和心率。Pearlman及其同事在一篇非常重要的文献中汇报了30 000多分娩病例[9]。依据他们的经验，只有0.12%的婴儿需

要心脏按压或药物治疗。根据记录，在那些有持续呼吸抑制的婴儿中，75%被认为是由无效的或不恰当的通气造成。因此，如果建立充足的通气，只有不到1/1000的婴儿会进展到需要心脏按压或药物治疗。

复苏的准备

预 测

假设那些依靠精心照顾来支持和维持妊娠的母亲所分娩的婴儿可能需要复苏。因此，准备是确保新生儿复苏的第一步。仔细回顾母亲的产前和围生期病史，并仔细评估婴儿对分娩的反应，经常可以发现分娩一个呼吸抑制婴儿的可能（框表8.2）。这些回顾可以帮助复苏人员在婴儿处于高危情况下需要立即复苏时，较少出现准备不充分或出乎预料的情况。对于高

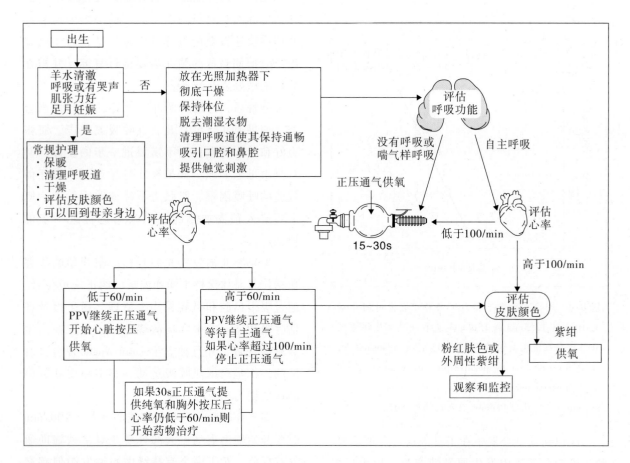

图8.5　产房内复苏的概述。HR：心率；PPV：正压通气（引自 Textbook of Neonatal Resuscitation. 4th ed. Elk Grove, IL：American Academy of Pediatrics/American Heart Association，2000 // Faranoff AA，Martin RJ. Neonatal-Perinatal Medicine：Diseases of the Fetus and Newborn. 7th ed. St Louis：Mosby，2002：434）

风险的婴儿，如果其精力旺盛并且皮肤呈粉红色，这对复苏人员来说会是一份惊喜。

传统观念认为所有类型的剖宫产都是高风险的。现在大量信息表明非复杂的重复的剖宫产给婴儿带来的风险不比经阴道分娩高[10]。

科技进步使胎儿产前评估更加精确，使对需要复苏可能性的预测变得更加简单。但是并不是所有影响胎儿对分娩反应的事件都能被预测到。因此，一旦婴儿需要预期之外的复苏，设备和人必须立即到位进行干预。

框表 8.1　窒息的后果

中枢神经系统
脑出血
脑水肿
缺氧缺血性脑病
癫痫

肺
延迟性呼吸
呼吸窘迫综合征
胎粪吸入综合征

心血管系统
心肌衰竭
乳头肌坏死
持续胎儿血液循环

泌尿系统
皮质/小管/髓质坏死

消化道
坏死性小肠结肠炎

血液
弥散性血管内凝血

（引自 Faranoff AA, Martin, RJ. Neonatal-Perinatal Medicine: Diseases of the Fetus and Newborn. 7th ed. St Louis: Mosby, 2002: 420）

设　备

无论婴儿何时出生，附近必须有合适的设备且功能良好。正常的设备和熟练的医生建立合适的通气是必不可少的。分娩时医生离开产房去取一个必要的设备是绝对不允许的。

人员充足

负责复苏婴儿的医务人员要训练有素、随叫随到并且有团队合作能力。充分的训练不仅仅包括简单完成新生儿复苏的认证课程。美国心脏协会和美国儿科学会的新生儿复苏项目和一些类似的课程仅仅是起点，并不能使一个人在产房里独立承担责任。那些仅仅完成课程的人并不具备通过经验获得的专业知识，因此必须由经验丰富的医生来监督和支持。根本上，复苏新生儿的能力不是由专业职称和课程完成程度来决定，而取决于临床经验和专业技能。

最后，负责复苏婴儿的人员必须有团队合作能力。如果团队中的各成员除了能认识到并完成各自任务，还能满足其他队员的需要，那么即使复苏有困难，团队中的紧张感就会降低。在那些复苏不常见的医院，经常进行模拟练习会帮助保持技能和增加团队成员间的协调性。

最初的步骤和评价

是否应该把婴儿交给它的母亲？

大部分婴儿精力充沛，出生时有哭声且呼吸自如。然而，决定是否进行复苏应该基于对婴儿进行简单检查所得出的数据。足月产、无明显的畸形或子宫内无胎粪排出的婴儿，如果出生后精力充沛、呼吸自如且肌张力好，可以交给有照顾意愿的父母。母亲或产房医务人员给婴儿盖上一个薄毯子并且保持其干燥可以为婴儿创造一个温度适宜的环境，但不要妨碍对新生儿状态进行多次充分评估。

然而，如果是早产儿，在子宫内排出胎粪或表现出任何程度的呼吸窘迫、肌张力减退或明显畸形，应该把婴儿放在光照暖箱内进行初步复苏。这样可以对婴儿进行更全面的评估并且可能需要进一步的复苏干预。

起始步骤

温度控制

产房内的温度低于婴儿适宜的温度环境。这可能使刚出生的、身体较湿的婴儿有遭遇寒冷应激的风险。刚出生的婴儿如果有任何程度的损伤或担心可能出现损伤，应立即放入预热的光照暖箱这一微环境内。婴儿要进行彻底的干燥并且去除所有的湿毯子以减少蒸发散热。

这些简单的措施可以使出生后发生的中心体温降低的程度减少到最小[11]。这对有不同程度损伤的婴儿尤其重要。缺氧会降低婴儿对寒冷应激的平衡缓冲能力，如果不进行任何干预，缺氧婴儿的中心体温会较正常情况大幅降低[12]。体温过低会降低婴儿对代谢性酸中毒的清除能力，并且延长围生期窒息的恢复时间[13]。

框表 8.2　与新生儿抑郁和窒息有关的因素

产前危险因素	产时危险因素
孕妇糖尿病	紧急剖宫产术
妊娠引起的高血压	产钳或真空吸引器助产
慢性高血压	臀位或其他异常表现
慢性孕妇疾病	早产
心血管疾病	突发临盆
甲状腺疾病	绒毛膜羊膜炎
神经系统疾病	胎膜破裂时间延长（>分娩前18h）
肺疾病	产程延长（>24h）
肾脏疾病	第二产程延长（>2h）
胎儿贫血或同种免疫接种	持续的胎儿心动过缓
先前的胎儿或新生儿死亡	不正常的胎心率模式
中期或晚期妊娠时流血	使用全身麻醉
孕妇感染	子宫刺激过度
羊水过多	分娩前4h内给予母亲麻醉剂
羊水过少	羊水胎粪污染
胎膜早破	脐带脱垂
过期妊娠	胎盘早剥
多胎妊娠	前置胎盘
胎儿大小与孕周不符	明显的产时出血
胎儿水肿	
药物治疗，如：	
镁剂	
肾上腺素能阻滞剂	
母体药物滥用	
胎儿畸形	
胎儿活动减少	
缺乏产前护理	
年龄小于16岁或大于35岁	

（引自 Textbook of Neonatal Resuscitation. 4th ed. Elk Grove, IL：American Academy of Pediatrics/American Heart Association, 2000 // Faranoff AA, Martin RJ, eds. Neonatal-Perinatal Medicine：Diseases of the Fetus and Newborn. 7th ed. St Louis：Mosby, 2002：420）

　　早产儿或低体重儿在体温控制方面尤其困难。由于缺乏皮下组织和皮肤较薄，他们通过皮肤蒸发液体丢失的热量比足月儿要多。此外，

较大的体表面积与体重之比也会促进热量散失和体温降低。

　　有三件事情可以帮助早产儿或低体重儿减少热量散失。前两件事要在分娩前做：①增加产房内的温度和②婴儿出生前确保光照暖箱进行预热。最后，对于不足 28 周的婴儿，目前推荐把婴儿放进一个能装 1 加仑食物标准聚的乙烯袋子里，这种袋子在杂货店里很容易买到。在袋子的闭合端剪一个洞，用袋子套住婴儿，把它的头通过洞露在外面。最后把拉链端合上（图 8.6）。这样可以使复苏时蒸发散热减小到最少且可以看清婴儿。将婴儿置于袋子中以代替干燥环境或将其擦干后放入袋中。预热运输保温箱可用于在转移至新生儿重症监护室途中维持体温。

清理气道

　　清理气道通常使用球形注射器或吸痰管。先吸引口腔再吸引鼻腔。这样做是为了首先清除口腔分泌物，防止深呼吸时采用鼻吸。吸引口腔时动作轻柔可以避免与咽后部受到刺激有关的反射性心动过缓[14]。在子宫内暴露于胎粪的婴儿是一种特殊情况，将在下文讨论。

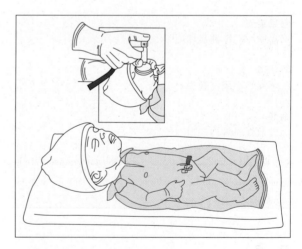

图 8.6　用塑料袋减少蒸发散热（引自 Textbook of Neonatal Resuscitation. 5th ed. Elk Grove, IL：American Academy of Pediatrics/American Heart Association, 2006：8-6）

触觉刺激

　　干燥和清理呼吸道已经足以刺激新生儿自主呼吸。习惯上还采用其他方法如拍打足底或

摩擦背部以刺激产生更加有力的呼吸。如果婴儿对于这些刺激没有立即出现反应，应及时实施正压通气。对于无应答的新生儿，即使持续的触觉刺激也不会成功，并可能会延长呼吸暂停的过程。如果经过呼吸道清理及触觉刺激后，新生儿仍存在呼吸暂停或心率≥100/min，应实施正压通气。

常压给氧

氧气的使用已经经历了很多的讨论，某种意义上来说是争论。争论的原因与组织内氧含量过高的潜在危害有关，尤其是对于呼吸暂停的婴儿。正如应当避免长时间的组织缺氧，避免血氧浓度过低也是有必要的。上文中大部分内容已提到吸氧对复苏需要通气支持的新生儿的重要性，有关复苏中的通气支持将在本章后面讨论。大多数人认为，对于有自主呼吸的婴儿，无或只有轻微呼吸窘迫症状，心率100/min以上，有发绀，应当辅助吸氧。但什么时候开始吸氧以及从多大量开始却未达成统一意见。

现已明确，在无并发症的分娩后，多数新生儿在出生1min时呼吸室内空气的情况下，仅能使血氧饱和度达60%~70%。至5min时，多数新生儿血氧饱和度达到80%，对于许多婴儿来说，血氧饱和度达到90%或更高需要10min[15,16]。胎儿出生时皮肤颜色的临床评估可能会因个体差异而使这个问题变得复杂。

对于发生发绀，心率大于100/min，有自主呼吸的新生儿，使用脉搏氧饱和度仪检测氧饱和度具有一定价值的。放置氧饱和度仪的传感器在新生儿的右手以检测导管前氧饱和度（oxygen saturation，SpO_2），数分钟后可以得到血氧饱和度的数值。如果SpO_2低于85%时，可以给予吸混合氧直到血氧饱和度达到85%~90%，或吸氧已经不能提高血氧饱和度，此时应考虑该新生儿可能患有发绀型先天性心脏病。

目前尚不知道处于过渡期的新生儿的最佳血氧饱和度。因此，为了提供不高于必要的氧气量，最好在处理高危新生儿的产房配置空氧混合仪以及脉搏氧饱和度仪。如果新生儿需要吸氧，最好从氧浓度40%开始给予，并根据上文所述调节氧浓度。

高浓度的常压给氧可以通过带有排气孔的吸氧面罩或用手罩在氧气管的末端并使之靠近新生儿的口鼻部来实现。轻轻接触新生儿口鼻部的气流充气式气囊和面罩或连接于T-组合复苏器（Neopuff®）末端的面罩也能传送吸入氧的实测浓度。应当注意避免面罩覆盖面部从而避免对肺部产生正压。自动充气气囊不能提供常压给氧。紧急状况下可以给予低温、干燥的氧气，然而长期的常压给氧应当对氧气进行加湿、加热。

辅助通气

当新生儿出现呼吸停止，或有呼吸但是心率不能维持在100/min以上，或处于明显的呼吸抑制并需要吸氧时，应当给予某种形式的辅助通气。以下是一项简要的规定：对于有自主呼吸的婴儿给予持续呼气末正压通气，或对于无自主呼吸或明显呼吸困难的患儿给予呼气末正压的间歇指令性正压通气。

进行新生儿复苏时，必须建立功能残气量（functional residual capacity，FRC）并提供潮气量的呼吸运动。过去，在实施正压通气时，人们注重于提供峰值吸气压以能够产生类似于"简单呼吸"的胸廓运动。近年来，人们开始考虑到当胸廓运动作为有效通气的唯一指标时，过度膨胀会造成潜在的肺损伤。我们也开始认识到当肺收缩至呼吸末压为零，然后重新膨胀时会产生剪切应力，这对肺部存在潜在的损害。尤其是对实施通气的早产儿，相比于足月儿，呼气末正压通气的使用会使其未成熟的肺更易受到剪切应力的损伤[17]。

潮气量通气

进行新生儿复苏时，应当提供足以保证有效气体交换并且不会使肺过度膨胀的潮气量。经常用于监测充足呼吸流量的指标是胸壁运动。胸壁运动与适当的肺泡扩张和新生儿（尤其是患有肺疾病的早产儿）膨胀不均匀的肺的真实的潮气量之间的关系尚未明确。事实上，在产房采用胸壁运动来指导正压通气时，很有可能在追求胸壁上抬的过程中使肺过度膨胀。对于不成熟的、表面活性物质缺乏的肺更易发生不均匀的膨胀。在这些情况下，正压吸入气体会进入顺应性高的肺组织，使那些肺组织过度膨胀。

需要重视的是肺泡过度膨胀会产生肺损伤后，证据显示肺组织过度膨胀（容积伤）比高压造成的外科损伤（气压伤）更严重[18]。

Wada等学者证明，与对照组相比，以高潮气量对早产羊进行30min辅助通气，其顺应性降低，通气效率降低，对表面活性物质的应答性更低[19]。Bjorklund等学者证明只有在新生儿出生后立即给予6次充分通气时会产生肺损伤，导致肺对表面活性物质的反应性逐渐降低，而导致通气困难性更大，且组织切片上显示更加广泛的肺损伤[20]。

肺的过度膨胀会导致一系列的肺损伤，如肺间质和肺泡损伤，以及通过中性粒细胞和巨噬细胞的聚集和激活而产生的炎性反应。肺牵张使牵张激活离子通道开放，并使肺泡上皮和血管内皮通透性增加，同时可引起膜分子构象的改变。分子水平以及肺整体水平的研究表明，过度膨胀能够改变细胞新陈代谢，产生许多炎性细胞因子和趋化因子，导致进一步的肺损伤[21]。

因此，充分证据显示过度通气导致了肺损伤。但很难保证合适的潮气量。在新生儿复苏的过程中保护新生儿肺脏时，对于保证合适的潮气量，我们既没有相关知识也没有相应的工具。

那么应当怎样来实施正压通气？过去追求简单的胸廓起伏或为了达到某一压力值而提供足够的正压；现今提倡给予足够的压力来改善心率、皮肤颜色和肌张力。这些指征是表明充足膨胀压力的最好指标。如果这些症状没有得以改善，应当在确保面罩放置适当的情况下，寻找胸廓运动存在的证据并增加通气压力[22]。

应当牢记刚开始的呼吸应比后来的呼吸应用更高的压力和更长的吸气时间以建立良好的功能残气量。

呼气末正压通气（PEEP）

不仅要关注吸气程度，也要关注呼气程度。在缺乏表面活性物质的动物，没有呼气末

压力的通气会使肺的末梢单位萎缩。当在呼气末膨胀不全的肺组织再次膨胀时会受到剪切力的作用，这造成与肺组织过度膨胀相似的结果。

对于缺乏表面活性物质的兔子来说，与那些以呼气末压力维持的较高呼气末容量的兔子相比，肺呼气末容量过低时，其肺组织顺应性降低，肺组织损伤更大[23]。当以一个低呼气末肺容量对老鼠进行通气时，会释放更多细胞因子[24]并导致更严重的肺水肿[25]。现已证明，当以低水平肺容量给经盐水灌洗的兔子肺组织或早产羊进行通气时，其对于表面活性物质的反应性受损。另一方面，也有证据表明，如果以呼气末正压使早产羊肺组织保持膨胀，保留表面活性物质的功能[26,27]。长期以来，对所有使用呼吸机的新生儿使用呼气末正压。

因此，采用呼气末正压通气（positive end expiratory pressure，PEEP）除了为避免肺过度膨胀之外，对新生儿尤其是早产儿复苏也有重要作用。这可以帮助避免呼气末膨胀不全的肺单位重新膨胀所造成潜在损伤。

现今，新生儿专家常规使用呼气末正压通气对新生儿进行复苏，以预防呼气末萎缩的肺在再次膨胀时受到剪切力的作用。

持续气道正压通气（CPAP）

在产房给能够自主呼吸但是有不同程度呼吸抑制的新生儿以面罩形式的持续气道正压通气变得越来越常见。正如之前所讨论的，都是通过预防呼气末肺泡塌陷来保持肺泡开放。证据表明，在出生后2h对早产羊进行持续气道正压通气（CPAP，continuous positive airway pressure）与正压通气相比，那些仅采用CPAP进行复苏和治疗的动物有更大的肺容量，以及更少的炎性反应或急性肺损伤[28]。

1987年，全美的八个机构对慢性肺疾病的发病率进行了统计分析。结果表明，哥伦比亚大学的慢性肺疾病发病率最低，且其最频繁地使用CPAP作为新生儿复苏和通气支持的方法[29]。在2000年，这一事实再次得到证明，两所波士顿医院的慢性肺疾病的发病率是22%，而哥伦比亚大学为4%。论文的结论显

示"…与就诊于儿童医院的新生儿相比，就诊于两所波士顿新生儿重症监护室的极低体重的新生儿患慢性肺疾病的主要原因是使用了机械通气。"[30]。

大量的队列研究表明在产房采用 CPAP 减少了需要辅助通气的新生儿的数量。然而，缺乏与在新生儿复苏过程中的采用 CPAP 的临床随机对照试验。尽管缺乏金标准，CPAP 却越来越被广泛接受[31]。2006 版的美国新生儿复苏指南指出，一些新生儿学专家建议对能够自主呼吸的新生儿进行 CPAP。澳大利亚新生儿复苏指南指出，虽然尚缺乏有关 CPAP 的随机对照试验，但越来越多的证据表明了其益处，且目前尚无其用于肺萎缩新生儿的不利证明。因此，在早产儿复苏过程中应考虑采用 CPAP 或 PEEP（至少 5cmH$_2$O）[32]。

复苏设备

目前推荐辅助通气的设备应能控制最大吸气压力、呼气末压力以及吸气时间。此外，该设备应该能够给予任何浓度的氧气（从室内空气至 100% 氧浓度）。

目前有三种能够满足上述要求的设备，分别是自动充气式气囊、气流充气式气囊以及能够进行 CPAP 和 PEEP 的 T-组合复苏器。无论使用任何设备，参与新生儿复苏的人员对于其使用方法应经过训练、熟练并使新生儿感到舒适。

使用自动充气式气囊和气流充气式气囊时，必须注意通气容量要适于新生儿（总容量为 200 ~ 750mL），并保证能为新生儿提供高浓度氧气。在一次通气过程中，一个婴儿只能获取 5 ~ 8mL/kg 气体。大气囊很难提供那么小的通气容量。常规使用气流充气式气囊的人认为其具有更好的反应性和个人控制力。然而，自动充气式气囊相对于气流充气式气囊而言，要求的专业技术和经验更少。其需要一个特殊设施提供呼气末压力，然而他们却不能进行 CPAP。但是，自动充气式气囊也需要一个储氧器才能提供各种浓度的氧气。

为了防止分娩对新生儿肺产生过大压力，所有的复苏气囊应当配备压力计、压力安全阀，或二者兼备。理论上来说，当压力大于 30 ~ 40cmH$_2$O 时压力安全阀能减轻压力，但是各种气囊之间存在差异[16]。如果胸廓充分上抬需要大于 30 ~ 40cmH$_2$O 的压力，那么手指能轻松地放在压力安全阀上面。任何不具备压力安全阀的气囊应当配备压力计，也可以采用内置压力计的压力安全阀。

T-组合复苏器能够进行 CPAP 和 PEEP，并控制最大吸气压力和吸气时间（图 8.7）。如今市场上最常见的一款称为 NeoPuff®。

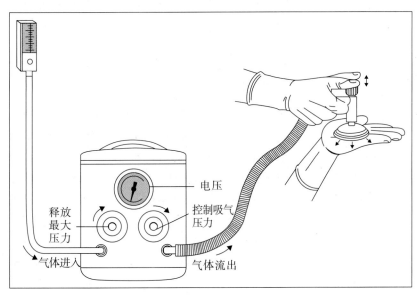

图 8.7　提供 CPAP 和 PEEP 的 T-组合复苏器（引自 Textbook of Neonatal Resuscitation. 5th ed. Elk Grove, IL：American Academy of Pediatrics/American Heart Association，2006：3 - 55）

电压

控制吸气压力

释放最大压力

气体进入

气体流出

在每次复苏前检查设备缺陷是很重要的。随着时间的变化，重复使用的气囊会泄漏或破裂，或气囊清洗后再重组可能不正确。紧急情况下使用之前发现存在问题的气囊和面罩是有较大好处的。可以通过夹闭出气孔并挤压气囊或夹闭 T 型管开口处来对设备功能进行快速的检查。压力计应该能够反映压力值，而压力安全阀应当能够排出 $30\sim40cmH_2O$ 的压力。

CPAP 面罩的使用

正如之前提到的那样，对于有呼吸但是表现出不同程度的呼吸抑制和（或）需要吸氧的新生儿，采取 CPAP 已经越来越常见。最简单的方法是通过 NeoPuff® 来实现。设置好吸入氧气浓度（fraction of inspiration O_2，FiO_2）和期望的持续正压通气压力值后，可将面罩覆盖在新生儿面部并允许婴儿呼气以对抗持续的正压。使用带有流量控制阀的流量充气式气囊也可产生相同的效果。

尽管并不明确从什么水平开始给予 CPAP，但是大多数新生儿学专家从 $5cmH_2O$ 的压力开始，必要时升高压力。$>8cmH_2O$ 者并不常见。应当注意避免过大的呼气末压力对具有良好顺应性的肺造成损伤。

正压通气的使用

对于呼吸暂停的新生儿，或不充分的呼吸但心率维持在 $100/min$ 以上，或呼吸费力且进行 CPAP 时需要较高的 FiO_2，应给予正压通气。上文所述的三种设备都可以进行正压通气。然而，为防止呼气末肺泡塌陷增加呼气末正压，需要给自动充气式气囊添加一个装置。最初是应用面罩进行正压通气。

就像健康婴儿最初的自主呼吸一样，正压通气必须建立功能余气量和适当的潮气量以阻止窒息的进展。为了防止肺过度扩张，应当用足够的压力来改善心率、氧饱和度、皮肤颜色、肌张力以及自主呼吸。最初的几次呼吸比随后的呼吸需要更高的吸气峰压和更长的吸气时间。推荐 $40\sim60/min$ 的呼吸频率。

如果新生儿的状况得到改善，但仍需要正压通气，则需要了解所提供的潮气量的大小。

如果新生儿出现明显的胸廓起伏和深呼吸，则提示通气过量。此外，随着上述这种肺损伤的风险增加，出现气胸的危险性也在增加。

最初的呼吸没有改善的话，则需要增加吸气压力。然而，在此之前应当检查是否有胸廓运动并用听诊器评估呼吸。如果胸廓运动和呼吸音较差的话，应当检查面罩与面部的密闭性和呼吸道是否通畅。如果面罩与面部的密闭性良好且呼吸道通畅，那么就需要加大压力。如果持续没有改善，那就需要通过气管内插管为新生儿提供正压通气。表 8.1 描述了与不充分的胸廓扩张和产房内可能出现的需纠正的行为有关的常见问题。

表 8.1　与不充分的胸廓扩张有关的问题

问题	解决方法
面罩密闭不良	重新放置面罩 更换手持面罩的位置
气道阻塞	
气囊和面罩	检查婴儿体位 吸引口鼻分泌物 必要时插入口腔导气管（Pierre-Robin 综合征，巨舌症）
气囊和气管内插管	清理插管
气管内导管误置	拔除气管内插管，用气囊和面罩代替导管
压力不足	增加压力，避免胸廓过度扩张 可能需要调节或重新安装压力安全阀

引自 Faranoff AA，Martin，RJ. Neonatal-Perinatal Medicine：Diseases of the Fetus and Newborn. 7th ed. St Louis：Mosby，2002：429

气管内插管

气管插管最好由两人协同完成。一人插管，一人辅助，即通过听诊两肺呼吸音是否一致来判断插管位置是否正确。产房内的无囊气管内导管的尺寸从 2.0 到 4.0 不等。2.5 的气管内导管可应用于除了 $500\sim600g$（尤其是低体重初生儿）以外的新生儿（表 8.2）。当应用柔软、灵活的金属导丝协助插管时，应当注意导丝不超出气管内导管的前端，以避免损伤气管壁和气管隆突。导管尖端到嘴唇的厘米刻度可以衡量插管深度（表 8.3）。

当导管插入气管后，连接复苏装置和气管内导管，开始进行呼吸。最初应听诊两肺呼吸音以确认导管位置，并确认胃部没有明显的呼吸音且无胃膨胀。还可用小巧、便捷的呼气末二氧化碳检测器确认导管位置。

气管内插管的并发症包括低氧血症、心动过缓、上呼吸道包括声带等的挫伤和撕裂。气管食管穿孔很少见。气管内插管时应当极力避免这些并发症的发生，使用导丝辅助插管时更应注意。

表8.2　气管内导管型号

导管尺寸（直径，mm）	体重（g）	孕周（周）
2.0*	≤500～600 或更小	<25～26
2.5	<1000	<28
3.0	1000～2000	28～34
3.5	2000～3000	34～38
3.5～4.0	>3000	>38

*当 2.5 的导管不适合时采用；ID：内径（引自 Faranoff AA, Martin, RJ. Neonatal-Perinatal Medicine：Diseases of the Fetus and Newborn. 7th ed. St Louis；Mosby, 2002：426）

表8.3　气管内导管插入深度

体重（kg）	插入深度（唇-端距离，cm）
1	7*
2	8
3	9
4	10

*新生儿体重低于 750g 时插入深度为 6cm（引自 Textbook of Neonatal Resuscitation. 4th ed. Elk Grove, IL：American Academy of Pediatrics/American Heart Association，2000：5－19）

室内空气与 100% 浓度氧气对比

与 100% 浓度氧气不同，室内空气在新生儿复苏中的应用备受争议。最近的两篇综述表示有关动物和人体试验的参考文献[33,34]。许多动物研究表明，缺血性损伤再灌注阶段产生的氧自由基与损伤增加有关。一项试点试验表明采用室内空气和 100% 浓度氧气进行复苏的结果并无差异，这是迄今为止所进行的创新且唯一的多中心对照研究[35]。该试验包含 609 例新生儿，该假设认为采用室内空气条件下进行复苏的窒息新生儿不会增加患病率和死亡率。在缺氧缺血性脑病、酸碱状态、氧饱和度以及动脉氧浓度的死亡率、发生率和严重性上无显著差异。

人体试验数据表明，100% 浓度氧气的使用延长了开始自主呼吸的时间，增加了复苏的时间，导致 5min Apgar 评分更低，增加了氧化性应激的发生，至少在短期内对肾脏和心脏造成了一定的氧化性损伤。尽管这项研究尚存在争议，但有人认为这增加了新生儿死亡率。相关的随机对照试验数量有限，而一项 meta 分析[36]表明，采用室内浓度空气进行复苏并在必要时增加氧浓度是没有害处的。

美国新生儿复苏指南建议，可以采用 100% 浓度氧气对伴有发绀和需要正压通气的足月新生儿进行复苏。对于早产儿，应使用空-氧混合仪和脉搏氧饱和度仪，并以室内氧气浓度到 100% 氧浓度之间的合适浓度开始进行通气，并依据新生儿的反应来调节吸入氧浓度。

另一方面，澳大利亚新生儿复苏指南认为，证据表明有效辅助通气后状况无改善的新生儿可于开始时应用室内空气附加氧气[32]。加拿大指南建议开始应用室内空气进行正压通气，当心率低于 100/min 或持续发绀时再于 90s 后辅助供氧[37]。其他人建议从 40% 吸入氧浓度开始使用，必要时进行调整。

胸外按压

如上所述，99% 的新生儿正压通气足以改善心动过缓并诱发自主呼吸。但如果采用 100% 浓度氧气后，新生儿仍心动过缓，应进行胸外按压以维持全身血供。

目前，美国心脏协会和美国儿科学会建议在心率低于 60/min 时进行胸外按压，可以采用双指法、拇指法进行充分按压，无论采用哪种方法，正压通气与胸外按压应同时进行，且互不干扰。在按压过程中最好监测新生儿脉搏。

目前建议按压频率为 90/min，按压与通气比例应为 3∶1。因此，在 2s 内应给予 3 次按压和 1 次通气。每分钟给予 90 次按压和 30 次通气。同时，间歇停止按压以检查是否恢复自主心率。当心率大于 60/min 时停止胸外按压。

如果 30s 内规范的胸外按压和正压通气后，

新生儿心率仍小于 60/min，应当使用药物来支持心血管系统。

药　物

进行胸外按压和正压通气后，心率仍低于 60/min 时，首先确保胸外按压和正压通气的协调和操作正确，在应用药物前使用 100% 浓度氧气进行通气。少数新生儿在正压通气和胸外按压后仍不能纠正心动过缓时可应用肾上腺素。新生儿出现休克、有失血征象及对复苏无应答时，应使用扩容剂。首选脐静脉导管给予肾上腺素和扩容剂。如在脐静脉插管操作尚未完成时，可经气管内注入肾上腺素。复苏时进行的脐静脉插管与复苏后不同，导管尖端仅达皮下进入静脉，轻轻抽吸就有回血流出。这避免由于药物进入肝静脉而造成严重的肝坏死。导管位置任何偏差时都应立即拔除导管，并重新插管至皮下静脉。

给予肾上腺素或扩容剂最好的方式是通过脐静脉导管。肾上腺素可通过气管内插管给予。复苏时脐导管的位置与复苏后的不同。将脐静脉导管插入皮下靠近皮肤层的位置——使血液恰好被抽出。这样可避免因药物顺着导管误入肝静脉造成肝坏死等并发症。脐导管位置有误时应及时拔除并重新插入导管至皮下。

肾上腺素

对于 100% 氧浓度充分正压通气后仍心动过缓者，肾上腺素为一线用药，可通过静脉导管给药或在静脉插管尚未完成时经气管内导管给药。必要时每 3~5min 重复给药一次。尚不明确的是，经气管内导管给药时，是否应增加肾上腺素的常规经静脉剂量。现推荐应用浓度为 1:10 000 的肾上腺素 0.3~1mL/kg 经气管内途径给药。经静脉导管给药时的剂量为浓度 1:10 000 的肾上腺素 0.1~0.3mL/kg。应当注意在成人复苏过程中大剂量肾上腺素带来的不良后果，并不推荐更高剂量的肾上腺素。

单独应用肾上腺素无效时，应考虑低血容量性休克。在新生儿复苏过程中一般不推荐使用碳酸氢钠。

扩容剂

应用肾上腺素后，若新生儿仍表现出毛细血管回流较差、脉搏微弱、面容苍白等休克症状，存在或怀疑急性失血时，应当应用扩容剂。胎盘早剥或前置胎盘患者，失血量较大。然而，新生儿可能将丢失的血液输送至母体血液循环，这是很不容易观察到的。

推荐使用且最容易获得的扩容剂是生理盐水，在 5~10min 内经静脉导管给予 10mL/kg 的剂量，也可以使用乳酸林格液。如果病历中有记录或可能发生严重的贫血，必要时给予 O 型 RH 阴性的红细胞悬液输注。

药物抑制的新生儿

在剖宫产手术前应用吸入性麻醉剂或产前 4h 内应用过麻醉性镇痛药的母亲分娩出的新生儿可能出现呼吸抑制，尽管这种情况相对少见。经适当的通气后，吸入性麻醉剂可从新生儿体内被有效清除。对于产前 4h 内母亲曾使用麻醉性镇痛药的新生儿，有效的正压通气可恢复心率和皮肤颜色后仍持续存在呼吸抑制，可使用纳洛酮对抗麻醉剂的呼吸抑制作用。标准剂量是浓度为 1.0mg/mL 溶液中含 0.1mg/kg 的纳洛酮。常规使用静脉给药，也可采用肌内注射，但这种给药方法的作用时间会有延迟。

纳洛酮作用的持续时间明显低于麻醉性镇痛药，因此必要时应当重复给药。对于麻醉药物成瘾的母亲分娩的新生儿不应给予纳洛酮。新生儿可能会出现包括癫痫在内的急性戒断症状。

新生儿出现呼吸暂停时，无论是否明确产前 4h 内母亲曾使用麻醉性镇痛药，均应首选正压通气来改善心率、皮肤颜色。只有正在使用麻醉药时才考虑使用麻醉剂拮抗剂。

通气和循环建立后的护理

新生儿复苏稳定后，应给予精心护理。下一步的复苏与其心肺损伤程度有关。很多新生儿很快得以改善，肺顺应性良好，肺血流量充足，自主呼吸动力充分。这些新生儿可在几分钟内撤下辅助通气。应当注意恢复过程中应用的辅助方式的数量。复苏成功后仍存在过度通气的风险。另外，有效复苏后一定程度的吸氧对于支持婴儿状况的恢复也是很有必要的。

辅助通气时间延长

辅助通气时间的延长与恢复自主呼吸所需要的时间有关。一些窒息的新生儿、早产儿以及有一定程度肺部疾病的新生儿在自主呼吸恢复后可能仍需要辅助通气。有时候，患有肺疾病的新生儿可能刚开始很好，但是很快需要间歇指令通气（intermittent mandatory ventilation，IMV）或持续正压通气（CPAP）来维持通气和氧合作用。无论什么时候新生儿有辅助通气时间延长的需要，内科医生和护士都应给予通气。从脐动脉导管或外周动脉采血进行的动脉血气分析可用于进一步通气的指导。

多巴胺

有时尽管对严重窒息的新生儿给予上述的复苏，仍会有严重的损伤，在给予扩容剂后仍存在心输出量较低、高血压症状。对于这些患儿应使用多巴胺。起始给药速度经静脉为 5 $\mu g/(kg \cdot min)$，必要时可逐渐增加至 20 $\mu g/(kg \cdot min)$。给予最大剂量后症状仍无改善时，再提高输注速度也不会有太大作用。当新生儿病情尚不足以使用多巴胺时，应当请有经验的新生儿学家或儿科医生会诊。

葡萄糖

缺氧得到纠正后，应当以 5mg/（kg · min）的速度输注葡萄糖溶液［10% 的葡萄糖约为 80ml/（kg · d）］。应当根据血糖水平来调节葡萄糖的输注水平。窒息的新生儿糖原储备量消耗殆尽，尤其是心肌糖原储备，因此给予这类新生儿能量支持是很重要的。围生期常有发生低血糖，输入葡萄糖可以防止其发生。

液 体

应当密切监测新生儿的尿排出量。窒息的新生儿很容易并发少尿和体内液体量过多。应当严格控制液体入量直至尿排出量正常。控制液体量的需要，应当按照每分钟每千克体重多少毫克的量来给予葡萄糖，而不是给予 10% 葡萄糖。葡萄糖的浓度取决于新生儿液体需要量。

体温管理

应当密切观察任何经历过复苏的新生儿。要求新生儿只穿尿布，将其放置于保温箱或热辐射台上。监测新生儿体温。防止体温过低和过高都很重要。

喂 养

新生儿窒息过程中，肠系膜血管的收缩会引起肠道局部组织缺血。考虑到内脏局部缺血与坏死性肠炎之间的关系，应当在数日后谨慎给予窒息的新生儿肠道内喂养。

其他问题

窒息后的新生儿其他的并发症包括：低血钙症、弥散性血管内凝血、癫痫、脑水肿以及脑出血。

复苏过程中的特殊情况

胎粪误吸

胎粪污染的羊水大大增加了新生儿误吸胎粪的风险。尽管并不是所有接触胎粪的新生儿会出现问题，但是如果羊水中出现胎粪，胎粪有很大的可能会进入新生儿口鼻并吸入肺中。胎粪吸入肺中会造成球阀阻塞，导致空气潴留和气胸。吸入胎粪会进一步引起反应性炎症，阻碍气体交换，也与持续性肺动脉高压有关。这会影响胎儿循环，且对新生儿的通气及氧合作用造成不利影响。

伴有胎粪污染的羊水的新生儿管理一直存

在争议，且随时间也在不断改变。目前研究指南[1]表明，胎粪污染的羊水不利于气管内吸入胎粪的有活力的足月儿[38]。目前的指南是基于两项观察：任何形式胎粪的存在以及新生儿的活动水平。有活力的新生儿是指呼吸有力、肌张力良好且心率大于 100/min。

有活力的足月儿若羊水被胎粪污染，并不需要特殊处理。若出现呼吸抑制、肌张力降低或心率低于 100/min，则需要口腔及气管吸引。

清理气管内胎粪的最好办法是气管插管并连接转换器以便吸引，采用大约 100mmHg 的压力进行吸引，拔管时也是如此（图 8.8）。必要时可重复气管插管和吸引。不应把抽吸导管插入气管内导管来抽吸胎粪。

对于被胎粪严重污染的羊水，新生儿会出现严重的窒息，在进行正压通气前，胎粪并不容易被完全清除，应由临床诊断决定是否再插管。

气 胸

只要进行过正压通气，就有发生气胸的可能。当新生儿症状正在改善但突然情况恶化时应考虑到气胸。气胸患者表现出呼吸音不对称，心音遥远或心音从正常位置传导至胸廓左侧。患侧胸廓较健侧略膨隆，通气活动性较差。可观察到急性氧饱和度下降和发绀。当胸膜腔气体产生较大压力时，心脏静脉回流减少，导致心输出量减少，血压低下。

在生命体征稳定却突然恶化的新生儿，气胸的体征和症状较易观察。然而，对于不稳定的急需复苏的新生儿应高度怀疑早期气胸的可能，因为气胸的症状和体征难以观察。

横膈疝

在当前围产医学中，出生前未确诊先天性横膈疝者较少见。已诊断或怀疑横膈疝的新生儿，应当使用气管内插管进行正压通气，以避免气体进入肠道。使用面罩气囊正压通气使气体进入肠道，增加了使胸腔内肠道膨胀和进一步损伤肺功能的概率。应插入胃管，尽可能排空肠道内气体。

红细胞增多症和水肿

水肿的新生儿不仅极可能出现贫血，而且会出现严重的腹水、胸腔积液和肺水肿。这些新生儿可能发生宫内窒息、早产以及呼吸抑制。因此，有水肿的新生儿需要明确分工且配合密切的团队来复苏。该团队需有分娩时进行胸腔穿刺术以及彻底复苏的准备，且可立即进行部分交换输血，且如有可能，可与母亲进行非 O 型交叉配血。

对于肺顺应性较差和肺水肿的新生儿，应立即气管内插管进行正压通气。当不能建立正压通气且腹胀明显时，进行腹穿排放腹水可以改善横膈运动和通气及氧合作用。大量胸腔积液时应行胸腔穿刺术。产前超声检查可以帮助积液量的判断，尤其是在引流大量胸腔或腹腔积液时，应当密切关注血管内容量并防止休克的发生。

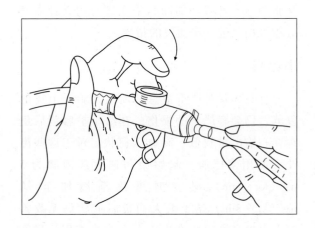

图 8.8 连接气管内导管和吸引导管的转换器（引自 Textbook of Neonatal Resuscitation. Elk Grove, IL: American Academy of Pediatrics/American Heart Association, 1996: 5 - 68）

血细胞比容值决定了是否进行交换输血（常常是部分交换输血）。当新生儿出现严重贫血和需要增加携氧能力时，应行脐静脉和脐动脉插管来实现稀释的悬浮红细胞交换输血。这些对新生儿脆弱的血流动力学状态影响很小，同时可用于中心静脉压和大动脉压间的转换。水肿婴儿的体液量的控制是很容易做到的。当腹腔或胸腔引流量很大时，掌握体液量是非常重要的。

先天性异常的筛查

2%～3%的新生儿会出现先天性异常，这需要在出生后立即干预，包括双侧后鼻孔闭锁、先天性横膈疝、食管闭锁并发的吸入性肺炎以及高位肠梗阻。产房工作人员可以对新生儿进行快速的检查而识别这些异常，以及那些并不威胁生命但是需要干预的异常。

外部体格检查

快速的外部体格检查可以识别出明显的异常，如面部以及肢体畸形、腹壁或脊柱畸形。舟状腹提示可能存在疝，而脐带两条血管提醒检查者注意其他的先天性异常。

内部检查

由于新生儿较先采用鼻子呼吸，双侧的后鼻孔闭锁会表现出呼吸抑制并需要安全的呼吸道。通过紧闭新生儿的口腔来评价其呼吸功能，可以快速鉴别该缺陷。单侧后鼻孔闭锁的新生儿表现正常，只在口腔紧闭或健侧鼻腔阻塞时才会出现呼吸抑制。鼻胃管插入 3～4cm 处受阻提示可能存在后鼻孔受阻。

口腔检查可以发现腭裂。插入鼻胃管可以检查是否存在食管闭锁及高位肠梗阻。若鼻胃管不能顺利到达胃部，则提示存在食管闭锁，这常与食管气管瘘有关。若鼻胃管进入胃部，会引流出胃内容物。随呼吸引流出 15～20mL 胃内容物提示高位肠梗阻的存在。拔除鼻胃管，然后经肛门插管检查。轻松进入 3cm 则提示不存在肛门闭锁。这样进行先天性异常的筛查可以防止很多其他问题的出现。

参考文献

[1] American Heart Association. 2005 American Heart Association (AHA) Guidelines for Cardiopulmonary Resuscitation (CPR) and Emergency Cardiovascular Care (ECC) of Pediatric and Neonatal Patients: Neonatal Resuscitation Guidelines. Pedia- trics, 2006. www. pediatrics. org/cgi/doi/10. 1542/peds, 2006-0349.

[2] Kattwinkel J. Textbook of Neonatal Resuscitation. 5th ed. Elk Grove Village, IL: American Academy of Pediatrics, 2006.

[3] Rudolph AM, Yuan S. Response of the pulmonary vasculature to hypoxia and H$^+$ ion concentration changes. J Clin Invest, 1966, 45: 339-411.

[4] Rudolph AM. Fetal cardiovascular response to stress // Wiknjosastro WH. Perinatology. New York: Elsevier Science, 1988.

[5] Morin CM, Weiss KI. Response of the fetal circulation to stress // Polin RA. Fetal and Neonatal Physiology. Philadelphia: WB Saunders Co, 1992, 620.

[6] Downing SE, Talner NS, Gardner TH. Influences of arterial oxygen tension and pH on cardiac function in the newborn lamb. Am J Physiol, 1966, 211: 1203-1208.

[7] Adamsons K, Behrman R, Dawes GS, et al. Resuscitation by positive pressure ventilation and tris-hydroxymethylaminomethane of rhesus monkeys asphyxiated at birth. J Pediatr, 1964, 65: 807.

[8] Dawes GS. Birth asphyxia, resuscitation, brain damage // Foetal and Neonatal Physiology. Chicago: Year Book Medical, 1968: 141.

[9] Pearlman JM, Risser R. Cardiopulmonary resuscitation in the delivery room: Associated clinical events. Arch Pediatr Adolesc Med, 1995, 149: 20-25.

[10] Press S, Tellechea C, Prergen S. Cesarean delivery of fullterm infants: identification of those at high risk for requiring resuscitation. J Pediatr, 1985, 106: 477-479.

[11] Miller DL, Oliver TK Jr. Body temperature in the immediate neonatal period: The effect of reducing thermal losses. Am J Obstet Gynecol, 1966, 94: 964-969.

[12] Bruck K. Temperature regulation in the newborn infant. Biol Neonate, 1961, 3: 65.

[13] Adamsons K, Gandy GM, James LS. The influence of thermal factors upon oxygen consumption of the newborn human infant. J Pediatr, 1965, 66: 495.

[14] Cordero L Jr, Hon EH. Neonatal bradycardia following nasopharyngeal stimulation. J Pediatr, 1971, 78: 441-447.

[15] Omar C, Kamlin F, Colm PF, et al. Oxygen saturations in healthy infants immediately after birth. J Pediatr, 2006, 148: 585-589.

[16] Rabi Y, Yee W, Chen SY, et al. Oxygen saturation trends immediately after birth. J Pediatr, 2006, 148: 590-594.

[17] Clark RH, Gerstmann DR, Jobe AH, et al. Lung injury in neonates: causes, strategies for prevention and long-term consequences. J Pediatr, 2001, 139: 478-486.

[18] Dreyfuss D, Soler P, Basset G, et al. High inflation pressure pulmonary edema. Am Rev Respir Dis, 1988, 137: 1159-1164.

[19] Wada K, Jobe AH, Ikegami M. Tidal volume effects on surfactant treatment responses with the initiation of ventilation in preterm lambs. J Appl Physiol, 1997, 83 (4): 1054-1061.

[20] Bjorklund LJ, Ingimarsson J, Curstedt T, et al. Manual ventilation with a few large breaths at birth compromises the therapeutic effect of surfactant replacement in immature lambs. Pediatr Res, 1997, 42: 348-355.

[21] Dreyfuss D, Saumon G. Ventilator-induced lung injury: lessons from experimental studies. Am J Respir Crit Care Med, 1998, 157: 294-323.

[22] American Heart Association. 2005 American Heart Association (AHA) Guidelines for Cardiopulmonary Resuscitation (CPR) and Emergency Cardiovascular Care (ECC) of Pediatric and Neonatal Patients: Neonatal Resuscitation Guidelines. Pedia-

trics, 2006: 3 – 22. www. pediatrics. orgt/cgi/doi/10. 1542/peds. 2006 – 0349

[23] Musceedere JG, Mullen JBM, Gan K, et al. Tidal ventilation at low airway pressure can augment lung injury. Am J Respir Crit Care Med, 1994, 149: 1327 – 1234.

[24] Tremblay L, Valenza F, Ribeiro SP, et al. Injurious ventilatory strategies increase cytokines and c-fos M-RNA expression in an isolated rat lung model. J Clin Invest, 1997, 99: 944 – 952.

[25] Dreyfuss D, Saumon G. Role of tidal volume, FRC and end-inspiratory volume in the development of pulmonary edema following mechanical ventilation. Am Rev Respir Dis, 1993, 148: 1194 – 1203.

[26] Frose AB, McCulloch P, Sugiura M, et al. Optimizing alveolar expansion prolongs the effectiveness of exogenous surfactant theapy in athe adult rabbit. Am Rev Respir Dis, 1993, 148: 569 – 577.

[27] Michna J, Jobe AH, Ikegami M. Positive end-expiratory pressure preserves surfactant function in preterm lambs. J Appl Physiol, 1999, 160: 634 – 649

[28] Jobe AH, Kramer BW, Moss TJ, et al. Decreased indicators of lung injury with continuous positive expiratory pressure in preterm lambs. Pediatr Res, 2002, 52: 387 – 392.

[29] Avery ME, Tooley WH, Keller JB, et al. Is chronic lung disease in low birth weight infants preventable? A survey of eight centers. Pediatrics, 1987, 79: 26 – 30.

[30] Van Marter LJ, Allred EN, Pagano M, et al. Do clinical markers of barotrauma and oxygen toxicity explain interhospital variation in rates of chronic lung disease? Pediatrics, 2000, 105: 1194 – 1201.

[31] Halamek LP, Morley C. Continuous positive airway pressure during neonatal resuscitation. Clin Perinatol, 2006, 33: 83 – 98.

[32] Morley C. New Australian Neonatal Resuscitation Guidelines. J Paediatr Child Health, 2007, 43: 6 – 8.

[33] Saugstad OD, Ramji S, Vento M. Oxygen for neonatal resuscitation: How much is enough? Pediatrics, 2006, 118: 789 – 792.

[34] Richmond S, Goldsmith JP. Air or 100% oxygen in neonatal resuscitation Clin Perinatol, 2006, 33: 11 – 27.

[35] Saugstad OD, Rootwelt T, Aalen O. Resuscitation of asphyxiated newborn infants with room air or oxygen: An international controlled trial: The Resair 2 Study. Pediatrics, 1998, 102: el. www. pediatrics. org/cgi/contnet. /full/102/1/el.

[36] Davis PG, Tan A O'Donnell CPF. Resuscitation of newborn infants with 100% oxygen or air: a systematic review and meta-analysis. Lancet, 2004, 364: 1329 – 1333.

[37] Canadian NRP Steering Committee. Addendum to the 2006 NRP Provider Textbook: Recommendations for specific treatment modifications in the Canadian Context. Updated: Nov 2006. www. cps. ca/english/proedu/nrp/addendum. pdf

[38] VainNE, Szyld EG, Prudent LM, et al. Oropharyngeal and nasopharyngeal suctioning of meconium-stained neonates before delivery of their shoulders: multicentre, randomized controlled trial. Lancet, 2004, 364: 597 – 602.

第 9 章　危重病的呼吸机管理

简　介

呼吸衰竭始终是引起孕产妇死亡的主要原因之一[1,2]。血栓栓塞、羊水栓塞以及静脉空气栓塞约占孕产妇死亡的 20%。而其他原因造成的呼吸衰竭可能占了孕产妇死亡的 10% ~ 15%。孕产妇出现呼吸衰竭不仅影响母体本身，同时也导致了严重的胎儿发病率和死亡率。本文主要阐述呼吸衰竭孕妇的气道管理的一些基本原则、早期识别与处理呼吸衰竭并发症，并且阐述机械支持通气的最新进展。

呼吸衰竭

呼吸衰竭是呼吸系统一种或两种功能障碍（吸入 O_2 或排出 CO_2）导致的临床综合征。呼吸衰竭可分为低血氧型的和高碳酸型的。低血氧型呼吸衰竭的特征是动脉血氧分压（PaO_2）< 60mmHg，动脉血 CO_2 分压（$PaCO_2$）正常或降低。而高碳酸型的呼吸衰竭伴有 $PaCO_2$ 超过 50mmHg。

引起孕产妇急性呼吸衰竭最常见的原因见表 9.1，其中低血氧型呼吸衰竭最常见。需要重视的是，妊娠期间出现的呼吸衰竭可导致母体与胎儿的 O_2 输送下降。

通气/血流（V/Q）比例失调

动静脉分流（Qs/Q_T）

V/Q 是指肺泡通气量与肺灌注量的比值，

决定了肺内气体交换程度。肺泡通气量与肺血流相适应时，血中无 CO_2 残留，达到充分血氧饱和。而通气量和血流的比值（V_A/Q）失调是引起肺功能障碍的主要原因[3]。当 V/Q 比值下降时（<1），出现动脉低氧血症。V/Q 比值失调继续恶化，最终引起过度换气而产生较低的或正常的动脉血 CO_2 分压（$PaCO_2$）。低 V/Q 导致的低氧血症反应体内供氧情况，V/Q 越低，需要越高的吸入氧浓度（FiO_2）来提升动脉血氧分压（PaO_2）。V/Q 失调的最极端情况即 V/Q = 0 称为肺内分流。

表 9.1　妊娠期肺损伤和急性呼吸衰竭的原因

缺氧

血栓栓塞

羊水栓塞

静脉气体栓塞

肺水肿

吸入胃内容物

肺炎

气胸

急性呼吸窘迫综合征（ARDS）

高碳酸血症/低氧血症

哮喘

药物过量

重症肌无力

吉兰 - 巴雷综合征

氧合作用不会出现在肺内无通气的部位，尽管此处有正常血液灌注，这种部位也称为动静脉分流。动静脉分流分数（Q_S/Q_T）是指肺内灌注到无通气部位的血流的总量。在正常肺脏中，动静脉分流分数为 2% ~ 5%[4]。分流分数为 10% ~ 15% 时氧化作用显著受阻。尽管采取治疗措施，但分流分数 >25% 时，提示存在急性呼吸窘迫综合征（acute respiratory distress sydrome，ARDS）。PaO_2/FiO_2 为一种气体交换指标。$PaO_2/FiO_2 < 200$ 时与肺内分流分数超过 20% 存在相关性，提示有 ARDS 存在，PaO_2/FiO_2 为 200~300 时，称之为急性肺损伤（acute lung injury，ALI），提示肺功能临界状态。

肺动静脉分流的原因如下：肺实变或水肿、肺泡塌陷及肺不张、解剖学左或右分流［如 Thebesian 静脉（心最小静脉）、室间隔缺损］。分流分数（Q_s/Q_T）可用以下公式计算：

$$Q_s/Q_T = (C_cO_2 - CaO_2)/(C_cO_2 - C_vO_2)$$

C_cO_2 是指肺毛细血管血氧含量，直接测量较困难，因此当 FiO_2 等于 1 时可假定 C_cO_2 为 100%，所以可使用 $FiO_2 = 1$ 来简化计算分流分数[3]。CaO_2 指的是动脉血氧含量，C_vO_2 是指混合静脉血氧含量。

无效腔

正常状态下，肺内有少部分空气无法接触血液，这些有通气但是无血流灌注的部位称为无效腔。正常机体开始呼气前，鼻咽、气管和支气管中的气体无法到达肺泡。然而，过多的无效腔会导致低氧血症。潮气量（V_t）的一部分即无效腔中的气体（V_d）可用一个比来表示，V_d/V_t（约 0.30），可通过以下公式计算：

$$V_d/V_t = (PaCO_2 - PeCO_2)/PaCO_2$$

其中，$PeCO_2$ 是指呼出气体中的 CO_2。

$PeCO_2$ 测量：将呼出气体收集到一个大袋子中，然后使用红外线 CO_2 分析仪测量 PCO_2。

无效腔增加的原因包括：浅呼吸、血管栓塞、肺动脉高压、肺栓塞、低心排出量、血容量不足、ARDS、灌注受损、正压通气以及气道阻力增加。生理性无效腔的急剧增加会增强机体通气需求，有可能会导致呼吸性酸中毒和呼吸衰竭。无效腔增加需要更高的每分通气量，从而需要更高的呼吸功。无效腔与潮气量体积之比 >0.6 时，通常需要机械辅助通气[3]。

动脉血氧分压（PaO_2）

PaO_2 是对溶解在血浆中的氧气的测量方式。PaO_2 决定了血红蛋白氧和百分比，是影响血液中氧含量的主要因素。PaO_2 随海拔和年龄改变而改变，妊娠期间 PaO_2 增加。一些影响氧气交换的肺部疾病会影响 PaO_2，如弥散障碍、动静脉分流增加、V/Q 比例失调。混合静脉血氧饱和度也会影响 PaO_2，尤其是当动静脉分流增加时[3]。高碳酸血症时也会影响 PaO_2（尤其当呼吸室内空气时）因为 CO_2 会取代血中氧气。

肺泡—动脉血氧分压梯度

肺泡—动脉血氧分压梯度［$P_{(A-a)}O_2$］是检测氧气从肺和血液之间交换受损的敏感指标[3]。肺泡氧气分压（P_AO_2）可按如下评估：

$$P_AO_2 = (P_B - P_{H_2O}) \times FiO_2 - PaCO_2/RQ$$

P_B 是指大气压，P_{H_2O} 是水蒸气压，RQ 是呼吸商。

肺泡—动脉血氧分压梯度［$P_{(A-a)}O_2$］等于：$P_AO_2 - PaO_2$。

临床情况下，PaO_2 小于 60mmHg，尤其在实施氧气治疗时，忽略呼吸商的差异可以接受，采用简化形式的理想情况下肺泡气体方程：

$$P_AO_2 = (P_B - P_{H_2O}) \times FiO_2 - PaCO_2$$

患者呼吸 100% 氧气时为测量最佳状态[3]，当 FiO_2 为 1.0 时，肺泡血氧分压梯度小于 50Torr（真空压强单位）［或在室内条件下小于 30Torr（1Torr = 133.322 4Pa）］。

氧气输送和消耗

所有组织都需通过氧气氧化有机物来支持细胞代谢。心肺系统用于向组织中运输氧气和其他重要物质。氧气输送依靠肺内血液氧化、血液的氧气承载能力和心输出量[7]。正常情况下，氧输送（oxygen delivery，DO_2）比氧消耗（oxygen consumption，VO_2）多约 75%[8]。

$$DO_2 = CO \times CaO_2 \times 10$$（正常范围 = 700~1400mL/min）

动脉血氧含量（CaO_2）由氧合血红蛋白（SaO_2）的量和溶解在血浆中的氧量（$PaO_2 \times 0.0031$）所决定：

$$CaO_2 = (Hgb \times 1.34 \times SaO_2) + (PaO_2 \times 0.0031)$$（正常范围 = 16~22mLO_2/dL）

以上公式可以看出溶解在血浆中的氧气的量是可以忽略的（除非患者正在接受高压氧疗），因此，动脉血氧含量主要由血红蛋白浓度和动脉血氧饱和度决定。氧输送可在心输出量（血流）、动脉血氧含量或两者都受影响条件下受损（表9.2）。贫血时，动脉血氧含量低是由于缺乏血红蛋白与O_2的结合位点。同样，一氧化碳中毒减少了氧合血红蛋白是由于其占据了O_2的结合位点。低氧性呼吸衰竭的患者没有足够的氧气让血红蛋白分子饱和。此外，有证据表明，血红蛋白去饱和会改变其结构，进而导致其与氧气亲和力的下降[9]。

表9.2 氧输送受损的原因

动脉血氧含量低
贫血
低氧血症
一氧化碳

低灌注
休克
　出血性
　心源性
　分布性
　　感染性
　　过敏性
　　神经源性

　梗阻性
　　心包填塞
　　大量肺栓塞
低血容量

必须谨记组织可利用氧的量还受到氧气与血红蛋白分子的亲和力的影响。因此，当尝试增大氧输送时，需要考虑氧合血红蛋白解离曲线（图9.1）那些促进或抑制氧气结合的条件也应当考虑[10]。血浆中pH增高、温度降低、或2,3二磷酸甘油酸（2,3-DPG）的降低将会增加氧气和血红蛋白之间的亲和力，使氧解离曲线向左移位（左移），结果减少了组织中的氧。如果血浆中pH下降或温度升高或2,3-DPG增加，血红蛋白和氧气的亲和力下降（右移），更多的氧可供组织利用[10]。

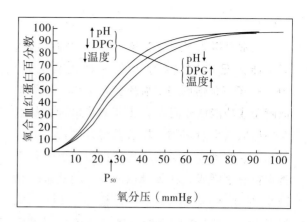

图9.1 正常条件下人类血红蛋白的氧解离曲线（中间曲线）。亲和力随着pH、二磷酸甘油酸浓度以及温度的改变而移动，如图所示。P_{50}代表氧饱和度达到50%时氧分压（引自 Bunn HF. Forget BG: Hemoglobin: Molecular, Genetic, and Clinical Aspects. Philadelphia: Saunders, 1986）

在某些临床状态下，如感染性休克和ARDS，存在血流/氧气需求的分布不均，进而导致氧气输送和消耗的下降。有人假设是由于血管活性物质的释放，导致了血管自身正常调节机制异常，产生局部和微循环血流失衡[11]。血流量和代谢需求的不协调导致一些部位的过度灌注，而其他部位的灌注不足，限制了氧气的系统合理利用。

继发于低血容量或泵衰竭的心输出量减少的患者，无法向组织中分配含氧血液。直接补充生理盐水或当血红蛋白水平少于100g/L时补充血液来增加容量，能增强低血容量患者的氧输送。泵衰竭的患者，除补充血容量外，可以正性肌力支持或减小后负荷来增加氧供。通过优化通气参数，应该不遗余力地确保上述患者有足够的血红蛋白氧饱和度。

氧气输送和消耗的关系

耗氧量（VO_2）是动静脉氧含量差[$C_{a-v}O_2$]和心输出量的乘积。在正常条件下，耗氧量是直接反应代谢率[12]。

$VO_2 = C_{a-v}O_2 \times CO \times 10$（正常范围为180~280mL/min）

氧摄取率（oxygen extraction ratio，OER）是氧输送过程中真正被消耗的部分：OER =

VO_2/DO_2。

正常氧摄取率约为25%。OER增加是输送氧不能满足机体代谢活动的一种代偿机制。OER低于正常值则表明血流分布不均、外周扩散障碍或功能性分流[12]。由于氧供减少，从血液中摄取氧含量增加，耗氧量得以维持。如果氧输送急剧减少，氧摄取达到极限，组织就不能保持有氧呼吸，耗氧量也减少。耗氧量开始减少时的氧输送称为"氧输送（DO_2）临界"[13,14]。当DO_2临界时，组织开始进行糖酵解，合成乳酸产生代谢性酸中毒[13]。如果缺氧持续，将会产生不可逆的组织损伤，甚至死亡。

妊娠期氧输送和消耗

妊娠期的生理性贫血导致血红蛋白浓度和动脉血氧含量的减少。由于妊娠期心输出量增加50%，氧输送仍然能维持在正常或以上水平。因此，需要记住的是，相对于非妊娠女性，孕妇更多依靠心输出量来维持氧气输送[15]。氧气消耗在妊娠期逐渐增加，到足月时达到最大，达到休息时平均331mL/min，运动时1167mL/min[16]。活动时耗氧量增加40%~60%，心输出量增加约22%[17,18]。由于在正常情况下，氧输送远超过氧气消耗，正常孕妇通常能够维持自身和胎儿的氧输送，包括分娩期。然而，当孕妇氧输送较低时，分娩时将很快达到"氧输送临界"，危及母胎。子痫前期对于氧气输送和消耗有显著的不利影响，这种情况认为是由于组织功能紊乱导致氧气消耗依赖于氧气输送有关，即有正常氧气储备不足[19,20]。

所以，产科医生必须努力使氧输送受损孕妇分娩前氧气输送达到最佳。

氧合评估

动脉血气（arterial blood gases，ABG）样本是获得PaO_2、$PaCO_2$、血pH、氧饱和度的精确方式，通常抽取桡动脉血。孕产妇与非孕产妇的动脉血气正常值不同（表9.3）[21]。解读ABG有助于识别呼吸和代谢紊乱。计算$P_{(A-a)}O_2$必

须测量PaO_2，此外，可诊断酸碱平衡紊乱[22]。动脉置入导管有助于获得动脉血气分析以及在患者接受通气支持时监控血压。不过，动脉血氧饱和度可以通过血氧饱和仪进行无创性持续测量。呼气末CO_2也可通过无创方式测量。

表9.3 妊娠和非妊娠女性的动脉血气值

分类	pH	PaO_2（mmHg）	PCO_2（mmHg）
非妊娠女性	7.4	93	35~40
妊娠女性	7.4	100~105	30

血氧饱和仪

经皮血氧饱和仪通过位于手指夹的或胶粘带探头的发光二极管的光吸收来估测毛细血管中的氧饱和度（SpO_2）。常见测量点为耳垂或指甲床。

与还原血红蛋白相比，氧合血红蛋白吸收更少的红光和稍多的红外线。因此，血红蛋白的血氧饱和度决定了红光和红外线吸收的比率。估测通常相当准确，与测量的动脉氧气饱和度（SaO_2）误差在2%以内[23]。而有些结果可能会不准确，如皮肤色素较深的患者，或手指涂有指甲油以及那些有心律不齐及低血压的患者，这些患者的信号振幅可能会减弱。高胆红素血症和严重贫血可能导致血氧定量不一致[3]。一氧化碳中毒会导致高估PaO_2。另外，如果高铁血红蛋白超过5%，脉搏血氧仪就不能准确测量血氧饱和度。

当评估脉搏血氧仪测得的动脉血氧饱和度的准确性时，血氧仪测得的脉率和患者的心率相对应是电极放置正确的指标。

脉搏血氧仪能够理想的无创式监测氧血红蛋白解离曲线陡峭部分的动脉血氧饱和度，即在PaO_2 70mmHg[3]。PaO_2 80mmHg时，血氧饱和度变化很小，为97%~99%。PaO_2在90~600mmHg大幅改变时，动脉血氧饱和度改变较小（图9.1）。因此，这个技巧有助于监控血氧是否充足，但不能用来定量分析气体交换受损程度。

混合静脉血氧合

混合静脉血氧分压（P_VO_2）和混合静脉血氧

饱和度（S_vO_2）是组织氧合的参数[12]。正常情况下，P_vO_2 为 40mmHg，饱和度为 73%。氧饱和度低于 60% 为异常低。这些参数可以直接通过获得的血样来计算，这些血样来自肺动脉远端端口，这时导管尖端位于可获得良好楔形压力读数的位置以及气囊不充气时（肺动脉远端分支）。S_vO_2 同样也可以通过一种特殊的光纤肺动脉导管持续测量。

混合静脉血氧合对于低氧和低心输出量的患者来说是个可靠的参数，但是结果必须仔细解读。当 SvO_2 低时，氧输送可认为低。但是，正常或高的 SvO_2 不能保证组织很好的氧合。如感染性休克和 ARDS 时，严重组织缺氧致全身血流分布不均，可能会导致 SvO_2 异常性增高[11]。当把 SvO_2 理解为组织氧合的指标时，需要考虑氧解离曲线[9]（图 9.1）。一些导致曲线左移的情况会引起静脉血氧饱和趋向于正常或增高，尽管此时混合血氧含量是降低的。SvO_2 有助于监控一个特定患者的病情趋势，低氧血症或心输出量下降时继发氧输送减少，SvO_2 明显降低。

氧合受损

动脉血氧饱和度（PaO_2）低于 90% 定义为低氧血症。然而，肺泡 - 动脉血氧梯度增加是一个更精确测量氧合损伤程度的方法。分流超过 20% 表明呼吸衰竭。此时的分流会导致肺泡 - 动脉血氧梯度超过 400mmHg[3]。理解动静脉分流、混合静脉血氧饱和水平及动脉血氧饱和度之间的相互关系至关重要。氧气从血液中析出越多，混合静脉血氧饱和下降，导致 PaO_2 降低（依赖于分流严重程度）。因此，在肺组织没有任何病理变化时，PaO_2 也可发生显著改变[3]。

治 疗

低氧血症严重威胁正常器官功能。因此，首要目标是改变和（或）阻止组织缺氧。我们的目标是保证足够氧气输送到组织，通常需要 PaO_2 达到 60mmHg 或血氧饱和度（SaO_2）超过

90%。机体能够很好耐受单独的高碳酸血症，通常不会损害器官，除非伴随严重的酸中毒（pH < 7.2）。

低氧血症可通过增加吸入氧分数（FiO_2）来治疗，同时纠正潜在的一些问题。一些疾病如肺不张及支气管肺炎引起的分流的增加可通过肺部引流、体位转变以及抗生素来有效治疗。由于通气血流不协调通常是低氧血症的一部分，FiO_2 的增加一般会促进氧合[3]。表 9.4 列举了一些较好的无创性的氧输送系统以及各自的 FiO_2 供应情况。当分流较大（> 25%）时，FiO_2 的增加不能有效提高 PaO_2 值。这种情况通常出现于 ARDS 或心源性肺水肿，此时必须进行机械正压通气。

持续正压通气

持续正压通气（continuous positive airway pressure CPAP）是应用最广泛的无创正压通气支持方法。这种方法通过持续高流量气体和呼气阻力阀连接的密封面罩进行供氧。尽管所有患者都能自主呼吸但 CPAP 中气道压力持续高于大气压。气流在吸入时，产生足够的压力以保持气道开放。最好的 CPAP 水平是氧合充分，但没有心功能下降及二氧化碳潴留。CPAP 能防止肺泡萎陷增加小气道压力（包括那些临界关闭压力已经升高的气道）从而增加了功能残气量。与标准有创正压通气相比，CPAP 具有方便、花费低、潜在并发症少等优势。不过，CPAP 易致容量损伤和低血压的缺点。另外一个潜在性的问题是密封面罩造成压疮[25]。

无创正压通气

无创通气的另一种类型是无创正压通气（non-invasive positive pressure ventilation，NPPV）。与 CPAP 的不提供辅助通气及持续的正压力相比，无创正压通气可间歇地通过上呼吸道正压通气，能有效促进通气[25]。

无创正压通气需要患者的合作[26]。患者需学习协调呼吸动作和通气设备，就算在睡眠时均能使自主呼吸得到辅助。这种类型的辅助通气对于治疗慢性阻塞性睡眠呼吸暂停的患者极为有效。

表 9.4　氧气输送系统

类型	FiO$_2$	评论
鼻导管		
标准型	FiO$_2$ 准确性不定，主要靠吸气气流率	气流率应当限制在 <5L/min
贮气型	FiO$_2$ 准确性不定，主要靠吸气气流率	对流量需求相对于标准套管要少
气管内导管	FiO$_2$ 较少依靠吸气气流率	通常流量为 0.25 ~ 3.0L/min
呼吸面具	有效性在 24%、28%、31%、35%、40% 及 50%	不舒服，但提供可控的 FiO$_2$，FiO$_2$ 为最大量的不良加湿气体
高湿度面具	从 28% 到 100% 变化	超过 60% 水准需要额外氧气血流，流量应大于每分通气量的 2~3 倍，具有极好的加湿作用
贮气面具		
无重复吸入	不精确，但很好适应时约 90%	储气囊在呼气时充入气体，吸气时提供额外气体来减少夹带的室内空气
部分性再呼吸	不精确，但约为 60% ~ 80%	
面罩吸入器	可变性，和高湿度面具相似	与室内空气混合，吸入的真正的氧气浓度无法计算
T 管	可变性，和高湿度面具相似	通过气管内插管和气管切开插管来自主呼吸，通气量应为每分通气量的 2~3 倍

　　无创通气已成为处理急性呼吸衰竭的最有效方法，在心源性肺水肿或急性加重的慢性阻塞性肺疾病（chronic obstructive pulmonary disease，COPD）等造成的急性呼吸衰竭需要快速改善通气。此外，NPPV 显著减少了对血氧低的急性呼吸衰竭患者的气管内插管的操作。最近研究显示，NPPV 成为治疗 ARDS 的首要干预措施，使 54% 治疗患者免于插管[27]。表 9.5 为急性呼吸衰竭时 NPPV 的选择指南。

表 9.5　急性呼吸衰竭时，无创正压通气的选择指南

在呼吸衰竭或功能不全时不必立即插管的情况
急性呼吸性酸中毒
呼吸窘迫
辅助呼吸机参与或胸腹矛盾呼吸
患者合作
血流动力学稳定
无心律失常或缺血
无活动性上消化道出血
无过量分泌物
上呼吸道功能完整
无急性面部创伤
面具大小合适

　　引自 Meyer TJ, Hill NS. Non-invasive positive-pressure ventilation to treat respiratory failure. Ann Intern Med, 1994, 120: 760

　　低氧血症的孕妇可对无创初始干预方式增加的 FiO$_2$ 积极响应。然而，临床上可出现急剧恶化。因此，对这些孕妇需要通过持续评估临床状态如 SpO$_2$ 或 SaO$_2$ 来进行密切关注。如果可行，胎儿状态（孕周 >24 周）也应当持续监护与评估。这些评估可视情况选择胎儿检查如持续的电子胎心监护、间断的无应激试验或生物物理评分。

妊娠期机械通气支持

　　对于需要机械通气的妊娠呼吸衰竭患者进行临床识别极为重要，妊娠女性母胎储备在缺氧时均易受损。这对体力劳动的孕者尤为重要，可能很快发展为 DO$_2$ 临界水平，即氧气消耗直接依靠于氧气输送。

　　除了表 9.6 记录的参数，反应低氧血症的胎儿心率改变模式可能提示孕产妇出现呼吸衰竭。这些胎儿心率变化模式包括晚期持续减速、心动过速、心动过缓、基线变异消失[28]。除非产妇状态稳定，不能为了胎儿刻意进行干预。对于一个血氧低的孕妇进行干预，可能会增加（呼吸衰竭）发病率，甚至造成母体和胎儿死

亡。也要认识到孕妇的(病情)稳定和机械通气支持的建立也可能会抢救胎儿。然而，如果出现母体即将死亡或复苏时心脏骤停反应迟钝。潜在具有存活能力的胎儿(＞24周)必须在心脏骤停5min内经腹取出。这种情况下，分娩很可能提高产妇幸存机会[29]。

表9.6　急性呼吸衰竭的定义

参数	正常范围	辅助通气指标
力学		
呼吸频率(/min)	12～20	＞35
肺活量(mL/kg)*	65～75	＜15
吸气力(cmH₂O)	75～100	＜25
顺应性(mL/cmH₂O)	100	＜25
FEV_1(mL/kg)*	50～60	＜10
氧合		
PaO_2(Torr)†	80～95	＜70
kPa	10.7～12.7	＜9.3
$P_{(A-a)}O_2$‡(Torr)†	25～50	＞450
(kpa)	3.3～6.7	＞60
Qs/Q_T(%)	5	＞20
通气		
$PaCO_2$(Torr)	35～45	＞55
kPa	4.7～6.0	＞7.3
V_D/V_T	0.2～0.3	＞0.60

FEV_1：第1s用力呼气量；$P_{(A-a)}O_2$：肺泡动脉氧分压梯度；Qs/Q_T：分流分数；V_D/V_T：无效腔潮气量比值。* 采用理想体重；† 室内空气；‡FiO_2 = 1.0；§ 慢性肺疾病除外(引自 Van Hook JW. Ventilator therapy and airway management. Crit Care Obstet, 1997, 8：143)

插　管

通常情况下，插管和机械通气的适应证不随妊娠改变。然而，由于在正常妊娠时，可见到PCO_2的减少，插管可在PCO_2达到35～40mmHg时实行，因为这可能预示呼吸衰竭即将发生(尤其是哮喘患者)。除了表9.6的标准，还有呼吸暂停、上呼吸道阻塞、无法保护气道、呼吸机疲劳、精神状态恶化、血流动力学不稳定。

对孕妇插管需要有经验医生操作。妊娠时插管某些方面与非妊娠患者不同。孕产妇，尤其在晚期妊娠时，胃排空减慢而且胃残留量增加[30]。这意味着在孕产妇患者插管时的胃内容物吸入风险略有增加。手术前碳酸氢钠的使用能够中和胃内容物[31]，如果可能，碳酸氢钠应在插管前给予。此外，插管应该在保持呼吸道反射正常时进行(如清醒时插管)，或采用"快速序贯诱导"全身麻醉和Sellick's操作法(按压环状软骨)来防止胃内容物返流到咽部[32]。妊娠与非妊娠患者的另一个不同是妊娠期间的上呼吸道相对狭窄，插管时出现上呼吸道损伤的风险加大[33]。相对小的气管内导管将更合适(内径6～7mm)。经鼻气管插管也应当避免，除非没有其他安全通路可行。

妊娠中功能残气量的下降可能会降低氧气储备，插管时，短暂窒息可能导致PO_2急剧下降[33]。因此，当患者需要插管时，100%的氧气应当通过呼吸面罩或呼吸球囊给予。应当避免过度兴奋而过度换气，因为相关的呼吸性碱中毒会降低子宫血流。此外，气囊呼吸压力太高会造成胃部充气增加误吸风险。在30s内插管不成功的情况下，需重新用气囊或面罩给氧后进行再次插管，这样可以避免长时间缺氧。一旦导管插入，立即连接充气球囊，通过呼吸球囊进行通气，同时进行胸腹部听诊，按压胃区，确保插管的位置正确。此外，也可拍摄胸片明确插管位置。表9.7为气管插管的并发症。

推荐呼吸机初始设置FiO_2为0.9～1，呼吸频率为12～20/min。通常情况下，建议潮气量(tidal volume，VT)为10～15mL/kg。但最近研究认为这种体潮气量易导致非正常的气道高压及容积损伤。因此，VT应当设定为5～8mL/kg来阻止肺泡过度膨胀[35-37]。

呼吸机模式

机械控制通气

当机械控制通气(controlled mechanical ventilation，CMV)设定后，呼吸机通过传输预先设定速度和体积的气体来支持患者所有的呼吸功能，患者无须做功。这种机械通气模式通常应用于全身麻醉、在某些药物过量以及使用肌松剂时。

表 9.7　气管内插管的并发症

子插管期间：（立即出现的）

插管失败

主干支气管或食管插管

喉痉挛

鼻或咽喉损伤

气管或食管穿孔

颈椎骨折

误吸

菌血症

低氧血症或高碳酸血症

心律失常

高血压

颅内压或眼内压增高

意外拔管

支气管内插管

导管阻塞或扭曲

误吸，鼻窦炎

气管食管瘘

声带溃疡，肉芽肿

拔管时

喉痉挛，喉头水肿

误吸

声音嘶哑，咽喉肿痛

非心源性肺水肿

喉部关闭不全

吞咽障碍

酸痛，下颌脱位

延迟性

喉头狭窄

气管软化或气管狭窄

引自 Stehling LC. Management of the airway // Barash PG, Cullen BF, Stoelting RK, eds. Clinical Anesthesia. 2nd ed. Philadelphia：JB Lippincott, 1992：685 – 708

辅助控制

在辅助控制（A/C）模式中（图 9.2），患者

每次吸气可以触发一个预先设定的潮气量（容量控制）或预先设定的 PEEP 以上的压力控制（压力控制）呼吸机辅助呼吸[38]。如果患者无法启动呼吸机，呼吸机将会以医生预先设定的呼吸频率辅助呼吸。所有呼吸都由呼吸机发动，因此，呼吸做功在此种模式下最小。辅助通气控制可能是容积控制（每次依据设定频率或患者触发，呼吸机自发地启动，传送先前设定的潮气量的气体）、压力控制（每次依据先前设定频率或患者触发，呼吸机自发启动，按先前设定的压力传送气体）或压力调节的容量控制（原则同上，这里预设潮气量的气体被传送，但是呼吸机将会传送提供潮气量气体所需的最小压力）。由于设定的一个完整的潮气量气体或压力是和患者的每次吸气一起输送的，呼吸急促患者可能发生呼吸性碱中毒。浅快呼吸患者可能会形成很高的每分通气量，导致空气积蓄［自发性呼气末正压（auto-PEEP）］。这很容易在呼吸机流量或时间屏幕上看到，医生可在这里注意到在最后呼气完成前会有一个新的潮气量气体传送（图 9.3）。结果增加的胸腔内压会影响静脉回流和血流动力学。大多数情况下，使用镇静剂可以避免这种情况发生。

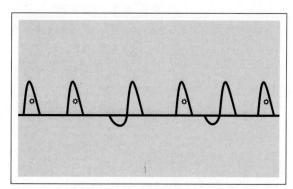

图 9.2　辅助控制通气。星号标记的曲线代表由呼吸机根据先前设定的频率发动的呼吸。每个呼吸都可能是容量控制、压力控制或压力调节的容量控制，没有标记的曲线代表由患者触发的呼吸。注意：不同于 SIMV（同步间歇性指令通气），当患者呼吸触发呼吸机时，会收到由呼吸机发动的同样的呼吸。患者的呼吸做功在这些通气模式中是最少的

对某些患者限制压力很重要（支气管胸膜瘘），压力控制 A/C 是较好选择。在这种模式

下，选择预先设定的高于 PEEP 的压力控制值（如果 PEEP 设为 10cmH₂O，同时压力控制水平设在 20cmH₂O，然后每次呼吸，自发或触发的，将会传送 30cmH₂O 压力）。这种增加的压力会转化成一个确定的潮气量。很重要的是，如果肺的顺应性在疾病期间下降，呼吸机仍会继续传送同样的压力，但是很明显，潮气量的传送减少了。临床医生在使用这种模式时，应时刻警惕传送潮气量的变化。

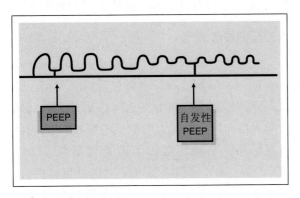

图 9.3　PEEP 和自发性 PEEP。呼气末正压（PEEP）指的是呼气结束后留在肺中的气体压力大小。现代通气策略采用 PEEP 来阻止呼吸机导致的损伤也利于肺复张。自发性呼气末正压（AuTo-PEEP）可能会出现，此时呼吸频率太快而不能阻止完全呼气，新的呼吸又传送出来

同步间歇指令通气

同步间歇指令通气（synchronized intermittent mandatory ventilation，SIMV）（图 9.4）形成了一个需求阀门，其必须由患者每次通过自主呼吸触发，并且允许传送预设的与患者需求一致的压力支持[38]。每次患者发动呼吸机时，其将会收到一个预设的压力支持。大多数呼吸机，需求阀门的开放由压力下降或仅仅气流产生时触发。一旦呼吸机感受到来自患者的气流，其会增加新的气体到通路中，以满足患者通气需求。患者不能触发呼吸机时，呼吸机会根据预设的呼吸频率来传送呼吸。对于 SIMV，和 A/C 一样，呼吸机传送呼吸可设定为容量控制、压力控制或压力调节容量控制。与 A/C 的主要不同是当患者在 SIMV 时发动呼吸机，其只会得到预设的压力支持完成自身的呼吸。患者决定

了呼吸时的吸气时间（在 A/C，患者发动呼吸须和设定好吸气时间的机器触发的呼吸相一致）。由于呼吸机和患者的呼吸能够很好地同步，SIMV 能够更好地提高患者的舒适度和耐受性。SIMV 系统的主要缺点在于患者呼吸功的增加。

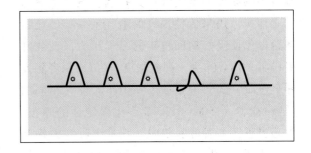

图 9.4　SIMV。图中星号标记的呼吸由设定好呼吸频率的呼吸机产生。每次呼吸设定可为容量控制、压力控制或压力调节容量控制。未标记的呼吸曲线来自患者发动。这里的潮气量由患者本人以及由操作者调整的呼吸机上预先设定的压力支持决定

压力支持通气

压力支持通气（pressure support ventilation，PSV）应用于清醒的患者，这些患者承担一部分呼吸做功。在 PSV，呼吸机根据患者的吸气力提供一个预先设定的正压力[39]。所以，PSV 通过压力协助，增加了患者的吸气效果。在患者的吸气过程中，呼吸机的恒定气流保持预设的压力。这是个流动循环模式，表明当吸气流降至一个特定值（依赖于呼吸机，可能是要到少于 5L/min，或少于吸气流速峰值的 25%）以下时，预设压力支持吸气完成后进行呼气。预设压力支持通气主要是用来减少具有自主呼吸的患者的呼吸做功[40]。在给定的做功水平上，允许出现一个更大的潮气量。这种特殊类型的辅助通气常用于小口径插管患者，有利于减少患者脱机过程中的疲劳。记住 PSV 和 A/C 通气及 SIMV 不同，其没有预设呼吸频率。

由于患者决定了频率，机器和患者产生的充气压力决定了潮气量，这种方式可能因患者的不确定的呼吸驱动而传输不同的每分通气量。PSV 可用做初始的通气模式，或与 SIMV 联合使用。

压力调节容量控制通气

压力调节容量控制（pressure regulated volume control，PRVC）是一种以一个预设频率的潮气量（操作者设定所需的潮气量）传送呼吸的模式。随着呼吸进行，呼吸机根据肺和（或）胸顺应性的改变调整吸气压力控制程度，用最低的必须压力用来传输预设的潮气量。吸气流量减速以保证吸气期间恒定的吸气压力，现代呼吸机将 PRVC 作为一种控制模式（每次患者触发呼吸机时，其会得到一个和操作者设置相同的呼吸）或作为 SIMV（PRVC 产生强制性的呼吸，但是当患者触发呼吸机时，其将会收到操作者预设的压力支持，而不是预设的 PRVC 呼吸）。

其他呼吸机模式

由于传统机械通气模式的缺陷，很多其他模式得到发展。对肺部伴有大量分流而顺应性极差的重症 ARDS 患者的处理，极具挑战性[41]。

反比通气

传统上的机械通气，呼吸循环中吸气占1/3 的时间，而呼气占 2/3 时间。相反，这个比例（I：E）在反比通气（inverse ratio ventilation，IRV）时会倒转。IRV 的目标是使肺泡平均压力增高以达到更好的氧合。IRV 的原则是通过延长吸气时间而保持肺泡较长的开放（复张）时间。在 IRV，设定的吸气时间要长于呼气。这导致了在给定的一个潮气量下有个更慢的吸气流，因此有更低的气道压力峰值[42]。这种类型的通气应用于伴有较差顺应性和难治性低氧血症的 ARDS 患者。越来越多 IRV 的临床应用经验表明，这种类型的通气有助于提高经传统方法不能维持氧合作用的 ARDS 患者的气体交换。这种通气模式，使肺膨胀不全的部位成为呼吸功能单位，因而降低了无效腔和潮气量的比例，增加氧合作用。

IRV 还有很多不足之处[43]，这是个令患者极不舒服的通气方式，当用于非麻醉患者时需要镇静和麻醉剂。治疗呼吸衰竭时的神经肌肉阻滞剂的使用与长期的虚弱和瘫痪有关[44,45]。

呼气时间也被占据，空气滞留和过度充气可能会导致容量损伤和继发于胸膜腔内压增加的血流动力学损伤[46]。这种模式应当只为有经验的医生所用。在 IRV 时，如果出现高碳酸血症，通过降低呼吸频率（因此能延长呼气时间）、减低 PEEP 或在高于 PEEP 时增加压力控制水平（如果使用压力控制模式）增加两个压力之间的梯度，以减低 $PaCO_2$。

随着新的通气模式的出现，如气道压力释放通气，近 10 年中，IRV 的使用已经减少。

气道压力释放通气

气道压力释放通气（airway pressure release ventilation，APRV）时，患者接受持续的正压通气，而这种通气会随着气道减压阀的开放从预设压力值向较低的压力间歇性的减小[47]。辅助通气期间，平均气道压力因此而降低。和在 IRV 一样，I：E 比值在 APRV 时也是倒转的。这种方案的理论实用性在于其能够提高肺泡通气量，同时也能开放、复张、稳固先前塌陷的肺泡，而没有容量损失和损害心输出量的危险[47]。APRV 保持呼吸周期中 80% ~ 90% 时间的肺泡充盈，伴随着每次的潮气量的输送，通过制止肺单位反复开放与关闭使 V/Q 比例达到最佳，剪切力达到最小[48]。使用这种模式时，操作者需设置 4 种重要参数，包括：高压力值（P high）、高压力时间（T high）、低压力值（P low）、低压力时间（T low）等参数。合理的高压力值起始点是患者通过传统机械通气获得的气道平台压力值。高压力时间通常设为4~6s，表明在 4 ~ 6s，患者将会接受持续的等于先前平台压力的正压通气（如 $25cmH_2O$）。这种延长的高压力时间提供了一种"稳定开放肺"[48]。高压力时间结束后，减压将会出现，压力将会降到操作员设定的低压力值。低压力值通常设定为 $0 ~ 6cmH_2O$。低压力时间值的最佳起始设定时间（此时压力停留在低压力值）是 0.2 ~ 1.0s。在这短暂的低压力时间内，释放的气体和新鲜氧合气体交换，重新生成 CO_2 扩散梯度。通过将低压力值限制在较短时间内，可防止充盈不足。在下个周期开始前，减压时间（T low）必须调整到能保持约 50% 的肺充盈。APRV 期间，患者能够控制自主呼吸的频率和持续时间。自主呼吸可能出现在呼吸周期中的任一时刻。患者可以根据代谢需求的改变进行呼吸、提高每分通气量，促进自主呼吸和机械通气的同步性，减少大剂量镇静剂和神经肌肉阻滞的使用。自主呼吸优先给血流灌注好的肺区通气，改善 V/Q 比值；而机械通气传输的呼吸，其主要对灌注较差的肺区通气[49]。最后，自主呼吸的存在，通过降低胸廓内压力来提高前负荷，进而产生正性的血流动力学作用。支持使用这种模式的学者报道，使用 APRV 通气的 ARDS 患者死亡率为 21.4%，比 ARDS 网络中心采用低潮气量肺保护措施后报道的 31% 死亡率要低[48]。APRV 的生理功能总结见图 9.5。

高频振荡通气

正压通气可因过度伸张（容量损伤）反复开放和关闭塌陷的肺泡（萎陷伤），过大的压力（气压伤）以及氧中毒和炎症因子诱导的生物创伤，导致肺部损伤。高频振荡通气（high frequency oscillatory ventilation，HFOV）是一种使用高呼吸周期频率（3 ~ 9Hz）且很低的潮气量（1 ~ 4mL/kg，取决于频率）的通气形式。呼吸在 200 ~ 900/min[50]。通过使用较高的平均气道压力，HFOV 能够保持肺部充盈，防止萎陷伤[51]，其偶尔用于传统机械通气难以治疗的 ARDS 患者，以及一些支气管胸膜瘘的病例中。

平均气道压力通常设置为高于传统通气时平均气道压力 5cmH$_2$O。初始的频率设置在 4 ~ 5Hz，偏流为 20 ~ 40L/min。FiO$_2$ 也由操作者设置。不同于其他形式的高频通气，HFOV 中的呼气是主动的，这在防止气体捕集时至关重要[51]。平均气道压力可通过增加 2 ~ 3cmH$_2$O 水柱来增量滴定，这样可降低 FiO$_2$，防止氧中毒。PaCO$_2$ 值可通过控制压力振幅和振荡频率来调节。压力振幅的增加和振荡频率的减少导致血清中 PaCO$_2$ 的减少。由于使用较大的平均气道压力能够损伤前负荷，HFOV 的患者需要更多的液体治疗来保证足够的心输出量。其他相关的并发症是气压伤（气胸的高发）和黏液阻塞导致气管内梗阻[52]。

在一项包含 ARDS 患者的前瞻性研究中显示，在 HFOV 中，俯卧位置相对于仰卧位能产生更多的氧合作用。此外，俯卧位置的 HFOV 与传统的机械通气时俯卧位置通气的提高相比，并没有更多改善氧合作用。通过支气管肺泡灌洗获得的样本中发现，HFOV 组患者有更高的肺感染指数。有作者总结："HFOV 不是常用的通气形式，在安全使用之前需要更多了解。"[53] 同样，最近的综述总结 HAFOV 用于成人 ARDS 患者处在起步阶段[51]。当其他肺保护措施失败后 HFOV 可作为一种补救的治疗方式。至今没有确切的证据证明 HFOV 能够改善死亡率[54]。

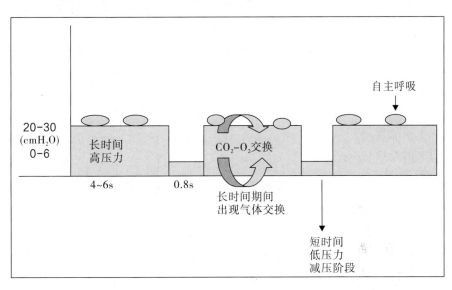

图 9.5　气道压力减压通气。时间（长和短）和压力（高和低）的典型的起始值。椭圆形代表了自主呼吸，可发生于呼吸周期中的任何时间

呼气末正压通气

"生理性 PEEP"作为声门紧闭时的副产物，在正常呼气期间，由理论量的残余呼气末压力产生。在努力减少肺不张时，许多临床医生会将使用呼吸机通气的患者设定在 PEEP 基线的 $5cmH_2O$ 处。更高水平的 PEEP 已经用来促进有肺部疾病患者的气道充盈。尽管有潜在的缺点，正确使用 PEEP 可促进气道充盈，减少肺内分流，改善氧合作用[55]。正确使用 PEEP 时可利用较低的氧浓度，使氧气诱导肺损伤的潜在风险降到最低[54]。

有氧合问题的危重患者，如 ARDS 患者，常常在传统通气方式时增加呼气末正压通气，如辅助控制通气[56]（图9.4）。增加的呼气末压力由通过在呼吸环路上的呼气分支上放置临界电阻产生，只要呼气压力超出这个强制的限定，呼气流会畅通无阻。气体流在压力达到预设值时停止，从而在没有呼气气流阻抗时保持 PEEP[56]。

PEEP 通过纠正 V/Q 的不均衡来增加患者的氧合[57]，这主要依靠增加功能残气量（FRC）来完成。当 PEEP 高达 $10cmH_2O$，PEEP 可以通过直接增加正常肺泡容积来增加 FRC。PEEP 也能够充盈和再扩张先前塌陷的肺泡（如肺不张）[58]。通过开放先前塌陷的肺泡，氧气传输到这些地方，促进伴有 V/Q 比值提高的肺部血管扩张和全身氧合。仰卧位的患者，PEEP 通常充盈最靠近胸骨和心尖的肺组织[59]。PEEP 的使用可以减少对充盈的肺泡持续性开放和关闭，这种持续性开放和关闭会引起剪切应力，导致肺表面单层活性物质破坏，以及炎性介质的释放引起全身炎症反应——一种通气诱导的肺部损伤的即萎陷伤[60]。对 PEEP 的反应依赖于潜在疾病。肺部原因所致 ALI/ARDS 患者（如肺炎、吸引术、肺损伤）通常显现出显著的肺泡充盈和对 PEEP 反应降低。非肺部原因所致的 ALI/ARDS 患者（如腹内脓毒症、胸外创伤）主要显现出间质性水肿和肺泡萎陷，应用 PEEP 对全身氧合反应更好[61]。

伴随着 PEEP 的治疗心血管功能可有重大改变。PEEP 可以降低前负荷、心输出量和全身血压。这种血流动力学改变在血容量不足的患者身上更加明显。高的 PEEP 值可使肺泡过度扩张，"压缩"肺血管导致右心室后负荷的增加。这种高值也潜在性增加无效腔通气（伴有 $PaCO_2$ 的增加），加重肺水肿以及肺过度扩张而增加组织应力。在肺的顺应性降低的情况下（如 ARDS），保持充足的血管内容量通常能很好地耐受 PEEP。PEEP 的最佳水平（最好的 PEEP）是能够改善氧合而不引起不良并发症如心输出量减少，以及增加呼吸系统的顺应性[55]。一些学者推荐测量压力－容积曲线上的低位拐点和保持 PEEP 在这个低位拐点之上。这种测量通常很烦琐，很多中心难以执行。"最佳 PEEP"可在进行一个系统的 PEEP 试验评估后决定，在这过程中呼吸参数如动脉血气和呼吸系统顺应性以及心脏参数如血压和心输出量，会在 PEEP 的连续监测水平上测量。关键是利用最小量 PEEP 而达到最佳的结果。目标不是使 PaO_2 达到最大而是能保持 PaO_2 在 55～88mmHg，氧饱和度在 88%～95%[60]。通过采用这种相对较低的氧饱和度，临床医生能够使用低的潮气量及保持低的平台压力而使血流动力学损伤和医源性通气诱导肺损伤降到最小。在一项涉及 549 例 ALI/ARDS 患者的随机试验中，患者接受一个潮气量在 6mL/kg（理想体重）和平台压力低于 $30cmH_2O$ 的保护性机械通气，无论使用低的 PEEP（5～$12cmH_2O$）还是高的 PEEP（10～$16cmH_2O$），临床效果相似[62]。找到最佳 PEEP 值仍然存在争议。笔者推荐一种临床床旁模式，这种模式是逐步增加 PEEP，直到出现合适的氧合（PaO_2 > 55mmHg 及 SpO_2 > 88%），同时通过优化血容量状态来维持良好的血流动力学。这类患者的有创血流动力学监测需求应当个体化处理。ARDS 协作网根据氧气需求使用 PEEP-FiO_2 表格来指导 PEEP 值。这些 PEEP 值的描述见表9.8。

表 9.8　FiO_2/PEEP 维持氧合

FiO_2	0.3	0.4	0.4	0.5	0.5	0.6	0.7	0.7	0.7	0.8	0.9	0.9	0.9	1.0	1.0
PEEP	5	5	8	8	10	10	10	12	14	14	14	16	18	18	18~24

引自 The Acute Respiratory Distress Syndrome Network. Ventilation with lower tidal volumes as compared with traditional tidal volumes for acute lung injury and the acute respiratory distress syndrome. N Engl J Med, 2000, 342: 1301 – 1308

机械通气期间的其他措施

俯卧位通气

较多的文献报道，ALI/ARDS 患者从仰卧位转为俯卧位时可以改善氧合状态。俯卧位促进氧合可能由以下因素引起：①FRC 的增加；②有利于膈肌运动；③背侧肺区通气和灌流的改善；④心输出量以及相应的混合静脉血氧分压的改善；⑤分泌物更好的清除；⑥心脏向前移动可减轻因仰卧位肺组织被纵隔压缩程度，受压肺泡单位充盈。在一项涉及 304 例患有 ALI 或 ARDS 患者的随机多中心试验中，患者被指定俯卧位每天至少 6h，持续 10d，试验显示了动脉血氧分压和吸入氧分数的比率（PaO_2/FiO_2 比例）得到明显改善，然而，生存率却没有提高[65]。参与这项研究中一个小组的分组数据分析提示严重的 ARDS 患者（PaO_2/FiO_2 <89）可能在成活率上获益。将患者转换为俯卧位可能与一些严重的并发症如气管导管或开胸时导管的意外移位、静脉通路的减少、颜面部水肿以及镇静剂的需求增加有关。不推荐常规使用这种体位，但在传统的机械通气方式难以控制的严重低氧血症的患者可以考虑使用。如果使用，俯卧位时间应当是至少每天 12h[66]。有些患者使用俯卧位达到了每天 20h[67]。

体外膜肺氧合

体外膜肺氧合（extracorporeal membrane oxygenation，ECMO）在 1972 年第一次成功用于治疗 ARDS[68]，它由术中心肺体外循环技术改良而来。因为 ECMO 涉及灌注以及气体交换，这个术语"体外生命支持"可能是对该技术的更恰当的描述。该技术应用于以下两大类：①静脉 – 动脉转流，能通过去除静脉血，氧合后回输入动脉血，而增加心输出量和改善氧合；②静脉 – 静脉转流，仅能提供呼吸支持（即 CO_2 的交换，而不是 O_2）。大孔导管经适当的静脉或动脉的置入。颈内静脉是首选的静脉置管点，而颈总动脉是首选的动脉置管点。在静脉 – 静脉旁路中，含氧血通常返回到颈内静脉、股静脉或髂静脉。任一方法都需要充分的抗凝治疗，这种分流旁路也常用于超滤或血液透析[69]。

使用 ECMO 的最大人群是患有呼吸窘迫的新生儿。许多研究者报道其存活率高达 90%[70]。ECMO 治疗成人急性呼吸道疾病的效果目前还不清楚。美国国家卫生研究院发起了一个对 ECMO 治疗成人 ARDS 的多中心调查研究[71]。与传统机械通气方式在使用时相比，ECMO 没有什么优势。然而，仍然有学者认为，发展 ECMO 本身以及将机械通气技术应用于需要 ECMO 治疗的患者有较好发展前景。体外生命支持组织报道了成人 ARDS 的存活率为 50% ~ 65%[72]。也有报道，245 例 ARDS 患者中有 62 例使用了 ECMO[73]，使用 ECMO 患者的存活率为 55% 而未使用 ECMO 治疗的患者存活率为 61%，笔者认为 ECMO 作为一种治疗选择可能会增加存活率；然而，仍然需要随机对照研究来证明。

一氧化氮

吸入一氧化氮（NO）选择性扩张肺部血管的作用已在多种形式的 ALI 包括内毒素和油酸暴露以及烟尘吸入得以证明[74]。在肺血管中，一氧化氮能增加循环中的环磷鸟苷（cGMP），后者能抑制钙离子的进入细胞。因为吸入 NO，对于通气较好的肺部区域来说是种有效的血管扩张剂，因此减少了肺内分流，提高了动脉氧合。此外，NO 快速与血红蛋白结合而灭活，防止全身血管的扩张。有证据显示，对于大部分

ALI/ARDS 患者，吸入 NO 能提高氧合减少肺动脉压力。一项涉及 268 例早期急性肺损伤成年患者的多中心研究评估了 NO 治疗临床疗效。研究者发现吸入 NO 可提高氧合但是急性肺损伤的改善率并没有增加。此外，吸入 NO 的使用没有改变死亡率，尽管其减少了由重症呼吸衰竭患者发展为低氧血症的概率[75]。另一项研究显示，NO 能减少分流及肺血管阻力指数，提高氧合，一些证据提示，NO 能减少肺泡毛细血管膜上的炎症反应[76]。当应用于急性呼吸衰竭的患者，在剂量为 1～10ppm 时常常看到平台效应。长时间使用，吸入 NO 可能通过旁路通气"泄漏"到邻近的非通气肺泡中，随后失去功效。长期使用也会不断增加 NO 的敏感性和毒性，必须对每天的剂量－反应进行评估[76]。

由于 NO 在和氧和血红蛋白相互作用后能形成高铁血红蛋白，因此，不应用于高铁血红蛋白还原酶缺乏症的患者[77]。在剂量低于 40ppm 时，很少出现这种并发症。当混有高浓度的吸入氧时，由 NO 衍生出的活性氮类（如二氧化氮）可能会引起肺上皮的损伤。如果剂量保持在 40ppm 以下，肺毒性非常小。NO 不用于有严重左室衰竭的患者，因为主要的肺动脉扩张（与肺静脉扩张相对）会导致肺水肿[78]。迄今为止，ARDS 患者吸入 NO 的生存时间短，主要表现为氧合的短暂改善而没有提高存活率，其不能有效治疗 ARDS，不推荐常规使用。NO 可能对急性低氧血症或致命性肺动脉高压患者的短期辅助呼吸支持是有效的[76]。

肺保护性机械通气策略

自从 2000 年，急性呼吸窘迫综合征协作网发表文章后，关于机械通气的不同看法已被接受。了解更多关于不恰当大潮气量对肺功能的潜在性损害。高的潮气量伴有低水平的 PEEP 可能会导致容量伤、气压伤、萎陷伤及生物伤。这些损伤被称为通气诱导的肺损伤（ventilator-induced lung injury，VILI）将会在这一章的下一

部分详细讨论。ALI/ARDS 患者机械通气的目标不要求完全达到 PaO_2、$PaCO_2$、SpO_2 的正常值。相反，应当关注使用小潮气量来防止 VILI，使用适当的 PEEP 水平来限制 FiO_2，保证 PaO_2 在 55～80mmHg，SpO_2 在 88%～95%。低潮气量也可能会导致高的 $PaCO_2$ 水平（允许性高碳酸血症）和继发于呼吸性酸中毒的低动脉血 pH。这个策略的目的是减少有害肺牵张，因而减少炎性介质的释放[79]。在一项涉及 861 例 ALI/ARDS 患者的随机临床试验中，为了限制平台压力小于 $30cmH_2O$，患者被指定使用潮气量为 6mL/kg 去脂体重进行机械通气，其死亡率为 31%；相比较，传统机械通气方式，采用潮气量为 12mL/kg 去脂体重，死亡率为 39.8%[80]。正如此试验先前描述，动脉血 pH 必须一直保持在 7.15 以上。为了达到要求，呼吸频率应当增加到最大的 35/min，如果没有效果，应注入碳酸氢钠。肺保护性机械通气是减少 ALI/ARDS 患者死亡率和器官衰竭的唯一的治疗方式[67]。颅内压增高的患者、重症肺动脉高压、严重高血钾以及镰状细胞贫血患者不适用允许性高碳酸血症。

笔者建议在重症 ALI/ARDS 妊娠患者，首选使用肺保护性机械通气。关于母体高碳酸血症对胎儿发育的影响将会在这一章节中的"允许性高碳酸血症"部分中讨论。由于妊娠期胸廓的顺应性下降，有学者提出 $35cmH_2O$ 的平台压力是可以接受的。

机械通气中的特殊注意事项

接受有创机械通气的患者需要承受由氧中毒导致肺损伤引起的并发症；来自过度通气压力、容积和流率的不良反应；气管插管的不良反应；辅助药物的毒性；压力相关的后遗症；酶和激素系统的改变；营养问题以及心理创伤[81]。

氧中毒

已有人体和实验动物肺组织肉眼以及组织

病理损伤的报道，这些肺组织暴露于氧浓度增加的气道中[81]。高浓度的氧气产生了氧自由基，在沿着气道和肺泡中，攻击细胞内的酶系统、损伤 DNA、破坏磷脂膜、增加微血管的通透性。肺部暴露于增加的氧气浓度时间与任何形式的肺损伤的发生率及严重性直接相关。没有明确的数据能够建立一种安全的吸入氧气浓度的上限[81]。然而，普遍的共识似乎是，如果临床条件允许，应当避免吸入超过 60% 氧气浓度。因此，应当采取措施，确保在通气支持时使用尽可能低的有效氧气浓度。

当氧合不充分时，镇静、麻醉及体位改变是可采取的治疗措施[82]。为了使肺泡充盈和改善氧合，推荐使用适当水平的 PEEP。在许多情况下，临床医生使用 PEEP 能降低氧气的需求。必须记住的是，当给患者通气时，在大多数情况下，目标并非使 PaO_2 达到最大，而是实现一个合适水平的氧合情况（如 PaO_2 为 55 ~ 80mmHg，SpO_2 为 88% ~ 95%）[60]。通过接受这些"低值"，应用低潮气量的肺保护性机械通气以及尽可能最低 FiO_2 的适当水平的 PEEP，进而减少 VILI 的发生。

通气诱导的肺损伤（VILI）

越来越多证据显示，呼吸机以过度和不恰当的压力、容积及流率将气体传输至肺部可能会是一把双刃剑，会导致明显的肺损伤。在某些情况下，呼吸机产生了额外的肺损伤以及肺功能的损害，而不是协助这功能下降，病态百出的肺[83]。通气诱导的肺损伤（VILI）包括容量损伤、气压伤、萎陷伤以及生物伤。容量损伤指的是使用大的潮气量导致肺泡的过量充气和过度拉伸[60]。ALI/ARDS 中肺损伤是不均衡的，这意味着肺实质有些部位渗透了液体和蛋白，有些部位没有。呼吸机发动的呼吸会沿着最少的障碍，前往相对好的通气区域，这容易使肺的正常区域暴露于大潮气量通气而出现最终的容量损伤[84]。气压伤是 VILI 的一种形式，与气胸、纵隔气肿、气腹及继发于肺泡爆裂的皮下气肿有关[85]。有趣的是，很多研究已显示气压伤与气道压力无关[80,86]。吸气峰压受气管

内导管和气管的影响。吸气峰压的增加而没有平台压力的随之增加引起 VILI 的可能性小[84]。真正重要的压力是跨肺压（肺泡和胸膜腔之间的压力梯度）。作为后者的替代检测方法，平台压力容易在床旁测得。平台压力反映了肺泡压力峰值，与气道峰压相比，已成为更好的 VILI 风险标记。现代的通气策略规定平台压力在 $30cmH_2O$ 以下[54]。萎陷伤是由持续性的开放和关闭充盈的肺泡产生的，这种损伤导致了剪切应力，伴有表面活性物质单层的破坏[60]。PEEP 的使用可以防止肺泡单位持续的充气—释放。所有之前提到的 3 种机制可能会引起生物创伤。过度拉伸或反复开放以及肺泡单位的关闭与局部炎症有关，这些部位出现了白介素、肿瘤坏死因子、血小板活性因子及血栓烷等浓度的增加。肺组织局部的炎症反应可导致毛细血管肺泡膜的破坏，伴有日益加重的肺水肿。已有报道，这些细胞因子进入全身循环，进而继发全身炎症反应及终末器官衰竭[87]。使用小潮气量以及合适的 PEEP 通气，保持肺泡开放以及平台压力在 $30cmH_2O$ 以下，减少 VILI 的发生[80]。

允许性高碳酸血症

文献报道，肺保护性机械通气通过使用 6mL/kg 去脂体重的潮气量和吸气末平台压力 < $30cmH_2O$，通过避免呼吸机相关肺损伤，可降低 ALI/ARDS 患者死亡率[80]。权衡下这种方法，其通常会提升 $PaCO_2$ 及促进随后的呼吸酸中毒进展。如果需要使平台压力和潮气量达到最小，ALI/ARDS 患者可以耐受高碳酸血症（允许 $PaCO_2$ 升高至正常水平以上）[54]。使用这种方法的禁忌证：颅内高压、肺动脉高压、严重的高钾血症及镰刀细胞贫血。$PaCO_2$ 的上限还没有建立，许多权威人士推荐 pH 保持在 7.2 以上[54]。在急性呼吸窘迫综合征协作网的试验比较了小潮气量和传统潮气量，为了保持 pH 在 7.15 以上，允许使用碳酸氢钠以及将呼吸频率提高至 35/min 以上。医源性的酸血症可能会增加液体的需要量以及需要对继发于酸中毒诱导的血管扩张和心功能抑制少进行升压治疗，

这种理论上的担忧还没有在最近的试验中进一步证实[88]。

呼吸性酸中毒在细胞和器官水平具有抗炎和抗氧化作用的证据正在增多[89]。在一个对先前的随机临床试验的二次数据分析中发现，呼吸性酸中毒和其中一个小组研究患者的28d死亡率的下降有关，这些患者进行了大潮气量的机械通气。随机分配的使用肺保护性措施（低潮气量）通气的患者，没有显示出来自高碳酸血症的保护性效果[90]。

高碳酸血症的母体对胎儿的影响还不得而知。一些关于新生儿的数据表明$PaCO_2$水平在45~50mmHg时是可以耐受的[91]。通过胎盘清除胎儿的CO_2需要大约10mmHg的压力梯度。因此，将母体的$PaCO_2$值限制在少于60mmHg似乎是合理的。

多神经型和肌型危重病

多神经型和肌型危重病是一种神经肌肉性疾病，特征为无法脱离呼吸机，严重的肢体肌肉无力以及深部肌腱反射的减弱或消失[92]。危险因素包括败血症、皮质激素的使用、高糖血症、女性及延长的机械通气。矛盾的是，使用神经肌肉阻滞与其有关。轴突的损伤很可能是因为微循环改变同时伴有细胞因子的直接损伤。肌肉活检通常表现为严重肌肉萎缩而没有炎症性的改变[92]。大部分患者如果能在危重病中幸存下来的话，都能在数周到数月之后得到改善，这种病症没有特异的治疗方法。

胃肠道出血

没有出现胃肠道疾病的危重患者，如急性呼吸衰竭，胃肠道出血可能会是重症监护过程中的一种重症并发症[93]。应激性溃疡主要涉及胃部，通常出现在胃底及小部分胃窦部[94]。20年前，由溃疡引起的胃肠道出血在危重患者中是一种重要并发症。随着重症监护的提高，对于胃肠道出血的日常预防的需求已遭到质疑[95]。没有药物预防时，胃肠道出血在机械通气患者的发病率为3.7%[96]。有些作者已经主张胃肠道出血预防仅用于那些高风险患者，如那些长期机械通气、凝血障碍以及高血压的患者[96]。

继发于胃血流减小的局部黏膜缺血是引起应激性溃疡的重要因素之一。在危重患者中，没有看到酸性胃蛋白酶的增加。溃疡的主要机制是组织酸中毒或局部缺血引起的氢离子对黏膜的损害[97]。应激性溃疡的初始治疗应当是纠正低血压、休克以及酸中毒。

预防措施主要集中于使用抗酸药中和胃酸，或使用组胺受体抑制剂如甲氰米胍、法莫替丁或雷尼替丁减少胃酸分泌。其他药物包括质子泵抑制剂（proton-pump inhibitor，PPI）如奥美拉唑和泮托拉唑。硫糖铝是一种基本的蔗糖八硫酸酯的铝盐，其能够提供应激性压力保护而不减少胃酸的水平。理论上，通过使用这些药物干预，不碱化胃液，减少促进胃酸分泌的细菌的繁殖，由这些情况导致通气相关吸入性肺炎的发生率会减少。使用抗酸药需要更多的护理时间，此外自身可能会导致很多并发症如腹泻、低磷酸盐血症、低镁血症及代谢性酸中毒[98]。

在一项随机、双盲、多中心、安慰剂对照的试验中，1200例需要机械通气超过48h的患者随机使用硫糖铝或雷尼替丁进行胃肠道出血预防。使用雷尼替丁的患者胃肠道出血的发生率明显较低，通气相关肺炎的发生率在这两组病例中无明显差异[99]。

如果胃肠道出血明显，预示着要用内镜止血。止血后，研究表明胃酸pH>6需要用来保持胃部的凝血[100]，72h内持续性的静脉内注射泮托拉唑对患者有益[101]。

血栓栓塞并发症

肺栓塞并发急性呼吸衰竭的实际发生概率尚不得知。ICU患者的尸检报告中发生率为8%~27%[98]。重症患者中，栓子的来源主要是深静脉血栓。重症患者有很多深静脉血栓的发病危险因素，包括由卧床引起的长期静脉淤滞、左心室或右心室衰竭、脱水、肥胖以及老年人。在一项研究结果显示，在重症监护的第1周，呼吸ICU患者深静脉血栓的发生率为13%[102]。然而，急性呼吸衰竭患者中，深静脉血栓发生的真正风险还不得而知。另外一个在危重患者中的肺栓子的来源可能是与静脉导管相关的血栓[98]。一项研究发现，33 例使用肺动脉导管平均持续监测 3d 的患者中，66% 患者可通过静脉造影或尸检报告发现有颈内静脉血栓形成[103]。尸检数据表明肺栓子出现在导管相关血栓形成的患者中[104]。然而，肺栓子和导管相关血栓之间的关系仍然不清。

与非妊娠女性相比，静脉血栓栓塞在妊娠女性中的诊断更常见也更复杂。静脉血栓栓塞的发生率估计为每 1000 例孕产妇中 0.76 ~ 1.72 例，危险性是非妊娠女性的 4 倍。一项 meta 分析显示 2/3 的深静脉血栓案例发生于产前，并且在早中晚三个孕期中可能性分布相同[105]。毫无疑问，深静脉血栓的预防在重症孕产妇中极为重要。出血风险性很高的重症患者应该接受器械预防[如弹力袜和（或）间歇充气加压装置]直到出血的危险性减小[106]。当出血风险较小时（如术后患者或内科疾病），可以使用低剂量普通肝素或低分子量肝素。在一些有高风险血栓栓塞并发症的情况如重大创伤和急性脊髓损伤时，LMWH 是一线的预防治疗方案[106]。妊娠期间，如果使用呼气末正压通气（positive end expiratory pressure，PEEP），推荐每 8h 皮下注射 5000U 或每 12h 皮下注射 10 000U 预防。妊娠期间，每 12h 皮下注射 5000U 预防已经被证实用量不足。患者进入重症监护室时就要开始评估并进行早期预防，如果没有禁忌证，可使用低分子量肝素。

肾脏并发症

机械通气不仅能加重肺脏损伤而且还能够导致远隔器官的衰竭[82]。使用大潮气量和低呼气末正压通气值的通气已经证明能导致局部和全身细胞因子应答，进而引起终末器官损害。鼠的模型应经证实了在大潮气量的通气时，动物肺、肝及肾中白介素（interleukin，IL）6 的浓度会增加[107]。使用肺保护性通气措施（小潮气量和适当水平的 PEEP）能够降低通气诱导的器官损伤。

急性肾衰继发于机械通气引起的急性肾小管坏死，其机制可能有 3 种。第一种与动脉血气生理直接相关，低氧血症导致肾血管收缩及灌流不足，同样的肾脏血管收缩效应也可见于高碳酸血症[108]。第二个机制涉及心输出量的改变，正压通气通过减小前负荷及增加右室后负荷进而减少了心输出量，已有研究证明在建立机械通气后尿排出量有明显的减少，这种作用在使用高 PEEP 值时尤为明显，肾激素水平途径也会在机械通气时发生改变，已有文献描述增加的血浆肾素活性能够导致肾血流的减少[109]。最后，机械通气期间的肾功能不全可能继发于有害通气措施相关的生物伤（如大潮气量），细胞因子可能会从肺中转运至血流中导致肾脏组织损伤。

笔者支持使用肺保护性通气，以减小机械通气导致肾衰竭的风险。

呼吸机相关肺炎

呼吸机相关肺炎（ventilator-associated pneumonia，VAP）是重症监护室中最常见感染性疾病。定义为机械通气开始超过 48h 后的肺炎[110]，文献报道发生率为 10% ~ 40%，死亡率为 15% ~ 50%[111]。

至少 50% 的案例发生于通气初始 4d。插管的前 5d 中，VAP 的发生风险为每天增加 3%，第 5 ~ 10 天时发生率每天增加 2%，再之后每天增加 1%[112,113]。临床上，当在肺部 X 线检查出现新的或渐进增加的浸润影同时伴有其他感染征象如新出现的发热、白细胞增加或白细胞减少、脓性痰、脓性气管分泌物或出现无法解释的氧合能力的下降时，可高度怀疑 VAP。然而，当与组织学分析或对死后获得肺部活检物培养进行比较，使用这种标准诊断 VAP 的敏感性仅为 69%，特异性为 75%[114]。如果仅依靠这些标准来诊断 VAP，将会导致过度治疗以及不必要的过度使用广谱抗生素。确定诊断的最好方式目前还存在诸多争论，其中一个方法涉及非支气管镜的方法即定量气管插管内吸引或支气管肺泡小量盲洗。这个技术易于操作，廉价，可由护士个人或呼吸科医生完成。另一种方法涉及使用支气管镜采取更具有创性的方法来收集样本。在直视的情况下，样本可以通过使用支气管肺泡灌洗（bronchoalveolar lavage，BAL）方法或使用一种保护性的标本刷来获得。根据所使用的方法，界定不同的细菌生长阈值。如果采用定量气管内吸引（非定性）样本，诊断阈值为 10^6 cfu/mL 能够达到的敏感性和特异性与使用阈值为 10^4 或 10^5 cfu/mL 支气管镜指导下 BAL 相似[115]。美国胸科协会指南对于呼吸机相关肺炎的管理表述为："可以通过对气管内吸取物或在支气管镜或非支气管镜的条件下收集的样本进行定量培养。方法的选择取决于自身的专业知识水平、经验、可行性及成本。"[116]

一旦进行培养，早期的广谱抗生素使用至关重要[117]。早期杀菌范围应当涉及革兰氏阴性菌和耐甲氧西林金葡菌。已经接受抗菌治疗或过去 90d 住院的患者还需要覆盖铜绿假单胞菌。同样的抗菌谱范围还用于当前住院已超过 5d 的患者，也用于来自养老院患者，在护理机构患者或慢性透析患者[116]。一旦获得培养结果，根据获得的药物敏感性缩小抗菌谱的范围。一般情况下，抗菌治疗要持续 14d。然而，在无免疫抑制剂使用或被非乳糖发酵型的革兰氏阴性杆菌（如铜绿假单胞菌或不动杆菌属）感染时，对于非复杂性 VAP 患者，如果得到适当抗菌治疗并且有好的临床反应，治疗 8d 即可[111]。

笔者无须强调结合预防措施来防止 VAP 的重要性。理想情况下，通气患者应当一直处于半卧位（30°~45°），尤其当肠内营养时。如果可能，应当限制大量镇静剂和麻醉药物的使用。我们提倡每天中断或减轻镇静剂用量，避免不必要的过度镇静。美国胸科协会指南不推荐口服氯己定清洁口腔预防 VAP，也不推荐使用全身的抗生素作为预防 VAP 的唯一目的。在合适患者中，使用无创性正压通气也能减少 VAP 的发生率[118]。持续的声门下气管插管抽吸，并没有显现出临床优点。最后，应常规测量气管导管内套囊内压，理想情况下应当保持在 20~25cmH_2O。当压力低于 20cmH_2O 时，可能会导致气管插管处密封不良，需要较高的抽吸力量[119]。

营养的影响

急性呼吸衰竭患者的营养并发症反映了营养失调对胸肺系统的不良影响，以及营养支持管理相关的并发症[98]。营养相关并发症可出现在肠内和肠外营养中[120,121]。需要机械通气的营养不良患者死亡率较营养良好的需要机械通气患者明显增高。较差的营养状态能够对胸肺功能产生不利影响，这主要是通过损伤呼吸肌功能、表面活性物质产生、肺泡换气及肺的防御机制来实现[122]。

膈肌是重要的呼吸肌，营养不良降低了膈肌质量[98]。体重过轻患者伴有膈肌质量的减轻可能会导致收缩力量的减少与肌肉质量的减少不成比例[98]。低磷酸血症和低钾血症也能引起呼吸肌无力。营养补充能够改善一些患者的呼吸肌力量。危重患者在给予肠外营养 2~4 周后可见到最大吸气压和体细胞质量的增加[123]。营养不良减小换气动力，影响免疫系统。营养不良导致的全身作用更重要的在于影响细胞免疫，因为营养失衡患者抑制迟发型皮肤高敏反应，损伤丝裂原介导的 T 细胞转化[124]。营养支持可通过肠内营养途径或全肠外营养途径建立。营养相关的高碳酸血症也可出现在接受肠内或全肠外营养的患者中。当给予过多的热量时，如果热量超出了能量的需求导致脂肪产生，以及明显的呼吸商的增加，二氧化碳生成量增加，高碳酸血症会加剧[98]。呼吸商的定义为底物利用期间二氧化碳的生成量与氧气的消耗量的比值。正常个体中，由二氧化碳生成增加导致的高碳酸血症可通过通气代偿性增加来避免。通气状态受损的患者不能增加合适的通气。能够实现临床较大效益的最少的热量值尚不得知[125]。然而，高能量饮食不能阻止蛋白质代谢，而能增加 CO_2 生成量，诱导产生高糖血症，导致脂肪肝的出现。脂肪的聚集与免疫功能紊乱，细胞因子量的增加以及死亡率的增加有关[126]。如果给予足够的蛋白质而相对较少的热量，能够维持去脂肪体重，同时减少体脂。研究表明，在镇静通气患者中，静止的能量消耗可低至 1500kcal/d[127]。重症肥胖患者接受

22kcal/（kg·d）［相对于 30kcal/（kg·d）］有一个更短的 ICU 监护期，减少了抗生素使用天数以及使用呼吸机的天数[125]。对于重症通气支持孕产妇患者，推荐使用低热量［20～25kcal/（kg·d）］高蛋白［1.5g/（kg·d）］的营养物质。单胎孕产妇需要考虑添加每天额外 300kcal 的热量（如果双胎应为每天 500kcal）。

为减少 CO_2 的产生，严重呼吸受损且接受肠内营养的患者，考虑使用高脂肪含量和低碳水化合物的配方（如 Respalor）。在一项涉及 ALI/ARDS 患者的研究中，患者接受高脂低碳水化合物配方的饮食，相对于指定使用肠内营养公式的患者，有一个明显短的机械通气时间[128]。如果患者正在接受全肠外营养，限制脂类的用量是合理的。脂肪对气体交换产生不利影响主要通过覆盖在红细胞膜的表面，脂质沉淀在肺泡 - 毛细血管之间引发气体扩散的减少，增加血液黏稠度随后引起肺微循环的改变。

如果可行，应当在危重患者中实行早期肠内营养（机械通气开始的 48h 内），这种干预能够减少 ICU 和医院病房中的死亡率[129]。对于正在机械通气的败血症及 ALI/ARDS 患者，使用甲氯芬那酸剂如 γ - 亚油酸以及鱼油加上抗氧化维生素进行肠内营养，可以增加 PaO_2/FiO_2 值，减少机械通气时间，死亡率绝对风险减少 19.4%[130]。最近的文献主要集中在肺损伤患者中加入氨基酸谷氨酰胺来作为营养方案的潜在优势[131]。谷氨酰胺有很多好处包括诱导热休克蛋白的合成，提高 ATP/ADP 比值，减少细胞因子的释放，增加肺和小肠组织中的 IgA 的合成，促进氮的转运，减少肠内细菌的易位，辅助合成快速分裂细胞如肠细胞和淋巴细胞。一项最近的 meta 分析显示，补充谷氨酰胺的益处在肠外营养途径是的作用更大，剂量为每天至少 0.5g/kg[132]。

心血管并发症

正压通气通常通过扰乱心脏的负荷条件来损害心输出量。血液沿着从外周到右心房的压力梯度回到胸部。在某种程度上，胸腔内压影响右心房压力，其能够改变静脉回流的压力梯度。机械通气对前负荷的负面影响很显然对绝对或相对低血容量患者更加明显。右心室输出量也会因右心室后负荷的改变受到影响。后者的影响是通过肺容量改变实现这种复杂的方式。肺容量的增加易使肺泡血管阻力增加，同时减少了肺泡外血管的阻力。继发于肺泡塌陷和缺氧（如 ARDS）的肺血管阻力（pulmonary vascular resistance，PVR）增加的患者，启动 PEEP 的通气方式，由于氧气的血管扩张作用，能真正减小 PVR。然而，使用过多 PEEP 引起肺泡单位的过度伸张，可能会使肺泡血管塌陷，右心室后负荷明显增加，导致心输出量的减少。正压通气也能影响左心室功能，实际上能够减少左心室后负荷。在左心室功能欠佳限制了心输出量时，胸腔压力的增加能使左心室更好的排空。给予足够的液体复苏，这种左心室后负荷的减少能够促进冠脉的灌注，有利于心脏输出。当对低血容量患者进行机械通气时，为了保证有足够的心输出量，临床医生应当纠正患者的血容量状态。

如前所述，现代通气管理中包括一种小潮气量及合适水平 PEEP 的策略。很多学者认为这种策略，常引起高碳酸血症，能够导致呼吸性酸中毒，同时影响全身血流动力学，以及增加对液体和升压药物的需求。最近的一份文献报道[88]，回顾分析 111 例参加美国国家心肺血液研究所 ARDS 网络随机试验的患者的病例，与对照组相比，指定使用保护性通气策略（主要是小潮气量和较高水平的 PEEP）的患者不需要过多的血管扩张药物和液体。事实上，使用小潮气量通气的患者，有更明显低的压力峰值和平台值，潜在地促进了静脉回流和心输出量。

体液平衡

对血流动力学不稳定患者，其血容量相对或绝对不足，进行早期积极的液体复苏，没有任何争议。然而，在首个初始通气管理的数小时或数天后，ALI 或 ARDS 患者机械通气的体液管理策略更加复杂。在一个最近的随机研究报道，1000 例 ALI/ARDS 患者指定使用一种保守的或开放的液体管理策略[133]。所有的患者都进行插管，$PaO_2/FiO_2 < 300$。在开放性的策略中，有针对性的设定中心静脉压（central venous pressure，CVP）为 10 ~ 14mmHg，肺动脉闭塞压（pulmonary artery occlusion pressure，PAOP）为 14 ~ 18mmHg。在保守的策略中，CVP 目标应少于 4mmHg，PAOP 应少于 8mmHg。后者患者需输入更多剂量的呋塞米而减少液体。

保守组的患者已能促进肺功能的改善，需要更短时间的机械通气，不会增加其他器官衰竭。所有患者在进入 ICU 之后接受首次拟定的干预时间平均为 43h。数据表明，在初始急性复苏阶段之后，当出现血流动力学稳定时，ALI/ARDS 患者可能受益于一个保守的液体策略。其他的研究亦有类似结果[134]。当尝试限制补液时，临床医生应当保持稳定的血流动力学及足够的组织灌注。在先前引用的 Wiedemann 等文献报道[52]，补液限制策略对血流动力学结果如对升压药的需求、混合血氧饱和度或急性肾衰发生率没有显著的临床意义。

患有败血症的低蛋白血症患者，有更高的风险发展为 ALI/ARDS，易死于呼吸系统并发症[135]。一些学者已经对限制补液对这些患者的影响进行了研究。在一项随机的双盲安慰剂对照研究中，具有低蛋白血症，进行机械通气的 ALI/ARDS 患者，血流动力学稳定状态下，注入白蛋白或静脉注射呋塞米时可改善氧合及体液平衡[136]。最近的另外一个随机双盲安慰剂对照的多中心试验中，进行机械通气的 ALI/ARDS 患者，其总蛋白浓度为 < 6g/dL，且血流动力学稳定，对他们采用两种不同的策略[137]。一组患者接受静脉注射呋塞米而无胶体的输注。试验组进行 25% 白蛋白输注和呋塞米滴定至液体负平衡以及保证体重每天减少至少 1kg。试验组中的患者能够改善氧合，但机械通气持续时间并无差异。输注白蛋白和呋塞米的小组取得较大的净液体负平衡，更好地保持了血流动力学的稳定。在妊娠期及产后初期，不主张使用这种策略。但是应当考虑对于 ALI/ARDS 患者在初始复苏阶段之后进行补液限制的观念。

疼痛控制，镇静和麻痹

由于在接受机械通气及重症监护时潜在的不舒适，合理使用抗焦虑药、镇痛药以及镇静药对重症患者极为重要[138]。简单气管内进行气管插管就可引起某些患者的不适和疼痛。相反，不合理地使用镇静药、抗焦虑药物和（或）镇痛药可能会延迟拔管，造成血流动力学不稳定，增加呼吸机相关肺炎的发生率或导致精神状态异常。这些药物对胎儿副作用必须全面考虑[139,140]。

疼痛和激动可导致内源性儿茶酚胺的活性增加、心肌局部缺血、节律失常、高凝状态以及免疫抑制[141]。

麻醉剂应用于止痛、镇静、抗焦虑[142]。硫酸吗啡通常被作为主要的止痛药物。当间歇或持续给药时，静脉给药优于其他肠外途径。组胺释放和静脉扩张等副作用在容量正常个体中并不常见。对于血流动力学不稳定患者，建议使用释放组胺较少的药剂如芬太尼或氢吗啡酮。同样，对肾衰患者，持续性输注吗啡会引起代谢物吗啡 - 6 - 葡萄糖醛酸的积聚，推荐无活性代谢物产生的药物，如芬太尼或氢吗啡酮等[143]。阿片类药物的副作用包括低血压（主要出现在低血容量患者）、肠运动减弱、恶心、呕吐、皮肤瘙痒、呼吸抑制、尿潴留、谵妄及幻觉。

苯二氮䓬类药物如咪达唑仑、劳拉西泮、地西泮在长期机械通气中是有用的抗焦虑、遗忘、催眠药物。像阿片类、苯二氮䓬类药物对于正常血容量的患者的血流动力学影响微乎其微。苯二氮䓬类药物属脂溶性，胃肠道外给药都可大量的分布和沉积在全身组织中。这对于低蛋白血症、肾和（或）肝功能障碍及有药物间相互作用的重症患者尤为重要，这些药物能常常较多累积在外周组织中[141]，虽然这些药物没有单独的止痛效果，但与麻醉药有协同的催眠效果。另有文献报道，这类药物能够促进阿片类药物的镇痛效果[144]。咪达唑仑用于急性事件处理，是因为其相对较短的半衰期及能快速发挥药效（2～5min）。对于肾功能受损患者，不推荐长期应用咪达唑仑，因为其活性代谢产物1-氢化二甲苯甲基咪达唑会因肾功能不全而积聚[141]。由于没有活性代谢产物，劳拉西泮为肾功能不全患者较好的选择。劳拉西泮（不同于咪达唑仑由肝细胞色素 P450 代谢）具有经葡萄糖醛酸苷酶代谢的优势，在中等程度的肝病患者中仍能够保持较好活性。地西泮起效快，半衰期长。偶尔使用时，地西泮是个有效的较廉价的选择。当持续性使用时，需间歇用药或连续给药时，咪达唑仑或劳拉西泮则是更好的选择[142]。对于需要机械通气 3d 或更多的患者，劳拉西泮较咪达唑仑更容易达到镇静要求且费用低[143]。输注劳拉西泮应当限制在最大剂量为 10mg/h，因为有潜在的丙二醇的积聚，进而发展为代谢性酸中毒。

由于相对较大的安全范围及较小的血流动力学和镇静的副作用，氟哌啶醇成为慢性长期机械通气患者的抗精神类药物的选择。氟哌啶醇对于机械通气驱动无明显影响[145]。像氟哌啶醇这样的药物有助于治疗长期重症监护导致的谵妄和精神异常[146]。使用时，很少出现 QT 间期延长，甚至尖端扭转。

丙泊酚主要作用于 γ-氨基丁酸（GABA）受体，为一种有效的镇静/抗焦虑药，没其有止痛功能，具有疏水性与高脂溶性特点，起效快速，迅速分布到外周组织中（数分钟内），药效持续时间短[147]。丙泊酚的清除不因肝或肾衰而受明显影响。因为丙泊酚诱导心肌抑制，增加静脉容量，使心脏前负荷增加，不应当用于血流动力学不稳定的患者[148]。当在机械通气时使用镇静剂，丙泊酚只能用于持续性输注，使用严格抗菌技术十分重要，因为其脂溶性很好，引起细菌二重感染的潜在风险较大。小瓶和导管必须每 12h 更换，当进行输注药物时，也应当定期测量血清甘油三酯。丙泊酚是一个理想的药物，但必须定期评估神经系统变化。在一项随机开放标签试验中，需要机械通气 >48h 的患者，随机进行劳拉西泮间断性静脉注射给药或隔日持续输入丙泊酚[149]，与劳拉西泮组

患者相比，输注丙泊酚组的患者呼吸机使用时间明显减少。不鼓励使用长时间大剂量的使用丙泊酚，由于其有进展为"丙泊酚灌注综合征"的风险[150]。此综合征具有心肌抑制、代谢性酸中毒、节律异常、高钾血症、横纹肌溶解、胰腺炎及肝脂肪变等特征。

右旋美托咪啶是一种选择性 α-2 受体激动剂，具有镇静和镇痛作用。快速给药能够导致高血压和慢心率，长期给药导致低血压和心动过缓[143]。有趣的是，患者使用这种药物镇静后，很小的刺激就能清醒患者，允许进行频繁的神经评估。还没有机械通气患者长期使用右旋美托咪啶输注的临床数据，建议在重症监护室中使用时间不宜超过 23h。

当持续性输注镇静药物时，为避免过度镇静，推荐通过觉醒和重新用药（如果有必要）隔日交替间断输注。在一项随机对照试验涉及 128 例接受机械通气和持续输注镇静药物的成人患者中发现，进行隔日中断输注直到其清醒的患者，机械通气时间以及在监护室的时间明显缩短[151]。对镇静患者应当每天进行评估，以预先定义的镇静评分如 Ramsam 或 RASS 镇静评分终端为目标。

在两种情况下，骨骼肌松弛是必须的。第一种情况是插管时需要的短暂性松弛。第二种情况是作为镇静的一个必要补充用于先进的机械通气方式如 I:E 比值倒置的通气[152]。骨骼肌麻痹促进胸壁顺应性，防止呼吸不同步性，减小气道峰压，通过减少呼吸做功降低氧气消耗[153]。目前尚无证据表明存在某一特殊的神经肌肉阻断剂比其他阻滞剂效果更好[143]。一般是间断或连续性使用非去极化肌松药物。当突触后膜受体与药物可逆性的结合时，产生非去极化的阻滞，阻滞的持续时间取决于肌松药再分布的速度，非去极化肌松药的效果可被抗胆碱阻断药如新斯的明逆转[154]。

在几种可用的非去极化药物中，泮库溴铵、维库溴铵、顺-阿曲库铵、阿曲库铵最常使用。给予插管剂量泮库溴铵后，效果能维持 60～90min，其抗胆碱能的效果可致心动过速，极少情况下发生低血压[154,155]。泮库溴铵应当禁用

于肝肾功能受损患者。维库溴铵在给予插管剂量后临床效果持续 30～60min。常规剂量使用通常不会出现血流动力学影响。泮库溴铵和维库溴铵都有增加肝衰竭的风险[156]。阿曲库铵疗效时间短，为非酶促反应（霍夫曼反应）降解，因此，可用于肝或肾衰竭患者。顺-阿曲库铵也由霍夫曼反应降解，是一种非甾体类分子。任何一种药都可经间歇给药或连续给药。在麻痹的长期管理中，推荐使用外周神经刺激设备（抽搐检测）来监控麻痹的水平。美国急诊医学学会推荐，应当维持对 4 个成串刺激中的 1 或 2 个刺激的反应。由于肌松药使患者麻痹而没有附加使用任何止痛或镇静的药物，因此患者无论何时在药理学麻痹的情况下，都需对镇静是否应用充分进行合适的监测与评估。脑电双频指数可用来指导对接受药理性麻痹的重症患者的镇静。这种监控在 ICU 应用的合理性有待进一步研究[143]。

长期的神经肌肉阻滞可能导致重症肌病。患者出现长期肌肉无力也包括呼吸肌无力，导致了长期的机械通气[157]。这种综合征常常伴有败血症、高糖血症以及激素的使用。

机械通气的现代肺保护性策略的使用与对镇静剂或神经肌肉阻滞剂的需求增加无必然联系[88]。

表 9.9 列举了机械通气患者常用的镇静剂、止痛药、肌松药物。止痛药和镇静剂是对呼吸机"接受者"的全面护理的重要组成部分。在很多病例中，机械通气患者不适感都极大的受益于简单的止痛药。因此，熟悉镇痛药、抗焦虑药、非去极化肌松药及抗精神病药的剂量反应、副作用及适应证是机械通气的重要部分[152]。

急性哮喘

需要插管和机械通气的严重急性哮喘患者也有气压伤的风险。大约有 1%～3% 的重症急性哮喘发作患者需要插管和机械通气。哮喘患者的插管指征包括意识改变、窒息或严重的呼吸窘迫，重症低氧血症、高碳酸血症、呼吸性

酸中毒以及心律失常[158]。插管可能加重哮喘患者的支气管痉挛或急性喉痉挛，因此气道应交由经验丰富者来操作。既然哮喘的基本病理涉及空气的滞留，哮喘患者应当小心谨慎的通气，避免在气道压力升高时出现的气压伤[158]。对于哮喘持续状态机械通气患者，当接受最高药物剂量治疗仍无法获得足够通气或没有显著临床改善时，应当警惕（其是否有）继发于黏性分泌物的严重的大量支气管阻塞。这种情况下，经由气管导管，使用支气管镜检，清除分泌物可能会挽救生命[159]。全身麻醉、氦气和（或）氧气吸入或氯胺酮镇静的使用可缓解常规治疗无效的致命性哮喘持续状态[159]。

表 9.9 机械通气中的镇静药、镇痛药及麻痹药物

药物	输注剂量	备注
吗啡	1～15mg/h	组胺释放 小心老年患者 避免用于肾衰患者
芬太尼	25～200μg/h	组胺释放少 可用于肾衰患者
氢吗啡酮	0.2～2.0mg/h	组胺释放少 可用于肾衰患者
咪达唑仑	1～15mg/h	避免用于肾衰患者 避免长时间输注
劳拉西泮	1～10mg/h	优先用于肾衰患者 延迟性作用
维库溴铵	1～2μg/(kg·min)	血流动力学影响小 避免用于肾、肝受损患者
顺-阿曲库铵	2～4μg/(kg·min)	霍夫曼反应代谢方式 血流动力学影响小
阿曲库铵	4～12μg/(kg·min)	霍夫曼反应代谢方式 剂量依赖性的组胺释放
丙泊酚	5～50μg/(kg·min)	可能引起低血压 避免长时间输注

最近文献报道了某一对机械通气无反应型哮喘持续状态的孕产妇，在通入氦氧混合气之后的生存情况[160]。氦气是一种惰性、非易燃气体，拥有仅次于氢气的最低密度。氦气对人

体组织没有没有直接有害作用或相互影响。与100%的氧气或空气、氮气中氧气的任何浓度相比，氦氧混合气的有益作用在于其低密度。氦氧混合气的使用比例为80:20或70:30，仅用于能承受这种低浓度氧的患者。治疗重症哮喘主要在于缓解支气管痉挛，增加气道半径，传统治疗方法常常需要数小时到数天来达到治疗目标。使用氦氧混合气来降低吸入气体的密度可在几分钟内达到，因此能用来减少气流阻力，改善气体交换，减小充气压力峰值[160]。除了减少阻力，使用低密度和高黏度的混合气体能够将湍流转变为层流来改善气流。

当对这些患者（哮喘患者）实施机械通气时，使用小潮气量和低呼吸频率至关重要。为达到I:E比值接近1:4，需要将吸气时间短至0.8s。通常，需要使用镇静剂甚至肌松药。奇怪的是，对严重气道梗阻患者使用PEEP可以缓解过度充气（自发性PEEP）[161]。在最近试验中，8例患者中的5例证明了这种对外部PEEP"反常应答"的存在。以顺序方式使用PEEP导致了功能残气量、平台压力和总PEEP的下降。之前的研究者已经报道了重症哮喘时外在PEEP的这种反应[162]。理论上，这种外在的PEEP能够防止呼气末气道塌陷，促进渐进性的肺部排气[161]。对这种通气方法的反应是可变的，因此，为了确定实现最小平台压力的水平，在床边逐步应用PEEP可能是必要的。假如外在PEEP水平低于最初内在PEEP水平，过度充气的可能性较低[163]。

机械通气脱机

脱机是指逐步撤去机械通气，患者恢复自主呼吸的过程[164]。机械通气脱机的评判标准取决于患者自身潜在的条件以及医生的积极性。脱机过程可能相当困难。当患者需要机械通气时间占总时间的40%，可考虑撤去呼吸机[165]。一项研究涉及110例患者的研究中，仅52%的患者能够在第一次尝试中成功脱机[166]。如果机械通气不能尽快中断，患者可能会暴露于很

多不必要的风险中，如呼吸机相关肺炎、呼吸机诱导的肺损伤以及人工气道设备对气管的不可逆损伤等。另一方面，拔管过早导致在中断机械通气后48h内再插管，医院获得性肺炎增加8倍，死亡风险增加6~12倍[167]。当决定要中断机械通气时，临床医生需要进行一个完整的临床评估，包括需要通气支持的初始条件的解决程度，建立和保护气道的能力，营养状态（包括电解质）及心血管功能（伴随自主呼吸，预测心脏前负荷和后负荷将出现的预期变化）。对于床旁"脱机预测"的评估也应当考虑。即使是按照所有的步骤，也考虑到患者适合拔管，仍然有10%~20%的患者需要再次插管[61]。在过去10年中，广泛接受的基本概念是很多患者被称为"呼吸机依赖者"，而事实并非如此。在一项研究中，高达66%的过去称为"呼吸机依赖者"的患者在进行了一种自主呼吸试验（spontaneous breathing trial，SBT）后拔管[165]。另外的患者，内科医生认为不宜"准备去拔管"的患者，事实上可以中断机械通气。最有效的方式来鉴别这些患者，是当患者临床改善，能够保护气道，血流动力学稳定，能够接受最小通气支持（如FiO$_2$ 0.4以及PEEP ≤ 5mmHg）时，每天进行SBT检测。重症监护中，在脱机方案下完成每天的SBT确实能够减少机械通气时间[54]。

预测脱机结果

各种各样的生理指标被用来指导脱机的进程。最常用的指标见表9.10。总之，这些指标用来评估患者维持自主呼吸的能力。这些指标的目的是①鉴别通气支持终止的最早时间；②同样也鉴别脱机尝试失败的患者，因此避免心肺功能障碍和心理困扰或崩溃[164]。有些指标有用而某些却并非如此。肺活量、每分通气量及最大负吸气压力的测量存在显著的假阳性和假阴性结果[61]。其他参数像呼吸频率与潮气量比值（f/Vt）已证明比较可靠。这个比值也被称为"浅快呼吸指数"。很多人报道当这个比值高于100时，脱机成功可能性小于5%[168]。最近发表的文献显示，拔管失败（需要在拔管后

48~72h 内再插管）更常见于 f/Vt > 57/（L· min）的患者[169]。在所有的这些参数中，更多依靠 f/Vt 比值和吸气负压（NIP）。

表 9.10 用于预测脱机成功的变量*

潮气量 > 5mL/kg
每分通气量 < 10L/min
肺活量 > 10mL/kg
PaO_2 > 60mmHg 且 FiO_2 ≤ 0.4
负吸气压力 > − 25cmH_2O
PaO_2/FiO_2 比值 > 200
f/Vt < 105

*所有测量值的获得都是来自自主呼吸而没有任何通气支持时

脱机技术

25 年以来，各种各样的机械通气的脱机选择被提出并得到应用[170]。

通过间歇性指令通气方法，患者的自主呼吸由每次预先设定好的通气传输呼吸辅助。间歇性指令通气的速率通常逐步减少，直到频率为 4 或接近 4 时。如果患者能承受指令呼吸频率为 4 及最小的通气压力支持（通常为 5 ~ 7cmH_2O）30 ~ 120min，可以接受拔管。在脱机的压力支持通气方法中，每一次呼吸由患者触发，但是要靠呼吸机传送的正压来部分支持通气。在这种方法中，脱机涉及随着患者每次呼吸，传送的压力支持的程度的逐级降低。当患者能在压力支持值为 5 ~ 7cmH_2O，持续 30 ~ 120min 时间舒适呼吸时，可以进行拔管。

另一个机械通气脱机的技术是"每天 1 次自主呼吸试验"（SBT）。这项技术中，患者可以脱离呼吸机，允许患者使用 T 型管环路进行自主呼吸每天最多 2h。没有证据表明作用于患者超过每天 2h 有更好的效果。事实上，这能够导致呼吸肌疲劳。如果出现患者无法耐受的情况，辅助控制通气需要重新建立 24h，之后，继续进行下一次尝试。一次 SBT 失败后，临床医生应当积极寻找失败的可逆的原因（如肺水肿的进展、电解质失衡、代谢性酸中毒、过度喂养）。患者能够忍受 SBT 至少 30min 而不超过 2h，没有呼吸窘迫的征象就可以拔管。一项前

瞻性、随机的、多中心研究对这 3 种脱机方式进行了比较[165]。脱机的成功率取决于所采用的脱机技术，使用每天一次自主呼吸试验的拔管要比间歇性指令通气方法快 3 倍，比压力支持通气方法快 2 倍。每天一次和每天多次自主呼吸试验（T 管试验）的成功率之间无显著差异，间歇指令通气方法和压力支持通气方法之间相比同样如此。

有至少 77% 的能够耐受 SBT 30 ~ 120min 的患者成功拔管[167]。由美国胸科医生学会、美国呼吸治疗学会、美国重症医学院发布的脱机或中断机械通气的询证指南总结认为每天 SBT 是通气支持脱机的最理想方法[167]。

脱机失败

通气依赖的最根本原因是神经系统问题，呼吸系统肌肉、负荷、气体交换的相互作用，心血管因素以及心理因素[167]。当患者自主呼吸试验失败时，应被密切评估，纠正失败原因。如果仍然能够进行脱机试验，可在 24h 内重新进行。在两次试验之间，患者应当接受舒适而稳定的通气支持。没有证据表明缓慢降低通气支持水平能够加速终拔管[60]。

呼吸系统的相互作用

尽管机械通气由于氧合问题而广泛建立，当其停止时，很少成为（脱机）困难的原因。这主要是因为在有显著的氧合问题的患者中，不会考虑终止呼吸机。然而，在脱机试验期间，通气不足，受损的肺部气体交换，或静脉血中氧含量的减少可能会导致低氧血症[164]。受损的肺部气体交换可通过升高的肺泡动脉氧气压力梯度的出现与单纯的通气不足加以区别。如果患者在脱机尝试期间出现低氧性呼吸衰竭的证据，应当重新建立机械通气直到找出低氧性呼吸衰竭的原因并得到解决。受损的肺部气体交换可能是初始诱发疾病持续存在或其他肺部病理过程如肺炎或肺水肿引起。这些情况应在下次脱机尝试之前得到治疗。通气不足可能继发于过度镇静或呼吸肌疲劳。

如前所述，呼吸肌泵衰竭是引起机械通气

脱机失败的常见原因。这可能是由于神经肌肉能力的减弱，呼吸肌泵负荷的增加，或两者共同作用[164]（表 9.11）。有证据表明呼吸机依赖的患者呼吸肌力弱，是由于肌肉萎缩及收缩功能恢复[167]。呼吸传感器传出的减少可能是由于神经结构损伤、镇静药物、睡眠剥夺、半饥饿状态以及代谢性酸中毒引起[164]。此外，机械通气本身可以通过很多机制来减少呼吸中枢信号输出：通过降低动脉血二氧化碳张力，随之减少了化学感受器的刺激；活化肺部压力受体；刺激胸壁上的肌梭或连接受体。

表 9.11　呼吸肌泵衰竭的原因

神经肌肉能力的降低

呼吸中枢信号输出的降低

膈神经功能障碍

呼吸机力量和（或）耐力的降低

　　充气过度

　　营养失调

　　供氧减少

　　呼吸性酸中毒

　　无机盐和电解质的异常

　　内分泌病变（甲状腺功能减退、肾上腺功能不全）

　　失用性肌肉萎缩

　　呼吸肌疲劳

呼吸肌泵负荷的增加

通气需求的增加

　　CO_2 产量增加

　　无效腔通气的增加

　　不适当增加呼吸驱动

呼吸做功增加

引自 Tobin MJ, Yang K. Weaning from mechanical ventilation. Crit Care Clin, 1990, 6(3): 725

动态性过度充气（如哮喘、COPD）对呼吸肌造成了明显的负荷，可能是脱机失败的一个原因。肺容积的增加引起吸气肌的缩短及随之收缩力下降。在过度充气的胸部，胸廓向内弹性回缩，这造成了额外的弹性负荷。最后，肺过度膨胀，使膈肌压力增加，可能损伤膈肌血液供应。在这个群体以及任何在终止机械通气后拔管发生支气管痉挛的患者中使用足量的支气管扩张药是相当重要的。

营养不良对于呼吸系统有很多不利影响[170]。这些不利影响可以干扰脱机。营养不良易使人患医院获得性肺炎，引起低氧下机械通气反应的降低，减少膈肌厚度，减少呼吸肌力量和耐力。营养不良可能伴有代谢异常如低磷酸血症、低钾血症、低钙血症或低镁血症，这些可能损害呼吸肌的功能[164]，也应当避免过度喂养。过度喂养可能因增加 CO_2 的生成量而损伤呼吸机脱机过程，CO_2 生成增多也进一步增加了通气需求[171]。糖皮质激素治疗[172]和甲状腺疾病[173]也可能损伤呼吸肌功能。重症甲状腺功能减退损伤膈肌功能，减弱脑干对低氧和高碳酸的反应[174]。激素的使用与重症多发神经肌病的发生率增加有关。这种疾病主要与脱机时间延长有关。然而，肾上腺功能不全也是通气肌肉功能不佳的原因之一[167]。另外的可能性——呼吸肌疲劳是脱机失败的主要原因。正如上述讨论，大部分证据认为在两次自主呼吸试验之间，为了避免肌肉疲劳，患者应当接受舒适稳定的通气支持。

增加的通气需求也可导致脱机失败。引起通气需求增加的因素包括 CO_2 生成增加（如败血症、发热、癫痫发作、过度喂养），无效腔通气的增加，不恰当地提高呼吸动力。代谢性酸中毒患者无法通过强力通气来充分补偿酸碱紊乱，应当在开始脱机过程之前着手纠正主要病症。

神经系统问题

肺通气的控制中枢在脑干，该中心接受来自皮层的、化学感受及机械感受传感器的反馈。呼吸机依赖性可能继发于因结构受损（如脑干卒中）或代谢因素（如电解质失衡、镇静剂、麻醉剂）导致的脑干功能障碍[175]。

心血管因素

患者有限的心脏储备（如围生期心肌病），继发于心衰和随后的流体静压性肺水肿，常导致机械通气脱机失败。自主呼吸在吸气时，产生胸内负压，这将转变为左心室后负荷的显著增加以及腹部和胸部之间压力梯度出现，静脉回流增加，导致前负荷增加。从机械通气到自主呼吸的转变与代谢需求增加有关[164]。当对心脏储备受限制的患者进行自主呼吸试验时，应当注意血管充盈压的变化如肺动脉闭塞压（如果可行）和中心静脉压，肺水肿的进展，全身血压及血氧饱和度。呼吸试验期间的床旁超声心动图能够提供估计充盈压的有效信息。利尿剂和强心剂的使用，再加上拔管后无创性正压通气，能够协助这些患者从呼吸机上"释放"下来。

心理问题

机械通气产生依赖可与（其所具有的）不安全感、焦虑、恐惧、痛苦和恐慌的感觉有关[176]。许多患者出现恐惧后，会继续依赖机械通气，他们认为呼吸机支持的终止会导致忽然死亡。这些心理因素是一些患者的脱机成败的主要决定因素，尤其对那些需要长期呼吸机支持的患者来说[177]。患者与其家属频繁交流与沟通可以缓解患者的压力。需时刻记住的是术后患者深吸气引起的疼痛可能导致呼吸障碍，因此，必须充分镇痛[60]。

总 结

综上所述，对呼吸衰竭的孕产妇的管理较为困难。然而，对呼吸衰竭的早期认知以及通气支持的建立，对妊娠期心肺系统的变化的认识，慎重地治疗潜在的病理生理异常，给予全面周到的措施来防治已知并发症以及谨慎地尝试解除患者的呼吸机依赖能够提高呼吸衰竭孕产妇患者的预后。

参考文献

[1] Kaunitz AM, Hughes JM, Grimes DA, et al. Causes of maternal mortality in the United States. Obstet Gynecol, 1985, 65: 605 – 612.

[2] United States Public Health Service. Progress toward achieving the 1990 objectives for pregnancy and infant health. MMWR, 1988, 37: 405.

[3] Demling RH, Knox JB. Basic concepts of lung function and dysfunction: oxygenation, ventilation, and mechanics. New Horiz, 1993, 1: 362 – 370.

[4] Pontoppidan H, Geffin B, Lowenstein E. Acute respiratory failure in the adult 2. N Engl J Med, 1972, 287: 743 – 752.

[5] Anderson GJ, James GB, Mathers NP, et al. The maternal oxygen tension and acid-base status during pregnancy. J Obstet Br Commonw, 1969, 76: 17.

[6] Templeton A, Kelman GR. Maternal blood gases, (PAO2-PaO2), physiologic shunt, and $V_D V_T$ in normal pregnancy. Br J Anaesth, 1976, 48: 1001 – 1004.

[7] Barcroft J. On anoxemia. Lancet, 1920, 11: 485.

[8] Cain SM. Peripheral oxygen uptake and delivery in health and disease. Clin Chest Med, 1983, 4: 139 – 148.

[9] Bryan-Brown CW, Baek SM, Makabali G, et al. Consumable oxygen: oxygen availability in relation to oxyhemoglobin dissociation. Crit Care Med, 1973, 1: 17 – 21.

[10] Perutz MF. Hemoglobin structure and respiratory transport. Sci Am, 1978, 239: 92 – 125.

[11] Rackow EC, Astiz M. Pathophysiology and treatment of septic shock. JAMA, 1991, 266: 548 – 554.

[12] Shoemaker WC, Ayres S, Grenvik A, et al. Textbook of Critical Care. 2nd ed. Philadelphia: WB Saunders, 1989.

[13] Shibutani K, Komatsu T, Kubal K, et al. Critical level of oxygen delivery in anesthetized man. Crit Care Med, 1983, 11: 640 – 643.

[14] Gutierrez G, Brown SD. Gastric tonometry: a new monitoring modality in the intensive care unit. J Int Care Med, 1995, 10: 34 – 44.

[15] Barron W, Lindheimer M. Medical Disorders during Pregnancy. 1st ed. St. Louis: Mosby-Year Book, 1991, 234.

[16] Pernoll ML, Metcalf J, Schlenker TL, et al. Oxygen consumption at rest and during exercise in pregnancy. Respir Physiol, 1975, 25: 285 – 293.

[17] Gemzell CA, Robbe H, Strom G, et al. Observations on circulatory changes and muscular work in normal labor. Acta Obstet Gynecol Scand, 1957, 36: 75 – 93.

[18] Ueland K, Hansen JM. Maternal cardiovascular hemodynamics. Ⅱ. Posture and uterine contractions. Am J Obstet Gynecol, 1969, 103: 1 – 7.

[19] Belfort MA, Anthony J, Kirshon B. Respiratory function in severe gestational proteinuric hypertension: the effects of rapid volume expansion and subsequent vasodilatation with verapamil. Br J Obstet Gynaecol, 1991, 98(10): 964 – 972.

[20] Belfort MA, Anthony J, Saade GR, et al. The oxygen consumption: oxygen delivery curve in severe preeclampsia: evidence for a fixed oxygen extraction state. Am J Obstet Gynecol, 1993, 169(6): 1448 – 1455.

[21] ACOG. Pulmonary Disease in Pregnancy. ACOG Technical Bulletin 224: 2. Washington, DC: ACOG, 1996.

[22] Shapiro BA, Peruzzi WT, Kozelowski-Templin R. Clinical Application of Blood Gases. 5th ed. Chicago: Mosby Year Book, 1994.

[23] New W Jr. Pulse oximetry. J Clin Monit, 1985, 1: 126 – 129.

[24] Woodley M, Whelan A. The Washington Manual of Medical Therapeutics. St Louis: Little, Brown and Company, 1993.

[25] Meyer TJ, Hill NS. Non-invasive positive pressure ventilation to treat respiratory failure. Ann Intern Med, 1994, 120: 760 – 770.

[26] Carrey Z, Gottfried SB, Levy RD. Ventilatory muscle support in respiratory failure with nasal positive pressure ventilation. Chest, 1990, 97: 150 – 158.

[27] Antonelli M, Conti G, Esquinas A, et al. A multiple-center survey on the use in clinical practice of noninvasive ventilation

as a first-line intervention for acute respiratory distress syndrome. Crit Care Med, 2007, 35: 288 – 290.

[28] Freeman RK, Garite TJ, Nageotte MP. Fetal Heart Rate Monitoring. 2nd ed. Baltimore: Williams & Wilkins, 1991.

[29] Katz VL, Dotters DJ, Droegemueller W. Perimortem Cesarean delivery. Obstet Gynecol, 1986, 68: 571 – 576.

[30] Sutherland AD, Stock JG, Davies JM. Effects of preoperative fasting on morbidity and gastric contents in patients undergoing day-stay surgery. Br J Anaesth, 1986, 58: 876 – 878.

[31] Gibbs CP, Banner TC. Effectiveness of Bicitra as a preoperative antacid. Anesthesiology, 1984, 61(1): 97 – 99.

[32] Sellick BA. Cricoid pressure to control regurgitation of stomach contents during induction of anesthesia. Lancet, 1961, 2: 404.

[33] Cheek TG, Gutsche BB. Maternal physiologic alterations during pregnancy // Anesthesia for Obstetrics. Baltimore: Williams & Wilkins, 1987, 3.

[34] Deem S, Bishop MJ. Evaluation and management of the difficult airway. Crit Care Clin, 1995, 11: 1 – 27.

[35] Bidani A, Tzouanakis AE, Cardenas VJ, et al. Permissive hypercapnia in acute respiratory failure. JAMA, 1994, 272: 957 – 962.

[36] Baudouin SV. Ventilator induced lung injury and infection in the critically ill. Thorax, 2001, 56(2): 1150 – 1157.

[37] Brower RG, Ware LB, Berthiaume Y, et al. Treatment of ARDS. Chest, 2001, 120: 1347 – 1367.

[38] Hinson JR, Marini JJ. Principles of mechanical ventilator use in respiratory failure. Annu Rev Med, 1992, 43: 341 – 361.

[39] MacIntyre N, Nishimura M, Usada Y, et al. The Nagoya conference on system design and patient-ventilator interactions during pressure support ventilation. Chest, 1990, 97: 1463 – 1466.

[40] Brochard L, Harf A, Lorino H, et al. Inspiratory pressure support prevents diaphragmatic fatigue during weaning from mechanical ventilation. Am Rev Respir Dis, 1989, 139: 513 – 521.

[41] Kollef MH, Schuster DP. The acute respiratory distress syndrome. N Engl J Med, 1985, 332: 27 – 37.

[42] Lain DC, DiBenedetto R, Morris SL, et al. Pressure control inverse ratio ventilation as a method to reduce peak inspiratory pressure and provide adequate ventilation and oxygenation. Chest, 1989, 95: 1081 – 1088.

[43] Tharratt RS, Allen RP, Albertson TE. Pressure controlled inverse ratio ventilation in severe adult respiratory failure. Chest, 1988, 94: 755 – 762.

[44] Douglass JA, Tuxen DV, Horne M, et al. Myopathy in severe asthma. Am Rev Respir Dis, 1992, 146: 517 – 519.

[45] Segredo V, Caldwell JE, Matthay MA, et al. Persistent paralysis in critically ill patients after long-term administration of vecuronium. N Engl J Med, 1992, 327: 524 – 528.

[46] Biddle C. AANA Journal Course: Update for nurse anesthetists-Advances in ventilating the patient with severe lung disease. J Am Assoc Nurse Anesthetists, 1993, 61(2): 170 – 174.

[47] Stock MC, Downs JB, Frolicher DA. Airway pressure release ventilation. Crit Care Med, 1987, 15: 462 – 466.

[48] Habashi N. Other approaches to open-lung ventilation: Airway pressure release ventilation. Crit Care Med, 2005, 33(3): S228-S240.

[49] Frawley PM, Habashi NM. Airway pressure release ventilation: Theory and practice. AACN clinical issues. Adv Pract Acute Crit Care, 2001, 12(2): 234 – 246.

[50] Cole DE, Taylor TL, McCullough DM, et al. Acute respiratory distress syndrome in pregnancy. Crit Care Med, 2005, 33(10): S269-S278.

[51] Chan KP, Stewart TE. Clinical use of high-frequency oscillatory ventilation in adult patients with acute respiratory distress syndrome. Crit Care Med, 2005, 33(3): S170 – S174.

[52] Derdak S. High-frequency oscillatory ventilation for acute respiratory distress syndrome in adult patients. Crit Care Med, 2003, 31(4): S317-S323.

[53] Papazian L, Gainnier M, Valerie M, et al. Comparison of prone positioning and high-frequency oscillatory ventilation in patients with acute respiratory distress syndrome. Crit Care Med, 2005, 33(10): 2162 – 2171.

[54] Sevransky JE, Levy MM, Marini JJ. Mechanical ventilation in sepsis-induced acute lung injury acute respiratory distress syndrome: An evidenced based review. Crit Care Med, 2004, 32(11): S548-S553.

[55] Suter PM, Fairley HB, Isenberg MD. Optimum end-expiratory pressure in patients with acute pulmonary failure. N Engl J Med, 1975, 292: 284 – 289.

[56] Shapiro BA, Cane RD, Harrison RA. Positive end-expiratory pressure therapy in adults with special reference to acute lung injury: A review of the literature and suggested clinical correlations. Crit Care Med, 1984, 12: 127 – 141.

[57] Ralph DD, Robertson HT, Weaver LJ, et al. Distribution of ventilation and perfusion during positive end-expiratory pressure in the adult respiratory distress syndrome. Am Rev Respir Dis, 1985, 131: 54 – 60.

[58] Tyler DC, Cheney FW. Comparison of positive end-expiratory pressure and inspiratory positive plateau in ventilation of rabbits with experimental pulmonary edema. Anesth Analg, 1979, 58: 288 – 292.

[59] Puybasset L, Cluzel P, Chao N, et al. A computed tomography scan assessment of regional lung volume in acute lung injury. Am J Respir Crit Care Med, 1998, 158: 1644 – 1655.

[60] MacIntyre NR. Current issues in mechanical ventilation for respiratory failure. Chest, 2005, 128(5): S561-S567.

[61] Tobin MJ. Advances in mechanical ventilation. N Engl J Med, 2001, 344(26): 1986 – 1996.

[62] Brower RG, Lanken PN, MacIntyre N, et al. Higher versus lower positive end-expiratory pressures in patients with the acute respiratory distress syndrome. N Engl J Med, 2004, 351(4): 327 – 336.

[63] Piehl MA, Brown RS. Use of extreme position changes in acute respiratory failure. Crit Care Med, 1976, 4: 13 – 14.

[64] Douglas WW, Rehder K, Beynen FM, et al. Improved oxygenation in patients with acute respiratory failure: The prone position. Am Rev Respir Dis, 1977, 115: 559 – 566.

[65] Gattinoni L, Tognoni G, Pesenti A, et al. Effect of prone positioning on the survival of patients with acute respiratory failure. N Engl J Med, 2001, 345(8): 568 – 573.

[66] McAuley DF, Giles F, Fichter H, et al. What is the optimal duration of ventilation in the prone position in acute lung injury and acute respiratory distress syndrome? Intensive Care Med, 2002, 28: 414 – 418.

[67] Anzueto A, Guntapalli K. Adjunctive therapy to mechanical ventilation: surfactant therapy, liquid ventilation, and prone position. Clin Chest Med, 2006, 27: 637 – 654.

[68] Hill JD, O'Brien TG, Murray JJ, et al. Prolonged extracorporeal oxygenation for acute post-traumatic respiratory failure (shock-lung syndrome): use of the Bramson membrane lung. N Engl J Med, 1972, 286: 629 – 634.

[69] Prescenti A, Gattinoni L, Kolobow T, et al. Extracorporeal circulation in adult respiratory failure. ASAIO Trans, 1988,

34: 43 - 47.

[70] ECMO. Quarterly Report. Ann Arbor, MI: ECMO Registry of the Extracorporeal Life Support Organization (ELSO), 1994.

[71] Anderson HL Ⅲ, Bartlett RH. Extracorporeal and intravascular gas exchange devices // Ayres SM, Grenvik A, Holbrook PR, et al. Textbook of Critical Care. 3rd ed. Philadelphia: WB Saunders, 1995, 943 - 951.

[72] Anderson HL Ⅲ, Decius RE, Sinard JM, et al. Early experience with adult extracorporeal membrane oxygenation in the modern era. Ann Thorac Surg, 1992, 53: 553 - 563.

[73] Mols G, Loop T, Geiger K, et al. Extracorporeal membrane oxygenation: a ten-year experience. Am J Surg, 2000, 180: 144 - 154.

[74] McIntyre RC, Pulido EJ, Bensard DD, et al. Thirty years of clinical trials in acute respiratory distress syndrome. Crit Care Med, 2000, 28(9): 3314 - 3331.

[75] Lundin S, Mang H, Smithies M, et al. Inhalation of nitric oxide in acute lung injury: results of a European multicentre study. The European Study Group of Inhaled Nitric Oxide. Intensive Care Med, 1999, 25(9): 881 - 883.

[76] Griffiths MJD, Evans TW. Inhaled nitric oxide therapy in adults. N Engl J Med, 2005, 353(25): 2683 - 2695.

[77] Young JD, Dyar O, Xiong L, et al. Methaemoglobin production in normal adults inhaling low concentrations of nitric oxide. Intensive Care Med, 1994, 20: 581 - 584.

[78] Loh E, Stamler JS, Hare JM, et al. Cardiovascular effects of inhaled nitric oxide in patients with left ventricular dysfunction. Circulation, 1994, 90: 2780 - 2785.

[79] Blanch L, Fernandez R, Valles J, et al. Effect of two tidal volumes on oxygenation and respiratory system mechanics during the early stage of adult respiratory distress syndrome. J Crit Care, 1994, 9: 151 - 158.

[80] The Acute Respiratory Distress Syndrome Network. Ventilation with lower tidal volumes as compared with traditional tidal volumes for acute lung injury and the acute respiratory distress syndrome. N Engl J Med, 2000, 342: 1301 - 1308.

[81] Bezzant TB, Mortensen JD. Risks and hazards of mechanical ventilation: A collective review of published literature. Dis Mon, 1994, 40: 581 - 638.

[82] Slutsky AS, Tremblay LN. Multiple system organ failure. Is mechanical ventilation a contributing factor? Am J Respir Crit Care Med, 1998, 157: 1721 - 1725.

[83] Kolobow T. Acute respiratory failure. On how to injure healthy lungs (and prevent sick lungs from recovering). ASAIO Trans, 1988, 34: 31 - 34.

[84] Martin GS, Bernard GR. Acute respiratory distress syndrome: innovative therapies. Semin Respir Crit Care Med, 2001, 2: 293 - 306.

[85] Frutos-Vivar F, Esteban A, Apezteguia C, et al. Outcome of mechanically ventilated patients who require a tracheostomy. Crit Care Med, 2005, 33(2): 290 - 298.

[86] Stewart TE, Meade MO, Cook DJ, et al. Evaluation of a ventilation strategy to prevent barotraumas in patients at high risk for acute respiratory distress syndrome. N Engl J Med, 1998, 338: 355 - 361.

[87] Kuiper JW, Groeneveld ABJ, Slutsky AS, et al. Mechanical ventilation and acute renal failure. Crit Care Med, 2005, 33(6): 1408 - 1415.

[88] Cheng IW, Eisner MD, Thompson BT, et al. Acute effects of tidal volume strategy on hemodynamics, fluid balance, and sedation in acute lung injury. Crit Care Med, 2005, 33(1): 63 - 70.

[89] Caldwell-Kenkel JC, Currin RT, Coote A, et al. Reperfusion injury to endothelial cells after cold storage of rat livers: protection by mildly acidic pH and lack of protection by antioxidants. Transpl Int, 1995, 8: 77 - 85.

[90] Kregenow DA, Rubenfeld GD, Hudson LD, et al. Hypercapnic acidosis and mortality in acute lung injury. Crit Care Med, 2006, 34(1): 1 - 7.

[91] Varughese M, Patole S, Shama A, et al. Permissive hypercapnia in neonates: The case of the good, the bad, and the ugly. Pediatr Pulmonol, 2002, 33: 56 - 64.

[92] Pastores SM. Critical illness polyneuropathy and myopathy in acute respiratory distress syndrome: More common than we realize! Crit Care Med, 2005, 33(4): 895 - 896.

[93] Lucas CE, Sugawa C, Riddle J, et al. Natural history and surgical dilemma of stress gastric bleeding. Arch Surg, 1971, 102: 266 - 273.

[94] Skillman JJ, Bushnell LS, Goldman H, et al. Respiratory failure, hypotension, sepsis and jaundice: A clinical syndrome associated with lethal hemorrhage from acute stress ulceration of the stomach. Am J Surg, 1969, 117: 523 - 530.

[95] Kantorova I, Svoboda P, Scheer P, et al. Stress ulcer prophylaxis in critically ill patients: A randomized controlled trial. Hepat Gastroenterol, 2004, 51: 757 - 761.

[96] Cook DJ, Fuller HD, Guyatt GH, et al. Risk factors for gastrointestinal bleeding in critically ill patients. N Engl J Med, 1994, 330: 377 - 381.

[97] Kivilaakso E, Silen W. Pathogenesis of experimental gastric-mucosal injury. N Engl J Med, 1979, 301: 364 - 369.

[98] Pingleton SK. Complications of acute respiratory failure. Am Rev Respir Dis, 1988, 137: 1463 - 1493.

[99] Cook D, Guyatt G, Marshall J, et al. A comparison of sucralfate and ranitidine for the prevention of upper gastrointestinal bleeding in patients requiring mechanical ventilation. N Engl J Med, 1998, 338(12): 791 - 797.

[100] Fennerty MB. Pathophysiology of the upper gastrointestinal tract in the critically ill patient: Rationale for the therapeutic benefits of acid suppression. Crit Care Med, 2002, 30(6): S351-S355.

[101] Morgan D. Intravenous proton pump inhibitors in the critical care setting. Crit Care Med, 2002, 30(6): S369-S372.

[102] Moser KM, LeMoine JR, Nachtwey FJ, et al. Deep venous thrombosis and pulmonary embolism. JAMA, 1981, 246: 1422 - 1424.

[103] Chastre J, Cornud F, Bouchama A, et al. Thrombosis as a complication of pulmonary-artery catheterization via the internal jugular vein. Prospective evaluation by phlebography. N Engl J Med, 1982, 306: 278 - 281.

[104] Connors AF, Castele RJ, Farhaf NZ, et al. Complications of right heart catheterization. Chest, 1985, 88: 567 - 572.

[105] Marik PE, Plante LA. Venous Thromboembolic Disease and Pregnancy. N Engl J Med, 2008, 359: 2025 - 2033.

[106] Geerts WH, Pineo GF, Heit JA, et al. Prevention of Venous Thromboembolism: The Seventh ACCP Conference on Antithrombotic and Thrombolytic Therapy. Chest, 2004, 126(3) Supplement: 338S - 400S.

[107] Gurkan OU, O'Donnell C, Brower R, et al. Differential effects of mechanical ventilatory strategy on lung injury and systemic organ inflammation in mice. Am J Physiol Lung Cell Mol Physiol, 2003, 285: L710-L718.

[108] Anand IS, Chandrashekhar Y, Ferrari R, et al. Pathogenesis of congestive state in chronic obstructive pulmonary disease. Studies of body water and sodium, renal function, hemodynamics, and plasma hor-mones during edema and after recovery. Circulation, 1992, 86: 12 - 21.

[109] Pannu N, Mehta RL. Effect of mechanical ventilation on the kidney. Best Pract Res Clin Anaesthesiol, 2004, 18: 189 - 203.

[110] Parker CM, Heyland DK. Aspiration and the risk of ventilator-associated pneumonia. Nutr Clin Pract, 2004, 19: 597 - 609.

[111] Porzecanski I, Bowton DL. Diagnosis and treatment of ventilator-associated pneumonia. Chest, 2006, 130: 597 - 604.

[112] Cook D, De Jonghe B, Brochard L, et al. Influence of airway management on ventilator-associated pneumonia: evidence from randomized trials. JAMA, 1998, 279: 781 - 787.

[113] Cook DJ, Walter SD, Cook RJ, et al. Incidence of and risk factors for ventilator-associated pneumonia in critically ill patients. Ann Intern Med, 1998, 129: 440.

[114] Torres A, Ewig S. Diagnosing ventilator-associated pneumonia. N Engl J Med, 2004, 350(5): 433 - 435.

[115] Craven DE, De Rosa FG, Thornton D. Nosocomial pneumonia: emerging concepts in diagnosis, management, and prophylaxis. Curr Opin Crit Care, 2002, 8: 421 - 429.

[116] American Thoracic Society Documents. Guidelines for the management of adults with hospital-acquired, ventilator-associated, and health care-associated pneumonia. Am J Respir Crit Care Med, 2005, 171: 388 - 416.

[117] Shorr AF, Sherner JH, Jackson WL, et al. Invasive approaches to the diagnosis of ventilator-associated pneumonia: A meta-analysis. Crit Care Med, 2005, 33(1): 46 - 53.

[118] Shorr AF, Kollef MH. Ventilator-associated pneumonia: insights from recent clinical trials. Chest, 2005, 128(5): S583-S591.

[119] Rello J, Sonora R, Jubert P, et al. Pneumonia in intubated patients: role of respiratory airway care. Am J Respir Crit Care Med, 1996, 154: 111 - 115.

[120] Bernard EA, Weser E. Complications and prevention // Rombeau JL, Caldwell MD. Enteral and Tube Feeding. Philadelphia: WB Saunders, 1984, 542.

[121] Ang SD, Daly JM. Potential complications and monitoring of patients receiving total parenteral nutrition // Rombeau JL, Caldwell MD. Parenteral Nutrition. Philadelphia: WB Saunders, 1986, 331.

[122] Rochester DF, Esau SA. Malnutrition and respiratory system. Chest, 1984, 85: 411 - 415.

[123] Kelly SM, Rosa A, Field S, et al. Inspiratory muscle strength and body composition in patients receiving total parenteral nutrition therapy. Am Rev Respir Dis, 1984, 130: 33 - 37.

[124] Martin TR. Relationship between malnutrition and lung infections. Clin Chest Med, 1987, 8(3): 359 - 372.

[125] Dickerson R. Hypocaloric feeding of obese patients in the intensive care unit. Curr Opin Clin Nutr Met Care, 2005, 8 (2): 189 - 196.

[126] Jeejeebhoy KN. Permissive underfeeding of the critically ill patient. Nutr Clin Pract, 2004, 19: 477 - 480.

[127] Baker JP, Detsky AS, Stewart S, et al. Randomized trial of TPN in critically ill patients: metabolic effects of varying glucose-lipid ratios as the energy source. Gastroenterology, 1984, 87: 53 - 59.

[128] Tehila M, Gibstein L, Gordgi D, et al. Enteral fishoil, borage oil and antioxidants in patients with acute lung injury (ALI) [Abstract]. Clin Nutr, 2003, 22 (Suppl): S20.

[129] Artinian V, Krayem H, DiGiovine B. Effects of early enteral feeding on the outcome of critically ill mechanically ventilated medical patients. Chest, 2006, 129: 960 - 967.

[130] Pontes-Arruda A, Albuquerque AM, Albuquerque JD. Effects of enteral feeding with eicosapentacoic acid, γ-linolenic acid, and anti-oxidants in mechanically ventilated patients with severe sepsis and septic shock. Crit Care Med, 2006, 34(9): 2325 - 2333.

[131] Singleton KD, Serkova N, Beckey V, et al. Glutamine attenuates lung injury and improves survival after sepsis: Role of enhanced heat shock protein expression. Crit Care Med, 2005, 33(6): 1206 - 1213.

[132] Novak F, Heyland DK, Avenell A, et al. Glutamine supplementation in serious illness: A systematic review of the evidence. Crit Care Med, 2002, 30: 2022 - 2029.

[133] The National Heart, Lung, and Blood Institute Acute Respiratory Distress Syndrome (ARDS) Clinical Trials Network. Comparison of two fluid-management strategies in acute lung injury. N Engl J Med, 2006, 354.

[134] Humphrey H, Hall J, Sznajder I, et al. Improved survival in ARDS patients associated with a reduction in pulmonary capillary wedge pressure. Chest, 1990, 97: 1176 - 1180.

[135] Mangialardi RJ, Martin GS, Bernard GR, et al. Hypoproteinemia predicts acute respiratory distress syndrome development, weight gain, and death in patients with sepsis. Ibuprofen in Sepsis Study Group. Crit Care Med, 2000, 28: 3137 - 3145.

[136] Martin GS, Mangialardi RJ, Wheeler AP, et al. Albumin and furosemide therapy in hypoproteinemic patients with acute lung injury. Crit Care Med, 2002, 30 (10): 2175 - 2182.

[137] Martin GS, Moss M, Wheeler AP, et al. A randomized, controlled trial of furosemide with or without albumin in hypoproteinemic patients with acute lung injury. Crit Care Med, 2005, 33(8): 1681 - 1687.

[138] Van Hook JW, Ventilator therapy and airway management. Crit Care Obstet, 1997, 8: 143.

[139] Rayburn WF, Zuspan FP. Drug Therapy in Obstetrics and Gynecology. 3rd ed. St. Louis: Mosby Year Book, 1992.

[140] Briggs GG, Freeman RK, Yaffe SJ. Drugs in Pregnancy and Lactation. 4th ed. Baltimore: Williams and Wilkins, 1994.

[141] Kress JP, Hall JB. Sedation in the mechanically ventilated patient. Crit Care Med, 2006, 34(10): 2541 - 2546.

[142] Balestrieri F, Fisher S. Analgesics // Chernow B. The Pharmacologic Approach to the Critically Ill Patient. Baltimore: Williams and Wilkins, 1995, 640 - 650.

[143] Vender JS, Szokol JW, Murphy JS, et al. Sedation, analgesia, and neuromuscular blockade in sepsis: An evidence-based review. Crit Care Med, 2004, 32(11): S554-S561.

[144] Bianchi M, Mantegazza P, Tammiso R, et al. Peripherally administered benzodiazepines increase morphine induced analgesia in the rat. Arch Int Pharmacodyn Ther, 1993, 322: 5 - 13.

[145] Ward DS. Stimulation of the hypoxic pulmonary drive by droperidol. Anesth Analg, 1984, 63: 106 - 110.

[146] Ayd FJ Jr. Intravenous haloperidol therapy. Int Drug Ther Newslett, 1978, 13: 20.

[147] Shafer SL. Advances in propofol pharmacokinetics and pharmacodynamics. J Clin Anesth, 1993, 5: 14S - 21S.

[148] Goodchild CS. Cardiovascular effects of propofol and relevance to use in patients with compromised cardiovascular function. Semin Anesth, 1992, 11: S37-S38.

[149] Carson SS, Kress JP, Rodgers JE, et al. A randomized trial of intermittent lorazepam versus propofol with daily interruption in mechanically ventilated patients. Crit Care Med, 2006, 34(5): 1326 - 1332.

[150] Cremer OL, Moons KG, Bouman EA, et al. Long-term propo-

fol infusion and cardiac failure in adult head-injured patients. Lancet, 2001, 357: 117 – 118.

[151] Kress JP, Pohlman AS, O'Connor MF, et al. Daily interruption of sedative infusions in critically ill patients undergoing mechanical ventilation. N Engl J Med, 2000, 342(20): 1471 – 1477.

[152] Van Hook JW, Harvey CJ, Uckan E. Mechanical ventilation in pregnancy and postpartum minute ventilation and weaning. Am J Obstet Gynecol, 1995, 172: 326 (part 2). Abstract.

[153] Murray MJ, Cowen J, DeBlock H, et al. Task Force of the American College of Critical Care Medicine (ACCM) of the Society of Critical Care Medicine (SCCM), American Society of Health-System Pharmacists, American College of Chest Physicians. Crit Care Med, 2002, 30(1): 142 – 156.

[154] Cullen DJ, Bigatello LM, DeMonaco HJ. Anesthestic pharmacology and critical care // Chernow B. The Pharmacologic Approach to the Critically Ill Patient. 3rd ed. Baltimore: Williams and Wilkins, 1994, 291 – 308.

[155] Duvaldstein P, Agoston S, Henzel D, et al. Pancouronium pharmacokinetics in patients with liver cirrhosis. Br J Anaesth, 1978, 50: 1131 – 1136.

[156] Miller RD, Rupp SM, Fisher DM, et al. Clinical pharmacology of vecuronium and atracurium. Anesthesiology, 1984, 61: 444 – 453.

[157] Fletcher SN, Kennedy DD, Ghosh IR, et al. Persistent neuromuscular and neurophysiologic abnormalities in long-term survivors of prolonged critical illness. Crit Care Med, 2003, 31: 1012 – 1016.

[158] Soler M, Imhof E, Perruchoud AP. Severe acute asthma. Pathophysiology, clinical assessment and treatment. Respiration, 1990, 57: 114 – 121.

[159] Einarsson O, Rochester CL, Rosenbaum S. Airway management in respiratory emergencies. Clin Chest Med, 1994, 15(1): 13 – 34.

[160] George R, Berkenbosch JW, Fraser RF Ⅱ, et al. Mechanical ventilation during pregnancy using a helium-oxygen mixture in a patient with respiratory failure due to status asthmaticus. J Perinatol, 2001, 21(6): 395 – 398.

[161] Caramez MP, Borges JB, Tucci MR, et al. Paradoxical responses to positive end-expiratory pressure in patients with airway obstruction during controlled ventilation. Crit Care Med, 2005, 33(7): 1519 – 1528.

[162] Qvist J, Penmberton M, Knud-age B. High-level PEEP in severe asthma. N Engl J Med, 1982, 307: 1347 – 1348.

[163] Ranieri VM, Dambrosio M, Brienza N. Intrinsic PEEP and cardio-pulmonary interaction in patients with COPD and acute ventilatory failure. Eur Respir J, 1996, 9: 1283 – 1292.

[164] Tobin MJ, Yang K. Weaning from mechanical ventilation. Crit Care Clin, 1990, 6(3): 725 – 747.

[165] Esteban A, Frutos F, Tobin MJ, et al. A comparison of our methods of weaning patients from mechanical ventilation. Spanish Lung Failure Collaborative Group. N Engl J Med, 1995, 332: 345 – 350.

[166] Pardee NE, Winterbauer RH, Allen JD. Bedside evaluation of respiratory distress. Chest, 1984, 85(2): 203 – 206.

[167] MacIntyre NR, Cook DJ, Guyatt GH. Evidence-based guidelines for weaning and discontinuing ventilatory support: A collective task force facilitated by the American College of Chest Physicians; the American Association for Respiratory Care; and the American College of Crit Care Med. Chest, 2001, 120(6): S375-S395.

[168] Jaeschke RZ, Meade MO, Guyatt GH, et al. How to use diagnostic test articles in the intensive care unit: diagnosing weanability using fVt. Crit Care Med, 1997, 25: 1514 – 1521.

[169] Frutos-Vivar F, Ferguson ND, Esteban A, et al. Risk factors for extubation failure in patients following a succesful spontaneous breathing trial. Chest, 2006, 130(6): 1664 – 1671.

[170] Tobin MJ, Alex CG. Discontinuation of mechanical ventilation // Tobin MJ. Principles and Practice of Mechanical Ventilation. New York: McGraw-Hill, 1994, 1177.

[171] Pingleton SK, Harmon GS. Nutritional management in acute respiratory failure. JAMA, 1987, 257: 3094 – 3099.

[172] Lewis MI, Belman MJ. Respiratory muscle involvement in malnutrition // Tobin MJ. The Respiratory Muscles. Philadelphia: JB Lippincott Company, 1990.

[173] Laroche CM, Moxham J, Green M. Respiratory muscle weakness and fatigue. Q J Med, 1989, 71: 373 – 397.

[174] Siafakas NM, Salesiotou V, Filaditaki V, et al. Respiratory muscle strength in hypothyroidism. Chest, 1992, 102: 189 – 194.

[175] Barrientos-Vega R, Mar Sanchez-Soria M, Morales-Garcia C, et al. Prolonged sedation of critically ill patients with midazolam or propofol: impact on weaning and costs. Crit Care Med, 1997, 25: 33 – 40.

[176] Bergbom-Enberg I, Haljamae H. Assessment of patient's experience of discomforts during respiratory therapy. Crit Care Med, 1989, 17: 1068 – 1072.

[177] Holliday JE, Heyers TM. The reduction of weaning time from mechanical ventilation using tidal volume and relaxation biofeed back. Am Rev Respir Dis, 1990, 141(5 Pt 1): 1214 – 1220.

第 10 章 血管通路

简 介

血管通路的置管和维护在重症产科患者的治疗中起到了重要的辅助作用。动脉和静脉通路为临床治疗提供了相当多的益处（表10.1）。合并并发症的孕产妇也是长期使用中心静脉（Ⅳ）通路的指征（表10.2），以对其进行肠外营养、给药及抗生素治疗[1-4]。

中心静脉和动脉通路的建立，需要操作者具备相关的技术，包括导管类型的选择、置管路径、置管技术和术后维护的相关知识。

导管类型

关于静脉导管类型的选择和置管的部位，会受到某些指征的影响（表10.2），如持续使用的时间，病情的紧急性，输入液体的成分（如渗透压、密度、晶体、胶体）。导管越短越粗，液体通过的流速也越快。如导管的直径，0.7mm/22G规格与1.65mm/16G规格的相比，可使流速相差接近4倍（25mL/min 与 96mL/min）[5]。中心静脉插管通常使用多腔导管（图10.1），多为三腔管，外径为2.3mm（6.9French），有3个通路（3个18号的规格，2个18号加1个16号的规格）。每个通路的开口都与其他的开口相互间隔1cm或更多，目的是减少混合输液。

静脉导管可作短期或长期使用，经皮或皮下植入（表10.3），可用外周或中心血管。外周置管的位置为中心静脉的末梢包含静脉瓣膜。相反，中心静脉导管的插管位置没有静脉瓣膜，

通常考虑在腋窝或股总静脉水平的位置，或是这个层面流向心脏位置的其他静脉。"外周静脉置管"和"中心静脉置管"这一说法的意思是指插管的位置在外周还是在中心静脉，或指导管尖端的放置位置。中心静脉插管需要选择能容纳大口径导管的静脉，以保证高流量的速率管理。在使用高渗透压，易引发硬结或血栓性静脉炎的液体时，大多数临床医生都赞同导管的尖端应该被送到靠近心脏的上腔或下腔静脉，但目前尚无人体的前瞻性研究导管放置的最佳位置[6]。

短期的（少于2周）经皮导管的成分由聚乙二醇、聚氨酯、聚碳酸酯、氯乙烯或硅构成，有多种长度、直径或内腔型号。短期的经皮导管适用于大多数有"穿刺困难"的产科患者群体（即曾有静脉药物滥用史、静脉化疗、低容量血症）和那些需要快速解决临床问题的患者。因为预期是短期使用，可选择在下肢，如足背、大隐静脉、股静脉等处；然而，活动度的降低和导管脱出风险的增加，这些都在下肢穿刺的不利因素。

长期的（几周至几个月）经皮导管，通常是由硅的衍生物构成，更为柔韧，并且能够减少血栓的形成，能在静脉插入点和皮肤穿刺处之间的皮下通路中穿行[7,8]。通常，这些导管都有一个涤纶套，放置在导管靠近皮肤穿刺口。导管隧道和涤纶套可促使组织向内生长，固定并限制皮肤定植菌的扩散和感染。长期导管会带有一个静脉导管的阀门[9,10]。这种导管为盲端导管，在导管尖端附近有一个侧壁缝。当正压通过导管时侧壁缝被向外吹开，可进行输液或药物管理，而当抽吸负压时侧壁缝向内被吸开，可用于采取血标本。静止的时候导管为关闭状态，从理论上避免了导管使用期间需要肝

素化。长期静脉导管通常使用的部位有：锁骨下静脉、颈内外静脉、贵要静脉和大隐静脉。当股静脉、大隐静脉或贵要静脉已被占用时，导管穿刺通路允许建立在下胸部、腹部、大腿或前臂[11]。

经外周静脉置入中心静脉置管（peripherally inserted central venous catheters, PICC）自1975年开展[12]，由于跟传统的通过外科手术放置导管的方法相比较，PICC更易于插入，且潜在的并发症更少，故其使用得到推广[13]。

完全植入式静脉接入系统，一般理解为输液港，是利用附带着储液槽的导管放置到皮下固定。这个装置可以长期使用（几个月到几年），尤其是在患者需要间歇性用药的时候。在导管使用期间，储液槽通过一种称为Huber的专用针（无损伤针）连接。虽然置入静脉港需要用到外科手术，但减少了静脉早期和晚期的并发症[14]。理想的情况下，植入式导管储液槽应放置在一个安全平坦，不易移动的区域，最好是有肋骨覆盖的区域。

动脉导管应作为短时间的特定用途使用。那些易于触诊的、通常用来穿刺的动脉包括（按优先顺序）桡动脉、足背动脉、股动脉、腋动脉、肱动脉。通常而言，持续动脉内压力监测所选择的动脉血管应满足以下条件：①直径大到能充分容纳导管且不阻塞血管；②必须有

足够的侧支循环；③穿刺部位要能够方便进行导管护理；④放置部位不易被污染。

表10.1 危重产妇建立血管通路的优点

血管位置	优点
动脉	持续建立可用于：
	监测血压
	频繁的血液取样
中心静脉	快速的血液管理
	血流动力学监测

表10.2 长期静脉通路适应证

胃肠外营养和给药

子痫呕吐

炎症性肠病

胃瘫

胰腺炎

囊肿性纤维化

短肠症候群

肝素（心脏瓣膜，深静脉血栓形成）

抗生素（细菌性心内膜炎，骨髓炎）

恶性肿瘤的化疗

硫酸镁

缺少外周通路

先前的静脉药物滥用

先前的长时间化疗

血液透析

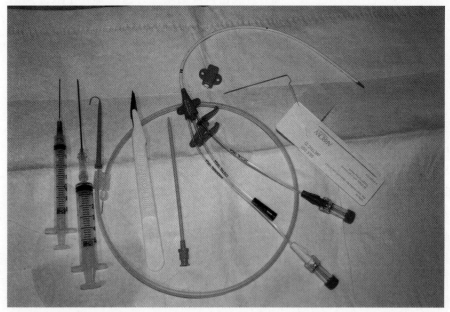

图10.1 多腔置入导管装置。从左到右分别为：小探针、大针、导丝、手术刀、扩张器、三腔导管、缝线

表 10.3　中心静脉导管类型

类型	短期	长期	可植入的
位置	经皮	经皮	皮下注射
持续时间	少于 2 周	4 周以上	1 月以上
静脉点	外周静脉	中心静脉	和长期中心静脉导管一样
	足背静脉	锁骨下静脉	储液器连接的 Huber 针插入点
	隐静脉	颈外静脉	
	股静脉	颈内静脉	
		头静脉	
		颞浅静脉	
		隐静脉	
		股静脉	
材料	聚乙烯、聚氨酯、氯乙烯、硅树脂	硅树脂	
袖口	没有袖口	涤纶	
内腔	多重复合		单腔或双腔
缺点	难以进入	慢性并发症	慢性并发症
风险或益处	可变动导管		患者活动增加
	患者活动减少		
尖端	开放	静脉导管阀	

置入导管的准备工作

在置入导管前，都必须确定该血管通畅。血管穿刺置管的禁忌证包括有：置入部位感染或炎症、动静脉畸形瘤、动脉移植。凝血功能障碍是相对的禁忌证。在凝血功能障碍的情况下，利用多普勒来确定血管的位置可以降低并发症的发生。已在 242 例纠正了凝血功能障碍的患者和 88 例未纠正凝血功能障碍的患者上进行导管植入术。在这些病例中，置管后发生的大多数出血，在缝合导管置入部位后得到了控制。1 例与出血性并发症唯一相关的异常值为血小板计数 $< 50 \times 10^9/L$ ($P = 0.02$)[15]。此外，局部加压和使用局部凝血酶喷雾剂可用来控制外周血管的出血而非中心血管出血。

皮肤准备

皮肤消毒尤为重要。这不仅仅包括洗手，还有人员培训和无菌技术，包括大型无菌单的铺单、手术服和手套的使用[16-19]。防腐剂，包括酒精、碘酒、葡萄糖酸氯己定和六氯酚，用

来减少皮肤菌群的皮肤准备工作，酒精具有广谱的抗菌活性但是没有冲洗功能，并且在脏的皮肤上不会起到很好的抗菌效果[20-21]。最常用的抗菌剂是葡萄糖酸洗必泰和聚维酮。聚维酮碘是一种水溶性碘络合物载体分子。碘从载体分子中缓慢释放，从而减少任何刺激性的作用。正由于这种缓慢的释放，消毒准备时间是涂抹皮肤后等待 2min 以上[21-22]。在一项研究中，2% 水溶葡萄糖酸洗必泰相比 10% 聚维酮碘和 70% 乙醇[16]，表现出更优异的抗感染作用。不过，不同浓度的葡萄糖酸洗必泰可能功效不同。不推荐在导管置入部位剃毛，因为会损伤皮肤并且促进细菌定植。如果必须要去除毛发，应该使用修剪的方法。

导管置入并固定后，应使用敷料覆盖穿刺部位。使用纱布和透明敷料这两种方法，发生导管相关感染的概率相似。

普通的导管穿刺技术

建立血管通路有 3 种导管技术：直接穿刺，改良和经典的 Seldinger(导丝外置管)技术。直

接穿刺方法包括触诊和直接针头穿刺，通常有一个聚四氯乙烯导管套在穿刺针上进入血管。Seldinger 技术[23]涉及使用导丝。这种方法在经皮穿刺动脉造影中取代了针头。当穿刺到血管，见回血后（穿刺入动脉则为搏动性的回血），进针则要停止和结束，此时把柔韧的导丝插入穿刺针进入血管腔。然后取出穿刺针，聚氨酯型导管在导丝的引导下进入血管。商业生产的导管里面包括一个内导丝，故也可以使用改良的导丝外置管技术[24]。Beards 及其同事在 69 例危重病患者中比较了这 3 种插入技术。直接穿刺技术失败率最高，随后依次是改良和经典的导丝外置管技术。与改良和经典的 Seldinger 技术相比，直接穿刺技术的成功，明显需要花费更多的时间、导管及更多次数的穿刺。作者同时也观察到了，使用聚氨酯导管与聚四氟乙烯导管相比，发生堵塞的机会和需要重穿的次数都明显减少。因此，他们强烈支持使用经典的 Seldinger 技术和聚氨酯导管。

在插管中，患者正确的体位很重要。患者应保持 Trendelenbury 体位（头低脚高位），妊娠的后期阶段因为下腔静脉受增大的子宫压迫，孕妇应稍转向左侧。如果患者不能忍受头低脚高的体位，可以把腿抬高。用局麻药做局部浸润麻醉，包括穿刺处、皮下切口或皮下植入夹层处。穿刺入静脉后，小心退出注射器，同时操作者按压针头接口处，以防止过度出血和空气进入。这在中心静脉穿刺中是很重要的。通过 Seldinger 技术，导丝穿过穿刺针，置入导丝后将针头退出。下一步，用扩张器穿过导丝，通过一次或多次地进出来扩张静脉通路，在扩张器-导管组件被导丝带到正确的位置后，退出导线和扩张器。当导管内血液能通畅的流出，并用适量的晶体溶液确定其能自由流动（仅依靠重力）时，才能够确认为穿刺定位正确了。

长期经皮导管通常用剥去护套的改进性 Seldinger 技术。通道扩张后，一个扩张器-护套组件先通过导丝进入所选的静脉，然后退出导丝和扩张器，此时将硅橡胶导管穿过剥离护套。在适当的位置上方，旋转剥离护套上的手柄，垂直于其长轴，直到护套裂开。把护套手柄拉出，并同时剥离至其长轴的一半，在拔出时，要把导管小心固定在适当的位置。

在动脉插管的病例中，可以通过搏动性的回血血流来确认定位的成功，若还有怀疑，则可以通过血气分析来证实。适用于穿刺的血管包括：桡动脉、股动脉、肱动脉、腋动脉、足背动脉和颞浅动脉。持续的血压监测中，导管连接到一个有三路活塞和高压力管道的传感器上，高压力管道上有一个含有生理盐水和肝素（1500U/500mL）的压力袋。高压力管道对于防止血压读数的下降是必要的。肝素生理盐水通过加压袋以 2 ~ 5mL/h 的速度给药来防止导管的血液凝固。在连接动脉通路之前压力通道和活塞阀的清理是极为重要的，可以防止空气栓塞。所有的设备也都必须要保持洁净或有冲洗装置能够清除堵塞在压力管中的任何血液，也要能清洁导管本身和采集血液后的活塞阀。动脉插管的并发症包括血管痉挛、感染、血栓形成、出血和血肿。

特殊的导管穿刺技术

部分作者也阐述了利用实时超声可以更方便的定位静脉，并减少中心静脉插管带来的机械性并发症的发生率[25-26]。超声在中心静脉导管穿刺中的使用变得越来越普及，尤其是针对棘手的患者。在需要探测的区域放置传感器，无论是颈内静脉（图 10.2）还是股静脉，都能够方便地识别。在 Valsalva 试验（强力闭呼动作）中，上腔静脉会明显扩大，并还可被压缩，与不可被压缩且搏动的动脉血管相比，更容易被识别。

Schummer 等进行的一项研究表明，使用 Seldinger 技术，在导管置入期间，机械并发症的发生率是 12%[27]。这个经验丰富的课题组遇到的并发症包括有：误穿动脉、气胸、错位和插管失败。使用超声可能会减少这种并发症的发生率。也有报道称血管造影可辅助导管的放置。最后，右心房心电图可用来了解导管尖端位置的准确性[6]。

常见并发症

动静脉导管穿刺术可引起许多短期和长期的并发症（表 10.4 和表 10.5），其特殊并发症将在以下分别论述。

导管错位

导管错位在任何血管置管中都可能会出现。目前没有前瞻性的研究能够对导管尖端的最佳位置有一个明确的说明，但是大多数从业人员认为，上腔静脉最接近右心房处是理想的位置[6]。导管尖端放置在越小越近的静脉，更容易引起静脉血栓和管腔狭窄。导管的尖端放置在心脏中，则可能会导致心律失常、穿孔、心包填塞、心瓣膜损伤或心内膜炎。经肘部穿入的 PICC（经外周静脉穿刺中心静脉置管术）导管，其导管尖端错位最常见，发生率为 21% ~ 55%[28]。因导管尖端错位，造成最严重的后果是心脏压塞。这种虽不常见，但也是灾难性的潜在并发症，该并发症在所有中心静脉导管置管后都应该考虑到。为排除在图像引导下中心静脉导管插管可能出现的例外情况，普遍推荐使用胸片[29-32]。影像学应显示出导管尖端的中线位置在上腔静脉的中央，而没有紧靠动脉或心室壁。

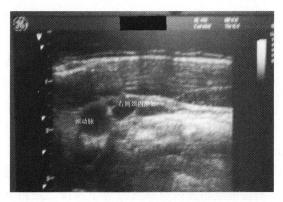

图 10.2 颈内静脉的超声图像。颈内静脉可以在毗邻颈动脉和胸锁乳突肌的下方被看到

表 10.4 中心静脉置管的并发症

即时并发症	长期并发症
置管失败	静脉血栓形成
导管错位	肺栓塞
气体栓塞	上腔静脉压迫综合征
气管栓塞	静脉栓塞
心律失常	动静脉瘘
气胸	假性动脉瘤
血胸	导管血栓形成
胸腔积液、乳糜胸	导管移位、断裂
气管、食管损伤	导管相关性感染
股神经损伤	感染性心内膜炎
臂丛神经损伤	心脏穿孔
膈神经损伤	心包压塞
迷走神经损伤	化脓性血栓性静脉炎
喉返神经损伤	锁骨骨髓炎
星状神经节损伤	

表 10.5 动脉置管的并发症

血肿
出血
导管阻塞
导管错位
感染
栓塞
缺血性损伤
血栓形成
假性动脉瘤
动静脉瘘

血栓形成，管腔狭窄、闭塞

大静脉血栓通常无症状，故而未被诊断和报道[33]。在上腔静脉导管插入术中，此并发症被临床诊断的概率通常小于 5%，但是 20% ~ 40% 患者通过经静脉造影术可得到确诊。血栓形成与几个因素相关。第一个考虑的因素是导管和血管的相对直径。通常来说，就血管的直径而言，导管直径越小，血栓的发生率就会越小。除此之外的因素还有留置时间、导管的材料、导管尖端的形状、置管穿刺的次数、低心输出量、低血压、使用升压药、外周血管闭塞的进程和雷诺病[24,34]。

导管尖端形成的纤维蛋白栓会堵塞导管。基本上所有的静脉导管放置 1 周以上都会形成这种纤维蛋白栓[29,35]。

抽出血液标本时,应该意识到导管中会有无效腔形成。故在采集血液标本之前应该先丢弃这些无效腔中的血液。在采集标本之后清洁导管也很重要,以免血块堵塞导管。附着在导管尖端甚至血管腔的血凝块都能通过冲管去除。为了减少导管堵塞,设计了使用或不使用肝素这两种方法来冲管[33,36]。试验证实运用纤溶剂可使堵塞的导管再通[37-41]。拔出管道是治疗与导管相关的深静脉血栓的其他方法[42-43]。

栓 塞

空气栓塞是中心静脉穿刺中一种罕见但可致命的并发症,其发病率不到1%但是死亡率却高达50%。如果空气栓塞的量达到50mL或更多,结果就更可能是致命的。空气栓塞的症状会有抽搐、偏瘫和局灶性神经系统体征。空气栓塞可以通过中心静脉的抽吸或给患者Trendelerbury卧位(头低脚高位)和左侧卧位而得以缓解,这两种措施可以把空气保留在右心室,直到其他措施可行为止。对情况平稳的患者,可以给予支持治疗,包括100%的氧气吸入。再次置入中心静脉导管是非常危险的。在这一看似无害的操作也需要重视其技术和定位的正确。

Vesely[44]回顾了在11 583例中心静脉导管置入术中出现的并发症。空气栓塞有15例,大部分都无明显症状,轻度或中度的症状在给氧后得以缓解,只有1例出现系列的致命症状。

特殊的静脉插管部位

颈内静脉

颈内静脉位于胸锁乳突肌下,并且在其与锁骨下静脉的结合点上形成头臂静脉。有关于解剖变异方面的理论指出,颈内静脉与颈动脉关系异常的状况出现的概率为10%[45]。通常,当头部转向置管的对侧时,颈内静脉从耳廓到胸锁关节拉成了一直线,其处在比颈动脉更靠

前的位置[8,46]。颈内静脉是较常使用的中心静脉通路,其优点包括可以在出血时压迫血管以缓解症状,并且降低气胸的危险。首选右侧的颈内静脉,因为可以避开胸导管且直接入右心房[45]。左侧颈内静脉至左头臂静脉的解剖关系,使穿刺很难越过这一血管角,也增加了血管狭窄和血栓形成的风险。

选择在颈内静脉中段或后段置管,是两种可行的置管技术。中段置管的方法是让头部移向对侧,身体以20°~30°的角度保持Trendelerbury(头低脚高)卧位,这使头部保持向下的姿势,且能扩张颈内静脉并最大限度地减少空气滞留。胸锁乳突肌的两头和锁骨组成一个三角区域(图10.3)。在颈内静脉中段和胸锁乳突肌的中段和后段扪及颈动脉搏动并推向内侧。用18G针头的注射器,在三角区的顶点进针,针头斜面朝上,与皮肤成30°~45°的角(图10.4)。针头指向同侧乳头,如果进针5cm后仍没穿入静脉,针头往回退出4cm,略偏横向再次进针。当进入血管后,导管接头会出现回血。如果出现搏动性的回血,则说明已误入颈动脉,此类情况下,应拔出针头并按压穿刺点5~10min。在颈动脉被刺穿的情况下,不要再尝试在对侧穿刺,穿刺两侧的颈动脉会有严重的后果。

后路穿刺,患者保持姿势不变,但医生需在颈外静脉与胸锁乳突肌侧缘相交点的前1cm处进针。针尖斜面朝上,在3点钟的角度沿胸锁乳突肌薄弱处进针,针尖指向胸锁乳突肌在胸骨柄插入的位置和胸骨上切迹(图10.5)。颈内静脉应在进针后皮下5~6cm处。如果继续进针,套管处未见血液涌出,可以在退出针头时有缓慢持续的负压,如有回血应确定是否为静脉血液,可明确为穿刺入静脉。即使没有搏动性的血流也并不一定可以确认就是穿刺到了静脉,理想的情况下是压力波能会转为静脉波形[45,47]。

除了前面描述的方法,隧道式的中心静脉穿刺法也使用颈内静脉或锁骨下静脉。颈内静脉套管插入术是一种简单易行且并发症少的方法[48]。其并发症包括血肿、颈动脉穿刺、神经

损伤、气栓和心脏压塞。

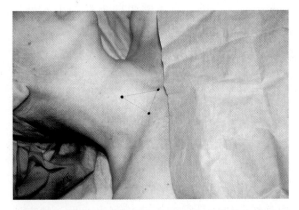

图 10.3　颈内静脉穿刺定位。头转向穿刺的对侧，胸锁乳突肌的两头和锁骨组成三角形区域

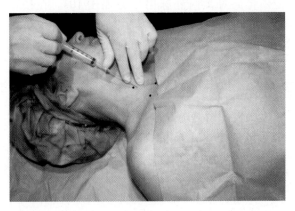

图 10.4　颈内静脉置管前路。触诊颈内动脉并在其延长线上用针在三角形的顶点进行探试，针头朝向同侧乳头

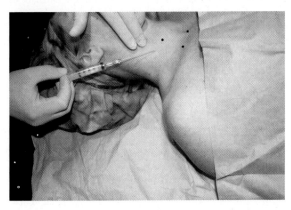

图 10.5　颈内静脉置管后路。后路进路须保证针尖在斜角肌的下腹部前方并指向胸骨上切迹

如前所述，超声定位血管的技术被许多医生所青睐。通过调查，用这种方法找到颈内静脉的事实为支持这一方法提供了最令人信服的证据。Karakitsos 等[49]进行了 900 例前瞻性随机试验，评价超声波引导下颈内静脉的置管与标准的传统方法进行对比。在控制了多个因素后，与传统方法对比，实时超声引导的颈内静脉的置管术，对于减少颈动脉破裂的血肿、血胸、气胸、导管相关性感染，减少从进针到进入静脉的时间和尝试操作的数量都显著相关。

神经系统的并发症十分罕见，但在颈内静脉置管穿刺术中仍有记载。在解剖关系上，下臂神经丛与颈内静脉十分接近，因此有潜在的神经损伤危险，通常是由插管过程中的创伤引起[50]。

颈外静脉

颈外静脉是由下颌后静脉和耳后静脉汇合而成，其沿着下颌到锁骨中线的角度延伸，斜穿过胸锁乳突肌。颈外静脉在锁骨部位三角区域，颈外静脉与锁骨下静脉汇合[46]，选择颈外静脉做穿刺的较大优势是减少气胸的危险。缺点为导管推入困难，并且由于锁骨下静脉与颈外静脉形成的锐角，可能会导致静脉穿孔。

患者取仰卧位或 Trendelerbury 卧位，头部偏向对侧。在锁骨上加压使静脉充血，从而显出颈外静脉。但事实上，即使是理想状态下，也有 15% 的患者并不能通过这种方法找到颈外静脉[51]。一旦找到颈外静脉，在锁骨到下颌的中间区域，用拇指和食指固定静脉，让导管斜面向上置入静脉。导管的长度应不超过 15cm。穿刺时用力过度，可导致颈外静脉在汇入锁骨下静脉的角度被刺穿。运用肩部的手法，可使 J-导丝不需用力加压既可穿过锁骨[52]。另外，导丝在通过颈外静脉与锁骨下静脉的汇合点处如遇到阻力，J-导丝应该在靠近汇合点近端 0.5cm 处退出，这时可缓慢推入三腔导管穿过 J-导丝，这一手法的成功可能就在于导管尖端的直径要更小[53,54]。颈外静脉置管术的并发症包括血栓、上腔静脉穿孔和胸腔积液[47,55]。

锁骨下静脉

锁骨下静脉经常被作为中心静脉的通道使用。作为腋静脉的延伸静脉，锁骨下静脉的脉络在锁骨下和斜角肌的表面延伸。在胸腔入口，锁骨下静脉与颈内静脉一起共同构成头臂静脉[8,46]。置管时患者仰卧，保持15%的Trendelerbury位，头面朝向穿刺侧，手臂下垂微曲。有一个十分有效的方法就是将毛巾卷起堆放在患者脊椎和肩膀下。这个体位扩大了第一肋骨和锁骨之间的通道。接下来，医生应目测锁骨下动脉的路径，并将其沿锁骨线（图10.6）大致分为内、中和后侧三段。通过这个方法，在内侧与中段汇点处靠近后段的锁骨处，朝着胸锁乳突肌靠近锁骨的方向，针头在这个点插入会降低气胸的风险，进针时针尖斜角需朝上。导管尖端将会沿着锁骨下方行进，并会与骨头接触，导管指向胸骨上切迹并平行于患者的背部，在进入静脉前针尖斜角应转向3点钟方向，便于导管顺利进入静脉。

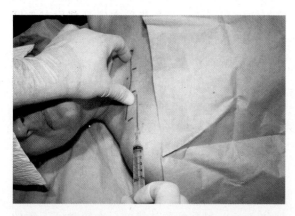

图10.6　锁骨下静脉穿刺的定位。沿锁骨线大致分为内、中和后侧三段，内侧与中段汇点处靠近后段的锁骨处为进针处

锁骨下静脉置管术的直接风险包括气胸、血胸和导管错位。在这些并发症中，最常见的是气胸，发生率为1%～6%。气胸的形成主要是与颈内静脉或锁骨下静脉的穿孔有关。Collin和Clarke[56]回顾了置管后发生的迟发性气胸（48～72h），并且推荐术后复查采用直立呼气相的胸片。呼气导致肺部空气减少，但胸膜腔内并没有受此影响，故可增强气胸的影像学显示[57]。最后，在置管中有重复穿刺尝试、持续性（肋膜炎或背部）疼痛和出现呼吸系统症状的，需要给予重复或后期胸片复查。一般的气胸治疗方法，传统上包括放置胸腔管。然而，在Laronga[58]的调查中，在门诊，对于气胸通

常是仅予观察，或插入8.5Fr的导管并用Hemlich阀门。另外，自主呼吸的患者如果发展成小气胸，用100%的氧气治疗60min，应能有效除氮和缩小气胸，从而避免插入胸导管。

血胸是一种罕见的锁骨下静脉置入并发症。因为胸腔的血管由于结构的关系不能被直接压迫，锁骨下静脉其次。所以从某种程度上，患有凝血功能障碍的患者禁忌行锁骨下静脉置管术。

导管错位的常见部位是导管置入同侧的颈内静脉，错位最常被X光检测出，另一种方法则是颈内静脉的阻塞测试[59]。阻塞测试方法是在锁骨上对颈内静脉用外力加压10s。在按压时，观察中心静脉压和波形。只要导管误入颈内静脉，中心静脉压均会上升3～5mmHg。如果导管误入其他血管，则中心静脉压在操作时没有变化。

比较颈内静脉、锁骨下静脉和股静脉，对于发生血栓、狭窄和感染的情况，锁骨下静脉相对于其他两者较少出现感染、机械性并发症和血栓[60]。

股静脉

股神经、股动脉和股静脉从外至内，在股三角下行于腹股沟韧带[46]。股静脉可以在股动脉内侧1～2cm处被触诊。如果未能触到股动脉搏动，可在髂嵴到耻骨结节之间划一条连线，分成三等分，股动脉位于该线中段与最内侧段的交点上，股静脉位于该交点的内侧1～2cm处（图10.7）。在腹股沟韧带尾侧的2～3cm处进针，以确保穿刺的为该大腿区域的静脉。导管针头应与皮肤成45°的角，朝着静脉方向进针，至少需要插入15cm才能进入股静脉。一旦进入静脉，导管的角度可以与皮肤表面放平，以与血管的内腔齐平。

股静脉置管术的优点是血管粗大且没有气胸的风险。该术一般不建议用于心脏复苏术和存在出血性疾病的患者[8]。该置管术的并发症包括误穿动脉、血肿、出血、局部炎症、导管尖端错位和血栓[61]。

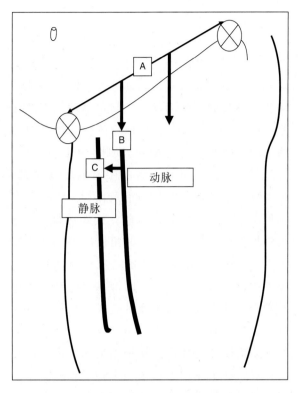

图 10.7　股静脉的位置估计。当未触及股动脉时，可按上图估计股静脉位置。A. 在髂前上棘到耻骨结节之间划一条连线；B. 分为 3 等分；C. 股动脉位于该线中段与最内侧段的交点上，股静脉位于该中线内侧 2～3cm 处

头静脉

头静脉的走向是从腋静脉起，在三角胸大肌膜沟处穿过深筋膜，下行至手臂外侧[46]。头静脉是手术切开最常用的中心静脉通路。

特殊动脉通路位置

桡动脉

肱动脉在前臂分为桡动脉和尺动脉，桡动脉常用来做动脉置管，因为其在茎突的内侧位置浅表。尺动脉和桡动脉平行，桡动脉和尺动脉共同构成掌深弓并为手部供血[46]。在桡动脉置管前，必须有充足的侧支循环。Allen 试验可用于检测侧支血流的充足。但即便如此，还是有可能发生渐进性、迟发性的手部缺血而导致

截肢[62]。在冲洗导管时可能出现皮肤苍白，干扰对皮肤血液循环情况的判断。沿桡骨线的缺血使手部供血受损，这些病例中，我们已经成功地使用星状神经节阻滞来促进血管舒张，使接近坏死的手指恢复血液灌注。

Allen 试验是按照下面的步骤实现的。

1. 同时压迫尺、桡动脉至闭塞。
2. 保持闭塞同时将患者的手高举过头顶。
3. 反复握拳的动作直至手部发白。
4. 放松对尺动脉的压迫。

手部的缺血苍白应该在 6s 之内恢复到正常的颜色。延迟到 7～15s 则表明尺动脉灌注缓慢。持续缺血 15s 或更久则表明尺动脉弓不完整或闭塞。不能迅速恢复到正常的颜色，可推定证明侧支循环不充足，该桡动脉不能用于置管。在做这个试验时，注意不要过度伸腕以免误伤尺侧血流。

确定有足够的侧支循环后，就可以准备执行桡动脉穿刺术了。将腕关节略背屈可以更好地暴露动脉。最好用一个手板并放一卷小纱布垫在手腕腕背下，用一根带子穿过患者的手掌和前臂上部，要注意不要影响到血供。另外一种方法，是用助手托起患者的手臂，但这个方法常会妨碍穿刺的进路。安置好体位后，即将该区域按之前所描述的方法进行准备和麻醉。推荐使用 20－22G 的穿刺针。针头与动脉成 30°进针直到针座处出现血液。如果使用直接穿刺的技术，针的角度稍低一点并且要求更加稳定的进针。要方便进针，可旋转导管使其向前向后，做钻井运动。如果导管不能顺利推进，操作者要避免使用蛮力，因为会有创伤性假性动脉瘤的危险。通常，血管壁被刺破后，导管是位于血管的后方。如果导管已经推进并超过了金属针头的尖端，则不要再继续进针，那样会有损坏导管的风险。相反的，应该完全拔出针头并缓慢地退出导管部分，直到有搏动性的回血出现。此时，可以轻柔地再次推进导管或通过导管插入一根 25G 的血管导丝。如果这些操作都失败了，应该拔出导管并废弃。用新的针头和导管重新操作。

如使用 Seldinger 技术（或一种改良的方法），先进针直至能见针栓处有血流涌出，然后将导丝通过针头推进至动脉内 2~3cm，接下来可推导管过导丝及穿刺针，也可先拔出针头，再推导管过导丝。当导管推入后，拔出导丝和针头，出现搏动性血流，固定并连接好导管。

在桡动脉穿刺中，很少会需要切开和暴露。如果确实需要切开，在靠近折腕皱褶 2cm 处，做 2cm 的横切口，该处血管应该用小号止血钳来做钝性剥离来显露。血管钳应该以平行于血管的方向分离组织以减少血管的损伤。皮肤拉钩能很好地暴露切口。切开时要通过不间断地触诊来把握血管的走向。暴露血管后，冲洗并松动一段 1.0~1.5cm 的血管，把 2-0 或 3-0 的缝合线用直角钳穿过血管。为帮助插管，一个方法是在血管穿刺点处，做一个近端缝合和一个远端缝合。远端的缝合线在直接穿刺术中可以用来提拉血管。如果血管穿刺一开始没有成功，牵拉近端缝合线可以起到止血的作用，还可以为导管的置入提供清楚晰视野，从而避免重新穿刺。一旦插入导管，去除所有的缝线（并非打结），关闭皮肤。切口处加压 5~10min，避免血肿形成。

肱动脉

肱动脉是腋动脉的延续，其侧支循环是由尺侧副动脉供血。这条动脉独立存在于肘部上方到肱二头肌肌腱的内侧。拿一根 20G 的 2 英寸导管针与皮肤成 30°进针至导管接口出现回血。该血管可用直接穿刺，改良式或传统的 Seldinger 技术来进行置管。该项操作需要利用前臂夹板来防止肘关节的活动和导管的扭曲。

使用肱动脉置管的风险要大于桡动脉穿刺术，但这些风险不仅限于以下几点：①很难确保有充足的侧支循环；②发生栓塞会阻断所有手部主要的动脉供血；③正中神经支配部位发生出血可导致神经损伤和缺血性肌挛缩。如果有出血，应有必要进行筋膜切开术[63]。肱动脉置管术不应用于有凝血功能障碍的患者。

腋动脉

腋动脉起于锁骨下动脉，从大圆肌下方进入腋窝，位于手臂近端肱二头肌和肱三头肌的肌肉之间的凹槽中。这条动脉几乎和股动脉一样大并且有充裕的侧支循环。正因为如此，腋动脉血栓不会导致末梢局部缺血。因为右侧腋动脉来自右侧头臂动脉干，与颈总动脉直接相连，空气、血块或某些特殊物质会在冲管时栓塞大脑。因此，用左侧的腋动脉会更加安全。

在置管时，可将患者的手掌放于枕颌部，或手臂处于外展外旋位。扪及血管后，用长度不低于 5cm 的 18-20G 导管，插入动脉直到导管针栓处见有血流。进针的角度应该是和皮肤呈 30°，一旦有血液返流的迹象，放低针头角度继续进针或插入导管。因为靠近腋动脉和臂丛神经，这个部位出现血肿会压迫到神经。此外，因为血管和臂丛的 3 根神经索位置接近，在穿刺尝试中可能会直接损伤臂丛神经索。这些神经索在腋鞘内形成了一个神经束。对于使用肱动脉置管术、腋动脉行置管后，需要定时观察远端肢体的血液循环情况。

足背动脉

足背动脉位于足背侧，通常易于被触诊，但还是有 12% 的人不能触及。侧支循环的血供情况通常良好，管道置入后的缺血也很少见。来自足底外侧动脉的侧支循环，可以用压迫跚指甲床使其苍白来对足背动脉的抗压能力进行评估。放松压力后，甲床颜色应该在 2~3s 内恢复正常。

为了方便在足背动脉上置管，握住患者的足部保持在中立位，选择 20-22G 的穿刺针小角度进针进入血管。

股动脉

股动脉是髂外动脉的分支，位于腹股沟韧带中点的深面，沿着髂骨和耻骨联合，在静脉旁侧和神经内侧。常用 16cm 长度的 16-20 号的导管，接 10mL 的注射器。穿刺针与皮肤呈 45°，插入腹股沟韧带下方约 2cm。针头进入血管后操作者会有明显的触感，还有快速涌出的鲜红色血液可作为提示，而且戴着手套的手指在针栓处可以感觉到动脉搏动。一旦刺入血管壁，降低针头在 15°～30°，再把 J 头的导丝插入血管。退出穿刺针，压迫穿刺点上压迫，防止出血和形成血肿。在导丝之后置入导管，但先要确认导丝的远端（末端）的位置正确才可进入。还要仔细确认导丝仍为直线，因为任何扭曲都会导致插管困难。为了使导管更容易穿过皮肤，可能需要在皮肤上做一小切口。导管置入后即可退出导丝，连接导管并固定。

股动脉置管术有一个特殊的并发症，当血管后壁在腹股沟韧带上方刺破，出血可能进入腹膜后间隙，形成多达几公升的密闭出血。因为股动脉、静脉血管粗，用来置管的导管型号大，故造成动静脉血管瘘的机会也比其他的血管多，尤其是在一次穿刺中同时刺破动静脉的情况下。同样，拔出导管的时候，穿刺点出血也更多。所以在拔出导管后，需在穿刺部位加压 10～20min。

与导管相关的感染

导管相关的感染包括针孔、导管内感染、插管相关的菌血症和败血症、化脓性血栓形成，感染性心内膜炎和锁骨骨髓炎。很难确定出与导管相关的血源性感染的发生率，毕竟其是由很多因素造成的。然而，据估计，仅仅在重症监护病房，每年就有 80 000 例患者出现相应症状；正因如此，这种感染造成的潜在死亡率达 35%[16]。造成导管相关感染的原因包括：导管的类型和材料、穿刺置管的尝试次数、留置时间、部位、敷料类型，个人操作经验，置管的指征和微生物的毒力[16,64-65]。通常上肢置管造成的相关感染和下肢相比要少一些。血浆凝固酶阴性葡萄球菌是继粪肠球菌和金黄色葡萄球菌之后，导致导管相关性血源性感染最常见的微生物。但不幸的是，抗生素的滥用已使这些微生物产生耐药性了。

临床上，尤其是患者缺乏其他感染源时，针孔部位出现了感染迹象（如红斑、触痛、脓性渗液）或发生全身系统的感染迹象（如发热、寒战、体液丢失、外周血白细胞升高），就应该怀疑为导管相关性的感染。以往的经验来看，当导管相关血源性感染迹象明显时，就应该拔出并且对导管尖端进行细菌培养。可是，导管尖端的细菌培养情况通常呈阴性，只有很小一部分的感染确实是与导管相关。导管腔细菌的定植是造成导管相关血流感染的先决条件。这促进了原位技术的发展来确定导管细菌定植，也许就能避免了导管的拔除。

这些技术包括以下：

1. 在皮肤的针孔和导管接口处，做表面，半定量培养。用一个干棉签在皮肤针孔周围 3cm 范围的皮肤取样，另一个干棉签在导管接口处取样。

2. 将外周血样和导管血样做配对定量血培养。取外周血 10mL 并分装在需氧菌和厌氧菌的培养液中，然后在疑似有问题的导管里取血样（每个管腔各需取 10cm）以同样的培养方式培养。

3. 区分同步采样的外周和导管接口处样本阳性的时间差异，再次同时在外周血管和导管接口处各取血 10mL。

4. 导管的腔内刷洗。当无法从导管中取血样时，这个方法被认为是有用的。

表面的半定量培养情况和阳性的时间差异已经具备足够的敏感性和特异性，可以被认为是检测导管相关性血流感染的首选。然而，定量血培养做起来很困难并且费用高昂，可保留作为一项需要时的验证试验。腔内导管刷是当血液不能从导管中取出时的最佳选择[66,67]。

当已给予置管患者相关的治疗后，疑似导管相关感染未能迅速得到缓解，通常还是推荐要拔除导管。其他一些研究是有关于在对导管定植和感染患者的治疗中，溶栓治疗是否有效果[68]。

美国疾控中心已发布指南来减少和监控导管相关感染[16]。这些指南中的部分包括以下方面：

　·插入点的选择（锁骨下与股骨处比较）；

　·在插管和换药时均严格遵守无菌原则；

　·纱布敷料每隔 2d 换一次；

·透明敷料每隔 7d 换一次；

·不定期更换导管和导丝，以预防感染；

·创建"导管团队"。

建议凡使用中心导管的每个患者的区域，都建立一个监护系统，以此将每 1000 个导管日中发生的感染用数字明确地记录下来。采用这样的方式记录能有助于在护理单元之间分析其结果。先前的研究中显示，被抗菌剂和消毒剂浸渍过的导管会降低导管相关血流感染情况的发生[69-72]。然而，在最新的指南中，疾控中心建议限制使用抗菌剂和消毒剂浸泡导管，因为用这种方法的医院或患者有意愿留置导管超过 5d 的，往往有难以置信的高导管相关血流感染发生率(尽管置入适当措施)。全国医院感染监测系统累积了医院的数据，发布了导管相关血流感染率的基准并用这些数据来做类比。虽然特定的产科范畴数据未被 NNISS 所追踪，但可以通过手术和医学教学范围来推断，平均为 1000 个导管日里面汇集了 5.3 个感染。

建立一个监测系统、标准化的导管相关教育和组建导管护理的团队，这些措施还未得到足够的重视。Frankel 等[73]明确公示了这些措施能有效减少导管相关血流感染，且结合使用恰当的改进方法，改进操作流程，进行反馈和评估，已使他的团队实现了从每 1000 个导管有 11 个感染(远高于美国国家标准)起，下降到每 1000 个置管有 1.7 个感染。

总 结

短期和长期的中心静脉通路对女性的医疗保健来说是很重要的。合理安全地使用中心静脉导管，需要掌握指征，确保无菌技术的操作，提高置管技术，认识和处理并发症、维护和有效监管导管的能力。

致 谢

特别感谢 Maria D. Koutrouvelis 的摄影。

参考文献

[1] Wolk RA. Parenteral nutrition in obstetric patients. Nutr Clin Pract, 1990, 5: 139.

[2] Korelitz BI. Inflammatory bowel disease in pregnancy. Clin Gastroenterol, 1992, 21: 827.

[3] Wiedner LC, Fish J, Talabiska DG, et al. Total parenteral nutrition in pregnant patient with hyperemesis gravidarum. Nutrition, 1993, 9: 446.

[4] Stewart R, Tuazon D, Olson GL, et al. Pregnancy and primary pulmonary hypertension: Successful outcome with prostacyclin therapy. Chest, 2001, 119: 973-975.

[5] De la Roche MRP, Gauthier L. Rapid transfusion of packed red blood cells: effects of dilution, pressure, and catheter size. Ann Emerg Med, 1993, 22: 1551-1555.

[6] McGee WT, Ackerman BL, Rouben LR, et al. Accurate placement of central venous catheters: a prospective, randomized, multicenter trial. Crit Care Med, 1993, 21: 1118.

[7] Ray S, Stacey R, Imrie M, et al. A review of 560 Hickman catheter insertions. Anaesthesia, 1996, 51: 981.

[8] Marino P. The ICU Book. 2nd ed. Williams & Wilkins, 1998.

[9] Pasquale MD, Campbell JM, Magnant CM. Groshong versus Hickman catheters. Surg Gynecol Obstet, 1992, 174: 408.

[10] Delmore JE, Horbelt DV, Jack BL, et al. Experience with the Groshung long-term central venous catheter. Gynecol Oncol, 1989, 34: 216.

[11] D'Angelo FA, Ramacciato G, Aurello P, et al. Alternative insertion sites for permanent central venous access devices. Eur J Surg Oncol, 1997, 23: 547-549.

[12] Hoshal VL Jr. Total intravenous nutrition with peripherally inserted silicone elastomer central venous catheters. Arch Surg, 1975, 110: 644.

[13] Horattas MC, Trupiano J, Hopkins S, et al. Changing concepts in long-term central venous access: catheter selection and cost savings. Am J Infect Control, 2001, 29: 32.

[14] Di Carlo I, Cordio S, Le Greca G, et al. Totally implantable venous access devices implanted surgically: a retrospective study on early and late complications. Arch Surg, 2001, 136: 1050-1053.

[15] Mumtaz H, Williams V, Hauer-Jensen M, et al. Central venous catheter placement in patients with disorders of hemostasis. Am J Surg, 2000, 180: 503-505.

[16] O'Grady NP, Alexander M, Dellinger EP, et al. Guidelines for the prevention of intravascular catheter-related infections. MMWR, 2002, 51: 1-29.

[17] Parras F, Ena J, Bouza E, et al. Impact of an educational program for the prevention of colonization of intravascular catheters. Infect Control Hosp Epidemiol, 1994, 15: 239.

[18] Puntis JWL, Holden CE, Finkel Y, et al. Staff training: a key factor in reducing intravascular catheter sepsis. Arch Dis Child, 1990, 65: 335.

[19] Raad II, Hohn DC, Gilbreath BJ, et al. Prevention of central venous catheter-related infections by using maximal sterile barrier precautions during insertion. Infect Control Hosp Epidemiol, 1994, 15: 231.

[20] Larson EL. Guidelines for use of topical antimicrobial agents. APIC Guidelines for Infection Control Practice. Am J Infect Control, 1988, 16: 253-266.

[21] Wyatt WJ, Beckett TA, Bonet V, et al. Comparative efficacy

of surgical scrub solutions on control of skin microflora Infect Surg, 1990, 9: 17 – 21.

[22] Sheikh W. Comparative antibacterial efficacy of Hibiclens and Betadine in the presence of pus derived from human wounds. Curr Ther Res, 1986, 40: 1096.

[23] Seldinger SI. Catheter replacement of the needle in percutaneous arteriography. Acta Radiol Diagn, 1953, 39: 368 – 376.

[24] Beards SC, Doedens L, Jackson A, et al. A comparison of arterial lines and insertion techniques in critically ill patients. Anaesthesia, 1994, 49: 968 – 973.

[25] Denys BG, Uretsky BF, Reddy PS, et al. An ultrasound method for safe and rapid central venous access. N Engl J Med, 1991, 324: 566.

[26] Sherer DM, Abulafia O, DuBesher B, et al. Ultrasonographically guided subclavian vein catheterization in critical care obstetrics and gynecologic oncology. Am J Obstet Gynecol, 1993, 169: 1246.

[27] Schummer W, Schummer C, Rose N, et al. Mechanical complications and malpositions of central venous cannulations by experienced operators. A prospective study of 1794 catheterizations in critically ill patients. Intensive Care Med, 2007, 33: 1055.

[28] Goodwin ML, Carlson I. The peripherally inserted central catheter. J Intravenous Nurs, 1993, 16: 92.

[29] Nohr C. Vascular access // Wilmore DW, Cheung LY, Harken AH, et al. Scientific American Surgery, Surgical Technique Supplement 3. New York, NY: Scienti. c American, 1994, 1 – 28.

[30] Agee KR, Balk RA. Central venous catheterization in the critically ill patient. Crit Care Clin, 1992, 8: 677.

[31] LaFortune S. The use of confirming x-rays to verify tip position for peripherally inserted catheters. J Intravenous Nurs, 1993, 16: 246.

[32] Lucey B, Verghese JC, Haslam P, et al. Routine chest radiographs after central line insertion: mandatory postprocedural evaluation or unnecessary waste of resources. Cardiovasc Intervent Radiol, 1999, 22: 381 – 384.

[33] Baranowsky L. Central venous access devices: current technologies, uses, and management strategies. J Intravenous Nurs, 1993, 16: 167.

[34] Kaye A. Invasive monitoring techniques: arteruak cannulation, bedside pulmonary artery catheterization and arterial puncture. Heart Lung, 1983, 12: 395 – 427.

[35] Lowell JA, Bothe Jr A. Venous access: preoperative, operative, and postoperative dilemmas. Surg Clin North Am, 1991, 71: 1231.

[36] Fry B. Intermittent heparin flushing protocols. A standardization issue. J Intravenous Nurs, 1992, 15: 160.

[37] Lawson M. Partial occlusion of indwelling central venous catheters. J Intravenous Nurs, 1991, 14: 157.

[38] Wachs T. Urokinase administration in pediatric patients with occluded central venous catheters. J Intravenous Nurs, 1990, 13: 100.

[39] Holcombe BJ, Forloines-Lynn S, Garmhausen LW. Restoring patency of long-term central venous access devices. J Intravenous Nurs, 1993, 16(1): 55.

[40] Haire WD, Lieberman RP, Lund GB, et al. Obstructed central venous catheters. Restoring function with a 12-hour infusion of low-dose urokinase. Cancer, 1990, 66: 2279.

[41] Atkinson JB, Bagnall HA, Gomperts E. Investigational use of tissue plasminogen activator (τ-PA) for occluded central venous catheters. JPEN, 1990, 14: 310.

[42] Clarke DE, Raffin TA. Infectious complications of in-dwe-lling

long-term central venous catheters. Chest, 1990, 97: 966.

[43] Barclay GR, Allen K, Pennington CR. Tissue plasminogen activator in the treatment of superior vena caval thrombosis associated with parenteral nutrition. Postgrad Med J, 1991, 66: 398.

[44] Vesely TM. Air embolism during insertion of central venous catheters. J Vasc Interv Radiol, 2001, 12: 1291 – 1295.

[45] Fontes M. Complications of central venous cannulation. Problems in Anesthesia, 1998, 10: 215 – 226.

[46] Clemente C. Anatomy: A Regional Atlas of the Human Body. 4th ed. Philadelphia, PA: Lippincott, Williams & Wilkins, 1997.

[47] Ho CM, Lui PW. Bilateral hydrothorax caused by left external jugular venous catheter perforation. J Clin Anesth, 1994, 6: 243 – 246.

[48] Macdonald S, Watt AJ, McNally D, et al. Comparison of technical success and outcome of tunneled catheters inserted via the jugular and subclavian approaches. J Vasc Interv Radiol, 2000, 225.

[49] Karakitsos D, Labropoulos N, DeGroot E, et al. Real-time ultrasound-guided catheterization of the internal jugular vein: a prospective comparison with the landmark technique in critical care patients. Crit Care Med, 2006, 10: R162.

[50] DeMatteis J. Brachial plexus injury caused by internal jugular cannulation. Hospital Physician, 1995, 52.

[51] Seneff MG. Central venous catheterization. A comprehensive review. Intensive Care Med, 1987, 40: 1096.

[52] Sparks CJ, McSkimming I, George L. Shoulder manipulation to facilitate central vein catheterization from the external jugular vein. Anaesth Intensive Care, 1991, 19: 567 – 568.

[53] Segura-Vasi A, Suelto M, Boudreaux A. External jugular vein cannulation for central venous access. Anesth Analg, 1999, 88: 692 – 693.

[54] Belani KG, Buckley JJ, Gordon JR, et al. Percutaneous cervical central venous line placement: a comparison of the internal and external jugular vein routes. Anesthesia and Analgesia, 1980, 59: 40 – 44.

[55] Colomina MJ, Godet C, Bago J, et al. Isolated thrombosis of the external jugular vein. Surg Laparosc Percutan Tech, 2000, 10: 264 – 267.

[56] Collin GR, Clarke LE. Delayed pneumothorax: a complication of central venous catheterization. Surg Rounds, 1994, 17: 589.

[57] Tocino IM, Miller MH, Fairfax WR. Distribution of pneumothorax in the supine and semirecumbent critically ill adult. Am J Roentgenol, 1985, 144: 901 – 905.

[58] Laronga C, Meric F, Truong M, et al. A treatment algorithm for pneumothoraces complicating central venous catheter insertion. Am J Surg, 2000, 180: 523.

[59] Ambesh SP, Pandey JC, Dubey PK. Internal jugular vein occlusion test for rapid diagnosis of misplaced subclavian vein catheter into the internal jugular vein. Anesthesiology, 2001, 95: 1377 – 1379.

[60] Hamilton H, Foxcroft D. Central venous access sites for the prevention of venous thrombosis, stenosis and infection in patients requiring long-term intravenous therapy. Cochrane Database Syst Rev, 2007, 3.

[61] Durbee O, Viviand X, Potie F, et al. A prospective evaluation of the use of femoral venous catheters in critically ill adults. Crit Care Med, 1997, 25: 1943.

[62] Mangar D, Laborde RS, Vu DN. Delayed ischaemia of the hand necessitating amputation after radial artery cannulation. Can J Anaesth, 1993, 40: 247 – 250.

[63] Hudson-Civetta J, Caruthers-Banner TE. Intra-vascular cathe-

ters: current guidelines for care and maintenance. Heart Lung, 1983, 12: 466 – 476.

[64] Egebo K, Toft P, Jakobsen CJ. Contamination of central venous catheters: The skin insertion wand is a major source of contamination. J Hosp Infect, 1996, 32: 99.

[65] Kruse JA, Shah NJ. Detection and prevention of central venous catheter-related infections. Nutr Clin Pract, 1993, 8: 163.

[66] Bouza E, Alvarado N, Alcala L, et al. A randomized and prospective study of 3 procedures for the diagnosis of catheter-related bloodstream infection without catheter withdrawal. CID, 2007, 44: 820.

[67] Catton J, Dobbins B, Kite P, et al. In situ diagnosis of intravascular catheter-related bloodstream infection: a comparison of quantitative culture, differential time to positivity, and endoluminal brushing. Crit Care Med, 2005, 33: 787.

[68] Fishbein HD, Friedman HS, Bennett BB, et al. Catheter-related sepsis refractory to antibiotic treated successfully with adjunctive urokinase infusion. Pediatr Infect Dis, 1990,

9: 676.

[69] Maki DG, Wheeler SJ, Stolz SM, et al. Study of a novel antiseptic-coated central venous catheter. Crit Care Med, 1991, 19: S 99.

[70] Bach A, Bohrer H, Motsch J, et al. Prevention of catheter-related infections by antiseptic coating. Anesthesiology, 1992, 77: A259.

[71] Mimoz O, Pleroni L, Lawrence C, et al. Prospective randomized trial of two antiseptic solutions for prevention of central venous catheterization of arterial colonization and infection. Crit Care Med, 1996, 24: 1818.

[72] Rafkin HS, Hoyt JW, Crippen DW. Prevention of certified venous catheter-related infection with a silver-impregnated cuff. Chest, 1990, 98: 117S.

[73] Frankel H, Crede W, Topal J. Use of corporate six sigma performance-improvement strategies to reduce incidence of catheter-related bloodstream infections in a surgical ICU. Am Coll Surg, 2005, 201: 349.

第11章 成分血替代疗法

简 介

输注成分血是挽救生命的一项强有力措施。尽管在选择供血者、采血及血液制备过程、血液保存、血制品输注环节严格把关，严重的输血相关并发症还是会发生。医生的职责就是明确输血指征、规范输血流程、预防输血相关并发症[1]。本章旨在为产科危重症患者治疗中成分血的预定、输注指征的掌握及潜在并发症的预防提供帮助。

血液捐献，收集和保存

血液捐献

对献血者的要求必须严格，要求献血者身体健康，且未服用过可能损害血液成分的药物（如阿司匹林会影响血小板功能）。献血者未感染过血源性传播的细菌、病毒和原虫，也未曾与感染上这些病原体的人有过性接触。美国血库协会（American Association of Blood Bank，AABB）对献血者要求的部分条款见表11.1。值得关注的是 2003 年美国食物药品监督局（The United States Food and Drug Administration，FDA）对血制品筛查中对西尼罗病毒的要求。争论的焦点是血源性传播的西尼罗病毒感染罕见（2004 年发病率为每 10 000 例献血者中 0.44例）[2]，潜在感染率低，检测价格昂贵。有策略性的方案提出，在感染发生率低时，半年内实施"微小混合血标本"检测，即几个献血者的

血标本混合在一起检测，当"微小混合血标本"出现阳性反应时，需要检测混合血标本中每个献血者的血标本。这个方案包括疾病暴发流行时每一个献血者的检测[3]。

与同种异体输血相比，自体输血的要求比较宽松，因为受血者和献血者是同一个人。仅要求血红蛋白在 $11g/dL$（$1g/dL = 10g/L$）以上，采血工作必须在计划输血之前至少 72h 完成，献血者可能存在菌血症时要延期采血[1]。

血液成分单采是一种治疗方法，即置换出患者全血中的一种液体成分（如血浆）或固体成分（如血小板），其余成分重新输回患者体内。对于献血者而言，血液成分单采比全血的间隔周期短。例如，血小板单采可以多至每周 2 次，但 1 年不超过 24 次[1]。当然，对同种异体献血者的其他要求同样也适用于血液成分单采者（表 11.1）。

血液采集与即刻保存

为使创伤最小，采集 1 个单位的血液不能少于一定的时间（4 ~ 10min），以减少激活凝血因子的可能。每个血袋通常包含平均（450 ± 45）mL 的全血和 63mL 的抗凝剂或保存液。抗凝剂或保存液的目的是防止血液凝固，维持血细胞的生存和功能。两种常用的保存液是柠檬酸盐 – 磷酸盐 – 葡萄糖（citrate-phosphate-dex-trose，CPD）和柠檬酸盐 – 磷酸盐 – 2 聚糖（CP2D）。柠檬酸螯合子钙离子能阻止血液凝固过程中钙依赖步骤的激活。葡萄糖作为红细胞糖酵解的底物，磷酸可中和代谢产生的乳酸。所采集的红细胞保存于 1 ~ 6℃ 条件下能减缓糖酵解。当血小板从全血中分离出来后，保存温度必须维持在 20℃ 以上，分离血小板必须在采血 4h 内进行。FDA 批准的血制品储存，包括

表 11.1　选择同种异体献血者的要求[1]

年龄	最小 17 岁
采血量	献血者最多 10.5mL/kg
献血间隔	8 周
血压	收缩压≤180mmHg，舒张压≤100mmHg
脉搏	非运动员 50～100/min，健康运动员 <50/min
体温	≤37.5℃
血红蛋白/血细胞比容	≥12.5g/dL 和（成）≥ 38%
服药史	阿司匹林：最后 1 次服用后 36h；异维 A 酸：最后 1 次用药后至少 1 月；英国的牛胰岛素：是否延迟不确定
既往史	有克罗伊茨费尔特 – 雅各布病（Creutzfeldt-Jakob）家族史：是否延期不确定；妊娠：妊娠终止后至少 6 周
输血史	输血后至少 12 月
感染性疾病	
不确定延迟的	病毒性肝炎病史≥11 年；HBsAg[＋]；anti-HBc 抗体持续[＋]；目前或过去临床或实验室检测过 HIV、HCV、HTLV 或梅毒；焦虫病史或 Chagas' 病；羟嗪所致的斑疹
以下情况延期 12 月	与HIV 感染者或 HIV 感染高风险者有性接触；与患各种病毒性肝炎活动期的患者有性接触；与 HBsAg[＋] 的患者有性接触；与 HCV[＋] 且过去 12 月内患过临床肝炎的患者有性接触；梅毒和淋患者病史和治疗史
疟疾	诊断疟疾或在疫区居住后有疟疾症状：无症状者延期 3 年；疫区居住≥5 年：离开该地区后至少 3 年；到疫区旅游过：离开该地区至少 12 月
西尼罗病毒	按照 FDA 推荐的延期方案

将红细胞置于 CPD 和 CP2D 中，1～6℃保存 21d。把腺嘌呤加入保存液中（CPDA – 1）有助于红细胞合成 ATP，可延长保存期至 35d。采血 72h 内，随即置换出 100mL 血浆（见下文），保存液中加入含盐、腺嘌呤、甘露醇和葡萄糖溶液增加红细胞寿命，可延长保存期至 42d[4]。

全血分离为成分血

"成分血治疗"是指将血液中的特定成分用于特定的患者。因为使用成分血，1 个单位的血制品可使几个患者获益，同时可将未用完的血储存，以备将来使用。另外，血液成分可用于生产如凝血因子、免疫球蛋白等衍生物。为保持血液无菌与存活，1 个单位的全血采集后保存于母袋中，之后的成分血保存于 3 个子袋中。因为红细胞、血浆和血小板各自的重力不同，通过不同的离心法分离后保存在这些子袋中。本章暂不详述所有可使用的血液制品，仅简要叙述这些产品在产科危急重症治疗的应用，

详细可参阅相关文献[4,5]。

全血及其成分：描述与应用指征

全　血

1 个单位的全血约有 500mL，含 70mL 的抗凝剂或保存液，血细胞比容 36%～44%。刚采集的全血包含红细胞、白细胞、血小板和血浆。存放 24h 后，全血中的血小板和白细胞所剩无几。随着存放时间的延长，不稳定凝血因子 V 和 VIII 在血中的含量急剧下降，稳定的凝血因子 II、VII、IX、X 和纤维蛋白原仍维持不变。另外，2，3 – 二磷酸甘油酸，一种促进血红蛋白和氧解离的细胞内分子，其浓度在储存 2 周后降至 0[6]。库存的红细胞因为 2，3 – DPG 含量降低，将氧释放入周围组织的功能比新鲜红细胞弱。然而输血后 24h，2，3 – DPG 可完全恢

复[7]。因为全血携氧和扩容的作用，当前输注全血的指征有限制，仅用于失血性休克风险的患者(这些患者丢失了全血容量的 25% 并存在持续性失血)[5]。全血输血的优点明显，但是对于受血者而言，献血者数量有限，输注的全血中不含血小板和不稳定的凝血因子。1 个单位的全血可提升血细胞比容 3% ~ 4%。因为担心容量负荷过重，全血不用于血容量正常的患者。

红细胞(Red Blood Cell，RBC)

全血离心后，从血浆中分离得到红细胞。存放在 CPD 或 CPDA - 1 中的 1 个单位红细胞，其血细胞比容为 65% ~ 80%。由于使用了更多的抗凝剂或防腐剂，存储在其他溶液里的 1 个单位红细胞的血细胞比容只有 55% ~ 65%。输入红细胞的目的是提升携氧能力。因为 1 个单位的红细胞和 1 个单位全血里的红细胞数量相同，所以也一样提升血细胞比容 3% ~ 4%。

近来通过血浆分离获得红细胞的方法越来越受欢迎，部分原因是献血者数量减少。血浆分离允许同时采集 2 个单位的红细胞。这可使受血者接受的血更单一，降低输血风险，减少潜在成本。然而，通过血浆置换法捐献红细胞的间隔需长达 16 周[1]。

去白红细胞

1 个单位红细胞含 $1 \sim 3 \times 10^9$ 个白细胞。而 1 个单位去白红细胞中白细胞数量不超过 5×10^6，最先制成的必须包含 85% 的红细胞[1]。按流程过滤、添加抗凝剂或保存液后，白细胞会从全血中除去。通过血浆分离，过滤出的产品包括去白红细胞和血浆。在血库和实验室，红细胞同样可以从血浆中分离后过滤。存储前和通过实验去除白细胞的方法比输血流程中去除白细胞的方法好。在存储过程中，白细胞碎片、脱下的颗粒物或死亡的白细胞，可潜在释放出化学物质，造成发热性非溶血性输血反应[8]。另外，采血后 24h 内去除白细胞可以降低红细胞制品的细菌感染发生率[9]。白细胞抗原抗体是引起发热性非溶血性输血反应的原因。

因此，输注去白红细胞适用于那些曾经发生过发热性非溶血性输血反应的患者。输注去白红细胞也使那些可能之前暴露于白细胞抗原的人受益，即包括多次妊娠的女性，多次输过血的人或预期需多次输血的人[10]。另外，该制品与巨细胞病毒(cytomegalovirus，CMV)血浆反应阴性的全血同样安全，可预防血源性传播的病毒性病原体[11]。

洗涤红细胞

在 1 ~ 2L 正常盐水中洗涤红细胞可去除 99% 的血浆蛋白及电解质、一些白细胞、血小板、细胞碎片。在洗涤过程中可丢失约 20% 的红细胞。洗涤的细胞通常在正常盐水中沉淀，血细胞比容 70% ~ 80%，大约 180mL。细胞可由血库中的血在储藏期内任意时间获得。由于洗涤过程在开放区域进行，洗涤细胞与保存液分离，因此必须在洗后的 24h 内使用以防止细菌污染并保存细胞活力。洗涤红细胞适用于 IgA 缺陷症患者，因为供者血浆中的 IgA 抗体将造成过敏反应。洗涤红细胞不适用于红细胞耗尽时的替代品[5]。

冰冻红细胞：去甘油红细胞

长期储存的冰冻红细胞适用于稀有血型和自体输血患者。在冰冻过程中，细胞外液的水先于细胞内液结冻，由此导致的细胞内液渗透压降低造成红细胞脱水。为防止脱水，加入了甘油，这是一种可以穿过红细胞膜的冷冻保护剂，其参与的细胞内渗透压力防止了细胞脱水。另外，高浓度甘油(40%)可防止破坏红细胞膜的冰晶形成[4]。1 个单位甘油化的红细胞可在零下 65℃ 储存 10 年。通常红细胞在采集后 6d 内完成冰冻。然而，保存在 1 ~ 6℃ CPD 和 CPDA - 1 中的红细胞，在 3d 之内添加 FDA 批准的丙酮酸、腺苷、磷酸、腺嘌呤溶液，可以恢复 ATP 和 2，3 - DPG。这些恢复活力的细胞可以被甘油化及冰冻[1,4]。解冻冰冻细胞，在葡萄糖和盐水中洗涤并逐渐降低其渗透浓度，最大化去除甘油，降低细胞损伤和丢失。通过去甘油化的程序，至少80%的细胞能恢复。去甘油化的红细胞由于处在开放系统中，必须在24h之内输注。而在封闭系统中去甘油化的可在1~6℃内储存14d之久[1,4,5]。

血小板

随机供血者的血小板是从采集4h内并且未冷却至20℃以下的全血分离而来，通过离心获得的血小板在50~70mL血浆中重悬，以维持稳定的凝血因子及pH至少为6.2。血小板保存在20℃~24℃并持续柔和震荡，可维持其活力与功能至5d。血小板也可由血浆分离法得到，1个单位随机供血者的血小板包含5.5×10^{10}个血小板。通过血浆置换法得到的单采血小板则含3×10^{10}个或相当于5~6个浓缩血小板。血小板输注的指征是出血伴血小板减少（低于50 000/uL）、血小板减少伴破坏（包括自身免疫性血小板减少、弥散性血管内凝血）。1个单位血小板可提升血小板计数5000个，而1个单位通过血浆置换得到的血小板提升总数30 000~60 000个。由于血小板表面表达ABO抗原，供者血浆可能含有抗A或抗B抗体，理想的血小板应与受血者的ABO抗原系统相容。1个单位血小板可能包含红细胞碎片，Rh阴性受血者应当接受Rh阴性供血者的血小板。

作为常规，单采血小板优于浓缩血小板。输注同样容量的血小板，1个供者来源与相对于5到6个供者来源减少了被输血者血源性病原体感染的可能以及同种异体免疫的发生[12]。单采血小板的特别指征是血小板输注无效，即以最小数计数仍无法提高受血者的血小板数量，这通常是由于受者产生了对供者HLA Ⅰ抗原的抗体。这些抗原是血小板膜内的基本蛋白，单采HLA匹配的血小板适合于该种情形[4,5]。

两种采集血小板的方法都可以使用白细胞去除过滤器。去白血小板适用于有发热非溶血性输血反应风险的患者。去白血小板是否有助于减少血小板输注无效的发生仍存在争议[13]，但其确实能减少CMV病毒的传播[14]。

新鲜冰冻血浆和融化后血浆

静脉穿刺采血后8h内通过从全血中分离出红细胞得到新鲜冰冻血浆（fresh frozen plasma, FFP），可以在-18℃库存1年，-65℃库存7年[1]。通过血浆分离置换法也可以得到血浆。从同一采血者身上，血浆分离置换法过滤出红细胞和血小板，同时可采集2个单位血浆。1个单位的血浆包含所有凝血因子，包括因子Ⅴ和Ⅷ。在产科输新鲜冰冻血浆的情况大部分是在发生DIC、出血后容量复苏中伴随的稀释性凝血紊乱。一旦病情稳定，患者是否需要进一步输血浆有待实验检查结果，因为当国际标准化时间（international normalized ratio, INR）在1.6以下时，由于凝血因子缺陷造成的临床出血是非常罕见的，INR大于或等于1.6则表示凝血因子浓度低于正常的30%[15]。另外，有先天性凝血因子异常（特定的凝血因子如Ⅱ、Ⅴ、Ⅹ、Ⅺ缺乏）也可以输新鲜冰冻血浆[4,5]。输入血浆多少需参考临床反应，给凝血因子缺陷的患者输3~6个单位的新鲜冰冻血浆可提高凝血因子浓度20%[5]。另外，配血并非是完全必要，输入的血浆只要和受者的血ABO系统匹配即可[1]。一旦血浆在30℃~37℃融化，应当立即输入或在24h内于1℃~6℃再次储存。从融化到融化后的24h内，该血浆则被称为融化新鲜冰冻血浆。融化血浆是指初次融化24h内再次储存于1℃~6℃几天的血浆，可在融化后的5d内再次输入。融化血浆缺乏因子Ⅷ，但仍保留了维持凝血功能必需的因子Ⅴ的最小活性剂量（35%）[5]。

冷沉淀凝血因子（CRYO）

将1个单位新鲜冰冻血浆在1℃~6℃融化得到1个单位CRYO。此时去除了上层血浆清液，剩下的不可溶解部分即沉淀物以及大约15mL的血浆再次冰冻至-18℃，可以存储达1年之久。1个单位CRYO包含凝血因子Ⅷ：C（促凝物质），因子Ⅷ：vWF、因子ⅩⅢ和纤维蛋白原。产科需要输注纤维蛋白原的主要指征是DIC。另外，CRYO中加入了凝血酶（可将纤维蛋白原转化为纤维蛋白），实验发现该制品在体内羊膜穿刺的地方有效形成栓子[16]。

输血操作

输入血液和血制品

患者信息和输血成分的确认

由于疏忽输入 ABO 不匹配血是造成致死性溶血输血反应的主要原因之一[17]，所以必须在输血前认真核对患者及床位等相关信息。患者手腕上的姓名拼写和住院号必须与血袋上的一致[1]。

血制品加热和输注时间

因为以低速输注的血的温度很快能上升到受者的体温，所以通常不需要加热，即使受者有冷型抗体。然而，如果冰冻过的红细胞或血浆以每分钟 100mL 输注长达 30min 以上时，容易造成心搏骤停[18]。因此，对于短时间内输注大量血及有严重冷型抗体自身免疫性溶血性贫血的患者应当加热血液。临时血液加热器有探测血液流速的感应器，可以维持输血过程中的恒温。用水浴或微波的方式加热血是不可取的，过度的加热红细胞会导致溶血[5]。为避免细菌污染的风险，加热到室温的血必须在 4h 内输注。加热超过 10° 的血不得再返回血库重新使用。

过 滤

所有血制品输入前必须过滤，标准过滤器的孔径大小 170~260μm，能过滤细胞碎片、细胞聚集物、凝固的蛋白质。因为室温下凝固的蛋白会促使细菌生长，减慢输血速度，因此最好每隔 4h 更换过滤器[4]。微小的过滤装置（孔径 20~40μm）可以过滤破坏的白细胞碎片、血小板、纤维蛋白片段，其主要用于心脏搭桥手术中，而非常规用于输血，更不应该用于去除白细胞的目的。去白细胞的过滤装置由交错的无纺纤维组成，其可阻止白细胞的通过，但允许血小板和红细胞通过[4]。去白细胞的过滤装置使用不同的技术仅用于不同的血浆成分保留

目的。正如前面所述，输血的同时去除白细胞是不推荐的。

输血相关的静脉补液

只有生理盐水可以用于输血中，其可用于输血前的冲管，也可用于稀释凝聚的红细胞，降低黏度，增加血流。低张溶液（5% 的葡萄糖）存在争议，会引起细胞渗透性肿胀、红细胞溶血、红细胞聚集堵塞输血管道[19]。理论上含有钙的溶液（如林格乳酸平衡液）会导致存储于柠檬酸保存液中的血液凝固，但这并未得到临床上的证实。最后，不得往血制品中加入任何药物，万一有输血反应，很难区分其致病因素是药物还是血液。另外，某些药物的高 pH 将导致溶血，并且如果被液中断，药物输注的量就不明确[4-5]。

发现红细胞抗原抗体反应

在输注红细胞前必须明确：输入的红细胞在体内是否会被受者血浆抗体破坏。获得匹配血的第一步是弄清受血者的 ABO 和 Rh 血型，进一步明确受者血浆是否存在针对红细胞的抗体。配型筛查是用于临床上发现有重要意义抗体的三步检查步骤（图 11.1）。有重要意义的抗体是指那些和输血溶血反应相关、造成输注红细胞生存能力显著下降以及导致新生儿溶血性疾病的抗体。第一步，也被称为快速离心，两滴受者血浆和一滴试剂红细胞混合，在室温下离心。离心的持续时间按照参考时间（通常 5min）。试剂红细胞必须含有临床上有重要意义的抗体。离心后发生凝集或溶血提示有抗 A 或抗 B 抗体、冷抗体或两者都有。ABO 抗体与输血溶血反应相关，对受者造成严重危害。相反，临床上冷抗体不会造成太严重的后果。第二步，将红细胞和受者血浆离心后在人体温度下观察反应，这个阶段发生的聚集或溶血提示有重要抗体。第三步，在前面的基础上加入抗人免疫球蛋白，如果受血者血浆内的抗红细胞 IgG 分子与试剂红细胞结合，抗人球蛋白将在两者间起到连接的桥梁作用，那么溶血或凝集就会发生。在这步中检测到的抗体，其特殊性将被血库识别。在必要时，如果患者不含有针

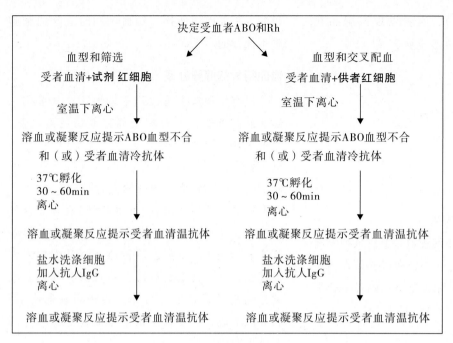

图 11.1　血型筛选和血型交叉配血

对被检测出的供者血浆抗体，则可以输血[4,5]。由于新抗体不断产生的可能，3d 内必须重新进行抗体的检测，尤其针对妊娠女性和有输血史的患者。

除非使用供者红细胞，配型和交叉配血必须完成。由于试剂红细胞包含了所有涉及在体抗体介导的红细胞破坏的抗原，对于那些未被检测出抗体的受血者而言，给予 ABO 血型匹配的血不会发生严重反应[20]。对于未发现受者血浆中存在抗体者可进行快速交叉配血，即在室温下离心含有供者细胞的受者血浆 5min，可以发现 ABO 血型不合，且在 15min 内完成交叉配血[5]。

电脑交叉配血是更现代的技术，但对于其匹配受血者和供血者 ABO 血型的要求更高。电脑能进行血型配对的具体要求非常细化及严格，包括在线启动 ABO 血型配对，输血双方血型鉴定（ABO 及 Rh）。任何环节检验出的问题必须通知血库[1,4]。公开的 270 000 电脑配对的输血未有输血反应的报道，且大大减少了周转时间，降低实验室检测时间成本[21,22]。

基因领域的进步使血型分子鉴定成为可能。尤其有益于那些近阶段输过血、曾大量输血、需要多次输血（镰状细胞贫血、自身免疫性贫血）的患者。对其而言，由于循环的血液中既含有自身血又含有供者细胞与血浆，亚型鉴定很困难。DNA 采集于多次输血的受者而非供者[23]。分子血型鉴定也适用于对那些体内存在抗体的供者的鉴定[24]。另外，还可用于对羊水胎儿细胞抗原发生免疫反应的孕妇，其胎儿的 RhD 抗原型的鉴定[24,25]。

维护血库细则和制定政策

血库存有血制品的数量与医院能力及患者数量相关[26]。理论上最低存储量可以分析急诊血液流动量、ABO 血型配合与特殊血型相对之比以及既往数据[4]。为实现血库资源利用最大化，存放时间久的血应优先使用。

如何分配配型血是使用管理的重要内容之一。当一袋血被配型，由医院政策决定将为患者保存多久。直到取消，不能用于其他患者。因此每当一袋血被配型又被取消输注，它的存储寿命将减少。配型与输注比例是计算合理化配型的工具之一，其比值大于 2 表示配型过度[4]。临床医生、医院服务管理者可参考该比值。另外一个统计工具是最大化外科备血计划表 maximum surgical blood order schedule[27]。通过该表，在择期手术之前计算需要配血的数量。标准备血（standard blood order，SBO）是该表的另一种形式[28]。MSBOS 是一种特殊的程序，每个不同的医院程序不同。进入该程序的输血可能性小的患者可以得到最恰当的指导。在该种程序下，一个患者对血液的筛查及配型的需求小于 0.5 个单位。

产科出血

输注红细胞的目的是维持携氧能力、提供组织充分的氧量[4,29]。在急性失血时，组织能否得到充分氧供与吸入的氧分压、肺气体交换、组织需氧量、血液含氧量、心脏功能和红细胞含氧量有关。氧含量是指与血红蛋白结合的氧，而氧饱和度还需加上溶解于血浆中的氧。耗氧量由动静脉血中氧含量的差值计算而来（表11.2）。正常情况下，血液通过组织被其吸收，氧分压由动脉内的 100mmHg 降低到静脉内的 40mmHg。动脉与静脉的氧饱和度分别为 100% 和 75%，因此正常的摄取率，即组织摄取的携氧量是 25%[4]。急性失血会造成组织酸中毒，组织供氧量下降，红细胞内 2，3DPG 上升，从而导致在低氧环境下血红蛋白失饱和，组织摄氧量上升。摄取率如果达到 50% 被认为是临床危险值[29]。

表 11.2　氧含量和氧耗量的计算

氧含量 = (Hb × 1. 39 × 氧饱和度) + (PO$_2$ × 0.003) (mLO$_2$/mL 血液)
氧耗量 = 心输出量 × Hb × 1. 39 × (动脉血氧饱和度 − 静脉血氧饱和度)/100 (mL O$_2$/min)

正常成年人能够承受自身血容量 10% ~ 15% 的丢失。一旦丢失量超过 40%，应迅速发生系列的生理反应以补给组织的需氧量[30]。肾上腺素的释放刺激，人体心跳加快，小动脉和小静脉收缩。由于体内 50% 的血容量存储于毛细血管中，一旦收缩将提高静脉回心血量，增加搏出量（前负荷增加）。如果快速失血仍在继续，儿茶酚胺、血管升压素释放，肾素 - 血管紧张素系统启动，进而导致皮肤、内脏、骨骼肌及肾脏的血管收缩。血液被重新分配到大脑和心脏。除非失血量过大、丢失速度过快，并且超过了代偿机制，那么上述的生理变化就可以实现心输出量的再分配。动脉血管的收缩最终造成组织低氧及酸性产物积聚。过度通气可以代偿代谢性酸中毒，其使胸内负压上升，回

心静脉血增多，心搏出量增大。全身血管收缩和低张力导致细胞间液的水向血管内移动，进而提升了的容量可达 50%。另外，由于渗透压力改变造成的液体向细胞外流动也会缓慢进行[31]。

在急性失血时何时输注红细胞以维持足够的组织需氧量是个难题。即使患者有创监测，肺动静脉氧量的变化只是反应大体组织氧的情况[29,32]，但不针对几个关键器官[29,32]。同样的，乳酸水平的监测也可能无用，因为血浆乳酸水平的提高也可能是缺氧以外的原因造成[32]。

血红蛋白浓度及血细胞比容通常可以获得检验结果。血红蛋白浓度是血细胞比容和平均血红蛋白含量的产物。因此除非是由疾病造成平均血红蛋白含量的改变，血红蛋白和血细胞比容的适当比例是 1:3[33]。血红蛋白浓度和血细胞比容分别代表每单位血中血红蛋白和红细胞含量。由于急性失血造成的红细胞和血浆的动力学改变，两者的化验结果可能无法准确反映携氧量。在急性失血阶段，对于低容量的患者而言，红细胞和血浆的容量是相等的。对于献血者在可控范围内的失血研究表明液体转换发生在两个阶段：第一个阶段发生在几分钟内，第二个阶段发生在几天后[34]。

妊娠期正常的血容量变化使急性产科出血发生时血红蛋白和血细胞比容的变化难以确定。孕 6 周时血浆容量开始上升，24 周加速上升，然后以较低的速度缓慢上升。红细胞量在 20 周时开始上升，稳步增加到足月[35]。妊娠期间，红细胞量大约增加 20%，血浆容积大约增加近 40%[36]。两者不成比例的增加水平将降低血红蛋白和血细胞比容。两者的具体增加水平取决于孕周。

急性产科出血通常是不可预测、突然发生、来势凶猛的，因此对生理变化值的精确测量是不可行的。产科医生必须通过对基本生命体征如心率、血压、呼吸频率及出血的持续时间的评估进而判断是否需要输血[29]。果断的第一个措施是快速输入 1 ~ 2L 晶体液（等渗生理盐水或乳酸钠溶液）迅速恢复循环容量[37]。必须注意，只有 1/3 的晶体液最终在血管内。胶体溶液（羟乙基淀粉、右旋糖酐、明胶剂）能在血管

内保存，但价钱比晶体液贵。另外其会有副作用（例如右旋糖酐会造成过敏、发热、低血压；羟乙基淀粉会造成瘙痒和PT、PTT的延长），在低血容量休克治疗中，未证明胶体液比晶体液有更强的优势。如果容量指征仍提示血流动力学不稳定（例如心动过速、呼吸急促、低血压、氧饱和度低），那么必须输注红细胞直到基本生命体征稳定，出血停止。

是否输注凝血因子须根据临床和实验室检查结果。如果发现全身毛细血管出血和或INR大于等于1.6，首先输入2个单位纤维蛋白原[38]。血小板超过50 000/μL时通常不需要输入血小板[38]。激活重组因子Ⅶa作为出血的凝结剂用于很多种情况，如肿瘤、血小板功能障碍、肝脏疾病等[39]，其在产后出血的成功治疗也见于报道[40]。

大量输血

大量输血定义为24h内8～10个单位或更多的红细胞悬液的输入。血制品输注的选择取决于受体的血型是否知晓，是否筛选血液中的抗体，受体有无特殊要求等（例如已知抗体用于CMV阴性的血）。在急性出血选择红细胞悬液输注时，如果受体血型知晓则应该尽可能输注特定血型的血，因为任意输注O型血就会延误潜在失血患者用血的抢救。生育年龄的女性应该被输注Rh阴性血，除非血型已知。在持续性小血管出血的情况下，指南规定的凝血方案包括：如果患者血小板计数低于50 000/μL，可输入相对的计数单位血小板，如果INR高于1.5，输入新鲜冰冻或解冻血浆，如果纤维蛋白原浓度低于0.8g/L，可输入冷沉淀[41]。对于大量输血患者而言区分稀释性凝血紊乱和弥散性血管内凝血是非常难的，通常前者的发生概率高于后者[41]。

大量输血会引发许多潜在并发症。由于钙、镁的螯合作用导致柠檬酸盐中毒。通常表现为心肌收缩力降低和全身血管阻力降低。柠檬酸由肝脏线粒体代谢。当血液输注超出30mL/（kg·h），柠檬酸盐的负荷量超过了清除率，造成了血流动力学的不稳定性。尽管乳酸聚集，

大量输血的患者发生代谢性酸中毒通常是由于灌注不足导致的。温度低于30℃会导致被输血者心律失常，因此大量输血需要经过加热器并确保温度不会对红细胞造成热损害[41]。

自体输血

自体血液收集通常分为两类：术前自体输血和手术期间自体输血。手术期间自体输血存在急性等容量的血液稀释，红细胞重新输注的问题。

手术前自体输血

手术前自体输血有优势。自体输血不会引发对异源性血液抗体的反应，不会导致输血反应，很少导致血源性传染疾病。然而，自体输血也会发生因操作失误导致ABO血型不匹配发生溶血，这是最常见的致命的输血反应。自体输血也会发生细菌感染。对自体输血者而言最低血红蛋白要求在11g/dL以上。术前自体输血的要求是连续3周，每周收集1个单位的红细胞，最后1个单位必须在术前72h内收集完毕。对输血者补铁治疗将提高红细胞产量[4]。对于需要3个单位以上红细胞的自体输血者重组人促红细胞生成素可能有用[42]。由于众多原因，自体输血很少在产科使用。需要输血的出血情况通常和手术操作有关，最常见的是剖宫产手术。产科出血通常是不可预测的并且情况危急。有特定危险因素的女性需要输血[43]。一个常见自体输血的指征是前置胎盘。存在这方面问题并且需要输血的女性较多[43-45]。需要注意的是，前置胎盘的女性若行静脉切开自体输血，可能由于因此导致的贫血而开始出血。一项研究表明前置胎盘或胎盘低置状态的女性一开始就行静脉切开预防性自体输血，其后输注异体血液的可能性由28%降至8.5%[45]。由于母体的静脉切开导致的胎儿血流动力学的变化已有相关报道[46,47,48]。一项研究发现了母体的静脉切开导致胎儿大脑中动脉血流指数的降低[47]，而其他的调查未发现有关的异常[48]。

急性等容血液稀释

急性等容血液稀释是指在术前采集1个或

更多单位的全血，手术结束后重新输注。用晶体液作为容量支持即刻静脉通道开放。由于血液稀释，红细胞比预期丢失得要少。在程序最后输入的全血提供新鲜红细胞、血小板和凝血因子[5]。急性等容血液稀释适用于因前置胎盘、胎盘植入等行剖宫产术的女性[49]。已有报道因胎盘植入欲行剖宫产的女性术前行急性等容血液稀释。之前的血细胞比容为 41%，之后降为 31%，降低幅度为 29.8%[50]。

术中血液利用

术中血液利用开始于手术部位的第一次出血。通过肝素化的管子和微滤器，血液到达蓄积池，加入生理盐水后，红细胞经过浓缩离心后被分离出。接下来在生理盐水中的冲洗去除了多余杂质、微小凝集物、纤维蛋白原、血小板、血浆和补体成分，还有多余的肝素。在产科，需要完成进一步的血液过滤。在出血的 3min 后，细胞比积为 55% ~ 80% 的大约 250mL 的红细胞就可以重新输回患者体内[5,51]。

在非产科患者群体中的急性大失血患者或进行心脏外科手术的患者，通过术中血液及时回输的方法应用非常广泛。尽管在产科中的应用已报道超过 400 例[51-53]，其仍然存在争议[51,54-6]。这有两方面的担心，一是可能导致羊水栓塞，二是可能将 Rh 阳性胎儿的细胞输入 Rh 阴性的母体内。虽然目前还不知道羊水中的何种成分导致循环系统衰竭和 DIC，从回输的血液中去除相关羊水杂质成分仍然有困难。在回输血液的净化过滤中采用微小孔径的过滤器，可以帮助在剖宫产中除去胎儿的鳞状上皮细胞等[57]。使用双通道吸引器，即一个通道吸除羊水，另一个通道回输血液的方法也有报道[53,57]。但是这些手段要将防止羊水成分重新输入母体内并将胎儿的红细胞与母体的红细胞分将开来仍然存在技术上的难度。专家建议在术中输血的同时完成 Kleihauer-Betke 实验，Rh 阴性的母体若分娩 Rh 阳性胎儿可以打 Rh 免疫球蛋白[51,54]。最后，考虑到对运行细胞过滤技术的高要求、时间成本的计算、产科出血的不可预知性等使得这项技术在产科的应用受到了限制[54,56]。

直接供血

相对于从匿名者那接受血源，有特殊疾病的患者从直接供体那输血更有益处。因为这些患者可能血型稀有，需要无数次的输血或需要输入特殊的细胞产物（例如需要 HLA 匹配的血小板）。没有统计数据支持从亲友中输血会降低传染病的发生率[5]。相反，有血缘关系的供受体间输含淋巴细胞的血制品，会增加移植宿主排斥相关性疾病的发生[58]。因此在输血前，家庭成员应不在考虑范围内[5,58]。

输血反应

输血反应是指任何与输入血制品相关的临床反应。超过 10% 的输血可能并发输血反应[5]。幸运的是，3 个最常见的输血相关致死性情况（急性溶血反应、败血症和输血相关肺损伤）是最少发生的输血后相关事件[59]。这些特发事件有部分临床表现极为相似，所以鉴别诊断非常重要，因为每种情况的治疗和预后各不相同。

急性输血反应

急性溶血性反应

急性溶血反应定义发生于输血后 24h 内。多数致命性的反应发生于输血一开始。因此，凡是输血的患者需要持续监护。表 11.3 列出了急性输血反应发生的应对预案。临床上一些比较重要的紧急情况将在下文讨论。

急性溶血性输血反应

急性溶血性输血反应发生于供者红细胞抗原与受者血浆中存在的抗体结合的情况。输入 ABO 血型不匹配的血是导致该致命性反应的最主要原因。通常发生于采集血样本时的身份识别错误、实验室加工环节及发配过程中的漏洞。该反应通常在输血后的几分钟内即刻发生。首先发生抗 A 和抗 B 抗体的补体结合。C_{5-9} 的补体成分（攻膜复合物）与红细胞表面结合，造成

表 11.3 急性输血反应检查

如果急性输血反应发生：

1. 立即停止成分血输注
2. 验证正确的血输给正确的患者
3. 维持静脉通畅，输注晶体液或胶体液，保证足够的尿量
4. 维持血压和脉搏
5. 维持足够的通气
6. 通知主管医生和血库
7. 获得输血反应的血和（或）尿检查
8. 将反应报告、样本、血袋和管理反馈给血库
9. 血库执行对疑是输血反应的检查如下：
   A. 执行书面检查，确保正确的血液成分输给正确的患者
   B. 血浆视觉评估血红蛋白血症
   C. 实施直接抗球蛋白检测
   D. 必要时实施其他血清学检测（ABO、Rh 交叉配血）

如果血管内溶血反应发生：

1. 监测肾功能（BUN、Cr）
2. 开始利尿，如果肾衰竭发生，避免液体过负荷
3. 分析尿液是否为血红蛋白尿
4. 监测凝血状况（PT、aPTT、纤维蛋白原、血小板计数）
5. 监测溶血表现（LDH、胆红素、结合球蛋白、血浆血红蛋白）
6. 监测血红蛋白和血细胞比容
7. 重复相容性试验（交叉配血）
8. **更多输血前咨询血库医生**

如果怀疑细菌污染：

1. 获得患者血培养
2. 将输的血和空的血袋返还血库做培养和革兰氏染色
3. 维持循环和尿量
4. 开始适合的广谱抗生素治疗，根据微生物学结果调整抗菌药物
5. 监测 DIC、肾衰竭、呼吸衰竭征象

BUN：血尿素氮；PT：凝血酶原时间；aPTT：活化部分凝血活酶时间；LDH：乳酸脱氢酶；DIC：弥漫性血管内凝血（引自 Snyder EL. Transfusion reactions // Hoffman R，Benz EF Jr，Shattil SJ, et al. Hematology: basic principles and practice. 2nd ed. New York: Churchill Livingstone，1995，2045 – 2053）

细胞膜漏洞的形成。由于渗透梯度，血浆中的血液成分进入细胞中，造成细胞破裂。证实这种情况的实验室检查包括血细胞比容下降、发现游离的血红蛋白、结合珠蛋白下降，乳酸脱氢酶上升和血红蛋白尿。炎症因子、肿瘤坏死因子和 IL – 6、IL – 8 的释放导致发热、低血压以及弥散性血管内凝血（disseminated intravascular coagulation，DIC）。低血压可能也与加速过敏反应的补体片段 C_{3a} 和 C_{5a} 相关。肾脏缺血加剧了与一氧化氮结合，内皮舒张因子反过来导致急性肾小管坏死和急性肾衰竭，进一步加重肾坏死[5]。对突然发生发热、低血压、血管内溶血和急性肾衰竭的患者，无论表现症状单一还是多变，首要的步骤是停止输血。在给予支持治疗后，再分析导致输血反应的原因（表 11.4）。如果未发现 ABO 血型不匹配，那么需要寻找其他原因。

急性血管外溶血性输血反应

在急性血管外溶血性输血反应中，针对输入的不匹配的细胞产生的抗体并不绑定补体，而是与输入细胞上的抗原结合。该反应表现为发热、Coombs 反应阳性和血细胞比容下降。由于补体成分的显著减少和细胞因子的活化[60]，在急性血管内溶血时表现的低血压、DIC、血红蛋白尿和肾衰竭很少发生于急性血管外溶血中[5]。

非溶血性发热性输血反应

发热是急性溶血性输血反应和败血症的常见症状。非溶血性发热性输血反应（FNHTR）定义为输血后 2h 内体温升高 1℃ 以上而未找到发热原因[4-5]。这是一个排除性诊断，常发生于先前接触过血制品成分的患者，例如多次妊娠女性和有输血史的患者。FNHTR 的发病机制有很多。第一种机制是受血者体内抗体与输注的白细胞、淋巴细胞或血小板表面上的抗原（通常是 HLA 抗原）结合。这些抗原抗体反应促使巨噬细胞释放致热源。第二种机制是白细胞凋亡后，其内细胞成分释放细胞因子造成发热。在采集血液的同时过滤去除白细胞，即输注去白血制品被报道可以减少 FNHTR 的发生。另外，较之输入红细胞，输入血小板更容易发生 FNHTR。输入血小板后发生 FNHTR 中超过 90% 是由于被动输入了白细胞来源的细胞因子[61-62]。将血小板制品通过多孔道过滤器可以

去除一些细胞因子和补体成分[63]。而降低发热型非溶血性输血反应的发生，其更加高效的方法是在输入血小板制品前去除血浆上层清液[63]。发生 FNHTR 后，处理首要原则是排除与输血相关造成发热的潜在致命性原因，例如急性输血反应和败血症等（表 11.4）。一旦排除上述可能，可以输入一些等容量的液体[4]。降温治疗是标准治疗手段。对于血小板减少症患者，对乙酰氨基酚或非甾体抗炎药比阿司匹林更有效[4-5]。

过敏反应

多次输血的患者更容易发生过敏反应。多数过敏现象表现为皮肤反应，如风疹，也可能发生更严重的全身反应，如呕吐、恶心、腹泻和气管痉挛等。通常输血很少导致全身过敏反应发生。过敏反应较少导致发热，这是有别于溶血性输血反应和败血症的鉴别点。过敏反应的发生是由于输入血浆中存在的可溶性物质与受体巨噬细胞表面的效应 IgE 抗体结合，从而导致组胺释放。体内缺少 IgA 的患者更容易发生过敏反应。这些患者往往自发产生针对环境中 IgA 抗原类似物的抗体。当输入的血浆中含有 IgA 抗原，那么过敏反应便一触即发。必须明确的是绝大多数抗 IgA 抗体属于 IgA 或 IgM 类抗原。另外，虽然 IgA 抗体很常见，但因此而发生的过敏反应很少见[4]。所以多数与输血相关的过敏反应的发生，其机制尚不清楚。根据过敏反应的轻重程度决定采取不同的治疗手段。轻度过敏可以给予抗组胺药物。如果给予了抗过敏药后，患者的症状和体征有所缓解，则可以继续输血。而严重的过敏反应甚至是发生了过敏性休克则需要立即停止输血。液体复苏，给予肾上腺素、激素、血管升压素和必要时气管插管可单独或联合使用于治疗抢救中。一旦得知患者有输血过敏史，则预防性措施必须在下一次输血之前即采取。对于曾经有轻度过敏的患者而言，输血前给予抗组胺药通常就足够。而那些 IgA 缺乏的患者，之前有过严重的过敏反应并且体内有抗 IgA 抗体，应该从同样是 IgA 缺乏的供血者体内采血。那些并非由于 IgA 缺乏而导致的严重过敏的患者，应当输

入洗涤细胞，减少血浆成分的输入量。自体补体成分通常与输血相容。一些曾有过严重过敏反应，但又急需输入血浆制品的患者（例如血栓性血小板减少性紫癜患者），处理情况则非常棘手。对于这些患者而言，输血前必须应用抗组胺药、激素、肾上腺素等[4,5]。

输血相关的急性肺损伤

在输血后的 1~6h 内出现了无法用其他心肺疾病解释的急性肺供氧不足时应怀疑输血相关的急性肺损伤（transfusion-related acute lung injury，TRALI）的发生。诊断依据为正常大气压环境下，动脉血氧饱和度低于 90%，胸片证实双侧肺水肿。通常伴随发热、寒战和低血压等症状[4,5,64]。尽管 TRALI 表现出的呼吸系统症状与容量负荷过量时出现的症状极为相似，但前者在急性呼吸衰竭发生时对利尿剂无反应，肺动脉楔压低于 18mmHg，肺泡液与蛋白浓度比大于 0.65，该病的治疗需要立即停止输血并且即可供氧和正压通气[64]。尽管该病的死亡率约为 10%，多数患者还是能在 2~4d 内恢复正常[2-4]。目前已有大量对该病发生机制的推测报道，其根本原因仍为免疫来源因素。促发因素很可能是供者血浆抗体与受者 HLA 抗原或白细胞相关抗原（HNA 和 CD16）结合[65]。这些抗原抗体的结合，促使一系列后续免疫反应发生，导致肺毛细血管对血浆蛋白的通透性增高，使这些蛋白渗透至肺间质和小肺泡中。另外一个可能的发病机制是受体抗体和供者的白细胞结合，激活体内补体免疫反应，刺激过敏因子 C_{3a} 和 C_{5a}，募集并增加了肺毛细血管中的炎症因子，而炎症因子相关的靶抗原反应也是启动机制之一[4]。文献曾报道"双重打击"学说，第一次输血时，血管内皮细胞被致敏，毛细血管内的中性白细胞募集。第二次输血时，供者体内的抗体、细胞因子、细胞的脂质成分等活化中性白细胞，造成对内皮细胞表面的损伤，导致液体渗漏[4,5]。在 65%~80% 的 TRALI 中能找到抗白细胞抗体[66]。由于女性每分娩一次，其获得 HLA 抗体的可能性就上升[67]，因此将其血液输给危重患者时要格外小心，应排除额外抗体的存在。

表 11.4 急性输血反应

类型	表现和症状	常见原因	治疗	预防
血管内溶血（免疫）	血红蛋白血症和血红蛋白尿，发热，寒战，焦虑，休克，DIC，呼吸困难，胸痛，腹侧疼痛，少尿	ABO血型不合（登记错误）或其他的红细胞补体结合抗体	停止输注；水化治疗；支持血压和呼吸；利尿；治疗出现的休克和DIC	确保输注的血液和受血者的识别一致
血管外溶血（免疫）	发热，不适，间接胆红素增高，LDH增高，尿胆原增高，血细胞比容下降	IgG非补体结合抗体	监测血细胞比容，肝肾功能，凝血；一般不需要紧急治疗	回顾既往史；确保输注的血液和受血者的识别一致；必要时给予抗原阴性的血液；合理使用的大剂量IVIG
发热	发热，寒战	白细胞抗体或血浆蛋白；细胞因子被动注入；细菌感染；患者基础条件所致	停止输注；给退热药，例如：对乙酰氨基酚；成人严重者，给哌替啶25～50mg，静脉注射或肌内注射	输注前给予退热药；输注去白细胞成分血
过敏（轻到重度）	荨麻疹，呼吸困难，喘鸣，喉头水肿，严重低血压和过敏反应	血浆蛋白抗体；IgA抗体少见	停止输注；给抗组胺药（口服或肌内注射）；严重者给肾上腺素和（或）激素	输注前抗组胺药；如反复出现或严重，给洗涤红细胞；对于有输血反应史者，输注前检查患者IgA水平
低血压	低血压，心动过速	产生缓激肽；ACEI可加重	停止输注；液体治疗；头低脚高位	停用ACEI；避免床旁白细胞减少过滤器
循环容量过多	呼吸困难，高血压，肺水肿，心律失常	输血速度太快和（或）过度输血	利尿，放血；必要时支持呼吸循环系统	避免快速和过度输注
输血相关急性肺损伤（TRALI）	呼吸困难，发热，缺氧，肺水肿，低血压，肺毛细血管契正常	献血者HLA或输注的血浆中有白细胞抗体；中性粒细胞－吸脂质介质；受血者对供血白细胞产生的抗体少见	支持血压和呼吸（可能需要气管插管）	去白红细胞和血小板；通知输血服务，血库检测供血
细菌感染	寒战，发热，休克	成分血被污染	停止输注；支持血压；血培养；抗生素；通知输血服务	严格选择献血者，采血和储存；静脉切开术中严格无菌操作

DIC：弥漫性血管内凝血；ACEI：血管紧张素转化酶抑制剂；LDH：乳酸脱氢酶；IVIG：静脉免疫球蛋白

细菌感染

输血造成的受者细菌感染可能是由于受者静脉切开部位的细菌感染，供者未被察觉的潜在的细菌感染，或少数是由于血制品的加工过程中被污染造成[59]。由于近年来对供血者会常规筛查重要的病毒感染指标，因输血造成的毒血症等显著下降，然而菌血症的发生率仍然存在。因为血小板在室温下储存，许多细菌(比如葡萄球菌、大肠杆菌)在该温度下会大量繁殖，因此与红细胞的细菌污染发生率相比，血小板细菌污染发生率更高。导致红细胞被污染的病原微生物通常在较低的温度下增殖生长，最常见的耶尔森氏菌属、假单胞菌属等，其繁殖适应于红细胞存储的温度，且红细胞为其生长提供了铁的来源[68]。输血会导致血源性病毒传播，但更有可能传播 HIV 和导致败血症[69]。因细菌污染造成的输血相关死亡率超过了输入 ABO 血型不合的红细胞造成的死亡率[68]。通常菌血症和急性血管内溶血的临床表现相似，包括发热、寒战、低血压和 DIC。急性血管内溶血发生于输血早期，败血症的症状体征在输血中和输血后非常明显[5]。与急性血管内溶血不同的是，输血造成的细菌污染很少发生血红蛋白下降和血红蛋白尿。如果可疑患者输入了被细菌污染的血制品时，首先必须停止输血，将供者血液和受着血液采样，予细菌血培养，并且可经验性使用广谱抗生素等支持治疗。必须通知血库不良事件的发生，停止该供者血液及其相关血制品的使用[5]。

迟发性输血反应

迟发性溶血性输血反应

关于发病机制和临床表现的严重程度而言，迟发性溶血性输血反应(delayed hemolytic transfusion reaction，DHTR)和急性血管内溶血输血反应不同。DHTR 可能发生于输血后的几天内，针对输入的红细胞人体内产生了抗体，而这些抗体在未来数周或数月并不引起临床症状或体征。供体红细胞被受血者体内 IgG 抗体结合，在血管外系统例如网状内皮系统中遭到破坏。

相比于急性溶血性输血反应，DHTR 中效应抗体很少结合补体成分，较少释放炎症因子及 C_{3a} 和 C_{5a} 等致敏因子。在 DHTR 中常常发现血红蛋白浓度下降，并检测出相关抗体。其他症状包括轻度发热、白细胞增多、贫血和黄疸。实验室检查可以发现抗体介导的红细胞破坏，例如结合球蛋白下降，LDH 上升，网状细胞增多。血红蛋白尿很少发生。由于 DHTR 很少有严重的情况，因此治疗并不棘手。观察凝集实验和尿量是值得做的项目。如果患者最终仍不得不输血，那么必须寻找那些不含针对受体体内抗体的成分血[4,5]。

输血相关的移植抗宿主疾病

输血相关的移植抗宿主疾病(transfusion-associated graft-vs-host disease，TA-GVHD)可能发生于供者 T 淋巴细胞发生免疫逃逸，移植宿主体内并破坏宿主组织。促发因素与供者受者体内存在相似的 HLA 抗原相关，例如供者 HLA 抗原纯合型，而受者为杂合型的情况。美国很少发生该类疾病，该病常发生于日本，日本人群多见于 HLA 抗原的同种异质型[4,70]。该疾病表现为输血后的 4～30d 内从脸部到躯干再蔓延到四肢出现斑丘疹、发热、腹泻、肝炎和骨髓抑制。90% 的病例发生死亡，这通常是由于骨髓抑制导致感染和全血细胞减少[70-71]。因为目前尚未有针对 TA-GVHD 的治疗手段，针对那些易感人群输血时(例如亲属间输血和 HLA 匹配的供者)须对血制品行放射。FDA 推荐至少放射剂量 2500cGy 才能阻止 T 淋巴细胞复制增长，而这样的放射剂量并不影响血小板和粒细胞[4]。然而，由于放射会缩短红细胞的寿命活力，FDA 建议在照射这些细胞后应在 28d 之内立即使用[71]。

输血后紫癜

输血后紫癜(PTP)是罕见的输血相关疾病，目前仅报道 200 例左右[72]。PTP 表现为在输入血制品的 1～2 周内突然发生重度血小板减少(低于 20 000/mm³)。临床表现为身体各部位的多处出血症状，包括黏膜紫癜、伤口渗血、鼻衄、胃肠道出血和血尿等。尽管在发病后 1～8

周内多数症状会自行缓解，但其中的 10% ~ 15% 是致命的，因为其会导致颅内出血。一个典型的患者是多育的高加索女性患者，其属于那些体内血小板缺乏 HPA - 1a 抗原的 2% 人群。有意思的是可以观察到在输血后紫癜中同时存在缺乏抗原的供者血小板和存在抗原的受体血小板。有许多理论可以解释这个现象。一种解释是被输入的包含抗原成分的但遭到破坏的血小板或抗原抗体复合物与受体的血小板结合，后者会激活补体系统或激活网状内皮系统中的巨噬细胞，进而遭到破坏。另一种解释是供者受者相同的抗原连同不同的血小板抗原促发自体抗原抗体反应和异体抗原抗体反应[4,72]。尽管 PTP 通常呈自限性发展，那些因血小板降低而有活动性出血倾向的患者需要治疗。目前，可以选择的治疗手段包括高剂量的静脉输入免疫球蛋白 IgG，其机制是在网状内皮系统中阻断自体血小板上膜的 Fc 抗体成分[72]。输入抗原匹配的血小板似乎是不可行的，不可能找到匹配的供者，并且发生 PTP 时，供者和受者的血小板都将遭到破坏[5,72]。

血液传播疾病

对供血者进行乙肝表面抗原（HBSAg）、乙肝核心抗体（HBCAb）、丙肝抗体（HCV）、HIV1 抗体、HIV2 抗体、人 T 淋巴细胞白血病病毒（HTLV Ⅰ/Ⅱ）抗体、梅毒的筛查降低了相关疾病的发生率，但彻底阻断其通过血液传播仍然存在困难。最值得担心的是在供血者感染病毒和检测出病毒间存在的窗口期[73]。过去，只有检查抗体才能发现感染疾病。如今通过核酸检测可以缩短感染潜伏期窗口。在美国，HIV、HCV 和西尼罗病毒常规采用核酸检测，目前估计因血源性传播的 HIV 发生率为每 200 万中 1 例，HCV 发生率为每 170 万中 1 例[74]。由于乙肝病毒复制周期慢，其有更长的潜伏感染期。从感染乙肝病毒到检测出乙肝表面抗原需要 40d，与输血相关的乙肝病毒感染风险为 1/250 000 ~ 1/50 000 不等。通过常规核酸检

测，潜伏期可能会缩短，感染风险因此可能减半[74]。

其他病毒也可能通过血液传播。输血导致西尼罗病毒不是很常见，然而一旦发生，易导致严重发热疾病、脑炎和脑膜炎[5]。之前已有关于针对该病毒季节性筛查的议题[3]。

HTLV Ⅰ/Ⅱ 是与 HIV 不相关的逆转录病毒，其是导致成人 T 淋巴细胞淋巴瘤/白血病、周围型神经病变（HAM 或 HTLV 相关的脊髓病变）的病原，但这些疾病在美国很少见。

巨细胞病毒（CMV），是疱疹病毒家族的一类 DNA 病毒，通常在易感成人群体中导致单核细胞增多样的症状。孕前感染过疱疹病毒的女性有 40% 的可能性将该病毒传染给胎儿。胎儿感染此病毒将导致颅脑钙化、智力发育停滞、耳聋、运动能力迟缓、血小板减少、黄疸甚至死亡。约 40% ~ 90% 的人体内存在抗 CMV 抗体。妊娠期因输血导致的 CMV 感染风险目前并不清楚。由于多数输血发生在产后，将血清阴性的供者血输入给同样阴性的母体和胎儿是比较明智安全的[70]。输入去白红细胞与输入 CMV 血清学阴性供者的红细胞存在相同的感染概率，这一论述存在争议[4,5,70]。

细小病毒 B19 是可能攻击并造成骨髓祖红细胞溶解的 DNA 病毒。患者存在红细胞生成活跃，以代偿慢性溶血性贫血（血红蛋白发育不良、胞浆缺陷等）[75]。约 30% ~ 60% 的供血者体内存在抗细小病毒抗体，因此不会传播该疾病。另外，红细胞表面 P 抗原是细小病毒 B19 的结合位点，而缺乏该抗原的患者不会感染该病毒[4]。因此输血相关的细小病毒 B19 感染很少见[76]。然而，理论上妊娠期一旦感染该病毒，即会导致严重的胎儿溶血性贫血、水肿甚至死亡流产。输入细胞成分和血浆很少传播该病毒，而据报道输入凝血因子成分会导致病毒传播。核酸检测高效价的细小病毒 B19 目前仍在规模质控中，并不作为筛查手段[4]。

由蛋白质粒（朊病毒）感染引起的海绵状脑病是一种退行性脑疾病。海绵状脑病病毒引起的疾病表现为痴呆，且一旦出现明显表现，病情迅速发展直至死亡称为 Creutzfeldt-Jakob 病。

大约 85% 的病例是自发的，另外 15% 的病例是由于输入了变异的病毒基因。目前，尚未有由于输血造成该病毒感染的相关报道。但是，基于在小鼠实验中发现输血可以传播变异的海绵状脑病病毒[77]，人类以此途径传播似乎可行[5]。尽管原病毒和变异病毒还是不同的，其造成的海绵状脑病仍然表现一致。英国报道的一群变异病毒感染的病例，都是由于患者食用了被病毒感染的牛肉制品，事后英国卫生部责令输血部门将血制品去白细胞处理，作为预防该病毒血源性传播的防治手段。此方法确实降低了全血、红细胞和血浆中朊病毒成分的检出[77]。美国目前尚无海绵状脑病的报道，所以未采取将所有血制品去白处理[78]。

总　结

输入血液及血制品通常是救命的。因为在很多医疗机构涉及孕妇用血通常是大量的，输血各环节是固定的，所以很少注意在处理并发症时的种种细节，似乎因输血导致的严重并发症并不常见。然而，尽管有标准的预防措施、标准的血库和医院运作流程，严重的免疫反应和感染并发症仍然会发生。因此，在产科临床工作中需要快速决定是否需要输血和需要输入多少血，并且识别并积极处理输血相关的并发症。

参考文献

[1] American Association of Blood Banks. Standards for Blood Banks and Transfusion Services. 23rd ed. Bethesda, MD: AABB, 2004.

[2] Kuehn B. Studies propose targeting screening of blood for West Nile Virus. JAMA, 2005, 295: 1235 – 1236.

[3] Custer B, Busch MP, Marfin AA, et al. The cost-effectiveness of screening the US blood supply for West Nile virus. Ann Intern Med, 2005, 143: 486 – 492.

[4] Brecher ME. American Association of Blood Banks. Technical Manual. 15th ed. Bethesda, MD: AABB, 2005.

[5] Gottschall J. Blood transfusion therapy. A physician's handbook. 8 th ed. Bethesda, MD: AABB, 2005.

[6] Latham JT, Bove JR, Weirich FL. Chemical and hematologic changes in stored CPDA – 1 blood. Transfusion, 1982, 22: 158 – 159.

[7] Heaton A, Keegan T, Holme S. In vivo regeneration of red cell 2, 3-diphosphoglycerate following transfusion of DPG-depleted AS – 1, AS – 3 and CPDA – 1red cells. Br J Haematol, 1989, 71: 131 – 136.

[8] Yazer MH, Podlosky L, Clarke G, et al. The effect of prestorage WBC reduction on the rates of febrile nonhemolytic transfusion reactions to platelet concentrates and RBC. Transfusion, 2004, 44: 16 – 24.

[9] Buckholz DH, AuBuchon JP, Snyder EL, et al. Effects of white cell reduction on the resistance of blood components to bacterial multiplication. Transfusión, 1994, 34: 852 – 857.

[10] Lane TA, Anderson KC, Goodnough LT, et al. Leukocyte reduction in blood component therapy. Ann Intern Med, 1992, 117: 151 – 162.

[11] Laupacis A, Brown J, Costello B, et al. Prevention of posttransfusion CMV in the era of universal WBC reduction: A consensus statement. Transfusion, 2001, 41: 560 – 569.

[12] Daly PA, Schiffer CA, Aisner J, et al. Platelet transfusion therapy: One hour posttransfusion increments are valuable in predicting the need for HLA-matched preparations. JAMA, 1980, 243: 435 – 438.

[13] Paglino JC, Pomper GJ, Fisch GS, et al. Reduction of febrile but not allergic reactions to RBCs and platelets after conversion to universal prestorage leukoreduction. Transfusion, 2004, 44: 16 – 24.

[14] Bowden RA, Cays MJ, Schoch G, et al. Comparison of filtered blood(FB) to seronegative blood products(SB) for prevention of cytomegalovirus(CMV) infection after marrow transplant. Blood, 1995, 86: 3598 – 3603.

[15] College of American Pathologists. Practice parameter for the use of fresh-frozen plasma, cryoprecipitate, and platelets. JAMA, 1994, 271: 777 – 781.

[16] Reddy UM, Shah SS, Nemiroff RL, et al. In vitro sealing of punctured fetal membranes: potential treatment for midtrimester premature rupture of membranes. Am J Obstet Gynecol, 2001, 185: 1090 – 1093.

[17] Linden JV, Wagner K, Voytovich AE, et al. Transfusion errors in New York State: An analysis of 10 years experience. Transfusion, 2000, 40: 1207 – 1213.

[18] Boyan CP, Howland WS. Cardiac arrest and temperature of bank blood. JAMA, 1963, 183: 58 – 60.

[19] Lorenzo M, Davis JW, Negin S, et al. Can Ringer's lactate be used safely with blood transfusions? Am J Surg, 1998, 175: 308 – 310.

[20] Boral LI, Henry JB. The type and screen: a safe alternative and supplement in selected surgical procedures Transfusion, 1977, 17: 163 – 168.

[21] Säfwenberg J, Högman CF, Cassemar B. Computerized delivery control – a useful and safe complement to the type and screen compatibility testing. Vox Sang, 1997, 72: 162 – 168.

[22] Wong KF, Kwan AMY. Virtual blood banking. A 7-year experience. Am J Clin Pathol, 2005, 124: 124 – 128.

[23] Daniels G. Molecular blood grouping. Vox Sang, 2004, 87 (Suppl 1): 563 – 566.

[24] Reid ME, Lomas-Francis C. Molecular approaches to blood group identification. Curr Opin Hematol, 2002, 9: 152 – 159.

[25] Daniels G, van der Schoot CE, Olsson BML. Report of the First International Workshop on molecular blood group genotyping. Vox Sang, 2005, 88: 136 – 142.

[26] van Klei WA, Moons KGM, Leyssius ATR, et al. A reduction in Type and Screen: preoperative prediction of RBC transfu-

sion in surgery procedures with intermediate transfusion risks. Br J Anaesth, 2001, 87: 250 – 257.

[27] Friedman BA, Oberman HA, Chadwich AR, et al. The maximum surgical blood ordering schedule and surgical blood use in the United States. Transfusion, 1976, 16: 380 – 387.

[28] Devine P, Linden JV, Hoffstadter L, et al. Blood donor-, apheresis-, and transfusion-related activities. Results of the 1991 American Association of Blood Banks Institutional Membership Questionnaire. Transfusion, 1993, 33: 779 – 782.

[29] Simon TL, Alverson DC, AuBuchon J, et al. Practice parameter for the use of red blood cell transfusions. Arch Pathol Lab Med, 1998, 122: 130 – 138.

[30] Hofmeyr GJ, Mohala BKF. Hypovolemic shock. Best Pract Res Clin Obstet Gynaecol, 2001, 15: 645 – 662.

[31] Stehling L, Simon T. The red blood cell transfusion trigger. Arch Pathol Lab Med, 1994, 118: 429 – 434.

[32] Sibbald WJ, Messmer K, Fink MP. Roundtable conference on tissue oxygenation in acute medicine, Brussels, Belgium, 14 – 16 March 1998. Intensive Care Med, 2000, 26: 780 – 791.

[33] Tan IKS, Lim JMJ. Anemia in the critically ill-the optimal hematocrit. Ann Acad Med Singapore, 2001, 30: 293 – 299.

[34] Valeri CR, Dennis RC, Ragno G, et al. Limitations of the hematocrit to assess the need for red blood cell transfusion in hypovolemic anemic patients. Transfusion, 2006, 46: 365 – 371.

[35] de Leeuw NKM, Brunton L. Maternal hematologic changes, iron metabolism, and anemias in pregnancy // Goodwin JW, Godden JO, Chance GW. Perinatal Medicine. Baltimore (MD): Williams &Wilkins, 1976, 425 – 447.

[36] Chesley LC. Plasma and red cell volumes during pregnancy. Am J Obstet Gynecol, 1972, 112: 440 – 450.

[37] Martel M-J. Hemorrhagic shock. J Obstet Gynaecol Can, 2002, 24: 504 – 511.

[38] Santoso JT, Saunders BA, Grosshart K. Massive blood loss and transfusion in obstetrics and gynecology. Obstet Gynecol Surv, 2005, 60: 827 – 837.

[39] Jansen AJG, van Rhenen DJ, Steegers EAP, et al. Postpartum hemorrhage and transfusion of blood and blood components. Obstet Gynecol Surv, 2005, 60: 663 – 671.

[40] Ahonen J, Jokela R. Recombinant factor VIIa for life-threatening post-partum haemorrhage. Br J Anaesth, 2005, 94: 592 – 595.

[41] Bracey A, Harrison C, Weiskopf R, et al. Guidelines for Massive Transfusion. Bethesda MD: AABB, 2005.

[42] Goodnough LT, Skikne B, Brugnara C. Erythropoietin, iron, and erythropoiesis. Blood, 2000, 96: 823 – 833.

[43] Andres RL, Piaquadio KM, Resnik R. A reappraisal of the need for autologous blood donation in the obstetric patient. Am J Obstet Gynecol, 1990, 163: 1551 – 1553.

[44] Dinsmoor MJ, Hogg BB. Autologous blood donation with placenta previa: is it feasible? Am J Perinatol, 1995, 12: 382 – 384.

[45] Yamada T, Mori H, Ueki M. Autologous blood transfusion in patients with placenta previa. Acta Obstet Gynecol Scand, 2005, 84: 255 – 259.

[46] Droste S, Sorensen T, Price T, et al. Maternal and fetal hemodynamic effects of autologous blood donation during pregnancy. Am J Obstet Gynecol, 1992, 167: 89 – 93.

[47] Suzuki S, Tataoka S, Yagi S, et al. Fetal circulatory responses to maternal blood loss. Gynecol Obstet Invest, 2001, 51: 157 – 159.

[48] Yeo M, Tan HH, Choa LC, et al. Autologous transfusion in obstetrics. Singapore Med J, 1999, 49: 631 – 634.

[49] Grange CS, Douglas MJ, Adams TJ, et al. The use of acute hemodilution in parturients undergoing cesarean section. Am J Obstet Gynecol, 1998, 178: 156 – 160.

[50] Estella NM, Berry DL, Baker BW, et al. Normovolemic hemodilution before cesarean hysterectomy for placenta percreta. Obstet Gynecol, 1997, 90: 669 – 670.

[51] Catling S, Jocis L. Cell salvage in obstetrics: the time has come. Br J Obstet Gynaecol, 2005, 112: 131 – 132.

[52] Rebarber A, Lonser B, Jackson S, et al. The safety of intraoperative autologous blood collection and autotransfusion during cesarean section. Am J Obstet Gynecol, 1998, 179: 715 – 720.

[53] Potter PS, Waters JH, Burger GA, et al. Application of cell-salvage during cesarean section. Anesthesiology, 1999, 90: 619 – 621.

[54] Weiskopf RB. Erythrocyte salvage during cesarean section. Anesthesiology, 2000, 92: 1519.

[55] Thomas D. Facilities for blood salvage (cell saver technique) must be available in every obstetric theatre. Int J Obstet Anesth, 2005, 14: 48 – 50.

[56] Clark V. Facilities for blood salvage (cell saver technique) must be available in every obstetric theatre. Int J Obstet Anesth, 2005, 14: 50 – 52.

[57] Waters JH, Biscotti C, Potter P, et al. Amniotic fluid removal during cell salvage in the cesarean section patient. Anesthesiology, 2000, 92: 1531 – 1536.

[58] Kantor MH. Transfusion-associated graft-versus host disease: do transfusions from second-degree relatives pose a greater risk than those from first-degree relatives? Transfusion, 1992, 32: 323 – 327.

[59] Kopko PM, Holland PV. Mechanisms of severe transfusion reactions. Transfus Clin Biol, 2001, 8: 278 – 281.

[60] Davenport RD, Burdick M, Moore SA, et al. Cytokine production in IgG-mediated red cell incompatibility. Transfusion, 1993, 33: 19 – 24.

[61] King KE, Shirey RS, Thoman SK, et al. Universal leukoreduction decreases the incidence of febrile nonhemolytic transfusion reactions to RBCs. Transfusion, 2004, 44: 25 – 29.

[62] Paglino JC, Pomper GJ, Fisch GS, et al. Reduction of febrile but not allergic reactions to RBCs and platelets after conversion to universal prestorage leukoreduction. Transfusion, 2004, 44: 16 – 24.

[63] Heddle NM. Pathophysiology of febrile nonhemolytic transfusion reactions. Curr Opin Hematol, 1999, 6: 420 – 426.

[64] Gajic O, Gropper MA, Hubmayr RD. Pulmonary edema after transfusion: how to differentiate transfusion-associated circulatory overload from transfusion-related acute lung injury. Crit Care Med, 2006, 34: S109-S113.

[65] Odent-Malaure H, Quainon F, Ruyer-Dumontier P, et al. Transfusion related acute lung injury (TRALI) caused by red cell transfusion involving residual plasma anti-HLA antibodies: a report on two cases and general considerations. Clin Devel Immunol, 2005, 12: 243 – 248.

[66] Holness L, Knippen MA, Simmons L, et al. Fatalities caused by TRALI. Transfus Med Rev, 2005, 18: 184 – 188.

[67] Palfi M, Berg S, Ernerudh J, Berlin G. A randomized controlled trial of transfusion-related acute lung injury: is plasma from multiparous blood donors dangerous? Transfusion, 2001, 41: 317 – 322.

[68] Wagner SJ. Transfusion-transmitted bacterial infection: risks, sources and interventions. Vox Sang, 2003, 86: 157 – 163.

[69] Lee D. Perception of blood transfusion risk. Transfus Med Rev, 2006, 20: 141 – 148.

[70] Hume HA, Preiksaitis JB. Transfusion associated graft-versus-host disease, cytomegalovirus infection, and HLA alloimmunization in neonatal and pediatric patients. Transfus Sci, 1999, 21: 73 – 95.

[71] Williamson LM, Warwick RM. Transfusion-associated graft-versushost disease and its prevention. Blood Rev, 1995, 9: 251 – 261.

[72] Gonzalez CE, Pengetze YM. Post-transfusion purpura. Curr Hematol Rep, 2005, 4: 154 – 159.

[73] Wang B, Schreiber GB, Glynn SA, et al. Does prevalence of transfusion-transmissible viral infection reflect corresponding incidence in United States blood donors? Transfusion, 2005, 45: 1089 – 1096.

[74] Goodnough L. Advances in hematology. Clin Adv Hematol Oncol, 2005, 3: 614 – 616.

[75] Prowse C, Ludlam CA, Yap PL. Human parvovirus B19 and blood products. Vox Sang, 1997, 72: 1 – 10.

[76] Dodd RY. Current viral risks of blood and blood products. Ann Med, 2000, 32: 469 – 474.

[77] Krailadsiri P, Seghatchian J, MacGregor I, et al. The effects of leukodepletion on the generation and removal of microvesicles and prion protein in blood components. Transfusion, 2006, 46: 407 – 417.

[78] Goodnough LT, Shander A, Brecher ME. Transfusion medicine: looking to the future. Transfusion, 2003, 261: 161 – 169.

第 **12** 章 高营养支持

简 介

妊娠是女性所经历的最深刻的生理过程之一。孕妇需要适应妊娠的时长以及妊娠时的特殊改变来保证最佳的孕妇和胎儿结局（表12.1）。除了少量的矿物质和维生素外，大多孕妇可以适应补充生理的最小需求。在极少数情况下，母亲可能无法满足这种营养挑战，需要医疗干预，以免营养缺乏。大多数营养缺乏是暂时的，而且容易通过饮食调整和（或）药物治疗来改善。当这些措施无效或患者患有严重疾病，产科就需要通过肠内或肠外途径来进行营养支持。

1972年，Lakoff 和 Feldman[1]发表了第一份对患有神经性厌食症的妊娠女性进行肠道外营养的报道[2]。从那时起，已经有数个关于妊娠期间由于不同原因成功使用肠内或中心静脉营养（central venous nutrition，CVN）或外周静脉营养（peripheral venous nutrition，PVN）的病例报道[3-4]。

正常妊娠期营养

过去的30年里，对孕产妇营养状况和围产儿预后之间的重要关系的认识有了大幅改善。产妇孕前体重和妊娠期体重增加是胎儿生长发育及围产儿死亡率的重要因素。较高的围产儿发病率和胎儿生长受限与孕前低体重和妊娠期体重不增有关[5-8]。

在正常单胎妊娠中，要满足胎儿、胎盘和子宫的代谢需求，在产妇的基础要求上，额外需要大约80 000kcal或300kcal/d以上的能量[9]。孕妇需要更多热量是必须的，[9]这将导致增重约11~14kg。

整个妊娠期能量的需要量逐渐增加，但并不是均匀增加（图12.1）。例如，在妊娠前半期是由孕激素和醛固酮的主导影响的，称为合成代谢相。在这时，产妇堆积脂肪、蛋白质、矿物质、液体为孕妇体重增加的主要原因[10]。在妊娠后半期的特征是分解代谢相。这个阶段是人胎盘催乳素、皮质醇、雌激素和去氧皮质酮的影响下，会导致母体糖原、脂肪和蛋白质储存耗尽，以提供葡萄糖、游离脂肪酸和游离氨基酸在胎儿的脂肪及蛋白质积累和胎盘生长[10]。胎脂库是高能量密度组织的重要贮存场所，脂溶性维生素和必需脂肪酸是围生期新陈代谢和大脑发育所必需的。与此同时，氨基酸是器官发育和酶的合成基本要素，这一过程中的任何异常可能会影响胎儿的生长发育。

胎盘并不仅仅是一个被动指挥营养素从母亲到胎儿的生物学管道，其在母胎营养中起着至关重要的作用。例如，胎盘绒毛膜促性腺激素（human chorionic gonadotropin，HCG）对维持早期妊娠黄体非常重要。黄体酮是在黄体中产生，在胎盘中诱导葡萄糖节约效应并使更多的葡萄糖用于胚胎的发育。人胎盘催乳素（human placental lactogen，HPL）通过刺激脂肪分解，刺激游离脂肪酸释放进入母体循环作为一个能量源，从而经过胎盘将氨基酸和葡萄糖传递到生长活跃的胎儿。胎盘雌激素刺激蛋白质合成促进子宫增长和系统性血管扩张，以帮助维持子宫胎盘血流量。

此外，胎盘有良好的机制来控制物质进入胎儿体内（表12.2），物质通过胎盘组织的效率取决于若干因素（表12.3）。

妊娠期营养不良

关于妊娠期营养不良影响的认识主要是基于动物实验和人类的不幸情况。尽管一些精心设计的实验研究饥饿的孕鼠的效果可供参考，但采用啮齿动物模型对于研究灵长类动物的妊娠的适用性受到了质疑[11]。营养剥夺的持续时间短（即典型的啮齿动物妊娠）的多胎妊娠对母亲或胎儿的后果，与持续时间较长的单胎妊娠（典型的人类妊娠）有差别。Pond[12]进行了猪的相关实验显示："所有饲喂蛋白质不足饮食的孕猪体重都下降了。蛋白质缺乏开始的越早，不利影响越严重。"在胎儿发育时期蛋白质不足可影响 DNA/RNA 合成的重要器官（脑、肝）或酶系统。产妇孕前不稳定的蛋白质储备可以减轻蛋白被剥夺妊娠的效果。Riopelle[13]继续对恒河猴研究显示：虽然蛋白质缺乏往往会增加胎儿的发病率和死亡率，但精确的效果取决于几个因素的相互作用。妊娠的猴子比未妊娠的猴子更能改进代谢效率来应对饥饿。Antonov[14]指出在列宁格勒战役期间因孕前营养缺乏，新生儿出生体重减少了 400～600g。在荷兰，Smith 和 Stein、Susser[15,16]在饥荒期间营养不良的女性报告发现，当营养不良和能量

摄入低于 1500g/d 发生在孕晚期时，新生儿出生体重下降了 10%，胎盘重量下降了 15%。

表 12.1　妊娠期间营养成分的变化

体重增加（11～14 kg）
胎儿和胎盘生长
增加脂肪储存
增加体内水分总量（6～9L）
增加细胞外容积
血管间隙增加 40%～55%
红细胞体积增加 25%
稀释性贫血和正常 MCV［正常血红蛋白 > 10g/dL　（1g/dL = 10g/L），HCT > 30%］
稀释性低蛋白血症
增加凝血因子生产
钠潴留［1000mEq（23mmol/L）］和钾潴留［350mEq（1365mmol/L）］
心输出量增加（50%），心率（20%），每搏输出量（25%～40%），全身血管阻力降低（20%）
增加肾血流量（50%）和肾小球滤过率（50%）从而增加葡萄糖、尿素和蛋白质的清除
肌酐清除率增加（100～180mL/min）
增加血脂
增加总铁结合能力（40%）
增加血清铁（30%）
胃肠道运动减弱
胃排空延迟
胃食管反流
便秘

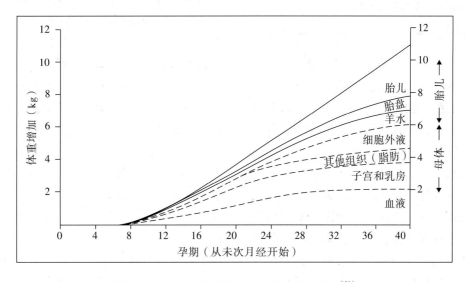

图 12.1　妊娠期模式和孕妇体重增加成分[38]

引自 Pitkin RM. Obstetrics and gynecology // Schneider HA, Anderson CE, Cousin DB. Nutritional Support of Medical Practice. 2nd ed. Hagerstown, MD: Harper& Row, 1983: 491 - 506

表12.2　目前公认的物质通过胎盘的运输机制[21]

传输机制	运输的物质
被动扩散	氧
	二氧化碳
	脂肪酸
	类固醇
	核苷酸
	电解质
	脂溶性维生素
易化扩散	糖和(或)碳水化合物
主动转运	氨基酸
	部分阳离子
	水溶性维生素
溶剂牵拉作用(继发于水运动的溶质转运)	电解质
细胞膜的胞吞作用	蛋白质

引自 Martin R，Blackburn G. Hyperalimentation in pregnancy // Berkowitz R. Critical Care of the Obstetric Patient. New York：Churchill Livingstone，1983

表12.3　影响胎儿与母体之间运输的因素

母体–胎儿浓度梯度
基板的物理性质
胎盘表面积
子宫胎盘血液流量
运输机制(被动和主动运输)的性质
在母体或胎儿循环特异性结合或载体蛋白
该物质的胎盘代谢

广义的能量摄入减少，如蛋白质、锌、叶酸以及氧不足，被认为与胎儿生长受限[17,18]有关。Winick 的假说在研究产妇营养不良对胎儿生长受限的影响方面有特别大的帮助[19]。他认为胎儿生长有 3 个阶段：细胞增生，其次是细胞增生和肥大，然后主要为肥大。胎儿营养不良在妊娠早期可能会造成细胞的大小和数量的减少，并导致对称生长障碍。后来只会影响细胞的大小，而不是数量，并导致非对称生长障碍。这种差异是影响预后的重要性，因为出生后赶上的增长更可能具有不对称而非对称胎儿宫内发育障碍。即使低的胎儿体重表明胎儿生长受限，各个器官的损伤程度也不同，对肾上腺和心脏的影响比大脑和骨骼更严重[20]。

妊娠期营养评估

在妊娠期间评价女性的营养状况的几个协议已经提出。有些是基于参数，包括母亲的形态学、血清生化和引起的免疫反应[21-22]。然而在实践中，这种技术具有有限的效用，其原因如下：

1. 在非妊娠女性获得正常的值不能轻易类推到血液稀释的妊娠患者。

2. 免疫功能受损正常妊娠女性。

3. 在作出评价前，由于孕妇摄入量不足其已经开始使用营养补充剂。

4. 虽然氮平衡和肌酐清除率可能是针对非孕期人群有效的评估蛋白质状态的方法，但是由正常妊娠增加肾小球滤过率，这两项指标都会显著改变。

营养支持的路径

最好是由产科医生、重症监护、临床营养师和患者组成的多学科团队来确定患者是否需要营养支持。一旦对营养支持已经作出决定，支持的目标必须明确建立。有关这一决定的两个重要问题是患者的基线营养状况以及患者是否能够摄取任何"正常"的营养。这些决定了高营养的目标是用来补充、维持还是构建组织(合成代谢)。该判定显著影响潜在的营养路径和制剂。目前有两种高营养的支持路径：肠内和肠外。

肠内途径应该是首先考虑的，除非是无法进行、无效的或无法耐受的。与肠外相比，肠内高营养并发症更少，更接近生理状态。肠内营养与静脉营养相比，有助于维持肠道功能，减少的产妇代谢紊乱，是比较合理的，并且可以更容易监测产妇健康。当采用肠内高营养，胃排空延迟这种典型的妊娠反应应考虑在内，可以通过简单调节摄食溶液输送速率以降低产妇的反流误吸风险。

静脉营养或全胃肠外营养(total parenteral nutrition, TPN)可在外周[外周静脉营养(PVN)]或中央[中心静脉营养(CVN)]给予。Watson[23]指出适宜的高渗物质 3 和 1(碳水化合物:蛋白质和脂质在同一溶液),可提高孕妇患者的耐受性和疗效性,虽然 1990 年[23]还没有阐明精确适应证和潜在的副作用,但是 CVN 确实比 PVN 的风险更大。大多数的风险都与中心静脉通路相关的机械风险有关。然而,因为有静脉炎的风险 PVN 不能持续 1~2 周以上[4],而且外周静脉输送物质能力有限,需要大量输送以满足患者的总营养需求。正如 Hamaoui 和 Hamaoui 所指出的,PVN 的确能满足孕妇的营养需求,由于产妇有更大的风险[4,24],CVN 可能在医学上不合理。

大多数需要营养支持的孕妇患者接受 CVN。一些更常见的适应证及其在妊娠患者中的使用见表 12.4。孕妇通常对 CVN 耐受性好,也便于医务人员操作。CVN 将营养物质精确地输入母体血液中,并在同一时间允许输入其他可能必要的药物,如胰岛素和肝素。CVN 缺点包括必须建立中心静脉通路、产妇可能代谢紊乱、昂贵的输送系统及更加复杂的监测方法。

营养需求的计算

要确定一个孕妇的营养需求,第一步是估计女性的总能量需求。维持需求,又称为基本能量消耗(basal energy expenditure, BEE),可以使用 Wilmore 的列线图[25]或女性的 Harris-Benedict 方程计算[26],有妊娠时略做调整[27]。

$$BEE(kcal) = 655 + 9.563W + 1.85H - 4.676A$$

其中,W 为体重(kg),H 是高度(cm),A 是年龄(年)。

在妊娠期间该值,需乘以 1.25 "压力系数"来计算妊娠[28]的能量需求。建议摄取量是在第二和第三妊娠期一个额外的 300kcal/d 单胎妊娠或 500kcal/d 单胎妊娠。因此:

表 12.4 考虑妊娠患者进行全肠外营养可能的标准

任何原因的不通畅或不充分的肠道途径

产妇营养不良

减重每周大于 1kg,连续 4 周

总减重 6kg 或体重不增

潜在的慢性疾病,增加基础营养需求和(或)排除肠内
  喂养,如炎性肠道疾病、慢性胰腺炎

孕前营养不良

营养不良的生化指标

严重低蛋白血症小于 2.0g/L

持久性酮症

低胆固醇血症

淋巴细胞减少

大细胞性贫血:叶酸缺乏

小细胞性贫血和血清铁降低

负氮平衡

营养不良的人体测量指标

体重和身高

增长率

体重不增

青春期的生长迟缓

皮褶厚度

头、胸、腰、臂围

胎儿宫内生长受限

引自 the American College of Obstetricians and Gynecologists. Obstet Gynecol, 1982, 59:660-664

维持治疗:BEE(kcal)×1.25+300kcal(单胎)或 500kcal(双胞胎)

合成代谢能量需求:

肠外:BEE(kcal)×1.75

肠内:BEE(kcal)×1.50

能量需求的估计应针对患者目前的代谢率个体化计算。最近已可供临床使用的商用代谢图表,通过耗氧和二氧化碳生产估计能量需求这些图表一般都相当准确,除了在非常高的 FiO_2 值(≥60%)情况下。一个有用的但不精确的帮助患者维持正氮平衡的公式[29]是 36kcal/(kg·d)。监测产妇营养支持的有效性是通过绘制孕妇体重增加与标准图表和胎儿生长的系列超声估计完成的。美国学院的小儿科和美国学院妇产科推荐分别为前 3 个月体重增加 1~2kg,第二和第三妊娠期每周增加 0.4kg 和 0.35kg[30]。胎儿的生长评

估可以对应适当的参数，计算一个 60kg 的孕妇患者 CVN 可以如表 12.5 所示：

表 12.5　60kg 患者全胃肠外营养的样本计算

蛋白质的总要求	$1.5g/kg = 1.5 \times 60 = 90g/d$
总能量的要求	$36kcal/kg = 36 \times 60 = 2160kcal/d$
如果卡路里供给比例为 70% 脂质：30% 葡萄糖	
每天葡萄糖要求	$(2160 \times 0.7)(3.4kcal/g) = 445g$
每天脂质要求	$(2160 \times 0.3)(9kcal/g) = 72g$

输液通常开始在估计总需求的 50% 左右逐步增加速度，最大限度地减少产妇代谢紊乱

氨基酸

当其他营养素的摄入量充足时，氮和能量的摄入是影响正氮平衡的主要因素。蛋白质分解代谢上升随着上升而总蛋白的需要取决于女性以前的营养状况，非蛋白质能量的提供，以及需求替换率。随着母体循环血液量的增加和子宫、胎儿和胎盘生长的扩大，产妇对于蛋白质摄入的要求在妊娠期间增加。整个妊娠期每天最低蛋白质需要量大约为 1g/kg，以满足孕妇和胎儿的营养需要。产妇的蛋白质摄入量是否足够，可以通过测量母体血清蛋白水平和尿素氮排泄进行评估。在某些情况下，如产妇肾衰竭，蛋白质和能量的需求会显著地增加。频繁透析可能需要更高的能量供给。在这种情况下，存活率似乎与产妇的能量和蛋白质的摄入量是否足够有关。例如，蛋白质的需要量可能会达到 2g/kg，以维持正常的氮平衡。大多数市售氨基酸产品已成功地用于维持胎儿的正常生长。

碳水化合物

葡萄糖是最常见的能量源，其容易被代谢，或促进氮的保留，与其他添加剂容易混溶，可以制备成任何需要的浓度，并且相对便宜。缺点可包括增加耗氧量，增加二氧化碳的生成，高血糖和低能量密度（3.4kcal/kg）排除了使用

其作为能量的唯一来源。葡萄糖浓度大于 10%（600mOsm）不应该外周给药，由于其渗透压低，易引起静脉炎和静脉痉挛。少量的氨基酸和电解质可被添加到外周葡萄糖溶液中，也可加入脂肪乳剂，以增加能量密度和降低的渗透压。除了浓度（渗透压）的限制，在外周使用这些溶液的其他限制因素，包括患者所需要的体积，注入此量所需的时间以及总脂肪的限制。注入高渗性的葡萄糖利用较为集中的能量和蛋白质作为底物的解决方案是中心静脉通路医疗所必需的。虽然输注速率为 $4 \sim 6mg/(kg \cdot min)$ 的葡萄糖可能降低母体并发症的可能性和严重程度，胰岛素是维持产妇正常血糖所必要的。假定母体正常血糖得以维持，目前无文献报道对胎儿的不利影响。

脂肪乳剂

由于以下原因在妊娠患者脂类是 TPN 的重要组成部分。

1. 脂肪乳剂是一个很好的能量来源（约 9kcal/g）。

2. 必需脂肪酸被用于胎儿脂肪库的形成，脑和脊髓的发育和肺表面活性剂的合成。

3. 相比葡萄糖，脂肪酸代谢需要较少的氧气和产生更少的二氧化碳。

大部分市售溶液是以红花或豆油的为基础，加入花生四烯酸的前体和必需脂肪酸乳糜微粒的悬浮液，乳剂浓度为 10% ~ 20%。由于对输液时"输液时间"延长可能造成乳化液的细菌污染问题，输液通常仅限于每天 12h，因为乳糜微粒可能会在给药后留在母体循环长达 8 ~ 10h。因为脂肪酸的胎盘运输主要是通过被动扩散，为了确保有足够的脂质转移，高的母体胎儿的浓度梯度是必要的。必需脂肪酸缺乏症通常需要缺乏 4 周以上，才能有临床表现[31]。孕妇血清甘油三酯血症和酮症是使用脂肪制剂重要的并发症，应该被发现并纠正。最初关于脂剂引起早产和脂肪胎盘栓塞的隐患[32]未被证实与 TPN 中脂质浓度有关（即总能量需求的 30% ~ 40%）[33]。

液体和电解质

在一个单胎足月妊娠的过程中产妇体内总水量增大，液体的要求急剧增加，大约 8~9 L。8~9L 的水是用来弥补细胞外和血管内容量、胎儿的需求以及羊水的形成。血浆容量增加不足将不利于胎儿的生长[34,35]。另外为满足产妇体液需求，在基础维持体液量以外，额外给予 30mL/d。被认为是必需的。

护理应采取相应的解决方案（例如从妊娠的胃肠液匹配任何额外的损失）。补液应独立于高营养液，以避免因输注速率变化和 TPN 内容物变化带来的并发症。对孕妇和非孕妇的维生素和电解质饮食准备建议在表 12.6 中列出。这些都是基于口服每天建议摄取量后的实际吸收度的估计。商用静脉注射维生素制剂已被证明是足够维持胎儿正常生长的。

表 12.6　孕妇和非孕妇每天额外需要

营养成分（单位）	非孕妇	孕妇	增加%
能量（kcal）	2200	2500	14%
蛋白质（g）	44~45	60	20%
钙（mg）	1200 *	1200	50%
磷（mg）	800	1200	50%
铁（mg）	15	30	100%
镁（mg）	280	320	14%
碘（mg）	150	175	17%
锌（mg）	12	15	25%
硒（mg）	55	65	18%
维生素 A（μg 和 RE）	800	800	0
维生素 D（mg）	10†	10	0
维生素 E（mg 和 TE）	8	10	25%
维生素 K（mg）	55	55	0
维生素 C（mg）	60	70	17%
硫胺素（mg）	1.1	1.5	36%
核黄素（mg）	1.3	1.6	23%
烟酸（μg 和 NE）	15	17	13%
叶酸（mg）	180	400	122%
维生素 B6（mg）	1.6	2.2	38%
维生素 B12（mg）	2.0	2.2	10%

＊24 岁以上，RDA 是 800mg（没有进一步的骨骼生长）；†24 岁以上，RDA 是 5mg（没有进一步的骨骼生长）；RDA：推荐膳食补充量；NE：烟酸当量；RE：维生素当量；TE：生育酚当量（引自 Hamaoui E，Hamaoui M. Nutritional assessment and support during pregnancy. Gastroenterol Clin N Am，1998，27（1）：90）

监测和并发症

表 12.7 概述监测接受 TPN 孕妇患者的建议。营养治疗[4,24]中普遍遇到的复杂情况，详见表 12.8。导管相关性感染（包括念珠菌血症）是相当普遍的[36]。因此，妊娠期间任何肠外营养计划的一个重要组成部分是通过频繁的监测[37]程序尽量减少导管相关性感染的风险[37]。

表 12.7　全胃肠外营养期间监测

每天体重
严格的输入/输出
尿糖和酮体
血糖监测（每 6~12h）
每天电解质
肝功能评估，钙
PO_4，镁，白蛋白（2~3 次/周）
每周氮平衡
胎儿生长评估（每 2~4 周）

表 12.8　产科患者全肠外营养的并发症

导管相关
气胸
动脉裂伤
纵隔血肿
位置异常
臂丛/膈神经麻痹
导管败血症
锁骨下静脉血栓形成/右心房血栓形成
胸腔积液/乳糜胸

代谢
维生素，矿物质，电解质，微量金属或必需脂肪酸缺乏
高血糖
肝功能障碍和脂肪浸润
二氧化碳潴留
过度或不足的水合作用

其他
肠萎缩
胆囊炎
肝素相关并发症（如出血，血小板减少症，骨质疏松）

新生儿
母亲患有糖尿病综合征（如巨大儿，出生后低血糖）
生长受限

参考文献

[1] Lakoff KM, Feldman JD. Anorexia nervosa associated with pregnancy. Obstet Gynecol, 1972, 36: 699.

[2] Lee R, Rodger B, Young C, et al. Total parenteral nutrition in pregnancy. Obstet Gynecol, 1986, 68: 563 – 571.

[3] Smith C, Refleth P, Phelan J, et al. Long-term hyperalimentation in the pregnant woman with insulin-dependent diabetes: a report of two cases. Am J Obstet Gynecol, 1981, 141: 180 – 183.

[4] Hamaoui E, Hamaoui M. Nutritional Assessment and support during pregnancy. Gastroenterol Clin N Am, 1998, 27(1): 89 – 121.

[5] Taffell SM, National Center of Health Services. Maternal weight gain and the outcome of pregnancy: United States, 1980. Vital and Health Statistic Series 21-No. 44. DHHS(pHS) 86, Public Health Service. Washington, DC: US Government Printing Office, 1986.

[6] Abrams B, Newman V, Key T, et al. Maternal weight gain and preterm delivery. Obstet Gynecol, 1989, 74: 577 – 583.

[7] Abrams B, Newmann V. Small for gestational age birth: maternal predictors and comparison with risk factors of spontaneous preterm delivery in same cohort. Am J Obstet Gynecol, 1991, 164: 785.

[8] Institute of Medicine, Committee on Nutritional Status During Pregnancy and Lactation, National Academy of Sciences. Nutrition During Pregnancy. Washington, DC: National Academy Press, 1990.

[9] National Research Council. Subcommittee on the Tenth Edition of the RDA's Food and Nutrition Board. Commission on Life Sciences. Washington DC: National Academy Press, 1989.

[10] Dunnihoo D. Fundamentals of Gynecology and Obstetrics. Philadelphia: JB Lippincott, 1990, 164 – 176.

[11] Payne PR, Wheeler EF. Comparative nutrition in pregnancy and lactation. Proc Nutr Soc, 1968, 27: 129 – 138.

[12] Pond WG, Strachan Dn, Sinha YN, et al. Effect of protein deprivation of the swine during all or part of gestation on birth weight, postnatal growth rate, and nucleic acid content of brain and muscle of progeny. J Nutr, 1969, 99: 61.

[13] Riopelle AJ, Hill CW, Li SC. Protein deprivation in primates versus fetal mortality and neonatal status of infant monkeys born of deprived mothers. Am J Clin Nutr, 1975, 28: 989 – 993.

[14] Antonov AN. Children born during siege of Leningrad in 1942. J Pediatr, 1947, 30: 250 – 259.

[15] Smith CA. Effects of maternal undernutrition upon newborn infants in Holland: 1944 – 1945. J Pediatr, 1947, 30: 229 – 243.

[16] Stein Z, Susser M. The Dutch famine 1944 – 1945, and the productive process. I. Effects on six indices at birth. Pediatr Res, 1975, 9: 70.

[17] Goldenberg RL, Tamura T, Cliver SP, et al. Serum folate and fetal growth retardation: a matter of compliance? Obstet Gynecol, 1992, 79: 719 – 722.

[18] Neggars YH, Cutter GR, Alvarez JO, et al. The relationship between maternal serum zinc levels during pregnancy and birthweight. Early Hum Dev, 1991, 25: 75 – 85.

[19] Winick M. Cellular changes during placental and fetal growth. Am J Obstet Gynecol, 1971, 109: 166 – 176.

[20] Lafever HN, Jones CT, Rolph TP. Some of the consequences of intrauterine growth retardation // Visser HKA. Nutrition and Metabolism of the Fetus and Infant. The Hague: Martinus Nijhoff, 1979: 43.

[21] Martin R, Blackburn G. Hyperalimentation in pregnancy // Berkowitz R. Critical Care of the Obstetric Patient. Edinburgh: Churchill Livingstone, 1983, 133 – 163.

[22] Wolk RA, Rayburn WF. Parenteral nutrition in obstetric patients. Nutr Clin Pract, 1990, 5: 139 – 152.

[23] Watson LA, Bermarilo AA, Marshall JF. Total peripheral parenteral nutrition in pregnancy. JPEN, 1990, 14: 485 – 489.

[24] Turrentine MA, Smalling RW, Parisi V. Right atrial thrombus as a complication of total parenteral nutrition in pregnancy. Obstet Gynecol, 1994, 84: 675 – 677.

[25] Wilmore D. The Metabolic Management of the Critically Ill. New York: Plenum, 1980.

[26] Harris J, Benedict F. Biometric Studies of Basal Metabolism in Man. Washington, DC: Carnegie Institute of Washington, 1919. publication no. 279.

[27] Driscoll DF, Blackburn GL. Total parenteral nutrition 1990. A review of its current status in hospitalized patients and the needs for patient-specific feeding. Drugs, 1990, 40: 346 – 363.

[28] Badgett T, Feingold M. Total parenteral nutrition in pregnancy. Case review and Guidelines for calculating requirements. J Matern Fetal Med, 1997, 6: 215 – 217.

[29] Oldham H, Shaft B. Effect of caloric intake on nitrogen utilization during pregnancy. J Am Diet Assoc, 1957, 27: 847.

[30] Little G, Frigoletto F. Guidelines for perinatal care. 2nd ed. Washington, DC: American College of Obstetrics and Gynecologists, 1988.

[31] Parenteral and Enteral Nutrition Team. Parenteral and Enteral Nutrition Manual. 5th ed. Ann Arbor, MI: University of Michigan Hospitals, 1988.

[32] Heller L. Clinical and experimental studies in complete parenteral nutrition. Scand J Gastroenterol, 1968, 4(suppl): 4 – 7.

[33] Elphick MC, Filshie GM, Hull D. The passage of fat emulsion across the human placenta. Br J Obstet Gynaecol, 1978, 85: 610 – 618.

[34] Daniel SS, James LS, Stark RI, et al. Prevention of the normal expansion of maternal plasma volume: a model for chronic fetal hypoxemia. J Dev Physiol, 1989, 11: 225 – 228.

[35] Rosso P, Danose E, Braun S, et al. Hemodynamic changes in underweight pregnant women. Obstet Gynecol, 1992, 79: 908 – 912.

[36] Paranyuk Y, Levine G, Figueroa R. Candida septicemia in a pregnant woman with hyperemesis receiving parenteral nutrition. Obstet Gynecol, 2006, 107: 535 – 537.

[37] O'Grady NP, Alexander M, Dellinger EP, et al. Guidelines for the prevention of intravascular catheter-related infections. Center for Disease Control and Prevention. MMWR Recomm Rep, 2002, 51: 1 – 29.

[38] Pitkin RM. Obstetrics and gynecology // Schneider HA, Anderson CE, Coursin DB. Nutritional Support of Medical Practice. 2nd ed. Hagerstown, MD: Harper & Row, 1983: 491 – 506.

第13章 透 析

简 介

妊娠期需透析治疗的患者并不罕见，特别是对肾功能不全患者的治疗和护理有了进展后，肾病患者有条件进行妊娠、分娩。在妊娠期有透析需求者包括急性肾衰竭（acute renal failure，ARF）、终末期肾病（end-stage renal disease，ESRD）或慢性肾衰竭（chronic renal failure，CRF）急性加重的患者。此外，对于慢性肾衰竭患者进行预防性透析可改善母婴结局。

终末期肾患者的妊娠率

ESRD 患者妊娠的确切比率很难估计。据美国国家登记的报道，对 1992—1995 年所有透析患者中的 40% 进行调查，发现这 4 年间此类患者的妊娠发生率为 2.2%[1]。在这 6000 多例育龄女性中，135 例（73%）的患者接受血液透析（109 例为血液透析，18 例腹膜透析，8 例透析方式未知）。相比之下，日本 1997 年对近 40 000 例接受肾脏替代治疗的患者调查发现妊娠率为 0.44%[2]。此前，欧洲透析和移植协会（European Dialysis and Transplant Association，EDTA）报告了自 1978 年起，年龄在 15 ~ 44 岁约 8500 例透析女性中有 115 例受孕[3]。同样，Gadallah 等报道接受血液透析患者的妊娠率为 3.6%[4]；一项对沙特阿拉伯 1985—1990 年的回顾性调查显示血液透析患者的妊娠率不到 1%[5]。但是这些统计数据很可能低估了 ESRD 患者的真实妊娠率，因为许多妊娠的透析患者

因孕早期流产而未上报。近期一篇以此为主题的综述支持这一理论，并报道长期透析患者妊娠率似乎有所增加。根据最新文献，长期透析患者妊娠率为 1% ~ 7%[6]，高于此前报道。此外，育龄期未避孕女性的真实数目也是不确定的。

CRF 或 ESRD 的女性患者通常未被告知有受孕的可能以及需要避孕。许多内科医生也没有意识到这个潜在的问题。CRF 患者闭经或月经不规则以及生育能力显著降低很常见，部分与高泌乳素血症相关。随着促红细胞生成素的使用以及贫血的纠正，月经和生育能力可能会恢复。早孕的症状也可能与尿毒症相混淆，从而延误诊断（表 13.1）。此外，对于此类患者实验室检查包括血清妊娠试验分析较困难，因为肾衰竭患者绒毛膜促性腺激素的代谢受影响[7]。因此，ESRD 女性确诊妊娠以及评估孕周往往依靠超声检查。ESRD 女性确诊妊娠时的平均孕周为 16.5 周[8]。有关 ESRD 不同透析方式（腹膜透析或血液透析）的 ESRD 女性生育能力的差异比较的资料较少，现有的数据表明血液透析受孕的概率更高[1]。

透析概述

透析是一种肾脏替代治疗，旨在纠正电解质紊乱，去除体内多余体液和蛋白质代谢的毒性产物。慢性肾衰竭透析开始的指征为肾小球滤过率（glomerular filtration rate，GFR），达到 5 ~ 10mL/min，而 GFR 本身取决于 24h 尿肌酐清除率。肾功能异常会继发一些生化指标的异常，如高钾血症和代谢性酸中毒，出现恶化，

液体超负荷和一系列尿毒症并发症（表13.2）。如果合并其他器官的终末期损害（包括自主神经病变和血管病变）的糖尿病患者，透析支持应当更早开始（肾小球滤过率达到15mL/min就开始透析）。

表 13.1　尿毒症的症状和体征

累及器官（或系统）	主诉	客观体征和（或）实验室检查
神经系统	认知困难 睡眠—觉醒颠倒 感觉迟钝	反射亢进，扑翼样震颤 癫痫，脑病 周围神经病变
血液系统	易有瘀斑和出血 疲劳	贫血 出血时间延长
胃肠道	口中金属味 便秘 恶心	血管发育不良
肌肉骨骼	肌无力 骨痛 肌病	腕管综合征 骨折
心血管系统	呼吸困难 胸痛 心包炎	高血压 肺水肿
皮肤	皮肤瘙痒	皮肤钙化
内分泌系统	性欲下降 痛经，闭经	生育能力下降

表 13.2　开始透析的适应证

高钾血症

代谢性酸中毒

容量超负荷

尿毒症性心包炎

尿毒症性脑病

肾小球滤过率（GFR）5～10mL/min

透析的原理包括弥散和对流。弥散是指一种溶质沿着其浓度梯度的随机运动。大部分尿素以及溶质的清除是通过这种方法实现的。对流是溶质伴随着含有该溶质的溶剂一起流动，其推动力包括流体静力或渗透力。在液体超滤时部分净化工作也得以完成。

透析方法

透析模式包括血液透析和腹膜透析，其中腹膜透析包括持续性非卧床式腹膜透析（continuous ambulatory peritoneal dialysis，CAPD），持续性循环式腹膜透析（continuous cycling peritoneal dialysis，CCPD）和夜间间歇性腹膜透析（nocturnal intermittent peritoneal dialysis，NIPD）。

血液透析

血液透析需要血管通路进行体外治疗。尽管双腔的中心静脉导管可以作为紧急透析（临时性）的血管通路使用（图13.1），但通常需要外科手术形成人工动静脉吻合或天然的动静脉瘘。蛋白质的代谢产物如尿素氮、钾和磷酸盐，通过对流和弥散的方法从透析器半透膜中被去除。而离子如 HCO_3^- 和 Ca^{2+} 弥散进入血液中。液体清除是通过施加跨膜流体静压来实现的。非妊娠患者的血液透析一般需每周3次，每次3～4h，具体频率取决于尿素生成率和透析器溶质清除率。肝素化一般贯穿整个透析治疗。

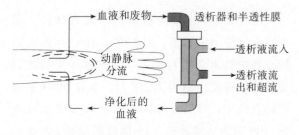

图 13.1　血液透析

腹膜透析

各种形式的腹膜透析的共同点是通过腹膜的弥散和对流去除这些相同的代谢产物和多余的液体。腹膜导管的置入使透析液可以重复、多次进入腹膜腔（图13.2）。腹膜透析的原理是通过向腹膜腔中输入高渗透析液如葡萄糖溶液，依靠渗透压去除多余液体。尿素和高浓度其他离子从腹腔血管弥散进入透析液，而钙和碳酸氢盐及乳酸则沿相反的方向移动。根据选择的腹膜透析的方式不同，透析液全天不断重复灌注进腹腔后，采取手动或自动方法将其引流出。CAPD 包括每天大约手动 4 次手动腹透液置换，每次置换时向腹膜腔灌注进数升透析液，4~6h 后将透析液引流出体外。CCPD 和 NIPD 都是在夜间进行间隙较短的自动循环重复灌入及引流透析液。CCPD 不同之处在于其还包含白天的腹透液的腹腔停留以增加清除率。

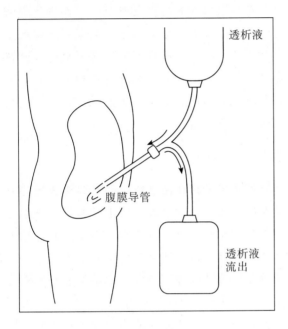

透析液

腹膜导管

透析液流出

图 13.2　腹膜透析

透析与妊娠

血液透析和腹膜透析

虽然确定最佳肾脏替代方案的前瞻性随机临床试验尚未完成，但血液透析和腹膜透析均已成功在妊娠期应用。早期报道倾向于选择腹膜透析，因其与血液透析相比，胎儿存活率更高。尽管这些研究局限于小样本量的患者，且有些是采用历史数据对照：67% vs 20%[4]，83% vs 42%[9] 和 63% vs 20%[10]，但最近的研究分析不支持这一观点，可能是因为透析的妊娠患者整体预后得到了改善。事实上对美国国家登记透析妊娠患者（National Registry for Pregnancy in Dialysis Patients，NPDR）的研究表明在 184

例透析妊娠女性中，血液透析（39.5%）与腹膜透析（37%）有相同的胎儿存活率[1]。Chan 等对其医院自 1965 年来所有透析妊娠患者进行的分析后得出了相似的结论[11]，尽管其中有约 1/3 的患者透析开始前已受孕。

有许多理论支持妊娠期选择腹膜透析，最重要的是因其可以在稳定的状态下清除尿毒症毒素（表 13.3）。上述这一优点再加上腹膜透析更容易清除体内多余液体，降低低血压发生率，并最大限度降低胎盘功能不全的发生率。因为腹膜透析的治疗是持续性的，限腹膜透析的其他优点还包括减少严重贫血发生率、更好控制血压以及较为开放的饮食限制等[12-14]。此外，腹膜透析避免了系统性抗凝。在糖尿病患者中，腹腔内使用胰岛素有助于更严格控制血糖。一些个案分析报道了腹透液中加入镁可以治疗先兆子痫，保持稳定的血镁水平（大约 5mEq/L），尽管大多数情况下医生会推荐肾衰竭患者其他治疗方法以避免镁中毒[10,15]。

表 13.3　不同透析模式在妊娠期的优势

血液透析	腹膜透析
患者操作较少	稳定的生化环境
无相关腹腔导管相关并发症的风险	连续液体清除，避免低血压
	允许自由摄入液体
在妊娠后期容易达到足够的清除率	糖尿病患者允许连续胰岛素用药
	无须抗凝治疗
剖宫产后的治疗不需要中断	子痫前期可于腹腔内给药硫酸镁
	更容易控制高血压
	较少有严重的贫血

尽管腹膜透优势明显，但也存在一些特有的并发症，包括导管相关的并发症如子宫血管损伤[16]和腹膜炎。Hou 报道 2/3 腹膜炎妊娠患者会出现早产，但其他研究表明，无论是否妊娠，腹膜透析患者腹膜炎的发生率没有差别[6]。腹膜透析导管放置最迟可至妊娠 29 周。然而在一些患者中，导管阻塞和透析液引流困难可能需要放置多根腹膜透析管或转行血液透析。实际上很难确定哪种透析方法会导致早产，早产已经在血液透析和腹膜透析以及 CRF 中单独进行了说明。

强化透析

一般来说，妊娠时期透析处方需经调整。虽然没有明确的指南规定，但据大多数肾脏病专家的观点，在妊娠期间需要进行强化透析，使胎儿接触到的尿毒症毒素最小化，从而改善预后。在妊娠期肾功能恶化需要透析的患者及那些有部分残留肾功能的患者比在受孕前就需要透析的患者结局较好[9]。NPDR 所报告前者所述女性患者中胎儿存活率为 73%，尽管这些女性中只有 40% 在妊娠起始时已经开始透析[1]。Bagon 等对比利时所有妊娠 3 月以上的透析孕妇进行回访，报道了相似的妊娠成功率[17]。此外，透析第一年妊娠是最多见的，可能与肾脏开始替代治疗后残余肾功能好转相关。有严重尿毒症患者和透析超过 10 年患者均有成功妊娠的报道，也有在强化透析治疗后妊娠失败流产的报道。

强化透析开始的指征是当 BUN 的水平和 Cr 分别约为 $60 \sim 70 mg/dL$（$1 mg/dL = 0.056 mmol/L$）和 $6 \sim 7 mg/dL$（$1 mg/dL = 88.4 mmol/L$），强化透析的目标是维持 BUN 和 Cr 水平分别低于 $50 mg/dL$ 和 $5 mg/dL$[6,9]。维持妊娠期低血氮，可能需要患者延长总透析时间。这一点在妊娠晚期尤其明显，因为在妊娠晚期胎儿尿素产量增加，可高达 $540 mg/d$[18]，较之前增加了 10%。对于进行血液透析的妊娠期女性，孕晚期为达到足够的清除率可能需要每天 5h 或以上的透析时间。与血液透析相比，腹膜透析患者的治疗要求显著增加，特别是因为妊娠后期，女性往往不能耐受腹部容量增加所导致的腹胀。妊娠后期多要求患者改为 CCPD，通过少量多次腹膜透析液的交换以及额外的手动更换透析液可达到足够的清除率。如有必要，甚至可以将血液透析和腹膜透析联合使用。

目前尚无最为理想的透析方案，全美登记数据表明每周接受 20h 以上血液透析的妊娠患者产后婴儿存活率更高，孕周更长[1,19]。其他学者已经证实上述这一发现，但是腹膜透析的妊娠患者并不存在上述优势[11]。尽管一些研究表明每周血液透析治疗的次数对预后没有影响，

故推荐进行每周 $4 \sim 6$ 次透析，这样的频率能更好地控制液体量和血压，并且也减少羊水过多所致早产风险。关于透析充分性的评估尚无指南，推荐肾脏联合透析的清除率最低要达到 $15 mL/min$。

强化透析的另一个优点是透析后血氮水平低，可将羊水过多的风险降到最低，即使目前并不确定这是否会改善预后或降低早产的发生率。羊水过多在妊娠期很常见，一直将其归因于子宫内胎儿的尿素氮的水平升高所致尿素氮利尿作用，以及间歇性的血液透析时的体液转移[20,21]。在血透患者中增加透析频率可以限制体重增长，通过控制容量以避免低血压的发生，更好地控制血压。

透析处方的更改

妊娠患者行血液透析，需要调整透析处方的某些参数。具体来说，由于妊娠时伴有生理性的轻度低钠血症，故推荐 $134 mmol/L$ 低钠透析液。同样，由于妊娠期反复使用碳酸氢盐透析液会导致呼吸性碱中毒，为避免进一步碱化血液，透析液的 HCO_3^- 浓度有必要降低至 $25 mmol/L$。一般不建议使用醋酸盐透析液，因为其可能增加低血压的发生频率，虽然目前尚无妊娠患者的相关数据。标准的含钙透析液能在血液透析和腹膜透析中使用，从而保证正钙平衡以满足胎儿的需要。由于胎盘会分泌骨化三醇，服用含钙的抑酸药物也可能增加胃肠道的钙离子吸收，因此必须监测血钙水平以避免高钙血症[22]。无论进行何种透析方式，均需密切监测血钾，以避免频繁的透析导致低钾血症。

妊娠期腹膜透析的有效性变化尚无相关记录。对 1 例患者进行记录葡萄糖及肌酐为参数的标准腹膜平衡试验后发现，患者腹膜生理或腹膜血流量没有明显变化[23]。同样，Redrow 等报告在整个妊娠期所有患者超滤情况良好，只有 3 例患者腹膜溶质清除率减少不到 1/3[10]。

透析与子宫胎盘灌注

目前可以使用多普勒超声测量血流速度来评估透析时以及透析后子宫胎盘血流的变化。

不同的研究通过评估收缩期及舒张期血流指数或阻力，得出的结论不尽相同，即透析不改变、改善或恶化血流灌注[24-26]。但是，血液透析期间胎儿体外监测未发现胎儿易激惹或宫内窘迫。

母体并发症

过去常会建议患严重肾脏疾病的女性终止妊娠，主要基于如下观点：妊娠对母体造成并发症的可能性极大，且妊娠成功率较低。因为妊娠期 CRF 患者透析治疗对母亲以及胎儿的风险极大，所以如果条件允许，应在受孕前对这些患者进行宣教。潜在的并发症包括肾功能恶化加速、急进型高血压、并发先兆子痫的风险增加、羊水过多、难以纠正需输血治疗的贫血、血液透析通路血栓形成、胎盘早剥发生率增加（表 13.4）。后者不能仅仅归因于血液透析中使用肝素，因为腹膜透析患者的发生率也高于正常妊娠人群。

表 13.4 患严重肾脏疾病者妊娠：母体并发症

肾功能进行性恶化
急进型高血压
并发先兆子痫
早产
贫血加重
血液透析通路血栓形成
胎盘早剥
自然流产和孕中期流产

在少部分轻度肾功能不全（血清 Cr < 1.4mg/dL 为标准）的患者中，妊娠与永久性肾功能减退有关。这种风险在中度或重度肾衰竭女性中可能会显著增加，特别是合并不能控制的高血压的妊娠患者。发现并去除导致肾功能下降的可逆原因非常重要，如血容量不足、肾盂肾炎、尿路梗阻等。有报道 37 例中重度肾衰竭（标准为血 Cr1.4mg/dL）的妊娠女性，16% 在妊娠过程中出现肾功能恶化（肌酐增长超过 50%）[27]。这 6 例患者中有 5 例患者的慢性高血压未得到控制；研究总人数的 60% 合并先兆子痫。同样，最近一篇综述为 80 多例肾衰竭妊娠女性，约 50% 发展为急进型高血压，超过 1/3 患者出现肾功能进行性减退[28]。Hou 等综述了这些研究，证实了妊娠时血清肌酐 > 1.4 mg/dL 时妊娠肾功能进行性减退的发生率增加[29]。对于由原发性肾小球疾病导致的中重度肾衰竭的妊娠女性来说，其中有 20% 患者可以将严重的高血压及蛋白尿作为是否发生进行性肾功能下降的预测指标[30]。一项针对糖尿病肾病的妊娠女性的调查研究发现（标准为肾病综合征水平蛋白尿以及严重的高血压）并未出现妊娠期肾功能进行性损害，但是在随后 3 年的随访时间中，近 1/3 的患者达到 ESRD 或死亡[31]。到目前为止，共有 3 例患者死亡，其中 1 例的死亡原因是狼疮性脑炎[1]。

CRF 妊娠患者合并羊水过多很常见，发生率为 29%～67%[6]。这可能是由于血液透析过程中清除溶质过快，体液转化为游离水进入羊膜腔；或是由于母体的尿素浓度升高而增加胎儿的渗透性利尿所致。

早产在这些患者中也很常见，分娩时的平均孕周为 32 周[32]。羊水过多可能诱发自发性早产，胎儿宫内窘迫、胎儿宫内生长受限、先兆子痫以及胎盘早剥等也可导致早产。

胎儿的并发症

新生儿期之后的胎儿存活率较之以前有所提高（表 13.5）。由 EDTA[3]、美国肾脏病护理协会[9]以及沙特阿拉伯研究小组[5]进行的调查显示，没有选择终止妊娠患者的胎儿存活率为 20%～30%。EDTA 的调查显示，超过 50% 妊娠患者在妊娠过程中自然流产[3]。Hou 等指出，54% 的患者妊娠失败，原因包括自发性流产、死产和新生儿死亡[21]。几乎所有新生儿都是早产儿，约 20% 伴有生长受限。依据年代划分，1990 年以后新生儿存活率超过 50%。另一项研究对 111 例接受长期血液透析的妊娠女性进行研究，发现新生儿存活率有所提高，71% 的新生儿（79/111）出生时存活[6]。

如前所述，羊水过多可能归因于胎儿尿素利尿，羊水过多在肾衰竭患者中更易发生，且可能增加早产的发生率。此外，尿素利尿可能导致分娩后新生儿期血容量不足。

早期研究未能明确先天性畸形的发生率是

否增加[3,9]。然而，NPDR 报道 55 例活产新生儿中有 11 例存在先天性畸形[1]。随访中也发现相当比例的婴幼儿发育迟缓或伴有慢性疾病，后者可能与早产相关。遗憾的是，几乎没有长期的随访研究暴露于宫腔内氮质血症的胎儿其体力与智力发育情况。

表 13.5　肾衰竭与妊娠：胎儿的并发症

自然流产和胎儿死亡（50%）
死胎/新生儿死亡（21%～33%）
早产（>80%）
胎儿宫内生长受限（20%）
羊水过多（29%～67%）
母体高血压（35%～72%）

贫　血

妊娠期贫血的形成很大程度上是由于妊娠时血浆容量增加 3～4L，而红细胞数量没有相应的增加[6]。在肾衰竭患者中，受损的肾脏分泌的促红细胞生成素减少，尿毒症毒素导致红细胞寿命缩短并且抑制骨髓，营养缺乏也会导致贫血。过去 ESRD 患者严重的贫血在当下已经可以使用重组人促红素（recombinant human erythropoietin，rHuEpo）进行治疗。此外，纠正终末期肾病的患者的贫血可以缓解高泌乳素血症，使月经周期正常，增加受孕概率[8]。

rHuEpo 已在妊娠动物实验中使用，并未发现显著的不良反应。Hou 报道 11 例 CRF 患者使用 rHuEpo 治疗，未发现患者存在遗传学方面异常，且脐带血没有检测出 rHuEpo[9]。该项研究中，所有妊娠患者所需要的 rHuEpo 治疗剂量较妊娠期均增加，另有 3 例患者在妊娠期当中需要输血治疗。虽然有几例患者需要抗高血压药物治疗，但只有 1 例患者并发了严重的高血压。其他研究也得出类似结论[1,17,33,34]。大多数产科医生认为血红蛋白 <6g/dL（1g/dL = 10 g/L）会诱发高排出量心力衰竭，增加围生期胎儿死亡率和母体发病率。尿毒症患者可能存在血小板功能障碍，增加出血风险，早产可能性

极大，故根据经验，对于患肾脏疾病的女性建议一旦妊娠，rHuEpo 的剂量需增加 50%，并以维持血红蛋白 >10g/dL 为目标[9]。大多数患者需要口服补铁或间歇性静脉补铁，因为使用 rHuEpo 治疗的大多数患者最终仍然会缺铁。虽然已经在至少 20 例患者中成功应用静脉铁剂，且未发现不良反应，但目前仍然推荐仅在口服补铁无效后才使用静脉补铁。

膳食指南

肾衰竭患者的饮食限制一般包括适度的蛋白质限制，以及钾、磷酸盐和钠摄入量的限制。液体摄入量限制在每天 1L，允许有大量残余尿的患者摄入稍多液体。然而，为了胎儿正常发育，目前不限制妊娠期的蛋白质摄入。血液透析妊娠患者推荐的蛋白质摄入量为1.5g/（kg·d），腹膜透析患者为1.8g/（kg·d），每天摄入的卡路里也提高到 30～35kcal/（kg·d）[29]。妊娠期治疗氮质血症的，需要的是增加透析治疗而非限制蛋白质摄入。

妊娠期建议补充水溶性维生素，因其在透析过程中大量损失，同时也应补充叶酸、锌、铁等。妊娠期监测血红蛋白以及存储铁是特别重要的，因为口服补铁往往不能补足妊娠期间增加的铁需求。前文已述静脉铁剂已用于妊娠期的透析患者而无不良结局[35]。标准的产前维生素群可能含过量的维生素 A，妊娠期最好避免使用。

产前管理

透析患者的妊娠期管理应该包括一个多学科的团队，在初期至少需要 1 名肾脏科医生和 1 名妇幼医学专家。考虑到早产的可能性极高，应提前告知新生儿专家和新生儿重症监护病房做好准备，因为这些婴儿出生后也可能表现出某种程度的氮质血症。此外，应提前告知患者早产风险以及可能出现的并发症。

在妊娠早期，要求患者尽可能提供准确的受孕日期，以更准确地推算孕周。妊娠期透析次数应增加，同时密切监测血红蛋白，如出现贫血需要增加促红细胞生成素的剂量，详见前述。饮食的改变包括增加叶酸和蛋白质的摄入量。

高血压是一种常见的合并症，且在高达80%的妊娠透析患者中出现[6]。许多抗高血压药物在妊娠期使用是安全的，但是，血管紧张素转换酶抑制剂和血管紧张素受体阻滞剂妊娠期禁用，因其可能导致胎儿肾脏发育不良，新生儿无尿和死胎等[36,37]。一些已用于治疗妊娠高血压的药，包括甲基多巴、肼屈嗪等，都是可使用的。尽管一些报道认为妊娠期使用β受体阻滞剂导致胎儿宫内生长受限、新生儿心动过缓和低血糖等，循证医学最支持的妊娠期降压药物仍然是阿替洛尔。其他β受体阻滞剂，如拉贝洛尔，被部分人视为一线治疗妊娠高血压的药物[38]。无论使用哪种药物治疗，对这些患者来说治疗妊娠期高血压是必需的。

此外，内科医生应警惕尿路感染，即使是无症状菌尿也应积极治疗，因其发展为肾盂肾炎的可能性极高。一般来说，每4~6周行尿培养，如有必要，及时治疗。

产科可以预防习惯性早产的治疗方法，可能对透析妊娠患者也有帮助。目前两项随机试验已经证实妊娠期补充孕激素可以显著减少习惯性早产的发生率[39,40]。鉴于透析妊娠患者早产的风险极大以及大量的证据表明透析可能显著影响血清孕激素水平，因此妊娠16~20周可以通过注射或阴道栓剂补充孕激素[19]。

妊娠18~20周时完成全面的畸形筛查之后，患者应遵循每4周1次超声检查了解胎儿生长情况。除前文所述，产前胎儿监测应该在妊娠28~30周开始，包括每周2次无应激试验和至少每周1次测量羊水指数（amniotic fluid index，AFI）。如果诊断胎儿宫内生长受限，还需连续监测脐血流指数。

如出现早产迹象，则需要及时进行医学干预，尽力延长孕周，改善胎儿预后。根据指南，在这种情况下需要适当使用类固醇，如倍他米松或地塞米松。妊娠32周前可使用保胎药，如吲哚美辛已有在肾病的妊娠女性中使用的先例[41]。但需要注意的是，妊娠32周以后一般不使用吲哚美辛，或不持续使用超过72h，因其可能引起胎儿动脉导管过早闭合和胎儿无尿。硫酸镁也可用于保胎，治疗浓度为5~7mg/dL。在肾衰竭患者中使用硫酸镁需格外注意，因为其主要通过肾脏清除，治疗过程中需密切监测血清镁浓度，防止镁中毒。钙通道阻滞剂，如硝苯地平，也可以用于透析妊娠患者。

透析患者往往因为胎儿宫内生长受限和胎膜早破（premature rupture of membranes，PPROM）需要提前分娩。一般情况下，如果胎膜早破发生在妊娠34周或以后，建议尽快分娩，此时一味延长孕周意义不大且会增加感染的风险。

暂无数据支持透析患者更倾向于哪种分娩方式。报告显示透析妊娠患者的剖宫产率为24%~60%[3,11,16,34,42]。有产科指征者可行剖宫产，如腹膜透析患者需行剖宫产术，常规的子宫下段剖宫产和腹膜外剖宫产手术均已成功实施[10,43]。不管实施哪种手术，都必须中断腹膜透析数天，使腹壁愈合，防止透析液渗漏或疝形成。腹膜透析再开始时可以先给予较小剂量的透析液，使患者逐步开始耐受后增加剂量。如果有必要，可以行临时血液透析。一般情况下，分娩途径应由胎儿的状况决定，有产科指征者行剖宫产。

在产褥期，特别是产后第1周，因有大量体液流动、交换，故需密切监测患者。

妊娠期急性肾衰竭

大多数与妊娠透析相关的文献涉及 CRF 或 ESRD 的妊娠患者。但是，也有些妊娠期急性肾衰竭透析的病例报告。无论是急性肾衰竭或急性中毒，血液透析已经是透析的首选形式[44-46]。因为发达国家妊娠期 ARF 本身的发病率已经下降至不到1%，需要急性透析的患者非常罕见[47]。本主题在第28章详述。

总 结

虽然有 CRF 或 ESRD 的女性妊娠仍然少见，但还是有存在的可能，特别是当下治疗肾衰竭的方法较之前先进了许多。产科医生和肾脏科医生协同合作，加强管理，尽可能改善妊娠患者的预后。而这通常需合并 CRF 的妊娠女性早期开始透析治疗，或已经开始肾脏替代治疗的妊娠患者进行强化治疗。

参考文献

[1] Okundaye I, Abrinko P, Hou S. Registry of pregnancy in dialysis patients. Am J Kidney Dis, 1998, 31: 766 – 773.

[2] Toma H, Tanabe K, Tokumoto T, et al. A nationwide survey on pregnancies in women on renal replacement therapy in Japan. Nephrol Dial Transpl, 1998, 31: A163.

[3] Registration Committee of the European Dialysis and Transplant Association. Successful pregnancies in women treated by dialysis and kidney transplantation. Br J Obstet Gynaecol, 1980, 87: 839 – 845.

[4] Gadallah MF, Ahmad B, Karubian F, et al. Pregnancy in patients on chronic ambulatory peritoneal dialysis. Am J Kidney Dis, 1992, 20: 407 – 410.

[5] Souqiyyeh MZ, Huraib SO, Saleh AG, et al. Pregnancy in chronic hemodialysis patients in the Kingdom of Saudi Arabia. Am J Kidney Dis, 1992, 19: 235 – 238.

[6] Reddy SS, Holley JL. Management of the pregnant chronic dialysis patient. Adv Chronic Kid Dis, 2007, 14(2): 146 – 155.

[7] Schwarz A, Post KG, Keller F, et al. Value of human chorionic gonadotropin measurements in blood as a pregnancy test in women on maintenance hemodialysis. Nephron, 1985, 39: 341 – 343.

[8] Hou SH, Orlowski J, Pahl M, et al. Pregnancy in women with end-stage renal disease: treatment of anemia and premature labor. Am J Kidney Dis, 1993, 21: 16 – 22.

[9] Hou SH. Frequency and outcome of pregnancy in women on dialysis. Am J Kidney Dis, 1994, 23: 60 – 63.

[10] Redrow M, Lazaro C, Elliot J, et al. Dialysis in the management of pregnant patients with renal insufficiency. Medicine, 1988, 67: 199 – 208.

[11] Chan WS, Okun N, Kjellstrand CM. Pregnancy in chronic dialysis: a review and analysis of the literature. Int J Artif Organs, 1998, 21: 259 – 268.

[12] Jakobi P, Ohel G, Szylman P, et al. Continuous ambulatory peritoneal dialysis as the primary approach in the management of severe renal insufficiency in pregnancy. Obstet Gynecol, 1992, 79: 808 – 810.

[13] Changs H, Miller MA, Bruns FJ. Tidal peritoneal dialysis during pregnancy improves clearance and abdominal symptoms. Perit Dial Int, 2002, 22: 272 – 274.

[14] Castillo AA, Lew SQ, Smith AM, et al. Women issues in female patients receiving peritoneal dialysis. Adv Ren Replace Ther, 1999, 6: 327 – 334.

[15] Elliot JP, O'Keeffe DF, Schon DA, et al. Dialysis in pregnancy: a critical review. Obstet Gynecol Surv, 1991, 46: 319 – 324.

[16] Hou SH. Pregnancy and birth control in CAPD patients. Adv Perit Dial, 1993, 9: 173 – 176.

[17] Bagon JA, Vernaeve H, de Muylder X, et al. Pregnancy and dialysis. Am J Kidney Dis, 1998, 31: 756 – 765.

[18] Hou SH, Grossman SD. Pregnancy in chronic dialysis patients. Semin Dial, 1990, 3: 224 – 229.

[19] Hou S. Pregnancy in dialysis patients: Where do we go from here? Semin Dial, 2003, 16(5): 376 – 378.

[20] Nageotte MP, Grundy HO. Pregnancy outcome in women requiring chronic hemodialysis. Obstet Gynecol, 1988, 72: 456 – 459.

[21] Hou SH. Pregnancy in women on haemodialysis and peritoneal dialysis. Bailliere's Clin Obstet Gynaecol, 1994, 8: 481 – 500.

[22] Grossman S, Hou S. Obstetrics and gynecology // Daugirdas JT, Ing TS. Handbook of dialysis. New York: Little, Brown, 1994, 649 – 661.

[23] Lew SQ, Watson JA. Urea and creatinine generation and removal in a pregnant patient receiving peritoneal dialysis. Adv Perit Dial, 1992, 8: 131 – 135.

[24] Weiner Z, Thaler I, Ronen N, et al. Changes in flow velocity waveforms in umbilical and uterine artery following haemodialysis. Br J Obstet Gynaecol, 1991, 98: 1172 – 1173.

[25] Jakobi P, Weiner Z, Geri R, et al. Umbilical and arcuate uterine artery flow velocity measurements during acute hemodialysis. Gynecol Obstet Invest, 1993, 37: 247 – 248.

[26] Krakow D, Castro LC, Schwieger J. Effect of hemodialysis on uterine and umbilical artery Doppler flow velocity wave forms. Am J Obstet Gynecol, 1993, 170: 1386 – 1388.

[27] Cunningham FG, Cox SM, Harstad TW, et al. Chronic renal disease and pregnancy outcome. Am J Obstet Gynecol, 1990, 163: 453 – 459.

[28] Imbasciati E, Ponticelli C. Pregnancy and renal disease: predictors for fetal and maternal outcome. Am J Nephrol, 1991, 11: 353 – 362.

[29] Hou S. Pregnancy in chronic renal insufficiency and end-stage renal disease. Am J Kidney Dis, 1999, 33: 235 – 252.

[30] Jungers P, Chauveau D, Choukroun G, et al. Pregnancy in women with impaired renal function. Clin Nephrol, 1997, 47: 281 – 288.

[31] Reece EA, Leguizamon G, Homko C. Pregnancy performance and outcomes associated with diabetic nephropathy. Am J Perinatol, 1998, 15: 413 – 421.

[32] Holly J, Reddy S. Pregnancy in dialysis patients: A review of outcomes, complications, and management. Semin Dial, 2003, 16: 389 – 402.

[33] Barth W, Lacroix L, Goldberg M, et al. Recombinant human erythropoietin(rHEpo) for severe anemia in pregnancies complicated by renal disease. Am J Obstet Gynecol, 1994, 170: 329a.

[34] Scott LL, Ramin SM, Richey M, et al. Erythropoietin use in pregnancy: two cases and a review of the literature. Am J Perinatol, 1995, 12: 22 – 24.

[35] Hou S, Firanek C. Management of the pregnant dialysis patient. Adv Ren Replace Ther, 1998, 5: 24 – 30.

[36] Pryde PG, Sedman AB, Nugent CE, et al. Angiotensin-converting enzyme inhibitor fetopathy. J Am Soc Nephrol, 1993,

3：1575 - 1582.

［37］ Bhatt-Mehta V, Deluga KS. Fetal exposure to lisinopril：Neo-natal manifestations and management. Pharmacotherapy, 1993, 13：515 - 518.

［38］ Sibai BM. Hypertension∥Gabbe SG, Niebyl JR, Simpson J. Obstetrics：Normal and Problem Pregnancies. 5th ed. Phila-delphia, PA：Elsevier, 2007, 903.

［39］ DaFonseca EB, Carvalho MHB, Zugaib M. Prophylactic ad-ministration of progesterone by vaginal suppository to reduce the incidence of spontaneous preterm birth in women at risk：a randomized, placebo-controlled double-blind study. Am J Ob-stet Gynecol, 2003, 188：419 - 424.

［40］ Meis PJ, Kleanoff M, Thorn E, et al. Prevention of recurrent preterm delivery by 17 alpha-hydroxyprogesterone caproate. N Engl J Med, 2003, 348：2379 - 2385.

［41］ Reister F, Reister B, Heyl W, et al. Dialysis and pregnancy - A case report and review of the literature. Ren Fail, 1999, 21：

533 - 539.

［42］ Yasin SY, Bey Doun SN. Hemodialysis in pregnancy. Obstet Gynecol Surv, 1988, 43：655 - 668.

［43］ Hou SH. Pregnancy in continuous ambulatory peritoneal dialysis (CAPD) patients. Perit Dial Int, 1990, 10：201 - 204.

［44］ Trebbin WM. Hemodialysis and pregnancy. JAMA, 1979, 241：1811 - 1812.

［45］ Kleinman GE, Rodriquez H, Good MC, et al. Hypercalcemic crisis in pregnancy associated with excessive ingestion of cal-cium carbonate antacid (milk-alkali syndrome)：successful treatment with hemodialysis. Obstet Gynecol, 1991, 78：496 - 499.

［46］ Devlin K. Pregnancy complicated by acute renal failure requi-ring hemodialysis. Anna J, 1994, 27：444 - 445.

［47］ Krane NK. Acute renal failure in pregnancy. Arch Intern Med, 1988, 148：2347 - 2357.

第 **14** 章 体外循环

简　介

体外循环（Cardiopulmonary Bypass，CPB）是心脏手术中常见且必需的一项技术。体外循环会导致患者每个器官都发生显著的生理学改变。一些显著的不利影响包括：①凝血功能障碍（凝血因子稀释、全身肝素化、血小板功能障碍）；②心血管功能受扰失调（低血压、无搏动血流、心肌缺血、心肌顿抑、心律失常）；③显著的全身性炎症反应。一些微粒会导致全身各系统栓塞，如胸骨打开时，骨髓和脂肪溢入胸腔，空气栓塞也经常发生。栓塞是脑血管意外（2%～6%）和神经认知功能障碍（20%～60%）[1-3]的主要危险因素。而且，体外循环的患者通常还需要低温、有创血压监测和给予多种心血管药物，而对于一个或多个重要脏器并发症的处理目前还缺乏经验。

由于体外循环的固有危险，在一定程度上对冠状动脉疾病患者实行非体外循环冠状动脉分流术越来越受到欢迎[4]。然而，非体外循环技术不能用于心脏瓣膜手术，该疾病的心肌病理机制常影响妊娠期患者。为了避免在妊娠期进行体外循环，闭式二尖瓣切开术已得到广泛应用[5-7]。同样，更多的心脏手术不再需要体外循环，而是通过经皮操作。然而，X线透视时的胎儿射线暴露仍是妊娠期经皮操作的禁忌因素。不使用X线，超声心动图已被用于经皮球囊瓣膜形成术[8-9]，但这方面的技术经验仍有限。目前为止，对于开胸或主动脉手术的孕妇，许多心脏手术仍然需要体外循环。

首次妊娠期心脏手术报道于1952年，为

11例妊娠期闭式二尖瓣扩张术[10-13]。1958年，首个孕妇进行了体外循环[14]。自此，妊娠期体外循环的病例报道越来越多[15]。心脏手术的母体死亡率不受妊娠影响，但胎儿流失风险增高。

体外循环的母胎风险

显而易见目前，还没有研究来准确地评估体外循环对孕妇、胎儿胎盘单位或胎儿结局的影响。而且，现存的许多病例尚要追溯到20世纪50年代末至60年代初。心脏病患者治疗的方法和技术仍不断在更新，所以许多治疗和结局的结论需要谨慎观察。

根据现有的数据，体外循环的孕妇死亡率与非妊娠患者相近，为1.4%～13.3%。然而，胎儿流失率显著，从16%到38.5%。这些引证的死亡率来自多篇系列论文报道[16-22]。首次妊娠期体外循环病例报道发表于1969年，描述了20例患者，其中母体死亡1例（5%），胎儿死亡7例（33%）[16]。胎儿最高死亡率是来自墨西哥的一篇报道，1972—1998年15例产妇进行了开胸手术，其中母体死亡2例（13.3%）、胎儿死亡5例（38.5%）[22]。最近的文章中，Weiss等（1998年）报道了从1984—1996年的59例体外循环的孕妇，其中3例（5%）母体死亡，胎儿和（或）新生儿死亡率为29%，同时统计了早产率为25%。

在胎儿死亡率如此之高的情况下，体外循环后存活的胎儿发病率也同样增高。目前，还没有长期的随访研究评估胎儿经历体外循环对存活胎儿可能导致的有害影响。母亲的心脏疾病、药物治疗和其他可能的干预治疗，这些都会形成多重因素的混杂影响，使这种评估更如困难。

尽管大量的文章报道了妊娠期行体外循环与死亡率之间的关系，但不同体外循环技术与降低母胎发病率和死亡率之间的相关性报道很少。最佳孕周进行手术，胎心监护，高流量体外循环，正常体温体外循环，搏动体外循环预计能改善母胎结局。

非体外循环心脏手术

妊娠期的生理性改变包括心输出量增加，因此，左心房、左心室阻塞性病变如二尖瓣或主动脉瓣狭窄相比其他瓣膜病变在妊娠期更容易发生并发症[24]，故多数关于妊娠期心脏手术的报道均为瓣膜修复术或置换术。

由于体外循环中胎儿可能面临的风险，二尖瓣狭窄的产妇需评估实施闭式二尖瓣扩张术的可能性。该手术不需要体外循环而是在闭式二尖瓣扩张术中，心胸外科医生切开前侧胸廓，将手指放于左心房内，引导一个扩张器穿过二尖瓣口，分离狭窄的二尖瓣。1965 年前，500 多例患者进行了闭式二尖瓣扩张术，母体死亡率低于 2%，胎儿死亡率低于 10%[25]。最近更多的研究显示闭式二尖瓣扩张比需要体外循环的开胸手术对胎儿危险性更小[5,18,207]。

目前，不需要体外循环的经皮二尖瓣球囊扩张术越来越多运用于二尖瓣狭窄的孕产妇[26-30]。Mishra 及其同事（2001）[31]报道了对 85 例有临床症状的严重二尖瓣狭窄患者进行了经皮二尖瓣球囊扩张术，其中 81 例血流动力学和临床症状得到了改善。同时，虽然此技术安全而有效，85 例患者中有 18 例二尖瓣反流增加了 1～2 级。Abouzied 及其同事（2001）[32]报道了 16 例经皮二尖瓣球囊扩张术的严重二尖瓣狭窄的妊娠患者，得到了相似的结论。他们还报道尚未发现射线暴露对胎儿直接的不利影响。已有文献报道为了避免胎儿射线暴露，不进行 X 线透视，仅超声心动图进行操作。已有文献

报道[8,9]，但提供此技术的中心很少。

不管是胸廓切开术还是经皮球囊技术，二尖瓣扩张术患者需要远期额外手术的可能性要比开胸瓣膜修补或置换者大。Mangione 及其同事[28]报道了一个较好的随访结果，随访 8 年，23 例患者中只有 9 例需要再次瓣膜成形术。Fawzy[29]等报道随访 9 年，16% 的行二尖瓣球囊成形术患者出现瓣膜再次狭窄。Vosloo 和 Reichart[5]发现，随访 5～17 年，22% 的闭式瓣膜扩张术患者需要再次心脏手术。这些数据使一些研究者推荐产妇在妊娠期间进行需要体外循环的开胸修补术或置换术。

不需要行体外循环的冠状动脉旁路搭桥术（Coronary Artery Bypass Grafting，CABG）又称为非体外循环或心脏不停跳冠状动脉旁路搭桥手术，避免了体外循环带来的风险。Silberman 及其同事们[33]描述了 1 例孕 22 周冠状动脉左前降支自发夹层患者进行了非体外循环冠状动脉旁路搭桥术，该孕妇足月顺产分娩一健康的婴儿。尽管心脏不停跳冠状动脉旁路搭桥手术与传统冠状动脉旁路搭桥手术的远期结局（10 年）是否相似还不明确，其已经受到研究者广泛接受。因为至今的研究表明，非体外循环冠状动脉旁路搭桥手术提供了完整的血管再通，降低了心肌损伤，减少了凝血功能障碍，减少了输血量，提高了出院时的血细胞比容，缩短了住院时间[34]。

妊娠期的心脏手术时机

对于那些育龄期心脏病患者，心血管内科医生需要告诉其妊娠的风险并且帮助其调整妊娠前身体状况最佳。但这一点很难做到，因为妊娠往往是非计划性的，而且本身妊娠期心血管的改变就能发现既往无症状的心脏病及加重心脏病的症状。因此，心血管内科医生和心脏外科医生需要确定，在足月分娩前手术干预是否必要；如果做手术，哪个孕周是最佳的手术干预时间。

一般来说，在产科医学领域，只有母体的

健康状况达到最佳，胎儿的健康状况才会达到最佳。但也许对于决定心脏状态恶化的产妇的手术时机，这就不是要考虑的问题了。Weiss等发表了一篇系统回顾文章，比较了1984—1996年妊娠期即进行心脏手术与新生儿娩出后立即手术及直到产后才进行手术者的母胎结局[23]。妊娠期即进行手术者胎儿死亡率最高（约30%），产后立即手术者胎儿死亡2例（5%），产后一段时间才进行手术者无1例胎儿死亡。与之相反，产后才进行手术者母体死亡率最高。因此，延迟母亲心脏手术时间直到产后可以使胎儿获得最大利益，但是越早期干预，尤其在妊娠期，母亲获利最大。毫无疑问的是病情严重的孕产妇不能等待，必须尽早手术治疗，这个事实也干扰了这些回顾性数据。因此，决定一个病情恶化孕妇的最佳手术时间很困难，干预过早可以降低母体风险，但是会导致胎儿死亡，而延迟手术直到产后则会导致母体死亡。

在决定心脏手术的最佳孕周时，除了体外循环的影响，还需考虑全身麻醉的副作用。在720 000例孕妇中，对其中5405例妊娠期行外科手术者进行回顾性分析[35]，充分评估各种麻醉方式和妊娠期手术的风险。研究发现，不管手术时的孕周多少，手术均不增加胎儿先天畸形或死胎的风险。早产、低出生体重儿和产后168h内新生儿死亡率轻度升高，但其增高与手术孕周无关。另外，需要手术的患者本身就有会影响妊娠的潜在疾病，故妊娠期手术的单一风险很难确定。在上述研究中，关于包含体外循环的病例极少，因此，尽管可以认为在妊娠任何时期，麻醉可能是安全的，但妊娠各个时期母体体外循环对胎儿的风险尚不明确。

体外循环手术的孕周和胎儿发病率及死亡率的关系还不清楚。有1例病例报道发现，孕6周时行二尖瓣手术的孕妇于孕18周超声发现胎儿脑水肿[36]。19世纪60年代也有1例类似的病例报道，故有学者认为孕早期需避免行体外循环的手术[37-38]。另病例发现，一孕19周患者行体外循环后发现胎儿脑水肿伴脑积水，说明孕中期行体外循环对胎儿也不安全[39]。对

妊娠期行体外循环者进行回顾性分析，比较不同孕周手术的胎儿死亡率[16-18,22,23]。研究发现，尽管理论上在孕早期和器官形成期麻醉和体外循环对胎儿危险性增加，实质上并没有数据可以支持。但是，许多麻醉医生、心内科医生、产科医生和心外科医生依然认为在妊娠早期的手术，特别是需要体外循环的手术需要延迟到孕早期胎儿器官形成后。

在孕中期，孕妇的心输出量到达顶峰。如果孕妇在妊娠中期开始情况不太好，则很可能在孕中晚期病情恶化。因此，如果确定某一孕妇可能存活不到孕晚期，孕早中期则是手术的最理想时机。此时，手术能够防止心脏状况恶化，而暴露于麻醉和体外循环的胎儿器官已经形成。有一些学者建议心脏手术的最佳时机是妊娠24~28周，此时胎儿有一定存活能力。这个孕周手术，需要新生儿重症监护设备，一旦发现胎儿危急，需立即在心脏手术前后行剖宫产术。体外循环期间不可以进行剖宫产，因为体外循环术中使用的肝素会显著增加母体出血风险，在体外循环前进行剖宫产则是安全的[16,40]。

子宫胎盘灌注和体外循环

子宫胎盘血流（Uteroplacental Blood Flow, UPBF）是氧气和其他重要营养物质输送给胎儿的关键因素。动物模型和人类研究都发现，子宫血流（Uterine Blood Flow, UBF）和胎儿氧合直接相关[41,42]。子宫胎盘血流主要来自子宫动脉，少部分来自卵巢动脉（是否有意义尚未明确）。子宫动脉是髂内动脉的分支。妊娠期子宫动脉血流增加了2~3倍，达到心输出量的12%。妊娠期子宫血流增加部分是由于解剖学因素（子宫动脉直径增加），部分是由于生理学机制（子宫动脉对内源性循环血管收缩因子反应性降低）。子宫动脉内皮细胞释放血管舒张因子如前列环素 I_2（PGI_2）、一氧化氮以及减少介导血管收缩的某些细胞内酶活性的局部激素作用，可导致妊娠期选择性的子宫动脉舒张。

因此，正常妊娠情况下，子宫动脉扩张至最大，子宫胎盘血流没有自身调节。全身低血压能导致血管扩张以维持有自身调节的器官如脑和肾的血供，相反低血压时胎盘血管不能扩张，子宫胎盘灌注降低，即意味着胎儿缺氧。

胎儿胎盘血流的充足与否与胎心率（Fetal Heart Rate，FHR）相关，急性血流不足会引起胎儿酸中毒，从而导致胎儿心动过速，胎心监护可发现胎心率变异减少。图 14.1 为一患者体外循环期间胎心率的变化。体外循环开始以胎儿心动过缓为特征，体外循环结束时则出现胎儿心动过速并伴随胎心基线变异减少[43,44]。

最初的胎儿心动过缓继发于体外循环初始时的胎盘灌注不足，因为多数病例发现，增加灌注率，胎心率则可逆性恢复。其他理论认为母体低体温、血液稀释后来自母体的氧气急剧下降导致的胎儿缺氧，体外循环最初子宫动脉收缩增加子宫动脉阻力并减少胎盘血供，也会导致在体外循环最初胎儿心动过缓[45]。不管体外循环最初胎儿心动过缓的原因是什么，许多报道指出，在整个体外循环中，胎心率与胎盘灌注直接相关，血流量增加后，胎心率也得到恢复[19,38,46-50]。故胎儿超过妊娠 25 周后，多数麻醉医生在整个体外循环期间检测胎心率，试图设置足够的血流量以维持正常的胎心率（110~160/min）。

低体温体外循环时的低体温也影响胎心率变化[45]，以前已意识到母体体温会影响到胎心率，高热会导致胎儿心动过速，而低体温会导致胎儿心动过缓，见图 14.2[51]。然而，多例正常体温体外循环也发现体外循环最初胎儿心动过缓，体外循环结束时胎儿心动过速，可表明尽管体温会影响胎心率，但是体外循环期间观察到的典型胎心率变化主要是子宫胎盘供血不足的结果。

体外循环结束时，通常会出现胎儿心动过速伴随胎心基线变异减少，有研究者推测是继发于整个体外循环期间子宫胎盘血供不足导致的胎儿酸中毒。体外循环期间子宫胎盘血供不足有多个原因。体外循环期间，气体或碎片会栓塞胎盘血管导致低灌注。体外循环还会导致特殊血管床局部血流改变。有研究表明非搏动体外循环的无搏动血流会导致胎盘血管收缩。

为了研究体外循环期间的胎盘功能，有研究对动物进行体外循环，建立动物模型，评估各种体外循环技术对敏感模型的影响。这些模型中，血液通过胎盘被体外循环机器灌注，体外循环没有氧合器，而是将胎盘作为氧合器。

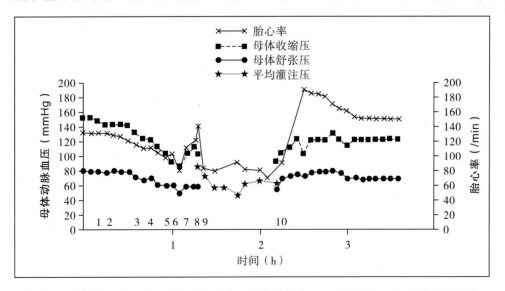

图 14.1　体外循环期间胎心率与母体血流动力学的关系。1. 麻醉诱导；2. 通气频率调整；3. 正中胸骨切开；4. 心包切开；5. 肝素给药；6. 主动脉插管和心脏操作；7. 给予东莨菪碱和泮库溴铵；8. 体外循环开始；9. 非搏动性血流开始后母体血压和胎心率下降；10. 体外循环停止（引自 Levy DL, Warriner RA, Burgess GE. Fetal response to cardiopiulmonary bypass. Obstet Gynecol, 1980, 56：112 - 115.)

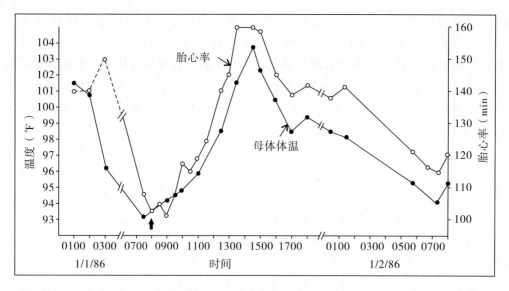

图 14.2　母体体温和胎心率(FHR)。胎心率直接与母体温度平行。在 0800，1/1/86 的箭头代表母体血压的最低点：87/46mmHg(平均动脉压，69mmHg)。在 20min 内，血压为 94/57mmHg(平均动脉压，69)。在所示时间的其余时间内的平均动脉压为 64～76mmHg。在此期之前和随后的压力变化范围为 90/50 至 110/65mmHg(平均动脉压 63～80mmHg)。1℃ = 33.8℉(引自 Jadhon ME，Main EK. Fetal bradycardia associated with maternal hypothermia. Obstet Gynecol，1988，72：496.)

改变体外循环技术，相应地分析胎儿血气。一些研究者认为，此模型得到的信息能够转换到孕妇的体外循环技术上，虽然是从另一方面，但评估的仍然是胎盘功能[40]。

在比较乙酰胆碱(依赖内皮细胞)和硝普钠(不依赖内皮细胞)的血管活性作用时，动物模型显示非搏动体外循环能够选择性抑制内皮细胞依赖的血管舒张[52]。换言之，无搏动血流和血管剪切力缺失能够抑制胎盘血管内皮细胞合成一氧化氮。相反搏动体外循环使胎盘内皮细胞能够合成一氧化氮[53,54]。无搏动体外循环时胎盘血管收缩，为了灌注胎盘，保持血液高流速和增加平均动脉压很有必要。

体外循环时子宫肌层活动

体外循环时子宫持续收缩会导致胎儿窘迫甚至胎儿死亡[20]。子宫收缩时，胎盘血管阻力增加，胎盘灌注减少，如果随后子宫肌肉不放松，会导致胎儿缺氧。子宫收缩的机制还不明确。体外循环血液稀释可能会导致黄体酮水平降低，从而增加子宫的兴奋性[18,40,49]。Sabik 及其同事[55]认为这与具有血管活性的前列腺素产生有关。体外循环的冷却和复温阶段都会出现持续子宫收缩[18]。正常体温体外循环时胎儿存活率增加，部分是因为避免了体温变化导致的子宫收缩[19]。

麻醉医生和产科医生需同时监护患者发现子宫收缩并及时适当地处理。在体外循环手术前，保胎药的常规预防性使用还有争议，特别是由于 β2 肾上腺素受体激动剂的心血管副作用[50,56]。黄体酮、β2 肾上腺素受体激动剂如盐酸利托君、特布他林、吲哚美辛、硝酸甘油、静脉注射乙醇、硫酸镁都能抑制体外循环时的子宫收缩[40,46,49,57]。一般来说，子宫收缩处理首先需要增加灌注压和血流量，然后增加有效的吸入麻醉剂降低子宫张力，或运用依赖血流动力学的保胎药如硫酸镁、硝酸甘油、盐酸利托君或特布他林，但是需要考虑后两种 β2 肾上腺素受体激动剂的心血管副作用。

体外循环时的胎儿监护

胎儿监护很重要，关系到胎儿能否存活。出现心动过缓时，改变体外循环泵的流量，压力和温度都可以改善胎儿状况和结局。如果没有胎儿大小、胎儿活动或母体状况的限制，监护通常是简单的持续体外电子胎心率监护。否则，产科医生则采用间歇性听诊方法，发现胎心率显著下降时即建议及时进行干预[58]。

除了胎儿心动过缓，胎心率的其他改变，如胎心基线变异减少、心动过速、正弦波，都与体外循环时的灌注减少有关，都需要改变如上所述的体外循环泵的操作[43,44,49,59]。对于体温正常且酸碱平衡的孕妇，尽管增加了体外循环血流，但仍然出现了胎心减速或变异减少，可能是由于麻醉药物的影响[48,60-62]。麻醉复苏后，这些胎心率改变会得到恢复，不是胎儿危急的指标。

如果技术上可行，体外循环时也需监护子宫活动。需要预测到子宫收缩，特别是体外循环期间和之后平均动脉压降低时。如果子宫持续收缩或强直收缩，则能保证上述处理的及时进行。术后数天仍需继续进行分娩力学测定。

妊娠期的麻醉和手术

手术时的子宫向侧方移位对于避免主动脉下腔静脉受压、降低心输出量和保持子宫胎盘灌注很重要[63]。有学者推荐在体外循环时向侧方倾斜至少 $30° \sim 40°$[18,64]。这点很重要，因为体外循环时通常会出现低血压，低血压时主动脉下腔静脉受压增加，更加重低血压。楔入体位垫和倾斜手术床可使得子宫适当地向侧方移位。

麻醉医生需要意识到孕妇插管失败率要高于非妊娠期患者[65,66]。随着妊娠进展，气道水肿会阻碍喉镜下的视野。因为残气量减少及耗氧量增加，呼吸暂停的孕妇氧分压下降速度是非妊娠患者的 2 倍[67]，故对于产科患者，需密切监护其气道情况。

机械正压通气常规用于心脏手术患者，不管有意还是无意，经常会出现不同程度的过度通气。血气变化会影响交感神经活动，间接影响子宫血流。而且，过度通气会降低子宫胎盘灌注，其可机械性地增加胸廓压力和降低心输出量，或导致低碳酸血症，从而减少子宫血流。故除非特别说明，对于妊娠期手术患者，需尽量避免过度通气。

子痫前期和子痫会使麻醉管理难度大大增加，可能由于内皮细胞功能受损，这些患者对交感神经刺激特别敏感。需充分控制高血压，喉镜检查前深诱导麻醉，手术期间充分麻醉，仔细调整拟交感神经药物剂量以避免恶性高血压导致的脑血管意外，这种复杂疾病的麻醉并发症已有多篇文章综述[68,69]。

体外循环技术

预充液

体外循环装置（如管道系统）有多种部件，多数成人循环需要大约基础量为 2L 预充液。体外循环通路中的预充液会导致血液稀释，但可减少血制品使用及其带来的费用及风险。血液稀释可减少血液黏性，改善血液流动，导致动脉阻力降低，增加外周血管灌注[70]。体外循环时血液稀释还可以减少主要脏器并发症：如脑血管意外，肾脏和呼吸功能障碍。对于妊娠期心脏病或贫血患者，体外循环带来的血液稀释可导致严重的贫血，威胁到血液的携氧和氧气输送能力。心功能不良的贫血患者不能耐受严重的血液稀释。体外循环通路中预先加入全血或红细胞，这样总血细胞比容才不会低于 $21\% \sim 26\%$[61]。血液稀释及后续的激素浓度改变，如黄体酮减少，会导致子宫收缩[49]。Korsten 等建议预先加入黄体酮有助于避免子宫收缩造成的早产，但要用于临床实践，此方法还需进一步研究。

体外循环预充液中通常加入甘露醇促进渗透性利尿，以清除循环中的氧自由基。对孕妇而言，一些学者建议预充液中不使用甘露醇，以减少胎儿血液浓缩的风险[71]。由于母体血液渗透压增加，胎儿血液中的水分会通过胎盘进入母体循环。另一方面，有 1 例妊娠 19 周行体外循环后发现胎儿脑水肿伴脑积水的报道[39]，可能是体外循环期间母体血液稀释导致胎儿血液中水分增加，从而导致脑水肿伴脑积水，而甘露醇可以预防这一点。关于甘露醇在体外循环预充液中的使用，还需要进一步研究。

低体温

多年以来，为了降低全身和重要器官的耗氧及减少器官损伤，降低体温是体外循环的一个重要操作。动物研究最初发现，妊娠期低温是安全的，母羊降温到 29℃，胎羊不会出现宫内窘迫，且可避免母体酸中毒和低氧血症[72]。同样，有报道发现低体温体外循环甚至深低温体外循环后母胎结局都良好[56,73,74]。但是，目前认为低体温益处不大甚至没有必要，其对孕妇有害，会导致胎儿心动过缓甚至心搏骤停，诱发子宫收缩，减少胎盘血流和干扰胎盘功能。

在母体体温下降时，胎心率也随之下降（图 14.2）。胎心率下降是否与胎儿新陈代谢、胎盘脉管系统改变或胎儿窘迫血管还不明确。如果进行低体温体外循环，则必然会出现胎心率下降。试图增加血流量以提高胎心率至正常范围（110～160/min）的操作是明智的，但是不一定总会成功。有 1 例病例发现，降低体温后胎心率降至 50/min，增加血流量胎心率没有恢复，直到复温后胎心率才上升，最后胎儿存活。有 2 例病例还发现降低体温时胎心音消失，推测可能出现了胎心停搏，但是手术后胎心音再次出现，最后胎儿存活[62,74]。

以胎盘作为氧合器[75]，对 8 只胎羊进行体外循环，建立胎羊旁路动物模型，4 只胎羊体外循环在 37℃ 下进行，4 只在 25℃ 下进行。研究发现，尽管低体温的胎羊氧分压较低，但其氧合作用更差，说明低体温体外循环中，胎盘的氧合作用较差。

研究发现，低体温能够降低人类胎儿的脐血流速度。Goldstein 等检测低体温体外循环（最低 29℃）的脐动脉流速，发现体外循环 10min 后直到患者复温，脐动脉舒张末期血流缺失。由于舒张期血流恢复是在复温后，而不是体外循环结束后，他认为脐血流减少与温度有关，而不仅仅是无搏动体外循环本身的影响。

复温和子宫收缩频率增加有关[18]，胎心率减慢与复温的关系也有报道。Mahli 等[62]认为胎心减速是继发于复温时热量不能传递给胎儿而导致的脐血管收缩。现有的知识和技术已经能够避免快速复温。这些技术过去用得比较多，但是最近发现，对中枢神经系统有不利影响。

对 1958 年至 1992 年 69 例妊娠期体外循环手术进行回顾性分析，评估正常体温体外循环对胎儿的潜在益处[19]。近期的 40 例患者评估发现，低体温体外循环胎儿死亡率是 24.0%，而正常体温没有胎儿死亡。同样，在胎儿心跳停止，子宫收缩和胎盘血流减少方面，正常体温体外循环都较低体温对这些方面有较大改善，故正常体温体外循环更受推荐。

搏动灌注

体外循环通常运用的是无搏动灌注。搏动灌注是否更胜一筹还有争议，虽然其提供的生理环境更接近正常，且组织和器官灌注优于无搏动灌注。在血管阻力、氧气输送、心肌乳酸产生方面，搏动体外循环都具有优越性[48,77,78]。如前所述，无搏动血流和血管剪切应力缺失能够抑制胎盘内皮细胞合成一氧化氮[52]。研究还发现，虽然有效的血管收缩因子内皮素－1 水平在搏动和无搏动体外循环 60min 后都有上升，但是无搏动体外循环上升更明显。搏动灌注还能够通过降低胎儿肾素—血管紧张素—醛固酮系统来维持胎盘灌注，减少胎儿胎盘脉管系统收缩[78]。

多数临床中心进行的是无搏动体外循环[79]，用于孕妇的搏动体外循环还在尝试中。一例病例报道将一体外循环泵设为搏动模式，使母体产生大约 35mmHg 的动脉压[80]。另一篇文献报道了将主动脉内气囊泵用于 2 例妊娠期患者[71]，其中 1 例利用气囊泵在体外循环后增加胎儿胎盘灌注，另 1 例在体外循环期间植入气囊泵产生搏动，从而提高胎儿胎盘灌注，2 例患者都预后良好。尽管潜在的益处很多，临床上搏动体外循环使用并不多见。

流量和灌注压

正常孕妇的心输出量通常超过 6L/min[81]，而体外循环的通常流速约为 $2.5L/m^2$，远远小于正常孕妇心输出量。即使没有母体低血压，最初的流速达到 80mL/(kg·min) 也会出现胎心基线的改变[50]。妊娠期手术患者仅临时增加体外循环流速至 $3\sim4L/m^2$ 可获得成功，特别是在出现胎儿心动过缓的情况下[18,50,82]。Koh 等首次报道，胎儿心动过缓时需增加流速 16%，其他研究者也确定了增加流速对改善胎儿心动过缓的价值[20,46-49,82]。而且，胎羊旁路动物模型也说明，适量增加血液流速可改善胎盘功能[83]。

对于普通的心脏手术患者，尚没有确切的理想的平均动脉压。对于妊娠女性，建议在体外循环时适当提高动脉压，一些研究者推荐平均动脉压最初需保持在 70mmHg 或更高。管理液体用量对于提高平均动脉压有帮助，而提高流速则不能起到血管加压作用，还会对胎儿胎盘血流有不利影响。体外循环操作时还需预测发生暂时但重要的低血压，这通常会导致胎儿心动过缓[43,44,48,82]，常与泵的流速与压力操作不当有关。

心脏停搏液

体外循环的心肌保护对于降低围手术期的心脏病发病率至关重要。冷血和温血心脏停搏液都可以降低心脏的发病率[84]。体外循环时，特别是正常体温或轻度降低体温下，维持高流速需要频繁使用心脏停搏液。正常体温灌注通常会使左心室早期复温，导致心肌保护困难[40]，在此环境下，心脏活动每 10min 恢复 1 次。研究发现，充分抑制心脏活动需要 3.5L 心脏停搏液[49]。冷血心脏停搏液与胎儿心动过缓相关[85]，持续心包冷冲洗或热血心脏停搏液是有效的替代选择[86]。伴随的保胎治疗可能潜在增加心脏停搏液的需要，但其一般不使用，而是作为选择性预防措施。

抗凝和血液科问题

体外循环期间抗凝很关键，通常采用对胎儿危险性很小的肝素抗凝。成功脱机与体外循环泵分离后，一般用鱼精蛋白对抗肝素的抗凝作用，还没有发现此药物对胎儿的有害作用。

没有研究过妊娠期心脏手术期间抗纤溶药物对减少血液丢失的作用，因为妊娠期处于生理性高凝状态，孕妇需要纤维蛋白溶解以防止血栓形成的不良事件，如胎盘梗死或深静脉血栓形成，故妊娠期抗纤溶药物需谨慎使用。

孕妇输红细胞时，保持妊娠期生理性贫血很重要（血红蛋白大约 11.6g/dL 或血细胞比容 35.5%），目的是为了降低血液黏度以保持子宫胎盘灌注，提高母体血细胞比容与胎盘梗死相关可说明这一点[87]。

酸碱平衡

体外循环期间酸碱平衡很重要，管理酸碱平衡的最常见方法是 α 稳态（α STAT）方式和 pH 稳态方式（pH STAT）。简单来说，α 稳态在 37℃ 下血气分析测定血碳酸水平，调整血碳酸水平，以保持正常的酶环境。pH 稳态不管患者体温多少，保持血 pH 在 7.4。通常加入 CO_2 至体外循环氧合器以使低体温体外循环时不管患者体温多少，血 PCO_2 都保持在 40mmHg。尽管过去 pH 稳态在成人心脏手术中经常使用，但最近运用逐渐减少。

妊娠期，妊娠 12 周时 $PaCO_2$ 降至 30mmHg，碳酸氢盐浓度降至约 20mEq/L，碱剩余降至 $2\sim3mEq/L$，血 pH 上升 $0.02\sim0.06$[88]。正常情况下，胎儿比母体 pH 低 0.1。保持正常的酸碱平衡对母胎很重要，母体酸中毒会导致胎儿酸中毒，胎儿不能像成人一样通过呼吸和肾脏代偿作用使 pH 恢复正常，故母体血 pH 必须尽可能维持在 7.44。同样，必须避免过度通气和碱中毒，因为碱中毒会使氧合血红蛋白解离曲线左偏，从而母胎释氧减少。羊动物实验说明，母体过度通气和低碳酸血症及碱血症会降低胎儿氧合[89]，故母体 $PaCO_2$ 必须尽可能保持在 30mmHg，并避免母体碱中毒及酸中毒。

体外循环持续时间

心脏手术团队技术熟练程度与手术速度是心脏手术患者结局的两个最关键因素。对于妊娠期心脏病患者，随着体外循环时间的延长，胎儿死亡率与发病率增加。故对于妊娠期患者，做到体外循环时间最短很重要。

术　后

心脏手术患者术后即刻出现的最常见问题包括止血和心血管及呼吸功能。不常见的是肾功能恶化，肾衰竭会显著导致患者预后恶化。对于妊娠期患者，如果出现这些问题且问题比较严重，则需要进行急诊剖宫产术[90]。

体外循环的患者心脏手术后可能会出现显著的神经系统并发症。超过一半的患者会出现神经功能缺损，少部分患者(2% ~ 3%)会出现持续性局灶脑缺血或认知问题[1-3]。对于妊娠期患者，出于一些理由，这些问题也需要关心。急诊手术，特别直视心脏手术会增加神经系统并发症的发生率。如果妊娠期患者是风湿性心脏瓣膜并且存在细菌性心内膜炎和瓣膜赘生物，全身性栓塞和卒中的可能也会增加。

一旦心脏人工换瓣的妊娠期患者解决了术后出血的问题，就需要术后持续并长期服用抗凝药物。关于肝素和华法林使用的复杂问题会在本书的其他章节进行讨论。

胎儿会在心脏手术后数月分娩。分娩时，即使心脏术后母体恢复极好，心内科医生也需了解孕妇的心血管状况并进行充分评估。心内科医生需对产时或产后可能出现的各种心脏问题(如出血)进行治疗准备。

总　结

妊娠期行体外循环对孕妇而言是安全的，但是对胎儿有显著风险。如果可能，将手术延迟到产后对婴儿最有利，但是会增加母体的发病率和死亡率。高流量、正常体温、搏动体外循环以及缩短体外循环时间会改善胎儿结局。注意母体气道情况及保持孕妇体位向左侧倾斜很关键。如果可能，需在整个体外循环期间监测胎心率及子宫活动。麻醉医生需通过增加灌注流量处理胎儿心动过缓，必要时采用保胎药抑制子宫收缩。产后仍需母胎监护。需尽可能维持酸碱平衡至妊娠期正常值。总之，细致处理和严密监护则母胎结局良好。

参考文献

[1] Shaw PJ, Bates D, Cartlidge NE, et al. Neurologic and neuro-psychological morbidity following major surgery: comparison of coronary artery bypass and peripheral vascular surgery. Stroke, 1987, 18: 700 – 707.

[2] Murkin JM, Martzke JS, Buchan AM, et al. A randomized study of the influence of perfusion technique and pH management strategy in 316 patients undergoing coronary artery bypass surgery. Ⅱ. Neurologic and cognitive outcomes. J Thorac Cardiovasc Surg, 1995, 110: 349 – 362.

[3] Roach GW, Kanchuger M, Mangano CM, et al. Adverse cerebral outcomes after coronary bypass surgery. Multicenter Study of Perioperative Ischemia Research Group and the Ischemia Research and Education Foundation Investigators. N Engl J Med, 1996, 335: 1857 – 1863.

[4] Plomondon ME, Cleveland JC Jr, Ludwig ST, et al. Off-pump coronary artery bypass is associated with improved risk-adjusted outcomes. Ann Thorac Surg, 2001, 72: 114 – 119.

[5] Vosloo S, Reichart B. The feasibility of closed mitral valvotomy in pregnancy. J Thorac Cardiovasc Surg, 1987, 93: 675 – 679.

[6] Pavankumar P, Venugopal P, Kaul U, et al. Closed mitral valvotomy during pregnancy: A 20-year experience. Scand Cardiovasc J, 1988, 22: 11 – 15.

[7] Abid A, Abid F, Zargouni N, et al. Closed mitral valvotomy in pregnancya study of seven cases. Int Cardiol, 1990, 26: 319 – 321.

[8] Kultursay H, Turkoglu C, Akin M, et al. Mitral balloon valvuloplasty with transesophageal echocardiography without using fluoroscopy. Cathet Cardiovasc Diagn, 1992, 27: 317 – 321.

［9］ Trehan V, Mukhopadhyay S, Nigam A, et al. Mitral valvulo-plasty by inoue balloon under transthoracic echocardiographic guidance. J Am Soc Echocardiogr, 2005, 18: 964 - 969.

［10］ Brock R. Valvulotomy in pregnancy. Proc R Soc Med, 1952, 45: 538.

［11］ Cooley DA, Chapman DW. Mitral commissurotomy during preg-nancy. JAMA, 1952, 150: 1113.

［12］ Logan A, Turner RWD. Mitral valvulotomy during pregnancy. Lancet, 1952, 1: 1286.

［13］ Mason J, Stable FE, Szekely PJ. Cardiac disease in pregnan-cy. J Obstet Gyn Brit Em, 1952, 59: 569.

［14］ Dubourg G, Broustet P, Brigaud H, et al. Correction com-plete d'une Triade de Fallot, en circulation extra-corporelle, chez une femme enceinte. Arch Mal Coeur, 1959, 52: 1389 - 1391.

［15］ Harken DE, Taylor WJ. Cardiac surgery during pregnancy. Clin Obstet Gynecol, 1961, 4: 697 - 709.

［16］ Zitnik RS, Brandenburg RO, Sheldon R, et al. Pregnancy and open-heart surgery. Circulation, 1969, 39: 5(Suppl 1): 257 - 262.

［17］ Strickland RA, Oliver WC Jr, Chantigian RC, et al. Anesthe-sia, cardiopulmonary bypass, and the pregnant patient. Mayo Clin Proc, 1991, 66: 411 - 429.

［18］ Becker RM. Intracardiac surgery in pregnant women. Ann Thorac Surg, 1983, 36: 453 - 458.

［19］ Pomini F, Mercogliano D, Cavalletti C, et al. Cardiopulmo-nary bypass in pregnancy. Ann Thorac Surg, 1996, 61: 259 - 268.

［20］ Bernal JM, Miralles PJ. Cardiac surgery with cardiopulmonary bypass during pregnancy. Obstet Gynecol Surv, 1986, 41: 1 - 6.

［21］ Rossouw GJ, Knott-Craig CJ, Barnard PM, et al. Intracardiac operation in seven pregnant women. Ann Thorac Surg, 1993, 55: 1172 - 1174.

［22］ Salazar E, Espinola N, Molina FJ, et al. Heart surgery with cardiopulmonary bypass in pregnant women. Arch Cardiol Mexico, 2001, 71: 20 - 27.

［23］ Weiss BM, von Segesser LK, Alon E, et al. Outcome of car-diovascular surgery and pregnancy: a systematic review of the period 1984 - 1996. Am J Obstet Gynecol, 1998, 179: 1643 - 1653.

［24］ Siu SC, Sermer M, Colman JM, et al. Prospective multicenter study of pregnancy outcomes in women with heart disease. Am Heart Assoc, 2001, 515 - 521.

［25］ Ueland K. Cardiac surgery and pregnancy. Am J Obstet Gyne-col, 1965, 92: 148.

［26］ Ben Farhat M, Gamra H, Betbout F, et al. Percutaneous balloon mitral commissurotomy during pregnancy. Heart, 1997, 77: 564 - 567.

［27］ Gupta A, Lokhandwala YY, Satoskar PR, et al. Balloon mi-tral valvotomy in pregnancy: maternal and fetal outcomes. J Am Coll Surg, 1998, 187: 409 - 415.

［28］ Mangione JA, Lourenco RM, dos Santos ES, et al. Long-term follow-up of pregnant women after percutaneous mitral valvulo-plasty. Catheter Cardiovasc Interv, 2000, 50: 413 - 417.

［29］ Fawzy ME, Kinsara AJ, Stefadouros M, et al. Long-term out-come of mitral balloon valvotomy in pregnant women. J Heart Valve Dis, 2001, 10: 153 - 157.

［30］ Uygur D, Beksac MS. Mitral balloon valvuloplasty during preg-nancy in developing countries. Eur J Obstet Gyn Reprod Biol, 2001, 96: 226 - 228.

［31］ Mishra S, Narang R, Sharma M, et al. Percutaneous transsep-tal mitral commissurotomy in pregnant women with critical mi-tral stenosis. Indian Heart J, 2001, 53: 192 - 196.

［32］ Abouzied AM, Al Abbady M, Al Gendy MF, et al. Percutane-ous balloon mitral commissurotomy during pregnancy. Angiolo-gy, 2001, 52: 205 - 209.

［33］ Silberman S, Fink D, Berko RS, et al. Coronary artery bypass surgery during pregnancy. Eur J Cardiothorac Surg, 1996, 10: 925 - 926.

［34］ Puskas JD, Williams WH, Duke PG, et al. Off-pump coro-nary artery bypass grafting provides complete revascularization with reduced myocardial injury, transfusion require-ments, and length of stay: A prospective randomized comparison of two hundred unselected patients undergoing off-pump versus conventional coronary artery bypass grafting. J Thorac Cardio-vasc Surg, 2003, 125: 797 - 808.

［35］ Mazze RI, Kallen B. Reproductive outcome after anesthesia and operation during pregnancy: a registry study of 5405 ca-ses. Am J Obstet Gynecol, 1989, 161: 1178 - 1185.

［36］ Lapiedra OJ, Bernal JM, Ninot S, et al. Open heart surgery for thrombosis of a prosthetic mitral valve during pregnancy. Fetal hydrocephalus. J Cardiovasc Surg(Torino), 1986, 27: 217 - 220.

［37］ Leyse R, Ofstun M, Dillard DH, et al. Congenital aortic ste-nosis in pregnancy, corrected by extracorporeal circulation, of-fering a viable male infant at term but with anomalies eventua-ting in his death at four months of age-report of a case. JAMA, 1961, 176: 1009 - 1012.

［38］ Westaby S, Parry AJ, Forfar JC. Reoperation for prosthetic valve endocarditis in the third trimester of pregnancy. Ann Thorac Surg, 1992, 53: 263 - 265.

［39］ Khandelwal M, Rasanen J, Ludormirski A, et al. Evaluation of fetal and uterine hemodynamics during maternal cardiopul-monary bypass. ACOG J, 1996, 88: 667 - 671.

［40］ Parry AJ, Westaby S. Cardiopulmonary bypass during preg-nancy. Ann Thorac Surg, 1996, 61: 1865 - 1869.

［41］ Skillman CA, Plessinger MA, Woods JR, et al. Effect of gra-ded reductions in uteroplacental blood flow on the fetal lamb. Am J Physiol, 1985, 249: H1098 - 1105.

［42］ Bilardo CM, Nicolaides KH, Campbell S. Doppler mea-surements of fetal and uteroplacental circulations: relationship with umbilical venous blood gases measured at cordocentesis. Am J Obstet Gyne-col, 1990, 162: 115 - 120.

［43］ Koh KS, Friesen RM, Livingstone RA, et al. Fetal monitoring during maternal cardiac surgery with cardiopulmonary bypass. Can Med Assoc J, 1975, 112: 1102 - 1104.

［44］ Levy DL, Warriner RA Ⅲ, Burgess GE Ⅲ. Fetal response to cardiopulmonary bypass. Obstet Gynecol, 1980, 56: 112 - 115.

［45］ Goldstein I, Jakobi P, Gutterman E, et al. Umbilical artery flow velocity during maternal cardiopulmonary bypass. Ann Thorac Surg, 1995, 60: 1116 - 1118.

［46］ Werch A, Lambert HM, Cooley D, et al. Fetal monitoring and maternal open heart surgery. Southern Med J, 1977, 70: 1024.

［47］ Veray FX, Hernandez CJJ, Raffucci F, et al. Pregnancy after cardiac surgery. Conn Med, 1970, 34: 496 - 499.

［48］ Trimakas AP, Maxwell KD, Berkay S, et al. Fetal monitoring during cardiopulmonary bypass for removal of a left atrial myx-oma during pregnancy. Johns Hopkins Med J, 1979, 144: 156 - 160.

［49］ Korsten HH, Van Zundert AA, Mooij PN, et al. Emergency aortic valve replacement in the 24th-week of pregnancy. Acta Anaesth Belg, 1989, 40: 201 - 205.

［50］ Chambers CE, Clark SL. Cardiac surgery during pregnancy. Clin Obstet Gynecol, 1994, 37: 316 - 323.

［51］ Jadhon ME, Main EK. Fetal bradycardia associated with ma-ternal hypothermia. Obstet Gynecol, 1988, 72: 496.

［52］ Reddy VM, McElhinney DB, Rajasinghe HA, et al. Role of

the endothelium in placental dysfunction after fetal cardiac by-pass. AATS/WTSA, 1999, 343 – 351.

[53] Champsaur G, Vedrinne C, Martinot S, et al. Flow-induced release of endothelium-derived relaxing factor during pulsatile bypass: experimental study in the fetal lamb. J Thorac Cardiovasc Surg, 1997, 114: 738 – 744.

[54] Vedrinne C, Tronc F, Martinot S, et al. Better preservation of endothelial function and decreased activation of the fetal reni-nangiotensin pathway with the use of pulsatile flow during experimental fetal bypass. J Thorac Cardiovasc Surg, 2000, 120: 770 – 777.

[55] Sabik JF, Assad RS, Hanley FL. Prostaglandin synthesis inhibition prevents placental dysfunction after fetal cardiac bypass. J Thorac Cardiovasc Surg, 1992, 103: 733 – 741.

[56] Kawkabani N, Kawas N, Baraka A, et al. Case 3 – 1999. Severe fetal bradycardia in a pregnant woman undergoing hypothermic cardiopulmonary bypass. J Cardiothorac Vasc Anesth, 1999, 13: 346 – 349.

[57] Karahan N, Öztürk T, Yetkin U, et al. Managing severe heart failure in a pregnant patient undergoing cardiopulmonary bypass: case report and review of the literature. J Cardiothorac Vasc Anesth, 2004, 18: 339 – 343.

[58] Liu PL, Warren TM, Ostheimer GW, et al. Foetal monitoring in parturients undergoing surgery unrelated to pregnancy. Can Anaesth Soc J, 1985, 32: 525 – 532.

[59] Burke AB, Hur D, Bolan JC, et al. Sinusoidal fetal heart rate pattern during cardiopulmonary bypass. Am J Obstet Gynecol, 1990, 163: 17 – 18.

[60] Katz JD, Hook R, Barash PG. Fetal heart rate monitoring in pregnant patients undergoing surgery. Am J Obstet Gynecol, 1976, 125: 267 – 269.

[61] Eilen B, Kaiser IH, Becker RM, et al. Aortic valve replacement in the third trimester of pregnancy: case report and review of the literature. Obstet Gynecol, 1981, 57: 119 – 121.

[62] Mahli A, Izdes S, Coskun D. Cardiac operations during pregnancy: review of factors influencing fetal outcome. Ann Thorac Surg, 2000, 69: 1622 – 1626.

[63] Clark SL. Cardiac disease in pregnancy. Crit Care Clin, 1991, 7: 777 – 797.

[64] Nazarian M, McCullough GH, Fielder DL. Bacterial endocarditis in pregnancy: successful surgical correction. J Thorac Cardiovasc Surg, 1976, 71: 880 – 883.

[65] Lyons G. Six years'experience in a teaching maternity unit. Anaesthesia, 1985, 40: 759 – 762.

[66] Hawthorne L, Wilson R, Lyons G, et al. Failed intubation revisited: 17-yr experience in a teaching maternity unit. Br J Anaesth, 1996, 680 – 684.

[67] Archer GW, Marx GF. Arterial oxygen tension during apnoea in parturient women. Br J Anaesth, 1974, 358 – 360.

[68] Connell H, Dalgleish JG, Downing JW. General anaesthesia in mothers with severe pre-eclampsia/eclampsia. Br J Anaesth, 1987, 59: 1375 – 1380.

[69] Von Dadelszen P, Menzies J, Gilgoff S, et al. Evidence-based management for pre-eclampsia. Front Biosc, 2007, 12: 2876 – 2889.

[70] Cooper JRJ, Slogoff S. Hemodilution and Priming Solutions for Cardiopulmonary Bypass. Baltimore: Williams and Wilkins, 1993, 124 – 137.

[71] Willcox TW, Stone P, Milsom FP, Cardiopulmonary bypass in pregnancy: Possible new role for the intra-aortic balloon pump. J Extracorp Technol, 2005, 37: 189 – 191.

[72] Matsuki A, Oyama T. Operation under hypothermia in a pregnant woman with an intracranial arteriovenous malformation. Can Anaesth Soc J, 1972, 19: 184 – 191.

[73] Plunkett MD, Bond LM, Geiss DM. Staged repair of acute type I aortic dissection and coarctation in pregnancy. Ann Thorac Surg, 2000, 69: 1945 – 1947.

[74] Buffolo E, Palma JH, Gomes WJ, et al. Successful use of deep hypothermic circulatory arrest in pregnancy. Ann Thorac Surg, 1994, 58: 1532 – 1534.

[75] Hawkins JA, Paape KL, Adkins TP, et al. Extracor-poreal circulation in the fetal lamb. Effects of hypothermia and perfusion rate. J Cardiovasc Surg, 1991, 32: 295 – 300.

[76] Grigore AM, Grocott HP, Mathew JP, et al. The Neurologic Outcome Research Group of the Duke Heart Center. The rewarming rate and increased peak temperature alter neurocognitive outcome after cardiac surgery. Anesth Analg, 2002, 94: 4 – 10.

[77] Philbin DM. Pulsatile Blood Flow. Baltimore: Williams and Wilkins, 1993, 323 – 337.

[78] Vedrinne C, Tronc F, Martinot S, et al. Effects of various flow types on maternal hemodynamics during fetal bypass: is there nitric oxide release during pulsatile perfusion? J Thorac Cardiovasc Surg, 1998, 116: 432 – 439.

[79] Farmakides G, Schulman H, Mohtashemi M, et al. Uterine-umbilical velocimetry in open heart surgery. Am J Obstet Gynecol, 1987, 156: 1221 – 1222.

[80] Tripp HF, Stiegel RM, Coyle JP. The use of pulsatile perfusion during aortic valve replacement in pregnancy. Ann Thorac Surg, 1999, 67: 1169 – 1171.

[81] Clark SL, Cotton DB, Lee W, et al. Central hemodynamic assessment of normal term pregnancy. Am J Obstet Gynecol, 1989, 161: 1439 – 1442.

[82] Lamb MP, Ross K, Johnstone AM, et al. Fetal heart monitoring during open heart surgery. Two case reports. Br J Obstet Gynaecol, 1981, 88: 669 – 674.

[83] Hawkins JA, Clark SM, Shaddy RE, et al. Fetal cardiac bypass: improved placental function with moderately high flow rates. Ann Thorac Surg, 1994, 57: 293 – 296.

[84] Fremes SE, Tamariz MG, Abramov D, et al. Late results of the Warm Heart Trial: the influence of nonfatal cardiac events on late survival. Circulation, 2000, 102: 19 (Suppl 3): 339 – 345.

[85] Garry D, Leikin E, Fleisher AG, et al. Acute myocardial infarction in pregnancy with subsequent medical and surgical management. Obstet Gynecol, 1996, 87: 802 – 804.

[86] Lichtenstein SV, Abel JG, Panos A, et al. Warm heart surgery: experience with long cross-clamp times. Ann Thorac Surg, 1991, 52: 1009 – 1013.

[87] Naeye RL. Placental infarction leading to fetal or neonatal death. A prospective study. ACOG J, 1977, 50: 583 – 588.

[88] Templeton A, Kelman GR. Maternal blood gases, (PAO_2-PaO_2), physiological shunt, VD/VT in pregnancy. Br J Anaesth, 1976, 48: 1001 – 1004.

[89] Levinson G, Shnider SM, Delorimier AA, et al. Effects of maternal hyperventilation on uterine blood flow and fetal oxygenation and acid-base status. Anesthesiology, 1974, 40: 340 – 347.

[90] Baraka A, Kawkabani N, Haroun-Bizri S. Hemodynamic deterioration after cardiopulmonary bypass during pregnancy: resuscitation by postoperative emergency Cesarean section. J Cardiothorac Vasc Anesth, 2000, 14: 314 – 315.

第 **15** 章 无创血压监测

简 介

对于重症患者的合理治疗需要经常监测生化指标，这些指标最重要的作用是反映机体外周组织的供氧情况。实施重症监护的患者，其外周血氧饱和度和血流动力学参数尤为重要。肺动脉导管作为最初应用的评估工具，其精确性和实用性方面得到不断改进。然而，尽管这项技术被广泛地应用于重症患者的监护治疗中，但其有创性可导致一系列并发症。近年来，随着无创检测技术的不断发展，不仅可以收集到相同的，甚至更广泛的数据，同时大大减少并发症的发生风险。

无创血流动力学评估技术的应用使重症监护治疗领域以外的诊断及研究数据的收集成为可能。通过超声心动图获得的数据有助于加深对各种病情的认识，包括正常妊娠的生理变化、子痫前期的发病机制、各类心脏疾病的特征以及其他疾病等。在某些情况下，超声心动图已成为心脏病患者孕前和产前最重要的检查之一。

本章将对这一技术的各方面及产科应用中可能遇到的临床问题进行综述。

心输出量的测量

足够的心输出量对于将氧合血液运送到外周组织是必要的。低心输出量反映了低容量血症或心室功能障碍。心输出量决定着治疗方案的选择，并可用于其他血流动力学参数的计算，包括血流阻力、携氧和耗氧指数。

过去心输出量通过菲克原理计算，该原理认为机体在单位时间内对某一物质的消耗量等于该物质在动静脉血中的差值与血流量的乘积。因此，心输出量也就等于机体的耗氧量除以动静脉血氧含量的差值。

心输出量（CO）= 耗氧量/（动脉氧含量 – 静脉氧含量）

如今这一原理得到了改进，可利用其他标记物进行测量，包括肺动脉导管染料稀释法和热稀释法。最新研究表明，冰水可作为标记物注入右心房，同时以一探针测量流经肺动脉的血流温度从而通过曲线下面积推算心输出量。尽管这一方法在临床上是安全的，但其测量结果可因导管位置不同、注射温度和容量不同及注射用盐水浓度的不同而存在差异。

尽管这一技术有助于加深对生理学和病理生理学的了解，且与已经评估的新技术相比，仍是金标准。然而，该技术需要将导管插入外周静脉和中心静脉，会给患者带来损伤。因此，这也推动了人们对更安全技术的研究。

超声心动图可通过测量左心室收缩期二尖瓣下平面的容积变化来评估心输出量。假设心室为椭圆形并且长轴是短轴的两倍，每搏输出量可通过左心室容积的变化来计算。当这种假设不成立时，这种方法就不够精确。因此，对于心室扩大、血容量增加和舒张末期心室容积增大的妊娠期女性，这一假设显然不适用，其可导致对每搏输出量和心输出量的过高估计。

多普勒超声对血流速度测定的特性，使超声心动图的应用更为广泛。多普勒原理是监测在血管腔中移动的红细胞反射的超声束的频率，这一频率与轴流红细胞的速率成正比。红细胞柱的速率与射血时间的乘积可用来计算收缩期血流柱流动的距离。利用超声来测量容纳血流的血管直径使每搏输出量和心输出量的计算成为可能。同时，血流速率还与血流压力下降梯度有关，这为心脏内压力梯度和肺动脉压的计算提供了可行的方法。

多普勒探针可脉冲式（距离选通式）发放，可以测量指定深度组织的信号。脉冲式多普勒一般可同时进行超声显像和多普勒探针与血管之间角度的估算。超声束与血流柱之间的角度对基于血流柱超声反射信号计算血流速率是十分重要的：如果超声束与血流柱垂直，则无法测到流动的血流柱。如果超声束与血流柱平行，则能较好地反应血流速率。

在心脏和大血管的特定位置联合运用横截面超声心动图和多普勒测速，可确定血液的容积流量。胸骨上和食管内多普勒探针已被用于二尖瓣、主动脉瓣、主动脉起始部与主动脉弓的研究。但是，这些技术在计算接受声波作用角度和测量血管横截面时都可能存在误差。经对于不同测量位置的研究证实，多普勒技术和热稀释法相结合测量时最准确的部位是主动脉瓣口。尽管对于经胸廓多普勒技术的研究最广泛，但经食管多普勒超声心动图可更清晰显示心脏后部结构，使心脏病理确诊率更高，同时，使主动脉瓣在心脏长短轴精确定位，升主动脉长轴方向清晰可见[1]。经多维食道超声心动图的应用提高了不对称心室测量的精确性，这在经胸廓检查时是无法实现的[2]。这一技术提供的高空间分辨率，可用来观察常规经胸壁超声心动图检查不易清晰看到的结构，如左心耳、胸主动脉及肺静脉等[3]。尽管对食管内镜的需要限制了经食道超声心动图在术中及术后护理中的使用，但其特别适用于诊断主动脉夹层和血栓栓塞[4]。

其他测量心输出量的技术还有阻抗心动描记法，其原理是基于对血液泵入肺循环时经胸廓电阻的改变的测量，但该技术已被证实在低心输出量时测量结果偏高，而在高心输出量时测量结果偏低。

多普勒超声和妊娠生理

多普勒技术已经证实，妊娠期心输出量和

每搏输出量的增加与左心房容积和功能进行性增加相关。

左心室在充盈期可见增高的充盈速度（E和A波速）。早期波速增高可见于妊娠早期末，而A波速波峰的变化出现于妊娠晚期末。E/A在妊娠早期升高，但当A波速度增加时开始下降，同时左心室等容舒张期缩短[5,6]。

随着整个妊娠期缩短分数和缩短速率逐渐减小，左心室重量明显增加[7]。全身各系统阻力降低（包括子宫动脉）以保护心脏收缩功能[5-6]。研究显示，在妊娠早期，反映后负荷的左心室壁应力达到峰值，到妊娠中期随着心室重量增加而恢复正常[5]。Geva等报道[8]在正常妊娠过程中，由于左心室舒张末期容积的增加以及一过性左室肥大性收缩末期室壁压力的增加，心输出量可增加45%。此外，这几位作者还同时报道了在妊娠中晚期左心室功能存在可逆性下降。

由于血管张力下降，全身动脉顺应性降低[9]。

在妊娠期，肺循环血流量增多伴血管阻力降低，而血压无明显变化。这些变化发生于孕8周时，此后变化不明显，并在产后6个月内恢复至孕前水平[10]。

多普勒超声与重症监护

很少有研究涉及这一领域，关于无创监测技术在估计每搏输出量和左室充盈压中应用的研究仅见于近期的产科文献。然而，可靠研究数据显示，利用无创监测技术与应用肺动脉导管测得的数据间具有可靠的相关性。一项在11例产科重症患者中应用二维和多普勒超声的研究结果证实，在测量每搏输出量和心输出量时，利用有创和无创技术获得的结果具有高度相关性。无创监测技术测得的心室充盈压和肺动脉压与有创技术相比也同样具有明显相关性[11]。

同时，应用超声心动图对这11例患者进行了每搏输出量和射血分数的研究，结果显示尽管其中2例患者因为体质问题及室间隔矛盾运动，无法应用 M 型超声心动图，但其余患者 M 型超声心动图和二维多普勒技术的结果一致。此外，研究中还应用每搏输出量除以舒张末期容积计算射血分数，以此来评估妊娠期女性左室功能，其结果与其他各种心室功能评估方法的结果一致[12]。

Belfort 等对 14 例有创血流动力学检查指征的患者应用多普勒超声指导临床治疗，这 14 例患者包括难治性高血压与复杂性心肌疾病患者，还包括伴有少尿和肺水肿的患者，结果表明无创监测可有效指导治疗，只有 2 例患者需要改行有创持续监护，给予大量液体（约 8L 晶体液）的部分患者，无容量负荷超载和肺水肿的发生。到目前为止，这是唯一应用常规快速超声心动图评估产科危重患者左室功能潜在应用价值的研究[13]。

多普勒超声与子痫前期

多普勒超声心动图为对妊娠期女性发生高血压并发症风险的研究提供了一种可行的方法。纵向研究表明，无蛋白尿和妊娠高血压的女性呈现高心输出量的高动力循环状态。与此相反的是，最终发展至子痫前期的妊娠期女性在疾病的前驱期，其心输出量明显升高却不伴有外周阻力的变化，随着疾病的进展，患者出现心输出量下降及外周阻力升高[14]。

近年来，研究主要集中于超声心动图在子痫前期患者心脏结构和功能描述中的应用，特别是与心房利钠肽（atrial natriuretic peptide，ANP）和脑利钠肽（brain natriuretic peptide，BNP）水平的关联研究。初步研究显示在正常妊娠分娩后，ANP 水平升高与左心房增大相关，但无循证依据表明其有利尿作用；子痫前期的产妇在产褥期早期通常左心房较大且 ANP 水平较高，这些变化也与尿钠及尿量增多有关。根据这些发现可作出假设，在子痫前期，心房扩张会引起利尿反应。

这些资料一直备受争议，至今最详细的研究是由 Borghi 等完成的[15]以孕妇和非妊娠女性

进行对照的队列研究，研究详细记录了 40 例患有轻度子痫前期的女性的心脏研究结果。这一研究表明，妊娠女性的左心室重量进行性增加，且子痫前期患者的增加更为明显。正常妊娠的女性其射血分数和缩短分数均降低，但差异无统计学意义，而子痫前期患者与非妊娠女性相比，以上参数均明显降低。此外，子痫前期患者的左心室舒张末期容积明显增大，同时心输出量下降，这些结果表明左心室代偿性增大，以保持与外周血管循环阻力升高相适应的心输出量。

随后，Borghi 等[15]研究也显示在左心室舒张期，充盈峰值速度会发生变化。E/A 比率在妊娠期明显下降，可部分反映前负荷升高。子痫前期患者 A 波峰值速度进一步增大导致 E/A 进一步下降。这些数据均支持心脏收缩期和舒张期功能均发生变化。同时，也对 ANP 水平进行了测量，与之前的研究一致，妊娠期 ANP 水平升高的患者更易发展至子痫前期。尽管子痫前期患者左心室重量与体积之间具有明显的相关性，但并不能以左心房大小的差别来解释[15]。

多普勒超声与心肌病

多普勒超声在对心室功能受损的患者进行监测评估与治疗时具有重要意义。

对于怀疑患有围生期心肌病的患者，超声心动图可用来评估左心室的收缩功能；对于确诊的患者，其在病情进展的评估中发挥着更为重要的作用，尤其是疾病的预后与产后 6 个月内左心室大小和功能的恢复密切相关[16]。目前，公认的观点是约有 50% 患者可恢复至正常状态，而心肌功能持续受损的患者可能有死亡的危险[16]。

曾确诊为心肌病的女性妊娠时需要利用超声心动图进行谨慎评估。尽管没有针对该危险因素的一致意见，但仍不建议左心室功能持续受损的患者再次妊娠。有争议的报道常引起围生期心肌病再孕患者的担忧。De Souza 等对 7

例在前次妊娠时患有围生期心肌病的女性再次妊娠时的病情进行了评估，所有患者妊娠过程均耐受良好，无明显临床症状变化；超声心动图研究显示左心室直径在舒张末期没有变化，而左心室缩短分数增加[17]。其他研究也证实了类似的结果[18]。然而，有资料表明患者有围生期心肌病复发和收缩功能储备受损的风险，即使在妊娠前左心室功能正常的患者也有一定风险[19,20]。

多普勒超声与其他疾病

对于由瓣膜损害或先天畸形导致的结构性心脏疾病患者来说，超声心动图是一项必要检查[21-27]。此外，超声心动图也广泛用于 Libman-Sacks 心内膜炎的诊断，这种疾病发病率低，常见于伴或不伴抗磷脂抗体阳性的系统性红斑狼疮患者[28,29]。

马方综合征的治疗也需要超声心动图来评估可导致严重后果的主动脉夹层的风险。经食管超声心动图是评估升主动脉损害的首选检查。主动脉根部直径 >4cm 有发生主动脉夹层的风险[30]。主动脉夹层也可见于其他情况及使用强力可卡因之后[31,32]。

经食管超声多普勒的作用

成人重症监护室已应用经食道超声多普勒来监测血流动力学参数，其结果与经肺动脉导管测得的数值一致[33]。但针对妊娠期女性的研究数据较少，至今只有 1 项关于妊娠期经食管超声多普勒监测与肺动脉导管监测的对照研究。研究显示，在对 35 岁以下孕妇的多普勒检测结果中，40% 患者的心输出量低于实际值[34]，这一误差可能是与心输出量的假设计算方法的参数界定有关，这些参数包括一定的收缩期心脏直径和机体上部及下部一定的血流灌注百分比。妊娠期特定的生理改变可能使这些参数并不适用。不过仍推测经食道多普勒超声技术有助于妊娠期心输出量的动态估计。

血氧定量法在重症监护中的应用

分光光度法可检测一系列分子对特定频率光的反射强度，特定的分子反射特定的光频率，其反射特性也随着分子构象的改变而有所不同。血氧定量法是测量含氧血及去氧血的一种方法，去氧血红蛋白吸收峰在 660nm 处，而氧合血红蛋白的吸收峰则位于 940nm 处（图 15.1）。这样同时获得外周血检测信号，计算氧合血红蛋白与去氧血红蛋白的比率，并可计算血氧饱和度。

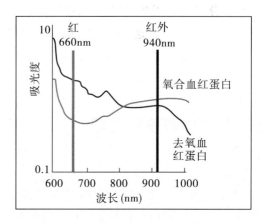

图 15.1 血氧定量法在重症监护中的应用。氧合血红蛋白吸收峰在 660nm 处，而去氧血红蛋白吸收峰在 940nm 处

血氧定量法可经皮测量，也可用采自肺动脉导管的混合静脉血测量。外周脉冲式血氧计通过探测发射器和光电探测器之间的光线发生的脉冲式变化来进行测量，过滤光线可消除去氧血红蛋白含量高的静脉血的干扰。

尽管血氧计被认为是一种监测氧合的有效方法，但其仍存在一定的局限性，如混合物必须满足不存在高铁血红蛋白和碳氧血红蛋白的条件。与外周血血氧饱和度监测相比，不常使用混合静脉血进行监测，因其自发变异性比外周血高，但在衡量外周血氧运输和氧消耗平衡中具有一定的临床价值。这种粗略测量可反应心输出量、血红蛋白浓度及动静脉血红蛋白氧饱和度的变化，为多种临床病例提供有效的临床信息。混合静脉血氧饱和度的临床评估价值依据给定条件（如血红蛋白、血氧饱和度和心输出量）的变化而有所不同。因此，必须明确只有当其他参数保持稳定状态时，混合静脉血氧饱和度的变化才能反映心输出量的变化。

二氧化碳监测仪

呼出气体的量可利用红外探针和光电探测器对二氧化碳含量的测量来估算，这常见于呼吸机通气回路。呼出的气体二氧化碳浓度增高与上呼吸道连续呼出气体后呼出的肺泡气有关。呼气末（或潮气末）二氧化碳浓度应接近动脉血的二氧化碳分压。斜率增加表示解剖或生理无效腔增大。低心输出量和肺栓塞均可影响后者的测量结果。呼气末二氧化碳分压的变化与心输出量的变化有关，并可用来监测心肺复苏效果。

经颅多普勒超声

与妊娠期其他血管床生理变化相比，有关于正常妊娠颅内血流变化的资料较少，其部分原因可能是对人脑血流进行体内研究在技术上有一定困难。血管造影作为颅内脉管系统评估的金标准，是一项有创检查，并且在正常妊娠女性中应用不符合伦理要求。因此，当前的文献中很少有关于妊娠期颅内适应性生理变化的资料，多数关于妊娠期变化的文献根本没有提及这一问题。而且，在妊娠期应用血管造影术及其他涉及射线的检查方法，包括磁共振成像技术，均涉及伦理问题。多普勒超声，特别是经颅多普勒（transcranial Doppler，TCD）的出现使这种情况得以改观。现在可利用多普勒通过无创技术获得多数大脑基底动脉（包括几乎全部 Willis 环的分支）的血流速率信息。利用这些信息，可对动脉畸形、血管功能异常及大脑血流速率的生理改变做出诊断；还可以观察血流方向和速度，并以此推断近端动脉或远端动脉的收缩或舒张状态。另外，TCD 技术可用于术中或试验性用药过程中脑血流速度的实时与动

态连续监测。临床上，TCD 已经被神经内科及神经外科的医生广泛应用于检测与随访蛛网膜下腔出血患者发生脑血管痉挛的情况[35]。TCD 也可用于儿科心脏手术中心肺分流术的神经系统监测[36]。已有研究者开始应用 TCD 技术来明确妊娠相关的颅内血流改变。

近期，Belfort 等[37]研究明确了正常妊娠过程中大脑中动脉（middle cerebral artery，MCA）的血流动力学的改变，特别是血流速度、阻力指数和脑灌注压的改变。研究应用 TCD 超声技术检测非体力劳动的正常妊娠女性的大脑中动脉收缩期、舒张期及平均的血流速度变化（检测间隔期为 4 周）。通过血流速率和血压计算阻力指数（resistance index，RI）、搏动指数（pulsatility index，PI）和脑灌注压（cerebral perfusion pressure，CPP），并确定其平均值、第 5 和第 95 百分位值。值得注意的是，在正常妊娠过程中，CPP 升高，而大脑中动脉的血流速度、阻力指数及搏动指数降低。图 15.2 显示了正常妊娠期 CPP 的改变。研究通过纵向研究收集数据确定了正常妊娠期大脑中动脉血流速度、阻力指数和脑灌注压的正常范围。

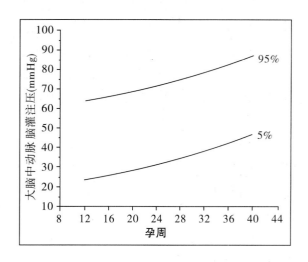

图 15.2 通过对正常妊娠中大脑中动脉血流速度的监测确定其脑灌注压的变化

现已有将 TCD 应用于对子痫前期及高血压合并子痫前期的妊娠女性研究。研究发现，与血压正常者相比，其脑灌注压普遍升高，脑血管阻力明显降低[38,39]，且升高的脑灌注压并非只与血压直接相关[39]。

多普勒超声，偏差和变量

有许多变量会影响多普勒脑血流速度数值的大小，具体包括以下影响因素：①脑循环中二氧化碳分压或氢离子浓度升高；②血红蛋白浓度降低或升高；③仅改变声波作用点的血管直径；④引入误差，如吸烟或体位改变；⑤对妊娠期女性，由于随着妊娠进展，血流动力学变化也更加明显，因此孕龄是需要考虑的另一重要因素。

二氧化碳分压的增加可导致与酸中毒相似的脑血管扩张。正在进行颅内多普勒检查的患者最好保持机体状态稳定，或测量呼气末二氧化碳分压，以便控制其测量结果的波动。即使是与活动相关的潮气量和呼吸频率的微小增加，也可能具有重要意义。现已证实活动本身就与大脑中动脉平均血流速度下降有关。

血液浓缩和血液稀释也是重要的影响因素。因此，在进行多普勒超声检查时，需要密切关注因失血或扩容导致血红蛋白含量改变的患者的血细胞比容水平。

在某些情况下，特别是子痫前期，出现节段性血管痉挛也有重要意义，因为即使是同一段血管，也可根据其收缩状态不同而表现出不同的血流速度。因此，如果血管受声波作用部位易于改变，则其直径血流速度的测量值可能不够准确，特别是对下游血流速度的估算。就这一点而言，已有研究证实大脑中动脉的 $M1$ 部分血管直径不易改变[40]，因为其骨性管道中有蜂窝组织起到了良好的支持作用。受声波作用的角度也是至关重要的，因为血流速度与受声波作用角度（q）的余弦相关。如果 q 少于 10°，则误差就可忽略，且结果可适用于大多数情况，因为大脑中动脉 M_1 部分的血管外有骨性管腔的存在，所以受声波作用角度很少超过 10°，这就保证了几乎所有病例；获得最适信号时声波作用角度是小于 10°。

Irion 等[41]对正常妊娠期女性吸烟对大脑中动脉血流速度的影响进行了相关研究。研究发现，妊娠 18 周及 26 周的吸烟女性，无论左侧卧位还是坐位，大脑中动脉在心脏收缩期、舒张期的血流速度及平均血流速度均明显升高，且吸烟量与大脑中动脉血流速度呈正相关。因此，在研究吸烟的女性时，必须考虑该因素，该因素也是早期发表文献中的重要混杂因素。在对妊娠期女性进行研究时，特别是子痫前期的妊娠女性，体位是必须要考虑的影响因素，因为从卧位改变为坐位，大脑中动脉收缩期及舒张期的血流速度均明显增加。

对于妊娠期女性，需要考虑的另一重要变量是孕龄。随着妊娠过程进展，大脑中动脉血流速度可减小，因此在不同孕龄孕妇进行比较时，孕龄是需要控制的重要混杂因素。

脑灌注压

在正常情况下，脑血管 80% 的血管阻力由小动脉提供。由于小动脉的平滑肌有张力，不仅是简单地调节血管管径大小，当收缩压从大动脉传至小动脉时，小动脉平滑肌张力可以减小血管口径。此外，在脉搏周期中血压下降时，有张力的平滑肌可调节小动脉使其关闭。在低血管阻力的情况下，整个脉搏周期小动脉持续开放，且平滑肌的张力并不会使小动脉完全关闭。然而，即使小动脉的张力有很微小增加，都可使开放的小动脉管径明显缩窄，甚至在脉搏周期末血压下降时，血管可完全关闭。小动脉关闭时的压力被称作"临界关闭压力"[35,42]。临界关闭压力可解释为什么脉搏周期血压下降时小动脉会关闭以及为什么收缩压最高值时的脉搏周期末期开放的小动脉比早期要少。因此，与脉搏周期的早期相比，末期的压力不足以对机体毛细血管床进行有效灌注。在颅内，当小动脉阻力突然增大时，由于越来越多的小动脉达到了临界关闭压力，所以，CPP 减小。小动脉张力的另一个重要作用是减缓动脉至毛细血管的血流速度，当小动脉张力高时，可降低从动脉至毛细血管的血流速度。这样与小血管低张力状态引起的快速血液流失相比，可使动脉血压在脉搏周期的大部分时间保持在较高水平；脉搏周期循环压力降低时，血流可有效储存在因血压而扩张的动脉节段中，每个节段储存血流的量与动脉的顺应性及血管内外的压力差有关。将血液储存在动脉中及小动脉中血流速度降低的作用都是为了减缓脉搏周期中血液流速的下降。脉搏周期中血管顺应性越强，血流的减速就越慢。小动脉张力与动脉血压及血管顺应性相互作用，可影响脉搏周期血流速度曲线的形状。当小动脉张力较低时，血流速率迅速升至高峰并迅速回落至低谷；而当小动脉张力较高时，血流速率下降缓慢。速度波形波动振幅下的面积与脉搏波的高度可用来计算脉搏周期峰值时，储存在动脉节段中的血流量比例和脉搏周期血压下降时释放的血流比例。

目前应用多普勒技术的主要问题是多普勒超声最初用来监测外周大动脉，如股动脉、足背动脉和肱动脉等，PI 和 RI 等指标主要反应速度曲线的收缩期部分；因此，这些传统的多普勒血流动力学指数（即 RI 和 PI）在应用于衡量颅内循环小动脉张力时就受到了限制。RI［定义为：（收缩期血流速度 - 舒张期血流速度）/收缩期血流速度］与 PI［定义为：（收缩期血流速度 - 舒张期血流速度）/平均血流速度］均明显受到收缩期血流速度的影响，而收缩期血流速度主要反映大动脉收缩功能，且这些指标最初是利用旧的技术测量大动脉（如股动脉和主动脉）得出的，这些大动脉的典型波形是收缩期有一高峰，舒张期下降的斜率较大，而舒张部分曲线低平或无舒张期张力。然而，目前利用先进设备可清楚观察到小动脉的波形与高血流速度、高血管阻力的大动脉完全不同。因此，应用主要反映大直径血管收缩期血流速度的指标，容易忽略低阻力血管的波形，特别是低阻力、低血流速率的小血管，与高阻力、高血流速率的血管相比，其典型波形常表现为较低的收缩速率、平缓的下降曲线和相应的高舒张速率曲线。

此外，目前，颅内多普勒超声技术的另一个缺陷是不能评估作为脑灌注压重要组成部分的系统性动脉血压。1986 年，Aaslid 等[43]发现了一种计算 CPP 的方法，其测量了 10 例实施幕上分流术的患者大脑中动脉血流速度（应用多普勒超声）、心室内压力和动脉血压（应用直接应变式传感器测量），通过以下比率估算 CPP 的数值：（平均血流速度/血流速度振幅）× 动脉血压。为增加计算的精确性，作者应用傅立叶分析且只利用血流速度和动脉血压记录的第一个脉动谐波的振幅进行计算。具体算法是：$CPP = V_o/V_1 × ABP_1$，其中 V_o 表示平均血流速度，V_1 表示第一个脉动谐波的振幅。试验结果证实了这一计算方法的有效性。当 CPP 为 40mmHg 时，其估计值（CPP_e）和测量值（CPP_m）的标准偏差为 8.2mmHg，平均偏差只有 1mmHg。

Belfort 等[44]通过修改计算公式改进了 Aaslid 等[43]的估算方法，利用血流速度和动脉血压波形的振幅曲线下面积，而不是第一个谐波振幅进行计算，以下是应用振幅下面积的算法[44]：

$$脑灌注压 = \frac{平均血流速度}{平均血流速度 - 舒张期血流速度} × (平均血压 - 舒张期血压)$$

近期，Belfort 等[45]研究表明，在子痫前期或子痫对脑损伤起决定性作用的是高脑灌注压而不是脑血流量不足。鉴于这种无创血压监测技术还不成熟，目前不建议子痫前期及子痫发作时将其作为常规检查。然而，对于某些传统治疗无效的突发病例，经颅多普勒可用来辅助诊断。对于脑灌注压明显升高的病例，可应用药物治疗（如拉贝洛尔）降低脑灌注压；而对于少见的脑灌注压低的，且因低灌注而发生脑缺血的病例，可应用血管扩张药，如尼莫地平等。

总　结

目前，在重症监护室，有创血压监测技术越来越多地被无创监测技术所替代。但是，无创血压监测技术要求操作人员具备专业操作技能和数据分析能力，而且，即使对数据进行了正确分析，也未必具有足够的临床实用价值。因此，这项花费不菲的技术是否可用于常规临床监测仍需谨慎评估。

参考文献

[1] Flachskampf FA, Hoffmann R, Verlande M, et al. Initial experience with a multiplane transoesophageal echo-transducer: assessment of diagnostic potential. Eur Heart J, 1992, 13(9): 120 – 126.

[2] Krebs W, Klues HG, Steinert S, et al. Left ventricular volume calculations using a multiplanar transoesophageal echoprobe: in vitro validation and comparison with biplane angiography. Eur Heart J, 1996, 17(8): 1279 – 1288.

[3] Flachskampf FA. The standard TEE examination: procedure, safety, typical cross-sections and anatomic correlations, and statistical analysis. Semin Cardiothorac Vasc Anesth, 2006, 10 (1): 49 – 56.

[4] Lee LC, Black IW, Hopkins A, et al. Transoesophageal echocardiography in heart diseaseold technologies, new tricks. Aust N Z J Med, 1992, 22(5 Suppl): 527 – 531.

[5] Mesa A, Jessurun C, Hernandez A, et al. Left ventricular diastolic function in normal human pregnancy. Circulation, 1999, 99(4): 511 – 517.

[6] Valensise H, Novelli GP, Vasapollo B, et al. Maternal cardiac systolic and diastolic function: relationship with uteroplacental resistances. A Doppler and echocardiographic longitudinal study. Ultrasound Obstet Gynecol, 2000, 15(6): 487 – 497.

[7] Mone SM, Sanders SP, Colan SD. Control mechanisms for physiological hypertrophy of pregnancy. Circulation, 1996, 94 (4): 667 – 672.

[8] Geva T, Mauer MB, Striker L, et al. Effects of physiologic load of pregnancy on left ventricular contractility and remodelling. Am Heart J, 1997, 133: 53 – 59.

[9] Poppas A, Shroff SG, Korcarz CE, et al. Serial assessment of the cardiovascular system in normal pregnancy. Role of arterial compliance and pulsatile arterial load. Circulation, 1997, 95 (10): 2407 – 2415.

[10] Robson SC, Hunter S, Boys RJ, et al. Serial changes in pulmonary haemodynamics during human pregnancy: a non-invasive study using Doppler echocardiography. Clin Sci(Colch), 1991, 80(2): 113 – 117.

[11] Belfort MA, Rokey R, Saade GR, et al. Rapid echocardiographic assessment of left and right heart hemodynamics in critically ill obstetric patients. Am J Obstet Gynecol, 1994, 171(4): 884 – 892.

[12] Rokey R, Belfort MA, Saade GR. Quantitative echocardiographic assessment of left ventricular function in critically ill obstetric patients: a comparative study. Am J Obstet Gynecol, 1995, 173(4): 1148 – 1152.

[13] Belfort MA, Mares A, Saade GR, et al. Two-dimensional echocardiography and Doppler ultrasound in managing obstetric patients. Obstet Gynecol, 1997, 90(3): 326 – 330.

[14] Bosio PM, McKenna PJ, Conroy R, et al. Maternal central hemodynamics in hypertensive disorders of pregnancy. Obstet Gynecol, 1999, 94(6): 978 – 984.

[15] Borghi C, Esposti DD, Immordino V, et al. Relationship of systemic hemodynamics, left ventricular structure and function, and plasma natriuretic peptide concentrations during pregnancy complicated by preeclampsia. Am J Obstet Gynecol, 2000, 183(1): 140 – 147.

[16] Pearson GD, Veille JC, Rahimtoola S, et al. Peripartum cardiomyopathy: National Heart, Lung, and Blood Institute and Office of Rare Diseases(National Institutes of Health) workshop recommendations and review. JAMA, 2000, 283(9): 1183 – 1188.

[17] De Souza JL, de Carvalho Frimm C, Nastari L, et al. Left ventricular function after a new pregnancy in patients with peripartum cardiomyopathy. J Card Fail, 2001, 7(1): 30 – 35.

[18] Sutton MS, Cole P, Plappert M, et al. Effects of subsequent pregnancy on left ventricular function in peripartum cardiomyopathy. Am Heart J, 1991, 121(6 Pt 1): 1776 – 1778.

[19] Demakis JG, Rahimtoola SH, Sutton GC, et al. Natural course of peripartum cardiomyopathy. Circulation, 1971, 44: 1053 – 1061.

[20] Lampert M, Weinert L, Hibbard J, et al. Contractile reserve in patients with peripartum cardiomyopathy and recovered left ventricular function. Am J Obstet Gynecol, 1997, 176(1 Pt 1): 189 – 195.

[21] Gultekin F, Baskin E, Gokalp A, et al. A pregnant woman with Ebstein's anomaly. A case report. Mater Med Pol, 1994, 26(4): 149 – 151.

[22] Ben Farhat M, Gamra H, Betbout F, et al. Percutaneous balloon mitral commissurotomy during pregnancy. Heart, 1997, 77(6): 564 – 567.

[23] Martinez Reding J, Cordero A, Kuri J, et al. Treatment of severe mitral stenosis with percutaneous balloon valvotomy in pregnant patients. Clin Cardiol, 1998, 21(9): 659 – 663.

[24] Niwa K, Perloff JK, Kaplan S, et al. Eisenmenger syndrome in adults: ventricular septal defect, truncus arteriosus, univentricular heart. J Am Coll Cardiol, 1999, 34 (1): 223 – 232.

[25] Wilansky S, Phan B, Adam K. Doppler echocardiography as a predictor of pregnancy outcome in the presence of aortic stenosis: A case report. J Am Soc Echocardiogr, 1999, 12: 324 – 325.

[26] Barbosa PJ, Lopes AA, Feitosa GS, et al. Prognostic factors of reheumatic mitral stenosis during pregnancy and puerperium. Arq Bras Cardiol, 2000, 75(3): 215 – 224.

[27] Mangione JA, Lourenco RM, dos Santos ES, et al. Long-term follow-up of pregnant women after percutaneous mitral valvuloplasty. Catheter Cardiovasc Interv, 2000, 50 (4): 413 – 417.

[28] Gleason CB, Stoddard MF, Wagner SG, et al. A comparison of cardiac valvular involvement in the primary antiphospholipid syndrome versus anticardiolipin-negative systemic lupus erythematosus. Am Heart J, 1993, 125(4): 1123 – 1129.

[29] Hojnik M, George J, Ziporen L, et al. Heart valve involvement (Libman-Sacks endocarditis) in the antiphospholipid syndrome. Circulation, 1996, 93(8): 1579 – 1587.

[30] Elkayam U, Ostrzega E, Shotan A, et al. Cardiovascular problems in pregnant women with the Marfan syndrome. Ann Intern Med, 1995, 123(2): 117 – 122.

[31] Ecknauer E, Schmidlin D, Jenni R, et al. Emergency repair of incidentally diagnosed ascending aortic aneurysm immediately after caesarean section. Br J Anaesth, 1999, 83(2): 343 – 345.

[32] Madu EC, Shala B, Baugh D. Crack-cocaine-associated aortic dissection in early pregnancy – a case report. Angiology, 1999, 50(2): 163 – 168.

[33] Singer M, Clarke J, Bennet ED. Continuous hemodynamic monitoring by esophageal Doppler. Crit Care Med, 1989, 17: 447 – 452.

[34] Penny JA, Anthony J, Shennan AH, et al. A comparison of hemodynamic data derived by pulmonary artery flotation catheter and the esophageal Doppler monitor in preeclampsia. Am J

Obstet Gynecol, 2000, 183: 658 – 661.

[35] Aaslid R, Huber P, Nornes H. Evaluation of cerebrovascular spasm with transcranial Doppler ultrasound. J Neurosurg, 1984, 60(10): 37 – 41.

[36] Polito A, Ricci Z, Di Chiara L, et al. Cerebral bloodflow during cardiopulmonary bypass in pediatric cardiac surgery: the role of transcranial Doppler – a systematic review of the literature. Cardiovasc Ultrasound, 2006, 4: 47.

[37] Belfort MA, Tooke-Miller C, Allen JC, et al. Changes inflow velocity, resistance indices, and cerebral perfusion pressure in the maternal middle cerebral artery distribution during normal pregnancy. Acta Obstet Gynecol Scand, 2001, 80: 104 – 112.

[38] Riskin-Mashiah S, Belfort MA. Preeclampsia is associated with global cerebral hemodynamic changes. J Soc Gynecol Investig, 2005, 12(4): 253 – 256.

[39] Belfort MA, Tooke-Miller C, Allen JC Jr, et al. Pregnant women with chronic hypertension and superimposed pre-eclampsia have high cerebral perfusion pressure. BJOG, 2001, 108(11): 1141 – 1147.

[40] Gibo H, Carver CC, Rhoton AL Jr, et al. Microsurgical anatomy of the middle cerebral artery. J Neurosurg, 1981, 54 (2): 151 – 169.

[41] Irion O, Moutquin JM, Williams K, et al. Reference values and influence of smoking on maternal middle cerebral artery bloodflow. Am J Obstet Gynecol, 1996, 174: 367a.

[42] Dewey RC, Pieper HP, Hunt WE. Experimental cerebral hemodynamics. Vasomotor tone, critical closing pressure, and vascular bed resistance. J Neurosurg, 1974, 41 (5): 597 – 606.

[43] Aaslid R, Lundar T, Lindegaard KF, et al. Estimation of cerebral perfusion pressure from arterial blood pressure and transcranial Doppler recordings // Miller JD, Teasdale GM, Rowan JO, et al. Intracranial Pressure VI. Berlin, Heidelberg: Springer-Verlag, 1986, 226 – 229.

[44] Belfort MA, Tooke-Miller C, Varner M, et al. Evaluation of a non-invasive transcranial Doppler and blood pressure bases method for the assessment of cerebral perfusion pressure in pregnant women. Hypertens Pregnancy, 2000, 19 (3): 331 – 340.

[45] Belfort MA, Varner MC, Dizon-Townson DS, et al. Cerebral perfusion pressure, and not cerebral bloodflow, may be the critical determinant of intracranial injury in preeclampsia: a new hypothesis. Am J Obstet Gynecol, 2002, 187: 626 – 634.

第 16 章　肺动脉导管治疗

简　介

从 30 年前至今，肺动脉导管应用于临床医学，在包括产科的许多专业科室危重患者的管理中发挥了重要作用[1-6]。一些早期的前瞻性研究显示肺动脉插管技术对其适用的危重患者大有益处，具体包括：在某些复杂的外科手术中，降低了致病率和死亡率；在休克患者救治中，根据肺动脉导管所获取参数指导治疗，显著降低了死亡率[7,8]。另一项研究表明，根据肺动脉导管所获得的数据，医护人员对 56% 重症监护室（intensive care unit，ICU）患者的治疗方案进行了调整[9]。对于大面积的烧伤患者，肺动脉导管引导下复苏的早期反应预测了其生存率[10]。然而，针对该技术，并不是没有质疑的声音[11]。在一个非随机观察研究中，Califf 及其同事证明死亡率和费用的增加与肺动脉导管相关[12]，并建议进行一个随机试验是必要的，旨在更好地选择适用肺动脉导管的患者。随后，一个针对危重患者应用肺动脉导管的随机对照试验（n = 201）结果显示，该技术的使用是与死亡率增加无关[13]。

1997 年，为了回应观察性研究中反映的与肺动脉导管应用相关的发病率和死亡率的升高，美国国家心脏、肺和血液研究所（National Heart, Lung and Blood Institute, NHLBI）和美国食品药品监督管理局（Food and Drug Administration, FDA）组织召开肺动脉导管技术与临床结果的专题研讨会，进一步完善肺动脉导管应用指南，提高其有效性和安全性[14]。会议的结论是"需要对医护人员进行肺动脉导管的使用、数据获取与判读等方面的联合培训，这需要专业协会与联邦机构共同合作，以发展和推广标准化教育计划。"因此，在以下应用领域优先开展相应临床试验：持续性/难治性心力衰竭、急性呼吸窘迫综合征、严重败血症和感染性休克、低风险的冠状动脉旁路移植术。

这次会议之后，一些研究者试图更好地阐明肺动脉导管在一般危重患者和某些特定危重疾病。患者中应用的获益与风险。大部分研究纳入的为非特定患者（如"危重患者"或"高风险手术患者"），毫无疑问，结果表明肺动脉导管对死亡率无影响[15-17]，同时，肺动脉导管在过去的 10 年中在美国的使用逐渐减少[18]。另一些研究针对某些特定危重患者群，研究结果提供了很多有效信息。例如，肺动脉导管监测技术的应用并不能提高急性肺损伤和急性呼吸窘迫综合征患者的生存率[19,20]；但另一方面，肺动脉导管已被证实应用于严重创伤或疾病的治疗中，可改善其生存率，如重度休克和老年创伤患者[21,22]。另一项研究结果表明，在重症感染性休克患者中应用肺动脉导管尚缺乏可获益的证据研究，并未解决患者在疾病晚期或终末阶段根据该技术提供的数据进行治疗是否受益的问题[23]。由于在这些研究中，大多数患者使用肺动脉导管时缺乏统一的、以证据为基础的临床指南。所以，这些研究结果解释其他十分困难。因为，在缺乏有效的治疗情况下，没有诊断试验方法可以改善的疾病预后[15,24]。因此，目前，肺动脉导管既不是所有重症患者的万能之计，也并非缺乏诊断价值的技术。在最近一篇针对该技术在妊娠期患者中应用的综述中，Fujitani 和 Baldisseri[25] 的结论是"当产科危重患者的病理生理学机制不能由无创监测结果来解释或患者保守治疗无效时，有创检测仍然是有用的，此时，有创血流动力学监测可能对指导治疗有帮助。"Harvey 等强调，未来的研究应专注于接受针对性治疗的特定患者群，以更好地阐明该技术在危重患者诊疗中的应用价值[26]。

本章将对肺动脉导管的置管技术及其并发症进行概述；该诊断工具在产科患者中使用的说明将在随后章节中详细阐述。

导管放置

导管的放置过程包括两个阶段，第一阶段是用大口径鞘管建立静脉通路，最常选择的静脉是颈内静脉或锁骨下静脉；然而，在某些特殊情况下（例如颈部和胸部建立静脉通路困难或凝血功能障碍的患者存在大动脉出血风险），也可以使用外周静脉（包括头静脉或股静脉）[27]，这里以经右颈内静脉置管为例进行讲解。

插入鞘管

为了将导管插入颈内静脉，患者取头低脚高位的仰卧位，头偏向左侧。插入标志是锁骨和胸锁乳突肌胸骨端交界处。当此交界处显示不清时，可请患者稍抬起头以助识别。当标志确定后，向皮肤和浅表皮下组织注射 1% 利多卡因。

首先，将探测针插入颈内静脉，这个针由一个 10mL 注射器连接一个 21 号穿刺针构成的。从两个锁骨头的交界处进针，进针时应保持针内持续负压，且针与皮肤平面约呈 30° 角并指向同侧乳头，如有静脉血流出则证实针位于颈内静脉内。接着退出 21 号针，并用连有注射器的 16 号穿刺针再次进入静脉。然后，将导丝通过穿刺针送入颈内静脉，这是整个操作中最关键的部分，保证导丝自由通过，无任何阻力，确认其进入了静脉。

接着，拔出穿刺针，将导丝留在原处。用手术刀扩大切口，将导管鞘/静脉扩张器沿着导丝插入静脉。在导管鞘/静脉扩张器进入过程中，时刻保证导丝的近端可见是至关重要的，以避免导丝意外进入中心静脉系统。可轻微旋转导引鞘/静脉扩张器以帮助其沿导丝缓慢进入。一般情况下，进入静脉时可明显感觉到阻力突然下降，随后导管鞘/静脉扩张器完全进入静脉。此时，可请意识清楚的患者屏住呼吸，以防止胸腔内负压和空气栓塞，同时，迅速撤出导丝和套管针，鞘管留在原处。必要时，便携式实时超声可用于引导插管[28,29]。

目前，大多数的导引系统包含一个附加端口，位于导引鞘的近端末，其包括一个单向阀，可以在拔出导丝和套管针时防止空气进入中心静脉系统。为了保持鞘管的通畅，向鞘管内注入 1U/mL 的肝素晶体溶液，然后将鞘管缝合固定于切口处。

插入导管

第二阶段就是置入肺动脉导管（图 16.1）。将导管从包装中取出时必须小心注意保持无菌。冲洗导管的远端和近端的端孔以保证其通畅，然后用 1mL 空气注入球囊以检查其是否漏气。当导管已连接到生理监测器且导管系统中空气已经完全被排出后，在导管尖端的细微动作应在监测器上产生相应的振动波。导管尖端通过鞘管进入并向前进入约 20cm 时，充盈球囊，导管通过鞘管进入中心静脉系统。必要时，便携式实时超声引导可辅助插管[29]。

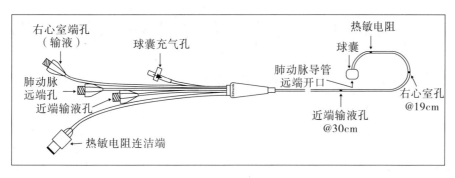

图 16.1 肺动脉导管（引自 American Eduards Laboratories）

波形和导管的位置

　　一旦进入上腔静脉，在导管尖端的球囊将随着血流进入心脏，即可观察到特征性波形和压力(图 16.2)。进入右心室的标志是高尖波以及舒张压接近零。这是在导管放置过程中最易

发生并发症的时候，因为大多数的心律失常发生于导管尖端撞击室间隔。因此，必须使导管迅速通过右心室进入肺动脉。如此时发生室性早搏，而导管又不能迅速前进出右心室，则应缩小气囊，并将导管撤回至右心房。

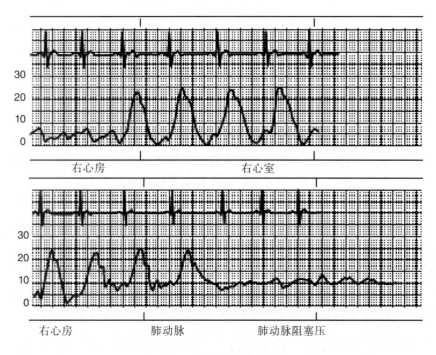

图 16.2　肺动脉导管放置：导管尖端位置所对应的波形和正常的压力范围(引自 American Edwards Laboratories)

　　一旦导管进入肺动脉，波形则呈现两个显著的特点：第一，也是最重要的，右心室的舒张压上升。第二，经常可看到收缩期峰值波形开槽，代表肺动脉瓣关闭。当确认导管进入肺动脉后(在大多数孕妇，此时导管置入深度约为 40cm 和 45cm)，继续推进导管，使其尖端进入到直径小于球囊的肺动脉分支，此时，可观察到楔形波图。如果气囊放气，则波形恢复到肺动脉的波形模式。

　　在置入肺动脉导管后，医护人员必须熟练掌握各种连续波形的特征，以便及时发现导管漂移(自发的前进)的证据波形，导管的漂移可能会导致肺梗死。此时，显示器上可显示一个远端端口自发出现的"楔形波"，而不是应该连续不断出现在显示器上的肺动脉波形。另外，在压力端口的肺动脉波形的外观，也会提示远端导管的漂移且需要调整[30]。Komadina 等发现尽管不同研究在楔压的读数结果上具有高度的一致性，但对于波形的解释却存在很大变

异[31]。同样的，Iberti 等也报道了重症监护室的护士使用这种装置在肺动脉导管的技术和对其波形的理解存在很大差异[32]。由此可见，呼气末图形记录是测量血流压力最可靠的手段[33]。显然，不断地培训和认证程序对于医护人员使用这些技术是十分必要的。最近有报道称，数字输出容量式肺动脉导管已被证实可减少波形解释的差异性并提高治疗决策的一致性[34]。目前，妊娠期女性血流动力学参数的正常范围已被描述，这些参数在对需要有创监测的孕妇进行评估与治疗时十分有用[35,36]。

　　此外，在取出肺动脉导管时同样应该注意，已有相应的技术规范避免并发症的发生[37]。

心脏输出测定

　　一旦置管成功，与肺动脉导管终端连接的计算机则可显示心输出量。该仪器通过向中心

静脉导管近端孔端注射冷或室温的盐水产生的热稀释曲线获得心输出量，即导管远端的热敏电阻检测流量相关的温度变化，并通过计算机处理转换成心输出量。应用此仪器测得的妊娠期女性的相关数据与应用操作烦琐但结果精确的氧摄取分析技术（Fick 原理）所得到的数据技术（Fick）相吻合[35]。然而，应该强调的是，心输出量的测定对于个体的后续治疗确实是最有指导价值的，但在绝对依赖心脏输出量的同时必须要结合临床综合判断数据的意义[38]。一项研究表明，热稀释法测得的心输出量可能偏高，尤其当心输出量比较低时[39]。此外，还应该注意通过该技术获取的心输出量数据是否确实可靠。在操作中，必须知道注入液体的确切温度，保证近端的注射端孔必须通过鞘管进入，且鞘管侧孔必须关闭[40]。如果中心静脉端口不可用，可以注入生理盐水通过室温热稀释法获取心输出量数据，此时，心输出量测定值偏高[41]。此外，影响心输出量测量结果的因素还包括：注射液体的速度，注射液体的时机与呼吸周期的关系、患者的体位以及其他同时输入的液体[42]。最近，已有报道应用热稀释法和一种特殊的血流导向多普勒肺动脉导管这两种技术来评估连续心输出量[43,44]。Penny 等[45]研究表明，与肺动脉导管直接测量结果相比，在应用经食管多普勒测定的心输出量偏低约 40%。

随着技术的不断改进，右心室射血分数也可通过肺动脉导管测得[46,47]，特别设计的光纤导管还可以对危重患者混合静脉血氧饱和度进行持续监测，新的连续热稀释测量技术优于常规方法[48,49]。

并发症

肺动脉导管置管术后患者的大多数并发症源于中心静脉通路建立过程，具体包括：气胸和穿刺部位感染，发生率约为 1%~5%[50-52]。与肺动脉导管本身相关并发症包括：空气栓塞、血栓栓塞、肺梗死、导管相关性感染、直接损伤心脏或肺动脉、后神经节的霍纳综合征及导

管压迫[53-58]；这些并发症的发生率约为 1% 或更低。最近，有研究表明通过释放气囊压力来限制其过度充气可能降低血管破裂的风险[59]。心律失常包括短暂的室性早搏通常发生于置管过程中，发生率约为 30%~50%，一般不影响临床结局。

其余的并发症可以通过在置管与拔管的过程中充分注意而避免或将发生率降到最低[37]。有右向左分流的患者使用该导管风险较高，如必须使用时，则可以用二氧化碳代替空气来充盈球囊，以减少发生空气栓塞的风险[60]。FDA专项工作组通过总结给出了关于减少中心静脉置管相关并发症的方法的建议[61]。最近的一项研究表明，如果适当注意置管时的无菌技术以及置管后的日常维护，肺动脉导管可最多留置7d 不必更换[62]。

许多研究结果表明，对于妊娠期女性的肺动脉楔压和中心静脉压的测量结果常常存在出入[4,63-65]。在这种情况下，临床上使用中心静脉压指导治疗可能会被误导。这两种技术都存在发生与建立中心静脉通路相关并发症的风险。因此，在现代 ICU 的围生期重症护理中，中心静脉监测并不常用。当然，如果具备专业的设备和人员，通过肺动脉导管所获得的信息则往往远大于置管本身的潜在风险；而且，当危重孕妇血流动力学情况不明时，应用肺动脉导管是更好的选择。

无创技术

尽管合理使用肺动脉导管，其相关风险较小，但关于危重患者中心血流动力学的无创性评价方法的研究与探索仍在继续。这些技术往往集中于利用超声或生物阻抗来估计心输出量，且已经在妊娠期及非妊娠期患者中得到应用[66-70]。此外，无创性中心血压测定技术的研究仍在继续[71]。这些技术适用于某些研究或只需单一的血流动力学评估以指导疾病分类及初步合理的治疗。然而，有创血流动力学监测技术对复杂的产科危重患者的长期监护仍然是至

关重要的。

无创性监测在某些领域的应用还是值得一提的，如在非妊娠患者中，应用超声心动图进行肺动脉压的评估是被普遍接受且有效的。在过去的30年，经验丰富的医生在对肺动脉高血压孕妇的监测与诊疗中发现，无创性肺动脉压测定结果和直接通过右心导管测得的实际肺动脉压有显著差异。2001年，Penny等验证了这个观察结果发现在疑似肺高血压的孕妇中，肺动脉压测量值一般偏高[72]。因此，建议任何由超声心动图诊断为肺动脉高压的孕妇，在产前咨询与临床决策前，应用有创性右心导管确诊。

参考文献

[1] Swan JHC, Ganz W, Forrester J, et al. Catheterization of the heart in man with use of aflow-directed balloon-tipped catheter. N Engl J Med, 1970, 283: 447 – 451.

[2] Clark SL, Horenstein JM, Phelan JP, et al. Experience with the pulmonary artery catheter in obstetrics and gynecology. Am J Obstet Gynecol, 1985, 152: 374 – 378.

[3] Clark SL, Greenspoon JS, Aldahl D, et al. Severe preeclampsia with persistent oliguria: management of hemodynamic subsets. Am J Obstet Gynecol, 1986, 154(3): 490 – 494.

[4] Clark SL, Cotton DB. Clinical opinion: clinical indications for pulmonary artery catheterization in the patient with severe preeclampsia. Am J Obstet Gynecol, 1988, 158: 453 – 458.

[5] European Society of Intensive Care Medicine. Expert panel: the use of the pulmonary artery catheter. Intensive Care Med, 1991, 17: I-VIII.

[6] Clark SL, Phelan JP, Greenspoon J, et al. Labor and delivery in the presence of mitral stenosis: central hemodynamic observations. Am J Obstet Gynecol, 1985, 152(8): 984 – 988.

[7] Sola JE, Bender JS. Use of the pulmonary artery catheter to reduce operative complications. Surg Clin North Am, 1993, 73: 253 – 264.

[8] Mimoz O, Rauss A, Rekik N, et al. Pulmonary artery catheterization in critically ill patients: a prospective analysis of outcome changes associated with catheter-prompted changes in therapy. Crit Care Med, 1994, 22: 573 – 579.

[9] Coles NA, Hibberd M, Russell M, et al. Potential impact of pulmonary artery catheter placement on short term management decisions in the medical intensive care unit. Am Heart J, 1993, 126: 815 – 819.

[10] Schiller WR, Bay RC, McLachlan JG. Survival in major burn injuries is predicted by early response to Swan-Ganz-guided resuscitation. Am J Surg, 1995, 170: 696 – 699.

[11] Cruz K, Franklin C. The pulmonary artery catheter: uses and controversies. Crit Care Clin, 2001, 17(2): 271 – 291.

[12] Califf RM, Fulkerson WJ, Jr, Vidaillet H, et al. The effectiveness of right-heart catheterization in the initial case of critically ill patients. JAMA, 1996, 18: 889.

[13] Rhodes A, Cusack RJ, Newman PJ, et al. A randomised, controlled trial of the pulmonary artery catheter in critically ill patients. Intensive Care Med, 2002, 28(3): 256 – 264.

[14] Bernard GR, Sopko G, Cerra F, et al. Pulmonary artery catheterization and clinical outcomes: National Heart, Lung, and Blood Institute and Food and Drug Administration Workshop Report. Consensus Statement. JAMA, 2000, 283 (19): 2568 – 2572.

[15] Shah MR, Hasselblad V, Stevenson LW, et al. Impact of the pulmonary artery catheter in critically ill patients: meta-analysis of randomized clinical trials. JAMA, 2005, 294: 1664 – 1670.

[16] Sandham JD, Hull RD, Brandt RF, et al. A randomized controlled trial of the use of pulmonary artery catheters in high risk surgical patients. N Engl J Med, 2003, 348: 5 – 14.

[17] Harvey S, Harrison DA, Singer M, et al. Assessment of the clinical effectiveness of pulmonary artery catheters in management of patients in intensive care (PAC-Man): a randomized controlled trial. Lancet, 2005, 366: 472 – 477.

[18] Weiner RS, Welch HG. Trends in the use of the pulmonary artery catheter in the United States, 1993 – 2004. JAMA, 2007, 298(4): 423 – 429.

[19] Wheeler AP, Bernard GR, Thompson BT, et al. Pulmonary artery versus central venous catheter to guide treatment of acute lung injury. N Engl J Med, 2006, 354: 2213 – 2224.

[20] Richard C, Warszawski J, Anguel N, et al. Early use of the pulmonary artery catheter and outcomes in patients with shock and acute respiratory distress syndrome: a randomized clinical trial. JAMA, 2003, 290: 2713 – 2720.

[21] Friese RS, Shafi S, Gentilello LM. Pulmonary artery catheter use is associated with reduced mortality in severely injured patients: A National Trauma Data Bank analysis of 53, 312 patients. Crit Care Med, 2006, 34: 1597 – 1601.

[22] Chittock DR, Dhingra VK, Ronco JJ, et al. Severity of illness and risk of death associated with pulmonary artery catheter use. Crit Care Med, 2004, 32: 911 – 915.

[23] Yu DT, Platt R, Lanken PN, et al. Relationship of pulmonary artery catheter use to mortality and resource utilization in patients with severe sepsis. Crit Care Med, 2003, 31: 2734 – 2741.

[24] Pinsky MR, Vincent JL. Let us use the pulmonary artery catheter correctly and only when we need it. Crit Care Med, 2005, 33: 1119 – 1122.

[25] Fujitani S, Baldisseri MR. Hemodynamic assessment in a pregnant and peripartum patient. Crit Care Med, 2005, 33: S354-S361.

[26] Harvey SE, Welch CA, Harrison DA, et al. Post hoc insights from PAC-Man – the UK pulmonary artery catheter trial. Crit Care Med, 2008, 36: 1714 – 1721.

[27] Findling R, Lipper B. Femoral vein pulmonary artery catheterization in the intensive care unit. Chest, 1994, 105: 874 – 877.

[28] Lee W, Leduc L, Cotton DB. Ultrasonographic guidance for central venous catheterization. Am J Obstet Gynecol, 1989, 161: 1012 – 1013.

[29] Sherer DM, Abulafia O, DuBeshter B, et al. Ultrasonically guided subclavian vein catheterization in critical care obstetrics and gynecologic oncology. Am J Obstet Gynecol, 1993, 169: 1246 – 1248.

[30] Santora T, Ganz W, Gold J, et al. New method for monitoring pulmonary artery catheter location. Crit Care Med, 1991, 19: 422 – 426.

[31] Komadina KH, Schenk DA, LaVeau P, et al. Interobserver variability in the interpretation of pulmonary artery catheter

pressure tracings. Chest, 1991, 100: 1647 – 1654.

[32] Iberti TJ, Daily EK, Leibowitz AB. Assessment of critical care nurses'knowledge of the pulmonary artery catheter. Crit Care Med, 1994, 22: 1674 – 1678.

[33] Johnson MK, Schumann L. Comparison of three methods of measurement of pulmonary artery catheter readings in critically ill patients. Am J Crit Care, 1985, 4: 300 – 307.

[34] Gracias VH, Horan Ad, Kim PK, et al. Digital output volumetric pulmonary artery catheters eliminate intraoperator interpretation variability and improve consistency of treatment decisions. J Am Coll Surg, 2007, 204: 209 – 215.

[35] Clark SL, Cotton DB, Lee W, et al. Central hemodynamic assessment of normal term pregnancy. Am J Obstet Gynecol, 1989, 161: 1439 – 1442.

[36] Clark SL, Cotton DB, Pivarnik JM, et al. Position change and central hemodynamic profile during normal third-trimester pregnancy and postpartum. Am J Obstet Gynecol, 1991, 164 (3): 883 – 887.

[37] Wadas TM. Pulmonary artery catheter removal. Crit Care Nurse, 1994, 14: 63 – 72.

[38] Vender JS. Clinical utilization of pulmonary artery catheter monitoring. Int Anesthesiol Clin, 1993, 31: 57 – 85.

[39] Espersen K, Jensen EW, Rosenberg D, et al. Comparison of cardiac output techniques: Thermodilution, Doppler CO_2 rebreathing and the direct Fick method. Acta Anaesthesiol Scand, 1995, 39: 245 – 251.

[40] Boyd O, Mackay CJ, Newman P, et al. Effects of insertion depth and use of the sidearm of the introducer sheath of pulmonary artery catheters in cardiac output measurement. Crit Care Med, 1994, 22: 1132 – 1135.

[41] Pesola HR, Pesola GR. Room temperature thermodilution cardiac output. Central venous vs side port. Chest, 1993, 103: 339 – 341.

[42] Sommers MS, Woods SL, Courtade MA. Issues in methods and measurement of thermodilution cardiac output. Nurs Res, 1993, 42: 228 – 223.

[43] Segal J, Gaudiani V, Ni shimura T. Continuous determination of cardiac output using a flow directed Doppler pulmonary artery catheter. J Cardiothorac Vasc Anesth, 1991, 5: 309 – 315.

[44] Mihaljevic T, von Segesser LK, Tonz M, et al. Continuous thermodilution measurement of cardiac output: in-vitro and in-vivo evaluation. Thorac Cardiovasc Surg, 1994, 42: 32 – 35.

[45] Penny JA, Anthony J, Shennan AH, et al. A comparison of hemodynamic data derived by pulmonary artery floatation catheter and the esophageal Doppler monitor in preeclampsia. Am J Obstet Gynecol, 2000, 183: 658 – 661.

[46] Cockroft S, Withington PS. The measurement of right ventricular ejection fraction by thermodilution. A comparison of values obtained using differing injectate ports. Anaesthesia, 1993, 48: 312 – 314.

[47] Safcsak K, Nelson LD. Thermodilution right ventricular ejection fraction measurements: room temperature versus cold temperature injectate. Crit Care Med, 1994, 22: 1136 – 1141.

[48] Inomata S, Nishikawa T, Taguchi M. Continuous monitoring of mixed venous oxygen saturation for detecting alterations in cardiac output after discontinuation of cardiopulmonary bypass. Br J Anaesth, 1994, 72: 11 – 16.

[49] Lefrant JY, Bruelle P, Ripart J, et al. Cardiac output measurement in critically ill patients: Comparison of continuous and conventional thermodilution techniques. Can J Anesth, 1995, 42: 972 – 976.

[50] Patel C, Laboy V, Venus B, et al. Acute complications of pulmonary artery catheter insertion in critically ill patients. Crit Care Med, 1986, 14: 195 – 197.

[51] Scott WL. Complications associated with central venous catheters. Chest, 1988, 91: 1221 – 1224.

[52] Gilbert WM, Towner DR, Field NT, et al. The safety and utility of pulmonary artery catheterization in severe preeclampsia and eclampsia. Am J Obstet Gynecol, 2000, 182 (6): 1397 – 403.

[53] Soding PF, Klinck JR, Kong A, et al. Infective endocarditis of the pulmonary valve following pulmonary artery catheterization. Intensive Care Med, 1994, 20: 222 – 224.

[54] Bernardin G, Milhaud D, Roger PM, et al. Swan-Ganz catheter related pulmonary valve infective endocarditis: a case report. Intensive Care Med, 1994, 20: 142 – 144.

[55] Yellin LB, Filler JJ, Barnette RE. Nominal hemoptysis heralds pseudoaneurysm induced by a pulmonary artery catheter. Anesthesiology, 1991, 74: 370 – 373.

[56] Manager D, Connell GR, Lessin JL. Catheter induced pulmonary artery haemorrhage resulting from a pneumothorax. Can J Anaesth, 1993, 40: 1069 – 1072.

[57] Lanigan C, Cornwell E. Pulmonary artery catheter entrapment. Anaesthesia, 1991, 46: 600 – 601.

[58] Vaswani S, Garvin L, Matuschak GM. Postganglionic Horner's syndrome after insertion of a pulmonary artery catheter through the internal jugular vein. Crit Care Med, 1991, 19: 1215 – 1216.

[59] Shevde K, Raab R, Lee P. Decreasing the risk of pulmonary artery rupture with a pressure relief balloon. J Cardiothorac Vasc Anesth, 1994, 8: 30 – 34.

[60] Moorthy SS, Tisinai KA, Speiser BS, et al. Cerebral air embolism during removal of a pulmonary artery catheter. Crit Care Med, 1991, 19: 981 – 983.

[61] U. S. Food and Drug Administration. Precautions necessary with central venous catheters. FDA Drug Bulletin July, 1989, 15.

[62] Chey YY, Yen DH, Yang YG, et al. Comparison between replacement at 4 days and 7 days of the infection rate for pulmonary artery catheters in an intensive care unit. Crit Care Med, 2003, 31: 1358.

[63] Benedetti TJ, Cotton DB, Read JC, et al. Hemodynamic observations in severe preeclampsia with a flow-directed pulmonary artery catheter. Am J Obstet Gynecol, 1980, 136: 465.

[64] Cotton DB, Gonik B, Dorman K, et al. Cardiovascular alterations in severe pregnancy induced hypertension: relationship of central venous pressure to pulmonary capillary wedge pressure. Am J Obstet Gynecol, 1985, 151: 762 – 764.

[65] Bolte AC, Dekker GA, van Eyck J, et al. Lack of agreement between central venous pressure and pulmonary capillary wedge pressure in preeclampsia. Hypertens Pregnancy, 2000, 19(3): 261 – 271.

[66] Clark SL, Southwick J, Pivarnik JM, et al. A comparison of cardiac index in normal term pregnancy using thoracic electrical bioimpedance and oxygen extraction (Fick) technique. Obstet Gynecol, 1994, 83: 669 – 672.

[67] Belfort MA, Rokey R, Saade GR, et al. Rapid echocardiographic assessment of left and right heart hemodynamics in critically ill obstetric patients. Am J Obstet Gynecol, 1991, 171: 884 – 892.

[68] Belfort MA, Mares A, Saade G, et al. A re-evaluation of the indications for pulmonary artery catheters in obstetrics: the role of 2-D echocardiography and Doppler ultrasound. Am J Obstet Gynecol, 1996, 174: 331.

[69] Easterling T, Watts D, Schmucker B, et al. Measurement of

cardiac output during pregnancy: validation of Doppler technique and clinical observations in preeclamplsia. Obstet Gynecol, 1987, 69: 845 – 850.

[70] Weiss S, Calloway E, Cairo J, et al. Comparison of cardiac output measurements by thermodilution and thoracic electrical bioimpedance in critically ill vs. noncritically ill patients. Am J Emerg Med, 1995, 13: 626 – 631.

[71] Ensing G, Seward J, Darragh R, et al. Feasibility of genera-

ting hemodynamic pressure curves from noninvasive Doppler echocardiographic signals. J Am Coll Cardiol, 1994, 23: 434 – 442.

[72] Penning S, Robinson KD, Major CA, et al. A comparison of echocardiography and pulmonary artery catheterization for evaluation of pulmonary artery pressures in pregnant patients with suspected pulmonary hypertension. Am J Obstet Gynecol, 2001, 184: 1568 – 1570.

第 **17** 章 癫痫和癫痫持续状态

简 介

癫痫是一种常见于育龄期女性的疾病，在发达国家的流行率为 5‰ ~ 10‰，年发病率为50/100 000，单次抽搐的终生发病率为 110/1000[1]。癫痫是妊娠期女性常见的神经系统并发症，没有直接证据证明这种分布在育龄期女性中存在差异。

病因学

癫痫是由明确或疑似中枢神经系统功能紊乱引起的反复发作性抽搐的一种疾病。癫痫的发生可能有数种病因（表 17.1）。癫痫的最佳治疗方法证明针对其潜在的病因治疗是很重要的。无论何种病因造成的癫痫发作都会对孕妇造成潜在的身体伤害，长时间的呼吸暂停和缺血、缺氧也对胎儿不利，需要我们立即关注。除非继发全面强直阵挛发作，部分癫痫发作带给孕妇和胎儿危险相对较小，危险关注度相对可减低。

目前还不明确妊娠是否会增加癫痫的发作频率。Engel 和 Periey[2] 报道显示在妊娠期间，22% 的女性癫痫发作率会降低，24% 的女性发作率会升高，还有 54% 的女性没有改变。在那些癫痫发生频率增加的孕妇当中，最容易发生的危险期是前 3 个月。根据最常见的妊娠相关药代动力学试验显示，减少药物的摄入或谨慎用药，可以减低畸形的发生概率。

表 17.1　癫痫根据发作类型的国际分类

类型	亚型	特征	药物治疗
部分性发作	简单型	大脑局部区域有限制的放电异常，患者仍有意识或完全清醒	卡马西平（200mg，每天 2 次），苯妥英钠（100mg，每天 3 次）
	复杂型	意识受损，经常处在自动症，放电异常通常开始于颞部区域，并且会蔓延到大脑的其他区域，从而导致强直阵挛性发作	卡马西平，苯妥英钠（见上）
全面性发作	强直阵挛性发作	开始四肢抽搐，跌倒，紧接着全身肌肉抽搐，平均持续几分钟。经常伴有呼吸暂停和不自觉的不自制，随后放松和无意识　癫痫发作的功能紊乱和疲劳可以持续几个小时，也被称作癫痫大发作	卡马西平（见上），苯妥英钠（见上），丙戊酸［开始时 15mg/（kg·d）］，分成 3 次
	失神发作	短暂的无意识发作，有时伴随眼皮颤动，能够快速恢复，也被称作癫痫小发作	乙琥胺，丙戊酸
	肌阵挛发作	突然肢体活动对称收缩，伴有或不伴有意识的丧失	丙戊酸，乙琥胺制剂
	强直发作	整个身体强直，伴有或不伴有意识丧失	
	失张力发作	肢体肌肉张力突然丧失，导致跌倒、头部的撞击	

引自 Commission on Classiflcation and Terminology of the International League Against Epilepsy. Proposal for revised clinical and electroencephalographic classification of epileptic seizures. Epilepsia, 1981, 22：489

癫痫的预防

有效抗癫痫药物的开发使癫痫患者的生活发生了巨大变化。尽管这些药物对孕妇的影响尚不清楚，但近几年对癫痫患者治疗方式迅速增多。本章暂不回顾这些治疗方式具体内容，近期的综述可见参考文献[3,4]。孕妇通过登记可以享受制药公司开发的新型抗癫痫药物，这些公司还鼓励患者通过自愿报名成为志愿者。一般来说，孕妇都应采取药物治疗来控制癫痫发作，但并不赞成在妊娠期间随意更改抗癫痫药物，因为这不利于癫痫的控制。

如果患者想要中止服用抗癫痫药物，那必须很熟悉妊娠期间的注意事项及风险，最好在妊娠之前停药，因为妊娠前3个月对胎儿风险最大。此外，在妊娠之前停药，还可以观察癫痫患者的病情控制情况，是否有复发或恶化倾向。但如果患者有反复发作既往史，则不建议停药，即使通过药物控制已经超过1年没有发作。因为在某些情况下，如果患者放弃药物治疗，没能进行完整的癫痫治疗，那么将很难通过药物达到再次完全控制癫痫的目的。如果患者仍然渴望尝试停止药物之前或停药期间妊娠，建议向神经科专家做进一步咨询。

因为妊娠期间产妇的血容量增加及肝脏代谢功能增强，白蛋白结合力增强，使几乎所有产妇体内的抗癫痫药物总水平降低。如果患者的症状控制良好的话，监测体内的总药物水平应该是足量的。

妊娠期间游离的药物水平也会降低，但降低的百分比远低于总药物水平。如果女性患者经常复发、持续癫痫发作或有药物副作用的话，则应监测其体内游离的药物浓度。

在那些癫痫发作控制较好至少1年以上或不需进行抗癫痫治疗的患者，在妊娠之前就监测体内总药物水平的女性当中，抗癫痫药物水平只需要每3个月测定1次。然而，如果女性在妊娠之前癫痫控制不佳，在妊娠期间癫痫症状反复发作，服用抗癫痫药物出现严重的副作

用或依从性较差等情况，则应每个月都监测体内游离的药物水平。如果总药物水平降低超过60%或体内游离的药物水平降低超过30%，剂量低于推荐的剂量范围，则抗癫痫药物剂量则应该增加。

所有的抗癫痫药物都有拮抗叶酸性质。因此，若孕妇服用抗癫痫药物时，胎儿的畸形率会增加，如唇腭裂、先天性心脏病和神经管缺陷等疾病[5-7]。大部分人都知道，服用抗癫痫药物致畸率会增加1倍，如果服用多个药物则风险会进一步增加。在这些抗癫痫药物当中，目前正被广泛使用的丙戊酸的致畸风险出现神经管缺陷概率最高，所以建议准备妊娠的女性则应尽量避免使用。虽然尚不完全清楚叶酸的真正需要补充量是多少，但建议所有女性在准备妊娠的前几个月和妊娠后3个月以内每天至少应摄取4mg的叶酸以降低神经管缺陷的风险。妊娠中晚期产妇在服用抗癫痫药物的同时应继续坚持每天至少服用1mg叶酸。

在准备生产的前4周孕妇就应该服用维生素K直到胎儿出生以减少新生儿出血的风险[8]。根据报道显示，服用抗癫痫药物会增加新生儿自发性颅内出血的风险，因为其增加了维生素K的新陈代谢，并抑制了胎盘传输维生素K的功能，从而导致依赖于维生素K的凝血因子（即Ⅱ、Ⅶ、Ⅸ、Ⅹ）合成障碍，增加出血风险。大部分口服抗癫痫药物的孕妇一直口服维生素K直到妊娠结束。然而，一项最近的研究结果表明，204例刚出生的新生儿母亲在服用抗癫痫药物治疗的同时未补充维生素K，但其并未出现相关凝血功能障碍[9]。在接近生产的时候，凝血物质通过脐带进行交换并将维生素K传给胎儿。如果脐带血中缺乏凝血因子，则可能需要补充新鲜冰冻血浆以防不时之需。

因为生产完后孕妇体内血容量迅速发生改变，所以凡是在妊娠期间服用抗癫痫药物治疗的女性都应在产后2周接受体内总药物水平及游离药物水平的监测。因为生产后的前几周在激素的影响下血药浓度会普遍上升。如果在妊娠期间药物剂量增加的话，那么患者在分娩完后可能会因为药物剂量过量出现毒性反应等不适症状。

在妊娠期间新发癫痫的评估

虽然大多数的癫痫患者在妊娠之前就会出现癫痫发作症状，但还是有部分女性患者是在妊娠期间才出现首次发作的（表 17.2）。任何潜在的诱发病因、急性病因（如出血、血栓形成等）都应该排除，并给予适当的治疗以免再次诱发癫痫发作。了解既往病史对确定诊断是非常有帮助的。所以对目击者、家庭成员以及患者本身都应进行详细的询问，特别是从首次发作的时间、症状特点、持续时间、发作时是否有环境改变等几个方面来了解，还要询问诱发癫痫发作的原因，包括以下几方面：

1. 感染（新近发生的发热性疾病、静脉吸毒、口腔科接触史、心脏病等）；
2. 饮酒或药物（如可卡因、苯丙胺等）或毒素入侵；
3. 局部占位（如有肿瘤病史的患者）；
4. 颅内出血（如突发蛛网膜下腔出血）；
5. 脑栓塞（如颅内动脉瘤的形成）；
6. 创伤或外伤。

大多数目击者会比患者更好地描述其发病情况，但患者自己本身也是很好地评估癫痫发作的资源载体。例如在发作过程中确定患者是否意识丧失、是否出现尿失禁、发作前是否有预兆，发作后是否存在记忆混乱或缺失。

发作后应及时评估患者的生命体征，排除低血压的存在。如果妊娠患者的身体承受能力尚在可承受范围内还应进行胎心监测以及完整的体格检查，特别是神经系统（眼底检查、脑神经、语言能力、精神状态、颈部检查、运动、感觉、深度腱反射）及心血管系统（心脏杂音、心律失常）。

还应关注实验室检查结果，如完整的血细胞计数、临床化学检查、肝脏功能检查、毒理学检查、尿常规等。

若患者的神经系统检查正常，脑电图、颅脑 CT、颅脑 MRI 仍然还是有必要检查以免漏诊。如果怀疑存在颅内出血，应立即检查颅脑 CT，因为颅脑 CT 是颅内出血的首选诊断方法。如果临床症状出现较缓慢，还应考虑颅脑 MRI 检查，因为 MRI 对颅内的解剖学显示比 CT 效果更好，如果考虑颅内感染的话，还应进行腰椎穿刺。

癫痫发作最常见的鉴别诊断是晕厥。与癫痫发作相比，晕厥是不会造成尿失禁、咬舌头，无论是在发作之前还是在发作之后的记忆混乱等症状。

表 17.2 妊娠期间癫痫发作的诊断

病因	临床表现	诊断注意事项
脑肿瘤	在妊娠期前 3 个月大部分会有症状表现，罕见	幕上肿瘤的突出表现是视神经盘水肿
颅内出血	突发的严重头痛和意识丧失，在之前可能有出血	年轻的血压不高的女性可能存在动静脉畸形，年龄较大、经产、高血压女性有可能存在动脉瘤
脑静脉血栓形成	意识的缺失	大部分发生在妊娠晚期和分娩后的几周
妊娠癫痫	临床表现多样，非常罕见	排除诊断
惊厥	通常在头痛，视觉缺失和（或）腹痛之前发生	合并高血压、蛋白尿和其他症状以及实验室检查的异常（肝功能指标升高，血小板计数降低，见第 34 章）
假性发作	经常伴有非典型的体格检查，如无反应性，没有活动，不协调的肢体运动，向前的骨盆抽插，眼球向地转动（体格检查发现无论是头左转还是右转，眼睛总是朝向地面）	精神病史

癫痫的治疗

正如前面强调的那样，最佳的治疗应基于已知或疑似的诊断之上。尽管可以从患者、患者的家庭成员、朋友身上得到患者相关的既往信息，但是应考虑表 17.1 和表 17.2 中列出的差异条件及诱因，特别是对那些首次发作后的患者。

对于诊断初次发作的患者详细咨询神经科医生是非常必要的（除非诊断子痫是非常明确的），尤其是那些神经系统检查异常或捕捉到病灶或脑电图异常的患者。

针对个人癫痫发作的病因分类开发的抗癫痫药物是最有效的治疗方法，所以研究者必须熟悉抗癫痫药物的性质及使用以达到最佳治疗癫痫的目的（表 17.1）。强有力的证据表明，在妊娠期间的女性患者采取抗癫痫药物治疗可以达到控制癫痫妊娠的目的。在妊娠期间随意更换药物是不可取的，因为会不利于癫痫的治疗及控制。

对于难治性癫痫的患者可以采取替代疗法，包括目前已知的对孕妇似乎没有不良反应的迷走神经刺激疗法，还可选择外科手术。若选择手术治疗，应在妊娠之前或之后进行。

癫痫持续状态

虽然只有少于 1% 的女性患者会出现癫痫持续状态，但一旦发作必须立即干预以防止永久性的脑损伤或出现母婴双亡的情况。尽管治疗有利于母亲和胎儿双方，但注意力还是应该放在母亲身上，因为母体内环境复苏之后的稳定将有助于胎儿内环境的复苏及稳定。第一步必须保持母亲的呼吸道通畅。最快的开放气道后，给予吸氧并监测母体的氧饱和度以观察各项指标直至恢复正常，如有必要的话应进行气管插管。同时应评估母体的血压以及前脑及脑干状态。

额外的关键的初始评估还应包括患者的病史（可以从陪伴人员中得到信息）和实验室检查结果（包括血糖、血钙浓度、电解质、血磷浓度、动脉血气分析、尿常规，必要时还应监测体内抗癫痫药物的血药浓度）。如果孕妇的妊娠期已达到一定的周数时还可以进行胎心监测判断胎儿是否健康。

同时建议此类孕妇必须给予重症监护，保证其呼吸道通畅，并建立有效的静脉通路，以便给患者进行相关药物治疗及补液等对症处理。

对于那些考虑颅内出血的女性来说，颅脑 CT 很重要，因为对诊断颅内出血具有实用性。如果考虑癫痫持续状态存在病因或癫痫难以控制，还可以考虑其他的神经影像学检查。虽然 MRI 对解剖结构的显示比 CT 更敏感，但由于检查时间长、患者管理困难，综合权衡考虑还是不适用于急性发作的疾病。除此之外，还可以选择胸片来评估患者的气道是否通畅以及定位气管内导管。

当然，出现癫痫持续状态应该最先考虑癫痫发作，但不要忘记其他潜在疾病的可能。一系列的假性发作报道显示，无反应性的发作是最普遍的形式[10]。如果对新近发作的症状有任何的怀疑，那么在患者知情同意的基础上还应对患者的血液和尿液进行检测。需要考虑的其他事项还应包括感染（如脑膜炎、脑炎、脑脓肿）、电解质异常（低钠血症、高钠血症、高钙血症）、肝性脑病、肿瘤、缺氧性损伤和蛛网膜下腔出血。

癫痫持续状态需要鉴别的疾病最主要包括两个，需要根据特征性诊断、静脉输液治疗，并能对治疗具有显著的效果进行判断。这两个疾病是低血糖和 Wernick's 脑病。当然，还要考虑到子痫的可能性，特别是妊娠 20 周以上并出现高血压、蛋白尿的情况下。

葡萄糖的用量一般是 50% 的浓度 50mL。如果孕妇的癫痫发作是由于低血糖引起的，给予此剂量就能解除症状。但若孕妇是个高血糖患者，额外的葡萄糖量不会导致其情况明显恶化。

尽管对于育龄期的女性来说，Wernick's 脑病并不常见，但这种疾病发生的根本原因在于维生素 B_1 的缺乏，如若确定诊断，给予维生素

B_1 治疗，就会有显著改善。维生素 B_1 的用法是首剂 100mg 静脉注射，如果有明显效果，可改为每天 50 ~ 100mg 静脉注射。

如果这些治疗方法尚无效果，那么应该立即采取一些特殊针对性治疗，包括注射苯二氮䓬类药物（如 10mg 地西泮或 4mg 劳拉西泮），如果癫痫持续状态仍然存在，那么可以在 10 ~ 15min 内重复使用，在适当的时候还可以加用苯妥英钠联合治疗。这些药物都是短时效药物，可以使患者更快地恢复意识状态，因而可以更快更全面地对神经系统进行评估。

如果癫痫持续状态仍然存在（但不超过 60min），应该给予患者镇静剂及插管处理，通常用苯巴比妥进行镇静，剂量为 20 ~ 25mg/kg，不超过 100mg/min。如果癫痫发作仍然继续，那么应该在神经科医生的监督下通过观察连续的脑电图监测对患者进行全身麻醉。

癫痫持续状态通常伴有显著的生理改变。许多全身性的反应伴随着癫痫的发作被认为是儿茶酚胺作用的结果，如高血压病、心动过速、心律失常。体温可能会升高是由于癫痫发作导致肌肉颤动的结果，但在这种情况下出现体温升高必须首先要排除感染。乳酸中毒也可以导致癫痫发作。

框表 17.1　妊娠期癫痫发作的治疗

1　首要措施

（a）保障气道安全

（b）建立静脉通路

（c）转入 ICU

2　治疗尝试（按步骤执行）

药物	剂量	目的	注意事项
葡萄糖	5% 的葡萄糖静脉注射	纠正低血糖	
硫氨酸（维生素 B_1）	100mg 静脉注射，每天 1 次	纠正 Wernick's 脑病	

3　一线的抗痉挛药

药物类别	具体药物	剂量	治疗水平	预防措施
苯二氮䓬类				
	地西泮	每 10 ~ 15min 静脉注射 5 ~ 10mg		最大剂量 30mg
	劳拉西泮	4mg 静脉注射，每 10 ~ 15min 可重复一次		最大剂量 8mg/12h
抗惊厥药				
	磷苯妥因	15 ~ 20mg/kg 静脉注射，达到负荷量以后维持量达 12h	总量 = 10 ~ 20μg/mL 追加量 = 1 ~ 2μg/mL	静脉注射时推荐持续的心电图和血压监测，持续静脉注射不含葡萄糖的液体
	苯妥英钠	15 ~ 20mg/kg 静脉注射，每 30min 一次，负荷量达到以后维持量达 12h	总量 = 10 ~ 20μg/mL 追加量 = 1 ~ 2μg/mL	持续的心电图和血压监测，持续静脉注射不含葡萄糖的液体

4　气管插管和镇静

（a）气管插管

（b）静脉镇静

（ⅰ）苯巴比妥（20~25mg/kg，控制速度不要超过100mg/min）

（ⅱ）咪达唑仑[0.02~0.10mg/（kg·h）]

（ⅲ）丙泊酚[5~50μg/（kg·min）]，开始5μg/（kg·min）静脉注射5min，然后增加到5~10μg/（kg·min），每5~10min增加1次，直到达到想要的效果

5 全身麻醉

如果痉挛持续发作，可以采用氟烷和肌松剂进行全身麻醉

后续处理及预后

癫痫控制后，需要把注意力放在导致癫痫发作的任何潜在诱因的治疗以及预防上。最常见出现癫痫发作的原因是患者服用药物不规律。因此确定患者是否服药至关重要，如果忘记了服药的剂量，那么建议常备药丸盒或加用改善记忆的药物辅助治疗。药物剂量应根据个体情况而定，从而达到最佳治疗目的。最好的办法就是根据测定体内抗癫痫药物的总血药浓度及游离的药物浓度水平改变来调整药物的剂量。

当然，治疗癫痫的同时也强调重新建立或恢复患者本来的生活。应该鼓励患者按时有规律的进食，保证充足的休息、睡眠及充分的营养，尽可能减轻自己的压力。还应该建议患者尽量不要接触酒精和毒品，还要尽可能使自己不要陷入困境。在美国，由于出现不在计划之内的妊娠概率很高，所有患有癫痫疾病的育龄期女性都应该被重点关注，并鼓励患者整个生殖期内都应该保持每天至少1mg的叶酸摄入。

然而，控制癫痫发作并不代表禁止母乳喂养。虽然大多数的抗癫痫药物可以进入母乳，但在母乳中的浓度远低于母体血液中的浓度，如苯妥英钠和卡马西平各自在母乳中浓度为0.1~0.4mg/L[11]。母乳喂养增加癫痫发作的概率，可能是由于睡眠不足或婴儿使用镇静药物引起的，主要与苯巴比妥类有关。

具有酶诱导作用的抗癫痫药物，如苯妥英钠、卡马西平、扑米酮、非尔氨脂、拉莫三嗪、托吡酯、奥卡西平等，会降低避孕药的作用。还有一些抗癫痫药物是通过药物相互作用引起的，但在低剂量的情况下这种影响是微不足道

的。一些制药商因此开发了高剂量的避孕药，另一种可供选择的方法是采用其他方法避孕。

癫痫疾病也有引起突然意外死亡的可能。患有癫痫疾病的患者猝死发生率比正常人高2.3倍，并且普遍出现在具有长期部分癫痫发作的患者身上。当然，这种可能性也会出现在那些癫痫控制不佳的患者中，可能还会出现在那些依从性很差的患者身上。发生猝死的原因依然有争议，但大部分人还是认为是在抽搐的过程中并发了心律失常、肺水肿、窒息等情况从而导致了猝死结果。

参考文献

[1] Hauser AW, Annegers JF, Hurland LT. Incidence of epilepsy and unprovoked seizures in Rochester, Minnesota 1935 – 1984. Epilepsia, 1993, 34: 453 – 468.

[2] Engel J, Perley T. Pregnancy and the mother // Epilepsy: A Comprehensive Textbook. Philadelphia: Lippincott, PA, 1998, 2029 – 2030.

[3] Pschirrer ER, Monga M. Seizure disorders in pregnancy. Obstet Gynecol Clin North Am, 2001, 28: 601 – 611.

[4] Yerby MS. The use of anticonvulsants during pregnancy. Semin Perinatol, 2001, 25: 153 – 158.

[5] Kelly TE. Teratogenicity of anticonvulsant drugs. I. Review of the literature. Am J Med Genet, 1984, 19: 413 – 434.

[6] Rosa F. Spina bifida in infants of women treated with carbamazepine during pregnancy. N Engl J Med, 1991, 324: 674 – 677.

[7] Omtzigt JCG, Los FJ, Grobbee DE, et al. The risk of spina bifida aperta after first-trimester exposure to valproate in a prenatal cohort. Neurology, 1992, 42: 119 – 125.

[8] Deblay FM, Vert P, Andre M, et al. Transplacental vitamin K prevents hemorrhagic disease of infants of epileptic mothers. Lancet, 1982, 1: 1247.

[9] Choulika S, Grabowski E, Holmes LB. Is antenatal vitamin K prophylaxis needed for pregnant women taking anticonvulsants? Am J Obstet Gynecol, 2004, 190: 882 – 883.

[10] Leis AA, Ross MA, Summers AK. Psychogenic seizures: ictal characteristics and diagnostic pitfalls. Neurology, 1992, 42: 95 – 99.

[11] American Academy of Pediatrics Committee on Drugs. The transfer of drugs and other chemicals into human milk. Pediatrics, 2001, 108: 776 – 789.

第 **18** 章　脊髓创伤

简　介

每年有近 11 000 例美国人受到脊髓损伤(spinal cord injury，SCI)的影响，严重丧失了活动和独立生活的能力。在这些受影响的人群中，约20%～30%为女性患者，平均年龄为16～45岁[1,2]，在这种情况下，应考虑到其潜在的生殖系统功能受损。大多数SCI后的女性患者会发生闭经，但90%的患者在脊髓受伤的12个月内会恢复其正常的月经周期[3]。尽管在这些患者中，30%的女性会因为担心出现妊娠相关并发症而选择暂时或永久性的避孕方法，但仍有许多脊髓受损的母亲希望能有一个完美的生活。在脊髓受伤的孕妇抢救当中，一个经验丰富的妇产科医生作为整个治疗团队中的一部分，在母婴用药方面的处理是否得当是非常重要的，必须在急性SCI后关键性的数小时内使孕妇的情况稳定下来，也要能在患者受到慢性SCI的后遗症影响时处理好患者的妊娠、阵痛及分娩。在上述两种情形中，不仅要求医生对患者足够的关心，还要求医术精湛，能够对急性或慢性SCI的患者出现的常见并发症和可能出现的并发症了如指掌。

脊椎损伤的重症护理：孕产妇的注意事项

对患有SCI的孕妇患者来说，紧急护理最主要的目标是诊断和处理威胁到生命的损伤，同时预防不必要的牵引或脊椎的移位（表18.1）。对患有SCI的患者来说，想要确保母体和胎儿的存活，首先就要判断初步情况，并立即在ABC三个方面予以处理：即气道管理、呼吸和循环。妊娠情况下身体适应性的改变以及自主神经功能的障碍会掩盖因外伤导致的休克的临床发现。因此，在解释真正的临床病情时，产科顾问起到了重大的作用。

表 18.1　急性 SCI：紧急护理基础

治疗目标

稳定患者

固定患者脊柱避免进一步损伤

评估并治疗其他损伤

达到早期识别，预防和管理较常发生的并发症

管理准则

实现患者病情早期稳定包括固定患者颈部，气道管理，评估循环系统和胎儿监护

SCI 8h 内给予甲强龙，初始剂量 30mg/kg，然后 5.4mg/(kg·h)静脉滴注 23～48h

在进行神经源性休克最适合的液体管理时，应予以考虑血流动力学监测

在神经源性休克时，充足的液体和升压药支持可能是必要的

在出现生产指征时，可能会涉及分娩，从而便于母体的苏醒，或是之后其他损伤的手术治疗

脊椎固定

脊椎固定的重要性再怎么强调都不过分。在脊椎损伤的患者中，脊椎固定的方式在防止二次创伤和损害中显得尤为重要。及时呼吸道管理是必须的，但这有时会妨碍完整的神经评估的可行性（表18.2）。在脊髓受伤中，最常见的损伤水平部位是 C_5，其次是 C_4 和 C_6[4]。因此，在对任何怀疑有颈椎创伤的患者进行插管时，先进行颈椎固定是十分重要的。$C_3 \sim C_5$ 的损伤要求及时进行辅助通气，仅次于对横膈神经根的损害。

表18.2　急性 SCI：脊髓节段和
肌肉的神经分布以及肌力评级量表

脊髓节段	肌肉	运动
C_5，C_6	三角肌	手臂外展
C_5，C_6	肱二头肌	屈肘
C_6，C_7	桡侧腕长伸肌	伸腕
C_7，C_8	肱三头肌	伸肘
C_8，T_1	指深屈肌	手抓握
C_8，T_1	手内在肌	手指外展
L_1，L_2，L_3	髂腰肌	屈髋
L_2，L_3，L_4	股四头肌	伸膝
L_4，L_5，S_1，S_2	股后肌群	屈膝
L_4，L_5	胫骨前肌	踝背屈
L_5，S_1	踇长伸肌	踇指背伸
S_1，S_2	腓肠肌	踝跖屈
S_2，S_3，S_4	膀胱以及括约肌	自主的直肠蠕动

等级	肌力
5	正常肌力
4	肢体运动能对抗重力和阻力
3	肢体运动能对抗重力但不能对抗阻力
2	肢体运动只能消除重力
1	颤动或有收缩迹象
0	无法移动或收缩肌肉

神经分布中占主导地位的节段以加**粗字**标示。引自 Chiles BW Ⅲ，Cooper PR. Acute spinal injury. N Engl J Med，1996，334：514

口腔气管插管法

对 SCI 的患者而言，运用塞颌法而非头部倾斜方法进行快速口腔气管插管是必然的选择[5]。然而，利用具有摄像功能的 X 线透视，

对 $C_5 \sim C_6$ 不固定的尸体进行检查时，Donaldson 及其同事发现，比起直接口腔插入技术，间接性的鼻腔插管造成的脊椎移动幅度更小[6]。相较盲法鼻腔插管，抬高下颌或猛塞下颌和环状软骨压迫，会造成更多的移动。在 C_1 和 C_2 不固定的情况下，口腔插管和鼻腔插管两种技术造成的移动没有差别，而抬高下颌或猛塞下颌的插管方法会造成最多的移动[7]。理想情况下，插管过程最少需要 3 个人一起完成：一人负责插管，另一人负责协助挤压环状软骨，第三个人确保脊椎固定成一条直线以防颈椎的伸展和转动[5]。尽管所有创伤患者都被认为胃会出现饱胀，但对处于妊娠晚期的孕妇患者来说，其面临着额外的误吸风险，原因在于其胃括约肌的松弛以及妊娠子宫给予胃部过多压力所产生的机械效应。因此，为防止胃酸反流到气管中，提供适当的环状软骨压力是十分必要的。再次强调不能低估固定脊椎的重要性。

相关妊娠生理变化

发生在妊娠患者身上的一系列生理变化将会使插管过程变得很复杂。在整个呼吸道黏膜上都会出现显著的毛细血管充血现象，从而造成鼻腔、口腔、咽、喉、气管等呼吸道气管发生肿胀，这将增加急性 SCI 患者的插管难度[8]。除此之外，妊娠患者的功能残气量减少，从而导致其氧气储备量减少。尽管气管保护措施的最初步骤，例如猛塞下颌插管、带阀面具通气、给环状软骨施加压力等是必需的，但如果固定动作不够熟练、仔细，也会在无意中造成颈椎的移动和后续损伤[5,6]。

循环系统注意事项

对妊娠期间出现急性 SCI 的孕妇来说，评估其循环系统的功能是非常困难的。由于妊娠反应所造成的血流动力学改变，自主神经功能紊乱的冲击及急性出血造成的心血管系统功能不稳定都会对循环系统典型评估参数值的获取造成困难，得不到准确的数据。低血压的存在常常是由于急性出血和神经源性休克导致的，但经常会跟妊娠本身导致的正常血压降低相混

淆。妊娠时出现仰卧位低血压会使创伤患者的循环系统评估变得更为困难，这是因为仰卧时主动脉腔受压迫会引起交感神经的兴奋，导致血压升高、心率加快。即使是正常妊娠时出现的生理性贫血，也可能会被误解为急性出血的表现。

SCI 导致的神经源性休克和低血容量性休克的对比

如果患者存在颈椎或高位脊髓水平部位损伤时，那么神经源性休克的出现将会影响循环系统状态的评估。从典型性而言，SCI导致的神经源性休克的症状和体征与血容量减少所引起的低血压表现是截然相反的的。尽管这两种疾病都会造成低血压，但逐步增强的交感神经兴奋会导致血容量减少，从而引发典型的皮肤红斑。反射性交感神经刺激，将使心脏功能增强至最大程度，并加快末梢血管收缩，从而引起心动过速、毛细血管充盈延迟以及末梢皮肤冰凉、湿冷。相反 SCI 导致的神经源性休克是由损伤部位之下出现的交感神经急性功能障碍引起的。之后，从外周分流的血液便无法回流至心脏和其他重要器官。除了温暖、干燥的皮肤和仍维持着的毛细血管充盈，当交感神经对心脏的刺激消失，迷走神经占主导地位时，患者会呈现出一种"反常的心动过缓"现象[9]。仍维持着的外周血管舒张将会导致热量损失，从而引起体温过低，并进一步加剧心动过缓。

低血压的危险和液体复苏疗法

在评估和稳定遭受创伤的孕妇情况时，紧急医疗小组必须警惕由妊娠、血容量减少和自主神经功能紊乱所引发的矛盾性影响。由于时间限制无法逐一探究这些不同因素，但必须考虑到低血压的可能性，并将其视为血容量减少的结果来进行治疗，直到证明是其他原因造成了血压降低。在实施基础评估的同时，可以经过两条大深静脉置管进行液体复苏疗法，持续监测生命体征变化，并留置导尿管[9]。尽管在这种紧急情况下液体复苏疗法是十分必要的，

但也要考虑到补液过量会造成孕妇低胶体渗透压和低蛋白血症，从而增加了肺水肿的风险。通过挤压患者后背来解除腔静脉压迫的常规做法会导致脊椎创伤恶化。但是，如果患者的体位是固定的，以后背与地面成 15°的姿势进行挤压也许会起到相同的效果，也可以通过简单的手动使妊娠的子宫移向左边来解除压迫。控制好明显的外部出血后，还应检查是否可能存在内出血。

超声的使用

超声能快速评估盲区是否存在液体，例如腹腔、肾脏、脾周、肝周、心包，以及胎盘后区的间隙。如果没有液体存在，就能避免腹腔灌洗及其相关并发症[10,11]。如不能立即进行超声检查，又没有其他可以解释患者出现休克的原因，或是存在明显的严重的腹部和（或）胸部外伤，那么就需要进行腹腔灌洗以明确是否存在腹腔内出血。如果需要剖腹探查，一般建议在妊娠中晚期进行，以便把对妊娠子宫的危害降到最低[10,12]。手术时最好是提起前壁使其远离子宫并在脐以上或脐水平面开始钝性分离腹壁结构。这样能直接看到腹腔前壁膜的打开过程。如果在腹腔提取液中检测到的红细胞数远大于 100 000/mL，或是检测出肠内容物，则可诊断为腹腔内出血。

胎儿状态反映出母体状态

胎儿的状态不仅可以反映出其在宫内的健康存活情况，还可以作为母亲血流动力学改变的一个依据。根据胎心监测可以知道，一个先前健康成长的胎儿在异常状况发生之前仍可以耐受子宫血流的显著减少[13]。若胎儿开始出现心动过速、心动过缓、晚期减速，或胎心监测仪上出现正弦模式的波形则表明母体在供氧、酸碱平衡或血流动力学方面出现了恶性变化。同样的，如果改善了母体在新陈代谢或血流动力方面的紊乱，胎儿的心率也会回到正常范围内。在那些遭受严重外伤的孕妇中，超过50%的患者会发生胎盘早剥，原因可归纳为双胎妊娠或孕妇患有严重的血管病变[3]。

产妇的血流动力学状态和评估

无论是否存在血容量过低的现象，都应在神经源性休克的孕妇身上放置肺动脉导管和动脉置管，这有利于液体和血管加压的监测。应仔细对心输出量和平均动脉压予以监测，以防止伴随脊髓创伤而出现的心肺并发症[4]。如胸部正位片、骨盆片、心包和腹部超声检查、腹腔灌洗或胸腹部CT等检测临床出血的初步检查方法都没能发现出血证据，那么就能假定患者的低血压是由神经源性休克造成的[5]。应着重关注如何治疗伴随神经源性休克而产生的心肺功能紊乱，并采取措施在最大程度上保留残余的脊髓功能。因此，减少静脉输液至维持水平，并使用升压药物（如多巴胺和多巴酚丁胺）。神经源性休克会持续几周。在这段时间内，必须要用拟交感神经药和短暂性的阿托品来阻断副交感神经的主导支配，促进血管健康和心脏功能的恢复。维持损伤脊髓的血供和氧供可以降低受损伤组织因二次缺血而受到损伤的风险。在这种情况下，向一位血压管理方面的专家进行咨询是非常重要的。

糖皮质激素

在钝性SCI患者中，推荐在治疗的早期阶段使用高剂量的甲强龙，以此作为一种减少在长期过程中瘫痪程度的积极治疗手段[4,9,10,14]。该建议是从一个多中心、双盲的随机试验调查结果得出的。在这个试验中，患者们在受伤后8h内分别接受了安慰剂、纳洛酮和高剂量的甲强龙治疗。在受伤后的1年中，接受甲强龙治疗的小组患者，在感知和运动功能方面都有了显著改善[15,16]。甲强龙改善神经损伤的理论机制包括阻断了前列腺素-2介导的膜脂质过氧化反应[17]，激发了受伤脊髓神经中牛磺酸的神经保护和再生作用[18]，并抑制了二次细胞死亡中神经受体的表达[19]。由相同调查者组织的持续性多中心的随机试验证实了甲强龙治疗的功效，并完善了治疗方案[20,21]。在推荐的治疗方案中，所有在8h以内发生钝性SCI的患者都要接受15min的30mg/kg负荷剂量的甲强龙治疗。

如果初始量是在受伤后3h内给予的，那么应在23h内持续滴注剂量为5.4mg/（kg·h）的甲强龙。如果患者是在受伤后3~8h内接受相同负荷剂量的治疗，那治疗时间应延长至48h。目前还没有任何证据表明在患者遭受SCI8h后给予高剂量的类固醇激素治疗是有益的。

使用糖皮质类激素的潜在并发症

虽然使用高剂量类固醇激素的治疗方案已经被美国食品和药物管理局批准通过，还被许多人认为是治疗SCI的最佳方法，但是关于其利弊的讨论仍部分存在。因为其中使用的剂量处于临床使用量的最高上限范围之内[22-24]。接受糖皮质激素治疗的患者由于免疫抑制会增加其发生肺炎的概率，需要更好的通风环境和重症监护护理[25]。比起接受24h治疗方案的患者，接受48h治疗方案的患者更容易并发严重的败血症和重症肺炎[21]。因此，对于接受糖皮质激素治疗的患者，应重点关注，密切监护，预防可能会出现的相关并发症，如感染、消化道出血、伤口愈合不良、类固醇类肌病、股骨头坏死、血糖代谢异常等。

影像学检查的注意事项

针对一个遭受急性SCI的产妇的二次检查应关注于如何更准确地查明受伤的性质和程度，并确定胎儿的健康情况。完整全面的神经系统体格检查是必需的，详细的病史治疗档案也是十分重要的，以便通过一系列有效的检查来监测伤口的改善或恶化情况。一旦明确了损伤的临床特征，还需要一些影像学检查来进一步明确诊断，为制定合适的治疗方案提供帮助。颈椎X片可以用于初步评估受损情况，并确定下一步可能需要进行的检查项目。CT对骨骼细节的显示效果是最好的，能进一步确定由X片显示的脊椎断裂情况，特别是如果出现了以下情况：①存在神经损伤；②X片能够提供的信息不能解释患者出现的全部临床症状和体征；③X片显示损伤处为不稳定性骨折。如果患者神经系统损伤的症状持续加重，那么可能就需要脊髓CT造影技术来排除脊髓受到外部物体压迫的可能性，如是否发生了血肿[5]。但正如之后将讨论到的，电离辐射会对胎儿造成不良的影响。产科医生的介入有助于将胎儿受到的辐射风险减少到最低程度。

SCI 的重症护理：胎儿的注意事项

先救治母亲（通常），也有例外

在救治每个 SCI 的孕妇时，至少有两条生命需要护理，尽管这点非常重要，但最初的救治仍应主要集中在稳定母体情况上。但在两种特殊情况下，更适合先处理胎儿的问题：①母亲垂死但胎儿存活着；②母亲情况稳定但胎儿濒临死亡。无论是哪种情况，都应及时予以剖宫产术。因为 48% 的患者会因为 SCI 而死亡[4]，所以剖宫产术的可行性是非常高的。如果患者在进行 CPR 的 4min 内仍没有生命恢复的迹象，那就应立即进行剖宫产术，并在 5min 内完成整个生产过程[26]。当子宫收缩时，分娩能降低腔静脉压力，并使大量血液自体回输至母体的循环系统。上述做法，配合以左卧位，能增强静脉的回流和胸外按压的功效，最终增加患者存活的概率。通过腹部切口直接开放患者的主动脉通道还可以释放肾动脉上的压力，并使血流得以优化分配，流向大脑和心脏。

剖宫产术

如果母亲的情况稳定，胎儿依然存活，无论胎儿有无表现出缺氧受压的症状，都应考虑通过剖宫产术予以救治。对于 SCI 的孕妇患者来说，在妊娠期最后 3 个月中的胎心监测必须被视为是孕妇常规检查的一部分[27]。如果患者的胎儿有存活或抢救的可能，那初步检查完成后应给予持续的胎心速率监测。当胎儿指征显示要立即进行剖宫产术但无麻醉药时，有报道称患有神经源性休克和 T10 以上损伤的 SCI 患者仍可接受无麻剖宫产术[10]。然而，通常情况

下，建议所有接受剖宫产术的 SCI 患者都应接受麻醉。如果使用多巴胺来治疗由子宫迟缓效应引起的神经源性休克，那临床医生应该预料到发生子宫张力缺乏的可能性[10]。

诊断放射学对胎儿的潜在危害

在急症和后期护理中，患有 SCI 的孕妇需要接受许多带有辐射的检查。当前研究表明，累积辐射剂量不超过 5rad 是不会对胎儿产生明显的致畸作用[28,29]。除 CT 外，其他个人诊断项目的辐射剂量大都在毫拉德范围内（表 18.3），这些剂量不足以使胎儿受到辐射伤害。然而，患者在诊断和治疗 SCI 过程中所积累的辐射剂量可能会达到临界阈值。大量高辐射剂量检查所产生的放射性接触，如腹部或盆腔 CT 扫描、钡剂检查以及静脉肾盂造影，都能迅速积累超过 5rad 的辐射剂量[30]。在一项涉及 114 例孕妇患者的研究中，她们于 1995 至 1999 年被送往某创伤救治中心，在初步诊疗过程中受到的平均辐射剂量为 4.5rad。其中 85% 的患者受到的累积辐射剂量超过了 5rad[31]。减少胎儿受到的辐射伤害是孕妇救治过程中很重要的一部分。尽管在救治急性 SCI 患者的过程中应必需实施必要的放射学检查，但确保实施的检查都是那些必须做的。只要情况允许，检查的次数应尽量减少，且每次检查时都应采取放射技术学措施以减少吸收的辐射剂量。可使用个人辐射监视器或热释光剂量指示剂等监测装置来提供一个精确的辐射剂量累积数值[32]。

表 18.3　常用于创伤救治的各项放射学检查中所包含射线接触量（mrad）的估值

颈椎	<1mrad
胸部（两侧）	0.02～0.07mrad
腹部（一侧）	100mrad
骨盆	200～500mrad
腰椎	600～1000mrad
髋部（一侧）	200mrad
头/胸 CT	<1000mrad
腹部/腰椎 CT	3500mrad
骨盆 CT	3000～9000mrad

对于母体分娩前后情况的长期关注

自主反射亢进

针对 SCI 妊娠患者的长期护理需要对妊娠期间可能出现的各种详细、可预见的并发症了如指掌。SCI 患者的急症护理主要包括对神经源性休克的治疗，并减少对脊柱的二次伤害。而在慢性 SCI 患者的治疗中，最重要的是预防、及时识别和治疗自主神经反射亢进[33]。尽管有报道称 T_{10} 部位受伤的患者也会出现自主神经反射亢进[34]，但这种会对生命构成潜在危害的并发症主要发生在受伤部位高于 $T_5 \sim T_6$ 的患者身上，比例高达 85%[34]。反射功能通常会在受伤后的 6 个月内恢复，此时那些损伤部位在内脏交感神经支配范围(T_6 至 L_2)之上的患者容易受到自主神经反射亢进的影响[35]。在这种并发症中，不良刺激会将产生的冲动传导至不同的脊髓平面并不断向上发展直至被受伤部位所阻断。由于无法再进一步向上传导，传入的冲动会由中间神经元经交感神经代替传导至突触，从而造成广泛、多层面的交感神经活动分布[35]。这种爆发性的自主释放会突然出现，且症状显著。患者通常会出现头部剧烈疼痛、大量出汗、面色潮红、恶心等症状。鼻腔充血、汗毛竖立、伤口以上部位长出斑疹等症状也时有发生。

严重的收缩期高血压

交感神经持续活动的生理表现伴血压的显著变化。短短几秒内，血压能迅速升高 3 倍以上达到恶性水平。收缩压高达 260mmHg，舒张压超过 200mmHg 的个例曾见报道[35]。如果不予以治疗，这样的高血压危险会很快引起视网膜大出血、脑血管意外、颅内大出血、癫痫发作、高血压脑病或死亡[36]。此外，对于母亲和胎儿来说，高血压导致的胎盘早剥也是需要重点关注的一个方面。

反常心动过缓

感官刺激诱发交感神经兴奋，但 SCI 会阻断这种刺激的上传，同时阻止中央神经抑制冲动的下传。于是，强烈的副交感神经补偿性反射输出会经由迷走神经在脊椎系统的外围传导。因此，患有自主神经反射亢进的患者会表现出反常心动过缓和心律失常，同时伴有不受控制的交感神经活动。

预防

尽早识别和预防是避免自主神经反射亢进引起潜在致命后果的最重要方法。在妊娠期间的任一阶段，SCI 部位之下的几乎任何感官刺激都可能引发自主神经反射亢进。

据报道，在检查宫颈、扩张膀胱和肠道、插导尿管、直肠嵌塞、母乳喂养、行外阴切开术时都曾诱发过自主神经反射亢进[37]。因此，在进行数字影像检查、插导尿管和解除法时应使用局部麻醉胶质来避免任何潜在的不良刺激或将其减少到最低程度[38]。尽管膀胱充盈(急性尿潴留)是自主神经反射亢进的一种最常见的沉淀表现形式[39]，但对患有 SCI 的孕妇患者来说，分娩仍是一种强力刺激。

与先兆子痫的区别

对于易患自主神经反射亢进的孕妇患者，应将其与先兆子痫区别。曾有报道称由于自主神经反射亢进被误诊为先兆子痫，导致母体颅内大出血最终死亡[36]。患有子痫前期的孕妇患者的高血压症状通常会持续到产褥期，通常在产后前几天才会逐步缓解。与此相反，由自主神经反射亢进引起的高血压症状会随着每次收缩而加剧，并在收缩间歇期内有所减弱，偶有患者会在收缩时呈现出血压下降的症状，会随着不良刺激的消失而突然减轻。耐心、熟练以及处理自主神经反射亢进的丰富经验都有助于快速区分上述不同的病症。

自主神经反射亢进的治疗

针对自主神经反射亢进的及时治疗主要是识别刺激因素，并把血压控制在正常范围内。要认真评估患者因排尿功能丧失或障碍引起的膀胱充盈、子宫收缩、会阴部扩张和排泄物阻塞。紧身的衣服、鞋子以及外部胎心监测绑带过紧也会引起自主神经反射亢进。将母体体位由仰卧位改为直立位能简单快速地降低患者血压。短效的药物治疗如硝苯地平或肼屈嗪也有助于降低血压，直至明确制定出更多可行的、采用局部麻醉的治疗方案。短效药物比长效药物更适合，因为其可以避免不良刺激消失或被抑制后每次收缩之间出现低血压的风险。必须谨慎使用钙通道阻滞剂，因为其常见的副作用包括头痛、面色潮红、心悸，这些症状很容易与自主神经反射亢进的表现相混淆。此外，还可以建议通过放置动脉压力测试装置来持续监测由自主神经反射亢进所引起的血压波动。

局部麻醉

当 SCI 患者面临自主神经反射亢进风险时，局部麻醉的预防性和治疗性使用是患者顺利分娩的基础。硬膜外麻醉有效地阻碍了交感神经传入刺激通过脊柱进行传输。尽管从技术上来说，在先前受到神经损伤或背部外伤的患者身上找到一处合适的阻滞区域是非常困难的，但在预防和消除一段时间内的自主神经反射亢进方面是十分成功的[37-40]。局麻无法阻止正在发生的自主神经反射亢进，这是 SCI 孕妇患者接受剖宫产的少数几个特殊适应证之一。为抑制自主神经反射亢进而实施全身麻醉，其所要求达到的深度有时也会抑制新生儿的正常生理活动。在可行的情况下，遭受高位脊柱损伤的患者在接受剖宫产时应辅以局部麻醉[37]。如果要实施全身麻醉，那在分娩过程中医生必须具备充分的新生儿复苏专业知识和专业设备。

分娩注意事项

考虑到产妇潜在的严重发病和死亡风险，应该意识到 SCI 患者可能会患上自主神经反射亢进，并在分娩前就做好护理方案[41]。早期产前麻醉咨询是必需的，这不仅是针对那些面临自主神经反射亢进风险的孕产妇，还应包括所有 SCI 患者。这样做便于在可控环境下讨论局部麻醉的风险和益处，并警示患者在分娩过程中存在发生自主神经反射亢进的可能性及其后果。建议患者在分娩及诱导或扩大分娩前就实

施硬膜外麻醉[39]。细致和频繁的血压监测是必不可少的。还建议放置动脉压力测试装置，并施以持续的心电监护以避免心律失常[38]。持续导尿也是必要的。早期麻醉咨询也为做好肺功能评估提供了机会。遭受颈部或胸部高位损伤的患者会因为肋间肌功能和咳嗽反射的减弱使肺部呼吸能力（进一步）衰弱。SCI 患者的基准肺活量经常小于 2L，这会使他们更易患上肺不张和肺炎，并减弱其肺部储氧能力，以致无法满足供氧需求[37]。SCI 患者在妊娠期间会消耗功能性储备能力，透支储备容量，并增加氧气消耗量。这一负担会不断加重直至需要辅助通气。因此，应使用持续肺活量测量仪器对患者的肺部通气能力进行监测[38]，当肺活量低于 15mL/kg 时应采取辅助通气支持措施[42]。

总　结

在急性 SCI 患者的护理过程中，应充分注意到那些严重或危及生命的常见并发症。紧急护理包括（病情的）初步稳定、神经源性休克的治疗以及避免因物理操控和脊髓缺氧所造成的二次 SCI。生产前后的护理，应重点关注针对自主神经反射亢进的预防、识别和迅速处理。针对 SCI 孕妇患者的全面综合治疗必须关注伴随慢性 SCI 而来的一系列医学并发症，其中包括尿路卫生、频繁的尿道感染、褥疮性溃疡、血栓栓塞、肺部清洗困难，以及潜在的独自分娩（由意外生产造成）。此外，肌肉痉挛可能需要通过明确的药物治疗加以控制，并根据其严重程度改变分娩方式。

参考文献

[1] Blackwell TL, Krause JS, Winkler T, et al. Spinal Cord Injury: Guidelines for Life. Care Planning and Case Management. Appendix A: Demographic characteristics of spinal cord injury. New York: Demos Medical Publishing, Inc., 2001: 133 - 138.

[2] National Spinal Cord Injury Statistic Center. Spinal Cord Injury: Facts and Figures at a Glance. Birmingham, Alabama: National Spinal Cord Injury Statistic Center, 2000.

［3］ Atterbury JL, Groome LJ. Pregnancy in women with spinal cord injuries. Orthoped Nurs, 1998, 33(4): 603 - 613.

［4］ Marotta JT. Spinal injury // Rowland LP. Merritt's Neurology. 10th ed. Philadelphia, PA: Lippincott Williams and Wilkins, 2000, 416 - 423.

［5］ Ward KR. Trauma airway management // Harwood-Nuss A. The Clinical Practice of Emergency Medicine. 3rd ed. Philadelphia, PA: Lippincott Williams and Wilkins, 2001: 433 - 441.

［6］ Donaldson WF III, Towers JD, Doctor A, et al. A methodology to evaluate motion of the unstable spine during intubation techniques. Spine, 1993, 18(14): 2020 - 2023.

［7］ Donaldson WF III, Heil BV, Donaldson VP, et al. The effect of airway maneuvers on the unstable C1-C2 segment. A cadaver study. Spine, 1997, 22(11): 1215 - 1218.

［8］ Munnur U, de Boisblanc B, Suresh MS. Airway problems in pregnancy. Crit Care Med, 2005, 33(10): S259 - S268.

［9］ Mahoney BD. Spinal cord injuries // Harwood-Nuss A. The Clinical Practice of Emergency Medicine. 3rd ed. Philadelphia, PA: Lippincott Williams and Wilkins, 2001: 495 - 500.

［10］ Gilson GJ, Miller AC, Clevenger FW, et al. Acute spinal cord injury and neurogenic shock in pregnancy. Obstet Gynecol Surv, 1995, 50(7): 556 - 560.

［11］ Goodwin H, Holmes JF, Wisner DH. Abdominal ultrasound examination in pregnant blunt trauma patients. J Trauma, 2001, 50(4): 689 - 693.

［12］ American College of Obstetrics and Gynecology. Obstetric Aspects of Trauma Management. Educational Bulletin Number 251, September, 1998.

［13］ Lucas W, Kirschbaum T, Assali NS. Spinal shock and fetal oxygenation. Am J Obstet Gynecol, 1965, 93 (4): 583 - 587.

［14］ Coleman WP, Benzel D, Cahill DW, et al. A critical appraisal of the reporting of the National Acute Spinal Cord Injury Studies of methylprednisolone in acute spinal cord injury. J Spinal Discord, 2000: 13(3): 185 - 199.

［15］ Bracken MB, Shepard MJ, Collins WF, et al. A randomized, controlled trial of methylprednisolone or naloxone in the treatment of acute spinal cord injury. Results of the Second National Acute Spinal Cord Injury Study. N Engl J Med, 1990, 322(20): 1405 - 1411.

［16］ Bracken MB, Shepard MJ, Collins WF Jr, et al. Methylprednisolone or naloxone treatment after acute spinal cord injury: 1-year follow-up data. Results of the second National Acute Spinal Cord Injury Study. J Neurosurg, 1992, 76 (1): 23 - 31.

［17］ Liu D, Li L, Augustus L. Prostaglandin release by spinal cord injury mediates production of hydroxyl radical, malondialdehyde and cell death: a site of the neuroprotective action of methylprednisolone. J Neurochem, 2001, 77(4): 1036 - 1047.

［18］ Benton RL, Ross CD, Miller KE. Spinal taurine levels are increased 7 and 30 days following methylprednisolone treatment of spinal cord injury in rats. Brain Res, 2001, 893(1 - 2): 292 - 300.

［19］ Brandoli C, Shi B, Pflug B, et al. Dexamethasone reduces the expression of p75 neurotrophin receptor and apoptosis in contused spinal cord. Brain Res Mol Brain Res, 2001, 87 (1): 61 - 70.

［20］ Bracken MD, Shepard MJ, Holford TR, et al. Administration of methylprednisolone for 24 or 48 hours or tirilazad mesylate for 48 hours in the treatment of acute spinal cord injury. Results of the third National Acute Spinal Cord Injury Randomized Controlled Trial. National Acute Spinal Cord Injury Study. JAMA, 1997, 277(20): 1597 - 1604.

［21］ Bracken MB, Shepard MJ, Holford TR, et al. Methylprednisolone or tirilazadmesylate administration after acute spinal cord injury: 1 year follow-up. Results of the third National Acute Spinal Cord Injury randomized controlled trial. J Neurosurg, 1998, 89(5): 699 - 706.

［22］ Nesathurai S. Steroids and spinal cord injury: revisiting the NASCIS. 2 and NASCIS. 3 trials. J Trauma, 1998, 45(6): 1088 - 1093.

［23］ Hurlbert RJ. Methylprednisolone for acute spinal cord injury: an inappropriate standard of care. J Neurosurg, 2000, 93 (Suppl 1): 1 - 7.

［24］ Short DJ, El Masry WS, Jones PW. High dose methylprednisolone in the management of acute spinal cord injury – asystematic review from a clinical perspective. Spinal Cord, 2000, 38(5): 273 - 286.

［25］ Gerndt SJ, Rodriguez JL, Pawlik JW, et al. Consequences of high-dose steroid therapy for acute spinal cord injury. J Trauma, 1997, 42(2): 279 - 284.

［26］ Katz VL, Dotters DJ, Droegemueller W. Perimortem cesarean delivery. Obstet Gynecol, 1986, 68(4): 571 - 576.

［27］ Morris J A Jr, Rosenbower TJ, Jurkovich GJ, et al. Infant survival after cesarean section for trauma. Ann Surg, 1996, 223(5): 481 - 491.

［28］ International Commission on Radiological Protection. Protection of the Patient in Diagnostic Radiology. ICRP Publication 34. Oxford, England: Pergamon, 1983.

［29］ Brent RL. The effect of embryonic and fetal exposure to X-ray, microwaves, and ultrasound: counseling the pregnant and nonpregnant patient about these risks. Semin Oncol, 1989, 16(5): 347 - 368.

［30］ Damilakis J, Perisinakis K, Voloudaki A, et al. Estimation of fetal radiation dose from computed tomography scanning in late pregnancy: depth-dose data from routine examinations. Invest Radiol, 2000, 35(9): 527 - 533.

［31］ Bochicchio GV, Napolitano LM, Haan J, et al. Incidental pregnancy in trauma patients. J Am Coll Surg, 2001, 192 (5): 566 - 569.

［32］ Goldman SM, Wagner LK. Radiologic ABCs of maternal and fetal survival after trauma: when minutes may count. Radiographics, 1999, 19(5): 1349 - 1357.

［33］ McGregor JA, Meeuwsen J. Autonomic hyperreflexi: a mortal danger for spinal cord-damaged women in labor. Am J Obstet Gynecol, 1985, 151(3): 330 - 333.

［34］ Gimovsky ML, Ojeda A, Ozaki R, et al. Management of autonomic hyperreflexia associated with a low thoracic spinal cord lesion. Am J Obstet Gynecol, 1985, 153(2): 223 - 224.

［35］ Colachis SC III. Autonomic hyperreflexia with spinal cord injury. J Am Paraplegia Soc, 1992, 15(3): 171 - 186.

［36］ Abouleish E. Hypertension in a paraplegic parturient. Anesthesiology, 1980, 53(4): 348.

［37］ Baker ER, Cardenas DD. Pregnancy in spinal cord injured women. Arch Phys Med Rehabil, 1996, 77(5): 501 - 507.

［38］ Greenspoon JS, Paul RH. Paraplegia and quadriplegia: special considerations during pregnancy and labor and delivery. Am J Obstet Gynecol, 1986, 155(4): 738 - 741.

［39］ Lindan R, Joiner B, Freehafer AA, et al. Incidence and clinical features of autonomic dysreflexia in patients with spinal cord injury. Paraplegia, 1980, 18(5): 285 - 292.

［40］ Crosby E, St-Jean B, Reid D, et al. Obstetrical anesthesia and analgesia in chronic spinal cord-injured women. Can J Anaesth, 1992, 39(5 Pt 1): 487 - 494.

［41］ Cross LL, Meythaler JM, Tuel SM, et al. Pregnancy, labor and delivery post spinal cord injury. Paraplegia, 1992, 30 (12): 890 - 902.

［42］ Macklem PT. Muscular weakness and respiratory function. N Engl J Med, 1986, 314(12): 775 - 776.

第 19 章　妊娠相关性脑卒中

简　介

脑血管意外（cerebrovascular accident, CVA），也被称为"卒中"，在孕妇中是罕见的，但往往是致命性事件，占所有孕产妇死亡的12%～14%[1-3]。CVA通常分为出血性和缺血性。大多数脑出血性卒中继发于动脉瘤破裂、动静脉畸形（arteriovenous malformation, AVM）以及严重持续性高血压引起的血管破裂。而大多数脑缺血性卒中则由血栓形成或血管病变引起。根据在中枢神经系统的发生部位，缺血性和出血性脑血管意外可进一步分类。在妊娠患者中的脑血管意外反映了发生在年轻人中的卒中病因谱的总体范围[4-6]，其继发于妊娠相关或诱发的紊乱，如中心静脉血栓形成和子痫前期或子痫[5,7]。当妊娠患者发生脑血管意外时，妇产科医生和母胎医学专科医生在管理患者上面临挑战，需与其他专科包括麻醉科、神经内科、外科以及重症监护室的配合，同时保持对妊娠生理、病理的认识及对患者特殊性疾病的情况和产科治疗的推荐实践至关重要。一旦确诊妊娠和脑血管意外同时发生，一般不轻易改变诊断和脑血管意外的管理。鉴别时必须考虑到其他相对不严重的类似内科疾病，如代谢性疾病、偏头痛、癫痫、中毒以及精神性疾病，同时可通过适当的方式如既往史、实验室和影像学资料排除。

发生原因及时间

发生在妊娠期间（11%）、阵痛和分娩的围生期（41%）及产后6周内（48%）的CVA意外，称之为妊娠相关性卒中（pregnancy-related stroke, PRS）[3]。表19.1介绍了PRS，并且划分为PRS和妊娠合并卒中两类。最近很多文献对此有了概括及描述，并且习惯用表19.1说明[1-27]。根据2006年已发表的相关文献报道，全世界的PRS发生范围是每100 000例分娩者有8.9～67.1例，或是平均每100 000例中有21.3例发生[28]。研究之间的差异反映了在研究人群、研究周期、研究方法、诊断标准、入选标准和神经成像技术及其他可能因素方面上的变化。所使用资料是从2001至2002年全国住院患者样本中8 000 000例美国女性中收集而来，其中包括超过1000家的美国综合医院和大学附属医院，得出全国性PRS发生率为34.2/100 000[3]。

除中国台湾外，全球因缺血和（或）梗死引起的PRS发生率略高于因出血而引起的PRS[15,16,22,28-33]。在法国研究小组中，研究显示子痫前期和（或）子痫占缺血性PRS的47%，而在华盛顿研究小组中却只占24%[4,15]。在整个妊娠期，缺血性PRS的风险较低，直到分娩前2d和产后第1天[11]。在余下的产褥期（产后6周），缺血性和出血性PRS风险仍有升高，但比围生期[11]和在妊娠期间低[8,15]。在任何特定的患者中许多因素影响PRS风险的误差率，包括妊娠期（产科）相关因素的影响（表19.2）。

表 19.1　妊娠期间脑卒中的分类

妊娠诱发脑卒中	妊娠合并脑卒中
妊娠诱发惊厥	**蛛网膜下腔出血**
严重的高血压	动脉瘤
HELLP 综合征	动静脉畸形
大脑血管的血栓	大动脉炎疾病
大脑静脉窦血栓	**缺血性动脉梗死**
硬脑膜静脉窦血栓	血液系统
矢状静脉窦血栓	血栓性血小板减少性紫癜
产后大脑血管病变	弥散性血管内凝血
产后可逆的脑部病变	红细胞增多症
综合征	血小板增多症
转移的绒毛膜癌	镰状细胞病
栓塞形成	阵发性夜间血红蛋白尿
羊水	**血栓形成的倾向**
空气	抗凝血酶Ⅲ的抵抗
脂肪	凝血酶原突变
反常的	抗磷脂抗体
围生期的心肌病	蛋白质 S 或 C 抵抗
血管	凝血因子 V
动脉解剖	同型半胱氨酸血症
烟雾病	肾病综合征
	炎性疾病
	系统性红斑狼疮
	类肉状瘤病
	韦氏肉芽肿病
	贝赫切特综合征
	其他
	细菌感染性心内膜炎
	心律不齐
	脑缺血
	可卡因/血管活性药
	头部受损
	严重脱水
	脑膜炎/鼻窦炎/乳突炎
	系统性感染性疾病
	纤维肌性发育不良
	马方综合征
	埃勒斯 - 当洛综合征Ⅳ型
	多发性神经性纤维瘤
	结节硬化症
	奥斯勒 - 韦伯 - 朗迪综合征
	常染色体显性遗传
	多囊肾

表 19.2　妊娠期间脑卒中的危险因素

1. 年龄：PRS 的发生风险随着母亲的年龄增加而增加[3]

   35 ~ 39 岁 = 风险增加 90%

   40 岁以上 = 风险增加 3 倍(与 < 20 岁相比)
2. 种族：PRS 的发生率在种族不同[3]

   西班牙人 = 26.1 : 100 000

   白种人 = 31.7 : 100 000

   非洲人 = 52.5 : 100 000
3. 高血压：PRS 的发生率随着高血压的类型而变化

   既往患有高血压(OR 2.61)

   妊娠期高血压(OR 2.41)

   既往患有惊厥(OR 10.39)

   合并惊厥(OR 9.23)

   1993—2002 全国住院患者数据库[25]
4. 心脏疾病：瓣膜病 – 心律失常 – 感染 – 梗死

   OR 13.2[3]
5. 药物滥用：可卡因 – 苯丙胺 OR 2.3[3]
6. 吸烟：OR 1.95[25]
7. 偏头痛：OR 16.9[3]
8. 糖尿病：OR 2.5[3]
9. 血栓形成：OR 16.0[3]
10. 系统性红斑狼疮：OR 15.2[3]
11. 镰刀细胞疾病：OR 9.1[3]
12. 血小板减少疾病：OR 6.0[3]
13. 贫血：OR 1.9[3]
14. 产科因素：产后出血 OR 1.8

    电解质紊乱 OR 7.2

    输血 OR 10.3

    感染 OR 25.0[3]

妊娠生理及病理生理学

与非妊娠阶段相比，妊娠会增加 CVA 风险，多达 12 ~ 13 倍[34,35]。在妊娠患者中，像这样潜在脑卒中风险增加的一个原因是处于高凝状态，尽管预期血细胞比容、血黏度和血管阻力降低。在妊娠晚期，血小板过度聚集和纤维蛋白溶解减低促进某些凝血因子(如纤维蛋白原和因子 V、Ⅶ、Ⅷ、Ⅸ、Ⅹ、Ⅻ)，而自然抑制发生抗凝的因子(C、S、抗凝血因子Ⅲ)，从而促进因子 C 的抵抗和抑制因子 C 拮抗剂活性，促进产褥期的几周里的高凝状态。

血液凝固也可能因为妊娠激素（雌激素和黄体酮）的增加。最终，血流动力学改变包括血容量、心输出量及静脉压增加，尤其是分娩期和是否进行麻醉和剖宫产术的重要因素。

一般诊断

神经影像学检查妊娠患者引发胎儿安全性问题。由于胎儿有母亲腹部做屏障，母亲做头部 CT 对其射线暴露不到 1mrad（1mrad = 10^{-5} Gy），因此可以认为在妊娠期做 CT 是安全的[36,37]。因为行 MRI 不用暴露在射线下，而大多数动物研究表明对胎儿发育无不良影响，目前的共识是在妊娠期行磁共振成像（magnetic resonance imaging，MRI）、磁共振血管造影（magnetic resonance angiography，MRA）和磁共振静脉造影（magnetic resonance venography，MRV）可能是安全的[37]。含碘化合物作为静脉对比剂被用于 CT 和 X 线透视为 B 类药，因为在胎儿及羊水中没有发现，所以在妊娠期间使用可能是安全，然而含钆造影剂却不能用，由于其可以穿透胎盘屏障及对胎儿发育有未知的影响[38]。如果透视时间很短，传统的血管造影也可以使胎儿暴露在最低剂量射线（＜1mrad）。脑脊液液体研究很少，除非怀疑有血管炎、感染或蛛网膜下腔出血。超声心动图用来发现年轻妊娠患者的卵圆孔或右向左分流情况，因为血流动力学改变和易感性静脉血栓形成增加反常栓子可能性[39]。至今，在妊娠中使用组织型纤溶酶原激活剂（tissue-type plasminogen activator，t-PA）溶栓还是被认为是相对禁忌的，然而最近一系列案例报道显示了在晚期妊娠性卒中或有生命威胁和潜在血栓栓塞性疾病中的一些限制用法[40-42]。

脑血流量

人类大脑的自动调节系统通过大范围全身的压力确保脑血流和组织灌注的稳定。正常妊娠期间，如多普勒超声[43]和速度编码阶段对比磁共振成像测量的，在分娩过程中脑血流动力学改变[44]。分娩过程中，大脑中动脉的收缩期速度及阻力指数均下降约 20%，而从早期妊娠至足月，脑灌注压（cerebral perfusion pressure，CPP）估计增加了 50%[45,46]，虽然所用的方法一直存在争议[47,48]。正常妊娠晚期，在大脑中动脉和后动脉直径没改变情况下，通过 MRI 对大脑后动脉检测，同样发现血流减慢[43,44]。妊娠期间反映全脑灌注的脑血流指数也增加了约 10%。尽管如此，正常妊娠患者的大脑血流的自动调节能力仍然非常有效。在晚期妊娠正常情况下，当血压出现升高时，大脑中阻力轻微减低，但是如果血压升高超出正常范围，大脑阻力生理性升高亦限制灌注压[46]。假设血压升高超出了自动调节能力的上限，而脑血管又受到像内皮失去功能和水代谢平衡破坏[48,49]，高血压脑病的亚急性神经综合征将会进展[50,51]。通常以头痛、癫痫、精神状态改变、视觉障碍或在高血压患者中的局部性神经障碍伴有好发部位在大脑后循环的局灶性脑水肿形成等为多样化特征。

妊娠相关性脑卒中

如表 19.1 所示，PRS 可以分为由于妊娠所特有的紊乱或疾病（妊娠引起的）发生的脑血管意外和并不是由妊娠引起，而是由于妊娠性病理引起（妊娠意外）的脑血管意外。前者主要是子痫前期或子痫，脑静脉栓塞和产后脑血管病变。由于脑卒中的疾病谱是广阔的，包括妊娠高血压，子痫前期、子痫或 HELLP 综合征等，临床医生将面临挑战，在一些患者中鉴别脑卒中主要是由妊娠引起的高血压病导致的还是其他的一些脑出血或脑缺血的非妊娠特殊因素导致的。病史和物理检查可能会为脑卒中的分类和病因提供重要线索。

妊娠诱导性脑卒中

子痫前期－子痫－HELLP 综合征和严重妊娠高血压

概　述

患者具有妊娠高血压并发症，如妊娠高血压和子痫前期，比对照组更有可能患产后心血管疾病，血栓栓塞或脑卒中事件，且为 2~4 倍。这就暗示在这些女性中有些潜在因素导致这种脑血管意外的倾向[52-54]。确实，有明显的心脏病或脑卒中家族病史会使患者患前期子痫的风险增加 3.2 倍[55]。CVA 是子痫患者最常见的死亡原因[56,57]，接受非甾抗炎药体产科药物治疗的非典型子痫前期患者也可表现为 HELLP 综合征（溶血、肝酶升高血小板减少），并且[58-60]卒中可以发生在不具有 HELLP 综合征的严重子痫前期和卒中时无蛋白尿以诊断子痫前期的严重妊娠高血压患者。

严重的收缩性高血压

预防收缩性高血压（<160mmHg）在子痫前期患者脑卒中发病机制中的重要性促使改变产科临床实践的方式，这个方式强调以高舒张压（>110mmHg）或高平均动脉压（>125~140mmHg）作为阈值来指导抗高血压治疗[61]。积极治疗收缩性高血压至 160mmHg 以下的重要性也被 Cunningham[62]强调，同时与 2000 年美国国家卫生署妊娠期高血压工作组的建议一致[63]。收缩压和舒张压之间的脉压超过 60mmHg，同时收缩压增高超过基础值 60mmHg 的子痫前期妊娠患者有脑血管意外的危险，与之同样重要的标准是单纯收缩压阈值超过 160mmHg[61]。

异常的大脑血流动力学

严重子痫前期孕妇的脑血流动力学改变能部分解释这些患者脑血管意外的易感性[46]。与正常孕妇或轻度子痫前期的孕妇相比，大部分严重子痫前期患者有高大脑灌注压和高大脑血

管阻力，可能引发持续性中枢血管（内皮、肌层动脉壁硬度）[64-66]损伤和头痛[67]。注定要发展成子痫前期或合并子痫前期的女性在发展成明显子痫前期前的 7~10 周就有大脑血流动力学的改变[68-71]。产后的第一个 24~48h 大脑血流速率明显增加，可能与一些例子中子痫前期孕妇产后比分娩之前有更高的脑卒中发生率有关[61,72]。这些和其他的脑血流动力学改变能够持续到产后的 7d 到 12 周[73-74]。

脑血流自动调节功能缺陷和后遗症

一些研究者提出假设，即子痫前期和子痫患者长期的高大脑灌注压可能导致压力感受器损伤和血管损伤从而引起脑血流自动调节功能受损以及过度灌注损伤，血管源性水肿[46,75-77]和高血压脑病临床综合征。同时小动物研究发现也支持这个观点[48,78,79]。德国的 Oehm 及其同事报道子痫患者发生大量动态脑血流自动调节障碍[80]。某些严重妊娠高血压、严重子痫前期、HELLP 综合征患者只有高级的大脑病理学和高血压脑病的症状[81-83]，一些患者表现出子痫抽搐[84-87]，另一些发展成妊娠期或产后期脑出血或脑血栓[88-91,61]。

脑卒中的频谱和特征

Martin 报道新近 28 例严重子痫前期患者的脑卒中，大部分为多处频发型脑出血（37%），位于大脑额叶、顶叶和枕叶[61]。这与近期数据显示子痫前期患者存在顶叶和枕叶磁共振影像异常一致[92]。出血多为大脑内或蛛网膜下腔出血[93-95]，很少累及脑干[96]。产后头痛、呕吐、意识改变、癫痫发作和局灶性神经系统体征患者观察到多普勒和中枢神经系统影像学异常，类似于子痫谱，术语"产后脑血管病"已在等待自发解决时的支持和抗癫痫发作治疗中管理运用[81,86]。由于枕叶后大脑循环障碍造成的血管源性水肿通常可逆，外侧膝状体梗死造成的永久性盲和完全性黑矇的较罕见[97-100]。

药物治疗

在 MAGPIE 试验中已经显示出硫酸镁可以显著降低子痫的抽搐发作，然而一小部分患者

仍然发展为子痫，而且硫酸镁不能预防脑卒中。硫酸镁对抗子痫抽搐的机制还未明确，但已发现硫酸镁可通过舒张痉挛的脑血管降低脑灌注压（CPP）[46,101]，与之对比的钙通道阻滞剂尼莫地平[102]则可增高脑灌注压。新近研究数据表明硫酸镁在降低 CPP 增高女性的脑灌注压时保持脑血流指数，这个作用与 CPP 的基础值成线性相关。换句话说，CPP 初始值更高的女性在使用硫酸镁后其下降更显著。另外，较低 CPP 值的女性在静脉注射硫酸镁后有 5% ~ 95% 的可能趋于标准。拉贝洛尔具有选择性竞争 α_1 受体和非选择性竞争 β 受体阻滞作用，可快速依赖剂量降低血压，而不会产生反射性心动过速或显著降低心率[103]。此外，研究已证实拉贝洛尔是一个膜稳定剂[104]，比硫酸镁更有效地减少脑灌注压而不会影响脑血流灌注。因此其是一个代替硫酸镁作为控制血压防止脑血栓后遗症一线治疗的候选药物[46]。拉贝洛尔和肼屈嗪的使用指南已经出版[63,105]；在全美的实践中发现用药剂量和频次的个体差异很大，因此需要进一步研究通过传统的口服和全身用药或静脉输注用药（即拉贝洛尔、尼卡地平）来证实达到及保持治疗目标（即收缩压 <160mmHg）的治疗有效性。产后或脑卒中后立即利尿治疗推荐呋塞米，可用于高血压脑患者和改善严重高血压临产妇血压控制[106-108]。

皮质激素

妊娠高血压患者特别是重度子痫前期或 HELLP 综合征患者预防脑卒中时运用皮质激素是有价值的[61]。静脉注射大剂量地塞米松已被证明可减少在早期或晚期 HELLP 综合征疾病发展过程中显著的母体发病率，并且其可能降低这类患者发生脑血栓后遗症风险[61]。HELLP 综合征患者脑血流动力学表现与子痫前期患者相类似[109]。几乎所有的死亡病例是由于子痫前期患者未行基础的激素治疗导致 HELLP 患者发生脑卒中[58,61]。管理高血压脑患者的关键是联合运用皮质激素和抗高血压药物以及利尿剂。近期一位接受少量多次静脉注射拉贝洛尔的严重妊娠高血压女性，其血压反复并快速地升高

并发生脑出血，这个例子向产科医生提出问题：是否要更激进地使用拉贝洛尔（或其他药物）控制血压，或是否因为没联合其他药物如糖皮质激素而无法成功改变大脑病理生理学从而逆转脑血管意外。因为突发性高血压可能是颅内出血的结果而不是原因，使用有效的糖皮质激素或其他药物可稍有助于抗高血压治疗并可潜在避免有害的大脑后遗症。笔者应认识到尽管皮质激素用于占位损害的脑水肿中，但用于潜在脑卒中患者的治疗不是通过防止和延缓大脑水肿起作用。

大脑静脉和静脉窦血栓形成

概 述

脑静脉和静脉窦血栓（Thrombosis of the cerebral veins，CVT）是一个特殊的脑血管疾病，较常发生于女性，多发生于妊娠晚期或产褥期早期[110-115]。围生期孕妇持续头痛要考虑此病[116]。CVT 可由正常妊娠患者的血液凝固过程发生改变引起少数由血栓形成倾向引起，这些都有可能被分娩期的治疗或事件诱发，CVT 最晚在产后 3 个月被诊断[117]。大概 200 年前，Ménière[118] 和 Abercrombie[119] 第一次证明妊娠、产褥和 CVT 的关系。直到 20 世纪 40 年代才应用临床和尸检的方法更好的报道两者的关系[120-123]。在 40 年内，印度的两组研究人员报道了 273 例产后 CVT 的病例，印度的发生率接近 1:250 并且是年轻女性发生脑卒中的最主要原因[124,125]。直到 80 年代中期，CVT 还依赖死后诊断[126,127]。影像学技术的发展，特别是 MRI/MRA，促进了可疑患者的放射学诊断。

发病机制

人类大脑中枢静脉系统是独特的，大静脉是由称作窦的硬脑膜壁组成，缺乏肌层、瓣膜和收缩能力。因此，血液可能在易感患者的这些静脉内聚集凝结，引起静脉窦血栓、梗阻和闭塞大脑回流静脉，造成不同程度高静脉压、脑脊液吸收障碍、高颅内压、缺血、梗死、细胞毒性水肿、出血及血管源性水肿[110,128]。上

下矢状窦连续回流入窦汇集处，海绵窦、横窦、左右乙状窦，最后进入颈内静脉窦。受累静脉的部位和范围用于描述患者特殊大脑静脉血栓，如皮层静脉血栓、大脑窦血栓、硬脑膜窦血栓和矢状静脉血栓。妊娠患者最常见的部位是矢状窦血栓后延伸入皮层静脉或原发于皮层静脉血栓[129]。凝血危险因素（先天性或继发性如妊娠期或产褥期）或直接机械性损伤（头部损伤、腰穿、深静脉置管、神经外科操作）引起了一项研究患者中85%的大脑静脉血栓[111]。此外，妊娠期或产褥期CVT的患者都存在高凝状态，常与Ⅷ因子升高相关[130]。其他引起妊娠患者CVT的高黏状态包括镰状红细胞性贫血、恶性肿瘤、红细胞增多症和阵发性夜间血红蛋白尿。可能继发于全身感染、贫血和严重脱水的高发生率导致了像印度这样的国家有高CVT发病率[11]。

临床表现

初始症状是多变的，有时候突然发生但更多时候是隐匿的。举例来说，对止痛无效的不寻常头痛在超过90%的患者身上呈进行性发展，通常在几天内逐渐进展一些时候可能表现为恶心和（或）呕吐。头痛可能是一些患者唯一的主诉。在使用硬膜外麻醉的患者中其很少能被误诊为腰麻后头痛[31]。出现症状到最终诊断的平均间隔时间是7d[132]。如果把所有的CVT患者作为一个群体，约50%会发展为脑功能障碍和神经系统病变，约40%会发展为癫痫（有时被误诊为惊厥的痉挛）。如果血栓延伸到丘脑的深静脉系统，行为症状可能表现为精神错乱、记忆减退、缄默，有时也可能出现昏迷[133]。高颅压和严重的视盘水肿可以导致视觉障碍如失明或复视[110]。

诊　断

最敏感的检查技术是MRI和磁共振联合血管造影[112,134,135]。T1加权和T2加权MRI将在血栓灶上显示高信号，特别是血栓形成的5d内或1个月后。传统的CT扫描结果在CVT上可能完全正常，误导医生对60%的初始症状做出

错误的诊断[115,117,136]。CT静脉造影是一个有前景的新的探讨脑静脉系统的成像技术。经验丰富的脑血管造影术可以提供更详细的脑血管，显示扩张和曲折（螺旋）的血管提示下游静脉窦血栓形成。

治　疗

基于对624例CVT患者[140]的3个小型随机临床试验[137-139]和一个大型多中心前瞻性观察性研究的联合结果，静脉注射肝素抗凝通常被推荐成作为一种延缓血栓形成和预防肺栓塞的方法，尽管有将静脉栓塞变成出血性的潜在可能[141]。然而，在3个样本量较少的随机临床试验中没有新的脑出血病例，用肝素治疗的CVT患者也没有出现脑出血。皮下注射固定高剂量低分子肝素也许是一个合适的选择，但目前还没有研究比较其与普通肝素的有效性。肝素疗法通常在急性期持续3~7d直到患者稳定[126,127]。口服抗凝疗法使用维生素K拮抗剂（香豆素衍生物）通常持续呈CVT第一个高峰期后6个月[130]，或对于有诱发因素的患者将持续更长的时间INR控制在2.5[110]之内。因为妊娠CVT复发很罕见，同时也缺乏足够的数据来表明预防性抗凝治疗可为患者提供任何好处，所以不建议这么做。

潜在溶栓治疗

妊娠的高风险或不良预后CVT患者与明显的神经缺损和下降相联系，血管内溶栓可以由经验丰富的介入放射科医生使用混合的链激酶（如可以渗入硬脑膜静脉窦的rt-PA），以及用机械干预技术送入、破坏和驱逐血栓[142-146]。虽然组织纤溶酶原激活物在妊娠期间一直被视为相对禁忌，大量的案例报告和一系列已经发表的文章最近澄清了孕妇在妊娠期间患急性缺血性卒中时使用该治疗的有效性和安全性问题（将在后续章节中讨论）。因为CVT的诊断通常在最初症状出现的许多小时之后，所以潜在的溶栓治疗对于CVT患者比动脉缺血性卒中的作用更小。

预　后

尽管CVT还定一个富有挑战性的潜在的致

残或致命的疾病，CVT 患者的妊娠期和产褥期总体有良好的预后，约 90% ~ 93% 的患者生存，仅残留少许永久性神经损害[19,147]。

产后脑血管病变

概　述

另一个潜在的产后子痫的类似病是产后脑血管病变，一种可逆性脑缺血及大中型 - 多节段性狭窄引起的产后脑血管病[148-151]。受影响的患者突然发病，表现为严重的全身或枕部头痛，精神状态改变，广义运动性发作，神经功能缺损和某种程度的视力障碍，如果未经处理在产后期可进展为缺血性或出血性卒中[152]。

诊　断

血管造影是诊断的关键，尤其是对于有延迟出现的产后子痫患者。Call-Flewing 综合征的个体（良性产后血管病）可能在标准的 MRI 上无异常，但在磁共振造影[153-155]表现出特征性的血管表现。产后可逆性脑病综合征患者在 T2 加权像和弥散加权像上有高信号，提示血管性水肿[151]。其他脑血管病患者表现出血管炎的特征。产后脑血管病是一个连续的血管病变，开始为血管痉挛，随时间的进展变为真正的血管炎[156]，这与 Varner 的意见一致，相似的病理生理机制在患者中有不同表现形式[157]。

治疗和预后

不同亚型的脑血管的鉴别可能会出现问题，但推荐及时给予抗高血压药、抗惊厥药、糖皮质激素，甘露醇或呋塞米[158]防止脑疝减轻脑水肿。在罕见的情况下，对甲强龙不敏感的患者需要加用环磷酰胺。弥漫性血管病变的患者预后良好，当有临床或实验室证据支持颅外或系统性血管炎时，预后是糟糕的[159]。

各种原因造成妊娠相关脑卒中

各种各样的 CVA 病因可以在妊娠或产后患者中遇到[5,7-9,11]，这些详见下文。

心源性脑栓塞

心脏是心脏病（人工心脏瓣膜、心房颤动、

二尖瓣脱垂、亚急性细菌性心内膜炎、心肌梗死、冠状动脉剥离）或围生期心肌病[9,20,22]患者的一种潜在的脑血管意外来源。在围生期心肌病患者中左心室血栓形成可引起 5% ~ 10% 栓塞性卒中[7,160,161]。

反常性栓塞

卵圆孔的存在是妊娠或经历阴道或剖宫产分娩患者[162-164]栓塞性卒中的危险因素。

绒毛癌

已报道在每 30 例葡萄胎妊娠中就有 1 例患者发展为绒毛癌，经常转移至脑，导致血栓或动脉瘤的形成，导致缺血性脑卒中或脑实质内出血[165-168]。

羊水栓塞

羊水栓塞患者的急性血流动力学崩溃和消耗性凝血病可直接（出血、血栓形成）或间接（脑低灌注）导致脑损伤很少有羊水碎片通过卵圆孔进入大脑[169]。

空气栓塞

在剖宫产（很少通过阴道）分娩时，当空气进入母体静脉循环，气泡阻塞肺毛细血管导致心血管并发症。除了有潜在的脑低灌注外，气泡到脑动脉也可导致局灶性脑缺血样缺损[170]。

Moyamoya 病

这种罕见的脑血管病的特点是颈内动脉床突上段双侧狭窄与闭塞，同侧脑底部异常的侧支血管形成。在妊娠期，特别是在运动和分娩时，患者 CVA 脑出血的风险增加[171-174]。

在妊娠期间的其他卒中原因

颅内出血

出血性脑血管意外分为蛛网膜下腔出血（subarachnoid hemorrhage，SAH）或颅内出血（intracerebral hemorrhage，ICH）。脑（或脑实质

内)出血由小动脉或微动脉直接流入脑内。血液沿白质通路扩散形成局部血肿是常见的。血液可以快速积累，但是更危险的是在几小时内逐渐进展，表现为与临床相一致的症状。典型的症状包括头疼恶化和局灶性改变如逐渐恶化的单侧偏瘫。在妊娠期间，脑出血最常见的原因是由于先兆子痫和(或)子痫重度高血压。使用非法药物(特别是可卡因和甲基苯丙胺)、出血性疾病、外伤、肿瘤和小血管炎是其他已知的 ICH 原因[175,176]。脑出血的诊断和治疗类似于蛛网膜下腔出血(将在下文中讨论)。

蛛网膜下腔出血

概述

蛛网膜下腔出血(SAH)是血液进入脑周围的蛛网膜下腔(蛛网膜和软脑膜之间的解剖区域)。蛛网膜下腔出血可继发于外伤，但更常见的是由于自发的破裂、动脉瘤破裂或动静脉畸形(AVM)。脑血管形成中的先天性缺陷可预见其发展为动脉瘤和动静脉畸形[177]。动脉瘤是一般位于动脉分叉附近或 wiuis 颈内动脉(37%)，前交通/大脑前(23%)，后交通(23%)，椎、基底动脉(10%)。AVM 表现为复杂的，相互连接高压动脉和低压的静脉的复合体，中间没有毛细血管床。通常容易出血，动静脉畸形通常位于大脑额顶叶和颞区，但也可在大脑和脊髓其他地方发现。发现60% AVM 患者有动脉瘤，多位于 AVM 本身或附近[178]。

妊娠期间的 SAH

蛛网膜下腔出血的发生率平均为 20~30 例每 100 000 分娩女性[7,14]。孕产妇死亡率是13%~35% 和胎儿死亡率7%~25%[179]。妊娠似乎并不因动脉瘤性出血增加导致蛛网膜下腔出血产妇的死亡风险，但与动静脉畸形有关的出血导致死亡率升高，可能是由于[180-183]这些患者的神经条件不良。妊娠引起的母亲生理解剖的变化，蛛网膜下腔出血随妊娠的进展风险增加，有1/3发生在孕中期，超过50%在孕晚期检测到[7,177,179,183-185]，其余发生在孕早期和产

后[177]。有趣的是，在阵痛和分娩过程中动脉瘤破裂是一个罕见的事件[28,32,180,182,186-191]，尽管据估计美国每年有 20 000 到 40 000 例患有颅内动脉瘤女性分娩成功[192]。第二产程中长期反复发作 Valsalva 模式使弱的脑血管压力增加，但在无高血压的使用硬膜外麻醉健康产妇中[193,194]，正常的脑血流自动调节的变化能提供补偿性的救济。

临床表现

蛛网膜下腔出血的症状和体征不会因为妊娠改变。重度先兆子痫(包括 HELLP 综合征)合并高血压患者出现颅内出血(ICH)可以出现类似的临床表现。动脉瘤破裂后血液在动脉血压的作用下直接进入脑脊液，产生快速的颅内压增高症状。虽然最初的出血可能仅持续几秒钟，再出血是常见的，如果出血持续可导致昏迷和死亡。相反，AVM 出血通常不突然发病，可以在较长的一段时间持续出血。蛛网膜下腔出血的主要症状是突发性剧烈头痛伴突发的非局灶性神经活动如膝屈曲，记忆缺失和(或)焦点损失。SAH 的达峰时间不同于 ICH，通常起病隐匿，常表现为单侧或局部体征，随着时间的推移而恶化。急性出血前几天高达一半的SAH 患者报告严重的头痛[195]。蛛网膜下腔出血的其他症状包括恶心和呕吐、脑膜刺激征、眼内出血、意识水平下降、高血压、和癫痫发作。后两个结果可以混淆的蛛网膜下腔出血的诊断，因为他们可能归因于先兆子痫或子痫。

神经功能状态

一个重要的预后指标是患者目前的神经症状。一些研究已经发展到通过 Hunt 和 Hess 意表(1968)表19.3 分类的神经功能状态来指导管理和判断预后。基于患者意识水平，脑膜刺激征的存在和局灶性神经系统体征的不同，分级患者的病情[196]。此外，在正常意识存在的人群中脑膜刺激征和神经症状之间相关性较差[197]。为了弥补这些限制，神经病学外科医生世界联合会委员会提出了较客观的 WNFS 量表，这个量表型结合格拉斯格昏迷评分与存在

运动障碍的缺失评级。尽管其有优势，WNFS 有待广泛纳入实践[197]。对动脉瘤破裂出血的初步临床评级与孕产妇死亡率在下文"预后"部分讨论。

表 19.3 中枢神经系统功能评估

A Hunt-Hess 分级法[196]

分级	标准
I	无症状或轻微头痛及轻度颈强直
II	中－重度头痛。颈强直除有颅神经麻痹外，无其他神经功能缺失
III	嗜睡，意识模糊或轻微的灶性神经功能缺失
IV	木僵，中或重度偏侧不全麻痹，可能有早期的去脑强直及自主神经系统功能障碍
V	深昏迷，去大脑强直，濒死状态

B 格拉斯哥评分[268]

行动	患者反应	评分
睁眼反应（E）	自主睁眼	4
	唤醒睁眼	3
	刺痛睁眼	2
	对刺激无反应	1
语言反应（V）	说话有条理	5
	可应答，但有答非所问的情形	4
	可说出单字	3
	可发出声音	2
	无任何反应	1
肢体运动（M）	可依指令动作	6
	刺激时，可定位出疼痛位置	5
	对疼痛刺激有反应，肢体会回缩	4
	对疼痛刺激有反应，肢体会弯曲	3
	对疼痛刺激有反应，肢体会伸直	2
	无任何反应	1

总分 = E + V + M，患者 3 分或 4 分表示有 85% 的死亡或植物人，11 分以上只有 5% ~ 10% 的死亡或成植物人，85% 的残疾或恢复良好，中间的分数有一定比例的恢复

C 世界神经外科联合会（WFNS）评分

WFNS 分级	格拉斯哥评分	运动缺陷
I	15	缺失
II	13 ~ 14	缺失
III	13 ~ 14	存在
IV	7 ~ 12	存在/缺失
V	3 ~ 6	存在/缺失

诊 断

临 床

在妊娠患者的诊断方法与未妊娠的患者没有什么不同。在神经外科的评估和实施介入干预之前，少有 SAH 孕妇和因高血压和癫痫发作误诊为子痫，导致延迟诊断，脑血管痉挛随着时间延长预后恶化增加再出血的机会。临床高度怀疑蛛网膜下腔出血是至关重要的。子痫本身使脑血管事件发生风险增加。强直－阵挛性癫痫发作与子痫往往有一个长时间发作期，可采用高血清浓度硫酸镁预防癫痫复发。子痫发作后，定期评估患者的神经功能状态以避免镁的毒性，确定既没有颅内出血，也不是被镁掩盖。没有颅内出血和镁中毒的子痫患者可表现出正常的瞳孔反应和疼痛刺激反应。同时，恶心和呕吐，颈项强直和局灶性运动的减弱很少在子痫患者中遇到。

影像学

一个非增强 CT 头部的扫描通常是蛛网膜下腔出血的影像学诊断第一步。妊娠的疑似颅内出血患者不应拒绝 CT 扫描，无论胎龄或恐惧电离辐射对胎儿的潜在不利。尽管推荐使用孕妇腹部及子宫屏蔽，但任何影像学检查尤其是在第 1 个月内，缺乏腹部屏蔽不是拒绝 CT 的理由。屏蔽的 CT 扫描导致 2mrad 的胎儿暴露[7,10]。利用脑 CT 扫描有助于高度准确预测，出血或其余部位。此外，脑 CT 能确定威胁生命的可手术去除的血肿以及[195]脑积水的发展。脑 CT 扫描检测蛛网膜下腔血的能力从急性出血 24h 的 95% 下降至 1 周后的 50%[198]。如果 CT 扫描是正常的，但高度怀疑蛛网膜下腔出血时，可腰穿检查脑脊液（cerebro-spinal fluid，CSF），液体中有血液或黄变症。在腰椎穿刺发现非澄清的血性脑脊液支持蛛网膜下腔出血的诊断。脑血管造影检查，包括磁共振血管造影（MRA），仍然是识别任何血管异常的最佳诊断工具。此外，重要的解剖（预后）信息通常通过这些侵入性技术得到的。然而，血管造

影可能无法显示 20% SAH 患者的原因[199]。在这些情况下，仅可能有必要的重复血管造影排除继发于血管痉挛或血栓填充动脉瘤的假阴性结果。一些作者认为 MRI 扫描检测急性蛛网膜下腔出血[195]的灵敏度差，但在初始血管造影不能识别病变的情况下，其可用于识别病灶。然而随着 MRI 技术的进步，新的证据表明在急性局灶性脑缺血症状的患者中，其可和 CT 一样可以准确发现急性出血[200]。这种技术还可以识别脊髓血管病变[184]。

实验室评价

许多实验室检查帮助确定患者处于妊娠相关的状态 [如先兆子痫、子痫、HELLP 综合征或血栓性血小板减少性紫癜(thrombotic thrombo-cytopenic purpura，TTP)]或出血性或缺血性事件。最初的测试包括全血细胞计数、代谢图谱、红细胞沉降率(erythrocyte sedimentation rate，ESR)、外周血涂片、脂质和甘油三酯、凝血、尿药物筛选、抗核抗体(antinuclear antibody，ANA)、血栓形成检测和梅毒血清学试验。如果患者正在接受硫酸镁治疗和怀疑镁中毒，还要检测血清水平镁要保证。

管 理

对于怀疑或明确诊断蛛网膜下腔出血的患者，转移到一家三级护理中心或一个神经外科和重症护理服务中是必要的。预后和到达医院意识水平和神经外科干预条件水平直接相关。预后也和患者的年龄、初始 CT 扫描出血程度成反比。对于常规的血流动力学监测，重症监护病房是十分关键的。立即神经病学、神经外科护理咨询和护理评估对于患者的危险分级，医疗管理和决定手术治疗、技术的时机十分重要。直接产科评价对于评估胎龄，胎儿活力和母体 - 胎儿的状态也很重要。卧床休息，大便软化剂和镇痛减少血流动力学的波动和降低再出血的风险是适当的[201]。停止使用所有抗凝和抗血小板药物[202]。任何残留的抗凝作用逆转可以使用适当的药物如维生素 K 和新鲜冰冻血浆。为了预防深静脉血栓形成，气动压紧装置应尽早开始。

尼莫地平

自 20 世纪 80 年代钙通道阻滞剂尼莫地平已开始扩张脑血管，理论上能防止 SAH 患者的血管痉挛，虽然其没有被证明对血管造影或症状性血管痉挛有效。然而，有充分的证据，表明尼莫地平可改善预后，降低严重的神经功能缺损和死亡[203]-[205]。与安慰剂组相比，尼莫地平能[206]降低 24% 的风险相关的预后不良。在 SAH 4d 内应开始治疗，推荐 60mg 的剂量口服(经鼻胃管或嘴)；IV 和 SQ 的方式是不可取的。尽管具有对脑血管的相对位置的选择性，外周血压波动在尼莫地平的使用下常见，需要持续监控避免低血压可能导致的子宫胎盘循环低灌注以及减少脑灌注压力[207,208]。这是一个 C 类药物，没有任何证据指出对人类胎儿的毒性。尼莫地平已用于治疗妊娠相关脑血管痉挛的重度先兆子痫和子痫[209-212]。此外，还在 800 例子痫前期比较其与硫酸镁预防癫痫发作的疗效[213]。不良妊娠结局在两种处理之间没有差异。在实验的初期，尼莫地平组，剂量为 30mg 每 4h 使用。子痫发作的发生率增加当剂量增加至通常用于 SAH 血管痉挛的防治的剂量时，这种差异消失了。

甘露醇

高渗剂如甘露醇(妊娠 C 类)用于治疗颅内压增高相关[10]颅内出血，脑静脉血栓形成和其他原因的卒中。初始 1g/kg 静脉注射给药，其次是 0.25 ~ 0.5g/kg，每 6h 输注。治疗的主要目标是实现血浆渗透压 300 ~ 310mOsm/(·H_2O)的同时保持足够的血浆容量。

颅内压

制定额外的医疗措施保证患者蛛网膜下腔出血维持足够的脑循环和防止缺血和再出血。蛛网膜下腔出血后血管充血和急性脑积水导致颅内压(ICP)升高。ICP 升高，脑灌注减少。脑灌注压(CPP)等于平均动脉压(MAP)减去 ICP(CPP = MAP - ICP)[201]。为了抵消增加的 ICP，MAP 必须增加以维持足够的 CPP，用被称为"三高"的治疗 - 高血压、高容量、血液稀释。胶体溶液是首选的扩容剂。升压药和正性肌力药物使用是明智的，使收缩压保持在 150 ~ 200mmHg[214-216]。因为持续的收缩压高于这个水平可能再出血加重 SAH，三高治疗应保留到手术完成。在这个前提，拉贝洛尔是降低高血压的首选药物。

外科治疗

对于颅内出血的妊娠患者，手术是神经外科的决定，同时提供分娩的类型和时间是根据产科因素[177,8,9]。特定病变的神经外科管理在下面的章节中简要讨论。

术前/术中评价和综合管理

如果决定进行神经外科手术干预和计划继续妊娠，对母亲和胎儿术前评估是重要的。评价电解质失衡校正是非常重要的，因为蛛网膜下腔出血后发生代谢紊乱如脑性盐耗综合征和葡萄糖不耐受是常见的。低钾血症和低钙血症发生在 50% ~ 75% 患者[217]。血浆置换和凝血因子应根据需要进行。心脏异常如心律失常主要表现在 50% ~ 80% 动脉瘤破裂后的患者，由于控制心脏电系统[218]的神经受损。SAH 患者的心电图变化比心血管结果更可能体现在随后的不良神经结果中。连续心脏监测监控是必要的，尤其是对于心肌炎、急性心肌梗死，左心室衰竭等严重问题。重大心脏事件是罕见的，动脉瘤修复不应该被延迟，除非有严重的肺水肿心源性休克[218]。

麻醉管理

血管内介入和通过开颅手术血管切除应在全身麻醉下进行。对全身和脑血流动力学的控制是重要的，考虑使用的药物的作用，可能会引起子宫松弛或胎儿窘迫。

血压控制

严格操作控制是母亲和胎儿的关键。低血压减少子宫灌注和母亲的复发脑缺血风险，而急性高血压增加再出血和胎盘早剥的风险。尼卡地平、二氢吡啶类钙通道阻滞剂、瑞芬太尼，一种快速起效和持续时间的合成阿片，是两个主要的对于治疗期急性高血压特别有优势的

药物[218]。

避免胎儿窘迫

足够的母体氧合和左侧子宫位移对于减少动静脉压和防止胎儿窒息很重要。氟烷由于其强大的子宫肌肉放松能力应避免使用。

避免过度换气

第二和第三妊娠期妊娠由于增加每分通气量导致 PCO_2 通常是 28 ~ 32mmHg[219,220]处于呼吸碱中毒。常在神经外科手术诱导中出现的生理性过度换气，可能会导致脑血管对低碳酸血症的迟钝反应。换气过度也可能通过增加子宫动脉血管收缩，导致子宫胎盘功能不全[221]最终导致胎儿缺氧和酸中毒。

SAH 预后

无论妊娠状态，患者由于 CVA 引起的蛛网膜下腔出血有 33% 的机会实现"好结果"[222]。预后根据多种因素包括类型、位置和病变程度而定。改变 Hunt 和 Hess 评分临床 I 和 II 级患者有一个良好的预后，动脉瘤破裂死亡率分别低于 20% 以下和 35%。III 级病变的孕产妇死亡率显著增加超过 60%，IV 级病变[7]患者最高死亡率 95%[7]。

蛛网膜下腔出血：动脉瘤

概　述

未破裂脑动脉瘤临床症状多变，可有或无表现。多数脑动脉瘤无症状（95%），通常是在脑血管造影的时间偶然发现（约 1% 的成年人）或尸检（约 1% ~ 6% 的成年人）[195]。无症状性脑动脉瘤破裂率每年 1% ~ 2%[223,224]。引起动脉瘤破裂的活动包括情绪紧张、举重、咳嗽、性交、排尿、排便。这些活动通过颅内压升高导致脑血流动力学改变。症状性脑动脉瘤最大的危险是每年 6% 破裂率[224]。一旦发生出血，死亡率高。超过 10% 的患者在到达医院之前死亡，40% 到医院的患者在接下来的 30d 内死亡。约 1/3 的幸存者将维持显著持久的神经系统后遗症[195]。影响最终结果的重要

因素，包括在初期患者的状况，是否再出血发生，是否继发性血管痉挛的发展[224]。常染色体显性遗传性多囊肾疾病史的患者动脉瘤的风险增加[225,226]。

管 理

早期的动脉瘤修复术（在破裂后 48～72h）在 Hunt 和 Hess 等级 I 到 III 的病变患者中，与提高长期生存率和更低的发病率相关。I～III 级病变的妊娠或非妊娠患者早期修复的约70%～90%，具有良好的神经功能的恢复与1.7%～8%的低死亡率[227]。早期修复的积极医疗措施（3h 治疗）的进行最大限度地减少了潜在的再出血和血管痉挛。Hunt 和 Hess IV、V 级的手术患者预后差（手术死亡率高）或无法早期外科手术的干预的患者预后也不良。

血管内栓塞治疗

无论是手术夹闭或使用电解可脱弹簧圈栓塞的方法可以提供针对未破裂动脉瘤或破裂动脉瘤的确定性治疗。前者的技术已被证明在非手术治疗中将孕产妇的死亡率从 63% 减少到11%，胎儿死亡从 27% 减少到 5%，虽然数字未调整产妇的临床分级[177,183]。为了避免低血压和低体温可能引起胎盘功能不全，临时开颅夹闭术可能是妊娠期间最好的方法[228]相较于开颅夹闭。血管内栓塞治疗已成为一个有前途的和安全的替代技术，孕产妇和胎儿的结果良好[229-233]。该过程涉及的闭塞装置经血管内输送到动脉瘤或动静脉畸形外。金属线圈被放置在病变处以完成血栓形成和闭塞。最近 2 例妊娠患者成功接受血管内线圈治疗，其中包括 1例患者成功继续阴道分娩[231]。线圈栓塞 1383例，54% 为完全和 90% 为部分栓塞脑动脉瘤，而 3.7% 出现并发症导致永久性的神经功能缺损[233]。在国际蛛网膜下腔出血的血管内栓塞的研究中，线圈栓塞与开颅夹闭术在并发症和死亡上，相对风险降低（22.6%，95% CI8.9%～34.2%）和绝对风险降低（6.9%，95% CI 2.5%～11.3%）[234]。笔者不知道任何数据关于比较手术夹闭和血管内栓塞治疗在妊娠患者的结果。

产科因素

如果胎龄 <26 周出现动脉瘤破裂，基于对病变的临床分期及预后的指导，建议神经外科治疗。如果胎龄 ≥26 周，动脉瘤是根据分娩的情况治疗[179,235]。如果患者没有处于分娩，没有证据表明胎儿受到危害，神经外科的因素优先于产科问题[5]。如果动脉瘤破裂没有处理，有脑梗死，再出血或脑积水危险和分娩发动，建议剖宫产。剖宫产也推荐用于能存活的神经状态不佳（Hunt 和 Hess 分级 IV 或 V 级）的妊娠患者分娩，如果之前有动脉瘤手术或动脉瘤手术后不久分娩，存在症状性脑血管痉挛、脑梗死[5]风险。在患者选择经阴道分娩提前分娩，建议硬膜外麻醉缩短第二产程和减少胎儿下坠时间。如果在分娩过程中发生动脉瘤破裂，患者可能需要剖宫产以降低胎儿暴露于麻醉药物和其他随后的动脉瘤的治疗[5]。如果动脉瘤已经治疗，患者神经系统状态良好，将来就没有阴道分娩的神经外科禁忌证。如果产后动脉瘤破裂，患者将被当作未妊娠治疗[179]。

蛛网膜下腔出血：动静脉畸形（AVM）

概 述

在美国，脑动静脉畸形的患病率估计 1/1000[236]，大约 53% 的动静脉畸形患者会出现出血[5]。未破裂 AVM 第一次出血粗略风险大约是 2%，但第 1 年复发性出血的风险可能为18%，此后的风险不确定[237,238]。长期的粗略每年病死率为 1%～1.5%。在两个系列研究中，AVM 破裂率在妊娠期间从 3.5%[239]到最大的风险在妊娠第二阶段的 9.3%[240]。风险可能延伸到第三妊娠期，风险可能通过血流动力学的应力作用被夸大[241]。

管 理

一个破裂的 AVM 管理遵循类似先前列举对一般蛛网膜下腔出血的管理。虽然 AVM 再出血在妊娠患者初始出血后发生率大约 27%[242]，目前没有一致的妊娠期 AVM 再出血预防指南[9]，修复时机及方式存在争议。1990 年前研究结果表明，产前切除的 AVM 不利于母亲和胎儿，产妇死亡率为 23% ～ 32%，胎儿死亡率为 0 ～ 23%[177]。随后一些外科医生主张手术干预仅仅去除临床上有意义的血肿[177,243]。在这个时候，AVM 治疗的适应证包括患者被认为是高的出血风险、难治性癫痫发作、进行性的神经功能缺损、顽固性头痛[5]。血管内治疗的发展为 AVM 提供了一种替代模式的治疗，这方法可以成功地用于在妊娠患者。开放手术切除及血管内栓塞都是可选的治疗选项，大多数患者将受益于多模式治疗。神经外科医生确定对于一个患者最适当的治疗策略，要考虑其年龄，神经功能状态，病灶的大小和位置，相关的临床危险因素以及病变血管损害特征。尽管放射治疗妊娠女性外的患者成功率高，放射治疗不被认为在妊娠期间有用，因为 AVM 的闭塞可能需要2 ～ 3 年。

除脑静脉血栓形成外的缺血性中风

概　述

妊娠患者在分娩和产褥期可能罹患缺血性卒中而不是中心静脉窦血栓。因为妊娠被认为在某种程度上"高凝"状态，血栓栓塞现象的发生率增高。血栓导致脑梗死理论在妊娠期间和产褥期任何时间造成 CVA。一个遗传性或获得性的血栓形成倾向进一步诱发妊娠女性的这种类型的事件，其中最常见的是抗磷脂抗体综合征，蛋白 C、蛋白 S 和抗凝血酶Ⅲ缺乏症，与凝血因子 V Leiden 突变导致活化蛋白 C 缺乏症。同型半胱氨酸水平升高和突变的凝血酶原基因血栓形成风险增加有关。

症　状

症状无特异性，类似先兆子痫可能导致延迟诊断。正如出血性事件，最常见的症状是头痛。突然或逐渐恶化的局灶性神经功能的缺损、视力改变、癫痫发作是常见的。神经影像检查与 CVT 相似。任何急性血栓性卒中妊娠患者都要行彻底血栓形成倾向的评价。脑电图、超声心动图和(或)颈动脉的多普勒信息可以帮助进一步阐明栓塞事件的原因。重要的是，在考虑和开始溶栓治疗前缺血性脑卒中潜在的原因不需要清楚。

溶栓治疗

妊娠期间 CVA 的罕见的和不可预知性阻止了任何溶栓治疗缺血性脑卒中对照试验的进行。因此，即使有大量最近的与此问题相关的病例报道和病例系列其科学价值必须谨慎解释，因为其主要是传闻。同时，重组组织型纤溶酶原激活剂(rt-PA，阿替普酶)是使用最广泛的治疗非妊娠患者急性缺血性脑卒中的药物。这是 FDA 批准用于此适应证并且，严格遵守由美国国家神经疾病研究所(National Institute of Neurological Disorders，NINDS)颁布的 rt-PA 卒中研究组建议时[244]获得最高成功率。症状性颅内出血的发病率为 11%，相对于根据 NINDS 指南治疗实践的患者只有 4%[245]，那些接受安慰剂的患者相比用 rt-PA 治疗急性缺血性脑卒中患者 3 个月预后更可能最小或没有残疾的。其他公认的利用 rt-PA 治疗包括大面积肺栓塞治疗，心肌梗死和人工心脏瓣膜血栓形成。相对于链激酶、尿激酶等溶栓 rt-PA 已成为首选溶栓剂。这是由于其高纤维蛋白特异性、无抗原性、短的血清半衰期和表现重建再灌注能力[40]。该药物的大分子量可防止运输穿过胎盘，这是在妊娠患者中一个可取的特点。在非妊娠患者，采用 rt-PA 的急性缺血性卒中的溶栓治疗是公认的。在一份涉及 15 个发表研究的 meta 分析中，涉及 2639 例患者，主要并发症为 5.2% 的罕见脑出血[246]。与 rt-PA 的成功经验相反，链激酶治疗缺血性脑卒中的 3 个试验过早停止，因为较差的预后或治疗中死亡[247-250]

rt-PA 拟定应用

FDA 列出 rt-PA 作为一个 C 类药物，其在妊娠或在产后 1 周的使用是没有禁忌。患者必须符合标准才可使用 rt-PA(表 19.4)。对于缺血性脑卒中的药物应该在症状出现的 3h 内给予产妇 0.9mg/kg 的标准计量(最大 90mg)。该剂量的前 10% 静脉注射，后剩余的 90% 在 60min

以一个恒定的速度输液[244]。虽然 rt-PA 通常静脉给予，一些专家主张可用微导管直接进入动脉路径，正如最近报道孕产妇和胎儿有更好预后[251,252]。总的来说，联合静脉内和动脉溶栓治疗已被证明在急性缺血性脑卒中患者中有净效益[251,253]。任何医生考虑 rt-PA 管理应熟悉其使用和遵循美国心脏协会/美国卒中协会的早期指南——缺血性脑卒中的成年人的管理，最近在网站上更新（http：//stroke. ahajournals. org/cgi/reprint/38/5/1655）[254]。

表 19.4 rt-PA 治疗急性缺血性脑卒中的注意事项[270,271]

包含条件

急性缺血性脑卒中的临床诊断导致重大的神经损害

出现临床表现 3h 内开始治疗

患者或家庭应该理解治疗带来的潜在的风险和益处

排除标准

头部 CT

显示出血的证据

显示多部位梗死的证据（低密度灶 >1/3 脑半球）

临床

神经系统的症状，体征不太明显，孤立的，自动消除

即使 CT 报告显示正常神经系统的症状，体征提示蛛网膜下腔出血

神经损伤后的惊厥

显示急性出血和急性创伤（骨折）

持续的血压升高（收缩压 ≥185mmHg，舒张压 ≥110mmHg）或需要降压治疗

病史

任何过去颅内出血的病史

心肌梗死，头部创伤，以前 3 个月内发生脑卒中

前 21d 发生的胃肠和泌尿系统的大出血

14d 前接受过大手术

7d 前在不可压迫的位置行动脉穿刺

实验室检查

血小板计数 <100 000mm

血糖浓度 <50mg/dL（2.7mmol/L）

如果口服抗凝剂以后国际标准化比率 >1.7

如果在前 48h 接受肝素部分凝血活酶时间将会升高

妊娠应用

最新在妊娠期间 rt-PA 溶栓治疗报告包括 28 例，作者用 rt-PA 治疗多种适应证，包括 CVA（$n=10$），人工心瓣膜血栓形成（$n=7$），肺栓塞（$n=7$），深静脉血栓形成（$n=3$），心肌

梗死（$n=1$）[40]。溶栓治疗患者 28 例，成功 25 例，死亡 2 例（7%），但其死亡与 rt-PA 的应用无直接相关，其中 1 例的致命因素是原发疾病，另外 1 例的致命的因素是机械操作导致随后的血管病变。这毫不逊色于在涉及非孕妇患者大型随机 rt-PA 卒中试验 6.1% ~ 6.3% 病死率[255,256]。在存活的 25 例患者的孩子中 6 例死亡（24%），其中 3 例由于产妇终止妊娠，1 例是早产儿相关死亡。因此，只有最多（8%）有潜在的胎儿死亡和 rt-PA 之间因果关系[40]。rt-PA 溶栓并发症在妊娠发生率与涉及非妊娠的大样本随机对照试验患者比较具有可比性。颅内出血，目前在 rt-PA 治疗妊娠患者中没有报告，发生在非孕妇患者中为 10.80% ~ 19.8%[255,256]。自然流产率和死胎（8%）在溶栓治疗后略高于一般人群[257,258]。永久性后遗症在幸存的儿童中没有观察到，截至目前 rt-PA 使用没有相关的上市后报告的致畸作用。

有许多病例报告，尽管没有对照研究表明，rt-PA 溶栓可用于治疗妊娠期急性缺血性卒中，具有明显的安全性。良好的母胎结果和较低的并发症发生率。目前，没有足够的高质量数据来获得妊娠使用指南。但如果缺乏有效的替代品，那么妊娠患者未使用 rt-PA 溶栓治疗可能是不合理的[40]。最近的报告显示，缺血性中风的溶栓治疗明显成了胎儿离开子宫后的一种治疗选择。

妊娠期复发风险

在随后的妊娠期复发性缺血性卒中的风险是很低的。妊娠脑卒中法国研究小组对妊娠合并动脉缺血性卒中（$n=373$）或 CVT（$n=68$）441 例女性随访 5 年[260]。随后的妊娠时间中大约有 50% 的女性接受至少一部分抗血小板治疗。有 CVT 病史的女性在产后期接受肝素，但在妊娠期间没有治疗。在 187 例再次妊娠患者中只有 2 例卒中复发和无 CVT 复发病例。11 例患者在非妊娠期复发 CVA。因此，在妊娠期间复发的绝对风险为 0.5%（95% CI 0.3% ~0.9%），再次妊娠和产褥期上升到 1.8%（95% CI 0.5% ~7.5%）[11,260]。类似的结果报告了 23 例脑卒中病史患者，35 例再次妊娠无 CVA 复发，尽管

只有 11 例患者在再次妊娠接受任何形式的抗凝治疗[261]。然而，血栓形成病史的妊娠患者，存在一些 CVA 复发的风险，如最近一项 20 例血栓形成患者的研究显示 20% 的脑卒中复发率[262]。因此，在未确认的血栓形成情况下，再次妊娠卒中复发的风险是 0 ～ 1% 不应被视为重复妊娠的禁忌[260,261]。

在高危患者中预防缺血性脑卒中复发

目前尚没有关于如何在既往有缺血性卒中病史的妊娠患者中预防血栓用于与降低潜在的复发风险的原因的共识[263]。如果患者有先前的动脉缺血性卒中，但没有高风险的心脏栓塞源，建议低剂量阿司匹林治疗（150mg/d）[11]。大量的研究表明，低剂量的阿司匹林对母亲和胎儿的第二和第三妊娠期是安全在[263-265]。早期使用应权衡患者的风险和利益。在产后期应列入考虑持续的低剂量的阿司匹林。虽然这在产后卒中预防疗效尚未研究，低剂量的阿司匹林被发现在产后或哺乳期使用安全[266,267]。其他抗血小板药物如噻氯匹定、氯吡格雷和双嘧达莫对卒中复发预防尚未报道。

参考文献

[1] Donaldson JO, Lee NS. Arterial and venous stroke associated with pregnancy. Neurol Clin, 1994, 12(3): 583 – 599.

[2] Witlin AG, Friedman SA, Egerman RS, et al. Cerebrovascular disorders complicating pregnancy – beyond eclampsia. Am J Obstet Gynecol, 1997, 176: 139 – 148.

[3] James AH, Bushnell CD, Jamison MG, et al. Incidence and risk factors for stroke in pregnancy and the puerperium. Obstet Gynecol, 2005, 106: 509 – 516.

[4] Kittner SJ, Stern BJ, Wozniak M, et al. Cerebral infarction in young adults: the Baltimore-Washington Cooperative Young Stroke Study. Neurology, 1998, 50: 890 – 894.

[5] Sloan MA, Stern BJ. Cerebrovascular disease in pregnancy. Curr Treatment Options Neurol, 2003, 5: 391 – 407.

[6] Pettiti DB, Sidney S, Quesenberry CP, et al. Incidence of stroke and myocardial infarction in women of reproductive age. Stroke, 1997, 28: 280 – 283.

[7] Mas JL, Lamy C. Stroke in pregnancy and the puerperium. J Neurol, 1998, 245: 305 – 313.

[8] Pathan M, Kittner SJ. Pregnancy and stroke. Curr Neurol Neuroscience Rep, 2003, 3: 27 – 31.

[9] Turan TN, Stern BJ. Stroke in pregnancy. Neurol Clin, 2004, 22: 821 – 840.

[10] Sibai BM, Coppage KH. Diagnosis and management of women with stroke during pregnancy/postpartum. Clin Perinatol,

2004, 31: 853 – 868.

[11] Helms AK, Kittner SJ. Pregnancy and stroke. CNS Spectrums, 2005, 10: 580 – 587.

[12] Hender J, Harris DG, Bu H, et al. Stroke in pregnancy. Brit J Hosp Med, 2006, 67: 129 – 131.

[13] Cantu C, Baringarrementeria F. Cerebral venous thrombosis associated with pregnancy and the puerperium: review of 67 cases. Stroke, 1993, 24: 1880 – 1884.

[14] Grosset DG, Ebrahim S. Stroke in pregnancy and the puerperium: what magnitude of risk? J Neurol Neurosurg Psych, 1995, 58: 129 – 131.

[15] Sharshar T, Lamy C, Mas JL. Incidence and causes of strokes associated with pregnancy and puerperium: a study in public hospitals of Ile de France. Stroke in Pregnancy Study Group. Stroke, 1995, 26: 930 – 936.

[16] Kittner SJ, Stern BJ, Feeser BR, et al. Pregnancy and the risk of stroke. NEJM, 1996, 335: 768 – 774.

[17] Lanska DJ, Kryscio RJ. Peripartum stroke and intracranial venous thrombosis in the national Hospital Discharge Hospital Survey. Obstet Gynecol, 1997, 89: 413 – 418.

[18] Lanska DJ, Kryscio RJ. Stroke and intracranial venous thrombosis during pregnancy and puerperium. Neurology, 1998, 51: 1622 – 1628.

[19] Lanska DJ, Kryscio RJ. Risk factors for peripartum and postpartum stroke and intracranial venous thrombosis. Stroke, 2000, 31: 1274 – 1282.

[20] Witlin AG, Mattar F, Sibai BM. Postpartum stroke: a twenty-year experience. Am J Obstet Gynecol, 2000, 183: 83 – 88.

[21] Quereshi AI, Giles WH, Croft JB, et al. Number of pregnancies and risk for stroke and stroke subtypes. Arch Neurol, 1997, 54: 203 – 206.

[22] Jaigobin C, Silver FL. Stroke and pregnancy. Stroke, 2000, 31: 2948 – 2951.

[23] Dias MS, Sekhar LN. Intracranial hemorrhage from aneurysms and arteriovenous malformations during pregnancy and the puerperium. Neurosurgery, 1990, 27: 855 – 866.

[24] Trivedi RA, Kirkpatrick PJ. Arteriovenous malformations of the cerebral circulation that rupture in pregnancy. J Obstet Gynaecol, 2003, 23(5): 484 – 489.

[25] Bateman BT, Schumacher HC, Bushnell CD, et al. Intracerebral hemorrhage in pregnancy. Neurology, 2006, 67: 424 – 429.

[26] Skidmore FM, Williams LS, Fradkin KD, et al. Presentation, etiology, and outcome of stroke in pregnancy and puerperium. J Stroke Cerebrovasc Dis, 2001, 10: 1 – 10.

[27] Sadasivan B, Malik GM, Lee C, et al. Vascular malformations and pregnancy. Surg Neurol, 1990, 33: 305 – 313.

[28] Liang CC, Chang SD, Lai SL, et al. Stroke complicating pregnancy and the puerperium. Eur J Neurol, 2005, 13: 1256 – 1260.

[29] Awada A, Al Rajeh S, Duarte R, et al. Stroke and pregnancy. Internat J Gynecol Obstet, 1995, 48: 157 – 161.

[30] Bashiri A, Lazer T, Burstein E, et al. Maternal and neonatal otucome following cerebrovascular accidents during pregnancy. J Maternal-Fetal Neonatal Med, 2007, 20(3): 241 – 247.

[31] Simolke GA, Cox SM, Cunningham FG. Cerebrovascular accidents complicating pregnancy and the puerperium. Obstet Gynecol, 1991, 78: 37 – 42.

[32] Jeng JS, Tang SC, Yip PK. Stroke in women of reproductive age: comparison between stroke related and unrelated to pregnancy. J Neurol Sci, 2004, 221: 25 – 29.

[33] Jeng JS, Tang SC, Yip PK. Incidence and etiologies of stroke during pregnancy and puerperium as evidenced in Taiwanese women. Cerebrovascular Dis, 2004, 18: 290 – 295.

[34] Wiebers DO. Ischaemic cerebrovascular complications of preg-

nancy. Arch Neurol, 1985, 24: 1106 – 1113.

[35] Ros HS, Lichtenstein P, Bellocco R, et al. Pulmonary embolism and stroke in relation to pregnancy: how can high-risk women be identified? Am J Obstet Gynecol, 2002, 186: 198 – 203.

[36] Schwartz RB. Neuroradiographic imaging: techniques and safety considerations. Adv Neurol, 2002, 90: 1 – 8.

[37] ACOG Committee Opinion Number 299: Guidelines for diagnostic imaging during pregnancy. September, 2004.

[38] Garel C, Brisse H, Sebag G, et al. Magnetic resonance imaging of the fetus. Pediatr Radiol, 1998, 28: 201 – 211.

[39] Gilberti L, Bino G, Tanganelli P. Pregnancy, patient foramen ovale and stroke: a case of pseudoperipheral facial palsy. Neurol Sci, 2005, 26: 43 – 45.

[40] Leonhardt G, Gaul C, Nietsch HH, et al. Thrombolytic therapy in pregnancy. J Thromb Thrombolysis, 2006, 21: 271 – 276.

[41] Wiese KM, Talkad A, Mathews M, et al. Intravenous recombinant tissue plasminogen activator in a pregnant woman with cardioembolic stroke. Stroke, 2006, 37: 168 – 169.

[42] Johnson DM, Kramer DC, Cohen E, et al. Thrombolytic therapy for acute stroke in late pregnancy with intra-arterial recombinant tissue plasminogen activator. Stroke, 2005, 36: 53 – 55.

[43] Belfort MA, Allen J, Saade G, et al. Changes inflow velocity, resistance indices, and cerebral perfusion pressure in the maternal middle cerebral artery distribution during normal pregnancy. Acta Obstet Gynecol Scand, 2001, 80: 104 – 112.

[44] Zeeman GG, Hatab MR, Twickler DM. Increased cerebral blood flow in preeclampsia with magnetic resonance imaging. Am J Obstet Gynecol, 2004, 191: 1425 – 1429.

[45] Belfort MA, Varner MW, Dizon-Townson DS, et al. Cerebral perfusion pressure, and not cerebral bloodflow, may be the critical determinant of intracranial injury in preeclampsia: a new hypothesis. Am J Obstet Gynecol, 2002, 187: 626 – 634.

[46] Belfort MA, Clark SL, Sibai B. Cerebral hemodynamics in pre-eclampsia: cerebral perfusion and the rationale for an alternative to magnesium sulfate. Obstet Gynecol Surv, 2006, 61: 655 – 665.

[47] Kontos HA Validity of cerebral arterial bloodflow calculations from velocity measurements. Stroke, 1989, 20: 1 – 3.

[48] Cipolla MJ. Cerebrovascular function in pregnancy and eclampsia. Hypertension, 2007, 50: 14 – 24.

[49] Strandgaard S, Paulson OB. Cerebral autoregulation. Stroke, 1984, 15: 413 – 416.

[50] Chester EM, Agamanolis DP, Banker BQ, et al. Hypertensive encephalopathy: a clinicopathologic study of 20 cases. Neurol, 1977, 28: 928 – 939.

[51] Schwartz RB, Jones KM, Kalina P, et al. Hypertensive encephalopathy: findings on CT, MR imaging, and SPECT imaging in 14 cases. Am J Radiol, 1992, 159: 379 – 383.

[52] Kestenbaum B, Seliger SL, Easterling TR, et al. Cardiovascular and thromboembolic events following hypertensive pregnancy. Am J Kidney Dis, 2003, 42: 982 – 989.

[53] Wilson BJ, Watson MS, Prescott GJ, et al. Hypertensive diseases of pregnancy and risk of hypertension and stroke in later life: results from cohort study. Brit Med J, 2003, 326: 845 – 851.

[54] Brown DW, Dueker N, Jamieson DJ, et al. Preeclampsia and the risk of ischemic stroke among young women: results from the Stroke Prevention in Young Women Study. Stroke, 2006, 37: 1055 – 1059.

[55] Ness RB, Markovic N, Bass D, et al. Family history of hypertension, heart disease, and stroke among women who develop hypertension in pregnancy. Obstet Gynecol, 2003, 102: 1366 – 1371.

[56] Okanloma KA, Moodley J. Neurological complications associated with the preeclampsia/eclampsia syndrome. Int J Gynaecol Obstet, 2000, 71: 223 – 225.

[57] Moodley J. Preeclampsia/eclampsia syndrome. S Afr J Contin Med Educ, 1997, 15: 31 – 41.

[58] Isler CM, Rinehart BK, Terrone DA, et al. Maternal mortality associated with HELLP (hemolysis, elevated liver enzymes, and low platelets) syndrome. Am J Obstet Gynecol, 1999, 181: 924 – 928.

[59] Angulo-Vazquez J. Mortalidad maternal en el Hospital de Gineco-Obstetrica del Centro Medico Nacional de Occidente: Revision de 12 anos. Ginecol Obstet Mex, 1999, 67: 419 – 424.

[60] Argueta Zuniga M. Sincrome HELLP. Siete anos de experience en al Instituto Nacional de Perinatologia. Ginecol Obstet Mex, 1995, 63: 217 – 221.

[61] Martin JN Jr, Thigpen BD, Moore RC, et al. Stroke and severe preeclampsia and eclampsia: a paradigm shift focusing on systolic blood pressure. Obstet Gynecol, 2005, 105: 246 – 254.

[62] Cunningham FG. Severe preeclampsia and eclampsia: systolic hypertension is also important. Obstet Gynecol, 2005, 105 (2): 237 – 238.

[63] Report of the National High Blood Pressure Education Program Working Group on High Blood Pressure in Pregnancy. Am J Obstet Gynecol, 2000, 183: S1-S22.

[64] Belfort MA, Varner MW, Dizon-Townson DS, et al. Cerebral perfusion pressure, and not cerebral bloodflow, may be the critical determinant of intracranial injury in preeclampsia: a new hypothesis. Am J Obstet Gynecol, 2002, 187: 626 – 634.

[65] Riskin-Mashiah S, Belfort MA, Saade GR, et al. Cerebrovascular reactivity in normal pregnancy and preeclampsia. Obstet Gynecol, 2001, 98: 827 – 832.

[66] Brackley KJ, Ramsay MM, Pipkin FB, et al. The maternal cerebral circulation in preeclampsia: investigations using Laplace transform analysis of Doppler waveforms. Brit J Obstet Gynaecol, 2000, 107: 492 – 500.

[67] Belfort MA, Saade GR, Grunewald C, et al. Association of cerebral perfusion pressure with headache in women with preeclampsia. BJOG, 1999, 106: 814 – 821.

[68] Demarin V, Rundek T, Hodek B. Maternal cerebral circulation in normal and abnormal pregnancies. Acta Obstet Gyn Scand, 1997, 76: 619 – 624.

[69] Ohno Y, Kawai M, Wakahara Y, et al. Transcranial assessment of maternal cerebral bloodflow velocity in patients with preeclampsia. Acta Obstet Gynecol Scand, 1997, 76: 928 – 932.

[70] Riskin-Mashiah S, Belfort MA, Saade GF, et al. Transcranial Doppler measurement of cerebral velocity indices as a predictor of preeclampsia. Am J Obstet Gynecol, 2002, 187: 1667 – 1672.

[71] Riskin-Mashiah S, Belfort MA Cerebrovascular hemodynamics in chronic hypertensive pregnant women who later develop superimposed preeclampsia. J Soc Gynecol Investig, 2005, 12: 28 – 32.

[72] Williams KP, McLean C. Peripartum changes in maternal cerebral bloodflow velocity in normotensive and preeclamptic patients. Obstet Gynecol, 1993, 82: 334 – 337.

[73] Vliegen JHR, Muskens E, Keunen RWM, et al. Abnormal cerebral hemodynamics in pregnancy-related hypertensive encephalopathy. Eur J Ob Gyn Reprod Biol, 1993, 49: 198 – 200.

[74] Giannina G, Belfort MA, Cruz AL, et al. Persistent cerebrovascular changes in postpartum preeclamptic women: a Doppler evaluation. Am J Obstet Gynecol, 1997, 177:

1213 – 1218.

[75] Belfort MA, Grunewald C, Saade GR, et al. Preeclampsia may cause both overperfusion and underperfusion of the brain: a cerebral perfusion model. Acta Obstet Gynecol Scand, 1999, 78: 586 – 591.

[76] Zunker P, Happe S, Georgiadis AL, et al. Maternal cerebral hemodynamics in pregnancy-related hypertension. A prospective transcranial Doppler study. Ultr Obstet Gynecol, 2000, 16: 179 – 187.

[77] Williams KP, Wilson S. Persistence of cerebral hemodynamic changes in patients with eclampsia: a report of three cases. Am J Obstet Gynecol, 1999, 181: 1162 – 1165.

[78] Cipolla MJ, Delance N, Vitullo L. Pregnancy prevents hypertensive remodeling of cerebral arteries: a potential role in the development of eclampsia. Hypertension, 2006, 47: 619 – 626.

[79] Cipolla MJ, Vitullo L, DeLance N, et al. The cerebral endothelium during pregnancy: a potential role in the development of eclampsia. Endothelium, 2005, 12: 5 – 9.

[80] Oehm E, Reinhard M, Keck C, et al. Impaired dynamic cerebral autoregulation in eclampsia. Ultrasound Obstet Gynecol, 2003, 22(4): 395 – 398.

[81] Zunker P, Golombeck K, Brossmann J, et al. Postpartum cerebral angiopathy: repetitive TCD, MRI, MRA and EEG examinations. Neurol Res, 2002, 24: 570 – 572.

[82] Knopp U, Kehler U, Rickmann H, et al. Cerebral haemodynamic pathologies in HELLP syndrome. Clin Neurol Neurosurg, 2003, 105: 256 – 261.

[83] Feske SK, Sperling RA, Schwartz RB. Extensive reversible brain magnetic resonance lesions in a patient with HELLP syndrome. J Neuroimag, 1997, 7: 247 – 250.

[84] Imaizumi H, Nara S, Kaneko M, et al. Magnetic resonance evaluation of brainstem dysfunction in eclampsia and the HELLP syndrome. J Emer Med, 1995, 13: 191 – 194.

[85] Marano E, Scuteri N, Vacca G, et al. HELLP syndrome with reversible posterior leukoencephalopathy. Neurol Sci, 2003, 24: 82 – 84.

[86] Fujiwara Y, Higaki H, Yamada T, et al. Two cases of reversible posterior leukoencephalopathy syndrome, one with and the other without pre-eclampsia. J Obstet Gynaecol, 2005, 31: 520 – 526.

[87] Bartynski WS, Sanghvi A. Neuroimaging of delayed eclampsia: report of 3 cases and review of the literature. J Comput Assist Tomogr, 2003, 27: 699 – 713.

[88] Gliemroth J, Knopp U, Kehler JU, et al. HELLP syndrome with haemoglobin vasospasm. J Clin Neurosci, 2000, 7: 59 – 62.

[89] Altamara C, Vasapollo B, Tibuzzi F, et al. Postpartum cerebellar infarction and haemolysis, elevated liver enzymes, low platelet (HELLP) syndrome. Neurol Sci, 2005, 26: 40 – 42.

[90] Ziedman LA, Videnovic A, Bernstein LP, et al. Lethal pontine hemorrhage in postpartum syndrome of hemolysis, elevated liver enzyme levels, and low platelet count. Arch Neurol, 2005, 62: 1150 – 1153.

[91] Hashiguchi K, Inamura T, Irita K, et al. Late occurrence of diffuse cerebral swelling after intra-cranial hemorrhage in a patient with the HELLP syndrome. Neurol Med Chir, 2001, 41: 144 – 148.

[92] Osmanagaoglu MA, Dinc G, Osmanagaoglu S, et al. Comparison of cerebral magnetic resonance and electroencephalogram findings in preeclamptic and eclamptic women. Austr NZJ Obstet Gynaecol, 2005, 45: 384 – 390.

[93] Ezri T, Abouleish E, Lee C, et al. Intracranial subdural hematoma following dural puncture in a parturient with HELLP syndrome. Can J Anesth, 2002, 49: 820 – 823.

[94] Shah AK. Non-aneurysmal primary subarachnoid hemorrhage inpregnancy-induced hypertension and eclampsia. Neurology, 2003, 61: 117 – 120.

[95] Giannina G, Smith D, Belfort MA, et al. Atraumatic subdural hematoma associated with preeclampsia. J Mat Fetal Med, 1997, 6: 93 – 95.

[96] Housni B, Bayad R, Cherkab R, et al. Brainstem ischemia and preeclampsia. Hyperten Pregnancy, 2004, 23: 269 – 273.

[97] Norwitz ER, Hsu CD, Repke JT. Acute complications of preeclampsia. Clin Obstet Gynecol, 2002, 45: 308 – 329.

[98] Do DV, Rismondo V, Nguyen QD. Reversible cortical blindness in preeclampsia. Am J Ophthal, 2002, 134: 916 – 918.

[99] Apollon KM, Robinson JN, Schwartz RB, et al. Cortical blindness in severe preeclampsia: computed tomography, magnetic resonance imaging, and single photon emission computed tomography findings. Obstet Gynecol, 2000, 95: 1017 – 1019.

[100] Moseman CP, Shelton S. Permanent blindness as a complication of pregnancy-induced hypertension. Obstet Gynecol, 2002, 100: 943 – 945.

[101] Naidu S, Payne AJ, Moodley J, et al. Randomized study assessing the effect of phenytoin and magnesium sulphate on maternal cerebral circulation in eclampsia using transcranial Doppler ultrasound. BJOG, 1996, 103: 111 – 116.

[102] Belfort MA, Saade GR, Yared M, et al. Change in estimated cerebral perfusion pressure after treatment with nimodipine or magnesium sulfate in patients with pre-eclampsia. Am J Obstet Gynecol, 1999, 181: 402 – 407.

[103] Van Zwieten PA. An overview of the pharmacodynamic properties and therapeutic potential of combined alpha-and beta-adrenoceptor antagonists. Drugs, 1993, 45: 509 – 517.

[104] Blakeley AG, Summers RJ. The pharmacology of labetalol, an alpha and beta-adrenoreceptor blocking agent. Gen Pharmacol, 1978, 9: 399 – 402.

[105] ACOG Practice Bulletin Number 33: Diagnosis and management of preeclampsia and eclampsia. January, 2002.

[106] Ascarelli MH, Johnson V, McCreary H, et al. Postpartum preeclampsia management with furosemide: a randomized clinical trial. Obstet Gynecol, 2005, 105(1): 29 – 33.

[107] Carr DB, Bavrila D, Brateng D, et al. Maternal hemodynamic changes associated with furosemide treatment. Hypertens Pregnancy, 2007, 26(2): 173 – 178.

[108] Martin JN Jr, Rose CH, Briery CM. Understanding and managing HELLP syndrome: the integral role of aggressive glucocorticoids for mother and child. Am J Obstet Gynecol, 2006, 195: 914 – 934.

[109] Williams KP, Wilson S. Maternal middle cerebral artery velocity changes in HELLP syndrome versus preeclampsia. Ultrasound Obstet Gynecol, 1998, 11: 195 – 198.

[110] Stam J. Thrombosis of the cerebral veins and sinuses. NEJM, 2005, 352: 1791 – 1798.

[111] Cantu C, Barinagarrementeria F. Cerebral venous thrombosis associated with pregnancy and the puerperium: review of 67 cases. Stroke, 1993, 24: 1880 – 1884.

[112] Fink JN, McAuley DL. Cerebral venous sinus thrombosis: a diagnostic challenge. Int Med J, 2001, 31: 384 – 390.

[113] Sagduyu A, Sirin H, Mulayim S, et al. Cerebral cortical and deep venous thrombosis without sinus thrombosis: clinical MRI correlates. Acta Neurol Scand, 2006, 114: 254 – 260.

[114] Panagariya A, Maru A. Cerebral venous thrombosis in pregnancy and puerperiuma – aprospective study. J Assoc Physicians India, 1997, 45: 857 – 859.

[115] Appenzeller S, Zeller CB, Annichino-Bizzachi JM, et al. Cerebral venous thrombosis: influence of risk factors and imaging findings on prognosis. Clin Neurol Neurosurg, 2005,

107：371 - 378.

[116] Martin SR, Foley MR. Approach to the pregnant patient with headache. Clin Obstet Gynecol, 2005, 48：2 - 11.

[117] Nazziola E. Dural sinus thrombosis presenting three months postpartum. Ann Emerg Med, 2003, 42：592 - 595.

[118] Meniere P. Observations et reflexious sur l'hemorrhagie cerebrale consideree. Pendant la prossesse pendant et après l'accouchement. Arch Gen Med, 1828, 16：489.

[119] Abercrombie J. Pathological and Practical Researches on Diseases of the Brain and Spinal Cord. Edinburgh, 1812, 83.

[120] Symonds CP. Cerebral thrombophlebitis. Brit Med J, 1940, 2：348.

[121] Martin JP, Sheehan HL. Primary thrombosis of cerebral veins following childbirth. Brit Med J, 1941, 1：349.

[122] Martin JP. Thrombosis in the superior longitudinal sinus following childbirth. Brit Med J, 1941, 2：537.

[123] Stansfield FR. Puerperal cerebral thrombophlebitis treated by heparin. Brit Med J, 1942, 1：436.

[124] Bansal BC, Gupta RR, Prakash C. Stroke during pregnancy and puerperium in young females below the age of 40 years as a result of cerebral venous/venous sinus thrombosis. Jap Heart J, 1980, 21：171 - 183.

[125] Srinivasan K. Cerebral venous and arterial thrombosis in pregnancy and puerperium：a study of 135 patients. Angiology J Vasc Dis, 1983, 34：731 - 746.

[126] Bousser MG, Russell RR. Cerebral Venous Thrombosis. London：Saunders, 1997.

[127] Bousser MG, Barnett HJM. Cerebral venous thrombosis // Barnett HJM, Mohr JP, Stein BM, et al. Stroke：Pathophysiology, Diagnosis and Management. 3rd ed. New York：Churchill Livingstone, 1997, 623 - 647.

[128] Soleau SW, Schmidt R, Stevens S, et al. Extensive experience with dural sinus thrombosis. Neurosurg, 2003, 52：542 - 544.

[129] Wilterdink JL, Easton JD. Cerebral ischemia // Devinsky O, Feldmann E, Hainline B. Neurological complications of pregnancy. New York：Raven Press, 1994, 1 - 11.

[130] Cakmak S, Derex L, Betruyer M, et al. Cerebral venous thrombosis：clinical outcome and systematic screening of prothrombotic factors. Neurol, 2003, 60：1175 - 1178.

[131] Kapessidou Y, Vokaer M, Laureys M, et al. Case report：cerebral vein thrombosis after subarachnoid analgesia for labour. Can J Anesth, 2006, 53：1015 - 1019.

[132] Ferro JM, Canhao P, Stam J, et al. Prognosis of cerebral vein and dural sinus thrombosis：results of the International Study on Cerebral Vein and Dural Sinus Thrombosis (ISCVT). Stroke, 2004, 35：664 - 670.

[133] Kothare SV, Ebb DH, Rosenberger PB, et al. Acute confusion and mutism as a presentation of thalamic strokes secondary to deep cerebral venous thrombosis. J Child Neurol, 1998, 13：300 - 303.

[134] Lafitte F, Boukobza M, Guichard JP, et al. MRI and MRA for diagnosis and follow-up of cerebral venous thrombosis (CVT). Clin Radiol, 1997, 52：672 - 679.

[135] Dormont D, Anxionnat R, Evrard S, et al. MRI in cerebral venous thrombosis. J Neuroradiol, 1994, 21：81 - 99.

[136] Curmurciuc R, Crassard I, Sarov M, et al. Headache as the only neurological sign of cerebral venous thrombosis：A series of 17 cases. J Neurol Neurosurg Psych, 2005, 76：1084 - 1087.

[137] Einhaupl KM, Villringer A, Meister W, et al. Heparin treatment in sinus venous thrombosis. Lancet, 1991, 338：597 - 600. (Erratum, Lancet, 1991, 338：958.)

[138] De Bruijn SF, Stam J. Randomized, placebo-controlled trial of anticoagulant treatment with low-molecular-weight heparin for cerebral sinus thrombosis. Stroke, 1999, 30：484 - 488.

[139] Nagaraja D, Rao BSS, Taly AB, Subhash MN. Randomized controlled trial of heparin in puerperal cerebral venous/sinus thrombosis. Nimhans J, 1995, 13：111 - 115.

[140] Ferro JM, Canhao P, Stam J, et al. Prognosis of cerebral vein and dural sinus thrombosis：results of the International Study on Cerebral Vein and Dural Sinus Thrombosis (ISCVT). Stroke, 2004, 35：664 - 670.

[141] Diaz JM, Schiffman JS, Urban ES, et al. Superior sagittal sinus thrombosis and pulmonary embolism：a syndrome rediscovered. Acta Neurol Scand, 1992, 86：390 - 396.

[142] Cole B, Criddle LM. A case of postpartum cerebral venous thrombosis. J Neurosc Nurs, 2006, 38：350 - 353.

[143] Baker MD, Opatowsky MJ, Wilson JA, et al. Rheolytic catheter and thrombolysis of dural venous sinus thrombosis：a case series. Neurosurg, 2001, 48：487 - 493.

[144] Johnson DM, Kramer DC, Cohen E, et al. Thrombolytic therapy for acute stroke in late pregnancy with intra-arterial recombinant tissue plasminogen activator. Stroke, 2005, 36：e53-e55.

[145] Murugappan A, Coplin WM, Al-Sadat AN, et al. Thrombolytic therapy of acute ischemic stroke during pregnancy. Neurol, 2006, 66：768 - 770.

[146] Shaltoni HM, Albright KC, Gonzales NR, et al. Is intraarterial thrombolysis safe after full-dose intravenous recombinant tissue plasminogen activator for acute ischemic stroke? Stroke, 2007, 38：80 - 84.

[147] Van der Stege JG, Engelen MJA, van Eyck J. Uncomplicated pregnancy and puerperium after puerperal CVT. Eur J Ob Gyn Reprod Biol, 1997, 71：99 - 100.

[148] Ursell MR, Marras CL, Farb R, et al. Recurrent intracranial hemorrhage due to postpartum cerebral angiopathy：implications for management. Stroke, 1998, 29：1995 - 1998.

[149] Al-Sous W, Bohlega S, Al-Kawi Z, et al. Postpartum cerebral angiopathy：a rare cerebrovascular complication. Eur J Neurol, 1998, 5：411 - 416.

[150] Hinchey J, Chaves C, Appignani B, et al. A reversible posterior leukoencephalopathy syndrome. NEJM, 1996, 334：494 - 500.

[151] Servillo G, Striano P, Striano S, et al. Posterior reversible encephalopathy syndrome (PRES) in critically ill obstetric patients. Int Care Med, 2003, 29：2323 - 2326.

[152] Konstantinopoulos PA, Mousa S, Khairallah R, et al. Postpartum cerebral angiopathy：an important diagnostic consideration in the postpartum period. Am J Obstet Gynecol, 2004, 191：375 - 377.

[153] Call GK, Fleming MC, Sealfon S, et al. Reversible cerebral segmental vasoconstriction. Stroke, 1988, 19：1159 - 1170.

[154] Singhal AB, Koroshetz W, Caplan LR. Cerebral vasoconstriction syndromes // Bogousslavsky J, Caplan RL. Uncommon Causes of Stroke. Cambridge (UK)：Cambridge University Press, 2001：114 - 123.

[155] Neudecker S, Stock K, Krasnianski M. Call-Fleming postpartum angiopathy in the puerperium：a reversible cerebral vasoconstriction syndrome. Obstet Gynecol, 2006, 107：446 - 449.

[156] Calabrese LH, Furlan AJ, Gragg LA, et al. Primary angiitis of the central nervous system：diagnostic criteria and clinical approach. Cleve Clin J Med, 1992, 59：293 - 306.

[157] Varner MW. Cerebral vasculopathies masquerading as eclampsia. Obstet Gynecol, 2006, 107：437 - 438.

[158] Belogolovkin V, Levine SR, Fields MC, et al. Postpartum eclampsia complicated by reversible cerebral herniation. Obstet Gynecol, 2006, 107：442 - 445.

［159］Geocadin RG, Razumovsky AY, Wityk RJ, et al. Intracerebral hemorrhage and postpartum cerebral vasculopathy. J Neurol Sci, 2002, 205：29 – 34.

［160］Fett JD. Peripartum cardiomyopathy：Insights from Haiti regarding a disease of unknown etiology. Minn Med, 2002, 85：46 – 48.

［161］Ford RF, Barton JR, O'Brien JM, et al. Demographics, management and outcome of peripartum cardiomyopathy in a community hospital. Am J Obstet Gynecol, 2000, 182：1036 – 1038.

［162］Kozelj M, Novak-Antolic Z, Grad A, et al. Patent foramen ovale as a potential cause of paradoxical embolism in the postpartum period. Eur J Obstet Gynecol Repro Biol, 1999, 84：55 – 57.

［163］Giberti L, Bino G, Tanganelli P. Pregnancy, patient foramen ovale and stroke：a case of pseudoperipheral facial palsy. Neurol Sci, 2005, 26：43 – 45.

［164］Szydelko M, Kwolek A, Majka M. Stroke in young woman in the first day after delivery. Wiad Lek, 2006, 59：280 – 284.

［165］Fox MW, Harms RW, Davis DH. Selected neurologic complications of pregnancy. Mayo Clin Proc, 1990, 65：1595 – 1618.

［166］Momma F, Beck H, Miyamoto T, et al. Intracranial aneurysm due to metastatic choriocarcinoma. Surg Neurol, 1986, 25：74 – 76.

［167］Gurwitt LJ, Ling JM, Clark RE. Cerebral metastatic choriocarcinoma：a postpartum cause of stroke. Obstet Gynecol, 1975, 45：583 – 588.

［168］Komeichi T, Igarashi K, Takigami M, et al. A case of metastatic choriocarcinoma associated with cerebral thrombosis and aneuysmal formation. No Shinkei Geka, 1996, 24：463 – 467.

［169］Tuffnell DJ. Amniotic fiuid embolism. Curr Opin Obstet Gynecol, 2003, 15：119 – 122.

［170］Muth CM, Shank ES. Primary Care：Gas Embolism. NEJM, 2000, 342：476 – 482.

［171］Numaguchi Y, Gonzalez CF, Davis PC, et al. Moyamoya disease in the United States. Clin Neurol Neurosurg, 1997, 99：S26-S30.

［172］Komiyama M, Yasui T, Kitano S, et al. Moyamoya disease and pregnancy：case report and review of the literature. Neurosurg, 1998, 43：360 – 369.

［173］Williams DL, Martin IL, Gully RM. Intracerebral hemorrhage and Moyamoya disease in pregnancy. Can J Anesth, 2000, 47：996 – 1000.

［174］Nakai Y, Hyodo A, Yanaka K, et al. Fatal cerebral infarction after intraventricular hemorrhage in a pregnant patient with moyamoya disease. J Clin Neurosci, 2002, 9：456 – 458.

［175］Caplan LR. TIAs – we need to return to the question What is wrong with Mr Jones（editorial）. Neurology, 1988, 38：791.

［176］Kase CS, Caplan LR. Intracerebral hemorrhage. Boston：Butterworth-Heinemann, 1996.

［177］Dias M, Sekhar L. Intracranial hemorrhage from aneurysms and arteriovenous malformations during pregnancy and the puerperium. Neurosurg, 1990, 27：855 – 865.

［178］Redekop G, TerBrugge K, Montanera W, et al. Arterial aneurysms associated with cerebral arteriovenous malformations：classification, incidence, and risk of hemorrhage. J Neurosurg, 1998, 89：539 – 546.

［179］Stoodley MA, Macdonald RL, Weir BKA. Pregnancy and intracranial aneurysms. Neurosurg Clin N Am, 1998, 9：549 – 556.

［180］Cannell DE, Botterell EH. Subarachnid hemorrhage and pregnancy. Am J Obstet Gynecol, 1956, 72：844.

［181］Pedowitz P, Perrell A. Aneurysm complicated by pregnancy. Am J Obstet Gynecol, 1957, 73：736.

［182］Amias AG. Cerebral vascular disease in pregnancy. I. Haemorrhage. J Obstet Gynaecol Br Commonw, 1970, 77：100 – 120.

［183］Dias M. Neurovascular emergencies in pregnancy. Clin Obstet Gynecol, 1994, 37：337 – 354.

［184］Wilterdink JL, Feldmann E. Cerebral hemorrhage // Devinsky O, Feldman E, Hainline B. Neurological Complications of Pregnancy. New York：Raven, 1994：13.

［185］Reichman OH, Karlman RL. Berry aneurysm. Surg Clin North Am, 1995, 75：115 – 121.

［186］Copelan EL, Mabon RF. Spontaneous intracranial bleeding in pregnancy. Obstet Gynecol, 1962, 20：373.

［187］Robinson JL, Hall CJ, Sedzimir CB. Subarachnoid hemo-rrhage in pregnancy. J Neurosurg, 1972, 36：27 – 33.

［188］Robinson JL, Hall CS, Sedzimir CB. Arteriovenous malformations, aneurysms, and pregnancy. J Neurosurg, 1974, 41：63 – 70.

［189］Wiebers D, Whisnant J. The incidence of stroke among pregnant women in Rochester, Minn. 1955 through 1979. JAMA, 1985, 254：3055 – 3057.

［190］Wiebers DO. Subarachnoid hemorrhage in pregnancy. Semin Neurol, 1988, 8：226 – 229.

［191］Forster DMC, Kunkler IH, Hartland P. Risk of cerebral bleeding from arteriovenous malformations in pregnancy：the Sheffield experience. Stereotacct Funct Neurosurg, 1993, 61（Suppl 1）：20 – 22.

［192］Hunt HB, Schifrin BS, Suzuki K. Ruptured berry aneurysms and pregnancy. Obstet Gynecol, 1974, 43：827 – 837.

［193］Williams KP, Wilson S. Maternal middle cerebral artery velocity changes in HELLP syndrome versus preeclampsia. Ultrasound Obstet Gynecol, 1998, 11：195 – 198.

［194］Williams KP, Wilson S. Persistence of cerebral hemodynamic changes in patients with eclampsia：a report of three cases. Am J Obstet Gynecol, 1999, 181：1162 – 1165.

［195］Schievink W. Intracranial aneurysms. N Engl J Med, 1997, 336：28 – 40.

［196］Hunt WE, Hess RM. Surgical risk as related to time of intervention in the repair of intracranial aneurysms. J Neurosurg, 1968, 28：14 – 20.

［197］van Gijn J, Bromberg JEC, Lindsay KW, et al. Definition of initial grading, specific events, and overall outcome in patients with aneurismal subarachnoid hemorrhage. Stroke, 1994, 25：1623 – 1627.

［198］van Gijn J, van Dongen KJ. The time course of aneurysmal haemorrhage on computed tomograms. Neuroradiology, 1982, 23：153 – 156.

［199］Gianotta SL, Daniels J, Golde SH, et al. Ruptured intracranial aneurysms during pregnancy：a report of four cases. J Reprod Med, 1986, 31：139 – 147.

［200］Kidwell CS, Chalela JA, Saver JL, et al. Comparison of MRI and CT for detection of acute intracerebral hemorrhage. JAMA, 2004, 20；292：1823 – 1830.

［201］Singer RJ, Ogilvy CS, Rordorf G. Treatment of aneurysmal subarachnoid hemorrhage. Up To Date, 2006, ver 15. 1.

［202］Broderick J, Connolly S, Feldmann E, et al. Guidelines for the Management of Spontaneous Intracerebral Hemorrhage in Adults：2007 Update：A Guideline From the American Heart Association/American Stroke Association Stroke Council, High Blood Pressure Research Council, and the Quality of Care and Outcomes in Research Interdisciplinary Working Group：The American Academy of Neurology affirms the value of this guideline as an educational tool for neurologists. Stroke, 2007, 38: 2001 - 2023.

[203] Allen GS, Ahn HS, Preziosi TJ, et al. Cerebral arterial spasm: a controlled trial of nimodipine on patienst with subarachnoid hemorrhage. N Engl J Med, 1983, 308: 619 - 624.

[204] Al-Yamany M, Wallace MC. Management of cerebral vaso-spasm on patients with aneurysmal subarachnoid hemorrhage. Intensive Care Med, 1999, 25: 1463 - 1466.

[205] Treggiari-Venzi MM, Suter PM, Romand JA. Review of medical prevention of vasospasm after aneurysmal subarach-noid hemorrhage: a problem of neurointensive care. Neuro-surgery, 2001, 48: 249 - 261.

[206] Feigin VL, Rinkel GJ, Algra A. Calcium antagonists in pa-tients with aneurysmal subarachnoid hemorrhage: a systema-tic review. Neurology, 1998, 50: 876.

[207] Belfort MA, Saade GR, Moise KJ Jr. et al. Nimodipine in the management of preeclampsia: maternal and fetal effects. Am J Obstet Gynecol, 1994, 171: 417 - 424.

[208] Belfort MA, Saade GR, Suresh M, et al. Human umbilical vessels: responses to agents frequently used in obstetric pa-tients. Am J Obstet Gynecol, 1995, 1395 - 1403.

[209] Horn EH, Filshie M, Kerslake RW, et al. Widespread cere-bral ischemia treated with nimodipine in a patient with ec-lampsia. BMJ, 1990, 301: 794.

[210] Belfort MA, Carpenter RJ Jr, Kirshon B, et al. The use of nimodipine in a patient with eclampsia: color flow Doppler demonstration of retinal artery relaxation. Am J Obstet Gyne-col, 1993, 169: 204 - 206.

[211] Befort MA, Saade GR, Yared M, et al. Change in estimated cerebral perfusion pressure after treatment with nimodipine or magnesium sulfate in patients with preeclampsia. Am J Ob-stet Gynecol, 1999, 181: 402 - 407.

[212] Anthony J, Mantel G, Johnson R, et al. The haemodynamic and respiratory effects of intravenous nimodipine used in the treatment of eclampsia. Br J Obstet Gynaecol, 1996, 103: 518 - 522.

[213] Belfort MA, Anthony J, Saade GR. Prevention of eclampsia. Semin Perinatol, 1999, 23: 65 - 78.

[214] Awad IA, Carter LP, Spetzler RF, et al. Clinical vasospasm after subarachnoid hemorrhage: response to hypervolemic he-modilution and arterial hypertension. Stroke, 1987, 18: 365 - 372.

[215] Solomon RA, Fink ME, Lennihan L. Early aneurysm surgery and prophylactic hypervolemic hypertensive therapy for the treatment of aneurysmal subarachnoid hemorrhage. Neurosur-gery, 1988, 23: 699 - 704.

[216] Levy ML, Giannotta SL. Induced hypertension and hyper-volemia for treatment of cerebral vasospasm. Neurosurg Clin North Am, 1990, 1: 357 - 365.

[217] Rudehill A, Gordon E, Sundqvist K, et al. A study of ECG abnormalities and myocardial specific enzymes in patients with subarachnoid haemorrhage. Acta Anaesthesiol Scand, 1982, 26: 344 - 350.

[218] Nelson LA. Ruptured cerebral aneurysm in the pregnant pa-tientfiInternat Anesthesiol Clin, 2005, 43: 81 - 97.

[219] Templeton A, Kelman GR. Maternal blood gases, PaO_2-PaO_2, physiological shunt and VD/VT in normal pregnancy. Br J An-aesth, 1976, 48: 1001 - 1004.

[220] Machida H. Infiuence of progesterone on arterial blood and CSF acid-base balance in women. J Appl Physiol, 1981, 51: 1433 - 1436.

[221] Levinson G, Shnider SM, DeLorimier AA, et al. Effects of maternal hyperventilation on uterine bloodflow and fetal oxy-genation and acid-base status. Anesthesiology, 1974, 40:

340 - 347.

[222] Tidswell P, Dias PS, Sagar HJ, et al. Cognitive outcome af-ter aneurysm rupture: Relationship to aneurysm site and peri-oerative complications. Neurology, 1995, 45: 875.

[223] Jane JA, Kassell NF, Torner JC, et al. The natural history of aneurysms and arteriovenous malformations. J Neurosurg, 1985, 62: 321 - 323.

[224] Barrow DL, Reisner A. natural history of intracranial aneu-rysms and vascular malformations. Clin Neurosurg, 1993, 40: 3 - 39.

[225] Chapman AB, Rubinstein D, Hughes R, et al. Intracranial aneurysms in autosomal dominant polycystic kidney disease. N Engl J Med, 1992, 327: 916 - 920.

[226] Ruggeri PM, Poulos N, Masaryk TJ, et al. Occult intracra-nial aneurysms in polycystic kidney disease: screening with MR angiography. Radiology, 1994, 191: 33 - 39.

[227] Le Roux PD, Elliott JP, Downey L, et al. Imroved outcome after rupture of anterior circulation aneurysms: A retrospec-tive 10-year review of 224 good grade pati ents. J Neurosurg, 1995, 83: 394.

[228] Weir B, Macdonald RL. Management of intracranial aneu-rysms and arteriovenous malformations during pregnancy. Neurosurgery, 1996, 2421 - 2427.

[229] Kizilkilic O, Albayram S, Adaletli I, et al. Endovascular treatment of ruptures intracranial aneurysms during pregnan-cy. Arch Gynecol Obstet, 2003, 268: 325 - 328.

[230] Meyers PM, Halbach VV, Malek AM, et al. Endovascular treatment of cerebral artery aneurysms during pregnancy: re-port of three cases. Am J Neuroradiol, 2000, 21: 1306 - 1311.

[231] Piotin M, de Souza Filho CB, Kothimbakam R, et al. Endo-vascular treatment of acutely ruptured intracranial aneurysms in pregnancy. Am J Obstet Gynecol, 2001, 185: 1261 - 1262.

[232] Shahabi S, Tecco L, Jani J, et al. Management of a ruptured basilar artery aneurysm during pregnancy. Acta Chir Belg, 2001, 101: 193 - 195.

[233] Brilstra EH, Rinkel GJE, van Rooij WJJ, et al. Treatment of intracranial aneurysms by embolization with coils: a sys-tematic review. Stroke, 1999, 30: 470 - 476.

[234] International Subarachnoid Aneurysm Trial (ISAT) Collabo-rative Group: International Subarachnoid Aneurysm Trial (ISAT) of neurosurgical clipping versus endovascular coiling in 2143 patients with ruptured intracranial aneurysms: a ran-domized trial. Lancet, 2002, 360: 1267 - 1274.

[235] Bendok BR, Getch CC, Malisch TW, et al. Treatment of an-eurysmal subarachnoid hemorrhage. Semin Neurol, 1998, 18: 521 - 531.

[236] The Arteriovenous Malformation Study Group. Arteriovenous Malformations of the Brain in Adults. N Engl J Med, 1999, 340: 1812 - 1818.

[237] Al-Shahi R, Warlow C. A systematic review of the frequency and prognosis of arteriovenous malformations of the brain in a-dults. Brain, 2001, 124: 1900 - 1926.

[238] Fleetwood IG, Steinberg GK. Arteriovenous malformations. Lancet, 2002, 359: 863 - 873.

[239] Horton J, Chambers W, Lyons S, et al. Pregnancy and the risk if hemorrhage from cerebral arteriovenous malformations. Neurosurgery, 1990, 27: 867 - 872.

[240] Forster D, Kunkler I, Hartland P. Risk of cerebral bleeding form arteriovenous malformations in pregnancy: the Sheffield experience. Stereotact Funct Neurosurg, 1993, 61 (suppl): 20 - 22.

[241] Sawin PD. Spontaneous subarachnoid hemorrhage in preg-nancy // Loftus CM. Neurosurgical Aspects of Pregnancy. 1st

ed. Park Ridge: American Association of Neurological Surgeons, 1996, 85 - 100.

[242] Sadasivan B, Malik GM, Lee C, et al. Vascular malformations and pregnancy. Surg Neurol, 1990, 33: 305 - 313.

[243] Grenvik A, Safar P. Brain Failure and Resuscitation. New York: Churchill Livingstone, 1981.

[244] The NINDS rt-PA Stroke Study Group. Tissue plasminogen activator for acute ischemic stroke. N Engl J Med, 1995, 333: 1581 - 1587.

[245] Tanne D, Bates VE, Verro P, et al. Initial clinical experience with IV tissue plasminogen activator for acute ischemic stroke: a multicenter survey. Neurology, 1999, 53: 424 - 427.

[246] Graham GD. Tissue plasminogen activator for acute ischemic stroke in clinical practice: A meta-analysis of safety data. Stroke, 2003, 34: 2847 - 2850.

[247] Hommel M, Boissel JP, Cornu C, et al. Termination of trial of streptokinase in severe acute ischaemic stroke: MAST Study Group. Lancet, 1995, 345: 57.

[248] Donnan GA, Davis SM, Chambers BR, et al. Streptokinase for acute ischemic stroke with relationship to time of administration: Australian Streptokinase (ASK) Trial Study Group. JAMA, 1996, 276: 961 - 966.

[249] Multicenter Acute Stroke Trial-Europe Study Group. Thrombolytic therapy with streptokinase in acute ischemic stroke. N Engl J Med, 1996, 335: 145 - 150.

[250] Multicentre Acute Stroke Trial - Italy (MAST-I) Group. Randomised controlled trial of streptokinase, aspirin, and combination of both in treatment of acute ischaemic stroke. Lancet, 1995, 346: 1509 - 1514.

[251] Elford K, Leader A, Wee R, et al. Stroke in ovarian hyperstimulation syndrome in early pregnancy treated with intraarterial rt-PA. Neurology, 2002, 59: 1270 - 1272.

[252] Johnson DM, Kramer DC, Cohen E, et al. Thrombolytic therapy for acute stroke in late pregnancy with intra-arterial recombinant tissue plasminogen activator. Stroke, 2005, 36: e53-e55.

[253] Wardlaw J. Overview of Cochrane thrombolysis meta-analysis. Neurology, 2001, 57: S69-S76.

[254] Adams HP, del Zoppo G, Alberts MJ, et al. Guidelines for the early management of adults with ischemic stroke: a guideline from the American Heart Association/American Stroke Association Stroke Council, Clinical Cardiology Council, Cardiovascular Radiology and Intervention Council, and the Atherosclerotic Peripheral Vascular Disease and Quality of Care Outcomes in Research Interdisciplinary Working Groups. Stroke, 2007, 38: 1655 - 1711.

[255] Hacke W, Kaste M, Fieschi C, et al. Intravenous thrombolysis with recombinant tissue plasminogen activator for acute hemispheric stroke. The European Cooperative Acute Stroke Study (ECASS). JAMA, 1995, 274: 1017 - 1025.

[256] Hacke W, Kaste M, Fieschi C, et al. Randomised double-blind placebo-controlled trial of thrombolytic therapy with intravenous alteplase in acute ischaemic stroke (ECASS Ⅱ). Second European-Australasian Acute Stroke Study Investigators. Lancet, 1998, 352: 1245 - 1251.

[257] Ellish NJ, Saboda K, O'Connor J, et al. A prospective study of early pregnancy loss. Hum Reprod, 1996, 11: 406 - 412.

[258] Zinaman MJ, Clegg ED, Brown CC, et al. Estimates of human fertility and pregnancy loss. Fertil Steril, 1996, 65: 503 - 509.

[259] Mendez JC, Masjuan J, Garcia N, et al. Successful intra-arterial thrombolysis for acute ischemic stroke in the immediate postpartum period: a case report. Cardiovasc Intervent Radiol Sep, 2006.

[260] Lamy C, Hamon JB, Coste J, et al. Ischemic stroke in young women: Risk of recurrence during subsequent pregnancies. Neurology, 2000, 55: 269 - 274.

[261] Coppage KH, Hinton AC, Moldnhauer J, et al. Maternal and perinatal outcome in women with a history of stroke. Am J Obstet Gynecol, 2004, 190: 1331 - 1334.

[262] Soriano D, Carp H, Seidman DS, et al. Management and outcome of pregnancy in women with thrombophylic disorders and past cerebrovascular events. Acta Obstet Gynecol Scand, 2002, 81: 204 - 207.

[263] Bates SM, Greer IA, Hirsh J, et al. Use of antithrombotic agents during pregnancy: the Seventh ACCP Conference on Antithrombotic and Thrombolytic Therapy. Chest, 2004, 126(3 suppl): 627S - 644S.

[264] Imperiale TF, Perrulis AS. A meta-analysis of low-dose aspirin for the prevention of pregnancy-induced hypertensive disease. JAMA, 1991, 266: 260 - 264.

[265] Low dose aspirin in pregnancy and early childhood development: follow-up of the collaborative group. Br J Obstet Gynaecol, 1995, 102: 861 - 868.

[266] Ito W, Blajchman A, Stephenson M, et al. Prospective follow-up of adverse reactions in breast-fed infants exposed to maternal medication. Am J Obstet Gynecol, 1993, 168: 1393 - 1399.

[267] Bar-Oz B, Bulkowstein M, Benyamini L, et al. USe of antibiotic and analgesic drugs during lactation. Drug Saf, 2003, 26: 925 - 929.

[268] Teasdale G, Jennett B. Assessment of coma and impaired consciousness. Lancet, 1974, 2: 81 - 84.

[269] Drake CG. Report of World Federation of Neurological Surgeons Committee on a universal subarachnoid hemorrhage grading scale. J Neurosurg, 1988, 68: 985.

[270] Adams. Guidelines for the early management of adults with ischemic stroke. Stroke, 2007, 38: 1676.

[271] Caplan LR. The evaluation of stroke. UpToDate, 2007: 15. 1.

第 20 章 心脏疾病

简 介

虽然在美国只有的 1% ~4% 孕妇有复杂心脏疾病，但这导致 10% ~ 25% 的产妇死亡率[1-5]。相似的结果在其他地方也可见。在最近出版的孕产妇死亡原因《为什么母亲死了》中，2000 至 2002 年，心脏病已成为英国间接导致孕产妇死亡的主要原因。与过去相比，风湿病导致的心力衰竭不再是孕产妇死亡的最常见原因。母亲的先天性心脏病及母亲后天所患心脏病如心肌梗死、心肌病现在成为孕产妇死亡的主要原因。随着新生儿和儿童心脏病治疗技术的进展，更多年轻的女性达到生育年龄并且妊娠。结果先天性心脏病是北美女性心脏病合并妊娠的一种常见形式。而且更多的女性推迟至 40 岁或 50 岁妊娠，此时潜在疾病，如高血压和糖尿病，再加上母亲的年龄，可能增加了后天性心脏病（如心肌梗死、心肌病）合并妊娠。事实上，在英国由先天因素的产妇死亡率无明显变化，但缺血性心肌病导致的死亡率仍上升。

长期以来，人们认为母亲患有心血管疾病是妊娠的绝对禁忌证，这基于循证医学的原理是不正确的。有条件预测妊娠禁忌和母亲高风险胎儿预后不良。然而，在许多心脏病女性患者，可预期出现更好的孕产结果。本章重点为心脏病和妊娠之间的危险相互关系。

随访心脏病孕妇

心脏病患者产后预后受多种因素影响，包括心脏病类型、产妇全身功能状态、发绀程度、肺动脉压和目前的外科手术矫正心脏病水平。产妇全身功能状态、肺血管压力和发绀程度以及产妇心脏病类型提示预后不良。Siu 等[6] 报道了评估有心脏疾病女性孕产风险的方法，即①产妇全身功能状态，②左心功能不全，③以前的心脏事件，④左心阻塞的指标评估，在某个风险水平，可以允许孕妇在社区医院分娩。

在 1973，纽约心脏协会（New York Heart Association，NYHA）推荐的 NYHA 心功能分级系统（表 20.1）在心脏病孕妇也是有用的。即使妊娠初期心功能正常的心脏病孕妇，在妊娠期也可能发生充血性心力衰竭和肺水肿。其他的心功能分级，包括加拿大心血管学会的功能分类（分类 Ⅰ ~Ⅳ）已用于某些地区心功能不全等级。

在目前 NYHA 仍然是最有用的。在一般情况下，大多数女性妊娠开始心功能 NYHA Ⅰ级或Ⅱ级产后预后都较好[7]。

表 20.1　美国纽约心脏病协会（NYHA）心功能分级

Ⅰ级	日常活动不受限制，一般活动不引起心脏症状，例如呼吸困难、心绞痛、疲乏或心悸
Ⅱ级	体力活动受到轻微的限制，一般活动会出现心脏症状，休息时无自觉症状
Ⅲ级	心脏病患者体力活动明显受限，小于平时一般活动即可引起上述症状，休息时无症状
Ⅳ级	任何的活动患者都有不适，休息时也存在

药物、手术、胎儿监护、新生儿护理的研究进展为妊娠的心脏病患者提供更为全面的咨询服务，包括其成功分娩后的恢复。表 20.2 是患有各类心脏疾病孕妇的总风险评估，这是在 1987 年提出的最初的版本。为妊娠的心脏病患者提供咨询服务和疾病管理都是基于这个危险分层[8]。第一类患者都是死亡风险较低（1%），在第二类中列举的心脏疾病一般会带来 5% ~ 15% 的死亡风险，而患有第三类心脏疾病依然属于死亡风险超过 25% 的人群，在大部分情况下这样的风险是孕妇不可承受的，一般推荐其避孕或终止妊娠。

表 20.2　母亲妊娠期间的危险因素

Ⅰ组　并发症的轻微危险因素（死亡率 <1%）
房间隔缺损 *
室间隔缺损 *
动脉导管未闭 *
肺部和（或）瓣膜疾病
法洛四联症纠正术后
植入生物瓣膜
二尖瓣狭窄，NYHA Ⅰ级和Ⅱ级
马方综合征合并正常主动脉

Ⅱ组　并发症的中度危险因素（死亡率 5% ~ 10%）
二尖瓣狭窄合并心房颤动 †
人造瓣膜 * †
二尖瓣狭窄，NYHA Ⅲ级和Ⅳ级
大动脉狭窄
单纯性主动脉缩窄
未纠正的法洛四联症
既往患有心肌梗死

Ⅲ组　严重的并发症和死亡（死亡率 >25%）
肺动脉高压
复杂的主动脉缩窄
马方综合征合并大动脉

*与肺动脉高压没有关系；†如果抗凝用肝素而不是华法林

根据现有的数据分析可知，目前孕妇死亡主要出现在这些患者中：肺动脉高压、心脏瓣膜病（包括先天性和后天获得性的）、心内膜炎、冠状动脉粥样硬化性心脏病（简称冠心病）、心肌病以及突发致死性心律失常。

DeSwiet 曾报道了 1985 至 1987 年 Kingdom 医院死于心脏病的孕妇主要死因：心内膜炎（22%）、肺动脉高压（30%）、冠心病（39%）及心肌病或心肌炎（9%）[2]。同样的结果也来自一项美国犹他州的 1982 至 1994 年的回顾分析，文章中报道了 13 例心脏病死亡的孕妇，4 例（31%）死于肺动脉高压，2 例（15%）死于于冠心病，3 例（23%）死于突发性心律失常。在 1985 年及 1989 年的个案报道中 2 例患者都是死于心肌病[10]。Clark 等[11] 报道的 95 例死亡孕妇来自美国一大型社区医院系统，6 年间（2000 至 2006 年）有 146 万的孕妇在这里生产，因心脏病而死亡的人数占到了死亡总数的 11%，位于第 4 位，仅次于先兆子痫、羊水栓塞以及分娩时大出血。值得注意的是，50% 死于心脏疾病的孕妇都是之前无局部缺血病史而突发心肌梗死的女性。

在一项 252 例心脏疾病孕妇的研究中，明确了以下指标作为心脏疾病（包括充血性心衰、心律失常和卒中）的独立危险因素[12]：
心功能Ⅲ级或Ⅳ级（NYHA 级）；
母亲有发绀表现；
心律失常病史；
肺动脉疾病；
心功能障碍（射血分数 <40%）；
左心梗阻；

这一研究的作者将这些危险因素对应在有先天性或获得性心脏病的女性中，总结出 4 项患心脏疾病的预测因素：左心收缩功能不全（LVEF < 40%），发绀，心脏病史（心力衰竭、卒中、短暂性脑缺血），左心室收缩功能不全（二尖瓣面积 $<2cm^2$，主动脉瓣 $<1.5cm^2$）。

从这些研究中可得出一个共同的结论：得分 0 并没有具体的风险问题的患者有最低的风险发展为肺水肿、脑卒中，需要治疗的心律失常，心脏骤停或死亡；评分越高疾病进展的风险越大。

Presbitero 等[13] 的一项研究，观察患有先天性缺血性心脏病孕妇及其胎儿，证明了低氧供的不利影响。静息状态下氧饱和度低于 85% 的母亲，相较氧饱和度大于 85% 的母亲，胎儿的出生率低了 12%。健全的产科护理保健管理及一些并发症：心肌病、肺动脉高压、心内膜炎以及突发心律失常，对产妇的预后影响比心肌病本身的病变更大。

生理变化

患有心脏病的孕妇在妊娠期会出现许多生理变化，但最主要的是以下 4 项[14]。

1. 在正常情况下的妊娠时期，血管内容量会增加 50%。图 20.1 阐明了在妊娠时期，健康孕妇的总血量、血浆容量以及红细胞容量都有发生变化。对于有心功能障碍、瓣膜病变及缺血性心脏疾病的患者来说，心输出量较差，因此这类患者很难承受容积负荷的增加，甚至会充血性心力衰竭、局部出血恶化。对于一些马方综合征患者来说，剖宫产手术可能会导致动脉瘤的形成或是动脉夹层的形成。而对于妊娠多胎的孕妇，其心脏能够承受妊娠期容量的反复超负荷，同时还不会对心脏的结构和功能产生持久有害的变化[15]。

2. 一些患者在妊娠期外周血管阻力的下降，这会出现右至左分流情况。这种心脏后负荷的增加，会加重心脏瓣膜病等心脏病患者的心脏负荷，超出其承受能力。表 20.3 总结出妊娠期间中央血流动力学的变化。

3. 在妊娠期间，因处于高凝状态会增加孕妇动脉血栓风险需要增加抗凝药物的应用，但是同时，香豆素类衍生物作为抗凝剂使用可能对胎儿产生不利影响(表 20.4)。对于接受任何一种抗凝治疗的孕妇来说，产后出血的风险也会增加。

4. 通常情况下，心输出量的明显变化会出现在妊娠期间，主要是在分娩前阵痛和分娩两个阶段[16]。在第一个阵痛阶段心输出量会渐渐地增多。在一些实例中，在后一个分娩阶段出

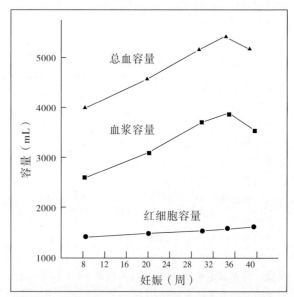

图 20.1 总血量、血浆容量及红细胞体积在正常妊娠期的变化(引自 Shnider SM, Levinson G. Anesthesia for Obstetrics. 3rd ed. Lippincott, Williams & Wilkins, 1993)

表 20.3 孕妇正常的血流动力学改变

	非妊娠	妊娠	变化比例
心输出量(L/min)	4.3 ± 0.9	6.2 ± 1.0	↑43
心率(/min)	71 ± 10.0	83 ± 1.0	↑17
全身血管阻力(dyn·s/cm⁵)	1530 ± 520	1210 ± 266	↓21
肺循环阻力(dyn·s/cm⁵)	119 ± 47.0	78 ± 22	↓34
胶体渗透压(mmHg)	20.8 ± 1.0	18.0 ± 1.5	↓14
COP - PCWP(mmHg)	14.5 ± 2.5	10.5 ± 2.7	↓28
平均动脉压(mmHg)	86.4 ± 7.5	90.3 ± 5.8	↓NSC
PCWP(mmHg)	6.3 ± 2.1	7.5 ± 1.8	↓NSC
中心静脉压(mmHg)	3.7 ± 2.6	3.6 ± 2.5	NSC
左心室每搏功指数	41 ± 8	48 ± 6	↑NSC

NSC：没有明显的变化；COP - PCWP：胶体渗透压 - 肺毛细血管契压(mmHg)。1dyn·s/cm⁵ = 0.1kPa·s/L。引自 Clark SL, et al. Central hemodynamic assessment of normal term pregnancy. Am J Obstet Gynecol, 1989, 161: 1439

现的比例有 50% 的可能。"自体输血"能够缓解静脉阻塞综合征和持续子宫收缩，戏剧性的容量转变通常有可能在生产阶段出现，这种转变的出现可能仅次于产后出血。有些孕妇的心输出量受到前负荷即肺动脉高压症的强烈影响，而有些却患有二尖瓣狭窄，这类患者很难承受这些容量上的转变。图 20.2 阐明心输出量的改变同正常阵痛，分娩和产后有些密切联系[17]。

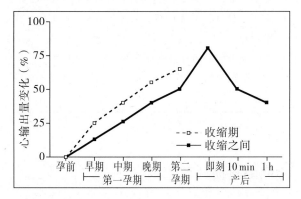

图 20.2 心输出量与正常运动、分娩及分娩后的变化关系（引自 Bonica JJ, McDonald JS. Principles and Practice of Obstetrics Analgesia and Anesthesia. 2nd ed. Lippincott, Williams & Wilkins, 1994）

表 20.4 正常孕妇凝血因子和抑制剂

因子	正常孕妇	妊娠后期
因子 I	200 ~ 450mg/dL	400 ~ 650mg/dL
因子 II	75% ~ 125%	100% ~ 125%
因子 V	75% ~ 125%	100% ~ 150%
因子 VII	75% ~ 125%	150% ~ 250%
因子 VIII	75% ~ 150%	200% ~ 500%
因子 IX	75% ~ 125%	100% ~ 150%
因子 X	75% ~ 125%	150% ~ 250%
因子 XI	5% ~ 125%	50% ~ 100%
因子 XII	75% ~ 125%	100% ~ 200%
因子 XIII	75% ~ 125%	35% ~ 75%
抗凝血酶 III	85% ~ 110%	75% ~ 100%
抗体 Xa	85% ~ 110%	75% ~ 100%

引自 WE, Bonnar J. Coagulation in pregnancy // Hathaway WE, Bonnar J. Perinatal Coagulation. New York: Grune & Stratton, 1978

表 20.2 描述的风险分级对各种心血管病变的描述进行了清楚地推断。但是真实的病例中很少出现这种推断。对于复杂的病变患者来说，最好的治疗就是要做一个全面的心脏结构和功

能容量的评估。同时，也要分析前面描述的生理变化受内在疾病的影响，从而对特定的组织或生理产生的影响。这种分析有助于临床医生避免或有效治疗潜在的并发症。

相同的护理原则适用于大部分的心脏病患者。这些原则主要包括分娩前的卧床休息以及细致的产前护理。分娩期的护理原则包括以下几种：阵痛阶段，孕妇的大出血时，应该侧卧；使用硬膜外麻醉可以减少心脏病孕妇分娩期的波动（对于患有某种心脏疾病的孕妇而言，使用硬膜外麻醉镇痛剂比硬膜外局部麻醉更合适些）；吸氧的适当使用以及有效地预防心内膜炎。在阵痛阶段采取硬膜外止痛法，同时分娩期采用不同体位对孕妇的心脏输出的影响得到了越来越多的研究[18]。对其他不同的病症，也可以采取相应的护理手段。对于患有严重心脏病的孕妇而言，医生往往是建议其转诊中心接受护理和分娩。在许多情况下，外围脉搏血氧仪将会代替创伤性血流动力学监测。

先天性心脏病

根据之前的讨论，先天性心脏病同获得性心脏病出现的频率发生了改变[2,7,19,20]。风湿热在美国比较少出现，并且越来越多先天性心脏病患者能够活到生育年龄。回顾 1954 年，笔者发现妊娠期间，出现风湿热和先天性心脏病的比例是 16:1；到了 1967 年，比例达到 3:1[19-21]。来自中国台湾的最新研究表明，妊娠期间，风湿热同先天性心脏病的比例是 1:1.5[7]。同样地，1973 至 1987 年，死于先天性心脏病的英国人数上涨了两倍，但是风湿热的死亡人数却减半了。更确切地说，对于孕妇而言，文中讨论到的关于心脏病的某些方面在妊娠期间有着特殊的意义。

房间隔缺损

继发孔型房间隔缺损（Atrial Septal Defect, ASD）是一种最常见心脏疾病，也最容易出现在孕妇身上。这种疾病机制是由左至右分流，对

孕妇来说可以是无症状的，也是可以耐受的[22-24]。患有房间隔缺损的患者会有 3 种非常严重的并发症，即心律失常、心力衰竭、反常性栓塞。虽然患有房间隔缺损的患者很少会出现心律不齐现象，但是通常会在 40 年后发作，因此，像心律不齐这种情况也引发了那些持有推迟生育观的人的注意。房间隔缺损患者最容易发生心房颤动。但是，室上性心动加速和心房扑动也会发生。对于这些有心律失常症状的患者，可能需要抗心律失常或速率控制剂或其他药物，有些人可能需要进行心脏复律（参见心律失常部分）。

房间隔缺损患者在妊娠期间，血容量过多会导致左至右分流。因此，这种现象会加重右心房、右心室和肺血管的负担。尽管大部分患者都能够承受这种多余的负担，但是先天性心脏病和房间隔缺损患者的死亡现象还是存在的[25-27]。同室间隔缺损（Ventricular Septal Defect，VSD）或动脉导管未闭（Patent Ductus Arteriosus，PDA）相反，心房层面的左至右分流通常不会在妊娠阶段引发肺动脉高压症甚至是持续肺动脉高压症。

房间隔缺损患者最罕见的并发症是反常性栓塞，如果出现这种状况可能是静脉血栓的形成，但也可能是孕妇身体中出现空气或是羊水栓塞。来自下肢静脉或骨盆静脉的栓子可通过房间隔缺损进入全身循环，导致缺血性神经并发症，例如短暂性脑缺血发作、卒中以及其他的动脉性缺血并发症。

但是，大部分的房间隔缺损患者在妊娠、阵痛、分娩过程中无并发症。Neilson 等[26]对 70 名孕妇进行了调查，其中有 24 名房间隔缺损患者。调查发现，所有的产妇在分娩前和生产时都没有出现并发症。在孕妇阵痛阶段，避免液体过剩、氧气吸入术、侧卧位以及硬膜外麻醉都可以减轻心脏做功量。所有的房间隔缺损患者都会出现不同程度的右向左分流，而且 Valsava 动作会加重分流程度。关于预防性应用抗生素预防细菌性心内膜炎的研究发现也在近期发布[28]。但美国心脏协会并不建议预使用抗生素法来防治继发孔型房间隔缺损。关于抗生

素用来治疗心脏病患者细菌性心内膜炎的研究将在这章和表 20.5 进一步讨论。

表 20.5　2007 年美国心脏病协会预防感染性心内膜炎指南，合并心内膜炎的患者具有高危险结果

1. 修复的心脏瓣膜（机械的，人造生物瓣膜，同种移植物）
2. 有感染性心内膜炎病史
3. 未治疗的发绀型先心病，包括缓解的分流术和导管
4. 采用修复材料或装置彻底治疗先心病，6 个月后手术治疗
5. 在缺损部位采用材料或装置治疗先心病患者
6. 有心脏瓣膜病（瓣膜病变和返流）的患者接受心脏移植术

引自 Wilson W, et al. 2007

室间隔缺损

室间隔缺损可能单独存在，也会同其他先天性心脏病并发，主要是法洛四联症大血管移位、主动脉狭窄。在妊娠阶段，室间隔缺损的形状和位置对于临床预后起重要作用。简单的小缺损患者是可以承受的，但是大部分的缺损经常会同其他心脏异常相联系。并发其他心脏异常时，会加重患者的病情，还有可能出现心力衰竭、心律失常、高血压、肺动脉高压的风险。根据患者病情判断这些风险，并选择合适的用药治疗及修补手术。总而言之，单纯的室间隔缺损患者在妊娠、阵痛、生产这 3 个阶段不会有生命危险的。Schaefer 等[25]对 141 例孕妇进行了一系列的调查，其中有 56 例患有室间隔缺损，只有 2 例产妇死亡，原因是这 2 例室间隔缺损产妇伴有有肺动脉高压。鉴于未知的肺动脉高压症带来的死亡风险，任何一个成年患者，只要是疑似室间隔缺损或是之前的手术修复效果不理想，那么做超声心动图或心导管介入术是非常有必要的[29-30]。

在儿童时期，限制性和非限制性室间隔缺损原发性闭合后一般不会再发生继发性肺动脉高血压，闭合后的孕妇可以顺利孕产。

尽管这种情况很难预测，但在妊娠期间，室间隔缺损的原发性完美闭合是存在的。分娩

期的护理原则同无并发症的室间隔缺损、PDA 患者以及房间隔缺损患者相同。简而言之，创伤性血流动力学监测通常情况下是很少采用的。

动脉导管未闭

动脉导管未闭（PDA）是常见的先天性心脏疾病之一，但新生儿期导管的关闭在胎儿期具有不同寻常作用[20]。与简单型房间隔缺损、室间隔缺损一样，动脉导管未闭患者无症状，能耐受妊娠、劳动、分娩，但与大缺口型室间隔缺损一样，动脉导管未闭导致肺动脉高压。在这种情况下，由于在妊娠，分娩和产后早期全身血管阻力下降，加重逆分流，会导致中毒及低血压，使患者预后更差。一项研究显示 18 例孕妇死于先天性心脏疾病，其中 3 例死于 PDA，然而，所有死者均有严重的继发性肺动脉高压[27]。在多数情况下，一个无症状的、无肺动脉高压、小型或中等大小的 PDA 年轻女性，妊娠过程是相对安全的。只有 1 例关于 PDA 患者产后导管自发破裂的报道，无动脉导管瘤及肺动脉高压的 PDA 孕妇[31]，发生导管自发破裂的风险甚微。

肺动脉高压与艾森门格综合征

如上所述，与 VSD 或 PDA 相比，育龄期继发孔型房间隔缺损患者不易继发肺动脉高压的形成。存在左向右分流的患者可能伴随着持续渐进的肺动脉压的升高和不同程度的高压逆转。值得关注的是存在大量左到右分流时，超声心动图能提示是否存在收缩期肺动脉高压，收缩期肺动脉高压与左向右分流有关，而不应该与不可逆肺动脉高压相混淆。通常在妊娠前或妊娠期间通过超声心动图及其他实验室检测左向右分流及肺动脉高压的可逆性程度。一般的经验认为以 1∶5∶1 或较高比例的左向右分流引起的肺动脉收缩压高压具有一定的可逆性。发绀、双向分流患者发现有不可逆的肺动脉高压，妊娠期间其预后是极其严重的。

艾森门格综合征包括先天性动脉向静脉分流（左向右分流），肺动脉高压形成，双向分流直至发绀。这种综合征可发生于多种常见的先天性疾病，包括室间隔缺损、房间隔缺损、PDA 和更复杂的解剖异常。如上所述，肺高压形成和艾森门格综合征是由分流的类型和左向右分流程度。无论何种病因，妊娠期间不可逆的肺动脉高压形成或艾森门格综合征预示着一个极差的预后。在妊娠期间，全身血管阻力的减少将加重右向左分流、酸中毒、低血压。右至左分流程度的全身性低血压缺氧进一步加重低血压、发绀、缺氧，恶性循环，最终导致死亡。

出血或麻醉导致的低血压可能导致孕妇的突然死亡[32-35]。任何原因的肺动脉高压患者在分娩中都应避免此类低血压发生，这是临床上的关注点。

据报道，艾森门格综合征孕产妇死亡率为 30% ~ 50%[26,27,30,31]。Gleicher 等[33] 发现阴道分娩者有 34% 的死亡率，剖宫产者 75% 有死亡率。在最近的报告中，Weiss 等[36] 综述了 1978 至 1996 年公开发表的，关于艾森门格综合征、原发性肺动脉高压和继发性肺高血压患者妊娠的文献。尽管在此期间孕产妇的护理不断进步，但艾森门格综合征妊娠期间的死亡率在过去 20 年期间保持 36% 不变[37-41]。但是，比较阴道分娩时的死亡率（48%）及剖宫产（52%），两者差别不大。这些研究人员还得出结论：产妇预后取决于妊娠期间早期诊断，早期住院以及量身定制的治疗。表 20.6 总结治疗与艾森门格综合征孕妇预后关系[36]，除了出血和低血容量，血栓栓塞与至少 43% 艾森门格综合征孕产妇死亡有关[33]，然而，在最近的由 Weiss 等研究示肺部血栓栓塞占艾森门格综合征孕产妇死亡 12%[36]。已有报道发生于产后 4 ~ 6 周后的迟产性死亡[33,36,42]。这样的死亡可能涉及一个肺动脉高压恶化，与激素下降相关的，导致妊娠期间肺血管阻力降低[17]。

当非侵入性技术如多普勒或二维超声心动图提示肺动脉高压，应谨慎评估。许多心内科医生评估肺动脉压时，不考虑血黏度及妊娠的状态，来评估三尖瓣喷射或估算基础上下腔静脉右心房压力的大小。好的超声科医生应该综合考虑这些因素。否则，这些技术有一个显著高估妊娠合并肺动脉高压的程度明显的趋势，和心脏导管插入术相比，可能会误诊32%肺动脉高压[43]。如果根据肺动脉高压的情况来评判患者能否继续妊娠，在妊娠早期门诊是可以用肺动脉导管直接测量肺动脉压力的。有经验的医生可以采用肱动脉或颈内静脉操作。对于肺动脉高压不可逆的患者，无论是在第一或第二妊娠期终止妊娠似乎比继续妊娠更安全[44]。刮宫术是孕周1~3个月的首选的方法。高渗盐水和F系列前列腺素是禁忌的，两者合用会降低动脉氧饱和度[45]。前列腺素E_2栓剂在这些情况下是安全的。

表20.6　合并艾森门格综合征的孕妇的管理结果
（n = 73）

	母亲的生存率	母亲的死亡率
例数（%）	47（64%）	26（36%）
年龄（岁）	26.4 ± 4.8	24.9 ± 4.5
住院时间（周）	26.7 ± 6.5	31.4 ± 5.9
败血症	2（4%）	3（12%）
分娩时间（周）	35.1 ± 3.5	34.4 ± 4.4
顺产	27（57%）	11（48%）
剖宫产	20（43%）	12（52%）
监测		
无创监测	24（51%）	15（63%）
SAP 或 CVP 有创监测	23（49%）	9（37%）
PAP 有创监测	8（17%）	6（25%）
麻醉		
没有报道	13（28%）	5（22%）
区域阻滞	22（47%）	8（35%）
全身麻醉	12（25%）	7（30%）
局部麻醉	0	3（13%）
催产药物	14（30%）	4（17%）
抗血栓治疗	28（60%）	12（46%）
新生儿生存率	43（96%）*	20（77%）
产后死亡	—	5（0 ~ 30%）

数据显示的是均数 ± 标准差。*2 例新生儿没有报道，3 例患者分娩前死亡，23 例分娩后死亡。CI：可信区间；CVP：中心静脉压；PAP：肺动脉压；SAP：全身动脉压。引自 From Weiss BM，Zemp L，Burkhardt S，et al. Outcome of pulmonary vascular disease in pregnancy：a systemic overview from 1978 through 1996. J Am Coll Cardio，1998，31：1650 - 1657

具有显著肺动脉高压和（或）艾森门格综合征的女性选择继续妊娠，建议住院治疗。早期的随访和治疗中心就诊可以作为监测病情改变的第一途径。持续给氧，选择性地肺血管扩张，可能改善围产儿结局。在妊娠期间的抗凝已是公认的降低风险的方法，但这可能反而导致致命的结果。艾森门格综合征患者有凝血因子、血小板功能和数量异常。但应该权衡使用抗凝剂导致的肺出血和咯血的可能性与围生期血栓栓塞死亡的风险。因为使用抗凝发生致命的出血死亡已被报道，这个治疗的效益没有确证，这种治疗方式无法给予常规使用。

在发绀型心脏病孕妇中，胎儿结局与母体血红蛋白相关性良好，成功妊娠的女性血红蛋白必定大于 200g/L[13]。母亲 PO_2 应保持在 70mmHg 以上[46]。3 个月胎儿产前测试是重要的，因为至少30%的胎儿生长受限[33]。虽然报道艾森门格综合征孕妇的胎儿总体上死亡75%，但最近的资料表明，一个更良好的结果。Weiss 等报道了新生儿近90%艾森门格综合征的存活率。不幸的是，因为只有对晚期妊娠情况进行了回顾，没有顾及关于早期胎儿损失率。

对于妊娠合并艾森门格综合征的患者，先前一些专家们为了减少子宫收缩时心血管血流动力学变化、发绀和分流，倡导分娩期放置 Swan-Ganz 导管[47]。然而，在明显增高的肺动脉压的肺动脉分支放置和固定右心导管很难。这些患者需要 ICU 监护，并且肺动脉破裂、肺梗死和心律失常的风险增加。还需要在放置前暂停口服抗凝药物，随之而来肺动脉血栓形成的风险增加。现在很多人认为：对于发绀型心脏疾病的患者这种技术的风险远大于其好处[48]，因此临床很少使用。分娩时监测脉搏血氧饱和度，结合病情分析，可以指导是否需要肺动脉导管等。在这些患者中主要关注的问题是预防低血压，在任何减少前负荷的药物（即利尿）必须非常谨慎，即使在面对液体超负荷时。笔者喜欢管理这样的患者保持"湿"的一面，保持前负荷在安全边际而不是血液损失，即使有轻度的肺水肿的代价。近年来，一氧化氮吸入和静脉注射前列环素疗法有可能成为降低肺血管阻力而相对保留的全身血管阻力的药物[49-50]。

肺动脉高血压患者的麻醉是有争议的。从理论上讲，传导麻醉伴随低血压的风险，应禁用。然而，有几例具有不同病因的肺动脉高压患者的成功使用报告[51-52]。硬膜外或鞘内注射硫酸吗啡的使用对患者血压无影响，也许是这类患者最好的麻醉方法。

虽然 AHA 建议抗生素预防感染性心内膜炎已被认可，但没有对发绀型先天性心脏病预防使用抗生素的建议。现仍然推荐在发绀型先天性心脏病进行感染性心内膜炎的预防[28]。

三尖瓣下移畸形(Ebstein's Anomaly)

三尖瓣下移畸形在妊娠期很罕见，其发病率在所有先天性心脏病中仅占不到1%[53-55]，这种变异主要由三尖瓣顶尖部向右心室移位，有时过于明显以致伴有不同程度的继发性三尖瓣返流，同时右心室因与病变的三尖瓣上方的右心房连成一个大心腔而扩大(即所谓的心房化的右心室)。卵圆孔未闭可能存在于三尖瓣下移畸形患者的房间隔，这些患者可出现非发绀性或发绀性表现。这类三尖瓣下移畸形患者是否出现发绀或血流动力学改变取决于三尖瓣下移及右心室心房化的程度。三尖瓣返流及因此导致的通过未闭卵圆孔的分流程度都依赖于瓣膜的移位程度，其程度可以是最小的移位导致的轻微返流，甚至是更严重的移位及右心室心房化所致的严重三尖瓣返流。在移位的三尖瓣远端保留的功能性右心室提供有效的血流到肺进行气体交换。然而，有时有功能的右心室可能会非常小，仅能提供足够的肺血流量以维持适当的血压。那些到达生育年龄的女性可能有发绀型或不发绀型三尖瓣下移畸形。肺动脉高压在这种畸形中少见，因此发绀取决于来自三尖瓣返流的通过未闭的卵圆孔的向左或向右分流的程度。胎儿早熟、流产以及低出生体重在三尖瓣下移畸形的发绀型孕妇患者中更常见，这正好印证了这一发现。三尖瓣下移畸形患者发育成熟后，就很难从非发绀型转变为发绀型。然而这也取决于三尖瓣移位程度及右心室非房化部分的有效容量。因此在妊娠期、阵痛和分娩过程中，评估氧气及血容量状态是非常重要的。

已被报道1/3的未孕三尖瓣下移畸形女性会发生阵发性房性心律失常并且在妊娠期潜在发病危险。预激综合征是一种与三尖瓣下移畸形密切相关的心律失常，并且可能因不断发生房性心律失常而导致的快速心室率[56]。

除了上面所说，在111例患者中44例女性回顾分析，在这些孕妇中没发现严重的并发症。这些女性的妊娠中有76%以活产告终，而有6%的新生儿出现了先天性心脏病[5]。

主动脉缩窄

主动脉缩窄大约占了所有先天性心脏病的10%。最常见的缩窄部位是左锁骨下动脉的初始段。主动脉和左心的相关畸形，包括 VSD 和 PDA 都很常见，就像发生在 Willis 环上的颅内动脉瘤一样[57]。主动脉缩窄通常没有症状，其发生过去被认为是上肢内的血压升高所致，然而 Goodwin[58] 的数据指出其与全身外周血管阻力普遍升高有关，其可使平静状态下的心输出量增加，然而不断增加的左房压力暗示着隐藏的左室功能紊乱，也可能发生动脉瘤，并可能导致其破裂[59]。

一个研究报道了超过150例有主动脉狭窄的孕妇，其在妊娠期的死亡率达0~17%[25,59-60]。Mendelson[61] 报道在1940年对200例有主动脉缩窄的孕妇进行的回顾性研究，有14例产妇死亡，同时建议这样有主动脉缩窄的孕妇应例行流产或避孕。这些死亡主要是由于主动脉夹层和破裂、充血性心力衰竭、脑血管意外和细菌性心内膜炎。这14例死亡病例中有6例是伴有相关损失的。与此相反，Deal 和 Wooley[60] 编写的最新的丛书报道了23例仅有主动脉缩窄的女性的83次妊娠，在妊娠前，其心功能分级 NYHA Ⅰ~Ⅱ级。在这些女性中，没有产妇死亡或出现永久性心血管并发症。在一项回顾性研究中，主动脉破裂更倾向发生于妊娠晚期，在分娩之前[62]。随着手术和微创技术的发展，高血压的药物治疗以及这些孕妇在妊娠期管理的提高带来了更多的顺利分娩[63-65]。

因此，在现在看来，那些仅伴有动脉瘤扩张或血流动力学上所谓的相关性心脏损害的主动脉缩窄的患者，其在开始妊娠时的心功能为Ⅰ~Ⅱ级，将有一个好的预后和较低的发生并发症或死亡的风险。即使未被校正，在过去的说法中简单的主动脉狭窄出现产妇死亡率仅3%~4%[58]。这些未修复的患者被建议应在产后和在下一次妊娠前行主动脉狭窄的修复术。那些由于经过最大剂量的药物治疗仍因缩窄而出现高血压症候群的孕妇应当狭窄部位置入血管支架。这个手术在<20mmHg梯度的患者中的成功率达90%。这个手术造成的胎儿照射死亡风险低于因心力衰竭、心律失常、主动脉夹层、卒中和心肌缺血梗死所造成的高孕妇死亡风险。这所医院的放射学学者通过在检查时在孕妇腹部的前后方分别用铅板将其隐蔽并且中期妊娠之后就开始采取这一程序使胎儿放射死亡风险大大减低，其还可以通过X线发射管距离孕妇腹部的距离来估算放射量。对有主动脉狭窄的孕妇行手术治疗是不理想的选择。

对那些预先行主动脉狭窄修复手术的孕妇来说，自然分娩的结果是好的[63,65]。在童年早期即完成的主动脉狭窄外科修复常使血压较长时间维持在正常范围。然而，由于外科手术治疗与儿童或远期手术治疗可能对高血压的再发、手术修复部位的动脉瘤，或其他与修复相关的一系列问题之间没有典型的增长关系，那些在年幼时就行外科手术治疗的患者应长期随访。经皮导管介入技术，作为主动脉狭窄的一个治疗手段，现在也被广泛应用于儿童和年龄较大的患者。主动脉壁上的薄弱处，包括修复部位的近端和远端，在组织解剖学上（为囊性中央坏死）都与马方综合征和二叶式主动脉瓣所呈现的主动脉薄弱是相似的。这种畸形在认识期间可加重。那些未经修复的主动脉狭窄女性、经过手术或介入治疗后仍有残留的主动脉狭窄或有残留梯度的女性，尽管未经证实但β受体阻滞剂治疗来降低左室摄入主动脉的压力以减轻主动脉壁的压力还是显得比较合理。撇开这些顾虑，大部分有一个成功的主动脉狭窄修复术的孕妇都能有一个相对正常的妊娠。Saidi等[63]随

访了那些经历成功的主动脉狭窄修复术女性的18次妊娠，这18例孕妇都经历了正常的分娩。有趣的是，在这些患有主动脉狭窄的孕妇中子痫前期的发病率与正常孕妇的没什么差别。然而如果子痫前期继续发展，孕妇的风险很明显也增加了[66]。在近期的一项基于100例女性的回顾性研究中发现，在那些预先行主动脉狭窄修复术的女性中，高血压和子痫前期的发病率更高[65]。80%行端端吻合手术修复者的存活年中位数为6年。13%因复发而需要行介入术，30%在复查时发现有高血压。这支持了儿童通常过大而不适宜行最初的修复手术及即使行了成功的主动脉狭窄修复术仍很普遍发生高血压这一个有争议的观点。

对于存在主动脉或椎间动脉动脉瘤，人们知道的Willis环上的动脉瘤或相关性的心脏损害，死亡的风险可以接近15%。因此，需认真考虑终止妊娠。

法洛四联症

法洛四联症指的是4个导致发绀的重要组织学解剖特点：室间隔缺损、主动脉骑跨、右心室肥大、肺动脉狭窄。在美国，大多数法洛四联症病例都在婴幼儿期或儿童时就被纠正。大多数患有此病的女性到了生育年龄都已经得到手术纠正了，但是许多都留有如室间隔缺损修补后出现的残留缺损，不同程度肺动脉狭窄所伴有的右心室扩大，假性肺动脉瓣，右心室大量残留血液射出障碍，或以上各病变同时出现。一些人将只是缓和地发展和发生[67]。很少人会在任何初期手术纠正之前就发生。

一些出版的报道证实，法洛四联症中的四大征完全或部分纠正者能相对较成功的分娩[66,68]。对于完全纠正的患者来说，其分娩与正常人群的分娩相似。对于那些有残留损伤包括轻度肺炎和（或）三尖瓣反流，轻微的肺动脉狭窄，或小的室间隔缺损修补漏的患者，产妇和胎儿的死亡风险都较小。如果有因残留的肺功能不全、右室流出障碍、或肺动脉狭窄而引起严重的右心扩大，则大大增加了妊娠期出现心律失常和心力衰竭的风险。然而，如果这些

患者在妊娠早期说明则仍能较成功的控制。未经纠正的法洛四联症女性也可以免遭其害。在一篇基于46例患者的55次妊娠，9例在孕前已经修复好这些缺陷的母亲中，无孕妇死亡案例。然而在那些未纠正缺陷的患者中，产妇死亡率达4%~15%，30%胎儿由于缺氧死亡[66,69]。患者在未纠正的室间隔缺损和右室流出道梗阻或肺动脉狭窄，在SVR伴随妊娠率的下降会导致右向左分流恶化。这种情况下进一步加重，由于围生期血液丢失导致全身性低血压。顺利妊娠的不良预后与几个孕前参数有关，包括血红蛋白超过200g/L，一种晕厥或充血性心力衰竭病史，心电图证据的右心室心脏扩大，右心室压力超过120mmHg，外周血氧饱和度低于85%。儿童期予以姑息手术的女性可能存在发绀和（或）肺动脉高压，具有同肺动脉高压和（或）艾森门格综合征相同的问题。如果发现有这个问题，不应尝试或继续妊娠。

大血管错位

大动脉转位的由两种类型：

·L-异位；因此称作转位的大动脉；

·D-异位：完整的换位。

L-异位（L-TGA）

L-异位或先天性大动脉错位。不足先天性心脏缺陷的1%。在这种缺陷中，心房和心室也同样异位。因此，出现心房-心室和心室-动脉连接双向不协调。右心室连接到主动脉，作为全身动脉心室接收从肺和左心房汇入的含氧血液。形态学上，左心室连接到肺动脉，并作为全身静脉心室接收从右心房、下腔静脉和SVC汇入的静脉血。虽然形态学上右心室的设计并不适用于承受全身动脉压，但其可能很好地适应这种压力。心功能不全及房室瓣关闭不全被认为是L-TGA患者重要的并发症但病程缓慢，且不会发生在所有L-TGA的患者。尽管RV扩张常见，但心脏衰竭的证据仍不足。连续性研究并未提示此为必然的渐进性恶化过程。心脏衰竭症状是典型的，与肺水肿、肺动脉压增加、全身动脉输出减少。病情的发现通常基于形态学上右心室不再能承受全身动脉压力或

AV瓣返流、出现呼吸急促、心悸、心律失常的症状。令人不安的是，解剖学上先天性缺陷的诊断可能会被未进行专门培训的成人心脏超声专家所忽略。

对于那些确诊的患者，包括产妇和妊娠期女性，一般对NYHA Ⅰ或Ⅱ类症状耐受性良好[70]。由于缺乏合适的对照组进行比较，并且依赖于假设形状及常用的收缩指数的加载条件，量化右心室功能仍然困难。尽管如此，这些严重AV瓣关闭不全或严重抑郁症的形态学右心室功能患者无论何种功能分类不应妊娠。应从患有心房异位D-TGA（见下文）和存在类似的全身动脉RV功能问题患者身上学习，可能会帮助本组患者。

D-异位（D-TGA）

D-异位或完整性大血管异位与出生后寿命的延长相矛盾。在这种条件下，主动脉连接RV，肺动脉连接LV。心房和心室都没有换位，所以全身静脉回流至RV射入主动脉，这种缺陷需要急诊手术处理和随后进行修补。第一个完整的修补涉及"心房开关"手术。Mustard和Senning手术在20世纪50年代末和60年代初彻底改变了婴儿D-TGA的管理和并作为首选。在这种手术中，从RA流入的全身静脉回流进LV和PA，而全身动脉血从肺静脉进入形态学上的RV进入主动脉。由于形态学上RV作为全身动脉室，出现类似的问题看起来像L-TGA，长期输出是RV关键的命运。另外，由于大量的手术干预的心房回流，显示心律失常已被描述在这两种类型的手术中。作为20世纪80年代大动脉开关的开始，这个程序已经在很大程度上被抛弃[71]。出现此程序以减少心房修补过程后期的发病率[72,73]。有过成功的大动脉调转手术的女性现在进入生育年龄。动脉开关手术在出生后几天内完成。这两个大动脉横切并在主动脉窦上吻合，并对冠状动脉进行易位。原本的肺阀变成全身的流量阀，解剖性肺根接受全身血压。原本的阀门未触及。短期-中期患者出现冠状动脉狭窄、肺动脉狭窄、新主动脉瓣功能不全，新主动脉瓣的根部扩张[74,75]。

患D-TGA孕妇采用Mustard或Senning手术

与任何严重的心衰及 AV 瓣膜反流程度、房室瓣关闭不全的程度、肺动脉高压和心律失常存在相关性。一连串报道显示妊娠患者紧接着 Mustard(心房开关)手术后,婴儿存活率为 3/4 并且无孕产妇死亡[76]。类似的报道显示 7 例 Mustard 手术后,没有产妇死亡[77]。然而,在 1 个案例中,由于产妇病情恶化必须终止妊娠。到目前为止规模最大的描述性研究显示,在荷兰,报道了全国 70 例女性 D - 异位及 Mustard 和 Senning 手术的回顾性研究[78]。42 例无子女的患者其中 35 例希望在未来生育子女,其中孕前 NYHA 分级 Ⅰ ~ Ⅱ 级 28 例患者完成 49 次妊娠,1/3 孕妇出现 NYHA 分级临床恶化,20% 发展成为严重的心律失常。没有产妇死亡病例。心脏问题是可以控制的。然而,产科并发症的发病率很高。作者认为与一般假设相比,在这些患者中妊娠并不总是能耐受良好。作者估计在美国在未来几年,约 4500 例患这种先天性疾病的女性和外科手术将进入生育年龄。进行 Jatene (动脉转换)手术的女性现在正进入生育年龄。

有病例报告经常提到 1 例 D - 异位和动脉开关患者成功地进行妊娠和分娩[79]。

肺动脉瓣狭窄

肺动脉瓣狭窄是一种常见的先天性缺陷。虽然梗阻可位于瓣膜、瓣上或瓣,梗阻程度并不主要取决于其位置,而主要决定于其临床表现[8]。产妇很少受肺动脉瓣狭窄严重影响。甚至在 30 年前报道,3 例肺动脉瓣狭窄系列的患者(共 106 例孕妇),没有发现产妇死亡[25-27]。重度狭窄可发生右心衰竭,幸运的是,这是临床上通常不如左心衰竭伴有二尖瓣或主动脉瓣病变严重。呼吸困难、心绞痛或晕厥等症状可发生在那些病变明显的狭窄。重度肺动脉瓣狭窄定义为瓣膜梯度峰值超过 80mmHg。由于这种梗阻程度在右心室附加了一个负荷,患者伴重度肺动脉瓣狭窄通常行球囊瓣膜成形术,即使没有症状。患有严重的肺动脉瓣狭窄的女性,妊娠可能因劳累、分娩与产褥期增加风险。第一个球囊 valvuloplast 于 1982 年进行。妊娠球囊成形术至今已非常成熟和并发症发生率相对较

低[80]。胎儿先天性心脏疾患者中的发病率肺动脉瓣狭窄约 20%,符合率为 55%[81]。

主动脉瓣狭窄

先天性风湿性主动脉瓣疾病是主动脉瓣狭窄的重要原因。主动脉瓣狭窄对妊娠的影响将在心脏损伤中讨论。

功能性单心室 Fontan 手术

有些异常现象可被称为功能性单心室,将最终接受重建手术,导致了"Fontan 流通"表现为三尖瓣闭锁、左心发育不良、左心室双入口,双 - 右心室的一些变化。鉴于损伤较大,过程罕见,本此过程中,Fontan 手术后对妊娠结局的数据是有限的[82,83]。美国小样本研究报道,没有产妇发生死亡事件。在这些患者妊娠与自然流产的发生率增加相关。但是,来自荷兰的一个小调查,10 例孕妇就有 6 例与 50% 的流产率和异位妊娠流产相关。在这 4 个活产儿中,已有 NYHA 心功能分级恶化、心房颤动和早产的报道,无孕产妇死亡。因此,在这个早期阶段,虽然产妇死亡在患者那些潜在的先天性损伤经历了一个的 Fontan 修补及那些准备继续妊娠患者身上不突出,但存在相当大的自然流产以及其他产科和心脏问题的风险。

胎儿的注意事项

发绀型先天性心脏病患者围生期的结局与血细胞比容密切相关;好的结局在血细胞比容超过 65% 或血红蛋白超过 200g/L 的患者中比较少见。Presbitero 及其同事[13]对 96 例患有发绀型先天性心脏病的复杂妊娠患者进行了描述。但艾森门格综合征患者并不在该项分析当中。尽管只出现了 1 例孕产妇的死亡(死于产后 2 个月内的感染性心内膜炎),妊娠损失率为 51%。心功能 Ⅲ 级或 Ⅳ 级,血红蛋白大于 200g/L 且孕前血氧饱和度低于 85% 均与妊娠结局较差的高风险密切相关。这类患者自然流产、宫内生长受限及死产的风险较高。母体的氧分压低于

70mmHg 将直接导致胎儿血氧饱和度下降。因此，在妊娠及分娩过程中氧分压必须保持高于该水平。在母体患有心脏疾病的情况下，生长受限的胎儿对分娩期的低氧尤其敏感，且胎儿呼吸窘迫的情况会迅速出现[7,84]。建议患有严重心脏疾病的孕妇可以在产前时期，进行一系列的产前超声检查以探查胎儿生长受限的情况及胎心。胎动次数对严重疾病的患者也具有意义[85]。在一系列研究的 6 例患有发绀型心脏疾病的患者中，所有妊娠最终都导致胎儿情况的恶化而非母体本身恶化[86]。

对于患有先天性心脏病患者的胎儿患有先天性心脏异常的风险也应给予想当的关注。该风险可达 5%，尽管有项早期的研究表明该风险可高达 10%，或在那些先天性病变包括心室流出梗阻的女性身上甚至更高(图 20.3)[13,81,87,88]。对于这样的患者，胎儿的超声心动图可用于先天性心脏病的产前诊断[89]。受影响的胎儿约占这些母体缺陷病例的 50%。Clark 已对先天性心脏缺陷的遗传性及胚胎学进展进行了评价[90]。

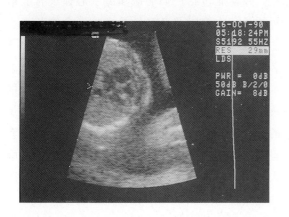

图 20.3　超声心动图显示一个 19 周的胎儿合并室间隔缺损，一个相似的室间隔缺损被证实

获得性心脏疾病

许多与正常妊娠相关的并发症如呼吸困难、疲劳、端坐呼吸、心悸、晕厥和与心脏瓣膜疾病类似的足部水肿症状使临床诊断变得困难。颈静脉怒张、快速而强烈的脉搏、异位的左室冲动，所有这些正常的妊娠期生理适应性表现进一步混

淆了疾病的临床评估。在对妊娠期常规进行心脏听诊时，听到增强的第一心音或在胸骨左缘听到心脏收缩中期的杂音属正常现象。但第三心音、第四心音或舒张期的杂音则不是常规妊娠的正常现象，需要借助超声心动图来进行评估。

多普勒超声心动图可反映正常妊娠过程中出现的生理性的血容量增加及血液在心腔和瓣膜间流动的改变。左室舒张末容积的增加和左室收缩末容积的减少表现在心搏量和射血分数的增大。主动脉根部的直径及二尖瓣环、三尖瓣环都略有增大。左心室质量的增大约使心室壁厚度增加了至少 30%[91]。通过主动脉的血流速度也有所增加，但在多普勒超声的评估中很少超过 1.5m/s。Campos 等[92]借助多普勒超声心动图对 18 例孕产妇的整个妊娠过程进行了研究，发现了存在于整个妊娠期过程中轻度的瓣膜反流。主动脉瓣的反流较少发现，然而，在从早期到晚期的妊娠过程中，二尖瓣（0 ~ 28%）、三尖瓣（39% ~ 94%）及肺动脉瓣（22% ~ 94%）反流的发现大大地增加。表 20.7 反映了在临床及超声心动图中发现的与妊娠相关的心脏瓣膜异常[81]。

后天性的瓣膜损伤，通常由风湿性疾病引起，尤其是右心瓣膜的损伤，尽管偶尔也存在因静脉药物的滥用而引起的情况。在妊娠期间，产妇这种病变的发病率和死亡率由肺水肿或心律失常引起充血性心力衰竭造成。Szekely 等[93]发现风湿性心脏病孕妇患者肺水肿的风险随着年龄的增加，随着妊娠的长度的增加而增加。妊娠期间发生心房颤动的左、右心衰竭风险（63%）比妊娠前发生心房颤动的女性（22%）更高。此外，心房颤动发作后全身性栓塞的风险在妊娠期间出现超过在非妊娠状态的心房颤动发病。在对患有严重风湿性心脏病患者提供开始或继续妊娠的咨询时，医生须考虑到疾病的长期预后。Cliesen 对 134 例严重的风湿性心脏病和已完成的妊娠期女性进行了跟踪调查长达 44 年[94]。报告显示每年死亡率为 6.3%，但认为顺利妊娠的女性，母体寿命不会因为妊娠缩短。因此，在一般情况下，顺利妊娠的女性，妊娠不会出现长期后遗症[44]。

表 20.7　合并心脏瓣膜畸形孕妇的临床和超声心动图

	心音	杂音	其他	多普勒超声心动图
主动脉狭窄（AS）	消失或 S2 未改变	增强或持续时间延长	心脏收缩未改变	多普勒效应增强 AVA 未改变
主动脉瓣关闭不全（AI）	S2 消失	增强或未改变	脉压增大或未改变	LV 会增大
二尖瓣狭窄（MS）	P2 增强	增强减少或未改变	S2-OS 间距渐变，压力降低	多普勒效应增强
二尖瓣反流（MR）	S1 消失	增强或未改变	S3 未改变	LV 会增大
肺动脉瓣狭窄（PS）	P2 消失	增强或持续时间延长	心脏收缩未改变	多普勒效应增强
肺动脉瓣关闭不全（PI）	P2 消失	减少或未改变	N/A 不是 PI	RV 会增大
三尖瓣狭窄（TS）	N/A	增强	N/A	N/A
三尖瓣反流（TR）	N/A 未改变	减少或无反流	N/A	RV 会增大

AVA：动静脉吻合术；LV：左心室；MVA：二尖瓣吻合术；RV：右心室

肺动脉瓣和三尖瓣病变

孤立性右起源的风湿性瓣膜病变是罕见的；然而，这种病变在海洛因滥用者中明显增多，继发于心脏瓣膜性心内膜炎。妊娠相关的血容量不足比那些涉及二尖瓣或主动脉瓣病变，更少可能表现为有症状的右心病变。在 77 例孕产妇心脏死亡的回顾中，Hibbord[27] 没有报告孤立的右室的病变相关的死亡。在近期的报告中，只有 2.8% 肺动脉狭窄女性发生充血性心力衰竭[87]。即使是完整的三尖瓣瓣膜因为感染性心内膜炎切除，妊娠、劳动和分娩，一般都有良好的耐受性。这类患者，谨慎的液体管理是阵痛和分娩管理的主要环节。一般来说，有创血流动力学监测在分娩过程中是不必要的。

二尖瓣狭窄

风心患者妊娠，二尖瓣狭窄是最常见的并发症[42]，其可以作为一个独立的病变或与主动脉病变一起。二尖瓣狭窄（瓣面积显著小于 1cm^2）主要的血流动力学异常包括左心室舒张充盈障碍，导致一个相对固定的心输出量。随着正常妊娠分娩，心输出量显著增加。如果妊娠患者无法适应心输出量的变化，可能导致房性心律失常和（或）肺水肿。

最理想的和最好的治疗是妊娠前球囊和（或）外科联合瓣分离术二尖瓣狭窄。通常首次妊娠期间二尖瓣狭窄常被漏诊，这就是经常被称为"神秘的"二尖瓣狭窄。但随着妊娠期延

长，这些患者可出现急性肺水肿和（或）心房颤动，这都是二尖瓣狭窄的存在初始诊断线索。积极的临床治疗后，临床症状仍然持续存在，介入治疗可能是明智的。经皮二尖瓣球囊成形术在妊娠期间已越来越普遍的。超过 100 例的孕妇实施了经皮二尖瓣球囊扩张术，无围术期产妇或胎儿的死亡。多个病例报告[95-97]和案例系列[98-105]认为在妊娠期间该手术的相对安全性。并发症包括产妇心脏压塞、心律失常、短暂的子宫收缩以及全身性栓塞。经食管超声心动图检查可作为唯一的成像方式，从而消除不必要的辐射暴露。

二尖瓣狭窄患者心输出量在很大程度上取决于两个因素。首先，这些患者都依赖于充足的舒张期充盈时间。因此，虽然在大多数患者心动过速是一种潜在的血流动力学不稳定的临床体征，但在二尖瓣狭窄患者可能会导致显著的血流动力学失代偿。在分娩过程中，如心动过速可能伴随痛苦或焦虑。对于心动过速的反应，这样的患者可能有一个急剧的心输出量和血压下降。这样的心输出量和血压下降影响产妇和胎儿生命。为了避免危险性心动过速，医生应考虑静脉 β 受体阻滞剂治疗与脉冲超过 90～100/min 分娩患者的重度二尖瓣狭窄。短效 β 受体阻滞剂，如艾司洛尔是理想的，在没有更长效的药物如普萘洛尔导致心律阻滞情况下，可以获得分钟心率控制。另一个需要考虑的是使用静脉注射钙通道阻断剂如地尔硫卓的，心脏病专家、护理人员一般对钙通道阻断剂都是熟悉的，管理更容易。无心动过速的患者，

静脉注射 β 受体阻滞剂预防急性心动过速只有很少是必要[42]。

第二个重要的考虑因素与左室前负荷有关。二尖瓣狭窄的存在，肺毛细血管楔压不能准确反映左心室充盈压力。此类患者通常需要高 - 正常或升高的肺毛细血管楔压保持足够的心室填充压力和心输出量。因此，任何预处理（即利尿）都必须十分谨慎并小心注意维持心输出量。

分娩期心输出量波动的潜在危险可以采用最小化硬膜外麻醉[106]；然而，最危险的时间似乎是产后。这样的患者进入产后，已是最大心输出量状态，这常不能适应分娩后血容量变化。Clarls 及其同事们发现，在一系列的重度二尖瓣狭窄患者，产后楔压预计升高至16mmHg（图20.4）[42]。因为楔压低于28～30mmHg，肺水肿发生是罕见的[184]，如肺动脉导管显示[107]待产最佳的楔压约14mmHg或更低。这样的前负荷可以通过分娩期谨慎利尿和小心维护足够的心输出量获得。对于只有轻微的液体超负荷的分娩患者，积极利尿并不是必要的。在这些患者中，简单的液体限制，伴随分娩相关的显性和隐性流体损失，分娩前可以导致楔压明显下降。

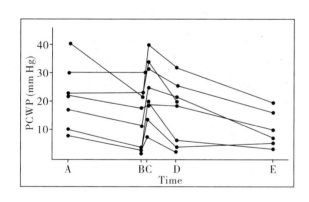

图20.4　8个合并二尖瓣狭窄的患者在分娩期肺动脉契压的变化：A. 第一阶段；B. 第二阶段，分娩前15～30min；C. 产后5～15min；D. 产后4～6h；E. 产后18－24h（引自 Clark SL, Phelan JP, Greenspoon J, et al. Labor and delivery in the presence of mitral stenosis：central hemodynamic observations. Am J Obstet Gynecol，1985：152986）

对于心脏病患者分娩，早期建议还包括适度使用中位产钳和缩短第二产程。在病情严重的患者，主张全麻下剖宫产为分娩首选模

式[108]。如果产时监护分娩心脏病患者无法在现场进行，择期剖宫产这样的建议可能是有效的。然而与提出积极的管理方案相反，经验表明，阴道分娩是安全的，即使在严重的疾病患者和肺动脉高压患者中。中位产钳分娩很少使用在现代产科[109]，但应保留作为标准产科适应证。

二尖瓣关闭不全

在过去，二尖瓣关闭不全往往是由风湿性疾病引起的，并且通常与其他的血管损伤一同出现。然而，现在心肌病和导致二尖瓣反流的其他疾病已成为最常见的病因。不考虑病因，二尖瓣关闭不全本身在妊娠期间通常能被很好地耐受，且充血性心力衰竭并不常见，而发展成动脉扩张和动脉纤维化的风险较高。有些证据表明，二尖瓣脱垂在妊娠期间发展成心房颤动的风险可能升高[93]。在 Hibbard 的一项对28例和风湿性血管损伤有关的妊娠期死亡病例的调查中，并没有患者因二尖瓣关闭不全的并发症而死亡，除非该患者并发有二尖瓣狭窄[27]。

二尖瓣脱垂

在孕妇中发现的二尖瓣脱垂，通常是先天性的，而不是风湿性疾病导致的。二尖瓣反流常存在于17%的健康年轻女性，在这种情况下通常是无症状的[110]。收缩中期喀喇音及杂音是先天性二尖瓣脱垂典型的体征。和风湿性二尖瓣关闭不全一样，这些杂音的强度在妊娠期可能会因 SVR 的降低而减小[111]。正如以下章节提到的，美国心脏病协会不再推荐二尖瓣脱垂的女性预防性应用抗生素[28]。

主动脉狭窄

先天性主动脉狭窄已取代风湿热成为主动脉狭窄最常见的病因。先天性主动脉狭窄占所有先天性心脏损害的5%，但在具有先天性心脏病的女性的一系列事件中，并没有观察到因主动脉狭窄而导致的妊娠期死亡[2,5,66]。与二尖瓣狭窄相比，主动脉狭窄一般不会造成血流动力学异常，除非瓣口面积缩小到正常值的1/3或以下。根据 ACC/AHA 2006 年心脏瓣膜患者治疗指南，认为平均跨瓣压为 25～40mmHg 和（或）超声心动图示瓣膜面积为 1.0～1.5cm^2 的患者有中度的主动脉瓣狭窄[112]，在射血速度大于 5cm/s（相当于跨瓣压 100mmHg）的则是重度主动脉狭窄。然而是否进行瓣膜置换并不单纯取决于血流动力学，因为一些达到标准的患者并无症状而其他人并非如此。对那些有症状的重度主动脉狭窄的患者，最好在妊娠前予以干预。进行干预的手段有球囊扩张，对那些因瓣叶钙化或高龄不宜行球囊扩张术的患者，可行瓣叶置换术。年轻人进行球囊扩张的机会更大，而随着年龄的增大，机会逐渐减小，年轻的患者少有瓣叶钙化并且有较好的活动度。对于那些要求手术的患者，有不同种类的瓣叶可供选择，包括异种生物瓣、同种生物瓣、自体肺移植和机械瓣。在实际应用中，自体肺移植和同种生物瓣并不被广泛采用，只有异种生物瓣和机械瓣在瓣膜移植中常用。虽然异种生物瓣需要抗凝治疗，瓣膜老化的风险很高且需要在换瓣后 15 年内进行再次手术，对于那些选择机械瓣进行主动脉瓣置换的患者，在后面的章节讨论抗凝治疗的问题。

对于那些继续妊娠的主动脉狭窄患者，病情的严重程度将取决于症状的严重程度和超声心动图评估，在一些所有超声心动图诊断标准（包括解剖和多普勒标准）都判定为重度主动脉狭窄的病例，有学者认为也应考虑终止妊娠，即使该患者并无症状。然而我们认为在对这些病例做出终止妊娠的决定之前，也应该考虑将患者交给一支对先天性心脏病孕妇有丰富经验的团队作为第二个首选方案。对于准备妊娠或已经妊娠的难治性 NYHA Ⅲ～Ⅳ 级心衰的女性，应该进行医学干预，必要时进行外科手术。

在主动脉狭窄的病例，主动脉狭窄的患者的主要问题是保持心排出量，由于妊娠可导致血容量增加，主动脉狭窄的患者一般可很好地耐受妊娠。然而，如果伴有严重的其他疾病，心排出量会相应地增加并且在体力活动时可能会不足以维持冠状动脉和大脑灌注，这些器官灌注不足会导致心绞痛、心肌梗死、晕厥或猝死，所以限制体力活动对伴有严重疾病的主动脉狭窄患者是至关重要的。如果限制体力活动后二尖瓣能够正常工作，那么肺水肿在妊娠期间将很少发生。

分娩和流产似乎是主动脉狭窄患者最危险的时刻[113]，保持心排出量是至关重要的，任何导致静脉回心血量减少的因素将造成跨瓣压差的增高从而减少心排出量，失血导致的低血压、硬膜外麻醉导致的神经节阻滞或仰卧时妊娠子宫对下腔静脉的压迫造成的阻塞都可能会导致猝死，准确地说，这些情况和肺动脉高压的患者的情形是相似的。当把美国的指南和国外的文献相比较时发现：是否对主动脉狭窄的患者预防性使用抗生素存在不同的意见。AHA 最新的指南表明不必对主动脉狭窄的心内膜炎的患者预防性使用抗生素，除非瓣叶已被严重感染[28]。但是英国抗菌剂化学疗法工会建议所有的主动脉狭窄及主动脉而瓣化畸形的患者接受预防性抗生素治疗[114]。需要对这些治疗意见的分歧进行仔细的评估，将在抗生素的预防性应用的章节中进行深入的讨论。

由于缺血性心脏病的频繁发作使主动脉狭窄患者的心血管状态更加复杂，因此，和主动脉狭窄相关的死亡经常继发于心肌梗死而非血管损伤本身[113]。据报道，在妊娠期和主动脉狭窄有关的总死亡率高达 17%，如果给予适当的医疗干预并且没有冠状动脉疾病的情况下，死亡的风险很小[2,5,115]。应用肺动脉导管后，特别是在具有持续监测心脏输出量和混合静脉氧分压的设备时，则可以在妊娠和分娩时进行更精确的血流动力学监测和控制。对患者来说，高血容量远比肺水肿危险，肺动脉楔压应该保持在 15～17mmHg，可以预防围生期意外出血。

对于那些要求治疗的难治性心衰患者，球囊扩张可以同时降低母亲和胎儿进行外科换瓣术的风险[80]，在分娩后再进行根治性治疗。在妊娠期进行换瓣术是有风险的，所以如果有可能的话还是在分娩后治疗为佳。

主动脉瓣关闭不全

畸形的主动脉瓣导致的主动脉反流可以是先天性的、风湿性的，也可能是主动脉根部扩张或先前的心内膜炎导致，由于血管紧张度的下降和随着妊娠时间而增加的心率(这减少了舒张期血流反流的时间)，主动脉反流一般在妊娠期能被很好地耐受。在 Hibbard 的 28 例妊娠期风湿性心脏病死亡的病例中，只有 1 例与不伴有二尖瓣狭窄的主动脉反流有关[27]。在妊娠期和分娩时预防心内膜炎现在只是对那些有过心内膜炎的人而言[28]。

围生期心肌病

围生期心肌病被定义为在排除其他原因引起的心脏衰竭的情况下，无心脏疾病的产妇在产前 1 个月至产后 1～5 月之内发生的心肌病(表 20.8)[116-120]。围生期心肌病是一个独立于现有已知的心肌病的心肌病变并和高死亡率相关。因此围生期心肌病是应排除瓣膜性、代谢性、传染性或中毒性原因引起的心肌病的诊断。目前大部分争议原因是：在旧的报告中，引起心肌病的这些原因都没有得到充分的调查。在做出围生期心肌病诊断的之前还需考虑其他围生期并发症，如羊水栓塞、严重子痫前期、心律不齐、皮质类固醇或拟交感神经诱导的肺水肿。拟交感神经剂也可以揭露潜在的围生期心肌病[121]。

20.8 围生期心肌病的诊断标准

典型情况

妊娠最后 1 个月或产后 5 个月内发生心衰

没有明确的心衰病因

妊娠期最后 1 个月前无心脏疾病

另外

超声心动图显示左心室功能障碍，比如射血分数(< 30%) LVEF < 45%，或左室舒张末期容积 > 2.7cm/m²

围生期心肌病的发病率估计在 1/4000～1/3000，相当于在美国每年有 1000～1300 例的女性患病[117,122-123]。在某些非洲部落，该病的发病率高达 1%；然而，这些女性的特发性心脏衰竭在也许会是因为不同寻常的文化管制的围生期风俗习惯及过度钠的摄入，水潴留而导致的结果[122,124-125]。在美国，围生期心肌病发病率最高的是在产后的第 2 个月，而这似乎在老年和多产的黑人女性中有更高的发病率[125-126]。其他可能的高风险因素还包括双胎和妊娠期高血压[125,127]。在罕见的情况下，一个家族的循环模式已经被报道。该病的临床表现是由逐渐出现的越来越多疲劳、呼吸困难和外周或肺水肿。物理检查可发现经典证据的充血性心力衰竭，包括颈静脉扩张、啰音和一个 S3 亢进。在胸部 X 线中可发现心脏肥大和肺水肿，心电图通常表明左心室和心房扩张和左室功能降低。此外，约 50% 的围生期心肌患者可能表现出肺或系统性栓塞的现象。总体死亡率从 25%～50% 不等[122,125]。

围生期心肌病的组织学图片可见其组织细胞肥大、变性、纤维化及增加的脂质沉积。许多报道证实该病存在一个弥漫性的心肌炎，目前有更多的证据证明原因在围生期心肌病中的作用[118]。然而，由于围生期心肌病无特殊的临床表现和病理学改变，作为一个独立存在的疾病已经遭到质疑[127]。目前支持围生期心肌病作为一个独特存在的疾病，主要是通过流行病学证据表明，80% 的特发性心肌病病例在育龄女性中发生在围生期。这样的流行病学分布也可以归因于与一个伴随正常妊娠的具有血流动力学改变的亚临床心脏疾病的恶化相关。因为这种变化最大的时候是在妊娠的晚期和产后几周恢复正常。然而，这样的模式并不能解释该病的高发人群，在大多数的报道中，围生期心肌病的发生多在产后的第 2 个月。美国国家心脏、肺和血液研究所和罕见疾病建议与评论办公室(美国国家卫生研究所)继续支持围生期心肌病作为一个独立的疾病实体[118,119]。围生期心肌病的诊断主要是排除那些潜在因素，包括慢性高血压、瓣膜病、病毒性心肌炎。

心脏衰竭患者的标准化治疗包括 β 受体阻滞剂、利尿剂和减轻后负荷的血管紧张素转换酶抑制剂(angiotensin-converting enzyme inhibitors，ACE)、血管紧张素 II 受体拮抗剂(angiotensin II receptor blockers，ARB)、限制使用肼屈嗪降压。妊娠时应避免使用 ACE/ARB 药物，尽管其是一个主要的治疗方法。对于急性心力衰竭孕产妇，氧气、利尿剂和肼屈嗪应使用。虽然地高辛不再被认为是治疗非妊娠患者心衰的一线药物，但适当的使用该药物在可改善那些尽管已经最大剂量地使用了其他抗心衰药物但仍有顽固性心衰表现的患者的心衰症状。这个剂量对孕妇来说是安全的并能实现治疗效果。经常会看到 0.375～0.5mg/d 的剂量在孕妇体内的药物代谢是增加的。抗凝治疗在射血分数小于 35% 时应当考虑，预防心脏内的血栓形成。β 受体阻滞剂应被停止，直到急性心脏衰竭得到改善后。如果出现了充血性心力衰竭的临床恶化，或是尽管使用了最大剂量的药物治疗，心衰症状仍然没有明显的改善，则转诊到三级医院进行评估和进一步治疗，有条件的话考虑心脏移植。强心药、升压药、醛固酮拮抗剂、奈西立肽的使用应该专门针对可能出现对胎儿产生风险的危重症孕妇。对于心衰症状有所改善或没有急性心力衰竭的妊娠患者，β 受体阻滞剂应添加到药物治疗中。约 2/3 的围生期心肌患者在 1 年内恢复左心功能的正常化。其余要么一直保持着较差的心功能或（小部分）将需要移植。围生期心肌病还有一个显著特征，就是在患者之后的再次孕产过程中具有复发的倾向。几项研究报告表明，患者未来妊娠的预后与心脏大小有关。患者的心脏大小在 6～12 个月恢复正常，有 11%～14% 的死亡率出现在后续妊娠中；这些患者持续心脏肥大的有 40%～80% 的死亡率[116]。然而，Lampert[128] 证实了持续降低收缩储备的女性又恢复了正常的休息左心室大小。Witlin[126] 报道称在一系列的 28 例围生心肌患者中，只有 7% 的孕妇恢复；在那些随后的妊娠中，2/3 的患者在早于妊娠指标前出现了心功能失代偿。据报道 19% 的死亡率出现在持续性左心室射血分数较低的患者[129]。可用的数据证明，对于那些持续性左心室功能障碍的围生期心肌患者来说应避免妊娠。Elkayam 发表了在 ACC 和在南非的调查结果，恢复满意的心脏收缩功能的女性有时在随后的妊娠过程中仍出现了心功能的恶化。在 2001 年的调查中没有孕产妇死亡率(0/40)报道，在 1995 年的调查中则有 1/43 的女性。这报道表明：这些低死亡率的结果显示可能是由于围生期心肌病的女性在随后的妊娠过程中恢复了左心室功能[130]。然而，这些信息应该告知患者及其家人，他们应该知道复发的可能，患有心肌病的女性妊娠的可能性不是没有，尽管孕产妇死亡率的风险很小。

肥厚梗阻性心肌病

肥厚型心肌病（Hypertrophic cardiomyopathy，HOCM）是一种阻塞性或非阻塞性的心室肥大，导致左心流出受阻。有增厚心肌与左心室僵硬导致的心脏舒张的异常，有时可有二尖瓣的变化。这个 HOCM 的发病率约为 1/500（以前被认为是低得多）。心室壁增厚通常是孤立的，多发生主动脉瓣下的室间隔。增厚可以发生在全心范围内，也可以孤立在心尖部、心外侧壁或右心室。如果有妨碍到左心室流出的可以称为肥厚性梗阻性心肌病（HOCM）或特发性肥厚性主动脉狭窄（Idiopathic hypertrophic subaortic stenosis，IHSS）。对左心室流出无阻碍的则称为非阻塞性心肌病。

肥厚型心肌病是一种常染色体遗传控制的变量外显率。一系列拥有该基因的正常儿童的心脏超声心动图研究表明，可能在许多年甚至几十年也不会发展成为非对称肥厚和阻塞性功能障碍。因此，在自发性的 HOCM 或隐匿性的病例通常在妊娠期间首次被发现。详细的物理检查和超声心动图对其诊断进行了详细的描述。首先，HOCM 涉及不对称的左心室肥大，典型的症状是比心室游离壁要更加严重的室间隔肥厚。心室的肥厚导致了左心室流出道的梗阻和二尖瓣返流，这两个主要血流动力学问题是临床医生所关注的[131]。虽然与正常妊娠相关的血容量增加应该增强左心室充盈，改善血流动力学性能，这种妊娠期积极的效应是平衡下跌的系统性血管阻力和因左心室舒张功能降低引起的心率增快和心肌收缩性。此外，劳动疼痛或焦虑时，心动过速造成进一步减少左心室充盈并加剧了相对的左心流出梗阻，同时做valselve动作时也会产生相同影响。

成功管理HOCM患者围生期的关键包括避免低血压（由于麻醉或失血的产生）和心动过速以及左侧卧位活动，以及使用产钳缩短第二产程也一直推荐。与大多数其他心脏疾病相比，HOCM患者剖宫产应该具有产科适应证。Spirito等对这些患者的通用管理原则进行审核[132]。

尽管存在潜在的危害，孕产妇和胎儿的愈后在HOCM来说一般都是好的。在一份报告中，54例孕妇中有23例HOCM，没有孕产妇和新生儿死亡发生[133]。在患有HOCM的孕妇中心力衰竭的症状通常都是由左心室舒张功能不全和左心室充盈压增高导致而不是因为严重二尖瓣返流。在这些情况下，β受体阻滞剂是可以控制该症状的。明智地使用利尿剂、钙通道阻断剂和β-肾上腺素能药物也是必要的。心房颤动是发生在妊娠期间最常见的令人担忧的房性心律失常，可以使用β受体阻滞剂治疗，如有必要，还可给予钙通道阻断剂。理想情况下，一个自动植入式心脏除颤器应在受孕突然死亡的高风险出现之前放置[134]。研究表明，ICD的存在并不会增加产妇风险或ICD的放电频率[135]。

马方综合征

马方综合征是一种罕见的常染色体显性遗传引起的以广义的结缔组织病变为特征疾病，表现在骨骼、眼、心血管的结缔组织病变。来自主动脉根和主动脉壁的病变增加了这个孕产妇在妊娠期间的死亡率，这可能导致动脉瘤破裂或主动脉夹层。50%的主动脉瘤破裂在40岁以下的女性出现在妊娠期间[59]。脾动脉动脉瘤破裂也会在妊娠期间发生的更频繁。60%马方综合征患者有二尖瓣或主动脉瓣返流[136]。尽管一些作者觉得对于患有马方综合征的女性患者妊娠是禁忌，预后具有个体差异和应该基于对主动脉根部直径及主动脉扩大的

超声心动图评估。需要注意的是，扩大的主动脉根不是显而易见的，胸部X线直到扩张非常明显才可见。

患有异常主动脉瓣或主动脉扩张的妊娠期女性可有多达50%的妊娠相关死亡率；没有这些变化，并且主动脉根直径小于40mm的女性死亡率低于5%[137]。这样的患者无现有证据表明主动脉根部扩张随时间恶化扩张[138]。即使在患者超声心动图满足这些标准，然而，要特别注意有主动脉夹层迹象或症状的，因为连续超声心动图评估可能无法预测这样的并发症[139]。在建议女性马方综合征患者时，除了当前出现的产妇风险外，遗传学的条件和寿命缩短的因素也必须考虑。常规使用口服β受体阻滞剂来减少主动脉壁压力是一直推荐的[140]。如果剖宫产时，由于广义结缔组织弱点，应考虑保留针脚。

心肌梗死

在生育年龄的女性冠状动脉疾病是罕见的，因此，在妊娠期急性心肌梗死是罕见的[141-143]。然而，在本章开头所指出的，这一状况逐渐被认为是年轻孕妇死亡的原因[11]。此外，更多的女性推迟妊娠直到40~50岁此时潜在疾病，如高血压和糖尿病，随着产妇年龄增加，可能会增加获得性心脏病、冠心病和急性心肌梗死的发病率。对于影响到冠状动脉疾病发展的心血管疾病危险因素包括吸烟、糖尿病、血脂（总胆固醇）升高、低水平的高密度脂蛋白（high-density lipoprotein，HDL）、升高的低密度脂蛋白（low-density lipoprotein，LDL），家族史的早发冠状动脉疾病的年龄小于55岁和使用口服避孕药。妊娠期间发生的急性心肌梗死在妊娠期间可以是一个灾难性的事件，并且死亡率很高。在第一个全面的研究，125例确诊急性心肌梗死中123例孕妇，表明那些最危险因素是经产孕妇年龄超过33岁的[144]（表20.9）。对于心肌梗死最常见的解剖位置在前壁，孕产妇死亡率为21%。产妇死亡最常发生在梗死的时间或在

表 20.9　125 个心肌梗死的患者筛选出 123 个孕妇

变量	产前组(n=78)[*]	分娩期组(n=17)[†]	产后组(n=30)[‡]	所有组(n=125)
年龄(岁)	33 ± 6	34 ± 5	29 ± 6	32 ± 6
年龄(岁)	16 ~ 45	23 ~ 44	17 ~ 42	16 ~ 45
心肌梗死[§]	50/77 (65%)	14/16(87%)	25/29 (86%)	89/122 (73%)
多产的[§]	64/73 (88%)	13/16(81%)	16/22 (73%)	93/111 (84%)
高血压	21%	24%	17%	19%
糖尿病	6	0	3	5
缺血性心脏病	10%	0	7(%)	–
吸烟	32%	12%	26%	–
心肌梗死家族史	12%	0	8%	–
高血脂	1%	0	2%	–
惊厥	10%	18%	11%	–
剖宫产	15%	6%	14%	–
急诊剖宫产	14%	12%	12%	–
心肌梗死后充血性心力衰竭(%)	12 (15%)	7 (41%)	6 (20%)	25 (19%)
冠状动脉解剖改变	36 (46%)	8 (47%)	24 (80%)	68 (54%)
狭窄	21 (58%)[‖]	1(12%)	7 (29%)[¶]	29 (43%)
血栓	8 (22%)	1(12%)	5 (21%)	14 (21%)
切开	3(8%)	0(0)	8(33%)	11 (16%)
动脉瘤	2(6%)	0(0)	1(4%)	3(4%)
痉挛	1(3%)	0(0)	0(0)	1(1%)
正常	9(25%)	6(75%)	20 (29)%	–
死亡率				
母亲	11(14%)	6(35%)	9(30%)	26(21%)
婴儿	12(15%)	3(18%)	1(3%)	16(13%)
婴儿死亡率相关的母亲死亡率	8/12(67%)	1/3(33%)	1/1 (100%)	10/16(62%)

CHF：充血性心力衰竭；MI：心肌梗死。* 包括患者 24h 之前或更早发生心肌梗死；† 包括患者 24h 之内或之后发生心肌梗死；‡ 包括患者 24h 与 3 个月之间发生心肌梗死；§ 分母的例数是相关患者的数量；‖ 7 个病例出现血栓；¶ 1 个病例出现血栓。

引自 Roth A，Elkayam U. Acute myocardial infarction associated with pregnancy. Annals of Internal Medicine，1996，125(9)：751–762

梗死 2 周内的，常与分娩过程有关的。在一个同年发表的类似的研究中也提出相似的结果[145]。随后，来源于美国国家和民族的管理数据库的两个大量患者研究，也审查急性心肌梗死的妊娠女性在妊娠和产后的特点[146,147]。在这些研究中，产妇年龄、高血压、糖尿病也发现是急性心肌梗死的危险因素。前壁梗死也更常见。此外，由于大多数女性没有动脉粥样硬化性疾病，妊娠相关的急性心肌梗死似乎有可能是其他的风险因素。这些因素包括血栓形成和冠状动脉夹层。相对而言，斑块破裂和血栓

形成是大多数非妊娠状态患者急性心肌梗死。无论是什么原因，急性心肌梗死的风险在妊娠时似乎是大约 3 ~ 4 倍。

陈旧性心肌梗死的孕妇及心脏评价无证据表明缺血的左室功能，建议仔细监测。对于那些严重缺血或心脏衰竭的患者，建议在妊娠早期终止妊娠。如果女性在妊娠后期出现临床表现，诊断和治疗的选择是非常有限。如果出现缺血或急性梗死，应行心电图检查。虽然往往在孕妇中有轻微的心电图变化，与疑似缺血性心脏病的女性的心电图评价不应发生显著的变

化[148]。实验室检查及超声心动图检查将有助于诊断。在定义室壁运动异常方面，超声心动图是特别有价值。在 X 线或超声心动图的成像技术等非侵入性技术，可以在特殊情况下有用。女性患者心绞痛时 β 受体阻滞剂是首选药物，因为对胎儿有相对安全性。低剂量的阿司匹林应使用，但尽可能使用的时间最短。

需要血运重建的急性心肌梗死患者，这两个选择是溶栓治疗或经皮介入球囊和支架血管成形术。Schumacher[149] 报道组织型纤溶酶原激活剂成功治疗妊娠期急性心肌梗死。由于潜在的与母亲或胎儿全身溶栓治疗出血这一突出问题，经皮腔内冠状动脉成形术（percutaneous transluminal coronary angioplasty，PTCA）或支架置入术现在更理想[150]。一种桡动脉途径和限制 PTCA 使用程序（不需要像支架置入那样长期的血小板抑制）已经在妊娠女性中使用[151]。这个方法可以减少潜在对胎儿的辐射，延长母亲和（或）胎儿的血小板抑制。2 周内心肌梗死的分娩有更高的死亡率；因此，如果可能的话，应努力在分娩之前有足够的恢复时间。如果宫颈口已经成熟，血流动力学稳定后最好精心监控孕妇全身情况。侧卧位分娩、输氧、硬膜外麻醉镇痛、肺动脉导管血流动力学监测是重要的管理。

在两项美国前瞻性研究显示，具有 6 次或更多次妊娠和随后发生冠状动脉疾病的危险，具有小但是明显增加的相关性[152]。

抗凝治疗和人工心脏瓣膜

需要抗凝治疗的患者，在妊娠期间也应抗凝治疗，虽然抗凝药物可能是不同的。在妊娠期间存在人工心脏瓣膜增加了对母亲和胎儿管理的复杂程度，其主要的风险是与抗凝相关的问题。这些问题包括由于抗凝不足导致的产妇血栓栓塞事件，由于所使用的抗凝血剂对胎儿的并发症和给药时间的影响，抗凝中产妇出血在妊娠特别是分娩中[153]。生物组织的瓣膜如猪瓣膜，心包瓣和同种移植物，是理想的瓣膜。

在妊娠期间，因为在动脉系统在妊娠的时候他们不需要抗凝治疗。然而，这些阀门都有一个较大的结构损害需要再次手术，相对应同种移植物，生物瓣膜具有较高的故障率[154]。如果无抗凝治疗，机械阀有一个高的血栓形成和血栓栓塞的风险。如果有心房颤动或瓣膜是一个旧型号，特别是在二尖瓣位置风险进一步增加。妊娠会增加血栓栓塞性疾病的风险，以及对于机械阀[155]在母亲和胎儿的抗凝治疗风险。在妊娠和非妊娠的机械瓣患者通常使用抗凝药物包括华法林、普通肝素（unfractionated heparin，UFH）和低分子量肝素（low molecular weight heparin，LMWH）。

由于在妊娠期间缺乏理想抗凝剂，在妊娠期间人工心脏瓣膜和（或）心房颤动患者的抗凝治疗仍有争议[156]。非妊娠人群中华法林是主要的抗凝剂，当给予适当的抗凝治疗时，有人工瓣膜妊娠患者的瓣膜血栓形成和栓塞事件风险是最低的。对于胎儿，在妊娠所有时期华法林（香豆素）是相对禁忌，因为其与 6~9 周致死性华法林综合征及与胎儿颅内出血和在稍后阶段继发性凝血障碍相关[157,158]。UFH 和 LMWH 的优点在于其不穿过胎盘和胎儿的风险小。长期应用 UFH 母体效应，包括血小板减少症、骨质流失和 aPTT 不稳定。这些问题都使用低分子肝素时少见，这导致在有瓣膜孕妇中相对 UFH 更喜欢使用 LMWH。然而，相对应华法林，当用于长期治疗，UFH 和 LMWH 预防人工瓣膜血栓形成效果更差[159-165]。早些时候的瓣膜血栓报道可能是由于缺乏足够的剂量和（或）未监测 UFH 的 aPTT 水平或 LMWH 的抗 Xa 因子水平。然而更大的问题被提出：2002 美国食品药品监督管理局发出警告，低分子肝素、依诺肝素，不应该被用于人工心脏瓣膜孕妇的血栓预防[166]。自那时以来，一些国家纷纷发表自己关于在妊娠期间瓣膜抗凝的建议。在 2002 美国妇产科学院的一次报告，对低分子肝素、依诺肝素的建议是支持使用的。欧洲心脏病学会继续反对低分子肝素用于妊娠期间抗凝[167]。一些国家已经 LMWH 或 UFH 联合华法林应用在妊娠期抗凝，这部分是因为发现之前瓣膜血栓的形成是由于抗凝药物剂量不足及未监测凝血功能造成的。所有支持使用 UFH 或 LMWH 的国家都建议定期监测凝血功能评估抗凝效果[112,168]。

每个国家建议根据抗凝治疗方式和时间而变化。关于华法林抗凝方式，可在妊娠第 36 周前使用。然而，由于对胎儿的担忧，前 3 个月如果使用，剂量应≤5mg/d。INR 应保持 2.5～3.5，并且频繁监测。另外，普通肝素或低分子肝素妊娠时都可以使用，可以是连续的或以分次的方式使用。如果在妊娠期间皮下 UFH 或 LMWH 每天两次给药，应监测 aPTT 和抗 Xa 因子，并且应积极随访。aPTT 应至少是原来两倍水平，抗 Xa 因子水平至少 0.7～1.2。凝血功能检查至少每周 1 次。

孕妇应该了解抗凝治疗方案的选择关系到自己和胎儿，所以孕产妇应该参与抗凝治疗方案的决策。在妊娠早期由于华法林对胎儿胚胎发育有影响，许多专家建议分阶段的方法抗凝。在前 3 个月，皮下 UFH 或 LMWH 应用。在12～36 周，肝素、普通肝素、低分子量肝素或华法林都可以使用。大约在妊娠 36 周，如果使用华法林，患者应该切换到普通肝素、低分子量肝素给药。

理想的情况下，应该计划分娩的时间。皮下使用低分子肝素/肝素应改为静脉注射，UFH 至少计划分娩前 24h 和预期分娩前 4h 停用。在没有明显出血，UFH 或 LMWH 可以分娩后的 4～6h 恢复使用，华法林 24h 内即可开始使用。桥接抗凝治疗应持续到 INR 在治疗范围至少 24h。

因为不是所有的分娩都是计划好的，可能有些低分子肝素或华法林完全抗凝的女性需要紧急分娩。如果可能的话，我们会尝试延迟分娩 4～6h，减少肝素、低分子肝素在这种情况下的影响。对于华法林，如果时间允许，小剂量维生素 K 或新鲜冰冻血浆可以考虑使用。如果母亲已经接受华法林抗凝，胎儿出血的危险增加。因此，在分娩后可能有给婴儿使用新鲜冰冻血浆和维生素 K。

由于对分娩时间的不确定性及产妇出血的风险的相关问题，应急逆转潜在的瓣膜血栓并发症随之而来的华法林抗凝风险，由于在早期妊娠胎儿胚胎病和胎儿在妊娠期间出血，相比华法林，在妊娠期间更多使用肝素、低分子肝素。有机械瓣膜的母亲的抗凝问题需要详细的解释从而患者获得知情同意。

预防感染性心内膜炎

2007 年 AHA 对心内膜炎的预防作出了大量的修正，取代了 1997 年 AHA 及 2006 年 ACC/AHA 关于管理心脏瓣膜疾病的指南[28]。对于那些感染性心内膜炎所致严重后果的患者，其预防性抗生素的使用受到限制。这些情况包括以下几个方面：

1. 假性心脏瓣膜（机械性瓣膜、生物性瓣膜、移植性瓣膜）。

2. 有过感染性心内膜炎病史。

3. 尚未治疗的先天性心脏病，包括动脉导管未闭。

4. 通过外科手术或介入治疗，用修复性材料或装置，修复了有缺陷的先天性心脏病，但修复时间还不到半年。

5. 在修补片或修补装置位置或毗邻的地方仍有残余的缺陷。

6. 移植性心脏伴有严重的瓣膜病（瓣膜反流）。

2007 年 AHA 制定的指南删去了原有的一些疾病包括主动脉狭窄、二叶性主动脉瓣膜和其他左室流出道异常情况如肥厚性梗阻性心脏病。矛盾的是，在同一时间，英国制定的心内膜炎抗生素预防性指南缩小了使用范围，包括上述条件但不包括移植性心脏瓣膜病[114]。假如这两个指南存在分歧，那预防性用药策略，就应该考虑到个体存在的心脏损害类型及胎儿出生方式。

AHA 陈述无论是顺产还是剖宫产都不应给予抗生素预防，是因为较低的菌血症发生率，但是有较高危险的心脏病女性，需要给予选择性抗生素预防。除外，AHA 建议对于有较高风险的女性在顺产或剖宫产阶段，如怀疑有菌血症，那就给予抗生素预防。

　　在菌血症发生前 0.5～1h 使用抗生素，其疗效是最好。考虑到预测分娩前的 0.5～1h 存在难度，即使生产不是很复杂，不管是阴道或直肠撕裂伤或是人工清宫，都会在生产前的适当时机给予那些有高危心脏病产妇预防性抗生素用药，其大多数用药与非产妇用药一样。这些药包括青霉素或阿莫西林，对于青霉素过敏的女性，可以用阿奇霉素或克林霉素预防。

节律障碍

　　在妊娠期间，常见到心电图（electrocardio-gram，ECG）轻微变化，明显的节律异常比较罕见[148]。与心脏结构正常的患者比，先天性心脏病患者（已修复或未修复的）较易发生纤维性心房颤动、房扑、房性心动过速、室上性心动速、预激综合征伴快速心律。前面最先提到的 4 种心律失常类型更容易发生在有甲状腺功能异常的患者。室性心律失常包括持久性或间断性，对于代谢异常、甲状腺功能亢进、肥厚性梗阻性心肌病、心肌梗死、先天性心脏病，用 12 导联心电图、甲状腺功能、钾镁及心脏彩超都会起到帮助作用。同时，患者也会表现出一度、二度或三度房室传导阻滞。这些是较少出现在健康的孕妇，但较常发生在先天性心脏病（已修复或未修复）、急性风湿性心脏病（现在比较少见）、服用地高辛患者或缺血性心脏病。那么需要评估其发生的原因，假如是因药物引起的，那么在尽可能的情况下暂停使用该药。有先天性心脏阻滞的患者通常要保持情绪稳定，在妊娠、工作或分娩期间，也不需要起搏器治疗。

　　抗心律失常治疗方法已被 Rotmensch 等详细阐述过[169]，大多数药也是用来治疗胎儿心律失常[170]。对于急性心律失常伴有低血压且对药物治疗不敏感的孕妇，电复律是最好的选择且比较安全。对于大多数患者，不需要这么激进的方法。对于室上性心动过速，腺苷酸是其合适用药。对于广泛复杂的未知病因的心动过速

所表现出的带有旁路的预激综合征，经过利多卡因试验后，普鲁卡因胺是 IV 种选择性用药。最近证实依布利特可以成功终止（对母亲及对胎儿未造成影响）心房颤动伴肥厚性梗阻性心肌病、心房扑动、心房颤动伴预激综合征。在治疗孕妇和胎儿心房颤动或房扑或室上性心动过速时，地高辛、普鲁卡因胺、奎宁丁未对孕妇及胎儿造成严重的副作用。阿替洛尔不能用于早期妊娠，因其可以给胎儿造成影响。在治疗孕妇心律失常时，钙离子通道拮抗剂表现出安全的一面。

　　由于在急性状态下，地高辛起效速度很慢，且不能在任何状态下，除了休息下有效控制心率，因此地高辛不能单独作为控制孕妇心房颤动或房扑的理想药物。据报道在妊娠期间，地高辛代谢增加，减少了其有效生物利用度。除此之外，在中期妊娠，部分正常或子痫前期的患者，体内出现了类似地高辛的免疫反应性物质，到了晚期妊娠，这种物质可以被确认出现在更多的孕妇血液中[171]。因此，有人建议地高辛服用剂量为 0.375～0.5mg，每天 2 次，并且根据血液监测到的地高辛浓度调整其剂量。如果监测到的血清地高辛浓度达到预期的值，那么获得的预处理数据可以用来改善结果。

　　β 受体阻滞剂如美托洛尔广泛用于治疗老年人心房颤动、心房扑动，然而室上性心动过速控制的较佳的孕妇，用大剂量 β 受体阻滞剂来控制心房颤动或心房扑动常常不能被耐受，其原因为低血压。最好的药物组合方法是地高辛和美托洛尔。假如这两种药不能起到很好的作用，那么可以考虑换其他的抗心律失常药如普鲁卡因胺或奎宁丁，也许能起到作用。

　　胎儿出生之后，要尽最大的努力来治疗有严重心律失常或经过评估具有潜在电生理疾病的孕妇。对于经常发生心房颤动或室上性心动过速的女性在妊娠之前都要考虑行射频消融术。伴有肥厚性梗阻性心肌病的女性，且非常想要孩子，但有突发死亡的危险，需要在妊娠之前安装除颤器。对于有心房颤动的孕妇，如何使用抗凝剂这个问题未给予详细说明。孕妇服用抗凝治疗满足非孕妇治疗准则，这个对孕妇进

行抗凝似乎很合理。这些准则包括有血栓并发症病史的心房颤动、伴有二尖瓣狭窄或关闭不全的心房颤动、原发性心肌病伴心房颤动、心房颤动伴甲亢性心脏病。心房颤动复律之前，使用抗凝剂需要达到 3 周；恢复窦性节律，使用抗凝剂需要达到 4 周。有心房颤动和充血性心力衰竭患者也需要考虑使用抗凝治疗。

复律对胎儿是安全的[172]，同时，人工起搏器也未影响妊娠进程[173]。

心脏移植后的孕妇

心脏移植后的患者有妊娠的，但这个群体数量是比较少的，只有从 35 个接受心脏移植手术的患者妊娠了 47 人次[174,175]。首先，大多数心脏移植患者需要服用环孢霉素和咪唑硫嘌呤，同时也需要服用泼尼松。虽然理论上这些药物可用，但这些药物有致畸作用，有限的心脏移植经验，肾移植患者更广泛的经验表明，这种担忧是毫无根据的[176,177]。要告诉患者即使服用小剂量的这些药也有可能对胎儿产生副作用。

其次，关于孕妇本身的风险，对于心脏移植患者，在早期妊娠没有任何排斥症状且心脏功能正常，那么其可以进行妊娠、工作、分娩[174,175,177-180]。切除神经保留正常的心脏收缩功能[181-183]，这种患者在妊娠阶段能够保留正常的血流动力学，同时在分娩阶段，血流动力学能够发生改变[177,183]。Kim 等[183]描述了心脏移植的孕妇，其中心血流动力学在妊娠阶段发生变化，与正常孕妇没有什么两样。

目前，没有报道心脏移植患者在妊娠阶段出现死亡案例，但有 3 例是关于胎儿出生之后的孕妇延迟死亡报道，其中的 2 例是自愿撤去免疫抑制剂或服用不适当的药物。没有证据表明先前多产与这些死亡患者有关。

在妊娠期间，认真的产前保健很关键，心脏方面的检查包括心电图、心脏彩超、药物浓度监测。要认真观察与移植排斥相关的症状及信号，这些可以通过调整药物成功达到目的。在这些患者当中，较易发生子痫、早产及低体重出生儿。建议多次连续通过超声来评估胎儿的生长情况及在晚期妊娠分娩前进行胎儿监测。没有证据表明在分娩时使用肺动脉导管有利于改善这些患者。剖宫产和几乎所有的顺产都需要按照产科的标准条例来实行。

参考文献

[1] Koonin LM, Atrash HK, Lawson HW, et al. Maternal mortality surveillance, United States 1979 - 1986. MMWR CDC Surveill Summ, 1991, 40: 1 - 13.
[2] DeSwiet M. Maternal mortality from heart disease in pregnancy. Br Heart J, 1993, 69: 524.
[3] Hogberg U, Innala E, Sandstrom S. Maternal mortality in Sweden, 1980 - 1988. Obstet Gynecol, 1994, 84: 240 - 244.
[4] Berg CJ, Atrash HK, Koonin LM, et al. Pregnancy related mortality in the United States, 1987 - 1990. Obstet Gynecol, 1996, 88: 161 - 167.
[5] Jacob S, Bloebaum L, Shah G, et al. Maternal mortality in Utah. Obstet Gynecol, 1998, 91: 187 - 191.
[6] Sui SC, Sermer M, Colman JM, et al. Prospective multicenter study of pregnancy outcomes in women with heart disease. Circulation, 2001, 104: 115.
[7] Hsieh TT, Chen KC, Soong JH. Outcome of pregnancy in patients with organic heart disease in Taiwan. Asia Oceania J Obstet Gynecol, 1993, 19: 21 - 27.
[8] Clark SL. Structural cardiac disease in pregnancy // Clark SL, Cotton DB, Phelan JP. Critical Care Obstetrics. Oradell, NJ: Medical Economics Books, 1987, 192.
[9] Jacob S, Bloebaum L, Varner MW. Maternal mortality in Utah. Obstet Gynecol, 1998, 91: 187 - 191.
[10] Dye TD, Gordon H, Held B, et al. Retrospective maternal mortality case ascertainment in West Virginia. Obstet Gynecol, 1992, 167: 72 - 76.
[11] Clark SL, Belfort MA, Dildy GA, et al. Maternal death in the 21st century: causes, prevention and relationship to cesarean delivery. Am J Obstet Gynecol, 2008, 199(1): 36; discussion 91 - 92.
[12] Siu SC, Sermer M, Harrison DA, et al. Risk and predictors for pregnancy-related complications in women with heart disease. Circulation, 1997, 96: 2789 - 2794.
[13] Presbitero P, Somerville J, Stone S, et al. Pregnancy in cyanotic congenital heart disease. Outcome of mother and fetus. Circulation, 1994, 89: 2673 - 2676.
[14] American College of Obstetricians and Gynecologists. Operative Vaginal Delivery. Practice Bulletin 17, June 2000. (Replaces Operative vaginal delivery. ACOG Technical Bulletin Number 196, August 1994)
[15] Sandaniantz A, Saint Laurent L, Parisi AF. Long-term effects of multiple pregnancies on cardiac dimensions and systolic and diastolic function. Am J Obstet Gynecol, 1996, 174: 1061 - 1064.
[16] Van Oppen ACC, Stigter RH, Bruinse HW. Cardiac output in normal pregnancy: a critical review. Obstet Gynecol, 1996, 87: 310 - 318.
[17] Clark SL, Cotton DB, Lee W, et al. Central hemodynamic assessment of normal term pregnancy. Am J Obstet Gynecol, 1989, 161: 1439 - 1442.
[18] Danilenko-Dixon DR, Tefft L, Cohen RA, et al. Positional effects on maternal cardiac output during labor with epidural

analgesia. Am J Obstet Gynecol, 1996, 175: 867 – 872.

[19] Ullery JC. Management of pregnancy complicated by heart disease. Am J Obstet Gynecol, 1954, 67: 834.

[20] Szekely P, Julian DG. Heart disease and pregnancy. Curr Probl Cardiol, 1979, 4: 1 – 74.

[21] Niswander KR, Berendes H, Dentschberger J, et al. Fetal morbidity following potential anoxigenic obstetric conditions: V. Organic heart disease. Am J Obstet Gynecol, 1967, 98: 871 – 876.

[22] Veran FX, Cibes-Hernandez JJ, Pelegrina I. Heart disease in pregnancy. Obstet Gynecol, 1968, 34: 424.

[23] Etheridge MJ, Pepperell RJ. Heart disease and pregnancy at the Royal Women's Hospital. Med J Aust, 1971, 2: 277 – 281.

[24] Rush RW, Verjans M, Spraklen FH. Incidence of heart disease in pregnancy. A study done at Peninsula Maternity Services hospitals. S Afr Med J, 1979, 55: 808 – 810.

[25] Schaefer G, Arditi LI, Solomon HA, et al. Congenital heart disease and pregnancy. Clin Obstet Gynecol, 1968, 11: 1048 – 1063.

[26] Neilson G, Galea EG, Blunt A. Congenital heart disease and pregnancy. Med J Aust, 1970, 30: 1086 – 1088.

[27] Hibbard LT. Maternal mortality due to cardiac disease. Clin Obstet Gynecol, 1975, 18: 27 – 36.

[28] Wilson W, Taubert KA, Gewitz M, et al. Prevention of infective endocarditis. Guidelines from the American Heart Association. Circulation, 2007, 116: 1736 – 1754.

[29] Gilman DH. Cesarean section in undiagnosed Eisenmenger's syndrome. Report of a patient with a fatal outcome. Anesthesia, 1991, 46: 371 – 373.

[30] Jackson GM, Dildy GA, Varner MW, et al. Severe pulmonary hypertension in pregnancy following successful repair of ventricular septal defect in childhood. Obstet Gynecol, 1993, 82 (Suppl): 680 – 682.

[31] Jayakrishnan AG, Loftus B, Kelly P, et al. Spontaneous postpartum rupture of a patent ductus arteriosus. Histopathology, 1921, 21: 383.

[32] Knapp RC, Arditi LI. Pregnancy complicated by patent ductus arteriosus with reversal of flow. NY J Med, 1967, 67: 573.

[33] Gleicher N, Midwall J, Hochberger D, et al. Eisenmenger's syndrome and pregnancy. Obstet Gynecol Surv, 1979, 34: 721 – 741.

[34] Pirlo A, Herren AL. Eisenmenger's syndrome and pregnancy. Anesth Rev, 1979, 6: 9.

[35] Sinnenberg RJ. Pulmonary hypertension in pregnancy. South Med J, 1980, 73: 1529 – 1531.

[36] Weiss BM, Zemp L, Seifert B, et al. Outcome of pulmonary vascular disease in pregnancy: a systemic overview from 1978 through 1996. J Am Coll Cardiol, 1998, 31: 1650 – 1657.

[37] Meyer NL, Mercer B, Khoury A, et al. Pregnancy complicated by cardiac disease: maternal and perinatal outcome. J Matern Fetal Med, 1994, 3: 31 – 36.

[38] Saha A, Balakrishnan KG, Jaiswal PK, et al. Prognosis for patients with Eisenmenger syndrome of various aetiology. Int J Cardiol, 1994, 45: 199 – 207.

[39] Smedstad K, Cramb R, Morison DH. Pulmonary hypertension and pregnancy: a series of eight cases. Can J Anaesth, 1994, 41: 502 – 512.

[40] Avila WS, Grinberg M, Snitcowsky R, et al. Maternal and fetal outcome in pregnant women with Eisenmenger's syndrome. Eur Heart J, 1995, 16: 460 – 464.

[41] Presbitero P, Rabajoli F, Somerville J. Pregnancy in patients with congenital heart disease. Schweiz Med Wochenschr, 1995, 125: 311 – 315.

[42] Clark SL, Phelan JP, Greenspoon J, et al. Labor and delivery in the presence of mitral stenosis: central hemodynamic observations. Am J Obstet Gynecol, 1985, 152: 984 – 988.

[43] Penning S, Robinson D, Major C, et al. A comparison of echocardiography and pulmonary artery catheterization for evaluation of pulmonary artery pressure in pregnant patients with suspected pulmonary hypertension. Am J Obstet Gynecol, 2001, 18: 1568 – 1570.

[44] Gleicher N, Midwall J, Hocberger D, et al. Eisenmenger's syndrome and pregnancy. Obstet Gynecol Surv, 1979, 34: 721 – 741.

[45] Hankins GDV, Berryman GK, Scott RT, et al. Maternal arterial desaturation with 15 methyl prostaglandin F2 alpha for uterine atony. Obstet Gynecol, 1988, 72: 367 – 370.

[46] Sobrevilla LA, Cassinelli MT, Carcelen A, et al. Human fetal and maternal oxygen tension and acid-base status during delivery at high altitude. Am J Obstet Gynecol, 1971, 111: 1111 – 1118.

[47] Midwall J, Jaffin H, Herman MV, et al. Shunt flow and pulmonary hemodynamics during labor and delivery in the Eisenmenger syndrome. Am J Cardiol, 1978, 42(2): L299 – 303.

[48] Weiss BM, Atanassoff PG. Cyanotic congenital heart disease and pregnancy: natural selection, pulmonary hypertension and anesthesia. J Clin Anesth, 1993, 5: 332.

[49] Sitbon O, Brenot F, Denjean A, et al. Inhaled nitric oxide as a screening vasodilator agent in primary pulmonary hypertension: a dose-response study and comparison with prostacyclin. Am J Respir Crit Care Med, 1995, 151: 384 – 389.

[50] Shapiro SM, Oudiz RJ, Cao T, et al. Primary pulmonary hypertension: improved long term effects and survival with continuous intravenous epoprostenol infusion. J Am Coll Cardiol, 1997, 30: 343 – 349.

[51] Spinnato JA, Kraynack BJ, Cooper MW. Eisenmenger's syndrome in pregnancy: epidural anesthesia for elective cesarean section. N Engl J Med, 1981, 304: 1215 – 1217.

[52] Abboud JK, Raya J, Noueihed R, et al. Intrathecal morphine for relief of labor pain in a parturient with severe pulmonary hypertension. Anesthesiology, 1983, 59: 477 – 479.

[53] Waickman LA, Skorton DJ, Varner MW, et al. Ebstein's anomaly and pregnancy. Am J Cardiol, 1984, 53: 357 – 358.

[54] Donnolly JE, Brown JM, Radford DJ. Pregnancy outcome and Ebstein's anomaly. Br Heart J, 1991, 66: 368 – 371.

[55] Connolly HM, Warnes CA. Ebstein's anomaly: outcome of pregnancy. J Am Coll Cardiol, 1994, 23: 1194 – 1198.

[56] Kounis NG, Zavras GM, Papadaki PJ, et al. Pregnancy induced increase of supraventricular arrhythmias in Wolff-Parkinson-White syndrome. Clin Cardiol, 1995, 18: 137 – 140.

[57] Taylor SH, Donald KW. Circulatory studies at rest and during exercise in coarctation, before and after correction. Br Heart J, 1960, 22: 117.

[58] Goodwin JF. Pregnancy and coarctation of the aorta. Clin Obstet Gynecol, 1961, 4: 645.

[59] Barrett JM, van Hooydonk JE, Boehm FH. Pregnancy-related rupture of arterial aneurysms. Obstet Gynecol Surv, 1982, 37: 557 – 566.

[60] Deal K, Wooley CF. Coarctation of the aorta and pregnancy. Ann Intern Med, 1973, 78: 706 – 710.

[61] Mendelson CL. Pregnancy and coarctation of the aorta. Am J Obstet Gynecol, 1940, 39: 1014.

[62] Barash PG, Hobbins JC, Hook R, et al. Management of coarctation of the aorta during pregnancy. J Thorac Cardiovasc Surg, 1975, 69: 781 – 784.

[63] Saidi A, Bezold LI, Altman CA, et al. Outcome of pregnancy following intervention for coarctation of the aorta. Am J Cardiol, 1998, 82: 786 – 788.

［64］Beauchesne LM, Connolly HM, Ammash NM, et al. Coarctation of the aorta: outcome of pregnancy. J Am Coll Cardiol, 2001, 38: 1728 – 1733.

［65］Vriend JW, Drenthen D, Pieper PG, et al. Outcome of pregnancy in patients after repair of aortic Coarctation. Eur Heart J, 2005, 26: 2173 – 2178.

［66］Shime J, Mocarski EJM, Hastings D, et al. Congenital heart disease in pregnancy: short-time and long-term implications. Am J Obstet Gynecol, 1987, 156: 313 – 322.

［67］Rammohan M, Airan B, Bhan A, et al. Total correction of tetralogy of Fallot in adults – surgical experience. Int J Cardiol, 1998, 63: 121 – 128.

［68］Loh TF, Tan NC. Fallot's tetralogy and pregnancy: a report of a successful pregnancy after complete correction. Med J Aust, 1975, 2: 141.

［69］Meyer EC, Tulsky AS, Sigman P, et al. Pregnancy in the presence of tetralogy of Fallot. Am J Cardiol, 1964, 14: 874.

［70］Connolly HM, Grogan M, Warnes CA. Pregnancy among women with congenitally corrected transposition of great arteries. J Am Coll Cardiol, 1999, 33: 1692 – 1695.

［71］Jatene AD, Fontes VF, Souza LC, et al. Anatomic correction of transposition of the great arteries. J Thorac Cardiovasc Surg, 1982, 83: 20 – 26.

［72］Gutgesell HP, Massaro TA, Kron IL. The arterial switch operation for transposition of the great arteries in a consortium of university hospitals. Am J Cardiol, 1994, 74: 959 – 960.

［73］Losay J, Hougen TJ. Treatment of transposition of the great arteries. Curr Opin Cardiol, 1997, 12: 84 – 90.

［74］Formigari R, Santoro G, Guccione P, et al. Treatment of pulmonary artery stenosis after arterial switch operation: stent implantation vs. balloon angioplasty. Catheteriz Cardiovasc Intervent, 2000, 50: 207 – 211.

［75］Prifti E, Crucean A, Bonacchi M. Early and long term outcome of the arterial switch operation for transposition of the great arteries: predictors and functional evaluation. Eur J Cardiothorac Surg, 2002, 22: 864 – 873.

［76］Clarkson PM, Wilson NJ, Neutze JM, et al. Outcome of pregnancy after the Mustard operation for transposition of the great arteries with intact ventricular septum. J Am Coll Cardiol, 1994, 24: 190 – 193.

［77］Lao TT, Sermer M, Colman JM. Pregnancy following surgical correction for transposition of the great arteries. Obstet Gynecol, 1994, 83: 665 – 668.

［78］Drenthen W, Pieper PG, Ploeg M, et al. Risk of complications during pregnancy after Senning or Mustard (atrial) repair of complete transposition of the great arteries. Eur Heart J, 2005, 26: 2588 – 2595.

［79］Ploeg M, Drenthen W, van Dijk A, et al. Successful pregnancy after an arterial switch procedure for complete transposition of the great arteries. Br J Obstet Gynaecol, 2006, 113: 243 – 244.

［80］Presbitero P, Prever SB, Brusca A. Interventional cardiology in pregnancy. Eur Heart J, 1996, 17: 182 – 188.

［81］Teerlink JR, Foster E. Valvular heart disease in pregnancy: a contemporary perspective. Cardiol Clin, 1998, 16: 573 – 598.

［82］Canobbio MM, Mair DD, van der Velde M, et al. Prengnacy outcomes after the Fontan repair. J Am Coll Cardiol, 1996, 28: 763 – 767.

［83］Drenthen W, Pieper PG, Roos-Hesselin JW, et al. Pregnancy and delivery in women after Fontan palliation. Heart, 2006, 92: 1290 – 1296.

［84］Block BSB, Llanos AJ, Creasy RK. Responses of the growth-retarded fetus to acute hypoxemia. Am J Obstet Gynecol, 1984, 148: 878 – 885.

［85］Simon A, Sadovsky E, Aboulatia Y, et al. Fetal activity in pregnancies complicated by rheumatic heart disease. J Perinat Med, 1986, 14: 331.

［86］Patton DE, Lee W, Cotton DB, et al. Cyanotic maternal heart disease in pregnancy. Obstet Gynecol Surv, 1990, 45: 594 – 600.

［87］Whittemore R, Hobbins JC, Engle Ma. Pregnancy and its outcome in women with and without surgical treatment of congenital heart disease. Am J Cardiol, 1982, 50: 641 – 651.

［88］Driscoll DJ, Michels VV, Gesony WM, et al. Occurrence risk for congenital heart defects in relatives of patients with aortic stenosis, pulmonary stenosis, or ventricular septal defect. Circulation, 1993, 87(Suppl 2): 114 – 120.

［89］Allan LD, Sharland GK, Milburn A, et al. Prospective diagnosis of 1006 consecutive cases of congenital heart disease in the fetus. J Am Coll Cardiol, 1994, 23: 1452 – 1458.

［90］Clark EB. Pathogenic mechanisms of congenital cardiovascular malformations revisited. Semin Perinatol, 1996, 20: 465 – 472.

［91］Otto CM, Easterling TR, Beneditti TJ. Role of echocardiography in the diagnosis and management of heart disease in pregnancy // Otto CM. The Practice of Clinical Echocardiography. Philadelphia: WB Saunders, 1997, 495 – 519.

［92］Campos O, Andrade JL, Bocanegra J, et al. Physiologic multivalvular regurgitation during pregnancy: a longitudinal Doppler echocardiographic study. Int J Cardiol, 1993, 40: 265 – 272.

［93］Szekely P, Turner R, Snaith L. Pregnancy and the changing pattern of rheumatic heart disease. Br Heart J, 1973, 35: 1293 – 1303.

［94］Chesley LC. Severe rheumatic cardiac disease and pregnancy: the ultimate prognosis. Am J Obstet Gynecol, 1980, 126: 552 – 558.

［95］Palacios IF, Block PC, Wilkins GT, et al. Percutaneous mitral balloon valvotomy during pregnancy in a patient with severe mitral stenosis. Cathet Cardiovasc Diagn, 1988, 15: 109 – 111.

［96］Smith R, Brender D, McCredie M. Percutaneous transluminal balloon dilation of the mitral valve in pregnancy. Br Heart J, 1989, 61: 551 – 553.

［97］Glanz JC, Pomerantz RM, Cunningham MJ, et al. Percutaneous balloon valvuloplasty for severe mitral stenosis during pregnancy: a review of therapeutic options. Obstet Gynecol Surv, 1993, 48: 503 – 508.

［98］Esteves CA, Ramos AI, Braya SL, et al. Effectiveness of percutaneous balloon mitral valvotomy during pregnancy. Am J Cardiol, 1991, 68: 930 – 934.

［99］BenFarhat M, Maatouk F, Betbout F, et al. Percutaneous balloon mitral valvuloplasty in eight pregnant women with severe mitral stenosis. Eur Heart J, 1992, 13: 1659 – 1664.

［100］Chow WH, Chow TC, Wat MS, et al. Percutaneous balloon mitral valvotomy in pregnancy using the Inoue balloon catheter. Cardiology, 1992, 81: 182 – 185.

［101］Gangbar EW, Watson KR, Howard RJ, et al. Mitral balloon valvuloplasty in pregnancy: advantages of a unique balloon. Cathet Cardiovasc Diagn, 1992, 25: 313 – 316.

［102］Ribeiro PA, Fawzy ME, Awad M, et al. Balloon valvotomy for pregnant patients with severe pliable mitral stenosis using the Inoue technique with total abdominal and pelvic shielding. Am Heart J, 1992, 124: 1558 – 1562.

［103］Patel JJ, Mitha AS, Hussen F, et al. Percutaneous mitral valvotomy in pregnant patients with tight pliable mitral stenosis. Am Heart J, 1993, 125: 1106 – 1109.

［104］Iung B, Cormier B, Elias J, et al. Usefulness of percutaneous balloon commissurotomy for mitral stenosis during pregnancy. Am J Cardiol, 1994, 73: 398 - 400.

[105] Kalra GS, Arora R, Khan JA, et al. Percutaneous mitral commissurotomy for severe mitral stenosis during pregnancy. Cathet Cardiovasc Diagn, 1994, 33: 28 - 30; discussion 31.

[106] Ueland K, Akamatsu TJ, Eng M, et al. Maternal cardiovascular dynamics: VI: Cesarean section under epidural anesthesia without epinephrine. Am J Obstet Gynecol, 1972, 114: 775 - 780.

[107] Clark SL, Horenstein JM, Phelan JP, et al. Experience with the pulmonary artery catheter in obstetrics and gynecology. Am J Obstet Gynecol, 1985, 152: 374 - 378.

[108] Ueland K, Hansen J, Eng M, et al. Maternal cardiovascular dynamics. V. Cesarean section under thiopental, nitrous oxide and succinylcholine anesthesia. Am J Obstet Gynecol, 1970, 108: 615 - 622.

[109] Operative vaginal delivery. ACOG Technical Bulletin Number 196-August 1994 (replaces No. 152, February 1991). Int J Gynaecol Obstet, 1994, 179 - 185.

[110] Markiewicz W, Stoner J, London E, et al. Mitral valve prolapse in one hundred presumably healthy young females. Circulation, 1976, 53: 464 - 473.

[111] Haas JM. The effect of pregnancy on the midsystolic click and murmur of the prolapsing posterior lea. et of the mitral valve. Am Heart J, 1976, 92: 407 - 408.

[112] Bono RO, Carabello BA, Kanau C, et al. ACC/AHA 2006 guidelines for the management of patients with vavlular heart disease: a report of the American College of Cardiology/American Heart Association Task Force on Practice Guidelines. J Am Coll Cardiol, 2006, 48: e1 - 148.

[113] Arias F, Pineda J. Aortic stenosis and pregnancy. J Reprod Med, 1978, 20: 229 - 232.

[114] Gould FK, Elliott TS, Foweraker J, et al. Guidelines for the prevention of endocarditis: report of the Working Party of the British Society for Antimicrobial Chemotherapy. J Antimicrob Chemother, 2006, 57: 1035 - 1042.

[115] Lao TT, Sermer M, MaGee L, et al. Congenital aortic stenosis and pregnancy - a reappraisal. Am J Obstet Gynecol, 1993, 169: 540 - 545.

[116] Demakis JG, Rahimtoola SH, Sutton GC, et al. Natural course of peripartum cardiomyopathy. Circulation, 1971, 44: 1053 - 1061.

[117] Lampert MD, Lang RM. Peripartum cardiomyopathy. Am Heart J, 1995, 180: 860 - 870.

[118] Pearson GD, Veille JC, Rahimtoola S, et al. Peripartum cardiomyopathy - National Heart, Lung and Blood Institute and Office of Rare Diseases (National Institute of Health) workshop recommendations and review. JAMA, 2000, 283: 1183 - 1188.

[119] Ro A, Frishman WH. Peripartum cardiomyopathy. Cardiol Rev, 2006, 14: 35 - 42.

[120] Hibbard JU, Lindheimer M, Lang RM. A modified definition for peripartum cardiomyopathy and prognosis based on echocardiography. Obstet Gynecol, 1999, 94: 311 - 316.

[121] Blickstein I, Zalel Y, Katz Z, et al. Ritodrine-induced pulmonary edema unmasking underlying peripartum cardiomyopathy. Am J Obstet Gynecol, 1988, 159: 332 - 333.

[122] Homans DC. Peripartum cardiomyopathy. N Engl J Med, 1985, 312: 1432 - 1437.

[123] Ventura SJ, Peters KD, Martin JA, et al. Births and deaths: united states, 1996. Mon Vital Stat Rep, 1997, 46(1 Suppl 2): 1 - 40.

[124] Seftel H, Susser M. Maternity and myocardial failure in African women. Br Heart J, 1961, 23: 43.

[125] Veille JC. Peripartum cardiomyopathies: a review. Am J Obstet Gynecol, 1984, 148: 805 - 818.

[126] Witlin AG, Mabie WC, Sibai BM. Peripartum cardiomyopathy: an ominous diagnosis. Am J Obstet Gynecol, 1997, 176: 182 - 188.

[127] Cunningham FG, Pritchard JA, Hankins GD, et al. Peripartum heart failure: idiopathic cardiomyopathy or compounding cardiovascular events? Obstet Gynecol, 1986, 67: 157 - 168.

[128] Lampert MB, Weinert L, Hibbard J, et al. Contractile reserve in patients with peripartum cardiomyopathy and recovered left ventricular function. Am J Obstet Gynecol, 1997, 176: 189 - 195.

[129] Elkyam U, Tummala PP, Rao K, et al. Maternal complications associated with subsequent pregnancy in women with history of peripartum cardiomyopathy who did not have an abortion. N Engl J Med, 2001, 344: 1567 - 1571.

[130] Elkyam U. Pregnant again after peripartum cardiomyopathy: to be or not to be? Eur Heart J, 2002, 23: 753 - 756.

[131] Kolibash AJ, Ruiz DE, Lewis RP. Idiopathic hypertrophic subaortic stenosis in pregnancy. Ann Intern Med, 1975, 82: 791.

[132] Spirito P, Seidman CE, McKenna WJ, et al. The management of hypertrophic cardiomyopathy. N Engl J Med, 1997, 336: 775 - 785.

[133] Oakley GDG, McGarry K, Limb DG, et al. Management of pregnancy in patients with hypertropic cardiomyopathy. BMJ, 1979, 1: 1749 - 1750.

[134] Boriani G, Maron BJ, Shen W-K, et al. Prevention of sudden death in hypertrophic cardiomyopathy but which defibrillator for which patient? Circulation, 2004, 110: e438 - e442.

[135] Natale A, Davidson T, Geiger MJ, et al. Implantable cardioverter-defibrillators and pregnancy. Circulation, 1997, 96: 2808 - 2812.

[136] Pyeritz RE, McKusick VA. The Marfan syndrome: diagnosis and management. N Engl J Med, 1979, 300: 772 - 777.

[137] Pyeritz RE. Maternal and fetal complications of pregnancy in the Marfan syndrome. Am J Med, 1984, 71: 784 - 790.

[138] Rossiter JP, Repke JT, Morales AJ, et al. A prospective, longitudinal evaluation of pregnancy in the Marfan syndrome. Am J Obstet Gynecol, 1995, 173: 1599 - 1606.

[139] Rosenblum NG, Grossman AR, Gabbe SG, et al. Failure of serial echocardiographic studies to predict aortic dissection in a pregnant patient with Marfan's syndrome. Am J Obstet Gynecol, 1983, 146: 470 - 471.

[140] Slater EE, DeSanctis RW. Dissection of the aorta. Med Clin North Am, 1979, 63: 141 - 154.

[141] Hankins GD, Wendel GD, Leveno KJ, et al. Mocardial infarction during pregnancy: a review. Obstet Gynecol, 1985, 65: 139 - 146.

[142] Sheikh AU, Harper MA. Myocardial infarction during pregnancy: Management and outcome of two pregnancies. Am J Obstet Gynecol, 1993, 169: 279 - 284.

[143] Badui E, Rangel A, Enciso R. Acute myocardial infarction during pregnancy and puerperium in athletic women. Two case reports. Angiology, 1994, 45: 897 - 902.

[144] Roth A, Elkayam U. Acute myocardial infarction associated with pregnancy. Ann Intern Med, 1996, 125: 751 - 762.

[145] Badui E, Rangel A, Enciso R. Acute myocardial infarction during pregnancy and puerperium review. Angiology, 1996, 47(8): 739 - 756.

[146] Ladner HE, Danielsen B, Gilbert W. Acute myocardial infarction in pregnancy and the puerperium: a population-based study, Obstet Gynecol, 2005, 105: 480 - 484.

[147] Andra HJ, Jamison MG, Biswas MS, et al. Acute myocardial infarction in pregnancy: a United States population-based study. Circulation, 2006, 113: 1564 - 1571.

[148] Veille JC, Kitzman DW, Bacevice AE. Effects of pregnancy on the electrocardiogram in healthy subjects during strenuous exercise. Am J Obstet Gynecol, 1996, 175: 1360 – 1364.

[149] Schumacher B, Belfort MA, Card RJ. Successful treatment of acute myocardial infarction during pregnancy with tissue plasminogen activator. Am J Obstet Gynecol, 1997, 176: 716 – 719.

[150] Sebastian C, Scherlag M, Kugelmass A, et al. Primary stent implantation for acute myocardial infarction during pregnancy: use of abciximab, ticlopidine and aspirin. Cathet Cardiovasc Diagn, 1998, 45: 275 – 279.

[151] Sharma GL, Loubeyre C, Morice MC, et al. Safety and feasibility of the radial approach for primary angioplasty in acute myocardial infarction during pregnancy. J Invas Cardiol, 2002, 14: 359 – 362.

[152] Ness RB, Harris T, Cobb J, et al. Number of pregnancies and the subsequent risk of cardiovascular disease. N Engl J Med, 1993, 328: 1528 – 1533.

[153] Chan WS, Anand S, Ginsberg JS. Anticoagulation of pregnant women with mechanical heart valves: a systematic review of the literature. Arch Intern Med, 2000, 160: 191 – 196.

[154] North RA, Sadler L, Stewart AW, et al. Long term survival and valve-related complications in young women with cardiac valve replacement. Circulation, 1999, 999: 2669 – 2676.

[155] Elkayam U, Bitar F. Valvular heart disease and pregnancy: part II: prosthetic valves. J Am Coll Cardiol, 2005, 46: 403 – 410.

[156] Ginsberg JS, Barron WM. Pregnancy and prosthetic heart valves. Lancet, 1994, 344: 1170 – 1172.

[157] Hall JG, Pauli RM, Wilson KM. Maternal and fetal sequelae of anticoagulation during pregnancy. Am J Med, 1980, 68: 122 – 140.

[158] Briggs GB, Bodendorfer JW, Freeman RK, et al. Drugs in Pregnancy and Lactation. Baltimore, MD: Williams and Wilkins, 1994.

[159] Oakley CM, Doherty P. Pregnancy in patients after heart valve replacement. Br Heart J, 1976, 38: 1140 – 1148.

[160] Antunes MJ, Myer IG, Santos LP. Thrombosis of mitral valve prosthesis in pregnancy: management by simultaneous caesarean section and mitral valve replacement. Case report. Br J Obstet Gynaecol, 1984, 91: 716 – 718.

[161] Golby AJ, Bush EC, DeRook FA, et al. Failure of high-dose heparin to prevent recurrent cardioembolic strokes in a pregnancy patient with a mechanical heart valve. Neurology, 1992, 42: 2204 – 2206.

[162] Lev Ran O, Kramer A, Gurevitch J, et al. Low-molecular-weight heparin for prosthetic heart valves: treatment failure. Ann Thorac Surg, 2000, 69: 264 – 265.

[163] Ginsberg JS, Chan WS, Bates SM, et al. Anticoagulation of pregnant women with mechanical heart valves. Arch Intern Med, 2003, 16: 694 – 698.

[164] Leyh RG, Fischer S, Ruhparwar A, et al. Anticoagulation for prosthetic heart valves during pregnancy: is low-molecular-weight heparin an alternative? Eur J Cardiothorac Surg, 2002, 21: 577 – 579.

[165] American College of Obstetricians and Gynecologists. Committee Opinion: safety of Lovenox in pregnancy. Obstet Gynecol, 2002, 100: 845 – 846.

[166] Medwatch Safety Alert 2002. www. fda. gov/medwatch/SAFETY/2002/lovenox. htm.

[167] Vahanian A, Baumgartner H, Bas J, et al. Guidelines on the management of valvular heart disease: the task force on the management of valvular heart disease of the European Society of Cardiology. Eur Heart J, 2007, 28: 230 – 268.

[168] Bates SM, Greer IA, Hirsh J, et al. Use of antithrombotic agents during prengnacy: the seventh ACCP conference on antithrombotic agents and thrombolytic therapy. Chest, 2004, 126: 627 – 644.

[169] Rotmensch HH, Rotmensch S, Elkayam U. Management of cardiac arrhythmias during pregnancy: current concepts. Drugs, 1987, 33: 623 – 633.

[170] Kleinman CS, Copel JA, Weinstein EM, et al. In-utero diagnosis and treatment of fetal supraventricular tachycardia. Semin Perinatol, 1985, 9: 113 – 129.

[171] Phelps SJ, Cochran EC, Gonzalez-Ruiz A, et al. The influence of gestational age and preeclampsia on the presence and magnitude of serum endogenous digoxin-like immunoreactive substance(s). Am J Obstet Gynecol, 1988, 158: 34 – 39.

[172] Schroeder JS, Harrison DC. Repeated cardioversion during pregnancy. Treatment of refractory paroxysmal atrial tachycardia during three successive pregnancies. Am J Cardiol, 1971, 27: 445 – 446.

[173] Jaffe R, Gruber A, Fejgin M, et al. Pregnancy with an artificial pacemaker. Obstet Gynecol Surv, 1987, 42: 137 – 139.

[174] Scott JR, Wagoner LE, Olsen SL, et al. Pregnancy in heart transplant recipients: management and outcome. Obstet Gynecol, 1993, 82: 324 – 327.

[175] Branch KR, Wagoner LE, McGrory CH, et al. Risks of subsequent pregnancies on mother and newborn in female heart transplant recipients. J Heart Lung Transplant, 1998, 17: 698 – 702.

[176] Kossoy LR, Herbert CM, Wentz AC. Management of heart transplant recipients: guidelines for the obstetrician gynecologist. Am J Obstet Gynecol, 1988, 159: 490 – 499.

[177] Key TG, Resnik R, Dittrich HC, et al. Successful pregnancy after cardiac transplantation. Am J Obstet Gynecol, 1989, 160: 367 – 371.

[178] Lowenstein BR, Vain NW, Perrone SV, et al. Successful pregnancy and vaginal delivery after heart transplantation. Am J Obstet Gynecol, 1988, 158: 589 – 590.

[179] Hedon B, Montoya F, Cabrol A. Twin pregnancy and vaginal birth after heart transplantation. Lancet, 1990, 335: 476 – 477.

[180] Camann WR, Jarcho J, Mintz KJ, et al. Uncomplicated vaginal delivery 14 months after cardiac transplantation. Am Heart J, 1991, 121: 939 – 941.

[181] Borrow KM, Neumann A, Arensman FW, et al. Left ventricular contractility and contractile reserve in humans after cardiac transplantation. Circulation, 1985, 71: 866 – 872.

[182] Greenberg ML, Uretsky BF, Reddy PS, et al. Long-term hemodynamic follow-up of cardiac transplant patients treated with cyclosporin and prednisone. Circulation, 1985, 71: 487 – 494.

[183] Kim KM, Sukhani R, Slogoff S, et al. Central hemodynamic changes associated with pregnancy in a long term cardiac transplant recipient. Am J Obstet Gynecol, 1996, 174: 1651 – 1653.

[184] Forrester JS, Swan HJC. Acute myocardial infarction: a physiological basis for therapy. Crit Care Med, 1974, 2: 283 – 292.

第**21**章 血栓栓塞性疾病

在美国,肺栓塞(pulmonary embolism, PE)即使是少发事件,仍是导致产妇死亡的主要原因之一[1,2]。而且,深静脉血栓(deep venous thrombosis, DVT)可以导致更严重的病死率[3]。根据研究报道 X 线发现约每 1000 例孕妇中有 0.5~3.0 例发生妊娠相关的静脉血栓(venous thromboembolism, VTE)[4-6]。临床症状需要客观实验室检查证实。被怀疑患有血栓性疾病并经过超声多普勒或静脉造影术检查的患者,大约 75% 的患者没有发现阳性结果[7]。当深静脉血栓一旦确诊并经肝素治疗后,肺栓塞和孕妇死亡率分别减少 1/3 和 1/18。本章简述对静脉血栓病的临床症状和体征的认识,阐述怀疑高血凝状态的合理处理方法,简述各种诊断及治疗手段。

发病率和危险因素

尽管很多研究表明肺栓塞是孕妇死亡的主要原因,但并没有区分病因是静脉血栓、羊膜栓塞或空气栓塞[8-10],至少有一半的死亡是由血栓性栓塞导致[9,11-15]。1991 至 1999 年,有 4200 例死亡病例与妊娠相关。总的妊娠相关死亡率是每 100 000 例中有 11.8 例死亡,并从 1991 年的每 100 000 例中 10.3 例上升到 1999 年的每 100 000 例中 13.2 例。妊娠相关死亡的主要原因有栓塞(20%)、出血(17%)和妊娠引起的高血压(16%)。妊娠后女性死亡(占所有孕妇相关死亡的 60%)的主要原因是栓塞(21%)、妊娠相关的高血压(19%)及其他情况(17%)(表 21.1)。

如图 21.1 所示,从 1970 至 1985 年,肺栓塞引起的产妇死亡率下降 50%[9]。传统的观念认为静脉血栓形成的危险在产褥期较高,尤其是剖宫产后。产后深静脉血栓形成发生率是分娩前 3~5 倍,剖宫产术是经阴道分娩术的 3~16 倍[16,17]。相反,Rutherford 及其同事发现妊娠相关静脉血栓栓塞最高发生率在妊娠期的前 3 个月,而不是产褥期[18,19](图 21.2)。同时发现,增长随着孕期的深静脉血栓形成的危险性并未增加,发生率基本持平(图 21.2)。然而,产后患者中肺栓塞的发生率约为产前的 2 倍,并与分娩方式有关(图 21.3)。近期,Gerhardt 及其同事报道 119 例妊娠相关静脉血栓形成的产妇[20],约一半(62 例产妇)在妊娠期间发生深静脉血栓:14 例(23%)发生在妊娠前 3 个月,13 例(21%)发生在妊娠的第 4~6 月,35 例(56%)发生在妊娠的第 7~9 月。剩下 57 例产妇在产后出现深静脉血栓:38 例(68%)经阴道分娩和 19 例(32%)经剖宫产术分娩。总之,妊娠相关的静脉血栓栓塞可发生在妊娠期间及产褥期。最近 30 年的人口调查动态研究发现妊娠和生产期间静脉血栓栓塞发生率证实了产褥期静脉血栓栓塞发生的危险性增加[21]。尽管肺栓塞的发生率有所减低,但是深静脉血栓的发生率并没有改变。因此,无论妊娠年龄大小,临床医生在孕妇妊娠和生产期间出现的可疑静脉血栓栓塞症状需提高警惕,从而正确诊断。

妊娠期静脉血栓栓塞的重要危险因素为制动及卧床休息。卧床休息在各种产科疾病如先兆流产或子痫前期时推荐使用。临床医生应当时刻警惕孕妇自然活动受限及长途旅行时深静脉血栓的发生,长时间的飞行也可能增加孕妇肺栓塞发生的可能。其他危险因素还包括手术、外伤和有浅表静脉血栓形成史[22]。

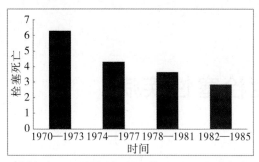

图 21.1 从 1970 到 1985 每 100 000 例产妇由于肺栓塞导致产妇死亡(引自 Franks AL, Atrash AK, Lawson. Obstetrical pulmonary embolism mortality. United States 1970—1985. Am J Publ Health, 1990, 80: 720-722)

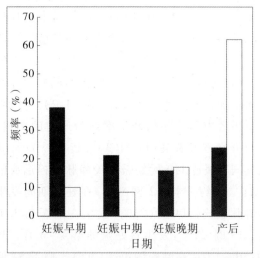

图 21.2 妊娠时期深静脉栓塞和肺栓塞的分布: 一个 11 年的回顾性研究(引自 Rutherford SE, Montoro M, McGehee W, et al. Thromboembolic disease associated with pregnancy: an 11-year review, SPO Abstract 139. Am J Obstet Gynecol, 1991, 164: 286)

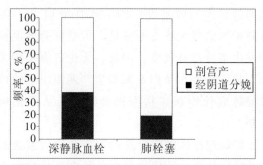

图 21.3 根据分娩的进程深静脉栓塞和肺栓塞的发生率(引自 Reproduced by permission from Rutherford SE, Montoro M, McGehee W, et al. Thromboembolic disease associated with pregnancy: an 11-year review. Am J Obstet Gynecol, 1991, 164: 286)

种族的差异和孕妇的年龄也是肺栓塞发生的危险因素。黑人的发生率是白人的 3.2 倍。另外，在这两种人中超过 40 岁的孕妇其死亡危险性是小于 25 岁孕妇的 10 倍[9](图 21.4)。近期的妊娠监督管理显示，妊娠相关死亡率在黑人中仍高于白人 3~4 倍[2]。而且，妊娠相关死亡率在年龄 >39 岁的黑人中明显高于同年龄段的白人[2]。A 型血和 AB 型血在孕妇妊娠期间静脉血栓栓塞的发生[23]。

有静脉血栓栓塞病史患者再发的风险更大，尤其是自发的或遗传性及后天获得血栓形成患者[24]。在一个前瞻性的妊娠相关 VTE 的再发风险的研究发现有 VTE 病史，分娩前未用肝素但产后使用 6 周的 125 例孕妇中，产前再发率是 2.4%(95% CI 0.2% ~6.9%)。44 例无再发(0: 95% CI 0~8.0%)，而这 44 例患者没有血栓形成倾向，且前次血栓与暂时栓塞危险因素有关。有血栓形成倾向或特发性血栓症患者产前 VTE 再发生率为 5.9%(95% CI 1.2% ~16%)。据推测，从最初发生事件开始算起，随着时间的增加复发风险减少。从最初事件发生到纳入本次研究的平均时间是 4 年。在另一项研究中，有 VTE 病史的 1104 例孕妇中 88 例没有接受血栓预防的治疗。9 例孕妇在妊娠期间再发血栓，10 例在产后再发，发生率是 5.8%(95% CI 3.0% ~10.6%)。如果首次发生 VTE 是自发的，并与妊娠相关或使用过口服避孕药，在妊娠期 VTE 的再发生率是 7.5%(95%

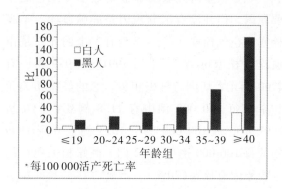

图 21.4 美国妊娠死亡率与年龄和种族[引自 Reproduced by permission from Chang J, Elam-Evans LD, Berg CJ, et al. Pregnancy-related mortality surveillance-United States 1991—1999. MMWR, 2003, 52(SSO2): 1-8]

CI 4.0% ~13.7%），而首次发生的 VTE 与其他短暂危险因素相关的没有出现再发[25]。

先天性和后天获得血栓形成是 VTE 的附加危险因素。先天性血栓形成包括各种蛋白的缺乏，如蛋白 C、蛋白 S、抗凝血酶Ⅲ、凝血酶原 G20210A 和 5，10 - 亚甲基四氢叶酸还原酶突变。研究最多的获得性血栓形成是抗磷脂综合征。

综上所述，妊娠女性发生 VTE 的危险因素是多种多样的，因此强调个体化治疗。这些危险因素不仅包括妊娠，还包括其他临床因素如血栓形成史、分娩方式、长期制动、年龄和种族差异（表 21.2）。个体或家族性 VTE 病史的发生，就完善血栓形成倾向的检测以确定具体的风险。全面的血栓形成检测应当包括检验蛋白 C、蛋白 S、抗凝血酶 - Ⅲ功能缺陷。这些检测最好在妊娠前或抗凝治疗前。另外，不受妊娠和抗凝治疗影响的 Leiden 因子 V 和凝血酶原 G20210A 突变的分子检测也是需要的。为了完成评估，筛选与检测 IgG 和 IgM 抗心磷脂抗体和狼疮抗凝物抗磷脂综合征应包括在内。抗磷脂综合征检查结果阳性对随后的妊娠及孕产妇和胎儿预后起到最大的影响。

正常止血

止血步骤复杂多样。血管壁、血小板及可溶性分子相互作用修复损伤附近脉管系统且不影响周围血管分布。主要过程是：①血管收缩；②血小板栓子形成；③由凝聚物组成的稳定的"封口"形成；④防止栓子沿血管壁的进一步扩展；⑤及时阻止血栓闭塞血管；⑥不再需要时，使血凝块逐渐机化。

正常血流的维持需要完整的血管。受损伤后，止血和纤溶系统协同工作，以保护血管的完整性，并协助修复。血管壁的完整性、血小板聚集、正常功能凝血级联反应和纤溶都是至关重要的过程。受损后的最初反应是血管收缩，减少局部血流量从而限制血栓形成需要修补缺口的大小[26]。血小板开始凝集在暴露的血管壁后，改变形状并分泌一些颗粒。这一活动使血小板进一步积累或聚集，结果形成血小板栓子。

表 21.1　导致孕妇死亡的原因及妊娠相关死亡率（PRMR*）（美国，1991—1999）

| 死因 | 妊娠结果 | | | | | | | 所有结果 | |
	出生 (n=2519)	死产 (n=275)	异位妊娠 (n=237)	流产† (n=165)	磨牙 (n=14)	难产 (n=438)	未知 (n=552)	%	PRMR (n=4200)
栓塞	21.0	18.6	2.1	13.9	28.6	25.1	18.3	19.6%	2.3%
出血	2.7	21.1	93.3	21.8	7.1	8.7	8.7	17.2%	2.0%
PIH§	19.3	20.0	0	0.6	0	12.3	11.8	15.7%	1.8%
感染	11.7	18.9	2.5	33.9	14.3	11.0	12.9	12.6%	1.5%
心肌病	10.1	5.1	0.4	1.8	0	3.4	11.2	8.3%	1.0%
CVA#	5.7	0.7	0	1.2	0	3.9	8.5	5.0%	0.6%
麻醉	1.8	0.7	1.3	9.7	0	0	0.4	1.6%	0.2%
其他**	17.1	14.9	0.4	16.4	50.0	33.6	27.9	19.2%	2.3%
未知的	0.6	0	0	0.6	0	2.1	0.4	0.7%	0.1%
总计††	100.0	100.0	100.0	100.0	100.0	100.0	100.0	100.0%	11.8%

　*每 100 000 出生的新生儿中与妊娠相关的死亡率；†包括自然流产和堕胎；§PIH，妊娠诱发高血压；#CVVA，脑血管意外；†† 其他主要问题包括心血管、肺部和神经系统；†† 由于数字舍入百分比可能不到 100.0%［引自 Chang J，Elam-Evans LD，Berg CJ，et al. Pregnancy-related mortality surveillance-United States 1991 - 1999. MMWR，2003，52（SSO2）：1 - 8］

表21.2　肺栓塞的高发因素

孕妇年龄
种族
分娩方式
血栓栓塞
长期制动
异常/获得凝血障碍
创伤

许多由血小板释放的因子如血栓素 A_2（TXA_2，一种强血管收缩剂和前聚集剂）[27,28]、血管收缩剂血清素[28]和增强血小板聚集的腺苷二磷酸（ADP）。血小板还产生刺激成纤维细胞和血管平滑肌肌肉生长的血管通透性因子和血小板生长因子[17,26]。血小板释放因子4（PF_4）和 β-血栓球蛋白用作血小板活性标记物[29,30]。血小板收缩蛋白与血小板衰弱素可以保证上述物质分泌并促进血块凝缩[17]。血小板因子3（PF_3），一种血小板表面磷酸酯蛋白，将因子V绑定在凝血酶促进其形成。凝血酶反过来促进血小板的聚集[30]。

血栓素 A_2 是血小板花生四烯酸代谢产物，而在内皮细胞中花生四烯酸代谢生成前列环素（PGI_2）。前列环素抑制血小板聚集并刺激血管扩张，从而通过增加环磷酸腺苷（AMP）对抗血栓素 A_2[26]。由于 PGI_2 集中在血管壁上，距离管腔越远，PGI_2 的浓度越低，前聚集剂物质的浓度越高。随着血小板开始封闭血管缺口，凝血级联反应产生纤维蛋白，聚合凝块和形成血小板栓子。

蛋白质水解裂解和构象改变激活在损伤部位的循环凝血因子。Ⅱ因子、Ⅶ因子、Ⅸ因子和Ⅹ因子需要依赖维生素 K 在肝脏中合成 γ-羧基谷氨酸残基所连接的蛋白质结构的反应。这个反应为包括血小板和内皮细胞膜上的钙离子和磷脂受体的复合物形成提供一个位点。凝血级联反应的后续步骤发生在这些部位，包括凝血酶的形成。一旦形成即被释放到液相。

内源性和外源性途径最终进入共同凝血途径。这两种途径被血管壁成分激活并导致在后续因子的作用下发生级联反应。内源性途径中，高分子量激肽原和激肽释放酶是初始步骤Ⅻ因子活化（Ⅻa）的辅助因子。通过催化前激肽释放酶形成激肽释放酶，Ⅻa因子也有助于启动纤溶、激活补体系统，并产生激肽[26]。Ⅺ因子被Ⅻa激活，然后裂解Ⅸ因子形成Ⅸa。相比较而言，外源性途径因其依赖于组织凝血活酶作为辅助因子而得名。组织凝血活酶通过膜损坏或水解被释放到循环中[26]。Ⅶ因子和组织凝血活酶被激活为活化Ⅶ因子，后者能激活Ⅸ因子或Ⅹ因子。共同通路通过Ⅶa或Ⅸa激活因子Ⅹ开始，与血小板表面（PF_3形式）的蛋白辅因子Ⅷ：C（抗血友病因子）和钙离子结合。Va辅因子辅助Xa因子同过酶解将凝血酶原水解成凝血酶和肽激活片段 F_{1+2}。从这例片段分离并将凝血酶释放到液相中。凝血酶催化纤维蛋白原形成纤维蛋白单体，并释放纤维蛋白 A 和 B，促进 V、Ⅷ：C 和Ⅻ的活化。纤维蛋白凝胶是由纤维蛋白的 α 和 γ 链的疏水性和静电相互作用形成的。随后，Ⅻa因子形成共价键连接附近的 α 和 γ 链，以形成稳定的聚合的与水组成的纤维蛋白凝块。

聚集在血凝块内部的蛋白质有助于消化纤维蛋白：纤维蛋白溶酶原和纤维蛋白溶酶原激活物。有许多物质可激活纤维蛋白溶酶原。而血浆纤维蛋白溶酶原激活物是由Ⅻa因子激活。运动、精神压力、外伤、手术、低血压性休克、药物及活化蛋白 C 可刺激血管内皮细胞释放组织激活物[17,26,31]。链激酶和尿激酶也可激活纤维蛋白溶酶原[32]。纤维蛋白溶酶原被激活后，纤溶酶裂解许多物质中的精氨酸-赖氨酸链接，包括纤维蛋白原、纤维蛋白、Ⅷ因子和补体[32-33]。纤溶酶作用于纤维蛋白和纤维蛋白原并释放蛋白质片段，即为纤维蛋白原降解产物（纤维蛋白裂解物）。片段越大，被纤溶酶裂解越充分。因为这些片段能阻止纤维蛋白的形成和交联[26]，所以其具有抗凝作用，纤维蛋白降解产物的测定提供了间接测定纤溶的方法。α2抗纤维蛋白溶酶是一种特殊的纤溶酶抑制剂，可以结合在纤维蛋白或纤维蛋白原上。与其他纤溶酶或纤溶酶原抑制剂一起，X_2 抗纤维蛋白溶酶在血清血小板和凝血块内部均有发现。

作为一种强有力的凝血酶抑制剂，抗凝血

酶Ⅲ(ATⅢ)对于止血的调节是很重要的。随着亲和力降低,ATⅢ结合并激活Ⅸa因子、Xa因子、Ⅺa因子和Ⅻa因子。ATⅢ作为底物与这些丝氨酸蛋白酶的活性部分形成稳定的中间体,并中和相应的酶。肝素与ATⅢ结合并诱导其构象改变,增加其与凝血酶的亲和力。即使少量的肝素即可通过 ATⅢ 大大加快凝血酶的失活。稳定的凝血酶-ATⅢ复合物形成后,肝素被释放并具有反复催化作用。正常情况下,循环中有过量的 ATⅢ,小部分结合在内皮细胞膜上的类肝素-具有与肝素相同功能的磷酸化的黏多糖。类肝素附在完整的内皮细胞表面并与中和凝血酶的ATⅢ结合,有利于防止血管局部损伤部位血栓的扩大[35]。ATⅢ缺乏可导致血栓性事件发生率增高[36]。

蛋白 C 和 S 是蛋白 C 抗凝系统的主要成员。和某些凝血因子一样,其合成也是依赖维生素 K,并在 γ-羧基谷氨酸残基的参与下通过钙离子结合于细胞表面。蛋白 C 附着在内皮细胞上,而蛋白 S 附着在内皮细胞和血小板膜上。内皮细胞表面有一特定的凝血酶-血栓调节蛋白的受体。在蛋白 S 存在的情况下,凝血酶和血栓调节蛋白结合,活化蛋白 C(activated protein C,APC)和促进抗凝。APC 复合物及其临近的蛋白 S 辅基连接形成磷脂结合因子Ⅷ:Ca 和 Va。这一功能形成第二种防止血管局部损伤部位血栓扩大的机制[35]。不管蛋白 C 还是蛋白 S 的缺乏都会增加血栓事件的发生[35,37]。纯合性蛋白 C 缺乏会导致致命的新生儿暴发性紫癜[38]。

妊娠期凝血改变

100 年前,Virchow 阐述血液高凝状态、静脉淤滞和血管损伤"三联征"使血栓形成的风险增加。这些情况都可在妊娠期间发生,因此,使妊娠 VTE 风险性增加(表 21.3)。随着妊娠,刺激肝脏合成多种促凝蛋白的雌激素水平会升高。凝血因子 V、Ⅶ、Ⅷ、Ⅸ、X、Ⅻ 和纤维蛋白原的水平也会增加。静脉淤滞可继发于孕酮介导的平滑肌松弛和子宫机械性压迫。胎盘

剥离和手术分娩可引起血管内皮细胞的损伤。

代偿机制如纤溶活性的上升有助于维持凝血平衡[39]。随妊娠进展,慢性血管内凝血可导致胎盘螺旋动脉的平滑肌和内弹力层纤维蛋白的沉积[40]。纤维蛋白裂解产物和 D-二聚体在此期间增多表明纤溶活性增强[40]。因胎盘抑制因素,这些纤溶活性在分娩后 1h 内逐渐降低并恢复至正常。这些改变均会导致产后高凝状态[18-19]。因子Ⅺ和Ⅷ水平减低。当胎盘剥离后,组织促凝血酶原激酶被释放到循环中,增加血栓的发生率[42]。妊娠特异性蛋白(PAPRA)可能是额外平衡升高的凝血趋势的因素,如同类纱一样,其能促进 ATⅢ中和凝血酶。在妊娠期间,血小板计数是正常的,但有记录在经阴道分娩后第 8 天和第 12 天的显著高于产前水平,而剖宫产则可持续升高至第 16 天。血小板计数经剖宫术后仍显著高于产前数值并持续 24d[43]。

表 21.3 妊娠期凝血改变

促进血栓形成的凝血改变
凝血因子 V、Ⅶ、Ⅷ、Ⅸ、X、Ⅻ、纤维蛋白原水平增加
纤维蛋白溶解的胎盘抑制剂
胎盘分离时组织促凝血酶原激酶释放入血液循环
下肢末端静脉淤积
分娩时内皮损害
对抗血栓形成的凝血改变
凝血因子Ⅺ、Ⅷ水平降低
中和 ATⅢ 的妊娠特异性蛋白质

血栓形成倾向

大约一半有妊娠相关 VTE 的女性具有潜在的先天性或获得性血栓形成倾向[44]。约 50% 遗传性血栓形成的患者中,首次血栓事件发生在有额外的风险因素出现时,如妊娠、口服避孕药、创伤骨科、长期制动或手术[45;46]。

ATⅢ缺乏,虽是一种最罕见的先天性血栓病,但仍是半数患者终生或妊娠相关的血栓形成的风险因素[47]。普通人群中 ATⅢ 缺乏的发

生率约为 0.02% ～0.17%，而有 VTE 病史的人群则为 1.1%。蛋白 C 和蛋白 S 的缺乏，虽没有 AT Ⅲ 缺乏容易引起血栓，但更加常见[47]。蛋白 C 和蛋白 S 的缺乏在普通人群中的发生率是 0.14% ～0.5%。曾经有研究显示 VTE 病史的患者中，3.2% 的患者有蛋白 C 或者蛋白 S 缺乏。

由于人类基因组计划和在新基因发现上重大进展，已经阐述了常见的血栓形成的遗传倾向因素，包括因子 V Leiden 和凝血酶原 G20210A 突变。APC 抵抗是现在已知的血栓形成的最常见遗传易感性[48-50]。80% ～100% 的 APC 抵抗患者是由于 V 因子 Leiden 突变，在基因编码 V 因子蛋白时出现错义突变。V 因子 Leiden 突变的患者 V 因子蛋白水平正常，但这种蛋白可阻止 APC 的正常降解。V 因子蛋白的异常不能达到 APC 降解所需要的正常构象改变。杂合子携带者使血栓形成风险增加 7 倍，而纯合子携带者增加 80 倍。V 因子 Leiden 在北欧人中携带率是 6% ～8%，而在美国白种人中携带率是 4% ～6%[51,52]。最大的一项前瞻性研究中发现，4885 例具有 FVL 突变状态和妊娠结局的孕妇中检测到 134 例（2.7%）孕妇是 FVL 突变的杂合子携带者。FVL 突变携带者（0%，95% CI 2.7%）未发生血栓栓塞事件。FVL 没有突变患者有 3 例出现肺栓塞和 1 例深静脉血栓（0.08%，95% CI 0.02% ～0.21%）。因此，尽管 FVL 突变在白种人中相当普遍，妊娠相关血栓栓塞事件在杂合子携带者中的相对风险是较低的[53]。G20210A 是凝血酶原基因 3′端非编码区的另一种突变，可导致凝血酶原水平升高（＞155%）和使血栓形成的风险增加 2.1 倍。在白种人中该基因的突变率是 2%，而在未经筛选的血栓患者为 6%，家族性不能解释血栓形成患者中为 18%。

深静脉血栓

临床诊断

在妊娠患者中，深静脉血栓形成在左侧下肢近端深静脉发生率较高[15,54,55]。深静脉血栓

形成的临床诊断困难，并需要客观实验室检查[56]。临床怀疑患 DVT 患者，一半的患者通过客观检查不能确诊。由于受长期抗凝治疗的并发症和高凝状态的代价，VTE 诊断之前应通过客观检查来明确 VTE 的临床症状。

表 21.4 列出深静脉血栓形成的症状及体征。只要在患侧及健侧肢体之间至少有 2cm 的测量差异即可认为是肿胀。Homan 征是在放松状态下做背伸动作时，腓肠肌及腘窝处出现疼痛感觉。血压计袖快速充气至 180mmHg，若远端出现疼痛则为 Löwenberg 试验阳性。肿胀、发绀或苍白、下肢湿冷或脉搏减弱表明出现罕见的髂股静脉阻塞及血栓形成。深静脉血栓形成有显著的长期并发症，并曾有深静脉血栓病史的患者症状可能受其影响。严重的阻塞性深静脉血栓形成后数年，患者可能会出现静脉炎后综合征（淤滞性皮炎和溃疡）。调查中发现中位数血栓形成后间隔 11 年 104 例患者有 4% 患者出现皮肤溃烂，只有 22% 的患者没有出现并发症[57]。最后，需要记住的是妊娠患者经常会出现肿胀和腿部不适，而不需要在时时行实验室检查。重要的是要记住，深静脉血栓形成的初始症状可能是 PE 的发生。用类似的方法发现，70% 经血管造影证实的 PE 患者期隐匿性 DVT。在评估首次怀疑出现妊娠相关的 VTE 患者，应从上述危险因素中寻找。许多产科疾病建议患者"卧床休息"，并限制身体活动，但这常常是 VTE 事件危险因素。

表 21.4　深静脉血栓形成的临床症状

单侧疼痛，肿胀，压痛和（或）水肿
肢体颜色改变
明显的束缚感
Homan 征阳性
Löwenberg 试验阳性
肢体体积改变 ＞2cm

诊断学

超声

非侵入性检查是 DVT 明确诊断的第一步。实时加压超声（compression ultrasound，CUS），

包括多普勒是首选。CUS 通过超声探头压迫检测腔内的缺陷。准确的解释需要检查者经验，并且患侧应当与非患侧对比。各种手法如 Valsalva（可扩张血管并减慢血流）、静脉压力释放（这会导致近端血流迅速改变）和肌肉挤压都会引起的多普勒频率改变。在 DVT 存在的情况下实时成像可能在管腔内检测到团块，在做 Valsalva 动作时内腔直径则无法扩大或静脉腔不能被压迫。另外，这种成像可辨别血肿、腘窝囊肿或其他病理征来解释患者的症状。在症状性非妊娠群体中，CUS 在检测近端 DVT 时具有 95% 敏感性（远端 DVT 为 73%），特异性为 96%，阴性预测值 98%，而阳性预测值达 97%[60]。至少 50% 的小脑血栓会因为静脉侧支的通略下落不明。在 2~3d 之内反复检查可能发现失前潜伏的血凝块。

妊娠期间，髂血管尤其难显影。这是由于妊娠子宫对下腔静脉的压力。因此，多普勒检查的发现必须谨慎对待。产褥期的患者，超声显像可以看见髂血管血栓以及盆腔血栓性静脉炎或卵巢静脉血栓形成。然而，CT 或 MRI 对于后两者可能更有价值。MRI 在妊娠患者的 DVT 诊断中使用得越来越频繁，并且可能最终成为影像方法的首选[63]。

上行静脉造影术

妊娠期静脉造影术是 DVT 诊断的金标准。如果临床高度怀疑或非侵入性检查是阴性，应当做腹部局部屏蔽造影术检查。将患者放置于大约 40° 斜位并使其未受影响的腿承受重量，注射造影剂到需要检查的足背静脉。这一体位使腿部静脉逐步和完全充盈而不会出现造影剂的分层，并可减少假阳性结果的可能性。然而，技术差、注射部位选择不当、腿部肌肉的收缩或血管外病变如 Baker's（腘窝）囊肿、血肿、蜂窝组织炎、水肿或肌肉断裂等均可导致假阳性的结果。另外，直径较大的股深静脉和髂静脉可导致造影剂不完全填充和不可靠结果。血栓阳性诊断需要在一个以上影像层面观察到界限清楚的充盈缺损（图 21.5）。深静脉血栓的征兆包括血管的突然终止、血流缺少乳浊或分流。

与超声检查和多普勒不同，静脉造影术具

有明显的副反应，24% 的患者会有轻微不良反应如肌肉疼痛、下肢肿胀、压痛或红斑[64]。5% 患者有过敏反应。1%~2% 的患者发生血栓性静脉炎。通过减少造影剂的浓度，这些副反应可降低 70%[61]。造影剂注射后用肝素化盐水及皮质类固醇同时使用可减少静脉炎和血凝块发生的危险。单侧静脉造影术，包括没有腹部防护的透视和点摄片，对于胎儿的放射暴露量据估计低于 1.0rad。该剂量小于射线暴露引起的畸形的最小量[66,67]。

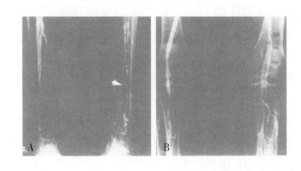

图 21.5　双腿对比静脉造影：A 胫静脉截断征及腘静脉去盈缺损；B 另一条腿正常阻抗体积描述法

阻抗备注图

虽然在妊娠期间不常用，但诊断 DVT 的方法还包括静脉炎的阻抗容积描记法（impedance plethysmography，IPG），红外热像仪[125]I 纤维蛋白原扫描和放射性核素静脉造影。为评估下肢血流情况，IPG 通过电阻抗变化来反应血流容积变化情况，其对近端血栓形成的敏感性较高，却经常不能检测到膝盖部位以下的血栓。大腿根部袖带的充气可使血液滞留在腿部。在没有静脉梗阻的情况下，突然减压导致血流的立即回流及伴随的电阻抗突然增加。血液回流受阻会伴及时性阻抗仪明显减慢，这间接提示了静脉血栓。在没有妊娠患者群中，IPG 有 83% 的敏感度和 92% 的特异度检测近端 DVT。因为腓肠肌局限 DVT 导致 PE 非常罕见，这类 DVT 的抗凝也不是必需的。在怀疑有小腿血栓的患者，通过排除 2 周时间血凝块延伸至膝部以上，IPG 可使临床医生避免不必要的抗凝和静脉造影。因为在妊娠患者中，下腔静脉经妊娠子宫挤压可产生假阳性结果[74]，此时通过静脉造影来确诊 DVT 可能是有必要的。

红外热像仪

红外热像仪通过皮肤湿度的升高来发现 DVT。当血液流入到浅表侧支或存在炎症的情况下红外射线释放增加，这些变化在很多疾病更可能发生。假阴性结果可能发生在早期或局限性血栓。

碘 125 纤维蛋白原扫描

在妊娠患者中该项检查是禁忌证，因为未结合放射性碘 125(^{125}I)会穿透胎盘屏障[75,76]，未结合碘 125 也会进入到乳汁。通过这两种方式，^{125}I 集中到胎儿及新生儿甲状腺并引起甲状腺肿。因^{125}I 的半衰期是 60.2d[61]，临时中断哺乳是不切实际的。因此，如果影像学检查是必须的，则首先应避免人工喂养。为减少甲状腺功能低下的风险，非放射性碘应该在检查前 24h 口服并维持 2 周。

产后非哺的患者中，^{125}I 标记的纤维蛋白原可用来检测 DVT。^{125}I 比原来用的^{131}I 有更长的半衰期和较小的放射性。经静脉注射后，^{125}I 纤维蛋白原和正常纤维蛋白原结合成一体连接在形成中的血栓。连续的发光扫描可在 4~72h 任何时间内执行。每一次扫描，寻找热点时放射性显像都应和心前区背景值对比。在远端大腿或小腿，其精确度可达 92%。在大腿动脉、膀胱和大量肌肉叠压的高背景基础情况下可使普通股动脉和骨盆静脉难检测到血栓。假阳性的情况可见于血肿、炎症、外科创伤。^{125}I 如果一个陈旧性血栓不再吸收纤维蛋白原，或者血栓是在^{131}I 在循环中被清除后形成的，则会产生假阴性的结果。

放射性核素静脉造影术

放射性核素静脉造影术用的锝 99m 微粒(^{99m}Tc)对胎儿的影响较小，可在腿部和肺灌注扫描中应用。当用快速连续微相机成像时(许多中心无该项检查)，这项技术在膝盖以上检测 DVT 的准确性高达 90%[75,76]。在腿上进行血压测定形成的连续的、成层的图像检测血流是其备选方案。据报道，放射性核素静脉造影在大腿和骨盆在常规静脉造影的相关性分别为 95% 和 100%。

D - 二聚体和凝血酶测定

有证据支持 D - 二聚体和凝血酶测定在非妊娠患者 VTE 评估中的有效性。应在妊娠期女性中完善相关研究，而后使用在产褥期女性中。在产生凝血酶纤维蛋白的凝块通过纤溶酶的降解作用生成 D - 二聚体片段。D - 二聚体的存在说明凝血瀑布开始启动。3 种方法检测 D - 二聚体：酶联免疫吸附测定(ELISA)、乳胶凝聚试验和全血凝集反应。全血凝集反应涉及一种特殊的单克隆抗体，这种单克隆物体能将 D - 二聚体连接到红细胞上。这种 D - 二聚体分析法的优点是高阴性的预测价值。当患者 DVT 的临床可能性较小，且 D - 二聚体阴性时可以安全地放弃额外诊断性检查。正常妊娠可导致 D - 二聚体在循环中进行性升高。妊娠期有必要每 3 个月检测 D - 二聚体水平来排除 DVT。用 Vidas DD 检测产后 D - 二聚体表明，通过使用 500ng/mL 阈值的测试对排除 4 周后发生 VTE 是有效的[80]。

凝血酶生成是进行止血的另一证据。凝血酶生成低于 400 nM 的患者其复发静脉血栓栓塞的风险较低(RR 0.40，95% CI 0.27 ~ 0.60，$P < 0.001$)[81]。

肺栓塞

临床诊断

突然出现不明原因的呼吸困难和呼吸急促是 PE 最常见的临床表现(表 21.5)[71,82,83]。其他症状和体征包括心悸、咳嗽、胸痛、恐惧、湿啰音、咯血、发热、出汗、摩擦音、发绀和心音的改变(第二心音增强、奔马律或心音减弱)。PE 的临床表现主要受栓子的数量、大小及位置的影响。原来存在健康问题，如肺炎、充血性心力衰竭或癌症，也可能导致临床诊断不明。如果在 PE 后发生肺梗死，患者通常会主诉胸痛和咯血并可闻及摩擦音。

当至少 50% 肺循环受阻时出现右心衰竭的表现，如颈静脉怒张、肝脏肿大、左胸骨抬升、第二心音的固定分裂。这可能是由大的栓子或许多小栓子形成广泛肺栓塞造成[84]。虽然大量小的肺栓子可以造成广泛肺栓塞，患者也可能无任何症状或有普通妊娠的类似不适。

不仅隐匿性 DVT 有时会导致有症状的 PE，而且一些临床有症状的 DVT 患者也可出现隐匿性 PE。在一组有客观证据的 105 例 DVT 患者中，60（57%）例患者通过肺扫描发现 PE，其中 59% 的患者是没有症状的。患有近端 DVT 并且无症状 PE 的 49 例患者，35% 患者进行了高分辨率肺扫描[85]。因此，虽然以提出非侵入性 DVT 测试作为 PE 筛选工具，但敏感性和阴性预测值差（分别为 38% 和 53%）[86]。一旦 DVT 诊断明确，隐匿性 PE 的发生因在妊娠期间相似的治疗使其临床意义减小。

表 21.5　肺栓塞的临床表现

临床表现	频率
症状	
呼吸急促	90%
心动过速	40%
咯血	罕见
发汗	罕见
发热	罕见
啰音	罕见
气喘	罕见
晕厥	罕见
征兆	
呼吸困难	80%
胸痛	70%
恐惧	60%
不能咳嗽	60%

引自 Leclerc JR. Pulmonary embolism // Rake RE. Conn's Current Therapy – 1994. Philadelphia: WB Saunders, 1994: 199 – 205; Rosenow EC Ⅲ, Osmundson PJ, Brown ML. Pulmonary embolism. Mayo Clin Proc, 1981, 56: 161 – 178; Kohn H, Konig B, Mostbeck A. Incidence and clinical features of pulmonary embolism in patients with deep venous thrombosis. A prospective study. Eur J Nucl Med, 1987, 13: S11 – S13

诊断检测

实验室检查

除了临床检查，室内环境下的动脉血气分析是诊断的第一步。当动脉血 $PaO_2 > 85mmHg$ 时虽然是令人放心的，但不排除 PE。在一项研究中[87]，43 例血管造影证实 14% 的患者 PE 患者 $PaO_2 \geqslant 85mmHg$。当 PaO_2 低或怀疑 PE 时，应当考虑抗凝治疗同时进行明确的诊断测试（表 21.6）。

表 21.6　采用实验室检查和放射技术帮助诊断肺栓塞

动脉血气	$PaO_2 < 85mmHg$
心电图	窦性心动过速
	电轴右偏 S1Q3T3
胸片	病灶处血量减少
	肺不张
	胸膜渗出
	横膈上升

心电图

最常见的心电图表现是心动过速，但这一征象通常是短暂的并可能不易发现。在大面积 PE 患者中，可能会看到急性肺心病的心电图表现，包括 S1、Q3、T3 模和非特异性 T 波倒置。典型的 S1、Q3、T3 在已确诊的 PE 患者中仅有 10%[83]。

胸部 X 线片

在 70% 的 PE 患者其胸片存在异常[82]，但最大的帮助是在排除其他原因的肺部症状。膈肌抬高、肺膨胀和胸腔积液是最常见的影像学异常。2% 患者可发现局部血流量减少（射线可透性增加的区域和降低的血管标记）[88]。大面积 PE 可导致心脏大小或形状的变化、增加肺动脉血流量或血管内血流突然终止。渗出或胸腔积液是肺梗死的晚期迹象。综上所述，胸片的主要作用是排除其他原因引起的症状，并协助解释肺扫描。

肺泡 - 动脉氧梯度

肺栓塞导致血流灌注下降，并增加通气血流不匹配和分流。在 PE 发生情况下肺泡和动脉血氧浓度的不一致往往被夸大了。因此，肺泡 - 动脉氧梯度已作为一个简单的筛选试验以排除肺栓塞。肺泡 - 动脉血氧分压层在

15mmHg 以上被认为是异常的。在非妊娠患者，极少数 PE 患者有正常的肺泡 – 动脉氧梯度[61,89]。然而，在妊娠的患者，Powrie 等通过研究得出的结论是肺泡 – 动脉梯度不应使用，因为超过 50% 的女性会漏诊肺栓塞[90]。因此，肺泡 – 动脉血氧梯度可作为 PE 筛选试验，但仅限于非妊娠患者。

通气 – 肺灌注扫描

PE 诊断的金标准仍然是肺动脉造影，然而，无论是通气灌注（V/Q）肺扫描或螺旋 CT，以上两种非侵入性的方法应当先于侵入性肺动脉造影前考虑。这两种检查的成本是相似的。通气灌注（V/Q）肺扫描的优点是既往研究的积累建立了敏感性和特异性结果。在非常低概率扫描结果和低度临床怀疑或高的概率扫描结果和高度的临床怀疑情况下，通气灌注（V/Q）肺扫描是非常有用的。不幸的是，40%～60% 病例属中介性质，因此需要其他额外的检查。

肺灌注扫描是通过静脉注射[99m]Tc 标记的白蛋白微粒或大聚体。这些颗粒被截留在肺毛细血管前动脉床，堵塞小于 0.2% 的血管[91]。肺功能不改变，除非患者合并重度肺动脉高压[92,93]。患者仰卧时注射造影剂以增加尖端部灌注，患者直立位时更好地使肺底显影。应获得以下体位的图像：前壁、后壁、右外侧、左外侧、右侧后斜和左侧后斜。灌注肺扫描是非常敏感的，结果正常几乎可排除 PE[18,94]。任何原因导致的肺灌注改变，如肺炎、肿瘤、肺不张或积液，可能导致假阳性扫描结果。独立调查显示，肺动脉造影正常在 38% 患者中有灌注缺损[68]，并且其中 83% 的患者通过肺灌注扫描发现有高概率 PE[95]。

在肺栓塞前瞻性研究（Prospective Investigation on Pulmonary Embolism Diagnosis，PIOPED）研究中，755 例同时进行通气灌注（V/Q）扫描和肺动脉造影[61]。755 例患者中 251 例（33%）的 PE 通过造影确诊。然而一次高概率扫描结果报道 102/116（88%）患者有 PE 通过血管造影明确。对于中介的、低概率、正常的常规扫描率分别为 33%、12% 和 4%。总的敏感性为 98%，特异性为 10%。当胸部 X 线阳性对照灌

注缺损时，被视为无诊断意义。随后的血管造影表明，孤立亚段缺损或低匹配通气/灌注缺损和高通气/灌注缺损失配或多例缺陷时 PE 的可能性小（图 21.6）。慢性阻塞性肺疾病，在妊娠期间虽然不常合并，但是最常见的评估扫描混杂因素。在这样的情况下，造影往往是最好的推荐。

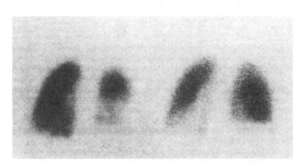

图 21.6 从左肺的后部观察存在缺陷，与正常肺不匹配

无报道显示氙 133（[133]Xe）的或[99m]Tc 肺扫描对胎儿造成不良影响，其曝光剂量的估算明显低于接受肺动脉造影术[96]。肺所吸收的辐射剂量接近 50～75mard[99m]Tc 气溶胶相对于用[133]Xe 的 300mard（最大通气量）[97]。即使 V/Q 扫描和肺动脉造影同时做，其总剂量（< 0.1rad）将远远小于可使胎儿致畸的最低剂量[98]。

然而，氧 15（[15]O）标记的二氧化碳吸入因仍可进一步降低辐射剂量，可能会在未来妊娠期间有用。[15]O 迅速被结合成 $H_2^{15}O$，$H_2^{15}O$ 无法在低灌注区域迅速被清除肺循环，结果热点都是可视化的，其主要的缺点是为产生[15]O 需要回旋加速器，并且产生的[15]O 的半衰期仅仅 2.1min[99]。

螺旋 CT

螺旋 CT 是 V/Q 扫描的一种替代检测方法，此检查经外周血管注射造影剂行胸部 CT 扫描。胸部 CT 扫描在通过快速静脉对比进行，这项检查完成需要大约 15～20min。胸部 CT 扫描检测肺栓子的灵敏度和特异度在非妊娠患者中均约 94%。螺旋 CT 的主要优点无创性，并可直接提供可视化的段水平或更高层面的图像，及显像其他可能导致类似呼吸症状的病理状态（胸腔积液、实变、肺气肿、肺部占位）[100-102]。与

V/Q 扫描相比，只有 5% 是不确定的，需要额外的检测，其缺点是该操作取决于技术员，其可用性变得越来越普遍。

肺动脉导管

肺动脉导管术中许多结果可提示 PE。无法呈现楔形或无法获得相应的波形可以发生在远端导管尖端完全闭塞的情况下。如果无法呈现楔形结合肺动脉高压，进一步检测排除 PE 是必要的[103]。使用最小量的对比剂，与 X 线透视结合是有用的。闭塞远端端口的导管[104]或无效的测量心输出量因为嵌入导管尖端在凝块上也是 PE 存在的线索[105]。中心静脉压的升高（> 10mmHg）可能表明存在广泛性 PE[106]。

肺动脉造影

肺动脉造影是确认 PE 的诊断技术，但也可以是不确定的。将造影剂选择性注射入后可清晰显影所有直径 > 2.5mm 的肺叶或段的分支[58]。当不阻碍血流的填充缺陷或突然中断血流时，提示血栓存在。很有可能与后缘的染料、不完全的凝块填充血管内腔（图 21.7）。排除 PE 时需要多层面图像。导管及造影剂的使用与其发生的风险有关。随着肺动脉造影，发病率的报道高达 4% ~ 5%，死亡率为 0.2% ~ 0.3%[93,107]。最严重的并发症发生在有肺动脉高压和右心室末 - 舒张压超过 20mmHg 患者[93]。

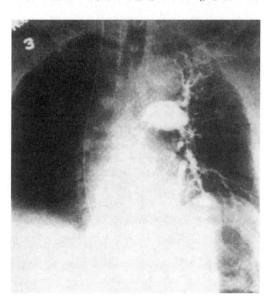

图 21.7 左肺的动脉脉搏图显示有缺陷，由于缺乏染料导致肺段灌注缺失

当初始非侵入肺扫描结果是不确定，且与临床怀疑不符时推荐采用肺动脉造影。医生应考虑相应的 V/Q 缺陷和（或）胸部 X 线的发现[61]。溶栓治疗的风险（如链激酶）或手术腔静脉的中断使血管造影成为这些措施的首选。

肺血管数字减影造影

这种相对非侵入性检测方式使用对比剂注射到外周静脉，计算注射前与注射后对比剂的比例。理论上，肺动脉血管通过对比介质可获得其图像。然而，呼吸和心脏的运动可造成成像质量差，而且这种技术的分辨率不及传统动脉造影。此外，难以取得多例投影视图，非选择性填充的可导致血管重叠。数字减影血管造影技术如持续改进，可在未来有发展前景。

铟 111 血小板成像

这项技术尚未提供广泛的临床使用，但其可为患者提供诊断和治疗血栓栓塞性疾病。从静脉中提取血小板，标记后注入捐赠者。然后，血小板在血栓形成部位累积。肝素将这些血小板结合到已形成的非扩大血栓。图像由伽马相机显像。DVT 的敏感度达 90% ~ 95%，特异度达 95% ~ 100%[108]。血肿、伤口感染及假肢可造成假阳性的结果。很少数据表明这项技术在 PE 上的应用是有效的。因为其存在依赖于活性血栓形成，可能使抗凝监测更有效。

抗凝治疗

肝素治疗

肝素是一种异质性的酸性黏多糖，其高分子量阻止药物穿过胎盘（表21.7）[109]。商业制剂的标准肝素（unfractionated heparin，UFH）的分子量范围为 4000 ~ 40 000 道尔顿，且其生物活性亦相同。较小分子量的肝素分子（4000 ~ 6000 道尔顿），提供了更高的、更稳定的活性[110-119]。低分子量肝素（low molecular weight heparin，LMWH）其抗凝作用与普通肝素略有不同，并具有更大的生物利用度和更长的抗 Xa 因子活性[111,118,119]。

表 21.7　肝素和华法林药理学特点区别

	肝素	华法林
分子量（道尔顿）*	12 000 ~ 15 000	1000
作用原理	结合 AT Ⅲ	抑制维生素 K
给药途径	静脉注射，皮下注射	口服
半衰期	1.0 ~ 2.5h	2.5d
抗凝效果	即刻	36 ~ 72h
实验室监测	肝素水平，aPTT，抗 Xa 因子	凝血酶原时间，INR
拮抗	鱼精蛋白	维生素 K
胎盘逆转	无	交叉

*平均分子量；INR：国际标准化比率

　　肝素通过与血浆 AT Ⅲ 结合发挥其主要的抗凝血活性。一旦结合，AT Ⅲ 的构象改变。这有利于结合并中和 Xa 因子和凝血酶以及小部分的因子 Ⅸa、Ⅺa 和 Ⅻa，其抗 Xa 因子活性与肝素片段的分子量成反比[113]。一旦释放，肝素可与其他类似 AT Ⅲ 分子相互影响。少量肝素能抑制凝血级联反应的初始步骤。然而，当血栓形成后，需要更多量的肝素中和较大的已经形成的凝血酶，防止血块扩大[120]。由于凝血酶生成减少，肝素需要的剂量可能会降低。

　　肝素的一个缺点是需要通过静脉或皮下途径肠外给药。肝素通过胃肠道不被吸收，肌内注射导致吸收不稳定，并有血肿形成的风险。肝素的半衰期因其剂量、类型和血栓形成活性的程度不同。例如，较高剂量导致更高的峰值和较长的半衰期[121]。已发现的半衰期有从小于 1h 至 2.5h 以上。此外，在肝脏或肾衰竭的患者其肝素水平可能异常升高[122]。持续静脉滴注已被证明比间断性静脉注射药物产生更一致的血药水平和较少出血事件。皮下注射有稳定效果，但吸收较慢，延迟 2 ~ 4h 达到峰值水平。

　　与肝素相关的另一个困难是怎样充分监测其生物效应，以确保足够而安全的剂量。实验室检测可以提供不同结果，部分因为技术敏感性，且依靠技巧得到可靠结果。活化的部分凝血活酶时间（activated partial thromboplastin time，APTT）是最常见的可用的指标。aPTT 值延长至标准值的 1.5 ~ 2.5 倍已被证明有助于监测患者[123 - 124]。当 APTT 低于 1.5 倍时凝血时间会显著延长，但当接近 2.5 倍时没有增加出血并发症。因此，抗凝的上限值在 1.5 ~ 2.5 倍标准值时被认为是理想的。

　　虽然没有单一的实验室检测显示有明显预测出血的优势，肝素检测可能是最有帮助的[125]。肝素水平间接衡量使用鱼精蛋白硫酸中和试验中鱼精蛋白逆转肝素对凝血酶凝血时间的影响的量。血浆肝素水平在 0.2 ~ 0.5 U/mL 时刻达到充分的抗凝治疗。

低分子量肝素

　　与普通肝素相比，低分子量肝素的药理作用可灭活 Xa 因子（表 21.8）。抗 Xa 因子活性与分子的片段大小呈负相关。这意味着低分子量肝素具有比普通肝素更大的抗 Xa 活性。虽然任何肝素可将 Xa 因子灭活并结合 AT Ⅲ、普通肝素、通过其较长的糖链和五糖序列，也可灭活凝血酶与 AT Ⅲ 形成的三元复合物。普通肝素以这种方式抑制 Xa 因子的活性和凝血酶。由于低分子肝素缺乏较长的糖链，其代替物不能抑制凝血酶及其相关的潜在出血，因此其效果差。

　　低分子量肝素比普通肝素有更多的优点[113,117]。例如，低分子肝素比普通肝素有长 2 ~ 4 倍血浆半衰期和更有效的抗凝效果。低分子肝素对血小板功能和血管通透性的影响更小（显著减少肝素诱导的血小板减少症的风险）。不同于普通肝素，低分子肝素可抵抗 PF4 抑制作用。

表 21.8　普通肝素和低分子量肝素药理学特点的不同

	普通肝素	低分子肝素
分子量（道尔顿）*	12 000～15 000	4000～6000
作用机制	结合 ATPⅢ	结合 ATPⅢ
抑制	因子 Xa	因子 Xa
凝血给药途径	静脉注射	静脉注射
	皮下注射	皮下注射
半衰期(h)	1	4
	3	3
实验室监测	aPTT	不需要，可通过测量因子 Xa
肝素水平		
因子 Xa 抗原抗体		
拮抗	鱼精蛋白	鱼精蛋白
胎盘转运	无	无

＊平均分子量

低分子肝素和普通肝素相似的是无论静脉注射还是皮下注射都不通过胎盘。鱼精蛋白被用于两种肝素的逆转，尽管低分子肝素虽然受鱼精蛋白的影响较小[113]。此外，低分子肝素可作为一个重量依赖剂量的监测指标，因为其可预见的效果，在非妊娠状态下无监测水平时是必要。然而，在妊娠期间，定期评估具有抗因子 Xa 水平剂量的低分子肝素达到抗 Xa 因子峰值水平的 0.5～1.2U/mL[55]。

低分子肝素在治疗门诊深静脉血栓形成患者是有效的[126,127]。因此，初始药物的成本可能超过需要住院治疗。然而，在门诊使用抗凝治疗急性静脉血栓栓塞症的妊娠患者时应当谨慎[126]。大量研究已证明低分子肝素在各种预防和治疗适应证比普通肝素更有优越性[118,119,127～130]。虽然在妊娠期间的抗凝治疗尚未批准，其越来越多地用于此适应证，大多数权威认为低分子肝素很快就会完全取代普通肝素用于预防和治疗血栓栓塞性疾病。虽然理想的妊娠患者的剂量尚未确立，在非妊娠者的标准剂量的依诺肝素是 1mg/kg，每天 2 次，皮下注射，可达到治疗目的；或 30～40mg，每天 2 次，皮下注射的预防治疗。

肝素副作用

肝素抗凝（表 21.9）的主要风险是出血，发生在约 5%～10% 的患者[42,131,132]，但影响可多达 1/3。出血可能出现在子宫胎盘面的绒毛膜下[132]。开始抗凝治疗之前，医生确定其凝血基线，以确定这些患者潜在的凝血缺陷。出血次数多少与每天肝素的总剂量和 aPTT 的延长时间相关。与连续静脉滴注或皮下注射不同，较高的总剂量的肝素静脉滴注，其出血的风险要大得多。当药物过量或需要预防出血的急诊手术时，鱼精蛋白可实现快速逆转普通肝素或低分子肝素过量。

表 21.9　肝素抗凝的副作用

副作用	发生率
出血	5%～10%
血小板减少	5%～10%
骨质疏松	2%～7%
过敏	罕见

由于肝素患者止血的主要防御机制是血小板聚集，一些药物如非甾体抗炎药或干扰血小板的量或功能的右旋糖酐，有可能诱发出血。例如接受阿司匹林治疗患者出血风险增高两倍[133]。因为肝素是一种酸性的分子，易受许多药物（如氨基糖苷类）影响，肝素的活性可能会受到影响。然而，当这些药物与肝素分开给药时其活性未损失[109]。

肝素治疗的另副作用是血小板减少症。普通肝素引起的血小板减少症的发病率不等，从 1%～30%[15,134]，而低分子量肝素是 2% 左右[113]。然而，根据 Fausett 等的研究[135]，肝素诱导的血小板减少症在妊娠期间较非妊娠女性罕见。血小板减少症通常发生在足量肝素治疗开始的几小时内至15d[15,109]。在临床上，血小板减少可能是轻微的（血小板计数 > 100 000/mm³）。在这种病情较轻的情况下，没有出血的风险时是应继续治疗的。在病情严重的情况下应当停用肝素，由于存在增加VTE的风险，并且病情可逆。在后者的情况下，类肝素有效率为93%[136]。对于接受肝素治疗的患者，产妇血小板计数应在前4周每周检测。此后，检测血小板计数可能是不必要的[15]。

参与血小板减少的机制尚不完全清楚，但似乎与以下原因相关：血小板聚集和封闭、免疫介导的破坏及通过弥散性血管内凝血消耗。肝素相关的血小板减少症最常在接受高剂量肝素治疗的患者中遇到，接受预防性低剂量肝素治疗的患者在这种情况下的风险也较低[137-139]。患者用低分子肝素治疗后极少发生血小板减少症[116,126]。来自牛肺的肝素比猪肠道的更容易引起血小板减少症[140]。

肝素治疗过敏可以导致畏寒、发热和皮疹。普通肝素和低分子肝素都有可能产生皮肤过敏反应。这些会导致发痒，红斑进展至斑块。但两种制剂之间交叉反应可发生。因为肝素诱导的血小板减少可表现为皮肤损害，需要排除。磺达肝素，一种与抗凝血酶结合的人工合成的五糖物质，不通过凝血酶抑制凝血酶抑制因子Xa，已成功地用于妊娠期间皮肤不耐受肝素的患者[141,142]。肝素过敏病例罕见。

长期肝素治疗的另一个副作用是骨质疏松症和骨折症状[143-148]。脊柱、髋关节和股骨的骨密度变化从去矿化到骨折发生在接受普通肝素和低分子肝素治疗的患者[114,146-148]。在184例妊娠女性长期肝素预防中，症候性的椎体骨折发生在4个部位。那些有症候性骨折的患者使用肝素的平均剂量从15 000~30 000U/d。在这样的患者，平均剂量为15 000U/d持续7周[147]。多达1/3接受肝素治疗超过1个月的女性患者已观察到X线的变化。停止治疗后可缓慢逆转[144,145]，但令人欣慰的证据表明，发生骨质疏松可逆转和连续治疗的妊娠女性的这种

并发症的风险不会增加[148]。接受肝素治疗的孕妇应采取额外补充1g钙（每天总量不宜超过2g），并鼓励日常的负重练习。

在抗凝患者中需要考虑区域麻醉引起椎管内血肿的风险。患者管理是基于穿刺的时间，导管的拔出及抗凝药物的不同而不同[149,150]。美国局部麻醉协会已提出以下建议：在接受皮下注射小剂量预防，椎管内技术没有任何禁忌。同时使用其他药物，如抗血小板药物（antiplatelet medications，ASA），会影响其他的凝血级联机制并可能影响出血并发症的风险。在接受低分子肝素治疗的患者，不推荐监测抗Xa因子水平。对于接受低分子量肝素预防血栓形成的患者，建议导管针插入前至少等待10h。接受低分子肝素治疗剂量的（依诺肝素1g/kg，每天2次）患者从最后一次给药到导管插入需要24h。

仔细皮下注射肝素可防止不稳定的吸收和局部青紫。优先在前面的（腹壁）皮下脂肪注射，而不是胳膊和腿。在胳膊和腿的注射更痛苦，并且由于运动吸收肝素的速度更快。小针完全垂直插入到一个凸起的皮肤褶皱并在注射后拔出。应告知患者不要按摩注射部位，因为可增加了吸收。总体而言，肝素在妊娠期间使用是安全的；在使用肝素患者和不使用肝素患者间围生期的结局无明显差别[151]。

华法林

华法林是香豆素衍生物，是最常用的口服抗凝血剂（表21.7），其他抑制肝脏中维生素K的活性。因子Ⅱ、Ⅶ、Ⅸ、Ⅹ和蛋白C的谷氨酸残基羧酸化过程中维生素K是必需的。否则这些因子将会失效，并无法正常与钙和磷脂受体结合。

除了在罕见的肝素不能或不应该使用时的情况下，华法林在妊娠期间是禁忌的（表21.10）。分子量为1000道尔顿的华法林易穿过胎盘。在妊娠的第1个6~9周与华法林胚胎病相关。这种综合征可能包括鼻发育不全、鼻梁塌陷、骨骺点状钙化，这些都被认为是Conradi-Hunermann氏软骨斑点[131,152-154]。在第2和第3妊娠期与多种中枢神经系统以及眼科异常

相关。据推测，这些异常与胎儿出血和瘢痕组织的形成有关。在一项回顾性分析报道中，在妊娠期间使用华法林或类似物的活产儿发生率为 13%。用华法林造成先天性胚胎病的婴幼儿约 4%。华法林胚胎病的患者中约 30% 的可能发生发育迟缓[131]。这些患儿有中枢神经系统发育异常、背中线发育不良（如婴儿胼胝体发育不全）、Dandy-Walker 畸形、小脑萎缩和腹侧中线发育不良（如视神经萎缩）[155]。但是，这些报道结果可能由于预后不同出现报道偏倚。一项研究报道 22 例母亲在妊娠期间服用华法林与对照组相比没有显著差异，这一结果表明，异常的发病率可能会低于此前报道[156]。由于胎儿的抗凝血作用，在胎儿分娩时出血的风险较高。因此，在接受香豆素衍生物治疗和考虑妊娠的女性应在受孕前转化为肝素。在心脏病动脉血栓事件的风险明显增加的患者中，华法林明显增加胎儿相关风险。然而，使用香豆素衍生物在治疗或预防静脉血栓栓塞并无明确更优数据。

使用华法林导致的产妇主要并发症是出血（表 21.10），经常比皮下注射肝素更易发生[157]。华法林抗凝治疗也易受凝血因子水平波动及血浆容量影响，并需要更频繁的监测和调整。大量的药物[158]，包括一些抗生素，可以增强或抑制华法林（香豆素衍生物）的活性（表 21.11）。

表 21.10　华法林妊娠期间治疗对母亲和胎儿的副作用

母亲

出血

皮肤坏死/坏疽

紫色脚趾综合征

过敏

胎儿

出血

胚胎病

中枢神经异常

视神经萎缩

智力迟缓

华法林治疗少见的副作用是皮肤坏死和坏疽[159]。一旦出现这种皮肤病变化且排除华法林诱因，应停用华法林并制定适当的医疗和（或）手术治疗。紫色脚趾综合征[160,161]是华法林治疗后一种罕见的并发症，特点是在香豆素治疗后 3～10 周发生暗紫色的脚趾皮损。在大多数情况下，这种情况是可逆的，但有少数患者会进展到坏死或坏疽。在极少数情况下，可能需要截肢。

表 21.11　选择的药物与香豆素衍生物抗凝药的相互作用

可能会增强口服抗凝药	可能会抵抗口服抗凝药
酒精，剂量依赖	抗酸药
氯丙嗪	抗组胺药
西咪替丁	巴比妥类
丹那唑	卡马西平
甲硝唑	糖皮质激素
新霉素	口服避孕药
非甾体抗炎药	普里米酮
水杨酸类（大剂量）	利福平
甲状腺素	维生素 K
甲氧苄啶	
苯妥英钠	

引自 Standing Advisory Committee for Haematology of the Royal College of Pathologists. Drug interaction with coumarin derivative anticoagulants. BMJ, 1982, 185: 274-275

凝血酶原时间（prothrombin time，PT）是用来监测华法林的抗凝效果。使用 3～5d 后可达到治疗水平并且 PT 时间达到正常水平的 1.5～2.5 倍（国际标准化比值 INR）[162]。在 266 例早期使用华法林（在 1～3d 开始）治疗的妊娠患者中一项研究发现，连续静脉注射肝素一样有效预防复发、出血并发症的发生。华法林的主要优点是减少了 30% 的住院时间[163]。

华法林抗凝作用的逆转依赖凝血因子的再生并且速度很慢。肠外维生素 K 的应用可以在 6～12h 逆转。在紧急情况下，新鲜冰冻血浆可以提供凝血因子。

选择性 Xa 因子抑制剂

磺达肝素（商品名 Arixtra，赛诺菲；法国巴黎）是一个多糖选择性抑制 Xa 因子。这是第一个合成新的抗血栓剂。由于其线性药动学特征，建议每天 1 次皮下给药。这种新的药物已被批准在骨科手术后 VTE 的预防。与低分子肝素相比 VTE 风险的降低至少 50% 以上，而没有增加出血的风险[164]。已有两篇文章报道在妊娠期间肝素皮肤不耐受患者可用磺达肝素[141,142]。虽然这种新的药物显示优越性，但肝素、普通肝素或低分子肝素仍然是治疗和预防静脉血栓栓塞的一线药物。

产前管理

血栓栓塞性疾病的高风险患者需要考虑抗凝治疗或妊娠期间及产褥期预防性治疗。这些患者包括具有遗传性血栓形成倾向、VTE 病史、心脏机械瓣膜血栓形成、心房颤动、创伤或长期卧床或重要手术及其他家族血液高凝状态及抗磷脂综合征的患者[165]。具备以下条件的患者是风险最高，而应考虑肝素抗凝治疗：人工心脏瓣膜、AT Ⅲ 缺乏、抗磷脂综合征（既往 VTE 病史）、风湿性心脏病伴心房颤动、纯合子 V 因子 Leiden 或凝血酶原 G20210A 和接受长期抗凝治疗血栓栓塞复发[165]。

如果患者的临床表现明显提示静脉血栓栓塞，在考虑诊断栓塞事件前应先将抗凝治疗风险降到最低，同时等待明确诊断。在获得凝血酶因子基线评估后，医生可以通过使用初始静脉注射 70 ~ 100U/kg 或 5000 ~ 10 000U 达到快速抗凝目标[109]。对于广泛 PE 患者，推荐初始静脉注射 15 000U[166]。初始连续输注速度可在 15 ~ 20U/(kg · h)。aPTT 延长达到正常的 1.5 ~ 2.5 倍的剂量或给予血浆肝素水平的 0.2 ~ 0.5U/mL 被认为是治疗量。足够和快速的初始抗凝治疗是将 PE 的风险降到最低必不可少的。每 4h 调整肝素剂量是最理想的，直至到目标抗凝水平。过多的剂量，超过 aPTT 正常的 2.5 倍或导致血浆中肝素水平高于 0.5U/mL 都可使产妇出血的可能性增大[41,109]。在妊娠期间，所需的剂量与产妇循环血容量的关系比母体体重密切[167]。为了确保结果的准确，血标本应从远离肝素注射部位采取。经过初步的调整和稳定的肝素剂量，每天 1 次实验室检查就足够了。输液剂量可能需要随着血栓消退而改变。用于静脉注射肝素的剂量调整方案见表 21.12[4]。

DVT 和 PE 患者抗凝治疗需要的肝素量之间有没有明显区别[168]。然而，推荐的静脉注射时间有所不同。建议 DVT 患者最少用 2d，而 PE 患者至少 5d[17,42]。大多数学者建议静脉注射治疗 5 ~ 7d。美国胸科医生协会（the Amercian College of Chest Physicians，ACCP）建议急性 VTE 女性，整个妊娠期给予调整剂量的低分子肝素，或 5d 普通肝素序贯调整剂量的普通肝素或低分子肝素直至产后至少 6 周。调整剂量的

表 21.12 静脉内肝素剂量调整的程序*

部分活化凝血活酶时间（s）†	重复剂量？	停止输注？	新的输注速率	重新测量部分活化凝血活酶时间
<50	是（5000U）	否	+3mL/h（+2880U/24h）	6h
50 ~ 59	否	否	+3mL/h（+2880U/24h）	6h
60 ~ 85‡	否	否	不变	第二天早上
86 ~ 95	否	否	−2mL/h（−1920U/24h）	第二天早上
69 ~ 120	否	是（30min）	−2mL/h（−1920U/24h）	6h
>120	否	是（60min）	−4mL/h（−3840U/24h）	6h

*开始静脉给予 5000U 的负荷量，接着 24h 给予 31 000U，以 40U/mL 的浓度持续输注。部分活化凝血活酶时间在负荷量给予后 6h 内测量，根据以上的原则做调整，并再一次测量部分活化凝血酶时间（引自 Hirsch J. Heparin. N Engl J Med, 1991, 324：1565）†Dade-Actin-FS 试剂测定的时间是 27 ~ 35s；‡ 根据抑制因子 Xa 治疗范围是 60 ~ 85s 相当于持续滴注 0.2 ~ 0.4U/mL 的鱼精蛋白或 0.35 ~ 0.7U/mL。治疗范围是随着反应剂的反应而变化，通常是用来测量部分活化凝血活酶时间（引自 Toglia MR，Weg JG. Venous thromboembolism during pregnancy. N Engl J Med, 1996, 335：108）

定义如下：普通肝素剂量 SQ 每 12h 调整到目标中间值 aPTT 到治疗范围，低分子肝素剂量调整，充分治疗剂量每天 1 次或 2 次（如达肝素钠 200U/kg 或依诺肝素 175U/kg，每天 1 次，或达肝素 100U/kg 每 12h1 次或 1mg/kg 依诺肝素每 12h1 次）[55]。从既往经验上看，目标是继续静脉注射肝素直至：①已停止活动性血栓；②血栓牢固地附着在血管壁上；③开始机化[17]。最近的一个比较固定剂量的调整的肝素与低分子肝素的比较显示，治疗急性静脉血栓栓塞在非妊娠状态有效且安全[127]。708 例急性 VTE 患者被随机分配，普通肝素组皮下注射初始剂量为 333U/kg，然后为 250U/kg，每 12h 固定剂量组（n=345），低分子肝素组皮下给药，剂量为 110U/kg，每 12h 组（n=352）。3 个月内复发性静脉血栓栓塞或随机分组后 10d 之内主要出血是其主要终点。13 例发生 VTE 复发的患者接受普通肝素（3.8%）与 12 例接受 LMWH 患者（3.4%）相比（绝对差异为 0.4%，95% CI 2.6%~3.3%）。大出血事件概率在这两组之间有没有显著的差异。持续静脉注射的时期根据妊娠期皮下注射肝素治疗情况[55,169]。大多数患者在产后需要继续抗凝 6~12 周。据 Schulman 及其合作伙伴研究，静脉血栓栓塞后的第一个时间是预防性抗凝治疗 6 个月，而不是 6 周，可能降低复发率[170]。与此相反，Hirsch 认为抗凝血剂治疗的持续时间取决于患者是否有可逆的深静脉血栓形成危险因素，如手术或外伤后的深静脉血栓形成，或存在永久风险因素包括特发性深静脉血栓形成（无任何风险因素）[171]。根据 Hirsch 分类[172]，长期抗凝治疗可逆组 6 周和特发性深静脉血栓形成 6 个月。

监测接受肝素调整剂量（治疗）皮下注射比静脉注射途径更复杂。aPTT 时间与间歇性注射的关系，一些权威人士建议监测中剂量的 aPTT（如每 12h 给药患者在上一次给药后 6h 监测），同时越来越多的医生更倾向于调整肝素剂量，以在下一个剂量前获得 2.5 倍控制值。没有数据显示何种方法更优，希望在不久的将来低分子肝素的使用可以替代。

妊娠患者长期间歇性静脉注射肝素的备选方案包括希克曼导管[173]或皮下泵[174]。6 例患者接受一系列持续皮下注射达到治疗的 aPPT 1.5~2.0 倍控制值。虽然没有血栓形成再发，但有 5 例患者或多或少有出血并发症[174]。

产前护理的一个目标是最大限度地提高孕妇局部麻醉效果。美国局部麻醉协会建议患者接受治疗剂量的低分子量肝素（特别是依诺肝素，1mg/kg，每天 2 次），末次给药后 24h 内不应该接受椎管内麻醉[149,150]。此外，不建议在血凝块形成前获得抗 Xa 因子水平，因为其没有充分地预测出血风险。在接近 37 周时改用普通肝素，因其半衰期较短。一个正常的 aPTT 通常是足够确保普通肝素抗凝下硬膜外麻醉的安全，前提是患者的血小板计数是正常。

产时管理

接受抗凝治疗的产妇如选择经阴道分娩，大出血的风险很小。只要其血小板计数和功能是正常的且无子宫收缩乏力。然而，局部麻醉（硬膜外和脊髓）不建议在充分抗凝治疗的患者中使用，因为硬膜外麻醉或脊髓麻醉存在血肿形成潜在风险。对于需要剖宫产的患者，抗凝治疗变得更加复杂。入院准备分娩的患者，应当检测凝血指标和血细胞比容。对于此类患者，有 3 种抗凝管理的基本方法供选择。

1. 继续抗凝治疗。这种方法建议在特别高风险患者，如近期发生 PE、髂股血栓形成或机械心脏瓣膜。因为更统一的肝素治疗水平是可取的，患者可能会改变从皮下注射到持续静脉滴注。肝素水平为 0.4U/mL 或低治疗剂量的 aPTT（近正常值 1.5 倍）对这些手术患者是可取的。

2. 减少皮下肝素剂量。在风险较低血栓栓塞患者，肝素剂量可以减少到预防剂量（每 12h5000U），该剂量与手术出血增加无关。

3. 停止或使用肝素替代物。对于手术出血的风险增加（如怀疑胎盘植入）和血栓形成的风险相对较低患者，肝素可能会暂时影响其阻止或逆转鱼精蛋白。非药物性预防（如弹力袜），可取代手术期间治疗。

对于抗凝治疗且需要快速逆转的患者，可

使用鱼精蛋白用来扭转普通肝素或低分子肝素抗凝效果。1mg 的鱼精蛋白中和 100U 的肝素。有几种方法可供选择确定正确的剂量鱼精蛋白。一种是估计使用每公斤体重 50mL 血容量，根据血容量估计肝素浓度[17]。然而，在大多数机构中，该方法在技术上是不可行的。如果肝素不可用，鱼精蛋白的量应该减少或缓慢滴注至全凝血时间，因为半衰期短的肝素可迅速代谢多余的鱼精蛋白和具有不可逆的抗凝作用。单次剂量不超过 50mg。单次剂量 50mg 几乎是没有必要的，因为其会中和 5000U 循环肝素量，可能性很小。鱼精蛋白应静脉注射超过 20 ~ 30min，防止低血压。患者接受调整肝素皮下注射，剂量为 5 ~ 10mg 的鱼精蛋白通常是足量的，可给予进一步的剂量，这取决于 aPTT 值。应该强调的是，阴道分娩，甚至明显 aPTT 延长很少导致临床出血，因此不需要鱼精蛋白治疗。

华法林抗凝分娩的患者无论是经阴道还是手术途径其出血风险高。维生素 K 可以在 12h 内帮助凝血因子的再生。如果很少有时间或逆转不充分，新鲜冷冻血浆可以提供所需的凝血因子。无论如何，孕妇在手术前应稳定和有足够的能力启动凝血。

产后管理

产妇产后应从肝素转换到华法林抗凝减少并发症的风险。一旦患者分娩后情况稳定，应该恢复完整的肝素抗凝。口服华法林治疗起始每天口服，10 ~ 15mg，2 ~ 4d，而后根据 INR 或 PT 调整为 2 ~ 15mg/d[109]。肝素和华法林治疗应产前 5 ~ 7d 重叠使用直到接近 INR 的 2.0 ~ 3.0。一种方法是下午 6 时给予华法林，然后次日上午 6 时复查 INR 或 PT，后续一天根据当日早晨指标调整华法林剂量。患者一旦经抗凝治疗，肝素被终止。产后使用雌激素抑制泌乳与高血栓栓塞并发症发生率相关，禁忌使用[175,176]。

血栓的预防

肝素用量需要在妊娠期间增加，因为这期间肝素-结合蛋白、血浆容量、肌酐清除率增加，且肝素经胎盘降解，以上均有助于减少肝素的生物利用度。由于缺乏足够的前瞻性试验，一些不同的预防方案均被推荐。小剂量普通肝素预防可通过在前 3 个月每 12h 给 5000 ~ 7500U；在孕中期 7500 ~ 10 000U，每 12h1 次；其次在孕晚期为 10 000U，每 12h 除非 aPTT 延长，或也可以使用低分子量肝素。对于低剂量预防，给予达肝素钠 5000U 一次或每天 2 次或依诺肝素 40mg 每天 1 ~ 2 次。预防剂量是达肝素钠 5000 ~ 10 000U 每 12h 或依诺肝素 30 ~ 80mg，每 12h[165]。在孕晚期经常推荐从 5000U 增加到 7500 ~ 10 000U[42,177]。除非剂量超过 8000U，实验室监测通常是不需要的[42]。应注意肾功能减退的患者，如看到在先兆子痫，可提高肝素水平。

某些围术期（剖宫产）患者需行预防性抗凝，如肥胖的、行动不便的或长期卧床患者。保守的机械方法，如间歇充气加压靴或穿弹力袜都可以使用。最近一项分析调查使用剖宫产术后的血栓预防。作者比较了 4 种方法：全部使用皮下注射肝素预防、遗传性易栓症患者肝素预防、使用弹力袜、无预防血栓形成。剖宫产后使用弹力袜不良事件的发生率最低。全部使用肝素预防与肝素诱导血小板减少引起的血栓形成风险和 VTE 出血是相关的[178]。另一组结果分析比较无预防血栓形成与弹力袜机械预防血栓形成，显示弹力袜为优成本效益策略[179]。术后早期下床活动对预防血栓栓塞也很重要。低剂量肝素作为围术期预防用药已被接受[180]。虽然在一些普通外科或骨科患者双氢麦角胺与肝素结合被认为比单独使用肝素是更有效的，但在孕妇或产妇中的使用还没有进行研究[181,182]。因此，不推荐使用此方法。与机械方法的组合，尤其是气动压缩和低剂量肝素在高风险患者可能是最佳方法[183,184]。低分子肝素已发现在腹部手术也是有效的，术前给予 1 例剂量，其次是每 24h 一次给予额外的剂量[185,186]。

根据 ACCP 建议，有单次 VTE 发病的患者存在一过性危险因素应进行临床产前监测和产后抗凝[55]。有单次 VTE 发病且存在易栓症家族史的患者或有明确家族史，未行终身抗凝治疗患者，推荐产前预防性或中剂量低分子肝素或小至中剂量肝素治疗，加上产后抗凝。中剂量低分子肝素量是定义为每 12 h 达肝素钠 5000U 皮下注射或每12h依诺肝素40mg皮下注射。小剂量肝素是每 12 h 普通肝素 5000U 皮下注射，中剂量肝素是每 12 h 皮下注射的剂量调整到目标抗 Xa 水平0.1~0.3U/mL[55]。机械心脏瓣膜的患者[187]或遗传性 AT Ⅲ 缺乏的患者妊娠期间推荐抗凝治疗[188]。AT Ⅲ 缺乏的患者中，已成功实现了使用皮下和静脉注射肝素，伴随流产或阴道分娩时 AT Ⅲ 输注[188]。当肝素的需要超过典型的剂量时应考虑到 AT Ⅲ 缺乏。如果没有这样的治疗，产妇发病率或死亡率和胎儿缺损是非常高的。缺乏蛋白 C 和蛋白 S 会同时伴有血栓形成倾向[189]。在有显著 VTE 血栓形成倾向的病史患者中，行系统全面的方法寻找易栓状态的因素并可以用来更好地预测 VTE 复发风险[24]。

抗血小板药物，如阿司匹林和双嘧达莫有助于预防血栓形成中的动脉循环和一些人工心脏瓣膜患者。目前还没有发现这些药物在妊娠期间可以预防 VTE 相关疾病的作用。围术期预防性使用右旋糖酐有利于一些外科手术的患者，但出血的危险性高于肝素。低分子右旋糖酐有效性在妊娠患者中尚未建立[187]。

目前未经证实的潜在有效方法是在产时患者使用超低剂量静脉注射肝素预防血栓形成[190]。在一项随机研究中，为防止非妊娠患者术后深静脉血栓形成采取静脉注射 1U/(kg·h)的剂量，深静脉血栓形成的发生率从 22% 降低至 4%。

溶栓药物治疗

去纤维蛋白剂可在生命垂危的情况下治疗血栓[191-194]。链激酶、尿激酶和组织型纤溶酶原激活剂激活人体天然纤维蛋白溶解系统的纤溶酶原。溶栓加肝素在早期广泛 PE 的管理虽然有帮助，但在改善死亡率方面并未优于单独

应用肝素[191]。由于潜在的出血风险，不建议手术或分娩后 10d 之内进行溶栓药物治疗[193]。推荐的治疗方案有所不同，根据临床情况静脉滴注负荷剂量，然后持续滴注 12~72h[192]。溶栓后行抗凝治疗以防止复发。Turrentine 等回顾 172 例患者结果显示，溶栓治疗可在特定临床情况下相对安全地应用于妊娠期间（表 21.13），这些药物在 86% ~ 90% 患者部分或完全有效[194]。尽管如此，作者建议应首先使用传统疗法，如果不成功，溶栓药物应在生命或肢体受到威胁的 VTE 情况下使用，且同时清楚其增加的出血并发症风险。

安克洛酶来自马来亚蝮蛇毒液，在妊娠期间是禁忌的。动物研究显示胎儿死亡发生率高。胎盘部位的产后出血发生率也高。

下腔静脉滤器置入

已报道安全放置下腔静脉滤器，可防止妊娠期间 PE。在 1998 年和 2004 年间，共 11 例 DVT 和高 PE 发生风险的患者放置临时下腔静脉滤器。滤器置入期间继续抗凝治疗，分娩时停药。滤器置入时无并发症发生，分娩期间或之后未发生有症状性 PE。随后所有滤器均被拆除[195]。放置腔静脉过滤器也已经成功地在早期经阴道分娩患者中进行且成功[196]。

表 21.13 172 例产妇妊娠期间接受溶栓治疗

治疗情况	n(%)
出血	14（8%）
早产	10（6%）
围生期死亡	10（6%）
产妇死亡	2（1%）

引自 Turrentine MA, Braeems G, Ramirez MM. Use of thrombolytics for the treatment of thromboembolic disease during pregnancy. Obstet Gynecol, 1995, 50：534 – 541

手术干预

对于妊娠患者，在一些临床情况下需手术干预，指征包括更换血栓性的人工心脏瓣膜、急性髂股血栓形成、血栓切除术、危及生命的

广泛性 PE 取栓术、足够的抗凝治疗下反复发生的腔静脉栓子或是绝对禁忌抗凝。取栓术是一种危险性极高的操作,少数情况下可挽救生命。经静脉导管取栓术成功地在迅速大规模的 PE 与心血管破裂患者中进行。有多种方法用于腔静脉中断[197]。这些措施包括完整的结扎、聚四氟乙烯钳夹,并经静脉中插入装置,如伞滤波器或 Greenfield 滤器[198]。

特别注意事项

抗凝血酶Ⅲ缺乏症

继发性的 ATⅢ 缺陷的第一个证据往往是一个血栓栓塞性事件。妊娠和产褥期合并继发性 ATⅢ 缺乏往往需要通过抗凝治疗[188-189,199-204]。除了整个妊娠期肝素治疗,静脉给予 ATⅢ 浓缩物可能是必要的,以减少患者血栓的风险[188-189]。这可以通过输入新鲜冷冻血浆,但 ATⅢ 浓缩物是较好的选择[199,201,202]。ATⅢ 的负荷剂量为 50 ~ 70U/kg,而后 20 ~ 30U/(kg·d),以维持正常 ATⅢ 水平的 80%[200]。ATⅢ 水平越高,需要的肝素剂量可越少。如果这些患者在妊娠期间得不到治疗,有 68% 患者将发生血栓[188,200,203,204]。在需要高剂量的肝素达到抗凝治疗的患者,预防性隔周使用 ATⅢ 浓缩物可能是必要的[203]。许多患者需要终生抗凝,在没有妊娠时最好通过口服抗凝剂和整个妊娠期肝素抗凝。

蛋白 C 或蛋白 S 缺乏

对比 ATⅢ 缺乏症的患者,蛋白 C 或蛋白 S 缺乏患者产前血栓形成的风险较低[35,37,38,204-211]。在未经治疗的一系列患者中,蛋白 C 和蛋白 S 缺乏产前血栓形成的发生率分别为 17% 和 0,但产后的风险类似[204]。虽然在妊娠期间肝素预防血栓有意见分歧,在产褥期抗凝治疗是必要的有统一的意见[35,37,38,205-211]。对于经常性血栓或有这些缺乏的家族病史患者,产前需要筛查 ATⅢ、蛋白 C 和蛋白 S。

抗磷脂综合征

客观证实的血栓形成或呈现栓塞临床症状患者应行普通肝素或低分子肝素治疗。由于最小剂量的肝素可延长 aPTT 而不达到治疗水平,最好是检测患者抗 Xa 因子水平,以确保充分的治疗。有抗磷脂综合征(APS,antiphospholipid syndrome)病史或有血栓形成病史的患者出现血栓复发的风险高于大多数其他血栓患者。回顾性研究表明,高达 70% 的 APS 患者紧随着最初血栓形成 5 ~ 6 年后有复发性血栓事件发生[212,213]。前瞻性研究已经证实在 APS 患者血栓复发高风险[214]。因此,大多数专家建议既往有血栓事件的 APS 患者应长期进行血栓治疗。

参考文献

[1] Berg CJ, Atrash HK, Koonin LM, et al. Pregnancy-related mortality in the United States, 1997 - 1990. Obstet Gynecol, 1996, 88: 161 - 167.

[2] Chang J, Elam-Evans LD, Berg CJ, et al. Pregnancy-Related Mortality Surveillance – United States 1991 - 1999. MMWR, 2003, 52(SSO2): 1 - 8.

[3] Bonnar J. Can more be done in obstetric and gynecologic practice to reduce morbidity and mortality associated with venous thromboemblism? Am J Obstet Gynecol, 1999, 180 (4): 784 - 791.

[4] Toglia MR, Weg JG. Venous thromboembolism during pregnancy. N Engl J Med, 1996, 335: 108 - 114.

[5] Gherman RB, Goodwin TM, Leung B, et al. Incidence, clinical characteristics, and timing of objectively diagnosed venous thromboembolism during pregnancy. Obstet Gynecol, 1999, 94: 730 - 734.

[6] Lindqvist P, Dahlback B, Marsal K. Thrombotic risk during pregnancy: a population study. Obstet Gynecol, 1999, 94: 595 - 599.

[7] Ginsberg JS. Management of venous thromboembolism. N Engl J Med, 1996, 334: 1816 - 1828.

[8] Rochat RW, Koonin LM, Atrash HK, et al. Maternal mortality in the United States: report from the Maternal Mortality Collaborative. Obstet Gynecol, 1988, 72: 91 - 97.

[9] Franks AL, Atrash HK, Lawson HW, et al. Obstetrical pulmonary embolism mortality, United States, 1970 - 1985. Am J Pub Health, 1990, 80: 720 - 722.

[10] Lawson HW, Atrash HK, Franks AL. Fatal pulmonary embolism during legal induced abortion in the United States from 1972 to 1985. Am J Obstet Gynecol, 1990, 162: 986 - 990.

[11] McLean R, Mattison ET, Cochrane NE. Maternal mortality study annual report 1970 - 1976. NY State J Med, 1979, 79: 39 - 43.

[12] Kaunitz AM, Hughes JM, Grimes DA, et al. Causes of mater-

nal mortality in the United States. Obstet Gynecol, 1985, 65: 605 – 612.

[13] Gabel HD. Maternal mortality in South Carolina from 1970 to 1984: an analysis. Obstet Gynecol, 1987, 69: 307 – 311.

[14] Sachs BP, Yeh J, Acher D, et al. Cesarean section related maternal mortality in Massachusetts, 1954 – 1985. Obstet Gynecol, 1988, 71: 385 – 388.

[15] Barbour LA, Pickard J. Controversies in thromboembolic disease during pregnancy: a critical review. Obstet Gynecol, 1995, 86: 621 – 633.

[16] Bergqvist A, Bergqvist D, Hallbook T. Acute deep vein thrombosis (DVT) after cesarean section. Acta Obstet Gynecol Scand, 1983, 62: 473 – 477.

[17] Letsky EA. Coagulation problems during pregnancy // Lind T. Current Review in Obstetrics and Gynecology. Edinburgh: Churchill Livingstone, 1985.

[18] Rutherford SE, Phelan JP. Deep venous thrombosis and pulmonary embolism in pregnancy. Obstet Gynecol Clin North Am, 1991, 18: 345 – 370.

[19] Rutherford SE, Montoro M, McGehee W, et al. Thromboembolic disease associated with pregnancy: an 11-year review, SPO Abstract 139. Am J Obstet Gynecol, 1991, 164: 286.

[20] Gerhardt A, Scharf RE, Beckmann MW, et al. Prothrombin and factor V mutations in women with a history of thrombosis during pregnancy and the puerperium. N Engl J Med, 2000, 342: 374 – 380.

[21] Heit JA, Kobbervig CE, James AH, et al. Trends in the incidence of venous thromboembolism during pregnancy or postpartum: a 30-year population-based study. Ann Intern Med, 2005, 143(10): 697 – 706.

[22] Danilenko-Dixon DR, Heit JA, Silverstein MD, et al. Risk factors for deep vein thrombosis and pulmonary embolism during pregnancy or post partum: a population-based, case control study. Am J Obstet Gynecol, 2001, 184(2): 104 – 110.

[23] Larsen TB, Johnsen SP, Gislum M, et al. ABO blood groups and risk of venous thromboembolism during pregnancy and the puerperium. A population-based, nested case-control study. J Thromb Haemost, 2005, 3(2): 300 – 304.

[24] Brill-Edwards P, Ginsberg J, Gent M, et al. For the recurrence of clot in this pregnancy study group. N Engl J Med, 2000, 343: 1439 – 1444.

[25] De Stefano V, Martinelli I, Rossi E, et al. The risk of recurrent venous thromboembolism in pregnancy and puerperium without antithrombotic prophylaxis. Br J Haematol, 2006, 135(3): 386 – 391.

[26] Stead RB. Regulation of hemostasis // Goldhaber SZ. Pulmonary Embolism and Deep Venous Thrombosis. Philadelphia: WB Saunders, 1985: 27 – 40.

[27] Needleman P, Minkes M, Raz A. Thromboxanes: selected biosynthesis and distinct biological properties. Science, 1976, 193: 163 – 165.

[28] Thompson AR, Harker CA. Manual of Thrombosis and Hemostasis. Philadelphia: FA Davis, 1983.

[29] Files JC, Malpass TW, Yee EK, et al. Studies of human platelet alphagranule release in vivo. Blood, 1981, 58: 607 – 618.

[30] Kaplan KL, Owen J. Plasma levels of B-thromboglobulin and platelet factor 4 and indices of platelet activation in vivo. Blood, 1981, 57: 199 – 202.

[31] Comp PC, Esman CT. Generation of fibrinolytic activity by infusion of activated protein C in dogs. J Clin Invest, 1981, 68: 1221 – 1228.

[32] Robbins KC. The plasminogen-plasmin enzyme system // Colman RW, Hirsh J, Marder VJ, et al. Hemostasis and Thrombosis. Philadelphia: JB Lippincott, 1982.

[33] Bonnar J, McNichol GP, Douglas AS. Coagulation mechanisms during and after normal childbirth. BMJ, 1970, 2: 200 – 203.

[34] Brandt JT. Current concepts of coagulation. Clin Obstet Gynecol, 1985, 28: 3 – 14.

[35] Comp PC, Clouse L. Plasma proteins C and S: the function and assay of two natural anticoagulants. Lab Management, 1985, 23: 29 – 32.

[36] Megha A, Finzi G, Poli T, et al. Pregnancy, antithrombin Ⅲ defciency and venous thrombosis: report of another case. Acta Heamatol, 1990, 83: 111 – 114.

[37] Broekmans AW, Bertina RM, Reinalda-Poot J, et al. Hereditary protein-S deficiency and venous thromboembolism. Thromb Haemost, 1985, 53: 273 – 277.

[38] Marciniak E, Wilson HD, Marlar RA. Neonatal purpura fulminans: a genetic disorder related to the absence of protein C in blood. Blood, 1985, 65: 15 – 20.

[39] Woodhams BJ, Candotti G, Shaw R, et al. Changes in coagulation and fibrinolysis during pregnancy: evidence of activation of coagulation preceding spontaneous abortion. Thromb Res, 1989, 88: 26 – 30.

[40] Hathaway WE, Bonnar J. Perinatal Coagulation. New York: Grune and Stratton, 1978.

[41] Bonnar J, McNichol GP, Douglas AS. Fibrinolytic enzyme system and pregnancy. BMJ, 1969, 3: 387 – 389.

[42] Bonnar J. Venous thromboembolism and pregnancy. Clin Obstet Gynecol, 1981, 8: 445 – 473.

[43] Atalla RK, Thompson JR, Oppenheimer CA, et al. Reactive thrombocytosis after caesarean section and vaginal delivery: implications for maternal thromboembolism and its prevention. Br J Obstet Gynaecol, 2000, 107(3): 411 – 414.

[44] Grandone E, Margaglione M, Colaizzo D, et al. Genetic susceptibility to pregnancy-related venous thromboembolism: roles of factor V Leiden, prothrombin G20210A, and methylenetetrahydrofolate reductase C677T mutations. Am J Obstet Gynecol, 1998, 179: 1324 – 1328.

[45] De Stefano V, Leone G, Mastrangelo S, et al. Clinical manifestations and management of inherited thrombophilia: retrospective analysis and follow- up after diagnosis of 238 patients with congenital deficiency of antithrombin Ⅲ, protein C, protein S. Thromb Haemost, 1994, 72: 352 – 358.

[46] Middeldorp S, Henkens CM, Koopman MM, et al. The incidence of venous thromboembolism in family members of patients with factor V Leiden mutation and venous thrombosis. Ann Intern Med, 1998, 128: 15 – 20.

[47] Eldor A. Thrombophilia, thrombosis and pregnancy. Thromb Haemost 2001; 86: 104 – 111.

[48] Bertina RM, Koeleman BPC, Koster T, et al. Mutation in blood coagulation factor V associated with resistance to activated protein C. Nature, 1994, 396: 64 – 67.

[49] Dahlback B. Inherited resistance to activated protein C, a major cause of venous thrombosis, is due to a mutation in the factor V gene. Haemostasis, 1994, 24: 139 – 151.

[50] Zoller B, Dahlback BD. Linkage between inherited resistance to activated protein C and factor V gene mutation in venous thrombosis. Lancet, 1994, 343: 1536 – 1538.

[51] Dizon-Townson DS, Nelson LM, Jang H, et al. The incidence of the factor V Leiden mutation in an obstetric population and its relationship to deep vein thrombosis. Am J Obstet Gynecol, 1997, 176: 883 – 886.

[52] Ridker PM, Miletich JP, Hennekens CH, et al. Ethnic distri-

bution of factor V Leiden in 4047 men and women. Implications for venous thromboembolism screening. JAMA, 1997, 277(16): 1305 - 1307.

[53] Dizon-Townson D, Miller C, Sibai BM, et al. The relationship of factor V Leiden mutation and pregnancy outcomes for mother and fetus. Obstet Gynecol, 2005, 106: 517 - 524.

[54] Dahlman TC, Hellgren M, Blomback M. Thrombosis prophylaxis in pregnancy with use of subcutaneous heparin adjusted by monitoring heparin concentration in plasma. Am J Obstet Gynecol, 1989, 161: 420 - 425.

[55] Bates SM, Greer IA, Hirsh J, et al. Use of antithrombotic agents during pregnancy. The Seventh ACCP Conference on antithrombotic and thrombolytic therapy. Chest, 2004, 126: 627S - 644S.

[56] Barnes RW, Wu KK, Hoak JC. Fallibility of the clinical diagnosis of venous thrombosis. JAMA, 1975, 234: 605 - 608.

[57] Bergqvist A, Bergqvist D, Lindhagen A, et al. Late symptoms after pregnancy-related deep vein thrombosis. Br J Obstet Gynaecol, 1990, 97: 338 - 344.

[58] Hull RD, Hirsh J, Carter CJ, et al. Pulmonary angiography, ventilation lung scanning, and venography for clinically suspected pulmonary embolism with abnormal perfusion lung scan. Ann Intern Med, 1983, 98: 891 - 899.

[59] Raghavendra BN, Rosen RJ, Lam S, et al. Deep venous thrombosis: detection by high-resolution real-time ultrasonography. Radiology, 1984, 152: 789 - 792.

[60] Douketis JD, Ginsberg JS. Diagnostic problems with venous thromboembolic disease in pregnancy. Haemostasis, 1995, 25: 58 - 71.

[61] PIOPED Investigators. Value of the ventilation/perfusion scan in acute pulmonary embolism: results of the prospective investigation of pulmonary embolism diagnosis (PIOPED). JAMA, 1990, 263: 2753 - 2759.

[62] Gottlieb RH, Widjaja J, Tian L, et al. Calf sonography for detecting deep vein thrombosis in symptomatic patients: experience and review of the literature. J Clin Ultrasound, 1999, 27(8): 415 - 420.

[63] Spritzer CE, Evans AC, Kay HH. Magnetic resonance imaging of deep venous thrombosis in pregnant women with lower extremity edema. Obstet Gynecol, 1995, 85: 603 - 607.

[64] Bettman MA, Paulin S. Leg phlebography: the incidence, nature and modifications of undesireable side effects. Radiology, 1977, 122: 101 - 108.

[65] Ginsberg JSA, Hirsh J, Rainbow AJ, et al. Risks to the fetus of radio-logic procedures used in the diagnosis of maternal venous thromboembolic disease. Thromb Haemost, 1989, 61: 189 - 196.

[66] American College of Obstetricians and Gynecologists. Education Bulletin Number 233. Teratology. Washington, DC: American College of Obstetricians and Gynecologists, 1997.

[67] American College of Obstetricians and Gynecologists. Committee Opinion Number 299. Guidelines for Diagnostic Imaging During Pregnancy. Washington, DC: American College of Obstetricians and Gynecologists, 2004.

[68] Markisz JA. Radiologic and nuclear medicine diagnosis // Goldhaber SZ. Pulmonary Embolism and Deep Venous Thrombosis. Philadelphia: WB Saunders, 1985, 41 - 72.

[69] Moser KM, LeMoine JR. Is embolic risk continued by location of deep venous thrombosis? Ann Intern Med, 1981, 94: 439 - 444.

[70] Huisman MV, Buller HR, ten Case JW, et al. Seriel impedance plethysmography for suspected deep venous thrombosis

in outpatients: the Amsterdam General Partitions Study. N Engl J Med, 1986, 314: 823 - 882.

[71] Kohn H, Konig B, Mostbeck A. Incidence and clinical feature of pulmonary embolism in patients with deep vein thrombosis: a prospective study. Eur J Nucl Med, 1987, 13: S11 - S13.

[72] Mohr DN, Ryu JH, Litin SC, et al. Recent advances in the management of venous thromboembolism. Mayo Clin Proc, 1988, 63: 281 - 290.

[73] Monreal M, Salvador R, Ruiz J. Below-knee deep venous thrombosis and pulmonary embolism (letter). AJR, 1987, 149: 860.

[74] Nicholas GG, Lorenz RP, Botti JJ, et al. The frequent occurrence of false-positive results in phleborrheography during pregnancy. Surg Gynecol Obstet, 1985, 161: 133 - 136.

[75] Kakkar V. The diagnosis of deep vein thrombosis using the 125I fibrinogen test. Arch Surg, 1972, 104: 152 - 159.

[76] Bentley PG, Kakkar VV. Radionuclide venography for the demonstrations of the proximal deep venous system. Br J Surg, 1979, 66: 687 - 690.

[77] Wells PS, Anderson DR, Roger M, et al. Evaluation of Ddimer in the diagnosis of suspected deep vein thrombosis. N Engl J Med, 349(13): 1227 - 1235.

[78] Bockenstedt P. D-Dimer in venous thromboembolism. N Engl J Med, 349, 13: 1203 - 1204.

[79] Epiney M, Boehlen F, Boulvain M, et al. D-dimer levels during delivery and the postpartum. J Thromb Haemost, 2005, 3(2): 268 - 271.

[80] Kline JA, Williams GW, Hernandez-Nino J. D-dimer concentrations in normal pregnancy: new diagnostic thresholds are needed. Clin Chem, 2005, 51(5): 825 - 829.

[81] Hron G, Kollars M, Binder BR, et al. Identification of patients at low risk for recurrent venous thromboembolism by measuring thrombin generation. JAMA, 2006, 296: 397 - 402.

[82] Rosenow EC Ⅲ, Osmundson PJ, Brown ML. Pulmonary embolism. Mayo Clin Proc, 1981, 56: 161 - 178.

[83] Leclerc JR. Pulmonary embolism // Rakel RE. Conn's Current Therapy - 1994. Philadelphia: WB Saunders, 1994: 199 - 205.

[84] Bell WR, Simon TL, DeMets DL. The clinical features of submassive pulmonary emboli. Am J Med, 1977, 62: 355 - 360.

[85] Dorfman GS, Cronan JJ, Tupper TB, et al. Occult pulmonary embolism: a common occurrence in deep venous thrombosis. AJR, 1987, 148: 263 - 267.

[86] Schiff MJ, Feinberg AW, Naidich JB. Noninvasive venous examinations as a screening test for pulmonary embolism. Arch Intern Med, 1987, 147: 505 - 507.

[87] Robin ED. Overdiagnosis and overtreatment of pulmonary embolism: the emperor may have no clothes. Ann Intern Med, 1977, 87: 775 - 776.

[88] Moses DC, Silver TM, Bookstein JJ. The complementary roles of chest radiography, lung scanning and selective pulmonary angiography in the diagnosis of pulmonary embolism. Circulation, 1974, 44: 179 - 185.

[89] McFarlane MJ, Imperiale TF. Use of the alveolar-arterial oxygen gradient in the diagnosis of pulmonary embolism. Am J Med, 1994, 96: 57 - 62.

[90] Powrie R, Star JA, Rosene-Montella K. Deep venous thrombosis and pulmonary embolism in pregnancy. Med Health RI, 1998, 81(4): 141 - 143.

[91] Gold WM, McCormack KR. Pulmonary function response to

radiosotope scanning of the lungs. JAMA, 1966, 197: 146 – 148.

[92] Vincent WR, Goldberg SJ, Desilets D. Fatality immediately following rapid infusion of macroaggregates of 99mTc albumin (MAA) for lung scan. Radiology, 1968, 91: 1181 – 1184.

[93] Mills SR, Jackson DC, Older RA, et al. The incidence, etiologies, and avoidance of complications of pulmonary angiography in a large series. Radiology, 1980, 136: 295 – 299.

[94] Kipper MS, Moser KM, Kortman KE, et al. Long-term follow-up of patients with suspected pulmonary embolism and a normal lung scan. Perfusion scans in embolic subjects. Chest, 1982, 82: 411 – 415.

[95] Urokinase Pulmonary Embolism Trial. A national cooperative study. Circulation, 1973, 43(suppl Ⅱ): 47.

[96] Henkin RE. Radionuclide detection of thromboembolic disease// Kwaan HC, Bowie EJQ. Thrombosis. Philadelphia: WB Saunders, 1982: 236 – 252.

[97] Alderson PO. Scintigraphic evaluation of pulmonary embolism. Eur J Nucl Med, 1987, 13: S6-S10.

[98] National Council on Radiation Protection and Measurements. Medical Radiation Exposure of Pregnant and Potentially Pregnant Women. Bethesda, MD: National Council on Radiation Protection and Measurements, 1977.

[99] Nichols AB, Beller BA, Cochari S, et al. Detection of pulmonary embolism by positron imaging of inhaled 15O-labeled carbon dioxide. Semin Nucl Med, 1980, 10: 252 – 258.

[100] Cross JJ, Kemp PM, Walsh CG, et al. A randomized trial of spiral CT and ventilation perfusion scintigraphy for the diagnosis of pulmonary embolism. Clin Radiol, 1998, 53: 177 – 182.

[101] Lipchik RJ, Goodman LR. Spiral computed tomography in the evalution of pulmonary embolism. Clin Chest Med, 1999, 20: 731 – 738.

[102] Kim KL, Muller NL, Mayo JR. Clinically suspected pulmonary embolism: utility of spiral CT. Radiology, 1999, 210: 693 – 697.

[103] Traeger SM. Failure to wedge pulmonary hypertension during pulmonary artery catheterization: a sign of totally occlusive pulmonary embolism. Crit Care Med, 1985, 13: 544 – 547.

[104] Fairfax WR, Thomas F, Orme JF. Pulmonary artery catheter occlusion as an indication of pulmonary embolism. Chest, 1984, 86: 270 – 272.

[105] Lewis JF, Anderson TW, Fennel WH, et al. A clue to pulmonary embolism obtained during Swan-Ganz catheterization. Chest, 1982, 81: 257 – 529.

[106] Dalen JE, Banas JS, Brooks HC, et al. Resolution rate of acute pulmonary embolism in man. N Engl J Med, 1969, 280: 1194 – 1199.

[107] Dalen JE, Brooks HL, Johnson LW, et al. Pulmonary angiography in acute pulmonary embolism: indications, techniques, and results in 367 patients. Am Heart J, 1971, 81: 175 – 185.

[108] Ezekowitz MD, Pope CF, Smith EO. Indium – 111 platelet imaging // Goldhaber SE. Pulmonary Embolism and Deep Vein Thrombosis. Philadelphia: WB Saunders, 1985: 261 – 267.

[109] Hirsch J. Heparin. N Engl J Med, 1991, 324: 1565.

[110] Bratt G, Tornebohm E, Lockner D, et al. A human pharmacological study comparing conventional heparin and a low molecular weight heparin fragment. Thromb Haemost, 1985, 53: 208 – 211.

[111] Samama M. [The new heparins.] Presse Med, 1986, 15: 1631 – 1635.

[112] Gillis S, Shushan A, Eldor A. Use of low molecular weight heparin for prophylaxis and treatment of thromboembolism in pregnancy. Int J Gynecol Obstet, 1992, 39: 297 – 301.

[113] Fejgin MD, Lourwood DL. Low molecular weight heparins and their use in the obstetrics and gynecology. Obstet Gynecol Surv, 1994, 49: 424 – 431.

[114] Rasmussen C, Wadt J, Jacobsen B. Thromboembolic prophylaxis with low molecular weight heparin during pregnancy. Int J Obstet Gynecol, 1994, 47: 121 – 125.

[115] Sturridge F, Letsky E. The use of low molecular weight heparin for thrombophylaxis in pregnancy. Br J Obstet Gynaecol, 1994, 101: 69 – 71.

[116] Ginsberg JS, Hirsh J. Use of antithrombotic agents during pregnancy. Chest, 1995, 108: 3055 – 3115.

[117] Lensing AW, Prins MH, Davidson BE, et al. Treatment of deepvenous thrombosis with low molecular weight heparins: a meta-ananlysis. Arch Intern Med, 1995, 155: 601 – 607.

[118] Koopman MMW, Prandoni P, Piovella F. Treatment of venous thrombosis with intravenous unfractionated heparin administered in the hospital as compared with subcutaneous low-molecular weight heparin administered at home. N Engl J Med, 1996, 334: 682 – 687.

[119] Levine M, Gent M, Hirsh J, et al. A comparison of low-molecular weight heparin administered primarily at home with unfractionated heparin administered in the hospital for proximal deep-vein thrombosis. N Engl J Med, 1996, 334: 677 – 681.

[120] White TM, Bernene JL, Marino AM. Continuous heparin infusion requirements: diagnostic and therapeutic implications. JAMA, 1979, 241: 2717 – 2720.

[121] DeSwart CAM, Nijmeter B, Roelofs JMM, et al. Kinetics of intravenously administered heparin in normal humans. Blood, 1982, 60: 1251 – 1258.

[122] Perry PJ, Herron GR, King JC. Heparin half-life in normal and impaired renal function. Clin Pharmacol Res, 1974, 16: 514 – 519.

[123] Basu D, Gallus A, Hirsh J, et al. A prospective study of the value of monitoring heparin treatment with the activated partial thromboplastin time. N Engl J Med, 1972, 287: 324 – 327.

[124] Hyers TM, Hull RD, Weg JG. Antithrombotic therapy for venous thromboembolic disease. Chest, 1986, 89: 265 – 355.

[125] Holm HA, Abildgaard U, Kalvenes S. Heparin assays and bleeding complications in treatment of deep venous thrombosis with particular reference to retroperitoneal bleeding. Thromb Haemost, 1985, 53: 278 – 281.

[126] Lepercq J, Conard J, Borel-Derlon A, et al. Venous thromboembolism during pregnancy: a retrospective study of enoxaparin safety in 624 pregnancies. Br J Obstet Gynaecol, 2001, 108(11): 1134 – 1140.

[127] Kearon C, Ginsberg J, Julian JA. Comparison offixed-dose weight-adjusted unfractionated heparin and low-molecular-weight heparin for acute treatment of venous thromboembolism. JAMA, 2006, 296: 935 – 942.

[128] Clagett GP, Anderson FA, Heit J, et al. Prevention of venous thromboembolism. Chest, 1995, 108 (suppl 4): S312 – 334.

[129] Bergqvist D, Benoni G, Bjorgell O, et al. Low molecular-weight heparin (enoxaparin) as prophylaxis against venous thromboembolism after total hip replacement. N Engl J Med, 1996, 335: 696 – 700.

[130] Geerts WH, Jay RM, Code K, et al. A comparison of low-dose heparin with low-molecular-weight heparin as prophy-

laxis against venous thromboembolism after major trauma. N Engl J Med, 1996, 355: 701 – 707.

[131] Hall JG, Pauli RM, Wilson KM. Maternal and fetal sequelae of anticoagulation during pregnancy. Am J Med, 1980, 68 (1): 122 – 140.

[132] Walker AM, Jick H. Predictors of bleeding during heparin therapy. JAMA, 1980, 244: 1209 – 1212.

[133] Lee RH, Goodwin TM. Massive subchorionic hematoma associated with enoxaparin. Obstet Gynecol, 2006, 108 (3 Pt 2): 787 – 789.

[134] Chong BH, Pitney WR, Castaldi PA. Heparin-induced thrombocytopenia: association of thrombotic complications with heparindependent IgG antibody that induces thromboxane synthesis and platelet aggregation. Lancet, 1982, 2: 1246 – 1249.

[135] Fausett MB, Vogtlander M, Lee RM, et al. Heparin-induced thrombocytopenia is rare in pregnancy. Am J Obstet Gynecol, 2001, 185(1): 148 – 152.

[136] Magnani HN. Heparin induced thrombocytopenia (HIT): an overview of 230 patients treated with orgaran (Org 10172). Thromb Haemost, 1993, 70: 554 – 561.

[137] Galle PC, Muss HB, McGrath KM, et al. Thrombocytopenia in two patients treated with low-dose heparin. Obstet Gynecol, 1978, 52 (suppl): 95 – 115.

[138] Phillips YY, Copley JB, Stor RA. Thrombocytopenia and low dose heparin. South Med J, 1983, 76: 526 – 528.

[139] Hirsch J, Daeln JE, Deykin D, et al. Heparin: mechanisms of action, dosing considerations, monitoring, efficacy, and safety. Chest, 1992, 102: 337 – 350.

[140] Rao AK, White GC, Sherman L, et al. Low incidence of thrombocytopenia with porcine mucosal heparin. A prospective multicenter study. Arch Intern Med, 1989, 149: 1285 – 1288.

[141] Harenberg J. Letter to the Editors-in-Chief. Treatment of a woman with lupus and thromboembolism and cutaneous intolerance to heparins using fondaparinux during pregnancy. Thromb Res, 2007, 119: 385 – 388.

[142] Mazzolai L, Hohlfeld P, Spertini F, et al. Fondaparinux is a safe alternative in case of heparin intolerance during pregnancy. Blood, 2006, 108(5): 1569 – 1570.

[143] Griffith GC. Heparin osteoporosis. JAMA, 1965, 143: 85 – 88.

[144] De Swiet M, Ward PD, Fidler J, et al. Prolonged heparin therapy in pregnancy causes bone demineralization. Br J Obstet Gynaecol, 1983, 90: 1129 – 1134.

[145] Zimran A, Shilo S, Fisher D, et al. Histomorphometric evaluation of reversible heparin-induced osteoporosis in pregnancy. Arch Intern Med, 1986, 146: 386 – 388.

[146] Dahlman T, Lindvall N, Hellgren M. Osteopenia in pregnancy during long-term heparin treatment: a radiologic study postpartum. Br J Obstet Gynaecol, 1990, 97: 221 – 224.

[147] Dahlman TC. Osteoporotic fractures and the recurrence of thromboembolism during pregnancy and the puerperium in 184 women undergoing thromboprophylaxis with heparin. Am J Obstet Gynecol, 1993, 168: 1265 – 1270.

[148] Dahlman TC, Sjoberg HE, Ringertz H. Bone mineral density during long-term prophylaxis with heparin in pregnancy. Am J Obstet Gynecol, 1994, 170: 1315 – 1320.

[149] American Society of Regional Anesthesia. Recommendations for Neuraxial Anesthesia and Anticoagulation. Park Ridge, IL: American Society of Regional Anesthesia, 1998.

[150] Horlocker TT, Wedel DJ, Benzon H, et al. Regional anesthesia in the anticoagulated patient: defining risk (the second ASRA consensus conference on neuraxial anesthesia and anticoagulation). Reg Anesth Pain Med, 2003, 28(3): 172 – 197.

[151] Ginsberg JS, Kowalchuck G, Brill-Edwards P, et al. Heparin therapy in pregnancy: effects on the fetus. Clin Res, 1988, 36: A410.

[152] Ginsberg JS, Hirsh J, Tuner C, et al. Risks to the fetus of anticoagulant therapy during pregnancy. Thromb Haemost, 1989, 61: 197 – 203.

[153] Ginsberg JS, Hirsh J. Use of antithrombotic agents during pregnancy. Chest, 1992, 315: 1109 – 1114.

[154] Colvin BT, Machin SJ, Barrowcliffe TW, et al. Audit of oral anticoagulant treatment. The BCHS British Haemostasis and Thrombosis Task Force of the British Society for Haematology. J Clin Pathol, 1993, 46(12): 1069 – 1070.

[155] Stevenson RE, Burton OM, Ferlauto GJ, et al. Hazards of oral anticoagulants during pregnancy. JAMA, 1980, 243: 1549 – 1551.

[156] Chang MKB, Harvey D, de Swiet M. Follow-up study of children whose mothers were treated with warfarin during pregnancy. Br J Obstet Gynaecol, 1984, 91: 70 – 73.

[157] Hull R, Delmore T, Carter C, et al. Adjusted subcutaneous heparin versus warfarin sodium in the long-term treatment of venous thrombosis. N Engl J Med, 1982, 306: 189 – 194.

[158] Standing Advisory Committee for Haematology of the Royal College of Pathologists. Drug interaction with coumarin derivative anticoagulants. BMJ, 1982, 185: 274 – 275.

[159] Horn JR, Danzinger LH, Davis RJ. Warfarin-induced skin necrosis: report of four cases. Am J Hosp Pharm, 1981, 38: 1763 – 1768.

[160] Lebsack CS, Weibert RT. "Purple toes" syndrome. Postgrad Med, 1982, 71: 81 – 84.

[161] Park S, Schroeter AL, Park YS, et al. Purple toes and livido reticularis in a patient with cardiovascular disease taking coumadin. Arch Dermatol, 1993, 129: 775 – 780.

[162] Hirsch J. The treatment of venous thromboembolism. Nouv Rev Fr Hematol, 1988, 30: 149 – 153.

[163] Gallus A, Jackaman J, Tillet J, et al. Safety and efficacy of warfarin started early after submassive venous thrombosis or pulmonary embolism. Lancet, 1986, 2: 1293 – 1296.

[164] Turpis AG, Eriksson BI, Lassen MR, et al. Fondaparinux, the first selective factor Xa inhibitor. Curr Opin Haematol, 2003, 10(5): 327 – 332.

[165] American College of Obstetricians and Gynecologists. Education Bulletin Number 19. Thromboembolism in Pregnancy. Washington, DC: American College of Obstetricians and Gynecologists, 2000.

[166] Moser KM, Fedullo PE. Venous thromboembolism: threes simple decisions (part 2). Chest, 1983, 83: 256 – 260.

[167] Ellison MJ, Sawyer WT, Mills TC. Calculation of heparin dosage in a morbidly obese woman. Clin Pharm, 1989, 8: 65 – 68.

[168] Tenero DM, Bell HE, Deitz PA, et al. Comparative dosage and toxicity of heparin sodium in the treatment of patients with pulmonary embolism versus deep-vein thrombosis. Clin Pharm, 1989, 8: 40 – 43.

[169] Anderson G, Fagrell B, Holmgren K, et al. Subcutaneous administration of heparin: a randomized comparison with intravenous administration of heparin to patients with deep-vein thrombosis. Thromb Res, 1982, 27: 631 – 639.

[170] Schulman S, Rhedin A, Lindmarker P, et al. A comparison of six weeks with six months of oral anticoagulant therapy after a first episode of venous thromboembolism. N Engl J Med, 1995, 332: 1661 – 1665.

[171] Hirsch J. The optimal duration of anticoagulant therapy for venous thrombosis. N Engl J Med, 1995, 332: 1710 – 1711.

[172] Barbour LA, Smith JM, Marar RA. Heparin levels to guide thromboembolism prophylaxis during pregnancy. Am J Obstet Gynecol, 1995, 173: 1869 – 1873.

[173] Nelson DM, Stempel LE, Fabri PJ, et al. Hickman catheter use in a pregnant patient requiring therapeutic heparin antiocoagulation. Am J Obstet Gynecol, 1984, 149: 461 – 462.

[174] Barss VA, Schwartz PA, Greene MF, et al. Use of the subcutaneous heparin pump during pregnancy. J Reprod Med, 1985, 30: 899 – 901.

[175] Daniel DG, Campbell H, Turnbull AC. Puerperal thromboembolism and suppression of lactation. Lancet, 1967, 2: 287 – 289.

[176] Jeffcoate TNA, Miller J, Roos RF, et al. Puerperal thromboembolism in relation to the inhibition of lactation by oestrogen therapy. BMJ, 1968, 4: 19 – 22.

[177] Howell R, Fidler J, Letsky E, et al. The risks of antenatal subcutaneous heparin prophylaxis: a controlled trial. Br J Obstet Gynaecol, 1983, 90: 1124 – 1128.

[178] Quinones JN, James DN, Stamilio DM, et al. Thromboprophylaxis after cesarean delivery: a decision analysis. Obstet Gynecol, 2005, 106(4): 733 – 740.

[179] Casele H, Grobman WA. Cost-effectiveness of thromboprophylaxis with intermittent pneumatic compression at cesarean delivery. Obstet Gynecol, 2006, 108(3 Pt 1): 535 – 540.

[180] Collins R, Scrimgeour A, Peto R. Reduction in fatal pulmonary embolism and venous thrombosis by perioperative administration of subcutaneous heparin. N Engl J Med, 1988, 318: 1162 – 1173.

[181] Kakkar VV, Stamatatkis JD, Bentley PG, et al. Prophylaxis for post-operative deep-vein thrombosis: synergistic effect of heparin and dihydroergotamine. JAMA, 1979, 241: 39 – 42.

[182] Salzman EW, Hirsh J. Prevention of venous thromboembolism // Colman RW, Hirsh J, Marder VJ, et al. Hemostasis and Thrombosis: Basic Principles and Clinical Practice. 2nd ed. Philadelphia: JB Lippincott, 1987, 1252 – 1264.

[183] Stringer MD, Kakkar VV. Prevention of venous thromboembolism. Herz, 1989, 14: 135 – 147.

[184] Clark-Peterson DL, Synan IS, Dodge R, et al. A randomized trial of low-dose heparin and intermittent pneumatic calf compression for the prevention of deep venous thrombosis after gynecologic oncology surgery. Am J Obstet Gynecol, 1993, 168: 1146 – 1154.

[185] European Fraxiparin Study (EFS) Group. Comparison of a low molecular weight heparin and unfractionated heparin for the prevention of deep vein thrombosis in patients undergoing abdominal surgery. Br J Surg, 1988, 75: 1058 – 1063.

[186] Hirsch J, Barrowcliffe TW. Standardization and clinical use of LMW heparin. Thromb Haemost, 1988, 59: 333 – 337.

[187] Salazar E, Zajarias A, Gutierrez N, et al. The problem of cardiac valve prostheses, anticoagulants, and pregnancy. Circulation, 1984, 70(suppl I): 169 – 177.

[188] Nelson DM, Stempel LE, Brandt JT. Hereditary antithrombin III deficiency and pregnancy: report of two cases and review of the literature. Obstet Gynecol, 1985, 65: 848 – 853.

[189] De Stefano V, Leone G, DeCarolis S, et al. Management of pregnancy in women with antithrombin III congenital defect: report of four cases. Thromb Haemost, 1988, 59:

[190] Negus D, Friedgood A, Cox SJ, et al. Ultra-low dose intravenous heparin in the prevention of postoperative deep-vein thrombosis. Lancet, 1980, 1: 891 – 894.

[191] Urokinase-Streptokinase Pulmonary Embolism Trial. Phase 2 results. A cooperative study. JAMA, 1974, 229: 1606 – 1613.

[192] Sharma GVRK, Cella G, Parisi AF, et al. Thrombolytic therapy. N Engl J Med, 1985, 306: 1268 – 1276.

[193] Moran KT, Jewell ER, Persson AV. The role of thrombolytic therapy in surgical practice. Br J Surg, 1989, 76: 298 – 304.

[194] Turrentine MA, Braems G, Ramirez MM. Use of thrombolytics for the treatment of thromboembolic disease during pregnancy. Obstet Gynecol Surv, 1995, 50: 534 – 541.

[195] Kawamata K, Chiba Y, Tanaka R, et al. Experience of temporary inferior vena cava. lters inserted in the perinatal period to prevent pulmonary embolism in pregnant women with deep vein thrombosis. J Vasc Surg, 2005, 41 (4): 652 – 656.

[196] Clark SL, Blatter DD, Jackson GM. Placement of a temporary vena cava filter during labor. Am J Obstet Gynecol, 2005, 193(5): 1746 – 1747.

[197] Kramer FL, Teitelbaum G, Merli GJ. Panvenography and pulmonary angiography in the diagnosis of deep venous thrombosis and pulmonary thromboembolism. Radiol Clin North Am, 1986, 24: 397 – 418.

[198] Hux CH, Wagner R, Rattan P, et al. Surgical treatment of thromboembolic disease in pregnancy. Proceedings of the Society of Perinatal Obstetricians, January 30-February 1, 1986: 62.

[199] Brandt P. Observations during the treatment of antithrombin III deficient women with heparin and antithrombin concentrate during pregnancy, parturition, and abortion. Thromb Res, 1981, 22: 15 – 24.

[200] Hellgren M, Tengborn L, Abildgaard U. Pregnancy in women with congenital antithrombin III deficiency: experience of treatment with heparin and antithrombin. Obstet Gynecol Invest, 1982, 14: 127 – 130.

[201] Samson D, Stirling Y, Woolf L, et al. Management of planned pregnancy in a patient with congenital antithrombin III deficiency. Br J Haematol, 1984, 56: 243 – 249.

[202] Leclerc JR, Geerts W, Panju A, et al. Management of antithrombin III deficiency during pregnancy without administration of anti-thrombin III. Thromb Res, 1986, 41: 567 – 573.

[203] Schwartz RS, Bauer KA, Rosenberg RD, et al. Clinical experience with antithrombin III concentrate in treatment of congenital and acquired deficiency of antithrombin. Am J Med, 1989, 87(suppl 3B): 535 – 605.

[204] Conrad J, Horellou MH, van Dredan P, et al. Thrombosis and pregnancy in congenital deficiencies in antithrombin III, protein C or protein S: study of 78 women. Thromb Haemost, 1990, 63: 319 – 320.

[205] Rose PG, de Moerloose PA, Bounameaux H. Protein S deficiency in pregnancy. Am J Obstet Gynecol, 1986, 155: 140 – 141.

[206] Malm J, Laurell M, Dahlbeck B. Changes in the plasma levels of vitamin K dependent protein C and S and of C4b-binding protein during pregnancy and oral contraception. Br J Haematol, 1988, 68: 437 – 443.

[207] Lao TT, Yuen PMP, Yin JA. Protein S and protein C levels in Chinese women during pregnancy, delivery, and puerpe-

193 – 196.

rium. Br J Obstet Gynaecol, 1989, 96: 167 – 170.

[208] Lao TT, Yin JA, Ng WK, et al. Relationship between maternal antithrombin Ⅲ and protein C/protein S levels before, during, and after delivery. Gynecol Obstet Invest, 1990, 30: 87 – 90.

[209] Tharakan T, Baxi LV, Dinguid D. Protein S deficiency in pregnancy. A case report. Am J Obstet Gynecol, 1993, 168: 141 – 142.

[210] Faught W, Garner P, Jones G, et al. Changes in protein C and protein S levels in normal pregnancy. Am J Obstet Gynecol, 1995, 172: 147 – 150.

[211] Goodwin TM, Gazit G, Gordon EM. Heterozygous protein C deficiency presenting as severe protein C deficiency and peri-partum thrombosis: successful treatment with protein C concentrate. Obstet Gynecol, 1995, 86: 662 – 664.

[212] Rosove MH, Brewer PM. Antiphospholipid thrombosis: clinical course after the first thrombotic event in 70 patients. Ann Intern Med, 1992, 117: 303 – 308.

[213] Khamastha MA, Cuadrado MJ, Mujic F, et al. The management of thrombosis in antiphospholipid antibody syndrome. N Engl J Med, 1995, 332: 993 – 997.

[214] Schulman S, Svenungsson E, Granqvist S. Duration of Anticoagulation Study Group. Anticardiolipin antibodies predict early recurrence of thromboembolism and death among patients with venous thromboembolism following anticoagulant therapy. Am J Med, 1998, 104: 332 – 338.

第 22 章　出血的病因与处理

对于严重的产科出血患者，必须及时采取以下措施：查明病因、及时止血，并对低血容量、贫血和凝血功能障碍进行处理。持续性出血，尤其是隐匿出血或出血量被低估时，可能导致不可逆休克的发生。虽然出血相关死亡率在 1991—1997 年比 1979—1986 年降低约 1/3，但其仍是妊娠相关死亡的最主要原因[1-3]。据估计，全球每年有 140 000 例女性死于产后出血，其中超过一半发生于产后最初 24h 内[4]。在美国，产后出血位居孕产妇死亡原因前 3 位，平均每 1000 例产妇中就有 1 例发生危及生命的大出血[5]。造成产前出血的主要原因主要包括胎盘早剥和前置胎盘；造成产后出血的原因主要包括子宫收缩乏力、胎盘滞留与产道裂伤。其他少见原因可能更为严重，包括子宫破裂、子宫内翻及异常胎盘侵及（胎盘粘连、胎盘植入和胎盘穿透）。本章主要介绍上述产科急症的处理及遗传性和获得性出血性疾病的处理。妊娠相关出凝血异常情况（HELLP 综合征、妊娠期急性脂肪肝、羊水栓塞）将在其他章节进行讨论。

外科手术也是造成妊娠和产后大量出血的原因，主要包括 HELLP 综合征中的肝脏破裂、主动脉破裂、脾破裂和肾动脉瘤破裂。虽然上述病因罕见，但如果患者出现失血性休克，且在排除胎盘早剥、盆腔血肿和子宫破裂等产科原因的前提下应当予以考虑。

胎盘早剥

胎盘早期即胎盘提前与子宫内壁分离，可分为部分性剥离与完全性剥离。发病机制目前未知，但大多数人认为与血管或胎盘异常相关，包括血管脆性增加、血管畸形或胎盘形成异常[6,7]。通常在急性胎盘早剥中，发病病因可以明确，如外伤造成的剪切力极易造成胎盘早剥。此外，确凿证据表明妊娠早期胎盘异常与胎盘早剥间的关系，提示胎盘早剥可能为慢性病程。外周血清检查异常与胎盘生物学研究支持上述观点[8]。

出血发生在蜕膜底部，形成血肿使蜕膜剥裂[9]。随着血肿扩大，胎盘进一步分离。大型流行病学研究结果表明：胎盘早剥发病率为 5.9‰ ~ 6.5‰（单胎）和 12.2‰（双胎）[10]。胎盘早剥的发病率相差较大，主要由于胎盘早剥也可以在正常妊娠胎盘组织病理学检查时发现。子痫前期是胎盘早剥的最常见危险因素，约 50% 胎盘早剥患者合并子痫前期[11]。其他危险因素包括胎膜早破、羊水过多、产妇高龄、吸食可卡因、吸烟、多次生产、绒毛膜羊膜炎、钝伤和易栓症等。黑人女性胎盘早剥的发生危险高于其他人种[12,13]。妊娠早期出血增加了妊娠晚期胎盘早剥的风险[14,15]。存在胎盘早剥病史患者再次妊娠有大约 10% 的复发率。胎盘早剥与多种不良围生期结局相关：宫内胎儿死亡的风险增加了 9 倍、早产率增加 3 倍、宫内发育迟缓增加 2 倍。死产的风险与胎盘剥离程度相关，剥离 >50% 患者胎儿死亡率明显增加[16]。与同龄新生儿相比，胎盘早剥的婴儿发生囊性脑室周围白质软化和脑室出血的概率增加，最可能是与分娩前缺氧和营养缺乏有关[17]。

典型胎盘早剥的症状和体征包括阴道出血伴有子宫压痛、子宫强直收缩及异常胎儿心监。然而，并非所有的体征都可能同时存在。阴道出血可能被掩盖，导致延误诊治。胎盘早剥甚至可以表现为简单的原因不明的早产。

超过50%胎盘早剥患者超声检查将无法检查到。病程中急性出血逐渐演变为稳定的血肿，使诊断更具挑战性[18]。在超声可见的出血下，剥离的可能性非常高。胎盘增厚（>5cm），也可能提示存在胎盘早剥。胎盘后出血对于胎儿来说预后更差[18]。尚未证明 Kleihauer-Betke（KB）测试在临床评估胎盘早剥中有帮助。在一项包括25例胎盘剥离的组织学分析研究中，产妇KB测试没有1例阳性。在同一个的研究中，有9%的假阳性率[19]。KB测试的临床作用主要是帮助 Rh 阴性患者制订适当剂量的 Rh 免疫球蛋白。

在严重胎盘剥离情况下，血液渗出到子宫肌膜，使子宫变得如木质般坚硬。触诊时无法触及胎儿，并可能出现失血性休克和凝血功能障碍。胎盘早剥失血超过50%的孕产妇严重到足以使胎儿死亡[20]。剥离发生后几小时内甚至数分钟内便可快速进展为凝血功能异常[11]。基于以上，应立即建立静脉通道后，完成血液学参数的评估，包括凝血试验，并开始液体复苏。应当通知血库准备血液制品，提前预约几个单位血制品。如果条件允许，在这种情况下输注全血效果优于输注成分血。应放置 Foley 导尿管测量每小时尿量。应特别注意生命体征和凝血功能监测。

麻醉医生应该尽早参与患者的救治。血制品和替代品在手术室剖宫产或经阴道分娩时可最大限度改善出血复苏率。

侵入性监测可能是必要的。先兆子痫合并胎盘早剥在复苏时需要特别注意。这些患者耐受低血容量差，因为血容量降低及低心脏输出，且极易因容量负荷出现肺水肿[21]。幸存的胎儿凝血功能障碍少见，提前分娩阻止了母亲和胎儿进一步的失代偿。如果胎儿存活且胎龄合适，应当立即安排急诊剖宫产术，除非已经发动阴道分娩。如果在剖宫产前怀疑胎儿严重窘迫，麻醉开始前应确定胎心存在。

胎盘早剥可导致胎儿死亡，危及母亲生命。失血常常达到50%或更多[20]，多达5L血液可外渗进入子宫肌层，伴少量或几乎很少出血[22]。凝血活酶的释放是弥散性血管内凝血的强大诱发因素，并可造成强烈的子宫收缩。在一项141例胎盘早剥导致胎儿死亡的研究中，38%患者血浆纤维蛋白原浓度低于150mg/dL，28%患者低于100mg/dL，并且所有的患者在8h内发生症状[20]。必须加速分娩，经阴道分娩是首选途径，除非存在禁忌。剖宫产患者凝血功能障碍导致很难实现手术止血。但在下述情况下可以考虑：胎儿风险、既往剖宫产手术史、胎位不正或患者凝血功能障碍恶化。胎儿尚未分娩期间，必须继续纠正血容量不足、失血以及凝血功能障碍。在死胎的情况下，应尽力保证成功的阴道分娩，除非存在禁忌证或母体生命体征不稳定。如果是未足月胎儿，在没有严重出血或凝血障碍异常情况下尽量推迟分娩，使用类固醇激素促进胎肺成熟，同时监测产妇和胎儿健康。这可能需要密切随访或延长住院。宫缩抑制剂的使用是有争议的，数据表明使用硫酸镁可延长妊娠期[23]。β拟交感神经药物可引起心动过速，掩盖出血的临床症状，不宜使用。因此，没有找到急性出血证据的患者应慎用宫缩密件抑制剂[23]。产妇预后的主要因素是充分的补液与输血，而不是分娩时机[11]。

重度胎盘早剥后必须警惕产后出血，应考虑预防性用子宫收缩药物。因为收缩受损的肌层释放纤维蛋白降解产物[22]，可能发生子宫收缩乏力。尽管给予宫缩持久性子宫收缩乏力，及可能需要切除子宫。凝血功能障碍患者在分娩前发生失血性休克纠正不足继发失血时，产妇胎盘早剥，死亡经常发生在产后。凝血级联反应产物和低容量引起的肾缺血均会引起肾小管和皮质坏死。

子宫破裂

子宫破裂即可发生在无瘢痕组织的子宫，也可发生在既往有子宫剖宫产史或妇科手术史的瘢痕子宫。总体发生率约10 000例分娩患者中2~8例[24]。无症状或无出血的子宫裂伤可继发于剖宫产后阴道分娩过程，也可能发生于再次剖宫产过程中。子宫破裂一般认为是妊娠子宫壁完全分离，伴或不伴胎儿脱出子宫，极有可能危及母亲和胎儿生命[25]。

破裂可能发生产前和产时，然而，经常是在产后才被初次怀疑。最常见的临床症状是突然发生胎儿窘迫，占81%的病例[24]。最常见的胎儿心率异常是长时间心动过缓[26]。腹痛、宫缩停止和胎先露回缩并非最常见。放置宫内导管监视器获得的数据显示子宫收缩模式和破裂之间没有相关性[27,28]。出血经常为腹腔内出血或流入阔韧带而并非阴道出血。超过50%的病例是分娩后确诊，经自然或器械阴道分娩后，突然发生顽固性出血。另外，如果为隐匿出血，可能在怀疑破裂前会发生严重休克。产妇出现无明显诱因的失血性休克，应当考虑子宫破裂的可能。

无瘢痕子宫破裂经常与产科干预相关。这包括缩宫药物的使用、中位产钳分娩及臀牵引术及胎足倒转术[25]。头盆不称或胎位不正下产程延长也可能会导致子宫破裂。在欠发达国家难以获得医疗保障，以上情况最为常见。发达国家中如果围生期管理不善亦有发生。在妊娠的任何阶段，外部创伤都可能会导致子宫破裂。多胎产也会增加子宫破裂的风险。临床上失血增加、输血率和胎儿死亡率与子宫破裂的发生显著相关。

瘢痕子宫破裂较无瘢痕子宫破裂更为常见。新奥尔良学者回顾了1975—1983年的23例子宫破裂病例，61.3%（14/23）为瘢痕子宫，6例发生在临产前，5例在产程中，其余3例未知[25]。曾有子宫下段剖宫产史的产妇发生子宫破裂的总危险为1%，但如果阴道试产失败，发生率显著上升[29]。既往有经典剖宫产术的产妇发生子宫破裂的总危险为3%～6%，该风险在经阴道试产的产妇中上升至12%。经典剖宫产术的产妇可早在第15孕周便发生自发性子宫破裂[30]。使用子宫收缩药物（催产素、前列腺素、米索前列醇）与剖宫产瘢痕破裂的危险性增加有关。风险难以量化，并且剖宫产后阴道分娩患者利用这些药物是有争议的。

数据表明，产程发动药物与宫颈催熟药物（PGE1和PGE2）可能会升高子宫破裂的风险[31]。妇科子宫手术，包括腹腔镜下子宫肌瘤剥离术也被认为是子宫破裂的危险因子。已发现子宫肌瘤剥离术后的破裂率高达1.5%[32]。上述风险概率可能已被缩小，因为超过一半的患者选择行剖宫产术。虽然子宫基底后部被认为是子宫最薄弱的部分，大部分破裂发生在产程中子宫前下段和产前子宫基底部[33]。子宫腔镜检查的晚期并发症包括子宫破裂[34]。

经产妇如果发生胎盘植入，可出现自发性子宫破裂，这该种罕见情况也在初产妇中发生[35,36]。先天性子宫畸形也是子宫破裂的危险因素，包括DES暴露相关的子宫畸形。在一项研究中，5例双角子宫初产妇发生子宫破裂[32]。文献表明妊娠周期间隔＜24个月比间隔大于24个月的妊娠增加2～3倍子宫破裂的危险[37]。同一研究表明在既往有剖宫产史子宫切口用单层缝合子宫破裂率增加2倍。然而，同时有其他研究表明产妇或新生儿的结局与采用单层或双侧缝合并无相关性[38~40]。

产后发热是子宫破裂的另一个危险因素。在一项研究中，产后发热产妇其子宫破裂率是正常对照组的4倍[41]。虽然巨大胎儿显著降低了剖宫产后经阴道分娩成功的可能性，多个研究报道显示子宫破裂率无明显差异[42-44]。

治疗方法包括外科修复和子宫切除手术。已发表的案例报道，由于时间跨度长，每项研究之间术式选择区别很大，子宫切除率约26%～83%[24]。大多数作者认为子宫切除术是子宫破裂的首选[25,45]。如果破裂局限于子宫宫体，可以进行次全子宫切除术。有证据表明，子宫次全切除术与手术修复相比，显著减少了手术时间，降低病死率，缩短住院时间[46]。缝合修复可使用在技术上可行或将来有生育愿望的患者中。然而，同时存在复发风险的增加，并且可能致命。一项1971年的meta分析提供了最全面的数据[47]，这项分析包括194例女性，共253次妊娠后子宫破裂，2例产妇死亡。总体而言，再次发生子宫下段破裂的占6%，上段破裂占32%，14%的患者破裂处未知。值得注意的是，在这些患者中3例在2个或3个连续妊娠中反复发生破裂。其他在子宫破裂后顺利妊娠，但在随后的妊娠又再次（甚至是致命的）破裂。

如果进行缝合修补，在未来妊娠时一旦证明胎肺成熟，应尽快选择剖宫产。如果患者血流动力学不稳定，但已成功止血的情况下，有人认为应当行子宫缝合修补术。因为可以避免进一步失血与延长的子宫切除术手术时间。在这些情况下，应该考虑双侧输卵管结扎术。通常子宫破裂的手术需要大量输血。一项研究评估了25例围生期子宫切除术，98%需要大量血液和血液制品。当怀疑有子宫破裂诊断时麻醉和血站的协调努力是至关重要。

原发性产后出血

原发性产后出血的传统定义是分娩后第一个24h内失血超过500mL[5]。然而，在20世纪60年代，Pritchard的研究使用51Cr标记的红细胞追踪显示，结果表明经阴道分娩产妇平均失血505mL，剖宫产产妇平均失血930mL[48]。因此，一些医生认为阴道分娩产妇产后失血大于500mL或剖宫产产后失血大于1000mL的患者，临床上才考虑为严重的产后出血，其发病率约1.3%[5]。然而，主观估计失血通常不准确，经常低估至少30%~50%。严重产后出血发现不及时，缺乏快速有效的治疗可造成产妇死亡率升高。此外，隐匿性出血可能不被临床重视。一种较为客观而回顾性的理念定义产后出血为产后血细胞比容下降10%以上，或需要输注红细胞。基于这一观点，产后出血的发病率在阴道分娩为3.9%，在剖宫产为6.4%[52,53]。

大多数严重产后出血发生在产后第一个小时内。在健康孕妇分娩时扩容1.5~2.0L可提供生理储备量[54]。然而，如果各种原因造成产前扩容低于正常水平的（子痫前期，低孕前体重指数），产后出血耐受差，增加失血性休克的风险。

原发性产后出血的病因

原发性产后出血的原因可分为4大类（表

22.1）。长时间或严重的凝血功能障碍是产后出血最常见的原因，并加剧其他原因造成的出血[22]。

表22.1 产后大出血主要原因

宫缩无力
胎盘组织残留
产道损伤
阴道撕裂
子宫颈撕裂
外阴血肿
阔韧带血肿
胎盘增生和不规则胎盘
子宫脱出
子宫破裂
凝血障碍
产科原因的二次出血
遗传性或获得性出血性疾病
抗凝药物

子宫收缩乏力是造成原发性产后出血最常见的原因，占所有病例的80%。子宫-胎盘循环血供在足月为每分钟600~800mL。胎盘部位快速止血至关重要，通过肌层收缩压迫子宫血管床。如果止血失败，出血很快会危及生命。

目前已明确了许多子宫收缩乏力的危险因素，包括多产、绒毛膜羊膜炎、子宫肌瘤、子宫过度膨胀（多胎妊娠、巨大胎儿、羊水过多），生产相关因素（急产、产程延长、催产素使用）和抑制宫缩的药物（硫酸镁、麻醉剂、硝酸甘油）[49]。胎盘早剥、前置胎盘等造成的产前出血可增加产后出血的风险。既往产后出血有10%的复发风险。子宫收缩乏力的处理在下一节详述。

药物治疗无效的子宫收缩乏力可能是由于胎盘部分残留子宫。检查胎盘是否完全去除并不能排除这种诊断。看似完整的胎盘可能会遗留全部或部分子叶或有可能是保留叶。在胎盘不容易去除或手工取出胎盘破碎或不完整时，应怀疑胎盘植入，这种情况失血往往大于2500mL[55]。麻醉状态下检查和清除遗留胎盘组织是必要的。由于产后子宫容易穿孔故需要注意[56]。

生殖道创伤通常与器械分娩有关。其他危

险因素包括肩难产和急产。整个泌尿生殖系统可能发生撕裂伤，包括会阴、阴道、膀胱、子宫颈、子宫和肛周组织。如果不及时进行诊断和修复，可能发生血流动力学改变。

生殖道血肿可能会因为隐匿性失血导致在产后心血管系统功能异常。提肛肌下外阴阴道血肿一般能容纳 1.5 ~ 2.0L 血[57]。在分娩过程中，由于径向拉伸阴道组织，可能造成挫伤或撕脱。克雷氏筋膜和筋膜阔筋膜可限制血肿蔓延。血肿不越过中央肌腱的中线。提肛肌上血肿可经过阴道旁破裂入腹膜后间隙[58]。提肛肌上血肿可能表现为失血性休克，并可伴有剖宫产史女性子宫裂开。一般情况下需要开腹手术。提肛肌内血肿可表现为疼痛，其他症状和体征还包括发热、肠梗阻、小腿水肿和大腿疼痛。在会阴切开或阴道撕裂的修补过程中，止血不充分也可能会出现血肿形成。大血肿（>3cm）需要清除[59]，最好经阴道壁切开，尽量减少瘢痕。在外阴血肿，出血的血管通常来自阴部内动脉。阴道血肿，出血的血管可能累及子宫动脉降支。当尝试清除血肿时，应查明出血的血管并加以结扎。常见血管可能已缩回造成出血源不能确定，应用 8 字缝扎，此外填塞血肿腔是必要的。尽管采取了这些措施，如果继续出血，动脉结扎或血管造影栓塞可能是必要的（见下文）。

剖宫产子宫切开术或子宫下段裂伤可造成阔韧带血肿。在子宫动脉阔韧带基底部的子宫动脉也可能因为宫颈撕裂而受累[60]。经阴道分娩后如果患者血流动力学稳定后可行保守治疗；然而如果出血持续，会造成产后并发症而被确诊。阔韧带血肿在临床上可能表现为耻骨联合上触及质软的包块，使收缩的子宫偏离中线。一旦出现明显的包场时，血肿可能已经含有数升血液，且持续动脉出血可能导致阔韧带破裂。保守外科手术可能可行，但子宫切除术可能是必需的（见下文）。

子宫肌瘤可能会增加产后出血的风险。最近的一项研究表明在妊娠期间确诊至少有一个子宫肌瘤的女性中，其产后出血风险增加 2.5 倍[61]。

子宫内翻

子宫内翻可引起神经性源性休克（由于对子宫韧带牵引）和失血性休克（如果胎盘分离，子宫收缩乏力）。超过 90% 的患者会出现出血，典型的失血接近 2 L[62]。完全脱垂的患者，在腹部未扪及子宫，肉眼可见入口部位一大肿物突出，临床诊断比较明确[63]。部分脱垂的患者可能经阴道检查不明显，导致延误诊断。风险因素与第三产程的处理有关。诱发因素包括子宫插入胎盘和子宫收缩乏力，加上牵拉脐带或子宫的压力。

在子宫改变位置前胎盘不应被取出，这会加剧失血[64]。应当立即手法复位，将手放在阴道，手指放在宫体，掌心托着底部。复位顺序为最早脱垂的部位最先复位，从而避免子宫壁重叠。必要时可使用子宫舒张剂，包括 β 拟交感神经剂、硫酸镁或小剂量硝酸甘油[65]。使用硝酸甘油时应当注意其继发血管舒张作用进一步加剧低血压和心动过速。麻醉下快速插管可保证子宫完全松弛，并且可以保证手术环境可控，患者的复苏及输血均可迅速完成。阴道内静水置换是一种替代选择[66]。阴道口闭塞，温生理盐水从患者 1m 高处注入后穹窿。确保有足够的阴道密封可能是困难的，可将硅胶拔罐杯连上输液器，然后即可置入阴道内。在子宫颈环阻碍的情况下，可选方法包括通过阴道经切环术。一旦基底部被取代，前路或后路阴道需要修复[63]。如果这些措施失败，必须剖腹探查。介绍两种方法，第一种涉及逐步牵引子宫底或圆形的漏斗韧带，逐步使用环或阿利斯钳使宫底浮现（Huntingdon 程序）。如果失败，通过子宫颈后方行纵切口，缓解子宫颈部收缩，并允许逐步更换（Haultain 程序）。如上所述，经阴道也可完成。一旦子宫复位，停用所有的松弛剂，并人工剥离胎盘。

如果能早期诊断和及时宫底复位，可避免大部分剖腹探查术和子宫切除术[62,68]。如果延迟诊治则会导致水肿加重、失血及相关合并症。

子宫收缩乏力的治疗

紧急措施

宫底按摩是最简单有效的治疗子宫收缩乏力的措施，且可早于复苏及促进宫缩的药物开始之前。如果控制急性出血失败，双手压迫可能会成功。拳头或手放在阴道内，使子宫升高，锁紧子宫动脉，减少血流。置于腹部的手继续按摩宫底，同时也可压迫子宫。有时可以留置导尿管，这不仅有助于评估液体复苏状态，并且饱胀的膀胱可能会促进子宫收缩。可控的脐带牵拉、早期脐带钳夹和预防性使用催产素可减少产后出血约 500 ~ 1000mL。

主动脉压迫是一种暂时的方法，可以在危及生命出血，尤其是在剖宫产后使用。一只拳头对椎体压迫脐以上主动脉[69]。需要足够的力量超过收缩压，有效压迫可通过不能扪及股骨动脉搏动评估。间歇性释放压力以保证末梢灌注，并且同时可以查找出血血管。

经阴道分娩后，外部压迫主动脉是可行的，因为腹壁肌肉松弛[70]。在既往健康经阴道分娩后 4h 消失未出血的女性血流动力学效应的研究发现动脉压迫可使腿部血流压力阻滞 55%，进一步大幅减少 10%。收缩压无显著提高，作者得出结论认为这个过程是安全的，对于稳定和转运患者是有帮助的。然而，没有研究表明外部主动脉压迫对经阴道分娩后子宫乏力患者的有效性与可行性。而且，高位子宫情况下可能意味着不可能充分压迫主动脉。

子宫乏力的药物治疗

预防性使用子宫收缩药物是一种有效地防止子宫收缩乏力造成产后出血的手段。无论是单用催产素（5U 或 10U 肌内注射），或与 Syntometrine（5U 催产素加 0.5mg 麦角新碱：在美国未上市）连用都是可行的。联合用药更有效，但副作用更多[71]。这些药物也是治疗因宫缩乏力导致产后出血的一线药物。

催产素

催产素结合特定的子宫受体，静脉输注（剂量 5 ~ 10U）可立即发挥作用[72]。平均血浆半衰期为 3min，所以为了保证子宫持续收缩，连续静脉滴注是必要的。常用剂量为 20 ~ 40U/L 晶体液，根据反应调整滴速。峰浓度在 30min 后到达。肌内注射后 3 ~ 7min 起效，临床效果持续 30 ~ 60min。大多数研究催产素单独使用可减少进一步的药物治疗，并且不良副作用较少[73]。在一些研究中已经发现，和其他制剂相比，催产素可减少手法胎盘剥离的必要性，且无论何种给药途径（肌内给药或静脉给药）都是安全的[73]。

催产素是经肝脏和肾脏代谢，有约 5% 的血管升压素抗利尿作用，如果与大量低渗容量给药，可引起容量负荷过高（头痛、呕吐、嗜睡、抽搐等症状），可能被错误地诊断为其他病因。快速静脉注射催产素会引起血管平滑肌的松弛，可能会发生低血压伴反射性心动过速，随后血压持续升高。催产素可在 25℃ 下保持稳定，也可长期冷藏保存。

甲基麦角新碱/麦角新碱

甲基麦角新碱和其母体化合物麦角新碱通过刺激 α - 肾上腺素受体导致子宫平滑肌持续的强直收缩[72]。甲基麦角新碱的剂量为 0.2mg，麦角新碱为 0.2 ~ 0.5mg，如有必要 2 ~ 4h 后重复使用。肌内注射 2 ~ 5min 后起效。这些药物主要经肝脏代谢，平均血浆半衰期约 30min。然而，血浆浓度水平似乎并不与其效果相关，因为麦角新碱的临床作用可持续 3h 以上。当催产素和麦角新碱衍生物同时应用时，产后出血由两种不同的机制控制，催产素产生即刻效应，麦角新碱产生持续作用。在最近的一个 meta 分析比较麦角新碱联用催产素与单用催产素的作用，发现出血量大于 500mL 的产后出血会有小幅下降，且有统计学意义。然而，更大程度的失血（> 1000mL）两组间无显著差异[74]。

恶心和呕吐是常见的副作用，α - 肾上腺素激活后平滑肌血管也会收缩。这可能会导致中心静脉压和全身血压升高，从而引起肺水肿、卒中和心肌梗死。禁忌证包括心脏疾病，从而引起伴有雷诺现象的自身免疫性疾病、周围血管疾病、即使手术矫正后的动静脉分流及高血压。先兆子痫（或）子痫的女性存在严重和持续性高血压的风险。

静脉给药伴有更严重的副作用，但有立竿见影的效果。静脉给药可适用于肌内注射吸收延迟的患者（如休克）。给药时长至少需 60s，并仔细监测血压和脉搏。初步报道表明甲基麦角新碱导致高血压比麦角新碱少，但没有随机对照试验证明。麦角新碱及其衍生物对热和光敏感，应储存在温度低于 8℃和避光保存。

前列腺素

前列腺素 F-2α 导致平滑肌细胞的收缩[72]。卡前列素（或）欣母沛（15 - 甲基前列腺素 F-2α）是对催产素治疗不敏感产后出血的二线药物，每小瓶单剂量 0.25mg，其可以是经深部肌内注射或直接注射入子宫肌层，且无论是在剖宫产后的直视下注射；还是在阴道分娩后经阴/经阴道途径注射给药。尽管后一种方法经常被使用，但其并不是说明书许可的途径，因为有人担心会直接注入子宫窦[75]。此外，其可能会对休克患者更有效，尤其是当组织低灌注影响肌内注射后药物吸收[76]。如果子宫乏力伴出血持续，90min 后可再次给药，并且可以每 15 ~ 20min 重复给药，最大剂量为 8 次（2mg），与此同时进行双手压迫和按摩宫底。

有病例报道表明在 85% 或以上难治性产后出血是有效的[76,77]。迄今最大一项研究为多中心包括 237 例产后出血病例；患者均为催产素治疗失败后给予前列腺素注射，总有效率为 88%[78]。大部分患者采用单剂量。治疗失败患者再次给予催产素治疗，总有效率为 95%。其余患者需要手术治疗，其中不少并非是因为宫缩乏力而导致的产后出血，包括裂伤和胎盘部分残留。

F - 类前列腺素可引起支气管收缩、血管收缩、胃肠道平滑肌收缩。相关的副作用包括恶心、呕吐、腹泻、发热和支气管痉挛。有病例报道低血压、肺内分流、动脉血氧饱和度下

降等不良反应，所以心脏或肺部疾病患者禁忌使用。注射卡前列素或麦角化合物对产后出血无明显差异[73]。卡前列素昂贵，因此在许多发展中国家难以负担。地诺前列素（F - 2α 前列腺素）更适合，子宫肌内注射剂量 0.5 ~ 1.0mg 对治疗子宫收缩乏力有效。在随机对照试验比较中，一组使用肌内注射前列腺素 F-2a 与麦角新碱，一组使用催产素和麦角新碱，两组间在失血或需要输血的措施干预没有统计学差异。有人通过导尿管低剂量宫内输液使用包括 20mg 地诺前列素稀释于 500mL 氯化钠注射液，以 3 ~ 4mL/min 持续 10min，然后 1mL/min[79]。地诺前列素静脉滴注还没有被证明是有效的。

前列腺素 E-2（地诺前列酮）是一种血管扩张剂，然而其会导致孕妇子宫平滑肌收缩[72]。地诺前列酮被广泛用作宫颈催熟剂。直肠给药（2mg 每 2h）一直是成功治疗子宫收缩乏力的方法，阴道给药经常因为子宫持续性出血而无效。由于其血管舒张作用，这种药物应避免在低血压和低血容量患者中使用。但是在心脏或肺部疾病的卡前列素禁忌的患者中可以使用[49]。病例报道也记录使用吉美前列素阴道栓剂（前列腺素 E-1 个类似物），可以有类 PGF-2α 效用。直肠和宫内给药均已有报道[80-81]。

米索前列醇

米索前列醇是一种人工合成的前列腺素E-1类似物，经肝脏代谢，可以口服给药、经阴道或直肠给药。国际多中心随机试验报道，作为预防产后出血，口服米索前列醇效果差于静脉应用催产素[82]。然而，米索前列醇有利于治疗产后出血。根据最近的一项 meta 分析发现口服或舌下含服 600μg 米索前列醇对于产后出血是有帮助的，但没有显示其效果优于其他宫缩剂[83]。

两个小型病例报道直肠给药 600 ~ 1000μg 在催产素和麦角新碱治疗无效的产后出血患者中有显著快速的治疗效果。给药后 3min 内几乎所有的女性均产生持续宫缩[84-85]。一个单中心的双盲随机临床试验使用 800μg 米索前列醇直肠给药，比较麦角新碱肌内注射加催产素静脉滴注后发现，米索前列组 93%（30/32 例）患者

使用 20min 内出血停止，对照组 66%（21/32例）止血[86]。在需要输血或凝血功能障碍中两组无显著差异。在最近的一项直肠米索前列醇的 meta 分析比较中，失血量超过 500mL 时，米索前列醇与安慰剂或麦角新碱组合催产素，虽然出现了小幅的下降，但无显著差异[73,87]。副作用包括产妇发热和寒战。值得注意的是，米索前列醇价格便宜，对热和光稳定，不需要消毒针头和注射器管理。因此，米索前列醇可能特别有利于发展中国家。

产后出血的手术管理

这里所描述的大多数外科手术技术的目标是阻止因宫缩乏力导致的出血。有些是在胎盘植入、前置胎盘出血或严重的生殖道创伤时而简单地修复无法控制出血。

宫缩剂未能控制的出血时，子宫收缩乏力的外科干预是必要的，并且没有物质残留子宫或并发外阴道创伤。在麻醉状态下的探查除外后者是必要的。很多种外科技术已被提出。案例报道和队列研究构成主要的临床证据。比较发表的报道是比较困难的：很多因素，包括严重出血、分娩时间延长、手术专家权威性、血流动力学和高凝状态、手术的专业知识以及所有其他产科和医疗问题的存在都可能影响研究结果。

子宫填塞

宫腔填塞是一个在许多单位早已弃用但最近又开始使用的方法。一些报道详细介绍了胎盘床出血填塞新技术。既往用无菌纱布宫腔填塞，使用一个特定的长镊子将 5m 的纱布折叠为 5～10cm 填入子宫[88]。纱布层层紧密叠放，对子宫壁给予最大施压。宫腔填塞的适应证包括子宫乏力、前置胎盘和胎盘植入。填塞物一般留置约 24～36h，预防性应用抗生素。

因为考虑到填塞压迫过程中的隐性出血、感染、创伤及其他问题，宫腔填塞逐渐被弃用。然而，很少有记录的证据支持以上观点。有报

道称上述风险被夸大[88,89]。小样本研究证明宫腔填塞在其他方法治疗失败的难治性出血中能有效控制出血[90,91]。在一项包含 20 例产后出血女性的病例研究中，共 3 例患者宫腔填塞控制出血失败[92]。

骨盆压力包，也被称为"蘑菇""降落伞"或"Logothetopoulos"包，已经成功地用于控制妇科和产科患者子宫切除术后出血。虽然研究有限，在尝试其他疗法失败后，骨盆压力包控制产科子宫切除术后出血成功率已经接近 86%[93]。最近几个更多的充气机械设备被提出用来替代子宫填塞。这些设备的支持者指出，其他优点是快速和操作容易，并且容易评估其效果。

在此背景下三腔二囊管被开始使用[89,94]。第 1 例报道采用胃囊充盐水，第 2 例仅充食管囊。气囊填充法也曾使用 Rusch 氏导尿管填充 400～500mL 生理盐水完成。在 2 例胎盘附着后出血的产妇中有效[95]。在最近的研究中，1000mL 生理盐水填充的 Rusch 氏导尿管在 8 例产后出血的女性中有 7 例达到有效控制[96]。同样也能使用 Foley 导尿管连接含 500mL 液体的避孕套进行气囊填塞[97]。几个病例报道显示了与导尿管气囊充 300mL 相似的结果[98,99]。这些临时性治疗可在预计的手术干预前为纠正凝血功能争取时间。出血经常可以得到完全停止，应在未来需要生育的患者或资源缺乏地区进行尝试。在这些操作过程中建议持续的催产素滴注和预防性抗生素。

子宫缝合

B-Lynch 缝合术是用来通过垂直压迫子宫宫体治疗宫缩乏力造成的弥漫性出血[100]。为了评估缝合是否有效，使用双手压迫子宫。如果出血停止，缝合压缩应该是同样成功的。单个或多个缝合线可能会同时使用，并根据形状，可称为双向缝合[100]、简单缝合[101]或褥型缝合[102]。患者术中取截石位，以便于评估阴道出血。如果经下段剖宫产进行分娩，重新打开手术切口。如果经阴道分娩且已用手动勘探残留物已被排出，没有必要进行子宫切除术。应将子宫脱出并行双手压迫评估止血有效性。如果阴道出血控制，使用 70mm 的圆形全针配 2

号铬制肠线进行双向缝合(图 22.1)。助理双手压缩子宫,对合两端行子宫下段闭合。作者报道 5 例患者全部止血成功。患者包括宫缩乏力、凝血功能障碍和前置胎盘造成的出血。作者阐述此方法的优势为操作简单,且可以立即评估血流动力学改善。其他研究中也描述过类似的成功病例报道,含或不含其他的干预措施,包括放射科介入治疗或宫缩剂使用[103-105],后续随访证实子宫解剖结构得以保留[106]。也有报道称 B-Lynch 缝合术后女性可以恢复正常月经周期,也可以成功再次妊娠[107]。槭型缝合合并感染的患者可能会出现宫腔狭窄或闭合[108]。

改良的 B-Lynch 缝合[109]。步骤更为简单,由两组独立白缝线组成,并在宫底部进行打结中。可以避免子宫下段切开,且笔者提出两次缝合比一次连续缝合可以产生更大张力,其还描述了缝线绑在一起,防止横向滑移[110]。

子宫断流

子宫断流术长期被用来处理子宫收缩乏力、胎盘和创伤引起的产后出血。这些技术也可以预防性使用,适用于在手术室的分娩过程中妊娠合并胎盘植入。结扎子宫动脉和髂内动脉,卵巢动脉结扎也可以进行,一般作为辅助手段。根据公布的数据,这些技术在报道文章中有疗效。术者的专业性及经验在产后出血止血中起决定作用。

双侧子宫动脉结扎

妊娠子宫 90% 的血液供应来自子宫动脉。双侧结扎子宫动脉的上穿分支被专业人士认为是一替代子宫切除术的简单、安全而有效的方法[111]。本方法最初用于控制剖宫产的产后出血。子宫下段切口 2~3cm 以下大面积结扎子宫动脉分支和静脉。缝合线被放置在通过阔韧带的无血供区,几乎通过全层子宫壁,包括子宫血管和 2~3cm 子宫肌层。不必分离血管,并且缝合子宫肌层避免血管损伤,并且去除子宫肌层内的升动脉分支。使用 1 号铬制肠线可吸收缝合线并使用无创伤针。避免使用不可吸收线或 8 字缝合,因为可增加静脉窦形成的风险。如果阴道分娩,可能需要在缝合前移开膀胱,以避免输尿管损伤。

最大的一项病例研究于 1995 年发表[112],这是一个涉及 30 年间 265 例剖宫产产后出血超过 1000mL,且对催产素、甲基麦角新碱和卡前列治疗不敏感的研究。仅 10 例妊娠女性双侧子宫动脉结扎后未能控制出血,成功率达 96%。即可评估治疗效果,发现子宫变白。有时发生肌层收缩,但即使子宫保持肌张力低下,出血通常被控制[111]。长期随访未发现对月经周期或再次妊娠有影响[112-113]。在行再次剖宫产女性中,发现子宫血管出现再通。

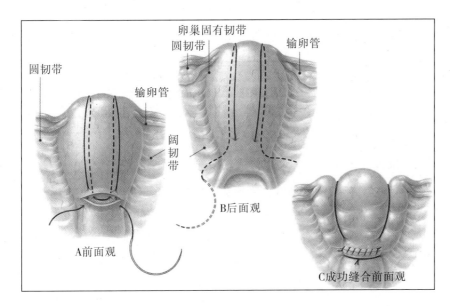

图 22.1 B-Lynch 式子宫缝合。A 前面观和 B 后面观的缝合方法,C 成功缝合后图示(引自 B-Lynch. The B-Lynch surgical technique for the control of massive postpartum haemorrhage: an alternative to hysterectomy? Five cases reported. Br J Obstet Gynaecol, 1997, 104: 372-375)

此方法失败的最常见原因是前置胎盘，且无论有无植入。最近低位双侧子宫动脉结扎治疗子宫下段出血的报道。一项研究报道包括 103 例包括逐步子宫断流的患者，研究发现传统的子宫动脉结扎术有 75% 的成功率[113]。成功率最高的是子宫收缩乏力和胎盘早剥。7 例伴有或不伴有植入的前置胎盘患者中，4 例女性继续出血。推开膀胱后，在第一次结扎的 3~5cm 以下行进一步的双侧结扎。因此，结扎包括宫颈阴道动脉上升支以及供给下段和上宫颈的子宫动脉分支。此方法在所有的病例中均能有效控制出血。也有报道描述经阴道行子宫动脉结扎，部分患者成功[114]。这种干预包括切开近宫颈阴道折返的宫颈前壁并且牵拉膀胱，然后轻轻地将子宫推至对侧拟缝合的位置。单根可吸收缝合线缝合置于血管周围，包括子宫肌层组织。虽然这种技术可能是快速且微创，但需要更多的研究来证明其控制产后出血的有效性。单侧或双侧卵巢动脉结扎可作为子宫动脉结扎的辅助手段。靠近卵巢内侧结扎以保留卵巢的血液供应，这是上述逐步子宫断流法的最后一步[113]。子宫动脉结扎术后，96 例患者中 13 例非前置胎盘或植入患者仍有持续出血，其中有 7 例单侧卵巢动脉结扎有效，6 例双侧卵巢动脉结扎有效。在该研究中所有患者均避免了子宫切除术。

双侧髂内动脉结扎

Kelly 在 1894 年首次进行妇科髂内动脉结扎术[115]，他称这个为"最大胆地检查出血的措施"，并断言骨盆的血液供应将完全被阻止。从 20 世纪 50 年代开始，越来越多的人开展髂内动脉结扎，多数指征为宫颈癌。结扎术仍然被认为可完全切断动脉血流，虽然未发现盆腔组织坏死。

20 世纪 60 年代，Burchll 在双侧髂内动脉结扎后切开子宫动脉以证明无血流供应。然而令人惊奇的时，仍然可见到血液流动。这个观察结果导致许多髂内动脉结扎术后血流动力学的相关研究。研究多在女性患者中展开，但在产科研究中被广泛引用[116,117]。结扎术后 5min

和 37 个月的主动脉造影术显示了整个髂内动脉及其分支丰富的侧支循环。主要 3 大侧支循环是：腰动脉 - 腰髂动脉、骶正中动脉 - 骶外侧动脉及直肠上动脉 - 直肠中动脉。后分支以上结扎造成腰动脉 - 腰髂动脉侧支循环开通（图 22.2）。后分支以下结扎造成中痔动脉回流开放。髂内动脉远端分支血流正常。

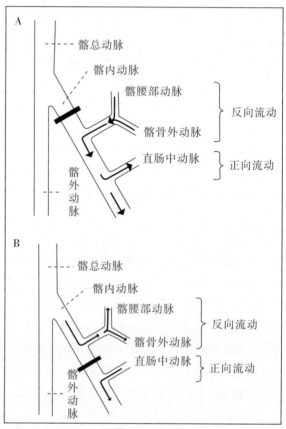

图 22.2 髂内动脉结扎术。A. 结扎臀部较上的位置，旁系髂腰部和髂骨外的动脉血流如图示；B. 结扎臀部偏下的位置，旁系直肠中动脉血流如图示（引自 Burchell RC. Arterial physioiogy of the human pelvis. Obstet Ggneeol, 1968, 31: 855 - 860）

第二项研究涉及结扎前、后的动脉内压力[116]。双侧结扎后，远端动脉搏压降低了 85%，平均动脉压减少了 24%。此外，同侧结扎后减少了 48% 的血流。作者得出的结论为髂内动脉结扎控制盆腔出血的机制为降低动脉压。这种现象可以被侧支循环吻合口直径较小来解释。动脉系统被认为形成类静脉循环系统，在损伤部位通过形成血栓达到止血。这些研究中已被广泛引用，但尚未在产后女性中开展类似研究。病例报道并未发现髂内动脉结扎术前与术后 2d 多普勒波形及血流速度的变化[118]。

髂内动脉结扎是一个比子宫动脉结扎术更复杂的过程。髂总动脉分叉可在骨盆边沿处被识别,腹膜打开处与输尿管相邻[109]。识别髂内动脉并分离出来,直角钳钳夹动脉。钳夹之间相距 1~2cm。子宫动脉和阴道动脉都来自前分支,如果可能的话,应远离后分支起始的地方离断。这种方法更为有效,且不会阻断供应臀部肌肉的血供。阴道分娩出血后可以使用腹膜后入路,此操作的并发症包括髂内静脉和输尿管损伤。组织水肿、持续出血及存在一个大的失张力性子宫可能会使解剖困难,并延长操作时间。不正确的识别髂内动脉,可能会导致意外结扎髂外动脉或髂总动脉,导致下肢和骨盆缺血。因此,操作后应检查股动脉搏动。结扎的血管可能发生再通,并且无论再通与否都有再次成功妊娠的报道。

丰富的侧支循环说明为什么结扎髂内疗效小于子宫动脉结扎术。报道的成功率通常大约在 40%[109]。一项 1985 年的研究报道,在 19 例患者中,成功率 42%,其余患者需要行子宫切除术[119]。病死率较单纯行子宫切除术高,髂内动脉结扎术失败患者平均失血 5125mL,而单纯子宫切除术患者平均失血 3209mL。这项研究中动脉结扎相关并发症延误启动确定性治疗(子宫切除术)相关,而并非与动脉结扎相关。作者认为这项治疗措施在治疗产后出血中作用有限,仅限于血流动力学稳定的患者,且未来生育能力是首要关注的问题。

动脉栓塞

在有放射介入专家的医疗中心,选择性动脉栓塞子宫断流术最近越来越受到关注。通过股动脉进入,在主动脉弓注射造影剂可对出血部位进行定位。在出血的血管选择性插管,注入吸收性明胶海绵[120]。这些栓塞效果为暂时的,并在大约 10d 后被吸收。如果未能发现出血点,则在髂内动脉前支或子宫动脉实行栓塞。

在发表的研究报道中,子宫收缩乏力和骨盆创伤是栓塞治疗的主要适应证,总体成功率 85%~100%[121]。在胎盘植入及双侧髂内动脉结扎失败的患者中栓塞法失败率较高[122]。术后再次成功妊娠已有相关报道。

相比手术断流,栓塞有几个优点,其创伤性较低,一般情况下可显影出血的血管。接近远端动脉闭塞出血部位是可能的,从而减少侧支循环持续出血的风险[120]。栓塞后可立即评估有效性,并可对相同或不同动脉进行重复栓塞。缺点需要快速提供专业设备及人员,并需要把出血患者转移到放射室。栓塞过程也是一个比较耗时的操作,通常需要 1 至 3h,但主要出血止血后恢复血流动力学稳定一般需要30~60min。Pelage 及其同事评价 35 例意外产后出血选择性动脉栓塞的作用[123]。除去 1 例 5d 后再次出血需要子宫切除外,其余患者全部成功止血。在这项研究中栓塞后所有女性月经恢复正常。其他研究报道也有同样的发现[124,125]。危及生命的出血患者动脉栓塞也可治疗成功。1998 年研究包括 27 例危及生命的出血患者,其中 12 例插管行机械通气,4 例心脏骤停后成功复苏[122]。发热、造影剂的肾毒性、下肢缺血等并发症罕见,但曾有相关报道。

这一方法的另一做法是在预计大量出血的手术前(如剖宫产分娩的胎盘植入患者),在髂内动脉预防性安置充气球囊导管。在这种情况下,患者术前在介入手术病房提前放置球囊导管,但导管不予充气。婴儿娩出后,导管可以立即膨胀充气。这种导管可以在手术完成后留置 24~48h,如果需要的话可再充气。选择性栓塞髂内动脉前使用预防性阻塞球囊已经显示出超过80%的成功率[121,124]。各种报道证实了患者 3~6 个月内月经恢复正常,可再次正常妊娠[126-129]。在最近的一项研究,比较超过 65 例行剖宫产的胎盘植入女性是否使用预防性的球囊导管,在手术时间、术中出血量、住院天数或输血制品无显著差异[130]。

子宫切除术

围生期子宫切除术经常被认为是根本性治疗产科出血方法,然而并非没有并发症。从长期来看,丧失生育能力可对患者产生深远影响。

在紧急情况下，主要关注的是，由于持续失血和盆腔解剖严重扭曲、水肿、血肿形成和外伤，围生期子宫切除术是一个复杂的操作。Pritchard 表明择期再次剖宫产行子宫切除术的平均失血达到 1435mL[48]。产后出血行紧急子宫切除术，平均术中出血 2183mL，而决定行子宫切除术术前的平均出血 2125mL[131]。血流动力学稳定并不总能实现，进一步措施有可能是必要的。子宫动脉栓塞术在子宫切除术后持续出血患者中使用，但未必会成功[122,132]。行剖腹探查术可能还是必要的，有报道高达 13% 的患者需要[133]。术后并发发热极为常见，不同研究结果中发生率为 5% ~85% 不等。

如果保守治疗如栓塞或子宫断流无法控制出血者，需要子宫切除术。分娩与手术相隔的时间是最重要的预后因素。如果最初止血方法失败，建议马上进行子宫切除术[132]，而不是再尝试另一种保守的方法。在严重危及生命的出血患者，大多数情况下，子宫切除术是一线治疗[109]。因此，子宫切除术死亡率比其他外科手术更高[132]。

子宫收缩乏力是围生期子宫切除术的主要指征，虽然其他因素，如植入性胎盘和胎盘早剥也经常发生[132]。许多研究已经描述前置胎盘与出血密切相关，最近的分析表明在 23% 的患者中失血大于 3000mL[134]。在这项研究中，约 10% 的患者需大于 5U 的血液制品和子宫切除术[134]。多至 7% 胎盘植入患者因术后出血而需要再次手术探查[135,136]。围生期子宫切除术的其他适应证包括前置胎盘、子宫破裂和其他生殖道裂伤。阴道分娩引起的创作可能会导致隐匿性出血，因此容易造成不良预后；剖宫产出血更容易被及时发现并补救。

如果出血在子宫体，一般可行子宫次全切除术，其一般比全子宫切除术简单，因为宫颈和阴道角在充分扩张情况下很难识别。此外，损伤输尿管和膀胱的风险也较低。一项研究报道次全子宫切除术尿路损伤的发病率是 13%，相比于全子宫切除术 25% 更低[133]。如果怀疑胎盘植入，应使用预防性输尿管支架确定输尿管的位置，并协助剥离。此外，围术期膀胱切

开术可提高可视膀胱侵犯。如果出血主要来自子宫下段（前置胎盘，外伤），必须结扎子宫颈子宫动脉的分支，并行全子宫切除术。麻醉考虑包括一般气管内全麻，在预计手术时长较长时、安置硬膜外导管缓解产后疼痛，并准备大量输血。手术前应考虑预防血栓。在麻醉诱导前穿静脉曲张袜，预防性应用低分子肝素或普通肝素[137]。

需要强调产后密切观察的重要性，在大多数情况下，这些患者应在 ICU 观察至苏醒。通常情况下，由于手术时间长且大量输血，有喉头水肿、肺水肿、延迟拔管和长时间机械通气等风险。大量出血或输注血制品后患者应当监测生命体征、脉搏、血氧及每小时尿量。手术过程中长期处于低血压的患者，术后也应当警惕席汉综合征的发生。

出血性疾病

大量失血后因凝血因子消耗及晶体补充后的稀释造成产后出血性疾病的最常见原因。其他造成产科弥散性血管内凝血（妊娠急性脂肪肝、胎盘早剥、妊娠过敏样综合征）或血小板减少（HELLP 综合征、TTP）也可能会导致或促成大出血。还需要考虑与妊娠无关的遗传性或获得性出血性疾病，这包括凝血系统功能障碍和血小板质量或数量异常。下文将讨论最常见的疾病。

特发性血小板减少性紫癜（ITP）

孕妇血小板减少症的鉴别诊断包括妊娠血小板减少症、自身免疫疾病[系统性红斑狼疮或抗磷脂综合征，HELLP 综合征（溶血、肝酶升高、低血小板）]、叶酸缺乏和病毒性疾病，包括人类免疫缺陷病毒。妊娠期最常见的原因为妊娠血小板减少症，占 70% 的病例[138]。长期抗凝治疗的患者，应考虑肝素诱导性血小板减少症。

特发性血小板减少性紫癜是一种导致血小板破坏增多的自身免疫性疾病。ITP 的发病率

是 1/1000～2/1000 次分娩及占分娩时血小板减少的 3%[139]。严重血小板减少症的胎儿风险是 5%～10%，新生儿最低值发生在分娩后的 2～5d[140]。特发性血小板减少性紫癜（ITP, idiopathic thrombocytopenic purpura）患者平均血小板寿命大大降低，是正常 7～10d 的 1/10。因此，循环中的血小板更不成熟，更大，功能优于正常血小板。血小板计数一般是介于（50～75）× 10^9/L，但可能回落至非常低的水平，特别是病毒感染后。ITP 加重可能发生在妊娠期间任何时间。在非妊娠患者，血小板计数大于 10 × 10^9/L 患者严重自发性出血罕见，血小板计数大于 50 × 10^9/L 时创伤后发生严重出血也不常见。

从 20 世纪 50 年代和 60 年代的系列病例报道产后出血或胎盘早剥的患者自发性出血发生率没有增加[141]。剖宫产和生殖道裂伤常伴有失血量增加和输血需求增加。应定期监测血小板计数。一般建议血小板计数小于 30 × 10^9/L 或在任何水平时临床显著出血时，需要治疗。血小板计数在分娩时最小安全值未知。美国指南证实了专家意见多样性[142]，阴道分娩时推荐的最小计数（10～50）× 10^9/L（平均 27 × 10^9/L）之间，（30～50）× 10^9/L（平均 44 × 10^9/L）。80 × 10^9/L 则是普遍接受区域麻醉的下限。

最常见的治疗 ITP 的是糖皮质激素和静脉注射免疫球蛋白。大剂量的类固醇应用与妊娠高血压的风险增加相关，并且免疫球蛋白极其昂贵。1995 年，静脉注射抗 D（WinRho）抗体用于治疗 ITP 的非孕妇患者。第一项抗 D 研究出现在 1993 年，评价免疫球蛋白在 Rh 阳性的特发性血小板减少性紫癜（ITP）的妊娠中期和孕晚期。结果证明 75% 的患者有效，而且对胎儿无不良影响[143]。在 ITP 常规治疗不耐受时，抗 D 免疫球蛋白应予以考虑。血小板水平治疗开始 3～5d 后上升，在第 8 天的达峰值[144]。副反应较罕见，母亲及胎儿溶血、发热、寒战及全身酸痛仅有 4% 的风险。特发性血小板减少性紫癜（ITP）患者仅在危及生命的出血或必要的手术时输注血小板，因为输注的血小板可迅速被破坏。脾切除术仍然是明确的治疗方法。在

妊娠期间，在技术上可能比较困难，在药物治疗不耐受时是有指证的。

血管性血友病

血管性血友病（von willebrand disease, vWD）是最常见的遗传性出血性疾病[145]。据报道血管性血友病的发病率高达 1.3%，大部分的女性最常见的症状表现为月经过多。这种疾病的孕妇产前出血的风险没有增加，但是，报道原发性产后出血的发病率为 22%～59%[146,147]，二次产后出血发病率为 20%～28%[148]。血管性血友病患者阴部血肿的风险也会增加。在小规模的研究中发现会阴血肿率 7%，而在一般人群则为 2.2/1000[149,150]。

这种疾病的特点为血管性血友病因子（vWF）的数量或质量缺乏，vWF 在止血中起到相当重要的作用[151]。首先，vWF 稳定凝血因子 VIII，防止其被迅速代谢。其次，vWF 介导血管损伤后血小板黏附，如果缺乏 vWF 的功能，凝血因子 VIIIc 的血浆水平减低（正常范围 50～150U/dL），出血时间延长。出血问题通常是温和的（鼻出血，月经过多），潜在的问题可能不被发现。然而，产后有可能发生危及生命的出血。

血管性血友病有 3 种类型。1 型和 3 型是数量不足。1 型发生于约 70% 的患者，是常染色体显性遗传。这是一个部分缺乏 vWF 的状态，凝血因子 VIII 水平通常为 5～40U/L。3 型是罕见的常染色体隐性遗传，几乎完全缺乏 vWF 因子，导致 VIII 水平极低，伴有严重的出血问题。2 型属于质量缺陷，有几种不同的亚型，居于常染色体显性遗传突变。2 型疾病在妊娠时可能出现血小板减少症，vWF 多聚体可能会导致血小板聚集增加。

在正常孕妇和 1 型血友病，vWF 和 VIII 因子水平在妊娠后期大幅上升。因此，很少有轻度血管性血友病患者在妊娠期间需要治疗。其他类型血管性血友病患者可能需要治疗。在首次产检和孕晚期产检需检测 VIII 因子水平。分娩后，因子 VIII 水平快速下降，导致产后出血发生率高。

产后出血一般发生在 VIII 因子水平低于 50U/

dL 时。因此，在产程中和产后早期需维持浓度高于这个阈值的预防性治疗。虽然在区域麻醉安全水平上还没有达成共识，如果是凝血功能正常且Ⅷ水平大于 50U/L，区域麻醉是安全[148]。其目的是阴道分娩 3~4d 后和剖宫产 4~5d 后保持较高水平。有两种治疗方案。第一是静脉滴注去氨加压素（DDAVP；1-脱氨基-8-精氨酸加压素），增加凝血因子Ⅷ和 vWF 释放到血浆，在 30min 内提高血浆浓度的 3~5 倍。这些水平通常能维持 8~10h，因此，每天需要输注给予 1~2 次。1 型患者普遍反映良好，但在 3 型中的反应是不一定的。去氨加压素在一些 2 型的亚型是禁忌，因其可导致短暂的血小板减少。DDAVP 不会透过胎盘[152]。在第三产程中，去氨加压素应慎用。在大多数情况下，分娩后应立即使用催产素。与去氨加压素协同使用可引起体液潴留和低钠血症[153]。

第二种治疗选项是凝血因子Ⅷ和 vWF 的替代治疗。新鲜冰冻血浆含有这两种凝血因子，但需要大量输注才能止血或预防出血。冷沉淀物含有两者 5~10 倍高浓度。使用Ⅷ因子制剂也必须包含一些 vWF，否则Ⅷ因子半衰期仅为 1h 或更短。重组Ⅷ因子很难获得，但包含这两个因子的商品化制剂都可用。氨甲环酸在非威胁生命的产后出血女性中也是有效的。此药通过完全抑制纤溶酶原转换纤维蛋白溶酶而发挥作用，因此抑制纤维蛋白降解。氨甲环酸能透过胎盘，但没有相关的不良胎儿的影响[154,155]。女性血友病产后出血的平均时间为是 15±5d，即便积极预防也可能发生出血。这些患者分娩后的第 1 周加强观察，在这些时间可能需要进一步的治疗[156]。

血友病

血友病 A（凝血因子Ⅷ缺乏）和血友病 B（因子Ⅸ缺乏）是 X 连锁遗传[157]。有些女性水平在正常范围内（>50U/dL），但正常染色体的失活（里昂化作用）可能会导致低因子水平[145]。这些疾病总体发生率约 1/110 万次分娩[158]。血友病携带者还存在增加原发性和继发性产后出血的风险，据报道其发生率分别为 19% 和 11%，且大多发生时因子水平低于 50U/dL。虽然因子水平 >50% 时很少发生出血，5% 至 30% 之间的水平可能发生分娩或手术后严重出血[159]。在小宗报道指出，相比其他出血性疾病，血友病 A 和 B 产后出血率较高，需要 4d 的因子替代治疗[160]。

血友病 A 携带者一般会出现妊娠诱导的Ⅷ因子水平上升。然而，Ⅸ因子水平不受妊娠影响。对于这两种类型的血友病，因子水平 < 50U/dL 时需要治疗。可以使用 DDAVP 或适当的因子浓缩物。在面对出血时如果诊断不明，等待测试结果的过程中可输新鲜冷冻血浆。A 型血友病携带者合成正常量的 vWF，因此，重组凝血因子Ⅷ在这些患者中是有效的。受影响的胎儿会有颅外和颅内出血的风险，但剖宫产不降低这种风险。胎儿头皮电极和手术分娩应谨慎使用。

获得性血友病

获得性血友病因子是既往凝血因子Ⅷ正常的患者中出现Ⅷ抗体所致[161]。这些抗体部分或完全抑制因子Ⅷ促凝活性。这是一种罕见疾病，通常具有高出血发病率和严重死亡率。据报道发生率为 1.48 每百万患者[162]。这种疾病影响约 1/135 万妊娠女性[163]。在孕妇，达到缓解的时间长于非孕妇患者，但也有较高自发缓解率[164]。这种疾病的患者比凝血因子Ⅷ抑制的血友病患者出血死亡的风险更高。

7%~11% 的病例与妊娠有关，且大部分病例发生在初次妊娠后。出血是主要表现，一般在产后前 3 个月内。出血可能是多个显而易见的部位，包括多处软组织血肿、瘀斑、过度阴道损伤和术后出血。调查显示，aPTT 值延长、凝血酶原时间、出血时间和血小板计数正常。大多数患者会在几个月内完全缓解，抗体会自发消失。但是，有时这些抗体可能会持续多年导致患者进一步出血的高风险。通过提高Ⅷ因子的血浆水平可控制出血。抗体与猪凝血因子Ⅷ结合比人凝血因子Ⅷ少，所以前者一般是一线治疗。猪凝血因子Ⅷ被证明有极好的功效，超过 85% 的患者能控制出血[166]。

其他治疗方法包括替代疗法。一项大规模队列研究，评价Ⅷ因子抑制剂通过活性的疗效（FEIBA），76%的重度和100%的中度出血患者达得完全缓解[167]。其他用于获得性血友病是重组凝血因子Ⅶa。作为一线治疗，在大多数情况下8h内证明疗效[168]。两种替代品与血栓事件的发生相关，可能需要多种剂量，并应根据说明书个性化处理。这些替代品没有有效的实验室监测。去氨加压素也可用于增加内源性凝血因子Ⅷ从细胞内释放。此药最好使用在Ⅷ因子滴度低和可衡量的因子Ⅷ水平患者。由于这些反应不可预测，其最适用于轻微出血[169]。如果抑制剂的水平很高，血浆可能是必要的。免疫抑制剂治疗药物如糖皮质激素、环磷酰胺、利妥昔单抗和硫唑嘌呤可增强抑制剂的清除。完全缓解的患者，再次妊娠也可无复发。然而，由于这是一种罕见的疾病，仅有少数病例被记录在案。

继发性产后出血

继发性或迟发性产后出血被定义为出血500mL或以上，发生在生殖道分娩后24h直至产后6周。这种情况的潜在严重性不应该低估。继发性产后出血，可能会导致起病急骤的失血性休克[123]。高峰时间是产后第2周，其次是产后第3周。因此大部分女性因出现这种并发症门诊就诊。

据报道发病率是0.5%~1.3%[170]。常见的原因包括胎盘组织残留、子宫内膜炎和生殖道撕裂。少见的原因包括动静脉瘘和假性动脉瘤，可能是由于手术创伤和剖宫产切口愈合引起的，也有报道是因为瘢痕裂开[123]。生殖道的恶性肿瘤，包括绒毛膜上皮癌，也可引起产后出血过多。如上面所讨论的出血性疾病，也可能通过这种方式表现。获得性血友病是继发性产后出血一种罕见但潜在的致死原因。

胎盘床引发的大量失血的初始紧急处理包括药物治疗。对于原发产后出血，第一线治疗有肌内注射麦角新碱/麦角胺和静脉滴注催产素。已报道前列腺素E-2、F-2α和米索前列醇有良好的治疗反应。虽然不经常发现微生物培养阳性，但通常都给予抗菌药物。

刮宫是常用的治疗。然而，这并不是没有风险；据报道发生继发性产后出血女性中3%的存在子宫穿孔，最晚可发生于分娩28d后。组织学确诊只发生在大约1/3的病例中。然而，在缺乏组织学报告的情况下其仍有明显的治疗益处。在诊断滞留胎盘方面，超声并没有比临床饰估更准确。

如果出血不能通过这些手段来控制，进一步手术干预是必要的。对于原发性出血，结扎子宫血管、子宫切除术、动脉栓塞都可成功执行，但很少有证据显示这是最佳的程序。生殖道创伤的女性，不管初次缝合成功与否，也可能经过这些程序。在栓塞前血管造影也可用于诊断潜在的继发性出血的原因[123]。一组14例的案例报道发现1例子宫动脉假性动脉瘤和2例动静脉瘘。

总 结

出血是一种常见的妊娠并发症，并且是孕产妇致残率和致死率的最常见原因之一。注意早期识别，警惕失血，监测生命体征，及时干预和纠正出血的根本原因，并且在某些情况下给予血液成分治疗，将最大限度地减少严重出血的后遗症。

参考文献

[1] Chang J, Elam-Evans, LD, Berg CJ, et al. Pregnancy-related mortality surveillance – United States. 1991 – 1997. MMWR, 2003, 52(2): 1 – 8.

[2] Berg CJ, Chang J, Callaghan WM, et al. Pregnancy related mortality in the United States, 1991 – 1997. Obstet Gynecol, 2003, 101(2): 289 – 296.

[3] Clark SL, Belfort MA, Dildy GA, et al. Maternal death in the 21st century: causes, prevention, and relationship to cesarean delivery. Am J Obstet Gynecol, 2008, 199(1): 36; discussion 91 – 92.

[4] AbouZahr C. Global burden of maternal death and disability. Br Med Bull, 2003, 67: 1 – 11.

[5] Bonnar J. Massive obstetric haemorrhage. Baillière's Best Pract Res Clin Obstet Gynaecol, 2000, 14: 1 – 18.

[6] Ananth CV, Savitz DA, Bowes WA, et al. Influence of hypertensive disorders and cigarette smoking on placental abruption and uterine bleeding during pregnancy. Br J Obstet Gynaecol, 1997, 104: 572 – 578.

［7］ Domissee J, Tiltman AJ. Placental bed biopsies in placental abruption. Br J Obstet Gynaecol, 1992, 99: 651 – 654.

［8］ Rana A, Sawhney H, Gopalan S, et al. Abruptio placentae and chorioamnionitis, Microbiologic and histologic correlation. Acta Obstet Gynecol, 1999, 78: 363 – 369.

［9］ Baron F, Hill WC. Placenta previa, placenta abruptio. Clin Obstet Gynecol, 1998, 41: 527 – 532.

［10］ Ananth CV, Smulian JC, Dimissie K, et al. Placental abruption among singleton and twin births in the U. S. : risk factors. Am J Epidemiol, 2001, 153: 771 – 778.

［11］ Lowe TW, Cunningham FG. Placental abruption. Clin Obstet Gynecol, 1990, 33: 406 – 413.

［12］ Ananth CV, Wilcox AJ. Placental abruption and perinatal mortality in the United States. Am J Epidemiol, 2001, 153: 332 – 337.

［13］ Pritchard JA, Cunningham FG, Pritchard SA, et al. On reducing the frequency of severe abruptio placentae. Am J Obstet Gynecol, 1991, 165: 1345 – 1351.

［14］ Ananth CV, Oyelese Y, Prasad V, et al. Evidence of placental abruption as a chronic process: associations with vaginal bleeding early in pregnancy and placental lesions. Eur J Obstet Gynecol Reprod Biol, 2006, 128(1 – 2): 15 – 21.

［15］ Goddijn-Wessel TA, Wouters MG, van de Molen EF, et al. Hyperhomocystenemia – a risk factor for placental abruption or infarction. Eur J Obstet Gynecol Reprod Biol, 1996, 66: 23 – 29.

［16］ Ananth CV, Berkowitz GS, Savitz DA, et al. Plaental abruption and adverse perinatal outcomes. JAMA, 1999, 282: 1646 – 1651.

［17］ Gibbs JM, Weindling AM. Neonatal intracranial lesions following placental abruption. Eur J Pediatr, 1994, 153: 195 – 197.

［18］ Nyberg DA, Cyr DR, Mack LA, et al. Sonographic spectrum of placental abruption. AJR, 1987, 148: 161 – 164.

［19］ Dhanraj D, Lambers D. The incidences of Kleihauer-Betke test in low risk pregnancies and maternal trauma patients. Am J Obstet Gynecol, 2004, 190: 1461 – 1463.

［20］ Pritchard JA, Brekken AL. Clinical and laboratory studies on severe abruptio placentae. Am J Obstet Gynecol, 1967, 97 (5): 681 – 700.

［21］ Anthony J, Johanson R, Dommisse J. Critical care management of severe preeclampsia. Fetal Mat Med Rev, 1994, 6: 219 – 229.

［22］ Letsky EA. Disseminated intravascular coagulation. Baillière's Best Pract Res Clin Obstet Gynaecol, 2001, 15: 623 – 644.

［23］ Towers CV, Pircon RA, Heppard M. Is tocolysis safe in the management of third trimester bleeding? Am J Obstet Gynecol, 1999, 180: 1572 – 1578.

［24］ Phelan JP. Uterine rupture. Clin Obstet Gynecol, 1990, 33: 432 – 437.

［25］ PlauchéWC, von Almen W, Muller R. Catastrophic uterine rupture. Obstet Gynecol, 1984, 64(6): 792 – 797.

［26］ Guise JM, McDonagh M, Osterweil P, et al. Systematic review of the incidence and consequences of uterine rupture in women with prior caesarean section. BMJ, 2004, 329: 19 – 23.

［27］ Devoe LD, Croom CS, Youssef AA, et al. The prediction of "controlled" uterine rupture by the use of intrauterine pressure catheters. Obstet Gynecol, 1992, 80: 626 – 629.

［28］ Rodriguez RH, Masaki DI, Phelan JP, et al. Uterine rupture: are intrauterine pressure catheters useful in the diagnosis? Am J Obstet Gynecol, 1989, 161: 666 – 669.

［29］ McMahon MJ. Vaginal birth after cesarean. Clin Obstet Gynecol, 1998, 2: 369 – 381.

［30］ Endres LK, Barnhart K. Spontaneous second trimester uterine rupture after classical cesarean. Obstet Gynecol, 2000, 96: 806 – 808.

［31］ Lydon-Rochelle M, Holt VL, Easterling TR, et al. Risk of uterine rupture during labor among women with a prior cesarean delivery. N Engl J Med, 2001, 345: 3 – 8.

［32］ Colin A, Baxi LV. Rupture of the primigravid uterus: a review of the literature. Obstet Gynecol Surv, 2007, 62(5): 327 – 334.

［33］ Schrinsky DC, Benson RC. Rupture of the pregnant uterus: a review. Obstet Gynecol Surv, 1978, 33: 217 – 232.

［34］ Senthiles L, Sergent F, Roman H, et al. Late complications of uterine hysteroscopy. Predicting patients at risk of uterine rupture during subsequent pregnancy. Eur J Obstet Gynecol Reprod Biol, 2005, 120: 134 – 138.

［35］ DeRoux SJ, Prendergast NC, Adsay NV. Spontaneous uterine rupture with fatal hemoperitoneum due to placenta percreta/accreta: a case report and review of the literature. Int J Gynecol Pathol, 1999, 18: 82 – 86.

［36］ Kazandi M. Placenta percreta: report of two cases and a review of the literature. Clin Exp Obstet Gynecol, 2003, 30: 70 – 72.

［37］ Bujold E, Mehta SH, Bujold C, et al. Interdelivery interval and uterine rupture. Am J Obstet Gynecol 2002; 187: 1199 – 1202.

［38］ Guise JM, Hashima J, Osterweil P. Evidence-based vaginal birth after caesarean section. Best Pract Res Clin Obstet Gynaecol, 2005, 19: 117 – 130.

［39］ Chapman J, Owen J, Hauth JC. One-versus two-layer closure of a low transverse cesarean: the next pregnancy. Obstet Gynecol, 1997, 89: 16 – 18.

［40］ Durnwald C, Mercer B. Uterine rupture, perioperative and perinatal morbidity after single-layer and double-layer closure at cesarean delivery. Am J Obstet Gynecol, 2003, 189: 925 – 929.

［41］ Shipp TD, Zelop C, Cohen A, et al. Post-cesarean delivery fever and uterine rupture in a subsequent trial of labor. Obstet Gynecol, 2003, 101: 136 – 139.

［42］ Phelan P, Eglinton GS, Horenstein JM, et al. Previous cesarean birth: trial of labor in women with macrosomic infants. J Reprod Med, 1984, 29: 36 – 40.

［43］ Flamm BL, Goings JR. Vaginal birth after cesarean section: is suspected fetal macrosomia a contraindication? Obstet Gynecol, 1989, 74: 694 – 697.

［44］ Zelop CM, Shipp TD, Repke JT, et al. Outcomes of trial of labor following previous cesarean delivery among women with fetuses weighing >4000 g. Am J Obstet Gynecol, 2001, 18: 903 – 905.

［45］ Eden RD, Parker RT, Gall SA. Rupture of the pregnant uterus: a 53 year review. Obstet Gynecol, 1986, 68: 671 – 674.

［46］ Thakur A, Heer MS, Thakur V, et al. Subtotal hysterectomy for uterine rupture. Int J Gynecol Obstet, 2001, 74: 29 – 33.

［47］ Ritchie EH. Pregnancy after rupture of the pregnant uterus. J Obstet Gynaecol Br Commw, 1971, 78: 642 – 648.

［48］ Pritchard JA, Baldwin RM, Dickey JC, et al. Blood volume changes in pregnancy and the puerperium. II. Red blood cell loss and changes in apparent blood volume during and following vaginal delivery, cesarean section, and cesarean section plus total hysterectomy. Am J Obstet Gynecol, 1962, 84: 1271 – 1282.

［49］ American College of Obstetricians and Gynecologists. Educational Bulletin No. 243. Postpartum haemorrhage. Int J Gynecol Obstet, 1998, 61: 79 – 86.

[50] Dildy GA, Paine AR, George NC, et al. Estimating blood loss: can teaching significantly improve visual estimation? Obstet Gynecol, 2004, 104(3): 601 – 606.

[51] Stafford I, Dildy GA, Clark SL, et al. Visually estimated and calculated blood loss in vaginal and cesarean delivery. Am J Obstet Gynecol, 2008, 199(5): 519.

[52] Combs CA, Murphy EL, Laros RK Jr. Factors associated with hemorrhage in cesarean deliveries. Obstet Gynecol, 1991, 77 (1): 77 – 82.

[53] Combs CA, Murphy EL, Laros RK Jr. Factors associated with postpartum hemorrhage with vaginal birth. Obstet Gynecol, 1991, 77(1): 69 – 76.

[54] Pritchard JA. Changes in the blood volume during pregnancy and delivery. Anesthesiology, 1965, 26: 393 – 399.

[55] Read JA, Cotton DB, Miller FC. Placenta accreta: changing clinical aspects and outcome. Obstet Gynecol, 1980, 56: 31 – 34.

[56] Cruikshank SH. Management of postpartum and pelvic hemorrhage. Clin Obstet Gynecol, 1986, 29: 213 – 219.

[57] Morgans D, Chan N, Clark CA. Vulval perineal haematomas in the immediate postpartum period and their management. Aust NZ J Obstet Gynaecol, 1999, 39: 223 – 227.

[58] You WB, Zahn CM. Postpartum hemorrhage: abnormally adherent placenta, uterine inversion, and puerperal hematomas. Clin Obstet Gynecol, 2006, 49(1): 184 – 97.

[59] Sotto LS, Collins RJ. Perigenital hematomas: analysis of 47 consecutive cases. Obstet Gynecol, 1958, 12: 259 – 263.

[60] Maxwell C, Gawler D, Green J. An unusual case of acute postpartum broad ligament haematoma. Aust NZ J Obstet Gynaecol, 1997, 37: 239 – 241.

[61] Qidwai, GI, Caughey AB, Jacoby AF. Obstetric outcomes in women with sonographically identified uterine leiomyoma. Obstet Gynecol, 2006, 107: 376 – 382.

[62] Platt LD, Druzin ML. Acute puerperal inversion of the uterus. Am J Obstet Gynecol, 1981, 141: 187 – 190.

[63] Kitchin JD Ⅲ, Thiagarajah S, May HV Jr, et al. Puerperal inversion of the uterus. Am J Obstet Gynecol, 1975, 123: 51 – 58.

[64] Brar HS, Greenspoon JS, Platt LD, et al. Acute puerperal uterine inversion. New approaches to management. J Reprod Med, 1989, 34: 173 – 177.

[65] Dayan SS, Schwalbe SS. The use of small-dose intravenous nitroglycerin in a case of uterine inversion. Anesth Analg, 1996, 82: 1091 – 1093.

[66] O'Sullivan JV. A simple method of correcting puerperal uterine inversion. BMJ, 1945, 2: 282 – 284.

[67] Ogueh O, Ayida G. Acute uterine inversion: a new technique of hydrostatic replacement. Br J Obstet Gynaecol, 1997, 104: 951 – 952.

[68] Watson P, Besch N, Bowes WA Jr. Management of acute and subacute puerperal inversion of the uterus. Obstet Gynecol, 1980, 55: 12 – 16.

[69] Keogh J, Tsokos N. Aortic compression in massive postpartum haemorrhage – an old but lifesaving technique. Aust NZ J Obstet Gynaecol, 1997, 37: 237 – 238.

[70] Riley DP, Burgess RW. External abdominal aortic compression: a study of a resuscitation manoeuvre for postpartum haemorrhage. Anesth Intens Care, 1994, 22: 571 – 575.

[71] McDonald S, Prendiville WJ, Elbourne D. Prophylactic syntometrine versus oxytocin for delivery of the placenta. Cochrane Database Syst Rev, 2000, 2: CD000201.

[72] Dollery C. Therapeutic Drugs. 2nd ed. Edinburgh: Churchill Livingstone, 1999.

[73] Chelmow D, O'Brien B. Postpartum haemorrhage: prevention. Clin Evid, 2006, 15: 1932 – 1950.

[74] McDonald S, Abbott JM, Higgins SP. Prophylactic ergometrine oxytocin versus oxytocin for the third stage of labour. Cochrane Database Syst Rev, 2007, 3: CD000201. pub2.

[75] Bigrigg A, Chiu D, Chissell S, et al. Use of intramyometrial 15 methyl prostaglandin F2α to control atonic postpartum haemorrhage following vaginal delivery and failure of conventional therapy. Br J Obstet Gynaecol, 1991, 98: 734 – 736.

[76] Hayashi RH, Castillo MS, Noah ML. Management of severe postpartum hemorrhage with a prostaglandin F2α analogue. Obstet Gynecol, 1984, 63: 806 – 808.

[77] Toppozada M, El-Bossaty M, El-Rahman HA, et al. Control of intractable atonic postpartum hemorrhage by 5-methyl prostaglandin F2α Obstet Gynecol, 1981, 58: 327 – 330.

[78] Oleen MA, Mariano JP. Controlling refractory atonic postpartum haemorrhage with Hemabate sterile solution. Am J Obstet Gynecol, 1990, 162: 205 – 208.

[79] Kupferminc MJ, Gull I, Bar-Am A, et al. Intrauterine irrigation with prostaglandin F2α for management of severe postpartum haemorrhage. Acta Obstet Gynaecol Scand, 1998, 77: 548 – 550.

[80] Craig S, Chau H, Cho H. Treatment of severe postpartum hemorrhage by rectally administered gemeprost pessaries. J Perinat Med, 1999, 27: 231 – 235.

[81] Barrington JW, Roberts A. The use of gemeprost pessaries to arrest postpartum haemorrhage. Br J Obstet Gynaecol, 1993, 100: 691 – 692.

[82] Gulmezoglu AM, Villar J, Ngoc NT, et al. WHO mulitcentre randomised trial of misoprostol in the management of the third stage of labour. Lancet, 2001, 358: 689 – 695.

[83] Gülmezoglu AM, Forna F, Villar J, et al. Prostaglandins for preventing postpartum haemorrhage. Cochrane Database Syst Rev, 2007, 3: CD000494. pub3.

[84] Abdel-Aleem H, EI-Nashar I, Abdel-Aleem A. Management of severe postpartum hemorrhage with misoprostol. Int J Gynecol Obstet, 2001, 72: 75 – 76.

[85] O'Brien P, El-Refaey H, Gordon A, et al. Rectally administered misoprostol for the treatment of postpartum haemorrhage unresponsive to oxytocin and ergometrine: a descriptive study. Obstet Gynecol, 1998, 92: 212 – 214.

[86] Lokugamage AU, Sullivan KR, Niculescu I, et al. A randomized study comparing rectally administered misoprostol versus syntometrine combined with an oxytocin infusion for the cessation of primary postpartum hemorrhage. Acta Obstet Gynecol Scand, 2001, 80: 835 – 839.

[87] Mousa HA, Alfirevic Z. Treatment for primary postpartum haemorrhage. Cochrane Database Syst Rev 2007; 1: CD003249.

[88] Maier RC. Control of postpartum hemorrhage with uterine packing. Am J Obstet Gynecol, 1993, 169: 317 – 323.

[89] Katesmark M, Brown R, Raju KS. Successful use of a Sengstaken-Blakemore tube to control massive postpartum haemorrhage. Br J Obstet Gynaecol, 1994, 101: 259 – 260.

[90] Bagga R, Jain V, Kalra J, et al. Uterovaginal packing with rolled gauze in postpartum hemorrhage. MedGenMed, 2004, 6(1): 50.

[91] Naqvi S, Makhdoom T. Conservative management of primary postpartum haemorrhage. J Coll Physicians Surg Pak, 2004, 14(5): 296 – 297.

[92] Hag G, Tayyab S. Control of postpartum and post abortal

haemorrhage with uterine packing. J Pak Med Assoc, 2005, 55(9): 369 – 371.

[93] Dildy GA, Scott JR, Saffer CS, et al. An effective pressure pack for severe pelvic hemorrhage. Obstet Gynecol, 2006, 108: 1222 – 1226.

[94] Chan C, Razvi K, Tham KF, et al. The use of a Sengstaken-Blakemore tube to control post-partum hemorrhage. Int J Gynecol Obstet, 1997, 58: 251 – 252.

[95] Johanson R, Kumar M, Obhrai M, et al. Management of massive postpartum haemorrhage: use of a hydrostatic balloon catheter to avoid laparotomy. Br J Obstet Gynaecol, 2001, 108: 420 – 422.

[96] Keriakos R, Mukhopadhyay A. The use of the Rusch balloon for management of severe postpartum haemorrhage J Obstet Gynaecol, 2006, 26(4): 335 – 338.

[97] Akhter S, Begum MR, Kabir Z, et al. Use of a condom to control massive postpartum hemorrhage. Med Gen Med, 2003, 5(3): 38.

[98] Bowen LW, Beeson JH. Use of a large Foley catheter balloon to control postpartum hemorrhage resulting from a low placental implantation. A report of two cases. J Reprod Med, 1985, 30(8): 623 – 625.

[99] Ferrazzani S, Guariglia L, Caruso A. Therapy and prevention of obstetric hemorrhage by tamponade using a balloon catheter. Minerva Ginecol, 2004, 56(5): 481 – 484.

[100] B-Lynch C, Coker A, Lawal AH, et al. The B-Lynch surgical technique for the control of massive postpartum haemorrhage: an alternative to hysterectomy? Five cases reported. Br J Obstet Gynaecol, 1997, 104: 372 – 375.

[101] Hayman RG, Arulkumaran S, Steer PJ. Uterine compression sutures: surgical management of postpartum hemorrhage. Obstet Gynecol, 2002, 99(3): 502 – 506.

[102] Cho JH, Jun HS, Lee CN. Hemostatic suturing technique for uterine bleeding during cesarean delivery. Obstet Gynecol, 2000, 96(1): 129 – 131.

[103] Smith KL, Baskett TF. Uterine compression sutures as an alternative to hysterectomy for severe postpartum hemorrhage. J Obstet Gynaecol Can, 2003, 25: 197 – 200.

[104] Holtsema H, Nijland R, Huisman A, et al. The B-Lynch technique for postpartum haemorrhage: an option for every gynaecologist. Eur J Obstet Gynecol Reprod Biol, 2004, 115: 39 – 42.

[105] Pal M, Biswas AK, Bhattacharya SM. B-Lynch brace suturing in primary post-partum hemorrhage during caesarean section. J Obstet Gynaecol Res, 2003, 29: 317 – 320.

[106] Ferguson JE Ⅱ, Bourgeois FJ, Underwood PB Jr. B-Lynch suture for postpartum hemorrhage. Obstet Gynecol, 2000, 95: 1020 – 1022.

[107] Habek D, Kulas T, Bobi-Vukovi M, et al. Successful of the B-Lynch compression suture in the management of massive postpartum hemorrhage: case reports and review. Arch Gynecol Obstet, 2006, 273(5): 307 – 309.

[108] Ochoa M, Allaire AD, Stitely ML. Pyometria after hemostatic square suture technique. Obstet Gynecol, 2002, 99(3): 506 – 509.

[109] Tamizian O, Arulkumaran S. The surgical management of postpartum haemorrhage. Curr Opin Obstet Gynecol, 2001, 13: 127 – 131.

[110] Dildy GA 3rd. Postpartum hemorrhage: new management options. Clin Obstet Gynecol, 2002, 45(2): 330 – 344.

[111] O'Leary JL, O'Leary JA. Uterine artery ligation for control of postcesarean section hemorrhage. Obstet Gynecol, 1974, 43: 849 – 853.

[112] O'Leary JA. Uterine artery ligation in the control of postcesarean hemorrhage. J Reprod Med, 1995, 40: 1899 – 1893.

[113] AbdRabbo SA. Stepwise uterine devascularisation: a novel technique for management of uncontrollable postpartum hemorrhage with preservation of the uterus. Am J Obstet Gynecol, 1994, 171: 694 – 700.

[114] Hebisch G, Huch A. Vaginal uterine artery ligation avoids high blood loss and puerperal hysterectomy in postpartum hemorrhage. Obstet Gynecol, 2002, 100: 574 – 578.

[115] Burchell RC. Arterial physiology of the human pelvis. Obstet Gynecol, 1968, 31: 855 – 860.

[116] Burchell RC. Internal iliac artery ligation: hemodynamics. Obstet Gynecol, 1964, 24: 737 – 739.

[117] Burchell RC, Olson G. Internal iliac artery ligation: aortograms. Am J Obstet Gynecol, 1966, 94: 117 – 124.

[118] Chitrit Y, Guillaumin D, Caubel P, et al. Absence of flow velocity waveform changes in uterine arteries after bilateral internal iliac ligation. Am J Obstet Gynecol, 2000, 182: 727 – 728.

[119] Clark SL, Phelan JP, Yeh S-Y, et al. Hypogastric artery ligation for obstetric haemorrhage. Obstet Gynecol, 1985, 66: 353 – 356.

[120] Vedantham S, Goodwin SC, McLucas B, et al. Uterine artery embolization: an underused method of controlling pelvic hemorrhage. Am J Obstet Gynecol, 1997, 176: 938 – 948.

[121] Hansch E, Chitkara U, McAlpine J, et al. Pelvic arterial embolisation for control of obstetric hemorrhage: a five year experience. Am J Obstet Gynecol, 1999, 180: 1454 – 1460.

[122] Pelage JP, Le Dref O, Mateo J, et al. Life-threatening primary postpartum hemorrhage: treatment with emergency selective arterial embolization. Radiology, 1998, 208: 359 – 362.

[123] Pelage JP, Soyer P, Repiquet D, et al. Secondary postpartum haemorrhage: treatment with selective arterial embolisation. Radiology, 1999, 212: 385 – 389.

[124] Alanis M, Hurst BS, Marshburn PB, et al. Conservative management of placenta increta with selective arterial embolization preserves future fertility and results in a favorable outcome in subsequent pregnancies. Fertil Steril, 2006, 86(5): 1514.

[125] Soncini E, Pelicelli A, Larini P, et al. Uterine artery embolization in the treatment and prevention of postpartum hemorrhage. Int J Gynaecol Obstet, 2007, 96(3): 181 – 185.

[126] Kayem G, Pannier E, Goffinet F, et al. Fertility after conservative treatment of placenta accreta. Fertil Steril, 2002, 78(3): 637 – 638.

[127] Clement D, Kayem G, Cabrol D. Conservative treatment of placenta percreta: a safe alternative. Eur J Obstet Gynecol Reprod Biol, 2004, 114: 108 – 109.

[128] Clark SL, Koonings PP, Phelan JP. Placenta previa/accreta and prior cesarean section. Obstet Gynecol, 1985, 66: 89 – 92.

[129] Ornan D, White R, Pollak J, et al. Pelvic embolization for intractable post partum hemorrhage: long term follow up and implications for fertility. Obstet Gynecol, 2003, 102: 904 – 910.

[130] Shrivastava V, Nageotte M, Major C, et al. Case control comparison of cesarean hysterectomy with and without prophylactic placement of intravascular balloon catheters for placenta accreta. Am J Obstet Gynecol, 2007, 197(4): 402.

[131] Clark SL, Yeh S-Y, Phelan JP, et al. Emergency hysterectomy for obstetric hemorrhage. Obstet Gynecol, 1984, 64:

376 – 380.

[132] Ledee N, Ville Y, Musset D, et al. Management in intractable obstetric haemorrhage: an audit study on 61 cases. Eur J Obstet Gynecol Rep Biol, 2001, 94: 189 – 196.

[133] Lau WC, Fung HYM, Rogers MS. Ten years experience of caesarean and postpartum hysterectomy in a teaching hospital in Hong Kong. Eur J Obstet Gynecol Reprod Biol, 1997, 74: 133 – 137.

[134] Ihab M, Usta EM, Hobeika AA, et al. Placenta previa-accreta: risk factors and complications. Int J Gynaecol Obstet, 2006, 93(2): 160 – 163.

[135] Catanzarite VA, Mehalek KE, Wachtel T, et al. Sonographic diagnosis of traumatic and later recurrent uterine rupture. Am J Perinatol, 1996, 13(3): 177 – 180.

[136] Hoffman-Tretin JC, Koenigsberg M, Rabin A, et al. Placenta accreta. Additional sonographic observations. J Ultrasound Med, 1992, 11(1): 29 – 34.

[137] Hudon L, Belfort MA, Broome DR. Diagnosis and management of placenta percreta: a review. Obstet Gynecol Surv, 1998, 53(8): 509 – 517.

[138] Burrows RF, Kelton JG. Thrombocytopenia at delivery: a prospective survey of 6715 deliveries. Am J Obstet Gynecol, 1990, 162: 731 – 734.

[139] Crowther MA, Burrows RF, Ginsberg J, et al. Thrombocytopenia in pregnancy: diagnosis, pathogenesis and management. Blood Rev, 1996, 10: 8 – 16.

[140] Burrows RF, Kelton JG. Pregnancy in patients with idiopathic thrombocytopenic purpura: assessing the risks for the infant at delivery. Obstet Gynecol Surv, 1993, 48: 781 – 788.

[141] Silver RM. Management of idiopathic thrombocytopenic purpura in pregnancy. Clin Obstet Gynecol, 1998, 41: 436 – 448.

[142] George JN, Woolf SH, Raskob GE, et al. Idiopathic thrombocytopenic purpura: a practice guideline developed by explicit methods for The American Society of Hematology. Blood, 1996, 88: 3 – 40.

[143] Michel M, Novoa M, Bussel J. Intravenous anti-D as a treatment for immune thrombocytopenic purpura (ITP) during pregnancy. Br J Haematol, 2003, 123: 142 – 146.

[144] Sieunarine K, Shapiro S, Al Obaidi MJ, et al. Intravenous anti-D immunoglobulin in the treatment of resistant immune thrombocytopenic purpura in pregnancy. Br J Obstet Gynaecol, 2007, 114(4): 505 – 507.

[145] Economides DL, Kadir RA, Lee CA. Inherited bleeding disorders in obstetrics and gynaecology. Br J Obstet Gynaecol, 1999, 106: 5 – 13.

[146] Kouides PA, Phatak PD, Burkart P, et al. Gynaecological and obstetrical morbidity in women with type I von Willebrand disease: results of a patient survey. Haemophilia, 2000, 6: 643 – 648.

[147] Kirtava A, Drews C, Lally C, et al. Medical, reproductive and psychosocial experiences of women diagnosed with von Willebrand's disease receiving care in haemophilia treatment centres: a case – control study. Haemophilia, 2003, 9: 292 – 297.

[148] Kadir RA, Lee CA, Sabin CA, et al. Pregnancy in women with von Willebrand's disease or factor XI deficiency. Br J Obstet Gynaecol, 1998, 105: 314 – 321.

[149] Kadir RA. Women and inherited bleeding disorders: pregnancy and delivery. Semin Hematol, 1999, 36: 28 – 35.

[150] Gardella C, Taylor M, Benedetti T, et al. The effect of sequential use of vacuum and forceps for assisted vaginal delivery on neonatal and maternal outcomes. Am J Obstet Gynecol, 2001, 185: 896 – 902.

[151] Mannucci PM. How I treat patients with von Willebrand disease. Blood, 2001, 97: 1915 – 1919.

[152] Ray JG. DDAVP use during pregnancy: an analysis of its safety for mother and child. Obstet Gynecol Surv, 1998, 53: 450 – 455.

[153] Chediak JR, Alban GM, Maxey B. von Willebrand's disease and pregnancy: management during delivery and outcome of offspring. Am J Obstet Gynecol, 1986, 155: 618 – 624.

[154] Walzman M, Bonnar J. Effects of tranexamic acid on the coagulation and fibrinolytic systems in pregnancy complicated by placental bleeding. Arch Toxicol, 1982, 5 (suppl): 214 – 220.

[155] Lindoff C, Rybo G, Astedt B. Treatment with tranexamic acid during pregnancy, and the risk of thrombo-embolic complications. Thromb Haemost 1993; 70: 238 – 240.

[156] Roque H, Funai E, Lockwood CJ. von Willebrand disease and pregnancy. J Matern Fetal Med, 2000, 9: 257 – 266.

[157] Kadir RA, Economides DL, Braithewaite J, et al. The obstetric experience of carriers of haemophilia. Br J Obstet Gynaecol, 1997, 104: 803 – 810.

[158] Mannucci PM, Tuddenham EGDF. Medical progress: the hemophilias – from royal genes to gene therapy. N Engl J Med, 2001, 344: 1773 – 1779.

[159] Kulkarni R, Lusher JM. Intracranial and extracranial hemorrhages in newborns with hemophilia: a review of the literature. J Pediatr Hematol Oncol, 1999, 21: 289 – 295.

[160] Yang MY, Ragni MV. Clinical manifestations and management of labor and delivery in women with factor IX deficiency. Haemophilia, 2004, 10(5): 483 – 490.

[161] Shobeiri SA, West EC, Kahn MJ, et al. Postpartum acquired hemophilia (factor VIII inhibitors): a case report and review of the literature. Obstet Gynecol Surv, 2000, 55: 729 – 737.

[162] Collins P, Macartney N, Davies R, et al. A population based, unselected, consecutive cohort of patients with acquired haemophilia A. Br J Haematol, 2004, 124: 86 – 90.

[163] Collins PW. Treatment of acquired hemophilia A. J Thromb Haemost, 2007, 5(5): 893 – 900.

[164] Solymoss S. Postpartum acquired factor VIII inhibitors: results of a survey. Am J Hematol, 1998, 59: 1 – 4.

[165] Kadir RA, Koh MB, Lee SA, et al. Acquired haemophilia, an unusual cause of severe postpartum haemorrhage. Br J Obstet Gynaecol, 1997, 104: 854 – 856.

[166] Morrison AE, Ludlam CA, Kessler C. Use of porcine factor VIII in the treatment of patients with acquired hemophilia. Blood, 1993, 81: 1513 – 1520.

[167] Collins PW, Hirsch S, Baglin TP, et al. Acquired haemophilia A in the UK: a two year national surveillance study by UK Haemophilia Centre Doctors Organisation. Blood, 2007, 109: 1870 – 1877.

[168] Hay CR, Negrier C, Ludlam CA. The treatment of bleeding in acquired haemophilia with recombinant factor VIIa: a multicentre study. Thromb Haemost, 1997, 78: 1463 – 1467.

[169] Mudad R, Kane WH. DDAVP in acquired hemophilia A: case report and review of the literature. Am J Hematol, 1993, 43: 295 – 299.

[170] Hoveyda F, MacKenzie IZ. Secondary postpartum haemorrhage: incidence, morbidity and current management. Br J Obstet Gynaecol, 2001, 108: 927 – 930.

第23章 重症急性哮喘

简 介

哮喘是妊娠患者最常遇到的常见慢性疾病之一。最近有报道发现，有9%的美国人在其一生中的某个时间点被诊断为哮喘[1]。4%~8%的孕妇被诊断为哮喘[2,3]。与以前的调查相比，1997—2001年美国调查孕妇哮喘的患病率似乎以3%的速度增加。随着妊娠期哮喘患者的数量增加，在妊娠期间提供相关的护理是非常重要的。

哮喘是一种慢性气道炎症性疾病，表现为各种刺激引起的气道高反应性导致部分或完全可逆的气道阻塞[4]。大多数哮喘患者有经典的三联征：咳嗽、气短、喘鸣。哮喘的病理生理机制仍未完全明确[5]。然而，哮喘是一种发作性的喘息、呼吸困难、胸闷和咳嗽的呼吸道慢性炎症性疾病[6]。许多不同的细胞包括肥大细胞、嗜酸性粒细胞和T淋巴细胞参与此反应。所有这些增加气道反应，导致可逆的气流受限的炎症性反应[6]。

诊 断

目前认为哮喘的诊断是患者出现发作性的可逆性咳嗽、喘鸣、呼吸困难及过度通气或上述的组合情况[5,7]。往往由于症状的非特异性，病史、体检和实验室评估在确认诊断时显得尤其重要。患者经常会有发作史或症状，这可能与接触特定触发因素有关。这些诱发因素包括过敏原、上呼吸道感染、药物（如阿司匹林、β

受体阻滞剂）、环境污染物、职业暴露（含氯清洁产品）、运动、冷空气、情绪紧张和胃食管反流[8,9]。体检过程中，可发现广泛高亢、呼吸周期中各种哮鸣音的特征，但不具有特异性[5]。这些哮鸣音可以很快被β受体激动剂缓解。而病史和体格检查大多数情况下可以发现哮喘患者，进行肺功能检测仍是重要方法，并能确认诊断和协助治疗决定[5]。

肺活量测定法是肺功能测试的主要手段。肺活量测定采用第1秒用力呼气量（forced expiratory volume in first second，FEV_1）与用力肺活量（forced vital capacity，FVC）。FEV_1是最重要的评估气流阻塞及其严重性的方法。该值根据预计值的百分比确定该患者用力呼气容量。虽然这样的测试在初步评价是很重要的，但在持续管理中是不切实际的。运用高峰流量表可以很容易地获得呼气峰流速（PEFR）。这个测量与FEV_1关联性很好。峰流速仪使用方便，价格低廉，一次性便携使其成为理想的用于监测病情严重程度、治疗反应以及病程[10]。需要注意PEFR有局限性。这些包括其依赖呼气力度和适当的技巧，使连续的观察和技术监测必不可少[11-13]。排除其他原因引起的呼吸困难时应考虑胸部X线[5]。哮喘一旦诊断，可以利用同样的信息来确定严重程度。

哮喘严重程度的分类对治疗的选择及患者的监测尤其重要。根据诊断标准分类：症状、频次、FEV_1/PEFR。在2004年的报告中，美国国家哮喘教育和预防项目（national asthma education and prevention program，NAEPP）工作组对妊娠哮喘提出了以下妊娠哮喘分级：轻度间歇性、轻度持续性、中度持续和重度持续性（表23.1）[14]。根据重新评估结果对症进行再次分级，并对治疗做出相应的修改。

表 23.1　哮喘严重度的分级

严重分类	症状（A：白天；B：夜晚）	发作	肺功能检测
轻度间歇	A：≤每周两次 B：≤每月两次	简短（持续 1h 至几天） 严重强烈	FEV$_1$ 或 PEFR≥80% 预计 PEFR 天天可变≤20%
轻度持续	A：≥每周两次 B：≥每月两次	短暂（持续 1h 至几天） 可能影响活动	FEV$_1$ 或 PEFR≥80% 预计 PEFR 天天可变≤20% ~ 30%
中度持续	A：每天 B：>1 次/周	≥2 次/周和持续可能几天 影响活动	FEV$_1$ 或 PEFR>60% 但 <80% 预计 PEFR 天天可变>30%
严重持续	A/B：继续	经常 限制活动	FEV$_1$ 或 PEFR≤60% 预计 PEFR 天天可变>30%

妊娠期呼吸变化

妊娠引起的生理和功能上的变化，可以影响症状，并影响治疗。生理改变可以发生在宏观和微观水平。在孕早期，肋下角从 68°变为 108°[15,16]。横膈可能上升 4cm，并随着妊娠进展有可能增加胸部直径 2cm 以上[17]。横膈偏离增加达 2cm 导致桶状胸的外观[17]。Toppozado 等的组织学研究表明，妊娠患者表现出的上呼吸道黏膜充血、腺体亢进、细胞的吞噬活性和黏多糖含量增加[18]。这些变化可能是由于体内雌激素水平的增加，引起鼻塞症状及鼻衄[19]。这些生理变化以及其他妊娠适应，导致许多功能性呼吸改变。伴随膈肌抬高，功能残气量进行性减少 20%、呼气减少、残气量体积和功能储备能力下降[7,20,21]（表 23.1）。然而，由于膈肌功能是不变的，用力肺活量能力也无变化[10]（表 23.1）。耗氧量增加 20%，代谢率增加了 15% 以上，可通过静息分钟通气量增加 40% ~ 50% 实现。每分通气量增加是因为潮气量的增加，而呼吸频率是不变的。这种过度换气增加动脉氧分压和减少二氧化碳分压。由于肾脏维持酸碱平衡这种轻度呼吸性碱中毒会导致碳酸氢钠代偿性降低[7]。动脉血气正常值在妊娠期做了修改（表 23.2）。FEV$_1$ 和 PEFR 在妊娠期间保持正常值，因为气道动力学没有改变；因此，大部分人所接受的非妊娠期标准范围也可用于妊娠期内的治疗决策。一项研究表明，PEFR 和 FEV$_1$ 在妊娠期间仰卧位较低，因此建议患者在急性发作期间尽可能靠近坐着的姿势[23]。其他人也发现，功能残气量减少可能加剧急性发作期间低氧血症[24]。最后，哮喘急性发作期间评价动脉气体时，必须牢记可能潜在的呼吸性碱中毒。

表 23.2　妊娠和非妊娠患者的动脉血气分析

	非妊娠	妊娠
pH	7.38 ~ 7.42	7.40 ~ 7.45
PaO$_2$（mmHg）	90 ~ 100	104 ~ 108
PaCO$_2$（mmHg）	35 ~ 45	27 ~ 32
HCO$_3$（mEq/L）	22 ~ 26	18 ~ 31

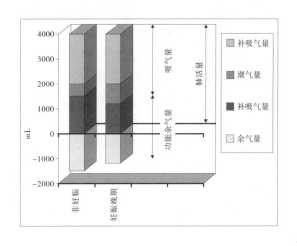

图 23.1　肺容量

妊娠对哮喘的影响

妊娠对哮喘的影响经典的评价是 1/3 守则：1/3 改善，1/3 恶化和 1/3 保持不变。这种结论被最近的几项研究支持[1,25]。Dombrowski 等在其最近的前瞻性研究中有最详尽的信息，其把哮喘患者按严重程序进行分组。作者发现 23%

改善,30.3% 恶化和 46.7% 保持不变。也有人指出,随着严重程度上升、恶化率和住院需求也随之增加[1](表 23.3)。加重最常见于 17~24 周,在最后的 4 周期间不太严重[26~31]。

表 23.3　恶化和住院率在妊娠严重大预期观察支持研究

	轻度哮喘	中度哮喘	中度哮喘
哮喘恶化	12.6%	25.7%	51.9%
哮喘住院率	2.3%	6.8%	26.9%

哮喘对妊娠的影响

哮喘对妊娠的影响是一个争论不息的领域。一些研究显示,哮喘对妊娠几乎没有影响,但也有研究提示有显著风险。

早期研究评估哮喘对妊娠的结果显示有显著的不利影响。大多数论文根据出生证明数据进行追溯[32,33]。根据有或没有哮喘治疗的诊断,而不是哮喘的严重程度划分患者。这些研究表明,在哮喘患者中早产儿、低出生体重、妊娠诱发高血压、先兆子痫、出血、围产儿死亡率和先天畸形的风险增加[2,27,32,34,35]。Liu 等的研究支持这些发现[36]。在一个 2000 例哮喘患者和 8000 例对照的回顾性队列研究中发现哮喘患者的早产、妊娠诱发高血压、小胎龄、胎盘早剥、羊膜炎和剖宫产的风险增加[36]。Demissie 等[33]在其病例对照研究中,控制混杂因素,如年龄、教育、社会地位、种族、糖尿病、高血压、吸烟、酒精和药物的使用。作者也发现哮喘患者中早产、小胎龄、妊娠高血压、前置胎盘、先天性异常和剖宫产的风险增加。尽管这些研究都表明哮喘患者会增加国产期并发症的风险,但这些研究均没有对哮喘严重程度和治疗药物的可能影响进行控制。

最近,一些研究已经专门设计解决哮喘严重度和药物使用对妊娠结局的影响。在 Kallen's 的人群研究[37],将分为没有哮喘、任何程度的哮喘患者以及患有严重哮喘患者 3 组。任何严重程度的哮喘患者表现为先兆子痫、早产和低出生体重的风险增加 15% ~ 20%。这种风险在那些疾病严重的患者中更高(30% ~ 100% 的增幅)(表 23.4)[37]。这项研究受限于其回顾性性质和用药的影响并没有解决。Perlow 等[38]在回顾性病例对照研究中探讨使用类固醇的影响。哮喘患者按类固醇使用期分组。进行组相比所有哮喘患者被发现早产 < 37 周时有胎儿窘迫和剖宫产的风险增加[38]。口服类固醇 - 依赖型哮喘显著增加妊娠糖尿病和低出生体重的风险。Dombrowski 等在 2004 年发表了一项前瞻性观察性队列研究中,其使用了 NAEPP 工作组对哮喘在妊娠期间的定义分轻度、中度和重度哮喘。超过 800 例患者被纳入各组(对照组,轻度、中度至重度哮喘),通过每月妊娠产检进行随诊。在产前、分娩、产后,包括小于 32 周或小于 37 周的早产患者任何形式的哮喘之间没有显著差异[1]。在中度至严重哮喘患者剖宫产增加[1]。当只有重度哮喘患者进行评估时,发现妊娠糖尿病和 37 周前早产的风险增加。然而,这项研究并没有设计控制使用类固醇[1]。

因此,尽管有多个研究和大量的已公布信息,哮喘对妊娠的影响程度仍然是存在争议的[27]。有数据表明,哮喘可增加先兆子痫、妊娠高血压综合征、早产出生的风险并且哮喘的严重程度已清楚显示与妊娠并发症的风险相关[28,30,33,34,38,41]。然而,在这些研究中,哮喘前瞻性管理和控制可使风险降到最低[4,39,41,47]。这些风险的产生是否由于辅助用药导致产妇缺氧和低碳酸血症尚不清楚,或哮喘患者子宫、气道和血管在哮喘患者差异性的结果[48]。虽然

表 23.4　在一项大型人群研究中,哮喘患者与对照组的妊娠结局比值比(95% CI)*

结局	所有哮喘患者(n = 36 985)	重症哮喘(n = 1396)
围生期死亡率	1.21 (1.08 ~ 1.35)	1.28 (0.76 ~ 2.17)
先兆子痫	1.15 (1.08 ~ 1.23)	1.42 (1.09 ~ 1.86)
早产(< 37 周)	1.15 (1.09 ~ 1.21)	1.56 (1.27 ~ 1.90)
低出生体(< 2500g)	1.21 (1.14 ~ 1.29)	1.98 (1.52 ~ 2.59)
先天性畸形	1.05 (0.99 ~ 1.10)	1.08 (0.83 ~ 1.4)

* 来自 Kallen B, Rydhstroem H, Aberg A[37].

哮喘可伴有显著风险，一些（但不是全部）情况下，密切观察和积极处理中度至重度哮喘可能改变妊娠结局。

治　疗

妊娠前

由于哮喘的严重程度和控制程度明显影响妊娠结局，妊娠前优化护理非常重要。在这方面假定家庭监测在这类患者处理中的重要性，回顾峰流速仪的适当操作和呼气峰流速的峰值记录将会对患者是有益的。这些信息应定期评估，并在妊娠前优化治疗。为避免妊娠期急性发作，患者一旦妊娠后需要进行教育，告知继续服用所有药物的重要性。

妊娠期

如上所述，重要的是要保持严格的哮喘控制，以减少妊娠并发症的风险。为了达到这个目的，应该在每次产前检查都应记录哮喘控制情况。重要的是在妊娠患者第一次产检时就应告知良好控制哮喘发作的益处，而在控制不佳情况下可能会显著增加母亲和胎儿的风险[49]。因此，更多的症状和通过 PEFR 评估对肺功能可靠的客观测量是至关重要的。PEFR 在妊娠期间（通常为 380～550L/min）不会改变，其可以继续被用来监测肺功能，并能区分哮喘相关的呼吸困难和妊娠相关的呼吸困难，后者的 PEFR 是不变的。患者应每天 2 次（觉醒和中午）进行 PEFR 测量并记录这些值。产检期间，建议提供者核实适当的峰值流量计和吸入器的使用，以及回顾哮喘管理计划，并在必要时作出调整。由于生长受限的风险，尤其是在那些需要口服类固醇反常规进行超声检查，在各种程度哮喘患者，尤其是在那些患有严重哮喘或近期加重者应考虑进行产前检测。NAEEP 工作组对妊娠哮喘患者强调以下 5 个方面的护理：

1. 母亲和胎儿状况的客观评价；
2. 避免或控制触发因素，如烟雾、粉尘、污染物；
3. 药物治疗；
4. 教育支持，特别是对于症状的早期识别；
5. 心理支持。

用　药

在讨论治疗推荐之前，回顾下哮喘药物对妊娠的潜在影响是有帮助的。在一般情况下，建议患者使用妊娠之前同样的药物和剂量。吸入剂优于口服制剂，以减少全身的影响，并尽量减少任何可能对胎儿的影响[32,50,51]。

用于治疗哮喘的药物分为两种类型：抢救药（用于治疗急性支气管痉挛，缓解症状而不治疗引起支气管痉挛的潜在病因）和维持治疗（那些有助于控制气道高反应和治疗潜在的炎症）。

抢救用药

短效 β 受体激动剂

这些药物是哮喘治疗的关键。短效 β 受体激动剂包括奥西那林（Alupent®）、特布他林（Brethine®）、沙丁胺醇（万托林®，Proventil®）。这些吸入剂在急性和轻度间歇性哮喘患者效果好，能快速起效达到最佳的支气管舒张作用，且副作用最小[52,53]。这些药物的副作用包括震颤、心悸和（或）焦虑。然而，间隔使用或吸入后漱口可以减少这种副作用[54]。有研究表明短效 β 受体激动剂和先天畸形或不良妊娠结局之间没有关联[34,55,56]。

长效 β 受体激动剂

大部分已发表的研究主要关注于短效 β 受体激动剂，而对长效 β 受体激动剂认识较少，后者包括沙美特罗（Serevent discus®）和福莫特罗（Foradil®）。长效 β 受体激动剂是那些吸入性激素治疗控制不佳患者的常用辅助治疗[39]。目前很少有数据针对解决人类使用安全性的问题，动物研究也非特别令人鼓舞[39]。在这两种药物中，沙美特罗比福莫特罗似乎更有前景。目前，共识推荐是支持中度至重度哮喘患者使用长效 β 受体激动剂，若这些药物在孕前状态展示了良好的反应，或作为吸入性激素治疗且需要额外治疗患者的辅助治疗[39]。

抗胆碱药

哮喘治疗中使用的主要抗胆碱能药物为异丙托溴铵（Atrovent®），当其喷雾制剂添加到吸入性β受体激动剂时可表现出协同的支气管舒张作用[57,58]。尽管动物和人类的研究已经表明，对胎儿的不利影响可以忽略不计，而且这些药物被认为是安全的，但均未被广泛使用[59,60]。抗胆碱能药物可适当作为患者哮喘发作时，初始的β受体激素不能显著改善症状时的补充治疗。众所周知抗胆碱药阿托品会导致致命性的心动过速，因此不推荐[59,60]。

维持治疗

甲基磺嘌呤

茶碱是孕妇中最常用的甲基黄嘌呤，其常作为哮喘中度持续发作患者吸入性激素治疗的辅助治疗。大量的研究已确认，此药物不伴有先天性畸形或不良围生期结局的风险增加[34,39]。然而，茶碱的治疗浓度和中毒浓度范围较窄，使用这个药物需要密切监测血清水平。由于妊娠女性蛋白结合能力下降，由此会增加血中游离药物的比例，所以这种情形尤为重要。随着更多的药物代谢，药物总水平游离加结合药物下降[61]。使问题更加复杂的是，在孕晚期茶碱的清除率降低20%[34,39,62]。将妊娠的生理变化考虑进去，建议孕妇的目标水平调整为8～12μg/mL，而不是非妊娠患者的10～15μg/mL[61]。产妇血药浓度监测不仅对母亲的健康重要，而且对胎儿的健康同样重要。如果茶碱透过胎盘，药物浓度升高可导致胎儿心动过速、新生儿烦躁不安、神经过敏、呕吐[63,64]。

色甘酸钠

色甘酸钠是一种吸入性非甾体类肥大细胞稳定剂，其会阻止早期相和晚期相肺部变应原的反应，并且还防止气道高反应性的发展[65]。在暴露前其是有作用的[39]，但一旦发生症状则不缓解。色甘酸钠在轻度间歇性哮喘患者中结合短效β受体激动剂是有效的[54]。色甘酸钠不增加胎儿畸形或不良妊娠的风险，这种药物一旦被证明在妊娠外有效的话应继续在妊娠期间使用[34,39]。然而，由于色甘酸钠没有激素治疗那么有效，因此其不应是妊娠哮喘治疗的一线药物[34]。

吸入性糖皮质激素

吸入糖皮质激素被认为是持续性哮喘的最主要的治疗方法[34,54]。布地奈德（Pulmicort®）和倍氯米松（Qvar®）是两个在妊娠期间使用的代表性药物[34,60]。有研究表明使用这些标准剂量的吸入性激素不伴有畸形、胎儿生长受限、死胎或胎儿死亡[34,39]。然而，若大剂量使用（大于1000～1500μg/d），据报道有全身反应如眼压升高、白内障、骨质流失、生长受限和下丘脑—垂体—肾上腺（HPA）受抑制[54]。在这组的其他药物，包括曲安奈德（® Azmacort）或氟替卡松（Flovent®），在妊娠期间使用的安全性研究较少。尽管这样，大多数人认为，妊娠前使用此药能良好控制的患者，在妊娠期继续使用是合理的[34,39]。无论采用何种药物，口腔念珠菌病（鹅口疮）是一种公认的副反应，可以通过吸入后口腔清洗或使用垫片以最大限度将药物传递至支气管，同时使口咽部沉积最小化。

全身性糖皮质激素

与吸入糖皮质激素的低风险相比，全身使用皮质类固醇与妊娠并发症有明确的相关性[65]。研究一致表明，全身性激素增加低出生体重、早产、妊娠高血压、先兆子痫和妊娠糖尿病的风险[31,37-39,56,66-71]。部分（但不是全部）研究报道与产前和产后出血，感染率增加有关[31,34]，其中最有争议的发现是全身使用激素对胎儿畸形率的影响。早期研究发现妊娠期间服用这些药物使唇腭裂的风险显著增加[69]。然而，这项研究并没有根据孕早、中、晚三期的暴露进行分类。通过大样本病例对照试验，妊娠期前3个月暴露的患者唇裂的风险率增加0.2～0.3倍（20%～30%）[39,69,72,73]。然而，一项大样本病例对照研究中未能证实两者的相关性[74]。在这项研究中，在妊娠第2个月和第3个月服用类固醇时，风险增加没有关联[74]。尽管有潜在早产胎儿的风险，至少两个工作组

（ACOG 和 NAEPP）建议如果需口服激素控制严重哮喘，在妊娠期间使用这些药物的利大于弊。两个相同的工作组还建议使用口服激素治疗重症哮喘患者和妊娠期间有加重的重症哮喘患者[14,39]。

白三烯调节剂

白三烯是强有力的哮喘过敏反应的化学介质，其刺激支气管收缩和黏液分泌过多，促进微血管渗漏，水肿的形成和嗜酸性粒细胞趋化。调节和减少白三烯作用的药物已被发现能更好地控制哮喘。本类药物（白三烯调节剂）包括齐留通（Zyflo®）、扎鲁司特（Accolade®）和孟鲁司特（Singulair®）。虽然关于其在妊娠期间使用的数据很少，Human Merok 注册表中并没有表现出会畸形的风险[39,75]。齐留通相关动物研究提示有致畸作用，但扎鲁司特在口服剂量比人类最大剂量的 160 倍以上仍无致畸作用[39,60]。目前美国妇产科学会指南（American College of Obstericians and Gynecologists，ACOG）建议任何齐留通以外的白三烯调节剂均可用于因对其他药物耐受的而需要这一类药物的妊娠患者[34]。

联合用药

这些药物包括 Adrair Discus® 和可必特。Advair® 是长效 β 受体激动剂沙美特罗和吸入性激素氟替尔松的混合剂。可必特是由短效 β 受体激动剂沙丁胺醇和抗胆碱能药物异丙托溴铵组成。单一药物已经在上面详细讨论。当前的建议是可以得到很好控制的患者继续使用这些药物。然而，因为每个组合药物包含至少一种在孕妇中没有数据支持的成分，这些药物只应在利大于弊时才能使用。

免疫疗法

过敏原免疫治疗可以帮助那些明确过敏原的患者、那些尽管避免与过敏原接触，且适当药物治疗但症状持续的患者。虽然免疫治疗和不良妊娠结局之间未见有直接关联，但首次暴露的全身反应仍然是妊娠之前一个重大的风险[76]。因此，权威专家认为对于那些开始治疗且明显受益，给予维持剂量没有不良反应的患者支持继续治疗[59,76]。一些学者建议剂量应减少，以避免全身性反应，但这个建议没有一致地支持[77]。目前不推荐妊娠期患者在使用免疫疗法，因会引起上述的全身不良反应[78]。

其他药物

建议所有孕妇接种流感疫苗，尤其是那些有呼吸系统疾病的患者。所有在十月份到下年五月份之间妊娠的患者应该接种灭活流感疫苗。鼻内制剂是活病毒的形式，因此不应该在妊娠患者中使用。[14]

过敏性鼻炎是一种常见的上呼吸道疾病，并能诱发哮喘加重。鼻内激素，如氯雷他定（Claritin®）和西替利嗪（Zyrtec®）是有效的治疗方法，并在妊娠期没有明确的影响。虽然减充血剂在妊娠期间经常用于鼻充血，但推荐使用吸入性减充血剂和激素，而非口服剂型，因为后者在妊娠早期可伴有腹胀[74]。

妊娠高血压综合征常见于妊娠，哮喘患者的发病率出现轻微上升。在很多情况下，治疗的首选药物是 β 受体阻滞剂，如拉贝洛尔。虽然此种药物在哮喘患者中通常是禁忌的，但如果这一类的降压药被视为必不可少的，应进行风险效益评估。

治　疗

哮喘患者护理的治疗计划是必不可少的，可让患者自己更多地参与到其治疗中，并有助于形成哮喘发作的治疗计划。在表 23.5 中给出了每个类型哮喘的治疗建议。起始治疗可以从适合患者严重度的级别开始，如果未能控制则向上升级，也可以从高一级别快速控制发作，稳定数周后向下降级。治疗计划是基于患者曾经获得最佳 PEFR。常用哮喘急性发作时使用治疗计划见图 23.2。

送至急诊科的哮喘急性发作患者，需要迅速评估和治疗。初步治疗与非妊娠患者没有区别，包括吸氧、雾化吸入 β 受体激动剂、雾化抗胆碱药物如异丙托品，以及口服和（或）静脉注射激素。如果胎儿超过 23～24 周，应进行胎儿评估，在较小胎龄确认胎心并应记录在案。应有一个较低住院门槛标准，指南包括 PEFR

低于其基线水平的 60%、海平面水平氧分压低于 70mmHg、$PCO_2 > 35mmHg$、心率 > 120/min、或呼吸频率 > 22/min。重要的是要记住，在妊娠期 $PCO_2 > 40mmHg$ 表明濒临呼吸衰竭，正常水平为 27 ~ 32mmHg，因此这样的患者应收入 ICU，那里能立即进行气道管理和机械通气。对于那些对初始 β 受体激动剂治疗没有反应的患者，无论病情轻重，使用口服激素。口服泼尼松 40 ~ 60mg 持续 1 周，随后的 7 至 14d 逐渐减量。

对于考虑有潜在的呼吸衰竭（$PaCO_2 > 40mmHg$ 或 PEFR < 25%预计值）而需要住院的患者，应收入重症监护病房并请重症医生会诊。当胎儿超过 23 ~ 24 周建议连续监测心率。需要注意的是，母体高碳酸血症可能导致胎儿呼吸性酸中毒和胎儿血红蛋白解离曲线右移，限制了胎儿血红蛋白氧结合。正因为如此，NAEPP 工作组建议如果符合下列条件患者应行气管插管和机械通气：

1. 即使氧疗也无法维持氧分压在 60mmHg 以上和氧饱和度达到 90%。

2. 无法保持 $PaCO_2 < 40mmHg$。

3. 产妇疲惫。

4. 尽管支气管扩张剂治疗酸中毒恶化（pH7.2 ~ 7.25）。

表 23.5　在妊娠期哮喘治疗

哮喘程度	推荐治疗	选择性治疗
轻度间歇	不需要每天 $β_2$ 受体激动剂治疗	—
轻度持续	小剂量吸入性皮质类固醇（布地奈德）	色甘酸钠 白三烯拮抗氨茶碱
中度持续	二者之一 小剂量吸入皮质类固醇和长效 $β_2$ 受体激动剂 或中剂量吸入皮质类固醇或没有长效 $β_2$ 受体激动剂	小剂量吸入皮质类固醇或 白三烯拮抗氨茶碱
严重持续	大剂量低吸入皮质类固醇和长效 $β_2$ 受体激动剂和口服类固醇	大剂量吸入皮质类固醇和氨茶碱

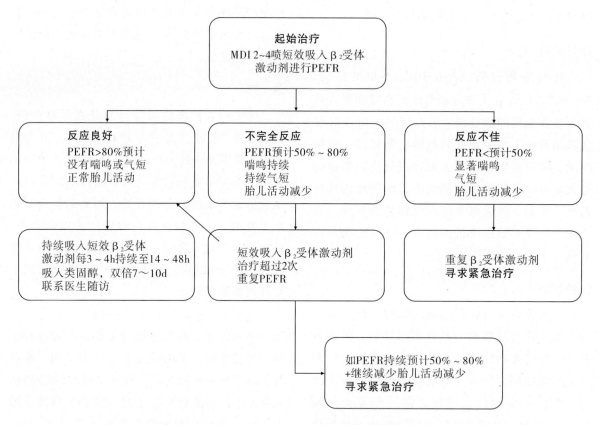

图 23.2　急性哮喘恶化管理中的家庭行动计划，转自美国国立卫生研究院[14]

5. 产妇意识变化。

图 23.3 展现了哮喘急性发作的妊娠患者送入急诊室后的救治流程。

分 娩

患有哮喘的女性不需要单纯根据其苦恼而改变分娩方式。然而，为避免在分娩时发生特别并发症需要案例的处理，患者应继续吸入治疗。只有那些产前 4 周内使用口服激素的患者需要额外的抢救剂量激素治疗，因为潜在的下丘脑—垂体—肾上腺轴（hypothalamic-pituitary-adrenal，HPA）抑制[78,79]。这些患者应在分娩过程中接受静脉注射氢化可的松（100mg，每 6~8h），直到分娩后 24h 或口服药物能耐受[80]。为了引产和加快产程，使用催产素和前列腺素 E2 是安全的[60.81]。虽然前列腺素 E2 是一种支气管扩张剂，前列腺素 F2α 是一种支气管收缩剂，因此，即使是严重的产后出血也不

应该使用，除非出血死亡的风险大于潜在严重哮喘发作的风险[60,81-84]。麦角新碱和其他麦角类也会引起支气管痉挛，即使在所有可能的情况下也不应该使用[81]。在早产哮喘患者的管理中，硫酸镁是安全的（因为具有支气管扩张剂的效果）。吲哚美辛（消炎痛）在阿司匹林敏感患者中可诱发支气管痉挛，因此，应谨慎使用[10]。虽然强烈鼓励疼痛管理，但应避免某些药物的使用，因为其会导致组胺释放（吗啡和派替啶）。更合适的替代品包括布托啡诺和芬太尼。对于那些需要全身麻醉患者，氯胺酮和卤化麻醉药是首选，因其有支气管扩张作用[59,81]。

建议中度至重度哮喘的妊娠患者入院时应请麻醉医生会诊。

产 后

分娩之后，患者应继续吸入其产前相同用量及用法的药物。那些口服激素的患者可能

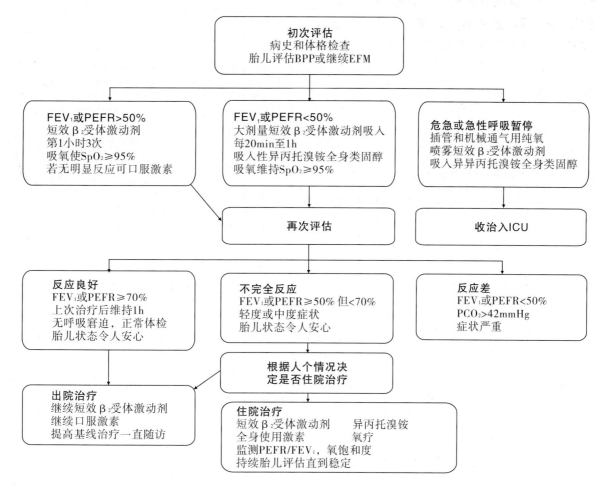

图 23.3　妊娠合并急性哮喘患者的急诊室护理，转载自美国国立卫生研究院[14]

需要静脉给药，直到口服药物能耐受。母乳喂养不存在任何用于哮喘治疗的药物禁忌，因为只有少量的药物进入母乳[85]。然而，使用茶碱的患者中，敏感的新生儿可能出现呕吐、神经过敏、心动过速、喂养困难，因此新生儿医生应清楚母亲的药物接触史。

总　结

哮喘患者大部分可以顺利妊娠。然而，重要的是让每一位患者了解哮喘控制不佳对妊娠的影响（并发症风险增加，包括早产、妊娠高血压、先兆子痫和生长受限）。为了避免这样的结局发生，产前检查密切注意哮喘症状是必不可少，同时应定期超声评价胎儿的生长发育。应鼓励患者日常密切监察自己的症状和呼气流速测量，如果症状对 β 受体激动剂治疗无效应尽早求医。通过这种密切的观察和早期干预，成功妊娠不仅是可能，而且是常规。

参考文献

[1] Dombrowski MP, Schatz M, Wise R, et al. Asthma during pregnancy. Obstet Gynecol, 2004, 103: 5 – 12.
[2] Alexander S, Dodds L, Armson BA. Perinatal outcomes in women with asthma during pregnancy. Obstet Gynecol, 1998, 92: 435 – 440.
[3] Kwon HL, Belanger K, Bracken M. Asthma prevalence among pregnant and childbearing-aged women in the United States: estimates from national health surveys. Ann Epidemiol, 2003, 13: 317 – 324.
[4] Schatz M, Zeiger RS, Hoffman CP. Intrauterine growth is related to gestational pulmonary function in pregnant asthmatic women. Kaiser-Permanente Asthma and Pregnancy Study Group. Chest, 1990, 98: 389 – 392.
[5] Fanta CH, Fletcher SW. Diagnosis of asthma // Rose BD. UpToDate. Wellesley, MA: UpToDate, 2006.
[6] Global Initiative for Asthma Management and Prevention. NHLBI/WHO Workshop Report. Bethesda, MD: US Department of Health and Human Services. National Institutes of Health, 1995.
[7] Weinberger SE, Schatz M. Physiology and clinical course of asthma in pregnancy // Rose BD. UpToDate. Wellesley, MA: UpToDate, 2006.
[8] Bailey WC, Manzella BA. Learn Asthma Control in Seven Days. Birmingham, AL: Board of Trustees of the University of Alabama, 1989.
[9] Harding SM. Recent clinical investigations examining the association of asthma and gastroesophageal reflux. Am J Med, 2003, 115(Suppl 3A): 39S.
[10] Dombrowski MP. Asthma and pregnancy. Obstet Gynecol, 2006, 108: 667 – 681.
[11] Enright PL, Lebowitz MD, Cockcroft DW. Physiologic measures: pulmonary function test. Am J Respir Crit Care Med, 1994, 149: S9.
[12] Irvin CG, Eidelman D. Airways mechanics in asthma // Holgate S, Busse W. Rhinitis and Asthma. Boston: Blackwell Scientific Publications, 1995.
[13] Fergusson DM, Horwood LJ, Shannon FT. Parental asthma, parental eczema and asthma and eczema in early childhood. J Chronic Dis, 1983, 36: 517.
[14] National Institutes of Health, National Heart, Lung and Blood Institute, National Asthma Education and Prevention Program. Working Group Report on Managing Asthma During Pregnancy: Recommendations for Pharmacologic Treatment, Update 2004. Available at: www. nhlbi. nih. gov? health/prof/lung/asthma/astpreg. htm.
[15] Turner AF. The chest radiograph in pregnancy. Clin Obstet Gynecol, 1975, 18: 65.
[16] Thomson K, Cohen M. Studies on the circulation in normal pregnancy: II. Vital capacity observations in normal pregnant women. Surg Gynecol Obstet, 1938, 66: 591.
[17] Gilroy RJ, Mangura BT, Lavietes MH. Rib cage and abdominal volume displacements during breathing in pregnancy. Am Rev Respir Dis, 1988, 137: 668.
[18] Toppozada H, Michaels L, Toppozada M, et al. The human respiratory nasal mucosa in pregnancy. An electron microscopic and histochemical study. J Laryngol Otol, 1982, 96: 613.
[19] Bende M, Hallgarde M, Sjogren U, et al. Nasal congestion during pregnancy. Clin Otolaryngol, 1989, 14: 385.
[20] Bonica J. Principles and Practice of Obstetric Analgesia and Anesthesia. Philadelphia: FA Davis, 1962.
[21] Bonica JJ. Maternal respiratory changes during pregnancy and parturition. Clin Anesth, 1974, 10: 1.
[22] Weinberger SE, Weiss ST, Cohen WR, et al. Pregnancy and the lung. Am Rev Respir Dis, 1980, 121: 559.
[23] Norregaard O, Schultz P, Ostergaard A, et al. Lung function and postural changes during pregnancy. Respir Med, 1989, 83: 467.
[24] Stenius-Aarniala B. Pulmonary function during pregnancy in health and in asthma // Schatz M, Zeiger RS. Asthma and Allergy in Pregnancy and Early Infancy. New York: Marcel Dekker, 1993: 53 – 62.
[25] Gluck JC, Gluck PA. The effects of pregnancy on asthma: a prospective study. Ann Allergy, 1976, 37: 164 – 168.
[26] Stenius-Aarniala B, Hedman J, Teramo K. Acute asthma during pregnancy. Thorax, 1996, 51: 411.
[27] Murphy VE, Gibson PG, Smith R, et al. Asthma during pregnancy: mechanisms and treatment implications. Eur Respir J, 2005, 25: 731.
[28] Gluck JC. The change of asthma course during pregnancy. Clin Rev Allergy Immunol, 2004, 26: 171.
[29] Kwon HL, Belanger K, Bracken MB. Effect of pregnancy and stage of pregnancy on asthma severity: a systematic review. Am J Obstet Gynecol, 2004, 190: 1201.
[30] Schatz M, Dombrowski MP, Wise R, et al. Asthma morbidity during pregnancy can be predicted by severity classification. J Allergy Clin Immunol, 2003, 112: 283.
[31] Nelson-Piercy C. Asthma in pregnancy. Thorax, 2001, 56: 325.
[32] Bahna SL, Bjerkedal T. The course and outcome of pregnancy in women with bronchial asthma. Acta Allergol, 1972, 27:

397 - 406.

[33] Demissie K, Breckenridge MB, Rhoads GG. Infant and maternal outcomes in the pregnancies of asthmatic women. Am J Respir Crit Care Med, 1998, 158: 1091 - 1095.

[34] Tan KS, Thomson NC. Asthma in pregnancy. Am J Med, 2000, 209: 727.

[35] Schatz M, Dombrowski M. Outcomes of pregnancy in asthmatic women. Immunol Allergy Clin North Am, 2000, 20: 715 - 727.

[36] Liu S, Wen S, Demissie K, et al. Maternal asthma and pregnancy outcomes: a retrospective cohort study. Am J Obstet Gynecol, 2001, 184: 90 - 96.

[37] Kallen B, Rydhstroem H, Aberg A. Asthma during pregnancy - a population based study. Eur J Epidemiol, 2000, 16: 167.

[38] Perlow JH, Montgomery D, Morgan MA, et al. Severity of asthma and perinatal outcome. Am J Obstet Gynecol, 1992, 167: 963 - 967.

[39] Namazy JA, Schatz M. Update in the treatment of asthma during pregnancy. Clin Rev Allergy Immunol, 2004, 26: 139 - 148.

[40] Sorensen TK, Dempsey JC, Xiao R, et al. Maternal asthma and risk of preterm delivery. Ann Epidemiol, 2003, 13: 267 - 272.

[41] Greenberger PA, Patterson R. The outcome of pregnancy complicated by severe asthma. Allergy Proc, 1988, 9: 539 - 543.

[42] Schatz M. Interrelationships between asthma and pregnancy: a literature review. J Allergy Clin Immunol, 1999, 103: S330 - 336.

[43] Jana N, Vasishta K, Saha SC, et al. Effect of bronchial asthma on the course of pregnancy, labour and perinatal outcome. J Obstet Gynaecol, 1995, 3: 227 - 232.

[44] Schatz M, Zeiger RS, Hoffman GP, et al. Perinatal outcomes in the pregnancies of asthmatic women: a prospective controlled analysis. Am J Respir Crit Care Med, 1995, 151: 1170 - 1174.

[45] Stenius-Aarniala B, Piirila P, Teramo K. Asthma and pregnancy: a prospective study of 198 pregnancies. Thorax, 1988, 43: 12 - 18.

[46] Lao T, Huengsburg M. Labour and delivery in mothers with asthma. Eur J Obstet Gynecol Reprod Biol, 1990, 35: 183 - 190.

[47] Doucette JT, Bracken MB. Possible role of asthma in the risk of preterm labor and delivery. Epidemiology, 1993, 2: 143 - 150.

[48] Landau R, Xie HG, Dishy V, et al. β2-Adrenergic receptor genotype and preterm delivery. Am J Obstet Gynecol, 2002, 187: 1294.

[49] National Asthma Education and Prevention Program: Expert Panel Report 2. Guidelines for the Diagnosis and Management of Asthma. NIH Publication No. 97 - 4051. Bethesda, MD: National Institutes of Health, National Heart, Lung, and Blood Institute, 1997.

[50] Clark SL. Asthma in pregnancy. National Asthma Education Program Working Group on Asthma and Pregnancy. National Institutes of Health, National Heart, Lung, and Blood Institute. Obstet Gynecol, 1993, 82: 1036 - 1040.

[51] Schatz M, Patterson R, Zeitz S. Corticosteroid therapy for the pregnant asthmatic patient. JAMA, 1975, 233: 804 - 807.

[52] Shim C, Williams MH. Bronchial response to oral versus aerosol metaproterenol in asthma. Ann Intern Med, 1981, 93: 428.

[53] Shim C, Williams MH. Comparison of oral aminophylline and aerosol metaproterenol in asthma. Am J Med, 1981, 71: 452.

[54] Fanta CH, Fletcher SW. Overview of asthma management // Rose BD. UpToDate. Wellesley, MA: UpToDate, 2006.

[55] Briggs GG, Freeman RA, Yaffe SJ. Drugs in Pregnancy and Lactation. 4th ed. Baltimore, MD: Williams and Wilkins, 1994.

[56] Schatz M, Zeiger RS, Harden K, et al. The safety of asthma and allergy medications during pregnancy. J Allergy Clin Immunol, 1997, 100: 301 - 306.

[57] Schuh S, Johnson DW, Callahan S, et al. Efficacy of frequent nebulized ipratropium bromide added to frequent high-dose albuterol therapy in severe childhood asthma. J Pediatr, 1995, 126: 639 - 645.

[58] Lin RY, Pesola GR, Bakalchuk L, et al. Superiority of ipratropium plus albuterol over albuterol alone in the emergency department management of adult asthma: a randomized clinical trial. Ann Emerg Med, 1998, 31: 208 - 213.

[59] National Asthma Education and Prevention Program Expert Panel Executive Summary Report. Guidelines for the Diagnosis and Management of Asthma, Update on Selected Topics 2002. Publication No. 02 - 5075. Bethesda, MD: National Institutes of Health, National Heart, Lung, and Blood Institute, 2002.

[60] Busse WW. NAEPP Expert Panel Report. J Allergy Clin Immunol, 2005, 115: 34.

[61] Connelly TJ, Ruo TI, Frederiksen MC, et al. Characterization of theophylline binding to serum proteins in pregnant and nonpregnant women. Clin Pharmacol Ther, 1990, 47: 68.

[62] Schatz M, Dombrowski MP, Wise R, et al. The relationship of asthma medication use to perinatal outcomes. J Allergy Clin Immunol, 2004, 113: 1040.

[63] Labovitz E, Spector S. Placental theophylline transfer in pregnant asthmatics. JAMA, 1982, 247: 786 - 788.

[64] Arwood LL, Dasta JF, Friedman C. Placental transfer of theophylline: two case reports. Pediatrics, 1979, 63: 844 - 846.

[65] Cockcroft DW, Murdock KY. Comparative effects of inhaled salbutamol, sodium cromoglycate, and beclomethasone dipropionate on allergen-induced early asthmatic responses, late asthmatic responses, and increased bronchial responsiveness to histamine. J Allergy Clin Immunol, 1987, 79: 734 - 740.

[66] Namazy JA, Schatz M, Long L, et al. Use of inhaled steroids by pregnant asthmatic women does not reduce intrauterine growth. J Allergy Clin Immunol, 2004, 113: 427.

[67] Bakhireva LN, Jones KL, Schatz M, et al. Asthma medication use in pregnancy and fetal growth. J Allergy Clin Immunol, 2005, 166: 503.

[68] Fitzsimons R, Greenberger PA, Patterson R. Outcome of pregnancy in women requiring corticosteroids for severe asthma. J Allergy Clin Immunol, 1986, 78: 349.

[69] Park-Wyllie L, Mazzotta P, Pastuszak A, et al. Birth defects after maternal exposure to corticosteroids: prospective cohort study and meta-analysis of epidemiological studies. Teratology, 2000, 62: 385.

[70] Bracken MB, Triche EW, Belanger K, et al. Asthma symptoms, severity, and drug therapy: a prospective study of 2205 pregnancies. Obstet Gynecol, 2003, 102: 739.

[71] Reinisch JM, Simon NG, Karow WG, et al. Prenatal exposure to prednisone in humans and animals retards intrauterine growth. Science, 1978, 202: 436.

[72] Robert E, Vollset SE, Botto L, et al. Malformation surveillance and maternal drug exposure: the Madre Project. Int J Risk Safety Med, 1994, 6: 75 - 118.

［73］ Carmichael SL, Shaw GM. Maternal corticosteroid use and risk of selected congenital anomalies. Am J Med Genet, 1999, 86: 242 - 244.

［74］ Czeizel AE, Rockenbauer M. Population-based case-control study of teratogenic potential of corticosteroids. Teratology, 1997, 56: 335 - 340.

［75］ Schatz M. Asthma during pregnancy: interrelationships and management. Ann Allergy, 1992, 68: 123 - 133.

［76］ Metzer MJ, Turner E, Patterson R. The safety of immunotherapy during pregnancy. J Allergy Clin Immunol, 1978, 61: 268 - 272.

［77］ Metzger MJ. Indications for allergen immunotherapy during pregnancy. Compr Ther, 1990, 16: 17 - 26.

［78］ Liccardi G, Cazzola M, Canonica GW, et al. General strategy for the management of bronchial asthma in pregnancy. Respir Med, 2003, 97: 778 - 789.

［79］ Juniper EF, Daniel EE, Roberts RS, et al. Improvement in airway responsiveness and asthma severity during pregnancy. A prospective study. Am Rev Respir Dis, 1989, 140: 924.

［80］ Nelson-Piercy C. Respiratory disease // Nelson-Piercy C. Handbook of Obstetric Medicine. Oxford: Isis Medical Media, 1997: 45 - 65.

［81］ Schatz M, Weinberger S. Management of asthma during pregnancy // Rose BD. UpToDate. Wellesley, MA: UpToDate, 2006.

［82］ Nelson-Piercy C, DeSwiet M. Asthma during pregnancy. Fetal Maternal Med Rev, 1994, 6: 181 - 189.

［83］ Smith AP. The effects of intravenous infusion of graded doses of prostaglandin F2α and E2 on lung resistance in patients undergoing termination of pregnancy. Clin Sci, 1973, 44: 17 - 25.

［84］ Crawford JS. Bronchospasm following ergometrine. Anesthesiology, 1980, 35: 397 - 398.

［85］ American Academy of Pediatrics Committee on Drugs. Transfer of drugs and other chemicals into human milk. Pediatrics, 1989, 84: 924 - 936.

第 24 章 妊娠期急性肺损伤和急性呼吸窘迫综合征

简 介

急性肺损伤(acute lung injury，ALI)和急性呼吸窘迫综合征(acute respiratory distress syndrome，ARDS)是妊娠期低氧性呼吸衰竭的少见但却重要的原因。目前，有关妊娠期间此类并发症的文献大部分局限于个案报道，况且目前针对妊娠期 ALI/ARDS 的治疗方法，大部分是基于非妊娠患者的研究结果。本章回顾了对这些综合征的最新理解、重点概念、临床表现、病因学和 ALI/ARDS 的影响以及妊娠期的治疗措施。

概 念

首次对 ARDS 的贴切描述来源于 Ashbaugh 及其同事，其于 1967 年[1]报道了 12 例急性低氧性呼吸衰竭的患者，其特征为胸部 X 线弥漫性肺部浸润影、氧疗无法纠正严重的低氧血症以及肺部顺应性下降，其将这组疾病命名为 ARDS。尽管最初在文献中定义了"成人呼吸窘迫综合征"(为了区别于早产儿的新生儿呼吸窘迫综合征)，后来发现，成人和儿童具有相同的临床发病过程和病理生理过程，于是重新命名为"急性呼吸窘迫综合征"。早期有关综合征的诊断文献采用不同的标准，诊断无法标准化。1994 年发表了美国欧洲关于 ARDS 的会议共识，并颁布了目前仍在采用的 ARDS 定义(表24.1)：①急性发生的呼吸窘迫；②aPaO$_2$/FiO$_2$

≤200(不考虑呼气末正压)；③胸部 X 片双侧弥漫性肺部浸润影；④肺动脉楔压≤18mmHg，或无左心房压力高的临床证据[2]。会议共识也将有关轻度气体交换异常的临床综合征定义为"急性肺损伤(ALI)"，如 P$_a$O$_2$/FiO$_2$≤300[2]。值得注意的是，在临床上没有被疑为左心功能障碍诊断的患者尚不需要肺动脉导管进行检查，然而，心源性肺水肿和容量负荷过量在 ALI 和 ARDS 的鉴别诊断中常需要重点考虑，尤其在妊娠期具有特殊性，是因为这些患者更容易发展为负荷过量或围生期心肌病。

表24.1 急性肺损伤和成人呼吸窘迫综合征的诊断标准

急性发作的呼吸窘迫
胸片显示双肺浸润影
PAOP≤18mmHg 或缺乏左心房高压的临床证据
ARDS 的 PaO$_2$/FiO$_2$ 比值≤200，或 ALI≤300，不考虑 PEEP

PAOP：肺动脉楔压；PEEP：呼气末正压

ALI 和 ARDS 的流行病学

近年 ALI 和 ARDS 的发病率有所变化，已发表的部分原因是对该综合征采用的定义有变。数个流行病学研究已经沿用现有的美国、欧洲共识会议所公布的定义，允许更多一致的比较。一个来自瑞典、丹麦和冰岛的早期研究报道显示急性肺损伤的年发病率为 17.9/10 万人，急性呼吸窘迫综合征的年发病率为 13.5/10 万人[3]。在美国，新近一次来自 ARDS 网络临床试验筛查数据的研究发现，急性肺损伤的年发病率为 64.2/10 万人[4]。妊娠期 ALI 和 ARDS 发病率的资料有限。Catanzarite 及其同事根据 28 例患者的系列研究得出 ALI 和 ARDS 发病率为 1/6227 次分娩[5]，其他有关产科人群的研究也报道了关于 ALI 和 ARDS 发病率类似的结果[6,7]。

临床表现和病理生理

ALI 和 ARDS 的患者都具有典型的临床特征——急性低氧性呼吸衰竭，并伴以下症状：呼吸困难、呼吸急促和心动过速，体检可发现肺水肿（双肺听诊湿啰音或喘鸣音），但没有左心衰竭的特征（如无 S_3，颈静脉压升高以及外周性水肿）。胸片显示两侧肺泡或间质的弥漫性浸润影，通常没有心脏肥大。虽然胸部平片能够提示这种弥漫性过程，利用计算机断层扫描（CT）进行的研究已经表明，事实上 ALI 和 ARDS 的肺部病变是不均一的，在最严重的肺部区域伴有肺泡浸润、大片浸润影和肺不张，而肺部的其他区域似乎是正常的[8,9]。图 24.1 显示了 ARDS 胸部平片和胸部 CT 的典型表现。应该注意的是，对 ARDS 患者进行支气管肺泡灌洗液的研究显示，即使影像学上很清晰的肺部区域也存在明显的肺部炎症表现[10]。

Ware 和 Matthay 已经发表了有关 ALI 和 ARDS 发病机理的详细综述[9]，基本上可以特征性地分为 3 个阶段，尽管并非所有的患者都会经历 3 个阶段。早期的阶段是急性渗出期，这个阶段在临床上会反复出现急性呼吸窘迫和顽固性低氧血症，即使辅助供氧也难以缓解，并常常引起呼吸衰竭而需要进行机械通气。"非心源性水肿"这个名词也被用于这个阶段，影像学检查可能也无法与充血性心力衰竭相鉴别。这个急性期的特征是肺泡-毛细血管屏障的渗透性增加，导致富蛋白体液进入肺泡腔，伴随大量中性粒细胞、巨噬细胞和红细胞导致肺泡的弥漫性损害以及不同程度的肺透明膜形成[9,11,12]。肺泡上皮的损伤是 ALI 和 ARDS 发病机理的关键步骤，肺泡上皮的损伤程度与疾病恶化转归相关。Ⅰ型肺泡上皮（主要组成肺泡表面）的损伤导致肺泡出血和血管通透性增加。Ⅱ型肺泡上皮的功能通常是产生表面活性物质、离子交换，并作为部分损伤修复机制而分化成Ⅰ型上皮细胞。此期 ALI 和 ARDS 的特征为Ⅱ型细胞的损伤可以阻碍肺泡液体的清除，并损害正常的表面活性物质的生产和流通，导致肺泡塌陷，气体交换异常，肺顺应性降低[9,13-15]。

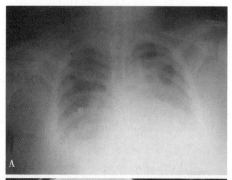
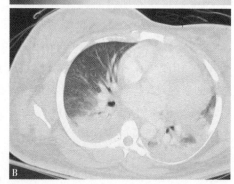

图 24.1　A. 妊娠 26 周先兆子痫，急性非心源性肺水肿（ALI）女性胸片，提示典型肺泡渗出，分布于门周，双侧胸膜渗出。B. 同一患者的胸部 CT 扫描图像提示提示肺不张或肺实变。胸膜渗出，与双侧肺区分布一致，其余部分肺组织"相对"正常，这与心源性肺水肿也有相似的影像学表现

一些人类和动物研究表明中性粒细胞作为关键细胞媒介参与急性肺损伤的早期阶段。ARDS 患者的肺组织学检查和支气管肺泡灌洗液分析已经证实包含大量中性粒细胞。中性粒细胞导致肺损伤的途径还可以通过增加肺毛细血管床和肺泡腔的蛋白酶、活性氧、白细胞三烯、血小板活性因子以及其他致炎因子的释放。另一方面，ALI 和 ARDS 也可以在中性粒细胞严重减少的患者，不依赖中性粒细胞的 ALI 动物模型也已经建立。如此，究竟中性粒细胞是否真的是 ALI 和 ARDS 肺损伤的原因，或是宿

主的反应部分尚不清楚[9]。

和 ALI 和 ARDS 有关的其他机制包括肺局部产生一些致炎因子(如白介素 -8、肿瘤坏死因子),或也可能受到肺外因素的调节作用[9]。致炎因子和抗炎调节的平衡失调可能也是急性肺损伤的重要促进因素。一些致炎分子的重要内源性抑制剂包括 IL -1 受体拮抗剂、IL -8 的自身抗体以及抗炎因子 IL -10 和 IL -11[9]。其他途径在急性肺损伤的进展中也可能是重要的,包括继发的凝血系统异常导致小血管产生血小板 -纤维血栓和纤维蛋白溶解功能受损,从而引发进一步的肺泡毛细血管床的破坏,直接表现为临床上的肺气体交换异常[9,16]。

许多患者在 ALI/ARDS 的急性期可以完全缓解,但是部分病例会发展成所谓的纤维增生期(也被有些作者描述成肺泡纤维化),典型的发生于最初起病后 5～7d。这个阶段具有典型的持续性低氧血症、进一步增加生理无效腔,以及肺顺应性的下降,肺毛细血管床闭塞之后继发肺动脉高压。此阶段的组织病理学可以显示伴有急性和慢性炎症的间质纤维化[9,11,12,17]。此阶段存活的患者会进入典型恢复期,即 ALI/ARDS 最少有特征的阶段[9]。肺功能会逐步恢复,肺顺应性和低氧血症得到改善。影像学异常会在有些幸存者中完全得到缓解,然而有关组织学上恢复程度的资料比较有限。一些在 ARDS 幸存者中进行的肺功能试验的研究已经发现,恢复至接近正常肺功能需要 6～12 个月[18],但是其他的研究者表示大部分患者会残留弥散能力异常,同时 20% 存在限制性通气障碍和气流阻碍体征[19,20]。

病因学

许多因素可能导致肺泡 -毛细血管交界面的损伤,这也是 ALI 和 ARDS 的特点。肺损伤的原因常常可分为直接和间接原因,或者称为肺内和肺外原因。ALI 和 ARDS 的肺部原因包括肺炎、肺挫伤、胃内容物误吸、溺水或吸入外界烟雾或刺激性化学试剂,所有这些都能直接导致肺损伤。与此相反,肺外因素触发全显性炎症反应而间接导致肺损伤;一些常见的肺外因素包括败血症、急性胰腺炎、大面积创伤、烧伤以及任何原因的休克。直接肺损伤相对于间接肺损伤的某些临床和放射影像的差异已经引起注意,这些差异包括呼气末正压通气(positive end expiratory pressure, PEEP)的反应,由直接肺损伤导致的 ARDS 胸部 CT 扫描多会出现较多肺实变,而由间接肺损伤导致的 ARDS 更多见肺弥漫性毛玻璃样变和肺水肿。ARDS 最常见的原因是败血症(肺部或肺外来源),占所有病例的 50%[9,21]。ARDS 的发生因素随着多种危险因素的出现而增加,也随着酗酒和慢性肺部疾病而增加[22,23]。

以上这些情况在妊娠和非妊娠人群中同样适用,但是妊娠期 ALI/ARDS 的发展也有其独特的演变条件。报道较多的妊娠期呼吸衰竭的病因是败血症诱发的 ARDS,子痫前期和子痫,与保胎治疗、胃内容物误吸和羊水栓塞有关的肺水肿(表 24.2)。

严重的脓毒症,尤其是感染性休克是产妇患 ARDS 最多见的原因。急性肾盂肾炎似乎是妊娠脓毒症相关 ARDS 特别重要的病因,可能因为这是最常见的导致妊娠复杂化的感染之一[25,26]。据报道高达 7% 的肾盂肾炎孕妇并发急性呼吸衰竭[24-26]。膨胀的子宫和血容量的增加是导致妊娠期未治疗菌尿引起大量急性肾盂肾炎的原因[24]。除了肾盂肾炎,与妊娠期 ALI 和 ARDS 的发病有关的其他感染包括病毒性或细菌性肺炎、利斯特氏菌病、假丝酵母菌病、球孢子菌病和疟疾[21]。绒毛膜羊膜炎是另一个重要的妊娠特异性感染并发症,在临床没有明确感染来源时,是产妇 ALI/ARDS 的鉴别诊断之一。绒毛膜羊膜炎的临床特点包括发热、胎儿心动过速、子宫敏感和羊水污染异味,但是临床表现是不易觉察的,对于无明确原因的妊娠期 ALI/ARDS,诊断性的羊膜腔穿刺应该是必要的[21,24]。

子痫前期,以高血压、蛋白尿和水肿为特征,妊娠期发生率高达 8%[24]。据报道肺水肿发生在大约 3% 的严重子痫前期患者,大多数情况下（70%）发生在产后短期内[27]。风险因素包括年龄高龄、多次妊娠、合并慢性高血压和输注过多的晶体或胶体[21,27]。血浆胶体渗透压降低、肺毛细管膜渗透性改变、肺血管静水压力升高，均是子痫前期或子痫并发肺水肿的因素[28,29]。子痫前期或子痫的处理会在一个单独的章节讨论。然而，当这些情况并发肺水肿时，处理方法与其他原因引起的肺水肿相同，包括辅助供氧、必要时机械通气以及合理使用利尿剂。使用肺动脉导管进行侵入性血流动力学监测可能有助于区分 ALI/ARDS、容量过多和心源性肺水肿，但似乎并没有影响疾病的转归。因此，是否放置导管必须个性化。

表 24.2　妊娠期 ALI 和 ARDS 的原因

不依赖妊娠的	妊娠特定的
脓毒血症	子痫和子痫前期
肺炎	保胎诱发的肺水肿
胃吸入	吸入性肺炎（Mendelson's 综合征）
肺挫伤	羊水栓塞
急性胰腺炎	胎盘早剥
吸入性损伤	绒毛膜羊膜炎
脂肪栓塞	子宫内膜炎
严重创伤	持续胎盘产物
输血相关的急性肺损伤（TRALI）	妊娠期其他频发和严重的感染（如肾盂肾炎、水痘肺炎、疟疾）
药物过量	
烧伤	

保胎诱发肺水肿是另一个重要的妊娠特异性非心源性肺水肿的原因。迄今为止，β_2 受体激动剂特布他林和利托君经常用于保胎，相关的各种副作用包括高血糖、低血钾、水钠潴留、心动过速等心律失常。此外，急性肺水肿发生于约 10% 的 β_2 受体激动剂用于抑制早产的孕妇。这种并发症可能发生在用药同时或停药后 12h[21,24]。保胎相关肺水肿的机制还没有完全清楚，但已经提出几个因素，包括药物诱导的心率和心输出量增加（妊娠相关的心血管容量改变顶峰）、长时间暴露于儿茶酚胺诱发心肌

功能障碍、未知感染诱发的毛细血管通透性增加和对母体心动过速或低血压而进行积极的液体复苏。保胎诱导急性肺水肿的可能因素包括多次妊娠、产妇感染和皮质类固醇治疗[30-32]。由于 β_2 肾上腺素能受体激动剂所带来的并发症，越来越多使用硫酸镁来替代这些药物进行保胎治疗。保胎诱导急性肺水肿的管理包括立即停用药物，接着进行支持治疗和利尿。大多数在 12h 内能迅速缓解，然而病情迁延的急性肺水肿必须考虑复杂重叠的病因。

胃内容物的误吸是妊娠期 ARDS 的另一个重要原因。虽然这种并发症并不是妊娠唯一的，但孕妇发生胃内容物的误吸的风险增加，是因为会发生妊娠期和产后一些生理和解剖变化。胃食管括约肌松弛、增大的子宫使胃内压力增加、胃蠕动减少和分娩时胃排空减少都促使误吸。当产科麻醉时发生胃酸误吸，导致急性肺损伤，被称为误吸综合征，该综合征发表于 1946 年在对 66 例的报道进行的经典描述[33]。Mendelson 报道该综合征发病率为每 1/668 次分娩，只有 2 例因误吸而死亡。最近研究报道，围术期孕妇吸入性肺炎的发生率为剖宫产 0.11% 和阴道分娩 0.01%[34]。目击的误吸对于胃酸诱发急性肺损伤的诊断应该是简单明了的，但重要的是，误吸可能不被察觉到，有时候吸入的唯一线索是在气管插管的可视化喉镜检查时发现咽部有胃内容物。误吸造成的肺损伤的程度与吸入的量和 pH 呈正相关。

羊水栓塞（amniotic fluid embolism，AFE）是妊娠期 ALI/ARDS 的特殊原因，死亡率高，将在另一章中详细讨论，因此简单提及。AFE 的机制仍未完全理解，但被认为是羊水的有形成分进入母体循环而导致的，最常发生在分娩时。栓塞可能导致肺血流量的机械中断，触发致炎细胞因子的释放，导致在肺泡-毛细血管交换中断，并产生全身性炎症反应。AFE 典型的临床表现包括急性缺氧性呼吸窘迫、血流动力学崩溃（通常是导致心脏骤停）和弥散性血管内凝血，常发生于分娩。AFE 的死亡率据报道高达 80%[24]。

临床治疗

机械通气

急性肺损伤和急性呼吸窘迫综合征患者的治疗大部分是支持性的，并尽可能结合针对潜在病因的特殊治疗。特别重要的是识别感染迹象，尽快采用适当的抗生素治疗感染，如果必要的话进行外科手术（如脓肿引流）。ALI/ARDS 患者的支持治疗主要是正压通气。在 ARDS 最初的描述后，研究人员观察到，应用呼气末正压通气（PEEP）可显著改善氧合[35]。近来，过高的潮气量所导致的肺泡过度膨胀的潜在不利影响是通过对 ALI 和 ARDS 的通气支持获得了进一步理解。来自动物模型的充足证据表明，机械通气时使用高潮气量和高气道压所产生的肺损伤特点是毛细血管通透性增加和非心源性肺水肿，即使之前是正常的肺功能[36,37]，这种类型的肺损伤被称为呼吸机所致肺损伤（Ventilator-induced lung injury，VILI）。除了肺泡过度膨胀之外，证据表明，在机械通气中表面活性剂耗尽的萎陷肺泡的重复开关本身也会导致 VILI，而且可以启动一个级联的炎症细胞因子的释放，导致多器官功能衰竭[38-40]。"肺保护性"通气策略其目的是避免肺泡过度膨胀和重复打开和关闭已经萎陷的肺单位，与降低肺和全身的细胞因子反应有关[41]。

一些早期的小样本病例试验中，无论是小潮气量通气或低目标气道压力的压力控制模式，都产生自相矛盾的结果而影响了临床结局。然而，小潮气量方法的有益之处在美国国立卫生研究院资助的标志性 ARDS 网络的随机试验中明确证实，该试验在 861 例 ALI 和 ARDS 患者比较 12mL/kg 与 6mL/kg 的容量控制机械通气。研究表明，小潮气量组死亡率的相对危险度降低 22%（绝对死亡率 39.8% 与 31%，$P = 0.007$）[42]。在这项研究中，详细的算法用于滴定 FiO_2 和呼气末正压，平台压维持在 $30cmH_2O$ 以下，小潮气量通气引起的肺换气不足导致的

严重呼吸性酸中毒可采用碳酸氢钠来纠正。ARDS 网络的小潮气量通气试验是第一个针对机械通气策略的随机对照研究，令人信服地证明其改善了 ARDS 的死亡率。目前，该通气方法已成为 ALI/ARDS 的所有新的通气模式必须进行比较的标准。

不幸的是，在产科 ALI/ARDS 患者中没有随机试验来指导在这一人群中的机械通气（或其他方面的管理）；事实上，妊娠已经成为几乎所有 ALI/ARDS 临床治疗试验的排除标准。胎儿最佳环境的维护一般需要优化的子宫状态，包括孕妇在分娩前具备最优的血流动力学的支持和其他器官功能。妊娠期 ARDS 的所有管理方法与非妊娠患者接近[24]。然而，产妇的某些生理特性要求在这组试验中修改机械通气的策略。在妊娠期间，受胎盘产生的孕激素所驱动，相对于非妊娠状态，孕妇每分通气量增加 50%，这是由于增加潮气量和在较小程度上增加的呼吸频率，结果是轻度慢性呼吸性碱中毒（代偿性），$PaCO_2$ 从基线水平的 35~45mmHg 下降至妊娠期的 27~34mmHg。肾的代偿反应是增加碳酸氢盐排泄以保持正常 pH，维持血清碳酸氢盐正常水平在 18~21mEq/L。肺容量也受到妊娠影响，肺总容量、功能残气量、呼气储备量和残气量均从基线或非孕值降低 4% 至 20%[43,44]。

产科 ARDS 患者机械通气的一般方法和一般人群一样，目的是优化血气参数，同时预防呼吸机所致肺损伤。然而，虽然容量控制机械通气使用低的潮气量（目标为 6mL/kg 理想体重）的方法已经证实可以降低非妊娠人群的死亡率，但是妊娠期所能耐受的呼吸性酸中毒程度可能较总人群低。事实上，母体的高碳酸血症对子宫胎盘血流量的影响并没有得到很好地理解。动物研究表明，当母体的 $P_aCO_2 > 60mmHg$ 时，子宫血管阻力增加，子宫血流量降低。然而，这些动物模型一般检验的是母体急性 P_aCO_2 增加的影响，ALI/ARDS 而控制性低通气策略对 P_aCO_2 通常是渐进的。在产科 ALI/ARDS 患者的通气治疗中，维持母体 $P_aCO_2 < 45~50mmHg$ 作为一个通用的原则[24]。在管理

孕产妇的机械通气时应避免过度通气和低碳酸血症，因为这些与胎盘血管收缩、减少子宫胎盘血流量及胎儿缺氧和酸中毒有关[45-47]，因此，呼吸性碱中毒即使在妊娠期是正常的也应该避免。

在大多数情况下，向妊娠期 ALI/ARDS 患者提供正压通气支持将首先需要建立人工气道（即气管插管）。无创正压通气（non-invasive positive-pressure ventilation，NIPPV），其通气支持由一个鼻部密封连接装置或全脸面罩组成，只限于仔细选择的血流动力学稳定的 ALI/ARDS 患者[48,49]。在其他形式的呼吸衰竭的研究表明，有创正压通气（主要是减少医院获得性肺炎，同时也降低了 COPD Ⅱ 型呼吸衰竭患者的死亡率）减少了并发症。然而，NIPPV 不应该用在血流动力学不稳定的患者，或那些呼吸驱动力受损或有高误吸风险的患者，而且没有研究评价 NIPPV 对妊娠合并呼吸衰竭的治疗。在产科人群，NIPPV 的试验可以考虑用于肺水肿患者，这些患者需要精心挑选、肺水肿的原因是快速可逆的，而且密切监测是必要的，因为在妊娠期间误吸的风险增加。在一般情况下，可以由产科气道管理经验丰富的临床医生早期进行气管插管，这在多数情况下是优选的，特别是插管困难的人群中。

液体管理

另一个关于 ALI/ARDS 患者存在多年的争论是最佳的液体管理，限制性补液的倡导者意在改善肺水肿和增加供氧，反对者则强调，限制性补液对心输出量、肾和其他器官的灌注具有潜在不利影响[50,51]。采用有创的肺动脉导管对这类患者进行血流动力学监测也受到广泛争议。为了尝试回答这些问题，美国国立卫生研究院 ARDS 网络进行了体液和导管治疗试验（fluid and catheter treatment trial，FACTT），一个随机的多中心临床试验，涉及 1000 例 ALI 和 ARDS，对保守和自由两种体液管理策略以及肺动脉导管与中心静脉导管进行了血流动力学监测的比较。试验表明，与 CVC 指导治疗相比，PAC 指导的治疗并没有改善生存率或器官功能，反而与 PAC 导管相关的并发症更多见[53]。此外，在 60d 的死亡率（主要结果）方面，两种液体管理策略没有显著的差异，与自由液体管理相比，保守的液体管理可以改善氧化和呼吸机脱机天数，且对非肺器官功能没有任何不利影响[52]。这些结果支持了在 ALI/ARDS 患者中进行保守的液体管理策略；在 FACTT 试验中，保守的液体管理策略目标为中心静脉压 < 4mmHg 或肺动脉闭塞压力 < 8mmHg，只要患者没有休克，并保持足够的肾灌注和有效的循环流量 [试验定义为没有使用血管升压素时平均动脉压 > 60mmHg，尿量 ≥ 0.5mL/(kg·h) 和心脏指数 ≥ 2.5L/(min·m²) 或毛细血管再充盈时间 < 2s，没有冰冷、青紫的皮肤]。虽然这项研究除外了妊娠期 ALI/ARDS 患者，结果提示避免超负荷的容量，连同正确使用利尿与体液的限制，同样应该是这类人群的体液管理方法。同时，FACTT 试验建议，避免产妇低血压，关注孕妇器官的终末灌注指数是避免子宫胎盘血流受限的关键。

俯卧位

研究已经显示，在高达 70% ～ 80% ALI 患者中俯卧位通气可以改善氧合作用[54]。有几个因素可能涉及气体交换的改善，有趣的是，即使回到仰卧位后也可以持续数小时。减少腹背的胸腔压力梯度，去除由心脏和纵隔对肺单位的压缩效应，这些增加了肺不张区域的功能恢复，由于俯卧位无须支撑腹部而增加了功能残气量，并且更好地引流分泌物，以上均可能是俯卧位改善氧合的机制[55,56]。然而，没有随机对照研究证明该方法对死亡率或其他重要的临床预后有影响。为了帮助患者俯卧位，已开发出特制的床和其他设备，但需要极其的谨慎，以避免人工气道、其他支持导管、监控设备的损坏，也为了防止压疮的发生[21]。显而易见，俯卧位不可能是产科 ARDS 患者一个很实用的选择，至少不会在妊娠晚期。如果母亲是接近足月，保持左侧卧位更重要的是为了限制由妊娠子宫压迫下腔静脉对血流动力学的影响。

一氧化氮吸入

一氧化氮（NO）吸入已被用于一些 ARDS 患者的研究，并且显示可以改进氧合作用。一氧化氮是一种强效的血管扩张剂，通过吸入给药时，可以明显地选择性舒张肺血管，而对全身血压的影响最小。ALI/ARDS 患者改善供氧的结果来自通气 - 血流灌注的匹配，通过肺血管较好的舒张而实现[57]。但在成年 ALI 和 ARDS 患者中进行的随机多中心试验中，未能显示通过 NO 吸入可以改善死亡率或其他重要的临床结果，即使是短期改善供氧[58-60]。因此，没有证据支持 NO 可以作为 ALI/ARDS 患者的常规治疗[61]。

表面活性剂治疗

表面活性剂疗法是另一个对 ALI 和 ARDS 管理有较大作用的潜在干预。肺表面活性剂由肺泡 II 型上皮细胞产生的磷脂和载脂蛋白组成，其通常在呼吸性细支气管和肺泡表面，以降低肺泡表面张力和稳定肺泡，防止在低肺容量时肺泡发生塌陷。如前所述，ALI 和 ARDS 患者肺表面活性剂的丧失导致肺不张、气体交换异常和肺顺应性下降（详见本综合征）。外源性表面活性剂常用于治疗早产儿呼吸窘迫综合征（RDS），已被证明可以改善这一人群的临床转归。然而，一个大型的多中心随机试验表明，成人雾化给予外源性表面活性剂没有显示出任何改善急性呼吸窘迫综合征的结果[62]。近来，少数研究建议，在使用支气管镜检查时，直接将表面活性剂逐步灌输入下呼吸道可以带来益处，这也使这个疗法在急性肺损伤的治疗中重新受到关注[63,64]。然而，使用新的表面活性剂和进行支气管镜检查的大型随机试验仍在进行中[21]。

全身性皮质醇应用

由于急性肺损伤和急性呼吸窘迫综合征具有突出的急性炎症的病理反应，针对抗炎治疗的益处在早期即受到关注，尤其是糖皮质激素。一些研究显示，早在 ARDS 急性期给予大剂量激素，并没有改善包括生存期在内的临床结果，一些人认为早期大剂量使用糖皮质激素后，反而增加感染率[65,66]。然而，近年来，小型临床试验关注在 ARDS 晚期（所谓的纤维增生期）使用皮质激素，结果是有利的，其中一个小的随机试验表明，激素治疗组可以改善生存率[67]。ARDS 网络最近发表一个多中心、双盲、安慰剂对照的研究结果，研究中持续性 ARDS 患者给予糖皮质激素（甲泼尼龙），时间定义为 ARDS 的发病后至少 7d，入组研究前 ARDS 的平均持续时间是 11d，在安慰剂组和激素治疗组间 60d 死亡率无显著差异，当 ARDS 发病 14d 后，甲泼尼龙的治疗显著增加 60d 和 180d 的死亡率。在感染并发症方面无显著性差异，但糖皮质激素治疗组神经肌肉无力发生率更高[68]。因此，不再推荐在治疗 ARDS 晚期阶段常规使用糖皮质激素。

胎儿监护和妊娠期 ARDS 对母体的潜在影响

妊娠期急性呼吸窘迫综合征对母体的潜在影响包括：①由于产妇低氧血症导致胎儿宫内窘迫；②由母体紧张状态触发早产；③胎儿暴露于治疗 ARDS 的药物；④对母体的治疗干扰了对胎儿状况的评估。胎儿评估是妊娠期 ALI/ARDS 管理的一部分。如果胎儿尚未在存活的胎龄（在大多数中心至少在 24~26 周），评估可能限于周期性的多普勒听诊或超声检查以确定胎心是否仍然存在。然而，在妊娠后期，需要更频繁的胎儿评估以指导分娩时机，特别是当母体病情变化时，如母亲的低氧血症加重、酸中毒或可能影响胎儿的治疗，如使用大剂量的血管升压素。通常持续的胎儿评估将使用持续胎心监测和定期超声来进行评分[21,24]。值得注意的是，胎儿的活动会受到通过给母亲的镇静药和其他药物的影响。此外，母亲的严重疾病可能引发早产，子宫收缩因为增加母亲的氧耗而可能加剧产妇缺氧；在这种情况下，药物抑制宫缩是必要的。对于胎儿有存活能力的 ARDS 孕妇患者，分娩的最佳时机和分娩方式的决策必须基于对母亲和胎儿的情况个体化制定，总的来说，可以参照普通产科分娩[24]。

ALI 和 ARDS 的预后

大多数的流行病学研究表明，在 ALI/ARDS 患者首次确诊综合征后都能改善生存期，关键在于支持治疗的改进。Stapleton 及其同事在一项单一机构的回顾性研究显示，采用统一定义描述急性呼吸窘迫综合征后，总的死亡率降低，从 1981 至 1982 年的 68% 降至 1996 年的 29%[69]。多器官功能衰竭伴有脓毒血症是最常见的死亡原因（30%～50%），呼吸衰竭所导致死亡占较小比例（13%～19%）。ARDS 网络中小潮气量试验发现，在干预组总的死亡率为 31%，其他多组研究已经显示，死亡率从 20 世纪 80 年代的 50%～60%，下降到 20 世纪 90 年代的 30%～40%[42,70,71]。一些研究者已经证明，脓毒血症相关的 ARDS 死亡率高于创伤和其他非脓毒症风险因素[69,72]。高龄（>65 岁）、无效腔通气的增高和其他合并症的存在也是 ARDS 患者死亡的重要独立危险因素[3,73,74]。

虽然没有妊娠的 ALI 和 ARDS 病例的登记或研究的大量数据，从已发表的系列结果建议，有此类并发症的产科患者的结果预期类似或稍比一般人群的结果更好。一个最新发表的研究显示，Catanzarite 及其同事报道一组 28 例 ARDS 孕妇的死亡率为 39%，但其他调查报道死亡率 24%～44%[5-7,75]。妊娠相关的 ALI/ARDS 患者最常见的死亡原因是多器官系统衰竭[5]。

总　结

ALI 和 ARDS 可以使妊娠复杂化，可能源于很多不同的原因，可能有些和妊娠无关（如脓毒血症、创伤、严重的胰腺炎或吸入性损伤）或可能是一些妊娠特异性的（如子痫前期和羊水栓塞）。对于这些并发症的管理是针对疾病目的治疗和重症监护病房的支持治疗。因为缺少妊娠特殊的数据来指导支持治疗，所以已经存在的建议治疗是基于对未妊娠的 ALI 和 ARDS 人群的研究证据。机械通气是严重 ALI 和 ARDS 患者的主要支持治疗，使用小潮气量方法要关注母体 P_aCO_2 和酸碱状态避免过度的高碳酸血症和过度通气。体液管理，适当的血流动力学支持，并避免医院感染也应该作为这些患者的日常重要治疗管理部分。不幸的是，研究证实没有一种特殊的治疗方法（如吸入 NO、表面活性剂和类固醇激素）对于患 ALI 和 ARDS 成人患者的预后有益。

参考文献

[1] Ashbaugh DG, Bigelow DB, Petty TL, et al. Acute respiratory distress in adults. Lancet, 1967, 2(7511): 319 - 323.

[2] Bernard GR, Artigas A, Brigham KL, et al. The American-European Consensus Conference on ARDS. Definitions, mechanisms, relevant outcomes, and clinical trial coordination. Am J Respir Crit Care Med, 1994; 149(3 Pt 1): 818 - 824.

[3] Luhr OR, Antonsen K, Karlsson M, et al. Incidence and mortality after acute respiratory failure and acute respiratory distress syndrome in Sweden, Denmark, and Iceland. The ARF Study Group. Am J Respir Crit Care Med, 1999, 159 (6): 1849 - 1861.

[4] Goss CH, Brower RG, Hudson LD, et al. Incidence of acute lung injury in the United States. Crit Care Med, 2003, 31 (6): 1607 - 1611.

[5] Catanzarite V, Willms D, Wong D, et al. Acute respiratory distress syndrome in pregnancy and the puerperium: causes, courses, and outcomes. Obstet Gynecol, 2001, 97(5): 760 - 764.

[6] Smith JL, Thomas F, Orme JF Jr, et al. Adult respiratory distress syndrome during pregnancy and immediately postpartum. West J Med, 1990, 153(5): 508 - 510.

[7] Mabie WC, Barton JR, Sibai BM. Adult respiratory distress syndrome in pregnancy. Am J Obstet Gynecol, 1992, 167(4 Pt 1): 950 - 957.

[8] Gattinoni L, Bombino M, Pelosi P, et al. Lung structure and function in different stages of severe adult respiratory distress syndrome. JAMA, 1994, 271(22): 1772 - 1779.

[9] Ware LB, Matthay MA. The acute respiratory distress syndrome. N Engl J Med, 2000, 342(18): 1334 - 1349.

[10] Pittet JF, Mackersie RC, Martin TR, et al. Biological markers of acute lung injury: prognostic and pathogenetic significance. Am J Respir Crit Care Med, 1997, 155 (4): 1187 - 1205.

[11] Pratt PC, Vollmer RT, Shelburne JD, et al. Pulmonary morphology in a multihospital collaborative extracorporeal membrane oxygenation project. I. Light microscopy. Am J Pathol, 1979, 95(1): 191 - 214.

[12] Bachofen M, Weibel ER. Structural alterations of lung parenchyma in the adult respiratory distress syndrome. Clin Chest Med, 1982, 3(1): 35 - 56.

[13] Sznajder JI. Strategies to increase alveolar epithelialfluid removal in the injured lung. Am J Respir Crit Care Med, 1999, 160(5 Pt 1): 1441 – 1442.

[14] Greene KE, Wright JR, Steinberg KP, et al. Serial changes in surfactant-associated proteins in lung and serum before and after onset of ARDS. Am J Respir Crit Care Med, 1999, 160 (6): 1843 – 1850.

[15] Lewis JF, Jobe AH. Surfactant and the adult respiratory distress syndrome. Am Rev Respir Dis, 1993, 147 (1): 218 – 233.

[16] Gunther A, Mosavi P, Heinemann S, et al. Alveolarfibrin formation caused by enhanced procoagulant and depressed fibrinolytic capacities in severe pneumonia. Comparison with the acute respiratory distress syndrome. Am J Respir Crit Care Med, 2000, 161(2 Pt 1): 454 – 462.

[17] Anderson WR, Thielen K. Correlative study of adult respiratory distress syndrome by light, scanning, and transmission electron microscopy. Ultrastruct Pathol, 1992, 16 (6): 615 – 628.

[18] McHugh LG, Milberg JA, Whitcomb ME, et al. Recovery of function in survivors of the acute respiratory distress syndrome. Am J Respir Crit Care Med, 1994, 150(1): 90

[19] Orme J Jr, Romney JS, Hopkins RO, et al. Pulmonary function and health-related quality of life in survivors of acute respiratory distress syndrome. Am J Respir Crit Care Med, 2003, 167(5): 690 – 694.

[20] Neff TA, Stocker R, Frey HR, et al. Long-term assessment of lung function in survivors of severe ARDS. Chest, 2003, 123 (3): 845 – 853.

[21] Bandi VD, Munnur U, Matthay MA. Acute lung injury and acute respiratory distress syndrome in pregnancy. Crit Care Clin, 2004, 20(4): 577 – 607.

[22] Pepe PE, Potkin RT, Reus DH, et al. Clinical predictors of the adult respiratory distress syndrome. Am J Surg, 1982, 144(1): 124 – 130.

[23] Hudson LD, Milberg JA, Anardi D, et al. Clinical risks for development of the acute respiratory distress syndrome. Am J Respir Crit Care Med, 1995, 151(2 Pt 1): 293 – 301.

[24] Cole DE, Taylor TL, McCullough DM, et al. Acute respiratory distress syndrome in pregnancy. Crit Care Med, 2005, 33 (10 Suppl): S269-S278.

[25] Cunningham FG, Lucas MJ, Hankins GD. Pulmonary injury complicating antepartum pyelonephritis. Am J Obstet Gynecol, 1987, 156(4): 797 – 807.

[26] Hill JB, Shef. eld JS, McIntire DD, et al. Acute pyelonephritis in pregnancy. Obstet Gynecol, 2005, 105 (1): 18 – 23.

[27] Sibai BM, Mabie BC, Harvey CJ, et al. Pulmonary edema in severe preeclampsia-eclampsia: analysis of thirty-seven consecutive cases. Am J Obstet Gynecol, 1987, 156 (5): 1174 – 1179.

[28] Gottlieb JE, Darby MJ, Gee MH, et al. Recurrent noncardiac pulmonary edema accompanying pregnancy-induced hypertension. Chest, 1991, 100(6): 1730 – 1732.

[29] Benedetti TJ, Kates R, Williams V. Hemodynamic observations in severe preeclampsia complicated by pulmonary edema. Am J Obstet Gynecol, 1985, 152(3): 330 – 334.

[30] Bader AM, Boudier E, Martinez C, et al. Etiology and prevention of pulmonary complications following betamimetic mediated tocolysis. Eur J Obstet Gynecol Reprod Biol, 1998, 80 (2): 133 – 137.

[31] DiFederico EM, Burlingame JM, Kilpatrick SJ, et al. Pulmonary edema in obstetric patients is rapidly resolved except in the presence of infection or of nitroglycerin tocolysis after open fetal surgery. Am J Obstet Gynecol, 1998, 179 (4): 925 – 933.

[32] Hatjis CC, Swain M. Systemic tocolysis for premature labor is associated with an increased incidence of pulmonary edema in the presence of maternal infection. Am J Obstet Gynecol, 1988, 159(3): 723 – 728.

[33] Mendelson C. The aspiration of stomach contents into the lungs during obstetric anesthesia. Am J Obstet Gynecol, 1946, 52: 191 – 205.

[34] Soreide E, Bjornestad E, Steen PA. An audit of perioperative aspiration pneumonitis in gynaecological and obstetric patients. Acta Anaesthesiol Scand, 1996, 40(1): 14 – 19.

[35] Petty TL. In the cards was ARDS: how we discovered the acute respiratory distress syndrome. Am J Respir Crit Care Med, 2001, 163(3 Pt 1): 602 – 603.

[36] Dreyfuss D, Soler P, Basset G, et al. High inflation pressure pulmonary edema. Respective effects of high airway pressure, high tidal volume, and positive end-expiratory pressure. Am Rev Respir Dis, 1988, 137(5): 1159 – 1164.

[37] Corbridge TC, Wood LD, Crawford GP, et al. Adverse effects of large tidal volume and low PEEP in canine acid aspiration. Am Rev Respir Dis, 1990, 142(2): 311 – 315.

[38] Murphy DB, Cregg N, Tremblay L, et al. Adverse ventilatory strategy causes pulmonary-to-systemic translocation of endotoxin. Am J Respir Crit Care Med, 2000, 162(1): 27 – 33.

[39] Verbrugge SJ, Sorm V, van 't Veen A, et al. Lung overinflation without positive end-expiratory pressure promotes bacteremia after experimental Klebsiella pneumoniae inoculation. Intens Care Med, 1998, 24(2): 172 – 177.

[40] Slutsky AS, Tremblay LN. Multiple system organ failure. Is mechanical ventilation a contributing factor? Am J Respir Crit Care Med, 1998, 157(6 Pt 1): 1721 – 1725.

[41] Ranieri VM, Suter PM, Tortorella C, et al. Effect of mechanical ventilation on inflammatory mediators in patients with acute respiratory distress syndrome: a randomized controlled trial. JAMA, 1999, 282(1): 54 – 61.

[42] Ventilation with lower tidal volumes as compared with traditional tidal volumes for acute lung injury and the acute respiratory distress syndrome. The Acute Respiratory Distress Syndrome Network. N Engl J Med, 2000, 342 (18): 1301 – 1308.

[43] Crapo RO. Normal cardiopulmonary physiology during pregnancy. Clin Obstet Gynecol, 1996, 39(1): 3 – 16.

[44] Chesnutt AN. Physiology of normal pregnancy. Crit Care Clin, 2004, 20(4): 609 – 615.

[45] Motoyama EK, Rivard G, Acheson F, et al. Adverse effect of maternal hyperventilation on the foetus. Lancet, 1966, 1 (7432): 286 – 288.

[46] Lumley J, Wood C. Effect of changes in maternal oxygen and carbon dioxide tensions on the fetus. Clin Anesth, 1974, 10 (2): 121 – 137.

[47] Behrman RE, Parer JT, Novy MJ. Acute maternal respiratory alkalosis (hyperventilation) in the pregnant rhesus monkey. Pediatr Res, 1967, 1(5): 354 – 363.

[48] Rocker GM, Mackenzie MG, Williams B, et al. Non-invasive positive pressure ventilation: successful outcome in patients with acute lung injury/ARDS. Chest, 1999, 115(1): 173 – 177.

[49] Hilbert G, Gruson D, Vargas F, et al. Non-invasive continuous positive airway pressure in neutropenic patients with acute respiratory failure requiring intensive care unit admission. Crit Care Med, 2000, 28(9): 3185 – 3190.

［50］ Simmons RS, Berdine GG, Seidenfeld JJ, et al. Fluid balance and the adult respiratory distress syndrome. Am Rev Respir Dis, 1987, 135(4): 924 – 929.

［51］ Humphrey H, Hall J, Sznajder I, et al. Improved survival in ARDS patients associated with a reduction in pulmonary capillary wedge pressure. Chest, 1990, 97(5): 1176 – 1180.

［52］ Wiedemann HP, Wheeler AP, Bernard GR, et al. Comparison of two fluid-management strategies in acute lung injury. N Engl J Med, 2006, 354(24): 2564 – 2575.

［53］ Wheeler AP, Bernard GR, Thompson BT, et al. Pulmonary-artery versus central venous catheter to guide treatment of acute lung injury. N Engl J Med, 2006, 354(21): 2213 – 2224.

［54］ Pelosi P, Brazzi L, Gattinoni L. Prone position in acute respiratory distress syndrome. Eur Respir J, 2002, 20 (4): 1017 – 1028.

［55］ Pelosi P, Caironi P, Taccone P, et al. Pathophysiology of prone positioning in the healthy lung and in ALI/ARDS. Minerva Anestesiol, 2001, 67(4): 238 – 247.

［56］ Albert RK, Hubmayr RD. The prone position eliminates compression of the lungs by the heart. Am J Respir Crit Care Med, 2000, 161(5): 1660 – 1665.

［57］ Rossaint R, Falke KJ, Lopez F, et al. Inhaled nitric oxide for the adult respiratory distress syndrome. N Engl J Med, 1993, 328(6): 399 – 405.

［58］ Dellinger RP, Zimmerman JL, Taylor RW, et al. Effects of inhaled nitric oxide in patients with acute respiratory distress syndrome: results of a randomized phase Ⅱ trial. Inhaled Nitric Oxide in ARDS Study Group. Crit Care Med, 1998, 26 (1): 15 – 23.

［59］ Lundin S, Mang H, Smithies M, et al. Inhalation of nitric oxide in acute lung injury: results of a European multicentre study. The European Study Group of Inhaled Nitric Oxide. Intens Care Med, 1999, 25(9): 911 – 919.

［60］ Taylor RW, Zimmerman JL, Dellinger RP, et al. Low-dose inhaled nitric oxide in patients with acute lung injury: a randomized controlled trial. JAMA, 2004, 291 (13): 1603 – 1609.

［61］ Matthay MA, Pittet JF, Jayr C. Just say NO to inhaled nitric oxide for the acute respiratory distress syndrome. Crit Care Med, 1998, 26(1): 1 – 2.

［62］ Anzueto A, Baughman RP, Guntupalli KK, et al. Aerosolized surfactant in adults with sepsis-induced acute respiratory distress syndrome. Exosurf Acute Respiratory Distress Syndrome Sepsis Study Group. N Engl J Med, 1996, 334(22): 1417 – 1421.

［63］ Walmrath D, Gunther A, Ghofrani HA, et al. Bronchoscopic surfactant administration in patients with severe adult respiratory distress syndrome and sepsis. Am J Respir Crit Care Med, 1996, 154(1): 57 – 62.

［64］ Wiswell TE, Smith RM, Katz LB, et al. Bronchopulmonary segmental lavage with Surfaxin [KL(4)-surfactant] for acute respiratory distress syndrome. Am J Respir Crit Care Med, 1999, 160(4): 1188 – 1195.

［65］ Bernard GR, Luce JM, Sprung CL, et al. High-dose corticosteroids in patients with the adult respiratory distress syndrome. N Engl J Med, 1987, 317(25): 1565 – 1570.

［66］ Luce JM, Montgomery AB, Marks JD, et al. Ineffectiveness of high-dose methylprednisolone in preventing parenchymal lung injury and improving mortality in patients with septic shock. Am Rev Respir Dis, 1988, 138(1): 62 – 68.

［67］ Meduri GU, Headley AS, Golden E, et al. Effect of prolonged methylprednisolone therapy in unresolving acute respiratory distress syndrome: a randomized controlled trial. JAMA, 1998, 280(2): 159 – 165.

［68］ Steinberg KP, Hudson LD, Goodman RB, et al. Efficacy and safety of corticosteroids for persistent acute respiratory distress syndrome. N Engl J Med, 2006, 354(16): 1671 – 1684.

［69］ Stapleton RD, Wang BM, Hudson LD, et al. Causes and timing of death in patients with ARDS. Chest, 2005, 128 (2): 525 – 532.

［70］ Milberg JA, Davis DR, Steinberg KP, et al. Improved survival of patients with acute respiratory distress syndrome (ARDS): 1983 – 1993. JAMA, 1995, 273(4): 306 – 309.

［71］ Abel SJ, Finney SJ, Brett SJ, et al. Reduced mortality in association with the acute respiratory distress syndrome (ARDS). Thorax, 1998, 53(4): 292 – 294.

［72］ Eisner MD, Thompson T, Hudson LD, et al. Efficacy of low tidal volume ventilation in patients with different clinical risk factors for acute lung injury and the acute respiratory distress syndrome. Am J Respir Crit Care Med, 2001, 164 (2): 231 – 236.

［73］ Zilberberg MD, Epstein SK. Acute lung injury in the medical ICU: comorbid conditions, age, etiology, and hospital outcome. Am J Respir Crit Care Med, 1998, 157(4 Pt 1): 1159 – 1164.

［74］ Nuckton TJ, Alonso JA, Kallet RH, et al. Pulmonary deadspace fraction as a risk factor for death in the acute respiratory distress syndrome. N Engl J Med, 2002, 346 (17): 1281 – 1286.

［75］ Perry KG Jr, Martin RW, Blake PG, et al. Maternal mortality associated with adult respiratory distress syndrome. South Med J, 1998, 91(5): 441 – 444.

第 25 章 肺水肿

简 介

表 25.1 总结了妊娠期间临床所见的肺水肿。肺水肿的病理生理学机制可能来源于病史、查体、实验室数据和胸片资料。如急性肾盂肾炎诱发的肺水肿提示是一种非心源性或渗透性水肿。即便使用超声心动图和肺动脉导管，仍无法充分了解宫缩抑制剂诱导的肺水肿或子痫前期相关的肺水肿机制，而这两者是妊娠期肺水肿较为常见的原因。

表 25.1　妊娠期引起肺水肿的临床因素

宫缩抑制剂
先兆子痫、子痫
心脏疾病
肥胖、慢性高血压、心脏舒张功能障碍
脓毒症、急性肺损伤
甲状腺危象
肾衰竭
重度贫血
急性心肌梗死
静脉注射海洛因
脑出血
羊水栓塞
其他因素

肺水肿的形成经历了两个阶段：肺间质及肺泡。本章将简要描述肺体液清除的生理学。肺分为肺泡、肺间质和血管，液体进入肺间质，再由淋巴管引流到胸导管，在静息时速度为 20mL/h，当剧烈运动时，间质水肿的清除率为 200mL/h。二尖瓣狭窄或慢性充血性心力衰竭患者，即使存在静水压力升高（如肺动脉楔压

大于 18mmHg）和间质性肺水肿形成时，肺淋巴管和血管代偿性肥大以防止肺泡液体积聚。

如果超过了体液清除机制并导致肺泡水肿，Ⅰ型和Ⅱ型肺泡上皮细胞会主动运输液体进入间质。液体经表面钠通道进入细胞，通过 Na^+-K^--ATP 泵等渗性地排出（图 25.1）。

水通道也称为细胞内和细胞间的水通道蛋白。水通道蛋白可能在水的稳态中发挥作用，在新生儿期，当肺泡呼吸后液体快速吸收时，其表达增加已被证明[1]。

病理生理学

几乎所有的肺水肿病例可以分为 4 个大类：流体静力学、渗透性、淋巴回流不足和未知或知之甚少（表 25.2）[2]。也许在 10% 病例可能涉及不止一种机制（如在脓毒血症患者中因体液过量伴有的渗透水肿）[3]。

肺水肿的流体静力学

流体静力学引起肺水肿的原因包括心源性、胶体渗透压（colloid osmotic pressure，COP）问题和罕见状态导致的间质负压，如气胸快速复张或急性呼吸道梗阻（如气管插管梗阻）。过多的静脉注射含盐液体、血浆或血液可以导致肺动脉楔压增加和肺水肿。

心源性肺水肿可进一步分为收缩功能障碍导致的疾病（心肌收缩力降低，射血分数 <45%）、舒张功能不全（心室肌松弛受损导致高充盈压）或心脏瓣膜疾病（狭窄或关闭不足）。收缩功能障碍是妊娠期肺水肿的主要原因之一（如围生期心肌病），是充血性心力衰竭经典的病理生理机制[4,5]。对充血性心脏衰竭存在不

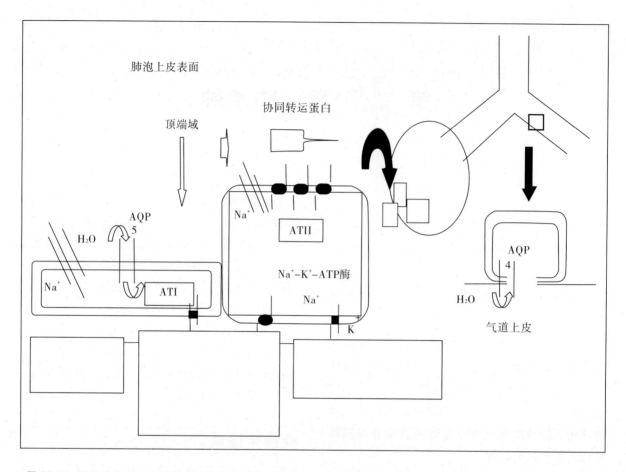

图 25.1　图示肺泡上皮细胞Ⅰ型、Ⅱ型，描绘顶端 Na$^+$ 通道，管基底位于 Na$^+$-K$^+$-ATP 酶、水通道蛋白和转运蛋白。通过 Na$^+$ 进入通过顶端膜钠通道挤压，Na$^+$-K$^+$-ATP 酶与脱水后，也显示是一种气道上皮细胞与基底外侧水通道蛋白有关

同观点：后向心性衰竭与前向心性衰竭的矛盾，或左心衰竭与右心衰竭。讨论这些观点阐述了心力衰竭的症状和体征发展的病理生理机制。

后向心力衰竭有多余的液体积累在衰竭的心室。在左心后向心力衰竭时，心室通常不能正常排空。左心室舒张末压、楔压和肺动脉压增加。血管内容量从体循环到肺循环的重新分配导致肺泡积水。后向心性衰竭的右心衰竭降低右心室排空，提高中心静脉压(central venous pressure，CVP)，导致外周水肿、颈静脉扩张、肝颈返流征阳性、肝淤血和黄疸。

左心衰竭的临床表现源自血液不能充分地释放入动脉系统。如果左心室输出降低，则血压下降。肾脏感受有效血容量降低，增加肾素、血管紧张素和醛固酮的分泌，造成水钠潴留，增加全身血管阻力(systemic vascular resistance，SVR)。随着右心衰竭，室间隔左移压缩左心室

腔，降低每搏量。结果导致增加左室充盈压升高，降低血液通过肺流回左心房，降低左心室输出和体循环血压[2]。除了这些有用的概念，心室是相互依存的，如果一个心室失效，另一个也将失效。

过去的 25 年里，心脏病学中最有趣的一个进展是在无收缩功能障碍的患者中发现了充血性心力衰竭，很大程度上是基于超声心动图检查。现在依靠人群研究，大约有一半心力衰竭患者有正常的收缩功能和假定的舒张功能障碍[6]。这特别常见于慢性高血压和左心室肥厚的患者。舒张松弛是一种主动的耗能过程。超声心动图诊断舒张功能不全很复杂，仍在不断发展，超越本文的讨论范围。超声心动图测量一些参数，如充盈率的 E 波至 A 波峰值速度比、左室后壁变薄比率和组织多普勒显像计算心肌运动速度。已发现许多产科患者舒张障碍

是肺水肿的原因，特别是那些有外生性肥胖和慢性高血压的患者，心脏发生了双相适应。肥胖导致体腔扩张而高血压的结果是向心性肥厚[7,8]。

妊娠期间，导致肺水肿的心脏瓣膜病通常是风湿性二尖瓣狭窄。妊娠并发二尖瓣狭窄的途径有两种：①增加血容量；②心率加快，缩短舒张期充盈时间。与非妊娠二尖瓣狭窄患者相比，二尖瓣狭窄的孕妇在更短的时间间隔内通过狭窄瓣膜得到的血液量增加，使左心房压升高，由于肺循环中缺乏瓣膜，在整个肺循环中压力升高表现出肺动脉压和右心室后负荷增加。因此，二尖瓣狭窄患者在妊娠期比非妊娠期更容易肺水肿。这些女性很容易并发肺水肿，是由于产后血液从收缩子宫自体回输。这种自体回输大约使肺动脉楔压增加 10mmHg。Clark 等在 1985 年的研究中已经探讨用 β 受体阻滞剂控制心率和在 Swan-Ganz 导管指导下慎用利尿剂[9]。

胶体渗透压（COP）是指循环脉管中由白蛋白和球蛋白所产生的压力。血管内胶体渗透压对抗静水压，间质胶体渗透压往往促进体液从血管进入间质。正常的血管内胶体渗透压在非妊娠状态在是 25mmHg，正常的肺动脉楔压为 $6 \sim 12$mmHg，因此，正常的胶体渗透压 - 楔压梯度约 12mmHg。低蛋白血症可能发生于肝脏疾病、肾功能损害和营养不良。在正常足月妊娠中，由于血容量增加和白蛋白稀释，血管内胶体渗透压陡降至 22mmHg，在产后出血和晶体替代后，胶体渗透压下降至 15mmHg[10]。对于子痫前期和低蛋白血症的患者，胶体渗透压会从产前的 18mmHg 下降至 13mmHg[11]。已经表明当胶体渗透压 - 楔压梯度小于 4mmHg 时会发生肺水肿，这种缩小的胶体渗透压 - 楔压梯度反映肺水肿的易感性。然而情况并非如此简单，当胶体渗透压陡降时，血管及间质的胶体渗透压平行减少，使接下来的跨膜通量几乎为零。此外，肾病综合征患者和低胶体渗透压并非更容易引起肺水肿。降低胶体渗透压本身很少引起肺水肿，但可以加重发生于其他因素的肺水肿[12]。

渗透性肺水肿

在渗透性肺水肿时（表 25.2 阐述的第二机制），血管内皮细胞之间的紧密连接细胞开放，允许水、蛋白质和细胞进入间质和肺泡腔。渗透性肺水肿严重范围从急性肺损伤（acute lung injury，ALI）至急性呼吸窘迫综合征（acute respiratory distress syndrome，ARDS）。ALI 的推荐诊断标准是急性起病、胸片双侧肺浸润影、肺动脉契压 18mmHg 或更少或无临床证据的左心房高压，以及动脉血氧分压和吸入氧浓度（PaO_2/FiO_2）之比为 300mmHg 或更少。对 ARDS 的诊断标准是相同的发病、胸片浸润影和肺动脉楔压，但 ARDS 需要 PaO_2/FiO_2 之比为 200mmHg 或更少[13]。

水肿形成的机制是较多的。细菌或病毒性肺炎引起前列腺素、细胞因子和补体成分的释放，感染性休克同样通过释放各种介质发挥作用，包括心肌抑制因子。误吸导致肺化学性酸损伤以及细菌和阻塞性损伤。吸入毒素直接损伤肺泡和血管（如氯气、烟）。最后，烧伤、非胸部创伤以及由胰腺炎导致局部细胞因子启动级联的全身性反应。

通过直接获取水肿流体（如从气管导管内抽吸），以及测量水肿液体与血浆蛋白比值可以证实是渗透性水肿。对于静水压性肺水肿，水肿液中蛋白含量低，而在渗透性肺水肿中，应是一种高蛋白含量。因此渗透性肺水肿的水肿液蛋白与血浆蛋白的比例是 ≥ 0.6。

区别静态肺水肿和渗透性水肿的另一种方法是肺组织学图片。在静水压性肺水肿中，可以看到漂亮的花边式充满盐水的肺泡。在渗透性肺水肿（尤其是 ARDS）中，会看到"切鸡肝样"肺泡，炎症细胞、蛋白质和血填充了扭曲的肺泡，纤维和胶原蛋白沉积形成了透明膜。

积极的利尿可以在几小时内清除静水压性肺水肿，而渗透性水肿需要数天或数周，因为多形核白细胞需要摄取和消除肺内蛋白质和碎片。

也可以使用肺动脉导管来区分渗透性水肿和静水压性肺水肿。静水压性肺水肿伴有 PAWP > 18mmHg，渗透性水肿具有正常 PAWP（$6 \sim 12$mmHg）或至少 PAWP < 18mmHg。肺动脉楔压

升高的确认存在一些问题，肺水肿的楔压可以达到 35mmHg，由于肺泡注水时肺血管的减压，肺动脉楔压会下降，当插入肺动脉导管或部分用利尿剂治疗时这种楔压下降会延迟。心源性和非心源性肺水肿之间的差异见表 25.3。

淋巴功能不全

表 25.2 列出第三种肺水肿的机制：淋巴功能不全在妊娠罕见，本章不进一步探究。

表 25.2　肺水肿的机制

流体静力学类

心源性的

收缩期功能障碍(如围生期心肌病)

舒张期功能障碍(如慢性高血压)

瓣膜病(如二尖瓣狭窄)

毛细血管渗透压下降

中度低白蛋白血症、先兆子痫、肾、肝、肠道疾病或营养不良

营养需求增加

快速加重的气胸

急性呼吸道梗阻

渗透性类(ARDS)

肺炎(细菌性或病毒性)

重症脓毒症(如肾盂肾炎，盲肠破裂)

误吸

吸入有毒物质(如"点燃"的可卡因、烟雾、氯气)

燃烧物

非胸部创伤

胰腺炎

淋巴管类

淋巴管性癌病

纤维化淋巴管炎(如硅肺病)

肺移植后

未知或其他类

宫缩诱发

先兆子痫

麻醉过量(如静脉注射海洛因)

神经源性的(如头部外伤)

高海拔

表 25.3　心源性和非心源性肺水肿

心源性	非心源性
流体静力学	渗透性相关
左心室收缩或舒张压功能紊乱，间质淋巴管，肺泡充血，气体交换障碍	损伤肺泡毛细血管膜，缺少蛋白质间隙正常静水压力，肺泡气体交换障碍
顺应性下降	顺应性下降
迅速清除	清除障碍
	无法恢复正常的肺功能，肺泡凋亡

未知或机制不明的肺水肿

第四大类(表 25.2)，包含了肺水肿抑制尚未完全明确的疾病。保胎诱导的肺水肿与开放式胎儿手术、双胎妊娠、产妇贫血、母亲低体重、使用静脉利托君或特布他林 24h 以上、两个或三个保胎药同时使用、糖皮质激素促进胎肺成熟等相关。保胎诱导的肺水肿已经提出了几个机制，包括抗利尿激素的释放、潜在的心脏病、液体超负荷、隐匿绒毛膜羊膜炎、低血钾、心肌缺血、皮质醇激素中的盐皮质激素的影响、儿茶酚胺损伤心肌和渗透性水肿。最合理的解释是儿茶酚胺宫缩抑制剂增加脑垂体后叶释放抗利尿激素，引起少尿。这在临床上已被证明，当连续 24h 静脉输注儿茶酚胺后，血细胞比容下降 6% ~ 8%。此类隐匿性血细胞比容下降已经多次被怀疑，现在认为类固醇激素治疗的盐皮质激素作用太小，不会造成肺水肿。从儿茶酚胺宫缩抑制剂转变为镁硫酸作为保胎的首选药物，并且仅限于静脉注射治疗 24h，降低了保胎诱导的肺水肿发病率[14-16]。

先兆子痫也应该列入未知或不完全理解的范畴。先兆子痫患者经常有多种异常，包括内皮细胞损伤导致的毛细血管渗透增加、低蛋白血症、后负荷引起的左心室功能障碍，以及产后血管外液体清除延迟导致的静水压升高。

麻醉剂过量导致的肺水肿已被认为是由于污染物引起的。神经源性肺水肿，如颅脑外伤或颅内出血，据认为是由于强烈的交感神经释放并伴有肺动脉楔压的急性升高。高原肺水肿是由缺氧性肺血管收缩导致的，楔压正常，但

肺动脉压力高。肺水肿液体蛋白质含量高，因而表明毛细血管渗漏[12]。

　　妊娠期一些生理变化可能会促使肺水肿的发展，包括心输出量增加、血流量增加、血浆

胶体渗透压降低、心率增快以及功能性肺残气量减少[21]。

　　表 25.4 列出了目前所知的妊娠期肺水肿的认识发展发现[7,17-20,22-27]。

表 25.4　产科肺水肿相关文献

发表年份	作者	心脏监测措施	重要发现
1980	Berkowitz, Rafferty[22]	Swan-Ganz 导管	3 年内监测 20 例产科患者，鉴别心源性与非心源性肺水肿，随访多器官系统衰竭的患者，早期发现心脏储备的丧失和治疗操作的有效性
1980	Strauss 等[17]	Swan-Ganz 导管	3 例先兆子痫伴肺水肿患者，PAWP 升高(22~33mmHg)的同时 CVP 正常，孤立性左心室功能障碍主要是后负荷增加及血管扩张剂(硝普钠、肼屈嗪)应用的结果。心率或血压没有显著变化情况下心输出量几乎倍增。如果胎儿仍然在子宫内，则硝普钠治疗应不超过 30min
1981	Keefer 等[18]	Swan-Ganz 导管	4 例非心源性肺水肿患者，采用机械通气支持和呼气末正压治疗，肺动脉导管记录显示正常的楔压
1984	Hankins 等[19]	Swan-Ganz 导管	8 例患有子痫初孕女性，初始血流动力学监测结果：低 CVP 和 PAWP，高心输出量和高 SVR，产后没有自发性利尿的女性 PAWP 和心输出量均增加，提出产后 24~72h 出现血管外液体延迟转移的概念
1985	Benedetti 等[20]	Swan-Ganz 导管	10 例先兆子痫患者出现肺水肿，其中 8 例为产后发生肺水肿。5 例患者的 COP-wedge 梯度≤4，3 例均有肺毛细血管渗漏，2 例有左心室衰竭。CVP 变化与 PAWP 无关相关性。10 例中有 8 例在肺水肿发作前接受胶体液，提示胶体输注是可能的诱发因素
1986	Cotton 等[23]	Swan-Ganz 导管	3 例先兆子痫并发肺水肿的孕妇静脉注射硝酸甘油可使平均动脉压降低 20%，平均 PAWP 从 27±4 降至 14±6mmHg，导致 COP-wedge 梯从 -10mmHg 变化到 2mmHg，而心率、CVP 或心输出量没有变化
1987	Sibai 等[24]	无	回顾分析 1290 例严重先兆子痫/子痫孕妇，其中 37 例患者发生肺水肿，发生率为 2.9%，其中高龄，伴有慢性高血压的经产妇发病率较高。70% 的肺水肿病例发生在产后。4 例孕产妇死亡。围产儿死亡率 530/1000。重症患者有较多并发症：弥漫性血管内凝血 18 例，败血症 17 例，胎盘早剥 12 例，急性肾功能衰竭 10 例，高血压危象 6 例，心肺骤停 5 例，肝破裂 2 例，缺血性脑损伤 2 例
1988	Mabie 等[7]	超声心动图	使用心脏舒张功能障碍的概念来解释 4 例肥胖伴慢性高血压孕妇的肺水肿
1993	Mabie 等[25]	超声心动图	45 例产科肺水肿患者的前瞻性研究。依据治疗和预后不同分为 3 组：①收缩功能障碍(n=19)，②舒张功能障碍(n=17)，③正常心功能(n=9)。收缩功能障碍患者有 2 例死亡，1 例接受了心脏移植手术。收缩功能障碍患者需要用地高辛、利尿剂和血管紧张素转换酶抑制剂进行短期和长期治疗。舒张功能障碍的患者需接受利尿剂和长期抗高血压治疗。心功能正常患者仅需紧急处理。由于临床和胸片无法准确区分患者心脏功能障碍的存在和类型，因此建议应用超声心动图评估所有肺水肿孕妇

发表 年份	作者	心脏监 测措施	重要发现
1998	DiFederico 等[26]	无	回顾分析 10 年(1985 年至 1995 年)共 16 810 例产科分娩,其中有 86 例发生肺水肿(发病率约为 1/200 分娩)。肺水肿相关临床情况为:先兆子痫 28%,早产 24%,胎儿手术 17%,感染 14%。45% 的患者需要转入重症监护室救治,15% 需要机械通气。69 例(80%)患者接受了安胎治疗;37 例(41%)患者接受了多次、同时的宫缩抑制药物。65 例接受开放性胎儿手术的患者中有 15 例(23%)出现肺水肿,其中大多数患者静脉注射硝酸甘油作为宫缩抑制剂。开放性胎儿手术患者肺水肿严重程度增加且发现延迟表明其为渗透性水肿
2003	Sciscione 等[27]	无	回顾性分析 10 年(1989 年至 1999 年)孕产妇中急性肺水肿的临床特点,主要发病原因是宫缩抑制剂、潜在的心脏病、液体超负荷和先兆子痫。62 917 例连续分娩中共有 51 例发生肺水肿(发病率为 8/10 000 例)

肺部力学和气体交换

肺水肿,减少充满肺的扩张性和肺泡水肿性肺泡收缩尺寸。部分液体或血液的灌注导致肺泡通气 – 灌注不匹配,或产生绝对分流。缺氧性肺血管收缩降低肺泡通气 – 灌注不匹配,但肺血管阻力增大,从而增加右心室的工作负荷。气道阻力增加,尤其是大气道充满液体时,肺水肿的早期即出现快速的浅呼吸,是因为肺泡壁上的 J 受体刺激。这种呼吸模式最大限度地减少呼吸的高弹性,动脉低氧是对呼吸的另一种刺激[12]。

诊　断

表 25.5 总结了肺水肿的诊断方法。过去,人们一直在关注症状的发生和持续时间、诱发因素、合并症(如贫血、基础心脏、肺、肾、或肝脏疾病)和服用的任何药物。肺水肿的症状包括呼吸困难、端坐呼吸、阵发性夜间呼吸困难、潮式或周期呼吸和运动耐量下降。体征包括呼吸急促、不能平卧、饥饿、出汗、啰音、使用辅助呼吸肌、静息性心动过速、心搏点移位、第三心音、颈静脉怒张、肝颈静脉回流、肝大、黄疸和外周水肿。

胸部 X 线通常显示肺双侧基底部病变显著(图 25.2)。尽管已有与此相反的说法,胸片仍不能可靠地区分静水压性肺水肿和渗透性水肿。以下特点提示心源性肺水肿或静水压性肺水肿:心脏增大、"蝴蝶翼"或肺门周围水肿、上叶静脉突出、胸腔积液和时间线或 Kerley B 线。另一方面,如果胸片显示心脏大小正常、水肿周围分布、正常的中央血管和空气支气管征,则更可能是非心源性肺水肿。

动脉血气分析现在较少使用了,因为无创脉搏血氧仪可连续测量血氧饱和度。如果患者危重,或合并如肾疾病、慢性阻塞性肺疾病或脓毒症,需要进行动脉血气测量来检测酸中毒或二氧化碳潴留情况。肺水肿的典型血气显示低氧血症,$PaCO_2$ 正常或降低。伴随复杂多变的肺水肿,二氧化碳潴留和呼吸性酸中毒可能同时发生。

12 导联心电图应该用于检测心室肥厚、心肌缺血、心肌梗死、传导阻滞或心律失常。

在急性呼吸困难患者中测量血浆脑钠肽(brain natriuretic peptide,BNP)已成为充血性心力衰竭诊断的新进展。BNP 最初在大脑中发现,但心室在出现心室壁压力增加时也可合成。心房钠尿肽是由心房心肌细胞释放,BNP 有利尿、利钠及降低血压的作用。两种激素均抑制肾素 – 血管紧张素系统、内皮素分泌、全身和肾交感神经活动。BNP 低于 100 pg/mL 最有用的,在这个水平充血性心力衰竭是不可能的。浓度超过 500 pg/mL,可能与心脏衰竭相关。BNP 不能用来区分收缩期和舒张期心力衰竭[28]。

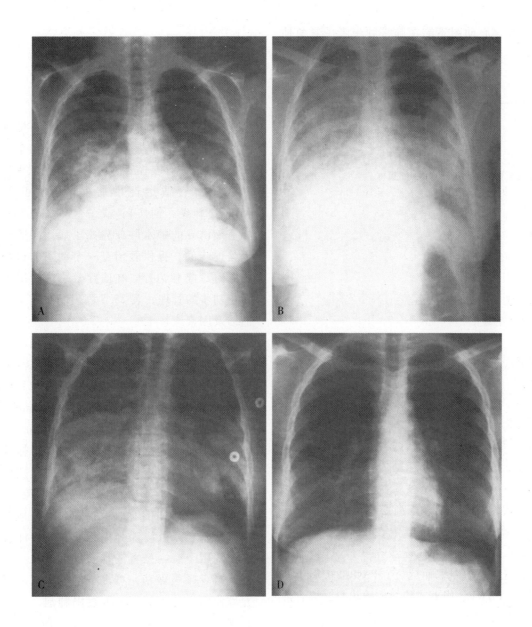

图 25.2　48h 保胎后出现肺水肿，先静脉给予后口服利托君。A. 肺水肿出现时胸透显示双侧肺门周围及基底部渗出。B. 产后 22h 显示尽管使用液体限制及呋塞米利尿，渗出加重。C. 肺水肿发生 50h 后便携式前后位影像提示渗出少量残留，注意肺支气管及正常肺血管。D. 定位后前位影像，肺水肿后 30d 显示正常心影及清晰的肺影（引自 Mabie WC，Pernoll ML，Witty JB，et al. Pulmonary edema induced by betamimetic drags. S Med J，1983，76：1354－1360）

在妊娠期间，BNP 平均值小于 20pg/mL，不会随着孕周而改变。在严重的先兆子痫患者中，BNP 平均值升高到 100pg/mL，可能反映了由于高血压增加的心室壁压力[29]。BNP 在诊断妊娠合并心力衰竭中的作用并没有得到充分的研究。

超声心动图在肺水肿的诊断中是一个非常有用的方法，允许非侵入性的评估心脏结构与功能。在孕妇前瞻性肺水肿研究中，Mabie 等应用超声心动图来区分心源性和非心源性肺水肿、确定心功能不全的类型（收缩压、舒张压或瓣膜）及长短期治疗计划[25]。重要的是需要认识到，超声心动图不能在肺水肿患者中紧急使用，也无法改变潜在心脏异常的治疗。

表 25.5 诊断与治疗

诊断

病史

体格检查

脉搏血氧饱和度和（或）并血气指标

胸片

心电图

脑钠肽

超声心动图

初始处理

坐位患者能站立

吸氧

利尿剂

吗啡

肺水肿患者的诊断和（或）治疗可能需要肺动脉导管（pulmonary artery catheter，PAC）。PAC 可以用来诊断低血容量，静水压性肺水肿（PAWP > 18mmHg），重度二尖瓣返流（V 波），肺动脉高压，低、正常或高心输出状态，心包填塞（均衡的肺动脉楔压、中心静脉压、肺动脉舒张压），室间隔破裂（逐步充氧）。许多诊断都已被超声心动图取而代之。PAC 最初用于获取 CVP、PAWP、间歇或连续心输出量、混合静脉血氧饱和度和右心室射血分数，这取决于导管的类型。作者发现 PAC 最有用的是治疗二尖瓣狭窄（瓣口面积 < 1cm²）、胸片呈"白肺"和对呋塞米利尿没有反应的患者。

PAC 提供的信息是病史、体检和胸部 X 线所不能得到的[30]，然而，其已成为极具争议性，要求暂停其使用[31]。问题是医生无法描述血流动力学波形，非随机试验显示使用 Swan-Ganz 增加成本、死亡率和住院天数[32,33]。使用右心导管已成为更加侵入性和病态治疗的标志[30]。这场争论激起了一项新近的前瞻性、随机对照试验，结果表明使用 PAC 是比较安全的，但不改善预后[34,35]。因此，PAC 在危重病救治中的地位正逐渐下降。

治 疗

妊娠期急性肺水肿的治疗取决于是否由于静水压力增加（如左室衰竭、二尖瓣狭窄、容量负荷增加）而存在血管外肺水的进度积聚；或因为毛细血管通透性增加（如败血症诱发的 ARDS、肺炎、创伤）；或一个知之甚少的原因如宫缩诱导的肺水肿或先兆子痫。虽然诊断流程是逐步的，提供救治是一个动态的过程，需要同时诊断和治疗。在医疗禁忌的情况下，可进行初步的管理，表 25.5 列出静水压性肺水肿的涉及因素[3]。

初始治疗包括患者坐位直立吸氧、呋塞米和吗啡。鼻导管给氧的流速可高达 4L/min，高流量不增加吸入氧浓度且导致鼻刺激。使用非再呼吸面罩吸氧的流速可高达 15L/min。采用鼻罩或更好地耐受口鼻面罩进行无创正压通气，既可以用便携式自限性压力，也可用标准的机械通气装置，这增加了肺泡内压力，减少液体从肺泡毛细血管渗出，也阻碍静脉回流到胸部。这是一个最有用的暂时性措施，维持血氧，直到呋塞米利尿以清除肺内积液。气管插管和机械通气用于衰竭患者或难治性低氧血症。机械通气减少呼吸做功，可以增加吸入氧浓度，并允许使用呼气末正压恢复萎陷肺泡，或保持部分膨胀的肺泡。给氧途径取决于肺水肿的程度和初始治疗。笔者的目标是维持动脉血氧分压 > 60mmHg 和血氧饱和度 > 90%。

呋塞米静脉注射的剂量为 40mg，这导致静脉扩张、降低前负荷、阻碍 Henle 袢升支对钠的重吸收。目标应该在数小时内达约 2000mL 的利尿作用，这往往与影像学肺水肿的清除相关。

吗啡（2 ~ 5mg 静脉注射）也是静脉扩张剂，减少患者的焦虑。在产科，这些主要的治疗药物都是必要的。

进一步的管理将取决于肺水肿原因。如果是保胎引起的，应考虑停止保胎并允许分娩。最近的一篇有关硫酸镁相关性肺水肿的综述主张肺水肿一旦处理后继续保胎[36]。本章作者不同意这个建议有以下几个原因：①肺水肿是一个生命的并发症；②即使停止保胎也不能立即分娩；③胎儿实际体重可能超过1800g；④隐匿性绒毛膜羊膜炎或胎盘早剥的可能；⑤孕妇有可能是保胎禁忌如先兆子痫、阑尾炎或甲状腺功能亢进症；⑥有可能是胎儿禁忌，如异常胎儿或胎儿宫内生长受限。

如果子痫前期患者在产前发生肺水肿，通常会立即决定分娩。当肺水肿伴有严重的高血压时，静脉注射降压药物如肼屈嗪、拉贝洛尔或尼卡地平将降低后负荷，改善心脏功能。口服短效硝苯地平也有利于重症高血压，但可能产生超低血压。硝普钠，一个动静脉平衡的血管扩张剂，可瞬间改善高血压，然而，因为氰化物和硫氰酸盐的胎儿毒性风险，很少在妊娠期间使用。硝酸甘油是主要的静脉血管扩张剂，当给予高剂量静脉注射具有动脉血管扩张作用。硝酸甘油虽然可以透过胎盘，但其对胎儿是安全的。对于急性冠状动脉综合征如心肌梗死或不稳定型心绞痛的高血压，硝酸甘油是首选药物，然而有症状的冠状动脉疾病在妊娠期间较罕见。

心源性或非心源性肺水肿的治疗是复杂的，可能需要心脏病专家或呼吸/危重保健医生的处理意见。表25.6总结了心脏病专家对收缩性心力衰竭治疗的观点[37]。治疗的适应证和细节超出了本章的范畴。血管紧张素转换酶抑制剂、血管紧张素受体阻滞剂、胺碘酮和香豆素是妊娠禁忌药物。肼屈嗪和硝酸异山梨酯可以在妊娠期取代血管紧张素转换酶抑制剂或血管紧张素受体阻滞剂而治疗心力衰竭。对舒张性心力衰竭的治疗包括利尿剂、通过控制高血压治疗潜在病因、采用β受体阻滞剂迅速控制血压允许舒张期充盈。

呼吸/危重治疗方法可以应用于渗透性水肿，包括支持治疗直到肺治愈和肺的保护性机械通气策略（潮气量6mL/kg）[38]。严重败血症和感染性休克的治疗包括早期目标导向治疗、抗生素和病因治疗、活化蛋白C、替代剂量的氢化可的松和严格的血糖控制[39]。

表25.6　收缩性心力衰竭的治疗

血管紧张素转换酶抑制剂
血管紧张素受体阻滞剂
其他血管舒张药
利尿剂
醛固酮受体阻滞剂
β受体阻滞剂
地高辛
胺碘酮
钙通道阻滞剂
血管收缩性的药物
奈西利肽
急性血液透析和超滤
抗凝血药
植入式心脏除颤仪
心脏起搏器（心脏再同步化治疗）
心室辅助装置
心脏移植

预　防

保胎诱发肺水肿的病因是最应由产科医生预防的。预防措施包括：①注意保胎治疗禁忌证（如子痫前期、感染）；②注意出入量，总液体限制在2500mL/d；③识别易感因素（如双胎、贫血、母亲低体重）；④硫酸镁作为保胎首选。

其他防止肺水肿的策略：①侵袭性血流动力学监测用于纽约心脏病协会中Ⅲ或Ⅳ级心脏病患者，特别是二尖瓣狭窄中瓣膜面积小于1cm^2；②密切监测"保守"治疗的重度子痫前期患者。

参考文献

[1] Dematte JE, Sznajder JI. Mechanisms of pulmonary edema clearance: from basic research to clinical implication. Intens Care Med, 2000, 26(4): 477-480.

[2] Ingram RH Jr, Braunwald E. Dyspnea and pulmonary edema// Kasper DL, Braunwald E, Fauci AS, et al. Harrison's Principles of Internal Medicine. 16th ed. New York: McGraw-Hill, 2005: 201-205.

[3] Ware LB, Matthay MA. Acute pulmonary edema. N Engl J Med, 2005, 353: 2788-2796.

[4] Heider AL, Kuller JA, Strauss RA, et al. Peripartum cardio-myopathy: a review of the literature. Obstet Gynecol Surv, 1999, 54(1): 526 - 531.

[5] Pearson GD, Veille JC, Rahimtoola S, et al. Peripartum car-diomyopathy: National Heart, Lung, and Blood Institute and Office of Rare Diseases (National Institute of Health) workshop recommendations and review. JAMA, 2000, 283 (9): 1183 - 1188.

[6] Gandhi SK, Powers JC, Nomeir AM, et al. The pathogenesis of acute pulmonary edema associated with hypertension. N Engl J Med, 2001, 344(1): 17 - 22.

[7] Mabie WC, Ratts TE, Ramanathan KB, et al. Circulatory con-gestion in obese hypertensive women: a subset of pulmonary edema in pregnancy. Obstet Gynecol, 1988, 72 (4): 553 - 558.

[8] Desai DK, Moodley J, Naidoo DP, et al. Cardiac abnormalities in pulmonary edema associated with hypertensive crises in preg-nancy. Br J Obstet Gynaecol, 1996, 103(6): 523 - 528.

[9] Clark SL, Phelan JP, Greenspoon J, et al. Labor and delivery in the presence of mitral stenosis: central hemodynamic obser-vations. Am J Obstet Gynecol, 1985, 152(8): 984 - 988.

[10] Cotton DB, Gonik B, Spillman T, et al. Intrapartum to post-partum changes in colloid osmotic pressure. Am J Obstet Gy-necol, 1984, 149(2): 174 - 177.

[11] Benedetti TJ, Carlson RW. Studies of colloid osmotic pressure in pregnancy-induced hypertension. Am J Obstet Gynecol, 1979, 135(3): 308 - 311.

[12] West JB. Pulmonary edema // Pulmonary Physiology and Pathophysiology. 2nd ed. Philadelphia, PA: Wolters Kluwer Lippincott, Williams and Wilkins, 2007: 94 - 104.

[13] Bernard GR, Artigas A, Brigham KL, et al. The American-European Consensus Conference on ARDS: definitions, mech-anisms, relevant outcomes, and clinical trial coordination. Am J Respir Crit Care Med, 1994, 149: 818 - 824.

[14] Pisani RJ, Rosenow EC 3rd. Pulmonary edema associated with tocolytic therapy. Ann Intern Med, 1989, 110 (9): 814 - 818.

[15] Lampert MB, Hibbard J, Weinert L, et al. Peripartum heart failure associated with prolonged tocolytic therapy. Am J Ob-stet Gynecol, 1993, 168(2): 493 - 495.

[16] Leduc D, Naeije K, Leeman M, et al. Severe pulmonary ede-ma associated with tocolytic therapy: case report with hemody-namic study. Intens Care Med, 1996, 22(11): 1280 - 1281.

[17] Strauss RG, Keefer JR, Burke T, et al. Hemodynamic moni-toring of cardiogenic pulmonary edema complicating toxemia of pregnancy. Obstet Gynecol, 1980, 55(2): 170 - 174.

[18] Keefer JR, Strauss RG, Civetta JM, et al. Non-cardiogenic pulmonary edema and invasive cardiovascular monitoring. Ob-stet Gynecol, 1981, 58(1): 46 - 51.

[19] Hankins GDV, Wendel GD, Cunningham FG, et al. Longitu-dinal evaluation of hemodynamic changes in eclampsia. Am J Obstet Gynecol, 1984, 150(5 ptl): 506 - 512.

[20] Benedetti TJ, Kates R, Williams V. Hemodynamic observa-tions in severe preeclampsia complicated by pulmonary edema. Am J Obstet Gynecol, 1985, 152(3): 330 - 334.

[21] Zlatnik MG. Pulmonary edema: etiology and treatment. Semin Perinatol, 1997, 21(4): 298 - 306.

[22] Berkowitz RL, Rafferty TD. Invasive hemodynamic monitoring in critically ill pregnant patients: role of Swan-Ganz cathete-rization. Am J Obstet Gynecol, 1980, 137(1): 127 - 134.

[23] Cotton DB, Jones MM, Longmire S, et al. Role of intravenous nitroglycerin in the treatment of severe pregnancy-induced hy-pertension complicated by pulmonary edema. Am J Obstet Gy-necol, 1986, 154(1): 91 - 93.

[24] Sibai BM, Mabie BC, Harvey CJ, et al. Pulmonary edema in severe preeclampsia-eclampsia: analysis of 37 consecutive ca-ses. Am J Obstet Gynecol, 1987, 156(4): 1174 - 1179.

[25] Mabie WC, Hackman BB, Sibai BM. Pulmonary edema asso-ciated with pregnancy: echocardiographic insights and implica-tions for treatment. Obstet Gynecol, 1993, 81 (2): 227 - 234.

[26] DiFederico EM, Burlingame JM, Kilpatrick SJ, et al. Pulmo-nary edema in obstetric patients is rapidly resolved except in the presence of infection or of nitroglycerin tocolysis after open fetal surgery. Am J Obstet Gynecol, 1998, 179: 925 - 933.

[27] Sciscione AC, Ivester T, Largoza M, et al. Acute pulmonary edema in pregnancy. Obstet Gynecol, 2003, 101: 511 - 515.

[28] Mueller C, Scholer A, Laule-Kilian K, et al. Use of B-type natriuretic peptide in the evaluation and management of acute dyspnea. N Engl J Med, 2004, 350: 647 - 654.

[29] Resnik, JL, Hoag C, Resnik R, et al. Evaluation of B-type natriuretic peptide (BNP) levels in normal and preeclamptic women. Am J Obstet Gynecol, 2005, 193: 450 - 454.

[30] Connors AF, Speroff T, Dawson NV, et al. for the SUPPORT (Study to Understand Prognoses and Preferences for Outcomes and Risks of Treatments) Investigators. The effectiveness of right heart catheter-ization in the initial care of critically ill pa-tients. JAMA, 1996, 276(11): 889 - 897.

[31] Dahlen JE, Bone RC. Is it time to pull the pulmonary artery catheter? JAMA, 1996, 276(11): 916 - 918.

[32] Iberti TJ, Fischer EP, Leibowitz AB, and the Pulmonary Ar-tery Catheter Study Group, et al. A multicenter study of physicians'knowledge of the pulmonary artery catheter. JAMA, 1990, 264(22): 2928 - 2932.

[33] Dahlen JE. The pulmonary artery catheter - friend, foe, or ac-complice? JAMA, 2001, 286(3): 348 - 350.

[34] Richard C, Warszawski J, Anguel N, et al. Early use of the pulmonary artery catheter and outcomes in patients with shock and acute respiratory distress syndrome: a randomized trial. JAMA, 2003, 290: 2713 - 2720.

[35] National Heart, Lung, and Blood Institute Acute Respiratory Distress Syndrome (ARDS) Clinical Trials Network. Pulmo-nary-artery versus central venous catheter to guide treatment of acute lung injury. N Engl J Med, 2006, 354: 2213 - 2224.

[36] Samol JM, Lambers DS. Magnesium sulfate tocolysis and pul-monary edema: the drug or the vehicle? Am J Obstet Gynecol, 2005, 192: 1430 - 1432.

[37] Hunt SA, Abraham WT, Chin MH, et al. ACC/AHA 2005 guideline update for the diagnosis and management of chronic heart failure in the adult - summary article. J Am Coll Cardi-ol, 2005, 46: 1116 - 1143.

[38] Acute Respiratory Distress Syndrome Network. Ventilation with lower tidal vo-lumes as compared with traditional tidal volumes for acute lung injury and the acute respiratory distress syn-drome. N Engl J Med, 2000, 342: 1301 - 1318.

[39] Dellinger RP, Carlet JM, Masur H, et al. Surviving sepsis campaign guidelines for management of severe sepsis and sep-tic shock. Crit Care Med, 2004, 32: 858 - 873.

第 26 章　妊娠期急腹症

简　介

医生和医疗服务间的有效沟通在妊娠期合并急腹症的治疗中非常重要。

治疗两个都具有独特难点的患者，最佳的方案应由产科、外科、放射科及之后的新生儿科进行协调后执行。与放射科医生适当的沟通有助于尽量减少孕妇暴露于电离辐射，同时，如果手术是必要的，外科医生团队给产妇和胎儿的建议有助于使手术期安全最大化。

及时的沟通有助于避免治疗的延迟，而这种延迟可能最终成为导致产妇与胎儿出现并发症和死亡的最大风险。一般来说，妊娠期急腹症应按照非妊娠状态来治疗。照顾合并急性外科问题产妇的医生必须清楚地了解妊娠期每个阶段的独特情况，尤其妊娠早期器官的形成，妊娠中、晚期的早产问题。最后，随着腹腔镜技术的普及，外科手段正在不断改进，近来也正在深入研究其安全性和疗效的局限性。

本章将回顾当代适合妊娠期合并急腹症患者的诊断方法和手术方式。评估与这些外科条件相关的并发症和死亡率。绝大多数关于妊娠期急腹症的数据是基于病例报道和病例分析，因此被美国预防服务工作小组列为三级数据。

妊娠期腹腔镜手术

腹腔镜手术的细化改进引发了许多妊娠期手术方式的重大转变。但仍存在一些问题，腹腔镜手术注气时腹腔压力增高可能导致产妇子宫血流量减少及胎儿吸收二氧化碳。一些动物模型的数据表明，胎儿酸中毒的风险比预期的高[1]。妊娠期腹腔镜手术其他可能的缺点包括对孕妇子宫的损伤、不断增长的妊娠期子宫导致腹腔镜手术的技术困难。

最常施行的妊娠期腹腔镜手术是胆囊切除术和阑尾切除术。在大多数医院，腹腔镜手术是妊娠中期的常规手术方式，并且在妊娠早期和晚期中也越来越普遍[2]。在一项三级医院的妊娠期胆囊切除术和阑尾切除术的回顾性分析中，一个研究组报道了腹腔镜的使用率由 1998 年的 54% 增长到 2002 年的 97%，并且与行剖宫产手术的孕妇相比，早产率、出生体重及 5min 的新生儿评分（Apgar）评分无显著性差异[3]。

妊娠期应用腹腔镜手术的大多数证据来源于那些证明其可行性的病例分析，和那些对腹腔镜手术有浓厚兴趣并掌握了手术技巧的外科医生所报道的有利预后的病例[4,5]。因此，其结果可能并不能准确地反映其他医学中心的并发症率。有些研究组对妊娠期腹腔镜的使用缺乏热情，并提醒推广应用和接受妊娠期腹腔镜手术应该基于高质量证据的有利预后[6]。由于高质量研究的数量有限，妊娠期腹腔镜手术的数据不足以可靠地得出其安全性和并发症率的结论[7]。但过去 10 年积累的经验表明，在大部分案例中腹腔镜手术越来越广泛地且安全地应用于妊娠期。尽管短期和长期预后的初步证据让人看到了希望[8]，但仍有待高质量研究（I 级）的证明。

如果在妊娠早期后施行腹腔镜手术，推荐进行开放性腹腔镜检查以尽量避免戳卡或气腹针损伤妊娠子宫。举宫器禁忌用于妊娠期。

妊娠期影像学诊断

妊娠期的影像学诊断总是令人担忧。器官形成主要发生于末次月经后第 31d 到 71d。根据美国放射学会的意见，单次的诊断性 X 线检查不会达到足以威胁受精卵、胚胎或胎儿生长的放射暴露剂量。小于 5rad 的放射暴露剂量不会提高畸形发育的风险。但是，致癌作用被认为与较高的电离辐射剂量(大于 5rad)相关，避免不必要的放射性检查是应该重视的问题。

超声检查使用的是声波而不是电离辐射，被认为在妊娠期是安全的。在此之前未有报道认为使用超声检查对胎儿有不利影响。因此，如果病情合适，应将超声检查作为一线的诊断方法。

所有诊断性 X 线检查导致的胎儿放射暴露剂量均少于 5rad(表 26.1)。剂量范围从接近 100mrad 的腹部平片到 2～4rad 的钡灌肠或小肠摄片检查。放射线照射的量在很大程度上取决于拍摄张数，在检查前与放射科医生沟通可以帮助评估检查对胎儿的电离辐射量。

表 26.1　影像学检查中胎儿放射暴露剂量的评估

检查	胎儿暴露
腹部平片	100mrad
腹部螺旋 CT	300mrad
钡灌肠	2～4rad
小肠摄片	2～4rad
腹部 CT	3.5rad
静脉肾盂造影	>1rad

采用标准参数曲线研究 CT 检查对孕妇骨盆的电离辐射剂量，结果胎儿的放射暴露剂量通常为 2.4～4.6rad，低于可能导致畸形生长风险的阈值 5rad。5rad 的剂量可使儿童罹患肿瘤的风险增高 2 倍[9]。现在的螺旋 CT 扫描，也叫多排螺旋 CT 扫描，可以更快地拍摄以减少辐射暴露。

磁共振是利用可以改变氢离子能量状态的磁铁而不是利用电离辐射。虽然目前没有磁共振对胎儿不利影响的报道，但美国食品药品监督管理局(FDA)将磁共振设备对胎儿的安全性标记为"还未确定"。虽然妊娠期应该避免选用磁共振，但其仍优于 CT 检查。

妊娠期阑尾炎

妊娠期最常见的引起急腹症原因是阑尾炎，年发病率约为 1/1500 例生产[10,11]。妊娠期阑尾炎诊断困难的原因是妊娠期症状和体征较轻，且阑尾的位置随着妊娠期的增加而改变。当妊娠期疑诊为阑尾炎时，医生需要衡量延迟手术的风险和手术对孕妇及胎儿的影响。最后，与非妊娠状态一样，手术的决定必须建立在临床依据上，接受无法避免的阴性探查的可能。大部分大型的病例分析中，妊娠期行阑尾切除术的阴性探查率为 20%～35%。如果手术发现阑尾是正常的，那么寻找引起急腹症的非产科原因(表 26.2)与产科原因(表 26.3)同样重要。

表 26.2　类似阑尾炎的非产科疾病

急性间歇性卟啉病
急性肠系膜淋巴结炎
肠梗阻
大肠癌
胆囊炎和(或)胆石症
克罗恩病
憩室炎(包括梅克尔憩室)
肠胃炎
疝
缺血性肠系膜坏死
胰腺炎
十二指肠溃疡穿孔
肾盂肾炎
腹直肌鞘血肿
泌尿系结石

临床表现

了解子宫在 9 个月妊娠期间的变化很重要。1932 年，Baer 等通过连续的放射照片证明了孕妇阑尾的迁移[12]，其描述了第 3 个月后阑尾逐渐向上移位，至第 6 个月末达到髂嵴水平。阑尾在产后第 10d 回到正常位置。最近这些观察结果在孕妇的磁共振检查中均得到确认[13]。

表 26.3　类似阑尾炎的产科疾病

胎盘早剥
附件扭转
绒毛膜羊膜炎
异位和(或)异位双胎妊娠
子宫肌瘤红色样变
盆腔炎症性疾病
早产
子宫圆韧带疼痛
子宫动静脉畸形破裂
子宫破裂
　(穿透性胎盘)
　(残角子宫)
子宫扭转
子宫 - 卵巢血管破裂

阑尾炎最经典的描述是上腹部绞痛或脐周痛(由于阑尾是空腔脏器)，最后局限于右侧腹部。食欲下降和呕吐，常见于患阑尾炎的孕妇，但并非必然的特异性或敏感性指标，而且常常无发热。妊娠期阑尾炎最可靠的单一症状是右下腹痛[14]。反跳痛和肌紧张也不是特别明显。

由于妊娠期自然的生理规律，实验室检查的检测值无法可靠地检测妊娠期阑尾炎。在妊娠早期和中期，白细胞计数可正常地波动于 6000～16 000/mm³。因此，在妊娠期，白细胞增多并不有助于诊断阑尾炎。然而，白细胞计数稳定在正常范围内则可排除诊断。大型病例分析已经质疑依靠实验室数据来确定或排除妊娠期阑尾炎诊断的有效性[15]。

影像学诊断

在非妊娠状态，分级压缩超声(graded compression ultrasound，GCU)已经用于诊断急性阑尾炎，敏感度达 86%。因为其具有精确度和良好的安全性，已经被作为评估孕妇的首选影像学检查。对于孕妇，GCU 在妊娠早期和中期已经表现出其准确度，但在妊娠晚期仍有技术难度。在一项 42 例怀疑妊娠期阑尾炎的病例分析

中，GCU 诊断阑尾炎的敏感度为 100%，特异度为 96%，准确度为 98%[16]。3 例患者孕周超过 35 周，因为技术困难而不能充分评估。虽然超声是怀疑妊娠期急性阑尾炎的首选检查方式，但在妊娠晚期或超声不能确定时，MRI 或 CT 检查是有必要的。如果要使用 MRI 或 CT，建议咨询放射科医生。

MRI 不涉及电离辐射，且在妊娠期诊断腹部和盆腔疾病所表现出来的准确性优于 CT[17]。已经有报道称其诊断妊娠期阑尾炎的总体敏感度和特异度分别为 100% 和 93.6%[18]。

螺旋 CT 有拍摄迅速的优点，与标准 CT 相比可以使患者更少地暴露于电离辐射。一项在急性腹痛的非妊娠患者的前瞻性病例分析中，与标准 CT 比较，79% 的患者获得了一致的结果[19]。妊娠期患者的最初结果是可期待的，但只有一项包含 7 个病例的病例分析报道[20]。孕妇腹部的螺旋 CT 检查可以在 15min 内完成，对胎儿的辐射暴露大约 300mrad。这项病例分析中初步的有利结果仍需要更大规模的研究来验证。

死亡率与并发症

1908 年 Babler 写道："妊娠期或产褥期合并阑尾炎的死亡率是延迟的死亡率"[21]。虽然与阑尾炎相关的胎儿死亡率在过去 50 年有所改善，但当出现阑尾穿孔，胎儿死亡率可能高达 36%[10]。相反地，如果没有出现阑尾穿孔，胎儿的死亡率为 1.5% 或更少[10]。阑尾穿孔的发生率在妊娠晚期(69%)是妊娠早期和中期(31%)的 2 倍多[22]。

早产因为腹膜刺激和炎症反应而受到关注。虽然妊娠期阑尾切除术后出现早产宫缩很常见(83%)，但很少导致早产和分娩(5% ～ 14%)[12,15]，因此并不推荐常规使用宫缩抑制剂。

在过去的几十年，阑尾炎相关的孕产妇死亡率已经下降，这可能是因为外科技术的改进和抗生素的使用。阑尾炎导致的孕产妇死亡在 20 世纪很常见(死亡率 25%)，现在很罕见，通常与明显的手术延迟有关。

在一些病例分析中，及时外科干预可以降低妊娠期阑尾炎的并发症和死亡率。Horowitz报道了一项有 12 例术前诊断为阑尾炎病例的研究，其中 10 例最后确诊为阑尾炎[23]。12 例中有 7 例手术延迟超过 24h。7 例中有 6 例并发阑尾穿孔，导致 2 例胎儿死亡，1 例早产分娩，1 例孕妇死亡。Tamir 的一项大规模研究报道称当手术延迟超过 24h 时(n = 35)，66% 的患者出现阑尾穿孔，而症状出现后 24h 内行手术的没有出现穿孔[24]。

术前准备

为孕妇做术前准备时，及时地协调科室间会诊是很有用的。产科、普外科、麻醉科和新生儿科都有重要的细节问题可以共享以优化团队工作。

如果要施行剖宫产术，患者应置于以右髋关节为轴的仰卧位，将患者向左旋转 30° 以改善胎儿的血供。应该尽可能避免子宫的操作以降低子宫兴奋性和早产的风险。如果胎龄在胎儿的生存能力范围内，应考虑术中行体外胎儿监测。可以用无菌的塑料袋包裹胎儿心脏监测器，并放置于皮肤切口处。行术中胎儿监测的主要原因是，假如已经发生阑尾穿孔，则胎儿有更高的死亡风险。如果发生穿孔，则充分冲洗和使用覆盖包括厌氧菌在内的广谱抗生素是很重要的治疗。对这类病例主张留置腹腔引流。

有多种切口被推荐。最流行的是在压痛最明显的地方上做肌肉 - 分离切口，这在妊娠中期和晚期特别适用。如果诊断仍有较大的不确定性，有必要时应该使用旁正中垂直切口，以便探查左侧附件。

在一项病例对照研究中，22 例腹腔镜下阑尾切除术与 18 例开放式阑尾切除术相比，所有的病例都没有出现出生缺陷、胎儿死亡或子宫损伤。两组的早产率相似，出生体重和 Apgar评分也没有显著性差异[25]。一项前瞻性研究中，比较了妊娠期腹腔镜下阑尾切除术和开放式阑尾切除术后产妇和胎儿的预后[26]。产程时间长度(60min vs. 46min)和并发症率无显著性差异。腹腔镜手术组无中转开腹病例，腹腔镜手术组术后住院时间较短(3.6d vs. 5.2d，P = 0.05)。两组均未出现胎儿死亡或妊娠不良预后，而且所有的产妇均正常足月产。平均随访时间 30 个月，婴儿生长发育均正常(参阅妊娠期腹腔镜手术部分)。

妊娠期胆囊炎

胆囊炎是妊娠期第二常见的外科疾病，在孕妇中的发病率约为 1/1600 ~ 10 000 妊娠。在妊娠期，孕妇的胆固醇合成增加引起胆囊中的胆固醇浓度增加，形成胆汁淤滞。超过 90% 的妊娠期胆囊炎是由胆石症引起的。孕妇行常规产科超声检查时发现胆石症的概率为 3.5%。是否妊娠使女性容易得胆囊炎仍不清楚。在统计学上，妊娠期女性行胆囊切除术者少于非妊娠期女性[27]。这可能与医生不愿意对妊娠期患者施行手术有关。

临床表现

妊娠期胆囊炎的表现基本上与非妊娠期相似。恶心、呕吐和急性发作的中上腹部或右上腹部绞痛或针刺样疼痛，并且常常可放射至背部。胆绞痛通常突发于餐后，并可持续约 3h。症状也可局限于侧腹部、右肩胛骨或右肩部。墨菲征(深吸气时右肋缘下方疼痛)在妊娠期胆囊炎中较少见，可以出现发热、心动过速、呼吸急促。当妊娠期出现上腹部疼痛，鉴别诊断应包括一些潜在威胁生命的疾病，例如心肌梗死、妊娠期急性脂肪肝和 HELLP 综合征。其他相对不严重的疾病也应该纳入鉴别诊断的考虑范围(表 26.4)。

诊 断

常见白细胞和血淀粉酶增高，后者通常通过水合作用溶解。血清转氨酶和直接胆红素水平也可能升高。黄疸罕见，但如出现，则提示可能合并胆总管结石。妊娠期雌激素的分泌引起了碱性磷酸酶的升高，因此对妊娠期胆囊炎的诊断并没有帮助。

妊娠期出现明显的右上腹痛时建议行胆囊超声检查，其是妊娠期理想的诊断检查，具有非侵入性、容易获得和准确的优点。超声检查胆囊炎的诊断准确率约为95%[27]。超声通常可以在妊娠期非进食条件下获得良好的胆囊视图。

表 26.4　妊娠期胆囊炎的鉴别诊断

阑尾炎
急性肝炎
带状疱疹
心肌梗死
胰腺炎
消化性溃疡
肺炎
子痫前期
肾盂肾炎

临床治疗

妊娠期胆囊炎的治疗通常为支持性治疗，特别是在妊娠晚期。手术一般用于那些经数天药物治疗无效的病例，或胆绞痛反复发作的患者。急诊手术用于那些怀疑穿孔、败血症或腹膜炎的患者。这个传统处理方式现在遇到了挑战，一些研究者支持无论处于哪个妊娠期均采取更激进的外科处理，即应用腹腔镜[23]或剖腹行胆囊切除术。

药物治疗

妊娠期胆囊炎药物治疗包括支持性静脉水化、鼻饲使肠休息和谨慎使用麻醉药。应避免使用吗啡，因为其可加剧胆绞痛。广谱抗生素对大部分患者有用，但应用于明确的败血症征象。

积极的外科处理

1987 年，Dixon 主张对妊娠中期患者施行积极处理，其报道了一项包括 44 例胆绞痛孕妇的回顾性研究，26 例接受支持性药物治疗，18 例在妊娠中期施行开放式胆囊切除术[28]。接受药物治疗的组中，58%症状反复发作，8%的患者行完全胃肠外营养支持，平均29d，其中1例患者并发胰腺炎。平均住院时间为14d，不包括胆囊切除术后的住院时间。手术治疗组的患者平均住院时间为 6d。随后的大型研究也证明行外科手术可以减少住院治疗时间和早产率，以改善孕妇的预后[29,30]。

妊娠期行腹腔镜胆囊切除术已被证明优于开放式胆囊切除术[31]。研究者已经报道行腹腔镜胆囊切除术可以降低早期妊娠的自发性流产和妊娠晚期的早产风险。在一项包括 16 例妊娠期行腹腔镜胆囊切除术孕妇的研究中，11 例接受胆囊切除术的患者，其中 9 例症状出现超过 5 周，且经历了症状反复。这些症状需要 15 次住院和 4 次急诊[32]。而且，有 4 例患者在妊娠早期和中期出现症状，而手术推迟至妊娠晚期，结果造成 11 次住院和 4 次急诊。14 例胆囊切除术通过腹腔镜完成，没有出现胎儿、产妇死亡或并发症。因此，作者建议，及时对有胆道疾病症状的孕妇行腹腔镜胆囊切除术可作为降低住院次数和早产率的一种手段。

妊娠期肠梗阻

妊娠期肠梗阻发病率为 1/3500 ~ 1/2500，粘连是引起妊娠期肠梗阻的主要原因。由粘连引起的肠梗阻在妊娠早期占 6%，妊娠中期占 27%，妊娠晚期占 44%，产后占 21%[33]。在妊娠早期可能是由于子宫成为耻骨弓上器官引起，而后者是因为在分娩和产褥期子宫大小的迅速改变引起。肠扭转是引起妊娠期肠梗阻第二常见原因，发生于约 25%的病例[34]。其他原因如肠套叠、疝气和肿瘤罕见。1940 年以来，肠梗阻的发病率逐渐上升，可能是因为外科手术数量增多的原因。和阑尾炎一样，肠梗阻的死亡率和并发症与延迟诊断和治疗有关[35]。应警惕曾行腹部手术的妊娠中期和晚期患者的妊娠期呕吐的诊断，因为这是常见的误诊。

肠梗阻可导致显著的产妇和胎儿并发症和死亡率。Perdue 等研究 1966 年到 1991 年发表的文献，发现 66 例妊娠期肠梗阻病例中有 4 例产妇死亡[36]。胎儿死亡率为 26%，肠绞窄需要行外科切除术的占总病例的 23%，这些病例从住院到手术的平均时间是 48h。

临床表现

妊娠期肠梗阻的症状表现为腹部绞痛、顽固性便秘和呕吐。高位肠梗阻病例腹痛间歇期较短，为 4 ~ 5min，通常为弥漫性腹痛，很难定位的上腹部。结肠梗阻表现为下腹部或会阴痛，腹痛间歇期较长，为 15 ~ 20min，常常有腹胀和腹部压痛。体温升高、白细胞计数增高和电解质紊乱都提示肠绞窄的可能。

诊 断

如果怀疑肠梗阻应该拍腹部立位平片。通过比较连续的影像摄片，有助于确定气液平面的存在和肠扩张的进展，以判断保守治疗是否有效。一项研究显示，腹部立位平片可以发现 75% 病例的典型征象[34]。如果腹部立位平片没有发现典型征象但仍怀疑肠梗阻，则需行口服造影剂的放射学检查。

临床处理

妊娠期肠梗阻的临床处理基本与非妊娠期相同。治疗包括补充水和电解质、通过胃管行胃肠减压，对药物治疗失败者及时行手术治疗。液体的丢失方式包括呕吐、胃管的抽吸、肠腔内丢失、肠壁水肿和腹水。应留置 Foley 尿管导尿。液体丢失总量常常被低估，并导致肾衰竭、血容量减少、休克和死亡。

如果决定对患者施行手术，推荐行腹正中切口。术野的暴露是个挑战，并且根据妊娠晚期的胎龄，可能需要行剖宫产术。全部的肠管都需要检查，因为可能不只存在一处梗阻。肠管的活力必须由对处理坏死肠管经验丰富的外科医生仔细评估，可能需要切除部分肠管并行或不行吻合术。

附件扭转

附件扭转是引起急腹症的为数不多的原因之一，在妊娠期比非妊娠期常见。典型的表现是单侧下腹部痛，常常突然发作。虽然有恶心、呕吐、发热和白细胞计数升高，但这些在妊娠期都不是可靠的证据。体格检查上，有腹部压痛，常常伴有腹膜刺激征。如果发生在妊娠早期，双合诊检查通常触及附件增大和触痛。

超声检查是首选的诊断方法，通常可以检查到附件包块。多普勒检查有助于检查卵巢是否存在血流。然而，卵巢和附件扭转的诊断不能单纯基于多普勒超声检查是否存在血流，因为动脉或静脉血流的存在不能排除附件扭转的诊断[37]。编写本书时妊娠期卵巢血管的多普勒检查还未被研究。

如果怀疑附件扭转，则需立即进行外科手术，否则卵巢的活力可能受损。开腹手术推荐行腹正中切口。这个切口可使医生探及附件，也可以留出足够的空间来探查上腹部，是附件包块的标准切口。据报道，妊娠期附件扭转行腹腔镜手术具有良好的预后[38,39]。如果行卵巢囊肿剥除术时早于妊娠 12 周，且包块证实为黄体，则术后需补充黄体酮。

有一个常见的误解，认为扭转的卵巢经松解后可能引起静脉血栓。通过文献调查并未发现任何与此相关的静脉血栓现象的记录。越来越多的证据支持非妊娠期卵巢保留手术，甚至是经过松解后持续呈黑蓝色的卵巢[40,41]。一项包括 54 例卵巢扭转致黑蓝色卵巢的非妊娠期女性的研究中，全部行附件或卵巢松解并保留受影响的卵巢。经随访，93% 患者的卵巢恢复到正常大小并有卵泡的生长[42]。作者认为卵巢扭转无论是否发生颜色变化均应行松解术，而且应该行囊肿剥除术而非卵巢切除术。

总 结

妊娠期合并阑尾炎很少导致孕妇死亡，但如果发生阑尾穿孔，则胎儿的死亡率可高达 33%。在妊娠期，实验室检查常常不可靠，诊断性的影像学检查如超声、MRI、CT 仍在研究中。因此，基于患者病史和体格检查的临床诊断至关重要。因为早期手术探查可降低孕妇和胎儿的并发症发生率，怀疑阑尾炎的妊娠期患者的治疗决策过程应该和非妊娠期的患者相似。虽然怀疑妊娠期急性阑尾炎时，超声是首选的影像学检查，但在妊娠晚期或超声不能明确时，则需要行 MRI 或 CT 检查。如果需要行 MRI 或 CT 检查，则建议请放射科医生会诊。

对妊娠期胆囊炎患者推荐个体化治疗。当前数据支持初期外科处理为可选的治疗方案。腹腔镜下胆囊切除术越来越普及，对这项技术经验丰富的外科医生在妊娠的不同时期都取得了良好的初步结果。妊娠期腹腔镜手术的预后还需要进一步研究，特别是关于并发症率方面。

参考文献

[1] Amos JD, Schorr SJ, Norman PF, et al. Laparoscopic surgery during pregnancy. Am J Surg, 1997, 174: 22.

[2] Barnes SL, Shane MD, Schoemann MB, et al. Laparoscopy appendectomy after 30 weeks pregnancy: report of two cases and description of technique. Am Surg, 2004, 70: 733 - 736.

[3] Rollins MD, Chan KJ, Price RR. Laparoscopy for appendicitis and cholelithiasis during pregnancy: a new standard of care. Surg Endosc, 2004, 18: 237 - 241.

[4] Ueberrueck T, Kock A, Meyer L, et al. Ninety-four appendectomies for suspected acute appendicitis during pregnancy. World J Surg, 2004, 28: 508 - 551.

[5] Wu JM, Chen KH, Lin HF, et al. Laparoscopic appendectomy in pregnancy. J Laparoendosc Adv Surg Tech A, 2005, 15: 447 - 450.

[6] Carver TW, Antevil J, Egan JC, et al. Appendectomy during early pregnancy: what is the preferred surgical approach? Am Surg, 2005, 71: 809 - 812.

[7] Fatum M, Rojansky N. Laparoscopic surgery during pregnancy. Obstet Gynecol Surv, 2001, 56: 50 - 59.

[8] Rizzo AG. Laparoscopic surgery in pregnancy: long-term follow-up. J Laparoendosc Adv Surg Tech A, 2003, 13: 11 - 15.

[9] Damilakis J, Perisinakis K, Voloudaki A, et al. Estimation of fetal radiation dose from computed tomography scanning late in pregnancy: depth-dose data from routine examinations. Invest Radiol, 2000, 35: 527 - 533.

[10] Babaknia A, Parsa H, Woodruff JD. Appendicitis during pregnancy. Obstet Gynecol, 1977, 50: 40 - 44.

[11] Black WP. Acute appendicitis in pregnancy. BMJ, 1960, 1: 1938 - 1941.

[12] Baer JL, Reis RA, Arens RA. Appendicitis in pregnancy with changes in position and axis of the normal appendix in pregnancy. JAMA, 1932, 52: 1359 - 1364.

[13] Oto A, Srinivasan PN, Ernst RD, et al. Revisiting MRI for appendix location during pregnancy. AJR, 2006, 186: 883 - 887.

[14] Mourad J, Elliott JP, Erickson L, et al. Appendicitis in pregnancy: new information that contradicts long-held clinical beliefs. Am J Obstet Gynecol, 2000, 182: 1027 - 1029.

[15] Andersen B, Nielsen TF. Appendicitis in pregnancy: diagnosis, management and complications. Acta Obstet Gynecol Scand, 1999, 78: 758 - 762.

[16] Lim HK, Bae SH, Seo GS. Diagnosis of acute appendicitis in pregnant women: value of sonography. AJR, 1992, 159: 442.

[17] Birchard KR, Brown MA, Hyslop WB. MRI of the acute abdominal and pelvic pain in pregnant patients. AJR, 2005, 184: 452 - 458.

[18] Pedosa I, Levine D, Eyvazzadeh AD, et al. MR imaging evaluation of acute appendicitis in pregnancy. Radiology, 2006, 238: 891 - 899.

[19] Lee SY, Coughlin B, Wolfe JM, et al. Prospective comparison of helical CT of the abdomen and pelvis with and without oral contrast in assessing acute abdominal pain in adult Emergency Department patients. Emerg Radiol, 2006, 12: 150 - 157.

[20] Castro MA, Shipp TD, Castro EE, et al. The use of helical computed tomography in pregnancy for the diagnosis of acute appendicitis. Am J Obstet Gynecol, 2001, 184: 954 - 957.

[21] Babler EA. Perforative appendicitis complicating pregnancy. JAMA, 1908, 51: 1313.

[22] Weingold AB. Appendicitis in pregnancy. Clin Obstet Gynecol, 1983, 26: 801 - 809.

[23] Horowitz MD, Gomez GA, Santiesteban R, et al. Acute appendicitis during pregnancy. Arch Surg, 1995, 120: 1362 - 1367.

[24] Tamir IL, Bongard FS, Klein SR. Acute appendicitis in the pregnant patient. Am J Surg, 1990, 160: 571 - 576.

[25] Affleck DG, Handrahan DL, Egger MJ, et al. The laparoscopic management of appendicitis and cholelithiasis during pregnancy. Am J Surg, 1999, 178: 523 - 529.

[26] Lyass S, Pikarsky A, Eisenberg VH, et al. Is laparoscopic appendectomy safe in pregnant women? Surg Endosc, 2001, 15: 377 - 379.

[27] Stauffer RA, Adams A, Wygal J, et al. Gallbladder disease in pregnancy. Am J Obstet Gynecol, 1982, 6: 661 - 664.

[28] Dixon NP, Faddis DM, Silberman H. Aggressive management of cho-lecystitis during pregnancy. Am J Surg, 1987, 154: 292 - 294.

[29] Lee S, Bradley JP, Mele MM, et al. Cholelithiasis in pregnancy: surgical versus medical management. Obstet Gynecol, 2000, 95: S70-S71.

[30] Lu EJ, Curet MJ, El-Sayed YY, et al. Medical versus surgical management of biliary tract disease in pregnancy. Am J Surg, 2004, 188: 755 - 759.

[31] Graham G, Baxi L, Tharakan T. Laparoscopic cholecystectomy during pregnancy: a case series and review of the literature. Obstet Gynecol Surv, 1998, 53: 566 - 574.

[32] Muench J, Albrink M, Serafini F, et al. Delay in treatment of biliary disease during pregnancy increases morbidity and can be avoided with safe laparoscopic cholecystectomy. Am Surg, 2001, 67: 539 - 542.

[33] Connolly MM, Unit JA, Nora PF. Bowel obstruction in pregnancy. Surg Clin North Am, 1995, 75: 101 - 113.

[34] Wenetick LH, Roschen FP, Dunn JM. Volvulus of the small bowel complicating pregnancy. J Reprod Med 1973; 14: 82 - 83.

[35] Kalu E, Sherriff E, Alsibai MA, et al. Gestational intestinal obstruction: a case report and review of the literature. Arch Gynecol Obstet, 2006, 274: 60 - 62.

[36] Perdue PW, Johnson HW, Stafford PW. Intestinal obstruction

complicating pregnancy. Am J Surg, 1992, 164: 384 – 388.

[37] Albayram F, Hamper UM. Ovarian and adnexal torsion: a spectrum of sonographic findings with pathologic correlation. J Ultrasound Med, 2001, 20: 1083 – 1089.

[38] Morice P, Louis-Sylvestre C, Chapron C, et al. Laparoscopy for adnexal torsion in pregnant women. J Reprod Med, 1997, 42: 435 – 439.

[39] Abu-Musa A, Nassar A, Usta I, et al. Laparoscopic unwinding and cystectomy of twisted dermoid cyst during second trimester of pregnancy. J Am Assoc Gynecol Laparosc, 2001,

8: 456 – 460.

[40] Oelsner G, Bider D, Goldenberg M, et al. Long-term follow-up of the twisted ischemic adnexal managed by detorsion. Fertil Steril, 1993, 60: 976 – 979.

[41] Cohen SB, Wattiez A, Seidman DS, et al. Laparoscopy versus laparotomy for detorsion and sparing of twisted ischemic adnexa. JSLS, 2003, 7: 295 – 299.

[42] Cohen SB, Oelsner G, Seidman DS, et al. Laparoscopic detorsion allows sparing of the twisted ischemic adnexa. J Am Assoc Gynecol Laparosc, 1999, 6: 139 – 1343.

第 27 章 急性胰腺炎

简 介

妊娠期胰腺炎较少见，通常由胆石症引起[1]。但是，妊娠相关的胰腺炎对母体和胎儿健康有显著的影响。在过去的30年里，对于妊娠女性急性胰腺炎的自然进程已经有了较明确的认识。尽管妊娠期胰腺炎的临床表现与一般胰腺炎无明显差异，但是根据腹部检查正确诊断该病可能仍具有挑战性。孕产妇的结局似乎并不会因合并妊娠而有所改变。

胰腺炎的临床表现可以从轻微病变到多系统器官衰竭。研究报道孕产妇死亡率为0～3.4%，而普通患者的死亡率为9%[1-6]。因为部分病例可能发生早产[1]，胎儿和新生儿往往受到这种疾病的不利影响。然而，早期研究报道围生期死亡率高达35%，0～11%胎儿的直接死因是胰腺炎[1,3,5,7,8]。本章就妊娠期胰腺炎的流行病学、临床经过、诊断、预后指标及治疗进行讨论。

流行病学

妊娠合并胰腺炎的发病率的报道有很大的差异性，研究发现发病率最高为1/459，最低为1/6790[9-11]。来自三级医院的许多回顾性分析研究评估了各机构胰腺炎的发病率。最近的研究发现妊娠期胰腺炎的发病率约为1/3333[1]。Block和Kelly[3]在对胆源性胰腺炎行胆囊切除术的患者进行回顾性研究时发现，在152例女性患者中，21例(13.8%)分别于妊娠期或产后

6周内进行了手术。

尽管妊娠早期的胰腺炎也时有报道[1]，但很多研究显示随着孕周增加发病率也增加。胰腺炎可发生在整个妊娠期和产褥期，但高达35%～50%的病例发生于妊娠晚期[1]。对于产科人群总体分布而言，70%～80%的患者为经产妇[1]。因此，孕产次似乎不影响胰腺炎的进展。在产妇中尚未证实种族差异可增加疾病发生的风险。然而，发病率与发病因素的流行相关，如胆石症[1]和酗酒，在不同的人群中发病率不同。

早期报道非常高的孕产妇死亡率导致人们一直认为妊娠期胰腺炎严重危及孕产妇的生命。现在认为，35%～50%的孕产妇死亡率高估了该病的致死性[7]。Klein[2]收集了5个单中心的系列数据，发现87例胰腺炎患者中仅有3例孕产妇死亡，死亡率为3.4%。而近期一项调查表明在94例病例中无孕产妇死亡[1,3,5]。对于更多有合并症的重症病，例如妊娠期脂肪肝等可能导致了早期高病死率。常用的药物，包括甲基多巴(降压药)，可能会产生不可预测的异质或超敏反应，包括肝炎和胰腺炎[12,13]。此外，亦证明以前在妊娠期滥用的噻嗪类利尿剂和四环素与胰腺炎相关，而现在临床很少应用[4,14,15]。使用这些药物可能引发胰腺炎的急性暴发。相反，现在改进的检验分析手段和影像学检查方法可以发现更多轻症病例。忽略引起偏倚的潜在原因，目前妊娠期胰腺炎孕产妇死亡率仅为之前报道的1/10。

病因学

急性胰腺炎是由许多不同因素引起。尽管

病因很多（表 27.1），但在普通人群中大约有80%的病例病因是胆道疾病和滥用酒精[4,16]。在美国、西欧和亚洲，胆结石是胰腺炎最常见的病因，为 45%[4]，酒精中毒为 35%，约10% 是特发性，剩余的是其他原因。

表 27.1　妊娠期急性胰腺炎的潜在病因

妊娠期急性脂肪肝
子痫前期
胆道梗阻（胆石症）
药物（乙醇、噻嗪类、硫唑嘌呤、丙戊酸）
高脂血症
腹部创伤
高血钙
感染（病毒、寄生虫）
血管疾病（系统性红斑狼疮）
其他（克罗恩病、溃疡穿孔、囊性纤维变性）

　　妊娠期胰腺炎和普通人群胰腺炎病因相似。尽管在妊娠期胆石性胰腺炎并不是必然地，然而，胆汁功能的生理变化似乎影响了胆石症的发病率。行为变化可减少酒精诱发胰腺炎的相对比例。这一部分的重点是妊娠期胰腺炎最常见的原因：胆结石、高脂血症和药物相关性胰腺炎。还应注意，妊娠期胰腺炎还与子痫前期，HELLP 综合征和妊娠期急性脂肪肝（acute fatty liver of pregnancy，AFLP）相关。妊娠期胰腺炎是 AFLP 的一种潜在致命性并发症，并且有人建议对妊娠期胰腺炎的所有患者进行筛查[17]。

妊娠期胆道疾病

　　胆石症是妊娠期胰腺炎最常见的病因，与非妊娠期情况下相比，所占的比例更大。已经证实，68% ~ 100% 的妊娠期胰腺炎患者证实有胆道疾病[1,3,5]。胆石诱发胰腺炎的比例增加可能是由于妊娠对胆石形成的直接影响，并非减少了其他病因。目前这仍然是研究热点。

　　妊娠期胆道系统发生一系列的生理改变而促使胆石形成，主要表现为改变胆囊功能和胆汁成分。通过直视观察、静脉造影和最近的连续超声评价表明妊娠期胆囊残留容量增加[18]。Braverman[18] 等还发现妊娠后胆囊排空的速度较慢，这些功能改变导致胆汁淤积，从而促进

胆石形成。此外，对于胆汁成分的研究已经证明，胆汁结石指数增加，胆汁酸池体积扩大，胆固醇分泌增多，而肝肠循环减少[19]。胆汁淤积的功能变化，和成结石的胆汁成分增加最终共同导致妊娠期结石形成。Valdivieso 及其同事[19] 在对智利女性胆结石的研究中发现妊娠可促使胆石形成，产褥期女性胆结石发生率为12.2%，而对照组的发病率仅为 1.3%。

　　胆结石导致胰腺炎的机制仍然不完全清楚。1901 年，Opie[20] 的"共同通道理论"指胆石压迫壶腹（Vater 壶腹）区阻塞了胆汁胰液的共同出口，使胆汁反流入胰管。另一种理论指胰管本身阻塞，阻断了胰腺分泌物排出，反而损坏了胰腺腺泡。进一步的研究在不断挑战这些理论，机制实际发生顺序仍不清楚。无论胆石通道诱发胰腺炎的机制如何，很明显，胆石通道障碍与症状的发生有关。据报道，胆石从粪便中排出恢复率高达 85%[15]。

高脂血症

　　血浆高甘油三酯是胰腺炎的一个明确病因。虽然这类胰腺炎在妊娠期很罕见，报道的发病率为 1/每 25 000 例生产[21]，但是妊娠期生理变化可以加剧潜在的家族遗传疾病，也可叠加高脂血症其他病因的影响。高脂血症引起胰腺炎的机制并不清楚。由于过高的甘油三酯对酯酶作用使游离脂肪酸释放增加，最终使局部胰腺腺泡损伤[2,21,22]。当甘油三酯 > 1000mg/mL 时患胰腺炎的风险最大，尤其是 V 型高脂蛋白血症人群[2,21]。

　　妊娠改变脂质谢的机制：甘油三酯和极低密度脂蛋白（very low density lipoprotein，VLDL）的分泌增加，同时脂类降解减少，共同导致胆固醇含量增加 50%，甘油三酯增加 3 倍，并在妊娠晚期达峰值[2,22,23]。妊娠期脂代谢的变化叠加家族性高脂血症，导致血清甘油三酯明显升高以及胰腺炎的风险大大增加。产后 6 周总胆固醇和 VLDL 降至正常水平[23]。

　　既往病史和家族史的某些特点可能提示潜在的脂代谢紊乱。胰腺炎史、复发性腹痛（不明原因的）和已知的家族史可以提示遗传性高

脂血症的存在。慢性肾衰、糖尿病病情控制不佳、甲状腺功能低下、使用酒精和药物（如糖皮质激素、β 受体阻滞剂）都可以升高血脂[24]。家族性血脂紊乱的患者合并妊娠可能导致暴发性胰腺炎[21,24]。对接受肠外营养的患者静脉滴注脂肪乳剂也是胰腺炎的一个罕见病因。

药　物

大量药物可能引起胰腺炎。文献报道下列药物有胰腺毒性：硫唑嘌呤、雌激素、呋塞米、甲基多巴、喷他脒、普鲁卡因胺，磺胺类药和噻嗪类利尿剂[25]。免疫抑制剂 6 - 巯基嘌呤和咪唑硫嘌呤以及治疗艾滋病毒的喷他脒和 2′，3′ - 去羟肌苷与这一疾病密切相关[15]。琥乙红霉素和磺胺类抗生素也与该病有关。

很多有关孕产妇的研究表明，过去噻嗪类利尿剂和四环素在妊娠期胰腺炎的发病中占主要原因。在子痫前期的治疗中经常用到这些药物，噻嗪类药物与 8% 的妊娠期胰腺炎有关[7]。在同一文献中，四环素与 28% 的妊娠期胰腺炎相关，并与妊娠期急性脂肪肝有关。随着四环素的致畸作用被阐明，并很少应用，其不再引起妊娠胰腺炎。同样，现在对于子痫前期的治疗也很少或根本不用噻嗪类利尿剂。

病理学和病理生理学

胰腺每天分泌含约 20 种酶的碱性胰液 2000~3000mL。这种液体富含碳酸氢钠，可以中和胃酸并提供适宜 pH 使胰酶在肠道内激活。受神经体液机制调控，胰腺释放淀粉酶、脂肪酶和蛋白水解酶进入十二指肠。正常情况下，胰腺由于含有蛋白酶抑制剂和以蛋白酶原形式存在而使自身免受消化。

胰腺炎的分类依据是起病缓急和病情严重程度。急性胰腺炎意味胰腺功能可以恢复正常，而慢性胰腺炎部分腺体组织受到损伤。急性胰腺炎可以进一步分为轻型（间质性或水肿性）和重型（坏死和出血）胰腺炎。水肿型胰腺炎约占 75% ~90%，其病程通常具有自限性[4,26]。形态学一般表现为胰腺间质水肿和脂肪坏死，但一般无胰腺实质坏死。重型胰腺炎表现为腺体实质坏死并会导致胰腺内和胰腺外出血。

多个不同病因可能引发一系列病变最终导致胰腺实质炎症和胰酶激活。胰酶的激活是通过直接作用于胰腺腺泡细胞和胰腺血管而导致胰腺局部损伤。当综合作用和激肽释放酶激活而引起弥散性血管内凝血和心血管系统紊乱时可出现多系统损伤。目前研究认为，通过激活磷脂酶 A2 使表面活性物质减少可能是急性胰腺炎肺损伤的发病机制[27]。

临床表现

妊娠并不会明显改变胰腺炎的临床表现，但肯定能混淆。急性胰腺炎的症状可能突然在数小时内迅速发展或加重。几乎 100% 患者都表现有持续性上腹部或脐周痛并向背部放射[5]。疼痛程度是变化的，通常于发病数小时达高峰，一般持续数天，进食后加重。部分患者，疼痛在仰卧位时加重，坐位和前倾位时缓解。80% 患者可有恶心、呕吐，但是呕吐后疼痛不缓解[5,15]。

由于患者想改变体位而缓解疼痛，所以体格检查时患者表现焦虑不安。60% 的患者会发热。由于出血、血管扩张、血管通透性增加和腹膜后积液或腹腔积液，可出现心动过速、低血压。少数患者会有肺部表现，胸腔积液（左侧多见）使呼吸音减弱甚至出现严重呼吸困难。腹部检查时患者出现自主或不自主的保护性动作，上腹及全腹肌紧张。胰腺假性囊肿可能被触及，或腹膨隆，常表现为腹胀、肠鸣音减弱或消失。不到 1% 患者会出现脐周皮肤青紫（Cullen 征）或两胁腹部皮肤灰蓝色（Grey-Turner 征），通常预示腹膜后出血性胰腺炎病情恶化。

尽管妊娠时胰腺炎诊断变得复杂，并且其他疾病亦可有类似的表现，但上腹深部痛尤其是向背部放射或伴有恶心、呕吐时应进行为胰腺炎的评估。

并发症

大多数情况下妊娠期胰腺炎病情轻且具有自限性，但是也可以进展并引起多系统损害[28]（表27.2）。部分患者在胰腺炎的早期，通常可能在2周内病情进展发生胰腺坏死和感染，超过50%的胰腺坏死与感染率高有关。腹肌紧张加重、发热和白细胞升高皆为感染的预警信号。胰腺炎晚期并发症包括胰腺假性囊肿和胰腺脓肿形成。胰腺假性囊肿是胰腺分泌物聚集而成，没有上皮层，发生于1%～8%的急性胰腺炎患者[4,15]，常于发病后2～3周形成。患者感觉上腹部疼痛，可能与囊肿增大并压迫周围组织有关。胰腺脓肿不同于胰腺假性囊肿，其为含有脓性液体的囊腔。脓肿使1%～4%的病例恶化，并且常在胰腺炎起病3～4周才可诊断[4]。

表27.2　妊娠期急性胰腺炎并发症

低血容量性休克（体腔积液）
弥散性血管内凝血
急性呼吸窘迫综合征
急性肾小管坏死
低钙血症，高血糖
胰腺假性囊肿
胰腺脓肿
上消化道出血
早产

重型胰腺炎引起全身并发症常出现于发病的第1周，且可能危及生命。多系统器官功能衰竭涉及呼吸系统和心血管系统、泌尿系统等，可以导致近9%的死亡率[4,6]。肺部病变从胸腔积液、肺炎到急性呼吸窘迫综合征（acute respiratory distress syndrome，ARDS），既往人们都低估了ARDS的致死率。在405例尸检报道中，60%的死亡发生在起病1周内，呼吸衰竭是其最常见的死因[29]，肺损伤的确切机制尚未阐明。然而，研究发现，那些有肺部并发症的胰腺炎患者体内磷脂酶A水平升高，且磷脂酶A2的催化活性更高[27]。

重症胰腺炎患者的多种器官极易受累。心

血管功能受损可能继发于多种机制。出血（腹腔内或腹膜后）、体液丢失、血管活性物质的激活均可致严重的难治性低血压；低血压和急性肾小管坏死可能引起肾脏衰竭。致命性的脓毒血症是发病第1周的最常见死因[5]。

严重的胰腺炎患者也可能发生一些罕见的并发症。应激性溃疡引起的胃肠道出血、胰腺假性动脉瘤、结肠梗阻或结肠瘘都可能发生。罕见的报道有突发失明（Purtscher血管病性视网膜病变），眼底镜检查仅在视盘和黄斑处发现棉絮状红色出血点。

诊　断

实验室检查

尽管多年以来胰腺炎的诊断基础一直都是血清淀粉酶升高，但是也有许多生化指标可以作为胰腺炎诊断的标记物。淀粉酶同工酶、血清脂肪酶以及最近研究发现的胰蛋白酶原－2都可以增加标准血清分析的诊断准确性。许多因素都可能影响检查的准确性，如因非胰腺组织产生的淀粉酶而使其结果增加、肾清除率降低或糖尿病酮症酸中毒时的酸血症。此外，一些并发症也可以影响检验结果，如高脂血症可以降低血清淀粉酶的测量值。

血清淀粉酶是一种快速的且容易检测的胰酶标志物。许多器官可以影响血清淀粉酶的水平，胰腺分泌40%，而唾液腺分泌60%，分别为P同工酶和S同工酶。其他组织如肺和输卵管还产生S－异淀粉酶。同工酶检测可以提高淀粉酶检测的敏感性，但并未广泛应用于临床。淀粉酶在起病初数小时内升高，并在24～72h内迅速降至正常水平。因此，在症状出现几天后的检测结果并不准确。总体而言，血清淀粉酶的敏感性为95%～100%，特异性为70%[30]。

相比之下，血清脂肪酶和淀粉酶的增加是平行的，但持续时间更长（多达7～14d）。因此，血清脂肪酶对晚期表现患者的敏感性更高，并且不受糖尿病酮症酸中毒的影响。脂肪酶主要由胰腺产生，但也可以来源于胃肠道，即肝、肠道、胆道和唾液腺。但非胰源组织产生量对血清脂肪酶水平的影响尚不清楚。目前普遍认为血清脂肪酶特异性更高（99%），其敏感性和血清淀粉酶均为 99% ~ 100%。所以血清脂肪酶的测定更值得广泛应用于胰腺炎评估[30]。

已有研究调查妊娠对淀粉酶和脂肪酶的影响。早期研究报道胰淀粉酶在妊娠期水平较高并随孕周不同而变化。Strickland 等[31] 对 413 例不同孕周正常孕产妇进行了研究，结果发现不同妊娠期的血清淀粉酶差异性不大，与产后 6 周的血清淀粉酶差异也不大[31,32]，所检测的淀粉酶水平最高为 150U/L。Ordorica 等[33] 和 Karsenti 等[34] 亦证实了这些发现，指出妊娠对淀粉酶活性无影响。尽管以前报道妊娠早期脂肪酶水平较低，但也有研究显示，妊娠中期和晚期与非妊娠期的脂肪酶水平无明显的差异[34]。17 例女性的脂肪酶平均水平大约为 12U/L，没有 1 例超过 30U/L。

尿胰蛋白酶原 - 2 作为在普通人群中筛选胰腺炎的指标也已被评价。Kemppainenetal 等[35] 使用尿试纸条测试尿胰蛋白酶原 - 2，持续检测了 500 例急诊腹痛患者，发现急性胰腺炎的敏感性是 94%，特异性是 95%。进一步的研究表明，尿试纸条测试的阴性预测值为 99%，可作为血清淀粉酶和脂肪酶的一种有益的辅助检查。

白细胞增高、高血糖、高胆红素血症、凝血功能异常和肝酶升高也可能出现。尽管其他疾病也可能引起上述指标异常，但淀粉酶和脂肪酶仍是诊断的基础，这些值通常超过正常值的 3 倍。

影像学检查

尽管急性胰腺炎的诊断是基于临床表现、体格检查和血淀粉酶及脂肪酶的升高，但影像学检查有助于急性胰腺炎的确诊，并可以监测并发症的发生和进展。腹部平片可以显示胰腺附近的孤立肠襻扩张影（哨兵环）。胸部 X 线检查可以发现胸腔积液。

人们认为计算机断层扫描（CT）是确定胰腺炎范围和严重程度的首选影像学检查[36]。由于 CT 不受肠道气体影响，因此，CT 扫描可以显示胰腺坏死、假性囊肿、出血、血栓性静脉炎及脓肿的形成[36]，并可以在 CT 引导下行脓腔穿刺抽液（图 27.1 和图 27.2）。CT 也可应用于胰腺炎与腹腔内其他病变的鉴别诊断。

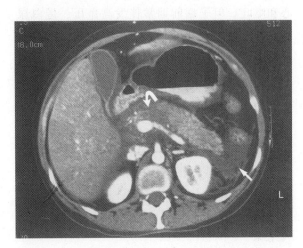

图 27.1 CT 显示胰腺头部坏死和肾脏前端游离液体（引自 Paula woodward 博士）

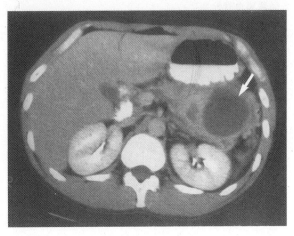

图 27.2 CT 显示胰尾部假性囊肿（引自 Paula Woodward 博士）

超声在早期胰腺炎患者中的应用较局限，是因为肠道气体遮掩了胰腺组织。此外，急性期胰腺组织的超声图可能表现完全正常。对于疑诊为急性胰腺炎的患者，超声检查的主要作用是评估是否有胆结石和胆管阻塞[36]。

鉴别诊断

妊娠期腹部疾病都应该和胰腺炎鉴别（表 27.3）。非产科疾病包括急性胆囊炎、十二指肠溃疡(包括穿孔)、阑尾炎、脾破裂、肾周脓肿、肠系膜血管栓塞、肺炎、糖尿病酮症酸中毒、胆绞痛和肠梗阻。与产科相关的疾病包括子痫前期、妊娠剧吐和异位妊娠破裂均需鉴别诊断。

　　子痫前期与胰腺炎都可能出现上腹痛、恶心和呕吐。但子痫前期常伴发高血压、蛋白尿和水肿。妊娠剧吐常常影响妊娠早期,没有明显疼痛。异位妊娠破裂与急性胰腺炎有许多相似症状,腹腔积血可能需要剖腹探查以明确诊断,但异位妊娠破裂通常不伴有脂肪酶升高。

表 27.3　急性胰腺炎的鉴别诊断

非产科疾病
急性胆囊炎
阑尾炎
胆绞痛
肠梗阻
十二指肠溃疡
脾破裂
肠系膜血管栓塞
肾周脓肿
肺炎
肺栓塞
心肌梗死
糖尿病酮症酸中毒

产科疾病
子痫前期
异位妊娠破裂
妊娠剧吐

预后指标

　　许多临床和实验室数据用来评估急性胰腺炎的严重程度和预后指标[37-39]。应用最广泛的评定指标是由Ranson提出的(表 27.4),符合标准的数量与个体死亡风险相关。非胆源性胰腺炎,阳性指标少于 3 个的患者,其死亡率低于3%,发病率低于 5%。有 3 个或更多阳性指标的患者,其死亡率达 62%,发病率达 90%。应用一组改良后的指标对胆源性胰腺炎患者进行

评价,阳性指标少于 3 个的患者,其死亡率为1.5%,而有 3 个或 3 个以上阳性指标的患者,其死亡率达 29%,这一评估系统缺乏敏感性和特异性、评估结果延迟(由于实验室检查需要48h),不能重复评估是限制其应用的主要因素。

表 27.4　不良预后的临床指标:Ranson 标准[36-38]

非胆源性胰腺炎
入院时
年龄	>55 岁
白细胞	>16 000/mm³
葡萄糖	>200mg/mL
LDH	>350U/L
AST	>250U/L

入院 48h 内
血细胞比容下降	>10%
BUN 增加	>5mg/dL
血钙	<8mg/dL
氧分压	<60mmHg
碱丢失	>4mmol/L
失液量	>6L

胆源性胰腺炎
入院时
年龄	>70 岁
白细胞	>18 000/mm³
葡萄糖	>220mg/dL
LDH	>400U/L
AST	>250U/L

入院 48h 内
血细胞比容下降	>10%
BUN 增加	>2mg/dL
血钙	<8mg/dL
碱丢失	>5mmol/L
失液量	>4L

　　LDH:乳酸脱氢酶;AST:天冬氨酸氨基转移酶;BUN:尿素氮

　　评估包括胰腺炎在内的几种危重病严重程度的另一种方法是急性生理学变化和长期健康评估(Acute Physiology and Chronic Health Evaluation,APACHE)Ⅲ标准[40]。不像 Ranson 的指标[37-39],APACHE 评估可以更新并且持续监控病程[40]。该系统评估一些生化和生理学的变量并计算偏倚正常值的得分。对某一特定疾病,

增加 5 分是相对增加院内死亡的独立风险因素，具有统计学意义。入院 24h 内，对重症监护室里 95% 的患者进行死亡风险评估，实际观察只有 3% 以内的患者具有高危因素[40]。尽管 A-PACHE 评分系统更复杂且更依赖计算机，但在预测发病率方面比 Ranson 的标准似乎更准确[41]。体重指数似乎能提高预测性，就像肥胖能预测疾病的严重程度一样[42]。一些单一的预后指标被发现有利于胰腺坏死的早期识别。通过胰腺穿刺发现黑色、暗红色液体是坏死性胰腺炎的特征。Mayer 和 McMahon[43] 通过分析胰腺穿刺液颜色可以鉴别 90% 的濒死患者和 72% 的重症患者。

预测疾病严重程度的一些生化指标包括 C 反应蛋白[44-46]、胰蛋白酶原激活肽[47-49]、降钙素原[50,51]、血栓调节蛋白[45] 和血清淀粉样蛋白 A[46]。目前只有 C 反应蛋白应用于临床，但局限用于症状出现 48~72h 后预测。而白介素-6、胰蛋白酶原激活肽和白细胞核弹性蛋白酶在迅速准确鉴别病情严重患者方面具有良好前景，这些指标需要临床试验证实并被广泛接受用于日常临床使用。

与评分系统和实验室指标相比，增强 CT 能提供有关腹腔内更多解剖的信息。增强 CT 能识别坏死部位和程度，并能连续评估（图 27.1）。气体产生表明假性囊肿感染。然而，这一检查的可用性有一定限制，对于重症患者很难使用。

治 疗

妊娠期急性胰腺炎的治疗与非妊娠期相似。早期急性胰腺炎的治疗是支持治疗。因为大多病例症状较轻并具有自限性，这种治疗大多可以成功。纠正潜在的诱发因素是治疗的基本原则，如避免或停止饮酒和使用药物等使病情恶化的因素，梗阻性黄疸时应早期行内镜逆行胰胆管造影（endoscopic retrograde cholangiopancre-atography，ERCP）和纠正高钙血症。正如前面讨论的，评估预后指标需要适当监测。病情较

重的患者应该转入重症监护室持续监测，因为在病程早期就可能出现休克和呼吸衰竭，需要及时识别并处理。

保守治疗包括维持体液电解质平衡、充分镇痛和禁食。静脉内液体复苏对轻症和重症病患者都很重要，恢复血容量和避免低血压对心血管的稳定和肾灌注很重要。电解质紊乱很常见，包括因严重呕吐而引起的低钾血症、代谢性碱中毒和脂肪皂化导致的低钙血症，连续监测和适当补充电解质是必需的。必要时镇痛，然而，应避免使用吗啡类镇痛剂，因为其可以引起奥迪（Oddi's）括约肌收缩。在整个病程中应该禁止口服。大多数病情较轻的患者可以静脉补液缓解，而重症患者应早期施行营养支持。肠内营养可能比肠外营养好，其可维持肠内生理屏障（认为肠道细菌移位可能是感染的主要来源），也可以避免肠外营养引起的导管相关的并发症，如败血症[52,53]。

胃肠减压可能适用于部分急性胰腺炎患者。胃肠减压似乎不影响疾病的持续时间和症状。研究发现在轻度到中度胰腺炎患者治疗中，胃肠减压对腹痛持续时间、恶心和胰酶升高或恢复正常饮食的时间没有明显影响[54-56]。因此，对呕吐或肠梗阻严重的患者缓解症状时可以选择胃肠减压。

为了防止感染性并发症的发生，一直提倡预防性使用抗生素。抗生素的预防作用似乎对轻度胰腺炎无效，尽管这方面的研究很少[57,58]。相比之下，重症坏死性胰腺炎的细菌感染率较高（40%），所以部分患者可能会因抗生素的使用而受益[59]。一项对 74 例预防性使用亚胺培南的急性坏死性胰腺炎患者的研究表明，胰源性脓毒血症的发生率明显下降（12% vs. 30%）[60]。Sainio 及其同事[61] 也观察到类似结果。尽管还需要进一步的研究以明确预防性抗生素应用的适用人群和抗生素的选择，但是似乎表明具有败血症并发症的高危因素（如坏死性胰腺炎）的患者应该使用。

现在已经明确，抑制胰酶和激素治疗可以降低疾病的严重程度，主要是通过抑制胰酶产生及补体、激肽释放酶-激肽、纤溶蛋白和凝

血系统的级联激活。然而，在评估阿托品、降钙素、胰高血糖素、生长抑素和酶抑制剂如抑肽酶和加贝酯的研究中表明重症急性胰腺炎发病率和死亡率并无明显改善[4,26]。奥曲肽（一种生长抑素的类似物）作为改善急性胰腺炎的有效药物得到了广泛关注，5个随机试验[62-66]并未证明其临床益处。

外科治疗

尽管支持疗法是急性胰腺炎主要的治疗方法，但外科干预也有一定的作用、手术的作用，时机和方式仍然存在争议。急腹症是手术的明确指征，诊断不确定时也可能需要剖腹探查。此外，其他两个情况：胆源性胰腺炎和存在解剖异常或感染性并发症时也可能需要手术。

胆源性胰腺炎行胆道手术是通过清除诱因来防止复发，减少发病率和病死率。然而，在急性期禁止胆囊切除术和胆管探查术。有关发病早期行胆道手术的研究[67]报道，在发病第1周内，接近95%的胆石通过胆道，所以早期手术不能降低高死亡率。虽然不应在急性期行胆道手术，但是应该在急性期过后出院之前进行。

ERCP的应用已经取代了开放的胆石取出术。联合内镜下括约肌切除术，ERCP对重症患者即可诊断又可以治疗[68,69]。对重症胰腺炎患者在起病72h内行ERCP可以减少发病率和住院天数[69,70]。

ERCP可用于许多没有并发症的妊娠期患者，可避免妊娠期手术的潜在危险[71-76]。妊娠期胆总管结石可以行ERCP[69]，胆总管结石可诱发胆管炎和胰腺炎，增加母胎发病率和死亡率。妊娠期行ERCP很安全，可使用改良技术减少放射线对胎儿的辐射，并且不需要X线透视检查[75,76]。如果在行ERCP时有放射暴露，应该常规记录放射量。

对于胰腺炎并发症早期和晚期手术问题一直以来也是争议焦点。少数情况有的明确手术适应证，如急性、威胁生命的大出血。然而对于晚期并发症（如无菌性坏死，假性囊肿和脓肿）行手术的时机和方式也不明确。Gotzinger及其同事[77]报道了340例行剖腹探查的急性胰腺炎患者，将经过强化药物治疗72h后器官衰竭仍进展或持续的病例作为手术指征，73%患者平均需要2.1次手术可以控制胰腺组织坏死（彻底清除坏死组织）。手术未能控制组织坏死的患者，其死亡率是100%，相反，经手术清除胰腺坏死组织后控制的死亡率为19%。

动脉性出血发生于2%的重症胰腺炎患者。当胰腺周围胃肠道动脉坏死和受到侵蚀时，会引起腹腔内或腹膜后大出血。动脉栓塞术后行外科清创术和动脉结扎术将生存率从0提高到40%[78]。相比之下，胰腺无菌性坏死不是手术指征，因为高达70%的病例可以将坏死组织自行分解。虽然进行的研究较少，已证明早期清创术没有益处[79,80]。

胰腺假性囊肿形成后，基于其临床特点需要手术处理。胰腺假性囊肿出现在10%～20%的重症急性胰腺炎患者中，其中约50%会溶解[26]。如果胰腺假性囊肿超过5～6cm或持续超过6周出现出血、感染和压迫症状则需要手术治疗。尽管经皮引流可能拖延病情，但腹腔内引流优于手术。应收集引流液进行检验排除感染。

最后，2%～4%的重症急性胰腺炎患者可能形成胰腺脓肿，并且如果不清除脓肿则有100%致死率。经皮引流可能会拖延病情，并且导管因黏稠的脓性物而经常堵塞。而早期积极的清创术会使病死率降至5%[81]，可以经腹膜或腹膜后进行。术后，20%的病例可能因不完全引流、持续感染、瘘或出血而需再次手术[81]。

妊娠期胰腺炎治疗特点

妊娠期胰腺炎的治疗并无特殊之处。支持治疗同非妊娠期患者，严重并发症应积极处理。然而，在妊娠期两种情况需特别注意：治疗胆道疾病和高脂血症。

妊娠期胆道疾病的处理应注意手术时机。处理急性胰腺炎，对非妊娠期患者在出院前行胆囊切除术。有人主张对妊娠期患者应继续保守治疗以减少手术并发症和胎儿发病率。然而其复发率较高（72%）[5,82]，对于妊娠早期的胰腺炎患者其复发率可高达 88%。手术干预可以降低复发率和全身性并发症发生的风险。

一些研究支持对胆囊炎或胰腺炎在妊娠中期时行胆囊切除术[1,3,5,83,84]。妊娠中期似乎是最佳的，以避免药物对器官发生和妊娠早期可能的自然流产的影响[1,3,5,83,84]。妊娠晚期的患者最好行保守治疗，因为这时已临近产褥期，而产褥期的手术风险明显降低。胆囊切除术可以在开腹或腹腔镜下进行。为了避免套管针盲目穿刺插入妊娠子宫，开放性腹腔镜较有优势。

曾经报道胆囊切除术引起的胎儿死亡率高达 15%[85]。并且，许多早期研究报道妊娠早期进行手术的患者在术后几周发生自发流产，已知至少 15% 的患者自然流产，而早产占继续妊娠的 10%，看来实际与手术相关的并发症发生率接近于零，这一数据被最近的一些研究所证实[5,86,87]。从 1963 年到 1987 年的一项关于行胆囊切除术患者胎儿死亡评价的回顾性研究表明：自然流产率为 8%，早产率为 8%[86]。以类似的方法对妊娠中期行腹腔镜下胆囊切除术的小部分患者的研究表明，该方法不会增加母胎患病率和死亡率[88,89]。

妊娠期高脂血症治疗的目标主要是预防胰腺炎。脂肪摄入应控制在 20g/d 以内。然而，这种限制性饮食难以长期坚持。Sanderson 及其同事[90]研究表明，通过一段时间静脉输入 5% 葡萄糖提供能量并限制饮食来清除脂肪，这一方法对胰腺炎患者和其他妊娠期高脂血症患者的治疗是有效的。当饮食调整不足以控制甘油三酯过度增高时，全静脉营养提供了另一种治疗方法。通过对血浆置换和特异性免疫治疗的研究表明体外清除脂蛋白对妊娠期高脂血症性胰腺炎可能是一种安全有效的预防和治疗方法[91]。每天补充鱼肝油（≥3g/d）也可以有效降低甘油三酯[92,93]。

参考文献

[1] Ramin KD, Ramin SM, Richey SD, et al. Acute pancreatitis in pregnancy. Am J Obstet Gynecol, 1995, 173: 187 – 191.

[2] Klein KB. Pancreatitis in pregnancy // Rustgi VK, Cooper JN. Gastrointestinal and Hepatic Complications in Pregnancy. New York: Wiley, 1986.

[3] Block P, Kelly TR. Management of gallstone pancreatitis. Surg Gynecol Obstet, 1989, 168: 426 – 428.

[4] Steinberg W, Tenner S. Acute pancreatitis. N Engl J Med, 1994, 330: 1198 – 1210.

[5] Swisher SG, Hunt KK, Schmit PJ, et al. Management of pancreatitis complicating pregnancy. Am Surg, 1994, 60: 759 – 762.

[6] Gullo L, Migliori M, Olah A, et al. Acute pancreatitis in five European countries: etiology and mortality. Pancreas, 2002, 24(3): 223 – 227.

[7] Wilkinson EJ. Acute pancreatitis in pregnancy: a review of 98 cases and a report of 8 new cases. Obstet Gynecol Surv, 1973, 28: 281 – 303.

[8] Jouppila P, Mokka R, Larmi TK. Acute pancreatitis in pregnancy. Surg Gynecol Obstet, 1974, 139: 879 – 882.

[9] Langmade CF, Edmondson HA. Acute pancreatitis during pregnancy and the postpartum period: a report of nine cases. Surg Gynecol Obstet, 1951, 92: 43 – 46.

[10] Herfort K, Fialova V, Srp B. Acute pancreatitis in pregnancy. Mater Med Pol, 1981, 13: 15 – 17.

[11] Chang CC, Hsieh YY, Tsai HD, et al. Acute pancreatitis in pregnancy. Chinese Med J, 1998, 61(2): 85 – 92.

[12] Underwood TW, Frye CB. Drug-induced pancreatitis. Clin Pharmacol, 1993, 12(6): 440 – 448.

[13] Eland IA, van Puijenbroek EP, Sturkenboom MJ, et al. Drug-associated acute pancreatitis: twenty-one years of spontaneous reporting in The Netherlands. Am J Gastroenterol, 1999, 94(9): 2417 – 2422.

[14] Greenberger NJ, Toskes PP, Isselbacher KJ. Acute and chronic pancreatitis // Wilson JD, Isselbacher KJ, Fauci A, et al. Harrison's Principles of Internal Medicine 12th ed. New York: McGraw-Hill, 1991: 1372 – 1378.

[15] Gorelick FS. Acute pancreatitis // Yamada T, Alpers DH, Kalloo AN, et al. Textbook of Gastroenterology. 2nd ed. Philadelphia: JB Lippincott, 1995: 2064 – 2091.

[16] Steer ML. Acute pancreatitis // Ayres SM, Gronvik A, Holbrook PR, et al. Textbook of Critical Care 3rd ed. Philadelphia: WB Saunders, 1995.

[17] Moldenhauer JS, O'brien JM, Barton JR, et al. Acute fatty liver of pregnancy: a life-threatening complication. Am J Obstet Gynecol, 2004, 190(2): 502 – 505.

[18] Braverman DZ, Johnson ML, Kern F Jr. Effects of pregnancy and contraceptive steroids on gallbladder function. N Engl J Med, 1980, 302: 362 – 364.

[19] Valdivieso V, Covarrubias C, Siegel F, et al. Pregnancy and cholelithiasis: pathogenesis and natural course of gallstones diagnosed in early puerperium. Hepatology, 1993, 17: 1 – 4.

[20] Opie EL. The relation of cholelithiasis to disease of the pancreas and to fat necrosis. Am J Med Surg, 1901, 12: 27 – 43.

[21] Crisan L, Steidl E, Rivera-Alsina M. Acute hyperlipidemic pancreatitis in pregnancy. Am J Obstet Gynecol, 2008, 198(5): e57 – 59.

[22] DeChalain TMB, Michell WL, Berger GMB. Hyperlipidemia, pregnancy and pancreatitis. Surg Gynecol Obstet, 1988, 167: 469 – 473.

[23] Montes A, Walden CE, Knopp RH, et al. Physiologic and supraphysiologic increases in lipoprotein lipids and apoproteins in late pregnancy and postpartum. Arteriosclerosis, 1984, 4: 407 – 417.

[24] Stone NJ. Secondary causes of hyperlipidemia. Med Clin North

Am, 1994, 78: 117 – 141.

[25] Scarpelli DG. Toxicology of the pancreas. Toxicol Appl Pharmacol, 1989, 101(3): 543 – 554.

[26] Reynaert MS, Dugernier T, Kestens PJ. Current therapeutic strategies in severe acute pancreatitis. Intens Care Med, 1990, 16: 352 – 362.

[27] Buchler M, Malfertheiner P, Schadlich H, et al. Role of phospholipase A2 in human acute pancreatitis. Gastroenterology, 1989, 97: 1521 – 1526.

[28] Boakye M, Macfoy D, Rice C. Alcoholic pancreatitis. Obstet Gynecol, 2006, 26: 814 – 817.

[29] Renner IG, Savage WT, Pantoja JL, et al. Death due to acute pancreatitis. Dig Dis Sci, 1985, 30: 1005 – 1018.

[30] Agarwal N, Pitchumoni CS, Sivaprasad AV. Evaluating tests for acute pancreatitis. Am J Gastroenterol, 1990, 85: 356 – 366.

[31] Strickland DM, Hauth JC, Widish J, et al. Amylase and isoamylase activities in serum of pregnant women. Obstet Gynecol, 1984, 64: 389 – 391.

[32] Kaiser R, Berk JE, Fridhandler L. Serum amylase changes during pregnancy. Am J Obstet Gynecol, 1975, 122: 283 – 286.

[33] Ordorica SA, Frieden FJ, Marks F, et al. Pancreatic enzyme activity in pregnancy. J Reprod Med, 1991, 36: 359 – 362.

[34] Karsenti D, Bacq Y, Brechot JF, et al. Serum amylase and lipase activities in normal pregnancy: a prospective case-control study. Am J Gastroenterol, 2001, 96(3): 697 – 699.

[35] Kemppainen EA, Hedstrom JI, Puolakkainen PA, et al. Rapid measurement of urinary trypsinogen – 2 as a screening test for acute pancreatitis. N Engl J Med, 1997, 336 (25): 1788 – 1793.

[36] Scout L, Sawyers S, Bokhari J, et al. Ultrasound evaluation of the acute abdomen. Ultrasound Clin, 2007, 2: 493 – 523.

[37] Ranson JHC, Rifkind KM, Roses DF, et al. Prognostic signs and the role of operative management in acute pancreatitis. Surg Gynecol Obstet, 1974, 139: 69 – 81.

[38] Ranson JC. The timing of biliary surgery in acute pancreatitis. Ann Surg, 1979, 189: 654 – 663.

[39] Imrie CW, Benjamin IS, Ferguson JC. A single-centre double-blind trial of Trasylol therapy in primary acute pancreatitis. Br J Surg, 1978, 65: 337 – 341.

[40] Knaus WA, Wagner DP, Draper EA, et al. The APACHE III prognostic system. Risk prediction of hospital mortality for critically ill hospitalized adults. Chest, 1991, 100: 1619 – 1636.

[41] Larvin M, McMahon MJ. APACHE-II score for assessment and monitoring of acute pancreatitis. Lancet, 1989, 2: 201 – 205.

[42] Johnson CD, Toh SH, Campbell MJ. Combination of APACHE-II Score and an obesity score (APACHE-O) for the prediction of severe acute pancreatitis. Pancreatology, 2004, 4: 1 – 6.

[43] Mayer DA, McMahon MJ. The diagnostic and prognostic value of peritoneal lavage in patients with acute pancreatitis. Surg Gynecol Obstet, 1985, 160: 507 – 512.

[44] Buchler M, Malfertheiner P, Schoetensack C, et al. Sensitivity of antiproteases, complement factors and C-reactive protein in detecting pancreatic necrosis. Results of a prospective clinical study. Int J Pancreatol, 1986, 1(3 – 4): 227 – 235.

[45] Mantke R, Pross M, Kunz D, et al. Soluble thrombomodulin plasma levels are an early indication of a lethal course in human acute pancreatitis. Surgery, 2002, 131(4): 424 – 432.

[46] Mayer JM, Raraty M, Slavin J, et al. Serum amyloid A is a better early predictor of severity than C-reactive protein in acute pancreatitis. Br J Surg, 2002, 89(2): 163 – 171.

[47] Tenner S, Fernandez-del Castillo C, Warshaw A, et al. Urinary trypsinogen activation peptide (TAP) predicts severity in patients with acute pancreatitis. Int J Pancreatol, 1997, 21 (2): 105 – 110.

[48] Neoptolemos JP, Kemppainen EA, Mayer JM, et al. Early prediction of severity in acute pancreatitis by urinary trypsinogen activation peptide: a multicentre study. Lancet, 2000, 355 (9219): 1955 – 1960.

[49] Lempinen M, Kylanpaa-Back ML, Stenman UH, et al. Predicting the severity of acute pancreatitis by rapid measurement of trypsinogen – 2 in urine. Clin Chem, 2001, 47 (12): 2103 – 2107.

[50] Kylanpaa-Back ML, Takala A, Kemppainen EA, et al. Procalcitonin, soluble interleukin – 2 receptor, and soluble E-selectin in predicting the severity of acute pancreatitis. Crit Care Med, 2001, 29: 63 – 69.

[51] Kylanpaa-Back ML, Takala A, Kemppainen EA, et al. Procalcitonin strip test in the early detection of severe acute pancreatitis. Br J Surg, 2001, 88: 222 – 227.

[52] Marik PE, Zaloga GP. Meta-analysis of parenteral nutrition versus enteral nutrition in patients with acute pancreatitis. BMJ, 2004, 328: 1407.

[53] McClave SA, Chang WK, Dhaliwal R, et al. Nutrition support in acute pancreatitis: a systematic review of the literature. J Parenter Enteral Nutr, 2006, 30: 143.

[54] Levant JA, Secrist DM, Resin HR, et al. Nasogastric suction in the treatment of alcoholic pancreatitis. JAMA, 1974, 229: 51 – 52.

[55] Loiudice TA, Lang J, Mehta H, et al. Treatment of acute alcoholic pancreatitis: the roles of cimetidine and nasogastric suction. Am J Gastroenterol, 1984, 79: 553 – 558.

[56] Naeije R, Salingret E, Clumeck N, et al. Is nasogastric suction necessary in acute pancreatitis? BMJ, 1978, 2: 659 – 660.

[57] Howes R, Zuidema GD, Cameron JL. Evaluation of prophylactic antibiotics in acute pancreatitis. J Surg Res, 1975, 18: 197 – 200.

[58] Finch WT, Sawyers JL, Schenker S. A prospective study to determine the efficacy of antibiotics in acute pancreatitis. Ann Surg, 1976, 183: 667 – 671.

[59] Berger HG, Bittner R, Block S, et al. Bacterial contamination of pancreatic necrosis: a prospective clinical study. Gastroenterology, 1986, 91: 433 – 438.

[60] Pederzoli P, Bassi C, Vesentini S, et al. A randomized multicenter clinical trial of antibiotic prophylaxis of septic complications in acute necrotizing pancreatitis with imipenem. Surg Gynecol Obstet, 1993, 176: 480 – 483.

[61] Sainio V, Kemppainen E, Puolakkainen P, et al. Early antibiotic treatment in acute necrotizing pancreatitis. Lancet, 1995, 346: 663.

[62] Beechey-Newman N. Controlled trial of high-dose octreotide in treatment of acute pancreatitis. Dig Dis Sci, 1993, 38: 644 – 647.

[63] Paran H, Neufeld D, May A, et al. Preliminary report of a prospective randomized study of octreotide in the treatment of severe acute pancreatitis. J Am Coll Surg, 1995, 181: 121 – 124.

[64] McKay C, Baxter J, Imrie C. A randomized, controlled trial of octreotide in the management of patients with acute pancreatitis. Int J Pancreatol, 1997, 21: 13 – 19.

[65] Karakoyunlar O, Sivrel E, Tani N, et al. High-dose octreotide in the management of acute pancreatitis. Hepatogastroenterology, 1999, 46: 1968 – 1972.

[66] Uhl W, Buchler MW, Malfertheiner P, et al. A randomized, double-blind, multicentre trial of octreotide in moderate to severe acute pancreatitis. Gut, 1999, 45: 97 - 104.

[67] Osborne DH, Imrie CW, Carter DC. Biliary surgery in the same admission for gallstone-associated acute pancreatitis. Br J Surg, 1981, 68: 758 - 761.

[68] Venu RP, Brown RD, Halline AG. The role of endoscopic retrograde cholangiopancreatography in acute and chronic pancreatitis. J Clin Gastroenterol, 2002, 34(5): 560 - 568.

[69] Adler DG, Baron TH, Davila RE, et al. ASGE guidelines: the role of ERCP in diseases of the biliary tract and the pancreas. Gastrointest Endosc, 2005, 62: 1 - 8.

[70] Neoptolemos JP, Carr-Locke DL, London NJ, et al. Controlled trial of urgent endoscopic retrograde cholangiopancreatography and endoscopic sphincterotomy versus conservative treatment for acute pancreatitis due to gallstones. Lancet, 1988, 2: 979 - 983.

[71] Buchner WF, Stoltenberg pH, Kirtley DW. Endoscopic management of severe gallstone pancreatitis during pregnancy. Am J Gastroenterol, 1988, 83: 1073.

[72] Baillie J, Cairns SR, Putnam WS, et al. Endoscopic management of choledocholithiasis during pregnancy. Surg Gynecol Obstet, 1990, 171: 1 - 4.

[73] Uomo G, Manes G, Picciotto FO, et al. Endoscopic treatment of acute biliary pancreatitis in pregnancy. J Clin Gastroenterol, 1994, 18: 250 - 252.

[74] Nesbitt TH, Kay HH, McCoy MC, et al. Endoscopic management of biliary disease during pregnancy. Obstet Gynecol, 1996, 87: 806 - 809.

[75] Kahaleh M, Hartwell G, Arseneau K, et al. Safety and efficacy of ERCP in pregnancy. Gastrointest Endosc, 2004, 60: 287 - 292.

[76] Simmons D, Tarnasky P, Rivera-Alsin M, et al. Endoscopic retrograde cholangiopancreatography (ERCP) in pregnancy without radiation. Am J Obstet Gynecol, 2004, 190: 1467 - 1469.

[77] Gotzinger P, Sautner T, Kriwanek S, et al. Surgical treatment for severe acute pancreatitis: extent and surgical control of necrosis determine outcome. World J Surg, 2002, 26(4): 474 - 478.

[78] Waltman AC, Luers PR, Athanasoulis CA, et al. Massive arterial hemorrhage in patients with pancreatitis. Arch Surg, 1986, 121: 439 - 443.

[79] Bradley EL, Allen K. A prospective longitudinal study of observation versus surgical intervention in the management of necrotizing pancreatitis. Am J Surg, 1991, 16: 19 - 25.

[80] Karimigani I, Porter KA, Langevin RE, et al. Prognostic factors in sterile pancreatic necrosis. Gastroenterology, 1992, 103: 1636 - 1640.

[81] Warshaw AL, Gongliang J. Improved survival in 45 patients with pancreatic abscess. Ann Surg, 1985, 202: 408 - 417.

[82] Hernandez A, Petrov MS, Brooks DC, et al. Acute pancreatitis and pregnancy: a 10-year single center experience. J Gastrointest Surg, 2007, 11: 1623 - 1627.

[83] Martin IG, Dexter SP, McMahon MJ. Laparoscopic cholecystectomy in pregnancy. A safe option during the second trimester? Surg Endosc, 1996, 10: 508 - 510.

[84] Cosenza CA, Saffari B, Jabbour N, et al. Surgical management of biliary gallstone disease during pregnancy. Am J Surg, 1990, 178: 545 - 548.

[85] Green J, Rogers A, Rubin L. Fetal loss after cholecystectomy during pregnancy. Can Med Assoc J, 1963, 88: 576 - 577.

[86] McKellar DP, Anderson CT, Boynton CJ. Cholecystectomy during pregnancy without fetal loss. Surg Gynecol Obstet, 1992, 174: 465 - 468.

[87] Kort B, Katz VL, Watson WJ. The effect of nonobstetric operation during pregnancy. Surg Gynecol Obstet, 1993, 177: 371 - 376.

[88] Morrell DG, Mullins JR, Harrison PB. Laparoscopic cholecystectomy during pregnancy in symptomatic patients. Surgery, 1992, 112: 856 - 859.

[89] Elerding SC. Laparoscopic cholecystectomy in pregnancy. Am J Surg, 1993, 165: 625 - 627.

[90] Sanderson SL, Iverius P, Wilson DE. Successful hyperlipemic pregnancy. JAMA, 1991, 265: 1858 - 1860.

[91] Swoboda K, Derfler K, Koppensteiner R, et al. Extracorporeal lipid elimination for treatment of gestational hyperlipidemic pancreatitis. Gastroenterology, 1993, 104: 1527 - 1531.

[92] Nestel P, Connor WE, Reardon MF, et al. Suppression by diets rich in fish oil of very low density lipoprotein production in man. J Clin Invest, 1984, 74: 72.

[93] Harris WS, Connor WE, Illingworth DR, et al. Effects of fish oil on VLDL triglyceride kinetics in humans. J Lipid Res, 1990, 31: 1549.

第28章 急性肾衰竭

简 介

尽管在文献中对急性肾衰竭诊断标准尚不一致，目前在发达国家，肾衰竭仍是一种罕见的妊娠期并发症，在发展中国家的发生率也不足 1%[1,2]。事实上，目前在西方国家因急性肾衰竭（acute renal failure，ARF）需要透析的妊娠女性所占比例与全世界相比无差异性。一项大样本研究报道妊娠期 ARF 的发生率从 1958 年的 1/3000 下降至 1994 年的 1/18 000[3]。在先前的几十年中，有报道妊娠期 ARF 的发生率高达 20% ~ 40%，其中大部分归因于流产后感染的发生率升高[4~6]。ARF 多发生在世界上欠发达地区，往往继发于产前和(或)分娩护理不当和非法流产。

在发达国家，随着妊娠相关 ARF 发病率急剧下降和治疗措施相应提高，在多数研究中报道的孕产妇死亡率也随之下降。优化治疗措施能够对疾病早期识别、干预及并进行有效的透析支持治疗。Stratta 等[3]报道，与以往高达 31% 的病死率相比，近 7 年无死亡病例。然而，与之相反的是，格鲁吉亚的一个市医院研究发现 1986—1996 年孕产妇死亡率为 15%，围产儿死亡率为 43%。同样，来自印度的数据显示妊娠期 ARF 的死亡率高达 50%[7]。这些研究证实 ARF 仍然是妊娠期潜在的严重并发症。

急性肾衰竭病因

妊娠期 ARF 的原因与非妊娠期相似（表 28.1)，但发生在妊娠期的 ARF 需充分考虑其他鉴别诊断[8]。导致妊娠期 ARF 的疾病包括肾前性肾衰竭、肾脏基础疾病、尿路梗阻、先兆子痫、HELLP 综合征（溶血、肝酶升高、血小板降低)、妊娠期急性脂肪肝（acute fatty liver of pregnancy，AFLP)、产后肾衰竭和产后溶血性尿毒症综合征（hemolytic uremic syndrome，HUS)。妊娠女性出现 ARF 尚需考虑双侧肾皮质坏死（bilateral renal cortical necrosis，BRCN)。该疾病虽然不是妊娠期所特有，但在妊娠期往往发展极其迅速。

表 28.1 妊娠期急性肾衰竭鉴别诊断

肾前性氮质血症
急性肾小管坏死
急性间质性肾炎
急性肾小球肾炎
尿路梗阻
先兆子痫*
HELLP 综合征*
妊娠期急性脂肪肝*
产后肾衰竭
肾盂肾炎
双侧肾皮质坏死

* 上述疾病基本发生在妊娠 20 周后，大多在妊娠期

过去妊娠期 ARF 的发生有两个高峰：第一个高峰在妊娠早期，与流产感染的高发生率有关；第二个高峰在妊娠晚期，与妊娠特有的疾病相关。目前，随着流产感染减少，ARF 主要发生在妊娠后期。此外，在各种原发病影响下，血压控制不良和尿蛋白增加，加速了肾功能损伤，使 10% 的患者妊娠后出现中至重度肾衰竭[9]。原有潜在糖尿病肾病的孕妇在妊娠期可能出现肾功能严重恶化，但较少见[10]。

在妊娠期，根据临床症状和出现肾衰竭的时机通常足以进行诊断，故很少进行肾活检。妊娠 32 周前，如突然出现原因不明的肾功能恶

化，尤其怀疑先兆子痫且有可能避免早产时，可考虑进行肾穿刺活检。一项 1970—1996 年的大样本回顾性研究报道了妊娠期经皮肾穿刺共 1000 多例，并发症发生率为 2.4%[11]。另外，近期一项小样本研究报道 18 例患者在妊娠期及产后早期行肾穿刺活检，肾穿刺后血肿的发生率为 38%，并且有 1/3 的患者需要输血治疗[12]。由于新生儿重症监护水平的提高和妊娠 32 周后分娩的婴儿预后较好，通常妊娠 32 周后不进行肾穿刺活检，因为此时不太需要关注延长孕周。

肾前性氮质血症

肾前性氮质血症是肾脏灌注减少的结果，其原因是血管内血容量减少、心输出量减少或肾灌注改变等。后者常见于肝硬化、肾病综合征、肾动脉狭窄或使用非甾体抗炎药等。根据定义，随着肾脏灌注的恢复，肾前性氮质血症是可逆的。

在妊娠早期，妊娠剧吐是导致 ARF 的常见原因之一，其继发于摄入不足和呕吐引起的严重血容量不足。同样，任何伴有呕吐或腹泻的胃肠道疾病、过度使用泻药或缓泻剂以及贪食症都有可能导致肾前性氮质血症。通常，根据病史及实验室检查结果很容易诊断这些疾病，然而，虽然临床高度怀疑，但 1% 的妊娠期进食障碍很难明确诊断[13]。为了预防肾小管损害继续进展，由出血或其他原因引起的肾前性氮质血症必须予以积极有效的血制品支持和液体复苏治疗。

一些实验室检查有助于肾前性氮质血症的诊断，如尿电解质和尿渗透压（表 28.2）。尿钠及钠排泄分数［（尿 Na+/血 Na+）/（尿肌酐/血

肌酐）×100%］显著降低(后者是机体需要钠的一种表现)，以及尿渗透压增高，表明尿液浓缩功能未受损。尿氯降低也可为临床表现不明显的呕吐提供诊断证据。

在妊娠后期，子宫出血是血容量不足和继发性肾前性氮质血症的一个重要原因。虽然许多疾病均有阴道出血的症状，但胎盘早剥及一些其他疾病的出血往往不明显，如产后继发性产道裂伤、子宫收缩乏力或节育器残留等。Necker 院研究证实，7% 的妊娠相关性 ARF 是由于出血继发的低血压所致。其他的研究也发现，出血是 79% 的 ARF 病例的致病因素[1]。最近一项研究表明几乎 10% ARF 病例是由产后出血导致，4% 是由于胎盘早剥[7]。

先兆子痫患者由于母体生理状态持续性改变，包括血容量的减少、血管对儿茶酚胺和血管紧张素Ⅱ敏感性提高及产后前列腺素合成的改变[14]，特别容易发生出血相关的 ARF。Sibai 等在一项对 31 例先兆子痫合并 ARF 患者的研究中发现，90% 的患者有过某种严重的出血事件[15]。

肾脏基础疾病

与非妊娠患者相似，ARF 可由各种肾脏基础疾病所导致。在许多原发性或继发性肾小球肾炎中，肾小球疾病可能占主导地位。在急性肾小管坏死（acute tubular necrosis，ATN）和急性间质性肾炎（acute interstitial nephritis，AIN）中，肾小管和间质则是受损的主要部位。尽管肾穿刺活检可以鉴别肾小球疾病类型、评估预后，但临床表现及尿沉渣检查足以为诊断提供有效证据（表 28.3）。

表 28.2　急性肾衰竭的实验室检查评估

	肾前性氮质血症	急性肾小管坏死
血尿素氮:肌酐	>20:1	10:1
尿钠(mEq/L)	<20	>40
钠排泄分数(FENa+)	<1%	>2%
尿渗透压（mOsm/kg H_2O）	>500	<350
尿比重	>1.020	1.010
尿沉渣	无	颗粒管型、肾小管上皮细胞

表28.3 急性肾衰竭：肾脏基础疾病的评估

	急性肾小管坏死	急性间质性肾炎	急性肾小球肾炎
尿沉渣	暗红色颗粒管型	血尿、脓尿、嗜酸性粒细胞、白细胞管型	血尿、肾小管细胞、红细胞管型、椭圆形脂肪体
尿蛋白	<2g/d	<2g/d	>2g/d，肾病综合征可能性较大
钠排泄分数（$FENa^+$）	>2%	>2%	<1%
高血压	不常见	不常见	常见
全身表现	低血压、败血症、出血	发热、皮疹、使用新药物	胶原血管病、感染

急性肾小球肾炎

引起急性肾小球肾炎（glomerulonephritis，GN）的病因包括：原发性肾小球疾病，如链球菌感染后 GN、膜增生性 GN、原发性急进性（或新月体性）GN（rapidly progressive glomerulonephritis，RPGN）以及继发性肾小球疾病，如狼疮性肾炎、系统性脉管炎、细菌性心内膜炎引起的（表28.4）。

表28.4 肾小球肾炎病因

原发性

肾小球微小病变

局灶节段性肾小球硬化

IgA 肾病

膜增生性肾小球肾炎

膜性肾病

链球菌感染后肾小球肾炎

继发性

系统性红斑狼疮

过敏性紫癜

冷球蛋白血症

结节性多动脉炎

韦氏肉芽肿病

过敏性血管炎

肺出血－肾炎综合征（Goodpasture 综合征）

感染相关性肾炎（如分流肾炎、心内膜炎）

急性 GN 典型的临床表现有高血压、水肿、容量超负荷、肾病综合征水平蛋白尿以及红细胞管型尿等（表28.3）。在已患有慢性肾脏疾病的孕妇中，上述特点在妊娠早期、中期通常较为明显。而系统性红斑狼疮（systemic lupus erythematosus，SLE）可出现在妊娠期任何时间。实验室指标，包括血清补体水平、抗核抗体、抗链球菌溶血素 - O 滴度、抗中性白细胞胞浆抗体和其他自身抗体可能有助于诊断。虽然在大多数情况下，最终确诊仍需肾活检。先兆子痫与急性 GN 的临床表现相似，但血清学检查呈阴性。对两者进行鉴别非常重要，因为对于重度先兆子痫患者需尽早进行分娩，而对于急性 GN 患者则可以尽量延长妊娠时间。急性 GN 的治疗方法主要是对症支持疗法，包括使用利尿剂、降压药，必要时透析。根据肾脏原发疾病的性质，可以酌情使用糖皮质激素或细胞毒性药物。

急性间质性肾炎（AIN）

急性间质性肾炎（acute interstitial nephritis，AIN）最常见的病因是药物暴露，且涉及的药物名单范围较广。较为常见的药物有 β - 内酰胺类抗生素如半合成青霉素类、磺胺类药物、组胺 H_2 受体阻断剂和非甾体抗炎药（non-steroidal anti-inflammatory agents，NSAID）等。在妊娠期通常避免使用 NSAID，但某些特殊情况下可能会特意过量使用。然而，一些抗生素如青霉素类和 β - 内酰胺等以及 H_2 受体阻断剂在妊娠期可常规使用。

AIN 的发生也可能与病毒感染（包括巨细胞病毒和传染性单核细胞增多症等）、直接细菌侵袭、寄生虫感染（如疟疾和钩端螺旋体）以及全身性疾病如 SLE 和结节病有关（表28.5）。与急性 GN 不同，AIN 尿检的典型表现有轻度蛋白尿（<2g/d）、脓尿、嗜酸性粒细胞尿、血尿及白细胞管型尿等。全身性表现包括发热、皮疹、关节痛，其他一些药物诱导的间质性肾炎患者出现的高敏反应。除了严重肾衰竭的患者，

高血压和水肿在 AIN 中并不常见。停药或治疗潜在的感染或疾病通常可使肾功能改善。对于药物诱导或特发性的 AIN，可以使用激素治疗，文献报道其成功率各不相同。当病史、体格检查和实验室检查仍不能够明确诊断时，肾活检可能是必要的。

表 28.5 急性间质性肾炎病因

药源性
感染
病毒：巨细胞病毒，传染性单核细胞增多症，出血热
细菌：链球菌感染，白喉，军团菌
寄生虫：疟疾，钩端螺旋体病，弓形虫病
全身性疾病
结节病
系统性红斑狼疮
干燥综合征
移植排斥
白血病或淋巴瘤浸润
特发性

急性肾小管坏死（ATN）

急性肾小管坏死（acute tubular necrosis，ATN）可能是由于暴露于多种有毒物质所致，如氨基糖苷类抗生素、放射造影剂、重金属以及一些化学治疗试剂。染料可致横纹肌溶解或大量溶血而诱导 ATN。在妊娠期 ATN 更为常见，其本质是妊娠期血流动力学改变导致低血压与肾脏灌注受损，致使肾脏缺血。这通常由妊娠期出血性疾病引起，如胎盘早剥或产后出血，在孕妇中发病率分别约为 1% 和 4% ~6%[16]。

对于先兆子痫发展成肾衰竭的患者，其潜在的肾脏病理改变可能是 ATN。虽然尿液指标和尿液分析可能对诊断有所帮助（表 28.2），但在临床上 ATN 和严重的肾前性氮质血症仍很难区别。尿液分析通常可发现暗红色颗粒管型和肾小管上皮细胞。在实验室检查中，肾小管功能受损表现为高尿钠排泄以及未浓缩未稀释的尿液。ATN 可表现为少尿（尿量 < 400mL/d）或非少尿（> 400mL/d），取决于肾小管损伤的机制和严重程度。ATN 以支持治疗为主，需要改善血流动力学、避免暴露于潜在的肾毒性物

质、给予营养支持并密切监测水和电解质平衡，部分患者需要透析治疗。通常给予适当治疗7 ~ 14d 后，肾功能能够恢复。

尿路梗阻

尿路梗阻是妊娠期 ARF 比较少见的原因，但由于其可逆性，临床也需要考虑其存在的可能性。导致尿路梗阻的原因多种多样，且梗阻可发生于泌尿道的任何位置，许多并非妊娠所特有（表 28.6）。此外，若患者的子宫异常或过度增大，如合并子宫肌瘤、羊水过多，或多胎妊娠，此类孕妇发生梗阻的可能性更大。曾有妊娠期子宫压迫输尿管导致 ARF 和高血压的病例[17]，甚至有妊娠早期大体积子宫肌瘤压迫导致输尿管梗阻的报道[18]。另一个妊娠期特有的致病因素是子宫嵌顿，在子宫增大过程中被嵌顿在骨盆内的子宫后屈并压迫膀胱，可导致尿潴留[19,20]。妊娠期其他尿路梗阻的危险因素包括肾盂肾炎、肾结石、输尿管狭窄及下腹部顺应性降低[21]。

表 28.6 尿路梗阻的原因

上尿路	下尿路
结石	结石
血块	血块
肿瘤	肿瘤
脱落的肾乳头	神经性膀胱
输尿管狭窄或结扎	尿道狭窄
腹膜后纤维化	
肿瘤、妊娠子宫的外部压迫	

肾脏超声是评估尿路梗阻的首选检查，但由于孕激素和妊娠期子宫机械压迫的作用下，妊娠期泌尿系统存在生理性扩张，致超声结果不满意。因此，为明确诊断，可能需要行顺行或逆行性肾盂造影。解除梗阻的方法包括放置输尿管支架、经皮肾造瘘、手法复位嵌顿子宫，或对羊水过多患者进行羊水减量。如果胎儿尚未发育成熟，解除梗阻时不仅应考虑恢复肾功能，更应考虑尽可能延迟分娩时间。如果患者

临近足月妊娠，及时分娩可能会解除梗阻的机械性和激素性原因。需要指出的是，发生可逆性尿路梗阻相关的肾衰竭的胎儿死亡率可高达 33%[22]。

肾盂肾炎

肾盂肾炎是妊娠期 ARF 的一个重要原因。妊娠期会出现一些正常的生理变化，而这些变化会导致集合系统出现尿路扩张及尿液滞留。此外，妊娠期对细菌内毒素诱导的组织损伤的敏感性增加。这些正常变化导致上、下尿路感染的发病率均有所升高。妊娠期肾盂肾炎的发生率约为 2%，是妊娠期败血症常见的原因之一[23]。临床表现包括发热、侧腹疼痛、恶心、呕吐，可能伴有尿频、排尿困难和尿急。最常见的致病微生物是大肠杆菌，约占 75%[24]。其他潜在的病原体包括奇异变形杆菌、肺炎克雷伯菌、B 族链球菌、肠球菌和铜绿假单胞菌。妊娠期肾盂肾炎需要及时和适当的抗生素治疗，24~48h 后病情会明显改善。因肾盂肾炎复发率高达 20%，在原发感染控制后，应考虑在整个妊娠期都继续应用抑菌性抗生素治疗。

虽然在非妊娠期，肾盂肾炎很少导致肾功能显著下降，但 Gilstrap 等发现肾盂肾炎孕妇的肌酐清除率大幅下降，大部分孕妇经抗生素治疗后，肾功能可恢复正常或接近正常[25,26]。如前所述，目前认为妊娠女性肾功能下降可能是血管对细菌内毒素的敏感性增加和血管活性介质释放的机制所致[1]。这种内毒素的敏感性可以解释为何妊娠期肾盂肾炎并发感染性休克和成人呼吸窘迫综合征发病率较高。

先兆子痫

在妊娠过程中，先兆子痫和子痫是导致 ARF 的主要原因。一项来自乌拉圭的研究报道，在 1976—1994 年的妊娠期患者中，约 47%的 ARF 是由先兆子痫引起[27]。另一回顾性研究报道，格鲁吉亚一所市立医院发现从 1986—1996 年的 21 例 ARF 患者中，先兆子痫占 1/3 以上[7]。

经典的先兆子痫定义是妊娠 20 周后出现高血压、蛋白尿和水肿（需注意，若合并滋养细胞疾病，重度先兆子痫也可以发生在妊娠 20 周前，称其为葡萄胎妊娠）。重度先兆子痫也可出现肝酶升高、凝血功能异常、微血管病性溶血性贫血。先兆子痫的诊断主要基于临床表现，很少需要肾活检确诊。

从病理角度来说，先兆子痫的特点是肾小球毛细血管内皮细胞肿胀或肾小球内皮增生，导致毛细血管阻塞和肾小球缺血[28]。但是，形态学上的病变程度与肾功能的损伤程度不一定相一致[4]。此外，血容量稀释和肾血管收缩敏感性增强，会加重 ATN，而先兆子痫患者的 ATN 可能是 ARF 的主要肾脏病理改变。

重度先兆子痫及其相关肾衰竭的治疗，主要依靠终止妊娠并且在分娩期及至少产后 24h 应用硫酸镁，以预防子痫发生。尽管母胎医学专家建议尽量延迟早产儿的分娩，使其有足够的时间应用糖皮质激素以促进胎肺成熟，但进行上述治疗时不需考虑胎儿的胎龄。重要的是要密切监护补液情况，因为肾功能受损患者代谢硫酸镁的能力也受损。因此，有必要适当减少硫酸镁的用量。

单纯先兆子痫患者受损的肾功能会在分娩后数天至数周内恢复，但高达 20%的患者可能留有某种程度的后遗症。相比之下，如患者合并慢性高血压或基础肾脏病，则 80%的患者需要长期的肾脏替代治疗[15]。对于伴有持续肾衰竭、蛋白尿和产后高血压患者的组织学评估发现了基础的慢性肾脏病的证据[5]，只是在妊娠和（或）先兆子痫时提前表现出而已。

HELLP 综合征

HELLP 是临床症候群的首字母缩写，临床表现包括溶血、肝酶升高和血小板减少，也可伴恶心、上腹或右上腹痛、压痛、蛋白尿和肾功能障碍等。凝血功能检测包括：纤维蛋白原、凝血酶原时间和部分凝血活酶时间，这些指标通常用来与弥散性血管内凝血(disseminated intravascular coagulation，DIC)鉴别。HELLP综合征的患者若不合并胎盘早剥，这些凝血指标通常在正常范围。

4%～12%的重度先兆子痫患者表现为HELLP综合征[30]，故认为其是重度先兆子痫的一种特殊形式。然而，Krane等的一项小样本研究对HELLP综合征患者进行了肾活检，只有不到一半的患者肾脏病理表现为先兆子痫典型的肾小球血管内皮增生[31]。Sibai等观察到7.4%(32/435)的HELLP综合征患者发生ARF，且其中1/3的患者需要肾透析治疗[32]。这些患者中84%并发DIC，44%出现胎盘早剥。在这一研究中，伴有急性肾衰竭的HELLP综合征患者的死亡率为13%，围生期胎儿死亡率为34%。Sibai研究中的不良预后很可能反映出了研究对象患疾病的严重性。

一般来说，HELLP综合征的治疗包括以下几点：一旦诊断明确尽快终止妊娠；使用硫酸镁预防子痫，使肾功能迅速恢复。对23例妊娠前血压正常的HELLP综合征患者进行随访，发现分娩后无残留的肾功能损伤。但40%合并慢性高血压并继发HELLP综合征的患者最终需要长期透析[32,33]。

妊娠期急性脂肪肝

妊娠期急性脂肪肝是妊娠期ARF的另一个并不常见的原因，发病率在1/13 000～1/6700[34,35]。这种疾病多见于初产妇，发病最早在妊娠24周，最晚在产后7d[4,35]，通常发生在产前数周。起病初期症状不典型，包括恶心、呕吐、头痛、不适和腹痛。实验室检查通常显示血清转氨酶水平轻微升高、高胆红素血症、白细胞增多以及低血糖。大多数病例会出现肾衰竭，若不及时治疗将进一步发展为爆发性肝衰竭，出现黄疸、脑病、DIC、胃肠道出血而最终死亡。过去母胎死亡率高达85%，但在近期一项对28例患者的病例报道中，通过及时的诊断与治疗，无1例患者死亡[35]。

肝组织活检发现微血管内脂肪颗粒浸润可以诊断脂肪肝。CT发现肝衰减。Usta等曾报道了8年期间的13例患者(14次AFLP事件)，所有患者均有ARF的临床表现[36]，其中孕产妇存活率为100%，围生期胎儿死亡率为13%。虽然其中有9例初步诊断为先兆子痫，但后来通过肝组织活检、肝脏CT及临床表现等最后诊断为AFLP，其中1例患者在后来的妊娠中AFLP复发。虽然AFLP诊断标准之一是肝密度低于正常值范围50～70HU，但Usta等研究发现其假阴性率较高，10例患者中仅有2例表现为CT异常，其中有9例最终经肝活检诊断为AFLP[36]。肾穿刺病理未见肾小球血管内皮增生，但频发的高血压、水肿和蛋白尿等先兆子痫的表现使AFLP诊断陷入了两难的境地。与重度先兆子痫患者相同，AFLP患者若能尽快终止妊娠，几乎所有患者的肝、肾衰竭都会在短期内好转[34,35]。

血栓性血小板减少性紫癜/溶血性尿毒症综合征

血栓性血小板减少性紫癜/溶血性尿毒症综合征(thrombotic thrombocytopenic purpura，TTP；hemolytic uremic syndrome，HUS)是妊娠期一种罕见的疾病，发病率约为1/25 000[37]。TTP/HUS有5个经典的临床特征：血小板减少、溶血性贫血、发热、神经系统异常和一定程度的肾衰竭。在妊娠期，TTP和(或)HUS较先兆子痫发病早，平均发病时间为妊娠23周[38]。TTP和(或)HUS的基础病理生理表现主要为血管内血栓形成，导致红细胞破裂，血小板过度消耗以及不同程度的组织缺血。

因尚未制定TTP/HUS诊治指南，目前仍推荐血浆置换，因其可明显改善部分患者的生存率。考虑到疾病的连续性，大多数临床试验常常将 HUS 和 TTP 一起研究。加拿大 Apheresis 研究组和 Johns Hopkins 大学的研究人员分别对 TTP 和 HUS 的治疗结果进行评估[39,40]，两者均报道了血浆置换在提高临床治疗反应和生存率方面的优越性，接受血浆置换患者的死亡率分别为 22% 及 9%。其他的治疗干预措施包括使用阿司匹林、双嘧达莫和糖皮质激素。尽管加拿大多中心研究在入组时排除了重度 ARF 和无尿患者，但超过 50% 的患者最终都出现肾功能障碍。

TTP/HUS 并不需要终止妊娠，特别是在妊娠早期。这也是该疾病需与重度先兆子痫进行鉴别的重要原因。

John Hopkins 研究组发现，76 例 TTP/HUS 患者中有 9 例在妊娠晚期出现不同程度的肾损伤。最近报道 Rhode Island 医院对 3 例产后 HUS 患者进行血浆置换和泼尼松联合治疗，3 例患者全部存活[41]。此外，Hayward 等报道 9 例 TTP/HUS 患者，病程出现在妊娠早期至产后 1 月不等[42]。以上 3 项研究的 21 例女性患者中，只有 1 例死亡，且没有患者需要肾脏替代疗法。最近一项报道称，对于有产后 TTP 和（或）HUS 病史的患者来说，再次妊娠复发风险只有 18%[43]。

产后肾衰竭

特发性产后肾衰竭，也称产后溶血性尿毒症综合征（HUS），是一种典型的妊娠相关性 ARF，在妊娠和分娩时期并无表现，直到产褥期发病。患者的症状可能出现在产后数月，表现为严重高血压、微血管性溶血性贫血和少尿型肾衰竭，常伴发充血性心力衰竭和中枢神经系统症状。流感样前驱症状或是孕前口服避孕药可能与产后出现肾衰竭以及特发性 HUS 有关，这说明其发病可能受到毒素或激素影响。

产后肾衰竭很难从病理角度鉴别血栓性微

血管病和特发性 HUS 和（或）TTP，后者的病理常伴有小动脉损伤、纤维素沉积以及小血管如小动脉和肾小球毛细血管血栓。产后肾衰竭主要病理改变在于肾脏，这点与 TTP 主要出现神经系统症状不同。尽管目前已提出血管内凝血、异常血小板聚集、内皮损伤和前列腺激素改变等多项机制，但血栓性微血管病的确切发病机制仍不清楚[44]。产后肾衰竭治疗方法包括血浆置换、血浆灌流、使用抗血小板药和抗凝药物等，可对其中一到两个发病环节进行干预。有必要进行临时或长期透析支持治疗，因为最终有 12% ~ 15% 的患者会发展为终末期肾病。20 世纪 80 年代，该疾病导致产妇死亡率为 46% ~ 55%[45,46]，但血浆置换和其他治疗方法应用后，产妇的预后似乎有所改善。

双侧肾皮质坏死

从病理角度来说，急性双侧肾皮质坏死（bilateral renal cortical necrosis，BRCN）是指肾皮质部分或完全破坏，同时合并少部分髓质功能受损。虽然并非妊娠期特发疾病，但这种少见且极其危重的 ARF 大多发生在妊娠期，50% ~ 70% 由产科原因引起[47]。BRCN 在非妊娠 ARF 中的比例小于 2%，而在妊娠期 ARF 中所占比例高达 10% ~ 38%，推测其可能继发于妊娠期高凝状态以及血管敏感性改变[31,48]。患者通常在妊娠 30 ~ 35 周发病，常常与重度休克和肾灌注不足有关，如胎盘早剥、前置胎盘和其他原因的产科出血。妊娠早期感染性流产也可能发展成 BRCN。BRCN 最常见的前驱症状是伴随显性或隐性出血的胎盘早剥[47]。

BRCN 患者多表现为严重、长时间的少尿或无尿（尿量 <50mL/d）、腰痛、大量血尿，尿常规可见红细胞及颗粒管型。确诊需依靠肾动脉造影，造影可见肾动脉通畅情况下的肾皮质（小叶间动脉）血流缺乏。确诊也可通过超声、增强 CT（显示肾皮质光亮区）和 MRI[49]。BRCN 患者的预后极差，可能与疾病严重程度相关。

一项 15 例妊娠期 BRCN 病例的研究显示其死亡率为 93%[48]。

急性肾衰竭的治疗

妊娠期 ARF 的治疗和非妊娠期患者相似，包括支持疗法和透析疗法。治疗原则包括病因治疗、预防进一步肾损伤、支持治疗，直至肾功能恢复。密切注意液体平衡非常重要，因为无论是容量不足或液体过量，都可加重 ARF 或需要早期透析干预。此外，先兆子痫患者应用硫酸镁也可能产生液体潴留或药物毒性，所以应密切监护。为纠正 ARF 患者的酸中毒，特别是难治性或伴随充血性心力衰竭的酸中毒，可能需要使用碳酸氢盐或透析治疗。预防高磷血症需要限制食物中的磷酸盐，并在饮食中添加不吸收的或含钙的磷螯合剂。饮食中限制钾离子摄入以避免可能威胁生命的高钾血症。阳离子交换树脂，如聚磺苯乙烯，可用于轻度高钾血症或透析前患者。高钾血症合并心电图改变，需进行紧急处理，包括静脉注射葡萄糖酸钙以稳定心肌细胞膜功能、输注葡萄糖加胰岛素，或吸入 β 受体激动剂使钾离子快速向细胞内移动以及急诊透析。其他保守的治疗方法包括避免进一步的肾毒性物质应用、避免低血压、控制高血压，并根据肾功能损害程度调整药物剂量。

透析的指征包括经保守治疗后不能纠正的严重代谢紊乱、利尿剂无法纠正的容量超负荷及肺水肿，或出现尿毒症的症状或体征（如尿毒症性心包炎、尿毒症脑病等）。

如前所述，如果基础疾病是重度先兆子痫，即使胎龄很小也建议终止妊娠，因为没有其他方法能阻止疾病发展。

预 后

肾功能是否能恢复依赖于多个因素，包括基础肾功能、肾衰竭持续时间和 ARF 的病因。如既往肾功能正常，而因急性梗阻所致的 ARF 患者，若及时解除病因，肾功能有望完全恢复；另一方面，如前所述，研究已经证实，既往有肾功能损害的先兆子痫患者，若合并 ARF，80% 以上患者可能需要长期透析[15]。

总 结

评估妊娠期 ARF 需考虑多种原因的肾脏损害，有些是妊娠期特有的。根据临床表现，应考虑肾前性氮质血症，肾脏原发疾病包括急性肾小管坏死、肾小球肾炎、间质性肾炎以及尿路梗阻。与非妊娠期相似，评估妊娠期 ARF 需要尿常规和尿液相关诊断指标，一些病例需要肾活检。此外，必须结合考虑妊娠期特有疾病和妊娠期常见病，包括先兆子痫、HELLP 综合征、妊娠期急性脂肪肝、产后肾衰竭和双侧肾皮质坏死（表 28.7）。即使胎龄较小，如果治疗需要，也要及时终止妊娠。

表 28.7 妊娠相关急性肾衰竭分类

先兆子痫	HELLP 综合征	妊娠期急性脂肪肝	产后肾衰竭（HUS）	肾盂肾炎	双侧肾皮质坏死
蛋白尿	右上腹痛	肝酶升高	产后发生	尿培养阳性	出血
高血压	蛋白尿	高胆红素血症	微血管病性溶血性贫血	发热	低血压和（或）休克
贫血	溶血	凝血障碍	少尿		少尿和（或）无尿
	肝酶升高	少尿	重度高血压		侧腹痛
	血小板减少	恶心	前驱症状		肉眼血尿
	凝血正常	腹痛	血小板减少		
		白细胞增多	中枢神经系统症状		

参考文献

[1] Pertuiset N, Ganeval D, Grunfeld JP. Acute renal failure in pregnancy: an update. Semin Nephrol, 1984, 3: 232 – 239.

[2] Gammill HS, Jeyabalan A. Acute renal failure in pregnancy. Crit Care Med, 2005, 33 (Suppl): S372-S384.

[3] Stratta P, Besso L, Canavese C, et al. Is pregnancy-related acute renal failure a disappearing clinical entity? Ren Fail, 1996, 18(4): 575 – 584.

[4] Lindheimer MD, Katz AI, Ganeval D, et al. Acute renal failure in pregnancy // Brenner BN, Lazarus JM. Acute Renal Failure. New York: Churchill Livingstone, 1988: 597 – 620.

[5] Stratta P, Canavese C, Dogliani M, et al. Pregnancy-related renal failure. Clin Nephrol, 1989, 32: 14 – 20.

[6] Turney JH, Ellis CM, Parsons FM. Obstetric acute renal failure 1956 – 1987. Br J Obstet Gynaecol, 1989, 96: 679 – 687.

[7] Nzerue CM, Hewan-Lowe K, Nwawka C. Acute renal failure in pregnancy: a review of clinical outcomes at an inner-city hospital from 1986 – 1996. J Natl Med Assoc, 1998, 90: 486 – 490.

[8] Thadhani R, Pascual M, Bonventre JV. Acute renal failure. N Engl J Med, 1996, 334: 1448 – 1460.

[9] Jones DC, Hayslett JP. Outcome of pregnancy in women with moderate or severe renal insufficiency. N Engl J Med, 1996, 335: 226 – 232.

[10] Gordon M, Landon MB, Samuels P, et al. Perinatal outcome and long-term follow-up associated with modern management of diabetic nephropathy. Obstet Gynecol, 1996, 87: 401 – 409.

[11] Gonzalez M, Chew W, Soltero L, et al. Percutaneous kidney biopsy, analysis of 26 years: complication rate and risk factors. Rev Invest Clin, 2000, 52: 125 – 131.

[12] Kuller JA, D'Andrea NM, McMahon MJ. Renal biopsy and pregnancy. Am J Obstet Gynecol, 2001, 184 (6): 1093 – 1096.

[13] Turton P, Hughes P, Bolton H, et al. Incidence and demographic correlates of eating disorder symptoms in a pregnant population. Int J Eat Disord, 1999, 26: 448 – 452.

[14] Grunfeld JP, Ganeval D, Bournerias F. Acute renal failure in pregnancy. Kidney Int, 1980, 18: 179 – 191.

[15] Sibai BM, Villar MA, Mabie BC. Acute renal failure in hypertensive disorders of pregnancy. Pregnancy outcome and remote prognosis in thirty-one consecutive cases. Am J Obstet Gynecol, 1990, 162(3): 777 – 783.

[16] Ovelese Y, Ananth CV. Placental abruption. Obstet Gynecol, 2006, 108: 1005 – 1016.

[17] Satin AJ, Seiken GL, Cunningham FG. Reversible hypertension in pregnancy caused by obstructive obstetric uropathy. Obstet Gynecol, 1993, 81: 823 – 825.

[18] Courban D, Blank S, Harris MA, et al. Acute renal failure in the first trimester resulting from uterine leiomyomas. Am J Obstet Gynecol, 1997, 177(2): 472 – 473.

[19] Myers DL, Scotti RJ. Acute urinary retention and the incarcerated, retroverted, gravid uterus. A case report. J Reprod Med, 1995, 40(6): 487 – 490.

[20] Nelson MS. Acute urinary retention secondary to an increased gravid uterus. Am J Emerg Med, 1986, 4(3): 231 – 232.

[21] Brandes JC, Fritsche C. Obstructive acute renal failure by a gravid uterus: a case report and review. Am J Kidney Dis, 1991, 18: 398 – 401.

[22] Khanna N, Nguyen H. Reversible acute renal failure in association with bilateral ureteral obstruction and hydronephrosis in pregnancy. Am J Obstet Gynecol, 2001, 184(2): 239 – 240.

[23] Cunningham FG, Lucas MJ. Urinary tract infections complicating pregnancy. Baillière's Clin Obstet Gynaecol, 1994, 8: 353 – 373.

[24] Davison JM, Lindheimer MD, Renal disorders // Creasy RK, Resnick R. Maternal Fetal Medicine. 4th ed. Philadelphia: WB Saunders, 1999: 873 – 894.

[25] Whalley PJ, Cunningham FG, Martin FG. Transient renal dysfunction associated with acute pyelonephritis of pregnancy. Obstet Gynecol, 1975, 46: 174 – 177.

[26] Gilstrap LC, Cunningham FG, Whalley PJ. Acute pyelonephritis during pregnancy: an anterospective study. Obstet Gynecol, 1981, 57: 409 – 413.

[27] Ventura JE, Villa M, Mizraji R, et al. Acute renal failure in pregnancy. Ren Fail, 1997, 19(2): 217 – 220.

[28] Antonovych TT, Mosto. FK. Atlas of Kidney Biopsies. Washington, DC: Armed Forces Institute of Pathology, 1981: 266 – 275.

[29] Suzuki S, Gejyo F, Ogino S. Post-partum renal lesions in women with pre-eclampsia. Nephrol Dial Transplant, 1997, 12: 2488 – 2493.

[30] Martin JN, Blake PG, Perry KG, et al. The natural history of HELLP syndrome: patterns of disease progression and regression. Am J Obstet Gynecol, 1991, 164: 1500 – 1513.

[31] Krane NK. Acute renal failure in pregnancy. Arch Intern Med, 1988, 148: 2347 – 2357.

[32] Sibai BM, Ramadan MK. Acute renal failure in pregnancies complicated by hemolysis, elevated liver enzymes, and low platelets. Am J Obstet Gynecol, 1993, 168: 1682 – 1690.

[33] Nakabayashi M, Adachi T, Itoh S, et al. Perinatal and infant outcome of pregnant patients undergoing chronic hemodialysis. Nephron, 1999, 82: 27 – 31.

[34] Kaplan MM. Acute fatty liver of pregnancy. N Engl J Med, 1985, 313: 367 – 370.

[35] Castro MA, Fassett MJ, Reynolds TB, et al. Reversible peripartum liver failure: a new perspective on the diagnosis, treatment, and cause of acute fatty liver of pregnancy, based on 28 consecutive cases. Am J Obstet Gynecol, 1999, 181 (2): 389 – 395.

[36] Usta IM, Barton JR, Amon EA, et al. Acute fatty liver of pregnancy: an experience in the diagnosis and management of fourteen cases. Am J Obstet Gynecol, 1994, 171 (5): 1342 – 1347.

[37] Dasche JS, Ramin SM, Cunningham FG. The long-term consequences of thrombotic microangiopathy (thrombotic thrombocytopenic purpura and hemolytic uremic syndrome) in pregnancy. Obstet Gynecol, 1998, 91: 662 – 668.

[38] Elliott MA, Nichols WL. Thrombotic thrombocytopenic purpura and hemolytic uremic syndrome. Mayo Clin Proc, 2001, 76: 1154 – 1162.

[39] Bell WR, Braine HG, Ness PM, et al. Improved survival in thrombotic thrombocytopenic purpura-hemolytic uremic syndrome. N Engl J Med, 1991, 325: 398 – 403.

[40] Rock GH, Shumak KH, Buskard NA, et al. Comparison of plasma exchange with plasma infusion in the treatment of thrombotic thrombocytopenic purpura. N Engl J Med, 1991, 325: 393 – 397.

[41] Shemin D, Dworkin LD. Clinical outcome in three patients with postpartum hemolytic uremic syndrome treated with frequent plasma exchange. Ther Apher, 1998, 2(1): 43 – 48.

[42] Hayward CPM, Sutton DMC, Carter WH, et al. Treatment

outcomes in patients with adult thrombotic thrombocytopenic purpurahemolytic uremic syndrome. Arch Intern Med, 1994, 154: 982 – 987.

[43] Vesely SK, Li X, McMinn JR, et al. Pregnancy outcomes after recovery from thrombotic thrombocytopenic purpura-hemolytic uremic syndrome. Transfusion, 2004, 44 (8): 1149 – 1158.

[44] Hayslett JP. Postpartum renal failure. N Engl J Med, 1985, 312: 1556 – 1559.

[45] Weiner CP. Thrombotic microangiopathy in pregnancy and the postpartum period. Semin Hematol, 1987, 24: 119 – 129.

[46] Li PK, Lai FM, Tam JS, et al. Acute renal failure due to postpartum hemolytic uremic syndrome. Aust NZ J Obstet Gynaecol, 1988, 28(3): 228 – 230.

[47] Donohoe JF. Acute bilateral cortical necrosis // Brenner BM, Lazarus JM. Acute Renal Failure. Philadelphia: WB Saunders, 1983: 252 – 269.

[48] Prakash J, Tripathi K, Pandey LK, et al. Renal cortical necrosis in pregnancy-related acute renal failure. J Indian Med Assoc, 1996, 94(6): 227 – 229.

[49] Francois M, Tostivint I, Mercadal L, et al. MR imaging features of acute bilateral renal cortical necrosis. Am J Kidney Dis, 2000, 35(4): 745 – 748.

第 29 章　妊娠期急性脂肪肝

简　介

妊娠期急性脂肪肝(acute fatty liver of pregnancy，AFLP)是一种罕见的但有潜在致命风险的妊娠晚期并发症，也被称作急性肝脏脂肪变性或急性黄色肝萎缩。根据研究，该病的发生率为 1/15 000 ~ 1/7000[1-3]。既往的一系列报道显示母体及胎儿的死亡率分别高达 75% 和 85%[4]，但是近期越来越多的研究表明，早期识别和及时处理可以减少该病的发病率及死亡率[1,2,5]。

流行病学

大部分的 AFLP 发生在妊娠晚期[1,5,6]，通常在妊娠 30 ~ 38 周[3]。一些患者在分娩之前不会出现明显的临床症状[7]，妊娠中期的病例报道较罕见[8,9]。AFLP 缺乏具有流行病学依据的危险因素。母体的年龄及种族似乎都不是影响该病的因素，许多患者为初次妊娠[7]。虽然急性脂肪肝往往在多次妊娠但无其他产科病史的女性中被诊断，并报道随后的妊娠也有复发[10,12]。另外可能的危险因素包括孕育男性胎儿[13]及多胎妊娠[7,14]。

发病机制

AFLP 的发病机制尚未完全阐明，但是线粒体脂肪酸氧化异常很可能充当重要角色。脂肪酸氧化(fatty acid oxidation，FAO)是骨骼肌及心肌的主要能量来源，这一过程主要发生在长期禁食、疾病或增强的肌肉活动中[3]。肝脏的 FAO 同时在肝脏的中间合成起重要作用，并用在低血糖时为大脑合成替代的能量来源。

线粒体脂肪酸氧化通过一种合成蛋白即线粒体多功能蛋白(mitochondrial trifunctional protein，MTP)来完成，其由 3 种酶组成，其中之一为长链 - 3 - 羟酰基辅酶 A 脱氢酶(long-chain 3-hydroxyacyl-CoA dehydrogenase，LCHAD)。因为其严重的临床合并症，人类 MTP 缺陷已经呈现为一个代谢病群体(图 29.1)。无论是孤立的 LCHAD 缺乏或全部 3 个 MTP 酶的功能显著下降，都属于隐性遗传。大多病例报道指出，一些在最初的几个小时或几个月中表现出非酮症低血糖和肝性脑病的 LCHAD 缺乏患者，包括儿童在内，如果未经治疗，会导致昏迷或死亡[15,16]。心肌病、慢性周围神经病变、骨骼肌病或突然意外死亡也有报道[17,18]。

Schoeman[11] 及其团队首先提出复发性 AFLP 和同胞胎儿脂肪酸氧化紊乱之间的关系。两个胎儿均在 6 个月龄死亡[16]。其他关于致病关系的报道紧随其后[15,19-22]。在 12 个受影响的妊娠中，多个妊娠期脂肪肝孕妇的后代在产后诊断出纯合子 LCHAD[19,23]。母源性的杂合性随后得到证实。后来报道 3 个家庭的 LCHAD 缺陷均与妊娠合并急性脂肪肝相关[20]。Ibdah[15] 报道 80% 分娩后已证实存在 MTP 缺陷胎儿的孕妇往往妊娠期存在急性脂肪肝或 HELLP 综合征，其中的 3 个在前次妊娠中存在 AFLP。在接下来的前瞻性研究中，研究组发现约 1/5 合并 AFLP 的孕妇，具胎儿存在 LCHAD 缺陷[24,25]。这些发现支持对 AFLP 孕妇所分娩的胎儿进行 MTP 缺陷筛查。产前诊断通过获取绒毛样本以识别有风险的孕妇[26]。

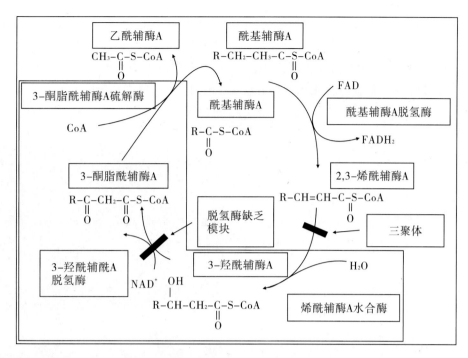

图 29.1　线粒体的生物氧化功能三聚体(MTP)缺陷。线粒体脂肪酸 β−氧化螺旋是 MTP 催化长链脂肪酸的底物(见图)。脱氢酶缺陷在该通路上在烯酰辅酶 A 水合酶作用之后和 3−羟酰辅酶 A 脱氢酶之前，导致中间产物−长链 3−羟基脂肪酸和其代谢产物的积累。三聚体缺陷在该通路酰基辅酶 A 作用之后和酰基辅酶 A 脱氢酶作用之前，导致中间产物直链脂肪酸和其代谢产物的积累。引自 Adapted from Ibdah JA. Acute fatty liver of pregnancy: an update on pathogenesis and clinical implications. World J Gastroenterol, 2006, 12(46): 7397 − 7404[2]

临床表现

　　AFLP 的临床表现无特异性，常常表现为恶心、呕吐、厌食、心动过速和腹痛(表 29.1)[1,3,5,7]，症状可突然发生或持续 2~3 周时间。虽然肝脏的体积往往正常或变小，50% 的 AFLP 患者存在黄疸和右上腹或上腹疼痛。发热、头痛和瘙痒并不常见[1,3]，50% 的 AFLP 的患者同时存在子痫前期症状，包括高血压、蛋白尿和水肿[7]。一些患者仅表现为产科不适包括宫缩、胎动减少和阴道出血[1]。

　　AFLP 的全身并发症缘于爆发性肝功能衰竭，包括脑病、急性肾衰竭、感染、急性胰腺炎、胃肠道出血、凝血障碍和至少轻度的低血糖。神经功能障碍早期就有表现，且应立即提醒内科医生 AFLP 的可能。症状可能从烦躁不安、精神错乱、定向障碍、扑翼样震颤、癫痫

发作、精神错乱甚至完全昏迷[1,3,5]。其他系统的影响包括呼吸衰竭，通常需要辅助通气[5]，腹水[7]，因胃溃疡或 Mallory-Weiss 综合征导致消化道出血[2,7]。

　　AFLP 相关的肾衰竭源于肾脏的脂肪浸润[1]。肝肾综合征最终进展并导致少尿及急性肾小管坏死[1]。反之近端肾小管的损伤导致对加压素的敏感性下降及一过性尿崩症[27,28]。肾功能损害早期的实验室依据为血清肌酐水平的升高。尿酸和血尿素氮的浓度也会上升，同时尿胆红素及尿胆原出现。血清的电解质可以反映代谢性酸中毒，血糖低于 60mg/dL 提示肝糖原分解减少[29]，轻度的低血糖常常被入院时输入葡萄糖溶液所掩盖。

　　几乎所有患有 AFLP 的女性都有凝血功能障碍的实验室证据，50% 的患者需要成分输血[1,2,5,30]。肝脏凝血因子的合成功能损害导致凝血酶原时间(prothrombin time，PT)及活化部分凝血活酶时间(activated partial thromboplastin time，APTT)延长。低纤维蛋白原血症、严重

的抗凝血酶原Ⅲ缺乏及血小板减少症较常见。凝血因子Ⅷ的水平大多能准确反映凝血功能障碍的程度，且指标的正常能反映病情恢复。随着抗凝血酶原Ⅲ的降低，凝血功能异常往往在产褥期恶化[31]。

表29.1 妊娠期急性脂肪肝的症状和体征

症状	
恶心，呕吐	几乎均有
不适	很常见
腹痛	几乎均有，可能在位置和程度上有所不同
体征	
高血压	几乎均有
水肿	几乎均有
蛋白尿	少见
黄疸	很常见
转氨酶增高	很常见
低血糖	很常见，可能被使用糖影响，包括静脉用糖
凝血障碍	常见
尿崩症	常见
脑病	常见，可能和氨水平有关

血清转氨酶浓度通常轻度增加，通常在100~1000U/L。胆红素水平是可变的，但一般超过5mg/dL。碱性磷酸酶升高，但无助于诊断，因为胎盘也会产生该物质。血清白蛋白通常较低。血氨水平升高，由于降低了尿素循环肝酶利用率，血氨可预测感觉中枢的改变程度。升高的淀粉酶和脂肪酶应怀疑胰腺炎可能[32]。分娩后4~8周肝功能检查通常恢复到正常范围[4]。

诊断AFLP的金标准仍然是肝活检。然而，当其他临床和实验室检查参数与诊断一致时，很少需要肝活检。将新鲜标本予以特殊脂肪染色剂染色，最常见的是油红，镜检显示肝细胞的细胞质充满无数液泡，使细胞肿胀，呈现为独特的泡沫外形(图29.2)。无数微小的液泡彼此由稀薄的嗜酸性细胞质隔离，不凝聚，形成一个大的液泡。与细胞质相反，细胞核位于中央并且是正常的大小和外观。

肝小叶中央部分的组织学变化最突出，外

围薄薄的肝小叶结构通常是正常保留的，坏死和炎症不明显[33]。子痫前期报道的门静脉周围的纤维蛋白沉积和出血坏死是非常明显的特点(图29.3)。黄疸发病后3周组织学变化特征就可呈现。

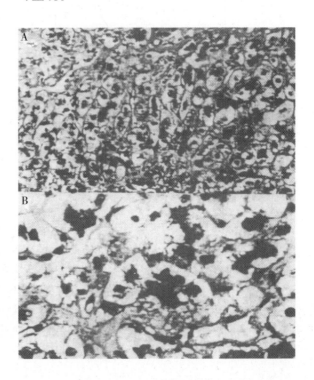

图29.2 A. 妊娠期脂肪肝(HE染色，200×)，可见分散的脂肪浸润，未见坏死和炎症。B. 更高的放大倍数显示细胞质液泡和细胞核(HE染色，1000×)

图29.3 死于子痫前期并发症的患者的肝脏切面(HE染色，40×)，可见肝细胞的广泛炎症和坏死

诊　断

根据临床表现的高度怀疑与实验室检查是诊断 AFLP 的有效方法[1,7]。

肝活检通常是没有必要的，或因为凝血功能障碍而无法进行。在鉴别诊断中最常见的是子痫前期和（或）HELLP 综合征、病毒性肝炎和胆汁淤积（表 29.2）。AFLP 和子痫前期和（或）HELLP 综合征的女性有血清转氨酶升高，血小板减少症或凝血障碍。然而，肝功能衰竭及黄疸在子痫前期及 HELLP 综合征中是罕见的。

一些权威人士认为，AFLP 和子痫前期可能同时发生[1]。病毒性肝炎的诊断可通过病毒血清学检测快速判断。此外，肝炎患者血清转氨酶升高的水平远远超出那些 AFLP 的患者。妊娠期胆汁淤积症通常的临床表现与 AFLP、子痫前期或病毒性肝炎相比不明显。虽然在妊娠期胆汁淤积患者中，肝功能检查是异常的，但与 AFLP 或病毒性肝炎相比，胆红素和转氨酶的浓度通常要低得多，而这些症状和体征在典型的先兆子痫中很少出现。

超声、CT 和 MRI 往往在诊断妊娠期黄疸的原因上起重要作用。超声显示 AFLP 患者肝脏内回声变化[7]。虽然并不具有特异性超声表现，也可以识别包膜下血肿、胆囊炎和（或）胆管炎。CT 和 MRI 检查诊断 AFLP 主要基于脂肪渗透肝脏导致密度降低[34,35]。然而，两者较高的假阴性率限制了其用途[30]。在临床实践中，诊断 AFLP 时，影像检查是重要但非必要的，影像学检查不应拖延正确的治疗。此外，一个正常的结果并不能完全排除 AFLP。

治　疗

怀疑 AFLP 的患者，应在具备重症监护设备的地方住院，能得到全面支持治疗并能做终止妊娠的准备。既往所有发表的文献均报道及时终止妊娠可改善孕产妇和围产儿结局[1,3-5,7]。大多数女性产后第二天的临床和实验室检查均可得到改善[5]。没有病例报道 AFLP 患者在终止妊娠前病情缓解。因此，一旦诊断确立，等待观察的处理方式是绝对不恰当的。虽然推荐快速的终止妊娠，但 AFLP 并不是剖宫产指征。事实上，大多数 AFLP 患者发生出血性并发症是手术创伤的结果[1]。只要有足够的产妇保健支持和胎儿监护，引产和阴道分娩是恰当的。即便如此，分娩时胎儿损伤是常见的，并且往往需要剖宫产[1]。病情危重的女性不能耐受长时间艰巨的阴道分娩，所以分娩方式应当根据产妇和胎儿条件及宫颈成熟度的检查个体化考虑。

AFLP 患者麻醉选择是有限的。一般麻醉可进一步损害本已受损的肝脏，当凝血功能障碍时局部麻醉容易造成出血的危险。如果必须使用全身麻醉，吸入有潜在肝毒性（如氟烷）的药物应当避免。异氟醚是一个合理的选择，因为

表 29.2　妊娠期急性脂肪肝的鉴别诊断

	妊娠期急性脂肪肝	急性肝炎	妊娠期胆汁淤积症	重度先兆子痫
妊娠时期	妊娠晚期	任何时期	妊娠晚期	妊娠晚期
临床表现	恶心，呕吐，不适，脑病，腹痛，凝血障碍	不适，恶心，呕吐，黄疸，厌食，脑病	瘙痒，黄疸	高血压，水肿，蛋白尿，少尿，中枢神经系统兴奋
胆红素	升高	升高	升高	正常或轻度升高
转氨酶	轻度升高	显著升高	轻度升高	正常或轻中度升高
碱性磷酸酶	通常正常	轻度升高	中度升高	正常
组织细胞学	脂肪浸润，没有炎症或坏死	显著的炎症和坏死	胆汁淤积，没有炎症	炎症，坏死，纤维蛋白沉积
复发	有报道	不会	会	会

其很少有或没有肝毒性，并可以保持肝脏血流[36,37]。硬膜外麻醉在大多数情况下可能是最好的选择，因为其保留肝脏血流，无肝毒性作用[37,38]。椎管内的操作前先明确有无血小板减少症和凝血功能障碍。

支持治疗

AFLP患者的支持治疗应包括仔细监测有无进行性肝功能衰竭、低血糖和凝血功能障碍。患者应该在重症监护室得到监护，与经验丰富的内科医生共同协商处理重症患者。预防低血糖的恶化，并减少内源性含氮代谢物的产生，主要通过葡萄糖的形式每天提供约2000～2500cal(1cal＝4.186 8J)的热量。大多数患者需要给予超过5%的葡萄糖溶液，有时高达25%，可通过静脉内给药或通过鼻饲胃管给药。在病情的急性期限制蛋白质摄入可导致含氮代谢物产生进一步降低。一旦临床症状明显改善，蛋白质的摄入量应逐渐恢复。除了极少数例外，任何需要肝脏代谢的药物应该禁止使用，可使用灌肠剂和(或)柠檬酸镁来促进结肠排空。通过每天口服6～12g新霉素可抑制肠道细菌产生氨。

血浆置换、血液透析、体外灌注和皮质类固醇都用于治疗爆发性肝衰竭[39]，在传统处理无效的情况下可以考虑。对于终止妊娠后经过恰当正确的支持治疗，病情依然持续恶化的患者，成功进行肝移植也有报道[40-42]。但是，由于AFLP病理生理的变化是可逆的，除了最极端的情况下，对所有患者行肝移植是不恰当的[1,43]。成功的、临时的辅助性肝移植也有报道[41]。

如果妊娠终止可无损伤地完成，且没有出血，轻度凝血异常不必加以调整。然而，存在出血的并发症或需要手术终止妊娠，根据实验室的结果，可以通过输注血小板、新鲜冰冻血浆、冷沉淀物纠正凝血功能的异常。成功利用抗凝血酶[1,43]和浓缩因子Ⅶ[44]也有报道。

其他潜在的并发症可以通过预防性治疗和密切的监护得以预防。早期广谱抗生素的应用可降低并发感染的发病率[1]。预防性抑酸剂和H_2受体阻滞剂可降低胃肠道出血风险。

总　结

虽然AFLP是少见疾病，但是当其发生时，最坏的情况会导致严重的并发症，甚至死亡的可能。早期诊断和及时治疗仍是处理AFLP患者的最佳策略。长链脂肪酸氧化的缺陷在AFLP的发展中起到一定的作用，而基因检测有助于预防新生儿发病以及未来的妊娠患者。分娩及全身的支持治疗和监护是提高AFLP孕产妇和围产儿生存率的重要措施。

参考文献

[1] Castro MA, Fassett MJ, Reynolds TB, et al. Reversible peripartum liver failure: a new perspective on the diagnosis, treatment, and cause of acute fatty liver of pregnancy, based on 28 consecutive cases. Am J Obstet Gynecol, 1999, 181 (2): 389 - 395.

[2] Ibdah JA. Acute fatty liver of pregnancy: an update on pathogenesis and clinical implications. World J Gastroenterol, 2006, 12 (46): 7397 - 7404.

[3] Reyes H, Sandoval L, Wainstein A, et al. Acute fatty liver of pregnancy: a clinical study of 12 episodes in 11 patients. Gut, 1994, 35: 101 - 106.

[4] Kaplan MM. Acute fatty liver of pregnancy. N Engl J Med, 1985, 313: 367.

[5] Usta IM, Barton JR, Amon EA, et al. Acute fatty live of pregnancy: an experience in the diagnosis and management of fourteen cases. Am J Obstet Gynecol, 1994, 171: 1342 - 1347.

[6] Pockros PJ, Peters RL, Reynolds TB. Idiopathic fatty liver of pregnancy: findings in ten cases. Medicine, 1984, 63: 1.

[7] Bacq Y. Acute fatty liver of pregnancy. Semin Perinatol, 1998, 22 (2): 134 - 140.

[8] Monga M, Katz AR. Acute fatty liver in the second trimester. Obstet Gynecol, 1999, 93 (5 Pt 2): 811 - 813.

[9] Suzuki S, Watanabe S, Araki T. Acute fatty liver of pregnancy at 23 weeks of gestation. Br J Obstet Gynaecol, 2001, 108: 223 - 224.

[10] Barton JR, Sibai BM, Mabie WC, et al. Recurrent acute fatty liver of pregnancy. Am J Obstet Gynecol, 1990, 163: 534 - 538.

[11] Schoeman MN, Batey RG, Wilcken B. Recurrent acute fatty liver of pregnancy associated with a fatty-acid oxidation defect in the offspring. Gastroenterology, 1991, 100: 544 - 548.

[12] Wilcken B, Leung KC, Hammond J, et al. Pregnancy and fetal long-chain 3-hydroxyacyl coenzyme A dehydrogenase defi-

ciency. Lancet, 1993, 341: 407 - 408.

[13] Burroughs AK, Seong NGJ, Dojcinov DM, et al. Idiopathic acute fatty liver of pregnancy in twelve patients. Q J Med, 1982, 204: 481.

[14] Davidson KM, Simpson LL, Knox TA, et al. Acute fatty liver of pregnancy in triplet gestation. Obstet Gynecol, 1998, 91 (5 Pt 2): 806 - 808.

[15] Ibdah JA, Bennett MJ, Rinaldo P, et al. A fetal fatty-acid oxidation disorder as a cause of liver disease in pregnant women. N Engl J Med, 1999, 340 (22): 1723 - 1731.

[16] Rinaldo P, Raymond K, al-Odaib A, et al. Clinical and biochemical features of fatty acid oxidation disorders. Curr Opin Pediatr, 1998, 10: 615 - 621.

[17] Pons R, Roig M, Riudor E, et al. The clinical spectrum of long-chain 3-hydroxyacyl-CoA dehydrogenase deficiency. Pediatr Neurol, 1996, 14: 236 - 243.

[18] Ibdah JA, Tein I, Dionisi-Vici C, et al. Mild trifunctional protein deficiency is associated with progressive neuropathy and myopathy and suggests a novel genotype-phenotype correlation. J Clin Invest, 1998, 102: 1193 - 1199.

[19] Treem WR, Rinaldo P, Hale DE, et al. Acute fatty liver of pregnancy and long-chain 3-hydroxyacyl-coenzyme A dehydrogenase deficiency. Hepatology, 1994, 19: 339 - 345.

[20] Sims HF, Brackett JC, Powell CK, et al. The molecular basis of pediatric long chain 3-hydroxyacyl-CoA dehydrogenase deficiency associated with maternal acute fatty liver of pregnancy. Proc Natl Acad Sci USA, 1995, 92: 841 - 845.

[21] Isaacs JD Jr, Sims HF, Powell CK, et al. Maternal acute fatty liver of pregnancy associated with fetal trifunctional protein deficiency: molecular characterization of a novel maternal mutant allele. Pediatr Res, 1996, 40: 393 - 398.

[22] Matern D, Hart P, Murtha AP, et al. Acute fatty liver of pregnancy associated with short-chain acyl-coenzyme A dehydrogenase deficiency. J Pediatr, 2001, 138 (4): 585 - 588.

[23] Treem WR. Mitochondrial fatty acid oxidation and acute fatty liver of pregnancy. Semin Gastrointest Dis, 2002, 13: 55 - 66.

[24] Yang Z, Zhao Y, Bennett MJ, et al. Fetal genotypes and pregnancy outcomes in 35 families with mitochondrial trifunctional protein mutations. Am J Obstet Gynecol, 2002, 187: 715 - 720.

[25] Yang Z, Yamada J, Zhao Y, et al. Prospective screening for pediatric mitochondrial trifunctional protein defects in pregnancies complicated by liver disease. JAMA, 2002, 288: 2163 - 2166.

[26] Ibdah JA, Zhao Y, Viola J, et al. Molecular prenatal diagnosis in families with fetal mitochondrial trifunctional protein mutations. J Pediatr, 2001, 138: 396 - 399.

[27] Kennedy SK, Hall PM, Seymore AE, et al. Transient diabetes insipidus and acute fatty liver of pregnancy. Br J Obstet Gynaecol, 1994, 101: 387 - 391.

[28] Tucker ED, Calhoun BC, Thorneycroft IH, et al. Diabetes insipidus and acute fatty liver: a case report. J Reprod Med, 1993, 38: 835 - 838.

[29] Purdie JM, Waters BNJ. Acute fatty liver of pregnancy. Clinical features and diagnosis. Aust NZ J Obstet Gynaecol, 1988, 28: 62 - 67.

[30] Castro MA, Ouzounian JG, Colletti PM, et al. Radiologic studies in acute fatty liver of pregnancy. A review of the literature and 19 new cases. J Reprod Med, 1996, 41 (11): 839 - 843.

[31] Liebman HA, McGhee WG, Patch MJ, et al. Severe depression of antithrombin III associated with disseminated intravascular coagulation in women with fatty liver of pregnancy. Ann Intern Med, 1983, 98: 330 - 333.

[32] Lauersen B, Frost B, Mortensen JZ. Acute fatty liver of pregnancy with complicating disseminated intravascular coagulation. Acta Obstet Gynecol Scand, 1983, 62: 403.

[33] Duma RJ, Dowling EA, Alexander HC, et al. Acute fatty liver of pregnancy: report of a surviving patient with serial liver biopsies. Ann Intern Med, 1965, 63: 851.

[34] Clements D, Young WT, Thornton JG, et al. Imaging in acute fatty liver of pregnancy. Case report. Br J Obstet Gynaecol, 1990, 97: 631 - 633.

[35] Farine D, Newhouse J, Owen J, et al. Magnetic resonance imaging and computed tomography scan for the diagnosis of acute fatty liver of pregnancy. Am J Perinatol, 1990, 7: 316 - 318.

[36] Goldfarb G, Debaene B, Ang ET, et al. Hepatic blood flow in humans during isofl urane N_2O and halothane-N_2O anesthesia. Anesth Analg, 1990, 71: 349 - 353.

[37] Holzman RS, Riley LE, Aron E, et al. Perioperative care of a patient with acute fatty liver of pregnancy. Anesth Analg, 2001, 92 (5): 1268 - 1270.

[38] Antognini JF, Andrews S. Anaesthesia for caesarean section in a patient with acute fatty liver of pregnancy. Can J Anaesth, 1991, 38: 904 - 907.

[39] Katelaris pH, Jones DB. Fulminant hepatic failure. Med Clin North Am, 1989, 73: 955 - 970.

[40] Amon E, Allen SR, Petrie RH, et al. Acute fatty liver or pregnancy associated with pre-eclampsia: management of hepatic failure with postpartum live transplantation. Am J Perinatol, 1991, 8: 278 - 279.

[41] Franco J, Newcomer J, Adams M, et al. Auxiliary liver transplant in acute fatty liver of pregnancy. Obstet Gynecol, 2000, 95 (6 Pt 2): 1042.

[42] Ockner SA, Brunt E, Cohn SM, et al. Fulminant hepatic failure caused by acute fatty liver of pregnancy by orthotopic liver transplantation. Hepatology, 1990, 11: 59 - 64.

[43] Doepel M, Backas HN, Taskinen EI, et al. Spontaneous recovery of post partus liver necrosis ina patient listed for transplantation. Hepatogastroenterology, 1996, 43 (10): 1084 - 1087.

[44] Gowers CJ, Parr MJ. Recombinant activated factor VIIa use in massive transfusion and coagulopathy unresponsive to conventional therapy. Anaesth Intens Care, 2005, 33 (2): 196 - 120.

第 **30** 章 镰状细胞危象

概　述

镰状细胞病是一种血红蛋白合成紊乱的遗传性疾病，会导致异常血红蛋白分子的产生（如血红蛋白S）。镰状细胞疾病包括镰状细胞贫血（血红蛋白 $\beta^s\beta^s$）、SC 疾病（血红蛋白 $\beta^s\beta^c$）和镰状 β - 地中海贫血（血红蛋白 $\beta^+\beta^0$）。镰状细胞（血红蛋白 $\beta^A\beta^s$）的特点是只有一条 β 链异常，因此，除了在极端恶劣的生理条件下，其在本质上属一种良性疾病。在这种疾病发生过程中出现的溶血性贫血、组织缺血、器官衰竭和间断性血管闭塞性疼痛危象等现象，是由于红细胞膜的畸变造成异常血红蛋白的产生而引起的。除此之外，其他后遗症包括长期的慢性疼痛或反复缺血事件和免疫力改变导致对感染易感性增加。与未受镰状细胞病影响的妊娠相比，妊娠期镰状细胞病与先兆子痫、早产、自然流产和死胎发生率升高有相关性[1,2]。

在近几十年中，对这个特定类型的血红蛋白病理改变已了解许多。在一代人中，镰状细胞病个体的存活时间已从 14 年上升到近 50 年，50% 的镰状细胞病患者存活超过 40 年[3]。随着疾病普查技术推广、预防性抗菌治疗、疫苗使用的进步和高新技术如经颅多普勒等的运用，镰状细胞病发病率和死亡率已大大降低，并且生活质量得到了大幅提升。

流行病学

镰状细胞产生的突变基因相互独立，并遍

及五大洲[4]。这些镰状细胞突变的基因通过与不同的 β - 珠蛋白基因的单倍型相联合而被识别（表 30.1 和表 30.2）。四种出现在非洲（塞内加尔、班图、贝宁和喀麦隆类型），其中一种起源于印度南部（印第安/沙特阿拉伯类型）。在一些族群中，这种有害基因的高患病率已被归因于对恶性疟疾的选择压力，杂合子（镰状细胞特征）通常无症状，可对抗疟原虫，起相对的保护作用。

表 30.1　导致镰状细胞病的基因突变

$\beta^{6glu \to val}\ \beta^{6glu \to val}$	镰状细胞贫血
$\beta^{6glu \to val}\ \beta^{6glu \to lys}$	SC 疾病
$\beta^{6glu \to val}\ \beta^0\ or\ \beta^+$	镰状 β - 地中海贫血
$\beta^{6glu \to val}\beta^A$	镰状特征

表 30.2　已知的双基因突变

$\beta^{6glu \to val\ 121glu \to lys}$
$\beta^{6glu \to val\ 73asp \to asn}$
$\beta^{6glu \to val\ 142ala \to val}$
$\beta^{6glu \to val\ 23val \to ile}$
$\beta^{6glu \to val\ 82lys \to asn}$
$\beta^{6glu \to val\ 58pro \to arg}$

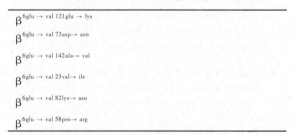

译者注：glu. val. lys… 分别为谷氨酸、缬氨酸、赖氨酸等氨基酸的英文缩写

镰状细胞贫血是最常见的遗传性血红蛋白病，在美国是最常见的单基因病症，每 400 个非裔美国人中就有 1 人发病，每 12 个非裔美国人中有 1 个人是镰状细胞基因的携带者。该疾病在世界各地其他民族也常见，包括有地中海血统的亚裔印度人和阿拉伯半岛的居民。血红蛋白 SC 病具有大约 1/1250 的发病率，大约每 24 000 个非裔美国人有 1 个出现镰状 β - 地中海贫血的症状[5]。然而，由于美国社会是由许多

国家的移民组成的，通过调查得知镰状血红蛋白基因在沙特阿拉伯地区和印度人中分别高达25% 和 30%。在苏联地区、中南美洲、希腊的地中海国家和西班牙以及生活在以色列的阿拉伯人，该基因也一直可以被检测到[4,6]。

同样地，β - 地中海贫血突变基因在非洲、印度的一些地区、地中海周围和东南亚也是常见的。

患有镰状细胞病女性的生育能力不会受影响。尽管对受该病影响的女性妊娠数量上没有统计数据可依，但是该疾病的高患病率使临床医生不得不对镰状细胞妊娠患者保持高度警惕。

镰状血红蛋白病的分子基础

镰状血红蛋白病具有常染色体隐性遗传特性。镰状细胞病个体具有至少一个镰状血红蛋白基因和另一个异常的血红蛋白基因。那些有镰状细胞特征的个体具有一个镰状血红蛋白基因和另一个正常的成人血红蛋白基因。有镰状细胞特征的父母其后代有 25% 的概率是纯合子镰状细胞贫血，25% 的概率有正常的血红蛋白，50% 的概率为携带者。镰状细胞病的临床表现取决于异常血红蛋白产生的类型和存在的数量。

β - 珠蛋白链在染色体 11 短臂上编码。镰状细胞贫血是第一个有分子检测基础的疾病[7]。虽然镰状细胞贫血的第一次临床描述是Herrick 在 1910 年的发表[8]，但是直到 1949 年Pauling 及其同事[7]才发现潜在的发病机制。他们检测到镰状细胞贫血是血红蛋白分子 β - 链基因编码一个位点突变的结果，导致了 β - 珠蛋白链在第 6 号位置上单个氨基酸（缬氨酸对谷氨酸）的替代。当在患者中出现两条染色体基因点突变时，其产物是镰状细胞血红蛋白（如血红蛋白 S）[7]。另一种异常血红蛋白即血红蛋白 C 是后来发现的，也是一个错义突变的结果，是由赖氨酸在第 6 号位置上取代谷氨酸形成的。

除了较常见的点突变外，双基因突变有时也可发生。这些合成的血红蛋白变异体仍然表现出镰状特征倾向，但是电泳时，其表现出不同的迁移模式。已知的就有 6 种双基因突变，这会导致所得到的珠蛋白链三级结构的异常[4]。

不像镰状基因是负责产生一个功能失调的珠蛋白链，地中海贫血基因导致珠蛋白生成数量异常。根据珠蛋白基因的产生，β - 地中海贫血基因突变细分两类：β+ 和 β0。在 β+ 中有β 链产生减少的现象发生，而 β0 是一种基因缺失的产物或任何 β 链产生的异常基因的现象。镰状 β - 地中海贫血是镰状细胞病最轻微的变形，严重性增加的顺序依次为双重杂合子镰状血红蛋白 C（SC 病）、镰状 β0 - 地中海贫血和纯合子镰状细胞病。

诊　断

镰状细胞病的诊断绝对不能从一个镰状细胞制备或溶解性试验获得。虽然这些是适当的筛选工具，但都不能从镰状细胞病可靠区分镰状细胞特征。醋酸纤维素薄膜电泳或等电聚焦试验可用于诊断[9]。植入前的遗传学诊断也可用于辅助生殖技术。

病理生理学

在正常的氧合作用条件下，镰状血红蛋白有正常的形态和功能。在氧浓度减低的条件下，镰状 β - 珠蛋白对其他血红蛋白 S 链表现出高亲和力，这个过程是由于电中性的缬氨酸取代谷氨酸造成的。脱氧血红蛋白的四聚体聚合在红细胞内形成更长的脱氧血红蛋白链[10,11]。这些刚性聚合体使红细胞膜变形，造成更小口径血管的闭塞。充分氧合的血红蛋白从空间上防止聚合。另外，镰状细胞在血管内皮上黏附、沉积使内膜增生和炎性细胞因子释放，这些都会加速内皮的损伤。更加重要的是，在脱氧和血红蛋白聚合物的形成之间有一延迟，该延迟取决于镰状血红蛋白的浓度[12]。因此，细胞内血红蛋白浓度越高，将更容易发生聚合。正是这种聚合导致了红细胞膜的畸变。这个过程在整个红细胞的寿命周期不断循环，而且也负责细胞膜的通透性改变，导致水从红细胞全部流出[13]。虽然聚合是一个可逆的过程，但是脱水过程不可逆。随着时间的推移，多次发作的聚合和脱氧造成的净效应是不可逆的镰状细胞。

胎儿血红蛋白的存在（血红蛋白F）已经显示能降低镰状细胞贫血的严重性。胎儿血红蛋白对氧有更高的亲和力而且不聚合。因为镰状化速度降低和备用球蛋白链的存在抑制聚合过程，血红蛋白F比例较高（20% ~ 30%）的个体很少发生危象[6]。

镰状化可以通过许多生理和环境因素而突然发生，其中较常见的加重因素有酸中毒、脱水、极端的温度（热或冷）、缺氧、高海拔和感染等。在初始阶段，镰状化过程是可逆的氧合作用。然而，因为脱氧的反复发作，红细胞膜变得僵硬而且不可逆地镰状化[10]。镰状细胞分子结构的改变显著地减少红细胞的寿命。一个正常红细胞的寿命大约是120d，一个镰状细胞的生存周期是10 ~ 20d。这些受损的细胞由网状内皮细胞清除（主要是脾脏和肝脏），其中大多数发生溶血，约1/3溶血发生在血管内。慢性贫血通过骨髓和髓外造血作用代偿。

血管–闭塞性危象作为微血管系统闭塞的结果首先发生。不像更有可塑性的正常红细胞，镰状细胞缺乏灵活性机动通过较小直径的微毛细血管床，这些僵硬的细胞在毛细血管内被捕获，产生局部缺血、缺氧和镰状化的恶性循环。

继发性器官系统影响

镰状细胞病的影响可以在多器官系统中体现出来。由于对各个系统均有影响，妊娠的镰状细胞患者可发生疼痛危象、妊娠高血压疾病、宫内生长受限、早产和感染的风险增加。据报道，在该人群中产妇的死亡率为1%，但此风险在不断下降[14]。虽然慢性镰状化的影响可能是多样化的，但是笔者决定将研究重点放在镰状细胞病妊娠女性那些最常受累的器官及系统中。

心血管系统

心脏疾病在该患者群中普遍存在。心输出量增加以代偿由于贫血所引起的血氧携带能力低下。这种输出增加不会由心率加快而实现，因此必须通过增加每搏输出量来实现。在80% ~ 100%镰状细胞病成人中可发现心脏肥大。虽然收缩性近似正常，但是右心室、左心室和左心房通常呈扩大状态，而且室间隔增厚[15,16]。在心电图检查结果中，10%镰状患者存在PR间隔延长，50%存在左心室肥厚[17]。尽管镰状细胞病对心血管系统有确切的影响，但幸运的是，镰状细胞贫血女性死于心脏病的情况却是少见的。然而，对慢性贫血合并妊娠导致的生理性血容量改变，使妊娠期镰状细胞患者处于充血性心力衰竭的高风险状态。

此外，镰状细胞病产妇发生妊娠期高血压、先兆子痫和生长受限的风险也会增加，但发生这种情况的原因尚未知晓。作者建议在登记时应筛查高血压疾病，包括收集24h或12h的尿蛋白、肌酐、肝功能检查、尿酸和全血细胞计数以建立一个基线水平，从而在症状出现时评估患者风险。此外，密切监测孕妇体重、血压、临床症状和尿蛋白是非常重要的。镰状细胞患者的血压往往低于血红蛋白正常产妇的血压。日常护理还包括连续超声检查来评估胎儿的生长速度。如果胎儿的生长速度是正常的，可定期对妊娠女性进行监测随访每4 ~ 6周。如果出现生有受限可每3周进行随访。然而，当临床指征出现时，应定时检查上述临床指标。

呼吸系统

另一个常见的镰状细胞受累部位是肺。受累程度是可变的，包括急性和慢性过程。肺部并发症是患者入院的第二大主要原因，也是导致镰状细胞病患者死亡的首要原因[18]。肺部疾病的发病率下降与青霉素预防的开始时间和儿童期镰状患者广泛的疫苗接种方案有关。但肺炎仍然是镰状细胞贫血一个严重的并发症，是妊娠期合并镰状细胞病死亡的第三大主要原因。虽然肺炎链球菌是最常见的致病菌，但是非典型病原体如多种衣原体，也应当在该人群中考虑[9]。这些患者也被建议每年接种流行性感冒疫苗和多介肺炎球菌疫苗。在无脾病例中，应建议患者接种流感嗜血杆菌 B 型疫苗和脑膜炎双球菌疫苗[19]。

急性胸部综合征（acute chest syndrome, ACS）是一种急性的危及生命的疾病，能够在镰状细胞病中出现。该综合征将在本章后面进一步详细讨论。

慢性肺源性改变如肺动脉高压和肺纤维化是 ACS 反复发作和广泛的内皮损伤所致的呼吸系统后遗症，这些症状都会普遍出现在镰状细胞病。在一项研究中，发现90%的镰状细胞病成人患者有肺功能异常，其中大部分表现为限制性生理改变（76%）[20]。据估计，大约有 1/3 镰状细胞病患者将会发展为肺动脉高压。妊娠合并肺动脉高压的产妇死亡率为 30% ~ 50%。而且在严重的病例中，终止妊娠会使孕产妇受益。倘若妊娠继续，应当保持经常随诊，应当连续的心肺评价（包括经胸多普勒超声心动图）和一个多学科的方法来护理。通过利用西地那非、一氧化氮吸入和通过 L - 精氨酸治疗的成功医疗案例已经被报道[21-24]。虽然关于妊娠中肺纤维化的数据是有限的，但是散在的病例报道证明成功的结果应该能从密切随访中得出[25,26]。

肾 脏

肾的形态和功能改变也与镰状细胞贫血相关。经光镜证实肾小球毛细血管和入球小动脉都出现了镰状血细胞。肾小球容易发生硬化，这可能导致蛋白尿、肾病综合征或肾衰竭[27]。镰状细胞病破坏直小血管，通过暴露髓质的高渗间质导致低渗尿、不能最大限度地浓缩尿液、进一步促进镰状化和脱水。周围髓静脉出血归因于偶尔能自限的血尿发作，这在镰状细胞病患者中很常见[28]。

镰状细胞病妊娠患者尿路感染的风险大大增加，建议其接受尿常规检查。笔者每次随访使用尿液试纸和至少每 3 个月一次的连续尿培养检查尿路感染情况。

镰状细胞病几乎影响每一个器官系统。从脑血管意外、烟雾病（慢性脑血管病的特点是双侧严重狭窄或围绕 Willis 环的动脉与突出侧支循环的闭塞）、神经性听力丧失，到增殖性视网膜病变和伴最终视力下降的急性视网膜动脉阻塞，并发症有很多，必须进行高度的怀疑和低门槛的进一步研究。

镰状危象治疗（图 30.1）

简单的急性疼痛危象

疼痛危象没有重要器官受累，是妊娠期间最常见的危象类型。急性疼痛危象的临床特点随着年龄和性别变化而变化，而且在一个模式频繁复发，对每个个体是定型的。妊娠和产褥期与疼痛发作频率增加相关。

存在的症状有肌肉骨骼疼痛、活动受限和肿胀触痛的关节积液。尿色深是一种常见的症状，反映尿卟啉的排泄。

因为客观实验室和物理结果缺乏，疼痛危象的诊断为排除性诊断。约 50% 疼痛危象患者有生命体征变化，包括轻度至中度发热（37.8℃或更高）、血压升高、心动过速和呼吸急促。由于内源性致热源的释放，发热可发生在缺乏感染的缺血组织。虽然如此，当遇到发热时，应该排除感染的原因。中度白细胞增多（12 ~ 17000/μL）经常出现，甚至在未感染的情况下亦会升高，并且很有可能在组织缺血时反应性升高。当感染时，白细胞计数有可能会超过 20 000，并伴随中性粒白细胞增多。在镰状疼痛危象中，血清乳酸脱氢酶（LDH），尤其是同工酶 1 和 2 的升高，很可能与骨髓坏死有关[17]。LDH 水平在严重全身血管闭塞时成比例地升高。C 反应蛋白在危象发病的 1 ~ 2d 内升高，红细胞沉降率下降。约 1/3 疼痛危象与感染相关。妊娠期间，常见的感染有肺炎、尿路感染、子宫内膜炎和骨髓炎。

支持疗法是镰状疼痛危象的标准治疗：休息、补液、吸氧和疼痛控制。由于尿液不能浓

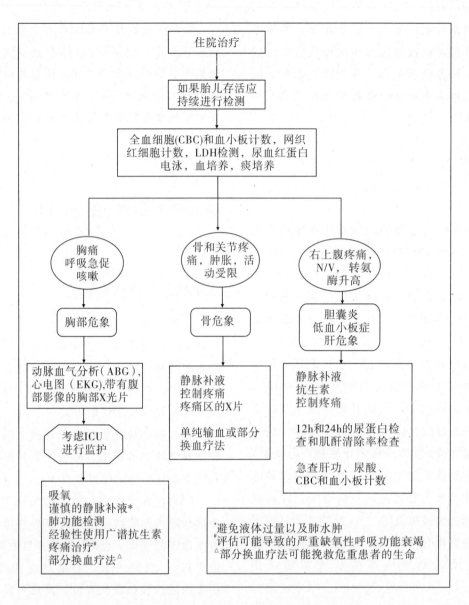

图 30.1 建议镰状细胞危象患者的临床治疗流程

缩，大多患者会脱水，故液体复苏应该以生理盐水开始。液体治疗可能对不可逆镰状细胞没有效果，但是正常血容量会降低血液黏度，从而降低持续血管闭塞的易感性。应当密切关注液体出入量，从而限制肺水肿的发生。尽可能避免 Foley 导尿管的应用以减少感染风险。如果怀疑感染，应进行血培养、尿培养和胸片，并且凭经验筛选广谱抗生素。

胎儿评估

若血管闭塞性危象一旦发生并持续存在，将会大大提升胎儿宫内窘迫、早产和死胎的风险。应该在胎儿发育期行持续胎儿电子监护，并持续到患者的情况稳定。无反应型胎心监护在血管闭塞性危象期间常见。1/3 胎儿将会有 6 分或更少分数的生理学外观评分[29]。随着镰状危象解决，胎儿评分明显提高。在考虑紧急手术分娩之前，母体条件应该保持稳定并且宫内复苏已经开始。一旦患者补液充分，氧合作用改善，生命体征稳定，没有主要器官受累或严重感染的证据，并且疼痛得到控制，那么持续的胎儿监护就能够被每天或每周 2 次无压力试验或生理外观评分的周期性胎儿评估所取代，持续到 26 周或 26 周以上。如同大多数妊娠并发症，产前评估应该对患者及其临床情况实施个性化处理。

胸部综合征

ACS 或肺部危象是一种可能致命的镰状细胞病并发症，其特征为发热、胸膜炎性疼痛、呼吸急促和肺部浸润。如果存在咳嗽，通常是干咳。

胸部综合征由肺血管床梗死或肺部感染或二者联合产生，鉴别诊断包括肺栓塞、骨髓坏死所致的脂肪栓塞和羊水栓塞[30]。由于肺梗死反复发作，通气 - 灌注扫描可能呈异常状态。需要重点注意的是，胸部综合征通常是一个继发性诊断，该综合征通常发生于住院的镰状患者或术后早期。

治疗是支持性治疗，目标是充分氧合、补足体液、对抗感染和缓解疼痛。应该检查动脉血气，并支持性吸氧从而保证动脉血氧分压在 70mmHg 以上。胸痛会引起肺通气不足并加重缺氧。同样地，为了防止呼吸抑制，应谨慎使用麻醉剂。使用诱导性肺活量计可使肺不张和肺部浸润降到最低[31]。应该筛选社区获得性肺炎经验性抗生素作用范围。在 538 例患者的多中心试验中，痰液中被最常识别的微生物是肺炎衣原体、肺炎支原体和呼吸道合胞病毒[30]。输血以增加血红蛋白 A 水平到 30%～50%，但血细胞比容不超过 30% 的情况下，患者在肺部危象期间可以逆转急性呼吸窘迫[30,32]。

Davies[33] 建议针对患者恶化的缺氧、持续发热和心动过速或恶化的胸片进行换血疗法。Atz[34] 报道 2 例胸部综合征患者成功应用了一氧化氮吸入方案。吸入一氧化氮选择性地扩张肺血管系统、增加氧合作用，可能会减轻血管闭塞过程。

肝危象

由于镰状红细胞肝微脉管系统的血管弥散性闭塞，肝危象与急性胆囊炎相似，有发热、右上腹痛、白细胞增多和转氨酶与胆红素升高。若从胆囊炎或溶血综合征鉴别这种综合征，肝酶升高和低血小板（HELLP）可以作为权威性的诊断。以静脉剂液、广谱抗生素、疼痛控制、连续的实验室评估患者的肝功能、尿酸和 CBC

与血小板计数来治疗这种患者是合理的。

疼痛治疗

由于多种原因使临床医生对于镰状细胞人群疼痛治疗束手无策（图 30.2），如镰状细胞患者往往经济状况较差而且有时不服从治疗，没有客观标准来辨别疼痛危象或量化疼痛，患者疼痛级别的自我报道是唯一可用的评估手段，这些患者中人为障碍和 Munchausen's 综合征已在文献中报道。另一方面，需要大剂量麻醉剂来控制其疼痛的患者可能会被错误标注为药物成瘾。在努力优化与镰状细胞相关的疼痛治疗中，美国疼痛学会发表了第一个有依据的镰状细胞病急性疼痛和慢性疼痛治疗的指南。指南包括全面的初次疼痛评估、患者治疗史、物理因素、人口和心理社会因素、疼痛尺度和疼痛对功能的影响[35]。

优先使用镇痛药的患者，镇痛药初始剂量应个体化，包括疼痛类型、给药途径和给药频率。传统治疗包括非阿片类镇痛药和具有镇痛辅助剂的阿片类镇痛药。

对于轻度疼痛，口服镇痛药物，如对乙酰氨基酚，加上积极补液可能就足够了。对乙酰氨基酚具有镇痛和退热效果。推荐成人用量在 24h 内不应超过 6g。轻度至中度疼痛能够通过联合可待因以达控制效果。

大于轻度至中度的疼痛应建议住院治疗，如重度的疼痛应该被视为一种医疗紧急情况，提供及时和积极的治疗直到疼痛减轻可以忍受[35]。阿片类合并非阿片类药物和辅助性镇痛药是主要的治疗方法。虽然吗啡是优选的阿片类，但是使用阿片类药物的类型应该根据疼痛的类型和预期疼痛的持续时间而定。因为哌替啶增加药物依赖和滥用的可能性，故应尽可能避免使用。

吗啡应当给予负荷剂量以达到疼痛缓解。负荷剂量应根据患者之前使用的麻醉剂，可能开始的剂量是硫酸吗啡 4mg 静脉注射或 8～10mg 肌内注射。负荷剂量后，后续剂量滴定以达到快速和持续缓解疼痛的目标。应该经常重新评估患者疼痛和镇静分级。每次重新评估，

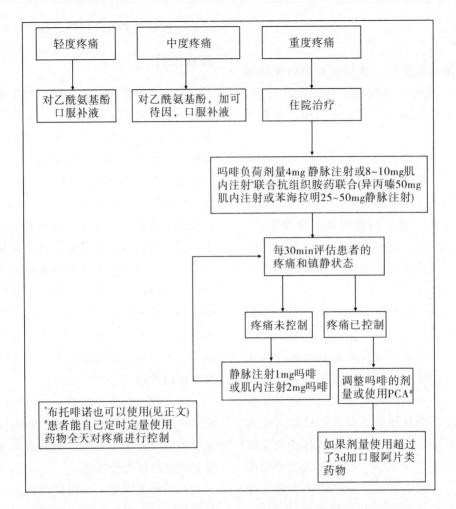

图 30.2　镰状细胞危象患者的疼痛治疗流程

直到疼痛减轻或涉及镇静作用，应当给予 1/4 初始负荷剂量。一旦达到疼痛缓解，应该开始在预定的间隔时间或由患者自控注入维持剂量。有疼痛危象的镰状细胞患者，教予患者自控性镇痛法，比那些根据需要接受药物静脉注射镇痛的患者，可以更少使用治疗药物、更少发展为呼吸抑制和达到更好的疼痛控制[36]。维持剂量在滴定阶段，因用药需要，可以通过除以其希望达成的小时数计算。

对于吗啡过敏的患者，应使用吗啡的替代品布托菲诺。布托菲诺 2mg 肌内注射具有吗啡 10mg 肌内注射或哌替啶 80mg 肌内注射同等的镇痛作用。这是一种混合的激动剂—拮抗剂，能够使成瘾的患者迅速戒除。在一项针对由于镰状细胞危象引起疼痛的对比研究中，布托菲诺和吗啡在缓解疼痛或警戒级别间无显著性差异[37]。布托菲诺在患者评估 30min 内能够给予

2mg 肌内注射或 1mg 静脉注射，重复剂量直到疼痛缓解。在计划时间，每 2～4h 应当给予初始剂量的维持剂量。

通常添加辅助镇痛药以提高阿片类药物的作用并使副作用降到最低。最常用的辅助剂是抗组胺药[12]，该类药物可以对抗阿片类药物诱导释放的组胺引起的瘙痒、减轻恶心并有轻度的镇静作用。倘若需要镇静剂和抗焦虑药，因为其可能掩盖疼痛的行为反应，而不提供镇痛作用，所以其应该与镇痛药结合使用而不是在疼痛治疗中单独使用[35]。

一旦实现稳定的疼痛控制，肠外阿片类药物应该在几天内逐渐减少，同时口服阿片类药物维持疼痛控制。并且，患者可随后在门诊调整为家用的口服镇痛药。值得注意的是，长期使用阿片类药物会产生阿片类药物耐受性和躯体依赖性，这种情况会随着时间的推移而进展，

不应与心理依赖性相混淆[35]。作者也在门诊中应用芬太尼贴剂大获成功，随着时间推移提供了一个更稳定的镇痛水平，该药也可用于有慢性疼痛疾病的患者。

治疗方法

氧 疗

治疗的目标是保证正常的氧分压。非缺氧患者的氧疗益处是不确定的。尽管吸氧已经表明可减少体外可逆镰状细胞数量，但是这种治疗的临床试验中没有达到减少疼痛持续时间、镇痛治疗或住院时间的效果[38]。

如果需要氧疗，通过鼻导管提供 3L 氧气通常是足够的。对顽固的呼吸衰竭患者给予持续的气道正压给氧或呼吸末正压给氧可能是必要的。

换血疗法

对于血管闭塞性危象发病之前的妊娠期间预防性部分换血是有争议的。预防性部分换血已经在某项研究中被证明可以改变孕产妇和胎儿的预后[39]。与此相反，相比那些妊娠期间没有接受预防性部分换血的患者，妊娠期间接受预防性换血相匹配患者的回顾性分析发现妊娠预后没有改善[40]。换血疗法主要的缺点是有潜在的致敏作用。患者可以变得严重致敏，使交叉配血变得几乎不可能。在需要紧急输血的情况下，无法找到兼容的血液可能是致命的[41]。疼痛危象期间，换血疗法能够在 1h 内使症状得到缓解，并且在此过程中可迅速降低血红蛋白 S 的数量和提高血红蛋白 A 的数量，从而改善氧合作用和降低镰状化和相关并发症的风险。换血疗法的目标是实现至少 60%～70% 的血红蛋白 A 浓度与 30%～35% 血细胞比容。

许多图表可用来计算患者的输血量，一个既定目标百分比的血红蛋白 A、输血的血细胞比容和患者的公斤体重。患者术前通常需要放置双腔中心静脉导管，至于任何输血都应术前给药。笔者发现一个交叉 6U 洗涤浓缩红细胞的标准输血可产生约 70% 的血红蛋白 A。

单纯输血

单纯输血对于血细胞比容小于 15% 或血红蛋白小于 6g/L 的患者才有效果。30%～35% 血细胞比容被认为是最佳的。当血细胞比容升高时，由于增加镰状细胞黏度，能够加速危象，所以血细胞比容应位于在此值之下。

羟基脲

羟基脲是一种抗肿瘤制剂，已经被证明可诱导血红蛋白 F 的产生。羟基脲通常用在非妊娠镰状患者，并且已经被证实其具有降低疼痛危象、急性胸部综合征的发生频率以及输血必要性的效果[42-44]。羟基脲的工作原理是通过选择性地杀死骨髓中的细胞，从而增加产生血红蛋白 F 的红细胞数量[43,44]。由于羟基脲的细胞毒性，当妊娠前 3 个月使用时有发生胎儿畸形的风险，长期使用有致癌的风险。目前尚无羟基脲在妊娠时使用的随机性研究。有案例报道即使在妊娠前 3 个月使用羟基脲也有良好的预后。Diav-Citrin[45] 报道过 1 例在妊娠前 9 周羟基脲的使用；还回顾其他 15 例妊娠期间接触药物的病例报道，9 例有妊娠前 3 个月暴露，并且这些妊娠患者有表型正常的儿童。然而，对这些儿童没有长期的跟踪。虽然可用的数据表明妊娠期间使用羟基脲与常见的不良短期结局不相关，但是目前还不能提倡妊娠时使用羟基脲[46]。然而，对于妊娠期间未计划接触药物的患者，预后可能并不像预期中那样不乐观。关于女性患者羟基脲的生殖毒性没有可用的数据。

促红细胞生成素

促红细胞生成素是一种激素，刺激红细胞产生。促红细胞生成素已被证明能增加含有人类胎儿血红蛋白的网织红细胞数量[47]。促红细胞生成素的单独使用，与羟基脲交替使用都能增加血红蛋白 F 的数量[43,47]。对促红细胞生成素是否能产生加强羟基脲作用或提高胎儿血红蛋白，各学者意见不一[47,48]。对于镰状细胞患者，促红细胞生成素一般不用于诱导胎儿血红蛋白的产生，但可能对肾功能不全镰状患者有用。

骨髓移植

治愈镰状细胞病患者只有行骨髓移植。欧洲[49]和美国[50]的两大试验已经报道共116例镰状细胞病患者。在两项研究报道中，治愈率为80%～85%，死亡率为5%～10%，并且具有25%的神经系统病变（包括颅内出血）和10%的移植物抗宿主病发病率，并发症发生率均较高。骨髓移植主要在儿童和青壮年中进行[49,50]。妊娠期间没有骨髓移植的报道，并且此过程在成人中仍然未经证实。由于考虑到安全，骨髓移植只为最严重的镰状细胞病病例准备。希望骨髓移植进一步发展，有一天做骨髓移植对大多数患者可能是一个更合理的治疗选择。

参考文献

[1] Seoud MAF, Cantwell C, Nobles G, et al. Outcome of pregnancies complicated by sickle cell and sickle-C hemoglobinopathies. Am J Perinatol, 1994, 11: 187.

[2] Sun PM, Wilburn W, Raynor BD, et al. Sickle cell disease in pregnancy: twenty years of experience at Grady Memorial Hospital, Atlanta, Georgia. Am J Obstet Gynecol, 2001, 184 (6): 1127 – 1130.

[3] Mehta SR, Afenyi-Annan A, Byrns P, et al. Opportunities to improve outcomes in sickle cell disease. J Am Fam Pract, 2006, 74 (2): 303 – 310.

[4] Bain BJ. Haemoglobinopathy Diagnosis. London: Blackwell Science, 2001: 113 – 117.

[5] Whitten CF, Whitten-Shurney W. Sickle cell. Clin Perinatol, 2001, 28 (2): 435 – 448.

[6] Sergeant GR, Sergeant BE. Sickle Cell Disease. 3rd ed. Oxford: Oxford University Press, 2001.

[7] Pauling L, Itano HA, Singer SJ, et al. Sickle cell anemia: a molecular disease. Science, 1949, 110: 543 – 549.

[8] Herrick JB. Peculiar elongated and sickle-shaped red blood corpuscles in a case of severe anemia. Arch Intern Med, 1910, 6: 517 – 521.

[9] Dauphin-McKenzie N, Gilles JM, Jacques E, et al. Sickle cell anemia and the female patient. Obstet Gynecol Surv, 2006, 61 (5): 343 – 352.

[10] Bunn HF. Pathogenesis and treatment of sickle cell disease. N Engl J Med, 1997, 337(11): 762 – 769.

[11] Rust OA, Perry KG Jr. Pregnancy complicated by sickle hemoglobinopathy. Clin Obstet Gynecol, 1995, 38 (3): 472 – 484.

[12] Steinberg MH, Rodgers GP. Pathophysiology of sickle cell disease: role of cellular and genetic modiers. Semin Hematol, 2001, 38 (4): 299 – 306.

[13] Lonergan GJ, Cline DB, Abbondanzo SL. Sickle cell anemia. Radiographics, 2001, 21 (4): 971 – 994.

[14] Howard RJ, Tuck SM. Sickle cell disease and pregnancy. Curr Obstet Gynaecol, 1995, 5 (1): 36 – 40.

[15] Covitz W, Espeland M, Gallagher D, et al. The heart in sickle cell anemia: the Cooperative Study of Sickle Cell Disease (CSSCD). Chest, 1995, 108: 1214 – 1219.

[16] James TN, Riddick L, Massing GK. Sickle cells and sudden death: morphologic abnormalities of the cardiac conduction system. J Lab Clin Med, 1994, 124: 507 – 520.

[17] Mentzer WC Jr, Wang WC. Sickle-cell disease: pathophysiology and diagnosis. Pediatr Ann, 1980, 9 (8): 287 – 296.

[18] Stark P, Pfeiffer WR. Intrathoracic manifestations of sickle cell disease. Radiology, 1985, 25: 33 – 35.

[19] Cunningham FG, Hauth JC, Leveno KJ, et al. Williams'Obstetrics. Stamford, CT: McGraw-Hill, 2005.

[20] Klings ES, Wyszynski DF, Nolan VG, et al. Abnormal pulmonary function in adults with sickle cell anemia. Am J Respir Care Med, 2006, 173: 1264 – 1269.

[21] Castro O, Gladwin M. Pulmonary hypertension in sickle cell disease: mechanisms, diagnosis, and management. Hematol Oncol Clin North Am, 2005, 19 (5): 881 – 896.

[22] Derchi G, Formi GL, Formisano F, et al. Effficacy and safety of sildenafil in the treatment of severe pulmonary hypertension in patients with hemoglobinopathies. Haematologica, 2005, 90: 452 – 458.

[23] Morris CR, Morris SM Jr, Hagar W, et al. Arginine therapy: a new treatment for pulmonary hypertension in sickle cell disease? Am J Respir Crit Care Med, 2003, 168: 63 – 69.

[24] Reiter CD, Gladwin MT. An emerging role for nitric oxide in sickle cell disease vascular homeostasis and therapy. Erythroid system and its diseases. Curr Opin Haematol, 2003, 10 (2): 99 – 107.

[25] Ratto D, Balmes J, Boylen T, et al. Pregnancy in a woman with severe pulmonary brosis secondary to hard metal disease. Chest, 1988, 93: 663 – 665.

[26] Sharma CP, Aggarwal AN, Vashisht K, et al. Successful outcome of pregnancy in idiopathic pulmonary brosis. J Assoc Physicians India, 2002, 50: 1446 – 1448.

[27] Schmitt F, Martinez F, Brillet G, et al. Early glomerular dysfunction in patients with sickle cell anemia. Am J Kidney Dis, 1998, 32: 208 – 214.

[28] Pham PT, Pham PC, Wilkinson AH, et al. Renal abnormalities in sickle cell disease. Kidney Int, 2000, 57: 1 – 8.

[29] Anyaegbunum A, Morel M, Merkatz IR. Antepartum fetal surveillance tests during sickle cell crisis. Am J Obstet Gynecol, 1991, 165 (4Pt1): 1081 – 1083.

[30] Vichinsky EP, Neumayr LD, Earles AN, et al. Causes and outcomes of the acute chest syndrome in sickle cell disease. N Engl J Med, 2000, 25 (342): 1855 – 1865.

[31] Bellet PS, Kalinyak KA, Shukla R, et al. Incentive spirometry to prevent acute pulmonary complications in sickle cell disease. N Engl J Med, 1995, 333 (11): 699 – 703.

[32] Mallouh AA, Asha MA. Beneficial effect of blood transfusion in children with sickle cell chest syndrome. Am J Dis Child, 1988, 142 (2): 178 – 182.

[33] Davies SC, Win AA, Luce PJ, et al. Acute chest syndrome in sickle cell disease. Lancet, 1984, 1 (8367): 36 – 38.

[34] Atz AM, Wessel DL. Inhaled nitric oxide in sickle cell disease with acute chest syndrome. Anesthesiology, 1997, 87

(4): 988 - 990.

[35] Benjamin LJ, Dampier CD, Jacox AK, et al. Guideline for the Management of Acute and Chronic Pain in Sickle Cell Disease. APS Clinical Practice Guidelines Series No. 1. Glenview, IL: American Pain Society, 1999: 12 - 13.

[36] Shapiro BS, Cohen DE, Howe CJ. Patient-controlled analgesia for sickle-cell-related pain. J Pain Symptom Manage, 1993, 8 (1): 22 - 28.

[37] Gonzalez ER, Ornato JP, Ware D, et al. Comparison of intramuscular analgesic activity of butorphanol and morphine in patients with sickle cell disease. Ann Emerg Med, 1988, 17 (8): 788 - 791.

[38] Zipursky A, Robieux IC, Brown EJ, et al. Oxygen therapy in sickle cell disease. Am J Pediatr Hematol Oncol, 1992, 14 (3): 222 - 228.

[39] Morrison JC, Wiser WL. The use of prophylactic partial exchange transfusions in pregnancies associated with sickle cell hemoglobinopathies. Obstet Gynecol, 1976, 48 (5): 516 - 520.

[40] Miller JM, Horger EO, Key TC, et al. Management of sickle hemoglobinopathies in pregnant patients. Am J Obstet Gynecol, 1981, 141 (3): 237 - 241.

[41] Martin JN Jr, Martin RW, Morrison JC. Acute management of sickle cell crisis in pregnancy. Clin Perinatol, 1986, 13 (4): 853 - 869.

[42] Charache TS, Moore RD, Dover GJ, et al. Effect of hydroxyurea on the frequency of painful crisis in sickle cell anemia. N Engl J Med, 1995, 332: 1317 - 1322.

[43] Steinberg MH. Management of sickle cell disease. N Engl J Med, 1999, 13 (340): 1021 - 1030.

[44] Steinberg MH, Barton F, Castro O, et al. Effect of hydroxyurea on mortality and morbidity in adult sickle cell anemia. Risks and benefits up to 9 years of treatment. JAMA, 2003, 289: 1645 - 1651.

[45] Diav-Citrin O, Hunnisett L, Sher GD, et al. Hydroxyurea use during pregnancy: a case report in sickle cell disease and review of the literature. Am J Hematol, 1999, 60: 148 - 150.

[46] Liebelt EL, Balk, SJ, Faber W, et al. NTP-CERHR Expert Panel Report on the Reproductive and Developmental Toxicity of Hydroxyurea. Birth Defects Res B, 2007, 80: 259 - 366.

[47] Rodgers GP, Dover GJ, Uyesaka N, et al. Augmentation by erythropoietin of the fetal-hemoglobin response to hydroxyurea in sickle cell disease. N Engl J Med, 1993, 328 (2): 73 - 80.

[48] Goldberg MA, Brugnara C, Dover GJ, et al. Treatment of sickle cell anemia with hydroxyurea and erythropoietin. N Engl J Med, 1990, 323 (6): 366 - 372.

[49] Vermylen C, Cornu G. Bone marrow transplantation for sickle cell disease. The European experience. Am J Pediatr Hematol Oncol, 1994, 16 (1): 18 - 21.

[50] Walters MC, Patience M, Leisenring W, et al. Bone marrow transplantation for sickle cell disease. N Engl J Med, 1996, 335: 369 - 376.

第 **31** 章 弥散性血管内凝血

妊娠期间正常凝血机制

妊娠期间循环血中凝血因子水平会发生改变。正常凝血功能有赖于血小板、促凝物质和内源性抗凝途径之间的复杂平衡。表31.1列出了不同妊娠期间凝血因子水平的变化情况。血管性血友病因子（vWF）在短期内增加了近400%。除V因子和II因子，其他凝血因子增加20%～1000%不等[1]。正常妊娠期间高凝状态的血清标志物包括D-二聚体、凝血酶-抗凝血酶（thrombin-antithrombin，TAT）复合物、凝血酶原片段1+2（F1+2）。抗凝途径包括组织因子途径抑制物（TFPI）、活化蛋白C（activated protein C，APC）抵抗、蛋白Z依赖性蛋白酶抑

制剂（Z-dependent protease inhibitor，ZPI）。ZPI抑制凝血因子Xa的活性，在Z蛋白存在时，这种抑制作用能够显著增强1000倍。抗凝血因子活性，特别是S蛋白，游离和循环水平均有下降[2]。妊娠期间游离S蛋白浓度显著下降55%。另外，40%的女性可能发展到与凝血因子V基因Leiden突变无关的获得性APC抵抗。这可能是由于VIII因子活性增加，或S蛋白活性降低，或其他未知机制。妊娠期间胎盘分泌的纤溶酶原激活物抑制剂2（plasminogen activator inhibitor type 2，PAI-2）以及肝脏和内皮组织分泌的纤溶酶原激活化物抑制剂1（PAI-1）均增加，使纤溶活性下降。α2纤溶酶原抑制剂和凝血酶激活的纤溶抑制物（thrombin-activatable fibrinolysis inhibitor，TAFI）可直接或间接抑制血纤维蛋白溶酶活性。TAFI水平在妊娠晚期增加。

表 31.1 妊娠期凝血因子正常值

变量（均数 ± 标准差）	早期妊娠	中期妊娠	晚期妊娠	正常范围
血小板	275 ± 64	256 ± 49	244 ± 52	150 ~ 400
纤维蛋白原（g/L）	3.7 ± 0.6	4.4 ± 1.2	5.4 ± 0.8	2.1 ~ 4.2
凝血酶原复合物（%）	120 ± 27	140 ± 27	130 ± 27	70 ~ 30
抗凝血酶（U/mL）	1.02 ± 0.10	1.07 ± 0.14	1.07 ± 0.11	0.85 ~ 1.25
C 蛋白（U/mL）	0.92 ± 0.13	1.06 ± 0.17	0.94 ± 0.2	0.68 ~ 1.25
总 S 蛋白（U/mL）	0.83 ± 0.11	0.73 ± 0.11	0.77 ± 0.10	0.70 ~ 1.70
游离 S 蛋白（U/mL）	0.26 ± 0.07	0.17 ± 0.04	0.14 ± 0.04	0.20 ~ 0.50
可溶纤维蛋白（nmol/L）	9.2 ± 8.6	11.8 ± 7.7	13.4 ± 5.2	< 15
凝血酶 - 抗凝血酶（μg/L）	3.1 ± 1.4	5.9 ± 2.6	7.1 ± 2.4	< 2.7
D - 二聚体（ug/L）	91 ± 24	128 ± 49	198 ± 59	< 80
纤溶酶原激活物抑制剂 - 1（AU/mL）	7.4 ± 4.9	14.9 ± 5.2	37.8 ± 19.4	< 15
纤溶酶原激活物抑制剂 - 2（ug/L）	31 ± 14	84 ± 16	160 ± 31	< 5
Z 蛋白（ug/mL）	2.01 ± 0.76	1.47 ± 0.45	1.55 ± 0.48	

病理生理学

一般原则

在产科弥散性血管内凝血（disseminated intravascular coagulation，DIC）通常是以下 3 种病因之一引起：①促凝血酶原激酶样物质释放导致内源性和外源性凝血途径激活；②内皮损伤激活内源性凝血途径；③细胞因子释放，如 G- 杆菌导致的脓毒血症。任何一种机制都可以激活凝血酶和纤维蛋白溶酶。凝血酶激活使纤维蛋白酶原转变为纤维蛋白酶，形成纤维蛋白单体，再聚合成纤维蛋白网，引起微血管堵塞，包括多种器官和外周的微血管。由此导致常见于 DIC 的多脏器功能损害。纤维蛋白网形成可使血小板聚集，血小板减少。纤维蛋白溶酶激活使纤维蛋白酶原释放纤维蛋白降解产物（fibrin degradation product，FDP）X、Y、D、E。这些纤维蛋白降解产物在纤维蛋白单体聚合的与之结合形成可溶性纤维蛋白单体，进一步损害凝血功能，造成出血。FDP 还可以影响子宫和心脏的收缩功能，导致出血和低血压。凝血酶诱导单核细胞释放 IL-1、IL-6 和组织坏死因子（TNF），刺激内皮释放血栓调节蛋白、内皮素和选择素。内皮素可引起强烈的血管痉挛和血管收缩，继而出现血栓形成和血管栓塞。选择素 E（selectin E，ELAM-1）与单核细胞、淋巴细胞、粒细胞结合，刺激细胞因子的释放。FDP 还可以导致单核细胞和巨噬细胞源性的 IL-1、IL-6、PAI-1 合成和释放。白细胞介素引起内皮损伤，而 PAI-1 抑制纤溶，导致血栓形成。游离的纤维蛋白溶酶还可以激活补体系统，造成血小板的破坏，出现血小板减少症。补体激活使血管通透性增加，促进低血压形成。弥散性内皮损伤可激活 XII 因子，XIIa 使激肽释放酶原转换成激肽释放酶，这反过来又激活激肽，进一步增加血管通透性。

简言之，一个诱发事件导致凝血酶和纤溶酶激活，随之而来的是 FDP 的生成，IL-1、

IL-6、TNF-α 释放，补体系统激活，形成恶性循环，之后出现的内皮激活使之进一步恶化。炎性因子（如 IL-6，TNF-α）已被证明是通过增加内皮细胞组织因子的产生和由内皮细胞蛋白 C 受体及血栓调节素的变化影响蛋白 C 的活化，促进血栓形成[3]。细胞因子也可引起血小板的生成增加，这些新生血小板对凝血酶激活和促凝活性的增加更为敏感[4]。由于组织中抗凝物质如抗凝血酶（antithrombin，AT）、C 蛋白、S 蛋白的减少，这个循环进一步恶化。这种减少常见于先兆子痫和脓毒症，其下降水平与疾病的严重程度直接相关[5]。凝血因子和血小板的消耗导致出血。血栓与出血并存，但产科医生常关注到的仅仅是出血。

DIC 的病因

以下列出了产科 DIC 常见的病因（表31.2）。

表 31.2　与产科 DIC 有关的临产病因

羊水栓塞综合征
胎盘早剥
G+ 杆菌和 G- 杆菌脓毒血症
大量失血导致 DIC
继发于失血的大量输血
严重先兆子痫和子痫
宫内死胎
妊娠期急性脂肪肝

羊水栓塞和 DIC

机　制

羊水中富含促凝和纤溶物质。所有的促凝物活性依赖于组织因子（tissue factor，TF），TF 浓度随孕龄增加[6]。羊水栓塞综合征（amniotic fluid embolus syndrome，AFE）与多胎妊娠、产妇高龄、剖宫产、器械助产、羊水过多、子痫、胎盘早剥、子宫破裂及胎儿窘迫等相关[7]。从病理生理学来说，AFE 是由于胎膜和子宫血管

同时撕裂，羊水通过撕裂的子宫静脉到达母体肺动脉[8]。母体血液循环中的羊水有形成分导致促凝血酶原激酶样物质释放，进而激活凝血因子X，被激活的凝血因子X是最强的凝血酶激活剂，由此导致微小血管富含血小板的微血栓形成，最终导致DIC。羊水还可以引起补体和血小板因子Ⅲ的释放，促进富含血小板微血栓的形成[9]。发生羊水栓塞的病例中83%可出现凝血功能障碍，并可能在4h内触发[8]。DIC的实验室诊断要依靠ATⅢ、纤维蛋白原浓度、D-二聚体和血小板计数。AFE的主要治疗手段包括保持血流的力学稳定、吸氧和使用血管活性药物。在DIC的治疗中，AFE是唯一可用肝素来治疗微小血管栓塞的[10,11]。

子痫和DIC

妊娠期高血压常合并有凝血功能异常和血管内凝血，但不一定有明显的临床意义。实验室检查如凝血酶原时间（thromboplastin time，TT），活化部分凝血活酶时间（activated partial thromboplastin time，APTT）和血浆纤维蛋白原水平通常不受妊娠期高血压影响。大概10%的严重先兆子痫和子痫患者可出现轻度的DIC。其机制为内皮细胞受损，内源性和外源性凝血途径激活，导致促凝物质消耗，纤维蛋白降解产物生成，微血栓形成，终进而导致末器官损害。在患有先兆子痫的产妇中，可以见到凝血酶-抗凝血酶复合物、可溶性纤维蛋白、纤维蛋白降解产物、纤溶酶-α_2抗纤溶酶显著升高[12]。这已在外周血和子宫胎盘循环中得到证实[5]。血小板计数下降程度与疾病的严重程度相关。13%~17%严重先兆子痫的产妇可能出现HELLP综合征。内皮细胞的激活增加VWF释放，VWF可以导致消耗性血小板减少和血管性微血栓形成[13]。在某些病例中，促凝物质如纤维蛋白原和血小板严重降低可以导致自发性出血。

胎盘早剥和DIC

胎盘早剥的高危因素有高龄产妇、高血压、药物滥用（可卡因）、创伤、多胎妊娠等。血栓

形成倾向变异被认为是一个独立的危险因素。凝血因子V基因Leiden突变、S蛋白不足、凝血酶原基因突变已经被确定为胎盘早剥的病因[14]。根据1978年提出的胎盘早剥严重程度分级如下[15]：

0级：无症状和体征，分娩后才发现。

1级：阴道流血。

2级：阴道流血，隐性出血，子宫压痛，胎心不稳。

3级：阴道流血，休克，大量隐性出血，子宫压痛，胎死宫内，甚至出现凝血功能异常，按照有无凝血功能障碍可进一步分型。

3级胎盘早剥合并凝血功能障碍引起促凝物质和促凝血酶原激酶样物质释放进入血液循环，激活外源性凝血途径。如果未及时处理，可能导致凝血因子的消耗，爆发DIC。大约只有10%的患者有明显的凝血功能障碍表现[10]。重度剥离的患者中该比例为20%~30%。进展为DIC的风险剥离程度、胎盘剥离至分娩的时间及胎儿的预后相关。轻度胎盘早剥，又称为寂静胎盘梗死，可以导致如Ⅷ因子等凝血因子消耗，以及纤维蛋白降解产物释放。对于重度胎盘早剥，胎盘促凝血酶原激酶和活化的凝血因子通过子宫静脉进入母体循环并导致DIC，其临床特征和实验室检查与下文所述是一致的。最近研究发现血栓调节蛋白水平升高[16]。发生于胎盘早剥的急性期，血栓调节蛋白不仅见于内皮细胞，亦见于合体滋养层细胞。在血栓性血小板减少性紫癜（TTP）、先兆子痫、系统性红斑狼疮（SLE）中，血栓调节蛋白均有升高。将血栓调节蛋白作为急性期胎盘早剥DIC的标志物尚需进一步的研究确认。

宫内死胎和DIC

宫内死胎超过5周，可见坏死组织物和酶进入母体循环，25%的病例可见凝血功能障碍，其机制与胎盘早剥相同，由促凝血酶原激酶释放入血所致，但凝血因子的消耗较胎盘早剥慢，常超过数周。血清纤维蛋白原降低，纤维蛋白降解产物增加。这些临床表现在双胎妊娠单胎死亡时也可出现。此时止血失败的问题对存活

胎儿的影响相较于母亲更大。

宫内感染和 DIC

分娩前、分娩后感染以及脓毒性流产可以导致 DIC。TNF-α 引起内皮损伤，促进组织因子释放。组织因子促进凝血酶生成，凝血酶与血栓调节蛋白结合激活蛋白质 C，抑制 Va 因子和Ⅷa 因子活性。该促凝作用导致纤维蛋白沉积于微血管。在脓毒血症患者中，蛋白 C、蛋白 S 和内皮细胞蛋白 C 受体（EPCR）表达均有下降。TNF-α 使 PAI - 1 升高，进一步抑制纤溶[17]。因此，脓毒血症增加凝血因子，减少抗凝因子，改变促凝血 - 抗凝血平衡。

抗生素的使用可以阻止疾病的进一步恶化，其选择取决于敏感性和患病率。DIC 的确诊应考虑实验室检查和临床特征。

妊娠期急性脂肪肝（AFLP）

妊娠期急性脂肪肝（acute fatty liver of pregnancy，AFLP）是罕见的、潜在致命性的妊娠期并发症，常见于妊娠晚期。部分病例在妊娠中期也可出现。超过 50% 的 AFLP 可出现 DIC。Castro 等的报道中，所有 28 例患者均出现了 DIC[18]。凝血功能异常包括显著的抗凝血酶水平降低，并早于临床症状出现，以及血小板减少，消耗性凝血障碍使凝血因子水平降低。这些凝血功能障碍可持续至产后数天[19]。ALFP 母婴死亡率均高。除支持治疗外，还应重视抗凝血酶浓度在治疗中的潜在作用。经验性使用抗凝血酶不能改善临床结局[12]。

临床诊断

DIC 可以表现为出血或血栓。在产科常表现为出血。DIC 出血是一个急性状态，而血栓 DIC 常意味着凝血因子慢性级联激活。DIC 出血可见皮肤和黏膜瘀点、瘀斑，静脉穿刺部位出血、牙龈出血、血尿、胃肠出血等。DIC 血栓可见于神经系统，泌尿系统和呼吸系统，常见于慢性获得性 DIC，如恶性肿瘤或宫内死胎。

纤维蛋白原沉积形成微血管血栓，导致器官功能障碍。颅内微血管血栓可引起大脑皮质功能紊乱，临床表现为意识状态改变，累及肾脏可引起急性肾小管坏死和肾衰竭，累及外周静脉和动脉可引起静脉炎和外周水疱。DIC 表现为皮肤的出血性坏死和四肢末端动脉纤维蛋白原微血栓栓塞引起的坏疽，常见于 G⁻ 杆菌败血症[20]以及 C 蛋白和 S 蛋白缺乏的患者[21]。

实验室诊断

在产科出血的患者，实验室检查是有价值的，但在等待结果的同时不应该延误治疗。在治疗初始阶段的无谓等待将使病情恶化。表31.3 列出了疑似 DIC 时常见的实验室检查。

表 31.3　疑似 DIC 常见检查项目

1. 凝血酶原时间
2. 活化部分凝血活酶时间
3. 凝血活酶时间
4. 血小板计数
5. 纤维蛋白原
6. 纤维蛋白降解产物
7. D - 二聚体
8. 抗凝血酶

血浆凝血酶原时间（prothrombin time，PT）反映外源性凝血系统功能。50% 的患者可能出现异常，另外 50% 可能正常或缩短，这使其在 DIC 的诊断中可靠性不足。出现正常或缩短是因为循环中激活的凝血因子如 Xa 可以加速纤维蛋白形成。

活化部分凝血活酶时间（aPTT）同样可靠性不足，在 50% ~60% 的患者中可能延长，另外 50% 可能正常或缩短。

凝血活酶时间（TT）比 PT 和 aPTT 更可靠，纤维蛋白凝块在 10min 不溶解表明不太可能出现纤溶。如果在 10min 内出现溶解，表明纤溶活性显著增强。TT 延长可见于低纤维蛋白原血症，以及纤维蛋白降解产物增加。

如前所述，DIC 时血小板计数减少，故血小板减少症（<100 000）患者每4h应该重复检查。重复检查仍显示低计数表明凝血酶持续生成消耗了血小板。低血小板计数不是DIC的特征性指标，因导致DIC的基础疾病也可能导致血小板减少，因此血小板减少不足以诊断DIC。

在出现DIC临床症状之前，血清纤维蛋白原水平降至100mg/dL。由于纤溶活性增加，FDP增加。85%~100%的DIC患者FDP增加，但是不能够预测DIC的临床进展[21]。高FDP间接预示着纤溶活性增加，标志着急性或慢性DIC的存在。在急性状态，FDP仅提示DIC的存在，不能用于诊断。在肺栓塞、心肌梗死、手术创伤、口服避孕药的女性以及动脉或静脉血栓形成的患者中均可见到FDP升高。

D-二聚体检测是针对纤溶蛋白降解产物，虽然在深静脉血栓和肺栓塞的患者中也可见到升高，但对DIC诊断具有较好的特异性。D-二聚体是纤溶酶作用于交联纤维蛋白的特异性分子标记物。联合检测D-二聚体、FDP和抗凝血酶对确立DIC的临床诊断更为敏感[22]。

DIC时抵抗抗凝血酶含量降低，这是由于凝血酶和凝血因子抗凝血酶复合物形成，使循环中抗凝血酶显著减少。因此抗凝血酶检测不仅有助于诊断，也可用于监测DIC的治疗。

PF1+2是一种可靠的分子标志物，其标志着Xa和凝血酶的生成，ELISA法可定量测定循环中PF1+2和凝血酶-抗凝血酶（TAT）复合物水平[23]。

上面的检测常规实验室即可完成，但最后两个需要专业的实验室。没有单一的测试可以明确DIC的诊断，临床医生应该通过临床常用检查、抗凝血酶和FDP检测进行诊断。在许多病例中，连续的实验室监测可能是临床必需的。

DIC 的管理

液体平衡、充分的组织灌注、避免组织缺氧和去除潜在的诱因是治疗DIC的主要手段。指南上产科患者出血不论是凝血障碍导致的出血还是出血导致凝血障碍的应对策略是相同的。

血样可送往实验室检查，获取结果时不应该耽误初始治疗，寻找并去除病因是治疗产科DIC的基础。在DIC的管理中，胎儿和胎盘的娩出是首要目标。这可以使在DIC后24h内血浆凝血因子恢复正常。血小板成熟并从骨髓释放需要7~9d时间，因此血小板在这期间恢复正常。

液体选择

输注液体保持血流动力学稳定，及时补充血液及血制品。晶体液如乳酸钠林格氏液或哈特曼液是静脉输液的第一选择。输入量应达到估计失血量的2~3倍以上。输注晶体液也有助于维持肾功能。血浆代制品如低分子右旋糖酐，明胶和淀粉也可应用。但低分子右旋糖酐可引起过敏反应，影响血型和交叉配血试验。明胶也是一个重要的替代品，免疫反应最小，在血容量不足时输注明胶有利于改善肾功能[9]。

血和血制品

虽然可能需要输血支持，但最佳治疗方案没有达成共识。对出血患者，联合输注新鲜冰冻血浆（fresh frozen plasma，FFP）和冷沉淀是被认可的。然而无论实验室检查结果如何，没有出血就不必输注血制品。目前没有证据支持可以预防性使用血小板或血浆。

全血可能是纠正凝血功能衰竭的首选治疗方法，但其不易得到，因为至少需要18~24h的筛选。输注浓缩红细胞是必须的，可以增加携氧能力。如果没有匹配的血型，非交叉配型O型Rh⁻可以使用。应该指出的是，库存血中缺乏不稳定凝血因子Ⅴ、凝血因子Ⅷ和血小板。每输注4~6个单位库存血时最好配2个单位的FFP。因FFP包含全血中全部的凝血因子，其是从捐献的全血中6h内提取并立即贮存于-30℃下保存。如果保存得当，有效期长达1年。虽然缺乏FFP应用于DIC的随机对照研究，通常认为对DIC活跃期及消耗性凝血障碍的患者进行任何侵入性操作之前输注是有益的。与低危无出血的DIC相比，此时使用FFP是有利的。在预计有出血发生时预防性使用FFP并无价值[24]。冷沉淀比FFP包含更多的纤维蛋白原，但是感染的风险也更高。冷沉淀缺乏抗凝血酶，而抗凝血酶在产科出血患者被大量消耗。

对于无出血或无出血高危因素的 DIC 患者，没有证据支持预防性使用血小板。是否需要输注血小板取决于血小板计数，如果小于 50 000/μL，且需要手术治疗，那么可以输注血小板。出血且同时血小板减少的患者也可以输注。临床医生应该注重临床症状而非实验室检查结果来指导进一步的治疗。

肝　素

血栓型 DIC 如泌尿系统栓塞或外周坏疽的患者也许需要肝素治疗。肝素本身没有抗凝活性，但是与抗凝血酶结合后可以显著增强抗凝血酶活性。抗凝血酶的缺乏可以导致肝素作用无效。肝素治疗时需给予一定的负荷剂量，而后以 500 ~ 1000U/h 持续输入。血小板减少时可以输注血小板。实验室检查监测肝素治疗较困难。在产科，羊水栓塞和胎死宫内可能需要肝素治疗[10,11]。在这些情况下，肝素阻止纤维蛋白原和其他凝血因子进一步转换。肝素应该只用于循环未受损伤的女性，活动性出血和血管破坏是肝素治疗的禁忌证。

活化蛋白 C（APC）

脓毒症导致的 DIC 中应用重组 APC 可以获益。APC 具有抗感染和抗血栓形成的作用，还具有促进纤溶的作用，其副作用包括出血风险增加。一项大规模双盲、安慰剂对照的多中心研究发现，与安慰剂组相比，应用重组 APC 组可以降低 6.1% 的死亡率[25]。妊娠期间应用 APC 的报道较少，Kobayashi 等的研究发现在 16 例胎盘早剥、DIC 的患者中，输注 APC 后可以降低 FDP、AT 复合物，同时显著增加纤维蛋白原水平[26]。APC 也可用于 AFLP 导致的凝血功能障碍[27]。

抗凝血酶Ⅲ（ATⅢ）

ATⅢ是一种主要的丝氨酸蛋白酶抑制剂，可以抑制凝血酶及 Xa、IXa、VIIa 和 XIIa 的活性。一项双盲、安慰剂对照的多中心研究发现，

在严重的脓毒症患者中应用大剂量的 AT 对总的生存率和死亡率没有显著影响[28]。在后续的研究中，研究人员发现，不伴随使用肝素时可以获得益处。肝素的使用增加了出血的风险。对某些有缺陷的 DIC 患者，术前或分娩前 AT 水平下降可能出现严重的出血。

活化重组Ⅶ因子（rFⅦa）

rFⅦa 在 DIC 产后出血的应用是说明书外的用法，但已有不少成功的病例和系列病例报告[29-32]，其作用机制为在缺乏因子Ⅶ和 X 时，与暴露的组织因子形成复合物，由此促进凝血酶生成。离体研究证实在 rFⅦa 存在下形成的血凝块更紧致、更强、更耐纤溶酶消化。在 DIC 患者中使用 rFⅦa 使其水平升高 1000 多倍可能出现广泛的血栓形成。但离体实验并未发现类似现象。另外，在超过700 000例血友病的治疗经验中，血栓栓塞发生率仅 1%。在其他创伤、大出血的患者的使用中，血栓栓塞发生率大约为 5% ~ 7%[33]。这些患者合并有其他疾病因素如肥胖、糖尿病、恶性肿瘤和高龄等。文献检索未发现妊娠患者血栓栓塞与使用 rFⅦa 有任何关联。在一项包含 18 例患者的研究中，也没有发现任何与使用此药相关的副作用[34]。虽然在产科出血患者中，这是一个挽救生命的药物，仍需要进一步的研究来确定其应用。有文献报道这种药物在不同产科症状下针对 DIC 的应用[35,36]。

参考文献

[1] Lockwood CJ. Pregnancy-associated changes in the hemostatic system. Clin Obstet Gynecol, 2006, 49 (4): 836 – 843.
[2] Paidas MJ, Ku DH, Lee MJ, et al. Protein Z, protein S levels are lower in patients with thrombophilia and subsequent pregnancy complications. J Thromb Haemost, 2005, 3 (3): 497-501.
[3] Ku DH, Arkel YS, Paidas MP, et al. Circulating levels of inflammatory cytokines (IL-1 beta and TNF-alpha), resistance to activated protein C, thrombin and fibrin generation in uncomplicated pregnancies. Thromb Haemost, 2003, 90 (6): 1074 – 1079.
[4] Esmon CT. Possible involvement of cytokines in diffuse intravascular coagulation and thrombosis. Baillière's Best Pract Res Clin Haematol, 1999, 12 (3): 343 – 359.

［5］Higgins JR, Walshe JJ, Darling MR, et al. Hemostasis in the uteroplacental and peripheral circulations in normotensive and pre-eclamptic pregnancies. Am J Obstet Gynecol, 1998, 179 (2): 520 - 526.

［6］Lockwood CJ, Bach R, Guha A, et al. Amniotic fluid contains tissue factor, a potent initiator of coagulation. Am J Obstet Gynecol, 1991, 165 (5Pt 1): 1335 - 1341.

［7］Villar J, Carroli G, Wojdyla D, et al. Preeclampsia, gestational hypertension and intrauterine growth restriction, related or independent conditions? Am J Obstet Gynecol, 2006, 194 (4): 921 - 931.

［8］Moore J, Baldisseri MR. Amniotic fluid embolism. Crit Care Med, 2005, 33(10 Suppl): S279 - 285.

［9］Green BT, Umana E. Amniotic fluid embolism. South Med J, 2000, 93 (7): 721 - 723.

［10］Letsky EA. Disseminated intravascular coagulation. Best Pract Res Clin Obstet Gynaecol, 2001, 15 (4): 623 - 644.

［11］Richey ME, Gilstrap LC, Ramin SM. Management of disseminated intravascular coagulation. Clin Obstet Gynecol, 1995, 38 (3): 514 - 520.

［12］Levi M, de Jonge E, van der Poll T. New treatment strategies for disseminated intravascular coagulation based on current understanding of the pathophysiology. Ann Med, 2004, 36 (1): 41 - 49.

［13］Hulstein JJ, van Runnard Heimel PJ, Franx A, et al. Acute activation of the endothelium results in increased levels of active von Willebrand factor in hemolysis, elevated liver enzymes, and low platelets (HELLP) syndrome. J Thromb Haemost, 2006, 4 (12): 2569 - 2575.

［14］Facchinetti F, Marozio L, Grandone E, et al. Thrombophilic mutations are a main risk factor for placental abruption. Haematologica, 2003, 88 (7): 785 - 788.

［15］Sher G. A rational basis for the management of abruptio placentae. J Reprod Med, 1978, 21 (3): 123 - 129.

［16］Magriples U, Chan DW, Bruzek D, et al. Thrombomodulin: a new marker for placental abruption. Thromb Haemost, 1999, 81 (1): 32 - 34.

［17］Dempfle CE. Coagulopathy of sepsis. Thromb Haemost, 2004, 91 (2): 213 - 224.

［18］Castro MA, Goodwin TM, Shaw KJ, et al. Disseminated intravascular coagulation and antithrombin III depression in acute fatty liver of pregnancy. Am J Obstet Gynecol, 1996, 174 (1Pt 1): 211 - 216.

［19］Castro MA, Fassett MJ, Reynolds TB, et al. Reversible peripartum liver failure: a new perspective on the diagnosis, treatment, and cause of acute fatty liver of pregnancy, based on 28 consecutive cases. Am J Obstet Gynecol, 1999, 181 (2): 389 - 395.

［20］Powars DR, Rogers ZR, Patch MJ, et al. Purpura fulminans in meningococcemia: association with acquired deficiencies of proteins C and S. N Engl J Med, 1987, 317 (9): 571 - 572.

［21］Molos MA, Hall JC. Symmetrical peripheral gangrene and disseminated intravascular coagulation. Arch Dermatol, 1985, 121 (8): 1057 - 1061.

［22］Yu M, Nardella A, Pechet L. Screening tests of disseminated intravascular coagulation: guidelines for rapid and specific laboratory diagnosis. Crit Care Med, 2000, 28 (6): 1777 - 1780.

［23］Wada H, Gabazza E, Nakasaki T, et al. Diagnosis of disseminated intravascular coagulation by hemostatic molecular markers. Semin Thromb Hemost, 2000, 26 (1): 17 - 21.

［24］Mueller MM, BomkeB, Seifried E. Fresh frozen plasma in patients with disseminated intravascular coagulation or in patients with liver diseases. T hromb Res, 2002, 107 (S uppl 1): S9 - 17.

［25］Bernard GR, Vincent JL, Laterre PF, et al. Efficacy and safety of recombinant human activated protein C for severe sepsis. N Engl J Med, 2001, 344 (10): 699 - 709.

［26］Kobayashi T, Terao T, Maki M, et al. Activated protein C is effective for disseminated intravascular coagulation associated with placental abruption. Thromb Haemost, 1999, 82 (4): 1363.

［27］MacLean AA, Almeida Z, Lopez P. Complications of acute fatty liver of pregnancy treated with activated protein C. Arch Gynecol Obstet, 2005, 273 (2): 119 - 121.

［28］Hoffmann JN, Wiedermann CJ, Juers M, et al. Benefit/risk profile of high-dose antithrombin in patients with severe sepsis treated with and without concomitant heparin. Thromb Haemost, 2006, 95 (5): 850 - 856.

［29］Pepas LP, Arif-Adib M, Kadir RA. Factor VII in puerperal hemorrhage with disseminated intravascular coagulation. Obstet Gynecol, 2006, 108 (3 Pt 2): 757 - 761.

［30］Shamsi TS, Hossain N, Soomro N, et al. Use of recombinant factor VII for massive postpartum haemhorrage: case series and review of literature. J Pak Med Assoc, 2005, 55 (11): 515.

［31］Michalska-Krzanowska G, Czuprynska M. Recombinant factor VII(activated) for haemorrhagic complications of severe sepsis treated with recombinant protein C (activated). Acta Haematol, 2006, 116 (2): 126 - 130.

［32］Moscardo F, Perez F, de la Rubia J, et al. Successful treatment of severe intra-abdominal bleeding associated with disseminated intravascular coagulation using recombinant activated factor VII. Br J Haematol, 2001, 114 (1): 174 - 176.

［33］Scarpelini S, Rizoli S. Recombinant factor VII and the surgical patient. Curr Opin Crit Care, 2006, 12 (4): 351 - 356.

［34］Hossain N, Shamsi T, Haider S, et al. Use of activated recombinant factor VII for massive postpartum hemorrhage. Acta Obstet Gynecol Scand, 2007, 86 (10): 1200 - 1206.

［35］Gowers CJ, Parr MJ. Recombinant activated factor VII use in massive transfusion and coagulopathy unresponsive to conventional therapy. Anaesth Intens Care, 2005, 33 (2): 196 - 200.

［36］Baudo F, Caimi TM, Mostarda G, et al. Critical bleeding in pregnancy: a novel therapeutic approach to bleeding. Minerva Anestesiol, 2006, 72 (6): 389 - 393.

第32章　血栓性血小板减少性紫癜、溶血性尿毒症综合征、HELLP综合征

血栓性血小板减少性紫癜（TTP）

纽约的 Eli Moschcowitz 医生在 1923 年首次识别并报道了第 1 例血栓性血小板减少性紫癜（thrombotic thrombocytopenic purpura，TTP）患者[1,2]，病理表现为终末动脉和毛细血管被透明血栓栓塞，血栓成分后被证明主要是血小板，没有血管周围炎症和内皮细胞脱落。

TTP 现在被认为是最广泛和严重的微血管（小动脉和毛细血管）血小板凝集障碍，这一罕见疾病从 20 世纪 70 至 80 年代起不明原因的显著增加。

临床特征

严重的血小板减少、溶血性贫血、多个血涂片高倍镜视野下可见一到数个破碎红细胞（超过 1% 的总红细胞数）[3]以及神经系统症状和体征，构成了 TTP 特征性的临床三联症。神经系统疾病的严重程度从短暂意识障碍、行为异常到感觉运动障碍、失语、抽搐、昏迷。由于严重的溶血，外周血涂片通常可见网织红细胞增多（多色大红细胞），并常常可见有核红细胞。少部分病例可有发热和（或）肾功能障碍。肾功能异常包括蛋白尿、血尿以及氮质血症。症状和体征包括视网膜缺血（视觉障碍），冠心病（传导异常）和腹痛。微血管栓塞导致窦房结、房室结、希氏束或浦肯野纤维缺血，可致猝死[4-6]。腹部体征有时与胰腺炎相似，在最近几年已经成为普遍确认的临床表现（约 5%～10% 的患者 TTP 发作时可能出现腹部症状）[7]。

实验室检查

TTP 患者的血小板减少程度反映了血管内血小板凝集程度。急性发作期血小板计数常低于 20 000/mL。红细胞高速通过因血小板聚集而局部阻塞的微血管时被挤压、破碎，出现外周血象中特征性的裂红细胞增多症（图 32.1）。溶血主要发生于血管内，随之组织损伤、血管内溶血、血清 LDH 升高[7]。

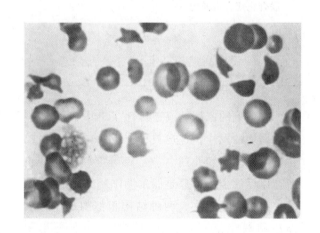

图 32.1　TTP 患者外周血涂片可见破碎红细胞

在 TTP 的早期阶段凝血功能往往正常[7]。如果出现大量的组织坏死，活化的凝血因子Ⅶa 与损伤组织细胞暴露的组织因子的结合过度激活凝血途径，可能出现继发 DIC。D-二聚体（或纤维蛋白降解产物）升高，凝血酶原或活化部分凝血活酶时间延长，纤维蛋白原水平降低有助于继发 DIC 的早期识别。

分　类

由于血浆疗法的普遍应用，许多 TTP 发作

的患者得以存活。多种条件和病因参与了 TTP 的发病[7]（表 32.1）。大约 2/3 的成年获得性特发性 TTP 患者（'out-of-the-blue' TTP）只发作一次，治疗成功将不再复发。少数 1/3 的患者在初次发作治疗恢复后 1 年内随时复发。

表 32.1 血栓性血小板减少性紫癜（TTP）的临床类型

家族性（先天性，复发性）

获得性特发性（约 1/3 复发）

药物：噻吩并吡啶相关

　　噻氯匹定（Ticlid）

　　氯吡格雷（Plavix）

类似于 TTP（或 HUS 溶血性尿毒症综合征）的血栓性微血管病

药物

　　丝裂霉素

　　环孢素，他克莫司

　　奎宁

　　联合化疗；吉西他滨

全身放射

骨髓/干细胞移植

实体器官移植

在罕见的家族性或遗传性 TTP 中，每 3~4 周会周期性发作，这也被称作慢性复发性 TTP，常见于婴幼儿和儿童[8~10]。部分家族性 TTP 患者在以后的生活中只是偶尔发作。

在过去数年中，两种结构相似的血小板功能抑制剂噻氯匹定（Ticlid）[11,12]和氯吡格雷（Plavix）[13]在部分病例中可诱发 TTP。这两种药物的不同之处只在于一个羧甲基基团，但均可抑制血小板的二磷酸腺苷（adenosine diphosphate，ADP）受体位点，常用于抑制动脉血小板血栓形成。部分 HIV-1 病毒感染者也可出现 TTP。

丝裂霉素 C、奎宁、环孢霉素、FK506（他克莫司）联合化疗，吉西他滨全身放疗均可诱发血栓性微血管病[14~23]，常发生在暴露数周或数月后[20]。临床症状通常更像是溶血尿毒症性综合征（HUS，详见下文）。因各种疾病而接受骨髓和（或）造血干细胞移植也是 TTP 的常见原因[20]。血栓性微血管病还可见于实质性器官移植的患者（如肾、肝、心、肺）[22]，各种类型器官移植的患者常使用环孢霉素和（或）他克莫司抑制免疫功能。

TTP 可见于妊娠的任何阶段，但常见于妊娠晚期[24-26]，而 HUS 常发生于产后[27-31]。妊娠期间发生 HUS 常与肠出血性大肠杆菌产生的志贺毒素[33]所致的腹泻[32]有关。

病因和病理生理学

TTP 的早期血管病变几乎仅有血小板血栓，没有血管周围炎症或其他明显的血管壁病变的证据[34,35]。大多数器官中可见到微血管闭塞，常见的有脑、心、脾、肾、胰、肾上腺。在某些病例中，肺和眼也有受累。

病理组织学和临床研究结果表明，在多个器官微循环几乎同时出现潜在可逆的血小板黏附和（或）聚集引起器官缺血和血小板减少。1985 年 Asada 及其同事的免疫组化研究[34]显示 TTP 血栓由大量的 VWF 和少量的纤维蛋白原和（或）纤维蛋白组成，这也证实了 1982 年初次发现的 VWF 参与下微血管血小板的附着和（或）聚集为特征的某些类型 TTP[9]。

VWF 与 ADAMTS-13（VWF 裂解酶）

VWF 单体（分子量 280kD）通过二硫键连接成数百万道尔顿大小的多聚体[36]。VWF 多聚体在巨核细胞和内皮细胞中形成，并储存于血小板的 α-颗粒和内皮细胞的 Weibel-Palade 小体。大多数血浆中的 VWF 多聚体来源于内皮细胞。不论是内皮细胞还是血小板生成的 VWF 多聚体，均比正常血浆中的多聚体大[36]。与血浆中最大的 VWF 多聚体相比，这些超大的 VWF（ULVWF）更有效的与血小板 GPIb-IX-V 受体的 GPIba 部位结合[37-38]。在离体实验中[38-39]，当流体剪切力增加时，ULVWF 多聚体首先与 GPIba 受体结合[37]，随后激活血小板整合素 aIIbb3（GPIIb-IIIa 复合物），诱导血小板附着和聚集。由血管内皮细胞逆行分泌后，ULVWF 多聚体被内皮下的胶原蛋白俘获，从而最大限度地增强 VWF 介导的血小板黏附于血管损伤和内皮细胞脱落引起的内皮下暴露组织。在正常血浆中存在一种高效的"处理活动"[9,40]可以阻止这种黏附，ULVWF 多聚体也从持续的血流中顺行分泌入血。

VWF 的这种"处理活动"在 1982 年首先被描述[9]，现已证明是正常血浆中存在的一种特殊的血管性血友病因子金属蛋白裂解酶（ADAMTS），可以裂解循环中的 ULVWF 多聚体[8,41,42]。该酶作用于 ULVWF 多聚体易感 A2 结构域 842 位的络氨酸和 843 位的蛋氨酸之间的肽键，使之裂解为 VWF 单体[43-45]。ADAMTS 家族具有相似的结构[46,47]，共有 18 位成员，按照发现时间的先后顺序，该 ADAMTS 是家族中的第 13 位。ADAMTS-13 是一个解聚素和金属蛋白酶，包含 8 个血栓黏合素-1 样区域。更精确地说，血浆 ADAMTS-13 有 reprolysin 类型的金属蛋白酶氨基末端、一个解聚素结构域、一个血栓黏合素-1 样结构域、一个包含精氨酸-甘氨酸-天冬氨酸（RGD）的富半胱氨酸结构域、一个间隔区、另外 7 个血栓黏合素-1 样结构域，羧基末端两个不同的 CUB 类型的结构域（图 32.2）。CUB 域包含相似的多肽序列：补体 C1r/C1s、海胆胚胎蛋白质 EGF、骨形态发生蛋白-1[48]。

ADAMTS-13 是一种依赖 Zn^{2+} 和 Ca^{2+} 的糖基化蛋白质，由染色体 9q34 编码，分子量 190kD，其由内皮细胞（主要）[49,50]和肝星状细胞[51-53]产生。血浆 ADAMTS-13 活性可被强大的二价阳离子螯合剂乙二胺四乙酸（EDTA）抑制。在体外测定该酶的活性时通常用较弱的二价阳离子螯合剂柠檬酸进行抗凝[8,41-47,54,55]。

ULVWF 多聚体从受刺激的内皮细胞串珠状分泌时被 ADAMTS-13 裂解（图 32.3）[56,57]。ULVWF 多聚体串珠可能会与同时分泌于 Weibel-Palade 小体的 P-选择素分子锚定于内皮细胞膜[58]。促炎因子、肿瘤坏死因子（TNF-α）、白细胞介素-8（IL-8）和 IL-6（与 IL-6 受体形成复合物）[59]及志贺毒素（将在 HUS 章节中讨论）均可刺激内皮细胞释放 ULVWF 多聚体。ADAMTS-13 羧基端的一个重复的 CUB 结构域以及沿其长度排列的一个或多个血栓素黏合素结构域可以调节同为内皮细胞分泌的 ADAMTS-13 与 ULVWF 多聚体的结合[60-62]。具体来说，ADAMTS-13 酶可在流动条件下附着于 ULVWF 多聚体单体中的 A3 结构域[56]，然后裂解毗邻的 A2 结构域的 842 位的络氨酸和 843 位

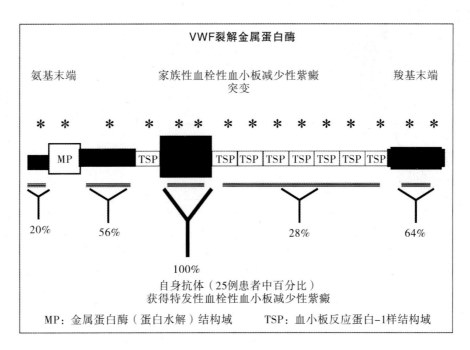

图 32.2　ADAMTS-13 主要结构（血浆 VWF 裂解酶）* 家族 TTP 患者突变位点，影响 ADAMTS-13 分泌和功能酶结构以上。25 例获得性特发性 TTP 患者抗特定结构域的多克隆自身抗体比例显示是在酶结构以下

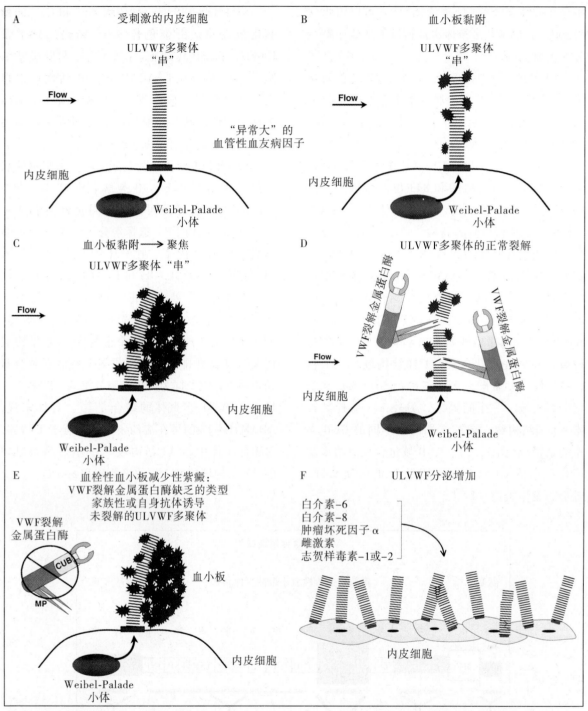

图32.3　ADAMTS 切开，较大的 ULVWF 多聚体可能的机制：A. 内皮细胞激活导致长链 ULVWF 分泌；B. 血流中的血小板立即与 ULVWF 黏附；C. 另外的血小板聚焦在初始黏附的血小板周围；D. 正常个体血流中有充足的 ADAMTS－酶以迅速切开 ULVWF－血小板长链；E. ADAMTS－13 酶缺乏或极低活性个体不能及时裂解 ULVWF，未裂解的 ULVWF 导致血小板聚集活化，TTP 可能由于 ADAMTS－13 分泌不足或者 ADAMT－13 基因突变导致其活性降低引起，或者是获得性自身抗体介导 ADAMF－13 活性降低；F. ADAMT－13 活性低的患者由于细胞因子或毒素激活 ULVWF，导致 TTP 加重

的蛋氨酸之间的肽键（图 32.4）。在流体剪切力作用下，部分脱落的 ULVWF 多聚体能够像 ULVWF 裂解酶一样增强 ADAMTS－13 与 ULVWF 的结合[45,57]。血小板 GPIb 与 VWF A1 结构域结合使相邻的 A2 结构域变构，更易被 ADAMTS－13 水解[63]。这也许可以解释随 ULVWF 分

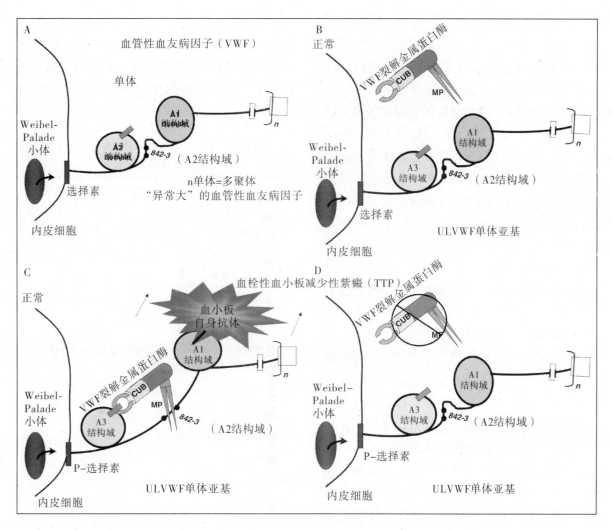

图 32.4　ADAMTS－13 裂解 ULVWF 可能的机制：A. 激活的内皮细胞分泌式 ULVWF 多聚体中的一个亚基 Weibet-Palade 体分泌，选择素分子导致 ULVWF 多聚体锚定在内皮上；B. 正常个体中有足量 ADAMTS－B；C. 血流中的血小板黏附在长链 ULVWF 上，血小板黏附在 ULVWF 单聚体亚基 A_1 结构域，导致临近肽键暴露。ADAMTS－13 可能通过 CUB 结构域 ULVWF 多聚体 A_3 结构域相连并切开邻近肽键，形成较小的 VWF 不导致血流中血小板聚集黏附；D. ADAMTS－13 缺乏或严重低估活性的 TTP 患者不能及时裂解 ULVWF 多聚体

泌自内皮细胞的 ADAMTS－13，直到血小板与 ULVWF 黏附后才发挥裂解作用。

　　自 1980 年起，ULVWF 不能降解就被怀疑与家族性和获得性 TTP 或个体易感性相关（图 32.3，图 32.4）[9,64]。在 1997 至 1998 年的关键性试验证实了这个假设。1997 年，4 例慢性复发性 TTP 患者被发现血浆 ADAMTS－13 分泌不足[8]。没有发现酶活性抑制，所以这个不足以被认为是酶的寿命或功能异常。次年，更常见的获得性特发性 TTP 的发病机制被阐明[41,42,65]。获得性特发性 TTP 患者在急性发作期血浆 VWF－裂解蛋白酶活性很低或缺如。然而，在恢复期活性常恢复至正常。在 1997 至

1998 年的研究中使用的血浆检测是"非生理性"，然而具有创新性和启发性。在 1998 年的报道中，IgG 自身抗体对该酶的拮抗可能是导致大多数获得性特发性 TTP 患者蛋白酶活性缺乏的原因[41,42,65]。对短暂免疫失调以及 VWF 裂解酶的选择性抗原定位的解释尚不明了。

　　大多数家族性 TTP 患者不论处于急性发作期或之后，其血浆 ADAMTS－13 活性小于正常值的 5%～10%（假如近期没有输注血浆）。获得性特发性 TTPADAMTS－13 活性小于 5%～10% 仅发生在急性发作期或急性发作期之后的一段时间[7,41,42,65,66]。ADAMTS－13 活性严重不足使分泌自内皮细胞的 ULVWF 聚合物串珠不

能够被裂解（图 32.3，图 32.4）[57]，导致 UL-VWF 形成长串珠[57]。这种锚定可能由 P 选择素分子介导，P 选择素分子具有多个跨膜区域，与 ULVWF 同时从内皮细胞的 Weibel-Palade 小体分泌（P 选择素分子分泌后主要附着在细胞膜上）[58]。血液中流动的血小板通过 GPIba 受体黏附于未裂解的 ULVWF 多聚体串珠[57]（血小板不会黏附于循环中 ULVWF 多聚体裂解后形成的小 VWF[36]）。随后更多的血小板，可能由活化的膜整合素 aIIbb3（GPIIb-Ⅲa）复合物介导，聚集于 ULVWF 串珠，形成血小板血栓堵塞血管（图 32.3）[56,57]。

家族性 TTP 患者 ADAMTS-13 活性常缺如或严重下降[8,68,69]，基因研究显示位于 9q34 的两个 ADAMTS-13 基因均发生纯合子或双杂合子突变（表 32.2）[7,25,66,70,71]。已探明家族性 TTP 基因在部分区域发生突变，编码不同蛋白质（图 32.2）[7,25,66,70,71]。对家族性 ADAMTS-13 活性严重降低的病例，TTP 常自婴幼儿或儿童时期即有发作。部分病例在数年内可能不会明显加重（如初次妊娠期间）[25,72]。近期研究表明，体内 ADAMTS-13 对自血管内皮细胞分泌的 ULVWF 多聚体的活性可能会超过体外测量（非生理）的血浆酶的活性。此外，雌激素或促炎细胞因子[59]诱导的内皮细胞分泌更多的 ULVWF 多聚体可能使血浆 ADAMTS-13 严重缺乏的患者 TTP 发作（图 32.3）。

在一些 ADAMTS-13 少于 5%~10% 的婴幼儿和家族性慢性复发性 TTP 发作的新生儿，其主要表现之一是短暂或渐进的肾衰竭[73]。这些患者临床表现类似于 Schulman 等在 1960 年[9,74]和 Upshaw 在 1978 年[9,75]描述的两个儿童，所以这些儿童有时也被称为 Upshaw-Schulman 综合征患者。

大多数获得性特发性 TTP 患者在初次发作及其后的每次复发期间，ADAMTS-13 活性极低甚至没有[41,42,65]（表 32.2）。ADAMTS-13 活性常在首次或周期性复发恢复之后逐渐升高。通过目前可用的非生理性技术，在 44%~94% 的患者中可检测到抑制血浆 ADAMTS-13 活性的 IgG 抗体（可能是自身抗体）[25,41,42,65,76,77]。

这些结果显示获得性特发性 TTP 患者或短暂或间断复发的免疫调节缺陷与 ADAMTS-13 的或短暂或间断复发性缺乏相关。对少部分噻氯匹定或氯吡格雷相关的 TTP 患者，抗体也抑制 ADAMTS-13 活性[13,78]。

表 32.2 TTP：由内皮细胞分泌的 ULVWF 多聚体的不充分裂解

VWF 裂解金属蛋白酶（ADAMTS-13）血浆活性"无（或 <5%~10%）"
家族性（先天性）TTP（通常为"慢性复发"）：
ADAMTS-13 产生、功能或存活的严重缺陷双杂合或纯合突变
获得特发性 TTP（"突然出现"）：
ADAMTS-13 功能或存活的严重缺陷
自身抗体（通常为 IgG）在 44%~94% 的 ADAMTS-13 缺陷患者中可检测到
类型
瞬态单集
经常性（不规则间隔）
噻氯匹定，氯吡格雷
HIV 感染或艾滋病
妊娠

目前还不知道是否有这样两种病例：短暂且严重的 ADAMTS-13 缺乏或没有检测到拮抗该酶作用的抗该酶作用的抗体的获得性 TTP 患者的生存率。也许，某些患者未能检测到自身抗体也反映了当前检测系统敏感度有限。

在最近的一项包含 25 例获得性 TTP 患者的研究[79]中发现，多克隆 ADAMTS-13 抗体的抗原表位目标通常包含富半胱氨酸和（或）间隔区序列。在这个研究中，大约 2/3 患者的 CUB 结构域是其他自身抗体的抗原靶位（图 32.2）。

自身抗体抑制 ADAMTS-13 活性或降低其寿命。通常在初次发作的 1 年内[25]，23%~44% 的获得性特发性 TTP 患者会复发[25,76,80,81]。这些复发患者通常为慢性特发性 TTP 合并 ADAMTS-13 严重不足，其不足常归咎于可抗 ADAMTS-13 自身抗体的存在[25]。

在极少数病例中，妊娠相关性 TTP 发作已被证明是由于自身抗体对抗 ADAMTS-13[25]所致。在此后的妊娠期间复发的风险尚有争议，估计可能的概率（每个女性）为26% ~ 73%[25]。

根据现有的、非正常生理状态下得到的数据，正常成年人血浆 ADAMTS - 13 活性为50% ~ 178%。在肝脏疾病、弥漫性恶性肿瘤、慢性消耗[82]和感染状态，以及妊娠和新生儿中[83]，其活性常低于正常。除产后明显发作的 TTP 外[25,76]，大多数家族性或获得性特发性 TTP 患者，在上述状态时 ADAMTS - 13 活性一般不会出现极端低值（小于 5% ~ 10%的正常值）。

其　他

获得性特发性 TTP 女性发病率约为男性的2 倍。发病年龄为 20 ~ 60 岁，没有种族差异或季节倾向，病例非常罕见。大多数获得性特发性 TTP 患者急性发作时没有可识别的相关风险因素。妊娠期间或产后发作仅占小部分[24~26]。Neame[84]认为免疫调节异常可能为其病因。大多数特发性 TTP 患者，一种特殊的免疫调节缺陷——抗 ADAMTS - 13 自身抗体的"逃逸"——可能是疾病发作的基础。

对急性特发性 TTP 患者，部分病例可见巨噬细胞和（或）淋巴细胞活化[85,86]，由此支持免疫系统可能参与急性特发性 TTP 发作。也有研究显示在这些患者中，IL - 1、IL - 6、可溶性 IL - 2 受体、TNF-α、转化生长因子 - β（TGF - β）水平升高。还有一个报告，患者缺乏 HLA - II 类抗原，DR53 可能更易患血栓性微血管病[87]。

特发性 TTP 可能与自身免疫性疾病或其他异常免疫应答相关，包括 SLE[88]、自身免疫性"特发性"血小板减少性紫癜[89]，以及获得性免疫缺陷综合征（acquired immunodeficiency syndrome，AIDS）[90~92]。

治　疗

Byrnes 和 Khurana 在 1977 年声明通过输注新鲜冰冻血浆或冷上清（缺乏 VWF 的冷沉淀、纤维蛋白原、纤维连接蛋白和 IgM 的血浆）可以阻止或逆转 TTP 复发。在 1985 年，对家族性慢性复发性 TTP 患者输注新鲜冰冻血浆或冷上清[40,94]或（1994 年）用经溶剂和（或）去污剂处

理的血浆[10]观察中发现患者可以恢复对 UL-VWF 的处理。这些血浆制品包含功能活跃的 ADAMTS - 13，并且是单独有效的（一到数个单位）。对 ADAMTS - 13 数量不足或功能缺陷家族性 TTP 患者（表 32.3）[7,8,41,42,69]，可以使用该疗法，不需要血浆置换[41,42]。

表 32.3　TTP：ADAMTS - 13 缺陷类型

家族性 TTP（ADAMTS - 13 突变；通常为慢性复发）： 　单独输注血浆（或冷冻上清液）（约每 2 ~ 4 周一次）
获得性特发性 TTP（ADAMTS - 13 自身抗体）： 　血浆（或冷冻上清液）交换（血浆置换血浆输注）（每天）
获得性特发性 TTP 的其他治疗方法： 　糖皮质激素 　输血：RBC（根据需要） 　血小板仅用于紧急出血，手术或侵入性手术 　禁用阿司匹林 　利妥昔单抗（B 淋巴细胞上的抗 CD20） 　脾切除 环磷酰胺，长春新碱，环孢素? 未来：重组 ADAMTS - 13?

ULVWF：异常大的 VWF

部分患者仅需每 3 周输注正常的 ADAMTS - 13 即可防止 TTP 发作，其原因尚不明确。输注的 ADAMTS - 13 血浆半衰期相对较长（大约 2d）[69]。功能半衰期可能更长，因为 ADAMTS - 13 结合和裂解一个又一个自内皮细胞分泌的串珠状 ULVWF[56,62]。

成年以及部分年长幼儿 ADAMTS - 13 不足的获得性特发性 TTP 需要每天进行血浆置换（表 32.3）。血浆置换包含血浆净化（可能去除循环中 ULVWF - 血小板串珠；细胞因子可刺激内皮细胞释放 ULVWF 的激素或其他物质；抗 ADAMTS - 13 的自身抗体）和输注 FFP 或冷上清（含未被抑制的 ADAMTS - 13）。在完全缓解前即使跳过一天也可能导致快速复发。每天多次血浆置换（或输入数倍的血浆）没有更好的效果。

在初始治疗时可按 30mL/（kg·d）输入正常的 FFP，直到进行血浆置换治疗。血浆置换越早越好，但常需要数小时的时间。对于获得性特发性 TTP，单纯血浆输入效果不如血浆置换[95]，并且可能导致容量超负荷。TTP 患者出现昏迷、心力衰竭、重度肾功能不全时需要尽快开始血浆置换。80%±10% 的 ADAMTS-13 严重不足的获得性特发性 TTP 患者使用 FFP 或冷上清进行血浆置换后得以存活一段时间[25,95,96]。

从长期来看血浆置换疗法对 ADAMTS-13 自身抗体浓度较低的患者效果优于自身抗体滴度高的[81,97,98]。当前技术尚难以精确测定自身抗体滴度。ADAMTS-13 自身抗体的生成与血浆置换相关，可能在以下情况被抑制：高浓度的糖皮质激素[96]、4~8 周剂量的利妥昔单抗（B 细胞 CD20 分子的单克隆抗体）[99-102]、利妥昔单抗结合环磷酰胺[20,103]、环孢霉素（可能）[31,104]，或（最彻底的）脾切除术（表 32.3）[105-107]。

TTP 恢复后通常不伴有持久的、明显的器官损害[95,96]；然而，通过仔细的测试可发现一些认知功能的障碍[25]。几乎所有 TTP 的复发均可通过血液涂片和（或）计数和 LDH 测量快速识别。

TTP 发作的患者如果正在服用噻氯吡啶或氯吡格雷或其他可疑药物（如丝裂霉素、环孢菌素、奎宁），应立刻停止服用这些药物。

虽然成年 TTP 发作患者不使用糖皮质激素也可恢复，部分患者单独使用糖皮质激素治疗也可恢复[96]。在 Bell 及其他同事研究的基础上[96]，对所有初发或复发的 TTP 成年患者进行糖皮质激素-联合血浆置换治疗可能是明智的，除非有明显的禁忌证。糖皮质激素的有效作用，反映了自身免疫可能参与发病机制（如糖皮质激素可能抑制抗 ADAMTS-13 的自身抗体）。Bell 及其他同事[96]建议诊断后立即静脉注射氢化可的松 200mg/d，直到患者康复。

根据血红蛋白水平和溶血程度可以考虑输注红细胞。在以下情况可能需要输注血小板：血小板计数非常低且有①出血（如胃肠出血）成为主要问题，②接受手术或侵入性操作可能出现严重出血，③CT 或 MRI 显示颅内出血，否则考虑到可能致使中枢神经系统微循环血栓形成加剧，不应该输入血小板[35,108]。

Bell 等的研究还提示在患者完全缓解（如神经功能正常，血小板计数 150 000~200 000/mL，血红蛋白水平逐渐升高，血清 LDH 水平正常）后，血浆置换应该至少持续 3d 以上[96]，以免不完全反应迅速复发，这是比血库组织[109]更积极的建议。然后停止血浆置换，逐渐降低糖皮质激素用量直到数周后停止。外周血裂红细胞增多症逐渐减少并持续数天，所以不可以作为缓解的可靠指标[110]。数天或数周的渐少或间歇性血浆置换，不能给患者带来额外益处。血小板计数应该常规监测以发现早期复发。如果 TTP 复发，应重复先前诱导缓解的治疗方案（如糖皮质激素和血浆交换）。

对于某些被证明是复发的获得性特发性 TTP 患者，其中大多数在初次发作一年内会复发[25]。另外一些不会在初次发作的数月或数年后复发。一项包含少量患者的小型研究显示，脾切除术可能有助于控制频繁发作[105]。

在治疗期间部分有效或恶化的患者，血浆置换应该持续数天或更长时间以达到完全缓解。在这样的病例中，可能出现肝素相关的血小板减少（heparin-associated thrombocytopenia，HIT）或细菌感染（如从血浆置换导管）。治疗期间如果出现血小板减少，日益降低趋于正常的 LDH 没有伴随升高，则很可能出现 HIT。对后一种情况，任何肝素的应用均应禁止（包括为保持静脉通道或内置管通畅，透析期间，漂浮导管尖端）。尚不清楚进行血浆置换、禁止使用肝素之外，其他治疗是否必要（如水蛭素，阿加曲班）。在缺乏对照证据的情况下，额外使用水蛭素或阿加曲班可能是过于危险的。

对部分获得性特发性 TTP 患者一线治疗可能无效。如果用 FFP 或冷上清血浆置换、糖皮质激素、利妥昔单抗均无效或不完全有效时可加用其他治疗（表 32.3）。这些其他治疗措施包括：加用长春新碱[111]，长春新碱可以解聚血小板微栓或可能可以改变血小板表面的 GPIb-IX-V 或 GPⅡb/Ⅲa 受体对 VWF 的活性；脾切除[107]；加用其他免疫抑制剂（如硫唑嘌呤[40]、环磷酰胺[103]、环孢霉素[104])抑制 ADAMTS - 13 自身抗体产生,对血小板重度减低的患者阿司匹林可能加重出血[112]。

如果成年患者的鉴别诊断中包括高度可疑的 TTP,应该立即为其行血浆输注和(或)置换治疗,直至明确诊断。

未来可能的治疗方式

190kD 大小的 ADAMTS - 13 分子序列已被测定,并且已经从人血清中部分提纯[43,46,47]。重组的活化 ADAMTS - 13 也已经研制成功[113],在不久的将来有望通过昆虫、哺乳类或细菌大量合成。因此,纯化或重组的 ADAMTS - 13 有望用于治疗 TTP,也可能合成活化重组的对 ADAMTS - 13 自身抗体具有较弱亲和力的片段,这在获得性特发性 TTP 的治疗中可能有效[53]。

产科特殊问题

可能是因为雌激素的作用,在妊娠期间血浆 VWF 增加。同时,ADAMTS - 13 逐渐降低,可能是由于其连接于内皮细胞受雌激素刺激代偿性增加 ULVWF 串珠的分泌。因此,先天性在 ADAMTS - 13 生成、功能或维持其存在有缺陷的产妇在妊娠期间可能出现 TTP。有时候,在这些家族性 ADAMTS - 13 缺陷的易感女性中可能在第一次妊娠期间发作 TTP。家族性 TTP 患者在随后的妊娠中也很可能复发。定期输注 FFP(包含 ADAMTS - 13)可能是预防复发的必要措施。

通常来说,妊娠期间 TTP 发作(通常在分娩期间,但也不是绝对)可能是因为母体含有抗 ADAMTS - 13 的自身抗体。这种逃避免疫调控的特定的抗 ADAMTS - 13 可能是一种罕见的与妊娠相关的免疫异常改变的结果。只有少数在妊娠期间明显的获得性 TTP 发作患者有被测量出血浆 ADAMTS - 13 活性和(或)抑制滴度。大多数患者 ADAMTS - 13 显著降低或缺如,极少数可以通过目前不完善的检测系统检测出抑制剂(可能是自身抗体)。

幸运的是,妊娠相关 ADAMTS - 13 自身抗体介导的 TTP 母亲患者娩出的婴幼儿没有异常。这意味着母体 ADAMTS - 13 自身抗体不能透过胎盘屏障进入胎儿循环引起新生儿 TTP。

在获得性特发性 TTP(ADAMTS - 13 自身抗体)发作后妊娠期间,不论是 'out-of-the-blue' TTP 或前一次妊娠期间,复发 TTP 的风险在一些病例数少的研究报告中差别很大[24 - 26],在可获得的研究的基础上,此前发作过的获得性特发性 TTP 患者妊娠期间的复发风险高度不可信。在获得更多的临床和实验室观察并解决问题之前,可考虑以下建议。

方案一

随着妊娠进展,大多数女性血浆 ADAMTS - 13 进行性降低。因此 TTP 发作后妊娠是非常危险的,应该避免。含雌激素的避孕药也应该避免,因为雌激素可促进 ULVWF 自内皮细胞分泌。妊娠期间雌激素水平大量升高(以及 ADAMTS - 13 下降),曾经有 TTP 发作的妊娠女性外源性雌激素更应该避免。如果女性患者在前一次 TTP 发作有复杂的治疗过程(如长期血浆置换过程;对血浆成分的低血压免疫反应[114,115];静脉通路感染;HITT 或任何其他与治疗相关的危及生命的疾病),方案一更安全,当然更可取。

方案二

如果此前有过发作,且已经妊娠(特别是前一次发作是由妊娠引起),那么应该测定血细胞计数和(或)涂片和血清 LDH 水平,确定基础值。从妊娠中期开始每两周复查,在妊娠晚期每周复查。测定血浆 ADAMTS - 13 的基础水平,妊娠中期每两周,妊娠晚期每周复查也是有益的。快速可靠的实验室检查目前尚不能够进行(不过很快会改善)。到主要的医疗中心就诊是明智的。如果血小板进行性减少,出现裂红细胞增多症,LDH 升高或 ADAMTS - 13 降至正常值的 10%,应该立即血浆输注或置换(特别是可检测到 ADAMTS - 13 抑制剂时)。胎儿应该尽快娩出(阴道分娩或剖宫产),分娩方式取决于胎龄和母体状况。

其他血栓性微血管病

部分患者出现血栓性微血管病的特征性临床表现,但是没有明显的相关病因或血浆 AD-

AMTS - 13 缺乏(至少是目前可检测到的)[76,80,81,116,117]。与严重的 ADAMTS - 13 缺乏相比,这类患者病死率更高,其病因尚不明确。在这些患者中,测定血浆 ADAMTS - 13 活性之前输注包含 ADAMTS - 13 的血制品,会使之与 ADAMTS - 13 缺乏的任何可能的关系蒙上阴影[25]。

无论是骨髓和(或)干细胞移植相关的血栓性微血管病,或腹泻相关的溶血尿毒综合征(产志贺毒素肠出血性大肠杆菌所造成),通常与血浆 ADAMTS - 13 活性缺乏或严重减少相关[12,41,80,118,119]。一些化疗和(或)移植相关的血栓性微血管病患[15]VWF 异常的原因尚不明确。

鉴别诊断

初步诊断应包括回顾血细胞计数和外周血涂片及其他的实验室检查(LDH、肌酐、凝血酶原时间、活化部分凝血活酶时间、D - 二聚体、纤维蛋白原、直接 Coombs 试验)。在 HUS、DIC、先兆子痫和(或)子痫、HELLP 综合征(先兆子痫相关的溶血性贫血、肝酶升高和血小板降低)、恶性高血压、严重的血管炎、血小板减少、裂红细胞增多症溶血和 LDH 增高,与高血压和肾衰竭相关的硬皮病、Evans 综合征(并发自身抗体介导的血小板减少和直接 Coombs 试验阳性的免疫性溶血)、人工心脏瓣膜故障以及服用可卡因都可以出现血小板减少,裂红细胞增多症溶血和 LDH 升高[7,120]。肝素诱导的血小板减少症和(或)血栓形成(HITT),从而导致进行性血小板减少和血栓形成,通常不伴有裂红细胞增多症。

在所有的上述疾病中,只有家族性和获得性特发性 TTP 与血浆 ADAMTS -13 严重降低或缺如相关。

溶血尿毒症性综合征(HUS)

50% ~70% 的 TTP 患者微循环中血小板黏附和(或)聚集于未裂解的 ULVWF 串珠,可使各器官包括大脑缺血或梗死[95,96]。1955 年 Gasser 及其同事[121]首次报道,与之密切相关的溶血尿毒症性综合征(hemdyfic-uremicic syndrome,HUS)主要是在肾小球内皮细胞的血小板黏附和(或)聚集和纤维蛋白聚合物形成,引起肾缺血。对 HUS 患者,血小板减少、红细胞破碎和 LDH 增高等表现较少出现极端值。然而,TTP 患者的器官功能障碍的多变性(包括 50% ~75% 患者出现轻度到重度的肾功能异常)[95]和 HUS 患者复杂的肾外表现,使两者之间难以鉴别[7,57,95,96,122]。更甚者,TTP 和 HUS 的临床表现有时候与相同的基础条件有关(如移植、化疗、全身放疗)。

临床特征,实验室检查,病因,病理生理

HUS 表现为血小板减少、急性肾衰竭、裂红细胞增多症血管内溶血性贫血和血清 LDH 升高的三联症。HUS,肾衰竭比 TTP 严重,且常需要移植。少尿、无尿、慢性肾衰竭和高血压使 HUS 更为复杂,而在 TTP 发作恢复期的患者是罕见的。虽然 HUS 血小板血栓常见于肾,但也可见于其他脏器[7,122,123]。尤其是在儿童,HUS 之前常常有出血性肠炎引起的产毒素大肠杆菌(例如 O157:H7)或志贺氏菌[7,122,124,125]。肠出血性大肠杆菌分泌的志贺毒素(Stx)- 1 和志贺毒素 - 2 可以导致腹泻相关的 HUS。这个相对常见的功能紊乱特征为肾小球微血管栓塞、急性肾衰竭、低血小板症、血管内溶血性贫血、血浆 VWF 抗原升高,血浆 ADAMTS - 13 活性在一个广泛的正常范围。这个发现也许能够部分解释为什么血浆输注和(或)置换效果不甚理想[7,12,41]。

最近研究发现[126]Stx - 1 和 Stx - 2 刺激人类内皮细胞包括肾小球微血管内皮细胞大量迅速释放 ULVWF。大量正常血小板迅速黏附和(或)聚集于分泌的 ULVWF 串珠,在 Stx - 1 和 Stx - 2 存在的条件下,ADAMTS - 13 降解速度变慢。该研究显示与腹泻相关的 HUS,Stx 介导的 ULVWF 串珠形成及伴随的 ADAMTS - 13 对 ULVWF - 血小板的降解,可以解释最初的血小板黏附于肾小球内皮细胞上。这一发现可解释腹泻相关的 HUS,肾小球微血管的闭塞和急性

肾衰竭与消耗性血小板减少相关[126]。

家族性 TTP 常见复发，1/3 获得性特发性 TTP 出现真正的复发（不是不完全缓解，简短干预治疗期间出现的单次延迟性发作[96]）、而腹泻相关的 HUS 常为单次发作。

然而某些患者是家族性和复发性类型。这些患者（常为小儿）血浆补体调节蛋白、H 因子，可能明显低于正常，其结果是补体替代途径一旦刺激引起补体成分 3（C3）过度激活[127,128]。另一个补体替代途径 C3 控制物——膜辅助因子蛋白（membrane cofactor protein，MCP），或 C3b 受体 - 裂解酶缺乏，会导致类似的临床综合征[129]。

当成人输注（有时持续数周或数月）丝裂霉素、环孢素，骨髓或器官移植，全身放疗，吉西他滨或多个化疗药物出现的血栓性微血管病更可能是 HUS 而非 TTP[20,130,131]。血浆 AD-AMTS - 13 水平在一个宽泛的正常水平，其病理生理学尚不清楚[7,119]。

如果过度的微血管血小板黏附和（或）聚集是全身和广泛的，尤其涉及中枢神经系统，这种疾病通常被称为“TTP”。如果血小板黏附和（或）聚集（和继发纤维蛋白的形成）主要涉及肾脏，被认为是“HUS”。“TTP”患者肾脏严重受累或“HUS”合并肾外表现使两者之间界限模糊。这种情况将持续直至临床实验室能提供快速、可靠测定血浆 ADAMTS - 13 的活性。Furlan 及其同事于 1998 年最初报道确诊为 TTP 的患者 ADAMTS - 13 活性通常很低或缺如，而获得性特发性 HUS 在正常水平（或接近正常）[12,65,66]。更快速和精确的实验室检查可能最终区分这两种疾病。

治　疗

志贺毒素引起的 HUS 无论是血浆输注还是血浆置换都不是一贯有效的[7]。应立即停止使用任何可能诱发疾病的药物。病因未明的血栓性微血管病使用血浆置换效果欠佳[7,20]。最近的研究表明后者部分病例通过血浆置换可能缓解[76]。因此，应当适时开始每天血浆置换，并持续足够时间来确定其有效性。有报道一些器官移植后 HUS 样微血管栓塞的患者使用血浆置换和静脉输入 IgG 有效[131,132]。1986 年的一个报道中指出，伴有丝裂霉素 C 暴露的血栓性微血管病，血浆对金黄色葡萄球菌 A 蛋白吸附是有用的[134]。

HELLP 综合征

1922 年 Stahnke[135] 首先描述了一种严重子痫，溶血性贫血和血小板减少的现象。Pritchard 等[136] 随后报道了另外 3 例，并表明免疫因素可能是子痫前期和（或）子痫和血液学异常的原因。最初被称为水肿 - 蛋白尿 - 高血压妊娠中毒症 B 类型[137]，1982 年 Weinstein 将这种威胁生命的先兆子痫和（或）子痫并发症命名为“HELLP 综合征”（H - 溶血性贫血，EL - 肝酶升高，LP - 血小板降低）[138]。

临床特征

HELLP 综合征的发生率在妊娠女性中约为 5‰[139]，在妊娠合并先兆子痫 4% ～12%，妊娠合并子痫 30% ～50%。15% 最终诊断为 HELLP 综合征的女性没有高血压或蛋白尿[140]。2/3 的患者在妊娠 27～37 周可明确诊断，白种人、多胎妊娠、34 岁以上的女性易发。部分病例在产后 1/3h 到 6d 诊断为 HELLP 综合征（通常在 48h 内[141-143]）。虽然胸腺嘧啶核苷酸纯合子在 677 位的亚甲基四氢叶酸还原酶基因多态性可能是一个先兆子痫危险因素，但不是 HELLP 综合征的危险因素[144]。V 因子莱登变异或纤维蛋白原 20210 变异是否是 HELLP 综合征的危险因素尚有争议[145～147]。

大多数（90%）HELLP 综合征患者有全身乏力及右上腹或上腹部疼痛；45% ～86% 的患者有恶心或呕吐；55% ～67% 有水肿；31% ～50% 有头痛和一些视觉变化，少部分有视觉改变。发热是非典型的，85% 患有高血压[140]。

实验室检查

54% ～86% 的患者外周血象中可以看到符

合微血管病性溶血性贫血的裂红细胞增多[140]。网状红细胞增多，结合珠蛋白水平降低表明血管内溶血[148,149]，往往在产后 24 ~ 48h 恢复到正常[149]。

血清 LDH 水平大大高于正常。LDH5（LDH 的同工酶，由肝分泌）比例随先兆子痫的严重程度成比例的升高[150]。LDH 升高更可能是由于肝脏的损害而不是血管内溶血[149]。血清天冬氨酸转氨酶（AST）和丙氨酸转氨酶（ALT）水平可提高 100 倍，而碱性磷酸酶和总胆红素升高通常不明显。大多数患者，升高的肝酶在产后 3 ~ 5d 恢复到基线值[140]。

血小板减少的严重程度已被用于预测母亲的发病率和死亡率、产后康复速度、复发风险、围生期结局和是否需要血浆置换。按照密西西比三重分类系统，血小板计数低于 50 000/μL（13% 的出血发生率）归为 1 级；50 000 ~ 100 000/μL（8% 的出血发生率）归为 2 级；大于 100 000/μL（不增加出血风险）归为 3 级[142,143]。"1 级"HELLP 综合征的患者围生期发病率和死亡率最高，产后恢复最慢[143]。Thiagarajah 等[151]发现血小板减少与肝酶升高之间有直接关系，但对基础肝脏异常的患者没有该联系[152]。

骨髓穿刺和（或）活检发现丰富的巨核细胞，这符合消耗性血小板减少的表现（血小板寿命降至 3 ~ 5d[143]）。在产后 23 ~ 29h，血小板计数降至最低，6 ~ 11d 后恢复正常[142,143]。

PT 常在正常范围，aPTT 可能正常或延长。虽然纤维蛋白原水平不一定降低，但其他增加凝血和继发性纤溶的指标可能是阳性的，包括蛋白 C 和 AT Ⅲ 降低，D - 二聚体和凝血酶 - AT Ⅲ 升高[153]。

部分患者肝脏超声检查显示肝脏不规则增大，部分区域回声增强[154]。肝活检可能显示汇管区坏死或局灶性坏死，纤维蛋白沉积在血窦和血管微血栓。随着病情的发展，大片坏死可以融合和破入肝包膜，产生包膜下血肿或肝破裂[139]。

病因和发病机制

正常妊娠滋养细胞在 10 ~ 12d 侵入蜕膜，并在 16 ~ 22 周再次侵入。这些特化的胎盘上皮细胞取代子宫螺旋动脉的内皮细胞并插入动脉肌鞘膜，从而增加血管直径（减少阻力）。因此，螺旋动脉重塑为包含胎儿和母体细胞的高流量和（或）低阻力的血管，缓冲母体血液循环的血管收缩剂对血流的影响[155]。先兆子痫妊娠滋养细胞第二波侵入蜕膜失败，不能够完全穿透子宫螺旋动脉，可能是因为胎盘发育期间，合胞素介导的细胞融合不足[156]。因此，胎盘灌注不良可能释放包括可溶性 FMS 样酪氨酸激酶 - 1（可溶性血管内皮生长因子受体 - 1），抗血管生成蛋白等因子。抗血管生成蛋白结合于胎盘生长因子和血管内皮生长因子（vascular endothelia dysfunction factor，VEGF），并阻止其与内皮细胞受体的相互作用。其结果可能使血管内皮功能障碍[157]与血管张力增加，前列环素和（或）血栓素的比例改变，血小板黏附和（或）聚集增强。凝血酶生成可能会过多，进一步加强激活凝血级联反应，全身血小板和纤维蛋白聚合物沉积在毛细血管，加重血小板聚集、血小板减少和多器官微血管栓塞。微血管栓塞可能是微血管病性溶血性贫血，酶从缺血性组织释放引起肝细胞损伤或坏死的原因[139]。

在一项研究[158]中发现，ADAMTS - 13 活性在所有 HELLP 综合征患者中（中度，31% 正常值）较健康产妇（71%）或非妊娠女性（101%）均有降低，HELLP 综合征患者恢复后 ADAMTS - 13 活性恢复正常（115%），而大多数 TTP 患者严重降低或缺如。HELLP 综合征未检出灭活的抗 ADAMTS - 13 自身抗体，这也是与特发性获得性 TTP 的不同之处。VWF 抗原水平在 HELLP 综合征研究中高于正常妊娠女性，可能是因为在 HELLP 综合征中内皮受损或被过度刺激所致。HELLP 综合征患者循环中未发现 ULVWF 多聚体[158,159]，而这在原发性 TTP（部分特发性获得性 TTP）中是常见的。

治 疗

治疗包括静脉使用硫酸镁预防子痫发作、控制高血压、维持水及电解质平衡、输注红细胞和（或）血小板，必要时对小于 34 周的胎儿使用促进肺成熟的倍他米松，并考虑快速分娩[143]。即刻分娩的适应证包括母体或胎儿窘迫，HELLP 症状和体征恶化，以及大多数情况下孕龄大于 32 周[140]。60%～97% 的产妇在全身麻醉下行剖宫产，如果母亲和胎儿情况允许，也可考虑引产和阴道分娩。产后刮宫是否有助于降低平均动脉压、增加尿量和血小板计数尚无定论[143,160]。

有报道称在产前和产后辅助性应用地塞米松和血浆置换治疗 HELLP 综合征[142,161,162]。有研究认为地塞米松(每 12h10mg)可以增加尿量、血小板计数，降低 AST 和 LDH，促进分娩和降低新生儿发病率和死亡率[142]，不影响产后感染率。为了防止肝酶升高(包括 LDH)，血小板减少和少尿复发，建议分娩后继续使用至少 2d[143]。不是所有的研究结果都是积极的，Fonseca 等[161]在一项包含 132 例女性的前瞻性双盲研究中认为，安慰剂对照的临床试验中发现使用地塞米松不能获益。类固醇组患者产前每 12h 静脉注射 10mg 地塞米松，产后再给予 3 个 10mg 剂量的地塞米松。安慰剂组用药时间与此相同。主要的指标是住院时间，其他参数评估实验室和临床参数恢复时间，以及并发症发生率。地塞米松组平均住院时间没有明显改变(6.5d *vs.* 8.2d，*P* = 0.37)，两组患者的血小板计数(危险比 HR 1.2，CI 0.8～1.8)，LDH(HR 0.6，95% CI 01.～1.1)，AST(HR 0.6，95% CI 0.4～1.1)恢复时间或并发症发生率没有明显差异。这些结果在妊娠期间和产后相似。Matchaba 和 Moodley[162]于 2004 年在 Cochrane Library 发表了一个回顾性分析。他们纳入了 5 项研究(*n* = 170)，包含 3 项产前和 2 项产后。4 项研究患者被随机接受标准治疗或地塞米松，一项比较地塞米松和倍他米松，主要指标包括由于胎盘早剥、肺水肿或肝血肿破裂所致的产妇死亡率没有显著差异。次要指标包括使用地塞米松治疗的血小板计数增加倾向超过 48h，住院时间[加权均数差(weighted mean difference，WMD)－ 4.50d，95% CI － 7.13～－ 1.87]和平均分娩时间(41 ± 15h，对照组 15 ± 4.5，*P* = 0.006 8)缩短，均具有显著统计学

意义。

呼吸窘迫综合征，需要机械通气支持。颅内出血，坏死性小肠结肠炎和 5min Apgar 小于 7 分所致的围生期发病率和死亡率没有区别。地塞米松组平均出生体重显著高于对照组(WMD247.00；95% CI 65.41～428.59)。这些作者得出的结论是，在 5 个研究的基础上，没有足够的证据确定 HELLP 综合征辅助使用类固醇是否降低孕产妇及围产儿死亡率，或主要的孕产妇和围产儿并发症发生率。

产前血浆置换不能阻止或逆转 HELLP 综合征的发生，然而围生期血浆置换可以减少出血的并发症。分娩后 72～96h 产妇没有改善则应考虑血浆置换。5% 的 HELLP 综合征患者通常是初产妇或年龄不超过 20 岁[142,143]。对严重的肝血肿破裂或全肝坏死的病例最终可能需要肝移植[163]。

虽然大部分患者产后 24～48h 病情稳定，但仍有 3%～5% 的死亡率。1980 年以前母亲死亡率高达 25%，常见死因为颅内血肿、心跳呼吸骤停、DIC 呼吸窘迫综合征和缺血缺氧性脑病[139]。其他并发症包括感染、胎盘早剥、产后出血、腹腔内出血、肺水肿、视网膜脱落、发作后皮质盲、低血糖性昏迷、肝包膜下血肿破裂(发生率大约 50%)[140,164]。肝包膜下血肿破裂的患者可出现右侧肩部疼痛，并可能出现休克合并有腹水和(或)胸腔积液。肝血肿通常在肝右叶前上。深和反复腹部触诊，抽搐或呕吐更容易出现肝破裂和严重出血。HELLP 综合征肝破裂最安全的治疗是肝脏和腹部包扎，留置引流管持续监测出血，密切关注腹部体征，继续使用和输血或血制品(包括Ⅶa)等支持治疗[165,166]。尝试急诊肝动脉栓塞术或结扎术，肝叶切除术，但与包扎和支持治疗相比结局更差。在某些病例，肝脏大量坏死后全肝关闭，可能须行肝移植[139,143]。

HELLP 综合征的肾脏并发症可能包括一过性肌酐升高、低钠血症、肾源性尿崩症或急性肾衰竭。HELLP 综合征患者胎盘源性的血管升压素酶在肝代谢受损时可能导致肾性尿崩症。血管升压素不足可能是脑垂体后叶抗利尿激素

（加压素）过度降解，"加压素抵抗"造成的[164,167]。小部分患者分娩后肾功能逐渐恶化，可能需要临时或长期的血液透析。

胎儿的发病率和死亡率，曾经从 5% ~ 100%，现在已经下降到 9% ~ 24%[140]。胎儿的并发症通常是由于早产、胎盘早剥、胎儿宫内缺氧或窒息引起。有些婴儿因母亲患有 HELLP 综合征而出现胎儿宫内发育迟缓（IUGR）（39%），约 1/3 有血小板减少，4% 患有严重的血小板减少症的婴儿可出现脑室出血[168]。

高达 27% 的女性在后来的妊娠期间可能复发[139]，既往有 HELLP 综合征早产病史的女性再次妊娠时有 30% 的概率再次伴有妊娠高血压疾病（包括先兆子痫、子痫、妊娠期高血压）[169]。

鉴别诊断

妊娠合并症包括 TTP、HUS、DIC、败血症、结缔组织疾病、抗磷脂抗体综合征、妊娠期急性脂肪肝均需与 HELLP 综合征鉴别。妊娠期急性脂肪肝也可见于妊娠晚期或产后，也可表现为血小板减少和右上腹疼痛。但是急性脂肪肝时血清 ALT 和 AST 水平增加（约 5 倍），PT 和 aPTT 延长。肝活检可见炎症和肝细胞斑片状坏死，小叶中心肝细胞的细胞质中出现特异性脂肪染色。

因可以引起右上腹疼痛和恶心，HELLP 综合征易被误诊为病毒性肝炎、胆绞痛、胃食管反流、胆囊炎和胃溃疡。其他误诊为 HELLP 综合征的包括心肌病、主动脉瘤夹层动脉、急性可卡因中毒、高血压与肾脏疾病、酒精性肝功能障碍[143]。

参考文献

[1] Moschcowitz E. Hyaline thrombosis of the terminal arterioles and capillaries: a hitherto undescribed disease. Proc NY Pathol Soc, 1924, 24: 21 – 24.

[2] Moschcowitz E. An acute febrile pleiochromic anamia with hyaline thrombosis of the terminal arterioles and capillaries. Arch Intern Med, 1925, 36: 89 – 93.

[3] Burns ER, Lou Y, Pathak A. Morphologic diagnosis of thrombotic thrombocytopenic purpura. Am J Hematol, 2004, 75: 18 – 21.

[4] James T, Monto R. Pathology of the cardiac conduction system in thrombotic thrombocytopenic purpura. Ann Intern Med, 1966, 65: 37 – 43.

[5] Bell M, Barnhart J, Martin JM. Thrombotic throbocytopenic purpura causing sudden unexpected deatha series of eight patients. J Forens Sci, 1990, 35: 601 – 613.

[6] Ridolfi R, Hutchins G, Bell WR. The heart and cardiac conduction system in thrombotic thrombocytopenic purpura. A clinicopathologic study of 17 autopsied patients. Ann Intern Med, 1979, 91: 357 – 363.

[7] Moake JL. Thrombotic microangiopathies. N Engl J Med, 2002, 347: 589 – 600.

[8] Furlan M, Robles R, Solenthaler M, et al. Deficient activity of von Willebrand factor-cleaving protease in chronic relapsing thrombotic thrombocytopenic purpura. Blood, 1997, 89: 3097 – 3103.

[9] Moake J, Rudy CK, Troll J, et al. Unusually large plasma factor Ⅷ: von Willebrand factor multimers in chronic relapsing thrombotic thrombocytopenic purpura. N Engl J Med, 1982, 307: 1432 – 1435.

[10] Moake J, Chintagumpala M, Turner N, et al. Solvent/detergent-treated plasma suppresses shear-induced platelet aggregation and prevents episodes of thrombotic thrombocytopenic purpura. Blood, 1994, 84: 490 – 497.

[11] Bennett C, Davidson CS, Raisch DW, et al. Thrombotic thrombo-cytopenic purpura associated with ticlopidine: a review of 60 cases. Ann Intern Med, 1998, 128: 541 – 544.

[12] Tsai HM, Chandler WL, Sarode R, et al. von Willebrand factor and von Willebrand factor-cleaving metalloprotease activity in Escherichia coli 0157: H7-associated hemolytic uremic syndrome. Pediatr Res, 2001, 49: 653 – 659.

[13] Bennett C, Connors JM, Carwile JM, et al. Thrombotic thrombocytopenic purpura associated with clopidogrel. N Engl J Med, 2000, 342: 1773 – 1777.

[14] Atkinson K, Biggs J, Hayes J, et al. Cyclosporin A associated nephrotoxicity in the first 100 days after allogeneic bone marrow transplantation: three distinct syndromes. Br J Haematol, 1983, 54: 59 – 67.

[15] Charba D, Moake J, Harris M, et al. Abnormalities of von Willebrand factor multimers in drug-associated thrombotic microangiopathies. Am J Hematol, 1993, 42: 268 – 277.

[16] Gottschall J. Quinineinduced immune thrombocytopenia associated with hemolytic-uremic syndrome: a new clinical entity. Blood, 1991, 77: 306 – 310.

[17] Humphreys B, Sharman JP, Henderson JM, et al. Gemcitabine-associated thrombotic microangiopathy. Cancer, 2004, 100: 2664 – 2670.

[18] Kojouri K, Vesely SK, George JN. Quinine-associated thrombotic thrombocytopenic-hemolytic uremic syndrome: frequency, clinical features, and long-term outcomes. Ann Intern Med, 2001, 135: 1047 – 1051.

[19] Mach-Pascual S, Samii K, Beris P. Microangiopathic hemolytic anemia complicating FK506 (tacrolimus) therapy. Am J Hematol, 1996, 52: 310 – 312.

[20] MoakeJL, ByrnesJJ. Thrombotic microangiopathies associated with drugs and bone marrow transplantation. Hematol/Oncol Clin North Am, 1996, 10: 485 – 497.

[21] Rabadi SJ, Khandekar JD, Miller HJ. Mitomycin-induced hemolytic uremic syndrome: case presentation and review of literature. Cancer Treat Rep, 1982, 66: 1244 – 1247.

[22] Singh N, Gayowski T, Marino IR. Hemolytic uremic syndrome in solid-organ transplant recipients. Transplant Int,

1996，9：68 - 75.

[23] Venat-Bouvet L，Ly K，Szelag JC，et al. Thrombotic microangiopathy and digital necrosis：two unrecognized toxicities of gemcitabine. Anticancer Drugs，2003，14：829 - 832.

[24] George JN. The association of pregnancy with thrombotic thrombocytopenic purpura-hemolytic uremic syndrome. Curr Opin Hematol，2003，10：339 - 344.

[25] Sadler JE，Moake JL，Miyata T，et al. Recent advances in thrombotic thrombocytopenic purpura. Hematology（Am Soc Hematol Educ Program），2004，407 - 423.

[26] Vesely SK，Li X，McMinn JR，et al. Pregnancy outcomes after recovery from thrombotic thrombocytopenic purpura-hemolytic uremic syndrome. Transfusion，2004，44：1149 - 1158.

[27] Anacleto FE，Cifra CL，Elises JS. Postpartum hemolytic uremic syndrome in a 17-year-old Filipina primigravid. Pediatr Nephrol，2003，18：1283 - 1285.

[28] Dashe JS，Ramin SM，Cunningham FG. The long-term consequences of thrombotic microangiopathy（thrombotic thrombocytopenic purpura and hemolytic uremic syndrome）in pregnancy. Obstet Gynecol，1998，91：662 - 668.

[29] Robson JS，Ruckley VA，MacDonald MK. Irreversible post partum renal failure. A new syndrome. QJ Med，1968，37：423.

[30] Martinez-Roman S，Gratacos E，Torné A，et al. Successful pregnancy in a patient with hemolytic-uremic syndrome during the second trimester of pregnancy. J Reprod Med，1996，41：211 - 214.

[31] Iannuzzi M，Siconol. P，d'AngeliloA，et al. A post-partum hemolytic-uremic-like-syndrome in a patient with pre-eclampsia：description of a clinical case. Transfus Apher Sci，2006，34：11 - 14.

[32] Ribeiro FM，Rocha E，Maccariello E，et al. Early gestational hemolytic uremic syndrome：case report and review of literature. Ren Fail，1997，19：475 - 479.

[33] Banatvala N，Grifin PM，Greene KD，et al. The United States National Progressive Hemolytic Uremic Syndrome Study：microbiologic，serologic，clinical and epidemiologic findings. J Infect Dis，2001，183：1063 - 1070.

[34] Asada Y，Sumiyoshi A，Hayashi T，et al. Immunochemistry of vascular lesions in thrombotic thromocytopenic purpura，with special reference to factor VIII related antigen. Throm Res，1985，38：469 - 479.

[35] Harkness DR，Byrnes JJ，Lian E，et al. Hazard of platelet transfusion in thrombotic thrombocytopenic purpura. JAMA，1981，246：1931 - 1933.

[36] Ruggeri ZM. Developing basic and clinical research on von Willebrand factor and von Willebrand disease. Thromb Haemost，2000，84：147 - 149.

[37] Arya M，Anvari B，Romo GM，et al. Ultra-large multimers of von Willebrand factor form spontaneous high-strength bonds with the platelet GP Ib-IX complex：studies using optical tweezers. Blood，2002，99：3971 - 3977.

[38] Moake JL，Turner NA，Stathopoulos NA，et al. Involvement of large plasma von Willebrand factor（vWF）multimers and unusually large vWF forms derived from endothelial cells in shear stress-induced platelet aggregation. J Clin Invest，1986，78：1456 - 1461.

[39] Moake JL，Turner NA，Stathopoulos NA，et al. Shear-induced platelet aggregation can be mediated by vWF released from platelets，as well as by exogenous large or unusually large vWF multimers，requires adenosine diphosphate，and is resistant to aspirin. Blood，1988，71：1366 - 1374.

[40] Moake JL，Rudy CK，Troll JH，et al. Therapy of chronic relapsing thrombotic thrombocytopenic purpura with prednisone and azathioprine. Am J Hematol，1985，20：73 - 79.

[41] Furlan M，Robles R，Galbusera M，et al. von Willebrand factor-cleaving protease in thrombotic thrombocytopenic purpura and hemolytic-uremic syndrome. N Engl J Med，1998，339：1578 - 1584.

[42] Tsai HM，Lian E. Antibodies of von Willebrand factor cleaving protease in acute thrombotic thrombocytopenic purpura. N Engl J Med，1998，339：1585 - 1594.

[43] Furlan M，Robles R，Lammle B. Partial purification and characterization of a protease from human plasma cleaving von Willebrand factor to fragments produced by in vivo proteolysis. Blood，1996，87：4223 - 4234.

[44] Tsai HM. Physiologic cleavage of von Willebrand factor by a plasma protease is dependent on its confirmation and requires calciumion. Blood，1996，87：4235 - 4244.

[45] Tsai HM，Sussman II，Nagel RL. Shear stress enhances the proteolysis of von Willebrand factor in normal plasma. Blood，1994，83：2171 - 2179.

[46] Fujikawa K，Suzuki H，McMullen B，et al. Purification of von Willebrand factor-cleaving protease and its identification as a new member of the metalloproteinase family. Blood，2001，98：1662 - 1666.

[47] Zheng X，Chung D，Takayama TK，et al. Structure of von Willebrand factor-cleaving protease（ADAMTS13），a metalloprotease involved in thrombotic thrombocytopenic purpura. J Biol Chem，2001，276：41059 - 41063.

[48] Bork P，Beckmann G. The CUB domaina widespread module in developmentally regulated proteins. J Molec Biol，1993，231：530 - 545.

[49] Shang D，Zheng XW，Niiya M，et al. Apical sorting of ADAMTS13 in vascular endothelial cells and Madin-Darby canine kidney cells depends on the CUB domains and their association with lipid rafts. Blood，2006，108（7）：2207 - 2215.

[50] Turner N，Nolasco L，Tao Z，et al. Human endothelial cells synthesize and release ADAMTS - 13. J Thromb Haemost，2006，4：1396 - 1404.

[51] Niiya M，Uemura M，Zheng XW，et al. Increased ADAMTS - 13 proteolytic activity in rat hepatic stellate cells upon activation in vitro and in vivo. J Thromb Haemost，2006，4：1063 - 1070.

[52] Uemura M，Tatsumi K，Matsumoto M，et al. Localization of ADAMTS13 to the stellate cells of human liver. Blood，2005，106：922 - 924.

[53] Zhou W，Inada M，Lee TP，et al. ADAMTS13 is expressed in hepatic stellate cells. Lab Invest，2005，85：780 - 788.

[54] Barbot J，Costa E，Guerra M，et al. Ten years of prophylactic treatment with fresh-frozen plasma in a child with chronic relapsing thrombotic thrombocytopenic purpura as a result of a congenital deficiency of von Willebrand factor-cleaving protease. Br J Haematol，2001，113：649 - 651.

[55] Chung DW，Fujikawa K. Processing of von Willebrand factor by ADAMTS - 13. Biochemistry，2002，41：11065 - 11070.

[56] Dong JF，Moake JL，Bernardo A，et al. ADAMTS - 13 metalloprotease interacts with the endothelial cell-derived ultralarge von Willebrand factor. J Biol Chem，2003，278：29633 - 29639.

[57] Dong JF，Moake JL，Nolasco L，et al. ADAMTS - 13 rapidly cleaves newly secreted ultralarge von Willebrand factor multimers on the endothelial surface under flowing conditions. Blood，2002，100：4033 - 4039.

[58] Padilla A，Moake JL，Bernardo A，et al. P-selctin anchors newly released ultralarge von Willebrand factor multimers to

the endothelial cell surface. Blood, 2004, 103:
2150 – 2156.

[59] Bernardo A, Ball C, Nolasco L, et al. Effects of inflammatory
cytokines on the release and cleavage of the endothelial cell-
derived ultralarge von Willebrand factor multimers under flow.
Blood, 2004, 104: 100 – 106.

[60] Tao Z, Wang Y, Choi H, et al. Peptides from the C-terminal
regions of ADAMTS – 13 specifically block cleavage of ultra-
large von Willebrand factor multimers on the endothelial sur-
face underflow. J Thromb Haemost, 2003, 1 July, Abstract #
OC405 (2003).

[61] Majerus EM, Anderson PJ, Sadler JE. Binding of ADAMTS13 to
von Willebrand factor. J Biol Chem, 2005, 280: 21773 – 21778.

[62] Tao Z, Peng Y, Nolasco L, et al. Recombinant CUB – 1 do-
main polypeptide inhibits the cleavage of ULVWF strings by
ADAMTS13 underflow conditions. Blood, 2005, 106:
4139 – 4145.

[63] Nishio K, Anderson PJ, Zheng XL, et al. Binding of platelet
glycoprotein Ibalpha to von Willebrand factor domain A1
stimulates the cleavage of the adjacent domain A2 by AD-
AMTS13. Proc Natl Acad Sci USA, 2004, 101:
10578 – 10583.

[64] Moake JL, McPherson PD. Abnormalities of von Willebrand
factor multimers in thrombotic thrombocytopenic purpura and
hemolytic-uremic syndrome. Am J Med, 1989, 87:
9N – 15N.

[65] Furlan M, Robles R, Solenthaler M, et al. Acquired deficien-
cy of von Willebrand factor-cleaving protease in a patient with
thrombotic thrombocytopenic purpura. Blood, 1998, 91:
2839 – 2846.

[66] Bianchi V, Robles R, Alberio L, et al. Von Willebrand fac-
torcleaving protease (ADAMTS13) in thrombotic thrombocy-
topenic disorders: a severely deficient activity is specific for
thrombotic thrombocytopenic purpura. Blood, 2002, 100:
710 – 713.

[67] Bernardo A, Ball C, Nolasco L, et al. Platelets adhered to
endothelial cell-bound ultra-large von Willebrand factor strings
support leukocyte tethering and rolling under high shear
stress. J Thromb Haemost, 2005, 3: 562 – 570.

[68] Allford SL, Harrison P, Lawrie AS, et al. Von Willebrand
factor-cleaving protease in congenital thrombotic thrombocyto-
penic purpura. Br J Haematol, 2000, 111: 1215 – 1222.

[69] Furlan M, Robles R, Morselli B, et al. Recovery and half-life
of von Willebrand factor-cleaving protease after plasma therapy
in patients with thrombotic thrombocytopenic purpura. Thromb
Haemost, 1999, 81: 8 – 13.

[70] Levy GA, Nichols WC, Lian EC, et al. Mutations in a mem-
ber of the ADAMTS gene family cause thrombotic thrombocy-
topenic purpura. Nature, 2001, 413: 488 – 494.

[71] Pimanda JE, Maekawa A, Wind T, et al. Congenital throm-
botic thrombocytopenic purpura in association with a mutation
in the second CUB domain of ADAMTS13. Blood, 2004,
103: 627 – 629.

[72] Furlan M, Lammle B. Aetiology and pathogenesis of thrombo-
tic thrombocytopenic purpura and the haemolytic syndrome:
the role of von Willebrand factor-cleaving protease. Best Pract
Res Clin Haematol, 2001, 14: 437 – 454.

[73] Veyradier A, Obert B, Haddad E, et al. Severe deficiency of
the specific von Willebrand factor-cleaving protease (AD-
AMTS 13) activity in a subgroup of children with atypical he-
molytic uremic syndrome. J Pediatr, 2003, 142: 310 – 317.

[74] Schulman I, Pierce M, Lukens A, et al. Studies on thrombo-
poiesis. I. A factor in normal human plasma required for

platelet production; chronic thrombocytopenia due to its defi-
ciency. Blood, 1960, 16: 943 – 957.

[75] Upshaw JD Jr. Congenital deficiency of a factor in normal plas-
ma that reverses microangiopathic hemolysis and thrombocyto-
penia. N Engl J Med, 1978, 298: 1350 – 1352.

[76] Vesely SK, George JN, Lammle B, et al. ADAMTS13 activity
in thrombotic thrombocytopenic purpura-hemolytic uremic syn-
drome: relation to presenting features and clinical outcomes in
a prospective cohort of 142 patients. Blood, 2003, 102: 60 –
68.

[77] Veyradier A, Girma JP. Assays of ADAMTS – 13 activity. Se-
min Hematol, 2004, 41: 41 – 47.

[78] Tsai HM, Rice L, Sarode R, et al. Antibody inhibitors to von
Willebrand factor metalloproteinase and increased von Wille-
brand factor-platelet binding in ticlopidine-associated throm-
botic thrombocytopenic purpura. Ann Intern Med, 2000,
132: 794 – 799.

[79] Klaus C, Plaimauer B, Studt J, et al. Epitope mapping of
ADAMTS13 autoantibodies in acquired thrombotic thrombocy-
topenic purpura. Blood, 2004, 103 (12): 4514 – 4519.

[80] Veyradier A, Obert B, Houllier A, et al. Specific von Wille-
brand factor-cleaving protease in thrombotic microangiopa-
thies: a study of 111 cases. Blood, 2001, 98: 1765 – 1762.

[81] Zheng XL, Kaufman RM, Goodnough LT, et al. Effect of
plasma exchange on plasma ADAMTS13 metalloprotease acti-
vity, inhibitor level, and clinical outcome in patients with idi-
opathic and nonidiopathic thrombotic thrombocytopenic purpu-
ra. Blood, 2004, 103 (11): 4043 – 4049.

[82] Oleksowicz L, Bhagwati N, DeLeon-Fernandez M. Deficient
activity of von Willebrand's factor-cleaving protease in patients
with disseminated malignancies. Cancer Res, 1999, 59:
2244 – 2250.

[83] Mannucci PM, Canciani MT, Forza I, et al. Changes in
health and disease of the metalloprotease that cleaves von
Willbrand factor. Blood, 2001, 98: 2730 – 2735.

[84] Neame PD. Immunologic and other factors in thrombotic throm-
bocytopenic purpura (TTP). Semin Thromb Hemost, 1980, 6:
416 – 429.

[85] Wada H, Kaneko T, Ohiwa M, et al. Plasma cytokine levels
in thrombotic thrombocytopenic purpura. Am J Hematol,
1992, 40: 167 – 170.

[86] Zauli G, Gugliotta L, Catani L, et al. Increased serum levels
of transforming growth factor beta – 1 in patients affected by
thrombotic thrombocytopenic purpura (TTP): its implications
on bone marrow haematopoiesis. Br J Haematol, 1993, 84:
381 – 386.

[87] Joseph G, Smith KJ, Hadley TJ, et al. HLA-DR53 protects
against thrombotic thrombocytopenic purpura/adult hemolytic
uremic syndrome. Am J Hematol, 1994, 47: 189 – 193.

[88] Nesher G, Hanna VE, Moore TL, et al. Thrombotic microan-
giographic hemolytic anemia in systemic lupus erythematosus.
Semin Arthritis Rheum, 1994, 24: 165 – 172.

[89] Zacharski LR, Lusted D, Glick JL. Thrombotic thrombocyto-
penic purpura in a previously splenectomized patient. Am J
Med, 1976, 60: 1061 – 1063.

[90] Leaf AN, Laubenstein LJ, Raphael B, et al. Thrombotic
thrombocytopenic purpura associated with human immunodefi-
ciency virus type 1 (HIV – 1) infection. Ann Intern Med,
1988, 109: 194 – 197.

[91] Nair JM, Bellevue R, Bertoni M, et al. Thrombotic thrombo-
cy-topenic purpura in patients with the acquired immunodefi-
ciency syndrome (AIDS)-related complex. A report of two ca-
ses. Ann Intern Med, 1988, 109: 209 – 212.

[92] Yospur LS, Sun NC, Figueroa P, et al. Concurrent thrombotic thrombocytopenic purpura and immune thrombocytopenic purpura in an HIV-positive patient: case report and review of the literature. Am J Hematol, 1996, 51: 73 – 78.

[93] Byrnes JJ, Khurana M. Treatment of thrombotic thrombocytopenic purpura with plasma. N Engl J Med, 1977, 297: 1386 – 1389.

[94] Frangos JA, Moake JL, Nolasco L, et al. Cryosupernatant regulates accumulation of unusually large vWF multimers from endothelial cells. Am J Physiol, 1989, 256: H1635 – 44.

[95] Rock GA, Shumak KH, Buskard NA, et al. Comparison of plasma exchange with plasma infusion in the treatment of thrombotic thrombocytopenic purpura. N Engl J Med, 1991, 325: 393 – 397.

[96] Bell WR, Braine HG, Ness PM, et al. Improved survival in thrombotic thrombocytopenic purpura-hemolytic-uremic syndrome clinical experience in 108 patients. N Engl J Med, 1991, 325: 398 – 403.

[97] Tsai HM. High titers of inhibitors of von Willebrand factor-cleaving metalloproteinase in a fatal case of acute thrombotic thrombocytopenic purpura. Am J Hematol, 2000, 65: 251 – 255.

[98] Tsai HM, Li A, Rock G. Inhibitors of von Willebrand factor-cleaving protease in thrombotic thrombocytopenic purpura. Clin Lab, 2001, 47: 387 – 392.

[99] Chemnitz J, Draube A, Scheid C, et al. Successful treatment of severe thrombotic thrombocytopenic purpura with the monoclonal antibody rituximab. Am J Hematol, 2002, 71: 105.

[100] Gutterman LA, Kloster B, Tsai HM. Rituximab therapy for refractory thrombotic thrombocytopenic purpura. Blood Cells Mol Dis, 2002, 28: 385.

[101] Reff M, Carner K, Chambers K, et al. Depletion of B cells in vivo by a chimeric mouse human monoclonal antibody to CD20. Blood, 1994, 83: 435 – 445.

[102] Tsai HM, Shulman K. Rituximab induces remission of cerebral ischemia caused by thrombotic thrombocytopenic purpura. Eur J Haematol, 2003, 70: 183 – 185.

[103] Zheng X, Pallera AM, Goodnough LT, et al. Remission of chronic thrombotic thrombocytopenic purpura after treatment with cyclophosphamide and rituximab. Ann Intern Med, 2003, 138: 105 – 108.

[104] Cataland SR, Jin M, Zheng XL, et al. An evaluation of cyclosporine alone for the treatment of early recurrences of thombotic thrombocytopenic purpura. J Thromb Haemost, 2006, 4 (5): 1162 – 1164.

[105] Crowther MA, Heddle N, Hayward CPM, et al. Splenectomy done during hematologic remission to prevent relapse in patients with thrombotic thrombocytopenic purpura. Ann Intern Med, 1996, 125: 294 – 296.

[106] Kremer Hovinga JA, Studt JD, Demarmels Biasuitti F, et al. Splenectomy in relapsing and plasma-refractory acquired thrombotic thrombocytopenic purpura. Haematologica, 2004, 89: 320 – 324.

[107] Thompson CE, Damon LE, Ries CA, et al. Thrombotic microangiopathies in the 1980s: clinical features, response to treatment, and the impact of the human immunodeficiency virus epidemic. Blood, 1992, 80: 1890 – 1895.

[108] Gordon LI, Kwaan HC, Rossi EC. Deleterious effects of platelet transfusions and recovery thrombocytosis in patients with thrombotic microangiopathy. Semin Hematol, 1987, 24: 194 – 201.

[109] Bandarenko N, Brecher ME. United States Thrombotic Thrombocytopenic Purpura Apheresis Study Group (US TTP ASG): multicenter survey and retrospective analysis of current efficacy of therapeutic plasma exchange. J Clin Apher, 1998, 13: 133 – 141.

[110] Egan JA, Hay SN, Brecher ME. Frequency and significance of schistocytes in TTP/HUS patients at the discontinuation of plasma exchange therapy. J Clin Apher, 2004, 19: 165 – 167.

[111] Gutterman LA, Stevenson TD. Treatment of thrombotic thrombocytopenic purpura with vincristine. JAMA, 1982, 247: 1433 – 1436.

[112] Rosove MH, Ho WG, GoldfingerD. Ineffectiveness of aspirin and dipyridamole in the treatment of thrombotic thrombocytopenic purpura. Ann Intern Med, 1982, 96: 27 – 33.

[113] Plaimauer B, Zimmerman K, Volkel D, et al. Cloning, expression, and functional characterization of the von Willebrand factor-cleaving protease (ADAMTS13). Blood, 2002, 100: 3626 – 3632.

[114] Howard MA, Williams LA, Terrell DR, et al. Complications of plasma exchange in patients treated for clinically suspected thrombotic thrombocytopenic purpura-hemolytic uremic syndrome. Transfusion, 2006, 46 (1): 154 – 156.

[115] Reutter JC, Sanders KF, Brecher ME, et al. Incidence of allergic reactions with fresh frozen plasma or cryosupernatant plasma in the treatment of thrombotic thrombocytopenic purpura. J Clin Apher, 2001, 16: 134 – 138.

[116] Mori Y, Wada H, Gabazza EC, et al. Predicting response to plasma exchange in patients with thrombotic thrombocytopenic purpura with measurement of vWF-cleaving protease activity. Transfusion, 2002, 42: 572 – 580.

[117] Raife T, Atkinson B, Montgomery R, et al. Severe deficiency of VWF-cleaving protease (ADAMTS13) activity defines a distinct population of thrombotic microangiopathy patients. Transfusion, 2004, 44: 146 – 150.

[118] Elliott MA, NicholsWL Jr, Plumhoff EA, et al. Posttransplantation thrombotic thrombocytopenic purpura: a single-center experience and a contemporary review. Mayo Clin Proc, 2003, 78: 421 – 430.

[119] van derPlas RM, Schiphorst ME, Huizinga EG, et al. von Willebrand factor proteolysis is deficient in classic, but not in bone marrow transplantation-associated thrombotic thrombocytopenic purpura. Blood, 1999, 93: 3798 – 3802.

[120] Volcy J, Nzerue CM, Oderinde A, et al. Cocaine-induced acute renal failure, hemolysis, and thrombocytopenia mimicking thrombotic thrombocytopenic purpura. Am J Kidney Dis, 2000, 35: E3.

[121] Gasser C, Gautier E, SteckA, et al. [Hemolytic-uremic syndrome: bilateral necrosis of the renal cortex in acute acquired hemolytic anemia.]. Schweiz Med Wochenschr, 1955, 85: 905 – 909.

[122] Moake JL. Haemolytic-uremic syndrome: basic science. Lancet, 1994, 343: 393 – 397.

[123] Kaplan BS, ProesmansW. The hemolytic uremic syndrome of childhood and its variants. Semin Hematol, 1987, 24: 148 – 160.

[124] Karmali MA. Infection by Shiga toxin-producing Escherichia coli: an overview. Mol Biotechnol, 2004, 26: 117 – 122.

[125] Karmali MA, Petric M, Lim C, et al. The association between idiopathic hemolytic uremic syndrome and infection by verotoxin-producing Escherichia coli. J Infect Dis, 1985, 151: 775 – 782.

[126] Nolasco L, Turner NA, Bernardo A, et al. Hemolytic uremic syndrome-associated Shiga toxins promote endothelial-cell secretion and impair ADAMTS13 cleavage of unusually large

von Willebrand factor multimers. Blood, 2005, 106: 4199 - 4209.

[127] Bonnardeaux A, Pichette V. Complement dysregulation in haemolytic uraemic syndrome. Lancet, 2003, 362: 1514 - 1515.

[128] Warwicker P, Goodship TH, Donne RL, et al. Genetic studies into inherited and sporadic hemolytic uremic syndrome. Kidney Int, 1998, 53: 836 - 844.

[129] Fremeaux-Bacchi V, Dragon-Durey MA, Blouin J, et al. Complement factor I: a susceptibility gene for atypical haemolytic uraemic syndrome. J Med Genet, 2004, 41: e84.

[130] Byrnes JJ, Moake JL. Thrombotic thrombocytopenic purpura and the hemolytic-uremic syndrome: evolving concepts of pathogenesis and therapy. Clin Haematol, 1986, 15: 413 - 442.

[131] Moake JL. Haemolytic-uraemic syndrome: basic science. Lancet, 1994, 343: 393 - 397.

[132] Banerjee D, Kupin W, Roth D. Hemolytic uremic syndrome after multivisceral transplantation treated with intravenous immunoglobulin. J Nephrol, 2003, 16: 733 - 735.

[133] Gatti S, Arru M, Reggiani P, et al. Successful treatment of hemolytic uremic syndrome after liver-kidney transplantation. J Nephrol, 2003, 16: 586 - 590.

[134] Korec S, Schein PS, Smith FP, et al. Treatment of cancer-associated hemolytic-uremic syndrome with staphylococcal protein A immunoperfusion. J Clin Oncol, 1986, 4: 210 - 215.

[135] E, S. Über das Verhalten der Blutplättchen bei Eklampsie. Zentralbl Gynäkol, 1922, 46: 391.

[136] Pritchard JA, Weisman RJ, Ratnoff OD, et al. Intravascular hemolysis, thrombocytopenia and other hematologic abnormalities associated with severe toxemia of pregnancy. N Engl J Med, 1954, 250: 89 - 98.

[137] Goodlin RC, Cotton DB, Haesslein HC. Severe edema-proteinuria-hypertension gestosis. Am J Obstet Gynecol, 1978, 132: 595 - 598.

[138] Weinstein L. Syndrome of hemolysis, elevated liver enzymes, and low platelet count: a severe consequence of hypertension in pregnancy. Am J Obstet Gynecol, 1982, 142: 159 - 167.

[139] Rahman TM, Wendon J. Severe hepatic dysfunction in pregnancy. QJM, 2002, 95: 343 - 357.

[140] Rath W, Faridi A, Dudenhausen JW. HELLP syndrome. J Perinat Med, 2000, 28: 249 - 260.

[141] Sibai BM, Ramadan MK, Usta I, et al. Maternal morbidity and mortality in 442 pregnancies with hemolysis, elevated liver enzymes, and low platelets (HELLP syndrome). Am J Obstet Gynecol, 1993, 169: 1000 - 1006.

[142] Magann EF, Bass D, Chauhan SP, et al. Antepartum corticosteroids: disease stabilization in patients with the syndrome of hemolysis, elevated liver enzymes, and low platelets (HELLP). Am J Obstet Gynecol, 1994, 171: 1148 - 1153.

[143] Magann EF, Martin JNJ. Twelve steps to optimal management of HELLP syndrome. Clin Obstet Gynecol, 1999, 42: 532 - 550.

[144] Zusterzeel PL, Visser W, Blom HJ, et al. Methylenetetrahydrofolate reductase polymorphisms in pre-eclampsia and the HELLP syndrome. Hypertens Pregn, 2000, 19: 299 - 307.

[145] Benedetto C, Marozio L, Salton L, et al. Factor V Leiden and factor II G20210A in preeclampsia and HELLP syndrome. Acta Obstet Gynecol Scand, 2002, 81: 1095 - 1100.

[146] Bozzo M, Carpani G, Leo L, et al. HELLP syndrome and factor V Leiden. Eur J Obstet Gynecol Reprod Biol, 2001,

95: 55 - 58.

[147] Krauss T, Augustin HG, Osmers R, et al. Activated protein C resistance and factor V Leiden in patients with hemolysis, elevated liver enzymes, low platelets syndrome. Obstet Gynecol, 1998, 92: 457 - 460.

[148] Marchand A, Galen RS, vanLente F. The predictive value of serum haptoglobin in hemolytic disease. JAMA, 1980, 243: 1909 - 1911.

[149] Wilke G, Rath W, Schutz E, et al. Haptoglobin as a sensitive marker of hemolysis in HELLP-syndrome. Int J Gynaecol Obstet, 1992, 39: 29 - 34.

[150] Shukla PK, Sharma D, Mandal RK. Serum lactate dehydrogenase in detecting liver damage associated with pre-eclampsia. Br J Obstet Gynaecol, 1978, 85: 40 - 42.

[151] Thiagarajah S, Bourgeois FJ, Harbert G, et al. Thrombocytopenia in preeclampsia: associated abnormalities and management principles. Am J Obstet Gynecol, 1984, 150: 1 - 7.

[152] Barton JR, Riely CA, Adamec TA, et al. Hepatic histopathologic condition does not correlate with laboratory abnormalities in HELLP syndrome (hemolysis, elevated liver enzymes, and low platelet count). Am J Obstet Gynecol, 1992, 167: 1538 - 1543.

[153] de Boer K, Buller HR, ten Cate JW, et al. Coagulation studies in the syndrome of haemolysis, elevated liver enzymes and low platelets. Br J Obstet Gynaecol, 1991, 98: 42 - 47.

[154] Thomas EA, Copplestone JA, Dubbins PA, et al. The radiologist cries " HELLP "!. Br J Radiol, 1991, 64: 964 - 966.

[155] Zhou Y, McMaster M, Woo K, et al. Vascular endothelial growth factor ligands and receptors that regulate human cytotrophoblast survival are dysregulated in severe preeclampsia and hemolysis, elevated liver enzymes, and low platelets syndrome. Am J Pathol, 2002, 160: 1405 - 1423.

[156] Knerr I, Beinder E, Rascher W. Syncytin, a novel human endogenous retroviral gene in human placenta: evidence for its dysregulation in preeclampsia and HELLP syndrome. Am J Obstet Gynecol, 2002, 186: 210 - 213.

[157] Levine RJ, Maynard SE, Qian C, et al. Circulating angiogenic factors and the risk of preeclampsia. N Engl J Med, 2004, 350: 672 - 683.

[158] Lattuada A, Rossi E, Calzarossa C, et al. Mild to moderate reduction of a von Willebrand factor cleaving protease (ADAMTS - 13) in pregnant women with HELLP microangiopathic syndrome. Haematologica, 2003, 88: 1029 - 1034.

[159] Thorp JMJ, White G, Moake JL, et al. von Willebrand factor multimeric levels and patterns in patients with severe preeclampsia. Obstet Gynecol, 1990, 75: 163 - 167.

[160] Schlenzig C, Maurer S, Goppelt M, et al. Postpartum curettage in patients with HELLP-syndrome does not result in accelerated recovery. Eur J Obstet Gynecol Reprod Biol, 2000, 91: 25 - 28.

[161] Fonseca JE, Mendez F, Catano C, et al. Dexamethasone treatment does not improve the outcome of women with HELLP syndrome: a double-blind, placebo-controlled, randomized clinical trial. Am J Obstet Gynecol, 2005, 193 (5): 1591 - 1598.

[162] Matchaba P, Moodley J. Corticosteroids for HELLP syndrome in pregnancy. Cochrane Database of Systematic Reviews, 2004, Issue 1. Art. No.: CD002076.

[163] Erhard J, Lange R, Niebel W, et al. Acute liver necrosis in the HELLP syndrome: successful outcome after orthotopic liver transplantation. A case report. Transpl Int, 1993, 6:

179 - 181.

[164] Reubinoff BE, Schenker JG. HELLP syndrome - a syndrome of hemolysis, elevated liver enzymes and low platelet count - complicating preeclampsia-eclampsia. Int J Gynaecol Obstet, 1991, 36: 95 - 102.

[165] Smith LG Jr, Moise KJ Jr, Dildy GA 3rd, et al. Spontaneous rupture of liver during pregnancy: current therapy. Obstet Gynecol, 1991, 77 (2): 171 - 175.

[166] Merchant SH, Mathew P, Vanderjagt TJ, et al. Recombinant factor Ⅶ in management of spontaneous subcapsular liver hematoma associated with pregnancy. Obstet Gynecol, 2004, 103 (5 Pt 2): 1055 - 1058.

[167] Yamanaka Y, Takeuchi K, Konda E, et al. Transient postpartum diabetes insipidus in twin pregnancy associated with HELLP syndrome. J Perinat Med, 2002, 30: 273 - 275.

[168] Harms K, Rath W, Herting E, et al. Maternal hemolysis, elevated liver enzymes, low platelet count, and neonatal outcome. Am J Perinatol, 1995, 12: 1 - 6.

[169] vanPampus MG, Wolf H, Mayruhu G, et al. Long-term follow-up in patients with a history of (H) ELLP syndrome. Hypertens Pregn, 2001, 20: 15 - 23.

第33章 内分泌急症

简 介

育龄阶段的女性内分泌功能紊乱很常见，因此妊娠期也常见。内分泌器官的功能失调可能导致孕产妇生理发生很大变化，可能影响孕妇—胎盘—胎儿单位。早发现及逐步正确治疗这些异常情况会改善母婴的转归。本章综述产科常见的内分泌急症的管理：糖尿病酮症酸中毒、甲状腺功能紊乱、嗜铬细胞瘤、肾上腺危象和甲状旁腺功能的改变。

糖尿病酮症酸中毒

近几年，约3%~5%的产科死亡患者为糖尿病患者，其中15%继发于糖尿病酮症酸中毒（diabetic ketoacidosis，DKA）[1]，由于对危重患者护理质量的提高，以及及时的识别和治疗，死于DKA的产妇下降到1%甚至更少[2]。不幸的是，婴儿的死亡率没有下降到这一水平。尽管对母体的积极治疗和围生期对新生儿护理质量的提高，研究发现单一的DKA引起的婴儿死亡率为10%~25%[3,4]。

孕妇偏向于发展为DKA的因素包括加速饥饿感、脱水、继发于妊娠相关的呕吐的能量的减少摄入、缓冲量下降（代偿性呼吸性碱中毒）、压力，胰岛素抵抗增加的因素有人胎盘催乳激素、催乳素、皮质醇[5]。DKA最常见的诱因是感染（病毒或细菌占30%）和患者违规使用胰岛素，剂量不足（30%），其他少见的因素为胰岛素泵失效和未足月产使用的药物［糖皮质激素，有和（或）无β-肾上腺素受体激动剂］[6-8]。在一个系列研究中，11例患者有7例由于食物入量减少和低血糖水平减少了其的胰岛素用量[9]。此外，Montoro等[4]记录的20例新诊断为糖尿病的患者，有6例合并DKA。

Cullen及其助手[9]在一个回顾性研究中，11例孕妇在10年前被诊断为DKA，其中4例孕妇的初始血糖低于200mg/dL，其DKA的诱因是孕妇恶心和呕吐，是妊娠剧吐或病毒性肠胃炎导致的胃肠功能失调引起的。由于持续的恶心、呕吐，这些患者不仅减少了能量的摄取而且减少了胰岛素的剂量。然而，我们应该记住重要的一点，当一个胰岛素依赖型糖尿病患者由于恶心、呕吐导致血糖<200mg/dL，并不一定排除其DKA的潜在风险。在这些条件下，应该开始评估其发展为DKA的潜在风险。

妊娠期DKA绝对的或更常见的原因是血清胰岛素水平相对缺乏，与血内过量的拮抗胰岛素分泌的激素有关，尤其是儿茶酚胺、胰高血糖素、皮质醇和生长激素。Kitabchi等[8]回顾过这些原因。与基础水平相比，DKA时儿茶酚胺（700%~800%）、胰高血糖素（400%~500%）、皮质醇（400%~500%）和生长激素（200%~300%）的水平均增加，最终结果是血糖升高和高血糖症。胰高血糖素增加脂肪酸代谢生成酮体，有效降低酮体需要胰岛素。过度的酮血症是由于酮体产生过多和持续的低代谢引起的。

酮体是由β-羟丁酸、乙酰乙酸和丙酮组成，当被释放入母体循环时，其是中等强度的酸。超过血清中碳酸氢盐的缓冲能力后，成为DKA酸中毒的成分。随着氢离子从细胞外移向细胞内，钾离子则由细胞内移向细胞外，结果是细胞内钾储备降低，比血浆水平所指示的更严重。母体通过改变呼吸频率和深度调节排出二氧化碳，最著名的是 Kussmaul 呼吸。结果会导致代偿性呼吸性碱中毒。随着高血糖症和酮血症的增加，血清渗透压增加。此外，高血糖症和酮血症会导致严重的渗透性利尿和重度脱水。低血容量和低血压紧接着出现，外周灌注减少，血乳酸增加，血 pH 进一步下降。结果会形成一个恶性循环，将导致严重脱水，血清渗透压升高，压力和细胞功能失调使拮抗胰岛素分泌的激素释放增加，加重了酸中毒。

渗透性利尿导致大量的自由水丢失，达到 150mL/kg 体重。以一个孕妇为例，体内含有相当于 7~10L 自由水。随着尿中水丢失，电解质也会丢失，尤其是钠、钾、磷。血容量减少和低血压会导致呕吐，也会加速脱水和电解质丢失。最后，呼吸频率的增加也会引起额外的水丢失和脱水。

通常根据临床表现就可以明确诊断，患者会表现为心神不安、呕吐、虚弱或昏睡、多尿、多饮、呼吸急促和脱水的体征（皮肤弹性下降、黏膜干燥、心动过速、低血压）。患者可能主诉发热，被认为是感染引起的。由于外周灌注减少和缺血，患者会感到严重的腹痛，可能被认为是如阑尾炎时的腹内表现。丙酮是高挥发性物质，可以随患者的呼吸排出，是一种典型的水果味。

实验室检查包括血清电解质、渗透压、肌酐、尿素氮、尿蛋白和动脉血气。很显然，血糖会超过 300mg/L，甚至更高。随着血清碳酸氢盐的下降，动脉血气将会被证实是酸中毒的 pH（<7.30）。非挥发性酸的存在会增大阴离子间隙（>12）。最终，血清丙酮浓度会很高（1:2 稀释或更高）。DKA 时酮体的主要成分是 β-羟丁酸，检测酮体存在最常用的方法是亚硝酸盐反应，无论是 β-羟丁酸还是丙酮都会和亚硝酸盐产生同乙酰乙酸一样强烈的反应，因此，酮血症的程度可能会被严重低估。如果可能，应直接测量血浆 β-羟丁酸。随着胰岛素治疗的开始，β-羟丁酸的浓度首先下降并增加向乙酰乙酸转化。相反，随着患者情况的好转亚硝酸盐反应会更严重，但是，患者的血 pH 好

转，阴离子间隙减少，整体的临床情况好转。

为了优化母体或胎儿的转归，快速诊断后立即进行治疗[4]。治疗包括快速纠正血容量的丢失，最初使用胰岛素，如果存在感染给予治疗，仔细监测帮助纠正代谢和电解质异常。留置导尿并将尿进行细菌和敏感性测定。最初的静脉补液为 0.9% NaCl 1000mL/h，至少 2h，静脉输入低渗液如半张的生理盐水（0.45% NaCl）可以迅速降低血清渗透压。若快速输注低渗液，细胞内平衡被打破，将发生细胞肿胀，甚至脑水肿[10]。输注 2L 等张溶液 2h 后，调整输液速度至 250mL/h，类似于渗透性利尿时电解质丢失的速度，血糖控制在 200~250mg/dL。在消退期持续输注等渗盐水可能导致高氯性酸中毒。一旦血糖浓度迅速降至 250mg/dL，应输注 0.45% NaCl 和 5% 葡萄糖液，防止血糖过快下降。在第一个 24h 应输注总输液量的约 75%，其余的 25% 在接下来的 24~48h 内输完。除非是重度脱水和心力衰竭，总的液体丢失应该是 100mL/kg 实际体重。

DKA 是由于胰岛素绝对或相对不足引起的，为了纠正已发生的代谢异常，开始使用胰岛素治疗是非常重要的。胰岛素治疗方案为最初血管内给予负荷剂量，然后持续静脉滴注。应避免肌肉或皮下注射胰岛素，可能会发生分布不足[8]。最初的负荷剂量为 10U 左右的常规胰岛素（0.1U/kg），持续滴注速度为 0.1U/（kg·h）。应每小时测血糖一次，血糖浓度应逐步下降，避免渗透压迅速下降引起水移向细胞内。合适的目标速度为每小时下降 50~75mg/dL，如果第一个 2h 内血糖下降速度低于 50mg/dL，胰岛素的滴注速度应翻倍[8]。胰岛素的输注应持续到大多数代谢异常被纠正后，患者可以舒服地吃东西。此时，可以停止静脉输注胰岛素，改为皮下注射。彻底寻找和治疗诱因，持续应用胰岛素防止复发。

DKA 时，体内钠和磷的总量丢失明显，磷的丢失量可能超过 300mEq。随着酸中毒被纠正，钾离子进入细胞内，钾向细胞内移动加快胰岛素生成，导致血清内钾的浓度迅速下降。患者的容量状态改善后，应立即纠正低血钾水

平。补钾的速度要慢，防止引起高血钾。应根据血钾水平每 2~4h 检测一次。两种补钾的方案如下：①每升置换液体里加入 40mEq/L 的 KCl，输液速度为 150~250mL/h，大约可达到 5~10mEq/h 的置换量。②间歇负荷剂量输注，在一静脉输液泵内加入满足 4~6h 10mEq/h 输液量，监测血钾水平，必要时给予"背负式"持续输注。由于钾的毒性和致心律失常副作用，补充钾的速度不能快于 20mEq/h。在患者稳定和正常的饮食后，口服补充钾 1~2d，补足钾的储备量。

静脉补碳酸氢盐提高 pH 改善器官功能是少数派的观点，其实对大多数人是不提倡的。pH 在 6.8~7.1 的 DKA 患者使用碳酸氢钠治疗后，预后没有差异[8,11]。少量 pH 为 6.9~7.0 的患者，补充碳酸氢盐很难说明是有帮助的。因此，若患者的 pH 低于 7.0 或血碳酸氢盐水平 <5mEq/L，谨慎使用一支（44mEq）碳酸氢盐。另外，存在水合、胰岛素和钾的问题时，

这个治疗方案是正确的。快速输注碳酸氢盐可能会引起中枢神经系统酸中毒，因为二氧化碳易于透过血脑屏障，而碳酸氢盐不能透过。整个治疗流程见图 33.1。

一个最终目标是评估和治疗胎儿，胎儿宫内窘迫的发生取决于很多机制。脱水和儿茶酚胺的缩血管作用可能减少子宫血流。第二，胎儿的 β - 羟丁酸和葡萄糖浓度取决于母体水平[12]而且胎儿自身的高血糖本身可能导致渗透性利尿，胎儿血容量消耗，胎盘灌注减少。最终，氧解离曲线左移伴 2，3 - 二磷酸甘油酸减少，血红蛋白对氧的亲和力增加，组织供氧减少。在任何情况下，控制不良的糖尿病患者的子宫血流可能减少[13]，母体 pH 的明显下降将导致胎儿的 pH 下降，经常反应为胎儿心率异常，除非存在其他主要原因需要快速分娩，通常谨慎的是纠正存在的 DKA，随着糖尿病母体酮症酸中毒的改善，胎儿的异常心率和多普勒影像得到控制[14,15]。在大多数病例中，改善母

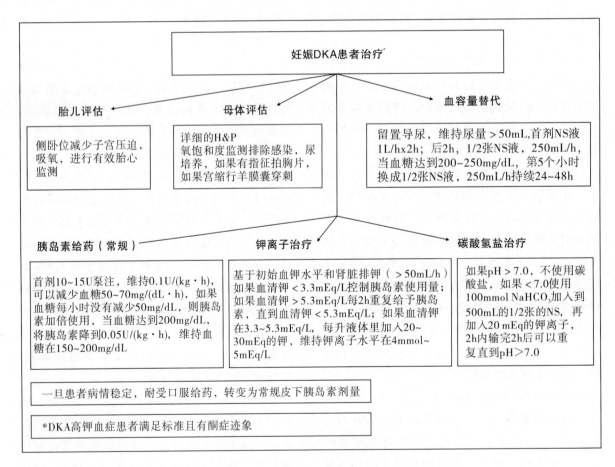

图 33.1　妊娠 DKA 患者治疗流程

体情况可以延长妊娠时间。

甲状腺功能不全

妊娠期间，母体和胎儿的甲状腺组织发生很多改变，这些生理改变已全面详细明确[16,17]。一个简单的改变会影响接下来临床管理中甲状腺检测或甲状腺激素的代谢。

妊娠期甲状腺激素水平的改变出现在母体循环系统和胎儿的发育过程中。妊娠中期甲状腺结合球蛋白（thyroid-bindig globulin，TBG）水平增加，这是由于雌激素刺激使其合成增加和唾液酸化作用改变使其清除下降引起的[18]。由于 TBG 的增加，母体血循环内的总甲状腺素（TT_4）水平也增加，母体血内游离甲状腺素（FT_4）和游离三碘甲状腺素（FT_3）保持在正常水平，但妊娠中晚期会出现最低限度的下降[16,19]。敏感的促甲状腺激素（TSH）和 FT_4 试验取代了 FT_4 指标，提高了妊娠期甲状腺功能紊乱的诊断。新的 TSH 试验对早期的甲状腺功能减退相当敏感，目前正常范围的上限是 4.5mU/L，而 95% 正常人的 TSH <2.5mU/L，越来越多的例子支持正常值的降低。然而，没有让人信服的证据表明，早期治疗这些边界值的甲状腺功能减退孕妇的长期预后会改善[21]。非妊娠期女性的累积资料显示，治疗亚临床甲状腺功能减退尤其降低了是心血管疾病的发病率[22-24]。

一个对妊娠期 FT_4 和 TSH 例外的解释是母体血 FT_4 升高和 TSH 降低这是因为妊娠的 8 ~ 12 周时人绒毛膜促性腺激素（hCG）浓度达到顶峰[17]。也就是说，hCG 在某种程度上会削弱促甲状腺的功能。然而，妊娠早期 FT_4 的轻度升高和 TSH 下降，缺少甲状腺功能亢进的临床症状，很可能会影响机体的生理判断，不建议诊断为甲状腺功能亢进。

T_4 代谢的临床结果有 3 个部分。第一，甲状腺功能减退患者甲状腺素的最初使用剂量是 $100\mu g/d$ [25,26]，通常在妊娠期剂量要增加。Mandela 等[25]发现，标准化孕妇的 TSH 水平后，T_4 的平均剂量从 $102\mu g/d$ 增加到 $147\mu g/d$，

增加了 45%。第二，在甲状腺爆发的急性期，合理使用丙硫氧嘧啶代替甲巯咪唑可以抑制 T_4 转化为 T_3，而甲巯咪唑不能。最后，急性甲状腺功能亢进的患者使用丙硫氧嘧啶治疗，临床症状的改善（在同一天测量）先于规范化的甲状腺功能检测（可能 6 ~ 8 周）。

甲状腺功能亢进

妊娠期的甲状腺功能亢进很罕见，少于孕产妇的 0.2%[27,29]。早治疗和规范化母体的甲状腺功能检查是重要的，因为代谢控制差增加了早产、死胎和甲状腺危象的风险[27,28]。迄今为止，引起孕妇甲状腺功能亢进的原因是 Graves 病，超过了患者总数的 90%[30,31]。少见原因列在表 33.1，包括甲状腺腺瘤，甲状腺炎或继发的 hCG 依赖引起的功能紊乱。

表 33.1　甲状腺功能亢进的原因

自身免疫的

　Graves 病

　桥本氏病

自发性

　毒性多结节性甲状腺肿

　孤立性毒性腺瘤

甲状腺炎（暂时的）

　产后甲状腺病

　亚急性甲状腺炎

　无痛性甲状腺炎

药物诱导

　碘诱导（Jod-Basedow）

　造影剂

　甲状腺素（factitous or 饮食含有甲状腺激素补充剂）

次要的

　TSH - 分泌性肿瘤

　绒毛膜促性腺激素依赖性（妊娠呕吐，葡萄胎）

　甲状腺素抵抗

　异位甲状腺肿

　滤泡状癌转移

Graves 病是自身免疫性功能紊乱，母体的抗体[促甲状腺激素受体抗体或促甲状腺激素受体自身抗体（TRAb）]与甲状腺结合，刺激产生甲状腺激素，与 TSH 相似。在使用硫酰胺前，25% 的患者未经治疗，经过长时间也可以缓解[32]。妊娠期这种情况是变化的，其他自主免疫性功能紊乱，一些患者妊娠期好转，产后复发。Amino 等[33]证实 Graves 病的女性妊娠初期症状缓解，FT$_4$ 指数妊娠早期升高，妊娠中后期降低，产后重新升高。Graves 病或产后甲状腺炎的患者同样检测到妊娠期抗甲状腺微粒体抗体降低，产后升高[34]。为了进一步获得信息，最近一篇关于产后甲状腺炎的回顾，其发生率为 5% ~7%[35]。

Graves 病的诊断须存在甲状腺毒症、眼病、弥漫性甲状腺肿、皮肤病和甲状腺激素受体抗体。临床诊断需要甲状腺功能检测，甲状腺激素受体抗体不必检测，但抗体水平在 36 周时与新生儿甲状腺毒症风险有关[36]。然而，胫前黏液性水肿皮肤病在妊娠期女性中很罕见，只有近半数 Graves 病的患者存在活跃的临床眼病[37,38]。浸润性眼病的症状是眼球突出、眼外肌无力、球结膜水肿和眼会聚受损，即使甲状腺激素水平正常也可能出现。

在妊娠期，甲状腺功能亢进的症状和体征由于这期间发生的正常变化而很难辨别。心率和心输出量增加、不耐热、恶心和体重下降很常见。甲状腺功能亢进的临床表现包括脉率持续高于 100/min，存在震颤时用 Valsalva 法也不能减慢脉率，前面提到的症状有甲状腺杂音、巨大的甲状腺肿和轻度的收缩压升高。甲状腺功能亢进对心脏的影响见表 33.2。FT$_4$ 升高和血 TSH 降低证实了这一诊断。甲状腺功能亢进若没有 TT$_4$ 或 FT$_4$ 升高，应为 FT$_3$ 型甲状腺功能亢进或 TBG 缺乏型，但这些类型不常见。

"甲状腺激素受体抗体"是一个广义的术语，可能包括刺激甲状腺免疫球蛋白（thyroid-stimulating immunoglobulin，TSI）和促甲状腺素抑制免疫球蛋白（thyrotropin-binding inhibitor immunoglobulin，TBII），可能对预测新生儿甲状腺功能有用[40]。因此，对新生儿甲状腺的影响

可能发生在 Graves 病诊断后数年，此时母亲在放射性甲状腺切除后甲状腺功能正常或甲状腺功能减退。近期，Glinoer[41]回顾了妊娠期甲状腺疾病。

表 33.2 在甲状腺功能亢进（简称甲亢）和甲状腺功能低下（简称甲减）的状态下心血管系统的变化

	甲亢	甲减
心排血量	↑	↓
心率	↑	↓
每搏输出量	↑	↓
心肌收缩力	↑	↓
全身血管阻力	↑	↓
平均动脉压	↑	↓
血容量	↑	↓
其他	心房颤动	腹水
	↓QT，↑PR 间期	胸腔积液
	ST 抬高	↑QT 间期
	↑传导异常	

新生儿甲状腺状态可能受到硫酰胺或甲状腺激素受体抗体治疗后的短暂影响。新生儿甲状腺功能亢进或减退的发病率约为 1% ~3%，取决于从母体被动转移的甲状腺受体抗体的量[38]。Mitsuda 等[42]报道，230 例 Graves 病的母亲有 6 例以上的新生儿甲状腺毒症，其中 4 例母亲 TBII 水平升高。此外，发现 5 例新生儿为瞬时的甲状腺功能亢进，其 TBII 水平正常，使用硫酰胺治疗。Mortimer 等[43]报道，44 例 Graves 病的母亲有 4 例新生儿甲状腺毒症，其发病率高。4 个病例的母亲 TBII 水平都高于 70%。这些研究者观察到，新生儿的 FT$_4$ 指数与母体硫酰胺的治疗剂量负相关。此外，FT$_4$ 的指数低于正常值的一半的母亲与 FT$_4$ 高于正常值范围一半的母亲相比，使用硫酰胺治疗更可能分娩出一个 TSH 升高的儿童。相似的，Momotani 等[44]研究了 43 例孕妇使用硫酰胺治疗到分娩，27 例孕妇分娩前甲状腺功能检测正常时停用硫酰胺。作者发现使用硫酰胺治疗到分娩的孕妇，有更多的胎儿 TSH 升高、T$_4$ 降低，而母亲的 TBII 更高。应指出重要的是，这些研究只有轻度化学性而非临床性甲状腺功能减退。然而，把这些资料合在一起得出，最低剂量的硫酰胺治疗应维持母体的甲状腺功能处

于正常值上限。在 50% ~ 80% Graves 病的母亲中 TBII 抗体被检测出为阳性，即使处较低水平[38,43,44]，其效用被进一步证明。对于 Graves 病的患者，其胎儿的心率也是胎儿甲状腺功能的指示剂，产前应持续监听诊胎儿的心动过速。1% ~ 5% 的病例中，TSH 受体刺激抗体可能通过胎盘屏障导致胎儿或新生儿甲状腺毒症。发现证实胎儿的甲状腺毒症可能包括胎儿持续的心动过速[45]、胎儿甲状腺肿或胎儿子宫内生长受限。

Wing 等[28]发现在 185 例使用丙硫氧嘧啶或甲巯咪唑治疗的产妇中，只有一个婴儿出生时出现瞬时甲状腺功能减退。Davis 等[27]有相似发现，43 例接受丙硫氧嘧啶治疗的母亲中，一例新生儿出现瞬时甲状腺功能减退，另一列是甲状腺功能正常伴有无症状的甲状腺肿。这两人在分娩时都使用大剂量的丙硫氧嘧啶。与 Mandel 等[46]的文献回顾一致，使用抗体类药物的母亲新生儿甲状腺肿的发生率为 4%。5 例母婴之间脐带血的药物浓度高于母体血清水平，丙硫氧嘧啶可能集中在胎儿体内[47]。

在甲状腺危象时，急性甲状腺毒症的症状和体征增加可能威胁生命。妊娠期接受硫酰胺类药物治疗的患者甲状腺危象并依然持续甲状腺毒性状态的发生率约为 2%[27]。笔者必须确认临床诊断，治疗开始前确认甲状腺功能。甲状腺危象的典型体征（精神状态改变、体温高于 41℃、高血压、腹泻）不一定存在。产后充血性心力衰竭、心动过速和严重高血压应提示诊断，及时评估甲状腺毒症的其他体征[48]。剖宫产后极少出现意识丧失[49]或子痫抽搐发作[50]，它们可能使存在的甲状腺毒症病情恶化。

风险的出现与代谢状态和直接原因有关。Pekonen 等[51]报道，未经治疗的 7 例患者中有 2 例在分娩时发展为甲状腺危象。相似的结果是 8 例未经治疗的孕妇分娩时，5 例发展为心力衰竭，4 例出现死胎[27]。在研究中，另外 16 例接受硫酰胺治疗但仍存在甲状腺毒性的孕妇在分娩时，2 例发生死产，1 例发展为心力衰竭，而 36 例甲状腺功能正常的产妇无并发症。在一个

大范围的回顾中，Sheffield 和 Cunningham[52]发现，约 10% 的甲状腺毒性产妇发展为可逆的充血性心力衰竭。Kriplani 等[29]同样报道，32 例妊娠期甲状腺功能亢进的患者中，3 例发展为甲状腺危象，其中 1 例死亡。尽管甲状腺功能并非特别详细，甲状腺危象与紧急剖宫产或感染有关。硫酰胺治疗即使时间很短，也可以有效预防甲状腺危象的发生。因此，丙硫氧嘧啶治疗后充血性心力衰竭提示存在另一个突发事件，如感染、高血压或贫血。

甲状腺危象的治疗凭经验使用包括硫酰胺、碘剂和 β 受体阻滞剂。甲状腺功能亢进治疗方法的不同在于剂量和硫酰胺的使用。尽管丙硫氧嘧啶和甲巯咪唑治疗妊娠期甲状腺功能亢进效果相同[28]，在发生甲状腺危象时，口服丙硫氧嘧啶，必要时通过鼻胃管给药，抑制外周的 T_4 转化为 T_3。尽管抑制了 T_4 的合成，可能需要 7 ~ 8 周治疗恢复储存的甲状腺胶质，使甲状腺功能检测正常化[27,28]。临床症状改善通常先于心动过速的恢复，主要由于 T_4 的半衰期长。碘抑制甲状腺素的快速释放[53,54]。碘剂应在使用丙硫氧嘧啶后给予，临床症状改善后为了避免先天性甲状腺肿应停止使用碘剂。普萘洛尔（每 5min 静脉注射 1mg，必要时重复）可用来控制自发症状。起效快、半衰期短的 β 受体阻滞剂艾司洛尔也是一个合理的选择。艾司洛尔的负荷剂量 250 ~ 500μg/kg，然后 50 ~ 100μg/（kg·min）持续输注。拉贝洛尔也被成功使用[55]。尽管 β 受体阻滞剂可能抑制外周的 T_4 转化为 T_3，不能改变甲状腺素的释放，也不能防止甲状腺危象的发生[56,57]。孕妇的甲状腺危象通常表现为肺动脉舒张压的大幅度升高和充血性心力衰竭，所以应谨慎使用普萘洛尔和其他 β 受体阻滞剂。

提倡使用皮质类固醇抑制 T_4 的外周转化和防止肾上腺功能不全，但支持皮质类固醇使用的数据很少。发热时应使用冷却毯或对乙酰氨基酚治疗，降低心血管需求。彻底调查潜在的感染是必须的，因为肾盂肾炎、子宫内膜炎或败血症是常见的紧急因素。由于房性心律失常和中枢神经系统栓塞的发病率增加，精神状态

改变的患者对上述药物的治疗无反应的时候应考虑血栓栓塞性疾病[59]。

丙硫氧嘧啶和甲巯咪唑的并发症包括化学性肝炎、皮疹或其他药物反应（5%）和少见的白细胞缺乏症（0.3%）[60]。由于后者的严重性，患者出现发热或咽喉痛时应停药，直到检查白细胞数量后。白细胞缺乏症是白细胞总数低于 $1000/mm^3$ 或粒细胞数量低于 $250/mm^3$，常见于老年患者开始治疗的前两个月。最后，如果丙硫氧嘧啶的剂量未超过 450mg/d，甲巯咪唑的剂量未超过 20mg/d[61,62]，可以在用药期继续哺乳，见表33.3，是妊娠期对甲状腺危象管理的综述。

表33.3　甲状腺危象的治疗

丙硫氧嘧啶 800mg 口服，然后每 4~6h150~200mg，1~2h 开始丙硫氧嘧啶
饱和溶液碘化钾每 8h 口服 2~5 滴，或者每 8h 静脉给药 0.5~1g 碘酸钠
地塞米松 2mg 静脉注射，每 6h4 次
β 受体阻滞降低高代谢状态
普萘洛尔 12mg 静脉注射，每 5min 重复一次，极度心动过速共给予 6mg 或艾司洛尔 250~500μg/kg 静脉负荷剂量后，50~100μg/(kg·min) 持续静脉输注
焦虑/不安治疗
羟嗪 50~100mg 每 6h 口服，或者
劳拉西泮 1~2mg 口服每 6~8h 或者 20~25μg/kg 静脉注射每 6h 极端不安需要每 8h 给予苯巴比妥 30~60mg
搜索大的事件，特别是感染
假如高热控制温度
对乙酰氨基酚 500~1000mg 每 4~6h，不超过 4000mg/d
冷却毯
临界试验
游离 T4、TSH、尿培养
其他自身免疫性疾病的评价
胸部 X 线
心电图（心房颤动）

甲状腺功能减退

明显的甲状腺功能减退在妊娠期不常见，因为很多明显的甲状腺功能减退的女性是不排卵的。最常见的病因是甲状腺切除术前、放射性碘、消融术和自主免疫性甲状腺炎。临床体征和症状包括迟发型腱反射、疲劳、体重增加、畏寒、脱发、皮肤干燥、水肿、舌头增厚、声音嘶哑、高血压和心动过缓，一些症状和体征在妊娠期间难以发现。甲状腺功能减退的血流动力学改变总结在表内。低钠血症、腹水、心包积液或精神失常不常出现，如果发现可能预示黏液水肿性昏迷。实验室检查 FT_4 降低和 TSH 升高证实存在甲状腺功能减退。然而，数量为 13% 的孕妇在妊娠早期 TSH 水平可能被抑制是因为对 TSH 测试敏感性低和检测不到[63]。更高敏感性 TSH 试验可能检测到。

尽管早期研究发现甲状腺功能减退提示先天畸形、围生期死亡率和新生儿神经功能障碍增加，更多最近的研究发现充分的药物替代治疗使其预后良好[64]。Leung 等[65]研究了 23 例确诊甲状腺功能减退的孕妇和 45 例亚临床甲状腺功能减退的孕妇（TSH 升高，T_4 正常）。确诊甲状腺功能减退但未经治疗并且合并子痫的孕妇出现 1 例死胎。除了 1 例婴儿有足畸形，新生儿预后是满意的。在甲状腺功能异常的产妇分娩时常发生子痫前期、妊娠引起的高血压和子痫（9/30 例）。另一个研究，16 例确诊的甲状腺功能减退的孕妇和 12 例亚临床甲状腺功能减退的孕妇，确诊的甲状腺功能减退的孕妇更常见产后大出血、贫血、子痫前期和胎盘早剥等并发症[66]。2 例孕妇有心功能不全的证据，其中 1 例孕妇发展为充血性心力衰竭。因为甲状腺功能减退的发生胎盘早剥病因增加可能仅次于发病率高的慢性高血压[67]。接受标准化 T_4 替代治疗的甲状腺功能减退的孕妇极少出现出血时间延长[68]。

如前所述，甲状腺素替代治疗的需要量在妊娠期可能增加[64,69]。Mandel 等[25]发现 12 例患者中有 9 例 T_4 的平均剂量需要从 102μg/d 增加到 147μg/d，以维持正常的 TSH 水平。另一组研究者研究发现 35 例孕妇只有 20% 需要增加 T_4 的剂量[70]。因为测量 TSH 在治疗亚临床甲状腺疾病中的优点，应该把其作为指导甲状腺素的替代治疗[26,71]。

母婴之间的下丘脑甲状腺轴检查的重要性被证实。一个研究选用 25 216 例妊娠中后期的血清 α - 胎蛋白样品[72]，选择 TSH 水平高于第 98 百分位的 62 例孕妇。TSH 升高孕妇的孩子 8 岁时平均 IQ 比匹配控制组低 4 分（$P = 0.06$）。妊娠期未接受甲状腺素替代治疗的 48 例孕妇，其孩子的 IQ 低于匹配控制组 7 分（$P = 0.05$），15 例孩子中有 8 例神经生理学测试得分很低。未经治疗的孕妇的孩子在 11 岁时有 64% 被确诊为甲状腺功能减退，而匹配控制组有 4% 确诊为甲状腺功能减退。Pop 等也发现了相似的差异[73]。最近围绕甲状腺功能减退和妊娠的研讨会讨论了很多问题[74]。尽管不推荐普遍的甲状腺筛选[21,45]，有甲状腺功能紊乱病史的孕妇进行筛选并且保持 TSH 水平正常对其是有益的。

嗜铬细胞瘤

嗜铬细胞瘤是一类分泌儿茶酚胺的嗜铬细胞罕见的肿瘤。最近回顾了 1988 至 1997 年与妊娠有关的 43 例病例[75-77]。与 1980 至 1987 年相比，母亲的死亡率从 16% 降至 2%，胎儿死亡率从 26% 降至 11%，产前诊断的病例从 52% 增至 83%。

最常见的体征是高血压（90%）、头痛、全身大汗淋漓，40% ~ 50% 的患者会突发上述体征。苍白、脸红、焦虑、胸痛、恶心和呕吐很少见。诊断应该考虑其与甲状腺功能亢进和子痫前期的差别，当产前没有确立诊断时，高血压危象会大大增加母亲的死亡率[75]。90% 的嗜铬细胞瘤是偶发的，10% 是家族性的功能紊乱，包括多重内分泌瘤（multiple endocrine neoplasia，MEN）Ⅱ型综合征、Recklinghausen's 病或 Hippel-Lindau 综合征[78]。Caféau-lait 斑点和神经纤维瘤出现高血压时应高度怀疑嗜铬细胞瘤。不

管是遗传的综合征[79]还是散发的病例[80]，基因筛查都是有必要的。MEN 2A 是常染色体显性遗传综合征，与甲状腺髓样癌、嗜铬细胞瘤和甲状旁腺功能亢进有关。Prys-Roberts 发表了一篇关于嗜铬细胞瘤的更大范围的回顾[78]。

生化检测的进展提高了嗜铬细胞瘤的诊断。表 33.4 总结了血和尿敏感性和特异性检测指标[79]。如果生化指标和病史提示嗜铬细胞瘤，MRI 可以安全地用于孕妇确认肾上腺肿块的存在，90% 在肾上腺上的嗜铬细胞瘤会增大。分娩后，放射性碘标记闪烁扫描法可以侦测到 95% 以上的嗜铬细胞瘤[79]。

表 33.4 嗜铬细胞瘤的生化试验

试验	敏感性	特异性
血浆肾上腺素	99%	89%
血浆儿茶酚胺	85%	80%
尿儿茶酚胺	88%	64%
尿肾上腺素	94%	53%
尿香草扁桃酸	63%	94%

嗜铬细胞瘤最常用的治疗方法是口服非特异性的 α 肾上腺受体阻滞剂，每天 10mg，0.5 ~ 1.0mg/（kg·d）逐渐增加[76,79]。也许，短效的选择性 $α_1$ 受体阻滞剂哌唑嗪很少引起心动过速。起始剂量为 1mg，每天 3 次，增加到 2 ~ 5mg，每天 3 次。β 受体阻滞剂只有在肾上腺素受体阻滞能够开始后才能同时使用，因为没有被拮抗的 α 肾上腺受体活性会导致血管收缩和明显的高血压。通常使用拉贝洛尔，其具有 α 和 β 肾上腺受体阻滞性能。由于高血压是最常见的特征，鉴别诊断应包括子痫前期。有趣的是，输注大剂量的硫酸镁 2g，在手术切除嗜铬细胞瘤时被用于非妊娠期的患者的手术控制[81,82]。因此，给予硫酸镁是有利的。

甲状旁腺功能亢进

原发的甲状旁腺功能亢进女性多于男性（3:1）。平均年龄为 55 岁，妊娠时发生甲状旁腺功能亢进不常见。大约有 145 例原发性甲状

旁腺功能亢进的病例在妊娠期已报道，其发病率低于预期育龄期8/100 000的年发病率[83,84]。这种差异部分源于大多数甲状旁腺功能亢进的患者无症状。综合这两种结果[85,86]，大多数患者是在产后发现新生儿出现手足抽搐后做出诊断。最近综述的回顾概述了甲状旁腺功能紊乱[87]。

不管是否处于妊娠期，甲状旁腺功能亢进的诊断根据血钙离子水平升高伴随甲状旁腺素（parathyroid hormone，PTH）不当的升高。大部分的钙与白蛋白结合，妊娠期血白蛋白降低，胎儿获得25g~30g钙，肾小球滤过率增加，细胞外液增加使血清总钙水平降低0.5mg/dL[88]。尽管如此，离子钙水平不受影响。原发性甲状旁腺功能亢进的孕妇的生化参数与非妊娠期的女性相似[89]。正常的妊娠期，PTH水平稳定或妊娠中期轻度下降，与早期的研究PTH水平升高的结论矛盾[90,92]。然而，增加钙离子，或调整钙总量适应白蛋白时出现PTH水平增高必须认为有意义。

当甲状旁腺功能亢进诊断成立，需要寻找分泌腺瘤（MEN）[87]。多数非甲状旁腺引起的高钙血症与PTH受抑制和尿cAMP水平有关。非甲状旁腺引起的高钙血症包括恶性肿瘤（乳腺癌、黑色素瘤、淋巴瘤），遗传性高钙血症（家族性的、噻嗪类利尿剂、锂），肉芽肿性疾病（结节病、肺结核），甲状腺功能亢进，药物诱导（维生素D或A过多、钙、乳–碱综合征），肾上腺功能不全和制动。妊娠期乳房组织产生PTH相关蛋白引起继发性高钙血症，哺乳期正常PTH水平时也有类似报道[93]。病史应该包括过量使用维生素和其他药物。

原发性甲状旁腺功能亢进可能是由于甲状旁腺腺瘤（89%的病例），甲状旁腺增生（9%）或甲状旁腺癌（2%）引起[94]。大多数原发性甲状旁腺功能亢进无症状，在定期检查时发现血钙水平升高。然而，在仔细询问后，几乎有一半的患者主诉可能是虚弱或疲劳[95]。约20%的甲状旁腺功能亢进的患者有肾结石。其他常见症状和体征包括恶心或呕吐、精神失常、胰腺炎和骨痛[83,96,97]。对大多数的严重病例，高血

钙危象的特点是进行性的高钙血症伴血容量减少、肾功能不全、精神改变和胰腺炎。高钙血症引起的抽搐与子痫相似，但很少见[98]。

唯一明确的治疗方法是手术切除甲状旁腺。只有25%的无症状患者有疾病进展，通常是骨量丢失，无症状甲状旁腺功能亢进患者的管理是有争议的。非妊娠期的患者轻或中度甲状旁腺功能亢进不予治疗，死亡率不增加。死亡发生在血钙水平位于上四分位数的患者[99]。妊娠期高钙血症患者的治疗需要针对新生儿手足抽搐这一风险，以及围生期的并发症包括流产和死胎的增加[100]。

妊娠期或非妊娠期的原发性甲状旁腺功能亢进的患者尚无满意的药物治疗方法。光神霉素和二磷酸盐妊娠期禁忌使用。无症状的轻度高钙血症的孕妇密切随访，手术延迟到产后进行[85,101,102]。偶然地，患者的重要症状取决于高钙血症，妊娠期不能行手术治疗时，口服磷酸盐（1.5g/d分次使用），安全有效地进行控制[103]。这种治疗只适用于最初血磷水平低于3mg/dL的患者；调整使用磷酸盐的剂量保持血磷水平低于4mg/dL。呋塞米增加尿中钙的排泄，口服呋塞米帮助降低慢性基础患者的血钙水平。相反，患者出现进展性症状，严重高钙血症（高于12mg/dL）或肾功能恶化应进行甲状旁腺手术治疗[83,94]。对于妊娠出现症状的女性颈部探查不应被推迟，除非即将分娩[83]。

甲状腺危象稳定期药物治疗包括生理盐水水化（3~6h，2~3L）、纠正电解质异常、呋塞米（每2~4h静脉注射10~40mg）可以减少远端小管对钙的重吸收，保持尿量在200mL/h、限制钙摄入。抵抗高钙血症可能需要更强大的药物，如降钙素（100~400μ/d）。尽管最初有效，通常4~6d后机体对降钙素出现快速耐受。糖皮质激素可能降低胃肠道对钙的吸收。有关更详细的信息，请读者参考最近的评论[84]。

甲状旁腺功能亢进的母亲，新生儿低钙血症是可预测的和可预防的。新生儿短暂的抽搐与长期后遗症无关。诊断为甲状旁腺功能亢进的孕妇管理应个体化，考虑患者的症状、胎龄和疾病的严重性。

甲状旁腺功能减退

甲状旁腺功能减退引起的低钙血症在妊娠期很罕见。引起甲状旁腺功能减退的最常见原因是没有甲状旁腺素（PTH）分泌，通常是甲状腺切除时切除了甲状旁腺。甲状腺手术引起的甲状旁腺功能减退的发生率为0.5%~3.5%。像之前提到的，尽管妊娠期的总钙浓度降低，但离子钙浓度不变[88,90]。低血钙时，PTH分泌增加，促使肾小管对钙的重吸收增加，排泄磷。PTH同样增加25-氢化维生素D转化为活化的1，25-二氢维生素D，刺激肠道吸收钙和磷，同样破坏骨的重吸收[87]。无效的PTH综合征可能见于苯妥英钠或其他抗癫痫药物引起的PTH分泌不足（假性甲状旁腺功能减退），吸收障碍引起的维生素D不足或维生素D代谢增加[104,105]。慢性念珠菌病、脱发、白癜风和多种内分泌疾病是自主免疫性多腺内分泌病-念珠菌病-外胚层营养不良综合征的表现[87,106]，可能存在口周感觉异常、精神障碍、Chvostek's或Trousseau's征。Trousseau's征又被称为"产科医生的手"，或由于尺神经和正中神经缺血引起的腕关节痉挛，袖带测出的上肢血压比收缩压高20mmHg。除了掌指关节外，拇指内收和手指展开，持续数分钟，表明潜在的手足抽搐发作。低钙血症的心脏改变是非特异的，包括心电图QT间期延长、低血压和可逆的充血性心肌病[104,107]。下颌骨强直可呈现出哮喘和癫痫发作，可能威胁生命。硫酸镁很少用于低钙血症，当子痫前期合并甲状腺功能减退时应谨慎使用[108]。苯妥英钠可能增加维生素D的代谢。一个病例报道，使用苯妥英钠后减少了胎儿心率变异但无酸中毒的迹象[109]。也有胎儿或新生儿继发性甲状旁腺功能减退，骨质脱钙，骨骼和颅骨骨折的报道。

低血钙的药物治疗分为长期的和急性期的治疗。妊娠期使用维生素D每天50 000~100 000单位或1，25-二氢维生素D（骨化三醇每天0.5~3.0μg）和元素钙每天1~2g[88]。维

生素D_2是维生素D中最便宜的种类，达到全部效果需要几周时间。骨化三醇起效快（1~2d），但要经常检测血钙，防止发生高钙血症。孕后期需要增加剂量，可能是维生素D结合蛋白增加的缘故。产后需要减少药物剂量，避免发生高钙血症，即使是母乳喂养[110]。产后需要严密监测血钙水平，因为哺乳期难以预测钙需要量。有趣的是，一些物种尤其是牛，哺乳期开始可能会出现低血钙和分娩后轻度瘫痪[111]。

急性的低钙血症或将要出现强直时给予10%葡萄糖酸钙（10mL用5%葡萄糖水稀释到150mL在10min以上静脉注射），接着持续静脉滴注钙[0.5~2.0mg/(kg·h)]。开始每2~4h连续监测血钙，评估缺失量并调节输注速度[112]。实验室评估钙离子时还应包括镁、磷和PTH水平。甲状旁腺功能减退的诊断是血清镁的浓度正常、PTH降低或正常、钙离子低。PTH高和低磷表明维生素D缺乏，而PTH高和高磷意味着假性甲状旁腺功能减退或肾功能不全。

肾上腺危象

肾上腺功能不全可能是原发的或继发的。肾上腺功能不全（Addison's病）最常见的原因是先天的或自主免疫性腺炎。少见原因为肺结核、类肉状瘤病、AIDS或两侧肾上腺大出血（抗磷脂综合征或抗凝）。自主免疫性腺炎可能与性腺功能衰竭、甲状腺功能减退、甲状腺功能亢进、桥本甲状腺炎、白癜风、甲状旁腺功能减退和恶性贫血（多腺衰竭Ⅰ型或Ⅱ型）有关。进一步的细节，可参考Williams和Dluhy的综述[113]。除了为了其他原因使用皮质类固醇治疗的患者，继发性肾上腺功能不全在妊娠期女性中很罕见。

肾上腺功能不全在分娩后比妊娠早期更易诊断，部分取决于与妊娠有相似的症状，包括恶心、疲劳、肘部弥漫的棕褐色或深青铜色或手部皱纹和黏膜出现蓝黑色斑块。雄激素分泌下降可能使腋毛和阴毛减少。这个诊断可能直

到发展为肾上腺危象才会受到质疑，伴随潜在的严重后遗症。妊娠可能很好的耐受，直到感染、创伤、手术、分娩、因呕吐或腹泻引起的脱水等压力参与到肾上腺危象。急性原发的肾上腺功能不全的临床体征包括低血压和休克（心血管衰竭）、虚弱、面无表情、恶心、呕吐、厌食、腹部或侧腹部痛和高热。电解质异常包括低钠血症、高钾血症、轻度氮质血症和代谢性酸中毒。低血糖和轻度的高钙血症可能也会出现。重要的是，继发的肾上腺功能不全可能有相似的症状，但没有电解质异常（正常的肾素-醛固酮反应），并且在先前使用过糖皮质激素的患者应该考虑。

　　急性肾上腺功能不全的治疗包括24h内每6h静脉注射氢化可的松100mg，若患者情况改善，可以减少到每6h 50mg，且4～5d内逐渐减少到口服维持剂量。氢化可的松的剂量范围在100～200mg，最大化了盐皮质激素的效应，因此没有必要补充盐皮质激素[113]。额外的治疗包括静脉注射生理盐水和葡萄糖，纠正诱发因素（感染）和电解质异常。容量治疗改善心血管状态是重要的，心血管衰竭的患者在给予氢化可的松前对血管压力性药物可能反应不佳。

　　慢性皮质类固醇治疗的患者在感染、手术、分娩时应该接受负荷剂量。皮质类固醇类激素使用少于3周时不可能发生肾上腺抑制[114]。长期使用皮质类固醇类激素停药后，大约70%的患者1个月内功能恢复正常，但有些患者直到9个月才能恢复必要的正常储备功能[115,116]。尽管异常的促肾上腺皮质激素（ACTH）检测测量了生理储备，但不能必然地预测在负荷剂量之后是否出现肾上腺危象。笔者已认识到肾上腺功能不全的患者未予药物治疗进行手术时的临床风险[117]。有报道称，化学性肾上腺素抑制在一个案例中被提及，为了促进胎儿肺成熟在女性患者身上使用两种倍他米松，然而用这两个药物的患者在妊娠的时候都没有出现任何肾上腺不全的临床体征[118]。在上一年每天服用泼尼松20mg超过3周的患者，建议24h内每8h规律使用氢化可的松100mg[114]。

　　原发性肾上腺皮质功能不全的患者，慢性药物替代治疗剂量与非妊娠的患者相似：氢化可的松每天早晨20mg，每天晚上10mg。氢化可的松的剂量不能代替肾上腺盐皮质激素的成分，补充盐皮质激素是必须的。每天口服氟化可的松0.05～0.2mg。患者还应保持每天摄入钠3～4g。当出汗、运动、恶心和呕吐增加时，需要增加这些药物的使用剂量。

参考文献

[1] Gabbe SG, Mestman JH, Hibbard LT. Maternal mortality in diabetes mellitus: an 18 year Survey. Obstet Gynecol, 1976, 48: 549-551.

[2] Drury MI, Greene AT, Stronge JM. Pregnancy complicated by clinical diabetes mellitus: a study of 600 pregnancies. Obstet Gynecol, 1977, 49: 519-522.

[3] Kilvert JA, Nicholson HO, Wright AD. Ketoacidosis in diabetic pregnancy. Diabet Med, 1993, 10: 278-281.

[4] Montoro MN, Myers VP, Mestman JH, et al. Outcome of pregnancy in diabetic ketoacidosis. Am J Perinatol, 1993, 10: 17-20.

[5] Chauhan SP, Perry KG. Management of diabetic ketoacidosis in the obstetric patient. Obstet Gynecol Clin North Am, 1995, 22: 143-155.

[6] Bedalov A, Balasubramanyam A. Glucocorticoid induced ketoacidosis in gestational diabetes. Diabetes Care, 1997, 20: 922-924.

[7] Bouhanick B, Biquard F, Hadjadj S, et al. Does treatment with antenatal glucocorticoids for the risk of premature delivery contribute to ketoacidosis in pregnant women with diabetes who receive CSII? Arch Intern Med, 2000, 160: 242-243.

[8] Kitabchi A, Umpierez G, Murphy M, et al. Management of hyperglycemic crises in patients with diabetes. Diabetes Care, 2001, 24: 131-153.

[9] Cullen MT, Reece EA, Homko CJ, et al. The changing presentations of diabetic ketoacidosis during pregnancy. Am J Perinatol, 1996, 13: 449-451.

[10] Van derMeulen JA, Klip A, Grinstein S. Possible mechanisms for cerebral oedema in diabetic detoacidosis. Lancet, 1987, ii: 306-308.

[11] Viallon A, Zeni F, Lafond P, et al. Does bicarbonate therapy improve the management of severe diabetic ketoacidosis? Crit Care Med, 1999, 27: 2690-2693.

[12] Miodovnik M, Lavin J, Harrington D, et al. Effect of maternal ketoacidemia on the pregnant ewe and the fetus. Am J Obstet Gynecol, 1982, 144: 585-593.

[13] Nylund L, Lunell N, Lewander R, et al. Uteroplacental blood flow in diabetic pregnancy: measurements with indium 113m and a computer-linked gamma camera. Am J Obstet Gynecol, 1982, 144: 298-302.

[14] Hughes AB. Fetal heart rate changes during diabetic ketosis. Acta Obstet Gynecol Scand, 1987, 66: 71-73.

[15] Takahashi Y, Kawabata I, Shinohara A, et al. Transient fetal blood flow redistribution induced by maternal diabetic ketoacidosis diagnosed by Doppler ultrasonography. Prenat Diagn, 2000, 20: 524-525.

[16] Burrow GN, Fisher DA, Larsen PR. Maternal and fetal thyroid function. N Engl J Med, 1994, 331: 1072 - 1078.

[17] Glinoer D, Delange F. The potential repercussions of maternal, fetal and neonatal hypothyroxinemia on the progeny. Thyroid, 2000, 10: 871 - 887.

[18] Ain KB, Mori Y, Refetoff S. Reduced clearance rate of thyroxinebinding globulin (TBG) with increased sialylation: a mechanism for estrogen-induced elevation of serum TBG concentrations. J Clin Endocrinol Metab, 1987, 65: 689 - 696.

[19] Berghout A, Endert E, Ross A, et al. Thyroid function and thyroid size in normal pregnant women living in an iodine replete area. Clin Endocrinol (Oxf), 1994, 41: 375 - 379.

[20] Wartofsky L, Dickey RA. The evidence for a narrower thyrotropin reference range is compelling. J Clin Endocrinol Metab, 2005, 90: 5483 - 5488.

[21] Surks MI, Ortiz E, Daniels GH, et al. Subclinical thyroid disease: scientific review and guidelines for diagnosis and management. JAMA, 2004, 291: 228 - 238.

[22] Hak AE, Pols HAP, Visser TJ, et al. Subclinical hypothyroidism is an independent risk factor for atherosclerosis and myocardial infarction in elderly women: the Rotterdam study. Ann Intern Med, 2000, 132: 270 - 278.

[23] Imaizumi M, Akahoshi M, Ichimaru S, et al. Risk for ischemic heart disease and all-cause mortality in subclinical hypothyroidism. J Clin Endocrinol Metab, 2004, 89: 3365 - 3370.

[24] Redondi N, Newman AB, Vittinghoff E, et al. Subclinical hypothyroidism and the risk of heart failure, other cardiovascular events, and death. Arch Intern Med, 2005, 165: 2460 - 2466.

[25] Mandel SJ, Larsen RP, Seely EW, et al. Increased need for thyroxine during pregnancy in women with primary hypothyroidism. N Engl J Med, 1990, 323: 91 - 96.

[26] Toft AD. Thyroxine therapy. N Engl J Med, 1994, 331: 174 - 180.

[27] Davis LE, Lucas MJ, Hankins GD, et al. Thyrotoxicosis complicating pregnancy. Am J Obstet Gynecol, 1989, 160: 63 - 70.

[28] Wing DA, Miller LK, Koonings PP, et al. A comparison of propylthiouracil versus methimazole in the treatment of hyperthyroidism in pregnancy. Am J Obstet Gynecol, 1994, 170: 90 - 95.

[29] Kriplani A, Buckshee K, Bhargava VL, et al. Maternal and perinatal outcome in thyrotoxicosis complicating pregnancy. Eur J Obstet Gynecol Reprod Biol, 1994, 54: 159 - 163.

[30] Neale D, Burrow G. Thyroid disease in pregnancy. Obstet Gynecol Clin, 2004, 31: 893 - 905.

[31] Nader S. Thyroid disease and other endocrine disorder in pregnancy. Obstet Gynecol Clin North Am, 2004, 31: 257 - 285.

[32] Volpe R, Ehrlich R, Steriner G, et al. Grave's disease in pregnancy years after hypothyroidism with recurrent passive-transfer neonatal Grave's disease in offspring. Therapeutic considerations. Am J Med, 1984, 77: 572 - 578.

[33] Amino N, Tanizawa O, Mori H, et al. Aggravation of thyrotoxicosis in early pregnancy and after delivery in Grave's disease. J Clin Endocrinol Metab, 1982, 55: 108 - 112.

[34] Amino N, Kuro R, Tanizawa O, et al. Changes of serum antithyroid antibodies during and after pregnancy in autoimmune thyroid diseases. Clin Exp Immunol, 1978, 31: 30 - 37.

[35] Muller A, Drexhage H Berghout A. Postpartum thyroiditis and autoimmune thyroiditis in women of childbearing age: recent insights and consequences for antenatal and postnatal care. Endocrine Rev, 2001, 22: 605 - 630.

[36] Zimmerman D. Fetal and neonatal hyperthyroidism. Thyroid, 1999, 9: 727 - 733

[37] Epstein RH. Pathogenesis of Grave's ophthalmopathy. N Engl J Med, 1993, 329: 1468.

[38] Weetman AP. Graves'disease. N Engl J Med, 2000, 343: 1236 - 1248.

[39] Bitton RN, Wexler C. Free triiodothyronine toxicosis: a distinct entity. Am J Med, 1990, 88: 531 - 533.

[40] Peleg D, Cada S, Peleg A, et al. The relationship between maternal serum thyroid stimulating immunoglobulin and fetal and neonatal thyroitoxicosis. Obstet Gynecol, 2002, 99: 1040 - 1043.

[41] Glinoer D. Thyroid disease in pregnancy // Braverman LE, Utiger RD. Werner and Ingbar's The Thyroid. 9th edn. Philadelphia: JB Lippincott, 2004, 1086.

[42] Mitsuda N, Tamaki H, Amino N, et al. Risk factors for developmental disorders in infants born to women with Graves disease. Obstet Gynecol, 1992, 80: 359 - 364.

[43] Mortimer TH, Tyuack SA, Galligan JP, et al. Grave's disease in pregnancy: TSH receptor binding inhibiting immunoglobulins and maternal and neonatal thyroid function. Clin Endocrinol, 1990, 32: 141 - 152.

[44] Momotani N, Noh J, Oyanagi, et al. Antithyroid drug therapy for Grave's disease during pregnancy. Optimal regimen for fetal thyroid status. N Engl J Med, 1986, 315: 24 - 28.

[45] American College of Obstetricians and Gynecologists. Practice Bulletin No. 32. Thyroid Disease in Pregnancy. Washington, DC: American College of Obstetricians and Gynecologists, 2001.

[46] Mandel SJ, Brent GA, Larsen PR. Review of antithyroid drug use during pregnancy and a report of aplasia cutis. Thyroid, 1994, 4: 129 - 133.

[47] Gardner DF, Cruishank DP, Hays PM, et al. Pharmacology of propylthiouracil (PTU) in pregnant hyperthyroid women: correlation of maternal PTU concentrations with cord serum thyroid function test. J Clin Endocrinol Metab, 1986, 62: 217 - 220.

[48] Easterling TR, Schmucker BC, Carlson KL, et al. Maternal hemodynamics in pregnancies complicated by hyperthyroidism. Obstet Gynecol, 1991, 78: 348 - 352.

[49] Pugh S, Lalwani K, Awal A. Thyroid storm as a cause of loss of consciousness following anaesthesia for emergency caesarean section. Anaesthesia, 1994, 49: 35 - 37.

[50] Mayer DC, Thorp J, Baucom D, et al. Hyperthyroidism and seizures during pregnancy. Am J Perinatol, 1995, 12: 192 - 194.

[51] Pekonen F, Lamberg BA, Ikonen E. Thyrotoxicosis and pregnancy: an analysis of 43 pregnancies in 42 thyrotoxic mothers. Ann Chir Gynaecol, 1978, 67: 1 - 7.

[52] Sheffield J, Cunningham FG. Thyrotoxicosis and heart failure that complicate pregnancy. Am J Obstet Gynecol, 2004, 190 (1): 211 - 217.

[53] Wartofsky L, Ransil B, Ingbar S. Inhibition by iodine of the release of thyroxine from the thyroid gland of patients with thyrotoxicosis. J Clin Invest, 1970, 49: 78 - 86.

[54] Tan TT, Morat P, Ng ML, et al. Effects of Lugol's solution on thyroid function in normals and patients with untreated thyrotoxicosis. Clin Endocrinol, 1989, 30: 645 - 649.

[55] Bowman ML, Bergmann M, Smith JF. Intrapartum labetalol for the treatment of maternal and fetal thyrotoxicosis. Thyroid, 1998, 8: 795 - 796.

[56] Eriksson M, Rubenfeld S, Garber AJ, et al. Propranolol does not prevent thyroid storm. N Engl J Med, 1977, 296: 263 - 264.

[57] Ashikaga H. Propranolol administration in a patient with thy-

roid storm. Ann Intern Med, 2000, 132: 681 - 682.

［58］ Ikram H. The nature and prognosis of thyrotoxic heart disease. Q J Med, 1985, 54: 19 - 28.

［59］ Woeber K. Update on the management of hyperthyroidism and hypothyroidism. Arch Intern Med, 2000, 160: 1067 - 1071.

［60］ Cooper DS, Goldminz D, Levin A, et al. Agranulocytosis associated with antithyroid drugs. Ann Intern Med, 1983, 98: 26 - 29.

［61］ Azizi F, Khoshniat M, Bahrainian M, et al. Thyroid function and intellectual development of infants nursed by mothers taking methimazole. J Clin Endocrinol Metab, 2000, 85: 3233 - 3238.

［62］ Mandel SJ, Cooper DS. The use of antithyroid drugs in pregnancy and lactation. J Clin Endocrinol Metab, 2001, 86: 2354 - 2359.

［63］ Glinoer D, deNayer P, Bourdoux P, et al. Regulation of maternal thyroid during pregnancy. J Clin Endocrinol Metab, 1990, 71: 276 - 278.

［64］ Abalovich M, Gutierrez S, Alcaraz G, et al. Overt and subclinical hypothyroidism complicating pregnancy. Thyroid, 2002, 12: 63 - 68.

［65］ Leung AS, Millar LK, Koonings PP, et al. Perinatal outcome in hypothyroid pregnancies. Obstet Gynecol, 1993, 81: 349 - 353.

［66］ Davis LE, Leveno KJ, Cunningham FG. Hypothyroidism complicating pregnancy. Obstet Gynecol, 1988, 72: 108 - 112.

［67］ Bing RF, Briggs RSJ, Burden AC, et al. Reversible hypertension and hypothyroidism. Clin Endocrinol (Oxf), 1980, 12: 339 - 342.

［68］ Myrup B, Bregengard C, Faber J. Primary haemostasis in thyroid disease. J Intern Med, 1995, 238: 59 - 63.

［69］ Chopra I, Baber K. Treatment of primary hypothyroidism during pregnancy: is there an increase in thyroxine dose requirement in pregnancy? Metabolism, 2003, 52: 122 - 128.

［70］ Girling JC, de Swiet M. Thyroxine dosage during pregnancy in women with primary hypothyroidism. Br J Obstet Gynaecol, 1992, 99: 368 - 370.

［71］ Monzani F, di Bello V, Caraccion N, et al. Effect of levothyroxine on cardiac function and structure in subclinical hypothyroidism: a double blind, placebo-controlled study. J Clin Endocrinol Metab, 2001, 86: 1110 - 1115.

［72］ Haddow J, Palomaki G, Allan W, et al. Maternal thyroid deficiency during pregnancy and subsequent neurophyschological development of the child. N Engl J Med, 1999, 341: 549 - 555.

［73］ Pop VJ, Brouwers EP, Vader HL, et al. Maternal hypothyroxinaemia during early pregnancy and subsequent child development: a 3 year follow up study. Clin Endocrinol, 2003, 59: 282 - 288.

［74］ LaFranchi SH, Haddow JE, Hollowell JG. Is thyroid inadequacy during gestation a risk factor for adverse pregnancy and developmental outcomes? Thyroid, 2005, 15 (1): 60 - 71.

［75］ Ahlawat S, Jain S, Kumari S, et al. Pheochromocytoma associates with pregnancy: case report and review of the literature. Obstet Gynecol Surv, 1999, 54: 728 - 737.

［76］ Hermayer K, Szpiech M. Diagnosis and management of pheochromocytoma during pregnancy: a case report. Am J Med Sci, 1999, 318: 186 - 189.

［77］ Almog B, Kuperminc M, Many A, et al. Pheochromocytoma in pregnancy: a case report and review of the literature. Acta Obstet Gynecol Scand, 2000, 79: 709 - 711.

［78］ Prys-Roberts C. Phaeochromocytoma: recent progress in its management. Br J Anaesth, 2000, 85: 44 - 57.

［79］ Pacak K, Linehan WM, Eisenhofer G, et al. Recent advances in genetics, diagnosis, localization and treatment of pheochromocytoma. Ann Intern Med, 2001, 134: 315 - 329.

［80］ Neumann H, Bausch B, McWhinney SR, et al. Germ-line mutations in nonsyndromic pheochromocytoma. N Engl J Med, 2002, 346: 1459 - 1466.

［81］ James MF. Use of magnesium sulphate in the anaesthetic management of phaeochromocytoma: a review of anaesthetics. Br J Anaesth, 1989, 62: 616 - 623.

［82］ James M. Phaeochromocytoma: recent progress in its management. Br J Anaesth, 2001, 86: 594 - 595.

［83］ Carella MJ, Gossain V. Hyperparathyroidism and pregnancy. J Gen Intern Med, 1992, 7: 448 - 453.

［84］ Schnatz P, Curry S. Primary hyperparathyroidism in pregnancy: evidence based management. Obstet Gynecol Surv, 2002, 57: 365 - 376.

［85］ Gelister JS, Sanderson JD, Chapple CR, et al. Management of hyperparathyroidism in pregnancy. Br J Surg, 1989, 76: 1207 - 1208.

［86］ Kort KC, Schiller HJ, Numann PJ. Hyperparathyroidism and pregnancy. Am J Surg, 1999, 177: 66 - 68.

［87］ Marx SJ. Hyperparathyroid and hypoparathyroid disorders. N Engl J Med, 2000, 343: 1863 - 1875.

［88］ Pitkin RM. Calcium metabolism in pregnancy and the perinatal period. A review. Am J Obstet Gynecol, 1985, 151: 99 - 109.

［89］ Ammann P, Irion O, Gast J, et al. Alterations of calcium and phosphate metabolism in primary hyperparathyroidism during pregnancy. Acta Obstet Gynecol Scand, 1993, 72: 488 - 492.

［90］ Seki K, Makimura N, Mitsui C, et al. Calcium-regulating hormones and osteocalcin levels during pregnancy: a longitudinal study. Am J Obstet Gynecol, 1991, 164: 1248 - 1252.

［91］ Kohlmeier L, Marcus R. Calcium disorder of pregnancy. Endocrinol Metab Clin North Am, 1995, 24: 15 - 39.

［92］ Seely EW, Brown EM, DeMaggio DM, et al. A prospective study of calciotropic hormones in pregnancy and postpartum reciprocal changes in serum intact parathyroid hormone and 1, 25-dihydroxyvitamin D. Am J Obstet Gynecol, 1997, 176: 214 - 217.

［93］ Lepre F, Grill V, Ho PW, et al. Hypercalcemia in pregnancy and laction associated with parathyroid hormone-related protein. N Engl J Med, 1993, 328: 666 - 667.

［94］ Kelly TR. Primary hyperparathyroidism during pregnancy. Surgery, 1991, 110: 1028 - 1033.

［95］ Bilezibian JP, Silverbert SJ, Gartenberg F, et al. Clinical presentation of primary hyperparathyroidism // BilezibianJP, Levine MA, Marcu R. The Parathyroids: Basic and Clinical Concepts. 2nd ed. San Diego, CA: Academic Press, 2001.

［96］ Kristoffersson A, Dahlgren S, Lithner F, et al. Primary hyperparathyroidism in pregnancy. Surgery, 1985, 97: 326 - 330.

［97］ Murray J, Newman W, Dacus J. Hyperparathyroidism in pregnancy: diagnostic dilemma? Obstet Gynecol Surv, 1999, 541: 183.

［98］ Whalley PJ. Hyperparathyroidism and pregnancy. Am J Obstet Gynecol, 1963, 86: 517.

［99］ Silverberg SJ, Shane E, Jacobs TP, et al. A 10 year review prospective study of primary hyperparathyroidism with or without parathyroid surgery. N Engl J Med, 1993, 341: 1249 - 1255.

［100］ Shangold MN, Dor N, Welt S, et al. Hyperparathyroidism and pregnancy: a review. Obstet Gynecol Surv, 1982, 37: 217 - 228.

[101] Croom RD, Thomas CG. Primary hyperparathyroidism during pregnancy. Surgery, 1984, 96: 1109 – 1118.

[102] Hill NC, Lloyd-Davies SV, Bishop A, et al. Primary hyperparathyroidism and pregnancy. Int J Gynaecol Obstet, 1989, 29: 253 – 255.

[103] Montoro MN, Collear JV, Mestman JH. Management of hyperparathyroidism in pregnancy with oral phosphate therapy. Obstet Gynecol, 1980, 55: 431 – 434.

[104] Zalonga GP, Eil C. Diseases of the parathyroid glands and nephrolithiasis during pregnancy // Brody SA, Ueland K, Kase N. Endocrine Disorders in Pregnancy. Norwalk, CT: Appleton and Lange, 1989, 231.

[105] Potts JT. Disease of the parathyroid gland and other hyper and hypocalcemic disorders // Braunwald E, Fauci AS, Isselbacher KJ, et al. Harrison's Principles of Internal Medicine. 15th ed. New York: McGraw-Hill, 2001.

[106] Ahonen P, Myllarniemi S, SipilaI, et al. Clinical variation of autoimmune poly-endocrinopathy-candidiasis-ectodermal dystrophy (APECED) in a series of 68 patients. N Engl J Med, 1990, 322: 1829 – 1836.

[107] Csanady M, Forster T, Juesz J. Reversible impairment of myocardial function in hypoparathyroidism causing hypocalcaemia. Br Heart J, 1990, 63: 58 – 60.

[108] Eisenbud E, LoBue C. Hypocalcemia after therapeutic use of magnesium sulfate. Arch Intern Med, 1976, 136: 688 – 691.

[109] Hagay S, Mazor M, Leiberman J, et al. The effect of maternal hypocalcemia on fetal heart rate baseline variability. Acta Obstet Gynecol Scand, 1986, 65: 513 – 515.

[110] Caplan RH, Beguin EA. Hypercalcemia in a calcitriol-treated hypoparathyroid women during lactation. Obstet Gynecol, 1990, 76: 485 – 489.

[111] Goff JP, Reinhardt TA, Horst RL. Recurring hypocalcemia of bovine parturient paresis is associated with failure to produce 1, 25-dihydroxyvitamin D. Endocrinology, 1989, 125: 49 – 53.

[112] Reber PM, Heath H. Hypocalcemic emergencies. Med Clin North Am, 1995, 79 (1): 93 – 106.

[113] Williams G, Dluhy R. Primary adrenocortical deficiency (Addison's disease) // BraunwaldE, FauciAS, Isselbacher KJ, et al. Harrison's Principles of Internal Medicine. 15th ed. New York: McGraw-Hill, 2001.

[114] Jabbour S. Steroids and the surgical patient. Med Clin North Am, 2001, 85: 1311 – 1317.

[115] Graber A, Ney R, Nicholson W, et al. Natural history of pituitary-adrenal function recovery after long-term suppression with corticosteroids. J Clin Endocrinol, 1965, 25: 11.

[116] Aceto T, Beckhorn G, Jorgensen J, et al. Iatrogenic ACTH-cortisol insufficiency. Pediatr Clin North Am, 1966, 13: 543.

[117] Kehlet J, Binder C. Adrenocortical function and clinical course during and after surgery in unsupplemented glucocorticoid-treated patients. Br J Anaesth, 1973, 45: 1043 – 1048.

[118] Helal K, Gordon MC, Lightner CR, et al. Adrenal suppression induced by betamethasone in women at risk for premature delivery. Obstet Gynecol, 2000, 96: 287 – 290.

第 34 章　子痫前期的并发症

简　介

6% ~ 8% 的孕妇在妊娠期会出现高血压，妊娠期高血压依然对母体及围产儿的病状和死亡率有显著影响[1]。妊娠期高血压疾病的分类并不十分明确。一个由美国国立健康机构(National Institutes of Health，NIH)发起的工作小组提出了一种修订版的评分系统(表 34.1)，旨在为妊娠期高血压患者的管理提供指南。慢性高血压的定义是高血压在妊娠之前已经存在或在妊娠 20 周之前被诊断出。子痫前期的定义是妊娠 20 周后检查出高血压和蛋白尿。慢性高血压可能会合并子痫前期或子痫而变得更加复杂。在这个分类系统中，通过分娩后进行回顾，妊娠期高血压被定义为妊娠期暂时性高血压或慢性高血压。

在美国，子痫前期是造成母体死亡的三大原因之一[2-5]。不合格的看护是导致母体死亡和严重孕产妇症状的潜在因素[6-9]。

病理学改变通常会影响母体的心血管、肾脏、血液、神经和肝脏系统(表 34.2)。对于子宫胎盘单位来说，同样会造成不利的影响，从而导致胎儿和新生儿的并发症。笔者的目标是帮助临床医生掌控子痫前期潜在的严重并发症。本章节暂不阐述妊娠合并慢性高血压的治疗方法[13,14]。

子痫前期的病因学

早在古希腊时期，子痫前期就被认为是一种病理状态[15,16]，但其刺激因素仍然未知，在 Chicago Lying-In 医院的门廊上留有一面空白的盾牌，发现了此病病因的人可以将其名字铭刻其中[17]。最近几十年来，有大量的研究试图阐明此病的病因和提高疗效的方法。在过去 40 年中，有关此类内容的文章的数量呈几何形式增长。

表 34.1　妊娠期间高血压的分类

慢性高血压

妊娠之前已经存在或在妊娠 20 周之前被诊断出

子痫前期 - 子痫期

妊娠 20 周后检查出高血压和蛋白尿

子痫前期合并慢性高血压

慢性高血压的症状和体征如：

　　血压 ≥ 160/110mmHg

　　蛋白尿 ≥ 2.0g/24h

　　血清肌酐 > 1.2mg/dL，除非以前升高

　　血小板减少症

　　持续性上腹疼痛

　　转氨酶升高

　　持续的神经障碍

妊娠期高血压

这些是回顾性诊断，如果分娩和血压升高时子痫前期不存在：

　　暂时性妊娠高血压：产后 12 周恢复正常

　　慢性高血压：持续超过 12 周

引自 the Working Group Report on High Blood Pressure in Pregnancy. National Heart, Lung, and Blood Institute. NIH Publication No. 00 - 3029, July 2000

许多危险因素与子痫前期的形成相关(表 34.3)，一些病例考虑是产前的潜在问题所致。许多病理生理过程被认为是此病形成的病

因[18-20]，例如前列腺素失衡[21-25]、免疫机制[26-30]、高心搏量[31]以及亚临床凝血系统的改变[32]。内皮细胞、肿瘤坏死因子(tumor necrosis foctor，TNF)、β胡萝卜素都与之相关，抗凝血酶Ⅲ降低的作用也被研究过，但是仍缺乏足够的认识[33-38]。

1937年Dieckmann和Michel揭示了血管对血管活性物质的反应[39]。1961年，Abdul-Karim和Assali[40]发现正常妊娠的女性对于血管紧张素Ⅱ的反应比未妊娠的女性要低。Gant等提供的资料提示那些后期发生子痫前期的患者在妊娠初期对血管紧张素Ⅱ的抵抗会减弱[41]。虽然通过住院治疗和卧床休息，患者的临床症状会得到改善，但其血管对血管紧张素Ⅱ的敏感性直到分娩后才会下降[42]。

血管紧张素原基因(T235)的分子多态性被证实与原发性高血压和子痫前期相关[43]。有一种假设是，血浆或组织中血管紧张素原的含量增高会导致血管紧张素Ⅱ的基线量及反应量增加，从而对自身调节机制造成慢性刺激，导致血管紧张性增加及血管壁肥厚。在正常妊娠中血浆体积会扩张，但上述变化会阻碍这一扩张，并导致全身循环不适。

表 34.2　严重妊娠性高血压的并发症

心血管系统	肾
严重的高血压	少尿
肺水肿	肾衰竭
血液系统	**神经系统**
溶血	惊厥
血小板减少症	脑水肿
弥散性血管内凝血	脑出血
	黑矇
肝脏	**子宫胎盘**
肝细胞功能障碍	分离
肝破裂	宫内生长迟缓
	胎儿窘迫
	胎儿死亡

抗磷脂综合征是影响子痫前期发生的显著的临床危险因素之一。美国犹他州大学的Branch等[44]研究了43例在孕34周前发生重度子痫前期的孕妇，发现16%的人有显著的抗磷脂抗体水平的增高。他们建议有早发性重度子痫前期的孕妇应该筛查抗磷脂抗体，如果检查出抗体的话，要考虑在接下来的孕周中行预防疗法。Branch等[45]在70例存在抗磷脂综合征的女性中发现，虽然采取了不同的治疗方案，但在孕15周后，仍有51%的孕妇发生了子痫前期，27%发生了重度子痫前期，发病率很高。

Romero等[46]提出了一个完整的子痫前期的病理生理学模型。首先是胎盘发生异常，这可能与免疫机制有关。胎盘滋养层的前列环素不足，而前列环素能防止绒毛膜间隙的血液凝集，并且与滋养细胞侵袭相关。前列环素与血栓素之比降低引起机体血管床中的血小板聚集、凝血酶活化和纤维蛋白沉积。血栓形成和血管痉挛会影响多个器官，造成肾脏、肝脏、神经系统、血液和子宫胎盘的功能障碍。

表 34.3　诱发妊娠性高血压发展的风险因素

风险因素	风险率
未产妇	3
年龄 >40 岁	3
非裔美国人	1.5
妊娠性高血压家族史	5
慢性高血压	10
慢性肾脏疾病	20
抗磷脂综合征	10
糖尿病	2
双胞胎妊娠	4
血管紧张肽原基因 T235 突变	
同形结合的	20
杂合的	4

引自 American College of Obstetricians and Gynecologists. Hypertension in Pregnancy. ACOG Technical Bulletin 219. Washington, DC：American College of Obstetricians and Gynecologists，1996

有子痫前期病史的女性在以后的妊娠中再次发生子痫前期的风险会增加。一些研究表明，对于在第一胎时发生重度子痫前期的女性来说，其再次发生子痫前期的风险非常高，达50%。而且，再次发生子痫前期的母亲和胎儿也比初次发生子痫前期的产妇更容易发生并发症[47]。

按上述这些理论仍无法准确预测哪些孕妇会

发生子痫前期，而且目前也缺乏理想的筛查试验[19,48]。另一方面，目前尚无明确采取何种方法才能将轻症、重症及多器官功能障碍区分开。

子痫前期的诊断

临床上子痫前期的诊断经常会出现混乱和错误[49-52]。按血压的标准是收缩压≥140mmHg或舒张压≥90mmHg 血压升高的相对标准是收缩压升高超过基线水平 30mmHg 或舒张压升高超过基线水平 15mmHg，这一标准有待商榷[53,54]。蛋白尿的标准是 24h 尿蛋白≥300mg。利用半定量法分析 24h 的尿液标本很难准确估计实际的尿蛋白量，因此，运用尿蛋白进行子痫前期的诊断时应该进行 24h 尿液定量分析[55]。曾经将水肿和体重增加归于子痫前期诊断的三联标准中（高血压、蛋白尿、水肿），但现在已不再强调这点，因为水肿在妊娠期是很普遍的现象[1]。上述这些变化通常在孕 20 周后出现，除非绒毛膜绒毛存在水泡样改变，例如葡萄胎和胎儿水肿。

表 34.4 归纳了重度子痫前期的症状和体征。这些临床表现需经三级医疗机构仔细评估，以为分娩做好精心准备[3]。

表 34.4　重度子痫前期的诊断标准

收缩压 > 160 ~ 180mmHg 或舒张压 > 110mmHg
24h 尿蛋白 > 5g
少尿：24h 尿量 < 500mL
脑或视觉障碍
肺水肿
上腹或右上腹疼痛
不明病因的肝功能受损
血小板减少
胎儿宫内生长迟缓或羊水过少
肌酐升高
癫痫大发作（惊厥）

引自 American College of Obstetricians and Gynecologists. Hypertension in Pregnancy. ACOG Technical Bulletin 219. Washington, DC: American College of Obstetricians osnd Gynecologists, 1996

子痫前期的一般管理原则

一旦怀疑存在子痫前期，应该同时采取多种措施并评估母体和胎儿的状况。首先应开放一路外周静脉行液体疗法。子痫前期的患者通常存在容量缺失，所以静脉补液是有帮助的，但是这些患者也比较容易发生容量超负荷，所以应密切监测液体入量和出量。

子痫前期的常规实验室检查包括（表 34.5）全血细胞计数、血小板计数、血肌酐和肝酶[46,56-59]。如果没有临产，应收集 24h 尿液，检查尿量、肌酐清除率和总蛋白量。在进行胎儿检查（B 超、无压力测试、生物物理相评分）时孕妇应处于侧卧位[60]。羊膜腔穿刺用于检查胎肺成熟情况，适用于胎肺成熟有问题和病程没有严重到要进行授权分娩的孕妇。

表 34.5　子痫前期的实验室评估

完整的血细胞计数
血小板计数
肝功能测试（ALT 和 AST）
肾功能检查（肌酐、尿素氮、尿酸）
尿液分析和显微镜检查
24h 尿液收集蛋白质和肌酐清除率
血型和抗体筛查

现在推荐当诊断为重度子痫前期时，无论孕周多少，应立即分娩[61]。一些研究提出采取保守方法[62-64]。Sibai 及其同事回顾了 60 例在孕 18 ~ 27 周时采取保守措施治疗的重度子痫前期的孕妇。作者发现母体并发症的发生率很高，如胎盘早剥、子痫、凝血障碍、肾衰竭、高血压脑病、脑出血和肝血肿破裂。另外，围产儿的死亡率为 87%[65]。在接下来的前瞻性研究中，Sibai 及其同事报道了一组孕周在 24 ~ 27 周和 28 ~ 32 周[66]的重度子痫前期的孕妇，作者在一家三级医疗机构采取了严格密切的监护和干预措施，改善了围生期的结局，母体并发症的发生率没有增加。在另一个孕周 28 ~ 34 周的随机对照试验中，显示妊娠期干预与母体并

发症的增多无关联，而妊娠期干预确实能显著延长孕周和减少新生儿需气道通气的状况及新生儿并发症的发生[67]。

子痫前期不会加速胎肺成熟，子痫前期孕妇新生儿呼吸道并发症发生率增高的确与早期终止妊娠相关[68,69]。如果羊膜腔穿刺证实胎肺未成熟或临床表明胎肺一直未成熟的话，当母胎环境稳定时，可以考虑激素治疗。虽然重度子痫前期分娩时不用考虑孕周，但是我们认为有选择性地让部分重度子痫前期的早产孕妇在三级医疗机构中采取保守措施是适当的，其要求是产妇的蛋白尿超过 5g/24h、血转氨酶轻度升高、血小板计数下降至临界值、血压得到控制。

子痫前期的液体疗法

重度子痫前期的液体管理包括输注晶体液——生理盐水或乳酸林格液 100～125mL/h。如果采取硬膜外麻醉或扩血管治疗，应先给 1000～1500mL 的额外的液体容量，以防止母体低血压和胎儿窘迫[70]。

如果预先给予容量负荷，那么硬膜外麻醉可安全地用于重度子痫前期的麻醉[71-75]。同样，采取扩血管治疗的重度高血压患者在实行扩血管前应预先接受容量负荷以防止扩血管造成的低血压反应。如果扩血管治疗的同时没有采取扩容，那么血压突然且剧烈降低就会导致胎儿心动过缓和窘迫[76-78]。

众所周知，静脉补液会引起孕妇胶体渗透压（colloid oncotic pressure，COP）的降低[79]。另外，重度子痫前期的孕妇其 COP 的基线是降低的，而在产后可能会更低，这是由于细胞间液的转移所致。这可能与临床上子痫前期患者肺水肿的形成相关[80]。因此，必须密切监测患者的出入液量、血流动力学参数和临床体征以防止静水压和渗透压的不平衡，后两者是影响肺水肿发生的关键因素。

Kirshon 等[77]在 15 例重度子痫前期的初产妇身上放置了体循环导管和肺动脉导管。要掌控血流动力学就需要精确控制妊娠期、产时和产后的 COP、肺毛细血管楔压（pulmonary capillary wedge pressure，PCWP）和平均动脉压（MAP）。低 COP 和 PCWP 可通过白蛋白进行纠正。重度高血压需要静脉应用硝酸甘油、硝普钠或肼屈嗪。呋塞米可用于高 PCWP。研究发现上述监测措施的唯一好处是在进行降压治疗时可以防止体循环血压骤然剧烈的降低和胎儿窘迫，但其对于胎儿窘迫的总体发生率没有影响。在试验组中，为了防止肺水肿，需要使用大量的利尿药物，这些作者表明除非 COP 显著降低（12mmHg），或 COP-PCWP 梯度负性延长，否则使用胶体不能纠正 COP。与输注晶体液相比，输注胶体液不会导致 COP 的降低。没有证据表明，孕妇输注胶体液比晶体液更好[81]。由于缺乏输注胶体液的指南，因此，对于重度子痫前期的患者，晶体液是最安全的液体疗法。

一项随机对照临床试验（n = 264）比较了两组子痫前期的患者，在产后尿量增加阶段且静脉间断给硫酸镁后，一组在产后使用少量呋塞米治疗（每天口服 20mg 呋塞米和 20mEq 钾共5d），另一组不服用呋塞米。发现只有重度子痫前期的患者从呋塞米治疗中获益，其表现为血压降低更为迅速和对降压药物的需求减少。但并未观察到住院时间和晚期产后并发症的减少。

子痫前期发作的预防

在 20 世纪早期，硫酸镁（$MgSO_4 \cdot 7H_2O$ USP）就被用来预防惊厥和癫痫[82-84]，并早已成为美国治疗子痫前期和子痫的标准疗法[85,86]。硫酸镁的作用机制仍然存在争议[87]。有些研究者认为镁离子主要通过神经肌肉阻滞起作用，另一些人则认为镁离子通过中枢发挥作用[88,89]。两个独立的研究评估了胃肠道外应用硫酸镁对青霉素诱发猫癫痫的作用，得出了矛盾的数据[88,90]。Koontz 和 Reid[90]假定只有当血脑屏障被破坏时镁离子才能发挥抗惊厥的作用。资料表明人类子痫前期和子痫时脑电图通常会出现异常，而治疗量的镁无法纠正异常[91]。Hallak 等[92,93]利用大鼠模型做的研究表明镁作用于中枢，通过兴奋性氨基酸（N－甲基 D－天门冬氨酸）受体发挥作用。在一项随机安慰剂对照研究中，Belfort 等[94]利用多普勒血流技术测量了子痫前期母体视网膜中央动脉和睫状后动脉，以评估硫酸镁对于视网膜血流的影响。他们的研究表明硫酸镁扩张了视网膜的小血管，对于颅内循环来说可能也会发生类似的变化。最近 Belfort 等[95]发现硫酸镁在降低颅内压的同时也能保持颅内血管的血流量。这项发现提示硫酸镁至少在部分程度上会作用于颅内微循环，从而防止或降低高血压脑病和脑微循环气压伤的发生[96]。

表 34.6 列出了硫酸镁的用法。对许多子痫前期的患者来说，静脉应用 4g 的负荷剂量加上 1～2g/h 的静脉维持量并不能防止子痫的发生，因此 Sibai 等的研究[97]将这个用法做了修改，即静脉应用 4g 的负荷剂量加上 2～3g/h 的静脉维持量。Sibai 将自己的用法与 Pritchard's 的用法做了比较，一种是静脉注射 4g 加肌内注射 10g 的负荷量，维持量是肌内注射 5g/4h，另一种是静脉注射 4g 负荷量，维持量是 1～2g/h 静脉持续用药。静脉应用负荷量后若维持量是 1g/h 无法达到足够的血清镁离子水平（4～7mEq/L），因此他们推荐维持量是 2～3g/h[97]。我们也采纳了另一种用法，即静脉应用 4～6g 的负荷量（20min），维持量是 2～3g/h 静脉持续输注。维持量应根据临床数据和血清镁离子水平做调整。Pruett 等并未发现这些剂量水平对新生儿 Apgar 评分造成明显的影响。

直到目前，预防子痫的最佳药物仍存争议。在美国，硫酸镁是可供选择的药物[61,69,99]，而在英国和美国的一些地方则主张应用传统的抗惊厥药[100-103]。近年来，陆续有几篇关于硫酸镁预防或控制子痫抽搐的重要的随机临床试验发表（表 34.7）。

在一项随机对照试验中 Lucas 等[104]比较了硫酸镁和苯妥英钠在预防子痫上的作用，他们发现两组抽搐的发生情况有显著的统计学差异（$P = 0.004$），其中硫酸镁组为（0/1049），苯妥英钠组为（10/1089），两组受试者间子痫的危险因素无显著差异。

表 34.6 硫酸镁的用法

	复合剂量	维持剂量
Pritchard[85]		
子痫期	静脉注射 4g 加肌内注射 10g	肌内注射 5g/4h
Zuspan[323]		
重度子痫前期	无	静脉注射 1g/h
子痫期	5～10min 静脉注射 4～6g	静脉注射 1g/h
Sibai 等[97]		
子痫前期	15min 静脉注射 6g	2g/h

一项国际性的多中心的随机试验入选了 1687 例发生子痫的孕妇[105]，比较了硫酸镁、苯妥英钠、地西泮。使用硫酸镁的孕妇再次发生抽搐的风险比地西泮组低 52%，比苯妥英钠组低 67%。硫酸镁组比苯妥英钠组更少需要机械通气，更少发生子痫和进入 ICU。而且硫酸镁组的新生儿比苯妥英钠组在分娩时更少需要气管插管和进入新生儿 ICU。试验小组的结论是，相对地西泮和苯妥英钠而言，硫酸镁更适宜作为子痫患者的常规抗惊厥药物，并建议只能在随机试验研究中应用其他抗惊厥药物。

Coetzee 等[106]在重症子痫前期的患者中进行了一项随机、盲法的对照试验（n = 822），静脉应用硫酸镁对比安慰剂。他们发现相较安慰剂组，静脉应用硫酸镁组发生子痫的比例显著降低（0.3% vs. 3.2%；相对危险度 0.09；95% CI 0.01～0.69；$P = 0.003$）

因此现如今，强烈推荐将硫酸镁作为子痫的预防和治疗的重要方法[1,107-110]。Cochrane 在系统评价了随机临床试验后发现，在预防和治疗子痫上，硫酸镁比冬眠合剂（氯丙嗪、异丙嗪、哌替啶）、地西泮和苯妥英钠更有效[111-114]。而硫酸镁对轻度子痫前期的患者惊厥发作的预防效果尚待讨论。

血浆镁离子水平维持在 4～7mEq/L 被认为

表 34.7　随机试验比较硫酸镁（MgSO₄）与其他药物预防（预防子痫前期惊厥）和治疗（防止反复发作）子痫的差异

参考	研究人群	例数	MgSO₄	安慰剂	苯妥英钠	地西泮	冬眠合剂	尼莫地平
Bhalla[326]	子痫	91	2.2%	–	–	–	24.4%	–
Lucas 等[104]	混合的子痫前期	2138	0	–	0.9%	–	–	–
Eclampsia Trial Collaborative Group[105]	子痫	905	13.2%	–	–	27.9%	–	–
	子痫	775	5.7%	–	17.1%	–	–	–
Coetzee 等[106]	重度子痫前期	685	0.3%	3.2%	–	–	–	–
Magpie Trial Collaborative Group[319]	混合的子痫前期	10 141	0.8%	1.9%	–	–	–	–
Belfort 等[287]	重度子痫前期	1650	0.8%	–	–	–	–	2.6%

是预防子痫惊厥发作的治疗水平[3]。通常血浆镁离子水平达到 8～10mEq/L 时会发生膝反射消失，达到 13mEq/L 时会发生呼吸停止[85,115]。在应用硫酸镁时应密切监测尿量、膝反射和呼吸频率。肾功能障碍的患者也应监测血清镁离子水平。应确保在镁离子中毒时能进行葡萄糖酸钙注射、吸氧和气管内插管的措施[115]。钙能够对抗镁离子的毒性。葡萄糖酸钙的用法是静脉注射 1g（10% 葡萄糖酸钙溶液 10mL），注射时间大于 2min[116]。

Bohman 和 Cotton[117] 报道了 1 例达致死剂量（38.7mg/dL）的镁离子中毒的幸存患者，并且该患者没有出现后遗症。抢救和预防镁离子中毒的要点如下：①呼吸支持；②持续心电监护；③输注钙防止低钙血症及低钙高镁对心脏的毒性；④应用袢利尿剂和渗透性利尿剂迅速排泄镁离子，同时也要密切注意水、电解质平衡；⑤要注意对患者来说，镁离子中毒既不是麻醉状态也不会造成遗忘；⑥应确保所有的镁离子输注都在 buretrol 型输液系统内进行或行肌内注射以防止镁离子毒性。

硫酸镁并非治疗一般高血压的方法[85]。高血压孕妇应用硫酸镁时血压会短暂下降，但血压正常的人以及未妊娠的患者并不会[118]。Young 和 Weinstein[119] 观察到接受 10g 硫酸镁负荷剂量肌内注射加上 2g/1～2h 维持量输注的患者，发生了明显的呼吸道反应和短暂的母体

血压下降，但在接受 10g 负荷剂量加上 1g/h 维持量输注的患者身上没有观察到上述现象[119]。Cotton 等[76] 观察到一种短暂的输注降压效果，但重度子痫前期患者不进行连续输液。

许多医疗中心为了预防重度子痫前期患者发生惊厥，传统的做法是在产后持续使用硫酸镁 24h。一项关于 98 例重度子痫前期患者的随机临床试验，针对母体多尿期（多尿的定义是连续 2h 尿量 >100mL/h），在 24h 标准给药法和间断性硫酸镁给药法之间做了比较[120]。此项研究表明在多尿期采用间断硫酸镁给药法没有发生不良后果或需要重新治疗。

重度子痫前期的降压治疗

重度子痫前期有时候表现为严重的系统性高血压。必须切实做到对血压的精确控制以防止如母体脑血管意外和胎盘剥离的并发症。通常推荐当舒张压超过 110mmHg 时就应该进行医学干预[116,121,122]。尚不清楚收缩压升高达到何种程度时需要治疗，但通常当超过 160～180mmHg 时进行治疗，这取决于与之相关的舒张压的水平。当先前血压正常的患者的平均动脉压超过 140～150mmHg 时，其颅内的自身调节机制就会失效，造成颅内出血的风险升高（图 34.1[123]）。虽然有许多的降压药可供利用，

但笔者的讨论仅限于在妊娠期急性高血压事件时最常用的一些药物(表 34.8)。

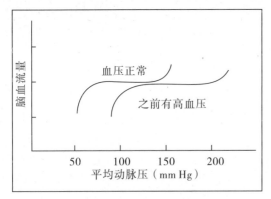

图 34.1　正常血压人群的脑血流量在很宽的压力范围内保持不变,这个范围在慢性高血压患者中向右移动(引自 Zimmerman JL. Hypertensive crisis: emergencies and urgencies // Ayers SM. Textbook of Critical Care. Philadelphia: WB Saunders, 1995)

盐酸肼屈嗪

在美国,盐酸肼屈嗪作为产科医生治疗高血压的金标准已被使用许多年。肼屈嗪通过直接松弛小动脉平滑肌来降低血管阻力,其对于毛细血管前阻力血管的作用大于毛细血管后容量血管[124]。Assali 等[125]发现肼屈嗪对子痫前期患者的降压作用明显、降压持续时间较长;对原发性高血压的患者作用温和;对血压正常的对象作用较弱。Kuzniar 等[126]利用 M 型超声心动图技术发现当静脉注射 12.5mg 肼屈嗪时,妊娠前已有高血压的患者的反应比重症子痫前期的患者要弱。Cotton 等[127]研究了 6 例重症子痫前期患者在静脉快速注射 10mg 肼屈嗪后的心血管变化。作者观察到母体心率和心脏指数(cardiac index, CI)明显上升,而平均动脉压(MAP)及全身血管阻力(systemic vascular resistance, SVR)指数降低,上述作用的峰值及持续时间个体差异很大。Jouppila 等[128]利用多普勒计算了接受双肼屈嗪治疗的重度子痫前期患者的母胎反应,发现母体血压降低时绒毛间血流量没有改变,而脐静脉血流增加。同时也证实双肼屈嗪能穿过胎盘到达胎儿[129]。肼屈嗪可能导致母体低血压和胎儿窘迫[130]。因此,笔者推荐初始剂量为 2.5～5mg 静脉注射,随后需进行血流动力学效果的观测。如果降压效果不佳,那么可以间隔 20min 静脉注射 5～10mg,总用量为 30～40mg。使用上述方法治疗难治性高血压还需要利用其他的降压药物[131,132]。

表 34.8　治疗子痫前期的抗高血压药物

通用名称	商品名	作用机制	用量	备注
肼屈嗪	Apresoline	动脉血管舒张药	静脉注射 5mg,每 20min 静脉注射 5～10mg,总量为 40mg;或静脉滴注 5～10mg/h	在静脉注射第二次剂量之间必须等待 20min,否则可能使产妇发生低血压
拉贝洛尔	Normodyne Trandate	选择性 α 拮抗剂和非选择性的 β 拮抗剂	静脉注射 20mg,每 10min 静脉注射 40～80mg,总量为 300mg;或静脉滴注 1～2mg/min	减少使用肼屈嗪发生的反射性心动过速和低血压
硝苯地平	Procardia Adalat	钙通道阻滞剂	10mg,口服,30min 后可重复使用	只能口服;如果和 $MgSO_4$ 一起服用可能会增强效果
硝酸甘油	Nitrostat IV Tridil Nitro-Bid IV	松弛静脉血管(动脉)平滑肌	5μg/min 输注,每 5min 给予双倍剂量	需要连续动脉血压监测;潜在的高铁血红蛋白症
硝普钠	Nipride Nitropress	血管舒张药	0.25μg/(kg·min)输注,每 5min 增大剂量 0.25μg/(kg·min)	需要连续动脉血压监测;潜在的氰化物毒性

二氮嗪

二氮嗪（氯甲苯噻嗪）是苯并噻二嗪衍生物，通过直接松弛小动脉来降低外周血管阻力从而达到降压作用[133]。用于治疗重度高血压的习惯用法是 300mg 快速注射，但这可能会导致严重低血压的发生。未妊娠的重度高血压患者，采用二氮嗪小剂量快速滴定法是有效的且相对副反应很少，其推荐剂量是间隔 5min 30 ~ 60mg 静脉注射，滴定至出现临床所希望的治疗效果。Thien 等[134]推荐二氮嗪治疗重度子痫前期—子痫的用法是 15mg/min 速度、总用量为 5mg/kg；而非弹丸注射（300mg10s），因为采取输注法能使血压逐渐下降，而当血压下降过多时能及时停药。

钙通道阻滞剂

钙通道阻滞剂如硝苯地平（心痛定、拜新同）主要通过松弛动脉平滑肌达到降压作用。口服首剂 10mg，可在 30min 后再次服用，对于急性重度高血压的患者，如果需要的话，可3 ~ 6h 口服 10 ~ 20mg[121]。对重度子痫前期患者，不良反应主要有头痛和皮肤潮红。当同时使用硫酸镁和硝苯地平时必须做好监护，因为可能会发生血压过度降低[135]。在一项随机临床试验中，49 例重度子痫前期和重度高血压孕周在 26 ~ 36 周的孕妇，使用了硝苯地平舌下含服和肼屈嗪静脉注射给药[136]。96% 硝苯地平组的患者和 68% 肼屈嗪组的患者的血压得到了明显的控制（血压持续低于 160/110mmHg）（$P <$ 0.05），同时肼屈嗪组发生急性胎儿窘迫更多。重度子痫前期的患者使用硝苯地平对其尿量也有益处[137,138]。其他的钙通道阻滞剂（尼莫地平）也被研究用于子痫前期的患者[139-142]，但尚待进一步研究。

拉贝洛尔

拉贝洛尔（柳胺苄心定）是 α 和 β 肾上腺素受体拮抗剂，通过降低重度高血压患者的持续血管反应（SVR）从而使血压迅速下降[143]。有关拉贝洛尔用于妊娠期高血压治疗的有效性和安全性的报道是[144-150]可喜的。Mabie 等[149]比较了急性重度高血压患者静脉快速注射拉贝洛尔和静脉注射肼屈嗪的治疗情况。他们发现拉贝洛尔起效更快而且不会引起反射性的心动过速。拉贝洛尔也对距离足月尚早的重度高血压患者的胎儿早期肺成熟有积极作用[145,151]。用法是初始剂量 10mg，然后每 10min 逐渐加量（20mg，40mg，80mg）总量为 300mg。另一种用法是 1 ~ 2mg/min 持续静脉注射直至达到治疗目标后减量至 0.5mg/min 或停药[121]。Lunell 等[152]研究了拉贝洛尔对妊娠期高血压孕妇子宫胎盘灌注的影响，发现子宫胎盘灌注增加、子宫血管阻力降低。Morgan 等[153]评估了拉贝洛尔对妊娠高血压狒狒的子宫血流量的作用，发现小剂量(0.5mg/kg)的拉贝洛尔能显著降低平均动脉压(MAP)且不会对子宫血流造成不利影响。Belfort 等已表明拉贝洛尔在大脑血流动力学方面有积极作用。拉贝洛尔在降低升高的脑灌注压的同时也能维持脑血流量[154]。这一点对其在控制脑过度灌注及预防高血压脑病和与高血压脑病相关的病理改变方面可能是十分重要的。

硝酸甘油

硝酸甘油（Nitrostat IV，Nitro-Bid IV，Tridil）主要松弛静脉平滑肌，也松弛动脉平滑肌，小剂量降低前负荷，大剂量降低后负荷。硝酸甘油是一种起效迅速的强效降压药，其血流动力学半衰期很短。Cotton 等[131,156]利用有创血流动力学监测技术发现，容量的状态决定是否能够精确控制血压。虽然大剂量使用硝酸甘油前需要扩容，但要使血压更平稳更有控制地降低，需要扩血管药物预先水合[156]。硝酸甘油应通过注射泵给药，初始剂量为 5μg/min，可以每 5min 加倍。大剂量[7μg/(kg·min)] 静脉注射时可能会导致高铁血红蛋白血症。若动脉血氧饱和度正常的患者出现发绀需考虑中毒，即高铁血红蛋白超过 3%[155]。

硝普钠

硝普钠（Nipride，Nitropress）是另一种可用于子痫前期重度高血压的强效降压药。硝普钠稀释后可用注射泵先从 $0.25\mu g/(kg \cdot min)$ 开始，每 $5min$ 加量 $0.25\mu g/(kg \cdot min)$ 直至达到所期望的疗效。硝普钠溶液对光敏感，应用金属箔片遮住，并每 $24h$ 更换[157]。应该监测动脉血气观察有无代谢性酸中毒，酸中毒可能是氰化物中毒的早期表现。对于未妊娠的人来说，当硝普钠的输注速度超过 $4\mu g/(kg \cdot min)$ 时，输注 $2 \sim 3h$ 后就会导致红细胞的氰化物水平达到毒性范围（$>40nmol/mL$）；而当输注速度小于 $2\mu g/(kg \cdot min)$ 时，用药数小时并不会造成中毒[157]。应当限制治疗时间以防止胎儿发生氰化物中毒[158]。在开始输注硝普钠前应先纠正低血容量以防止血压突然大幅度降低。

血管紧张素转换酶抑制剂

血管紧张素转换酶抑制剂（卡托普利、依那普利）通过阻断肾 - 血管紧张素 - 醛固酮系统达到降压的效果[159]。因可能导致新生儿肾衰竭和其他并发症，ACEI 类药物在妊娠女性的应用受到限制[160-163]。有关研究报道 ACEI 令妊娠的兔子流产[164]。此外，因为 ACEI 在给药后 $1 \sim 4h$ 才能达到血峰值水平[159]，所以 ACEI 在治疗急性重度高血压时并不很有效。

重度高血压

推荐使用拉贝洛尔作为子痫前期重度高血压（BP $180 \sim 160/110mmHg$）的首选治疗药物。对大多数病例，拉贝洛尔可有效降低血压至理想水平（$160 \sim 130/110 \sim 80mmHg$），且有利于大脑的血流动力学，对于新生儿的不利影响也最小。如果拉贝洛尔效果不佳，那么可使用肼屈嗪，若肼屈嗪达最大用量（$40mg$）时尚无法纠正重度高血压，则可使用硝苯地平。大剂量应用肼屈嗪与子宫胎盘循环的血液转移和突发性胎儿代谢失调有关。极其偶然的情况下，上述措施都无效，可以静脉注射硝酸甘油或硝普钠并加强监护。

子痫前期的镇痛——麻醉

在子痫前期使用传导阻滞麻醉是有争议的。

有些作者认为硬膜外麻醉会阻滞交感神经引起外周血管扩张，这可能会导致本就容量减少的患者发生低血压和胎儿窘迫[3,86,165]。然而，采用全麻诱导气管插管无法排除全麻固有的风险。全身麻醉会导致重度子痫前期患者的体循环动脉压显著升高。Connell 等[166]研究发现 20 例高血压患者在气管插管期间收缩压平均上升了 $56mmHg$。

Hodgkinson 等[167]利用肺动脉导管评估了 10 例接受全麻的重度子痫前期的患者。笔者发现在气管插管时体循环和肺动脉压显著升高。而 10 例用 0.75% 丁哌卡因进行剖宫产的患者其体循环和肺动脉压保持稳定，只有 1 例患者因体循环血压低而迅速使用麻黄碱对症治疗。

Newsome 等[75]在一项 11 例使用腰段硬膜外麻醉的重度子痫前期患者的研究中发现研究对象 MAP 降低、SVR 轻度降低但不明显；CI、外周血管阻力（peripheral vascular resistance，PVR）、中心静脉压（central venous pressure，CVP）、PCWP 均无变化。Jouppila 等[73]测量了使用腰段硬膜外阻滞的 9 例重度子痫前期的患者在分娩期间的绒毛间的血流量，发现子宫血流量显著增加。Ramos-Santos 等[168]利用多普勒测量技术研究了硬膜外麻醉对轻度子痫前期、慢性高血压及正常对照组对象在分娩活跃期时子宫动脉和脐动脉血流的影响。发现子痫前期组的子宫动脉收缩压/舒张压之比下降至接近正常对照组的水平，提示硬膜外麻醉可能有助于减少子宫动脉痉挛。

为了避免低血压的危害，母体可采取侧卧位，以防止下腔静脉受压，也可以预先补充晶体液以补偿外周血管扩张带来的容量不足[73]。硬膜外麻醉的禁忌证包括患者拒绝、胎儿窘迫需要即刻娩出、局部感染、败血症、严重脊柱畸形和凝血功能障碍[74]。如果预先进行容量负荷，硬膜外麻醉用于重度子痫前期是安全和有益的[70-75,132]。Clark 和 Cotton[132]陈述"我们的观点是：经由熟练技术操作并管理的硬膜外麻醉不仅仅是合理恰当的，也是重度子痫前期患者剖宫产麻醉或分娩镇痛适用的麻醉方式。"椎管内镇痛用于重度子痫前期的安全性和有效性已被最近的研究证实[169,170]。当必须使用全身麻醉时，必须谨慎控制母体的血压，特别是当处在诱导期和苏醒期时。就这一点而言通常可以使用小剂量的硝酸甘油或类似的药物。

重度子痫前期的血流动力学监测

肺动脉导管的应用已有 30 多年的历史，在危重患者的管理方面肺动脉导管有十分重要的作用[171]。在发生重度子痫前期时，大多数临床医生无需有创监测即可获得很好的治疗效果[69]。有关重度子痫前期的中心血流动力学参数的研究揭示了十分有意思的数据，有时这些数据在置管前置管后不同，令人困惑[70]。Dildy 和 Cotton[172,173] 总结了正常孕妇和妊娠期高血压孕妇的血流动力学改变。表 34.9 是 Clark 和 Cotton[132] 总结的重度子痫前期中心血流动力学

参数的调查结果。表 34.10 是未妊娠的女性、正常妊娠晚期的孕妇及重度子痫前期孕妇的血流动力学结果。

表 34.9　严重妊娠性高血压的血流动力学研究

心输出量是可变的

平均动脉压升高，全身血管阻力是正常的（早期）或升高（晚期）

中央静脉压力通常是低于正常，且与肺毛细血管楔压无关

肺动脉高压和肺血管阻力并不存在，血容量减少可能降低肺动脉压力

肺毛细血管楔压可能降低，正常或升高

少尿可能不能反映容量损耗

心室功能通常是高动力性的，但体循环血管阻力显著抬高时可能会抑制心室功能

胶体渗透压通常是降低的

表 34.10　非孕妇、正常女性在晚期妊娠末期，和重度子痫前期的血流动力学比较

	正常的非妊娠后期 (n=10)* (均值±标准差)	正常妊娠后期 (n=10)* (均值±标准差)	重度子痫前期 (n=45)† (均值±标准误)	重度子痫前期 (n=41)‡ (均值±标准误)
心律（min）	71 ± 10	83 ± 10	95 ± 2	94 ± 2
收缩压（mmHg）	N/A	N/A	193 ± 3	175 ± 3
舒张压（mmHg）	N/A	N/A	110 ± 2	106 ± 2
平均动脉压（mmHg）	86.4 ± 7.5	90.3 ± 5.8	138 ± 3	130 ± 2
脉压（mmHg）	N/A	N/A	84 ± 2	70 ± 2
中心静脉压（mmHg）	3.7 ± 2.6	3.6 ± 2.5	4 ± 1	4.8 ± 0.4
肺毛细血管楔压（mmHg）	6.3 ± 2.1	7.5 ± 1.8	10 ± 1	8.3 ± 0.3
肺动脉压（mmHg）	11.9 ± 2.0§	12.5 ± 2.0§	17 ± 1	15 ± 0.5
心输出量（L/min）	4.3 ± 0.9	6.2 ± 1.0	7.5 ± 0.2	8.4 ± 0.2
心搏量（mL）	N/A	N/A	79 ± 2	90 ± 2
体循环阻力 (dyn·s/cm⁵)	1530 ± 520	1210 ± 266	1496 ± 64	1 226 ± 37
肺血管阻力 (dyn·s/cm⁵)	119 ± 47	78 ± 22	70 ± 5	65 ± 3
血浆胶体渗透压（mmHg）	20.8 ± 1.0	18.0 ± 1.5	19.0 ± 0.5	N/A
体表面积（m²）	N/A	N/A	N/A	N/A
血管阻力指数 (dyn·s·m²/cm⁵)	N/A	N/A	2726 ± 120	2293 ± 65
肺血管阻力指数 (dyn·s·m²/cm⁵)	N/A	N/A	127 ± 9	121 ± 7

续表

	正常的非妊娠后期 (n = 10) * (均值 ± 标准差)	正常晚期妊娠后期 (n = 10) * (均值 ± 标准差)	重度子痫前期 (n = 45) † (均值 ± 标准误)	重度子痫前期 (n = 41) ‡ (均值 ± 标准误)
右心搏指数 ($g \cdot m \cdot m^{-2}$)	N/A	N/A	8 ± 1	10 ± 0.5
左心搏指数 ($g \cdot m \cdot m^{-2}$)	41 ± 8	48 ± 6	81 ± 2	84 ± 2
心脏指数 ($g \cdot m \cdot m^{-2}$)	N/A	N/A	4.1 ± 0.1	4.4 ± 0.1
每搏指数 ($mL \cdot m^2$)	N/A	N/A	44 ± 1	48 ± 1
COP-PCWP (mmHg)	14.5 ± 2.5	10.5 ± 2.7	N/A	N/A

数据来源于 * Cotton 等[176]，†Clark 等[195]，‡Mabie 等[318]，§ C lark 等，未发表的数据；NA：不可用，1dyn · s/cm^5 = 0.1kPa · S/L

子痫前期使用肺动脉导管的指南列于表 34.11 [132,174 - 176]。不推荐没有并发症的重度子痫前期患者常规使用肺动脉导管。对这些病例，肺动脉导管置入术的潜在发病率似乎并不合理。置入导管已知的并发症包括心律失常、气胸、血胸、血管和神经损伤、肺梗死和肺出血。后期的并发症包括气囊破裂、血栓栓塞、导管打结、肺动脉瓣破裂和导管移位至心包及胸膜腔，继发心脏压塞和胸腔积液[177 - 179]。然而，Clark 等[174]观察到 90 例妇产科行肺动脉导管置管的患者并未出现明显的并发症。一项关于 115 例接受肺动脉导管置管的重度子痫前期和子痫患者的回顾性研究表明，对于 93% 的病例，肺动脉导管是有益的，其并发症的发生率为 4%，能够接受[180]。

表34.11　妊高征中应用肺动脉导管的适应证

并发症与中心容量状态
不明原因的肺水肿
对常规治疗无反应的肺水肿
尽管积极容量复苏，仍持续少尿
感应传导麻醉的患者血流动力学不稳定
医疗并发症，否则需要有创血压监测

超声心动图是一种替代有创监测确定中心血流动力学参数的方法[181 - 183]。几乎所有的重度子痫前期的患者都可以利用超声心动图判断心功能（心输出量和射血分数）和中心静脉压。通常根据这些指标做出如液体管理和降压药物选择之类的重要的临床决定，也有助于迅速判断心功能和发生高血压心肌病及心脏舒张障碍的可能性，后两者是子痫前期重度高血压常见且重要的并发症。笔者发现超声心动图十分有用，为所有的患者尤其是重症患者提供了无创的监测方法，从而能避免使用肺动脉导管。

子痫前期的心肺并发症

正常妊娠时，血容量大约增加 42%，红细胞容积大约增加 24%[184]。关于子痫前期心血管改变的早期研究表明，与正常未妊娠对象相比[17,185]，子痫前期患者的血管阻力增加，循环容量降低，多器官系统灌注减少，尤以肾和子宫胎盘循环为甚。子痫前期患者发生血浆容量降低伴随血液浓缩与疾病的严重程度正相关[184]。子痫前期血浆容量耗损和血浆蛋白减少可能早于临床表现的出现[185 - 187]。妊娠期高血压孕妇的心输出量（cardiac output，CO）和（或）SVR 有不同程度的增加[188]。

虽然尚不知造成这些变化的确切原因，但 1980 年前后笔者逐渐将视线转到了妊娠相关疾病的心血管参数的精确监测上，妇产科指南提到了肺动脉导管的使用,而笔者已能够进行中心静脉压(CVP)、肺动脉压(pulmonary pressure,PAP)、PCWP、CO 和混合静脉血氧饱和度的监测[178]。

Rafferty 和 Berkowitz[189] 研究了 3 例使用肺动脉导管的子痫前期的患者,发现左心室搏出指数(left ventricular stroke index,LVSWI)增加,肺动脉阻力正常。分娩时,CI 和 PCWP 增加,可能是由于静脉血回流的增加所致。研究还注意到产后 PCWP 增加,认为这也是循环容量增加的缘故。这些发现表明,肺血管没有处在血管痉挛的状态之中,重度子痫前期不存在肺动脉高压。

观察 10 例重度子痫前期患者分娩时肺动脉导管的情况发现,LVSWI 增高(提示心室功能高动力性)、PAP 正常、CVP 和 PCWP 之间相关性差[190]。随后的试验证实了 CVP 和 PCWP 之间的相关性很差[127,158]。

血流动力学的研究结论与子痫前期患者左心室功能呈高动力性相一致[76,191,192]。Phelan 和 Yurth[191] 研究了 10 例重度子痫前期的患者,发现心功能呈高动力性伴 CO 升高和 SVR 不同程度的升高。10 例患者中的 6 例,在产后即刻,左心室功能短暂下降而 CVP 和 PCWP 上升,这可能是由于自体输血效应所致。高动力性心功能在产后 1h 恢复。关于此项研究的 CO 指标有一个要考证的地方,部分患者在分娩时使用了肼屈嗪,而这可能会造成 CO 的升高。

Groenendijk 等[193] 注意到子痫前期患者的低 CI、低 PCWP 和高 SVR 先于容量扩张存在。容量扩张导致 PCWP 和 CI 升至正常妊娠的水平,而 SVR 降低。使用肼屈嗪后血管舒张导致 SVR 和血压进一步降低,CI 升高,而 PCWP 无变化。

Hankins 等[194] 关于子痫的研究首先阐述了左心室高动力性、SVR 升高,以及左右心室的低充盈压。通过分娩时的处理,包括限制液体、应用硫酸镁和肼屈嗪,作者观察到分娩后无早期自发性多尿的患者其产后 PCWP 升高。PCWP 的升高考虑为多尿期前血管外液体的移动所致。他们的结论是:血流动力学状态受疾病的严重程度及病程长短的影响,还受到其他潜在的疾病状况,以及治疗性的干预措施,例如硬膜外麻醉的影响。

Cotton 等[176] 归纳了 45 例重度子痫前期或子痫患者的血流动力学概况。他们观察到虽然这些患者的血流动力学参数各异,但多数患者的血压升高、SVR 可变升高、左心室功能呈高动力状态、PCWP 正常或升高、CVP 降低。他们假设 PCWP 升高和 CVP 降低是由于左心室后负荷升高伴随血容量减少所致。表 34.9 概括了这些发现。

Clark 等[195] 率先记录了血压正常孕妇孕晚期的中心血流动力学参数(表 34.10)。他们论证了多数经报道的重度子痫前期的患者,其妊娠期的 SVR 在正常范围,而经由 LVSWI 法评估的左心室功能也未处在高动力状态。这支持了子痫前期患者初期为高动力性高血压而非血管痉挛性高血压的模型。而这也许是由于 SVR、CO 逐渐升高和 LVSWI 逐渐降低所致,这些情况与血管痉挛相关。此类现象在未孕未治疗的原发性高血压患者中已有纪录。

肺水肿

Sibai 等[197] 报道了重度子痫前期的患者中肺水肿的发生率是 2.9%,37 例肺水肿中有 70% 发生在产后。90% 在产前发生肺水肿的病例,高血压被认为是一个潜在因素。高龄、经产妇、有潜在慢性高血压的患者,肺水肿的发生率更高。肺水肿的形成也与过度输液有关,无论是晶体液还是胶体液。

随着毛细血管膜通透性的改变,COP 降低,而升高的肺血管静水压引起液体渗出至间质和肺泡,从而形成肺水肿[192]。Cotton 等[127] 观察到 5 例发生肺水肿的子痫患者,其 COP-PCWP 呈负梯度。Clark 等[175] 比较了重度子痫前期患者和子痫患者的血流动力学变化,表明惊厥发作更可能与 COP 的降低有关而非与外周血管痉挛相关。

Benedetti 对 10 例子痫前期肺水肿患者的研究表明,子痫前期患者肺水肿的病因是多方面的[198]。这些患者中有 8 例,其肺水肿发生在产后。5 例患者 COP-PCWP 梯度异常,其中 3 例肺毛细血管通透性升高，2例发生左心力衰竭。肺水肿由升高的静水压引起的毛细血管渗漏所致，而静水压则由水肿液中的蛋白和血浆蛋白的比例进行估计[199]。Benedetti的研究给出了毛细血管漏的诊断标准，即肺水肿液蛋白与血清蛋白之比大于0.4[198]。另外，没有发现CVP和PCWP的相关性。长久以来，笔者认为COP-PCWP梯度降低与非妊娠患者肺水肿的形成相关[199]。妊娠会降低COP，而子痫前期患者的COP比正常妊娠者要低。而COP在产后进一步降低，这通常是由于仰卧位、分娩时出血及分娩时输注晶体液所致[200]。对Benedetti研究中50%的子痫前期的患者来说，COP-PCWP梯度降低可能是促使肺水肿发生的原因[201]。

在先前的讨论中，非流体静力学（肺毛细血管漏和COP降低）的因素可能会导致或促进子痫前期患者肺水肿的发生。对其他患者，SVR异常升高可能导致CO和LVSWI降低，继发心源性肺水肿。左心功能正常的患者若发生医源性液体过量，则可能发生类似的流体静力学性肺水肿。

肺水肿的诊断依靠临床表现。通常会出现呼吸困难和胸部不适的症状。通过检查可发现呼吸急促、心动过速及肺部啰音。胸部X片检查及动脉血气分析可确诊。应及时考虑并排除一些危及生命的状况，如肺血栓栓塞。

肺水肿的首要处理方法包括供氧和限制液体量。应该放置脉氧监测仪以持续监测氧饱和度。发生产前肺水肿的重度子痫前期患者可考虑放置肺动脉导管，以区分液体过量、左心功能不全及非流体静力学因素引起的肺水肿，每种治疗的方法不同。

肺水肿伴液体过量的患者，常规的一线治疗方法是呋塞米（速尿）10~40mg/1~2min静脉注射。如果1h内没有足够的尿量，可以再缓慢注射80mg。对于重度肺水肿的患者来说，尿量在氧合情况改善前需要达到2~3L。另外，对于那些血流动力学十分复杂的患者来说，可通过肺动脉导管得到完整的血流动力学参数来判断适合该患者的利尿程度。由外周血管强烈痉挛引起的充血性衰竭且没有明显证据支持液体

过量的肺水肿患者[158]，可静脉应用硝普钠。虽然流体静力学因素能很快被纠正，但动脉氧合情况不会迅速得到改善[155,156]。由于一些动脉扩张药物的作用很强，因此采取持续动脉血压监测是有益的。

经初步治疗若仍存在低氧血症，应采取机械通气进行呼吸支持，直至纠正潜在的问题。所有病例都应进行动脉血气分析以密切监测呼吸状况。精细调节液体出入量以维持体液平衡。应留置导尿管记录每小时的尿量。另外，也要密切监测血电解质水平，特别是接受利尿治疗的患者。

高血压心肌病

妊娠期孕妇左心室心肌质量指数增加而室壁缩短分数降低。当用超声心动图进行研究时，发现许多正常的妊娠女性存在生理水平的心室舒张功能异常。Schannwell等[202]研究了妊娠33周的正常孕妇发现，研究对象的心室舒张早期峰值流速降低和等容舒张期延长。轻度慢性高血压的孕妇在妊娠早期即发生明确的舒张期延长的舒张功能障碍。许多有妊娠相关高血压的患者在妊娠中期会发生心脏舒张功能异常，而另一些病例则在足月时才发生异常。笔者推断健康的孕妇，在正常妊娠时前负荷增加导致左心室心肌可逆性生理性的肥大，左心室舒张功能显著改变和收缩效能暂时降低。然而对慢性高血压的女性，妊娠初期左室舒张时间显著延长，50%的患者可能发生限制性心肌病。

Desai等[203]利用超声心动图发现25%（4/16）有肺水肿和高血压的妊娠患者存在左心室收缩功能的损害。剩下的75%（12/16）存在左心室舒张功能异常。

子痫前期重度高血压患者其心脏舒张功能的异常，被认为是暴发性肺水肿、心力衰竭和猝死的潜在原因[204]。产科医生应当认识到，若出现血压升高，即使左心室收缩功能正常，仍会发生舒张功能障碍。舒张功能异常引起的肺水肿常见于重度子痫前期，而"心力衰竭"并不总是与低血压或射血分数减低相关。事实上，超过40%有充血性心力衰竭体征的高血压患

者，其左心室收缩功能正常[204]。应该舍弃这样一个观念，即子痫前期血压升高的患者不可能发生心力衰竭。同样，也应质疑这样一个观点，即发生严重肺水肿的子痫前期患者一定有围生期心肌病变。围生期心肌病是一个独立的存在，对于如何进行长期治疗和今后的妊娠有显著的影响。因心脏舒张功能障碍和高血压心肌病变而发生肺水肿的子痫前期的孕妇，不应该被列为患有围生期心肌病。两者病理生理学不同，大多数子痫前期有高血压心肌病的患者，在进行针对子痫前期的治疗后，其射血分数迅速回到正常水平。一个血压严重升高的子痫前期患者发生肺水肿时，若其射血分数在24~48h内迅速恢复，不像是围生期心肌病。这种情况最可能的诊断是高血压心肌病和舒张功能障碍。Witlin 等[205]通过随访表明由围生期心肌病导致的重度心肌缺血的患者，其心功能不太可能会恢复正常。另外，上述病例还表明患子痫前期和慢性高血压时容易暴露潜在的心脏异常[206]。对于不清楚什么原因造成肺水肿的病例，超声心动图是十分有用的。它不仅可以评估心脏的收缩、舒张功能和心输出量，还能评估血管充盈水平。这对可能发生血管内脱水伴肺部充血和毛细血管通透性升高的重度子痫前期患者来说是极其重要的。Mabie 等[207]发现患有慢性高血压的肥胖女性，其发生潜在心脏异常和舒张功能障碍的风险格外高。

恶性室性心律失常

室性心律失常不是重度子痫前期的一个常见表现。这可能是因为未对这些心律失常进行监测而非它们不存在。Naidoo 等[208]利用24h连续心电图监测研究了 24 例妊娠高血压危象的患者，以探明是否存在严重的室性心律失常。3例低血钾的病例被排除本研究。剩下的 21 例患者中有 13 例（62%）心电图监测发现了室性心动过速。当行麻醉后血压控制到理想水平时，这些心律失常发生了好转。这篇文章的作者认为其发现可以部分解释肺水肿的发病机制和一些子痫前期恶性高血压患者的猝死。这篇文章中室性心律失常的高发生率也许可以这样解释，

即这些病例缺乏产前检查，而且他们都因严重的、持续较久的高血压危象而入院。值得一提的是，在产前检查比较普遍的环境中，笔者很少见到这样的心功能不全。这就是为何在美国这种并发症很少见。另一种解释是我们普遍应用 β 受体阻滞剂和肼屈嗪（非双肼屈嗪）控制血压。抛开潜在的病理生理学因素不谈，这篇文章强调了迅速控制妊娠女性重度高血压重要性。

同一个研究小组[209]在先前观察到室性心律失常发生率高的基础上，通过对 40 例产后惊厥的病例的分析，研究了 β 受体阻滞剂在围生期的效果。通过 Lown 心律失常分类法进行盲法分析，分析 24hHolter 记录以评估心脏节律。笔者发现接受双肼屈嗪的患者，其严重室性心律失常的发生率较拉贝洛尔组显著升高（81% *vs.* 17%，$P<0.0001$）。接受拉贝洛尔的患者心率显著降低（$P<0.0001$），而双肼屈嗪组显著升高（$P<0.0001$）。他们表示，围生期高血压子痫前期的患者应用 β 受体阻滞剂能显著降低危险的室性心律失常的发生率。这也许是因为应用 β 受体阻滞剂后能改善心肌的氧供需比。这篇文章为用拉贝洛尔替代肼屈嗪或其他类似药物用于控制严重高血压提供了强有力的证据。

子痫前期的肾脏并发症

子痫前期患者的肾血浆流量和肾小球滤过率显著降低[210]。子痫前期患者肾活检常显示独特的肾小球毛细血管内皮的改变，称为"肾小球内皮增生"。肾小球膜受损导致肾功能障碍[211,212]。重度子痫前期常见尿沉渣改变（颗粒、透明、红细胞管型），其反映了肾小球实质的病变，但其与疾病的临床病程无关也无法预测病程[213,214]。

子痫前期患者很少发生急性肾衰竭[215]。Pritchard 等[69]报道的 245 例子痫患者中，没有出现必须行透析的肾衰竭病例。而 433 例 HELLP 综合征的女性中有 7% 发生了急性肾衰竭。虽然她们先前没有慢性高血压病，而且其随后的妊娠结局以及远期预后均良好，但母体

和围产儿的并发症非常高[11]。继发于子痫前期的急性肾衰竭通常是由于急性肾小管坏死所致，但也有可能是因为双侧肾皮质坏死[11,12]。诱发因素包括胎盘早剥、凝血障碍、出血和重度高血压[216]。尿沉渣可能显示颗粒管型和肾小管细胞[214,215]。肾皮质坏死可能与子痫前期相关，表现为少尿或无尿。子痫前期时的肾衰竭可能是其他潜在的内科疾病所致，特别是高龄经产的患者[50]。一旦发生急性肾衰竭，可能需要腹膜透析或血液透析，以待肾功能恢复[215]。

少 尿

子痫前期患者发生的严重肾功能障碍多表现为少尿，即连续2h尿量小于25～30mL/h。这通常与血清肌酐和血尿素氮(blood urea nitrogen，BUN)的升高及肌酐清除率的降低平行。可逆的高尿酸血症通常是子痫前期的特点，一般先于尿毒症和蛋白尿之前[217]。白蛋白/肌酐比的显著改变也有被提及[218]

Clark 等[219]利用有创监测描述了持续少尿的子痫前期-子痫患者三种不同的血流动力学子集。第一组患者 PCWP 降低、左心室呈高动力性，SVR 轻度至中度升高。这些患者对后续的容量置换治疗有反应。这是最常见的临床情况，可能是由于血管内血容量减少所致。

第二组患者 PCWP 正常或升高，CO 正常，SVR 正常伴尿液重度浓缩。这组患者少尿的病理生理学，可能是由于肾固有动脉痉挛的程度与全身血管痉挛的程度不成比例。在这个亚组中，已证明小剂量多巴胺[1～5μg/(kg·min)]能使尿量显著增加[220]。另一方面，尿量得到改善也许是因为后负荷降低的缘故。

第三组少尿的患者 PCWP 和 SVR 显著升高，心室功能下降。这些患者对于限制液体量和积极降低后负荷有反应。这些患者中的许多人在少尿的同时可能伴有初发的肺水肿，液体在肺间质聚集。这类患者绝对不会从容量输注中受益，在临床中他们可能与第一组患者无法区分，后者对于额外的容量输注有反应。通过中心血流动力学参数，临床医生能够区分上述的三组患者并进行合适的治疗。

Lee 等[221]利用肺动脉导管研究了7例子痫前期少尿的患者，他们同样发现少尿不是判断容量状态的一个好指标。作者表示如果利用尿液诊断指标，如尿-血浆肌酐清除率、尿氮和尿渗透浓度来对液体管理的方案进行判断可能会造成误导。7例病例中的5例其尿液诊断指标显示为持续肾前缺水，但 PCWP 指标则显示为等容状态。子痫前期的少尿患者其 PCWP 正常支持了这样一个假设，即少尿通常继发于局部严重血管痉挛[69,221]。

所有诊断为子痫前期的患者都应进行液体出入量的密切监控。如果连续2h尿量低于25～30mL/h，就可以认为存在少尿，并应该制定处理方案。考虑到子痫前期患者血浆容量减少这一情况，大多数的少尿病例应考虑是肾前性原因[184,187,219]，可在30min 输入 500～1000mL 生理盐水或乳酸林格液的方法。如果液体输入没有使尿量增加，那么在分娩期应暂停输注额外的液体或置入肺动脉导管以获得更为精确的血流动力学参数[219]。如果在液体输注时出现氧饱和度降低，那么若需要继续进行计划中的液体输注以解决少尿，就需要行肺动脉导管置管[132,174,176,219]。当缺乏密切的氧饱和度监护时应避免重复的液体输注。发生少尿时，必须分娩。

HELLP 综合征

HELLP 综合征是重度子痫前期的一种病理变化，影响多达12%的子痫前期-子痫患者。一项研究显示，重度子痫前期患者（442 例）HELLP 综合征的发生率为 20%[12]。HELLP 综合征以溶血、肝酶升高和血小板降低为特征[68]。1982 年由 Weinstein 发明了 HELLP 综合征的首字母缩写，1954 年 Pritchard 等描述了3例血液系统和肝脏异常的病例[222]。1922 年 Pritchard 将血小板减少与重度子痫前期之间的联系归功于 Stahnke[223]，1950 年则将与肝脏病变之间联系归功于 Sheehan[224]。尽管 HELLP 综合征相关的母体及围产儿的死亡率较高，但这类患者的正确处理仍有争议，而且这类患者的临床及实验室表现多样且各不相同。另外，其他非产科病症的表现可能类似 HELLP 综合征[49,225]，一些严重的外科病理改变可能被误诊为 HELLP 综合征[226]。

与多数子痫前期不同，HELLP 综合征不是初产妇的主要疾病。举例来说，几项研究发现接近一半 HELLP 综合征的患者是经产妇，经产妇中的发生率比初产妇高两倍[57,62,227,228]。

临床中，许多 HELLP 综合征患者没有达到重度子痫前期的诊断标准。在一组 112 例重度子痫前期 - 子痫伴 HELLP 综合征的患者中，31% 的患者舒张压小于 110mmHg，15% 的患者小于 90mmHg[229]。

子痫前期时多系统的功能状态往往表现为肝功能异常。HELLP 综合征患者肝动脉阻力增加[230]。一项回顾性研究中，355 例子痫前期患者中有 21% 出现肝功能异常——血清谷草转氨酶（SGOT）升高[58]。肝功能异常与胎儿宫内发育迟缓（intrauterine grouth retardation，IUGR）、早产、剖宫产比例增加和 Apgar 评分偏低相关[58]。Arias 和 Mancilla-Jimenez[231] 利用免疫荧光染色研究子痫前期的患者发现，肝血窦有纤维蛋白沉积，这可能是由于血管痉挛造成的局部缺血所致。持续性长时间血管痉挛可能导致肝细胞坏死[231,232]。

HELLP 综合征患者的临床症状和体征与母体肝脏血管痉挛造成的损害有关。因此，许多患者存在肝脏损害的症状和体征。包括精神萎靡、恶心（伴或不伴呕吐）和上腹疼痛。多数 HELLP 综合征患者肝区或右上腹触诊柔软[57,62,68,229]。

实验室研究的结果常会造成与妊娠或子痫前期无关的错觉。外周血涂片可出现棘红细胞和（或）裂细胞、细胞多色性，以及持续性的微血管病性溶血性贫血。根据异常的结合珠蛋白或胆红素水平可推断出溶血[233-236]。借助电子显微镜可找到 HELLP 综合征患者微血管溶血的证据[236]。微血管病性溶血性贫血是由于红细胞通过损伤的血管壁上的血栓时所致[58,234,235,237,238]。碳氧血红蛋白和血清铁增加提示红细胞更新率增加[238]。虽然可以发现一定程度的溶血，但贫血并不常见。

血小板减少的定义是血小板计数小于 100 000 ~ 150 000/μL，这种情况在原发性高血压的女性中不多见[222]。子痫前期患者血小板减少是由于外周血小板破坏增加，可见骨髓巨核细胞增加，存在未成熟的血小板，血小板寿命下降以及血小板黏附于暴露的血管胶原上[235,237-239]。在一项前瞻性研究子痫前期患者的止血药应用和血小板功能时，发现有 50% 的患者存在血小板减少[237]。在血小板减少的子痫前期患者身上发现了血小板破坏、血小板功能受损及血小板相关 IgG 升高的证据。

在一项 353 例子痫前期患者的回顾性研究中，Romero 等[59] 报道血小板减少的发生率为 11.6%，其减少的定义是血小板计数小于 100 000/μL。血小板减少的患者剖宫产可能性增加，输血、早产、宫内发育迟缓（IUGR）及 Apgar 评分降低的风险也增加。在子痫前期患者的新生儿身上也有血小板减少的报道[57,68,240]，有人对此有争议[241]。

在没有发生胎盘剥离或胎儿死亡时，HELLP 综合征患者的凝血指标，如凝血酶原时间、部分凝血酶时间、纤维蛋白原和出血时间通常都是正常的[229]。有 8% ~ 10% 的 HELLP 综合征患者需要输注血小板或新鲜冰冻血浆[222,229]。

正常妊娠时碱性磷酸酶显著升高，SGOT 和（或）血清谷丙转氨酶（SGPT）的升高表明肝脏处在病理状态。HELLP 综合征时，SGOT 和 SGPT 很少超过 1000 U/L，超过此水平则提示存在其他肝脏疾病，如肝炎。然而，当 HELLP 综合征进一步发展造成肝脏破坏时，可出现肝转氨酶的显著升高。

产后，实验室检查可能在很短的时间内恢复正常，这并不少见，但可见到产后 24 ~ 48h 时，血小板的减少和肝功能暂时性的恶化[242]。无并发症的患者到产后第 4 天时血小板计数呈上升趋势，乳酸脱氢酶水平呈下降趋势[243]。Martin 等[243] 在密西西比大学医疗中心评估了 158 例 HELLP 综合征患者产后的恢复情况。到产后 11d 时，所有血小板计数小于 50 000/μL 的患者其血小板计数都恢复正常（100 000/μL），而所有血小板计数在 50 000～100 000/μL 的患者在产后第 6d 时恢复正常。

HELLP 综合征可能"伪装自己"，与 HELLP 综合征相关的临床表现和实验室检查可能提示一系列的临床诊断（表 34.12）。因为存在大量与此综合征相关的误诊，加上诊断不及时可能会危及生命，因此除非已确诊是其他疾病，孕妇若存在血小板减少、血清转氨酶升高或上腹部疼痛就应考虑存在 HELLP 综合征。HELLP 综合征偶尔也会在妊娠 20 周前发生，通常会与胎儿三倍体或抗磷脂综合征同时存在。但罕见情况下也可能在没有合并症时就早期发生[244]。

表 34.12　HELLP 综合征的鉴别诊断

自身免疫性血小板减少性紫癜
慢性肾脏疾病
肾盂肾炎
胆囊炎
肠胃炎
肝炎
胰腺炎
血栓性血小板减少性紫癜
溶血－尿毒症综合征
妊娠急性脂肪肝

HELLP 综合征相关的并发症包括胎盘早剥、急性肾衰竭和肝破裂伴肝血肿以及腹水。HELLP 综合征的患者，胎盘早剥的发生率比一般产科人群高 20 倍，有报道表明发生率是 7%～20%[222,229,236,245]。HELLP 综合征时发生胎盘早剥常伴胎儿死亡和（或）消耗性凝血功能障碍。

回顾文献可发现 HELLP 综合征母体（表 34.13）和围产儿（表 34.14）死亡率显著升高。合并重度子痫前期时，分娩是最终的治疗手段。分娩的时机仍存在争议。一些研究推荐立即分娩，另一些则建议在某些情况下，若胎儿明显未成熟，则可短时间推迟分娩[62,63,68,225,246,247]。针对后者，Clark 等[248]发现 HELLP 综合征的患者，在卧床休息和（或）皮质类固醇治疗后病情得到了短暂的改善。但是在短暂改善后，所有患者的情况都出现恶化。在 Sibai 利用类固醇促胎肺成熟的研究中，17 例患者中有 3 例（18%）出现了类似的情况[229]。因此，若胎儿会早产很长时间，而且血小板计数或血清转氨酶水平处于临界水平并且没有其他确切的分娩指征时，在医院进行密切观察有时是最合适的。当然，如果血压无法控制或肝酶、血小板计数显著变化，那么不管孕周是多少都应进行分娩。

分娩方式取决于宫颈状况和有无其他剖宫产指征。HELLP 综合征本身不是剖宫产的指征。HELLP 综合征患者有一半需接受剖宫产（表 34.13）。临床常见的情况是胎儿早产、宫颈条件不佳和血小板计数小于 100 000/μL。发生这些情况时，采取剖宫产更为有利，以避免其后采取剖宫产时会面对更为严重的血小板减低。

表 34.13　HELLP 综合征母体的结局

参考	位置	时间	例数	发病率	孕产妇死亡率	剖宫产率
MacKenna 等[62]	Greenville, NC	1978—1982	27	12%*	0	N/A
Weinstein[57]	Tucson, AZ	1980—1984	57	0.67%†	3.5%	58%
Sibai 等[97]	Memphis, TN	1977—1985	112	9.7%‡	1.8%	63%
Romero 等[58]	New Haven, CT	1981—1984	58	21%*	N/A	57%
Sibai 等[12]	Memphis, TN	1977—1992	442	20%§	0.9%	42%

*在所有子痫前期惊厥的患者中；†在所有活产中；‡在重度子痫前期惊厥的孕妇中；§在重度子痫前期的女性中；N/A，不可用

表 34.14　HELLP 综合征围产儿的结局

参考	位置	时间	例数	围生期死亡率	小胎龄	呼吸窘迫综合征
MacKenna 等[62]	Greenville, NC	1978—1982	27	11%	N/A	8%
Weinstein[57]	Tucson, AZ	1980—1984	57	8%	N/A	16%
Sibai 等[97]	Memphis, TN	1977—1985	112	33%	32%	N/A%
Romero 等[58]	New Haven, CT	1981—1984	58	7%	41%	31%

N/A，不可用

Sullivan 等[249]在密西西比医疗中心评估了481 例发生 HELLP 综合征的患者，122 例患者再次妊娠共 195 次，其中 HELLP 综合征的复发率是 19% ~ 27%，子痫前期 – 子痫的复发率是 42% ~ 43%。Sibai 等在田纳西州孟菲斯大学[250]回顾了 442 例 HELLP 综合征的患者。192 例在再次妊娠中，普遍发生了产科并发症，包括子痫前期（19%），3% 再次发生了 HELLP 综合征。两组研究的复发率不同，Sullivan 等[249]将其归因于对 HELLP 综合征的定义及患者人群不同。

Schwartz 和 Brenner[251]报道了利用新鲜冰冻血浆进行血浆交换以治疗溶血和血小板减少，这一方法没有对其后的分娩问题进行解决，也没有制定治疗的标准方法。皮质类固醇被推荐用于治疗产后 HELLP 综合征[252]。最近的一项 meta 分析[253]针对这点进行研究，发现随机分配到地塞米松组的患者括号内的预后显著改善（少尿、平均动脉压和肝酶升高），但作者认为没有足够的证据表明类固醇是否可以降低孕产妇的死亡率和严重病况的发病率。除此以外，Fonseca 等[254]进行了一项 132 例 HEELP 综合征患者的双盲随机安慰剂对照试验，发现皮质类固醇没有降低住院时间，也没有显著改变血小板和肝酶水平或改善患者预后。

肝破裂

肝栓塞可能引起肝内出血和包膜下血肿，血肿在腹腔破裂会导致休克和死亡[231,255]。超声检查、放射性核素扫描、CT、核磁共振及选择性血管造影可辅助诊断肝栓塞[256,257]。

Henny 等[257]按时间顺序描述了肝包膜下血肿破裂的表现。首先出现的症状是持续性上腹部及右上腹疼痛且逐渐加重，伴或不伴恶心、呕吐。第二时期的表现是血管塌陷、休克和胎儿死亡。发生肝破裂时母体和胎儿的预后都很差。Bis 和 Waxman[258]报道母体和胎儿的死亡率分别是 59% 和 62%。

若子痫前期的患者血清转氨酶显著或持续性升高，同时右上腹或上腹部触诊柔软，应进行分娩而不用考虑孕周是多少。当存在血小板减少时，应在产后进行密切的观察。重度子痫前期患者在胎儿娩出前，若诊断肝血肿可疑，应立即行剖腹探查加剖宫产术，以防止在子痫抽搐或第二产程时因腹内压增加而引起血肿破裂和呕吐[257]。产后若诊断出肝血肿时，采取输血和连续超声检查的保守疗法是合理的[257,259]。

Smith 等[260]回顾了 1976 至 1990 年（28 例）的医学文献，并报道了其在 Baylor 医学院 1978 至 1990 年的 7 个新病例，这些病例都是在分娩时发生了肝自发破裂。发生率是 1/45 145 生育成活率。采取填塞和引流的患者的预后比采取肝叶切除的患者显著改善（生存率 82% vs 25%，P = 0.006）。创伤外科文献也支持保守手术方法。Baylor 医学院评估了 1000 例肝损伤的病例，行选择性血管结扎加肝广泛切除或肝叶切除的死亡率是 34%，而保守手术方法［填塞和引流和（或）局部应用止血药物］的死亡率是 7%[261]。Smith 等[260]在其综述中提出了产前及产后肝出血的管理原则。

当怀疑肝破裂伴腹膜内出血时，需要进行开腹手术。可通过压迫、单纯缝合、局部使用凝血药物、动脉栓塞、带蒂大网膜、肝动脉结扎或肝叶切除止血，这取决于肝脏受损的范围[262]。利用填塞或 g-suit 可暂时控制出血[262,263]，也有肝移植的报道[264,265]。

有关肝破裂后再次妊娠的报道很少。有几例再妊娠未复发的报道[266]，有 1 例再次妊娠复发肝破裂并存活的报道[267]，也有子痫前期自发脾破裂的报道[268]。

胰腺炎

有报道在子痫前期和 HELLP 综合征时会发生胰腺炎，这可能是由于局部缺血或少尿时应用利尿药物所致[269-272]。利尿剂与产后胰腺炎之间的关系很有意思[269]。子痫前期广泛血管收缩造成胰腺局部缺血，而在肾衰竭少尿时利用袢利尿剂治疗可能会使局部缺血恶化。作者建议妊娠高血压患者发生急性肾衰竭时，应谨慎使用利尿剂，因为这可能会增加胰腺炎发生的风险。当存在上腹部或胸部剧痛，尤其疼痛放射至背部时，应考虑存在胰腺炎或主动脉夹层动脉瘤。应该检查血清脂肪酶和淀粉酶水平，当子痫前期和胰腺炎同时存在时，应采取适当的手段治疗胰腺炎。

子痫前期的神经系统并发症

脑出血、脑水肿、暂时性失明（黑矇）和惊厥发作是子痫前期时相互独立却又互相联系的神经系统表现。脑出血和脑水肿是引起子痫前期患者死亡的两类主要原因[273]。颅内出血可能由重度高血压和止血抑制所引起[46]。

脑水肿

脑水肿的定义是脑内一个或多个液体成分含水量增加[274]。用 CT 检查惊厥患者可能会发现脑水肿扩散的征象[275]，当影响 Starling 定理的作用力受到干扰时，就有可能引发脑水肿。三个最重要的病理学因素包括血管内压增加、血管内皮损伤和血浆 COP 降低[276]。Miller 脑水肿分类包括：①继发于血管损伤的血管源性脑水肿伴血脑屏障破坏；②继发于细胞钠泵损伤的细胞毒性脑水肿；③继发于血管内压增高的静水压性脑水肿；④与急性梗阻性脑积水相关的间质性水肿；⑤低渗透水肿，是由于血管内的自由水降低了血浆渗透压所致[276]。普通人群中，血管源性脑水肿是脑水肿中最常见的类型，主要发生在脑白质[277]。

子痫前期患者的脑水肿被认为是由于惊厥发作时的缺氧或因重度高血压导致的脑自身调节功能丧失所致[278]。CT 上脑水肿显示为低密度区或低放射吸收系数[275,277,279]。MRI 也能提供大脑区域的水含量信息[277]。

脑水肿治疗的一般措施包括纠正低氧血症和高碳酸血症，避免使用挥发性麻醉药物，控制体温和高血压[276,277]。辅助过度通气能降低颅内压，减少脑水肿的形成，可将二氧化碳局部分压维持在 25～30mmHg[276]。

运用高渗溶液如甘露醇能增加血清渗透压并将水从脑组织引入血管腔隙，从而降低脑组织水量。20% 甘露醇 0.5～1.0g/kg 10min 输注或 5g/h 持续输注。血清渗透压维持在 305～315mOsmol[276,277]。激素疗法（地塞米松、倍他米松、甲强龙）被认为是治疗局灶性慢性脑水肿最有效的方法，局灶性慢性脑水肿通常在肿瘤或脓肿时发生。对脑水肿扩散或急性脑水肿，激素疗法效果不佳[276]。其他降低颅内压和减轻脑水肿的药物包括乙酰唑胺（迪阿莫克斯）、呋塞米（速尿）、螺内酯（安体舒通）和依他尿酸。

对诊断为脑水肿的子痫前期 - 子痫患者，治疗措施应针对纠正低氧血症和高碳酸血症，体温过高和（或）高血压或低血压。如果采取辅助通气，应使用过度通气有控制地维持低碳酸血症。使用甘露醇时要密切观察肺部、心血管和肾功能。虽然子痫前期和子痫患者脑水肿的诱发因素尚不清楚，但通过分娩可以根除这些因素，因此这些患者的脑水肿最终是可以治愈的。

暂时性失明

子痫前期 - 子痫患者中有 1%～3% 会发生暂时性失明[279-283]。Parkland 医院[284]最近报道有 15% 的子痫患者会发生暂时性失明。妊娠相关的失明与子痫、海绵窦血栓形成和高血压脑病相关[279-282]。Beeson 和 Duda[279] 报道了 1 例子痫患者发生枕叶水肿的病例。Hill 等[282] 注意到重度子痫前期发生黑矇的患者其视觉的恢复与 PCWP 恢复正常有关。损伤的原因是视网膜血管受损或枕叶局部缺血[280]。Cunningham 等[284] 用 14 年的时间评估了 15 例发生皮质盲的重度子痫前期或子痫患者。这些患者的失明持续了 4h 至 8d，但所有病例均恢复。基于 CT 和 MRI 的资料，Parkland 小组概括皮质盲是由枕叶皮质点状出血和局部水肿所致。Hinchey 等[285] 描述了后颅窝脑白质综合征，即神经影像学显示无梗死的皮质下水肿，患者表现为头痛、精神状态改变、惊厥和失明。

暂时性失明通常会在产后自发好转[279,281,282]。但是，局灶性神经功能缺失，如失明需要眼科和神经科会诊以及 CT 或 MRI 检查。一般来说，子痫前期的指南都没有暂时性失明的内容[284]。但与之相关的情况，如脑水肿，应该根据指南进行治疗。有报道第 6 对颅神经麻痹是子痫的并发症[286]。

子　痫

子痫前期患者发生惊厥的确切原因仍不清楚。高血压脑病、血管痉挛、出血、局部缺血以及大脑半球水肿都被认为是病因。根据最新资料和普遍共识，子痫是由脑过度灌注和高血压脑病所致[287]。

子痫前期患者的验尸显示脑血栓形成和出血性病变[224,288]。Clark 等[175] 发现子痫患者 COP 降低，与重度子痫前期患者相反。先前曾讨论过低 COP 对肺通气功能障碍发生的重要性[198]。

Douglas 和 Redman[289] 报道 1992 年英国子痫的发生率是 4.9/10 000 孕妇。在 1979—1989 年，美国的发生率是 5.6/10 000[290]。在这段时间中，子痫的发生率由前五年的 6.8/10 000 下降至 4.3/10 000，下降了 36%。

虽然许多患者在发生惊厥前会出现恐惧、兴奋或反射亢进，但子痫惊厥的发生通常没有先兆。据报道，英国子痫患者中有 38% 事先不知道有高血压和蛋白尿[289]。Douglas 和 Redman 称"子痫前期这个词是个误导，因为子痫可能在子痫前期之前就发生"。在一项 179 例子痫患者的研究中，大约 1/3 的患者接受了产科的标准分娩护理，从而被认为她们发生子痫是"无法避免"的[291]。Sibai 及其同事推荐所有子痫前期患者无论疾病处在何种程度，都应使用硫酸镁进行预防治疗，因为有相当比例的子痫前期的患者在发生子痫惊厥前，症状和体征表现轻微[291]。一旦发生了惊厥，就要开始抗惊厥治疗，因为惊厥只是更为严重抽搐的前驱表现。

大约 80% 的惊厥患者其惊厥发生在产前（表 34.15）。剩下的人，有在产后 23d 发生的报道[292,293]。Douglas 和 Redman[289] 观察到大多数产前惊厥（76%）在足月前发生，而大多数产时或产后惊厥（75%）在发生时已足月。田纳西州的孟菲斯的大学 1977—1992 年的资料显示[294]，晚期产后子痫（惊厥在产后 48h 至不足 4 周发生）占产后子痫总数的 56% 和所有子痫数的 16%。83% 的患者在发生惊厥前有严重头痛和视力障碍。当产后 24h 后发生惊厥时，应彻底检查有无其他潜在因素。

母体发生惊厥会导致胎儿心动过缓，在惊厥好转后胎儿心率通常会恢复正常。应采取合适的步骤加强母体 - 胎儿的安全，包括维持母体气道通畅、给氧以及母体采取侧卧位。通常在子痫后母体会完全恢复正常。

子痫的标准治疗方法包括硫酸镁治疗和胎儿分娩。初始使用硫酸镁 4 ~ 6g，静脉注射 20min，然后开始静脉注射 2 ~ 3g/h。如果硫酸镁首次快速推注剂量效果不佳，那么可再用 2g 的静脉注射量，注意一定要谨慎使用。治疗开始阶段总量不超过 8g。

有时尽管采取了正确的硫酸镁治疗，但惊厥仍可能复发。惊厥复发的发生率为 8% ~ 13%[291]。硫酸镁肌内注射和静脉应用的患者都可能发生惊厥复发。复发的患者中，有一半镁离子没有达到治疗水平[291]。这强调了个体化治疗方案的重要性，以达到足够的血清镁离子水平从而使复发的风险最小化。难治性惊厥可用硫酸镁联合硫喷妥钠 100mg 静脉注射（慢）或地西泮（安定）1~10mg 治疗，也可选用异戊巴比妥钠（最大剂量 250mg 静脉注射）治疗。Lucas 等[295]进行的一项临床研究描述了一种利用苯妥英钠治疗子痫前期的简便方法。苯妥英钠的初始剂量为静脉输注 16.7mg/min 共计 1000mg/h，使用初始剂量 10h，后口服 500mg，可使治疗水平再维持 14h。

硫酸镁已达到治疗水平的子痫患者若惊厥复发应考虑行脑 CT 检查。Dunn 等[296]发现 7 例有上述情况的患者中，5 例存在脑水肿和脑静脉血栓。然而，Sibai 等[297]报道 20 例有神经系统体征的子痫患者，其 CT 检查正常。他们推荐只对发生迟发性产后子痫和局灶性神经功能缺失的患者才考虑行 CT 检查。

子痫患者不管孕周大小都应进行分娩[298]。有产科适应证或母体情况恶化时应预备剖宫产。如表 34.15 所示，子痫患者有接近一半的人可成功行阴道分娩。Pritchard 等[69]报道了使用催产素的患者中有 82% 成功行阴道分娩。

子痫使母体死亡率增加，虽然最近几年死亡率大幅降低[69]。据 Chesley 报道[16]，19 世纪中期（1837 至 1967 年）子痫母体平均死亡率约 30%。19 世纪后半期，母体平均死亡率约 24%。在 20 世纪早期（1911 至 1925 年），保守处理和手术分娩的死亡率分别是 11% 和 22%。Lazard[83]报道了 1924 至 1932 年间洛杉矶 225 例子痫患者的总死亡率是 13%。Eastman 和 Steptoe[84]报道了 1924 至 1943 年间巴尔的摩子痫患者母体死亡率为 7.6%，胎儿死亡率为 21.7%。

现代发达国家中子痫母体死亡率低于 2%，但在发展中国家仍相当高（表 34.15）。Pritchard 的系列研究中的 245 例子痫患者，有 1 例因硫酸镁中毒而发生了母体死亡[69]。Sibai 的系列研究中的 254 例子痫患者，有 1 例母体死亡的病例，该病例在送医院前发生了惊厥，入院时已濒临死亡[299]。据报道，1992 年英国子痫患者的母体死亡率是 1.8%[289]。

在墨西哥城的一家医院，15 年间收治了 704 例子痫患者[300]。母体死亡率是 14%，死亡率较高，这可能是因为许多病例处于疾病晚期。据 Lopez-Llera[300]报道，惊厥女性产前和产后的死亡率分别是 15% 和 10%。墨西哥城 86 例产前产后子痫的死亡病例中，最多见的原因是脑血管损伤（72%），严重呼吸功能不全（12%），产后出血和 DIC（4%）。尸解证实了这些观察结果[224]。

同时代美国和英国子痫患者围产儿死亡率为 7%~16%（表 34.15），主要是由于胎盘早剥、早产和围产儿窒息。产前死亡占围产儿死亡率中的一大部分。根据孕周和临床情况的不同，在分娩时应有一位能进行新生儿复苏的人员在场。

子痫患者在以后的妊娠中发生子痫前期-子痫的风险增加[227,299]。子痫患者中，白人初产妇远期死亡率不高，但白人经产妇和所有黑人产妇远期死亡率比预期死亡率高 2~5 倍[301]。而且，这些女性发生慢性高血压和糖尿病的风险也很高[227,301,302]。然而，子痫女性很少发生长期的神经功能缺失，而且也不需要长期的抗惊厥治疗[297]。

表 34.15　子痫：母体-胎儿并发症

参考	位置	时间	例数	产前子痫	剖宫产率	孕产妇死亡率	围生期死亡率
Bryant & Fleming[312]	Cincinnati, OH	1930—1940	120	62%	0%	1.7%	29% *
Zuspan[323]	Augusta, GA	1956—1965	69	88%	1.4% †	2.9%	32% *
Harbert 等[315]	Charlottesville, VA	1939—1963	168	78%	6% †	4.8%	22% *
Pritchard & Pritchard[86]	Dallas, TX	1955—1975	154	82%	23%	0	15% †
Lopez-Llera[300]	Mexico City, Mexico	1963—1979	704	83%	57% †	14%	27%

参考	位置	时间	例数	产前子痫	剖宫产率	孕产妇死亡率	围生期死亡率
Pritchard 等[69]	Dallas, TX	1975—1983	91	91%	33%†	1.1%	16%†
Adetoro[324]	Ilorin, Nigeria	1972—1987	651	N/A	N/A	14%	N/A
Sibai[322]	Memphis, TN	1977—1989	254	71%	49%†	0.4%	12%*
Douglas & Redman[289]	United Kingdom	1992	383	56%	54%†	1.8%	7%*
Majoko & Mujaji[320]	Harare, Zimbabwe	1997—1998	151	68%	63%	26.5%	N/A
Onwuhafua 等[321]	Kaduna Stage, Nigeria	1990—1997	45	60%	53%	42%	44%
Chen 等[313]	Singapore	1994—1999	62	81%	79%	1.6%	10%
Lee 等[317]	Nova Scotia, Canada	1981—2000	31	74%	79%	0%	6%
Efetie & Okafor[314]	Abuja, Nigeria	2000—2005	46	74%	72%	28%	N/A
Knight[316]	United Kingdom	2005	314	64%	N/A	0%	6%

* 所有情况；† 只产前和产时的病例；N/A，不可用

子痫前期子宫胎盘 - 胎儿并发症

子痫前期患者子宫胎盘血流量显著下降[24,303-305]，这可能导致 IUGR[325]、胎儿窘迫或胎儿死亡。子痫前期胎盘早剥的病理生理学是胎盘血管的血栓性病变，导致蜕膜坏死、分离和出血。蜕膜出血造成胎盘进一步分离从而发生恶性循环。止血抑制可能会加重这个恶性循环。Abdella 等[306]评估了 265 例胎盘早剥的患者，发现胎盘早剥在产科的发生率为 1%，其中 27% 的患者有高血压。胎盘早剥患者中子痫前期、慢性高血压和子痫的发生率分别是 2%、10%、24%[306,307]。与先前无高血压的重度子痫前期的患者相比，有慢性高血压的重度子痫前期患者，其围产儿死亡率和胎盘早剥率以及婴儿生长迟缓的发生率显著升高[91]。子痫前期的患者中，经产妇比初产妇胎儿生长迟缓的发生率更高，造成这个区别的原因尚不清楚[308]。子痫前期可能会对氧的输送和释放造成负面影响。Wheeler 等[309]描绘了碱缺失和氧输送指数间呈强负性线性相关，碱缺失超过 8.0mEq/L，即预示胎儿酸中毒、死亡和母体终末器官缺血性损伤[310]。读者可参考最近一个关于高血压孕妇产前胎儿监测技术的文章[60]。

无论高血压有多严重，子痫前期或妊娠期高血压的女性即使在孕周 35~37 周进行分娩，其新生儿需要重症监护的比例，胎儿低体重的发生率，仍比血压正常孕妇要高[311]。

总 结

子痫前期和子痫可能造成显著的母体和胎儿的并发症。医学的进步使患者的预后得到改善。虽然与从前相比，如今子痫前期的危险程度得到了改善，但仍需不断提高医疗服务和技术水平以将这些并发症减少至一个可以接受的程度。

参考文献

[1] Report of the National High Blood Pressure Education Program Working Group on High Blood Pressure in Pregnancy. Am J Obstet Gynecol, 2000, 183: S1-S22.

[2] Kaunitz AM, Hughes JM, Grimes DA, et al. Causes of maternal mortality in the United States. Obstet Gynecol, 1985, 65: 605-612.

[3] Pritchard JA, MacDo-nald PC, Grant NF // Pritchard JA, MacDonald PC. Hypertensive Disorders in Pregnancy Williams'Obstetrics. 17th ed. Norwalk, CT: Appleton-Century-Crofts, 1985.

[4] Grimes DA. The morbidity and mortality of pregnancy: still risky business. Am J Obstet Gynecol, 1994, 170: 1489-1494.

[5] Berg CJ, Atrash HK, Koonin LM, et al. Pregnancy-related mortality in the United States, 1987 – 1990. Obstet Gynecol, 1996, 88: 161.

[6] Berg CJ, Harper MA, Atkinson SM, et al. Preventability of pregnancy-related deaths: results of a state-wide review. Obstet Gynecol, 2005, 106 (6): 1228 – 1234.

[7] Royal College of Obstetricians and Gynaecologists. Confidential Enquiry into Maternal and Child Health. Why Mothers Die 2000 – 2002. London: Royal College of Obstetricians and Gynaecologists, 2004.

[8] Schutte JM, Schuitemaker NW, van Roosmalen J, et al. Substandard care in maternal mortality due to hypertensive disease in pregnancy in the Netherlands. Br J Obstet Gynaecol, 2008, 115 (6): 732 – 736.

[9] Clark SL, Belfort MA, Dildy GA, et al. Maternal death in the 21st century: causes, prevention, and relationship to cesarean delivery. Am J Obstet Gynecol, 2008, 199 (1): 36.

[10] Lin CC, Lindheimer MD, River P, et al. Fetal outcome in hypertensive disorders of pregnancy. Am J Obstet Gynecol, 1982, 142: 255 – 260.

[11] Sibai BM, Ramadan MK. Acute renal failure in pregnancies complicated by hemolysis, elevated liver enzymes, and low platelets. Am J Obstet Gynecol, 1993, 168: 1682 – 1690.

[12] Sibai BM, Ramadan MK, Usta I, et al. Maternal morbidity and mortality in 442 pregnancies with hemolysis, elevated liver enzymes, and low platelets (HELLP syndrome). Am J Obstet Gynecol, 1993, 169: 1000 – 1006.

[13] Sibai BM. Treatment of hypertension in pregnant women. N Engl J Med, 1996, 335: 257.

[14] American College of Obstetricians and Gynecologists. Chronic hypertension in pregnancy. Obstet Gynecol, 2001, 98 (1, suppl): 177 – 185.

[15] Chesley LC. A short history of eclampsia. Obstet Gynecol, 1974, 43: 599 – 602.

[16] Chesley LC. History and epidemiology of pre-eclampsia – eclampsia. Clin Obstet Gynecol, 1984, 27: 801 – 820.

[17] Zuspan FP. Problems encountered in the treatment of pregnancy-induced hypertension. Am J Obstet Gynecol, 1978, 131: 591 – 597.

[18] Worley RJ. Pathophysiology of pregnancy-induced hypertension. Clin Obstet Gynecol, 1984, 27: 821 – 823.

[19] Conde-Agudelo A, Lede R, Belizan J. Evaluation of methods used in the prediction of hypertensive disorders of pregnancy. Obstet Gynecol Surv, 1994, 49: 210 – 222.

[20] Stone JL, Lockwood CJ, Berkowitz GS, et al. Risk factors for severe preeclampsia. Obstet Gynecol, 1994, 83: 357 – 361.

[21] Lewis PJ, Shepherd GI, Ritter J. Prostacyclin and preeclampsia. Lancet, 1981, i: 559.

[22] Dadek C, Kefalides A, Sinzinger H, et al. Reduced umbilical artery prostacyclin formation in complicated pregnancies. Am J Obstet Gynecol, 1982, 144: 792 – 795.

[23] Downing I, Shepherd GI, Lewis PJ. Kinetics of prostacyclin synthetase in umbilical artery microsomes from normal and preeclamptic pregnancies. Br J Clin Pharmacol, 1982, 13: 195 – 198.

[24] Friedman SA. Preeclampsia: a review of the role of prostaglandins. Obstet Gynecol, 1988, 71: 122 – 137.

[25] Sorensen JD, Olsen SF, Pederson AK, et al. Effects offish oil supplementation in the third trimester of pregnancy on prostacyclin and thromboxane production. Am J Obstet Gynecol, 1993, 168: 915 – 922.

[26] Balasch J, Mirapeix E, Borche L, et al. Further evidence against preeclampsia as an immune complex disease. Obstet Gynecol, 1981, 58: 435.

[27] Redman CWG. Immunologic factors in the pathogenesis of pre-eclampsia. Contrib Nephrol, 1981, 25: 120.

[28] Rote NS, Caudle MR. Circulating immune complexes in pregnancy, preeclampsia, and auto-immune diseases: evaluation of Raji cell enzyme-linked immunosorbent assay and polyethylene glycol precipitation methods. Am J Obstet Gynecol, 1983, 147: 267 – 273.

[29] Massobrio M, Benedetto C, Bertini E, et al. Immune complexes in preeclampsia and normal pregnancy. Am J Obstet Gynecol, 1985, 152: 578 – 583.

[30] Robillard P, Hulsey TC, Perianin J, et al. Association of pregnancy-induced hypertension with duration of sexual cohabitation before conception. Lancet, 1994, 344: 973 – 975.

[31] Easterling TR, Benedetti TJ. Preeclampsia: a hyperdynamic disease model. Am J Obstet Gynecol, 1989, 160: 1447 – 1453.

[32] Savelieva GM, Efimov VS, Grishin VL, et al. Blood coagulation changes in pregnant women at risk of developing preeclampsia. Int J Gynecol Obstet, 1995, 48: 3 – 8.

[33] Weenink GH, Treffers PE, Vijn P, et al. Antithrombin III levels in preeclampsia correlate with maternal and fetal morbidity. Am J Obstet Gynecol, 1984, 148: 1092 – 1097.

[34] Weiner CP, Kwaan HC, Xu C, et al. Antithrombin III activity in women with hypertension during pregnancies. Obstet Gynecol, 1985, 65: 301 – 306.

[35] Rodgers GM, Taylor RN, Roberts JM. Preeclampsia is associated with a serum factor cytotoxic to human endothelial cells. Am J Obstet Gynecol, 1988, 159: 908 – 914.

[36] Friedman SA, de Groot CJM, Taylor RN, et al. Plasma cellular fibronectin as a measure of endothelial involvement in preeclampsia and intrauterine growth retardation. Am J Obstet Gynecol, 1994, 170: 838 – 841.

[37] Kupferminc MJ, Peaceman AM, Wigton TR, et al. Tumor necrosis factor-α is elevated in plasma and amniotic fluid of patients with severe preeclampsia. Am J Obstet Gynecol, 1994, 170: 1752 – 1759.

[38] Mikhail MS, Anyaegbunam A, Garfinkel D, et al. Preeclampsia and antioxidant nutrients: decreased plasma levels of reduced ascorbic acid, α-tocopherol, and beta-carotene in women with preeclampsia. Am J Obstet Gynecol, 1994, 171: 150 – 157.

[39] Dieckmann WJ, Michel HL. Vascular-renal effects of posterior pituitary extracts in pregnant women. Am J Obstet Gynecol, 1937, 33: 131 – 137.

[40] Abdul-Karim R, Assali NS. Pressor response to angiotensin in pregnant and non-pregnant women. Am J Obstet Gynecol, 1961, 82: 246 – 251.

[41] Gant NF, Daley GL, Chand S, et al. A study of angiotensin II pressor response throughout primigravid pregnancy. J Clin Invest, 1973, 52: 2682 – 2689.

[42] Whalley PJ, Everett RB, Gant NF, et al. Pressor responsiveness to angiotensin II in hospitalized primigravid women with pregnancy-induced hypertension. Am J Obstet Gynecol, 1983, 145: 481 – 483.

[43] Ward K, Hata A, Jeunemaitre X, et al. A molecular variant of angiotensinogen associated with preeclampsia. Nat Genet, 1993, 4: 59 – 61.

[44] Branch DW, Andres R, Digre KB, et al. The association of antiphospholipid antibodies with severe preeclampsia. Obstet Gynecol, 1989, 73: 541 – 545.

[45] Branch DW, Silver RM, Blackwell JL, et al. Outcome of treated pregnancies in women with antiphospholipid syndrome: an update of the Utah experience. Obstet Gynecol, 1992, 80:

614 – 620.

[46] Romero R, Lockwood C, Oyarzun E, et al. Toxemia: new concepts in an old disease. Semin Perinatol, 1988, 12: 302 – 323.

[47] Dildy GA, Belfort MA, Smulian JC. Preeclampsia recurrence and prevention. Semin Perinatol, 2007, 31: 135 – 141.

[48] Masse J, Forest JC, Moutquin JM, et al. A prospective study of several potential biologic markers for early prediction of the development of preeclampsia. Am J Obstet Gynecol, 1993, 169: 501 – 508.

[49] Goodlin RC. Severe preeclampsia: another great imitator. Am J Obstet Gynecol, 1976, 125: 747 – 753.

[50] Fisher KA, Luger A, Spargo BH, et al. Hypertension in pregnancy: clinical-pathological correlations and remote prognosis. Medicine, 1981, 60: 267 – 276.

[51] Chesley LC. Diagnosis of preeclampsia. Obstet Gynecol, 1985, 65: 423 – 425.

[52] Sibai BM. Pitfalls in diagnosis and management of preeclampsia. Am J Obstet Gynecol, 1988, 159: 1 – 5.

[53] Villar MA, Sibai BM. Clinical significance of elevated mean arterial blood pressure in second trimester and threshold increase in systolic or diastolic blood pressure during third trimester. Am J Obstet Gynecol, 1989, 160: 419.

[54] Conde-Agudelo A, Belizan JM, Lede R, et al. What does an elevated mean arterial pressure in the second half of pregnancy predict – gestational hypertension or preeclampsia? Am J Obstet Gynecol, 1993, 169: 509 – 514.

[55] Meyer NL, Mercer BM, Friedman SA, et al. Urinary dipstick protein: a poor predictor of absent or severe proteinuria. Am J Obstet Gynecol, 1994, 170: 137 – 141.

[56] Pritchard JA, Cunningham FG, Mason RA. Coagulation changes in preeclampsia: their frequency and pathogenesis. Am J Obstet Gynecol, 1976, 124: 855 – 864.

[57] Weinstein L. Preeclampsia/eclampsia with hemolysis, elevated liver enzymes, and thrombocytopenia. Obstet Gynecol, 1985, 66: 657 – 660.

[58] Romero R, Vizoso J, Emamian M, et al. Clinical significance of liver dysfunction in pregnancy-induced hypertension. Am J Perinatol, 1988, 5: 146 – 151.

[59] Romero R, Mazor M, Lockwood CJ, et al. Clinical significance, prevalence, and natural history of thrombocytopenia in pregnancy-induced hypertension. Am J Perinatol, 1989, 6: 32 – 38.

[60] Dildy GA. Antenatal surveillance in preeclampsia and chronic hypertension // Belfort MA, Thornton S, Saade GR. Hypertension in Pregnancy. New York: Marcel Dekker, 2003.

[61] National High Blood Pressure Education Program Working Group. Report on high blood pressure in pregnancy. Am J Obstet Gynecol, 1990, 163: 1689 – 1712.

[62] MacKenna J, Dover NL, Brame RG. Preeclampsia associated with hemolysis, elevated liver enzymes, and low platelets: an obstetric emergency? Obstet Gynecol, 1983, 62: 751 – 754.

[63] Thiagarajah S, Bourgeois FJ, Harbert GM, et al. Thrombocytopenia in preeclampsia: associated abnormalities and management principles. Am J Obstet Gynecol, 1984, 150: 1 – 7.

[64] Van Dam PA, Reiner M, Baekelandt M, et al. Disseminated intravascular coagulation and the syndrome of hemolysis, elevated liver enzymes, and low platelets in severe preeclampsia. Obstet Gynecol, 1989, 73: 97 – 102.

[65] Sibai BM, Saslimi M, Abdella TN, et al. Maternal and perinatal outcome of conservative management of severe preeclampsia in midtrimester. Am J Obstet Gynecol, 1985, 152:

32 – 37.

[66] Sibai BM, Mercer BM, Schiff E, et al. Aggressive versus expectant management of severe preeclampsia at 28 to 32 weeks'gestation: a randomized controlled trial. Am J Obstet Gynecol, 1994, 171: 818 – 822.

[67] Odendaal HJ, Pattinson RC, Bam R, et al. Aggressive or expectant management for patients with severe preeclampsia between 28 – 34 weeks' gestation: a randomized controlled trial. Obstet Gynecol, 1990, 76: 1070 – 1074.

[68] Weinstein L. Syndrome of hemolysis, elevated liver enzymes, and low platelet count: a severe consequence of hypertension in pregnancy. Am J Obstet Gynecol, 1982, 142: 159 – 167.

[69] Pritchard JA, Cunningham FG, Pritchard SA. The Parkland Memorial Hospital protocol for the treatment of eclampsia: evaluation of 245 cases. Am J Obstet Gynecol, 1984, 148: 951 – 963.

[70] Wasserstrum N, Cotton DB. Hemodynamic monitoring in severe pregnancy-induced hypertension. Clin Perinatol, 1986, 13: 781 – 799.

[71] Joyce TH, Debnath KS, Baker EA. Preeclampsia: relationship of central venous pressure and epidural anesthesia. Anesthesiology, 1979, 51: S297.

[72] Graham C, Goldstein A. Epidural analgesia and cardiac output in severe preeclamptics. Anaesthesia, 1980, 35: 709 – 712.

[73] Jouppila P, Jouppila R, Hollman A, et al. Lumbar epidural analgesia to improve intervillous blood flow during labor in severe preeclampsia. Obstet Gynecol, 1982, 59: 158 – 161.

[74] Gutsche B. The experts opine: is epidural block for labor and delivery and for cesarean section a safe form of analgesia in severe preeclampsia or eclampsia? Surv Anesth, 1986, 30: 304 – 311.

[75] Newsome LR, Bramwell RS, Curling PE. Severe preeclampsia: hemodynamic effects of lumbar epidural anesthesia. Anesth Analg, 1986, 65: 31 – 36.

[76] Cotton DB, Gonik B, Dorman KR. Cardiovascular alterations in severe pregnancy-induced hypertension: acute effects of intravenous magnesium sulfate. Am J Obstet Gynecol, 1984, 148: 162 – 165.

[77] Kirshon B, Moise KJ Jr, Cotton DB, et al. Role of volume expansion in severe preeclampsia. Surg Gynecol Obstet, 1988, 167: 367 – 371.

[78] Wasserstrum N, Kirshon B, Willis RS, et al. Quantitive hemodynamic effects of acute volume expansion in severe preeclampsia. Obstet Gynecol, 1989, 73: 546 – 550.

[79] Gonik B, Cotton DB. Peripartum colloid osmotic pressure changes: influence of intravenous hydration. Am J Obstet Gynecol, 1984, 150: 90 – 100.

[80] Cotton DB, Gonik B, Spillman T, et al. Intrapartum to postpartum changes in colloid osmotic pressure. Am J Obstet Gynecol, 1984, 149: 174 – 177.

[81] Jones MM, Longmire S, Cotton DB, et al. Influence of crystalloid versus colloid infusion on peripartum colloid osmotic pressure changes. Obstet Gynecol, 1986, 68: 659 – 661.

[82] Dorsett L. The intramuscular injection of magnesium sulphate for the control of convulsions in eclampsia. Am J Obstet Gynecol, 1926, 11: 227 – 231.

[83] Lazard EM. An analysis of 575 cases of eclamptic and preeclamptic toxemias treated by intravenous injections of magnesium sulphate. Am J Obstet Gynecol, 1933, 26: 647 – 656.

[84] Eastman NJ, Steptoe PP. The management of pre-eclampsia. Can Med Assoc J, 1945, 52: 562 – 568.

[85] Pritchard JA. The use of magnesium iron in the management of eclamptogenic toxemias. Surg Gynecol Obstet, 1955, 100:

131 – 140.

[86] Pritchard JA, Pritchard SA. Standardized treatment of 154 consecutive cases of eclampsia. Am J Obstet Gynecol, 1975, 123: 543 – 552.

[87] Shelley WC, Gutsche BB. Magnesium and seizure control. Am J Obstet Gynecol, 1980, 136: 146 – 147.

[88] Borges LF, Gucer G. Effect of magnesium on epileptic foci. Epilepsia, 1978, 19: 81 – 91.

[89] Pritchard JA. The use of magnesium sulfate in preeclampsia-eclampsia. J Reprod Med, 1979, 23: 107 – 114.

[90] Koontz WLL, Reid KH. Effect of parenteral magnesium sulfate on penicillin-induced seizure in foci in anesthetized cats. Am J Obstet Gynecol, 1985, 153: 96 – 99.

[91] Sibai BM, Spinnato JA, Watson DL, et al. Effect of magnesium sulfate on electroencephalographic findings in preeclampsia – eclampsia. Obstet Gynecol, 1984, 64: 261 – 266.

[92] Hallak M, Berman RF, Irtenkauf SM, et al. Magnesium sulfate treatment decreases N-methyl-D-aspartate receptor binding in the rat brain: an autoradiographic study. J Soc Gynecol Invest, 1994, 1: 25 – 30.

[93] Hallak M. Effect of parenteral magnesium sulfate administration on excitatory amino acid receptors in the rat brain. Magnes Res, 1998, 11: 117 – 131.

[94] Belfort MA, Saade GR, Moise KJ. The effect of magnesium sulfate on maternal retinal bloodflow in preeclampsia: a randomized placebo-controlled study. Am J Obstet Gynecol, 1992, 167: 1548 – 1553.

[95] Belfort M, Allred J, Dildy G. Magnesium sulphate decreases cerebral perfusion pressure in preeclampsia. Hypertens Pregnancy, 2008, 27 (4): 315 – 327.

[96] Belfort MA, Varner MW, Dizon-Townson DS, et al. Cerebral perfusion pressure, and not cerebral bloodflow, may be the critical determinant of intracranial injury in preeclampsia: a new hypothesis. Am J Obstet Gynecol, 2002, 187: 626 – 634.

[97] Sibai BM, Graham JM, McCubbin JH. A comparison of intravenous and intramuscular magnesium sulfate regimens in preeclampsia. Am J Obstet Gynecol, 1984, 150: 728 – 733.

[98] Pruett KM, Krishon B, Cotton DB, et al. The effects of magnesium sulfate therapy on Apgar scores. Am J Obstet Gynecol, 1988, 159: 1047 – 1048.

[99] Atkinson MW, Belfort MA, Saade GR, et al. The relation between magnesium sulfate therapy and fetal heart rate variability. Obstet Gynecol, 1991, 83: 967 – 970.

[100] Donaldson JO. The case against magnesium sulfate for eclamptic convulsions. Int J Obstet Anesth, 1992, 1: 159 – 166.

[101] Hutton JD, James DK, Stirrat GM, et al. Management of severe preeclampsia and eclampsia by UK consultants. Br J Obstet Gynaecol, 1992, 99: 554 – 556.

[102] Repke JT, Friedman SA, Kaplan PW. Prophylaxis of eclamptic seizures: current controversies. Clin Obstet Gynecol, 1992, 35: 365 – 374.

[103] Duley L, Johanson R. Magnesium sulphate for pre-eclampsia and eclampsia: the evidence so far. Br J Obstet Gynaecol, 1994, 101: 565 – 567.

[104] Lucas MJ, Leveno KJ, Cunningham FG. A comparison of magnesium sulfate with phenytoin for the prevention of eclampsia. N Engl J Med, 1995, 333: 201 – 205.

[105] Eclampsia Trial Collaborative Group. Which anticonvulsant for women with eclampsia? Evidence from the Collaborative Eclampsia Trial. Lancet, 1995, 345: 1455 – 1463.

[106] Coetzee EJ, Dommisse J, Anthony J. A randomised controlled trial of intravenous magnesium sulphate versus placebo in the management of women with severe preeclampsia. Br J Obstet Gynaecol, 1998, 105: 300 – 303.

[107] Chien PF, Khan KS, Arnott N. Magnesium sulphate in the treatment of eclampsia and pre-eclampsia: an overview of the evidence from randomised trials. Br J Obstet Gynaecol, 1996, 103: 1085 – 1091.

[108] Rey E, LeLorier J, Burgess E, et al. Report of the Canadian Hypertension Society Consensus Conference: 3. Pharmacologic treatment of hypertensive disorders in pregnancy. Can Med Assoc J, 1997, 157: 1245 – 1254.

[109] Hypertensive disorders in pregnancy // Cunningham FG, Gant NF, Leveno KJ, et al. Williams'Obstetrics. New York: McGraw-Hill, 2001.

[110] American College of Obstetricians and Gynecologists. Diagnosis and management of preeclampsia and eclampsia. Obstet Gynecol, 2002, 99 (suppl): 159 – 167.

[111] Duley L, Gulmezoglu AM, Henderson-Smart DJ. Anticonvulsants for women with pre-eclampsia (Cochrane Review). Cochrane Library. Oxford: Update Software, 2002, Issue 2.

[112] Duley L, Gulmezoglu AM. Magnesium sulfate compared with lytic cocktail for women with eclampsia (Cochrane Review). Cochrane Library. Oxford: Update Software, 2002, Issue 2.

[113] Duley L, Henderson-Smart D. Magnesium sulphate versus diazepam for eclampsia (Cochrane Review). Cochrane Library. Oxford: Update Software, 2002, Issue 2.

[114] Duley L, Henderson-Smart D. Magnesium sulphate versus phenytoin for eclampsia (Cochrane Review). Cochrane Library. Oxford: Update Software, 2002, Issue 2.

[115] Chesley LC. Parenteral magnesium sulfate and the distribution, plasma levels, and excretion of magnesium. Am J Obstet Gynecol, 1979, 133: 1 – 7.

[116] American College of Obstetricians and Gynecologists. Hypertension in Pregnancy. ACOG Technical Bulletin 219. Washington, DC: American College of Obstetricians and Gynecologists, 1996.

[117] Bohman VR, Cotton DB. Supralethal magnesemia with patient survival. Obstet Gynecol, 1990, 76: 984 – 985.

[118] Mroczek WJ, Lee WR, Davidov ME. Effect of magnesium sulfate on cardiovascular hemodynamics. Angiology, 1977, 28: 720 – 724.

[119] Young BK, Weinstein HM. Effects of magnesium sulfate on toxemic patients in labor. Obstet Gynecol, 1977, 49: 681 – 685.

[120] Fontenot MT, Lewis DF, Frederick JB, et al. A prospective randomized trial of magnesium sulfate in severe preeclampsia: use of diuresis as a clinical parameter to determine the duration of postpartum therapy. Am J Obstet Gynecol, 2005, 192: 1788 – 1793.

[121] Naden RP, Redman CWG. Antihypertensive drugs in pregnancy. Clin Perinatol, 1985, 12: 521 – 538.

[122] Lubbe WF. Hypertension in pregnancy: whom and how to treat. Br J Clin Pharmacol, 1987, 24: 15S – 20S.

[123] Zimmerman JL. Hypertensive crisis: emergencies and urgencies // Ayers SM. Textbook of Critical Care. Philadelphia: WB Saunders, 1995.

[124] Koch-Weser J. Hydralazine. N Engl J Med, 1976, 295: 320 – 323.

[125] Assali NS, Kaplan S, Oighenstein S, et al. Hemodynamic effects of 1-hydrazinophthalazine (Apresoline) in human pregnancy: results of intravenous administration. J Clin Invest, 1953, 32: 922 – 930.

[126] Kuzniar J, Skret A, Piela A, et al. Hemodynamic effects of intravenous hydralazine in pregnant women with severe hyper-

tension. Obstet Gynecol, 1985, 66: 453 – 458.

[127] Cotton DB, Gonik B, Dorman K, et al. Cardiovascular alterations in severe pregnancy-induced hypertension: relationship of central venous pressure to pulmonary capillary wedge pressure. Am J Obstet Gynecol, 1985, 151: 762-764.

[128] Jouppila P, Kirkinen P, Koivula A, et al. Effects of dihydralazine infusion on the fetoplacental blood flow and maternal prostanoids. Obstet Gynecol, 1985, 65: 115 – 118.

[129] Liedholm H, Wahlin-Boll E, Hanson A, et al. Transplacental passage and breast milk concentrations of hydralazine. Eur J Clin Pharmacol, 1982, 21: 417 – 419.

[130] Spinnato JA, Sibai BM, Anderson GD. Fetal distress after hydralazine therapy for severe pregnancy-induced hypertension. South Med J, 1986, 79: 559 – 562.

[131] Cotton DB, Jones MM, Longmire S, et al. Role of intravenous nitroglycerin in the treatment of severe pregnancy-induced hypertension complicated by pulmonary edema. Am J Obstet Gynecol, 1986, 154: 91 – 93.

[132] Clark SL, Cotton DB. Clinical indications for pulmonary artery catheterization in the patient with severe preeclampsia. Am J Obstet Gynecol, 1988, 158: 453 – 458.

[133] Rubin AA, Roth FE, Taylor RM, et al. Pharmacology of diazoxide, an antihypertensive, non-diuretic benzothiadiazine. J Pharmacol Exp Ther, 1962, 136: 344 – 352.

[134] Thien T, Koene RAP, Schijf C, et al. Infusion of diazoxide in severe hypertension during pregnancy. Eur J Obstet Gynecol Reprod Biol, 1980, 10: 367 – 374.

[135] Waisman GD, Mayorga LM, Camera MI, et al. Magnesium plus nifedipine: potentiation of hypotensive effect in preeclampsia? Am J Obstet Gynecol, 1988, 159: 308 – 309.

[136] Fenakel K, Fenakel G, Appleman ZVI, et al. Nifedipine in the treatment of severe preeclampsia. Obstet Gynecol, 1991, 77: 331 – 336.

[137] Vermillion ST, Scardo JA, Newman RB, et al. A randomized, double-blind trial of oral nifedipine and intravenous labetalol in hypertensive emergencies of pregnancy. Am J Obstet Gynecol, 1999, 181: 858 – 861.

[138] Aali BS, Nejad SS. Nifedipine or hydralazine as a first-line agent to control hypertension in severe preeclampsia. Acta Obstet Gynecol Scand, 2002, 81: 25 – 30.

[139] Belfort MA, Carpenter RJ Jr, Kirshon B, et al. The use of nimodipine in a patient with eclampsia: color flow Doppler demonstration of retinal artery relaxation. Am J Obstet Gynecol, 1993, 169: 204 – 206.

[140] Belfort MA, Saade GR, Moise KJ Jr, et al. Nimodipine in the management of preeclampsia: maternal and fetal effects. Am J Obstet Gynecol, 1994, 171: 417 – 424.

[141] Belfort MA, Anthony J, Saade GR. Prevention of eclampsia. Semin Perinatol, 1999, 23: 65 – 78.

[142] Belfort MA, Saade GR, Yared M, et al. Change in estimated cerebral perfusion pressure after treatment with nimodipine or magnesium sulfate in patients with preeclampsia. Am J Obstet Gynecol, 1999, 181: 402 – 407.

[143] Lund-Johnson P. Short-and long-term (six year) hemodynamic effects of labetalol in essential hypertension. Am J Med, 1983, 75: 24 – 31.

[144] Lamming GD, Symonds EM. Use of labetalol and methyldopa in pregnancy-induced hypertension. Br J Clin Pharmacol, 1979, 8: 217S – 222S.

[145] Michael CA. Use of labetalol in the treatment of severe hypertension during pregnancy. Br J Clin Pharmacol, 1979, 8: 211S – 215S.

[146] Coevoet B, Leuliet J, Comoy E, et al. Labetalol in the treatment of hypertension of pregnancy: clinical effects and interactions with plasma renin and dopamine betahydroxylase activities, and with plasma concentrations of catecholamine. Kidney Int, 1980, 17: 701.

[147] Lunell NO, Hjemdahl P, Fredholm BB, et al. Circulatory and metabolic effects of a combined α-and β-adrenoceptor blocker (labetalol) in hypertension of pregnancy. Br J Clin Pharmacol, 1981, 12: 345 – 348.

[148] Riley AJ. Clinical pharmacology of labetalol in pregnancy. J Cardiovasc Pharmacol, 1981, 3: S53-S59.

[149] Mabie WC, Gonzalez AR, Sibai BM, et al. A comparative trial of labetalol and hydralazine in the acute management of severe hypertension complicating pregnancy. Obstet Gynecol, 1987, 70: 328 – 333.

[150] Pickles CJ, Symonds EM, Pipkin FB. The fetal outcome in a randomized double-blind controlled trial of labetalol versus placebo in pregnancy-induced hypertension. Br J Obstet Gynaecol, 1989, 96: 38 – 43.

[151] Michael CA. The evaluation of labetalol in the treatment of hypertension complicating pregnancy. Br J Clin Pharmacol, 1982, 13: 127S – 131S.

[152] Lunell NO, Lewander R, Mamoun I, et al. Utero-placental blood flow in pregnancy-induced hypertension. Scand J Clin Lab Invest, 1984, 169 (suppl): 28 – 35.

[153] Morgan MA, Silavin SL, Dormer KJ, et al. Effects of labetalol on uterine blood flow and cardiovascular hemodynamics in the hypertensive gravid baboon. Am J Obstet Gynecol, 1993, 168: 1574 – 1579.

[154] Belfort MA, Tooke-Miller C, Allen JC, et al. Labetalol decreases cerebral perfusion pressure without negatively affecting cerebral bloodflow in hypertensive gravidas. Hypertens Pregn, 2002, 21 (3): 185 – 197.

[155] Herling IM. Intravenous nitroglycerin: clinical pharmacology and therapeutic considerations. Am Heart J, 1984, 108: 141 – 149.

[156] Cotton DB, Longmire S, Jones MM, et al. Cardiovascular alterations in severe pregnancy-induced hypertension: effects of intravenous nitroglycerin coupled with blood volume expansion. Am J Obstet Gynecol, 1986, 154: 1053 – 1059.

[157] Pasch T, Schulz V, Hoppelshauser G. Nitroprusside-induced formation of cyanide and its detoxification with thiosulfate during deliberate hypotension. J Cardiovasc Pharmacol, 1983, 5: 77 – 85.

[158] Strauss RG, Keefer JR, Burke T, et al. Hemodynamic monitoring of cardiogenic pulmonary edema complicating toxemia of pregnancy. Obstet Gynecol, 1980, 55: 170 – 174.

[159] Oates JA, Wood AJJ. Converting-enzyme inhibitors in the treatment of hypertension. N Engl J Med, 1988, 319: 1517 – 1525.

[160] Hurault de Ligny B, Ryckelynck JP, Mintz P, et al. Captopril therapy in preeclampsia. Nephron, 1987, 46: 329 – 330.

[161] Schubiger G, Flury G, Nussberger J. Enalapril for pregnancy-induced hypertension: acute renal failure in a neonate. Ann Intern Med, 1988, 108: 215 – 216.

[162] Barr M, Cohen M. ACE inhibitor fetopathy and hypocalvaria: the kidney-skull connection. Teratology, 1991, 44: 485 – 495.

[163] Hanssens M, Keirse MJ, Vankelecom F, et al. Fetal and neonatal effects of treatment with angiotensin-converting enzyme inhibitors in pregnancy. Obstet Gynecol, 1991, 78: 128 – 135.

[164] Ferris TF, Weir EK. Effect of captopril on uterine blood flow and prostaglandin E synthesis in the pregnant rabbit. J Clin

Invest, 1983, 71: 809 – 815.

[165] Lindheimer MD, Katz AI. Current concepts. Hypertension in pregnancy. N Engl J Med, 1985, 313: 675 – 680.

[166] Connell H, Dalgleish JG, Downing JW. General anaesthesia in mothers with severe preeclampsia/eclampsia. Br J Anaesth, 1987, 59: 1375 – 1380.

[167] Hodgkinson R, Husain FJ, Hayashi RH. Systemic and pulmonary blood pressure during cesarean section in parturients with gestational hypertension. Can Anaesth Soc J, 1980, 27: 389 – 394.

[168] Ramos-Santos E, Devoe LD, Wakefield ML, et al. The effects of epidural anesthesia on the Doppler velocimetry of umbilical and uterine arteries in normal and hypertensive patients during active term labor. Obstet Gynecol, 1991, 77: 20 – 26.

[169] Hogg B, Hauth JC, Caritis SN, et al. Safety of labor epidural anesthesia for women with severe hypertensive disease. National Institute of Child Health and Human Development Maternal – Fetal Medicine Units Network. Am J Obstet Gynecol, 1999, 181: 1096 – 1101.

[170] Head BB, Owen J, Vincent RD Jr, et al. A randomized trial of intrapartum analgesia in women with severe preeclampsia. Obstet Gynecol, 2002, 99: 452 – 457.

[171] Swan HJC, Ganz W, Forrester JS, et al. Catheterization of the heart in man with the use offlow-directed balloon-tipped catheter. N Engl J Med, 1970, 283: 447 – 451.

[172] Dildy GA, Cotton DB. Hemodynamic changes in pregnancy and pregnancy complicated by hypertension. Acute Care, 1988 – 89, 14 – 15: 26 – 46.

[173] Dildy GA, Cotton DB. Management of severe preeclampsia and eclampsia. Crit Care Clin, 1991, 7: 829 – 850.

[174] Clark SL, Horenstein JM, Phelan JP, et al. Experience with the pulmonary artery catheter in obstetrics and gynecology. Am J Obstet Gynecol, 1985, 152: 374 – 378.

[175] Clark SL, Divon MY, Phelan JP. Preeclampsia/eclampsia: hemodynamic and neurologic correlations. Obstet Gynecol, 1985, 66: 337 – 340.

[176] Cotton DB, Lee W, Huhta JC, et al. Hemodynamic profile of severe pregnancy-induced hypertension. Am J Obstet Gynecol, 1988, 158: 523 – 529.

[177] Mitchell SE, Clark RA. Complications of central venous catheterization. Am J Roentgenol, 1979, 133: 467 – 476.

[178] Cotton DB, Benedetti TJ. Use of the Swan-Ganz catheter in obstetrics and gynecology. Obstet Gynecol, 1980, 56: 641 – 645.

[179] Kirshon B, Cotton DB. Invasive hemodynamic monitoring in the obstetric patient. Clin Obstet Gynecol, 1987, 30: 579 – 590.

[180] Gilbert WM, Towner DR, Field NT, et al. The safety and utility of pulmonary artery catheterization in severe preeclampsia and eclampsia. Am J Obstet Gynecol, 2000, 182: 1397 – 1403.

[181] Belfort MA, Rokey R, Saade GR, et al. Rapid echocardiographic assessment of left and right heart hemodynamics in critically ill obstetric patients. Am J Obstet Gynecol, 1994, 171 (4): 884 – 892.

[182] Belfort MA, Mares A, Saade G, et al. Two-dimensional echocardiography and Doppler ultrasound in managing obstetric patients. Obstet Gynecol, 1997, 90 (3): 326 – 330.

[183] Rokey R, Belfort MA, Saade GR. Quantitative echocardiographic assessment of left ventricular function in critically ill obstetric patients: a comparative study. Am J Obstet Gynecol, 1995, 173 (4): 1148 – 1152.

[184] Chesley LC. Plasma and red cell volumes during pregnancy. Am J Obstet Gynecol, 1972, 112: 440 – 450.

[185] Hays PM, Cruikshank DP, Dunn LJ. Plasma volume determination in normal and preeclamptic pregnancies. Am J Obstet Gynecol, 1985, 151: 958 – 966.

[186] Bletka M, Hlavaty V, Trnkova M, et al. Volume of whole blood and absolute amount of serum proteins in the early stage of late toxemia of pregnancy. Am J Obstet Gynecol, 1970, 106: 10 – 13.

[187] Gallery EDM, Hunyor SN, Gyory AZ. Plasma volume contraction: a significant factor in both pregnancy-associated hypertension (preeclampsia) and chronic hypertension in pregnancy. Q J Med, 1979, 48: 593 – 602.

[188] Lees MM. Central circulatory response to normotensive and hypertensive pregnancy. Postgrad Med J, 1979, 55: 311 – 314.

[189] Rafferty TD, Berkowitz RL. Hemodynamics in patients with severe toxemia during labor and delivery. Am J Obstet Gynecol, 1980, 138: 263 – 270.

[190] Benedetti TJ, Cotton DB, Read JC, et al. Hemodynamic observations in severe preeclampsia with aflow-directed pulmonary artery. Am J Obstet Gynecol, 1980, 136: 465 – 470.

[191] Phelan JP, Yurth DA. Severe preeclampsia. I. Peripartum hemodynamic observations. Am J Obstet Gynecol, 1982, 144: 17 – 22.

[192] Henderson DW, Vilos GA, Milne KJ, et al. The role of Swan-Ganz catheterization in severe pregnancy-induced hypertension. Am J Obstet Gynecol, 1984, 148: 570 – 574.

[193] Groenendijk R, Trimbos JBMJ, Wallenburg HCS. Hemodynamic measurements in preeclampsia: preliminary observations. Am J Obstet Gynecol, 1984, 150: 232 – 236.

[194] Hankins GDV, Wendell GD, Cunningham FG, et al. Longitudinal evaluation of hemodynamic changes in eclampsia. Am J Obstet Gynecol, 1984, 150: 506 – 512.

[195] Clark SL, Cotton DB, Lee W, et al. Central hemodynamic observations in normal third trimester pregnancy. Am J Obstet Gynecol, 1989, 161: 1439 – 1442.

[196] Lund-Johansen P. The haemodynamic pattern in mild and borderline hypertension. Acta Med Scand, 1983, 686 (suppl): 15.

[197] Sibai BM, Mabie BC, Harvey CJ, et al. Pulmonary edema in severe preeclampsia-eclampsia: analysis of thirty – seven consecutive cases. Am J Obstet Gynecol, 1987, 156: 1174 – 1179.

[198] Benedetti TJ, Kates R, Williams V. Hemodynamic observations in severe preeclampsia complicated by pulmonary edema. Am J Obstet Gynecol, 1985, 152: 330 – 334.

[199] Fein A, Grossman RF, Jones JG, et al. The value of edemafluid protein measurement in patients with pulmonary edema. Am J Med, 1979, 67: 32 – 38.

[200] Weil MN, Henning RJ, Puri VK. Colloid osmotic pressure: clinical significance. Crit Care Med, 1979, 7: 113 – 116.

[201] Benedetti TJ, Carlson RW. Studies of colloid osmotic pressure in pregnancy-induced hypertension. Am J Obstet Gynecol, 1979, 135: 308 – 317.

[202] Schannwell CM, Schmitz L, Schoebel FC, et al. Left ventricular diastolic function in pregnancy in patients with arterial hypertension. A prospective study with M-mode echocardiography and Doppler echocardiography. Z Kardiol, 2001, 90: 427 – 436.

[203] Desai DK, Moodley J, Naidoo DP, et al. Cardiac abnormalities in pulmonary oedema associated with hypertensive crises in pregnancy. Br J Obstet Gynaecol, 1996, 103: 523 – 528.

[204] Phillips RA, Diamond JA. Diastolic function in hypertension. Curr Cardiol Rep, 2001, 3: 485 – 497.

[205] Witlin AG, Mabie WC, Sibai BM. Peripartum cardiomyopathy: a longitudinal echocardiographic study. Am J Obstet Gynecol, 1997, 177: 1129 – 1132.

[206] Witlin AG, Mabie WC, Sibai BM. Peripartum cardiomyopathy: an ominous diagnosis. Am J Obstet Gynecol, 1997, 176: 182 – 188.

[207] Mabie WC, Ratts TE, Ramanathan KB, et al. Circulatory congestion in obese hypertensive women: a subset of pulmonary edema in pregnancy. Obstet Gynecol, 1988, 72: 553 – 558.

[208] Naidoo DP, Bhorat I, Moodley J, et al. Continuous electrocardiographic monitoring in hypertensive crises in pregnancy. Am J Obstet Gynecol, 1991, 164: 530 – 533.

[209] Bhorat IE, Naidoo DP, Rout CC, et al. Malignant ventricular arrhythmias in eclampsia: a comparison of labetalol with dihydralazine. Am J Obstet Gynecol, 1993, 168: 1292 – 1296.

[210] Chesley LC, Duffus GM. Preeclampsia, posture, and renal function. Obstet Gynecol, 1971, 38: 1 – 5.

[211] Morris RH, Vassalli P, Beller PK, et al. Immunofluorescent studies of renal biopsies in the diagnosis of toxemia of pregnancy. Obstet Gynecol, 1964, 24: 32 – 46.

[212] Sheehan HL. Renal morphology in preeclampsia. Kidney Int, 1980, 18: 241 – 252.

[213] Leduc L, Lederer E, Lee W, et al. Urinary sediment changes in severe preeclampsia. Obstet Gynecol, 1991, 77: 186 – 189.

[214] Gallery ED, Ross M, Gyory AZ. Urinary red blood cell and cast excretion in normal and hypertensive human pregnancy. Am J Obstet Gynecol, 1993, 168: 67 – 70.

[215] Krane NK. Acute renal failure in pregnancy. Arch Intern Med, 1988, 148: 2347 – 2357.

[216] Grunfeld JP, Pertuiset N. Acute renal failure in pregnancy. Am J Kidney Dis, 1987, 9: 359 – 362.

[217] Redman CWG, Beilin LJ, Bonner J. Renal function in preeclampsia. J Clin Pathol, 1976, 10: 94 – 96.

[218] Baker PN, Hacket GA. The use of urinary albumin – creatinine ratios and calcium – creatinine ratios as screening tests for pregnancy-induced hypertension. Obstet Gynecol, 1994, 83: 745 – 749.

[219] Clark SL, Greenspoon JS, Aldahl D, et al. Severe preeclampsia with persistent oliguria: management of hemodynamic subsets. Am J Obstet Gynecol, 1986, 154: 490 – 494.

[220] Kirshon B, Lee W, Mauer MB, et al. Effects of low-dose dopamine therapy in the oliguric patient with preeclampsia. Am J Obstet Gynecol, 1988, 159: 604 – 607.

[221] Lee W, Gonik B, Cotton DB. Urinary diagnostic indices in preeclampsia-associated oligura: correlation with invasive hemodynamic monitoring. Am J Obstet Gynecol, 1987, 156: 100 – 103.

[222] Pritchard JA, Weisman R, Ratnoff OD, et al. Intravascular hemolysis, thrombocytopenia, and other hematologic abnormalities associated with severe toxemia of pregnancy. N Engl J Med, 1954, 150: 89 – 98.

[223] Stahnke E. Über das verhalten der blutplättchen bie eklampsie. Zentralbl Gyn. k, 1922, 46: 391.

[224] Sheehan HL. Pathological lesions in the hypertensive toxemias of pregnancy // Hammond J, Browne FJ, Walstenholme GEW. Toxemias of Pregnancy, Human and Veterinary. Philadelphia: Blakiston, 1950, 16 – 22.

[225] Killam AP, Dillard SH, Patton RC, et al. Pregnancy-induced hypertension complicated by acute liver disease and disseminated intravascular coagulation. Am J Obstet Gynecol, 1975, 123: 823 – 828.

[226] Goodlin RC. Preeclampsia as the great imposter. Am J Obstet Gynecol, 1991, 164: 1577 – 1581.

[227] Sibai BM, El-Nazer A, Gonzalez-Ruiz A. Severe preeclampsia – eclampsia in young primigravid women: subsequent pregnancy outcome and remote prognosis. Am J Obstet Gynecol, 1986, 155: 1011 – 1016.

[228] Sibai BM, Mercer B, Sarinoglu C. Severe preeclampsia in the second trimester: recurrence risk and long-term prognosis. Am J Obstet Gynecol, 1991, 165: 1408 – 1412.

[229] Sibai BM, Taslimi MM, El-Nazer A, et al. Maternal-perinatal outcome associated with the syndrome of hemolysis, elevated liver enzymes, and low platelets in severe preeclampsia – eclampsia. Am J Obstet Gynecol, 1986, 155: 501 – 509.

[230] Oosterhof H, Voorhoeve PG, Aarnoudse JG. Enhancement of hepatic artery resistance to bloodflow in preeclampsia in presence or absence of HELLP syndrome (hemolysis, elevated liver enzymes, and low platelets). Am J Obstet Gynecol, 1994, 171: 526 – 530.

[231] Arias F, Mancilla-Jimenez R. Hepatic fibrinogen deposits in preeclampsia. N Engl J Med, 1976, 295: 578 – 582.

[232] Shukla PK, Sharma D, Mandal RK. Serum lactate dehydrogenase in detecting liver damage associated with preeclampsia. Br J Obstet Gynaecol, 1978, 85: 40 – 42.

[233] Vardi J, Fields GA. Microangiopathic hemolytic anemia in severe preeclampsia. Am J Obstet Gynecol, 1974, 119: 617 – 622.

[234] Cunningham FG, Pritchard JA. Hematologic considerations of pregnancy-induced hypertension. Semin Perinatol, 1978, 2: 29 – 38.

[235] Gibson B, Hunter D, Neame PB, et al. Thrombocytopenia in preeclampsia and eclampsia. Semin Thromb Hemost, 1982, 8: 234 – 247.

[236] Cunningham FG, Lowe T, Guss S, et al. Erythrocyte morphology in women with severe preeclampsia and eclampsia. Preliminary observations with scanning electron microscopy. Am J Obstet Gynecol, 1985, 153: 358 – 363.

[237] Burrows RF, Hunter DJS, Andrew M, et al. A prospective study investigating the mechanism of thrombocytopenia in preeclampsia. Obstet Gynecol, 1987, 70: 334 – 338.

[238] Entman SS, Kambam JR, Bradley CA, et al. Increased levels of carboxyhemoglobin and serum iron as an indicator of increased red cell turnover in preeclampsia. Am J Obstet Gynecol, 1987, 156: 1169 – 1173.

[239] Hutt R, Ogunniyi SO, Sullivan MHF, et al. Increased platelet volume and aggregation precede the onset of preeclampsia. Obstet Gynecol, 1994, 83: 146 – 149.

[240] Klechner HB, Giles HR, Corrigan JJ. The association of maternal and neonatal thrombocytopenia in high risk pregnancies. Am J Obstet Gynecol, 1977, 128: 235 – 238.

[241] Pritchard JA, Cunningham FG, Pritchard SA, et al. How often does maternal preeclampsia – eclampsia incite thrombocytopenia in the fetus? Obstet Gynecol, 1987, 69: 292 – 295.

[242] Neiger R, Contag SA, Coustan DR. The resolution of preeclampsia-related thrombocytopenia. Obstet Gynecol, 1991, 77: 692 – 695.

[243] Martin JN, Blake PG, Perry KG, et al. The natural history of HELLP syndrome: patterns of disease progression and regression. Am J Obstet Gynecol, 1991, 164: 1500 – 1513.

[244] Bornstein E, Barnhard Y, Atkin R, et al. HELLP syndrome: a rare, early presentation at 17 weeks of gestation.

Obstet Gynecol, 2007, 110 (2 Pt 2): 525 – 527.

[245] Messer RH. Symposium on bleeding disorders in pregnancy: observations on bleeding in pregnancy. Am J Obstet Gynecol, 1987, 156: 1419 – 1420.

[246] Goodlin RC, Mostello D. Maternal hyponatremia and the syndrome of hemolysis, elevated liver enzymes, and low platelet count. Am J Obstet Gynecol, 1987, 156: 910 – 911.

[247] Heyborne KD, Burke MS, Porreco RP. Prolongation of premature gestation in women with hemolysis, elevated liver enzymes and low platelets: a report offive cases. J Reprod Med, 1990, 35: 53 – 57.

[248] Clark SL, Phelan JP, Allen SH, et al. Antepartum reversal of hematologic abnormalities with the HELLP syndrome. J Reprod Med, 1986, 31: 70 – 72.

[249] Sullivan CA, Magann EF, Perry KG, et al. The recurrence risk of the syndrome of hemolysis, elevated liver enzymes, and low platelets (HELLP) in subsequent gestations. Am J Obstet Gynecol, 1994, 171: 940 – 943.

[250] Sibai BM, Ramadan MK, Chari RS, et al. Pregnancies complicated by HELLP syndrome (hemolysis, elevated liver enzymes, and low platelets): subsequent pregnancy outcome and long-term prognosis. Am J Obstet Gynecol, 1995, 172: 125 – 129.

[251] Schwartz ML, Brenner W. Severe preeclampsia with persistent postpartum hemolysis and thrombocytopenia treated by plasmapheresis. Obstet Gynecol, 1985, 65: 53S – 55S.

[252] Martin JN Jr, Rose CH, Briery CM. Understanding and managing HELLP syndrome: the integral role of aggressive glucocorticoids for mother and child. Am J Obstet Gynecol, 2006, 195 (4): 914 – 934.

[253] Matchaba P, Moodley J. Corticosteroids for HELLP syndrome in pregnancy. Cochrane Database Syst Rev, 2004, 1: CD002076.

[254] Fonseca JE, Méndez F, Cataño C, et al. Dexamethasone treatment does not improve the outcome of women with HELLP syndrome: a double-blind, placebo-controlled, randomized clinical trial. Am J Obstet Gynecol, 2005, 193 (5): 1591 – 1598.

[255] Rademaker L. Spontaneous rupture of liver complicating pregnancy. Ann Surg, 1943, 118: 396 – 401.

[256] Herbert WNP, Brenner WE. Improving survival with liver rupture complicating pregnancy. Am J Obstet Gynecol, 1982, 142: 530 – 534.

[257] Henny CP, Lim AE, Brummelkamp WH, et al. A review of the importance of acute multidisciplinary treatment following spontaneous rupture of the liver capsule during pregnancy. Surg Gynecol Obstet, 1983, 156: 593 – 598.

[258] Bis KA, Waxman B. Rupture of the liver associated with pregnancy: a review of the literature and report of two cases. Obstet Gynecol Surv, 1976, 31: 763 – 773.

[259] Goodlin RC, Anderson JC, Hodgson PE. Conservative treatment of liver hematoma in the postpartum period. A report of two cases. J Reprod Med, 1985, 30: 368 – 370.

[260] Smith LG, Moise KJ, Dildy GA, et al. Spontaneous rupture of liver during pregnancy: current therapy. Obstet Gynecol, 1991, 77: 171 – 175.

[261] Feliciano DV, Mattox KL, Jordan GL, et al. Management of 1000 consecutive cases of hepatic trauma (1979 – 1984). Ann Surg, 1986, 204: 438 – 445.

[262] Lucas CE, Ledgerwood AM. Prospective evaluation of hemostatic techniques for liver injuries. J Trauma, 1976, 16: 442.

[263] Gardner WJ, Storer J. The use of the G suit in control of intra-abdominal bleeding. Surg Gynecol Obstet, 1966, 123: 792 – 798.

[264] Hunter SK, Martin M, Benda JA, et al. Liver transplant after massive spontaneous hepatic rupture in pregnancy complicated by preeclampsia. Obstet Gynecol, 1995, 85: 819 – 822.

[265] Reck T, Bussenius-Kammerer M, Ott R, et al Surgical treatment of HELLP syndrome-associated liver rupture: an update. Eur J Obstet Gynecol Reprod Biol, 2001, 99: 57 – 65.

[266] Sakala EP, Moore WD. Successful term delivery after previous pregnancy with ruptured liver. Obstet Gynecol, 1986, 68: 124 – 126.

[267] Greenstein D, Henderson JM, Boyer TD. Liver hemorrhage: recurrent episodes during pregnancy complicated by preeclampsia. Gastroenterology, 1994, 106: 1668 – 1671.

[268] Barrilleaux PS, Adair D, Johnson G, et al. Splenic rupture associated with severe preeclampsia. A case report. J Reprod Med, 1999, 44: 899 – 901.

[269] Marcovici I, Marzano D. Pregnancy-induced hypertension complicated by postpartum renal failure and pancreatitis: a case report. Am J Perinatol, 2002, 19: 177 – 179.

[270] Paternoster DM, Rodi J, Santarossa C, et al. Acute pancreatitis and deep vein thrombosis associated with HELLP syndrome. Minerva Ginecol, 1999, 51 (1 – 2): 31 – 33.

[271] Badja N, Troché G, Zazzo JF, et al. Acute pancreatitis and preeclampsia-eclampsia: a case report. Am J Obstet Gynecol, 1997, 176: 707 – 709.

[272] Goodlin RC. The effect of severe pre-eclampsia on the pancreas: changes in the serum cationic trypsinogen and pancreatic amylase. Br J Obstet Gynaecol, 1987, 94: 1228.

[273] Hibbard LT. Maternal mortality due to acute toxemia. Obstet Gynecol, 1973, 42: 263 – 270.

[274] Bell BA. A history of the study of cerebral edema. Neurosurgery, 1983, 13: 724 – 728.

[275] Kirby JC, Jaindl JJ. Cerebral CT findings in toxemia of pregnancy. Radiology, 1984, 154: 114.

[276] Miller JD. The management of cerebral edema. Br J Hosp Med, 1979, 21: 152 – 165.

[277] Weiss MH. Cerebral edema. Acute Care, 1985, 11: 187 – 204.

[278] Benedetti TJ, Quilligan EJ. Cerebral edema in severe pregnancy-induced hypertension. Am J Obstet Gynecol, 1980, 137: 860 – 862.

[279] Beeson JH, Duda EE. Computed axial tomography scan demonstration of cerebral edema in eclampsia preceded by blindness. Obstet Gynecol, 1982, 60: 529 – 532.

[280] Beal MF, Chapman pH. Cortical blindness and homonymous hemianopia in the postpartum period. JAMA, 1980, 244: 2085 – 2087.

[281] Beck RW, Gamel JW, Willcourt RJ, et al. Acute ischemic optic neuropathy in severe preeclampsia. Am J Ophthalmol, 1980, 90: 342 – 346.

[282] Hill JA, Devoe LD, Elgammal TA. Central hemodynamic findings associated with cortical blindness in severe preeclampsia. A case report. J Reprod Med, 1985, 30: 435 – 438.

[283] Seidman DS, Serr DM, Ben-Rafael Z. Renal and ocular manifestations of hypertensive disease of pregnancy. Obstet Gynecol Surv, 1991, 46: 71 – 76.

[284] Cunningham FG, Fernandez CO, Hernandez C. Blindness associated with preeclampsia and eclampsia. Am J Obstet Gynecol, 1995, 172: 1291 – 1298.

[285] Hinchey J, Chaves C, Appignani B, et al. A reversible posterior leukoencephalopathy syndrome. N Engl J Med, 1996, 334: 494 – 500.

[286] Kinsella CB, Milner M, McCarthy N, et al. Sixth nerve palsy: an unusual manifestation of preeclampsia. Obstet Gynecol, 1994, 83: 849 – 851.

[287] Belfort MA, Anthony J, Saade GR, et al. A comparison of magnesium sulfate and nimodipine for the prevention of eclampsia. N Engl J Med, 2003, 348: 304 – 311.

[288] Govan ADT. The pathogenesis of eclamptic lesions. Pathol Microbiol (Basel), 1961, 24: 561 – 575.

[289] Douglas KA, Redman CWG. Eclampsia in the United Kingdom. BMJ, 1994, 309: 1395 – 1399.

[290] Saftlas AF, Olson DR, Franks AL, et al. Epidemiology of preeclampsia and eclampsia in the United States, 1979 – 1986. Am J Obstet Gynecol, 1990, 163: 460 – 465.

[291] Sibai BM, Abdella TN, Spinnato JA, et al. Eclampsia. V. The incidence of non-preventable eclampsia. Am J Obstet Gynecol, 1986, 154: 561 – 566.

[292] Sibai BM, Schneider JM, Morrison JC, et al. The late postpartum eclampsia controversy. Obstet Gynecol, 1980, 55: 74 – 78.

[293] Brown CEL, Cunningham FG, Pritchard JA. Convulsions in hypertensive proteinuric primiparas more than 24 hours after delivery: eclampsia or some other course. J Reprod Med, 1987, 32: 449 – 503.

[294] Lubarsky SL, Barton JR, Friedman SA, et al. Late postpartum eclampsia revisited. Obstet Gynecol, 1994, 83: 502 – 505.

[295] Lucas MJ, DePalma RT, Peters MT, et al. A simplified phenytoin regimen for preeclampsia. Am J Perinatol, 1994, 11: 153 – 156.

[296] Dunn R, Lee W, Cotton DB. Evaluation by computerized axial tomography of eclamptic women with seizures refractory to magnesium sulfate therapy. Am J Obstet Gynecol, 1986, 155: 267 – 268.

[297] Sibai BM, Spinnato JA, Watson DL, et al. Eclampsia. IV. Neurologicalfindings and future outcome. Am J Obstet Gynecol, 1985, 152: 184 – 192.

[298] Cunningham FG, Gant NF. Management of eclampsia. Semin Perinatol, 1994, 18: 103 – 113.

[299] Sibai BM, Sarinoglu C, Mercer BM. Pregnancy outcome after eclampsia and long term prognosis. Am J Obstet Gynecol, 1992, 166: 1757.

[300] Lopez-Llera M. Complicated eclampsia: fifteen years experience in a referral medical center. Am J Obstet Gynecol, 1982, 142: 28 – 35.

[301] Chesley LC, Annitto JE, Cosgrove RA. The remote prognosis of eclamptic women. Am J Obstet Gynecol, 1976, 124: 446 – 459.

[302] Chesley LC. Remote prognosis // Chesley LC. Hypertensive Disorders in Pregnancy. New York: Appleton-Century-Crofts, 1978, 421.

[303] Browne JCM, Veall N. The maternal placental bloodflow in normotensive and hypertensive women. J Obstet Gynaecol Br Emp, 1953, 60: 141 – 147.

[304] Dixon HG, Brown JCM, Davey DA. Choriodecidual and myometrial blood flow. Lancet, 1963, ii: 369 – 373.

[305] Lunell NO, Nylung LE, Lewander R, et al. Uteroplacental blood flow in preeclampsia: measurements with indium-113m and a computer-linked gamma camera. Clin Exp Hypertens, 1982, B1: 105 – 107.

[306] Abdella TN, Sibai BM, Hays JM Jr, et al. Relationship of hypertensive disease to abruptio placentae. Obstet Gynecol, 1984, 63: 365 – 370.

[307] Hurd WW, Miodovnik M, Herzberg V, et al. Selective management of abruptio placentae: a prospective study. Obstet Gynecol, 1983, 61: 467 – 473.

[308] Eskenazi B, Fenster L, Sidney S, et al. Fetal growth retardation in infants of multiparous and nulliparous women with preeclampsia. Am J Obstet Gynecol, 1993, 169: 1112 – 1118.

[309] Wheeler TC, Graves CR, Troiano NH, et al. Base deficit and oxygen transport in severe preeclampsia. Obstet Gynecol, 1996, 87: 375 – 379.

[310] Belfort MA, Saade GR, Wasserstrum N, et al. Acute volume expansion with colloid increases oxygen delivery and consumption but does not improve the oxygen extraction in severe preeclampsia. J Matern-Fetal Med, 1995, 4: 57 – 64.

[311] Habli M, Levine RJ, Qian C, et al. Neonatal outcomes in pregnancies with preeclampsia or gestational hypertension and in normotensive pregnancies that delivered at 35, 36, or 37 weeks of gestation. Am J Obstet Gynecol, 2007, 197 (4): 406.

[312] Bryant RD, Fleming JG. Veratrum viride in the treatment of eclampsia: II. JAMA, 1940, 115: 1333 – 1339.

[313] Chen CY, Kwek K, Tan KH, et al. Our experience with eclampsia in Singapore. Singapore Med J, 2003, 44 (2): 88 – 93.

[314] Efetie ER, Okafor UV. Maternal outcome in eclamptic patients in Abuja, Nigeria – a 5 year review. Niger J Clin Pract, 2007, 10 (4): 309 – 313.

[315] Harbert GM, Claiborne HA, McGaughey HS, et al. Convulsive toxemia. Am J Obstet Gynecol, 1968, 100: 336 – 342.

[316] Knight M; UKOSS. Eclampsia in the United Kingdom 2005. Br J Obstet Gynaecol, 2007, 114 (9): 1072 – 1078.

[317] Lee W, O'Connell CM, Baskett TF. Maternal and perinatal outcomes of eclampsia: Nova Scotia, 1981 – 2000. J Obstet Gynaecol Can, 2004, 26 (2): 119 – 123.

[318] Mabie WC, Ratts TE, Sibai BM. The central hemodynamics of severe preeclampsia. Am J Obstet Gynecol, 1989, 161: 1443 – 1448.

[319] Magpie Trial Collaboration Group. Do women with pre-eclampsia, and their babies, benefit from magnesium sulphate? The Magpie Trial: a randomised placebo-controlled trial. Lancet, 2002, 359: 1877 – 1890.

[320] Majoko F, Mujaji C. Maternal outcome in eclampsia at Harare Maternity Hospital. Cent Afr J Med, 2001, 47: 123 – 128.

[321] Onwuhafua PI, Onwuhafua A, Adze J, et al. Eclampsia in Kaduna State of Nigeria – a proposal for a better outcome. Niger J Med, 2001, 10: 81 – 84.

[322] Sibai BM. Eclampsia. VI. Maternal-perinatal outcome in 254 consecutive cases. Am J Obstet Gynecol, 1990, 163: 1049 – 1054.

[323] Zuspan FP. Treatment of severe preeclampsia and eclampsia. Clin Obstet Gynecol, 1966, 9: 945 – 972.

[324] Adetero OO. A sixteen year survey of maternal mortality associated with eclampsia in Ilorin, Nigeria. Int J Gynecol Obstet, 1989, 30: 117 – 121.

[325] Atkinson MW, Maher JE, Owen J, et al. The predictive value of umbilical artery Doppler studies for preeclampsia or fetal growth retardation in a preeclampsia prevention trial. Obstet Gynecol, 1994, 83: 609 – 612.

[326] Balla AK, Dhall GI, Dhall K. A safer and more effective treatment regime for eclampsia. Aust NZ J Obstet Gynaecol, 1994, 34 (2): 144 – 148.

第35章 妊娠过敏综合征(羊水栓塞)

简 介

羊水栓塞(amniotic fluid embolism，AFE)是产科不常见的综合征，其死亡率高，同时也是发达国家孕产妇死亡的主要原因[1-5]。由于其发病率低并且缺乏诊断的金标准，因此估计其发病率有10倍的变异度和判断其死亡率5倍的变异度。AFE以缺氧、低血压或血流动力学异常和凝血功能障碍为特点。尽管很多人试图建立动物模型，AFE依然未被完全认知。不过在过去的十几年中，我们对这个神秘疾病的认识有了一些重要的突破。

历史依据

1926年，AFE被Meyer医生最早描述[6]，但是当时这种疾病未被大众认识，直到1941年Steiner和Luschbaugh报道了这一疾病[7]。他们对8例在分娩过程中突发休克和肺水肿的死亡孕妇进行尸体解剖时，发现所有的病例肺血管内均发现了胎儿起源的鳞状细胞或黏蛋白。1969年，Liban和Raz[8]在这类患者的肾脏、肝脏、脾脏、胰腺和大脑中也发现了细胞碎片。在病情得到控制的这类患者的子宫静脉内也发现了鳞状细胞，而Thompson和Budd[9]在1例无AFE的患者中证实了这一发现。应该指出，Steiner和Luschbaugh[7]最初描述的8例患者中有7例的临床诊断并非AFE(包括败血症和未被认知的子宫破裂)，病情得到控制的诊断患者中也未发现特殊的组织。只有1例典型的AFE无其他临床诊断的患者死于产科休克。因此，

在排除其他诊断后，最初的报道和现在死于AFE的患者的相关性是值得怀疑的。

从最初对AFE的描述至今，文献中出现数百篇类似的病案报道。尽管大多数病例死于分娩过程中，多数情况下将妊娠期的突发死亡也归因于AFE，也包括早期堕胎死亡的病例[10-13]。1948年，Eastman在一篇评论中写道，"让我们慎重的将那些分娩过程中出现的无法解释的死亡诊断为AFE，这些病例会被扔进废纸篓。"[14]

动物模型

1941年，Steiner和Luschbaugh建立了第一个AFE的动物模型，通过静脉注射异种的羊水和胎粪可能使兔子和狗死亡。接下来的很多AFE的动物实验结果与其不一致(见表35.1)[7,15-31]。大多数实验，给狗、绵羊、猫和小牛注射羊水后，产生了不良反应，各系统和肺动脉压的瞬间改变，给兔子注射羊水后则瞬间死亡。只有两个实验使用的是妊娠的动物，大多数注射的是异种羊水。大多数实验观察的是比较注射羊水原液或富含胎粪的羊水和过滤后的羊水所产生的反应。4个注射富含微粒羊水的同类试验中只有一个产生病理反应，3个注射过滤后的羊水试验结果产生生理改变。资料显示，富含微粒的羊水模型和人类模型相关性很小，因为注射的富含微粒的羊水的浓度是人羊水的很多倍，即使是羊水中含有胎粪。向动脉和静脉系统注射羊水的4个研究比较后，有3个注射后产生毒性反应，显示了病理性体液物质或反应。研究中尸体解剖发现，肺内有正常的胎儿碎片引起的大范围的血管堵塞。

表 35.1　羊水栓塞的动物模型

参考文献	年份	动物	麻醉	受孕	过滤羊水	全羊水	羊水种类	血流动力学改变	凝血功能障碍	尸检
Steiner & Luschbaugh[7]	1941	兔/狗	无	无	无	有	人	未测(死亡)	无	肺动脉碎片
Cron 等[15]	1952	兔	无	无	未测	有	人	未测(死亡)	无	肺动脉碎片
Schneider[16]	1955	狗	无	无	未测	有	人	未测(死亡)	5/8	肺动脉碎片
Jacques 等[17]	1960	狗	有	无	未测	有	人/狗	有	纤维蛋白原 12/13	肺动脉碎片
Halmagyi 等[18]	1962	绵羊	有	无	无	有	人	有	无	未测
Attwood & Downing[19]	1965	狗	有	无	有	有	人	有	4/12	未测
Stolte 等[21]	1967	猴	有	有	无	无	人/猴	无	1/12	未测
MacMillan[22]	1968	兔	无	无	无	有	人	未测(死亡)	2/12	小碎片,出血
Reis 等[20]	1969	绵羊	有	有	有	有	羊	有	无	正常
Dutta 等[23]	1970	兔	有	无	未测	有	人	未测(死亡)	无	小碎片,大梗死
Adamsons 等[24]	1971	猴	有	有	未测	无	猴	无	无	未测
Kitzmiller & Lucas[25]	1972	猫	有	无	无	有	人	有	无	未测
Spence & Mason[27]	1974	兔	无	无	无	无	兔	有	无	未测
Reeves 等[26]	1974	小牛	无	无	未测	有	小牛	有		
Azegami & Mori[28]	1986	兔	无	无	无	有	人	未测(死亡)	无	肺水肿,肺动脉碎片
Richards 等[29]	1988	兔*	有	无	有	未测	人	冠脉血流		
Hankins 等[30]	1993	山羊	有	有	有	有	山羊	有	无	未测
Petroianu 等[31]	1999	小型猪	有	有	有	有	小型猪		有	肺动脉碎片

*离体心脏准备

相比之下，2 个在灵长类静脉内注射羊水的研究发现，注射羊水后对其血压、脉搏或呼吸频率无影响[21,24]。在 1 个研究中，输注的羊水量相当于人类羊水总量的 80%。一个严格控制的山羊模型输入同种羊水后引起的血流动力学变化和临床症状与人类相似，包括最初瞬间的肺循环和体循环阻力升高以及心肌抑制[30]。当注射含有胎粪的羊水时，这些表现尤其显著。重要的是，所有在动物模型以及 30min 内处理好的人类幸存者的研究中都发现最初阶段瞬间的肺动脉高压[32]。由于大多数尝试建立的动物模型都需要输注异种组织，由此产生的生理反应与人的临床相关性受到限制，我们应当慎重阅读参考。

临床表现

血流动力学变化

对人类，最初阶段体循环和肺循环血管痉挛产生的血流动力学的改变导致第二阶段的低血压和心功能下降[5,33-35]。

图 35.1 显示 5 例肺动脉置管的患者表现为左心功能下降，左心功能下降的机制尚不清楚。Richards 等[29]发现在羊水栓塞的老鼠动物模型研究中可能存在冠状动脉痉挛和心肌缺血。另一方面，AFE 的患者所出现的缺氧归因于左心功能衰

竭。体外试验发现羊水降低子宫肌层的收缩性，提示羊水对心肌可能存在相似的影响[36]。

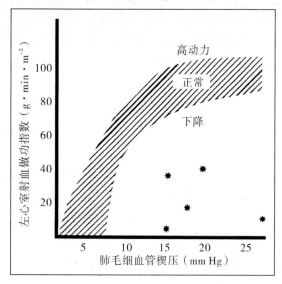

图 35.1 改良 Starling 曲线，显示 5 例羊水栓塞患者的左心室功能下降。LVSWI：左心室射血功指数；PCWP：肺毛细血管楔压。引自 Clark 1988[34]

肺的临床表现

AFE 患者通常病情变化迅速并且有严重的低氧血症，这种情况可能导致幸存者永久性神经损伤。初期的肺血管痉挛和循环功能衰竭都有可能导致缺氧。1 例经食管超声的病例报道发现，在 AFE 的急性期表现为急性右心功能衰竭和超常规的右心压力[37]。在动物模型和人的试验中，最初的低氧往往是短暂的。图 35.2 显示，一组 AFE 患者的动脉血气配对资料是可靠的，最初严重分流又迅速恢复。在幸存者中，严重的肺损伤导致急性呼吸窘迫综合征和第二阶段的缺氧。

凝血障碍

患者受到血流动力学变化影响后可能引起凝血功能障碍[5,38]，凝血功能障碍的确切发生率尚不清楚。凝血功能障碍的评定原则是从最初分析美国国家 AFE 登记处资料中得到的，然而，登记的很多患者被诊断为 AFE 却没有凝血功能障碍的表现[5]。同样，一些产科患者无胎盘早剥且出现大出血病情发展成急性凝血功能障碍时，没

有明显的血流动力学或肺的损伤[38]。

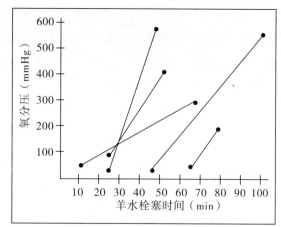

图 35.2 羊水栓塞（AFE）后缺氧的消退。引自 Clark 1995[5] 未发表的数据

试验研究发现，血流动力学变化与 AFE 有关，而凝血功能障碍与这个结果相矛盾。离体试验时，羊水缩短整个血液凝固的时间，有促凝血酶原激酶的效应，诱导血小板聚集并释放血小板因子 III，激活级联反应[39,40]。此外，Courtney 和 Allington[41] 发现羊水中含有 X a 因子，同样证实了羊水中 X a 的性能。Phillips 和 Davison[42] 发现清羊水中的促凝血物质的数量不足以引起显著的血管内凝血，这一研究受到 Lockwood 等[43] 的质疑。

在动物模型的预实验中，凝血障碍同样存在这一矛盾的现象。因此，羊水栓塞的患者凝血障碍的确切消耗机制也没有得到满意的解释。滋养层强大的促凝血酶的促凝效应也已确定，与严重的胎盘早剥相关的凝血障碍和 AFE 可能有相似的起源，具有不同促凝血酶效应的胎儿抗原暴露在母体循环中，活化后引起血液凝固[5]。

病理生理学

美国国家 AFE 登记处的分析，AFE 的临床表现、血流动力学和血液表现与感染性、过敏性休克显著相似[5]。很明显，其临床表现并不是完全相同，发热是感染性休克的特有症状，皮肤过敏的表现更常见。不过这几种情况显著的相似性意味着其有类似的病理生理机制。

本文详细探讨了感染性休克和过敏性休克

病理生理特征，这两种情况都需要外来物质（细菌内毒素或特定的抗原）进入血液循环，接着导致释放出各种显著的内源性介质（图 35.3）。非妊娠期的肺脂肪栓塞患者也存在相似的病理生理，其释放的这些介质导致主要的病理生理学改变。这些出现在动物模型和人的异常表现包括严重的心肌抑制、心输出量下降、肺动脉高压，低等灵长类动物的过敏和血管内凝血，人的过敏反应和感染性休克[44-53]。AFE 试验中观察到的血流动力学失代偿和恢复过程与犬过敏的表现几乎相同[49]。人的过敏反应涉及释放非免疫性介质[44]。同样 AFE 登记处 41% 的患者入院后都存在药物过敏史或特异性反应[5]。

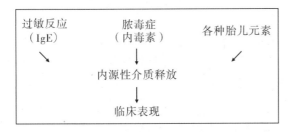

图 35.3　羊水栓塞，脓毒性休克和过敏性休克之间相互促进的病理生理联系，每种综合征也可能具有特定的直接生理效应（引自 Clark SL, Hankins GVD, Dudley DA. Amniotic fluid embolism: analysis of the national registry. Am J Obstet Gynecol, 1995, 172: 1158 – 1169）

人 AFE 后观察到，花生四烯酸的代谢物引起同样的病理生理和血流动力学改变[54]。在兔子的 AFE 模型中，对白三烯的合成进行抑制预处理可以防止死亡[28]。这些试验结果支持美国国家 AFE 登记处分析结论，过敏时释放的包括花生四烯酸代谢物在内的内源性介质是临床上 AFE 致命性病理结果的原因[5]。

早期的报道指出，高张性子宫收缩或缩宫素可能与 AFE 有关。尽管 Morgan[1] 的统计有争议，这个误解依然在现在的著作中存在。与高张性子宫收缩和 AFE 的首发症状有关的历史已被美国国家 AFE 登记处的分析澄清[5]。这些资料显示，子宫高张性收缩在 AFE 时很常见，导致儿茶酚胺释放入血。孕妇的这种最开始的血流动力学反应是出现巨大生理反应后的一部分。在这些情况下，去甲肾上腺素是潜在的特殊子宫收缩剂[5,55]。然而，子宫高张性收缩和 AFE 的联系是有根据的，引起高张性子宫活动是对 AFE 的生理反应。确实，即使中等强度的子宫收缩出现，子宫的血流也会完全停止，强直性子宫收缩不可能在整个分娩过程中出现，引起母体和胎儿屏障的任何改变[56]。与大多数产妇相比发生 AFE 的患者并未增加缩宫素的使用频率，也没有缩宫素诱导的过度刺激先于羊水栓塞的情况出现[5]。许多如美国妇产科医生学会在内的权威机构推断，AFE 和缩宫素的使用没有关系[1,5,57]。最近加拿大一项基于人口的队列研究，分析 300 万例产妇与分娩有关的 AFE[58]，同一批研究者分析美国的 300 万例产妇时也没有观察到其中联系[59]，分娩和 AFE 的任何临床重要联系受到质疑。

各种类型的胎儿组织进入母体循环后就出现 AFE 的症状，正常分娩过程中也会发生，小的创伤性事件也有潜在风险，如置入合适的子宫内压力导管或剖宫产手术。因为分娩过程中胎儿 – 母体的组织转移是普遍存在的，医生的行为如宫腔内操作或剖宫产会影响暴露时间。没有证据表明暴露本身可以通过改变临床管理避免。在正常情况下，即使少量的羊水或其他胎儿组织暴露在母体循环系统，也会出现羊水栓塞的症状。这个解释记录的是严重的羊水栓塞，是在妊娠前 3 个月终止妊娠时发生的，此时既没有大量的羊水也没有强烈的子宫内压力作为诱因[11]。很多文献是关于胎儿免疫屏障重要性的，在母体和不同的抗原产物中间形成，很少有人关注这个屏障对母体健康的潜在重要性。美国国家登记处的观察结果和过去几十年积累的资料一样，在适当的条件下和易感的母婴双方中，免疫屏障的缺如对母体同样重要[5]。

先前的动物和人的试验显示，血管内注射大量羊水也是无害的[21,24,60]。美国国家登记处对临床发现的描述与大家对栓塞事件的理解也不一致（表 35.2）。因此"AFE"这个术语本身是一个误解。美国国家登记处分析，作者建议废弃"AFE"这一术语，围生期的急性缺氧、血流动力学衰竭和凝血障碍这些体征应该使用描述性更强的术语，如"妊娠期过敏体征"。

表 35.2　羊水栓塞患者的体征和症状

体征或症状	患者人数
低血压	43（100%）
胎儿窘迫*	30（100%）
肺水肿或 ARDS†	28（93%）
心肺骤停	40（87%）
发绀	38（83%）
凝血功能障碍‡	38（83%）
呼吸困难§	22（49%）
发作	22（48%）
乏力	11（23%）
支气管痉挛¶	7（15%）
短暂性高血压	5（11%）
咳嗽	3（7%）
头痛	3（7%）
胸痛	1（2%）

*包括事件发生时子宫内的所有活胎；†18 例患者的存活时间不足以确认这些诊断；‡8 例患者存活时间不足以确诊；§1 例患者在事件发生时插管，无法评估；¶ 在 6 例患者的心脏骤停期间发现了通气困难，并且在 1 例患者中听到了喘息声。引自 Clark SL，Hankins GVD，Dudley DA. Amniotic fluid embolism：analysis of a national registry. Am J Obstet Gynecol，1995，172：1158 – 1169

临床表现

AFE 患者的临床症状与体征见表 35.2 的描述。一个典型的分娩病例，患者经历的是剖宫产或阴道分娩而终止妊娠，出现低氧和低血压急性发作，紧接着心搏骤停。最初的情况由于消耗性凝血功能障碍变得复杂，即使尝试成功恢复血流动力学和呼吸功能，也可能导致失血。必须强调的是，任何一个患者的 3 个主要症状（低氧、低血压或凝血障碍）或占主导或全部缺失[5,38,61]。这个症状的临床变化与抗原暴露的性质或母体反应有关。不同的诊断总结如下表 35.3。

表 35.3　羊水栓塞的鉴别诊断

空气栓塞

过敏反应

麻醉毒性

心肌梗死

围生期心肌病

胎盘早剥

肺内误吸

脓毒性休克

输血反应

静脉血栓栓塞

具有 AFE 症状的母亲转归很差，已证实的典型病例，母亲的总体死亡率为 60% ~ 80%[5,32]。幸存的患者中只有 15% 的患者神经功能正常，很多患者，心肺复苏成功后逆转为弥漫性血管内凝血，生命支持系统由于最初严重低氧导致的脑死亡而衰退。在发展为心力衰竭的患者中只有 8% 生存者神经功能是正常的[5]。在美国国家登记处资料库中，没有与提高患者转归相关的治疗出现。从很多被诊断为 AFE 的患者出院小结获悉其死亡率为 26%。这个系列的很多患者缺少一个或更多致命的临床表现，被强行做出这种诊断，使这个诊断受到质疑。假设这些患者的出院诊断是准确的，这些资料显示轻度的 AFE 患者的临床转归较好[61]。Samuelsson 及其同事[62]查询瑞典死因登记发现 AFE 的死亡率很高，从 1970 年至 1990 年没有改变（42% ~48%）。母亲死亡率总结在表 35.4。

新生儿的转归也很差。如果 AFE 在分娩前发生，新生儿的存活率大约为 80%，其中只有 50% 的新生儿神经功能正常[5]。幸存的新生儿出生后表现为严重的呼吸性酸中毒。尽管目前仍没有改善母体预后的治疗方式出现，但新生儿预后和母亲出现心脏停止的时间至分娩的间隔存在明确的关系（表 35.5）[5]。Katz 等[63]研究一些由于不同的临床事件导致心脏停止的患者时，有相似的发现。

表35.4　已发表的羊水栓塞病例系列总结

系列	方法	时期	羊水栓塞发生 (每出生11例)	孕产妇死亡率
Morgan 1979[1]	文献评论	1926-1979	8000~80 000	233/272(86%)
Hogberg 1985[4]	瑞典出生登记处	1951-1980	83 000*	8/12(66%)#
Burrows[90]	澳大利亚布里斯班皇家女性医院	1984-1993	6579	2/9(22%)
Clark 1995[5]	美国登记处	1988-1994	N/A	28/46(61%)
Gilbert 1999[61]	加州1 094 248单身分娩人口数据库	1994-1995	20 646	14/53(26%)
Tuffnell 2005[89]	英国登记处	1997-2004	N/A	13/44(30%)
Kramer 2006[58]	基于加拿大人口的3 018 781例分娩	1991-2002	16 667	24/180(13%)
Samuelsson 2007[62]	瑞典源于2 961 000例分娩的死因登记	1973-1999	51 947	25/57(44%)
Abenhaim 2008[59]	美国以人口为基础的2 940 362例分娩的 队列研究	1998-2003	12 987	49/227(22%)

*发生致命病例；#1972—1980年

表35.5　心脏骤停至分娩间隔和新生儿结局

间隔(分)	存活	完整生存
<5	3/3	2/3(67%)
5~15	3/3	2/3(67%)
16~25	2/5	2/5(40%)
26~35	3/4	1/4(25%)
36~54	0/1	0/1(0%)

引自 Clark SL, Hankins GVD, Dudley DA. Amniotic fluid embolism: analysis of the national registry. Am J Obstet Gynecol, 1995, 172: 1158-1169

诊　断

过去，AFE的症状是根据肺动脉导管远端采集的胎儿源性组织碎片或尸检的组织学得到证实[32]。过去几十年的很多研究发现即使是正常的孕妇这些情况也经常遇到，(图35.4)[64-67]。美国AFE登记处的分析显示，对肺动脉导管的抽取物进行分析，约50%的病例发现胎儿元素，约75%的尸检患者肺动脉内发现胎儿元素[5]。频繁地的获得各种各样的组织碎片。此外，各种特殊的染色剂被用来发现这些碎片[32]。然而，AFE的诊断停留在临床阶段，组织学发现既不是敏感的也不是特异的。有趣的是，肺脂肪栓塞的患者的组织学发现对诊断同样重要[68]。

已经研究出AFE的其他假定标记，如血胰蛋白酶[69]、肺肥大细胞抗胰蛋白酶[70]、针对胎儿唾液酸化Tn抗原的血TKH-2抗体[71]、针对胎儿唾液酸化Tn抗原的肺TKH-2抗体[72]、血清补体[69]和等离子体锌粪卟啉Ⅰ[73]，但其不能明确诊断或排除羊水栓塞。

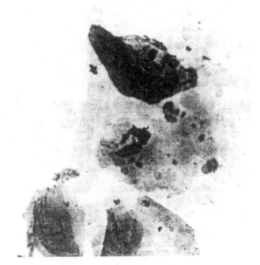

图35.4　Ⅳ级风湿性二尖瓣狭窄的妊娠患者肺动脉循环中找到的鳞状细胞(放大倍数，×1000)。来自 Clark 1986[66]

治　疗

对于母体，治疗的最终结果让人失望，死亡率高。在美国国家登记处，小的乡镇医院最初发生心脏骤停的患者参加抢救的是全科医生，与那些三级医院发生相同的临床症状和体征的患者参与抢救的是国家资格认证的麻醉专家、心脏病专家、母婴药学专家相比，最终的生存率没有差异。不管怎样，一般的处理原则概括如下：

1. AFE 的最初治疗是得到认可的，若患者出现致命的心律失常，立即实施心肺复苏，高浓度吸氧。

2. 应记住经历心肺事件的幸存患者常发生左心力衰竭。容量填充至最优的心室前负荷，若患者持续存在严重低血压，增加血管活性药物如多巴胺是最合适的。若复苏后患者循环不稳定，肺动脉导管指导使血流动力学稳定是有益的。

3. 尽管没有证据表明糖皮质激素在 AFE 患者中使用是有益的，但美国国家登记处仍建议在 AFE 和过敏时考虑使用大剂量的糖皮质激素。没有任何资料显示使用激素的好处，类固醇治疗也不是标准的治疗方法；事实上自从美国国家登记处的权威最初建议激素治疗，回顾了很多死亡病例，尽管早期使用大剂量的激素治疗但效果不明显。

4. 分娩前 AFE 的病例，必须仔细观察胎儿的状况。母亲的血流动力学不稳定，但还没有发生心肺骤停，应权衡对母婴的利弊。给不稳定的母亲实施剖宫产手术很困难，对每个病例必须个体化处理。在这些情况下必须做出合理的选择，保证母体健康应优先于胎儿状况。

5. 母亲若已经进展到心脏骤停，情况就不同了。在这些情况下，母体幸存下来已经不可能，无论你如何实施治疗。对于母亲，强行施行剖宫产手术也不可能改变母体的预后。即使合理的实施心肺复苏（孕妇很难复苏）也只能达到最大心输出量的 30%。在这些条件下，假设血液完全供给子宫，其他器官的血供为零是合理的。然而，实际上母体心脏骤停后胎儿将会缺氧，即使实施了理想的心肺复苏。因为从母体心脏骤停到胎儿娩出的时间间隔直接关系到新生儿的预后，母体发生 AFE 被诊断为心脏骤停后应立即实施剖宫产，假定有足够的人员可

以为母亲和新生儿提供护理服务[5,63]。对于孕妇，心肺复苏标准的 ABC 后应包括第 4 步，D：分娩。

AFE 新的治疗方法，包括大剂量的激素[5]、体外膜氧合与体内主动脉球囊反搏[74]、持续的血液透析[75,76]、心肺转流术[77,78]、重组因子Ⅶa[79,80] 和 NO[81] 在幸存者中已有报道，但迄今为止累积的经验或效果有限。

发生羊水栓塞的女性下次妊娠复发的风险资料有限，已发表的文献资料病例报道少于 12 例[82-87]。目前，复发的风险很低。

尽管现在对这些状况的认知有了很大提高，但妊娠期 AFE 或过敏反应综合征仍十分神秘且无论你的治疗质量多高，母婴的预后在大多数病例中仍很差。然而，羊水栓塞依然无法预测，不能预防，在大多数情况下无法治疗。深入研究这一罕见疾病，可以通过英国产科监控系统预测致死和功能紊乱，英国皇家学院妇产科医生和国家围生期流行病学机构联合发出的倡议，目的在于描述孕产期各种各样不常见的功能紊乱疾病的流行病学[88]。

参考文献

[1] Morgan M. Amniotic fluid embolism. Anaesthesia, 1979, 34: 29.
[2] Kaunitz AM, Hughes JM, Grimes DA. Causes of maternal mortality in the United States. Obstet Gynecol, 1985, 65: 605.
[3] Grimes DA. The morbidity and mortality of pregnancy: still a risky business. Am J Obstet Gynecol, 1994, 170: 1489.
[4] Hogberg U, Joelsson I. Amniotic fluid embolism in Sweden, 1951 – 1980. Gynecol Obstet Invest, 1985, 20 (3): 130 – 137.
[5] Clark SL, Hankins GDV, Dudley DA, et al. Amniotic fluid embolism: analysis of a national registry. Am J Obstet Gynecol, 1995, 172: 1158.
[6] Meyer JR. Embolia pulmonar amniocaseosa. Bras/Med, 1926, 2: 301 – 303.
[7] Steiner PE, Luschbaugh CC. Maternal pulmonary embolism by amniotic fluid. JAMA, 1941, 117: 1245.
[8] Liban E, Raz S. A clinicopathologic study of fourteen cases of amniotic fluid embolism. Am J Clin Pathol, 1969, 51: 477.
[9] Thomson WB, Budd JW. Erroneous diagnosis of amniotic fluid embolism. Am J Obstet Gynecol, 1963, 91: 606.
[10] Resnik R, Swartz WH, Plumer MH, et al. Amniotic fluid embolism with survival. Obstet Gynecol, 1976, 47: 295 – 298.
[11] Guidotti RJ, Grimes DA, Cates W. Fatal amniotic fluid embolism during legally induced abortion in the United States, 1972 – 1978. Am J Obstet Gynecol, 1981, 141: 257.
[12] Cromley MG, Taylor PJ, Cummings DC. Probable amniotic

fluid embolism after first trimester pregnancy termination. J Reprod Med, 1983, 28: 209.

[13] Meier PR, Bowes WA. Amniotic fluid embolus-like syndrome presenting in the second trimester of pregnancy. Obstet Gynecol, 1983, 61 (suppl): 31.

[14] Eastman NJ. Editorial comment. Obstet Gynecol Surv, 1948, 3: 35.

[15] Cron RS, Kilkenny GS, Wirthwein C, et al. Amniotic fluid embolism. Am J Obstet Gynecol, 1952, 64: 1360.

[16] Schneider CL. Coagulation defects in obstetric shock: meconium embolism and defibrination. Am J Obstet Gynecol, 1955, 69: 748.

[17] Jacques WE, Hampton JW, Bird RM, et al. Pulmonary hypertension and plasma thromboplastin antecedent deficiency in dogs. Arch Pathol, 1960, 69: 248.

[18] Halmagyi DFJ, Starzecki B, Shearman RP. Experimental amniotic fluid embolism: mechanism and treatment. Am J Obstet Gynecol, 1962, 84: 251.

[19] Attwood HD, Downing SE. Experimental amniotic fluid embolism. Surg Gynecol Obstet, 1965, 120: 255.

[20] Reis RL, Pierce WS, Behrendt DM. Hemodynamic effects of amniotic fluid embolism. Surg Gynecol Obstet, 1969, 129: 45.

[21] Stolte L, van Kessel H, Seelen J, et al. Failure to produce the syndrome of amniotic fluid embolism by infusion of amniotic fluid and meconium into monkeys. Am J Obstet Gynecol, 1967, 98: 694.

[22] MacMillan D. Experimental amniotic fluid embolism. J Obstet Gynaecol Br Comwlth, 1968, 75: 8.

[23] Dutta D, Bhargava KC, Chakravarti RN, et al. Therapeutic studies in experimental amniotic fluid embolism in rabbits. Am J Obstet Gynecol, 1970, 106: 1201.

[24] Adamsons K, Mueller-Heubach E, Myer RE. The innocuousness of amniotic fluid infusion in the pregnant rhesus monkey. Am J Obstet Gynecol, 1971, 109: 977.

[25] Kitzmiller JL, Lucas WE. Studies on a model of amniotic fluid embolism. Obstet Gynecol, 1972, 39: 626.

[26] Reeves JT, Daoud FS, Estridge M, et al. Pulmonary pressor effects of small amounts of bovine amniotic fluid. Respir Physiol, 1974, 20: 231.

[27] Spence MR, Mason KG. Experimental amniotic fluid embolism in rabbits. Am J Obstet Gynecol, 1974, 119: 1073.

[28] Azegami M, Mori N. Amniotic fluid embolism and leukotrienes. Am J Obstet Gynecol, 1986, 155: 1119.

[29] Richards DS, Carter LS, Corke B, et al. The effect of human amniotic fluid on the isolated perfused rat heart. Am J Obstet Gynecol, 1988, 158: 210.

[30] Hankins GDV, Snyder RR, Clark SL, et al. Acute hemodynamic and respiratory effects of amniotic fluid embolism in the pregnant goat model. Am J Obstet Gynecol, 1993, 168: 1113.

[31] Petroianu GA, Altmannsberger SH, Maleck WH, et al. Meconium and amniotic fluid embolism: effects on coagulation in pregnant minipigs. Crit Care Med, 1999, 27: 348.

[32] Clark SL. New concepts of amniotic fluid embolism: a review. Obstet Gynecol Surv, 1990, 45: 360.

[33] Clark SL, Montz FJ, Phelan JP. Hemodynamic alterations in amniotic fluid embolism: a reappraisal. Am J Obstet Gynecol, 1985, 151: 617.

[34] Clark SL, Cotton DB, Gonik B, et al. Central hemodynamic alterations in amniotic fluid embolism. Am J Obstet Gynecol, 1988, 158: 1124.

[35] Girard P, Mal H, Laine JR, et al. Left heart failure in amnio-

tic fluid embolism. Anesthesiology, 1986, 64: 262.

[36] Courtney LD. Coagulation failure in pregnancy. BMJ, 1970, 1: 691.

[37] Shechtman M, Ziser A, Markovits R, et al. Amniotic fluid embolism: early findings of transesophageal echocardiography. Anesth Analg, 1999, 89: 1456.

[38] Porter TF, Clark SL, Dildy GA, et al. Isolated disseminated intravascular coagulation and amniotic fluid embolism. Society of Perinatal Obstetricians 16th Annual Meeting, Poster Presentation, Kona, Hawaii, January, 1996.

[39] Ratnoff OD, Vosburgh GJ. Observations of the clotting defect in amniotic fluid embolism. N Engl J Med, 1952, 247: 970.

[40] Beller FK, Douglas GW, Debrovner CH, et al. The fibrinolytic system in amniotic fluid embolism. Am J Obstet Gynecol, 1963, 87: 48.

[41] Courtney LD, Allington LM. Effect of amniotic fluid on blood coagution. Br J Haematol, 1972, 113: 911.

[42] Phillips LL, Davidson EC. Procoagulant properties of amniotic fluid. Am J Obstet Gynecol, 1972, 113: 911.

[43] Lockwood CJ, Bach R, Guha A, et al. Amniotic fluid contains tissue factor, a potent initiator of coagulation. Am J Obstet Gynecol, 1991, 165: 1335.

[44] Parker CW // C linical Immunology. Philadelphia: WB Saunders, 1980, 1208.

[45] Smith PL, KageySobotka A, Bleecker ER, et al. Physiologic manifestations of human anaphylaxis. J Clin Invest, 1980, 66: 1072.

[46] Smedegard G, Revenas B, Lundberg C, et al. Anaphylactic shock in monkeys passively sensitized with human reaginic serum. I. Hemodynamics and cardiac performances. Acta Physiol Scand, 1981, 111: 239.

[47] Enjeti S, Bleecker ER, Smith PL, et al. Hemodynamic mechanisms in anaphylaxis. Circ Shock, 1983, 11: 297.

[48] Silverman HJ, van Hook C, Haponik EF. Hemodynamic changes in human anaphylaxis. Am J Med, 1984, 77: 341.

[49] Kapin MA, Ferguson JL. Hemodynamic and regional circulatory alterations in dog during anaphylactic challenge. Am J Physiol, 1985, 249: H430.

[50] Lee WP, Clark SL, Cotton DB, et al. Septic shock during pregnancy. Am J Obstet Gynecol, 1988, 159: 410.

[51] Raper RF, Fisher MM. Profound reversible myocardial depression after anaphylaxis. Lancet, 1988, i: 386.

[52] Wong S, Dykewicz MS, Patterson R. Idiopathic anaphylaxis: a clinical summary of 175 patients. Arch Intern Med, 1990, 150: 1323.

[53] Parrillo JE. Pathogenic mechanisms of septic shock. N Engl J Med, 1993, 328: 1471.

[54] Clark SL. Arachidonic acid metabolites and the pathophysiology of amniotic fluid embolism. Semin Reprod Endocrinol, 1985, 3: 253.

[55] Paul RH, Koh BS, Bernstein SG. Changes in fetal heart rate: uterine contraction patterns associated with eclampsia. Am J Obstet Gynecol, 1978, 130: 165.

[56] Towell ME. Fetal acid-base physiology and intrauterine asphyxia // Goodwin JW, Godden JO, Chance GW. Perinatal Medicine. Baltimore: Williams and Wilkins, 1976, 200.

[57] American College of Obstetricians and Gynecologists. Prologue. Amniotic fluid embolism syndrome // Obstetrics. 3rd ed. Washington, DC: American College of Obstetricians and Gynecologists, 1993, 94.

[58] Kramer MS, Rouleau J, Baskett TF, et al. Amnioticfluid embolism and medical induction of labour: a retrospective populationbased cohort study. Lancet, 2006, 368: 1444 – 1448.

[59] Abenhaim HA, Azoulay L, Kramer MS, et al. Incidence and risk factors of amniotic fluid embolisms: a population-based study on 3 million births in the United States. Am J Obstet Gynecol, 2008, 199 (1): 49.

[60] Sparr RA, Pritchard JA. Studies to detect the escape of amniotic fluid into the maternal circulation during parturition. Surg Gynecol Obstet, 1958, 107: 550.

[61] Gilbert WM, Danielsen B. Amniotic fluid embolism: decreased mortality in a population-based study. Obstet Gynecol, 1999, 93: 973.

[62] Samuelsson E, Hellgren M, Högberg U. Pregnancy-related deaths due to pulmonary embolism in Sweden. Acta Obstet Gynecol Scand, 2007, 86: 435 – 443.

[63] Katz VJ, Dotters DJ, Droegemueller W. Perimortem cesarean delivery. O bstet Gynecol, 1986, 68: 571.

[64] Plauche WC. Amniotic fluid embolism. Am J Obstet Gynecol, 1983, 147: 982.

[65] Covone AE, Johnson PM, Mutton D, et al. Trophoblast cells in peripheral blood from pregnant women. Lancet, 1984, i: 841.

[66] Clark SL, Pavlova Z, Horenstein J, et al. Squamous cells in the maternal pulmonary circulation. Am J Obstet Gynecol, 1986, 154: 104.

[67] Lee W, Ginsburg KA, Cotton DB, et al. Squamous and trophoblastic cells in the maternal pulmonary circulation identified by invasive hemodynamic monitoring during the peripartum period. Am J Obstet Gynecol, 1986, 155: 999.

[68] Gitin TA, Seidel T, Cera PJ, et al. Pulmonary microvascular fat: the significance? Crit Care Med, 1993, 21: 664.

[69] Benson MD, Kobayashi H, Silver RK, et al. Immunologic studies in presumed amniotic fluid embolism. Obstet Gynecol, 2001, 97: 510 – 514.

[70] Fineschi V, Gambassi R, Gherardi M, et al. The diagnosis of amniotic fluid embolism: an immunohistochemical study for the quantification of pulmonary mast cell tryptase. Int J Legal Med, 1998, 111: 238 – 243.

[71] Ohi H, Kobayashi H, Sugimura M, et al. [A new method for diagnosis of amniotic fluid embolism by means of monoclonal antibody TKH – 2 that recognizes mucin-type glycoprotein, a component in meconium.] Nippon Sanka Fujinka Gakkai Zasshi, 1992, 44: 813 – 819.

[72] Oi H, Kobayashi H, Hirashima Y, et al. Serological and immunohistochemical diagnosis of amniotic fluid embolism. Semin Thromb Hemost, 1998, 24: 479 – 484.

[73] Kanayama N, Yamazaki T, Naruse H, et al. Determining zinc coproporphyrin in maternal plasma – a new method for diagnosing amniotic fluid embolism. Clin Chem, 1992, 38: 526 – 529.

[74] Hsieh YY, Chang CC, Li PC, et al. Successful application of extracorporeal membrane oxygenation and intra-aortic balloon counterpulsation as lifesaving therapy for a patient with amniotic fluid embolism. Am J Obstet Gynecol, 2000, 183: 496 – 497.

[75] Weksler N, Ovadia L, Stav A, et al. Continuous arteriovenous hemofiltration in the treatment of amniotic fluid embolism. Int J Obstet Anesth, 1994, 3: 92 – 96.

[76] Kaneko Y, Ogihara T, Tajima H, et al. Continuous hemodiafiltration for disseminated intravascular coagulation and shock due to amniotic fluid embolism: report of a dramatic response. Intern Med, 2001, 40: 945 – 947.

[77] Esposito RA, Grossi EA, Coppa G, et al. Successful treatment of postpartum shock caused by amniotic fluid embolism with cardiopulmonary bypass and pulmonary artery thromboembolectomy. Am J Obstet Gynecol, 1990, 163: 572 – 574.

[78] Stanten RD, Iverson LI, Daugharty TM, et al. Amniotic fluid embolism causing catastrophic pulmonary vasoconstriction: diagnosis by transesophageal echocardiogram and treatment by cardiopulmonary bypass. Obstet Gynecol, 2003, 102: 496 – 498.

[79] Lim Y, Loo CC, Chia V, et al. Recombinant factor Ⅶ after amnioticfluid embolism and disseminated intravascular coagulopathy. Int J Gynaecol Obstet, 2004, 87: 178 – 179.

[80] Prosper SC, Goudge CS, Lupo VR. Recombinant factor Ⅶ to successfully manage disseminated intravascular coagulation from amniotic fluid embolism. Obstet Gynecol, 2007, 109: 524 – 525.

[81] McDonnell NJ, Chan BO, Frengley RW. Rapid reversal of critical haemodynamic compromise with nitric oxide in a parturient with amniotic fluid embolism. Int J Obstet Anesth, 2007, 16: 269 – 273.

[82] Clark SL. Successful pregnancy outcomes after amniotic fluid embolism. Am J Obstet Gynecol, 1992, 167: 511.

[83] Duffy BL. Does amniotic fluid embolism recur ? Anaesth Intens Care, 1998, 26: 333.

[84] Collier C. Recurring amniotic fluid embolism. Anaesth Intens Care, 1998, 26: 599 – 600.

[85] Stiller RJ, Siddiqui D, Laifer SA, et al. Successful pregnancy after suspected anaphylactoid syndrome of pregnancy (amniotic fluid embolus). A case report. J Reprod Med, 2000, 45: 1007.

[86] Demianczuk CE, Corbett TF. Successful pregnancy after amniotic fluid embolism: a case report. J Obstet Gynaecol Can, 2005, 27: 699 – 701.

[87] Abecassis P, Benhamou D. Is amniotic fluid embolism likely to recur in a subsequent pregnancy? Int J Obstet Anesth, 2006, 15: 90.

[88] Knight M, Kurinczuk JJ, Tuffnell D, et al. The UK Obstetric Surveillance System for rare disorders of pregnancy. Br J Obstet Gynaecol, 2005, 112: 263 – 265.

[89] Tuffnell DJ, Johnson H. Amniotic fluid embolism: the UK register. Hosp Med, 2000, 61: 532 – 534.

[90] Burrows A, Khoo SK. The amniotic fluid embolism syndrome: 10 years'experience at a major teaching hospital. Aust N Z J Obstet Gynaecol, 1995, 35 (3): 245 – 50.

第 **36** 章 系统性红斑狼疮和抗磷脂综合征

简 介

系统性红斑狼疮(systemic lupus erythematosus，SLE)是一种累及全身各个器官系统的慢性炎症性疾病。SLE 在育龄期女性中发病率较高，同时也是妊娠过程中最常见的自身免疫性疾病。多数稳定期非复杂性 SLE 女性患者可以耐受妊娠，较少伴发严重产科并发症。然而，如果病情控制不佳和(或)伴发严重 SLE 相关性终末期器官疾病，这些都是导致不良产科结局甚至产妇死亡的较大危险因素。抗磷脂综合征(antiphospholipid syndrome，APS)是另一种与不良妊娠结局相关的自身免疫性疾病。预防性抗凝可以减少血栓栓塞事件和胎儿死亡的风险，但先兆子痫、子宫胎盘功能不全和早产的发病风险仍然很高。

妊娠期间处理 SLE 和 APS，需要警惕疾病发作的症状和体征，必要时积极进行免疫抑制剂治疗，细致地评估胎儿情况。最重要的是进行多学科共同治疗，其中应包括风湿科、产科医生，如伴发肾脏疾病，还需肾脏科医生。

妊娠期 SLE

背 景

SLE 在不同研究人群中的发病率并不一样，一般为 2 ~ 125/100 000 人，其中女性是男性的 5 ~ 10 倍[1,2]，年轻女性发病年龄高峰为青少年至 40 岁[3]。SLE 的发病具有明显的种族差异，如非洲和亚洲人群比白人患病率更高，并且病情更严重。家族性研究显示 SLE 遗传易感性包括多种基因多态性。如 Russell 等报道 SLE 家族成员的遗传易感性与 1 号染色体长臂上 1q23 - 24 位点多态性不均衡的联系[4]。与凋亡密切相关的 C 反应蛋白(C-reactive protein，CRP)基因也与这个区域有关，所以在 SLE 患者中 CRP 水平通常降低。其他的家族性研究显示，在欧洲和墨西哥人群中程序性细胞死亡 1(programmed cell death 1 gene，PDCD1)基因单核苷酸多态性也与该疾病的发展有关[5]。

妊娠与 SLE 活动

研究表明，约 30% ~ 60% 狼疮患者在妊娠期进入活动期。基础肾脏疾病和狼疮会加快妊娠期疾病进入活动期的速度。但对于妊娠本身是否会诱发 SLE 活动尚有争议[2]，主要的困难在于正常妊娠期女性也可能出现 SLE 活动时的相关症状和体征。有研究显示与非妊娠 SLE 患者相比，妊娠期 SLE 患者狼疮活动的发生率明显增加，即使在妊娠时疾病处于非活动期的患者也有类似现象[6-11]。而其他的研究认为无论 SLE 患者是否接受治疗，妊娠期病情活动率与非妊娠期相比无明显差异[12-18]。但几乎所有的研究都认为妊娠期间病情活动一般为轻至中度，并可以使用糖皮质激素进行控制。

已有基础肾脏疾病的女性患者，无论疾病是否处于活动期，妊娠期 SLE 病情进入活动期的可能性均升高[3,9]。因为妊娠会使肾功能受影响，特别是对于活动性狼疮性肾炎(lupus nephritis，LN)和(或)妊娠前已经出现肾功能不全的患者[19-21]。Tandon 等的研究显示，在妊娠期间，LN 患者无论基础肾脏疾病复发与否，对于狼疮活动及肾功能减退并无明显差异[22]。据估计，约 1/3 的 SLE 伴基础肾脏疾病的患者在妊娠期会出现SLE病情活动，不到25%的患者会出现肾功能恶化，但只有约10%的患者会出现持续性肾功能减退，而在妊娠前6个月出现非活动性LN的患者即使发生肾功能不全，程度也比较轻微[9,14,19,21,23,24]。

约14%的狼疮患者会出现肺动脉高压，而高达37%的患者会出现肺动脉压轻度增高[25]。虽然妊娠期肺动脉高压发生率较低，但一旦发生，会导致母体死亡率显著增加，此类风险应告知患者。

SLE患者与产科并发症

SLE女性患者的产科并发症风险增高，有时会出现严重的母体和围生期并发症。约20%~30%的SLE患者妊娠时并发先兆子痫[10,21,26]，约12%~40%的狼疮妊娠患者出现子宫胎盘功能不足，导致胎儿宫内发育迟缓（intrauterine growth restriction，IUGR）或小于胎龄儿[6,9,12,26,27]。IUGR风险性最高的是肾功能不全和（或）高血压的SLE患者[28,29]。早产也是SLE患者妊娠期常见的并发症之一[7-10,12,26]。尽管有报道称胎膜早破所致早产的危险性也显著增高，但更多SLE女性患者还是因为SLE活动和（或）产科并发症等医学原因需提早结束妊娠。可能出现严重产科并发症的对象包括：病情控制较差的SLE患者，伴发肾脏疾病和（或）高血压，以及APS等[10,21,27,28,31,32]。长期使用类固醇药物也可能增加先兆子痫和IUGR的发生率。

SLE患者的妊娠失败率也很高，约为10%~50%[11,16,17,29,33]。SLE患者妊娠早期流产率约为20%，与一般人群的发生率基本一致[34]，但是有数据研究证实，SLE患者妊娠20周后死胎率明显增高[9,14,21,35,36]。一项研究显示，约有20%的妊娠失败发生在孕中期或孕晚期[35]。也有研究认为妊娠6个月内出现SLE活动，而最终能够顺利分娩的比例为64%[9,14]，而88%非活动期SLE患者最终能够顺利分娩，提示SLE活动会增加妊娠失败的可能性[21]。霍普金斯狼疮妊娠队列研究（Hopkins Lupus Pregnancy Cohort）提示妊娠期SLE活动并不增加流

产风险，但死胎率增加3倍[36]。SLE活动的时机也能影响妊娠失败率，在妊娠早期出现SLE活动的危险性最高。妊娠早期出现蛋白尿、血小板减少症以及高血压均是妊娠失败的独立危险因素，具备这些危险因素有30%~40%的妊娠失败可能[37]。总而言之，如果在妊娠期诊断SLE出现妊娠失败的可能性更大[38,39]。

肾功能不全也是一个重要的因素，SLE伴中到重度肾功能减退（肌酐>1.5mg/dL）的妊娠女性中，50%会出现胎儿死亡[21]，而SLE伴微量蛋白尿（尿蛋白>300mg/24h或肌酐清除率<100mL/min）的患者最终有40%妊娠失败[30]。

SLE患者妊娠失败的最重要的危险因素是同时合并有APS。一项研究显示，在SLE妊娠女性中，若抗磷脂抗体阳性，则其预测妊娠失败的阳性预测值为50%[40]。另一项研究表明，如果在既往的妊娠过程中出现死胎，会使阳性预测值超过85%[32]。

新生儿红斑狼疮

新生儿红斑狼疮（Neonatal lupus erythematosus，NLE）是胎儿和新生儿罕见疾病，在活产的胎儿中发生率约为1/20 000，在所有SLE女性中所占比例也不足约5%[41]。NLE常见表现是皮肤病变，包括红斑、环状脱发或头面部椭圆性斑块，成人表现为亚急性皮肤损害样表现等。皮肤病变多在出生后1周内出现，可能是由于皮肤暴露于紫外线灯光下所致，皮肤损害最长可持续6个月[42]，而色素减退最长可持续2年。少部分患儿会伴发其他自身免疫性疾病[42]。NLE累及血液系统较为罕见，主要包括自身免疫性溶血性贫血、白细胞减少、血小板减少和肝脾大。

NLE心脏病变包括先天性完全性心脏传导阻滞（congenital complete heart block，CCHB）和更为少见的心内膜弹力纤维增生症（endocardial fibroelastosis，EFE）。NLE并发的心内膜心肌纤维化会使传导系统发生阻滞，特别是房室结区域的传导。典型诊断要点是妊娠23周左右[43]进行常规体检时发现胎儿心动过缓（60~80/min）；胎儿超声多提示心脏结构正常，但存在

完全性房室分离。NLE 心脏病变的预后不一，但多数严重病例会出现子宫内胎儿水肿。由于心内膜心肌损伤持续存在，胎儿可能需要安装起搏器维持生命。在出生前已出现 NLE 心脏改变的 113 例患儿中，共有 19% 的患儿死亡，其中 73% 死于分娩后 3 个月内，这项研究的结果显示患儿的 3 年生存率为 79%[43]。NLE 伴 CCHB 患儿也常出现皮肤损伤[42]。

并不是所有的 NLE 患儿母亲在妊娠前都会确诊患有自身免疫性疾病[42,44]。但也有研究显示 13 例无临床症状但产下 NLE 患儿的母亲中，7 例患者在随访过程中确诊自身免疫性疾病[42]。与分娩 NLE 伴皮肤表现患儿的母亲相比，NLE 伴 CCHB 患儿的无症状母亲出现其他自身免疫性疾病的比例更小[44]。

胎儿的免疫性损伤多由于母体自身抗体所致，后者可穿过胎盘屏障并与胎儿组织结合[45-49]。在产下 NLE 患儿的母亲中，75% ~ 95% 患者的 Ro/SSA 自身抗体阳性[43,45,50]，少部分会出现 La/SSB 抗体阳性，或两者均阳性[50]。而 NLE 皮肤病变与 U1RNP 自身抗体有关，但与 Ro/SSA 或 La/SSB 抗体无关[50,51]。而在 Ro/SSA 阳性的 SLE 妊娠患者所生胎儿中，15% 会出现 SLE 伴皮肤病变，而患儿并发 CCHB 的比例更少。但 Ro/SSA 抗体阳性的 SLE 母亲只要分娩过 NLE 伴 CCHB 的胎儿，再次妊娠产下 NLE 胎儿的机会将会比 Ro/SSA 或 La/SSB 抗体阳性的母亲但尚未产下 NLE 胎儿的概率更大[45]。

目前尚无相应的宫内治疗可以完全逆转继发于 SLE 的 CCHB，而糖皮质激素、血浆置换、免疫球蛋白静脉注射或上述几种疗法联合使用，能延缓胎儿 CCHB 的进展或预防下次妊娠出现 CCHB[52]。在一项病例报道中，1 例 CCHB 继发水肿的胎儿经宫内地塞米松治疗后，疾病进展得到延缓[53]。一项回顾性研究显示，给予母体地塞米松治疗能预防二度传导阻滞向三度传导阻滞的进展[54]。87 例有 NLE 危险因素的妊娠女性中，如果在妊娠前 16 周给予皮质激素治疗者，其胎儿出现 CCHB 可能性更低[55]。但是，当宫内胎儿已诊断为 CCHB 者，再进行相应治疗并不能获得明显益处，宫内地高辛治疗也无明显益处[56]。

SLE 诊断和 SLE 活动的检测

确诊 SLE 病情活动，需要多次、完整的临床评估[2]，但由于 SLE 活动的典型症状和体征与妊娠类似，因此妊娠期 SLE 活动的检测更为困难（表 36.1）。SLE 活动指数（SLE disease activity index，SLEDAI）诊断妊娠期 SLE 活动的标准也进行过相应的修改，旨在正确识别 SLE 活动的同时能排除妊娠正常的并发症[2,43]。SLE 活动或新发阶段最常见症状均是极度疲乏，而发热、消瘦、肌痛和关节痛也是较为常见的症状[57]。妊娠期间，SLE 出现皮疹比肌肉骨骼症状更为常见[8]。狼疮性肾炎患者常出现蛋白尿、脓尿、血尿和管型尿。所以，很容易将伴 LN 妊娠女性的 SLE 活动表现和先兆子痫和（或）子痫综合征的表现相混淆（表 36.2）。

SLE 血清学检测可以用于疑难病例的确诊。尚无证据表明实验室血清学检查在诊断 SLE 活动方面优于持续临床观察，另外如果高度怀疑患者 SLE 活动，进行治疗的指征也不仅仅是血清学阳性。虽然如此，SLE 活动最特异的血清学指标是抗双链 DNA 抗体（double-stranded DNA，dsDNA），80% 以上的患者抗体阳性早于疾病活动[58-60]。妊娠期女性血清抗 dsDNA 滴度升高与早产相关[61]，合并 aCL 抗体阳性则增加死胎的风险。

妊娠期预测 SLE 活动的指标还包括血清补体水平。Devoe[62] 报道 SLE 活动患者血清中 C3 和 C4 低于正常下限，而 Buyon 认为妊娠期出现生理性 C3 和 C4 增加，但在 SLE 活动期并无类似改变[63]；也有研究显示妊娠期 SLE 活动过程伴有补体旁路途径的活化[63]，低 C3、低 C4 或 CH50 伴高补体裂解产物的是诊断妊娠期 SLE 活动的实用指标[63]。而其他研究的结果则不相同：要么妊娠期补体活化与上述研究矛盾，要么补体检测并不能预测 SLE 恶化[11,64,65]。Lockshin[66] 报道在低补体血症的妊娠女性中，C1s-C1 抑制剂复合物浓度正常，提示其机制是补体合成减少而不是消耗过多。

表 36.1　妊娠与 SLE 活动的共同症状

体质	虚弱乏力，妊娠期可能加重虚弱表现
皮肤	肝掌
	雌激素水平增加导致的颜面潮红
面部	黑斑病，面颊和前额感光性皮疹
头发	头发变粗，生长速度增加
	产后脱发
肺	孕激素增加导致的呼吸频率加快
	呼吸困难
肌肉骨骼	背痛
	激素释放使骶髂关节和耻骨松弛
	妊娠子宫使腰椎前凸
	关节积液
中枢神经系统	头痛，在妊娠和先兆子痫均常见

表 36.2　先兆子痫与 SLE 活动

	先兆子痫	SLE 活动
危险因素		
第一次妊娠	是	否
先兆子痫史	有	否
复杂妊娠	有	否
狼疮性肾炎	有	有
妊娠时间	妊娠 20 周以后	任何时候
实验室检查		
尿沉渣	阴性	阳性
Coombs	阴性	有时阳性
补体（C3，C4 等）	正常	常降低
抗 dsDNA 抗体	阴性	常阳性
血尿酸	升高	正常
体格检查		
皮疹	无	有时出现
脱发	无	有时出现
口腔溃疡	无	有时出现
关节炎	无	有时出现
浆膜炎	无	有时出现

对活动性 LN 妊娠女性，通过实验室检查证实 SLE 病情活动更有意义，因其蛋白尿、高血压或多器官功能异常等症状与先兆子痫类似。抗 dsDNA 抗体滴度增加以及尿沉渣伴细胞管型

尿和血尿均支持活动性 LN 的诊断。对于已存在 LN 的妊娠女性，当蛋白尿增加 2 倍以上才需要引起警惕[57]。抗凝血酶Ⅲ水平下降的妊娠女性更易出现先兆子痫[67,68]，而由于在先兆子痫中患者中补体也能活化，因此补体检测对于鉴别妊娠 SLE 活动和先兆子痫并无帮助[69]。对于许多重症或疑难的患者，唯一的确诊方法是进行肾脏活检。实际上为保证母亲和胎儿的生命安全，临床往往会选择尽快结束妊娠进行分娩，这也使得鉴别 SLE 活动和先兆子痫并无实际临床意义。

妊娠期 SLE 的用药

糖皮质激素

妊娠期 SLE 患者最常用的治疗药物是糖皮质激素，对于怀疑 SLE 活动的患者，常用维持疗法或冲击疗法治疗，其剂量与非妊娠者相同。虽然妊娠本身并不是减少激素剂量的指征，但是对 SLE 缓解的妊娠女性来说，可以在加强病情观察的同时适当减少激素剂量。一些组织推荐在妊娠期预防性使用糖皮质激素治疗[17,24,70]，但没有对照研究表明其对非活动性 SLE 妊娠女性的必要性和有效性。此外，稳定期的 SLE 患者即使不使用糖皮质激素进行预防性治疗，仍能获得较好的母胎预后[13]。相反，对活动性 SLE 患者和（或）抗 dsDNA 高滴度患者进行糖皮质激素预防性治疗，虽然能改善部分患者妊娠预后，但也有部分患者疾病进一步恶化[14,58]。

由于糖皮质激素也存在低度的致畸可能性[71]，因此在妊娠期给予糖皮质激素并不是完全没有风险。对于需要维持治疗的患者，多采用泼尼松龙或甲泼尼松，因其在体内可被 11 - B - 醇脱氢环氧化酶转化为无活性物质，而该酶存在于人体胎盘中。而 9a 位氟化的糖皮质激素产物（如地塞米松和倍他米松）在胎盘中不能进行有效的分解代谢，应避免在妊娠期长期使用，并且上述两类糖皮质激素均与胎儿不良反应有关[72]。长期激素治疗对母体副作用与非妊娠者一致，包括体重增加、紫纹、痤疮、多毛、免疫抑制、骨质疏松和胃肠道溃疡等。妊娠期长期使用糖皮质激素也能增加妊娠并发症风险，

包括先兆子痫[35,73-75]、子宫胎盘功能不足[75]和糖耐量异常[73,74]。对于长期使用糖皮质激素治疗的妊娠期女性，需在妊娠第 22～24 周、28～30 周以及 32～34 周常规筛查妊娠期糖尿病。

羟氯喹

羟氯喹（Hydroxychloroquine，HCQ）已被证实能降低 SLE 活动风险，改善 SLE 肾炎预后，减少死亡[76-79]，其副作用少，大多数患者均能耐受该药。过去，患者和医生常常出于顾虑羟氯喹的致畸作用（如耳毒性和眼损伤）而在妊娠期中止羟氯喹治疗[80,81]。但大量的人体试验证实了羟氯喹治疗妊娠期 SLE 的安全性[82-86]，对于需维持治疗的妊娠期患者而言，羟氯喹优于糖皮质激素[87]。国际医生专家顾问小组建议在妊娠期可以持续使用羟氯喹治疗[79]。

免疫抑制剂

硫唑嘌呤（依木兰）可能是妊娠期最安全的免疫抑制剂。胎儿肝脏内不存在能活化硫唑嘌呤的代谢酶[79]。给予炎症性肠病或肾移植的妊娠期女性使用硫唑嘌呤后发现，肾移植患者使用硫唑嘌呤并不增加胎儿畸形可能。但有约 40% 的患儿为小于胎龄儿，这也可能与基础疾病和（或）同时使用的糖皮质激素有关[78,79]。大多数权威机构推荐在妊娠期持续使用硫唑嘌呤治疗[57]。动物[88]和人体[89,90]研究均表明环磷酰胺具有致畸作用，应避免在妊娠早期使用。但在一部分情况下仍需使用环磷酰胺，如严重的进展性增殖性肾小球肾炎[1]。氨甲蝶呤能破坏绒毛膜的绒毛，导致胎儿死亡，因此应严格避免使用。

非甾体抗炎药（NSAID）

常用于 SLE 患者的镇痛药是非甾体抗炎药（non-steroidal anti-inflammatory drugs，NSAID），但在妊娠 3 个月之后应避免使用 NSAID，因其能穿越胎盘屏障，并能抑制胎儿组织内前列腺素的合成。虽然吲哚美辛用于短期保胎治疗安全性较好[91,92]，但长期使用会增加胎儿不良事件风险，在孕 32 周后使用吲哚美辛会导致胎儿动脉导管狭窄或闭锁[93]。长期使用 NSAID 与胎儿排尿减少和羊水过少有关，也会导致新生儿肾功能不全[79]。因此，在妊娠期应避免长期使用成人剂量阿司匹林或其他 NSAID。对乙酰氨基酚（醋氨酚）和麻醉制剂是妊娠期止痛治疗的备选方案。

其他治疗方法

非妊娠 SLE 患者的治疗新方法包括环孢素，大剂量静脉注射免疫球蛋白（intravenous immune globulin，IVIG），骁悉和沙利度胺等[1]。目前只有 IVIG 没有妊娠期不良反应的报道。而考虑到沙利度胺的致畸作用，在妊娠期间应严格限制其使用。也有在完全免疫清除治疗后进行骨髓干细胞移植来治疗极重度、对治疗无反应的 SLE 的相关报道[1]。

妊娠期 SLE 活动期的治疗

轻到中度的活动期 SLE，不伴中枢神经系统（CNS）或不累及肾脏者，可使用起始剂量或大剂量糖皮质激素。相对而言，小剂量泼尼松（15～30mg/d）能使大多数患者的病情得到改善。而严重 SLE 活动但不伴 CNS 或未累及肾脏的患者，可使用泼尼松[1.0～1.5mg/（kg·d）]治疗，病情多在 5～10d 内得到好转。此后糖皮质激素应逐渐减量（表 36.3）。

对于重度活动期的 SLE，特别累及 CNS 或肾脏的患者，则需要更积极的治疗，常使用静脉注射糖皮质激素治疗。起始治疗方案包括每天 1 次甲泼尼龙静脉注射治疗，剂量 10～30mg/kg（约 500～1000mg），连续使用 3～6d。随后按 1.0～1.5mg/（kg·d）剂量分次注射泼尼松，并在 1 月内快速减量。据估计，该方案对大约 75% 的患者有效，而且在严重病例中该方案可与细胞毒性药物替换，每 1～3 月个重复一次。

中重度活动期 SLE 患者的另一个治疗方案是静脉注射 IVIG，特别适用于控制累及血液系统和累及肾脏的患者[94,95]。妊娠期 SLE 活动患者中使用 IVIG 的报道较少，但 IVIG 有较好的妊娠安全性，因为对于妊娠合并自身免疫性血小板减少症、免疫性血小板减少性紫癜和红细胞抗原同种免疫等患者使用 IVIG 均是安全的。

环磷酰胺和骁悉均能用于 SLE 重度活动期的非妊娠女性患者，以控制疾病发展，减少不可逆性组织损伤和糖皮质激素用量[96-98]。值得注意的是对于严重的增殖性狼疮性肾炎患者，环磷酰胺治疗效果更佳，同时需要联合使用糖皮质激素[96]。但这两类药物在妊娠期应避免使用，特别是在妊娠期前 3 个月内[57]。

表 36.3　推荐泼尼松减量方案

1. 将服用方法改为晨间顿服。如果患者能够耐受，每周减少 10% 的单日剂量。当剂量达到 20～30mg/d 时，每周减少剂量可多加 2.5mg。若泼尼松剂量为 15mg/d 时患者仍无不适，每周减少量可以增加 1mg，直至 5～10mg/d。
2. 将服用方法改为晨间顿服。每周减量 10% 至 50～60mg/d。此后如果患者能够耐受，按每周减少 10% 速度隔天下调剂量。如果患者依然能够耐受，按每周减少 10% 速度下调药物剂量。

妊娠期抗磷脂综合征（APS）

APS 的诊断主要依据一种或多种特征性血栓性或产科疾病表现。实验室检查抗磷脂抗体（antiphospholipid antibody，aPL）可以确诊或排除 APS 诊断。2006 年更新的国际共识声明提供了简化的 APS 诊断标准[99]。APS 的确诊必须具备两种临床表现中的一种（血管血栓性疾病或妊娠相关疾病），以及两项实验室标准中的一种[狼疮抗凝物（Lupus anticoagulant，LAC）]阳性或中到高滴度抗心磷脂抗体（anticardiolipin，aCL）IgG 或 IgM 阳性，伴或不伴抗 β_2 糖蛋白 I 抗体 IgG 或 IgM 阳性，以上免疫指标需重复 2 次，之间间隔 6 周以上，以确诊 APS。血栓可以是动脉或静脉血栓，以影像学、多普勒检查或组织病理检查确认。妊娠发病分为 3 种情况：①孕 10 周及以上出现无法解释的胎儿死亡；②因严重先兆子痫或胎盘功能不足引起的早产（孕 34 周）；③超过 3 次以上不明原因连续性流产。自身免疫性血小板减少症和一过性黑矇与 APS 有关，但并不足以诊断。APS 的病因可能是独立的

免疫系统紊乱（原发性 APS），或合并其他自身免疫性疾病（继发性 APS），最常见的是 SLE。

APS 发病机制

aPL 导致血栓形成的机制很复杂，涉及凝血级联反应、血小板和内皮功能的改变等。磷脂类或磷脂结合蛋白成分如 β_2 糖蛋白 I（该物质具有抗凝功效）、前列腺素、凝血酶原、蛋白 C、膜联蛋白 V 和组织因子之间的相互作用均能影响正常的抗凝血过程[100]。而 aPL 也能通过增加细胞表面黏附分子表达、促进细胞因子分泌、诱导花生四烯酸代谢产物的生成等途径激活内皮细胞功能[101]。某些 aCL 与氧化型低密度脂蛋白能发生交叉反应[102]，人类 aCL 也能与氧化型心磷脂结合[103]，提示 aPL 可能参与血管内皮细胞的氧化损伤过程。另外，aCL 也能与活化血小板[104]或凋亡细胞[105]等结合，进而破坏膜对称性，并在细胞膜表面表达带阴离子磷脂类物质。

APS 相关性妊娠并发症（尤其是流产）常与蜕膜螺旋动脉狭窄和血栓形成所致胎盘功能异常有关[106-108]。在正常母体-胎盘循环发育过程中，滋养层膜联蛋白 V 的干扰[108]或促激素生产受到损伤[109]，均能导致血栓形成，进而出现胎盘功能异常，但血栓形成并不能解释其早期流产的发生机制。

至于 aPL 本身是否为产科不良结局的原因，仍存在许多争议。动物实验表明 aPL 被动转移能诱导 APS 相关临床表现，包括流产和血小板减少症[110-112]，也有研究证实 aPL 具有促凝血作用[113]。直到最近，人们才将 aPL 相关妊娠疾病的研究重心转移至补体系统，因其作为固有免疫系统的一部分，可以导致并延长产科相关并发症[114-117]。动物模型显示 aPL 抗体被动转移能活化补体级联反应，进而增加补体活性成分，而后者对胎儿有很强的毒性作用[115,116]。随访研究发现，即使有 aPL 抗体参与，只要补体级联反应未活化或被抑制，仍然可以避免流产或胎儿生长受限[116]。补体激活后产生的炎症因子 TNF-α 可能也扮演着一定的角色，因 TNF-α 缺乏的小鼠接受 aPL 处理后仍不会发生流产[118]。

妊娠期 APS 临床特征

与 aPL 有关的静脉血栓性事件（venous thrombotic events，VTE）包括深静脉血栓形成（deep venous thrombosis，DVT）和急性肺栓塞（acute pulmonary emboli，APE）；而常见的动脉事件包括脑血管意外和短暂性缺血发作。一篇囊括 18 项针对伴有 LAC 的 SLE 患者血栓形成风险的 meta 分析发现，VTE 的 OR 值为 6.32（95% CI 为 3.71 ~ 10.78），而 VTE 再发的 OR 值为 11.6（95% CI 为 3.65 ~ 36.91）[119]。而 aPL 与急性 VTE 和 VTE 再发的 OR 值分别为 2.5（95% CI 为 1.51 ~ 4.14）和 3.91（95% CI 为 1.14 ~ 13.38）。而基于一般人群的 meta 分析显示，LAC 患者动脉血栓形成和静脉血栓形成的 OR 值分别为 8.6 ~ 10.8 和 4.1 ~ 16.2[120]，而 aCL 患者分别为 1 ~ 18 和 1 ~ 2.5。研究也显示有 30% 的患者会出现疾病再发，因此对此类患者需要长期的预防性治疗[121]。尽管采取了治疗措施，妊娠期和产后 VTE 发生风险仍有 5%[122]。

最初对于 APS 的描述中，唯一的产科诊断标准是流产（妊娠期超过停经后 10 周）[123,124]。LA 妊娠女性或妊娠期出现中到高滴度 aCL-IgG 抗体的女性中，至少 40% 的患者会出现流产[122,125-127]。LAC 与妊娠 3 个月之后的流产有关，OR 值为 3.0 ~ 4.8，而 ACA 的 OR 值更广，为 0.86 ~ 20[120]。APS 相关性流产包括早期复发性流产（recurrent pregnancy loss，RPL），而早期流产则包括胚胎前期（孕周小于停经后 6 周）和胚胎期（妊娠期在停经 6 ~ 9 周内）[99]。对 RPL 患者进行血清学检测，约 10% ~ 20% 可检测到 aPL[128-133]。预期出现 APS 的女性也容易因妊娠期高血压或先兆子痫、以及子宫胎盘功能不足而诱发早产，其中子宫胎盘功能不足表现为胎儿生长受限，羊水过少和胎儿监测结果异常[122,134]。

因为产死胎既往史和（或）血栓栓塞症状而确诊 APS 的女性与早期 RPL 的女性相比，前者再次妊娠发生严重产科并发症的风险更高[135]。对于妊娠期 APS 患者的前瞻性治疗临床试验的

研究对象主要包括早期 RPL 患者及没有其他 APS 相关疾病的患者[130-132,136-138]。相应的产科并发症发生率也较低，胎儿死亡、先兆子痫和早产的发生率分别为 4.5%（0 ~ 15%），10.5%（0 ~ 15%）和 10.5%（5% ~ 40%）。300 例患者中只有 1 例出现血栓事件，没有新生儿因为早产并发症导致死亡。基于上述研究，可以认为早期 RPL、胎儿死亡的发病机制及因严重先兆子痫或胎盘功能不全所致早产的发病机制并不相同。

妊娠期 APS 的治疗

妊娠期 APS 治疗目标包括：①通过预防流产、先兆子痫、胎盘功能不足和早产而改善母亲和胎儿和（或）新生儿结局；②减少或消除血栓栓塞。一项小样本、随机试验证实母体应用肝素在减少流产风险方面与泼尼松同样有效，因此妊娠早期积极给予糖皮质激素治疗的方案已不再流行[136]。相应治疗措施应包括普通肝素或低分子量肝素（low molecular weight heparin，LMWH）加用低剂量阿司匹林（low dose aspirin，LDA），即 50 ~ 80mg/d[130-132,136-139]（表 36.4）。Meta 分析显示普通肝素联合 LDA 能使活胎率增加 54%[140]。与单用 LDA 治疗相比，依诺肝素治疗组能增加活胎率（RR = 10.0，95% CI 为 1.56 ~ 64.2）[140]。但尽管给予积极治疗，仍会发生 aPL 相关的其他妊娠不良结局。一项纳入 150 例患者的前瞻性研究中，胚胎心脏活动被鉴定为死胎或妊娠 34 周，再使用 LDA 和普通肝素或依诺肝素治疗后，活胎率为 71%，妊娠期高血压发生率为 17%，胎盘早剥发生率为 7%，IUGR 发生率为 15%[141]。

妊娠期 APS 患者使用肝素抗凝治疗的安全有效剂量仍有争议，但普遍认为肝素的治疗需考虑个人既往史。考虑到复发危险性[84,142,143]，目前大多数权威机构推荐对 APS 伴血栓栓塞既往史的妊娠女性应给予足够剂量的抗凝治疗[144,145]。相反，对于不伴有血栓栓塞史的 APS 妊娠患者，其妊娠期的首次发生血栓栓塞事件的可能性较低。对于不伴有血栓栓塞史的早期 RPL 患者应接受小剂量预防性和剂量调整

的抗凝治疗方案[140]，不管哪一种策略均能使活胎率超过 70%[130,136]。对于有死胎史的妊娠女性，在此后的妊娠过程中血栓栓塞风险更高[146]，可能需要接受大剂量肝素预防治疗。推荐给予这类女性大剂量预防性抗凝治疗（如标准肝素 15 000 ~ 20 000U/d 或依诺肝素 60mg/d，分次使用）[122,136,147]。

对妊娠期 APS 女性采用肝素治疗时，应向患者明确告知肝素治疗的不良反应，包括肝素诱导的骨质疏松和血小板减少（heparin-induced thrombocytopenia，HIT）。在妊娠期接受肝素治疗的患者中，有 1% ~2% 的患者会出现骨质疏松诱发的骨折[148]。因此，应鼓励接受肝素治疗的妊娠期女性补充日常钙剂和维生素 D（如产前维生素类），但谨慎推荐进行日常中轴骨重量负荷锻炼（如步行）。免疫诱导 HIT 少见，但病情相对严重，多数病例在开始接受肝素治疗 3 ~ 21d 后会出现 HIT，但病情相对稳定[149]。更严重的 HIT 类型似乎在动静脉血栓形成中扮演角色，并导致肢体缺血、脑血管意外、心肌梗死以及静脉栓塞[150]。在接受普通肝素治疗的患者中，HIT 发生率约为 0.5%[149]。与普通肝素相比，LMWH 与 HIT 的相关性更小[151]。

APS 患者即使接受治疗，仍会出现一些妊娠并发症[122,141]。最近一项纳入 107 例 APS 妊娠患者的观察研究显示，接受治疗的患者中先兆子痫发生率为 20%，早产发生率 24%，胎儿生长受限发生率 15%[141]。

而使用肝素预防性抗凝治疗的患者中也有 20% ~30% 会发生流产[122,136,139]。对于所谓的难治性患者，也有一些备选的治疗方案。有时也会在肝素及小剂量阿司匹林基础上合用糖皮质激素治疗（多为大剂量）。虽然有一些报道认为该方案有效，但仍缺乏设计精密的临床试验以证明，并且联合糖皮质激素和肝素可能增加骨质疏松性骨折风险[136]。动物模型研究表明，羟氯喹可以减少 aPL 诱导的血栓形成[152]。而在妊娠期使用羟氯喹治疗仅见于部分报道，并无相关临床研究。

据报道，IVIG 也能改善肝素和 LDA 治疗失败的 APS 患者妊娠预后[153]。但一项随机对照试验显示，接受 IVIG 治疗的妊娠患者活胎率明显低于接受 LDA 和 LMWH 的治疗组[154]。另一项小样本研究也显示在肝素联合 LDA 基础上合用 IVIG 并不优于单独使用肝素和 LDA[155]。因此，不推荐 IVIG 作为 APS 一线治疗。

低 aPL 滴度阳性的健康女性即使有反复流产史也不需要治疗[156]。Pattison 等[131]针对上述人群进行的病例对照研究表明，低剂量阿司匹林和安慰剂治疗组之间活胎率无差异。

表 36.4　妊娠期 APS 患者皮下注射肝素治疗方案[132 - 134,138 - 141]

预防性治疗

推荐无血栓事既往史的患者使用，诊断标准为无反复的流产或胎儿死亡，或由于严重先兆子痫或胎盘功能不全导致的早产

标准肝素

在妊娠初期 3 个月每 12h 给予 7500 ~ 10 000U 肝素，妊娠中后期按每 12h 10 000U 肝素治疗

LMWH

依诺肝素每天 40mg，或达肝素每天 5000U

依诺肝素每 12h 给予 30mg，或达肝素每 12h 给予 5000U

抗凝治疗

推荐有血栓事件既往史的患者使用。

标准肝素

每 8 ~ 12h 调整肝素剂量，以维持肝素水平在治疗范围内*

LMWH

按体重调整剂量（依诺肝素每 12h 给予 1mg/kg，或达肝素每 12h 给予 200U/kg）

中间剂量（孕 16 周前依诺肝素每天 40mg 或达肝素每天 5000U，孕 16 周后改为每 12h 依诺肝素 40mg，或达肝素 5000U）

---

* 肝素水平 = 抗 Xa 因子水平。没有狼疮性抗凝物，aPTT 正常的女性患者可以监测 aPTT

产后与暴发性抗磷脂综合征

暴发性抗磷脂综合征是一种罕见但极其严重的综合征，主要特征是全身多发性血管阻塞，通常可导致患者死亡。若有 3 个以上的器官受累就应怀疑暴发性抗磷脂综合征，确诊则需要

组织病理学证据，提示累及微小血管的急性血栓性微血管病变。78%的患者会出现肾脏受累，大部分患者伴有高血压，25%的患者最终需要透析治疗。Asherson 报道[157]暴发性抗磷脂综合征的其他常见表现包括成人呼吸窘迫综合征（66%）、脑部微血栓和微梗死（56%）、心肌微血栓（50%）、皮肤病变（50%）、弥散性血管内凝血（25%）。50%的患者死于多器官功能衰竭[157]。暴发性抗磷脂综合征病理生理过程仍不明确。但是暴发性抗磷脂综合征发病之前有先兆表现，如感染、外科操作史、中断抗凝药治疗、使用口服避孕药等药物[157-159]。

对暴发性抗磷脂综合征患者进行早期、积极治疗可以避免死亡。患者应该转至能够提供良好支持治疗的重症监护病房。应积极给予合适的抗高血压药物治疗高血压。虽然没有明确的证据表明某种治疗具有特别的优势，联合应用抗凝药（通常为肝素）和类固醇类药物，再加上血浆置换或 IVIG 可能对某些患者有效（表36.5）[157,159,160]。急性血管栓塞时可使用链激酶和尿激酶[157]。怀疑妊娠期女性出现暴发性抗磷脂综合征应该及时终止妊娠。

表 36.5　暴发性抗磷脂综合征治疗推荐方案[159,161,162]

1. 起始治疗应包括静脉注射肝素，并调整剂量以达到 PTT 为平均水平的 2～3 倍。伴 LAC 的患者需监测肝素水平，因为此类患者即使无抗凝治疗时 PTT 也会延长

2. 静脉注射甲基泼尼松龙的起始剂量为 10～30mg/（kg·d）

3. 开始血浆置换治疗应以体重 40mL/kg 血浆进行置换，每次最多置换 3L 血浆。每 2～6 周重复 3 次，同时给予免疫抑制剂可能阻止自身抗体的反跳性增多

参考文献

[1] Ruiz-Irastorza G, Khamashta MA, Castellino G, et al. Systemic lupus erythematosus. Lancet, 2001, 357: 1027 - 1032.

[2] Ruiz-Irastorza G, Khamashta MA. Evaluation of systemic lupus erythematosus activity during pregnancy. Lupus, 2004, 13: 679 - 682.

[3] D'Cruz DP, Khamashta M, Hughes GRV. Systemic lupus erythematosus. Lancet, 2007, 369: 587 - 596.

[4] Russell AI, Cunninghame Graham DS, Shepherd C, et al. Polymorphism at the C-reactive protein locus influences gene expression and predisposes to systemic lupus erythematosus. Hum Mol Genet, 2004, 13: 137 - 147.

[5] Prokunina L, Castillejo-Lopez C, Oberg F, et al. A regulatory poly-morphism in PDCD1 is associated with susceptibility to systemic lupus erythematosus in humans. Nat Genet, 2002, 32: 666 - 669.

[6] Ruiz-Irastorza G, Lima F, Alves J, et alflIncreased rate of lupus flare during pregnancy and the puerperium: a prospective study of 78 pregnancies. Br J Rheumatol, 1996, 35 (2): 133 - 138.

[7] Petri M, Howard D, Repke J. Frequency of lupusflare in pregnancy. The Hopkins Lupus Pregnancy Center experience. Arthritis Rheum, 1991, 34: 1538 - 1545.

[8] Petri M. Hopkins Lupus Pregnancy Center: 1987 to 1996. Rheum Dis Clin North Am, 1997, 23 (1): 1 - 13.

[9] Johns KR, Morand EF, Littlejohn GO. Pregnancy outcome in systemic lupus erythematosus (SLE): a review of 54 cases. Aust NZ J Med, 1998, 28 (1): 18 - 22.

[10] Kleinman D, Katz VL, Kuller JA. Perinatal outcomes in women with systemic lupus erythematosus. J Perinatol, 1998, 18 (3): 178 - 182.

[11] Wong KL, Chan FY, Lee CP. Outcome of pregnancy in patients with systemic lupus erythematosus. A prospective study. Arch Intern Med, 1991, 151 (2): 269 - 273.

[12] Aggarwal N, Sawhney H, Vasishta K, et al. Pregnancy in patients with systemic lupus erythematosus. Aust NZ J Obstet Gynaecol, 1999, 39 (1): 28 - 30.

[13] Derksen RH, Bruinse HW, de Groot PG, et al. Pregnancy in systemic lupus erythematosus: a prospective study. Lupus, 1994, 3 (3): 149 - 155.

[14] Georgiou PE, Politi EN, Katsimbri P, et al. Outcome of lupus pregnancy: a controlled study. Rheumatology (Oxf), 2000, 39: 1014 - 1019.

[15] Huong DL, Wechsler B, Vauthier-Brouzes D, et al. Pregnancy in past or present lupus nephritis: a study of 32 pregnancies from a single centre. Ann Rheum Dis, 2001, 60 (6): 599 - 604.

[16] Lockshin MD, Reinitz E, Druzin ML, et al. Lupus pregnancy. Case-control prospective study demonstrating absence of lupus exacerbation during or after pregnancy. Am J Med, 1984, 77: 893 - 898.

[17] Mintz R, Niz J, Gutierrez G, et al. Prospective study of pregnancy in systemic lupus erythematosus: results of a multidisciplinary approach. J Rheumatol, 1986, 13: 732 - 739.

[18] Urowitz MB, Gladman DD, Farewell VT, et al. Lupus and pregnancy studies. Arthritis Rheum, 1993, 36 (10): 1392 - 1397.

[19] Bobrie G, Liote F, Houillier P, et al. Pregnancy in lupus nephritis and related disorders. Am J Kidney Dis, 1987, 9: 339 - 343.

[20] Carmona F, Font J, Moga I, et al. Class III-IV proliferative lupus nephritis and pregnancy: a study of 42 cases. Am J Reprod Immunol, 2005, 53: 182 - 188.

[21] Hayslett JP, Lynn RI. Effect of pregnancy in patients with lupus nephropathy. Kidney Int, 1980, 18: 207 - 220.

[22] Tandon A, Ibanez D, Gladman DD, et al. The effect of pregnancy on lupus nephritis. Arthritis Rheum, 2004, 50: 3941 - 3946.

[23] Germaine S, Nelson-Piercy C. Lupus nephritis and renal

disease in pregnancy. Lupus, 2006, 15: 148 – 155.

[24] Le Huong D, Wechsler B, Vauthier-Brouzes D, et al. Outcome of planned pregnancies in systemic lupus erythematosus: a prospective study on 62 pregnancies. Br J Rheumatol, 1997, 36 (7): 772 – 777.

[25] Johnson SR, Gladman DD, Urowitz MB, et al. Pulmonary hypertension in systemic lupus. Lupus, 2004, 13: 506 – 509.

[26] Yasmeen S, Walkins EE, Field NT, et al. Pregnancy outcomes in women with systemic lupus erythematosus. J Matern Fetal Med, 2001, 10: 91 – 96.

[27] Packham DK, Lam SS, Nichols K, et al. Lupus nephritis and pregnancy. Quart J Med, 1992, 83: 315 – 324.

[28] Julkunen H, Jouhikainen T, Kaaja R, et al. Fetal outcome in lupus pregnancy: a retrospective case-control study of 242 pregnancies in 112 patients. Lupus, 1993, 2: 125.

[29] Rahman P, Gladman DD, Urowitz MB. Clinical predictors of fetal outcome in systemic lupus erythematosus. J Rheumatol, 1998, 25 (8): 1526 – 1530.

[30] Fine LG, Barnett EV, Danovitch GM, et al. Systemic lupus erythematosus in pregnancy. Arch Intern Med, 1981, 94: 667 – 677.

[31] Oviasu E, Hicks J, Cameron JS. The outcome of pregnancy in women with lupus nephritis. Lupus, 1991, 1: 19 – 25.

[32] Ramsey-Goldman R, Kutzer JE, Kuller LH, et al. Pregnancy outcome and anti-cardiolipin antibody in women with systemic lupus erythematosus. Am J Epidemiol, 1993, 138: 1057 – 1069.

[33] Le Huong D, Wechsler B, Vauthier-Brouzes D, et al. Outcome of planned pregnancies in systemic lupus erythematosus: a prospective study on 62 pregnancies. Br J Rheumatol, 1997, 36 (7): 772 – 777.

[34] Clark CA, Spitzer KA, Nadler JN, et al. Preterm deliveries in women with systemic lupus erythematosus. J Rheumatol, 2003, 30 (10): 2127 – 2132.

[35] Lockshin MD, Qamar T, Druzin ML. Hazards of lupus pregnancy. J Rheumatol, 1987, 14: 214.

[36] Clowse ME, Magder LS, Witter F, et al. The impact of increased lupus activity on obstetric outcomes. Arthritis Rheum, 2005, 52 (2): 514 – 521.

[37] Clowse ME, Magder LS, Witter F, et al. Early risk factors for pregnancy loss in lupus. Obstet Gynecol, 2006, 107 (2 Pt 1): 293 – 299.

[38] Imbasciati E, Surian M, Bottino W, et al. Lupus nephropathy and pregnancy. Nephron, 1984, 36: 46 – 51.

[39] Jungers P, Dougados M, Pelissier C, et al. Lupus nephropathy and pregnancy. Arch Intern Med, 1982, 142: 771 – 776.

[40] Englert HJ, Derue GM, Loizou S, et al. Pregnancy and lupus: prognostic indicators and response to treatment. Quart J Med, 1988, 66 (250): 125 – 136.

[41] Lockshin MD, Bonfa E, Elkon D, et al. Neonatal lupus risk to newborns of mothers with systemic lupus erythematosus. Arthritis Rheum, 1988, 31: 697 – 701.

[42] Neiman AR, Lee LA, Weston WL, et al. Cutaneous manifestations of neonatal lupus without heart block: characteristics of mothers and children enrolled in a national registry. J Pediatr, 2000, 137: 674 – 680.

[43] Buyon JP, Hiebert R, Copel J, et al. Autoimmune-associated congenital heart block: demographics, mortality, morbidity and recurrence rates obtained from a national neonatal lupus registry. J Am Coll Cardiol, 1998, 31 (7): 1658 – 1666.

[44] Lawrence S, Luy L, Laxer R, et al. The health of mothers of children with cutaneous neonatal lupus erythematosus differs from that of mothers of children with congenital heart block.

Am J Med, 2000, 108: 705 – 709.

[45] Buyon JP, Winchester RJ, Slade SG, et al. Identification of mothers at risk for congenital heart block and other neonatal lupus syndromes in their children: comparison of enzyme-linked immunosorbent asay and immunoblot for measurement of anti-SS-A/Ro and anti-SS-B/La antibodies. Arthritis Rheum, 1993, 36: 1263 – 1273.

[46] Lee LA, Gaither KK, Coulter SN, et al. Pattern of cutaneous immunoglobulin G deposition in subacute cutaneous lupus erythematosus is reproduced by infusing purified antifiRo (SSA) autoantibodies into human skin-grafted mice. J Clin Invest, 1989, 83: 1556 – 1562.

[47] McCauliffe DP. Neonatal lupus erythematosus: a transplacentally acquired autoimmune disorder. Semin Dermatol, 1995, 14: 47 – 53.

[48] Scott JS, Maddison PJ, Taylor MV, et al. Connective tissue disease, antibodies to ribonucleoprotein and congenital heart disease. N Engl J Med, 1983, 309: 209 – 212.

[49] Taylor PV, Scott JS, Gerlis LM, et al. Maternal antibodies against fetal cardiac antigens in congenital complete heart block. N Engl J Med, 1986, 315: 667 – 672.

[50] Lee LA, Frank MB, McCubbin VR, et al. Autoantibodies of neonatal lupus erythematosus. J Invest Dermatol, 1994, 102: 963 – 966.

[51] Provost TT, Watson R, Gammon WR. Neonatal lupus syndrome associated with U_1 RNP (nRNP) antibodies. N Engl J Med, 1987, 316: 1135 – 1138.

[52] Kaaja R, Julkunen H, Ammala P, et al. Congenital heart block: successful prophylactic treatment with intravenous gamma globulin and corticosteroid therapy. Am J Obstet Gynecol, 1991, 165: 1333 – 1334.

[53] Carreira PE, Gutierrez-Larraya F, Gomez-Reino JJ. Successful intrauterine therapy with dexamethasone for fetal myocarditis and heart block in a woman with systemic lupus erythematosus. J Rheumatol, 1993, 20 (7): 1204 – 1207.

[54] Saleeb S, Copel J, Friedman D, et al. Comparison of treatment with fluorinated glucocorticoids to the natural history of autoantibody-associated congenital heart block: retrospective review of the research registry for neonatal lupus. Arthritis Rheum, 1999, 42 (11): 2335 – 2345.

[55] Shinohara K, Miyagawa S, Fujita T, et al. Neonatal lupus erythematosus: results of maternal corticosteroid therapy. Obstet Gynecol, 1999, 93 (6): 952 – 957.

[56] Eronen M, Heikkila P, Teramo K. Congenital complete heart block in the fetus: hemodynamic features, antenatal treatment, and outcome in six cases. Pediatr Cardiol, 2001, 22 (5): 385 – 392.

[57] Clowse ME. Lupus activity in pregnancy. Rheum Dis Clin North Am, 2007, 33: 237 – 252.

[58] Bootsma H, Spronk PE, Derksen R, et al. Prevention of relapses in systemic lupus erythematosus. Lancet, 1995, 345: 1595 – 1599.

[59] Clowse MEB, Magder LS, Petri M. Complement and double-stranded DNA antibodies predict pregnancy outcomes in lupus patients. Arthritis Rheum, 2004, 50 (9 Suppl): S408.

[60] Ter Borg EJ, Horst G, Hummel EJ, et al. Measurement of increases in anti-double-stranded DNA antibody levels as a predictor of disease exacerbation in systemic lupus erythematosus. A long-term, prospective study. Arthritis Rheum, 1990, 33 (5): 634 – 643.

[61] Tomer Y, Viegas, OAC. Levels of lupus autoantibodies in pregnant SLE patients: correlations with disease activity and pregnancy outcome. Clin Exper Rheumatol, 1996, 14:

275 – 280.

[62] Devoe LD, Loy GL. Serum complement levels and perinatal outcome in pregnancies complicated by systemic lupus erythematosus. Obstet Gynecol, 1984, 63: 796 – 800.

[63] Buyon JP, Tamerius J, Ordorica S, et al. Activation of the alternative complement pathway accompanies disease flares in systemic lupus erythematosus during pregnancy. Arthritis Rheum, 1992, 35 (1): 55 – 61.

[64] Abramson SB, Buyon JP. Activation of the complement pathway: comparison of normal pregnancy, pre-eclampsia, and systemic lupus erythematosus during pregnancy. Am J Reprod Immunol, 1992, 28 (3 – 4): 183 – 187.

[65] Adelsberg BR. The complement system in pregnancy. Am J Reprod Immunol, 1983, 4: 38 – 44.

[66] Lockshin MD, Bonfa E, Elkon D, et al. Neonatal lupus risk to newborns of mothers with systemic lupus erythematosus. Arthritis Rheum, 1988, 31: 697 – 701.

[67] Weiner CP, Brandt J. Plasma antithrombin III activity: an aid in the diagnosis of pre-eclampsia-eclampsia. Am J Obstet Gynecol, 1982, 142 (3): 275 – 281.

[68] Weiner CP, Kwaan HC, Xu C, et al. Antithrombin III activity in women with hypertension during pregnancy. Obstet Gynecol, 1985, 65 (3): 301 – 306.

[69] Mellembakken JR, Hogasen K, Mollnes TE, et al. Increased systemic activation of neutrophils but not complement in preeclampsia. Obstet Gynecol, 2001, 97 (3): 371 – 374.

[70] Tincani A, Faden D, Tarantini M, et al. Systemic lupus erythematosus and pregnancy: a prospective study. Clin Exp Rheumatol, 1992, 10 (5): 439 – 446.

[71] Brooks PM, Needs CJ. Antirheumatic drugs in pregnancy and lactation. Baillière's Clin Rheumatol, 1990, 4: 157.

[72] National Institutes of Health. Antenatal Corticosteroids Revisited: Repeated Doses. NIH Consensus Statement. Bethesda, MD: National Institutes of Health, 2000, 17: 1 – 10.

[73] Laskin CA, Bombardier C, Hannah ME, et al. Prednisone and aspirin in women with autoantibodies and unexplained recurrent fetal loss. N Engl J Med, 1997, 337 (3): 148 – 153.

[74] Vaquero E, Lazzarin N, Valensise H, et al. Pregnancy outcome in recurrent spontaneous abortion associated with antiphospholipid antibodies: a comparative study of intravenous immunoglobulin versus prednisone plus low-dose aspirin. Am J Reprod Immunol, 2001, 45 (3): 174 – 179.

[75] Rayburn WF. Connective tissue disorders and pregnancy. Recommendations for prescribing. J Reprod Med, 1998, 43 (4): 341 – 349.

[76] Alarcon GS, McGwin G Jr, Bastian HM, et al. Systemic lupus erythematosus in three ethnic groups. VII [correction of VIII]. Predictors of early mortality in the LUMINA cohort. LUMINA Study Group. Arthritis Rheum, 2001, 45 (2): 191 – 202.

[77] Canadian Hydroxychloroquine Study Group. A randomized study of the effect of withdrawing hydroxychloroquine sulfate in systemic lupus erythematosus. N Engl J Med, 1991, 324 (3): 150 – 154.

[78] Kasitanon N, Fine DM, Haas M, et al. Hydroxychloroquine use predicts complete renal remission within 12 months among patients treated with mycophenolate mofetil therapy for membranous lupus nephritis. Lupus, 2006, 15 (6): 366 – 370.

[79] Ostensen Khamashta M, Lockshin M, et al. Anti-inflammatory and immunosuppressive drugs and reproduction. Arthritis Res Ther, 2006, 8: 209 – 228.

[80] Hart C, Naughton RF. The ototoxicity of chloroquine phos-

[81] Nylander U. Ocular damage in chloroquine therapy. Acta Ophthalmol (Copenh), 1967, 45 (Suppl 92): 5.

[82] Buchanan NM, Toubi E, Khamashta MA, et al. Hydroxychloroquine and lupus pregnancy: review of a series of 36 cases. Ann Rheum Dis, 1996, 55: 486 – 488.

[83] Costedoat-Chalumeau N, Amoura Z, Duhaut P, et al. Safety of hydroxychloroquine in pregnant patients with connective tissue diseases: a study of one hundred thirty-three cases compared with a control group. Arthritis Rheum, 2003, 48 (11): 3207 – 3211.

[84] Khamashta MA, Buchanan NM, Hughes GR. The use of hydroxychloroquine in lupus pregnancy: the British experience. Lupus, 1996, 5 (Suppl 1): S65 – 66.

[85] Klinger G, Morad Y, Westall CA, et al. Ocular toxicity and antenatal exposure to chloroquine or hydroxychloroquine for rheumatic diseases. Lancet, 2001, 358 (9284): 813 – 814.

[86] Motta M, Tincani A, Faden D, et al. Antimalarial agents in pregnancy. Lancet, 2002, 359 (9305): 524 – 525.

[87] Levy RA, Vilela VS, Cataldo MJ, et al. Hydroxychloroquine (HCQ) in lupus pregnancy: double-blind and placebo-controlled study. Lupus, 2001, 10 (6): 401 – 404.

[88] Ujhazy E, Balonova T, Durisova M, et al. Teratogenicity of cyclophosphamide in New Zealand white rabbits. Neoplasma, 1993, 40:

[89] Enns GM, Roeder E, Chan RT, et al. Apparent cyclophosphamide (cytoxan) embryopathy: a distinct phenotype? Am J Med Genet, 1999, 86 (3): 237 – 241.

[90] Kirshon B, Wasserstrum N, Willis R, et al. Teratogenic effects of first-trimester cyclophosphamide therapy. Obstet Gynecol, 1988, 72 (3 Pt 2): 462 – 464.

[91] Macones GA, Robinson CA. Is there justification for using indomethacin in preterm labor? An analysis of neonatal risks and benefits. Am J Obstet Gynecol, 1997, 177 (4): 819 – 824.

[92] Vermillion ST, Newman RB. Recent indomethacin tocolysis is not associated with neonatal complications in preterm infants. Am J Obstet Gynecol, 1999, 181 (5 Pt 1): 1083 – 1086.

[93] Pryde PG, Besinger RE, Gianopoulos JG, et al. Adverse and beneficial effects of tocolytic therapy. Semin Perinatol, 2001, 25 (5): 316 – 340.

[94] Rauova L, Lukac J, Levy Y, et al. High-dose intravenous immunoglobulins for lupus nephritis – a salvage immunomodulation. Lupus, 2001, 10 (3): 209 – 213.

[95] Zandman-Goddard G, Levy Y, Shoenfeld Y. Intravenous immunoglobulin therapy and systemic lupus erythematosus. Clin Rev Allergy Immunol, 2005, 29 (3): 219 – 228.

[96] Austin HA, Balow JE. Treatment of lupus nephritis. Semin Nephrol, 2000, 20 (3): 265 – 276.

[97] Nossent HC, Koldingsnes W. Long-term efficacy of azathioprine treatment for proliferative lupus nephritis. Rheumatology, 2000, 39 (9): 969 – 974.

[98] Sesso R, Monteiro M, Sato E, et al. A controlled trial of pulse cyclophosphamide versus pulse methylprednisolone in severe lupus nephritis. Lupus, 1994, 3 (2): 107 – 112.

[99] Miyakis S, Lockshin MD, Atsumi T, et al. International consensus statement on an update of the classification criteria for definite antiphospholipid syndrome (APS). J Thromb Haemost, 2006, 4: 295 – 306.

[100] Levine J, Branch DW, Rauch J. The antiphospholipid syndrome. N Engl J Med, 2002, 346: 752 – 763.

[101] Merani PL, Raschi E, Camera M, et al. Endothelial activation by aPL: a potential pathogenetic mechanism for the cli-

nical manifestations of the syndrome. J Autoimmun, 2000, 15: 237 – 240.

[102] Vaarala O, Alfthan G, Jauhiainen M, et al. Crossreaction between antibodies to oxidised low-density lipoprotein and to cardiolipin in systemic lupus erythematosus. Lancet, 1993, 341: 923 – 925.

[103] HörkköS, Miller E, Dudl E, et al. Antiphospholipid antibodies are directed against epitopes of oxidized phospholipids: recognition of cardiolipin by monoclonal antibodies to epitopes of oxidized low density lipoprotein. J Clin Invest, 1996, 98: 815 – 825.

[104] Shi W, Chong BH, Chesterman CN. b2-Glycoprotein I is a requirement for anticardiolipin antibodies binding to activated platelets: differences with lupus anticoagulants. Blood, 1993, 81: 1255 – 1262.

[105] Price BE, Rauch J, Shia MA, et al. Anti-phospholipid autoantibodies bind to apoptotic, but not viable, thymocytes in a beta 2-glycoprotein I-dependent manner. J Immunol, 1996, 157: 2201 – 2208.

[106] De Wolf F, Carreras LO, Moerman P, et al. Decidual vasculopathy and extensive placental infarction in a patient with repeated thromboembolic accidents, recurrent fetal loss, and a lupus anticoagulant. Am J Obstet Gynecol, 1982, 142: 829 – 834.

[107] Erlendsson K, Steinsson K, Johannsson JH, et al. Relation of antiphospholipid antibody and placental bed inflammatory vascular changes to the outcome of pregnancy in successive pregnancies of 2 women with systemic lupus erythematosus. J Rheumatol, 1993, 20: 1779 – 1785.

[108] Rand JH, Wu X-X, Andree HAM, et al. Pregnancy loss in the antiphospholipid-antibody syndrome – a possible thrombogenic mechanism. N Engl J Med, 1997, 337: 154 – 160.

[109] Di Simone N, Meroni PL, del Papa N, et al. Antiphospholipid antibodies affect trophoblast gonadotropin secretion and invasiveness by binding directly and through adhered beta2-glycoprotein I. Arthritis Rheum, 2000, 43: 140 – 150.

[110] Blank M, Cohen J, Toder V, et al. Induction of anti-phospholipid syndrome in naive mice with mouse lupus monoclonal and human polyclonal anti-cardiolipin antibodies. Proc Natl Acad Sci USA, 1991, 88: 3069 – 3073.

[111] Branch DW, Dudley DJ, Mitchell MD, et al. Immunoglobulin G fraction from patients with antiphospholipid antibodies cause fetal death in Balb/C mice: a model for autoimmune fetal loss. Am J Obstet Gynecol, 1990, 163: 210 – 216.

[112] Chamley LW, Pattison NS, McKay EJ. The effect of human anticardiolipin antibodies on murine pregnancy. J Reprod Immunol, 1994, 27: 123 – 134.

[113] Pierangeli SS, Liu XW, Barker JH, et al. Induction of thrombosis in a mouse model by IgG, IgM and IgA immunoglobulins from patients with the antiphospholipid syndrome. Thromb Haemost, 1995, 74: 1361 – 1367.

[114] Girardi G, Berman J, Redecha P, et al. Complement C5a receptors and neutrophils mediate fetal injury in the antiphospholipid syndrome. J Clin Invest, 2003, 112: 1644 – 1654.

[115] Holers VM, Girardi G, Mo L, et al. Complement C3 activation is required for antiphospholipid antibody-induced fetal loss. J Exp Med, 2002, 195 (2): 211 – 220.

[116] Salmon J, Girardi G. Antiphospholipid antibodies and pregnancy loss: a disorder of inflammation. J Reprod Immunol, 2008, 77: 51 – 56.

[117] Xu C, Mao D, Holers VM, et al. A critical role for murine complement regulator crry in fetomaternal tolerance. Science, 2000, 287: 498 – 501.

[118] Berman J, Girardi G, Salmon JE. TNF-alpha is a critical effector and a target for therapy in antiphospholipid antibody induced pregnancy loss. J Immunol, 2005, 174: 485 – 490.

[119] Wahl D, Guillemin F, de Maistre E, et al. Risk for venous thrombosis related to antiphospholipid antibodies in systemic lupus erythematosus – a meta-analysis. Lupus, 1997, 6 (5): 467 – 473.

[120] Galli M, Luciani D, Bertolini G, et al. Anti-beta 2-glycoprotein I, antiprothrombin antibodies, and the risk of thrombosis in the antiphospholipid syndrome. Blood, 2003, 102 (8): 2717 – 2723.

[121] Crowther MA, Ginsberg JS, Julian J, et al. A comparison of two intensities of warfarin for the prevention of recurrent thrombosis in patients with the antiphospholipid antibody syndrome. N Engl J Med, 2003, 349 (12): 1133 – 1138.

[122] Branch DW, Silver RM, Blackwell JL, et al. Outcome of treated pregnancies in women with antiphospholipid syndrome: an update of the Utah experience. Obstet Gynecol, 1992, 80: 614 – 620.

[123] Asherson RA, Cervera R, de Groot PG, et al. Catastrophic Antiphospholipid Syndrome Registry Project Group. Catastrophic antiphospholipid syndrome: international consensus statement on classification criteria and treatment guidelines. Lupus, 2003, 12: 530 – 534.

[124] Harris EN. Syndrome of the black swan. Br J Rheumatol, 1987, 26: 324 – 326.

[125] Branch DW. Immunologic disease and fetal death. Clin Obstet Gynecol, 1987, 30: 295 – 311.

[126] Oshiro BT, Silver RM, Scott JR, et al. Antiphospholipid antibodies and fetal death. Obstet Gynecol, 1996, 87: 489 – 493.

[127] Pattison NS, Chamley LW, McKay EJ, et al. Antiphospholipid antibodies in pregnancy: prevalence and clinical associations[see comments] . Br J Obstet Gynecol, 1993, 100: 909 – 913.

[128] Branch DW, Silver R, Pierangeli S, et al. Antiphospholipid antibodies other than lupus anticoagulant and anticardiolipin antibodies in women with recurrent pregnancy loss, fertile controls, and antiphospholipid syndrome. Obstet Gynecol, 1997, 89: 549 – 555.

[129] Clifford K, Rai R, Watson H, et al. An informative protocol for the investigation of recurrent miscarriage: preliminary experience of 500 consecutive cases. Hum Reprod, 1994, 9: 1328 – 1332.

[130] Kutteh WH. Antiphospholipid antibody-associated recurrent pregnancy loss: treatment with heparin and low-dose aspirin is superior to low-dose aspirin alone. Am J Obstet Gynecol, 1996, 174: 1584 – 1589.

[131] Pattison NS, Chamley LW, Birdsall M, et al. Does aspirin have a role in improving pregnancy outcome for women with the antiphospholipid syndrome? A randomized controlled trial. Am J Obstet Gynecol, 2000, 183: 1008 – 1012.

[132] Rai R, Cohen H, Dave M, et al. Randomised controlled trial of aspirin and aspirin plus heparin in pregnant women with recurrent miscarriage associated with phospholipid antibodies (or antiphospholipid antibodies). BMJ, 1997, 314: 253 – 257.

[133] Yetman DL, Kutteh WH. Antiphospholipid antibody panels and recurrent pregnancy loss: prevalence of anticardiolipin antibodies compared with other antiphospholipid antibodies. Fertil Steril, 1996, 66: 540 – 546.

[134] Lima F, Khamashta MA, Buchanan NM, et al. A study of sixty pregnancies in patients with the antiphospholipid syndrome. Clin Exp Rheumatol, 1996, 14: 131 – 136.

［135］ Branch DW. Antiphospholipid antibodies and reproductive outcome: the current state of affairs. J Reprod Immunol, 1998, 38 (1): 75 - 87.

［136］ Cowchock FS, Reece EA, Balaban D, et al. Repeated fetal losses associated with antiphospholipid antibodies: a collaborative randomized trial comparing prednisone with low-dose heparin treatment. Am J Obstet Gynecol, 1992, 166 (5): 1318 - 1323.

［137］ Granger KA, Farquharson RG. Obstetric outcome in antiphospholipid syndrome. Lupus, 1997, 6 (6): 509 - 513.

［138］ Silver RK, MacGregor SN, Sholl JS, et al. Comparative trial of prednisone plus aspirin versus aspirin alone in the treatment of anticardiolipin antibody-positive obstetric patients. Am J Obstet Gynecol, 1993, 169 (6): 1411 - 1417.

［139］ Empson M, Lassere M, Craig JC, et al. Recurrent pregnancy loss with antiphospholipid antibody: a systematic review of therapeutic trials. Obstet Gynecol, 2002, 99 (1): 135 - 144.

［140］ Empson M, Lassere M, Craig J, et al. Prevention of recurrent miscarriage for women with antiphospholipid antibody or lupus anticoagulant. Cochrane Database Syst Rev, 2005, 2: CD002859.

［141］ Backos M, Rai R, Baxter N, et al. Pregnancy complications in women with recurrent miscarriage associated with antiphospholipid antibodies treated with low dose aspirin and heparin. Br J Obstet Gynaecol, 1999, 106 (2): 102 - 107.

［142］ Rivier G, Herranz MT, Khamashta MA, et al. Thrombosis and antiphospholipid syndrome: a preliminary assessment of three antithrombotic treatments. Lupus, 1994, 3 (2): 85 - 90.

［143］ Rosove MH, Brewer PM. Antiphospholipid thrombosis: clinical course after thefirst thrombotic event in 70 patients. Ann Intern Med, 1992, 117 (4): 303 - 308.

［144］ American College of Obstetricians and Gynecologists. Thromboembolism in Pregnancy. ACOG Practice Bulletin No. 19. Washington, DC: American College of Obstetricians and Gynecologists, 2000.

［145］ Ginsberg JS, Greer I, Hirsh J. Use of antithrombotic agents during pregnancy. Chest, 2001, 119 (1 Suppl): 122S - 131S.

［146］ Erkan D, Merrill JT, Yazici Y, et al. High thrombosis rate after fetal loss in antiphospholipid syndrome: effective prophylaxis with aspirin. Arthritis Rheum, 2001, 44 (6): 1466 - 1467.

［147］ Welsch S, Branch DW. Antiphospholipid syndrome in pregnancy. Obstetric concerns and treatment. Rheum Dis Clin North Am, 1997, 23 (1): 71 - 84.

［148］ Dahlman TC. Osteoporotic fractures and the recurrence of thromboembolism during pregnancy and the puerperium in 184 women undergoing thromboprophylaxis with heparin. Am J Obstet Gynecol, 1993, 168 (4): 1265 - 1270.

［149］ Kelton JG. Heparin-induced thrombocytopenia: an overview. Blood Rev, 2002, 16 (1): 77 - 80.

［150］ Warkentin TE, Kelton JG. Delayed-onset heparin-induced thrombocytopenia and thrombosis. Ann Intern Med, 2001, 135 (7): 502 - 506.

［151］ Warkentin TE, Levine MN, Hirsh J, et al. Heparin-induced thrombocytopenia in patients treated with low-molecular-weight heparin or unfractionated heparin. N Engl J Med, 1995, 332 (20): 1330 - 1335.

［152］ Edwards MH, Pierangeli S, Liu X, et al. Hydroxychloroquine reverses thrombogenic properties of antiphospholipid antibodies in mice. Circulation, 1997, 96 (12): 4380 - 4434.

［153］ Clark AL, Branch DW, Silver RM, et al. Pregnancy complicated by the antiphospholipid syndrome: outcomes with intravenous immunoglobulin therapy. Obstet Gynecol, 1999, 93 (3): 437 - 441.

［154］ Triolo G, Ferrante A, Ciccia F, et al. Randomized study of subcutaneous low molecular weight heparin plus aspirin versus intravenous immunoglobulin in the treatment of recurrent fetal loss associated with antiphospholipid antibodies. Arthritis Rheum, 2003, 48: 728 - 731.

［155］ Branch DW, Peaceman AM, Druzin M, et al. A multicenter, placebo-controlled pilot study of intravenous immune globulin treatment of antiphospholipid syndrome during pregnancy. The Pregnancy Loss Study Group. Am J Obstet Gynecol, 2000, 182 (1 Pt 1): 122 - 127.

［156］ Cowchock S, Reece EA. Do low-risk pregnant women with antiphospholipid antibodies need to be treated? Organizing Group of the Antiphospholipid Antibody Treatment Trial. Am J Obstet Gynecol, 1997, 176 (5): 1099 - 1100.

［157］ Asherson RA, Khamashta MA, Ordi-Ros J, et al. The "primary" antiphospholipid syndrome: major clinical and serological features. Medicine (Baltimore), 1989, 68: 366 - 374.

［158］ Camera A, Rocco S, de Lucia D, et al. Reversible adult respiratory distress in primary antiphospholipid syndrome. Haematologica, 2000, 85 (2): 208 - 210.

［159］ Schaar CG, Ronday KH, Boets EP, et al. Catastrophic manifestation of the antiphospholipid syndrome. J Rheumatol, 1999, 26 (10): 2261 - 2264.

［160］ Gomez-Puerta JA, Cervera R, Espinosa G, et al. Catastrophic antiphospholipid syndrome during pregnancy and puerperium: maternal and fetal characteristics of 15 cases. Ann Rheum Dis, 2007, 66: 740 - 746.

第 37 章 妊娠合并创伤

简 介

暴力行为、意外伤害以及战争使妊娠合并创伤成为一个全球性的问题。仅在美国，重大创伤会影响高达 8% 妊娠患者，其中危及生命的复杂产伤在每 1000 例分娩中有 3～4 例[1]，是导致美国产妇死亡的非产科因素的首位原因[2,3]。美国产妇继发于创伤的死亡率最近报道达 1.9/1000[4]，虐待孕妇在高达 10% 的妊娠女性中发生[5]。因此，多学科的方法处理妊娠合并创伤受害者是非常重要的。在本章中，我们将讨论创伤本身以及有关妊娠合并创伤受害者及其胎儿的诊断、护理和治疗方面的概要问题。

妊娠合并创伤时产妇的生理适应过程

妊娠生理调整可以显著影响母体及胎儿对外伤的病理生理反应。与此同时，妊娠生理变化可能影响临床医生诊断创伤程度的准确性，并影响母体预后。尽管本文比较完整地回顾了妊娠的生理变化，因为对于妊娠合并创伤患者，其内容是讨论所有妊娠合并创伤的一个重要组成部分。适用于妊娠合并创伤患者的主要生理变化，现总结于表 37.1 中。妊娠特有的主要考虑因素包括注意扩大的血容量及其对心血管变化的影响，并注意低血容量。此外，妊娠子宫可能会改变损伤机制，如穿透性腹部外伤，也可能会影响一些诊断或治疗的干预措施，如胸腔引流管的摆放和直接腹腔灌洗。下文回顾妊娠生理变化中涉及外伤的几个方面。在妊娠合并创伤患者采取仰卧位时，必须考虑到在妊娠中期及其以后这种体位会使腹主动脉和下腔静脉受压。这些问题以及其他相关问题，使产科医生、创伤专家和其他专科医生利用自己的专业知识优化诊治妊娠合并创伤患者。

表 37.1　与创伤有关的母体对妊娠的适应

参数	改变	意义
血浆容量	增加 45%～50%	母体对血液丢失的代偿
红细胞数量	增加 30%	稀释性贫血
心输出量	增加 30%～50%	母体对血液丢失的代偿
子宫胎盘血流	分流 20%～30%	子宫损伤可能会导致失血量增加
		子宫血管增加
子宫大小	显著增大	腹部创伤时子宫损伤概率增大
		改变腹部内容物原有位置
		妊娠仰卧位低血压
每分通气量	增加 25%～30%	$PaCO_2$ 减弱
		通气缓冲力减弱
功能余气量	减少	易发生肺不张、低氧血症
胃排空	延迟	易发生误吸

创伤处理

美国外科医生学会长期以来倡导一种标准化的创伤患者初期处理方法[42]。复苏要建立在系统检查及干预方法的基础上。修改后妊娠合并创伤患者初步复苏方法如图 37.1。

首　诊

　　首诊包括对非妊娠或妊娠合并创伤患者的即时评价。缩写"ABCDE"用于描述首诊的步骤（图 37.1）[1,6,7,8]。无论妊娠与否，对创伤患者进行的首诊差别很小。在首诊中，最重要的是适当地稳定气道（"A"）。如果能充分发挥作用的气道不存在，抬下巴（保证颈部和颈椎稳定的前提下）、口腔或鼻腔插管可能是必要的。如果上述措施失败，必须由有资质的人员进行早期气管插管。由于误吸的可能，妊娠合并创伤患者应比非妊娠患者进行更积极的气管插管[9]。气道稳定后，必须保证妊娠合并创伤患者充足的呼吸（"B"）。必要时补充氧气，并通过脉搏血氧仪进行充分评估。如果获得动脉血气测定结果，将其与妊娠期间正常的指标对照进行参考。血清碳酸氢盐的水平显著降低可能预示胎儿死亡风险较大。一系列报道指出，妊娠合并重大创伤患者首次血清碳酸氢盐水平显著降低（16.4 ± 3.0mEq/L 与 20.3 ± 2.2mEq/L）预示胎儿死亡率很高[10]。"C"指循环，脉搏强弱、血压高低、毛细血管再充盈情况是灌注充足与否的基本临床决定因素。正如前文提到的，产妇血管内血流稳态的临床评价随妊娠相关生理情况的变化而改变。此外，基本的血流动力学物理诊断并不能解决母体血容量的下降对胎儿的影响[10-13]。由于所有严重创伤患者经常出现持续的出血，必须即时评估和治疗低血容量。在几乎所有创伤病例中，习惯上应建立大口径（14G 或 16G）静脉注射（intravenous, IV）通路，多发伤患者应该有上肢和下肢的两个大口径静脉注射通路。中央静脉通路没有当即建立的情况下可建立足够的外周通路。一个适当大小的外周静脉注射（14G 或 16G）将提供迅速灌输大量液体的能力。创伤患者的低血压如无法证明是其他原因导致的话则假定为低血容量。由于先前所述的血容量的变化，并不少见一些孕妇即使丢失了 1500 ~ 2000mL 的血容量却只有轻微的血流动力学改

变，上述这种情况并不少见[1]。内脏和子宫的血流量可能但不会总是受到影响[12,13]，患者的情况可因伴有额外的失血迅速恶化。首诊中发现的低血压的首要方法是快速输注晶体溶液，并在必要时准备输血 2000mL。对于失去及脉搏的妊娠合并创伤患者，其心肺复苏将在其他章节讨论。

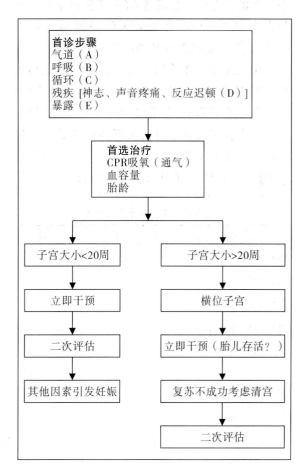

图 37.1　妊娠创伤患者的初始复苏。CPR：心肺复苏

　　首诊中，产科和非产科处理相似。然而，在复苏过程中，必须注意如果妊娠超过 20 周，妊娠子宫可压迫大血管。多发性创伤患者因潜在脊椎损伤的可能通常需放置于硬脊柱"板"上，并且不能采取为避免压迫下腔静脉的常用方法（如横向滚动，横向倾斜等）。人为使子宫处于横向位置以减轻下腔静脉压迫。另外，如果妊娠合并创伤患者躺在创伤背板上，整板应倾斜 15°以维持脊柱稳定[6,14]。

序列中的字母"D"代表"残疾"。任何创伤，应早期评估神经系统功能。采用"A－V－P－U"法(神志、声音、疼痛、反应迟钝)进行快速评估[6]，也可用 Glasgow 昏迷指数(GCS, Glasgow Coma Scale)(表 37.2)[15,16]。GCS 低于 8，可能提示重大神经系统病变[17,18]。GCS 可用于开颅手术的一般评估。在一个对非妊娠一级创伤患者的研究中，受试者 GCS 评分小于 8 的开颅率为 19%，GCS 在 8～13 的开颅率为 9%，GCS 大于 13 的需要开颅的仅 3%[19]。

用上述方法评估创伤患者，可立即识别出显著的心血管疾病或中枢神经系统功能障碍，下一个步骤是暴露("E")患者。"暴露"是指完全脱去患者衣物并进行从头部到脚趾的全面体格检查。检查背部是否有创伤出入口，简要触诊四肢，并指出所有明显可见的伤痕。

表 37.2　格拉斯哥昏迷评分

	得分
睁眼反应	
自然睁眼	4
呼唤会睁眼	3
有刺激或疼痛会睁眼	2
对于刺激无反应	1
语言反应	
说话有条理	5
有应答，但有答非所问的情形	4
可说出单字	3
可发出声音	2
无任何反应	1
肢体运动	
可依指令动作	6
刺激时，可定位出疼痛位置	5
对疼痛刺激有反应，肢体会回缩	4
对疼痛刺激有反应，肢体会弯曲	3
对疼痛刺激有反应，肢体会伸直	2
无任何反应	1

昏迷程度以三者分数相加来评估，得分 <8 分为昏迷，评分时护理人员需考虑到插管患者无法说话的情况

在这个阶段，妊娠患者必须初步测定胎龄，是否进入分娩阶段，并尝试测量胎儿心率。由于影响胎儿生存能力及仰卧位低血压的潜在可能，妊娠超过 20～24 周的处理比短于妊娠中期的妊娠需要考虑更多问题。因此，对妊娠合并创伤患者主要的产科首诊评估是胎龄的基本测定。对于进行心肺复苏术，剖宫产可能也是必要的。如前所述，创伤、胎盘早剥、早产以及主动脉腔静脉受压机制的问题在妊娠中期及以后都很重要。通过直接听诊或使用有限简短超声探测胎儿心脏活动(见于 FAST 评估部分)。然而，应该强调的是，妊娠患者与非妊娠患者的初始处理应该是相同的。这意味着产妇健康胜过胎儿的健康。如果妊娠合并创伤患者情况稳定，可以转向胎儿的健康评估及处理。需要记住的是，导致创伤中胎儿死亡的首要因素是产妇死亡，而快速识别和复苏可降低产妇死亡。

检　查

首诊的结果是，进行了关键的复苏，确定了主要的受伤情况，并且构建了一个围绕妊娠状态本身的总体思路。在此处理关头，诊断测试需有序进行。急诊检查包括必要的影像学检查、实验室评估及辅助检查。"手指和(或)管"应该被放置在每一个孔道。应特别注意产妇的膀胱。插入导管时，如果有明显的肉眼血尿，必须考虑到膀胱、尿道、输尿管、肾脏或子宫的创伤。对胎膜破裂、宫颈扩张、阴道出血、胎儿胎位不正的评估也在这个时候完成。颈椎和其他必要的 X 线片不是妊娠合并创伤患者的禁忌。如果有特殊说明，妊娠合并多发伤的患者还应考虑行胸部和颈椎 X 线片。其他即刻的检查可能还包括血气分析、血常规、凝血功能、血电解质，血糖测定。

胎母输血综合征(FMH, fetomaternal hemorrhage)的检测也很重要，尤其是 Rh 阴性的妊娠产妇[20]。柠檬酸脱染色(KB, Kleihauer-Betke citric acid elution stain)测试的敏感度可检出母体血液循环中 0.1mL 的胎儿细胞。妊娠合并创伤患者发生 FMH 的发病率是未受伤对照组的 4～5 倍。因此，在 10%～30% 的妊娠合并创伤

患者中，有证据表明胎儿和（或）母亲可能存在血液混合[21,22]。妊娠 Rh 阳性胎儿的 Rh 阴性孕妇需要输注 RH 免疫球蛋白（RIG，Rh-immune globulin）。为了计算当 RH 阴性患者出现 FMH 证据时输注 RIG 的合适剂量，Rose 等描述公式如下[23]：

（胎儿细胞数/成人细胞数）× 产妇红细胞体积 = 母体血液循环中胎儿细胞

1mL 的 RIG（300μg）用于检测每 15mL 胎儿细胞或 30mL 胎儿血液。FMH 的平均体积通常是小于 15mL 血液，超过 90% 的 FMH 表现为不超过 30mL。因此，对此类患者中大多数，300μg 的 RIG 就足够了。处理后第二天通过间接 Coombs 试验测得母体循环 RIG 的结果应该是弱阳性，从而反映一些残留的"未使用"RIG。如果后续间接 Coombs 为负值，则可能需要额外的 RIG[24-27]。最后，即使是未检测到胎儿细胞的 RH 阴性产妇，且是之前未免疫过的创伤患者，也应考虑给予 300μg 的 RIG，以防在创伤的存在下，相对少量的胎儿血液亦可致敏 RH 阴性母亲，导致 FMH 发生[14]。除了用于 RH 阴性患者同种免疫评价，FMH 也可能是隐匿性或活动性胎盘早剥或子宫破裂的指征，尽管与胎儿心脏监测或临床症状相比准确性不大[21,22,57]。使用 KB 检验或 RHIG 给药试验一般应为进一步或确诊性评估疑似 FMH 状况的方法。

进一步检查及治疗

首诊得出诊断后，需要再次进行"自上而下"的身体评估。此时的复苏时段是对胎儿进行更广泛评估的理想选择。早期的努力旨在：①评估胎龄及生存情况；②确诊 CPR 不成功时剖宫产适当指征；③尽量减少子宫压迫对产妇复苏的影响；④通过成功复苏产妇血流动力学，间接复苏胎儿。然而，在进一步检查时，要注意进行详细的胎儿评估。需要识别阴道出血、胎膜破裂、早产、胎盘早剥、子宫或胎儿的直接损伤和（或）胎儿窘迫等情况。

胎儿评估

母体外伤通过某些机制致胎儿损害或死亡。

Pearlman 和 Tintinalla（1990 年）指出，对于受到危及生命伤害的产妇，其胎儿死亡率为 41%；受到未危及生命伤害的产妇，其胎儿死亡率为 1.6%。2001 年 Weiss 及其同事们在一个美国出生证明数据回顾中指出产妇创伤致死胎率为每 100 000 例活产有 3.7 例死胎。机动车辆交通事故是导致胎儿创伤性死亡的主要原因（每 100 000 例活产有 2.3 例死胎）[28]。一般来说，胎儿受伤的严重程度与母体的伤害程度相关，但在母体受伤不严重的情况下也出现过胎儿受到致命性伤害的情况[29]。

胎盘早剥使妊娠期间高达 5% 的轻伤和高达 50% 的重伤变得复杂[7,14,29,30]。胎盘早剥是创伤后胎儿死亡的常见原因。一般认为，其原因是相对无弹性的胎盘受到了更富弹性的子宫肌层变性后的剪切力导致的。另一种可能的机制是受伤后导致胎盘早剥可能是胎盘断裂或因减速力和（或）直接伤害导致再次撕裂的临床表现。子宫压痛、子宫收缩、阴道出血、胎儿心率异常是其临床特点。Williams（1990 年）和 Pearlman 曾研究了创伤后胎盘早剥与宫缩的关系。在 Williams 对妊娠合并创伤患者的研究中，胎盘早剥不会发生在无宫缩患者或 4h 胎儿监测中宫缩频率每 10min 低于 1min 的患者。然而，Pearlman 研究发现缺乏宫缩时不出现早剥。宫缩更频繁的患者中近 20% 发生胎盘早剥。胎盘早剥患者也常发现其他胎儿心率异常的表现如心动过缓、晚期减速、心动过速[31]。目前的证据表明，对于妊娠期超过 22～24 周的妊娠合并创伤患者建议进行连续胎心监护。对于这些临床情况不稳定的患者，通常需要长期监测[32]。最后，胎盘早剥可能会伴有消耗性凝血疾病，一旦发生此情况，将恶化其他创伤相关凝血障碍[33]。

因此在创伤 4h 内，子宫活动可表明胎盘早剥。实际上，胎盘早剥的迟发临床表现是极不可靠的，而且往往延误诊断，而不能算为临床表现之一。大多数灾难性事件发生得更早。规律宫缩或胎心率异常的患者应予以监测，直到上述临床表现缓解。对于没有宫缩、胎心率无异常，无胎盘早剥的其他客观体征或症状的患者，建议只需 2 ~ 6h 的监测[32,34]。对满足进行胎儿监护的胎龄的妊娠合并创伤患者，电子胎心监护是发现胎盘早剥的首选方法。超声检查对很多胎盘早剥病例的诊断是不够敏感的[32,35]。

积极复苏患者时，对合适的胎儿进行的连续胎儿电子监护，可提供该胎儿对适当复苏是否有反应的有用指标。胎心率监测已用于诊断母体血容量减少的情况[36]。鉴于妊娠期间子宫胎盘需要足够的灌注，再加上胎盘自动调节低血压能力较差，在母体血容量没有明显不足的情况下，胎儿胎盘单位往往就已表现出病理生理改变。胎儿死亡风险与产妇失血性休克的程度有直接的关系[10]。因此，对满足胎儿监护条件的妊娠合并创伤患者，要求进行积极的扩容和抗休克治疗，再加上连续胎儿电子监护。

胎儿患者

直接胎儿损伤和骨折发生在不到 1% 的妊娠合并闭合性外伤[37,38]。对于早期妊娠和非妊娠患者，骨质的骨盆很好地保护子宫。腹部闭合性损伤对胎儿造成的直接伤害往往涉及胎儿的颅骨和头部，常发生在孕晚期骨盆骨折的患者[29]。这种损伤的机制可能是由于妊娠晚期胎头在骨盆内[39]，而减速伤导致无衔接胎头的损伤也可能发生[40]。

对于妊娠合并危及生命的创伤患者，很少诊断或治疗性干预是绝对禁忌。虽然高剂量电离辐射对胎儿有显著影响，但胎儿接受常规 X 线或计算机断层扫描（CT, Computed Tomography）的曝光度和量是相当少的。虽然未制定暴露于电离辐射绝对安全下值，动物和人类的研究数据显示接受高达 0.1 Gy 或更高的电离辐射，胎儿的风险很少或几乎没有[41-43]。一张盆腔片对胎儿造成的辐射量小于 0.01Gy。虽然 CT 扫描或肾盂造影使胎儿暴露辐射量较高，但如果需要评估和治疗母亲，这些检查不该被避免[29]。尽管规定使用 X 线透视结合的技术，血管造影也可能对妊娠合并创伤患者比较有利，因为其能够产生止血作用[44]。作为从业一般准则，美国国家辐射防护委员会推荐妊娠期间的

最大剂量是 0.5cGy。小于 5 ~ 15 cGy 暴露水平似乎致畸风险相对较低[43]。

很少有药物对胎儿产生有害影响，大部分致畸影响只发生在妊娠早期。根据胎儿的生存和健康直接关系到产妇的生存和健康这个推断，用于妊娠合并创伤患者的最具医疗必要性的干预措施会影响母亲和胎儿两者的健康。作为一般指导，建议评估药物治疗的风险与效益，并咨询对药物作用了解的机构[45]。妊娠合并创伤患者不是破伤风类毒素和破伤风免疫球蛋白的禁忌，与非妊娠合并创伤患者的应用原则应该是相同的。

如本章前述，对于诊断胎盘早剥，超声不如电子胎心监护敏感[29,30,35]。但产科超声在妊娠合并创伤患者中测量胎儿生命指标、筛查是否有直接创伤而进行的进一步检查过程中是非常有用的，可辅助对胎儿的生物物理评估。

妊娠期间血容量的恢复

妊娠期间容量的变化应予以重视。由于年龄小以及正常妊娠的血容量变化，孕妇失血1500 ~ 2000mL 前可能不会出现显著的失血临床症状。失血超过 2000mL，往往会使产妇状况迅速恶化。胎儿的状况是产妇血流动力学的动态平衡的敏感指标。当母体血液损失明显小于2000mL 时也可能出现胎儿损伤。胎儿心率变化可能是反映母体血容量不足的早期指标。对疑为低血容量的初步治疗应包括快速滴注等渗晶体液（生理盐水或乳酸林格液）。创伤持续出血超过 1000mL 应考虑使用血液制品。血型及 RH 血型应尽早获得。直至输血前，替换的比率为每 1mL 估计失血量 3mL 等渗晶体液[6]。虽然有些人认为，全血可能优于浓缩红细胞，但全血通常不易获取。除非在失血量过大的情况下，成分输血不应仅凭经验进行。最近一项在创伤和大量失血时应用重组活化因子Ⅶ的试验可能使Ⅶa 因子成为复苏难以控制出血的妊娠合并创伤患者的一项选择[46,47]。有限的妊娠数据提示了Ⅶa 因子在治疗 HELLP 综合征和子宫破裂的疗效性[48,49]。虽然通常会建议术前患者病情要稳定，灾难性的创伤性出血则可能迫切需要

恢复血容量及血液组分，并立即手术控制出血。

初步复苏的目标包括恢复产妇的生命体征，胎儿心率正常化，恢复正常尿量。应该再次强调，子宫胎盘血流量减少高达 20% 而产妇血压可能并没有发生明显变化。在妊娠期间，产妇复苏应在胎儿复苏的背景下进行[29,50]。

围死之期剖宫产

正常情况下，一般产科剖宫产适应证适用于妊娠合并创伤患者，并需确保胎龄与胎儿活力一致时进行。独特的临床情况可能会改变这些准则，如对 CPR 不成功的产妇需考虑围死之期剖宫产。清宫可以是由于母体或胎儿的原因，或两者兼而有之。本文其他章节会阐述围死之期剖宫产的问题。Katz 等回顾了 1986 年围死之期剖宫产经验的文献并在 2005 年予以了更新[51,52]。一种改进的重大创伤时围死之期剖宫产准则在图 37.2 中列出。

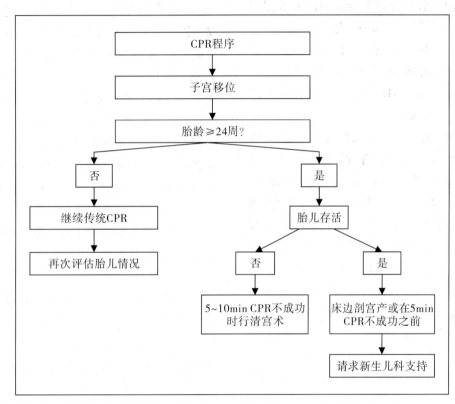

图 37.2　孕妇濒死期剖宫产（引自 Katz VL, Dotters DJ, Droegemueller W. Perimortem cesarean delivery. Obstet Gynecol, 1986, 68：571）

妊娠合并创伤的临床表现

腹部闭合性损伤

严重的产科闭合性创伤的原因中，机动车事故占很大一部分。腹部闭合性损伤中其他原因所占比例较小，包括意外跌落和故意创伤（暴力）[20,22,32,53,54]。在妊娠晚期，由于子宫壁变薄，羊水减少，胎儿更容易受到伤害。胎头衔接进入母体骨盆后，胎头外伤可能与母体骨盆损伤相关联[55]。

机动车辆事故

乘客约束系统能够降低机动车辆事故（MVA，motor vehicle accident）中孕产妇和胎儿的人身伤害。在未行乘客约束的事故中，胎儿死亡的最常见原因是产妇死亡[56]。被撞飞出车辆后，合并的头部外伤的出现预示着孕产妇和胎儿预后较差。为了说明此问题，Crosby 和 Costiloe（1971 年）指出无约束的汽车事故受害孕妇的死亡率为 33%，而那些使用两点约束（传统腰带）的妊娠受害者死亡率为 5%[56]。约束组胎儿的死亡率也较低。三点约束系统(膝部和肩部安全带)在突然减速时可限制妊娠的腹部"折叠"。此外,Pearlman 及其合作者指出,正确使用安全带可在发生碰撞时控制碰撞严重程度,是有利于孕产妇和胎儿预后的最好方法[57]。在适当约束的孕妇乘客中,造成胎儿死亡的最大原因并非产妇死亡,而是胎盘早剥。使用安全气囊,结合母亲的姿势以及正确安置和使用三点约束可给孕妇及胎儿最好的保护。目前,美国国家公路交通安全管理局不考虑因妊娠而停用气囊[58]。Moorcroft 等的工作支持这一做法,根据其结论,应对正面碰撞时,通过座椅上三点约束系统正确拴牢乘客,并适当安置为应付碰撞而特定部署的安全气囊,这为作为汽车乘客的孕妇提供了安全保障[59]。在 MVA 中,多数胎儿死亡伴发的母体伤害相对较小,并且大多数是由于胎盘早剥引起的[32,60-62]。胎儿死亡与胎儿颅骨骨折及颅内出血相关发生的频率相比之下更低些[55]。为了防止对胎儿造成伤害,安全带应定位低,环绕整个骨盆,而不是宫底中部或上部。不正确地将安全带置于宫底,可能会增加在减速伤时传到子宫的直接作用力。紧靠气囊会明显增加作用于产妇腹部和子宫的透壁力[59]。传输的直接作用力,可能会导致胎盘早剥[63]。肩部安全带应调整为舒适位置,置于妊娠子宫之上,并且位置低于双侧乳房的中间[66]。虽然胎儿的伤害及死亡已归因于腰式安全带,仍建议使用约束系统,并且在大多数国家仍是强制性的[32]。通过碰撞测试假人模拟妊娠期间约束状态下的碰撞,获得的数据表明妥善佩戴安全带时未出现传到孕妇子宫较大的力[32,64,65,66]。

闭合损伤时胎儿临床表现

腹部闭合性损伤的严重程度与胎盘早剥的可能性相关。外伤引起的胎盘早剥表现为创伤性事件后 4h 内出现宫缩。创伤的严重程度以及损伤机制不直接与母胎出血的发生或严重性相关联。相对较小的直接腹部闭合性损伤可能很少产生胎盘早剥和(或)母胎出血。

腹部闭合性损伤患者的评估

对妊娠合并腹部闭合性损伤患者的评估类似于非妊娠患者。然而,根据胎龄,妊娠子宫可能会使闭合性外伤的典型症状改变。例如,闭合性创伤时,与非妊娠患者相比,妊娠患者发生肠管损伤的频率较低[21],而肝、脾损伤频率更高。严重闭合性腹部外伤时,高达 25% 的患者存在显著血流动力学改变的肝和(或)脾损伤[9,14]。上腹部疼痛、牵涉性肩部疼痛、疼痛突然发作,以及转氨酶升高可提示肝或脾损伤。

在这种情况下,腹部超声对于识别出血继发腹腔积液是特别有用的。过去几年中,外伤性腹部闭合性损伤的评估已变为 FAST 检查("超声集中评估创伤")[67,68]。FAST 检查是利用超声对 4 个部分包括心包、肝周(右上腹)、脾周(左上腹)和盆腔进行简要的评估。因此,利用 FAST 检查,可早期床头评估腹部游离液体和心包积液的存在。在闭合性腹部和(或)胸部外伤中,FAST 检测是一个非常有用的推定是否存在腹内出血,创伤或非创伤性胸腔积液,或证实可疑心包积血的窗口的检查。在经验丰富的医生中,其评估高血压合并腹部闭合创伤患者腹腔出血的敏感性和特异性高达 100%[69,70]。

FAST 检查常可发现女性患者腹腔内出血,血液可积聚至道格拉斯腔中。快速检测已证明是一种在妊娠期间使用的有效检查工具。Brow 及其同事(2005 年)报道了在 102 例妊娠合并创伤患者中使用 FAST 的准确性。检测出腹腔内出血的敏感性和特异性分别为 80% 和 100%[71]。用于评估腹内出血的存在和其严重性的其他方法包括 CT,诊断性腹腔灌洗。血流动力学稳定的患者,超声可证实腹腔存在液体,而通过使用 CT 扫描可能定性液体的来源和性质[72,73]。腹部超声检测出腹腔内病变相关的腹腔积液的敏感性和特异性已证实与非妊娠患者类似。超声未见腹腔积液的患者需要立即对腹腔内病变行手术治疗的可能性通常较小。

CT 扫描可在超声影像不明确时协助诊断。血流动力学稳定的患者,超声可证实腹腔存在液体,而通过使用 CT 扫描可定性液体的来源和性质。栓塞或肝叶切除,加上填塞及局部控制可改善肝出血。脾切除术通常是脾破裂首选的治疗。妊娠合并腹部闭合性损伤患者剖腹探查的其他指征包括血流动力学不稳定伴随疑似活动性出血、内脏穿孔、感染以及妊娠存活时发生的胎儿窘迫。

直接腹腔灌洗（DPL，direct peritoneal lavage）也可用于妊娠期间。但直接腹腔灌洗一般应在妊娠前 3 个月之后才予以考虑。FAST 检测降低了 DPL 的必要性（图 37.3），且当其与 FAST 及 CT 结果不一致时[71]，其实用性常常受到明显的限制[71]。从理论上讲，DPL 过程相关风险通常可避免，提到其仅是为了完善本文。DPL 阳性标准包括吸取出至少 10mL 的肉眼血、灌洗液血性、血清淀粉酶 > 175U/L、白细胞计数 > 100 000/mm³、红细胞计数 > 500/mm³ 或检测到胆汁、胃肠道内容物或细菌[74]。胎儿预后不受妊娠期间施行 DPL 的影响。然而，在妊娠期间评估创伤时 FAST 检查常减少 DPL 的应用。

血流动力学不稳定的患者，取得 FAST，DPL 和（或）CT 检查结果后可能须接受腹部的手术治疗。不稳定的腹部扩张患者，一般不应因等待评估测试而延误治疗。图 37.4 概述了 FAST、DPL 及 CT 检查在腹部闭合性损伤中的应用。

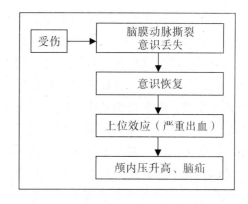

图 37.3　急性硬膜外出血相关事件顺序

产妇血容量变化及腹腔妊娠相关的解剖改变可能掩盖重大腹内损伤。例如，Baerga 等[75] 研究发现，最终需要剖腹探查腹腔病变的妊娠合并腹部外伤患者中 44% 最初无症状。产妇低血压（收缩压 < 90mmHg）和心动过速的出现可能是晚期结果。因此，在这种情况下妊娠死亡的风险要高很多[75]。妊娠合并创伤患者肋骨或骨盆骨折时，应进一步怀疑肝、脾、泌尿生殖道、子宫或其他腹部损伤[1,76]。患者也可能发生子宫破裂，若之前有剖宫产史则更易发生。若患者无手术瘢痕子宫，子宫破裂往往发生在子宫后壁[55]。

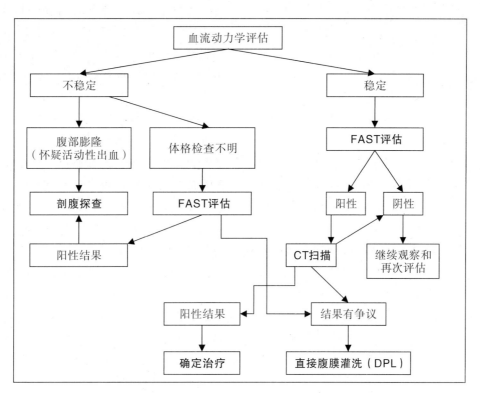

图 37.4　诊断性腹部评估

腹部闭合性损伤的另一个主要原因是妊娠期间的肉体虐待。据估计，1/10～1/6 的孕妇在妊娠期间有时会受到身体或性虐待。除了腹部闭合性损伤，其他伤害通常发生在面部、颈部及四肢近端。严重的胎儿伤害或死亡的可能并非总与母体所受身体虐待的程度有关。一项关于继发于他人暴力的产妇外伤时胎儿死亡的分析指出，其中 5/8 发生胎儿死亡，其余则仅有轻微伤[76]。医疗服务提供者必须考虑到妊娠期间患者可能受到的身体或性虐待[77-79]。

外伤致子宫破裂

妊娠期间，子宫破裂是闭合性外伤的一种比较罕见的并发症，其发生往往随孕龄而增加，并且导致外伤性腹部损伤更加严重。大多数外伤性子宫破裂涉及子宫底。子宫损伤的其他位置及不同程度也可出现。至少已报道有 1 例妊娠子宫完全横断的病例，是由于闭合性车祸伤，再加上不正确安置安全带[80]。继发于外伤的子宫破裂的处理及修复原则类似于治疗非外伤性子宫破裂。如本章稍后回顾的，妊娠期间钝挫伤所致骨盆骨折可能会引起明显的腹膜后出血。对于将来妊娠分娩的产道，出现过骨盆骨折并不是经阴道分娩的绝对禁忌。只要骨盆结构基本上不被破坏，陈旧性骨折并非不稳定，安全的阴道分娩往往是可能完成的。

腹部穿透性损伤

穿透性腹部损伤最常见的两种类型是刺伤和枪伤。与闭合性损伤类似，妊娠也常改变腹部穿透性损伤的常见临床表现。妊娠子宫使腹部位置偏下的器官移向头端。因此，妊娠前 3 个月过后，子宫对其他腹内脏器有保护作用。因此，因腹部枪伤而致产妇死亡率低于非妊娠患者（3.9% *vs.* 12.5%）。然而，胎儿的死亡率（71%）较高[81]。腹部刀伤报告的数据，类似于枪伤，胎儿死亡率高（42%），而产妇死亡率不高[82]。腹部穿透伤时孕产妇的死亡率低，而胎儿死亡率高，可能是由于弹壳或穿透物的影响在宫底以下，从而妊娠子宫阻挡了其他腹腔内容物受到这些穿透性子弹的力[1,29,81,82]。相比之下，高位的腹部穿透伤在妊娠晚期孕妇比非妊娠患者更容易产生小肠损伤。

枪伤

孕妇腹部枪伤的处理包括前面提到的一般复苏措施，应特别注意子弹的通路。必须识别子弹进入、穿出口。如果子弹没有穿出腹部，放射学定位有助于确定子弹位置及预测损伤情况。进入子宫的枪弹弹丸往往会留在子宫内，发生在前方及宫底上方，或从母体背部射入的穿透性创伤，宫外内脏受损的风险很高。枪弹由前方射入或穿入宫底下方的往往不会致使产妇内脏受牵累[83]，可能会直接或间接导致胎儿死亡。大多数学者建议对所有腹内宫外枪伤及大多数宫内伤进行腹腔探查。中东冲突以及其他报道的经验建议宫内损伤处理需要个性化的方法[9,84]。Awwad 及其同事主张对由腹前壁穿入宫底下的枪伤患者进行保守治疗[85]。根据 Awwad 的观点，枪伤时后腹部伤、上腹部伤、胎儿或产妇受损或宫内枪弹残留不宜选择期待疗法。尽管个性化治疗可允许调整方法，但我们一般主张对腹内受枪伤的孕妇患者进行手术探查[86,112]。

刀刺伤

与枪伤相比，腹部刀刺伤一般不太严重，因为"附带损害"的可能性较小，许多妊娠刀刺伤患者不会有需要手术修复的腹腔脏器损伤。由于妊娠晚期区室化的发生，妊娠期间腹部刀刺伤机制会发生改变。妊娠合并上腹部刀刺伤，小肠受牵累较为频繁[10,14]。此外，上腹部是妊娠期间腹部刀刺伤最频繁的部位，包括约 2/3 的腹前壁穿透伤[9]。由于小肠损伤和膈肌受累潜在的灾难性影响可导致高达 66% 的死亡率，以及发生胸椎间盘突出症和小肠绞窄的倾向，故而大多数人建议对妊娠期间上腹部刀刺伤进行手术探查。

根据妊娠孕周，妊娠期间下腹部刀刺伤可能会损伤子宫、胎儿、子宫骨盆血管或膀胱，因此建议行个性化的治疗。FAST 评估，CT 扫描，如有需要则行 DPL，均有利于评估腹腔内出血[29]。羊膜穿刺术和超声检查有助于评估宫内出血，涉及膀胱损伤的情况可能需要影像学评估[9]。事实上，可通过直接探查伤口或伤口造影表现[87]来判定腹腔刀刺伤入口。尽管并不是所有的下腹部刀刺伤都需要探查，但应保持高度警惕需要探查腹部的指征。

直接子宫损伤

在对腹部穿透伤患者进行探查性剖腹时，必须仔细检查子宫是否受伤。如果胎儿足月时出现子宫贯穿伤，剖宫产可能是必要的。并非很广泛的子宫或附件损伤，或胎死宫内并不一定需要清宫[88]。同样，在对非子宫损伤的手术过程中，不一定要通过剖宫产术或全子宫切除术来清宫。发现直接子宫损伤，且是早产、活胎的情况下，如果行剖宫产，造成胎儿或产妇出血、宫内感染的可能性是显而易见的[1,9,89]。这些都是非常困难的情况，需进行风险评估：最适宜的胎龄、胎儿损伤下预期治疗与剖宫产分娩的效益率，以及如果不行分娩孕产妇及胎儿的预后效益率。

其他有关分娩的产科思考问题包括子宫上段的直接子宫损伤，这可能最终需要剖宫产作为首选的分娩途径。子宫下段损伤后延迟分娩可能要建立在对个案具体分析的基础上。

在子宫直接损伤的情况下，早产可以通过宫缩抑制剂治疗，但β拟交感神经药和非甾体抗炎药通常应该避免，因为其分别影响母体的血流动力学和血小板功能[90,91]。从血流动力学的角度看，硫酸镁可能是妊娠合并创伤时治疗早产首选药物。首选使用和（或）指征性使用宫缩抑制剂治疗特发性早产尚未形成普遍的共识。因而，极少有非轶事数据表明使用宫缩抑制剂治疗妊娠合并创伤患者的早产是一个基于证据的可靠建议。众所周知，不稳定的产妇病情，令人担忧的胎儿状态，以及活跃性子宫出血是保胎治疗的禁忌证。

穿透性创伤患者应该预防破伤风感染。对过去免疫但5年未加强的患者注射0.5mL破伤风类毒素。如果患者过去一直未接受免疫，应肌内注射类毒素联合剂量为500U的破伤风免疫球蛋白[92]。

胸外伤

胸外伤对治疗妊娠合并创伤患者的临床医生来说是一个特别的挑战。有关妊娠期间胸外伤（或其处理）的信息极度匮乏。在美国，胸外伤占每年创伤死亡的1/4。胸外伤的识别和稳定是至关重要的，因为不到10%的闭合性胸外伤，及小于30%的胸部穿透伤，需要立即开胸[6,74]。多数情况下，可先通过非手术稳定胸外伤。稳定血流动力学可最终提高需要手术患者的手术成功率。对胸部创伤类型的初步了解，将有助于该创伤小组产科成员在全面复苏受伤孕妇时更有效地提供治疗。

胸外伤分类

胸部外伤可按照功能或机制分类。机制上，胸外伤细分成闭合伤或穿透伤（像腹部外伤）。更为紧迫关键的是识别危及生命的胸外伤，将致命的外伤与潜在严重但并不会即刻致命的胸外伤类型相鉴别。在该讨论中，一般会划分胸外伤为即刻致命性与非致命性两种类型[6,84]。

对创伤患者的初步评估将识别几种致命胸外伤类型。识别后，对致命伤需要适宜的处理。幸运的是，许多即刻致命伤可通过输氧、机械通气、胸腔穿刺或胸腔引流管（胸管）安置进行初步处理。危及生命的胸部受伤（表37.3），包括气道阻塞、开放性气胸、大量血胸、张力性气胸、连枷胸、心包填塞、闭合伤介导的严重心肌功能障碍（闭合性心脏损伤）。

表 37.3　危及生命的胸部损伤

即刻的生命威胁	初始治疗*
气道阻塞	保持气道通畅
开放性气胸	控制伤口，胸廓切开置管
张力性气胸	针头胸廓造口
连枷胸	支持治疗（插管或不插管）
心脏压塞	补液治疗，心包穿刺
严重心肌损害	给予强心剂，治疗心律失常

*在给每个胸部创伤患者的治疗中应有专业人员的指导，以上建议仅为指南，每一个患者应个体化对待

气道管理

如本文其他地方所描述，气道阻塞最初应通过CPR进行救治，如有需要，进一步通过早期插管或环甲膜穿刺术进行系统治疗。颈托及

下颌托保护颈椎在对所有未评估颈椎情况的患者插管过程中是至关重要。在妊娠期间，胃内容物吸入增加额外的风险，这就需要更积极使用气管插管或外科手术气道管理。对氧合作用和有效肺部气体交换的需求往往先于复苏的所有其他方面[18,93]。

张力性气胸

张力性气胸随着单向流动气体积聚至胸腔而逐渐发展。伴随每次吸气，胸膜腔内的压力逐渐增加。当胸腔内压力增加至高于大血管压力的水平时，可能导致血流动力学不稳定。出现呼吸窘迫、低血压、心动过速、呼吸音减弱或消失，也可能出现颈静脉怒张，气管偏差的情况，这时可考虑张力性气胸的临床诊断。张力性气胸的鉴别诊断包括大量血胸（胸部病理生理学及治疗方法类似）和心包填塞（不太常见）[94]。影像学确诊疑似张力性气胸通常只适用于后期验证相关性[95]。

除了外伤外，其他原因引起的张力性气胸包括中央导管的植入、大泡性肺气肿、机械通气。不论其病因，立即识别和治疗张力性气胸或大量血胸是至关重要的。于锁骨中线第二肋间行针穿刺胸腔，将张力性气胸转换为一个简单的气胸。常规的治疗方法是在病损胸廓插入胸腔引流管。此时，通常放置胸腔引流管于第五肋间（乳头平面）腋前线至中线[96]。在妊娠期间必须额外注意，因为其正常膈肌升高[1]。妊娠期间，不慎于腹部插入胸管，将更容易产生的膈肌、肝、脾损伤。如果胸腔引流管放置在第五肋间腋前线至中线以外的位置，尤其是当这种管子被放置在较低的肋间，必须特别注意这个潜在的严重并发症。为了减少穿刺入腹部的机会，应考虑采取比平时高出至少一个空隙放置胸腔引流管。

血　胸

如前所述，大量血胸的初步处理为放置胸腔引流管。为了促进胸部血液引流，胸腔引流管应安置于下部（插入腋中线第五肋间）。再次提醒的是应小心避免进入腹部。通常建议使用大的胸腔引流管（如38 French）。如果从管中引流出的初始血液量≥1500mL，可能有必要早期

开胸手术。胸腔引流管持续每小时引流300mL或以上也表明有开胸手术的需要。直到由一名称职的胸创伤外科医生对患者进行评估前，应当采取其他暂时性措施，如血浆代用品、输血，以及回收细胞进行自体血回输[94,97,98]。

开放性气胸

开放性气胸通常被称为"胸部吮吸伤"。如果血胸伤口的大小接近或大于气管直径，根据物理原理，空气将优先通过胸壁进入胸腔，而不是吸气时通过气管进入。因此，大量闭塞敷料包扎开放性伤口，以暂时恢复有效通气。最终，需要将胸腔引流管置于胸腔通道伤口远端以及手术修复[74]。

心包填塞

在之前对张力性气胸的讨论中，已提到心包填塞。填塞通常发生于穿透伤，没有张力性气胸常见。心包填塞最终导致灾难性低血压，无脉性电活动（机电解离）。由于心包不协调，快速回血量相对较少，会引起血流动力学损伤。诊断包括其临床特点（Beck 三联征：静脉压升高、动脉压下降、心音低沉），影像学检查（心影扩大）或超声心动图。不幸的是，张力性气胸时往往没有充足的时间明确诊断心包填塞。心包穿刺是合格的操作人员一项救生的权宜之策。快速补液，常常也可暂时缓解这个问题。正如放置胸腔引流管，心包穿刺应注意妊娠患者膈肌通常是升高的。彻底治疗心包填塞通常需要由一名有资质的胸外科医生开放心包[99,100]。

连枷胸

连枷胸的发生是创伤引起的部分骨性胸壁从其余胸部成分剥离造成的。连枷胸易导致呼吸衰竭，因疼痛引起的肺不张以及相关的肺挫伤[101,102]。呼吸时部分胸壁的矛盾运动现象、直接体检，以及胸部影像学评估可作出该诊断。顽固性低氧血症或其他损伤的连枷胸患者可能需要插管及机械通气[93,94]。

闭合性心脏损伤

较大的胸外伤可以导致内部心肌损伤。心肌挫伤、低灌注引发的心肌缺血，或滥用药物

都可能引起或加重心肌损伤。由于外伤介导的心肌损伤可能本身与挫伤无关，故更准确的术语"闭合性心肌损伤（BCI，blunt cardiac injury）"已取代了原有"心肌挫伤"。虽然通常在进一步检查后做出诊断，也可以在首诊期间注意到潜在的致命性心律失常。这些心律失常可以由最初的损伤引起，也可因受伤心肌缺血再灌注而引发。建议对这类心律失常进行标准化治疗，以减少心律恶变的可能和心脏骤停[103-106]。通过心电图检查，可确定患者发生致命性心脏节律障碍的风险是否较低。伤后 8h 肌钙蛋白 I 低于 1.5ng/mL 也预示预后稳定[107]。

其他胸外伤

进一步检查时也可以发现不断变化的致命胸外伤，但通常此类伤害的进展没有初诊时确诊的损伤危急。进一步检查时发现的潜在致命伤包括肺或心肌挫伤、主动脉食管破坏、气管或支气管破裂、创伤性膈肌破裂[6]。

肺挫伤是胸部闭合伤一种非常常见的并发症[74]。挫伤的继发效应导致进行性低氧血症。通常情况下，肺挫伤时呼吸衰竭往往不会立即出现，而是隐匿性进展。影像学上表现出的弥散损伤是肺挫伤的特征。仔细的临床监测、频繁的血气分析以及降低指征的插管及机械通气有助于降低严重肺挫伤患者的死亡率[8,106,107]。

对于所有胸部或上腹部创伤孕妇患者，需要考虑到妊娠期间创伤性膈肌破裂在上腹部损伤时发生概率增多[14]。

外伤性主动脉破裂常发生于机动车事故，或高处坠落[106]。发生主动脉破裂的机制是主动脉相对固定，突然减速时其移动或弯曲能力降低，导致血管撕裂一层甚至多层。主动脉破裂的临床表现是多变的，这取决于破裂的程度。例如病变或横断未控制前，患者通常在抵达医院之前或之后不久抽血，而包含血肿的患者在医院抽血更为频繁。局限性主动脉破裂的诊断可能会更加困难，因为其通常会伴发适度的低血压，特别是动脉韧带附近的病变。纵隔增宽、主动脉结闭塞，或第一或第二根肋骨骨折均可提示主动脉破裂[97,106,122]。超声、磁共振成像或 CT 摄片可协助诊断主动脉破裂，但血管造

影是外伤性主动脉破裂的明确诊断[6,108]。在处理妊娠患者创伤时，如果需要诊断和（或）治疗产妇的致命伤，必要的医疗影像学检查不应推迟。

气管支气管树损伤（TBI，tracheobronchial tree injury）可能会产生突发性气道阻塞，尤其是在难治性气胸、皮下气肿或爆炸伤时，警惕该病发生是必要的，以便及早诊断。TBI 患者经常需要手术干预[94,108,109]。

食管创伤往往是胸外伤隐匿的病症，其通常伴有胸部穿透伤，但也并非总是如此。任何腹壁严重损伤患者，胸骨创伤患者、气胸而无胸壁损伤患者，或在患者胸腔引流管持续发现颗粒物应怀疑食管破裂。食管镜或造影检查可确认诊断。出血或严重纵隔炎可直接导致死亡[6,110,111]。

虽然对胸外伤的评估应交给熟悉胸部创伤处理的胸科专家，但是了解潜在致命性胸外伤的发展往往有助于产科医生识别和稳定胸外伤患者。

头外伤

大约 50% 的创伤死亡都与头外伤相关。超过 60% 的机动车相关创伤死亡是由头外伤引起[6]。在库克郡（伊利诺伊州）最近的一次妊娠合并创伤死亡的回顾中，大约 10% 创伤产妇的死亡是直接由头外伤引起的[112]。

头部外伤时，患者颅骨和脑的生理、病理生理方面的变化至关重要。大脑是身体最受细心保护的器官之一，颅骨和脑脊液可防止大脑免受轻微外伤。然而，在严重创伤时，这两个保护者可能会导致或加重脑损伤。大脑对灌注减少耐受性差，脑组织很少甚至根本没有代谢储备。脑耗氧量必须保持至少 1.5mL/100（g·min）以上，防止受伤。氧气输送到大脑，受血压、血液中的氧含量、血流分布，及相对灌注压的决定。因为颅骨内封闭的空间被血液、脑脊液、脑容积占去，而根据称为 Monro-Kellie 的学说，颅内压是所有 3 个组成部分的函数关系。脑水肿导致大脑体积增加，从而产生颅内压增高。颅腔外伤性血液堆积同样会增加颅内

压。通常情况下，对头外伤患者这两种机制都会存在[113,114]。

脑外伤自动调节

在一个很宽的血压变动范围内，脑通常可维持自动调节功能。极端的血压变化，如发生多发性创伤患者的低血压会增加大脑自动调节能力的负担。合并脑水肿和（或）颅内出血时，低血压进一步加剧大脑自动调节的失调。当受伤大脑失去了自动调节能力时，会发生永久性脑损伤。最后，因为头颅是一个封闭系统，升高的血管外大脑压力扩散透壁导致脑循环的驱动压显著减少。这种流动直接决定于压力变化，脑灌注压（平均动脉血压－颅内压）减少导致有效的脑血流减少。因此，正常血压时，根据脑肿块的大小，脑灌注压成比例减少。因此，显而易见，急性颅脑损伤往往是永久性的，并且在创伤发展过程中，神经元细胞很难耐受，可能会导致细胞死亡及永久伤害。急性脑复苏的治疗目标是通过对非功能区但仍有活性的脑组织（脑梗死边缘区）再灌注以限制细胞死亡。临床医生实现这一目标的能力往往是有限的[115,116]。

脑损伤的另一个特点是继发损伤，或再灌注损伤。原发损伤导致上述自动调节功能的丧失。不幸的是，通常受伤部位的自动调节功能已缺失或减弱，这些部位又可能发生再灌注。再灌注过程通过机械（通过水肿）或代谢（通过不当基板生产）引起损伤[117]。

为了避免或减轻永久性脑损伤，必须对头外伤患者进行脑复苏。越早开始复苏，受伤但仍有活性的神经组织存活的机会就越大[117-119]。

创伤时脑损伤机制

穿透性颅脑损伤的机制较明显。闭合性头部外伤，特别是在减速事件中，大脑的运动首先发生在一个方向上，继而发生反弹运动，在相反的方向产生一个冲击－对冲效果。闭合性颅脑损伤，可发生冲击或对冲位点淤血或脑挫伤而无皮肤组织和颅骨重大损伤。脑外伤所致的脑出血常常由于严重挫伤。硬膜下或硬膜外血肿产生的原因为直接撕裂伤或分别由硬膜下或硬膜外血管撕裂所致[6,116]。

创伤性脑损伤的初始处理

对疑似创伤性脑损伤的初始处理，正如前面所讨论的，从基本的"ABC"开始。显著性低血压，定义为非产妇患者收缩压低于 60mmHg，可能导致或加重意识改变。因此纠正低血压是很重要的。虽然有可能，但神经系统损伤导致的低血压还是少见的。除非有明确证据，否则颅脑损伤时存在的低血压通常是由其他原因造成的。在昏迷的创伤患者中，严重低血压可能是中枢性的。这个"Cushing 效应"另外的特点包括心动过缓和呼吸频率下降[113]。意识水平的改变可能由于酒精或药物的摄入。对大多数意识状况改变的创伤患者，建议进行毒理学评价。除非有完整的证明，意识水平改变不应该单单完全归因于酒精或其他药物的摄入。最后，其他的医学状况，如低血糖，可偶尔刚好在创伤时出现。

基线和持续的心理评估，对所有创伤患者建立参照系是必要的。精简的"A－V－P－U"迷你测试（图 37.1）是主要调查工具。在进一步检查中，需要更广泛的评估，推荐如 GCS（表 37.2）[15,16]。8 分及以下的分数是昏迷的诊断指标，被归类为重型颅脑损伤[6,114,118]。如果 GCS 为 9~12 分，伤势被列为中等。GCS 评分大于 12 分，被列为头部轻微伤[108,116]。再次，GCS 和其他神经系统检查需要经常进行，从而可以识别神经系统反应的趋势变化。2 分或更多GCS 评分的减少反映了病情恶化的趋势[108]。除了 GCS 评分，瞳孔大小不等，发现肌肉运动不一致，开放性颅脑损伤，脑脊液漏或脑组织外露，和（或）凹陷性颅骨骨折的存在也表明重型颅脑损伤。最后，如果头痛严重程度显著增加，一侧瞳孔增大，或发现侧向运动逐渐减弱，此时需要特别注意。

头外伤患者适当的即时检查包括 X 线片（X线检查）、CT 以及神经系统检查或神经外科咨询。医生检查患者前，应尽可能避免使用镇静和（或）麻醉药物。一般来说，所有中重度颅脑损伤患者应行放射学检查以评估颈椎骨折。然而，颅骨 X 线片往往没有帮助[108]，而体检或CT 成像提供了更可靠的信息和更高质量的数据。CT 成像是一种重要的工具，除女性轻微伤，评价所有头外伤患者头部受伤情况均需 CT 检查。严重损伤，尽早行 CT。然而，患者检查过程中，充分监测患者情况是十分重要的。一旦颈椎骨折排除，扫描过程中妊娠 20 周 + 的妊娠患者应向左侧倾斜[9]。头部受伤可简单分类为弥漫性脑损伤、局限性脑损伤、颅骨骨折（表 37.4）[6,8,116]。

表 37.4　急性头部创伤分类

弥漫性脑损伤
震荡伤
弥漫性轴索损伤
局灶性脑损伤
震荡伤
出血和（或）血肿
脑实质血肿
脑膜出血和（或）血肿
急性硬膜外出血和（或）血肿
蛛网膜下出血和（或）血肿
颅骨骨折
单纯性骨折
颅底骨折
颅骨凹陷性骨折

弥漫性脑损伤

　　弥漫性脑损伤可分为脑震荡或弥漫性轴索损伤。脑震荡是全脑功能发生广泛的、短暂性的中断。虽然在震荡中恢复的受害者往往有错乱、头痛、头晕等症状，但任何持久的神经系统异常，必须考虑为脑震荡患者的其他病因。许多作者认为 5min 或更长时间失去意识的患者，应至少在医院观察 24h[120]。其他区分更严重的典型震荡和轻微脑震荡（后遗症的可能性较小）的标准包括意识是否丧失、失忆的持续时间，以及是否存在持续性记忆缺失。弥漫性轴索损伤（Diffuse axonal injary，DAI），俗称"闭合性颅脑损伤"，是由于弥漫性脑损伤导致的广泛波及整个大脑的脑损伤或脑水肿[118]。长期昏迷是 DAI 的标志。CT 检查显示脑水肿而无病灶。约 50% 的产生昏迷的大脑损伤都由 DAI

引起的。DAI 临床上归类成轻度、中度和重度 3 个类别[121]。严重 DAI 的死亡率约 50%。长期的支持治疗和控制产生颅内高压的因素是唯一的治疗方法。部分或完全恢复是可能的，但永久性昏迷（"慢性植物人"），常常是严重 DAI 的必然后果。

局灶性脑损伤

　　局灶性脑损伤是指脑损害发生在一个相对局限的区域。局灶性脑损伤的类型包括挫伤、出血和血肿。由于局灶性的伤害可能会产生占位效应并损害正常脑组织，快速诊断和治疗局灶性脑损伤可改善预后、促进恢复。

　　挫伤，如前所述，通常是由于减速引起的冲击 - 对冲损伤。虽然挫伤可以发生在任何地方，但最常见的部位是额叶和颞叶顶端。除了产生局灶性损伤，迟发性出血和水肿的占位效应也可造成危害[116]，建议长期观察。如果检测到神经功能恶化，即可认为是占位效应，可能会建议手术。

　　出血和血肿，按照功能可分为发生于脑膜下脑区域或脑实质的脑区域。脑实质内出血包括脑内血肿、刺穿伤和飞弹（子弹）伤。脑膜出血进一步分类为急性硬膜外出血、急性硬膜下血肿，以及蛛网膜下腔出血。

　　急性硬膜外出血（AEH，acute epidural hemorrhage）通常是由于脑膜中动脉的撕裂。尽管占引起昏迷的急性脑损伤的 1% 或更少，AEH 可以迅速发展甚至致命。图 37.3 描述通常情况下 AEH 相关事件的发生顺序。需要注意的是，AEH 患者可能会在病灶大规模再出血而迅速恶化之前有中间清醒期[143]。如果早期行手术治疗，预后良好（91% 存活）[118]。如果直到偏瘫，瞳孔固定前没有及时排空出血，预后较差。AEH 实际上是急性脑损伤的"前置血管"，快速识别和治疗可显著改善预后。

　　蛛网膜下腔出血（SAH，subarachnoid hemorrhage）是发生在蛛网膜下腔的出血，可出现脑膜刺激征，因而有头痛和（或）畏光症状。因为蛛网膜下腔的空间远远大于硬膜外腔，SAH 通常不会迅速进展死亡。虽然血性脑脊液是 SAH 一个标志，CT 扫描已基本取代腰椎穿刺成为诊断 SAH 的诊断。治疗有时并不需要排空血肿，如果不进行排空，需支持治疗。脑膜刺激产生不必要的脑动脉血管痉挛。诊断脑动脉血管痉挛患者，根据临床检查可能有神经功能缺损，以及经验性治疗和（或）通过经颅血管多普勒和（或）脑血管造影确诊。治疗脑动脉血管痉挛，涉及血容量负荷，升压药引起的高血压，可用钙通道阻滞剂尼莫地平治疗。治疗顽固性痉挛一直倡导使用血管造影注入罂粟碱和（或）钙离子通道阻断剂，或直接球囊血管成形术[114,119,122]，但目前仍没有最佳治疗的明确共识[123]。

急性硬膜下血肿（SDH, subdural hematoma）是严重脑出血较常见的原因之一。SDH 通常由大脑皮层和硬脑膜之间的桥静脉破裂引起，但是，也可能是因为大脑实质或皮质动脉的直接撕裂伤。SDH 的临床表现往往取决于血肿扩散的速度。迅速扩张的血肿比稳定的慢性 SDH 的预后差。SDH 死亡率为 60%，早期减压对迅速进展的 SDH 可能产生有利影响[20,118,120]。另有主张对直径大于 1cm，在大脑中线引起结构改变的硬膜下血肿行早期（伤后 4h 内）减压。对硬膜下血肿小于 5mm，只有轻微甚至无神经症状的患者，可选择期待疗法。

脑内血肿可发生在大脑中的任何地方。症状和愈后取决于血肿的大小和位置。脑室和小脑内的出血预示着预后较差。在得到神经外科的评估结果前，穿透伤的弹片或抛射物应留置原处。枪伤应该找出对应入口和潜在的出口。CT 可以帮助定位所有剩余的子弹碎片。非穿透性的枪伤可能导致显著闭合损伤[118,125]。

颅骨骨折是比较常见的，可伴或不伴重型颅脑损伤。由于颅骨骨折，可能是颅腔内发生显著能量扩散的征象，多数看似简单的颅骨骨折患者还是应该留院观察，并行一系列神经系统外科检查。

颅骨骨折

不同类型的颅骨骨折需要不同的临床考虑。线性非凹陷性颅骨骨折，往往横过骨缝线或血管动脉沟，可伴有硬膜外出血。而凹陷性颅骨骨折，可能需要手术抬高复位凹陷骨片。另一方面，开放性颅骨骨折，几乎都需早期手术干预。颅底骨折可不立即产生明显临床征象。前颅底骨折易发生因鼻饲管放置不慎而进入颅内[116]。

颅骨骨折标准化诊断需要头颅 CT 扫描和查体。颅骨 X 线通常对初步评估头外伤没有帮助。尝试详细诊断颅骨骨折，不应拖延其他头外伤的识别和治疗。

头外伤：一般原则

头外伤治疗中的重要支柱包括维持脑血流灌注、减少脑水肿、消除或减少出血、预防感染。症状不断变化或持续昏迷的患者需要立即进行评估，进而进行神经外科干预。维持正常的动脉血压将有助于改善头外伤时常见的受损脑血管自动调节功能。血糖正常化将有助于提供脑代谢的需要。应避免高血糖，因为其像低血糖一样不可取[114,120]。

图 37.5 概括了重型颅脑损伤患者鉴别分类以及高、中、低风险病变特点的总体框架。应该指出的是，眼球侧方运动缺损及 GCS≤8 需要立即进行手术治疗的评估。一般主张颅内压（ICP, intracranial pressure）监测作为改善脑外伤预后的一项措施。ICP 监测的适应证和有效性方面有明显的分歧。目前的共识建议对复苏后 GCS 评分 8 分及以下的昏迷患者使用 ICP 监测，这些患者通常 CT 影像学有病理异常。对 GCS 8 分及以下而没有 CT 异常的患者，如有以下两个或两个以上表现则需 ICP 监测：年龄 >40 岁，单侧或双侧的姿势异常，伤后任何时间收缩压低于 90mmHg[117,126,127]。ICP 异常的内科治疗包括控制性过度换气，甘露醇、巴比妥类药物、袢利尿剂，限制血容量，头部抬高[117]。当 ICP 监测到颅内压在 20～25mmHg 以上时，一般有必要采取治疗措施以降低 ICP。

过度换气的原理是通过减少脑血流灌注瞬时降低颅内压。一旦使用，过度换气可达到 $PaCO_2$ 的极值：26～28mmHg[128]，尽管针对妊娠的 $PaCO_2$ 极值水平尚未建立。过度换气不能有效"预防"ICP 升高[6,112,129]。如果突然停止过度换气，ICP 可能会迅速上升。目前的数据对长久以来临床实践积极使用过度通气用于治疗或预防颅内高压提出质疑。非妊娠患者，持续过度换气往往得不到理想效果。过度换气的不利影响可能是由于减少了受损神经组织周围正常脑实质的血流引起的。如今已不再推荐过度换气，应尽可能避免在急性脑损伤后最初 24h 内使用。即使使用，该技术仅保留临时治疗严重的顽固性颅内高压。正常妊娠对二氧化碳介导的脑血流调控的影响（代偿性呼吸性碱中毒）尚不清楚。

甘露醇通过高渗利尿发挥功效。0.5 ~ 1g/kg 体重的剂量通常作为治疗颅内高压主要的措施[130]。有必要经常监测血浆渗透压，如果渗透压大于 315 ~ 320mOsm/L，应停用甘露醇。ICP 持续高于 20 ~ 25mmHg 时需进行处理。另外，脑灌注压导向治疗（CPP = 平均动脉压 - ICP）可通过使用甘露醇，以及增加外周动脉平

均压力的周围血管收缩剂实现。目前，CPP 既没有标准化的建议，也没有为实现特定的 CPP 治疗效果而采取的最有效方法的建议。甘露醇理论上可影响子宫胎盘灌注和（或）胎儿血容量的动态平衡。然而，甘露醇用在重型颅脑创伤的严重情况下，其益处远远超过这些风险[9,116]，也可与呋塞米或其他袢利尿剂合用。应避免输液量过多，尤其是低渗性溶液。头抬高 20° 可能会略微减少静水压。

巴比妥类药物用来治疗难治性颅内高压。该药物可减少脑氧耗量[118,119]，但并没有明确指示类固醇皮质激素可用于治疗创伤性脑水肿[120,131]。其他一些不太成功的治疗难治性颅内高压的措施包括：降温、开颅减压术、高渗盐水，以及各种神经保护新药，而神经损伤方面的研究正在进行。

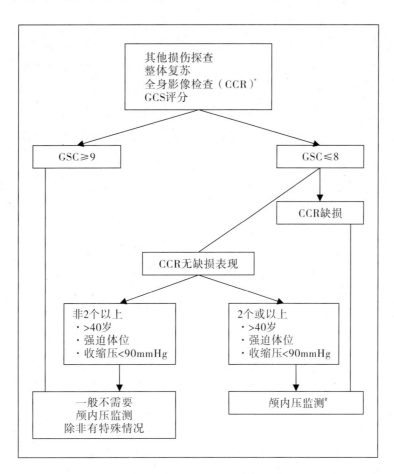

图 37.5　创伤昏迷患者的初始评估。＊神经外科专家建议在对昏迷患者的评估中积极进行，#侧索硬化病损并且 GCS < 8 分需要快速手术探查（资料来源于文中）

脑外伤时分娩考虑

急性颅脑损伤患者的最佳分娩途径尚未确定[132]。为解决这一问题，Hunt 等于 1974 年对伴或不伴创伤性脑损伤的孕妇的原始数据进行大规模研究[132]。尽管如此，有关伴或不伴创伤性脑损伤患者推荐的分娩途径的数据十分有限。建议向神经内科学专家和（或）神经外科医生寻求个性化治疗与咨询。

快速诊断，早期神经外科干预以及精神心理支持治疗，为严重脑损伤患者提供良好预后的最大希望。医生共同协作，适当和及时头颅CT 扫描，进行一系列神经系统检查，可减少脑外伤的发病率和死亡率。改善产妇预后可为改善胎儿预后提供最大的希望。

骨创伤

已发表的妊娠合并骨折处理专业方面的信息非常有限。救治一位复杂妊娠患者需要有资质的产科医生、妇科医生或母胎医学专科医生的专业知识，而对于骨折的具体处理已超出这段文字描述的范围之外，应该是由受过严格训练和具备相应资格的骨科专家提供。然而，有几个重要的点和问题有助于产科医生为多处骨折的妊娠合并创伤患者提供诊治。

初步评估患者骨外伤时，仅急性下肢损伤和不稳定性骨盆骨折其相关出血通常是即刻致命的——需要急诊科或立即手术室处理[133]。急性下肢出血的治疗通常根据出血部位、出血程度以及损伤本身进行。不稳定性骨盆骨折或脱位可能会导致明显的盆腔出血。如果面临一个出血的不稳定性骨盆骨折患者，大多数骨科专家建议放置骨盆外固定支架以减轻盆腔容积和稳定骨盆环。出血一般需要得到控制使复苏成功，专注于其他伤害[134]。这本书的其他章节将介绍深静脉血栓预防的重要性：这对骨科损伤患者深静脉血栓形成的预防是非常重要的。

骨科紧急处理［在初步复苏和救生措施时和（或）之后］一般包括断肢或血管离断的处理，对开放性骨折清创缝合。严重错位下肢截肢的必要性直接与患者年龄、骨骼或软组织损伤的程度、全身性低血压和（或）休克的程度、肢体缺血的程度和持续时间相关。断肢再接是可能的，但应在病情初步稳定后再适当考虑[135]。

开放性骨折清创和固定将有助于缓解疼痛，并可改善长期预后。早期但非立即骨折固定有助于提前活动。对伴头外伤的股骨骨折创伤患者，在复苏过程中，骨折的固定和修复通常不是当务之急。但是，建议相对早期完成股骨骨折的修复，其依据为，股骨骨折于伤后 3～5d 颅脑损伤患者稳定后处理可改善预后[136]。钢针固定可稳定骨折，但并不会增加急性呼吸窘迫综合征的发病率（先前的观点认为骨折手法复位可引起栓塞）。

急性骨筋膜室综合征（ACS，acute compartment syndrome）是四肢严重损伤的严重表现之一。ACS 是组织水肿和（或）出血引起筋膜室壁内压力增加而导致的。ACS 并不是骨创伤的一种罕见的并发症。高达 17% 继发于机动车事故的胫骨骨折患者可发展为 ACS[137]。诊断的临床要点包括剧烈疼痛、压痛以及受累的下肢肿胀。远端脉搏消失属晚期表现。患肢筋膜间隙张力测量可代替临床表现作为诊断依据。治疗方法是筋膜切开术，如能早期诊断则可改善预后[138]。

如前所述，已发表的关于妊娠期间骨创伤的具体处理方面的临床经验匮乏。然而，在本节讨论的一般原则，可为妊娠期间的处理奠定基础。多学科诊治对处理复杂情况是很有帮助的。

妊娠期间脊柱损伤

脊髓损伤将对创伤患者产生近期以及长期的影响。如本章前面所提到的，颈部和背部的稳定对任何疑为颈部或背部受伤患者的救出、运输和初步复苏阶段是极重要的。插管时使用靠背板和颈托对保存任何残留的功能以及防止进一步加重脊髓损伤是至关重要的。与其他外伤类似，外伤性脊髓损伤后避免全身性低血压可改善神经系统的恢复。

怀疑颈部或背部有创伤时，必须同时行颈

椎 X 线和脊柱 CT。应用特定的影像学筛查技术，在排除脊髓损伤时颈椎 X 线和 CT 相结合可使阴性预测值超过 99%[139,140]。稳定已确诊的脊柱损伤需要一位经验丰富的神经外科医生，这些情况的手术治疗超出本文的范围。是否早期(急性致命伤复苏后及早期治疗)手术修复患者脊髓损伤仍有分歧。另一个未解决的问题是关于使用糖皮质激素的使用。为解决全身性皮质类固醇治疗是否能改善外伤性脊髓损伤后神经预后的问题，一些随机和非随机试验已进行。闭合性脊髓损伤是否使用皮质类固醇也有分歧[140,141]。皮质类固醇对穿透性脊髓损伤(如枪伤)似乎是无效的[142]。如果最终选择使用，应在受伤后 8h 内进行。

脊髓损伤时，可有一些自主神经不稳定的表现。近期颈椎或胸椎脊髓完全横断的患者会丧失交感神经支配。迷走神经传入和传出神经是通过保存完好的迷走神经通路发挥作用的，刺激副交感神经的结果是全身性低血压和心动过缓，散热增加，并可能导致少尿。初始用等渗液体复苏的治疗可能不会完全奏效，这时需要升压药和(或)强心剂(多巴胺)。对非妊娠患者，控制平均动脉压至少在 85～90mmHg，这个目标值可实现最好的神经功能预后[140,143]。由于公布的数据局限于孕妇人群，这就需要对可行胎儿进行胎心监测，以实现个体化指导。

非急性的 T5T6 以上的部分横断可能会使患者避免发生自主神经反射异常的风险。内脏传入刺激，往往导致儿茶酚胺大量释放，伴有显著的血压升高和其他交感神经后遗症。分娩时子宫收缩、膀胱扩张、便秘或病变水平以下浅表的皮肤受刺激，可能会产生这种情况[144,145]。对分娩患者，硬膜外麻醉或腰麻可以减轻未控制的传入刺激。未行硬膜外麻醉或腰麻患者，可通过应用直接作用于受体的药物或神经节阻滞控制高血压[140]。

对严重脊髓损伤患者的长期护理超出本章讨论目的。严重的病损可能给脊髓损伤患者造成终身的障碍。

总　结

妊娠合并创伤向产科医生和急诊室提出了特殊的、直接的挑战。一般来说，在妊娠合并创伤患者救治时不应避免使用和改良单纯创伤时诊断和治疗的最有效的方法。产科和非产科应协作提供医疗措施，共同处理，以确保合理救治妊娠合并创伤患者以及胎儿。

参考文献

[1] Laverly JP, Staten-McCormick M. Management of moderate to severe trauma in pregnancy. Obstet Gynecol Clin North Am, 1995, 22: 69.

[2] Vainer MW. Maternal mortality in Iowa from 1952 to 1986. Surg Obstet Gynecol, 1989, 168: 555.

[3] Fildes J, Reed L, Jones N, et al. Trauma: the leading cause of maternal death. J Trauma, 1992, 32: 643.

[4] Sachs BP, Brown DAT, Driscoll SG, et al. Maternal mortality Massachusetts: trends and prevention. N Engl J Med, 1987, 316: 667.

[5] Satin A, Hemsell DL, Stone IC, et al. Sexual assault in pregnancy. Obstet Gynecol, 1991, 77: 710.

[6] American College of Surgeons, Committee on Trauma. Advanced Trauma Life Support. 7th ed. Chicago: First Impressions, 2004.

[7] Vaizey CJ, Jacobson MJ, Cross FW. Trauma in pregnancy. Br J Surg, 1994, 81: 1406.

[8] American College of Surgeons. Advanced Trauma Life Support for Doctors – Faculty Manual. 7th ed. Chicago: First Impressions, 2004.

[9] Kuhlman RS, Cruikshank DP. Maternal trauma during pregnancy. Clin Obstet Gynecol, 1994, 37: 274.

[10] Scorpio RJ, Esposito TJ, Smith LG, et al. Blunt trauma during pregnancy: factors affecting fetal outcome. J Trauma, 1992, 32: 213.

[11] Hoff WS, d'Amelio LF, Tinkhoff GH, et al. Maternal predictors of fetal demise during pregnancy. Surg Gynecol Obstet, 1991, 172: 175.

[12] Dilts PV, Brintzman CR, Kirschbaum TH, et al. Uterine and systemic hemodynamic inter-relationships and their response to hypoxia. Am J Obstet Gynecol, 1967, 103: 38.

[13] Greiss F. Uterine vascular response to hemorrhage during pregnancy. Obstet Gynecol, 1966, 27: 408.

[14] Hankins GDV, Barth WH, Satin AJ. Critical care medicine and the obstetric patient // Ayres SM, Grenuik A, Holbrook PR, et al. Textbook of Critical Care. 3rd ed. Philadelphia: WB Saunders, 1995, 50 - 64.

[15] Jennett B, Teasdale G, Braakman R, et al. Prognosis of patients with severe head injury. Neurosurgery, 1979, 4: 283.

[16] Teasdale G, Jennett B. Assessment of coma and impaired consciousness: a practical scale. Lancet, 1974, 1: 81.

［17］ Baxt WG, Moody P. The differential survival of trauma patients. J Trauma, 1987, 27：602.

［18］ Rutherford EJ, Nelson LD. Initial assessment of the multiple trauma patient∥Ayres SM, Grenuik A, Holbrook PR, et al. Textbook of Critical Care. 3r ed. Philadelphia：WB Saunders, 1995, 1382 – 1389.

［19］ Winchell RJ, Hoyt DB, Simons RK. Use of computed tomography of the head in the hypotensive blunt-trauma patient. Ann Emerg Med, 1995, 25：737.

［20］ National Blood Transfusion Service Immunoglobulin Working Party. Recommendations for the use of anti-D immunoglobulin, 1991, 137 – 145.

［21］ Pearlman MD, Tintinalli JE, Lorenz RP. Blunt trauma during pregnancy. N Engl J Med, 1990, 323：1609.

［22］ Goodwin TM, Breen MT. Pregnancy and fetomaternal hemorrhage after noncatastrophic trauma. Am J Obstet Gynecol, 1990, 162：665.

［23］ Rose PG, Strohm PL, Zuspan FP. Fetomaternal hemorrhage following trauma. Am J Obstet Gynecol, 1985, 153：844.

［24］ Bowman JM. Management of Rh-isoimmunization. Obstet Gynecol, 1978, 52：1.

［25］ Laml T, Egermann R, Lapin A, et al. Fetomaternal hemorrhage after a car accident：a case report. Acta Obstet Gynecol Scand, 2001, 80：480.

［26］ American College of Obstetricians and Gynecologists. Practice Bulletin No. 282. Prevention of RhD Alloimmunization. Washington, DC：American College of Obstetricians and Gynecologists, 1999.

［27］ Boyle J, Kim J, Walerius H, et al. The clinical use of the Kleihauer – Betke test in Rh positive patients. Am J Obstet Gynecol, 1996, 174：343.

［28］ Weiss HB, Songer TJ, Fabio A. Fetal deaths related to maternal injury. JAMA, 2001, 286：1863 – 1868.

［29］ Fries MH, Hankins GDV. Motor vehicle accident associated with minimal maternal trauma, but subsequent fetal demise. Ann Emerg Med, 1989, 18：301.

［30］ Pearlman MD, Tintinalli JE, Lorenz RP. A prospective controlled study of outcome after trauma during pregnancy. Am J Obstet Gynecol, 1990, 162：1502.

［31］ Williams JK, McClain L, Rosemursy AS, et al. Evaluation of blunt abdominal trauma in the third trimester of pregnancy. Obstet Gynecol, 1990, 75：33.

［32］ American College of Obstetricians and Gynecologists. Obstetric Aspects of Trauma Management. Technical Bulletin No. 251. Washington, DC：American College of Obstetricians and Gynecologists, 1998.

［33］ Pritchard JA, Brekken AL. Clinical and laboratory studies on severe abruptio placentae. Am J Obstet Gynecol, 1967, 97：681.

［34］ Higgins SD, Garite TJ. Late abruptio placentae in trauma patients：implications for monitoring. Obstet Gynecol, 1987, 63（Suppl）：510.

［35］ Dahmus MA, Sibai BM. Blunt abdominal trauma：are there predictive factors for abruptio placentae or maternal-fetal distress? Am J Obstet Gynecol, 1993, 169：1054.

［36］ Katz JD, Hook R, Baragh PG. Fetal heart rate monitoring in pregnant patients undergoing surgery. Am J Obstet Gynecol, 1976, 125：267.

［37］ Evrard JR, Sturmer WQ, Murray EJ. Fetal skull fracture from an automobile accident. Am J Forensic Med Pathol, 1998, 10：232.

［38］ Hartl R, Ko K. In utero skull fracture：case report. J Trauma, 1996, 41：549.

［39］ Palmer JD, Sparrow OC. Extradural hematoma following intrau-terine trauma. Injury, 1994, 25：671.

［40］ Weyerts LK, Jones MC, James HE. Paraplegia and congenital fractures as a consequence of intrauterine trauma. Am J Med Genet, 1992, 43：751.

［41］ Hall EJ. Scientific view of low-level radiation risks. Radiographics, 1991, 11：509.

［42］ Shepard TH. Catalog of Teratogenic Agents. 7th ed. Baltimore, MD：Johns Hopkins, 1992.

［43］ American College of Obstetricians and Gynecologists. Guidelines for Diagnostic Imaging During Pregnancy. Committee Opinion No. 299. Washington, DC：American College of Obstetricians and Gynecologists, 2004.

［44］ Ben-Menachem Y, Handel SF, Ray RD, et al. Embolization procedures in trauma, a matter of urgency. Semin Intervent Radiol, 1985, 2：107.

［45］ Briggs GG, Freeman RK, Jaffe SJ. A Reference Guide to Fetal and Neonatal Risk – Drugs in Pregnancy and Lactation. 6th ed. Baltimore, MD：Williams and Wilkins, 2001.

［46］ Martinowitz U, Kenet G, Segal E, et al. Recombinant activated factor Ⅶ for adjunctive hemorrhage control in trauma. J Trauma, 2001, 51：431.

［47］ O'Neill PA, Bluth M, Gloster ES, et al. Successful use of recombinant activated factor Ⅶ for trauma-associated hemorrhage in a patient without preexisting coagulopathy. J Trauma, 2002, 52：400.

［48］ Dart BW, Cockerham T, Torres C, et al. A novel use of recombinant factor Ⅶ in HELLP syndrome associated with spontaneous hepatic rupture and abdominal compartment syndrome. J Trauma, 2004, 57：171.

［49］ Boehlen F, Morales MA, Fontana P, et al. Prolonged treatment of massive postpartum haemorrhage with recombinant factor Ⅶ：case report and review of the literature. Br J Obstet Gynaecol, 2004, 111：284.

［50］ Boba A, Linkie DM, Plotz EJ. Effects of vasopressor administration and fluid replacement on fetal bradycardia and hypoxia induced by maternal hemorrhage. Obstet Gynecol, 1966, 27：408.

［51］ Katz VL, Dotters DJ, Droegemueller W. Perimortem cesarean delivery. Obstet Gynecol, 1986, 68：571.

［52］ Katz V, Balderston K, DeFreest M. Perimortem cesarean delivery：were our assumptions correct? Am J Obstet Gynecol, 2005, 192：1916.

［53］ Morris JA, Rosenbower TJ, Jurkovich GJ, et al. Infant survival after cesarean section for trauma. Ann Surg, 1996, 223：481.

［54］ Rothenberger D, Quattlebaum FW, Perry JF Jr, et al. Blunt maternal trauma：a review of 103 cases. J Trauma, 1978, 18：173.

［55］ Kimball IM. Maternal fetal trauma. Semin Pediatr Surg, 2001, 10（1）：32 – 34.

［56］ Crosby WM, Costiloe JP. Safety of lap belt restraints for pregnant victims of automobile collisions. N Engl J Med, 1971, 284：632.

［57］ Pearlman MD, Klinich KD, Schneider LW, et al. A comprehensive program to improve safety for pregnant women and fetuses in motor vehicle crashes：a preliminary report. Am J Obstet Gynecol, 2000, 182：1554.

［58］ National Conference on Medical Indications for Air Bag Disconnection, George Washington University Medical Center. Final Report, 1997. http：∥dmses. dot. gov/docimages/pdf24/29064_ web. pdf.

［59］ Moorcroft DM, Dunn SM, Stizel JD, et al. The Effect of Pregnant Occupant Position and Belt Placement on the Risk of Fetal Injury. Warrendale, PA: SAE International, 2004.

[60] Agran PF, Dunkle DE, Winn DG, et al. Fetal death in motor vehicle accidents. Ann Emerg Med, 1987, 16: 1355.

[61] Lane PL. Traumatic fetal death. J Emerg Med, 1989, 7: 433.

[62] Stafford PA, Biddinger PW, Zumwalt RE. Lethal intrauterine fetal trauma. Am J Obstet Gynecol, 1988, 159: 485

[63] Bunai Y, Nagai A, Nakamura I, et al. Fetal death from abruptio placentae associated with incorrect use of a seatbelt. Am J Forensic Med Pathol, 2000, 21 (3): 207.

[64] Griffiths M, Hillman G, Usherwood M. Seat belt injury in pregnancy resulting in fetal death. A need for education? Case reports. Br J Obstet Gynaecol, 1991, 98: 320.

[65] Pearce M. Seat belts in pregnancy. BMJ, 1992, 304: 586.

[66] Pearlman MD, Viano D. Automobile crash simulation with first pregnant crash test dummy. Am J Obstet Gynecol, 1996, 175: 977.

[67] Rozycki GS, Shackford SR. Ultrasound: what every trauma surgeon should know. J Trauma, 1996, 40: 1.

[68] Scalea TM, Rodriguez A, Chiu WC, et al. Focused assessment with sonography for trauma (FAST): results from an international consensus conference. J Trauma, 1999, 46: 466.

[69] Rozycki GS, Gallard RB, Feliciano DV, et al. Surgeon performed ultrasound for the assessment of truncal injuries: lessons learned from 1540 patients. Ann Surg, 1998, 228: 557.

[70] Rozycki GS, Feliciano DV, Schmidt JA, et al. The role of the surgeon performed ultrasound in patients with possible cardiac wounds. Ann Surg, 1996, 223: 737.

[71] Brown MA, Sirlin CB, Farahmand N, et al. Screening sonography in pregnant patients with blunt abdominal trauma. J Ultrasound Med, 2005, 24: 175.

[72] Sirlin C, Casola G, Brown M, et al. US of blunt abdominal trauma: importance of free pelvic fluid in women of reproductive age. Radiology, 2001, 219: 229.

[73] Goodwin H, Holmes J, Wisner D. Abdominal ultrasound examination in pregnant blunt trauma patients. J Trauma, 2001, 50 (4): 689.

[74] Hoyt DB, Coimbra R, Winchell RJ. Management of acute trauma // Townsend CM, Beauchamp RD, Evers BM, et al. Sabiston Textbook of Surgery. 16th ed. Philadelphia: WB Saunders, 2001, 311 - 344.

[75] Baerga VY, Zietlow S, Scott P, et al. Trauma in pregnancy. Mayo Clin Proc, 2000, 75 (12): 1243.

[76] Poole GV, Martin JN, Perry KG, et al. Trauma in pregnancy: the role of interpersonal violence. Am J Obstet Gynecol, 1996, 174: 1873.

[77] Guth AA, Pachter I. Domestic violence and the trauma surgeon. Am J Surg, 2000, 179: 134.

[78] Newberger EH, Barkan SE, Lieberman ES, et al. Abuse of pregnant women and adverse birth outcomes. Current knowledge and implications for practice. JAMA, 1992, 267: 2370.

[79] Parker B, McFarlane J, Soeken K. Abuse during pregnancy: effects on maternal complications and birth weight in adult and teenage women. Obstet Gynecol, 1994, 84: 323.

[80] McCormick RD. Seat belt injury: case of complete transection of pregnant uterus. J Am Osteopathic Assoc, 1968, 67: 1139.

[81] Sandy EA, Koerner M. Self-inflicted gunshot wound to the pregnant abdomen: report of a case and review of the literature. Am J Perinatol, 1989, 6: 30.

[82] Sakala EP, Kost DD. Management of stab wounds to the preg-

nant uterus. A case report and review of the literature. Obstet Gynecol Surv, 1988, 43: 319.

[83] Stone IK. Trauma in the obstetric patient. Obstet Gynecol Clin North Am, 1999, 26: 459.

[84] Del Rossi AJ. Blunt thoracic trauma. Trauma Quart, 1990, 6 (3): 1.

[85] Awwad JT, Azar GB, Seoud MA, et al. High velocity penetrating wounds of the gravid uterus: review of 16 years of civil war. Obstet Gynecol, 1994, 83: 59.

[86] Grubb DK. Non-surgical management of penetrating uterine trauma in pregnancy - a case report. Am J Obstet Gynecol, 1992, 166: 583.

[87] Cornell WP, Ebert PA, Zvidma GD. X-ray diagnosis of penetrating wounds of the abdomen. J Surg Res, 1976, 5: 142.

[88] Franger AL, Buschbaum HJ, Peaceman AM. Abdominal gunshot wounds in pregnancy. Am J Obstet Gynecol, 1989, 29: 1628.

[89] Edwards R, Bennet B, Ripley D, et al. Surgery in the pregnant patient. Curr Probl Surg, 2001, 38 (4): 274.

[90] Hankins GDV. Complications of beta-sympathomimetic tocolytic agents // Clark SL, Cotton DB, Hankins GDV, et al. Critical Care Obstetrics. 2nd ed. Boston: Blackwell Scientific, 1991, 223 - 250.

[91] Caritis SN, Kuller JA, Watt-Morse ML. Pharmacologic options for treating preterm labor // Rayburn WF, Zuspan FP. Drug Therapy in Obstetrics and Gynecology. 3rd ed. St Louis: Mosby Year Book, 1992, 74 - 89.

[92] American College of Obstetricians and Gynecologists. Committee Opinion No. 282. Immunization during pregnancy. Washington, DC: American College of Obstetricians and Gynecologists, 2003.

[93] Barone JE, Pizzi WS, Nealon TF Jr, et al. Indications for intubation in blunt chest trauma. J Trauma, 1986, 26: 334.

[94] Wilson RF. Thoracic injuries // Ayres SM, Grenvik A, Holbrook PR, et al. Textbook of Critical Care. Philadelphia: WB Saunders, 1995, 1429 - 1438.

[95] Weaver WD, Cobb LA, Hallstrom AP, et al. Factors influencing survival after out of hospital cardiac arrest. J Am Coll Cardiol, 1986, 7: 752.

[96] Feliciano DV. Tube thoracostomy // Benumof JL. Clinical Procedures in Anesthesia and Intensive Care. Philadelphia: JB Lippincott, 1992, 305 - 314

[97] Mattox KL. Approaches to trauma involving the major vessels of the thorax. Surg Clin North Am, 1989, 69: 77.

[98] Mansour MA, Moore EE, Moore FA, et al. Exingent post-injury thoracotomy. Analysis of blunt versus penetrating trauma. Surg Gynecol Obstet, 1992, 175: 97.

[99] Shoemaker WC, Carey JS, Yao ST, et al. Hemodynamic alterations in acute cardiac tamponade after penetrating injuries of the heart. Surgery, 1970, 67: 754.

[100] Shoemaker WC. Algorithm for early recognition and management of cardiac tamponade. Crit Care Med, 1975, 3: 59.

[101] Rene G, Mattox K, Beall A. Recent advances in operative management of massive chest trauma. Ann Thorac Surg, 1973, 16: 52.

[102] Sankaran S, Wilson RF. Factors affecting prognosis in patients with flail chest. J Thorac Cardiovasc Surg, 1976, 60: 402.

[103] Paone RF, Peacock JB, Smith DLT. Diagnosis of myocardiac contusion. South Med J, 1993: 86.

[104] Mattox KL, Flint LM, Carrico CJ. Blunt cardiac injury (formerly termed "myocardiac contusion") (editorial). J Trauma, 1992, 33: 649.

[105] Frazee RC, Mucha P, Fainell MB, et al. Objective evidence of blunt cardiac trauma. J Trauma, 1986, 26: 510.

[106] Bif. WL, Herzig D. Thoracic trauma // Fink MP, Abraham E, Vincent JL, et al. Textbook of Critical Care. 5th ed. Philadelphia: Elsevier Saunders, 2005, 2077 - 2087.

[107] Velmahos GC, Karaiskakis M, Salim A, et al. Normal electrocardiography and serum troponin I levels preclude the presence of clinically significant blunt cardiac injury. J Trauma, 2003, 54: 45 - 51.

[108] Barton RG. Initial approach to the injured patient // Abrams JH, Druck P, Cerra FB, et al. Surgical Critical Care. 2nd ed. Boca Raton, FL: Taylor and Francis, 2005, 63 - 80.

[109] Taskinen SO, Salo JA, Halttunen PEA, et al. Tracheobronchial rupture due to blunt chest trauma: a follow-up study. Ann Thorac Surg, 1989, 48: 846.

[110] Jones WG, Ginsberg RJ. Esophageal perforation: a continuing challenge. Ann Thorac Surg, 1992, 53: 534.

[111] Tilanus HW, Bossuyt P, Schattenkeck ME, et al. Treatment of oesophageal perforation: a multivariate analysis. Br J Surg, 1991, 78: 582.

[112] Fildes J, Reed L, Jones N, et al. Trauma: the leading cause of maternal death. J Trauma, 1992, 32: 643.

[113] Hayek DA, Veremakis C. Intracranial pathophysiology of brain injury. Problems Crit Care, 1991, 5: 135.

[114] Deitch EA, Sarawati DD. Intensive care unit management of the trauma patient. Crit Care Med, 2006, 34: 2294.

[115] Robertson CS, Contant CF, Gokaslan ZL, et al. Cerebral blood flow, arteriovenous oxygen difference and outcome in head injured patients. J Neurol Neurosurg Psychiatry, 1992, 55: 594.

[116] Rabadi MH, Jordan BD. Maternal head trauma during pregnancy // Hainline B, Devinsky O. Neurologic Complications of Pregnancy. 2nd edn. Philadelphia: Lippincott Williams and Wilkins, 2002, 75 - 85.

[117] Brain Trauma Foundation, American Association of Neurological Surgeons, Congress of Neurological Surgeons, Joint Section on Neurotrauma and Critical Care. Guidelines for the Management of Severe Traumatic Brain Injury: Cerebral Perfusion Pressure. New York: Brain Trauma Foundation, 2003.

[118] Bullock R, Ward JD. Management of head trauma // Ayres SM, Granuik A, Holbrook PR, et al. Textbook of Critical Care. Philadelphia: WB Saunders, 1995, 1449 - 1457.

[119] Brain Trauma Foundation, American Association of Neurological Surgeons, Joint Section on Neurotrauma and Critical Care. Intracranial pressure treatment threshold. J Neurotrauma, 2000, 17: 493.

[120] Durbin CG. Management of traumatic brain injury: have we learned what works? Crit Care Alert, 2001, 9 (6): 63.

[121] Judy KD. Craniotomy // Lanken PN, Hanson CW, Manaker S. The Intensive Care Unit Manual. Philadelphia: WB Saunders, 2001, 979 - 986.

[122] American Nimodipine Study Group. Clinical trial of nimodipine in acute ischemic stroke. Stroke, 1992, 23: 3.

[123] Schmid-Elaesser R, Kunz M, Zausinger S, et al. Intravenous magnesium versus nimodipine in the treatment of patients with aneurismal subarachnoid hemorrhage: a randomized study. Neurosurgery, 2006, 58: 1054.

[124] Gennarelli TA, Thibault LE. Biomechanics of acute subdural hematoma. J Trauma, 1982, 22: 680.

[125] Bullock R, Teasdale GM. Surgical management of traumatic intracranial hematomas // Breakman R. Handbook of Clinical Neurology - Head Injury. Amsterdam: Elsevier, 1990, 259 - 297.

[126] Brain Trauma Foundation, American Association of Neurological Surgeons, Joint Section on Neurotrauma and Critical Care. Hyperventilation. J Neurotrauma, 2000, 17: 513.

[127] Muizelear JP, Wei EP, Kontos HA, et al. Mannitol causes compensatory cerebral vasoconstriction and vasodilation on response to blood viscosity changes. J Neurosurg, 1983, 59: 822.

[128] Enevoldsen EM, Jensen FT. Autoresolution and CO2 responses of cerebral blood flow in patients with acute head injury. J Neurosurg, 1978, 48: 689.

[129] Muizelear JP, Maramou A, Ward JD, et al. Adverse effects of prolonged hyperventilation in patients with severe head injury: a randomized clinical trial. J Neurosurg, 1991, 75: 731.

[130] Wakai A, Roberts I, Schierhout G. Mannitol for acute traumatic brain injury. Cochrane Database Syst Rev, 2005, 4: CD001049.

[131] Dearden NM, Gibson JS, McDowell DG, et al. Effect of high dose dexamethasone on outcome from severe head injury. J Neurosurg, 1986, 64: 81.

[132] Hunt HB, Schifrin BS, Suzuki K. Ruptured berry aneurysms and pregnancy. Obstet Gynecol, 1974, 43: 827.

[133] Flynn WJ, Bone L. Fractures in blunt multiple trauma // Abrams JH, Druck P, Cerra FB. Surgical Critical Care. 2nd ed. Boca Raton, FL: Taylor and Francis, 2005, 81 - 86.

[134] Bone L. Management of polytrauma // Chapman M. Operative Orthopedics. Philadelphia: Lippincott, 2002, 417 - 430.

[135] Court-Brown C, McQueen M, Tornetta P. Orthopedic Surgery Essentials. Philadelphia: Lippincott, 2006, 482 - 491.

[136] Giannoudic P, Veysi V, Pape HC, et al. When should we operate on major fractures in patients with severe head injuries? Am J Surg, 2002, 183: 261.

[137] Gulli B, Templeton D. Compartment syndrome of the lower extremity. Orthop Clin North Am, 1994, 25: 677.

[138] Besman A, Kirton O. Pelvic and major long bone fractures // Fink MP, Abraham E, Vincent JL, et al. Textbook of Critical Care. 5th ed. Philadelphia: Elsevier Saunders, 2005, 299 - 300.

[139] Brohi K, Wilson-MacDonald J. Evaluation of unstable cervical spine injury: a six year experience. J Trauma, 2000, 49: 76.

[140] Bottini A. Spinal cord injury // Abrams JH, Druck P, Cerra FB. Surgical Critical Care. 2nd ed. Boca Raton, FL: Taylor and Francis, 2005, 245 - 267.

[141] Bracken MD, Shepard MJ, Collins WF, et al. A randomized controlled trial of methylprednisolone or naloxone in the treatment of acute spinal cord injury. N Engl J Med, 1990, 322: 1405.

[142] Heary RF, Vaccaro AR, Mesa JJ, et al. Steroids and gunshot wounds to the spine. Neurosurgery, 1997, 41: 576.

[143] Jallo G. Neurosurgical management of penetrating spinal injury. Surg Neurol, 1997, 47: 328.

[144] Baker EB, Cardenas DD. Pregnancy in spinal cord injured women. Arch Phys Med Rehabil, 1996, 77: 501.

[145] Baker EB, Cardenas DD, Benedetti TJ. Risks associated with pregnancy in spinal cord injured women. Obstet Gynecol, 1992, 80: 425.

第 **38** 章 热电烧伤

简 介

大多数烧伤是由热电或化学物质引起的，近期研究发现约7%的育龄女性受特重烧伤治疗。在美国，大部分孕妇烧伤由工业事故导致[1]。非常不幸的是，由甲基苯丙氨酸引起的化学性烧伤比例逐步增加，尤其是在乡村[2]。

母体和围生期发病率及死亡率随着烧伤总体表面积的增加而增加（图38.1）[3-5]。非孕妇烧伤群体，最新的诊疗技术降低了其死亡率，并且提高了幸存者的生活质量。这些技术也被应用于提高母亲和胎儿的存活率。基于复杂的临床，我们需要综合多学科不同的技术以获得最好的临床结果。

分 类

根据皮肤烧伤深度和烧伤总体表面积可将烧伤程度进行分级，部分皮肤层烧伤包括一级、二级烧伤，全层烧伤属于三级烧伤。

一级烧伤仅伤及表皮层，表现为红斑块、触及疼痛，晒伤是此类型烧伤的典型表现。此型烧伤仅需局部治疗。

二级烧伤伤及表皮层和部分真皮层，表层皮肤烧伤主要表现为含水水泡，深层皮肤烧伤可形成焦痂。

烧伤初期评估可能很难判断出损伤深度。这种类型以烧伤疼痛程度剧烈，但尚留有足够的活体组织以修复损伤，不需要皮肤移植。

三级或全层烧伤累及直皮层，常深至脂肪层及更深层的组织。此型烧伤皮肤呈厚厚的焦痂，疼痛程度取决于周围神经是否损伤[3]。

除了烧伤深度，烧伤的部位、复合损伤及既往用药史亦可影响愈合结果。

评估烧伤表面积有两种计算方法：九分法和Lund-Browder表法[6]。九分法将体表分成不同区域，此种方法可迅速评估出烧伤总面积，尤其适用于急诊（表38.1）。Lund-Browder表法同样将体表分成不同区域，但其分割较精确，因其认为不同年龄人群的体表面积是不同的。两种方法仅适用于二度、三度烧伤，但孕妇的特殊性尚未考虑到[6]。

轻度烧伤不超过体表总面积的10%，无深层损伤，且无任何并发症。如果患者存在慢性疾病史，烧伤涉及面部、手或会阴部，复合其他损伤或由电损伤导致的烧伤，则认为病情较为严重[7]。极重度烧伤体表总面积超过40%，其发病率及死亡率均较高。重度烧伤涉及体表总面积20%~39%，中度烧伤为10%~19%[8]。

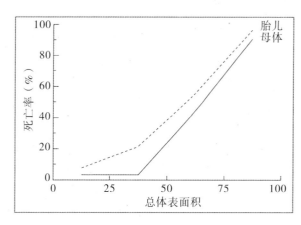

图38.1 母体和胎儿围生期发病率和死亡率随烧伤体表总面积的增加而增加[7]

表38.1 九分法

解剖区域	体表面积比例
头	9%
上肢	9%（单侧）
下肢	9%（单侧）
前躯干	18%
后躯干	18%
颈	1%

烧伤体表总面积不及20%认为是小面积烧伤

热烧伤

孕妇热烧伤通常发生在家中，多由火焰或滚烫液体引起。此类烧伤通常合并烟雾吸入伤，仅涉及直接接触的体表皮肤。热烧伤根据上述烧伤程度分级[3,9]。

化学烧伤

化学性烧伤皮肤受损程度取决于以下诸多因素：①化学物质浓度；②暴露于化学物质的时间；③化学物质总量；④化学物质种类；⑤化学物质对皮肤或暴露部位产生的效应。不同于热烧伤的是，化学烧伤程度与接触时间密切相关。暴露于化学物质后，应尽快用水冲洗暴露皮肤或部位。虽然水是最常应用的冲洗介质，但也需注意病史，因为水冲洗会加重磷引起的皮肤损伤。

电烧伤

高电压电能可引起机体组织热烧伤[10]，电烧伤不仅引起皮肤及皮下组织损伤，亦引起高电压所经组织的损伤，损伤程度取决于电流特征。

电烧伤包含出入口，皮下组织、肌肉和神经损伤程度极难评估。电流以交流电或直流电形式传递。电力流动形成电流，用电压计量其强度；电流运动中形成的阻力称为电阻，用安培计量。电流越强，损伤越重。

交流电较直流电更危险，因为交流电可造成肌肉强直性收缩，且受害者机体无法释放此种电能。机体不同部位电流阻力不同，因此电击造成的伤害是多样的。相同的电流产生的热量亦会不同，因此损伤程度取决于其遇到的阻力[3]。

电烧伤机制包括以下4种：直接接触电流造成接触部位皮肤及皮下组织损伤；电弧通常发生在跨关节区域，因为电负荷是移动的，此种烧伤无出入口，仅伤及皮肤组织；电流遇及传导介质（例如从水传导至身体其他部位）发生传导时可发生传导伤；电源引起物质燃烧可发生二次燃烧伤。

电烧伤最常见原因为职业伤害、家电应用和照明。

目前有关孕妇电烧伤后胎儿情况的文献资料稀少。一项前瞻性群体研究发现日常生活中遭遇电烧伤的孕妇，其胎儿未发生重大危险[11]。

母体关怀

孕妇生理发生一系列变化，这些变化导致烧伤孕妇治疗更具挑战性。以下部分将具体介绍孕妇的生理性变化及其与母婴并发症的关系。

心血管系统

妊娠期心输出量和血容量增加，全身血管阻力降低以适应增加的循环血量，胶体渗透压降低。这种高血流低阻力状态有利于保证妊娠子宫血供和胎儿氧供。皮肤破损引起体液丢失，这种液体的丢失在孕妇作用更加显著。因此，烧伤孕妇面临心输出量和血容量减少的风险增加，这对血流动力学状态的影响尤为突出。

呼吸系统

妊娠期氧供和氧耗增加是妊娠期呼吸系统的显著特点，呼吸频率、潮气量和分钟通气量增加，处于过度通气状态。妊娠状态下，动脉血氧分压升高，二氧化碳分压降低（-30mmHg）。

心输出量和循环血容量增加促进了氧供增加。胎盘和胎儿的氧需求增加了孕妇的氧耗，因此，一旦氧供减少，妊娠合并烧伤患者对低氧血症极其敏感。

许多热或化学吸入性损伤累及呼吸系统，因此，烧伤早期呼吸系统评估显得极为重要。烧伤部位累及面、颈或胸部都有可能伤及呼吸道，导致通气障碍。烧伤后气管易水肿，特别是妊娠晚期，因此晚期妊娠烧伤患者无论病情如何都应尽早行气管插管，避免通气障碍。

皮肤系统

皮肤是烧伤时最易伤及的组织。人体皮肤在预防感染、调节体液及电解质平衡和热平衡中发挥着重要的作用。妊娠期皮肤可以很好适应人体体型的变化，但在妊娠前或妊娠早期发生躯干部重度烧伤的患者，妊娠后期腹部皮肤很难牵拉伸展，特别是在妊娠中晚期时[12]。一项纵向研究发现，7 例童年时期发生躯干环状面烧伤的孕妇，在妊娠晚期，瘢痕组织发生断裂，该 7 例患者的治疗方法均为瘢痕切除及分层皮肤移植术[13]。妊娠期间发生重度烧伤，皮肤大面积受损，无法进行皮肤移植术时，再生表皮自体移植术是一项可以考虑的治疗措施[14]。最近的一项病例报道，运用自体可拉伸皮肤组织修复腹壁可良好地适应晚期妊娠[15]。

治疗措施

普通烧伤患者的治疗可分为以下 4 期：复苏期（烧伤后 0 ~ 36h 内），复苏后期（烧伤后 2 ~ 5d），炎症反应期（烧伤后 6d 至创面愈合）和康复训练期[16]。

复苏期

大面积烧伤后的首要治疗目标是预防体液及电解质丢失引起的相关性并发症，心肺功能支持起着决定性的作用。

评估烧伤体表总面积和烧伤程度是治疗的第一步，虽然有很多计算体液丢失的方法，但修改后的 Brooke 公式[17]和 Parkland 公式[18]仍是比较常用的两种方法。早期液体管理包括放置 Foley 导尿管监测肾脏灌注。对早期有心肺基础疾病、烧伤涉及肺部损伤或复苏无效的患者，放置肺动脉导管监测液体管理是必要的措施。

怀疑有吸入性气道损伤的患者，由于炎症损伤或气道水肿可致后期气管插管困难的患者应早期进行气管插管。化学性气道损伤可能需要插管并及时进行气道创面清洗。烧伤的孕妇患者发生肺功能不全时，治疗更为棘手，因为缺氧可导致子宫收缩，危及胎儿，这些情况早期应该考虑到[19]。

一系列的电解质及生化检查需要完成。监测血糖避免体温相关性低血糖，测定血气评估血容量情况，进行血培养及血凝检查，必要时可进行腹部平片检查。破伤风杆菌疫苗对孕妇无绝对禁忌，如果有指征应立即给予。

补充晶体液，通常给予乳酸林格液，第 1 天给予 4mL/kg×烧伤体表面积（%）。例如，1 例体重为 65kg、50% 体表面积烧伤的患者，其第 1 天晶体补充量为 13 000mL。一半的液体量必须于第一个 8h 内输注完毕，另一半在剩余的 16h 内输注完[20]。输血用以扩容并增加组织细胞的携氧能力，血容量不足时血细胞比容可能升高，因此其并不是评估血容量的可靠指标。扩容时维持尿量在每秒 100mL。烧伤后组织大量渗出可发生低蛋白血症，孕妇复苏期胶体渗透压降低可能与大量组织水肿有关。

烧伤创面应每天进行清创，并涂抹抗菌剂。由于内皮损伤和制动状态，可加重孕妇的高凝状态。因此，预防性肝素应用于连续性的全血治疗深静脉血栓形成。

复苏后期

复苏后期发生在烧伤后 2 ~ 5d。如果患者血流动力学平稳、氧供充足，可进行手术治疗，在感染和炎症发生前切除烧伤组织、闭合烧伤创面尤为重要。手术治疗分为很多次小手术，以避免低体温发生。给予抗生素预防感染，并定期进行伤口组织细菌培养，以明确具体的定值菌。静脉注射抗生素仅适用于病原菌明确的患者。此期可发生消耗性凝血病，需要输血治疗。当判断孕妇的凝血状态时，必须注意，孕妇的纤维蛋白原是增多的，当其纤维蛋白原在正常范围内时往往提示患者处于凝血病早期。

炎症感染期

烧伤后 4~5d，机体开始处于高代谢动力期，其高峰在伤后 7~10d[21]。为了保证氧需求，心输出量增加甚至超过平常的两倍。二氧化碳产生同样增多，肺损伤致气体交换不足可加速呼吸功能衰竭。此时，难以区分患者高代谢状态是由败血症引起还是妊娠相关，从而使此期诊断尤为困难。受伤肺组织继发于缺氧、出现肺不张、黏液栓等情况增加，导致其肺炎发生风险增加，加重组织水肿。整个病程中，胶体渗透压降低亦促进急性呼吸窘迫综合征（acute respiratory distress syndrome，ARDS）发生。

此期，充足的营养支持极其重要，肠内营养方法最佳。必要时给予肠外营养满足热量需求。计算营养需求时应考虑到孕妇代谢需求增加，并尽早评估。通过间接测热法精确计算出热量需求，此法可充分表现出患者的营养状态。

烧伤治疗中抗生素应用很关键，磺胺嘧啶银是最常应用的抗生素并且对孕妇无禁忌。金黄色葡萄球菌是烧伤患者最常见的感染菌群，而革兰氏阴性菌，特别是铜绿假单胞菌也较常见[22]。一旦感染控制或正在治疗中，皮肤移植术即可进行，通常在烧伤后 2~3 周内完成。

康复期

烧伤患者应尽早进行运动锻炼，防止肌肉萎缩和关节功能减退。临产妇更需早期进行下肢运动和离床运动，从而可以预防深静脉血栓形成。预防高危产妇血栓栓塞的推荐治疗方案为给予小剂量肝素或应用加压袜[23,24]。左侧卧位有利于胎儿血供并预防孕妇低血压。分娩方式需由产科医生综合考虑。一些研究者建议对危重烧伤孕妇采取急诊分娩方式[1,25]。

母体并发症

急性肾衰竭

烧伤患者急性肾衰竭常表现为少尿或无尿，低估烧伤程度可导致循环容量状态评估错误，诱发肾前性氮质血症。孕妇生命体征评估往往不准确，容易被其高心输出量和高血容量状态蒙蔽。治疗中应保证其充足的血容量，如果患者对常规液体疗法无效，需应用血流动力学监测设备辅助评估患者容量状态，小剂量多巴胺对孕妇无绝对禁忌。

电烧伤患者，深部组织损伤不容易被识别。大面积肌肉损伤导致肌红蛋白释放，肌红蛋白是坏死肌肉的分解产物，对肾小管有直接毒性作用。血容量不足可以加重肌红蛋白尿患者的肾损伤。肌红蛋白尿常伴有高钾血症，危及生命。对肌红蛋白尿的诊断可于早期在床边完成。赤褐色尿液和血红蛋白阴性的尿检片可诊断肌红蛋白尿。治疗时通过液体疗法维持尿量，适时应用甘露醇利尿。静脉注射碳酸氢盐以碱化尿液，有利于排泄尿液中的肌红蛋白。

脓毒症/ARDS

脓毒症是烧伤患者最常见死因，大约一半死亡烧伤患者死于感染和肺炎并发症。常见感染病原菌为金黄色葡萄球菌、肠球菌、白色念珠菌和假单胞菌属。创面活组织检查、组织培养及血培养结果指导有针对性的抗生素或抗真菌治疗合理控制药物使用，巩固治疗防止脓毒症发生，以免发生多系统器官功能衰竭。

烧伤患者发生多系统器官功能衰竭死亡率约100%。孕妇免疫抑制效应及烧伤损害使临产妇更加易感于脓毒性并发症，因此，适当的诊疗标准至关重要。通过动脉导管评估循环容量时，需考虑到孕妇的高血流状态，此方面产科医生可很好地辅助重症监护医护人员。

妊娠期，孕妇发生脓毒血症常可引起ARDS。正如前文中所言，妊娠期呼吸系统变化使肺部对各种损害更加敏感。在烟雾吸入所致肺损伤中，复苏后期大量液体转移至血管外，可使患者更易于发生细菌感染和肺炎。呼吸功能衰竭是烧伤患者首要死因，因此早期认识到呼吸抑制显得极其重要。尽早气管插管并予呼吸末正压通气可能阻止进一步呼吸功能损伤。有关孕妇的呼吸参数尚未确定，个人认为妊娠患者呼吸频率超过 40/min，PaO_2 低于 80mmHg 或 $PaCO_2$ 高于 40mmHg 时强烈提示气管插管。鉴于孕妇的生理改变，非孕妇 PaO_2 和 $PaCO_2$ 可承受水平不适用于孕妇。PaO_2 持续低于 60mmHg 可致胎儿窘迫，$PaCO_2$ 持续高于 40mmHg 可影响胎盘气体交换导致胎儿酸中毒。考虑到胎儿健康，常规性高碳酸血症治疗性低氧等策略不适用于孕妇。当然，应优先考虑母亲安危，在某些特殊情况下胎儿结果可忽视，特别是那些存活概率低的胎儿。另外，为保证母亲通气可选择提前终止妊娠，产科医生亦在此方面为重症抢救作出了贡献。

骨　折

电烧伤时应尽早评估患者是否存在骨骼创伤。电烧伤时肌肉频繁抽搐可致长骨骨折甚至脊柱骨折。因此不能因为妊娠状态而延迟或取消 X 线检查。

死亡率

工业发达国家，烧伤患者母体死亡率与烧伤程度和并发症情况密切相关。50% 以下体表面积烧伤，死亡率低于 5%；超过 80% 体表面积烧伤，死亡率几乎为 100%。在发展中国家，40% 以上体表面积烧伤，母体与胎儿死亡率几乎为 100%[5]。

胎儿并发症

早　产

热烧伤后不久即可发生早产。烧伤患者前列腺素释放增加，容量补充不足可导致子宫胎盘灌注不足、组织缺氧。以上诸多因素增加了早产风险。由于烧伤患者在治疗过程中会发生各种不同的并发症，因此需实施个体化治疗。β 模拟物可增加毛细血管通透性，致电解质平衡失调，因此肠外硫酸镁被推荐为最安全的抑制分娩药物[26]。24～34 周孕妇考虑适当应用糖皮质醇激素促胎儿成熟。一项回顾性研究显示，

100% 重症烧伤孕妇在烧伤后 7d 内分娩[27]。

监　护

胎儿有存活生机时需实施体外胎儿监护，特别是妊娠 24 周胎儿[28]。如果存在腹部烧伤，需使用消毒的传感器降低感染风险。胎儿监护不仅为胎儿健康提供重要信息，亦有助于母体康复[29]。如果发生胎儿窘迫，母体液体支持治疗和供氧可提高胎儿心功能，从而避免不必要的分娩。母亲发生心搏骤停，应考虑心肺复苏 4min 内对胎儿的影响，试图 5min 内完成分娩[30]。

妊娠失败

许多研究者表明妊娠早期发生烧伤后自然流产率升高。一项研究显示，6 例妊娠早期烧伤患者中有 4 例流产[31]。一些研究者建议对早期妊娠发生重度烧伤的患者停止保胎治疗，但无具体研究数据证实[32]。

胎儿窘迫和死产

孕妇缺氧和子宫胎盘供血不足发生继发性胎儿窘迫时必须急诊终止妊娠。因此，所有胎儿存活率高的孕妇需行胎儿监护。围生期死亡率与烧伤程度相关，烧伤体表面积 40% 以下时死亡率约 25%，烧伤体表面积为 50% 时死亡率增至 50%，烧伤体表面积超过 80% 时死亡率为 100%（图 38.1）

总　结

虽然孕妇发生大面积烧伤较为罕见，但其母体和胎儿发病率和死亡率却相当可观。积极补液支持治疗稳定母体和胎儿情况，外科和产科医疗团队合力医护有利于孕妇及胎儿预后。

参考文献

[1] Guo S, Greenspoon JS, Kahn AM. Management of burn injuries during pregnancy. Burns, 2001, 27: 394-397.

[2] Danks RR, Wibbenmeyer LA, Faucher LD, et al. Metamphetamine-associate burn injuries: a retrospective analysis. J Burn Care Rehabil, 2005, 25 (5): 425 – 429.

[3] Caine R, Lefcourt N. Patients with burns // Clochesy J, Breu C, Cardin S, et al. Critical Care Nursing. Philadelphia: WB Saunders, 1993, 183.

[4] Akhtar MA, Mulawkar PM, Kulkarni HR. Burns in pregnancy: effect on maternal and fetal outcomes. Burns, 1994, 20: 351 – 355.

[5] Maghsoudi H, Samnia R, Garadaghi A, et al. Burns in pregnancy. Burns, 2006, 32: 246 – 250.

[6] Demling RH. Burn management // Wilmore D. Pre-and Postoperative Care. New York: Scientific American, 1991.

[7] Polko LE, McMahon MJ. Burns in pregnancy. Obstet Gynecol Surv, 1999, 54: 131.

[8] Reiss G. Thermal injuries // Lopez-Veigo MA. The Parkland Trauma Handbook. St Louis: Mosby, 1994: 389.

[9] Gang RK, Bajec J, Tahboub M. Management of thermal injury in pregnancy: an analysisof 16 patients. Burns, 1992, 18: 317 – 320.

[10] Holliman CJ, Saffle JR, Kravitz M, et al. Early surgical decompression in the management of electrical injuries. Am J Surg, 1982, 144: 733 – 739.

[11] Einarson A, Bailey B, Inocencion G, et al. Accidental electric shock in pregnancy: a prospective cohort study. Am J Obstet Gynecol, 1997, 176: 678 – 681.

[12] Widgerow AD, Ford TD, Botha M. Burn contracture preventing uterine expansion. Ann Plast Surg, 1991, 27: 269 – 271.

[13] McCauley RL, Stenberg BA, Phillips LG, et al. Long-term assessment of the effects of circumferential truncal burns in pediatric patients on subsequent pregnancies. J Burn Care Rehabil, 1991, 12: 51 – 53.

[14] Barillo DJ, Nangle NE, Farrell K. Preliminary experience with cultured epidermal autograft in a community hospital burn unit. J Burn Care Rehabil, 1992, 13: 158 – 165.

[15] Webb JC, Baack BR, Osler TM, et al. A pregnancy complicated by mature abdominal burns scarring and its surgical solution: a case report. J Burn Care Rehabil, 1995, 16: 276 – 279.

[16] Demling RH. Management of the burn patient // Grenvik A, Holbrook PR, Shoemaker WC. Textbook of Critical Care. 3rd ed. Philadelphia: WB Saunders, 1995: 1499.

[17] Pruitt BA Jr, Mason AD Jr, Moncrief JA. Hemodynamic changes in the early postburn patient: the influence of fluid administration and of a vasodilator. J Trauma, 1971, 11: 36 – 46.

[18] Baxter CR. Guidelines for fluid resuscitation. J Trauma, 1981, 21: 687 – 689.

[19] Pimental L. Mother and child trauma in pregnancy. Emerg Med Clin North Am, 1991, 9: 549.

[20] Georgiade G, Pederson C. Burns // Sabiston DC. Essentials of Surgery. Philadelphia: WB Saunders, 1987: 122.

[21] Alexander J. The role of infection in the burn patient // Boswick J. The Art and Science of Burn Care. Rockville, MD: Aspen Publishers, 1987: 103.

[22] Boss WK, Brand DA, Acampora D, et al. Effectiveness of prophylactic antibiotics in the outpatient treatment of burns. J Trauma, 1985, 25: 244 – 247.

[23] Mabrouk AR, El-Feky AE. Burns during pregnancy: a gloomy outcome. Burns, 1997, 23: 596 – 600.

[24] American College of Obstetricians and Gynecologists. Practice Bulletin No. 84. Prevention of Deep Vein Thrombosis and Pulmonary Embolism. Washington, DC: American College of Obstetricians and Gynecologists, 2007.

[25] Ullmann Y, Blumenfield Z, Hakim M, et al. Urgent delivery, the treatment of choice in term pregnant women with extended burn injury. Burns, 1997, 23: 157 – 159.

[26] Unsur V, Oztopcu C, Atalay C, et al. A retrospective study of 11 pregnant women with thermal injuries. Eur J Obstet Gynecol Reprod Biol, 1996, 64: 55 – 58.

[27] Rayburn W, Smith B, Feller I, et al. Major burns during pregnancy: effects on fetal well-being. Obstet Gynecol, 1984, 63: 392 – 395.

[28] Kuhlmann RS, Cruikshank DP. Maternal trauma during pregnancy. Clin Obstet Gynecol, 1994, 37: 274 – 293.

[29] Pacheco L, Gei AF, VanHook JW, et al. Burns in pregnancy. Obstet Gynecol, 2005, 106: 1210 – 1212.

[30] Katz V, Balderston K, DeFreest M. Perimortem cesarean delivery: were our assumptions correct? Am J Obstet Gynecol, 2005, 192: 1916.

[31] Jain ML, Garg AK. Burns with pregnancy: a review of 25 cases. Burns, 1993, 19: 166 – 167.

[32] Lippin Y, Shvoron A, Tsur H. Therapeutic abortion in a severely burned woman. J Burn Care Rehabil, 1993, 14: 398.

第 **39** 章 妊娠期间服药过量、中毒及毒液螫入

定 义

尽管中毒和服药过量这两个术语经常互换使用，但是中毒是指暴露于有毒物质导致的病态，即由于有毒物质的化学作用引起的功能失调（如肾衰竭或肝炎）和（或）结构损害（如化学烧伤）[1]。服药过量是指药物或物质服用过量或滥用所产生的一种状态[1]。因此，服药过量可看作一种特殊类型的中毒。然而，服药过量通常是蓄意的，中毒却是意外的或不知情地接触毒物。下面文章中针对化学试剂或药物的摄入分别使用中毒或服药过量这两个术语。毒物螫入是接触毒物的一种特殊类型，是由于人类接触来自生物特殊腺体或组织所产生的物质（如毒液或毒素）经皮肤渗入或注射（胃肠外）所致，（如蜜蜂和蝎子螫伤，蛇咬伤）。

相关问题

接触毒物

据估计，美国每年有多达 720 万的中毒事件发生，将近 8.2‰的发生率[2]。这些中毒事件约 50% 发生在女性，且多于 300 000 例的中毒发生在育龄期女性。尽管总体看来儿童接触毒物的发生率更高，但致命性的中毒事件主要分布在育龄晚期的女性。急救部门的研究显示有多达 6.3% 就诊女患者并不知道自己妊娠，甚至有些患者的病史也未反应这一点[3]。基于这一原因，建议将早孕测试作为服药过量或中毒的育龄期女性评估的一部分。

妊娠和药物处理

不考虑并发症，妊娠会增加女性患者的平均药物摄入量[5,6]。在女性一生中，妊娠是诱发药物不良反应包括用药过量的一种因素。幸运的是，正如表 39.1 所示，尽管全球存在显著的文化和地域差异，妊娠期中毒发生率还比较低，可能是因为人们越来越多地意识到药物对胎儿的不良影响[7-9]。

表 39.1 美国 1993—2000 年中毒控制中心报道的妊娠期毒物事件。在 1993 年至 2001 年，妊娠期毒物事件仅占全球所报道的一小部分（0.3% ~ 0.4%）。总体上，在这段时间内，中毒总数和孕妇中毒按每年 1.6% ~ 10% 稳步上升。在过去的 9 年中妊娠各期中毒发病率都比较稳定，妊娠中期比其他两个时期略高。

年份	总数	妊娠	时期 *		
			早期	中期	晚期
1993	1 751 476	6443（0.36%）	32%	38%	30%
1994	1 926 438	6147（0.32%）	31%	38%	31%
1995	2 023 089	6484（0.32%）	30%	39%	31%
1996	2 155 952	7103（0.33%）	30%	39%	31%
1997	2 192 088	7250（0.33%）	31%	38%	31%
1998	2 241 082	8120（0.36%）	32%	38%	30%
1999	2 201 156	8980（0.40%）	32%	38%	30%
2000	2 168 248	8438（0.38%）	32%	38%	31%
2001	2 267 979	7588（0.33%）	32%	38%	30%

*以上病例均已知胎龄（引自 Litovitz TL，Klein-Schwartz W，Martin E，et al. American Annual Reports of the American Association of Poison Control Centers Toxic Exposure Surveillance System. Am J Emerg Med，1999，17：435 – 487）[173,197 - 199]

妊娠期接触毒物

中毒是全球公共健康问题。根据世界卫生

组织的数据，2002 年，全球有 350 000 人死于意外种毒[10]。2000 年，意外中毒是全球青壮年（15～29 岁）死亡的第 9 个常见原因[11]。根据 2005 年美国国家的 61 中毒控制中心统计，此年全美有 8438 例妊娠期毒物接触事件发生。妊娠 3 个时期的中毒事件发生率是基本一致的，妊娠中期略多（表 39.1）。从 1993 年起，妊娠期女性接触毒物数在所报道的以同样方式接触毒物的总数中所占比例增高[12]。妊娠期发生的中毒事件绝大多数是急性的（1999 年 86.6%），且多由一种物质引起（90.6%）。接触方式大部分是经口摄入（50.3%），其次是吸入（30%）和皮肤渗入（10.3%）。尽管大多数患者都即刻接受了治疗，但仍有 4.9% 的患者引起重度中毒后果，3.4% 需要接受重症监护治疗，在这一系列中尚未报道死亡[13]。

妊娠期多次服药过量是自杀的一种表现。企图诱发流产的较少[14,15]。尽管妊娠期大部分接触毒物事件是意外发生（1999 年 77.9%），但约 1/5（18.0%）是蓄意的，或是企图自杀或是作为药物滥用的结果[13]。超过 95% 的自杀行为摄入了不止一种药物。当接触一种以上有毒物质时，自杀的风险比只接触单一有毒物质高出 3 倍以上（比值比 3.1，95% CI 2.75～3.49）。年轻孕妇接触毒物的自杀风险亦比同龄组其他人高出 3 倍以上（比值比 3.1，95% CI 2.79～3.49）。约 1% 的妊娠女性自杀行为导致产妇死亡[17]。在评估和治疗这些患者时，需高度重视这类患者通过中毒或服药过量自杀的动机（图 39.1，青少年对乙酰基酚情况）。

妊娠期毒理学

孕妇中毒给产科医生、急诊医生和毒理学专家带来特殊的挑战。这些挑战大部分与易变的妊娠生理变化影响不同潜在毒物的吸收、分布和代谢分布相关[12]（表 39.2）。

总之，关于妊娠期中毒的相应处理措施较少，且解毒剂的使用引发伦理学和法医学问题[18]。曾报道几个实例由于孕妇的妊娠情况以及药物对母亲和胎儿的不良影响而中止用药[19-21]。

发育期胎儿需要考虑和关心用药的潜在效应和延迟效应，包括致畸作用和对胎体的发育问题。在一定程度上，尽管孕妇只是短暂的药物过量或接触毒物，但胎儿将会在后来的几周内持续接触该有毒物质或处于有毒环境。一旦孕妇的急性危害解决了，在大部分病例中需要考虑有保障的和正确的后续治疗[12]。

中毒孕妇的评估

虽然在患者陈述病史或开始就诊时，可能隐瞒中毒和妊娠或是完全不知情，但最常见的情况是多数妊娠中期的孕期都有清晰明确的已知急性毒物接触史。评估这些患者的最好方法是通过急诊科，因为病情可能会从一种简单的、没有任何后果的情况转变为威胁生命的、极其复杂的情况，需要多学科的团队和精心的治疗。在图 39.2 所呈现的方案可指导有已知或可疑接触毒物的孕妇的评估和管理。

初始评估

最初的评估应在几秒钟内确定患者是否有意识或意识丧失，如果意识丧失，是否有心脏停搏或呼吸停止（图 29.2A）。合并呼吸心跳停止的孕妇的管理与非妊娠患者的管理无明显差异，只需注意以下两种情况。

· 推荐使骨盆倾斜或使子宫挤压和（或）通过手法将偏离中线移向左侧，以减低主动脉－腔静脉压，改善静脉血回流。

· 如果由急诊科首先接诊患者，推荐立即联系产科通过会诊（因为这些患者需要产科专家评估胎龄），如果 5min 内复苏心脏骤停努力未成功，可立即行床旁剖宫产（意识丧失者的治疗原则见图 39.2B）。

迅速脱去所有衣服（包括鞋子）是非常重要的。护理人员应该戴手套处理衣服、手套，并置于标记好的塑料袋内。毒素、有机化合物和工业混合物均会通过皮肤吸收。衣物可用于后期样本分析而不应处理掉。

有毒物接触史或可疑毒物接触史的意识丧

失患者，需考虑创伤因素、对颈椎的保护应持　　续至急诊科或创伤科医生评估后或排除后。

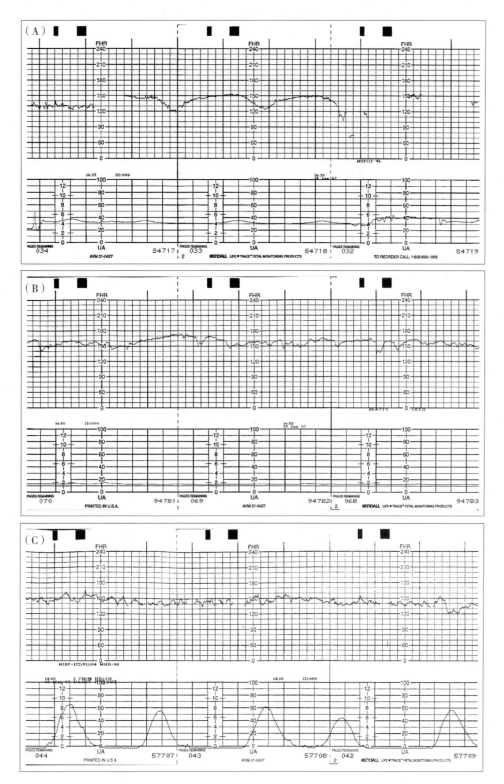

图 39.1　对乙酰氨基酚过量患者的胎儿电子监护描记：17 岁的初产妇患有躁郁症（未治疗）的病史分娩时出现严重的恶心和呕吐，黄疸和阴离子间隙代谢性酸中毒，家中发现一瓶泰诺。A. 到医院时，25 周，产妇的 pH 7.14，碳酸氢盐为 4mmol/L。B. 几个小时后，积极的水化（产妇 pH 7.44）后。C. 在 39 周 +7d 自然分娩后

表 39.2　妊娠的生理变化及其毒性影响

全身和(或)妊娠期变化	毒理学意义
消化系统	优点
异食癖	·洗胃可能延长时间窗
试管内压降低	缺点
胃排空延迟	·暴露风险增加
食物通过胃肠道的时间延长	·胃吸收增加
肝血流未改变	·吸入风险增加
肝酶活性降低	·肠吸收增加
	·肝毒性风险增加
呼吸系统	优点
上呼吸道充血	·对低氧血症和高碳酸血症敏感性增加(保护呼吸道以防呼吸抑制)
每分通气量增加	缺点
肺残气量减少	·吸入药的吸收增加
扩散容量增加	
循环系统	优点
心输出量增加 30% ~50%	·稀释作用
血浆容量增加 50%	缺点
血清白蛋白减少 25%	·血流丰富的器官浓度更高(子宫、胎盘床、肾脏、皮肤)
氧耗增加	·毒素游离片段增多，透过胎盘增加
泌尿系统	优点
肾小球滤过率增加	·结合或未结合物质的蛋白清除率增加
肾小管重吸收增加	缺点
	·肾毒性增加
皮肤	缺点
表面积增加	·接触物质的吸收增加
血流增加	
子宫和(或)胎盘	优点
体积增加 2000%	·对特定的接触毒物需保护母亲
血液灌注增加	缺点
明显的脂溶性	·胎儿接触有毒试剂
其他	优点
血容量：	·较大的分布容积
·增加 25%	缺点
氧耗量：	·在妊娠晚期可能再次接触
·增加 20%	
脂肪：	
·储备增加	
·晚期动员	

引自 Gei AF，Saade GR. Poisoning during pregnancy and lactation // Yankowitz J，Niebyl J. Drug Therapy in Pregnancy. 3rd ed. Philadelphia：Lippincott，Williams and Wilkins，2001

诊断即可确立。

·低氧和低糖应被看作是可能的病因，即使在通过动脉血气分析和血糖监测确定诊断之前，也需迅速给予氧气（通过面罩给氧）和胃肠外葡萄糖输注（1g/kg 或 50% 的葡萄糖 50g），

精神状态改变

·如果患者意识丧失但血流动力学稳定或意识存在但意识紊乱，那么"精神状态改变"的

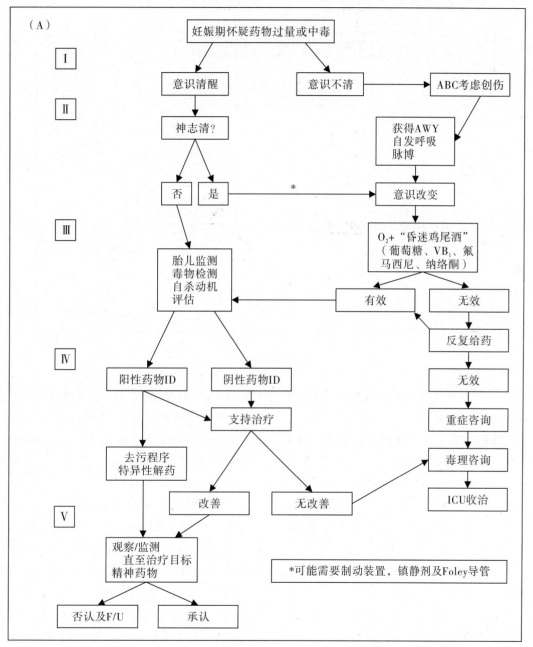

图 39.2　A. 已知或怀疑接触毒物的妊娠患者评估和管理指南。B. 已知或怀疑接触毒物的丧失意识的孕妇评估指南。据美国毒物控制中心报道。在 1999 年期间有 1085 例企图自杀的接触毒物的孕妇，这代表了该年 12% 妊娠期接触毒物和小于 1% 企图中毒自杀者。最常涉及物质是对乙酰氨基酚（单独或与减少充血的药物和抗组胺剂合用；35.5%），非类固醇消炎药（15.2%），选择性血清素再摄取抑制剂（SSRI；8.8%）和苯并二氮（7.1%）。＊可能需要制动，镇静和弗利导管。ACLS：高级心脏生命支持；AWY：气道；CPR：心肺复苏；C/S：剖宫产；EKG：心电图；F/U：随访；GA：胎龄；H&P：病史和生理；OD：过量。引自 Yankowitz J，Niebyl J. Drug Therapy in Pregnancy. 3rd ed. Philadelphia：Lippincott，Williams and Wilkins，2001

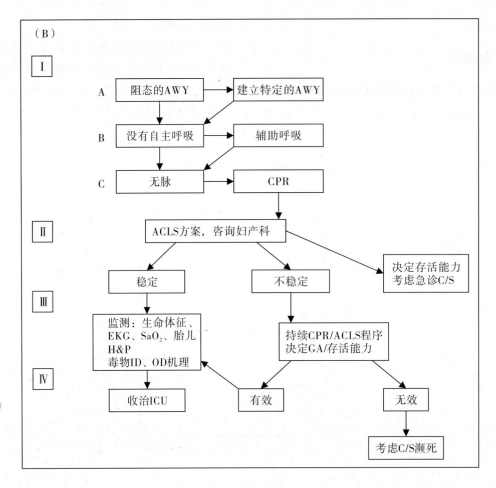

图 39.2 （续）

不得延误[24]。精神状态改变的患者通过经口摄入是有难度的。

·限制使用垫料，膀胱内导管置入和静脉镇静用于不合作和烦躁的患者。理想情况下，镇静剂的使用应推迟到接触的毒物得以明确以避免未知的相互作用和可能的中枢神经系统的抑制。大部分医院都有关于适应证、身体制动程度和持续时间等的文件政策。

·其他的所谓"昏迷 – 鸡尾酒"（维生素 B_1、纳洛酮和氟马西尼）成分不应常规给予，而是根据个体情况由治疗医生选择性使用。使用这些药物的特殊说明见表 39.3。

评 估

·采集病史是非常重要的，应尽可能获得更多的信息（如果患者是由急救车送来的，需了解患者本人、亲属或朋友、护理人员）。除了产科和一般病史外，关于接触的毒物具体要问以下内容：接触时间、接触的物质、接触的量（如果是药物，应包括相关处方）、接触途径、到达前的治疗（包括催吐剂、稀释剂和吸附剂）、呕吐（次数和量）、腹泻（次数和量）以及由于接触毒物引起的症状。

·尤其是企图自杀者，甚至会隐瞒或欺骗医生。叙述病史必须小心谨慎，因为所获信息可能是矛盾的，甚至会隐瞒或欺骗医生（图39.1）。根据经验，所采集的中毒病史应将其最严重的部分作为指导初始治疗的临床参数。

·有些毒性物质可出现典型综合征的症状和体征（中毒症候群）[25,26]。当不明确所接触的毒物时这些中毒症候群是相当有用的。表 39.4中列出了最常见的中毒症候群。在表 39.5 中所列出的识别中毒的体格检查也是非常有用的。

·中毒或毒液螫入的孕妇在阐明检测结果和治疗中毒方面都应考虑一些特殊的问题（表39.6）。

表 39.3　精神状态改变：在妊娠时使用解毒剂治疗的适应证

纳洛酮 (Narcan)	与精神状态改变(AMS)相关 ·瞳孔缩小 ·呼吸频率小于 12/min ·阿片类药物使用和(或)滥用的间接证据	2mg(静脉注射，肌内注射，血管内皮，白细胞介导)；起效时间：1~3min。如果使用后 3~5min 没有反应，可重复(最大效应在 5~10min) ·根据需要静脉滴注重复剂量 ·可能需要大剂量药物去拮抗美沙酮、地芬诺酯、丙氧芬、布托啡诺、喷他佐辛、纳布啡、特制药物、或镇静剂 ·对心血管疾病患者需谨慎；在阿片类药物成瘾患者中出现戒断症状
硫胺(维生素 B_1，thiamilate)	AMS 患者有维生素 B_1 缺乏症的危险因素： ·乙醇滥用 ·营养不良 ·妊娠呕吐 ·饮食失调症 ·全胃肠外营养 ·艾滋病 ·癌症 ·需要透析	每天 100mg 静脉注射和(或)肌内注射长达 2 周 ·在给予葡萄糖之前或同时给予(100mg/L)
氟马西尼 (Romazicon)	AMS with： ·怀疑或已知的苯二氮䓬接触和使用解毒剂没有禁忌(过敏，使用苯二氮䓬在危及生命的情况下，颅内压增高或癫痫症)，共同接触三环抗抑郁药或慢性苯二氮的使用心电图检查，以排除传导障碍，这是三环类药物的表现	0.2mg(2mL)给予静脉注射超过 30s；第二次剂量30s 给予额外 1.2mg(3mL) ·进一步给予 0.5mg(5mg)，在 1min 间隔可达总剂量为 3mg(尽管一些患者可能需要多达 5mg) ·如果患者 5min 仍没有反应，且累积剂量达 5mg，主要原因可能不是由于苯二氮䓬且额外剂量的氟马西尼可能没有任何效果 ·对于镇静，可在 20min 重复给药；任何一个时间不超过 1mg(给定为 0.5mg/min)且 1h 内不超过 3mg

表 39.4　最常见的中毒症状

药物类别	常见症状	常见原因
抗胆碱能药物	痴呆伴喃喃自语 心动过速 皮肤干燥 瞳孔扩大（散瞳症） 肌阵挛 体温略微升高 尿潴留 肠鸣音减弱 癫痫和(或)心律失常（重度病例）	抗组胺药物 抗帕金森病药物 阿托品 东莨菪碱 金刚烷胺 抗精神病药 抗抑郁药 解痉药 散瞳剂 骨骼肌松弛 有些植物（如杂草吉姆森）

续表

药物类别	常见症状	常见原因
拟交感神经药	妄想症 偏执狂 心动过速 高血压 体温过高 发汗 立毛 散瞳症 反射亢进 癫痫和（或）心律失常（重度患者）	可卡因 安非他明 甲基苯丙胺及其衍生物 OTC解充血剂（苯丙醇胺，麻黄碱，人为麻黄碱） 注意：咖啡因和茶碱过量除了有精神病迹象还有类似的发现
麻醉剂和（或）镇静剂	昏迷 呼吸抑制 瞳孔缩小 低血压 心动过缓 低体温 肺水肿 肠鸣音减弱 反射减退 针尖样瞳孔	麻醉剂 巴比妥类药物 苯二氮䓬类 乙氯维诺 格鲁米特 甲乙哌酮 甲喹酮 甲丙氨酯
胆碱能药物	意识不清和（或）中枢神经系统受抑制无力 虚弱 流涎 流泪 大小便失禁 胃肠痉挛 呕吐 腹泻 发汗 肌束震颤 支气管痉挛	有机磷酸酯和氨基甲酸酯类杀虫剂 毒扁豆碱 滕喜龙 有些蘑菇（毒蝇伞；豹斑毒伞，丝盖伞属，杯伞属）

引自 Briggs GG, Freeman RK. Drugs in pregnancy and lactation. 4th ed. Baltimore：Williams and Wilkins, 1994；Doyon S, Roberts JR. Reappraisal of the "coma cocktail". Dextrose, flumazenil, naloxone and thiamine. Emerg Clin of N Am, 1994, 12：301-316

表39.5　中毒的体检发现

瞳孔	呼吸气味
散大	丙酮：丙酮，氯仿，乙醇，异丙醇，水杨酸
生物碱	刺鼻的或梨的味道：水合氯醛，副醛
氨茶碱	苦杏仁：氰化物
抗胆碱能药物	胡萝卜：毒芹素（水毒芹）
抗组胺药	

瞳孔	呼吸气味
巴比妥类	大蒜：砷，有机磷酸盐，磷，硒，铊
一氧化碳	樟脑丸：樟脑，萘，氯苯
可卡因	辛辣的气味：Ethchlorvynol（维诺）
氰化物	紫罗兰味：松节油
麦角	冬青树味：水杨酸甲酯
乙醇	
乙二醇	
格鲁米特	**条件反射**
麦角酸二乙基酰胺	抑郁
甲喹酮	抗抑郁药
蕈类	巴比妥类药物
吩噻嗪类	苯二氮䓬类药物
苯妥英钠	水合氯醛
奎宁	可乐定
利血平	乙醇
拟交感神经药	乙氯维诺
甲苯	格鲁米特
三环类药	甲丙氨酯
撤药状态	麻醉剂
	吩噻嗪类
收缩	三环类抗抑郁药
丙酮	丙戊酸
巴比妥类	
苯二氮䓬类	反射亢进
咖啡因	安非他命
水合氯醛	卡马西平
胆碱能药物	一氧化碳
胆碱酯酶抑制剂	可卡因
可乐定	氰化物
可待因	氟哌啶醇
乙醇	甲喹酮
甲丙氨酯	苯环己哌啶
麻醉剂（除了哌替啶）	吩噻嗪类
有机磷酸酯类	苯妥英钠
苯环己哌啶	丙氧芬
吩噻嗪类	普萘洛尔
丙氧芬	士的宁
抗交感神经药	三环类抗抑郁药

引自 "Breath odor" from Olson K. Poisoning and drug overdose, 2nd ed. Norwalk，CT：Appleton and Lange, 1994

·一些患者需要在重症监护室观察和治疗 （表 39.7）。

表39.6　妊娠中毒患者临床管理的考虑因素

仰卧位低血压综合征

妊娠期抗酸中毒的能力下降

需维持母体 PaO₂至少 60～70mmHg 以维持胎儿氧合

母亲心输出量和耗氧量增加

解毒剂和治疗药物的肾脏清除率增加

不同"正常"的血液检测包括 BUN 和肌酐

各种抢救药对子宫胎盘循环和子宫肌层的影响

妊娠期女性误吸的可能性增加，有必要加强气道保护

中毒的识别

·采集到的样本进行毒理学分析对于识别

毒物、预测严重程度以及给予特殊的治疗或解毒剂是至关重要的。一般来讲，所有体液中至少需获得一个样本用于毒理学分析（表39.8，表39.9）。临床上，这些样本包括血、尿、唾液、呕吐物、洗胃液、粪便、脑脊液、羊水等，如果患者即将生产，入院后应收集胎粪。有时，动脉血气分析和血生化检查用于检测阴离子间隙 $[AG = (Na^+ + K^+) - (Cl^- + HCO_3^-)$，正常非妊娠 $12 \pm 4mEq/L$，妊娠 $8.5 \pm 2.9mEq/L$，产后 $10.7 \pm 2.5mEq/L]$ 或渗透间隙（正常值为 -5 到 $+15$ mOsm/L），这有助于鉴别诊断酸中毒和识别中毒或过量药物服用（表39.10，表39.11）[27-29]。

表39.7　毒理学定量检测

检测	用药后时间	重复	检测阳性
对乙酰氨基酚	4h	不必	血浓度
			列线图和 N-乙酰半胱氨酸
卡马西平	2～4h	2～4h	活性炭、血液灌流的重复剂量
碳氧血红蛋白	立即	2～4h	100%氧
血胆碱酯酶 RBC	立即	12～24h	确认接触杀虫剂
地高辛	2～4h	2～4h	地高辛抗体片段（Fab）
乙醇	0.5～1h	不必	如果阴性，不是乙醇中毒；如果阳性，则不确定（耐受）
乙二醇	0.5～1h	2h	乙醇治疗、血液透析、碳酸氢钠
重金属	第 1 个 24h	2～4h	螯合疗法，透析
铁	2～4h(咀嚼片、液体吸收更快)	2～4h	血清铁 350μg 使用去铁胺
异丙醇	0.5～1h	2h	支持性护理、血液透析
锂	2～4h	4h	血液透析
甲醇	0.5～1h	2h	乙醇疗法，叶酸 NaHCO₃，血液透析
高铁血红蛋白	立即	1～2h	亚甲蓝
苯巴比妥	1～2h	4～6h	碱性利尿
			重复活性炭，血液灌流
苯妥英钠	1～2h	4～6h	支持治疗
			重复活性炭
水杨酸	2～4h	2～4h	血清和尿液碱化
			重复活性炭、血液透析
苯碱	1h 峰值在 12～36h	1～2h	重复活性炭、血液灌流

引自 Mowry JB, Furbee RB, Chyka PA. Poisoning∥Chernow B, Borater DC, Holaday JW, et al. The Pharmacological Approach to the Critically Ill Patient. 3rd ed. Baltimore：Williams and Wilkins, 1995

表 39.8　用药后监测尿液中药物的时间间隔

药物	服药后监测时间
乙醇	24h
安非他命	48h
巴比妥类药物	
短效	48h
长效	7d
苯二氮䓬类	72h
可卡因	72h
大麻	
单次使用	72h
长期使用	30d

引自 Thorp J. Management of drug dependency, overdose, and withdrawal in the obstetric patient. Obstet Gynecol Clin N Am, 1995, 22：131 – 142

· 治疗中毒主要是支持治疗。对于一些毒物，需要给予额外的 3 种措施：①减少毒物接触（去污程序），②增加毒物的排出（利尿、血液滤过、血液灌流、透析、血浆置换），③中和中毒试剂（解毒剂）。这些促进毒物排出的特殊方法和拮抗剂的使用对于每一种毒物都有其独特性，这在相应的部分进行适当讨论（表 39.12，表 39.13，表 39.14，表 39.15，表 39.16）。

去污程序

皮　肤

通过皮肤吸收可引起明显全身中毒反应的物质包括有机磷杀虫剂、有机氯杀虫剂、硝酸盐和工业芳烃。有机磷酸酯类以极快的速度通过完整皮肤而不导致任何异常的皮肤感觉如灼烧或瘙痒。如表 39.2 所示，理论上，妊娠期由于皮肤的血液灌注生理性增加，导致更易于受这些毒性物质的影响。

表 39.9　可行血液灌流的化合物

对乙酰氨基酚	氯喹	庚巴比妥	普鲁卡因胺
娥膏	肌酐	甲丙氨酯	Quinalbital
氨	环巴比妥	甲喹酮	奎尼丁
异戊巴比妥	内吸磷	氨甲蝶呤	水杨酸类
巴比妥	地高辛	甲乙哌酮	司可巴比妥
溴化物	乐果	Nitrostigmine	茶碱
仲丁巴比妥	敌草快	百草枯	甲状腺素
樟脑	丙吡胺	对硫磷	三环类抗抑郁药
四氯化碳	乙醇	戊巴比妥	甲状腺激素
卡马西平	乙氯维诺	苯巴比妥	尿酸
水合氯醛	导能眠	苯妥英钠	

表 39.10　透析时需考虑的化合物

对乙酰氨基酚	氯化物	加拉明	呋喃妥英
铝	铬酸盐	庆大霉素	乌巴因
毒伞肽	西咪替丁	格鲁米特	百草枯
异戊巴比妥	顺铂	氢离子	青霉素
氨	柠檬酸盐	碘化物	苯巴比妥
阿米卡星	黏菌素	去铁氨	磷酸盐
阿莫西林	肌酸酐	异烟肼	钾
安非他命	环巴比妥	异丙醇	扑米酮

氨苄西林	环磷酰胺	卡那霉素	普鲁卡因胺
苯胺	环丝氨酸	乳酸盐	奎尼丁
砷	内吸磷	依地酸铅	奎宁
硫唑嘌呤	二氮嗪	锂	水杨酸类
巴比妥	乐果	镁	钠
硼酸盐	敌草快	甘露醇	链霉素
溴化物	双异嘧酰胺	甲丙氨酯	锶
仲丁巴比妥	乙胺丁醇	甲醇	磺胺类药物
钙	乙醇	甲喹酮	茶碱
樟脑	乙氯维诺	甲氨蝶	吟硫氰酸
羧苄西林	乙硫异烟酸	甲基多巴	替卡西林
四氯化碳	乙二醇	加强龙	妥布霉素
头孢菌素	氟胞嘧啶	甲乙哌酮	三氯乙烯
水合氯醛	氟化物	甲硝唑	尿素
氯霉素	5 - 氟尿嘧啶	单胺氧化酶抑制剂	尿酸
氯酸盐	磷霉素	新霉素	水

表 39.11　解毒剂

致毒成分	解毒剂	剂量
对乙酰氨基酚	N - 乙酰半胱氨酸	140mg/kg 口服之后，70mg/(kg·4h)，共 17 次
阿托品	水杨酸毒扁豆碱	0.5 ~ 2.0mg 静脉注射(或肌内注射)2min 以上，依情况可能需要 30 ~ 60min 再次注射
抗胆碱酯酶	硫酸阿托品	1 ~ 5mg 静脉注射(肌内注射，SQ)，看情况必要时每 15min
（有机磷酸酯类）	氯解磷定(2 - PAM)	1g 静脉注射(口服)15 ~ 30min，必要时每 8 ~ 12h
苯二氮䓬类	氟马西尼(英国数据)	1 ~ 2mg 静脉注射(呼吸停止)
一氧化碳	氧气	100% 高压氧
氰化物	亚硝酸戊酯	吸入剂每分钟 15 ~ 30s
	亚硝酸钠	300mg(3% 溶液 10mL)静脉注射 3min 之后，若还有毒性则 2h 内重复使用一半剂量
	硫代硫酸钠	12.5g(25% 溶液 50mL)静脉注射 10min 之后，若还有毒性则 2h 内重复使用一半剂量
地高辛	抗地高辛抗原结合片段	—
乙二醇	乙醇	0.6g/kg 乙醇加入 5% 葡萄糖溶液静脉注射(口服)30 ~ 45min 之后，最初 110mg/(kg·h)保证血液水平维持在 100 ~ 150mg/dL
锥体外征候	盐酸苯海拉明	25 ~ 50mg 静脉注射(肌内注射或口服)，视情况而定
	甲磺酸苯扎托品	1 ~ 2mg 静脉注射(肌内注射或口服)，视情况而定

续表

致毒成分	解毒剂	剂量
重金属(砷铜金铅水银)	螯合剂	
	依地酸钙钠(EDTA)	1g 静脉注射(肌内注射)1h 后，每 12h 一次
	二巯丙醇(BAL)	2.5~5.0mg/kg 肌内注射，每 4~6h 一次
	青霉胺	250~500mg 口服，每 6h 一次
肝磷脂	鱼精蛋白	1mg/100U 肝磷脂及每 60min 肝磷脂后，剂量减半
铁	去铁胺	1g 肌内注射[静脉注射若低血压情况下≤15mg/(kg·h)]每 8h 视情况而定(最大剂量每 24h 80mg/kg)
异烟肼	维生素 B6	按照摄入克计量，若异烟肼计量未知的话给予 5g
硫酸镁	谷氨酸钙	2~3g 静脉注射 5min 后(30mL10% 葡萄糖)
甲醇	乙醇	见乙二醇
高铁血红蛋白症(亚硝酸盐)	亚甲蓝	1~2mg/kg(0.1~0.2mL/kg，1% 溶液)静脉注射 5min 后，视情况而定 1h 内重复给药
阿片类/麻醉剂	盐酸纳洛酮	0.4~2.0mg 静脉注射(肌内注射，皮下注射，气管内的)视情况而定
华法林阻凝剂	维生素 K1/维生素 K	0.5mg/min 静脉注射(生理盐水或 5% 葡萄糖溶液)

引自 Thorp J. Management of drug dependency, overdose, and withdrawal in the obstetric patient. Obstet Gynecol Clin N Am, 1995, 22: 222 – 228; Roberts JM. Pregnancy related hypertension // Creasy RK, Resnick R. Maternal-fetal Medicine: Principles and Practice, 3rd ed. Philadelphia: WB Saunders, 1994: 804 – 843

表 39.12 吐根糖浆的适应证

胃结石形成
水杨酸
甲丙氨酯
巴比妥类
格鲁米特
胃排空延迟(妊娠)
三环类药
麻醉剂
水杨酸类
偶尔产生麻痹性肠梗阻

表 39.13 特异性解毒剂优先于活性炭

汞	钠甲醛(20g)将氯化汞转化为可溶性金属汞
铁	碳酸氢钠(200~300mL)将碳酸亚铁转换成二价铁
碘	淀粉溶液(75g 淀粉在 1L 的水直到不再蓝)
士的宁，尼古丁，奎宁，毒扁豆碱	高锰酸钾(1: 10 000)

表 39.14 常见的接触物质(>19 年)

物品	例数	所有成人接触比例	作为死亡原因
镇痛药	92 245	13.3%	1
镇静剂，催眠药，抗精神病药	67 946	9.8%	3
清洁剂	66 384	9.5%	12
抗抑郁药	55 429	8.0%	2
咬伤，毒液螫入	55 145	7.9%	19
酒精	37 451	5.4%	6

物品	例数	所有成人接触比例	作为死亡原因
食品，有毒食物	35 860	5.2%	20
化妆品和个人护理用品	33 511	4.8%	18
化学药品	31 738	4.6%	10
农药、杀虫剂	31 285	4.5%	15
心血管药物	28 941	4.2%	5
废气，毒气，蒸汽	27 486	3.9%	9
碳氢化合物	27 419	3.9%	16
抗组胺药	19 570	2.8%	11
减痉药	17 851	2.6%	7
抗菌药	17 683	2.5%	14
兴奋剂和街头毒品	17 423	2.5%	4
植物	17 261	2.5%	17
咳嗽和感冒用药	16 866	2.4%	18

引自 Litovitz TL，Klein-Schwartz W，White S，et al. 2000. Annual report of the American Association of Poison Control Centers Toxic Exposure Surveillance System. Am J Emerg Med，2001，19(5)：337 – 395

表 39.15 对乙酰氨基酚中毒的阶段

阶段	时间	症状
I	10 ~ 24h	胃肠道症状（食欲减退，恶心，呕吐），全身乏力，出汗
II	24 ~ 48h	临床症状明显改善，但肝功能检查异常
III	72 ~ 96h	有肝性脑病，凝血功能障碍和低血糖等肝毒性
IV	7 ~ 8d	死亡或肝功能衰竭恢复（在最初 5d 开始，通常需 3 个月才能完全恢复）

表 39.16 重症监护室的收住标准

需机械通气的

需血管加压支持治疗

治疗心律失常或需血液透析者

严重中毒症状

中毒症状恶化

潜在的医疗条件下诱发

可能长时间吸收毒素

潜在的延迟性中毒反应

进展过程或需要监测

解毒剂有潜在的严重副作用

需观察有自杀倾向的患者

应使用温肥皂水彻底清洗皮肤。工业沐浴（针对接触性腐蚀）用于彻底冲洗身体也是很有用的。特殊情况下，不可直接用水去除毒物，因为可能会引起毒物与水剧烈反应（如易燃、易爆或与水接触产生有毒气体的化学物质），如氯磺酸、四氯化钛和钙氧化物。

胃肠道[30 – 33]

以下几种措施可能是有用的。

稀释

缺乏替代品（见下文），误食腐蚀性物质（酸或碱）时通过口腔给予 200 ~ 300mL 牛奶（而不是通过胃管给予）。

催吐

洗胃之后优先选择的方案是促进胃排空。成人剂量为 30mL 催吐剂和水，如果未能成功诱导呕吐，15 ~ 30min 后可重复一次。摄入的毒物能够形成胃结石的有水杨酸盐类、甲丙氨酯、巴比妥类药物、格鲁米特，延迟胃排空的药物有三环类药物、麻醉药、水杨酸盐类，以及能够引起麻痹性肠梗阻的毒物（表 39.12）。

是否应用催吐是有争议的，原因如下：

1. 不能立即起效；

2. 作用可能持续 2h，延误吸附剂的使用；

3. 在最初摄入后的几小时内尚不能起效（超过 1~2h 除外）；

4. 尚没有证据证明比洗胃更有效；

5. 禁忌证较多：腐蚀性物质的中毒、有精神疾病患者、未能保护气道者、癫痫发作或可能发作者、易出血体质、呕血、摄入能够快速改变患者状况的药物（三环类抗抑郁药、β 受体阻滞剂、五氯苯酚、异烟肼）；

6. 对酒精中毒和某些烃类无效；

7. 催吐失败的情况下（约 5% 的病例），应通过其他方式进行胃排空，因为催吐剂可能有心脏毒性（理论上的风险）。

最近出版的指南指出，即使在没有禁忌证的情况下，在摄入会对患者造成严重毒性物质后 30~90min 内使用催吐剂会对降低患者胃肠道吸收，且有可能导致紧急医疗方案不止 1h 的延迟[34]。

洗胃

如果不宜催吐或催吐是禁忌证，患者处于昏迷状态或意识状态改变，或当摄入的物质可诱发癫痫发作或是致命的和（或）可迅速吸收（例如，延迟催吐可能导致死亡）时应当洗胃。摄入腐蚀剂或出血性体质为洗胃禁忌证。患者一旦到达医院，即可迅速洗胃。只需 15~20min 完成并给予木炭治疗。

一个 36-40F 的大号胃管（Ewald、Lavaculator® 和其他类型）应涂以润滑剂经口腔插入胃内，当患者有意识要抑制、呕吐反射异常、癫痫发作或有癫痫的可能时应考虑置入胃管。患者应处于特伦德伦伯卧位或坐位，灌洗前先通过抽吸以确认胃管的位置（收集样本予以分析）。用生理盐水或 1.5mL/kg 流水（达 200mL）洗胃直到液体清亮后继续灌注至少 1L 水。有些建议通过改变患者体位以排出可能的残留药物或未溶解的药物。

吸附（活性炭）

活性炭是由碳原料高温分解而成的一种细小粉末。由能够吸附物质的内部有孔的网状结构的小微粒组成。在胃排空后使用活性炭（不管成功与否），对存在肝肠循环的药物（例如茶碱、地高辛、阿米替林、水杨酸类、苯二氮䓬类、苯妥英钠和苯巴比妥）可重复（2~4h）使用活性炭。这种效应被称为胃肠道透析。在使用催吐剂和 N-乙酰半胱氨酸之后可立即使用活性炭（其不干扰催吐剂的作用，实际上，一些学者认为这是最好的应用方法）。而在接触腐蚀剂的情况下禁忌使用活性炭，在摄入金属元素（例如铁）、某些杀虫剂（有机磷杀虫剂、DDT）、氰化物、乙醇和甲醇的情况下活性炭效果不明显。

成人常用剂量为 30~100g（或 1g/kg），且通常给予泻药（70% 的山梨醇 50mL 或硫酸镁 30g）以加速毒素 - 木炭复合物的排泄，可使用吸收能力为普通活性炭 2~3 倍的超活性炭。

中和试剂

用某些毒素中和试剂代替活性炭也是很好的（表 39.13）。

泻药

用于活性炭的辅助治疗，泻药仅在需要的时候使用。在腹泻、脱水、电解质失衡、腹部创伤、肠梗阻的情况下，禁忌使用泻药。在治疗中毒时最常使用的泻药是山梨醇，由于其作用起始时间短（少于 1h），作用持续时间长（8~12h）且与活性炭无相互作用。禁忌使用油性泻药，因为这类物质易吸收且能够增加碳氢化合物的吸收。过度使用泻药可能产生并发症（水、电解质失衡）[35]。

灌肠

通过口服或鼻饲 500~2000mL/h 聚乙烯 - 乙二醇可清洁肠道或排出未溶解的药物。灌肠对于清除胃肠道的铁、锌、锂以及木炭所不能吸收的延迟释放的物质、延迟治疗或有外包装的均是有益的[36]。灌肠需要 3~5h，且可能并发肠穿孔、肠梗阻或胃肠道出血。

特殊试剂

多于 250 000 种药品或商业产品可能被摄入[37,38]。表 39.14 列出了美国成年人中引起中毒发病和死亡的最常见的原因[2]。图 39.3 描述了 1999 年 1085 例企图自杀的孕妇中使用最多的药物种类[16]。

下面按药物名称的字母顺序进一步详细讨论了妊娠期中毒药物的一般特征和治疗方法。

在美国，所有中毒后就诊和报道中毒的患者拨打电话：+1－800－222－1222。

对乙酰氨基酚

毒理学

常见的专有名称：艾尔卡－塞尔策® （说明）；安乃近® ；苯海拉明® （说明）；Comtrex ® ；康泰克® ；Coricidin® ；丙氧酚；Dimetapp ® ；Drixoral® ；Esgic® ；止痛片（非阿司匹林类）® ；Fioricet® ；Goody's Body Pain Relief® ；Lortab® ；Midol® ；Midrin® ；Nyquil；镇痛药® ；解热镇痛药® ；Parafon® ；波拷赛特® ；Phenaphen® ；诺比舒咳® ；盐酸伪麻黄碱® ；塔维斯特® ；Thera-Flu® ；拉敏® ；泰诺® ，坦普拉® ；Unisom® ；维柯丁® ；Wygesic®

- FDA 分类：B 类[39]。
- 作为发病原因：1（包括其他镇痛药）[2]。
- 作为死亡原因：1（包括其他镇痛药）[2]。
- 常见接触途径：摄入。
- 常见接触原因：意外服用过量。

新陈代谢

对乙酰氨基酚在肝脏代谢为无毒的硫酸盐（52%）和葡糖苷酸（42%），然后从肾脏排出。约 4% 由肝细胞色素氧化酶 P450 系统代谢，从而产生有毒的活性中间体。这种毒性代谢物与谷胱甘肽共价结合形成无毒的硫基尿酸随尿液排出。2% 对乙酰氨基酚以原形排出。服用过量时，肝脏谷胱甘肽耗竭，有毒的中间产物与肝细胞蛋白共价结合，从而导致肝坏死。[40]

血浆半衰期

在孕妇对乙酰氨基酚的血浆半衰期为 3.7h。在妊娠和非妊娠状态，对乙酰氨基酚的药代动力学（吸收、代谢、肾脏清除率）是相似的[41,42]。

致死量

健康成人，对乙酰氨基酚的致死剂量大于 150mg/kg 或 15g，主要是引起肝毒性[40,43]。对乙酰氨基酚的致命性不仅与剂量直接相关，而且与其他因素如年龄、营养状况、摄入的其他混合物有关。急性过量也会出现肾衰竭、心肌抑制、胰腺炎。

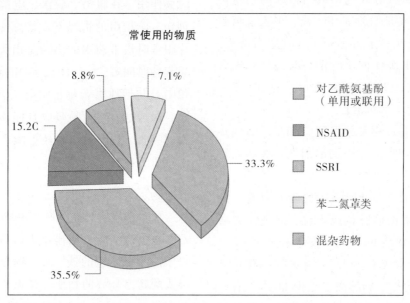

图 39.3 妊娠期间企图通过中毒而自杀。SSRI，选择性 5－羟色胺再摄取抑制剂。引自 a National Database，1999。NSAID，nonsteroidal anti-inflammatory drugs

孕妇注意事项

一般来讲，对乙酰氨基酚过量的主要短期问题是肝坏死，于 72 ~ 96h 达到高峰，心脏、肾脏、胰腺并发症较少见，但必须适时监测，也许最严重的长期后果是残肝损害。

症　状

恶心、呕吐、厌食、右上腹痛，对乙酰氨基酚的中毒症状可分成四个阶段（表 39.15）。

体　征

黄疸、右上腹压痛、嗜睡、出血现象。

诊断性检查

血液：对乙酰氨基酚水平（在摄入后 4h 或更长时间），转氨酶（升高），乳酸脱氢酶（LDH）（升高），凝血酶原时间（延长），淀粉酶（升高），脂肪酶（升高），肌酐（升高）、尿液检查。血浆对乙酰氨基酚水平（摄入后 4h 或更长时间）可以绘制 Rumack-Matthew 图（图 39.4）。摄入后不足 4h 可能由于部分吸收出现假低现象。

心电图（EKG）：非特异性 ST 和（或）T 改变。

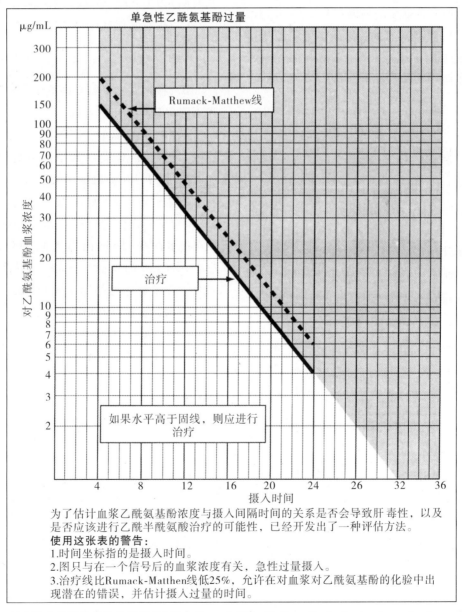

为了估计血浆乙酰氨基酚浓度与摄入间隔时间的关系是否会导致肝毒性，以及是否应该进行乙酰半酰氨酸治疗的可能性，已经开发出了一种评估方法。

使用这张表的警告：

1.时间坐标指的是摄入时间。

2.图只与在一个信号后的血浆浓度有关，急性过量摄入。

3.治疗线比Rumack-Matthen线低25%，允许在对血浆对乙酰氨基酚的化验中出现潜在的错误，并估计摄入过量的时间。

图 39.4　对乙酰氨基酚的毒性的列线图（引自 Rumack RH，Matthew H. Acetaminophen poisoning and toxicity. Pediatrics, 1975, 55: 871）

短期问题

少尿、胰腺炎、低血压、心肌缺血和心肌坏死、期前收缩、早产。

长期问题

弥漫性肝坏死(1%~2%的死亡率)

胎儿和新生儿注意事项

一般情况

对乙酰氨基酚能透过胎盘,因此胎儿有中毒的风险,尤其是在孕晚期[44]。除了母体严重中毒症状情况外,对乙酰氨基酚服用过量一般不会出现增加不良妊娠结局的风险[45]。人类已有文件记录治疗剂量的N-乙酰半胱氨酸透过胎盘,并提供了N-乙酰半胱氨酸在胎儿解毒中的直接证据[46]。

症状

胎动减少、心脏变异率下降、胎儿心率未加速、心率基线下降(表39.1)。

致畸风险

尚无证据支持。有潜在的胎儿肝脏损害(肝细胞坏死);自然流产和死胎的风险增加。病例对照研究并没有发现产前使用对乙酰氨基酚后增加畸形的证据[47]。曾报道在妊娠期间过量服用对乙酰氨基酚并没有增加不良妊娠后果[48]。

胎儿窘迫

曾有报道[49],妊娠结局与接触药物和给予N-乙酰半胱氨酸治疗的时间间隔有很大的关系。随着时间间隔的增加,自然流产和死胎率也增加[50,51]。

分娩适应证

对药物治疗无反应的胎儿状况不良或母体情况恶化时。

新生儿期

高胆红素血症。

治疗指导

对乙酰氨基酚中毒妊娠患者的管理与非妊娠患者无明显不同。

支持治疗

家中服药过量(>100mg/kg 或 ≈6g)时,可行催吐治疗。洗胃+活性炭(1g/kg 溶于水或山梨糖醇)。

特殊治疗和(或)拮抗剂

·N-乙酰半胱氨酸(Mucomyst®)是谷胱甘肽类似物或前体,可被用作对乙酰氨基酚中毒的有效解毒剂。使用解毒剂的适应证如下:

A. 已知接触毒物大于 4g(或 100mg/kg;以较少者为准)[52]。

B. 对乙酰氨基酚含量(在接触后 4h 或更长时间)为 150μg/mL 或更多(993μmol/L)。

C. 接触其他肝毒性物质或有与接触乙酰氨基酚相关的肝脏病史(包括乙醇、卡马西平和异烟肼)。

D. 接触对乙酰氨基酚后 7~8h,尽管其含量下降但仍可利用解毒剂。

·口服:蛋氨酸(每 4h2.5g×4 次)或 N-乙酰半胱氨酸(B 类)(给予负荷剂量 140mg/kg 后每 4h 给予 70mg/kg×17 次)。

·注射用(特指妊娠期):N-乙酰半胱氨酸:200mL 5% 葡萄糖中含有 150mg/kg N-乙酰半胱氨酸在 15min 内用完或 1000mL 5% 葡萄糖中含有 100mg/kg N-乙酰半胱氨酸在 16h 内用完。在接触毒物的 16h 内开始治疗将得到最好的结果,但接触毒物的 24h 内仍推荐使用N-乙酰半胱氨酸[53]。在接触毒物超过 8h 者可考虑使用 48h 或 72h 方案。

·在特定的情况下,血液灌流和血液透析也是有效的,但是这些技术并不常用。

·如果出现肝衰竭或脑病,需在重症监护病房(ICU)管理(表 39.16)。

监测

生命体征、精神状态、液体出入量。血液:每 4h(在最初的 24h)检测转氨酶、凝血酶原时间和对乙酰氨基酚水平,每天或视情况而定。如果最初 4h 内其他化验有异常,也需检测。电子胎儿监护具有指导性。

治疗目标

无症状的患者,肝功能检查(转氨酶和凝血

酶原时间）正常。

治疗方面

对所有接触毒物者需进行精神病学评估。妊娠晚期重度中毒病例需考虑引产。在脱离毒物后的 72 ~ 96h，如果达到治疗目标，可以不予处理。

随　访

警惕患者自然流产的可能，早产死胎的风险。询问是否使用潜在肝毒性药物。在易变的妊娠期和严重中毒（尚未评估）时需要考虑一系列生理变化。临床随访者可能包括社会工作者、产科医生、肝病专家和精神病学家[43,52-54]。

苯丙胺

毒理学

安非他命是一类拟交感神经药（苯乙胺的衍生物），可通过去甲肾上腺素和多巴胺介导的途径刺激中枢神经系统。虽然确切的作用机制尚不清楚，可能的机制包括儿茶酚胺的突触前释放，直接的突触后刺激和单胺氧化酶的抑制。这些药物经常用于厌食症，治疗发作性嗜睡病，或用于非法娱乐。约 200 种苯乙胺衍生物已被描述[55]。

新陈代谢

安非他命是 pKa 为 9.9 的弱碱，并且在肝脏代谢，其代谢性产物和游离的安非他命从尿中排泄。长期使用者会对安非他命产生耐受，其使用致死剂量也无效果。因此，大部分致命性中毒的案例并不是长期使用者。

致死量

成人致死剂量为 20 ~ 25mg/kg，但已经知道较小的剂量也可致命[56]。

·实例和（或）其他名称：硫酸苯丙胺（Benzedrine®）也被称为"blues"，"硫酸盐"，"purple hearts"，"black beauties"，"truck drivers"或"uppers"；右旋安非他命（Dexedrine®）；甲基苯丙胺（Methedrine®）也被称为"ice"；甲基苯丙胺（desoxyephedrine 被称为"speed"，"crank"，"冰毒"）；麦司卡林；苯丙醇胺；Ritalin®；Adderall®；3，4 - 亚甲（MDA）也被称为"Adam"；3，4 - 甲烯二氧苯丙胺（MDEA），也被称为"Eve"；methylbenzodiolbutanamine（MDMB）；3，4 - 亚甲基双氧苯丙胺（MDMA）也被称为"摇头丸"或"love drug"，"X"，"E"，"hug"，"beans"；其他：2C - T 2，2C - T7 启动也被称为"Triptasy"或"Beautiful"；麻黄（含麻黄碱）；Khat（包含 cathine：norpseudoephedrine），也被称为"Abyssinian tea"，"miraa"，"graba"或"African salad"；甲卡西酮也被称为为"Jeff"或"mulka"。

·FDA 分类：C 类。

·作为发病原因：17（包括其他兴奋剂）[2]。

·作为死亡原因：4（包括其他兴奋剂）[2]。

·最常见接触途径：口服；偶尔通过黏膜（鼻吸，吸烟和栓剂）；较少通过注射。

·最常见的接触原因：意外服药过量。

孕妇注意事项

使用 MDMA 的孕妇往往是年轻、单身、有心理疾病，有影响妊娠和胎儿的一系列危险因素。吸烟、大量饮酒、多种物质和药物的使用，再加上意外妊娠，胎儿接触有害物质的风险增加[57]。

年轻患者需考虑与充血性心力衰竭、心肌梗死和室性心律失常的鉴别诊断[58]。

症　状

参见表 39.17。

体　征

不安、焦虑、躁动，也可表现为具有生命危险的重要体征：心动过速、高血压、体温过高、肌肉紧张、夜磨牙和不由自主地下颌紧缩（后两者出现提示使用过 MDMA）。鉴别诊断包括镇静和（或）催眠戒断综合征（尤其是乙醇）和抗精神病药物不良症候群。

诊断性检查

血药浓度与临床状况和死亡风险都有一定

的相关性，仅次于耐受的形成。

表 39.17 安非他命的症状和体征

中度中毒

呼吸（呼吸急促）

心血管（心动过速，轻度高血压，胸痛，心悸）

胃肠道（腹部绞痛，恶心，呕吐，腹泻）

交感神经兴奋（轻度高热，口干，瞳孔散大，出汗，反射亢进）

中枢神经系统症状（头晕，多动，烦躁不安，意识混乱和恐慌）

重度中毒

心血管（重度高血压伴随颅内出血，心律失常，室性心动过速或室颤，低血压和心血管功能衰竭）

严重高热（有凝血障碍，横纹肌溶解症和肾衰竭）

代谢（全身酸中毒）

中枢神经系统（抽搐，谵妄，精神病，通常慢性者伴随偏执，妄想和幻觉，昏迷）

短期问题

短期问题主要表现为心血管的变化，如严重高血压、心动过速，以及心血管功能衰竭，也可能出现出血性或缺血性脑卒中。

长期问题

长期滥用的潜在后果是精神病、帕金森病和心血管风险增加[58-61]。

胎儿注意事项

症　状

胎儿宫内生长受限。先兆早产和产前出血的可能[62,63]。

致　畸

目前，尚无证据表明这些药物与人类常见和（或）少见的先天畸形增加相关[39,64-66]。然而，除外其他混杂因素（吸烟，酗酒），滥用苯丙胺分娩的婴儿出生后体重、身长、头围都显著降低[64]。接触甲基苯丙胺和（或）可卡因者有早产、胎儿宫内发育迟缓、胎盘出血和贫血的高发率[39,67,68]。

胎儿窘迫

可能发生。据报道曾在子宫内接触该物质

者可能会出现新生儿脑损伤[69]。

分娩适应证

产科指征。

新生儿期

新生儿苯丙胺和甲基苯丙胺撤药综合征已有报道[69,68,70]。

治疗注意事项

支持治疗

苯丙胺服药过量时治疗目标是提供基本的支持治疗直到患者病情稳定。阴凉，安静的环境会减少外界刺激和潜在的物理干扰。维持基础温度。

特殊治疗和（或）解毒剂

· 口服过量者胃排空后给予活性炭和泻剂。有可能"机体填塞"者需考虑阴道检查。严重毒性反应者使用强酸利尿剂可增加肾脏排泄。

· 最合适的镇静药是苯二氮䓬类［地西泮：10mg(静脉注射)，累积剂量可超过100mg］。根据需要使用拮抗剂以减轻对患者的伤害。氟哌啶醇或地西泮可治疗精神错乱和躁动（氯丙嗪可增加安非他命的半衰期，并引起严重的呼吸抑制）。当出现这些并发症时，地西泮可终止癫痫发作，反复发作者可以用苯妥英钠治疗。

· 心血管并发症，如心律失常和高血压可分别使用普萘洛尔和氟哌啶醇或氯丙嗪。

· 严重或难治性高血压患者可能需要酚妥拉明或硝普钠。应避免使用 β 受体阻滞剂以防其潜在的 α 肾上腺素能作用和恶性高血压。血容量不足、低血压和高热者需要加强静脉液体治疗（≈20mL/kg）。难治性低血压可能是由于儿茶酚胺耗竭需使用直接作用的药物如去甲肾上腺素。

· 高热是一种不良的体征。体温超过38.9℃应采用氟哌啶醇、氯丙嗪或物理降温的方法。

· 血液透析对威胁生命的患者可能是有益的，如有酸中毒且支持治疗无效者或肾功能受损（肾衰竭或高钾血症）者。昏睡、反应迟钝或精神状态改变的患者需要行头颅 CT 扫描，以排除出血或梗死。

监　测

监测项目包括心电图、血压（BP）、温度、呼吸频率、血气分析，电解质、肌酸激酶、尿肌红蛋白水平、胎心率和宫缩。

治疗目标

无症状的患者。生命体征正常。尿量至少为 1mL/（kg·h）。"机体填塞者"需长期观察者。

排除性诊治

药物咨询、精神病学和社工咨询建议，评估性传播疾病者。

随　访

临床随访可能包括社会工作者、产科医生和心理医生。随后，应检测是否有早产、胎盘出血、胎儿宫内发育受限的征象[59,61,71－74]。

抗抑郁药

毒理学

抗抑郁药（丙咪嗪、阿米替林、多塞平、曲米帕明、曲唑酮、氟西汀）可能会产生三大中毒症候群：抗胆碱危象、心血管功能衰竭或癫痫发作。患者可能会出现 1 个到 3 个中毒现象，这取决于所摄取的药物及剂量。刚开始清醒的患者可能会突然意识丧失和（或）无任何征兆癫痫发作。这些症状和体征与抗抑郁药过量有关，见表 39.18。

选择性 5－羟色胺再摄取抑制剂（SSRI 类药物）在服用过量时仍有很好的安全性。SSRI 有调节情绪和焦虑症的效能，对细胞色素 P450 系统的作用相对较弱及用药过量时的安全性和耐受谱等因素，使其成为孕产妇用药的一线药物[75,76]。

安非他酮酸盐是一种新型的抗抑郁药，在临床和药理学方面都不同于三环类抗抑郁药和单胺氧化酶抑制剂。在人类和动物研究中安非他酮对心血管（如减弱的心脏传导、降低的心肌收缩力、降低的外周阻力、直立性低血压）无影响。该药物是非镇静类且对常用的镇静药（如酒精和地西泮）有拮抗效应。

表 39.18　抗抑郁药过量的症状和体征

症状	体征
心动过速	视力模糊
皮肤黏膜干燥	发音障碍
水泡	视幻觉
瞳孔散大	镇静作用
外斜视	谵妄
肠鸣音减弱	镇静
尿潴留	昏迷
肌肉紧张度增加	
反射亢进	
肌阵挛	
快速意识丧失	
癫痫	
心律失常	
低血压	
肺水肿	

· 实例和（或）其他名称：丙咪嗪；阿米替林；多塞平；曲米帕明；曲唑酮；FLuoxetine；氯米帕明三®；A 阿莫沙平®；西普兰®；怡诺思®；阿米替林®；Etafron®；依地普伦®；Limbitrol®；地昔帕明®；去甲替林®；帕罗西汀®；百忧解®；Sinequan®；曲米帕明®；丙咪嗪®；Triavil®；普罗替林®；威博隽®；左洛复®

· FDA 分类：C/D 取决于具体的药物。

· 作为发病原因：4[2]。

· 作为死亡率原因：3[2]。

· 最常见的接触途径：摄入[2]。

· 最常见的接触原因：意外服药过量[2]。

孕妇注意事项

症　状

口干；尿潴留；谵妄（表 39.19）。

表 39.19　常见的与巴比妥酸盐过量相关项目*

类型	作用时间	药物
超短效 (美索比妥)	20 min	硫喷妥钠，硫美妥
短效	3h	戊巴比妥，司可巴比妥，环己巴比妥
中效	3~6h	异戊巴比妥，仲丁巴比妥，阿普比妥，
长效	6~12h	巴比妥，苯巴比妥，甲苯比妥，普里米酮

　　*致死剂量：短效，3g(致命等级，3.5mg/dL)摄入；长效，5g摄入(致命等级，8mg/dL)[89]

体　征

　　情绪激动、瞳孔散大、高热、心动过速、腋部干燥、肌阵挛、快速意识丧失、癫痫发作、心律失常。有些患者并不表现出中毒现象(表39.19)。

诊断性检查

　　心电图：窦性心动过速与 PR、QRS 和 QT 间期延长。QRS 大于 0.12s 是严重的心血管和神经毒性的可靠指标(阿莫沙平除外)。此外，缓慢心律失常者提示预后不良。其他心电图改变包括房室传导阻滞和室性心动过速。虽然药物浓度可测得，但在服药过量的急性期治疗并不常用。动脉血气、电解质、葡萄糖和全血计数也是有帮助的。

短期问题

　　短期问题包括心律失常、癫痫发作、尿潴留、胃肠蠕动减弱、吸入性肺炎以及急性呼吸窘迫综合征(acute respiratory distress syndrome，ARDS)。

长期问题

　　长期问题包括横纹肌溶解症、脑损伤、多系统功能衰竭。

胎儿注意事项

　　对胎儿的抗抑郁药的效果是多变的。

症　状

　　胎心率电子监测异常[77]。

致　畸

　　帕罗西汀与先天性畸形(包括无脑畸形、颅缝早闭和脐疝)的关系已有报道[78,79]。

胎儿窘迫

　　有。

分娩适应证

　　由于产妇抽搐，低血压或心律失常引起胎儿窘迫时，剖宫产指征符合一般的产科指征。

新生儿期

　　呼吸急促、发绀、烦躁、尿潴留、麻痹性肠梗阻、癫痫作为 SSRI 类戒断综合征的表现[80,81]。曾报道帕罗西汀与新生儿持续性肺动脉高压也有关系[82见]。

治疗注意事项

支持治疗

　　抗抑郁药物服用过量，治疗目的是在摄入的最初 24h 预防并发症。

　　一旦开始去除中毒药物，需要支持治疗以维持呼吸道通畅必要时应机械通气。烦躁、癫痫发作、高热、低血压和心律失常应积极治疗。因为疼痛和患者的运动可诱发癫痫发作，故应避免这些刺激。

特殊治疗和(或)解毒剂

　　·排出毒物的第一步是使用活性炭和导泻，也可洗胃(30% 排泄到胃)。由于癫痫突发的风险，出现呕吐时则禁忌使用。

　　·如果患者表现昏迷、抽搐、QRS > 0.1s、室性心律失常或低血压，可通过静脉给予碳酸氢钠治疗。给予碳酸氢钠的患者，1 安瓿(44~50mEq)碳酸氢钠应在 1~5min 缓慢静脉注射(1~3mEq/kg)，随后以 0.5mEq/(kg·h)输注，以保持动脉 pH 在 7.45~7.55。

　　·如果灌注降低或有低血压，在使用碳酸氢钠治疗的情况下，也可考虑给予苯妥英钠 100mg 持续给药 3min。

　　·关于毒扁豆碱水杨酸盐的使用存在争议(通常按 2mg 在 2min 内给予)持续静脉注射，因为其可能引起惊厥或室性心动过速。当可能引起昏迷或患者的精神状态改变和出现严重的呼吸窘迫时可以考虑使用毒扁豆碱。

·抗心律失常药用于控制心律失常。

·治疗难治性低血压，血管扩张药最好使用 α 受体激动剂，如去甲肾上腺素和肾上腺素，而不用多巴胺。

·如果抗惊厥药未能迅速控制癫痫发作，应使用非去极化长效肌松药（泮库溴铵）以避免高热和乳酸性酸中毒。脑电图（electroencephalogram，EEG）可用于评估抗惊厥药的疗效。

·强效利尿、透析和血液灌流通常是无效的。

监　测

监测心脏至少 6h。

治疗目标

治疗期间，无症状的孕妇 12h 内行孕妇和胎儿的心电监测。如果有明显的母体中毒症状，应在 24h 内加强监护。

排泄治疗

在排泄治疗之前，可先给予活性炭。此外，需评估患者的自杀倾向。

随　访

由于曾报道在摄入过量后 3d 后死亡的病例，故需观察（或安排门诊监测）至 72h 后。临床随访可能包括社会工作者、产科医生和心理医生[61,83-84]。

阿司匹林

毒理学

·其他名称：艾尔卡 - 塞尔策®；Ascriptin®；BC 干粉®；服宁®；Darvon®；Ecotrin®；埃克塞德林®；Fiorinal®；Goody's Body Pain Relief®；Norgesic®；碱式 - 水杨酸铋®；Percodan®；索玛®；Talwin®

·FDA 分类：C 类（如果在妊娠晚期使用全剂量则为 D 类）。

·作为发病原因：1（包括其他镇痛药）[2]。

·作为死亡原因：1（包括其他镇痛药）[2]。

·主接触途径：口服。

·主要接触方式：蓄意。

新陈代谢

水杨酸盐主要在胃和小肠吸收。水杨酸和阿司匹林都具有药理活性，但血浆中以水杨酸为主要形式。当达到中毒浓度时，蛋白质结合率从 90% 下降到 75%。水杨酸盐被代谢为无活性的水杨酸和甘氨酸葡糖醛酸结合物。随着浓度的增加，5 条消除代谢途径中的 2 条途径趋于饱和。治疗剂量只有少量随尿排出，但是在中毒剂量时随尿排出也增加（特别是在尿 pH 较高时）。随着 pH 降低水杨酸盐分布到组织的量增加。水杨酸中毒的主要病理生理机制是通过线粒体氧化磷酸化解偶联的方法干扰有氧代谢。

血浆半衰期

治疗剂量：4h；中毒血浆含量：15h～29h。

致死量

大于 150mg/kg（严重中毒 >300mg/kg）[85,86]。

母亲注意事项

症　状

无症状，恶心、呕吐、腹痛、耳鸣、听力下降、呼吸困难。

体　征

过度换气，精神状态改变，面部潮红，出汗，缺氧，胃肠道出血，瘀斑，青紫，血容量不足，肺水肿，癫痫发作，急性呼吸窘迫综合征，昏迷。

诊断性检测

血 ABGS：呼吸性碱中毒；代偿性代谢性酸中毒或代谢性酸中毒；阴离子间隙增加（大于 14mg/L；表 39.20）；水杨酸水平；肌酐；尿素氮；电解质，血糖；全血细胞计数；凝血酶原和部分凝血活酶时间；尿常规：尿比重容积和三氯化铁试验（床旁比色试验：1mL 的尿液中加入等体积 10% 的三氯化铁，至少 2h，紫色到紫褐色表明水杨酸的存在）。胸部 X 线检查：肺水肿。

表 39.20 阴离子间隙增大或减小的原因

阴离子间隙增加

乳酸性酸中毒
　β 肾上腺素
　咖啡因
　一氧化碳
　氰化物
　硫化氢
　布洛芬
　铁
　异烟肼
　苯乙双胍
　水杨酸
　癫痫发作
　茶碱
其他
　苄醇
　乙醇(酮酸中毒)
　乙二醇
　外源的有机和无机酸
　甲醛
　四聚乙醛
　甲醇
　甲苯

阴离子间隙减小

溴酸盐
锂
亚硝酸盐

新生儿期

高胆红素血症,血小板减少的临床证据。

治疗注意事项

支持治疗

大量静脉流体置换(含葡萄糖溶液);如果是难治性低血压,可以用血浆或全血。可能需要肺动脉导管监测液体治疗。如果需要辅助通气,换气过度(16 ~ 20/min)时需要保持 PCO_2 约 35mmHg,维持血糖高于 90mg/dL。

特殊治疗和(或)解毒剂

· 建议不要催吐。

· 洗胃(即使超过 4h)。

· 加强碱化尿液[40% 碳酸氢钠 3 安瓿(50mL/43mEq 钠),1L 5% 葡萄糖加 40mEq 的氯化钾]以 2 ~ 3mL/(kg·h);目标:尿 5 ~ 10mL/min,pH 为 7.5。

· 给予维生素 K 10mg 静脉或肌内注射(阿司匹林抑制维生素 K)。

· 对于应用最佳支持治疗后,仍存在严重酸中毒的低血压患者,可考虑透析治疗,严重的中枢神经系统症状(癫痫发作);肺水肿;肾衰竭;水杨酸含量超过 90mg/dL(6.6mmol/L);碱化尿液无效和(或)排出毒物和碱化尿液未能改善症状。

监　测

生命体征、精神状态、出入量、心电图、血氧。血:每 2h ~ 4h 检测 ABGS + 钾(监测酸碱度)。连续(每 2h)测定水杨酸盐的水平直至出现下降趋势,且含量低于 30mg/dL(2.2mmol/L)。血糖监测。尿常规:pH(每小时 1 次)。如果接触水杨酸的胎儿状况良好,分娩时可考虑通知新生儿科或儿科服务部。

短期问题

血容量不足,休克,出血,癫痫发作。

长期问题

过期妊娠,产程延长,围生期出血风险较高。

胎儿注意事项

水杨酸可自由穿过胎盘并高浓度地集中在胎儿体内,特别是中枢神经系统[87]。

体　征

动脉导管收缩,生长受限。

致　畸

无,除了在妊娠初期人体摄入可能相关的物质,并导致腹裂畸形的发展。

胎儿窘迫

有。

分娩适应证

胎儿状况不良。分娩过程中避免使用器械(有颅内血肿和颅内出血的风险)。

治疗目标

无症状的患者；在接触 2h 后含量在 30 mg/dL(2.2mmol/L)以下。

可能治疗

对于无症状的患者，使用适当的治疗方案后，患者血浆药物含量下降，不存在电解质缺乏或酸碱失衡的患者可解除治疗，在妊娠晚期严重中毒者可考虑引产。

随　访

进行随访。评估胎儿生长发育情况。对所有接触者进行精神病学评估[85-87]。

巴比妥类药物

毒理学

巴比妥类为弱酸性药物，pKa 在 7.2～8.0(表 39.19)[89]。大多数脂溶性药物起效快，但持续时间较短。巴比妥类药物引起中枢神经系统抑制且中毒剂量会抑制其他可兴奋组织(骨骼肌、心肌、平滑肌)[60]。引起明显中枢神经系统抑制的短效药物毒性更强且常常被滥用。摄入药物的量和血药浓度可能与临床症状不相关，因为长期滥用者可产生耐受[60]。巴比妥类中毒的患者，其临床症状是预测发病和死亡的最好指标。患者常死于心肺功能衰竭，且仅见于深度昏迷患者。

- 可用作抗惊厥药、安眠药和镇静剂。
- 通用名和实例：异戊巴比妥；巴比妥；仲丁巴比妥；戊巴比妥；苯巴比妥；司可巴比妥；硫戊巴比妥；硫喷妥钠；异戊巴比妥®；阿科-落色®；布塔巴比妥®；Donnatal®；Esgic®；Fioricet®；Fiorinal®；鲁米®；Membaral®；戊巴比妥钠®；Phrenilin®；Sedapap®；西可巴比妥®；巴比妥®
  - FDA 分类：类 D(大部分)。
  - 作为发病原因：2*，14†[2]。
  - 作为死亡原因：2*，7†[2]。

---

* 镇静剂、催眠剂和抗精神病药。

† 抗惊厥药物。

- 最常见的接触途径：摄入。
- 最常见的接触原因：意外过量服用；急性或慢性。

表 39.21　巴比妥类药物过量的症状和体征

枢神经系统

轻度中毒：嗜睡

中度中毒：中枢神经系统抑制，言语不清，共济失调，眼球震颤，瞳孔缩小

重度中毒：眼外运动麻痹，角膜无反射，目光呆滞，瞳孔散大，深腱反射消失，Babinski 征，昏迷等。曾报道直线脑电图

呼吸系统

呼吸抑制(通常三次催眠剂量)。曾报道有吸入性肺炎，肺不张，肺水肿和支气管肺炎

心血管系统

低血压，低心排血量，直接抑制心肌收缩

其他

低温是由于脑干温度调控受抑制

胃肠运动减少

因心血管休克或横纹肌溶解症导致肾衰竭

孕妇注意事项

在过去几年中，青少年使用巴比妥酸盐逐渐增加，通常用于治疗非法兴奋剂的不良反应，以减少焦虑，并使精神振奋。产妇并发症常起因于急性中毒、母亲和胎儿的慢性成瘾或巴比妥类撤药综合征。急性中毒的症状和体征见于表 39.21。巴比妥类撤药的特征是失眠、兴奋、谵语、幻觉、中毒性精神病、震颤、恶心、呕吐、直立性低血压和抽搐。这种情况可能直到最后一次用药后的 48～72h 才出现，但治疗一个长期滥用者必须考虑这一点，因为曾报道因严重的撤药反应而死亡的病例[90](表 39.22)。

症　状

乏力，疲劳，嗜睡(表 39.22)。

体　征

镇静状态，精神状态改变，缩瞳，呼吸缓慢，呼吸抑制，共济失调，眼球震颤，眼外肌

表 39.22　*产妇停药的治疗*

药物	治疗
乙醇	巴比妥类药物
	戊巴比妥钠(短效)，其次是苯巴比妥(长效型)
	苯二氮䓬类(由胎儿慢慢清零)
安非他命	三环类抗抑郁药(重度抑郁)
巴比妥类药物	巴比妥类：200mg 戊巴比妥钠(短效)静脉或口服用以测试物理参数，其次是苯巴比妥(30mg 苯巴比妥/短效 100mg)。苯巴比妥每 8h 口服(每天最大剂量，500mg；如果出现毒性，每天剂量减半；如果出现戒断症状，苯巴比妥 200mg 肌内注射)。一旦情况稳定，每天减少 30mg
苯二氮䓬类	苯二氮䓬：巴比妥类 1～2 周的时间逐渐减量(见下文)
	30mg 苯巴比妥和(或)100mg 氯氮䓬或 50mg 地西泮
麻醉剂	氯氮䓬 10～25mg 每 8h 口服 ± 氯丙嗪以防恶心或呕吐
	美沙酮 10～20mg 肌内注射
	难治停药可能需要短效麻醉剂(吗啡，哌替啶，氢化吗啡)

引自 Stine RJ, Marcus RH. Toxicologic emergencies // Haddad LM, Winchester JF. Clinical management of poisoning and drug overdose. Philadelphia：WB Saunders, 1983：297 - 342；Thorp J. Management of drug dependency, overdose, and withdrawal in the obstetric patient. Obstet Gynecol Clin N Am, 1995, 22：131

麻痹，发音障碍，反射减退，动作不协调，肠鸣音减弱，低体温，低血压，心血管功能下降。

诊断性检测

血液检查：全血细胞计数、电解质、葡萄糖、肌酐和尿素氮；凝血酶原时间和部分凝血活酶时间；苯巴比妥含量(在怀疑巴比妥类药物过量的情况下，尽管定量并不能反映患者的临床症状，但血液检测可用于确定药物种类)。尿液分析：药物筛选、pH。

短期问题

呼吸衰竭、昏迷、缺氧性脑病(由于巴比妥类药物的含量异常，故脑电图并不可靠)。需注意母亲心电图、呼吸频率和脉搏血氧饱和度，以及胎心率监测。

长期问题

长期使用者或滥用者可出现戒断综合征(失眠、兴奋、谵妄、精神病、癫痫发作、低血压)。

胎儿注意事项

由于巴比妥类药物能透过胎盘，故致畸的可能性取决于药物种类[大部分是 D 类和(或) Dm 类][39]。癫痫孕妇服用苯巴比妥并联合应用其他抗惊厥药物分娩的胎儿有 2～3 倍的轻微先天缺陷的风险(估计风险为10%～20%)。

症 状

心率变异性下降，心动过缓，在母体严重中毒时生理表现异常。

致 畸

意见不一致；通常风险是多方面的，且与癫痫发作和联合用药都相关，联合应用苯妥英的风险似乎更大[39,91-93]。

胎儿窘迫

胎儿窘迫的发生取决于产妇的临床症状。在严重中毒时，心肺功能抑制(如果呼吸受抑制，可能出现低氧血症或心血管功能衰竭)可能导致胎儿窘迫。

分娩适应证

产科指征。在评估胎儿时需小心谨慎(电子胎心监护和生理变化)。

出生后

已有报道胎儿和新生儿成瘾[94]。长期使用者新生儿撤药综合征发生在分娩后 3～14d(平均 6d，最多 2 周后)并需要治疗[95,96]。新生儿出血性疾病风险增加，可能引起母乳喂养的新生儿镇静（这类患者需小心）。

治疗注意事项

巴比妥类药物过量，最初的治疗目标是稳定孕产妇的心肺功能。因为没有特异的解毒药，故治疗的重点是逐步撤离以防止出现撤药并发症。缺氧和低血压是预后不良的主要因素。

支持治疗

优先选择呼吸支持。采取措施包括补充氧气或气管内插管和机械通气。维持足够的氧容量和利尿是关键的。

低血压可通过吸氧和静脉补液改善。严重低血压时，需要使用多巴胺和去甲肾上腺素。

低体温可通过加盖被子或用温暖的静脉输液来预防。如果需插管，则使用加热的湿化氧。如果中心温度低于 32 ℃，可能需要复温或体外循环。

特殊治疗和（或）解毒剂

·给予活性炭和导泻剂后胃排空可行（即使是在服用后 8h，因为有可能出现巴比妥延迟胃排空）。不同剂量的活性炭都可使用（每 4h）[97]。因为苯巴比妥可形成胃结石，内镜下手术切除可能必要。如果没有明显的抑郁症表现，其诱导的呕吐具有提示作用。

·有症状的患者可通过碱化尿液增加排泄（上述情况下使用阿司匹林时推荐将钾加入碳酸氢钠），特别是在摄入长效巴比妥后（目标：5 ~ 10mL/min，pH ≈ 8.0）[60]。

·如果尿毒症加重或威胁生命而对支持治疗无效时，在中毒和（或）存在致命风险的情况下（苯巴比妥 100μg/mL 或 430μmol/L）可进行血液灌流（树脂木炭）或透析[100]。长效巴比妥过量时血液透析是有效的。

·无特异的解毒剂。在母亲和胎儿长期过量服药时，采取递减剂量的方法，每 6h 减少 200mg 的苯巴比妥，来预防撤药综合征。

监 测

生命体征、精神状态、呼吸、血压、血氧饱和度；电解质和血清钙水平。重度中毒者需重症监护[60]。

---

*镇静剂、催眠药和抗精神病药。

治疗目标

无症状的患者，不需吸氧气或扩容，治疗或亚治疗水平。

排除治疗

如果是癫痫患者，可以调整剂量；如果蓄意接触毒物，请精神病专家会诊；作为持续护理的一部分，应考虑停药。

随 访

随访苯巴比妥水平。出院前通知主治医生（妇产科医生和神经科医生）。长期服用者考虑补充叶酸，妊娠晚期的母亲补充维生素 K。临床随访者包括社会工作者、妇产科医生、精神科医生[60,99,100]。

苯二氮䓬类

毒理学

苯二氮䓬类为中枢神经系统抑制剂，因其抗焦虑、肌松、抗惊厥、催眠作用而被广泛使用。

苯二氮䓬类是通过脱甲基化（活性代谢物）和（或）共轭（活性代谢物）在肝中代谢并且经尿（主要）和胆汁排泄[101]。

胃肠道吸收迅速而完全，而肌内注射吸收是不稳定的[98]。苯二氮䓬具有广泛的治疗指数[98]，且口服一种药物时是相对安全的[60]。然而，静脉内给药有 2% 由于呼吸或心脏骤停而死亡[98]。

·通用名和实例：劳拉西泮；奥沙西泮；氯硝西泮；地西泮；替马西泮；氯氮䓬；阿蒂凡®；普拉西泮®；氟西泮®；凝胶®；醋乐欣®；克诺平®；氯氮䓬®；Limbitrol®；艾司唑仑®；替马西泮®；奥沙西泮®；赛诺菲®；安定®；精通®；阿普唑仑®

·FDA 分类：D 类。

·作为发病原因：2 *[2]。

·作为死亡原因：2 *[2]。

·最常见接触途径：食入。

·最常见接触原因：故意服用过量。

孕妇注意事项

症　状

嗜睡，共济失调，眼球震颤，发音障碍，头晕，乏力和精神错乱。偶尔会出现易激惹、兴奋和谵妄。

体　征

嗜睡，精神状态改变；口齿不清；共济失调；心动过缓或心动过速；肠鸣音减弱；呼吸抑制；低血压；运动障碍；急性肌力障碍。呼吸和（或）循环抑制可能存在，但不常见。昏迷是严重过量或充血的表现。

诊断性检查

血：全血细胞计数，参考电解质和葡萄糖，毒理学检测（除氯硝西泮外大部分都可检测）。在紧急治疗时血药浓度意义不大，因为药物水平与临床状态并不呈正相关。如果怀疑充血或存在严重的临床表现，建议计算渗透间隙和阴离子间隙（表 39.23）。尿液分析：药物筛选、尿比重测定。

表 39.23　渗透间隙增加的原因

甲醇（mol. wt = 32）

乙醇（mol. wt = 46）

丙酮（mol. wt = 58）

异丙醇（mol. wt = 60）

乙二醇（mol. wt = 62）

丙二醇（mol. wt = 76）

甘露醇（mol. wt = 182）

乙醚

镁

肾衰竭未经透析

严重酒精中毒和乳酸酮症酸中毒

短期问题

呼吸抑制、低血压、缺氧性脑病（苯二氮䓬类含量异常时，脑电图并不可靠）。

长期问题

耐受。在苯二氮䓬类突然停药换为不同受体活性的其他苯二氮䓬类后的 1~7d 可能出现戒断症状（焦虑、失眠多梦、烦躁不安、恶心、心悸、疲劳、意识混乱、谵妄、肌肉抽搐、癫痫发作、精神病）。据报道长期用药者停药后 12d 也可出现癫痫发作[102]。

胎儿注意事项

症　状

心率变异性下降，心动过缓，母体严重中毒时出现异常生理变化。

致　畸

大多数证据并不支持这一点。易致畸的药物类别为 C 类和（或）D 类和（或）Xm[39]。一项研究发现氯氮䓬（D 类）使先天畸形增加了 4 倍[103]。然而，其他研究尚未发现这种相关性[104,105]。已报道地西泮（D 类）与唇腭裂密切相关[106,107]。最近回顾性和前瞻性研究尚未发现妊娠期使用地西泮与后代的面部缺陷或其他缺陷相关，甚至在那些大剂量接触的患者中也未发现[108-110]。

胎儿窘迫

仅在母体严重中毒和继发产妇血容量不足或缺氧情况下出现。

分娩适应证

产科指征，评估胎儿情况（胎心电子监护和生理变化）应谨慎小心。

产　后

新生儿肌张力低下，体温调节受损，嗜睡和严重的呼吸暂停[111]。新生儿戒断症状可能在分娩后 6d 出现癫痫。大剂量或分娩前使用可能与新生儿抑郁症和戒断红斑相关，后者在分娩后 6d 发生[110,112]。

治疗注意事项

广泛的治疗指数，如果是单一药物，则致死率较低。检查是否充血（特别是酒精和三环类药物）。长期滥用苯二氮䓬类药物的治疗目标是支持治疗和药物戒断。

支持治疗

可能需要呼吸支持，输注晶体液以维持足

够的血容量，难治性低血压可能需要输注多巴胺和去甲肾上腺素。如果出现严重的毒性反应，可能需要呼吸和心血管支持治疗。

特殊治疗和(或)解毒剂

· 第一步是使用活性炭和泻药(1g/kg 山梨糖醇中含有 50~60g 活性炭)后进行胃排空，可每 4h 重复使用(25~30g，每 12h 只增加山梨糖醇)。不推荐催吐。

· 氟马西尼(注射用氟马西尼®；C 类)；如果生命体征不稳定，可考虑使用。在三环类抗抑郁药过量或无长期滥用苯二氮䓬类(可诱发癫痫发作)的病史时不适用(表 39.3)。

· 如果患者癫痫发作，需静脉注射苯二氮䓬类，随后逐渐撤药[102]。苯巴比妥可作为癫痫发作的替代治疗。

监　测

生命体征、精神状态、血氧、间歇监测胎儿心率。不需重新监测血药浓度。

治疗注意事项

无症状的患者，不使用苯二氮䓬类拮抗剂而精神状态正常(给予氟马西尼后至少 4h 以上)，肠鸣音正常，完成去污程度，无充血证据，胎儿情况良好的，完成会诊。

排泄注意事项

长期使用或滥用苯二氮卓类。请药物顾问、精神病学专家和社工评估。作为患者持续护理的一部分，应考虑停药。

随　访

通知主治医生(妇产科医生、精神病科医生)。临床随访者包括社会工作者、产科医生和心理医生[102,109,113]。

一氧化碳

毒理学

一氧化碳(CO)是一种无味、无色、无臭的

气体。在不通风的地方 CO 是吸烟(最常见的来源)、汽车尾气、明火、煤油炉和加热系统(加热装置或火炉)的副产物。CO 中毒的少见来源是含二氯甲烷脱漆剂，可通过呼吸道吸收并代谢成 CO。CO 通过呼吸道迅速吸收。血红蛋白与 CO 的结合率比氧气大 250~300 倍。此外，其与肌红蛋白的结合比氧气大 40 倍，这可能与此类型中毒表现出的心脏作用有关[114-116]。

· 例如：明火，机动车废气，火炉。
· 作为发病原因：13 *[2]。
· 作为死亡原因：9 *[2]。
· 主要接触途径：吸入。
· 接触原因：意外接触，蓄意(自杀)。

孕妇注意事项

孕妇症状和体征与血红蛋白携氧量下降有关，因为 CO 与血红蛋白结合(表 39.24)。由于心脏和中枢神经系统耗氧量大，故这些器官功能受影响最大[115]。

症　状

取决于碳氧血红蛋白的浓度：头痛，急促呼吸，恶心，头晕目眩，黑矇，乏力，胸痛(表 39.24)。

体　征

血管扩张，精神错乱，判断失常，呼吸急促，心动过速，心力衰竭，心律失常，低血压，非心源性肺水肿，心肌缺血，昏迷，癫痫发作，潮式呼吸；"樱-红"色变临床上较少见。

表 39.24　一氧化碳过量的症状和体征*

体征	症状
血管舒张	头痛
意识下降	呼吸短促
萎靡	恶心
昏迷	头晕
抽搐	视觉障碍
潮式呼吸	乏力

*症状和体征会随碳氧血红蛋白量的不同而不同

诊断性检查

心电图：窦性心动过速，ST 段压低，心房

---

*包括蒸汽、烟雾和其他气体。

颤动，PR 和 QT 间期延长，房室或束支传导阻滞；ABG：碳氧血红蛋白（与症状和体征相关）。代谢性酸中毒与组织缺氧有关。其他：全血细胞计数、转氨酶、电解质、肌酐、尿常规。胸部 X 线（如有呼吸道症状）。头颅 CT（如昏迷、癫痫发作或局灶性神经功能缺陷）。如果患者是从明火中救出，考虑氰化物中毒（氢氰化物是一种常见明火中毒物）。

短期问题

CO 中毒的短期问题包括心肌缺血或梗死，横纹肌溶解症，肾衰竭，肺水肿，失明和失聪。

长期问题

昏迷或酸中毒患者会出现延迟中枢神经系统毒性（血管周围梗死，基底神经节脱髓鞘），包括由于血管周围梗死和基底节脱髓鞘引起的中枢神经系统毒性，这通常出现在昏迷或酸中毒患者抵达医院时[115,117,118]。

胎儿注意事项

CO 可穿过胎盘且比成人具有更高的血红蛋白结合能力，其结果是胎儿 CO 浓度比母亲高出 10%～15%。接触 4h 后胎儿血循环中 CO 浓度最高。产妇碳氧血红蛋白水平对于预测胎儿毒性效果不佳且孕产妇健康可能会让人产生胎儿情况良好的错觉[118,119]。

体 征

不良胎儿情况：心脏变异率下降，心动过缓[120]。

致 畸

虽然是否致畸尚不清楚，但已经发现有胎儿脑损伤和随后的发育迟缓。胎儿严重 CO 中毒引起母亲发病的可能与早产、神经系统的缺陷和异常（中枢神经系统、骨骼、口面裂）密切相关[116,119,120,122]。

胎儿窘迫

可发胎儿窘迫，发生率较高。长时间接触使胎儿死亡风险增加[123]。在产妇症状并非严重的情况下也可能发生胎儿死亡或永久性神经损伤[119,120]。胎儿预后很难评估。

分娩适应证

产科指征；尽管产妇积极治疗，也可出现不良胎儿情况。

治疗注意事项

健康成人吸入 21% 的氧气时 CO 的半衰期是 4～5h，而吸入 100% 纯氧时，半衰期下降到 80～90min。高压氧（100%）将其半衰期减少到少于 30min[115]。脉搏血氧不能准确反映血氧饱和度（不能区分碳氧血红蛋白和氧合血红蛋白）[61]。考虑到上述胎儿情况，妊娠期应积极治疗[117]。

特殊治疗和（或）拮抗剂

· 持续非循环面罩吸氧（100%）直至母体恢复至正常水平的 5 倍为止[117,124]。

· 如果碳氧血红蛋白大于 15%（相对于非妊娠状态的 40% 以上）时，考虑给予高压氧。母亲出现神经症状（精神状态改变、昏迷、局灶性神经功能缺陷、癫痫发作）或有意识丧失的病史，胎儿出现不良情况时亦考虑给予高压氧[56,61,118]。

监 测

当妊娠患者碳氧血红蛋白大于 10%，因碳氧血红蛋白引起精神状态改变或代谢性酸中毒。接触 CO 的孕妇且胎儿有存活的可能时需至少监测 12h。如果有心脑血管并发症，应入住 ICU。当非妊娠患者 COHb > 15% 时会出现此类并发症，而对孕妇（碳氧血红蛋白 > 10%）此类并发症较低。此外，需检测每个患者的精神状态和酸碱平衡。

治疗目标

碳氧血红蛋白 < 5% 且没有症状，根据孕周胎儿情况良好。

排除治疗

如果尚不清楚，应确定毒物来源（避免接触，社会工作咨询可能有所帮助）。如果有自杀的可能，应评估（咨询精神病学专家）。讨论对胎儿的长期影响。

随 访

随访宫内发育和胎儿的解剖结构[61,115,117,118]。

可卡因

毒理学

可卡因是一种天然存在的试剂，是法律上允许使用的局部麻醉剂。可卡因常被非法用作中枢神经系统兴奋剂，其主要有以下两种形式之一使用：盐酸盐（"打鼾"鼻内滴注或静脉注射）或生物碱（"裂纹""自由碱"）。非法生产的可卡因经常掺杂其他物质如乳糖、甘露醇、利多卡因和（或）普鲁卡因[125]。

可卡因是通过黏膜吸收，可吸入、熏入、吞咽、静脉注射、肌内注射或皮下注射，或放置在阴道或直肠内[125]。致死量可通过任何途径，但更多是胃肠道外使用或"自由基"（提纯的可卡因的烟卷）或在"人体运送"中可卡因的外包装意外破裂[127]。

可卡因是一种心血管的拟交感神经兴奋剂，可导致高血压和血管收缩（表 39.4），其具有直接和间接的心脏毒性（增加心肌对肾上腺素和去甲肾上腺素的敏感性）[128]。可卡因通过肝脏和血浆胆碱酯酶代谢解毒。虽然其生物半衰期是 0.5 ~ 1.5h，但血管反应可在使用后数周发生[129]。

· 通用名和实例："crack"；"rock"；"blow"；"snow"；"liquid lady"：alcohol + cocaine；"speedball"：heroine + cocaine。

· FDA 分类：X 类（如果用作局部麻醉剂，则为 C 类）[39]。

· 作为发病原因：17*[2]。

· 作为死亡原因：4*[2]。

· 最常见的接触途径：吸入。

· 最常见的接触原因：意外服药过量。

孕妇注意事项

胎儿、婴儿和孕妇的代谢和消除更慢[127,130]。对非妊娠女性可卡因的峰值效应在

---

*包括其他兴奋剂和街头毒品。

静脉注射后的 5min 或口服后的 60 ~ 90min 发生。

症　状

轻 - 中度中毒表现为恶心、呕吐、腹痛、头痛、不安、烦躁、意识混乱和幻觉[60]。其他症状包括：焦虑、头晕、胸痛，呼吸困难和心悸。妊娠期间特殊症状：先兆早产、阴道出血，胎膜早破。

体　征

兴奋，精神状态改变（严重精神失常），心动过速，高血压，高热，瞳孔散大，呼吸急促，出汗，肠鸣音亢进，肺水肿，子宫收缩（严重时手足抽搐），阴道出血。严重中毒表现为精神病，抽搐，昏迷，室性心律失常［心肌缺血和（或）梗死］，高血压（重度），循环衰竭，肺水肿和呼吸抑制，急性呼吸窘迫综合征（"裂肺"），纵隔气肿，横纹肌溶解症，高热，肝坏死和心肌梗死[127]。呼吸抑制和（或）循环衰竭可迅速发展为死亡[114]。

诊断性检查

直肠和阴道检查以排除隐匿性药物包装。血液检查：全血计数，电解质和葡萄糖，肌酐和尿素氮，肌酸磷酸激酶（CPK）和同工酶，肌红蛋白，肌钙蛋白 I（可卡因使用者最有特异性），淀粉酶，脂肪酶和肝功能检测。尿常规：轻微血尿，肌红蛋白尿。心电图：心动过速，缺血。ST 段抬高（胸痛患者约 43% 出现 ST 段改变）。急性心肌梗死。胸部 X 检查：肺水肿，肺梗死。如果近期有外出旅游，考虑 X 射线检查（体内包装的可能性）。如果癫痫发作，行 CT 和腰椎穿刺。在摄入后 24h 在血中可检测到可卡因，尿中数天之内可检测到（表 39.8）。

短期问题

心律失常，心肌梗死，癫痫发作，肺梗死，颅内出血或梗死，内脏梗死，早产，胎盘早剥。在生物碱可卡因使用者中常见脑梗死，静脉注射可卡因者出血性脑卒中最多见。脑部并发症发生在可卡因使用后的几分钟内[132]。

长期问题

营养不良，性传播疾病，生长受限，死胎，子痫前期，胎儿神经发育延迟的风险（当可卡因是多种药物滥用的一部分）。长期问题包括颅内出血或梗死，横纹肌溶解症[58,129,132]。

胎儿注意事项

可卡因具有高水溶性和脂溶性，分子量低和电离度低，所有这些特性都使其易穿过胎盘进入胎儿体内[130]。可卡因输注与子宫血流减少有关，从而导致短期内胎儿缺氧，长期表现为胎儿宫内发育迟缓[128,133]。

在妊娠期，早产（25% ~ 30% *vs.* 12% ~ 17%）和贫血（57% *vs.* 39%）发病率增加[134]。妊娠诱发的高血压（25% *vs.* 4%）[134]和胎盘早剥[135]发病率亦较高。胎粪吸入、先兆子痫、胎膜早破、胎儿窘迫均增加[134,136]。

体 征

胎儿心动过速，心率变异性下降，心动过缓，晚期减速[127]。

致 畸

有争议；可卡因是否增加胎儿畸形尚未达成一致意见。有致畸作用的可卡因属于 C 类。非医学用途，可卡因分类为 X 类[39]。尿路畸形（肾积水、尿道下裂、Prune-Belly 综合征），先天性心脏缺陷（大血管转位、右心发育不全、室间隔缺损、动脉导管未闭）及颅骨缺损（露脑、脑膨出）与妊娠期使用可卡因有关[137,138]。也有胎儿生长受限和大脑发育受限[138]。

胎儿窘迫

有，仅次于子宫过度刺激，子宫血管收缩，胎盘早剥，子宫破裂和（或）产妇癫痫发作。妊娠期使用可卡因的孕妇约 13% 出现胎盘早剥，其可能是突发的、不可预测的、严重性的。可卡因使用者胎盘早剥相关的死胎发生率比不用药物的对照组高 10 倍[130,135,139,140]。

分娩适应证

尽管孕产妇保健，仍可能出现不良胎儿情况，重度胎盘早剥，重度增长限制。

产 后

有戒断综合征的风险（癫痫发作，心血管功能衰竭）；推荐使用新生儿科服务的产前通知。已证明可卡因与围生期肌张力显著降低和 Apgar 评分下降有关[135]。出生后、围生期和新生儿期脑血管意外可在新生儿可卡因筛选试验中发现[135,141]。这些损伤的病理学包括脑室内出血，与坏死相关的回声增强和空洞病变，尤其在基底神经节、额叶和后颅窝[69]。接触可卡因的新生儿出现坏死性小肠结肠炎的风险也更高[142,143]。

治疗注意事项

最初的治疗目标是 24h 稳定和支持治疗。此外，大多数患者需要针对特殊问题对症治疗[60]。在一些情况下，过量服用者会癫痫发作、心律失常、高热、高血压、低血压、行为失常和横纹肌溶解。

支持治疗

水化（如果发现肌红蛋白尿或到医院时肌酐已升高，需碱化尿液），以保持尿量 ≈ 3mL/（kg·h）。

精神运动兴奋性增高的患者可能需要制动以协助药物镇静[129]。

如果癫痫发作，室性心律失常或高热，需入住 ICU。

特殊治疗和（或）解毒剂

· 使用活性炭和灌肠可能会减少药物吸收。

· 苯二氮䓬类（地西泮 5 ~ 10mg 或劳拉西泮 2 ~ 4mg 静脉注射）是治疗室上性心律失常、高血压、缺血性胸痛、行为失常和癫痫发作的一线药物。

· 利多卡因（给予 1.5mg/kg 的负荷量后，以 2mg/min 维持）和碱化可用于治疗室性心律失常。如果血流动力学不稳定，可考虑心脏除颤。避免使用 β 受体阻滞剂治疗心律失常和高血压（可能出现恶性高血压和冠状动脉收缩，从而诱发癫痫发作）

· 苯巴比妥（25 ~ 50mg，最高剂量为 10 ~ 20mg/kg）为癫痫发作的二线药物，丙泊酚为三线药物。癫痫持续状态可能需要麻醉和通气。

　　·高血压病重症病例(使用安定或劳拉西泮后)可使用硝普钠或酚妥拉明。

　　·高热时需要外部降温处理,这对孕妇是非常重要的,用于保护胎儿。

　　·低血压时,需静脉补液。对于顽固性低血压,可能需要多巴胺和去甲肾上腺素。

　　·缺血性胸痛,也可以使用硝酸甘油(每5min 舌下含服 0.4mg,随后连续静脉滴注)。而难治性低血压:酚妥拉明 1mg 静脉注射(在 5min 内重复)。

　　·如果缺血性胸痛,需肝素化(5000U 静脉注射 +1000 U/h 静脉输注)。

　　·降温用于控制高热(严重的情况下可能需要神经 - 肌肉阻断)。

　　·横纹肌溶解症可通过碱化尿液和碳酸氢钠输液来治疗(同阿司匹林中毒),继发于肌红蛋白尿出现的肾衰竭需透析治疗。

　　·无特异拮抗剂。

监　测

　　在接触后的 24h 内监测脉搏、精神状态、血氧、心脏。如果有明显中毒现象、冠状动脉危险因素或胸部疼痛,每 6h 复查心电图和心肌酶。评估心电图、血压、温度、血气分析、胸部 X 线、肾功能和肝功能、凝血酶原和部分凝血活酶时间和血小板、血红蛋白和(或)血细胞比容和对肌红蛋白行尿液分析。

治疗目标

　　无症状的患者;化验值正常;无宫缩或出血;胎儿情况良好;观察超过 24h,获得咨询(见下文)。

排除治疗

　　药物咨询,精神病学专家和社会工作者。评估性传播疾病。

随　访

　　由于这些患者多数不进行产前检查(或不定期检查)。随访胎儿生长情况。出院后,患者需社会工作者、妇产科医生或精神病学专家随访。胎后需要通过超声监测评估其生长和解剖结构。如果胎儿是可存活的,需评估胎儿健康状况。

此外,评价新生儿的脑、泌尿系统、胃肠后遗症[61,127,129]。

乙　醇

毒理学

　　乙醇是世界上最多见的中毒物质[144],其是一种无色、无臭、易挥发的液态烃。在水中完全溶解,也可溶于脂质。乙醇易跨膜扩散,故对多种器官有影响[145],可快速从胃肠道中吸收,约 20% 在胃中吸收,其余在小肠吸收。乙醇无特异性受体,其导致中毒的机制仍然是有争议的[145]。乙醇主要(>90%)通过酶氧化在肝脏中代谢,约 5% ~ 10% 以原型经肾脏、肺和汗水排泄。乙醇通过 3 种不同的途径代谢:位于肝细胞胞质溶胶中的醇脱氢酶(alcohol dehydrogenase,ADH),位于内质网的微粒乙醇 - 氧化系统(MEOS 或 CYP2E1),与肝脏过氧化物酶体相关的过氧化物酶系统[145]。对成人,乙醇的平均代谢速率为 100 ~ 125mg/(kg·h)[对习惯性饮酒者可达 175mg/(kg·h)]。按每小时代谢 7 ~ 10g 的结果,考虑个体差异,乙醇浓度的下降约为 15 ~ 20mg/(dL·h)。

　　临床表现可随急性和(或)慢性酒精滥用或停药而不同。此外,非法生产的乙醇("私酒")可导致甲醇、铅或砷中毒[145]。在这里只考虑急性过量。

　　·通用名和实例:醇;乙二醇;"booze"。

　　·FDA 分类:D 类(如果大量使用或长期服用为 X 类)。

　　·作为发病原因:7[2]。

　　·作为死亡原因:6[2]。

　　·最常见接触途径:食入。

　　·最常见接触原因:意外服用过量。

孕妇注意事项

　　临床表现可随急性和(或)慢性乙醇滥用或停药而不同。这里主要考虑急性过量(表 39.22 为酒精戒断的治疗)。对于醉酒的患者临床医生可通过全面检查避免潜在的风险，因为这类患者存在不同的诊断可能，且可能症状严重[144]。

症　状

急性酒精过量的症状和体征随中毒严重程度而不同，可能包括欣快感、动作不协调、判断力和心理状态改变。社会禁忌较少。因此，常可见到攻击性或狂暴的行为。

体　征

上述症状加上面部潮红，出汗，心动过速，低血压，低体温，共济失调，反射异常，眼球震颤，精神状态改变，瞳孔散大，判断力和反射下降并有特征性呼吸气味。仅靠气味去判断一个人是否酒精中毒或是否近期饮酒并不可靠。严重酒精过量时，也可见心动过缓，低血压，呼吸抑制，低血糖，低体温和昏迷。

诊断性检查

血液检查：血常规、血糖、电解质、血尿素氮、肌酐、转氨酶、脂肪酶、凝血酶原时间、镁、钙、铜、丙酮、氨和酒精含量。阴离子间隙代谢性酸中毒的患者应分析尿酮体和血乳酸浓度，因为乙醇中毒导致代谢性酸中毒是少见的（表39.20）。高丙酮水平可能表明异丙醇中毒。临床上乙醇引起显著的乳酸性酸中毒与癫痫发作、感染、缺氧或低灌注状态相关[144]。

如果精神状态改变或呼吸窘迫、抑郁症，根据脉搏氧饱和度怀疑低氧血症者应检测动脉血气。如果精神状态改变或有创伤病史，可考虑药物治疗。如果怀疑误吸，可行胸部 X 线检查。有头部外伤史和乙醇浓度在 300mg/dL 以下的昏迷患者和那些乙醇浓度大于 300mg/dL 的患者观察一段时间后仍未改善者，应行头部 CT 检查，随后行腰椎穿刺[145]。

短期问题

严重过量最主要的短期问题有呼吸抑制，吸入性肺炎，低血糖和昏迷。胃肠道出血，房性心律失常或横纹肌溶解症较少。

长期问题

长期问题包括机体本身和社会问题。身体问题包括胰腺炎，肝炎，肝硬化，肝性脑病，门脉高压症，胃肠道出血，贫血，维生素 B_1 缺乏，酒精性酮症酸中毒，高血压，抗感染力下降，低镁血症，低钾血症和低磷血症。酗酒是脑出血的一个重要危险因素，特别是出血性脑卒中[58]。乙醇是非缺血性心肌病的主要原因[58]。社会问题主要表现为营养不良、孤僻、抑郁或自杀企图。

胎儿注意事项

体　征

胎儿心率加速和变异性降低（胎儿电子心脏速率跟踪无反应）；胎儿呼吸抑制，皮质脑电图活性和视-电活动受抑制[39,146,147]。

致　畸

胎儿酒精综合征（FAS）：①颅面畸形（眼睑纹短、人中发育不全、上颌骨下垂）；②产前和产后的增长受限（体长超过体重）；③中枢神经系统功能障碍（包括智力发育迟缓及行为异常）；④重要器官系统发育异常（主要是心脏、泌尿生殖道和血管瘤等）占 30% ~40% 或更多。其他特征还包括：眼睑下垂，斜视，内眦皱襞，近视，小眼症，短翘的鼻子，耳窝后路旋转，耳壳缺陷，肌张力低下，协调性差和小头畸形。直到 9~12 月龄才可能诊断出[148]。

胎儿窘迫

较少，除了在急性中毒并发外伤或产妇呼吸受限（吸入或抑制）情况下。急性中毒时可出现对胎儿运动或对外界刺激暂时无反应性[146]。然而，妊娠期每周至少饮四瓶酒的孕妇死产的风险增加 3 倍[149]。

分娩适应证

产科指征。在对胎儿电子监护跟踪前应促使酒精代谢。

出生后

出生后，应考虑出现新生儿戒断综合征的可能并仔细监测婴幼儿[148]。由于乙醇可自由进入母乳，母乳喂养的婴儿可能出现镇静作用和剂量相关精神运动发育迟缓。乙醇不能通过头发或胎粪测定，其脂肪酸乙酯在胎粪的积累成为妊娠中期产妇测定酒精中毒的有用指标[150]。产妇在妊娠期间使用乙醇会增加儿童白血病，特别是急性非淋巴细胞白血病[148,151]，也可能发展其他肿瘤。

治疗注意事项

乙醇过量时，治疗目的是在刚入院的 6 ~ 8h 防止急性并发症。按特定比例消除。

支持治疗

由于胃部吸收或呼吸抑制需保护气道，也需治疗昏迷和癫痫。如果刚到医院就有精神状态的改变需调查可逆转的原因（低氧血症、低血糖和阿片中毒）。如果有临床指征，可给予吸氧，静脉内使用葡萄糖（0.5 ~ 1mg/kg）、硫胺素（100mg）和纳洛酮[145]（表 39.3）。

特殊治疗和（或）拮抗剂

·虽然乙醇中毒的第一步是去除酒精，但这将取决于摄入时间。除非是短时间内大量摄入或怀疑其他药物摄入时才催吐。如果在 30 ~ 40min 内大量摄入，可洗胃。活性炭不能有效吸附乙醇；如果还有其他药物摄入可能有用。

·如果怀疑创伤需固定颈椎，其他特殊损伤除外。

·没有特异的解毒剂，氟马西尼和纳洛酮以不同的方式可缓解呼吸抑制（使用纳洛酮后可能觉醒）。酒精中毒患者应常规给予葡萄糖和硫胺素。

·严重乙醇中毒导致呼吸衰竭或昏迷者考虑透析。

监　测

如果患者处于睡眠状态或意识错乱，应连续监测脉搏血氧。

治疗目标

清醒，在观察的 6 ~ 8h 无急性并发症。因社会问题收住入院。其他住院指征是：持续异常的生命体征，持续异常的精神状态，混合药物过量，伴随创伤、酒精戒断或相关其他疾病（胰腺炎、胃肠道出血等）。

排除治疗

临床每次评价以避免错过中毒掩盖的损伤。

---

* 妊娠期间故意过量。

社会工作者、药物咨询师和精神病学专家的评估可能有帮助。考虑补充叶酸。出院后，临床随访者包括社会工作者、药品顾问、产科医生和（或）精神科医生。

随　访

胎儿需要超声监测评估胎儿的生长[144,145]。

铁

毒理学

铁酸盐可用于补充铁剂，如葡萄糖酸亚铁、硫酸亚铁和富马酸亚铁，以及非离子型制剂的羰基铁和多糖铁，其铁元素的含量可能会在 12% ~ 98%。在正常情况下，口服无机铁的生物利用度小于 10%。目前尚不清楚铁过量时此百分比是否会更高。在服用过量时，峰浓度出现在摄入后的 2 ~ 6h。铁中毒剂量为 10 ~ 20mg/kg 元素铁。该元素铁的致死量是 200 ~ 300mg/kg[152,153]。

铁能产生氧化应激并抑制多种代谢酶（包括线粒体氧化磷酸化）造成局部腐蚀性损伤和代谢性酸中毒。胃肠道功能受损时，铁离子进入全身循环，与循环中的蛋白质结合，最终使"自由铁"沉积在重要脏器并引起胃肠、肝、心血管和中枢神经系统功能障碍[152,153]。

·通用名和实例：葡萄糖酸亚铁；富马酸亚铁；硫酸亚铁和（或）Chromagen®；硫酸亚铁®；Fergon®；FerroFolic®；Ferro-Grad®；Ferlecit®；Iberet®；Irospan®；Megadose®；Nephrofer®；Nephrovite®；Prenate®；Slow Fe®；Trinsicon®。

·FDA 分类：A 类。

·作为发病原因：2 *[6]。

·作为死亡原因：罕见。

·最常见的接触途径：食入。

·最常见的接触原因：故意过量服用，自杀倾向。

孕妇注意事项

铁过量可分为 4 个病理生理阶段：①直接

腐蚀损伤肠黏膜；②静止期（严重过量时可能不发生）；③全身器官衰竭，以逐渐加重的胃肠道出血、心血管功能衰竭和严重的代谢性酸中毒为特征；④胃肠道后遗症如肠瘢痕[152,154]。

症 状

消化不良，腹痛，恶心，呕吐，咯血，腹泻，便血。

体 征

上述症状加血便，心动过速，发热，嗜睡，严重病例可出现休克和酸中毒。黄疸，低血糖症状和凝血功能障碍较少见。

诊断性检查

血常规：白细胞增多，贫血或血液浓缩。血清铁水平，正常为 $50 \sim 175\mu g/dL$，轻度 - 中度中毒一般在 $350 \sim 500\mu g/dL$。肝毒性通常是铁含量高于 $500\mu g/dL$。高于 $1000\mu g/dL$ 与严重中毒和潜在的死亡相关。注意事项：单次测定的铁浓度并不代表峰浓度，初次测定 $6 \sim 8h$ 后每 $2h$ 重复测定一次。在服药过量后，取样过早或过晚测定的数据都不可靠。其他检查：血电解质（阴离子间隙和代谢性酸中毒；表 39.20）；血尿素氮和肌酐；血糖（轻度高血糖）；肝功能检测，包括凝血系列；如果患者的精神状态改变或休克应检测动脉血气（ABG）。

腹部 X 线：不透光的药丸可以进一步指导胃肠道排空（不出现这种现象并不能排除潜在的毒性）。

短期问题

休克，出血，肝衰竭；肺水肿和（或）出血，弥散性血管内凝血。

长期问题

胃肠道瘢痕，小肠梗死，肝坏死，胃酸缺乏症。

胎儿注意事项

症 状

子宫收缩与母体低血容量和休克有关。

致 畸

尚无具体的描述。据报道在产科铁过量的 61 例患者中，发现铁峰浓度大于或等于 $400\mu g/$ dL 与自发性流产、早产或先天畸形风险增加无关。然而，由于铁中毒引起器官功能衰竭症状的患者更有可能自发流产或早产[154,155]。

胎儿窘迫

无，除了在产妇酸中毒、低血容量、脱水或出血情况下。

分娩适应证

产科指征。

治疗注意事项

急性铁中毒时孕妇不应改变治疗方案。若患者病情稳定，需要估算摄入铁元素的量[156]。

当计算摄入剂量时应按孕前体重计算[157]（不使用目前体重）。在孕晚期使用去铁胺并不产生围生期并发症，有可能挽救生命[18,158]。

支持治疗

初步治疗必须包括吸氧、评估气道和建立静脉通路。评估血流动力学状态，通过 2 条大静脉补液扩容。昏睡患者考虑提前插入胃管和气管导管以保护呼吸道。

特殊治疗和（或）拮抗剂

意识清醒的患者如果洗胃无效（或患者自己并未呕吐），可在 $30 \sim 60min$ 用吐根催吐。洗胃或肠内用去铁胺的患者并不推荐使用碳酸氢盐。活性炭对于吸附铁是无效的[157]。

· 腹部 X 线片检查显示药丸的存在和位置有助于指导灌洗（见上述说明）。如果药物穿过幽门，则洗胃也是无效的。如果已进行灌洗，建议灌洗后再次拍摄腹部 X 线片。

· 如果洗胃不能有效去除药丸碎片或药片已通过胃，则可能需要灌肠（聚乙二醇：$1.5 \sim 2L/h$；如果不耐受，减少 50%）[152,153]。

· 偶尔可能需要通过胃镜或手术去除附着在胃黏膜上的铁剂[153]。

· 去铁胺（C 类药物）是一种特异的三价铁螯合剂（每 100mg 去铁胺 $\approx 9\mu g$ 游离铁），可形成草铁胺经肾脏排泄（棕色）。24h 静脉注射 15mg/ $(kg \cdot h)$。摄入的铁元素 >60mg/kg；血清铁峰浓度 >$350\mu g/dL$；中毒症状，嗜睡，低血压，休克，代谢性酸中毒时推荐使用去铁胺。如果需长时间输注，考虑间隔 12h，以排出铁草胺。

·去铁胺的使用可能与低血压相关。在螯合开始前可通过晶体溶液纠正低血容量[152]。

·当出现中毒性肾衰竭时需血液透析。

监　测

每 4~6h 检测血清铁水平，直到恢复到正常范围。

治疗目标

血清铁含量正常。摄入铁元素 >60mg 的患者；摄入量较少但出现症状者；无论有无症状或 X 线阳性的患者铁元素超过 350μg/dL 者[152]。如果血清铁水平超过 1000μg/dL 时需入住 ICU；昏迷，休克或代谢性酸中毒。

当患者无症状，阴离子间隙和酸中毒已解决，尿色没有进一步变化和（或）与血清铁含量 <100μg/dL 时，可停止使用去铁胺。

排除治疗

摄入后 6h 无症状的患者将不会出现症状。需注意那些似乎已经从胃肠道铁中毒中恢复过来的患者，因为其可能处于中毒的静态阶段。评估所有企图自杀患者（精神科专家）。

随　访

建立多学科的产前检查（妇产科医生、社会工作者或心理医生）。摄入后 2 周行胃肠道检查用以评估胃肠道的完整性[152-154,16,157]。

有机磷（氨基甲酸盐）

毒理学

有机磷和氨基甲酸酯类是胆碱酯酶抑制剂，主要用于杀虫剂。在战争中还用于神经毒气（沙林，VX）[159,160]。每年有机磷可导致全球约 4 000 000 人中毒和 300 000 人死亡。

通常情况下，这些杀虫剂在吸入、食入或局部接触后经肺、胃肠道、皮肤、黏膜、结膜下吸收[162]。一般氨基甲酸酯类（Carboryl® 和恶虫威® 为例）不进入 CNS 且酶抑制剂在几分钟到几小时内是可逆的，从而减轻中毒反应。有

机磷不能激活乙酰胆碱酯酶并渗透到中枢神经系统导致更严重的中毒反应，需要解毒剂治疗。

胆碱能中毒，可能是急性或慢性的，是由于乙酰胆碱在突触积累引起 3 个系统（毒蕈碱样、烟碱样和中枢神经系统）产生不良影响。

虽然杀虫剂中毒是常见的，但应特别注意移民和农场工人，特别是在医疗服务较差的地区。

·通用名和实例：敌敌畏®，二嗪农®，乐果®，马拉硫磷®；对硫磷®；喹硫磷®，Sarban®；神经毒气：塔崩（GA）；沙林（GB）；梭曼（GD）；VX。

·作为发病原因：8[2]。

·作为死亡原因：15[2]。

·最常见的接触途径：食入。

·最常见的原因曝光：意外接触、故意服用过量。

孕妇注意事项

多数药物在接触后 6~12h 会表现出一些中毒症状和体征（高脂溶性的倍硫磷、双硫磷和氯硫磷除外）[159]。因为这些化合物可被存储于脂肪组织内，抑制胆碱酯酶的活性，所以需接触这类化合物一段时间后才出现症状[159]。

症　状

恶心，呕吐，视力模糊，头痛，头晕目眩，呼吸困难，腹痛（通常为腹部绞痛），腹泻，尿失禁，昏迷（表 39.4）。

体　征

烦躁，精神状态改变，发热，缩瞳，肌束震颤，流涎，支气管溢液的泄物增加。支气管痉挛，肺水肿，心动过速或过缓，低血压或高血压，呼吸暂停，昏迷（表 39.4）。有些化合物可产生"蒜味"，其他有溶剂气味。

诊断性检查

血液检查：全血细胞计数（白细胞可能增多），电解质和葡萄糖（低钾血症和高血糖），淀粉酶（可能升高），红细胞胆碱酯酶减少 80%~90%（与突触抑制相关）。尿常规：药物筛选（蓄意使用者可能还有可卡因）。心电图：心动过速，心动过缓，不同程度的房室传导阻

滞，QT 间期延长，心脏骤停。

短期问题

支气管溢液，支气管痉挛和呼吸衰竭；吸入性肺炎；室性心律失常；胰腺炎；急性呼吸窘迫综合征。

长期问题

肝功能衰竭，3 种神经系统后遗症：①长期记忆障碍，末梢神经病，人格改变；②在急性胆碱能危象解决后的 24～96h 可出现"中间综合征"，即清除表面毒物后复发或胆碱危象恢复后发展为肌肉麻痹（包括呼吸衰竭，在接触后 72h 经肝脏代谢为有毒化合物）；③在接触后的 3 周内发生的有机磷酸酯诱导的延迟性神经毒性（organophosphorus poisoning-induced delayed neuropathy，OPIDN）是一种感觉运动神经病，可能类似吉兰 - 巴雷综合征；恢复可能需要 12～15 个月，且恢复也不完全。

胎儿注意事项

这些化合物可穿过胎盘。

症　状

早产[161]，已有报道妊娠期缩短[163]。

致　畸

尚无足够的证据（曾报道 4 周内接触乙酰甲胺磷后会出现多种畸形）。杀虫剂和男性生殖器异常之间并没有明确的关系[164]。对神经发育的影响尚未研究[165]。

胎儿窘迫

有，产妇缺氧或低胎盘灌注均与产妇心动过缓相关。曾报道有胎儿中毒和胎儿死亡[166]，也可能出现器质性脑功能障碍[165]。

分娩适应证

产科指征。不良胎儿情况。

治疗注意事项

只要活性毒物能结合到游离的胆碱酯酶并使其活性下降到 <20% 即可导致患者发病[159]。

有机磷能穿透乳胶手套，故卫生保健人员应戴丁腈或氯丁橡胶（耐化学）手套、耐水袍和护眼罩，以防止二次接触[159]。

支持治疗

呼吸系统：吸 100% 纯氧。最早期气管插管可保护呼吸道。只可应用非去极化神经肌肉阻断剂，因为用琥珀酰胆碱有延迟麻痹作用。

特殊治疗和（或）解毒剂

· 去除毒物：各种形式的氨基甲酸酯和有机磷可能持续存在于衣物和鞋类（特别是皮革），故需将其丢弃并作为有毒废物[159]。如果摄入在 1h 内且患者没有呕吐，可行胃内容物吸引术。如果无禁忌证可给予活性炭。

· 如果是皮肤接触，需用大量的水洗净，油性杀虫剂可能需要剃头发。水和其他体液可能有潜在毒性且使用氯漂白剂（4%～5%）无效。

· 阿托品（C 类）2mg（0.05mg/kg）静脉注射（如果尚未建立静脉通路，也可肌内注射）可重复给予控制毒蕈碱反应（恶心、呕吐、心动过缓、流涎、支气管溢液、支气管痉挛），但不会逆转烟碱作用。每 5min 重复给予，直到毒蕈碱样反应消退。患者接触脂溶性化合物时可能需要大剂量阿托品。阿托品连续输液[0.05mg/（kg·h）]和滴定，然后慢慢减量。气管支气管树干燥和能够充氧时停止使用阿托品（瞳孔散大不是禁忌证）。

· 肌无力时可使用氯解磷定（2 - PAM 氯化物）（C 类）（烟碱效应）。在不可逆性结合之前给予 2PAM 氯化物可激活胆碱酯酶。时间不完全确定，通常是在接触后的 24～48h，但在这之后也可以尝试。常用剂量为 1～2g 静脉注射（如果静脉通路未建立，可肌内注射）在 10～20min 完成（如果注射太快，可能会导致神经肌肉阻滞），随后 200～500mg/h[世界卫生组织推荐剂量是：30mg/kg 或更多或超过 800mg/（kg·h）连续输注 7d 直至恢复]。

· 地西泮静脉注射用于治疗癫痫发作（苯巴比妥为二线药物）。

监　测

出现任何症状的患者都应入院观察至少 24h。烟碱症状或呼吸道狭窄患者需要在 ICU 治疗直到所有的症状都恢复正常[159]。监测脉搏血氧饱和度，呼吸频率；每 12～24h 检测胆碱酯酶水平直到胆碱能作用消失。

治疗目标

红细胞胆碱酯酶正常的无症状患者。

出院治疗

明显接触后超过 72h 和最后给予阿托品后的 24h，胆碱酯酶水平稳定，易达到医院。提醒患者可能复发的症状：在严重胆碱能危象解除后 24～96h 出现呼吸麻痹、无力、反射减弱等中间综合征[61]。

随　访

建立多学科产前检查(妇产科医生、社会工作者或精神科医生)；出院后检测乙酰胆碱酯酶活性直到正常(未经治疗者 5 周至 4 月)[159,167]。确保工作场所都已经检查并符合标准[159]。工人不应再接触有机磷，直到乙酰胆碱酯酶水平恢复到75% 以上[61,159,162,168]。

妊娠期毒液螫入

在世界许多地区，分泌毒液的动物对于农村人口是一个显著威胁健康问题。医学上讲，分泌毒液的动物包括 7 大类：刺胞动物(如水母、海葵和珊瑚)，分泌毒液的鱼，海蛇，蝎子，蜘蛛，膜翅目类(如蜜蜂、黄蜂、蚂蚁)和陆地毒蛇。按照分泌的特殊毒液将动物分类(蛇、蝎子等)。与分泌毒液的动物不同，有毒动物的毒素分布在机体组织且食入动物后毒素被激活[169]。陆地毒蛇是有毒动物的主要群组。

据美国毒物控制中心报道在 1999 年有 524 例妊娠期叮咬或螫伤患者。这在 1999 年报道的所有妊娠期发生中毒事件中占 5.9%。在 1999 年中度中毒(比轻微作用更明显或持久，通常需要治疗)仅占 5.1%；然而，蜘蛛咬伤引起的中度中毒增加到 13.1%。在这些中毒事件中尚未报道有重大影响(威胁生命或导致残疾或毁容)[170]。

蛇咬伤

毒蛇咬伤在医疗管理中有着巨大的挑战，但尚未被看作是公共健康问题。据估计，全球每年大约有 2 500 000 人因蛇咬伤中毒，超过125 000 死于蛇咬伤[171]。

据报道在美国每年有超过 6000 人被蛇咬伤，将近一半以上发生中毒反应[172]。幸运的是，在美国妊娠期蛇咬伤事件并不常见。在 1999 年美国毒物控制中心所报道的螫咬伤中蛇咬伤占 3.5%。在 1999 年多数妊娠期间蛇咬伤源于响尾蛇科[173](表 39.25)。在美国常见的响尾蛇包括响尾蛇(侏儒响尾蛇属和响尾蛇属)和鹿皮蛇：cotton-mouths(食鱼蝮)和铜头蛇(铜头蝮)。总体而言，在美国响尾蛇叮咬占全部蛇咬伤事件的 2/3。

表 39.25 美国 1999 年妊娠期蛇毒螫入的蛇种类及母体反应

蜘蛛类型	例数	轻度反应	中度反应	重度反应	随治数
铜头蛇	2	2(100%)	0	0	0
响尾蛇	3	2(67%)	0	1(33%)	0
无毒性蛇	8	3(37%)	0	0	5(63%)
未知的蛇	5	3(60%)	1(20%)	0	1(20%)
总数	18	10(56%)	1(5%)	1(5%)	6(34%)

轻度反应是从接触开始出现症状或体征，但反应轻微，易接触且无残留。中度反应比轻度反应更显著更持久，通常需要某种形式的治疗。尚未报道重度反应(接触后导致危及生命的症状或体征，或导致显著残疾或毁容)[引自 Toxic Exposure Surveillance System (TESS). Exposures in Pregnant Women, 1999. AAPCC 2000]

毒液通常通过毒牙咬伤后经皮下组织进入体内，偶尔通过肌内或静脉内注射进入体内。干咬伤(无蛇毒素进入体内)在咬伤事件中占 50% 以上。毒液通常是由几种消化酶和扩散因子组成，从而引起局部和全身损伤。

毒液可能有细胞毒性、肝毒性、神经毒性、横纹肌毒性、心脏毒性、肾毒性，也可能引起自身免疫反应(激活补体)。在一般情况下，蝮蛇(响尾蛇属)的毒液中主要是细胞毒性，而眼镜蛇科毒液主要是神经毒性，异色毒液主要肝毒性，海蛇毒液主要是心脏毒性[174]。

根据对局部的、药理的、抗止血的、神经的、肌肉的、心脏的和肾功能的影响有助于识别患者螫入的毒液。结合地理分布、栖息地和行为等信息，根据临床症状和体征有助于确定罪魁祸首[169]。在临床上，通常局部反应占主导，从疼痛和水肿进展为瘀斑和大泡。可能产生血液学异常包括有或无血小板减少的良性去纤维化，但更严重的全身性出血不常见。局部或弥漫性肌肉毒性可能会导致如骨筋膜室综合征或横纹肌溶解症等并发症。神经毒素包括神经肌肉阻滞和神经传导。对脑神经作用后可出现神经毒性的前驱症状（嗜睡、唾液分泌过多、多汗、肌束震颤和口周感觉异常）。进行性呼吸麻痹是最严重的神经毒性作用[174]。其他少见的影响一般包括心脏毒性、肌束震颤和休克。

在妊娠期毒蛇咬伤事件中，所有患者都应运送（左侧卧位，因为毒蛇咬伤可引起仰卧位低血压综合征，导致产妇死亡）到一个医疗保健处检测胎儿和产妇情况。优先评估和复苏与非妊娠者相同。与其他多种紧急情况类似，胎儿存活的最大前提是孕妇存活[174]。

现场救治包括确定蛇的种类和快速运输到特定的医疗服务中心。目前尚无普遍适用的方法来延缓毒液从咬伤部位向全身循环扩散[169]。使患者镇静、咬伤肢体的固定和夹板固定是至关重要的。宽松的收缩绷带可因压迫淋巴管延受毒液蔓延。如果在 60min 内处理伤口，不推荐使用伤口切开和吸引。不幸的是，负压吸引并无益处[175]。不推荐使用止血带，因为止血带可加重组织破坏[169]。分泌毒液的蛇咬伤的局部治疗和支持治疗包括仔细清洗伤口，保持下肢中立位，支持治疗，使用抗生素以及破伤风的预防[174]。患者到达医院后，根据受影响肢体的几个点测量肢体周长，并反复测定几小时直至疾病不再进展[172]。

一般而言，抗蛇毒血清的适应证包括：①低血压或自身药理学的其他症状和体征；②止血异常或自发性全身出血；③瘫痪；④横纹肌溶解症；⑤心血管症状和体征；⑥肾衰竭[169]。在局部蛇毒素螯入后，抗蛇毒血清适用于下列情况：①毒液能够造成局部组织坏死；②咬伤肢体肿胀程度超过一半；③肿胀快速进展；④手指和（或）脚趾咬伤。尽管没有通用的蛇咬伤评分系统，但Ⅰ～Ⅳ级评分有助于临床指导抗蛇毒血清治疗（表 39.26）。

当考虑使用抗蛇毒血清时，必须权衡不良风险和减少毒液的毒性之间的平衡。一般情况下，不使用抗蛇毒血清因为有严重过敏并发症的风险。使用抗蛇毒血清常出现过敏反应（23%～56%）[172]。使用抗蛇毒血清时需皮肤测试（并不可靠）并仔细监测。

表 39.26 蛇咬伤中毒级别

级别	毒液	皮肤反应	症状	检测异常
Ⅰ	无	1 寸水肿或红斑，穿刺伤口	无	无
Ⅱ	轻度	在最初 12 h 有 1～5 寸水肿和红斑	无	无
Ⅲ	中度	在最初 12 h 有 6～12 寸水肿和红斑	轻度（恶心，呕吐，皮肤感觉异常，金属味和肌束震颤）	血小板 <90 000/μL 纤维蛋白原 <100mg/dL PT >14s CK >500～1000 U/L
Ⅳ	重度	很快涉及整个部分，潜在的骨筋膜室综合征	全身反应包括休克，弥漫性或危及生命的出血，肾衰竭，呼吸困难，精神状态改变	血小板 <20 000/μL 凝血参数异常，有可能危及生命的出血，横纹肌溶解症，肌红蛋白尿，肾衰竭

PT：凝血酶原时间；CK：肌酸激酶；1 寸 = 3.33cm（引自 Wood JT, Hoback WW, Green TW. Poisonous snakebites resulting inlack of venom poisoning. Va Med Monthly, 1955, 82: 130; Dunnihoo DR, Rush BM, Wise RB, et al. Snake bite poisoning in pregnancy: a review of the literature. J Reprod Med, 1992, 37: 653 – 658）

抗蛇毒血清的量极其严重副作用（近 50% 的治疗患者）使监测其副作用成为治疗这些患者的重要组成部分。

响尾蛇科的多价免疫 Fab 抗毒血清（CroFab 或 FabAV，羊源性抗原结合片段）是专门为北美的响尾蛇定做的，比马源的全血免疫球蛋白的抗蛇毒血清引起的过敏反应少。

蝮蛇中毒时，抗蛇毒血清常用于 Ⅲ 或 Ⅳ 级咬伤。响尾蛇科的多价免疫 Fab 抗毒血清能有效地控制蛇毒素的作用；然而，有些凝血功能障碍的患者初期治疗较难且易复发或延迟的血液毒性较常见[176]。由于铜头蛇携带的强效毒液较少，故通常不需要抗蛇毒血清。

在骨筋膜室综合征（压力高于 30mmHg）的初步诊断确定且足够的抗蛇毒血清治疗之后行筋膜切开术[172]。

Dunnihoo 等[177] 报道在妊娠期蛇咬伤事件中约有 43% 的胎儿流产和 10% 的产妇死亡率。蝮蛇毒素可造成出血素质。胎儿流产的可能机制与休克相关的缺氧，出血进入胎盘和子宫壁，由毒液引发的子宫收缩有关[174]。虽然毒液对胎儿的特殊作用尚不清楚，有证据表明即使母亲没有蛇毒素中毒证据，但蛇毒可穿过胎盘影响胎儿[178]。毒液对胎儿的影响是未知的。妊娠期间接触毒液可能导致畸形，胎儿发育迟缓，甚至基因突变。毒液的类型、接触的量和接触途径对胎儿的影响也尚不确定。妊娠早期接触蛇毒出现的子宫收缩和胎儿流产可能是由于宫内出血，缺氧和发热引起的[174,179]。胎儿心率变异性降低是一个预后不佳征兆，伴随着胎动减少，表明胎儿的中枢神经系统受抑制[174]。

现未找到任何关于妊娠期珊瑚蛇（其特点是黑色的鼻子和黑色，黄色和红色的变色体质）毒液螫入的英文报道。眼镜蛇科珊瑚蛇和海蛇较少将毒液注入大型动物体内，因此，其蛇毒素螫入少，再加上体型较小和天性畏缩使其在妊娠期毒蛇咬伤方面的信息较少。银环蛇咬伤常表现出轻微的局部反应。全身影响会延迟到数小时。由于银环蛇毒液有神经毒性，故

受害者常被推荐给予银环蛇抗蛇毒血清。值得注意的是，这些神经毒素的综合效应是一种箭毒样综合征，因此，当出现早产宫缩时禁忌使用硫酸镁。

有时，受害者表现出一种罕见的，奇特的蛇咬伤。大多数动物园或中毒控制中心有不寻常品种的特定信息，故推荐及时咨询[180]。

蜘蛛咬伤

据报道在美国妊娠期被蜘蛛咬伤比毒蛇咬伤率高 4 倍（表 39.25，表 39.27）。在美国有两种毒蜘蛛咬伤备受关注：黑寡妇和棕色隐士。这些蜘蛛只有在被困住或压住时才会咬[181]。

成年雌性黑寡妇蜘蛛的毒液（α - 蛛毒素）有严重的神经毒性，使细胞膜不稳定和神经末梢去极化导致大量去甲肾上腺素和乙酰胆碱释放到突触，造成运动终板和肌肉的过度刺激和疲劳[172,182]。

连接 α - 蛛毒素的膜受体有：轴突蛋白和蛛毒素受体和（或）CIRL（α - 蛛毒素的钙非依赖受体）。虽然低剂量的 α - 蛛毒素主要靶向神经系统，但其他组织（胎盘、肾、脾、卵巢、心脏和肺）的细胞也容易受到毒性作用，由于 CIRL（该受体毒素的亲和力低）的存在[183]。尽管已经知道这种毒液由于不能透过血 - 脑屏障而不影响中枢神经系统，但尚不知道其是否能够透过胎盘对胎儿产生影响[182]。

黑寡妇蜘蛛咬伤的诊断主要靠临床。由于这种毒液不含炎症成分，故毒素螫入位置仅仅是一小圈红斑或硬结[172,182]。在螫入后 1h 内（几分钟到 1h），患者出现自主神经和神经肌肉综合征，表现为高血压，心动过速，出汗、腹痛及压痛及背部、胸部或下肢疼痛（疼痛的肌肉痉挛和抽筋），乏力[181,184-186]。肌肉痉挛是黑寡妇蜘蛛毒素的特性性表现[172]。其他症状包括：出汗、恶心、呕吐、腹泻、流涎、头痛[182]。该毒素的神经肌肉表现在几小时进展，然后 2 ~ 3d 消退[185]。患者进行全血细胞计数、腹部超声或 CT、心电图、肌酸激酶（CPK）等检查，以评估急性腹痛和胸痛综合征。

表 39.27　美国 1999 年昆虫和节肢动物蛇毒素的接触类别和母体效应

接触类别	总数	无反应	轻度反应	中度反应	随访数
蚂蚁，火蚁	14	1（7.1%）	3（21.4%）	3（21.4%）	7（50%）
蜜蜂，黄蜂，大黄蜂	66	1（1.5%）	23（34.8%）	1（1.5%）	41（62.1%）
各种各样的昆虫	97	6（6.1%）	31（31.9%）	3（3.1%）	56（57.7%）
卡特彼勒，蜈蚣	9	1（11.1%）	4（44.4%）	0	4（44.4%）
蝎	165	1（0.6%）	67（40.6%）	3（1.8%）	94（56.9%）
扁虱	11	0	5（45.4%）	0	6（54.5%）
黑寡妇蜘蛛	22	2（9.1%）	11（50%）	5（22.7%）	4（18.1%）
棕色隐士蜘蛛	23	0	7（30.4%）	3（13.0%）	13（56.5%）
其他蜘蛛	77	0	20（25.9%）	8（10.3%）	49（63.6%）
各种各样的节肢动物	41	0	13（31.7%）	1（2.4%）	27（65.8%）
总数	524	12（2.3%）	184（35.1%）	27（5.1%）	301（57.4%）

轻度反应是从接触开始出现症状或体征，但反应轻微，易接触且无残留。中度反应比轻度反应更显著更持久，通常需要某种形式的治疗。尚未报道重度反应（接触后导致危及生命的症状或体征，或导致显著残疾或毁容）。引自 Gei AF，Van Hook JW，Olson GL，et al. Arthropod envenomations during pregnancy. Report from a national database—1999. Annual Meeting of the Society for Maternal-Fetal Medicine，Reno，Nevada，2001

一般支持治疗（保护呼吸道，呼吸和循环的高级生命支持治疗）需迅速执行。大多数黑寡妇蜘蛛毒液需要使用阿片类止痛药和镇静催眠药治疗。一种黑寡妇咬伤的特异性抗毒液血清可用。尽管这种特异性抗毒液血清可在给药后 30min 内缓减大多数症状，并显著减少住院率，但对于严重毒液螫入应严格限制，因为可能产生过敏、过敏性休克、血清病反应，甚至死亡的危险[1,185,187]。当毒素严重威胁孕妇或可能产生对肢体或生命的威胁（如严重的高血压，不稳定型心绞痛）时应使用抗蛇毒血清。正如抗蛇毒血清一样，抗蜘蛛毒液血清应当仅在院内可能出现过敏反应时使用[172]。马来源的该抗毒血清，必须在皮肤测试和使用抗组胺剂后将其稀释（在 2.5mL 的生理盐水），并慢慢使用（200mL 超过 1h）以减少急性不良反应[182]。1～2 小瓶一般足以抵消循环中的黑寡妇蜘蛛的毒液；不能够完全恢复的患者可以加大剂量[188]。抗蛇毒血清使用后 1h 内或蜘蛛毒素螫入后的 48h 症状改善182,188。

镇痛药（吗啡）和苯二氮䓬（咪达唑仑）可有效地辅助治疗神经肌肉症状[172,184]。葡萄糖酸钙不再推荐用于黑寡妇蜘蛛蛇毒素中毒[1]。一般不使用抗生素，除非有蜂窝组织炎。黑寡妇蜘蛛咬人后应给予破伤风类毒素。

在妊娠的特殊情况下，黑寡妇蜘蛛毒素可产生类似急腹症[186,189]和先兆子痫（腹痛，头痛，高血压和蛋白尿）[182]。考虑到孕产妇死亡率高达 5%，应住院和给予特异性抗毒素血清治疗[174,186]。

1999 年，美国中毒控制中心报道有 22 例黑寡妇蜘蛛叮咬伤（表 39.27）。在被报道的女性中一半只有轻微的影响，另外 5 例（18.7%）报告需要某种形式的治疗。4 个病例没有结果[170]。

平甲蛛属蜘蛛广泛分布于温带和热带地区。在北美有大约 50 种平甲蛛属蜘蛛[190]。平甲蛛属隐士是该家族中最知名的，与平甲蛛属沙漠共同引起地方性流行，引起大范围的叮咬事件。尽管这些标记在不使用放大镜时是肉眼不可见的，且可以根据蜘蛛易变的颜色发生变化，在其背上特征性的小提琴形斑纹使棕色隐士也被称为"小提琴背蜘蛛"。在南美，平甲蛛属的棕花蛛产生的强效毒液可造成全身性棕花蛛咬中毒及每年数人死亡。通常棕色隐士的栖息地是在阴暗的壁橱角落和纸箱的侧面，并可大量繁殖。虽然没有侵袭性，但蜘蛛被困的时候会咬人[190]。

这些蜘蛛毒液的毒性取决于该物种，其含有至少 9 种酶，包括各种细胞溶解酶（促进毒液扩散）、透明酸酶和鞘磷脂酶 D，从而导致细胞膜损伤和溶解、血栓形成、局部缺血和趋化作用[172,190]。平甲蛛属毒液也能诱发全身血管内凝血，导致溶血和肾衰竭[190]。

尽管大多数咬伤是无症状的，但毒素螫入后可能出现剧烈烧灼样疼痛（这些是毒液作用的特性）和瘙痒，然后发展为水疱（单个、边界清楚或出血性小泡）与紫色坏死和周围红斑，最终形成溃疡和坏死（皮肤坏死蛛毒中毒）（图 39.5）。鉴别诊断包括动脉注射损伤、单纯疱疹、史蒂文斯 - 约翰逊综合征、血管炎、暴发性紫癜、坏死性筋膜炎及中毒性表皮坏死松解症[190]。

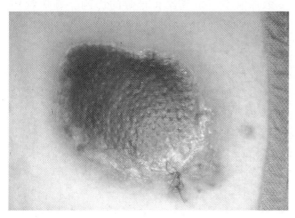

图 39.5　平甲蛛咬伤后果（照片由 Ramon L. Sanchez 博士提供）

棕花蛛咬中毒是用于描述褐色蜘蛛的毒素引起的全身临床症状。虽然全身受累少见，但发生在 24 ~ 72h 的儿童叮咬比成年人更常见。这些全身毒液螫入可能危及生命并表现出发热、全身症状（低烧、腹泻、呕吐），瘀斑，血小板减少，溶血和血红蛋白尿性肾衰竭，癫痫发作或昏迷，且皮肤变化相关。在被美丽鳞毛蕨咬之后常见上述症状[191]。美丽鳞毛蕨在秘鲁、智利和巴西的部分地区盛行[190]。

毒液的处理会因由受害者未迅速到医疗机构和过度诊断而受限。不幸的是，当发展为坏死溃疡时，干预治疗效果不佳。局部毒液螫入的治疗主要是保守治疗（固定和抬高，冷敷，局部伤口护理，预防破伤风，止痛药和停止观察）。冷敷可减少损害和炎症以及毒液通过血管收缩局部扩散（热敷会导致更严重的后果）。棕色隐士蜘蛛严重咬伤可在 72 ~ 96h 内产生皮肤坏死。一般情况早期手术治疗是无效的，有时是有害的[172,190]。在常规治疗后 4 ~ 6 周或直至病变边界非常清晰时可能需要植皮。

鉴于其白细胞抑制性质，氨苯砜常用于局部病变治疗。然而，由于使用氨苯砜的潜在不良后果，特别是在葡萄糖 - 6 - 磷酸脱氢酶缺乏、过敏、交叉反应，磺胺过敏和高铁血红蛋白血症时，需谨慎使用这种药物。目前，尚无证据表明氨苯可改善人类棕色隐士毒液中毒，因此，不常规使用[172,190]。

其他处理，例如秋水仙素、类固醇、抗蛇毒血清、硝酸甘油贴片、高压氧和手术切除，曾有报道，但支持他们临床应用的数据不够充分[190]。在兔模型中毒液螫入后的 4h 皮内注射抗平甲蛛属的 Fab 段能够减轻蛛毒中毒的皮肤坏死[192]。这种治疗方法尚未应用于临床[190]，抗毒血清不用于商业性平甲蛛属毒蜘蛛。商业性平甲蛛属抗毒血清有四种来源，但在美国不可用[190]。在抗毒血清可利用的国家通常用于全身性棕花蛛咬中毒且其能够缩小病变区域。

全身性毒液螫入需要支持治疗和治疗并发症，糖皮质激素用于稳定红细胞膜，并支持肾功能。

单个皮肤病损的患者出院后在家应仔细观察尿液颜色的变化，因为其可引起全身性延迟反应[190]。

Anderson[193] 曾报道了 5 例在妊娠期由平甲蛛属毒蜘蛛引起的中毒病例，其结论是在妊娠期间棕色隐士咬伤并不引起特殊风险或并发症，只需低剂量泼尼松治疗。这些病例尚未报道溶血、凝血功能障碍或肾功能损害。在 1999 年全球中毒控制中心报道了 23 例棕色隐士蜘蛛叮咬事件。在这些叮咬事件中，大部分结果[13]不明和有 3 例报道出现中度影响（比轻度影响更明显或更持久，通常需要某种形式的处理）[170]。

蝎　子

已知超过 650 种蝎子能够引起毒液中毒（主

要是 10 岁以下儿童），主要在干旱和热带地区流行。在发展中国家，蝎子蜇伤的死亡率高达 0.2%[194]。不同种属表现出不同的毒液和临床表现。全身中毒由刺尾蝎属引起（在美国西南部和墨西哥发现的）、提提俄斯（巴西和特立尼达）、肥尾蝎属、钳蝎属、金蝎属和 Nebo（北非、近东和中东）、Hemiscorpius（伊朗和伊拉克）、粗尾蝎属（南非）和 Mesobuthus（印度次大陆）[169]。在美国主要关注的蝎子是刺尾蝎属 exilicauda（formerly sculpturatus），其有一个刺可能是致命的[195]。

通常蝎子蜇伤产生锐痛，烧灼痛、随后超越刺痛部位产生麻木，也可能产生局部淋巴结肿大。较少发展为瘀斑及淋巴管炎[195]。蝎子毒液螫入和毒蛇咬伤分级类似。1 级毒液螫入的特点是局部疼痛。2 级毒液螫入的特征为远处疼痛和（或）远离螫伤位点的感觉异常。毒液螫入最重要的临床影响是神经肌肉毒性和自主神经毒性[175]。3 级毒液螫入的特点是脑神经、自主神经或躯体骨骼神经肌肉功能障碍，其中包括视力模糊、眼球震颤、多涎、舌肌束震颤、吞咽困难、言语不清、呼吸窘迫、躁动和严重不自主颤抖或可能被误认为是癫痫的四肢痉挛。4 级包括脑神经、自主神经和躯体神经功能障碍[175]。

最常见的是，毒素螫入后出现局部炎症反应，需伤口清创处理，预防破伤风和抗组胺剂治疗。Ⅲ级和Ⅳ级毒液螫入者使用抗毒血清。在以色列和印度已经成功地使用 β 受体阻滞剂（哌唑嗪）、钙通道阻滞剂（硝苯地平）和血管紧张素转换酶抑制剂（卡托普利）控制自主神经系统过度兴奋[169]。

1999 年，曾报道在美国有 165 例孕妇蝎子毒液螫入。上述病例大多症状轻微。没有威胁生命的症状或体征（表 39.27）[170]。

总 结

1. 据报道在美国妊娠期中毒占所有中毒事件的 1/3。

2. 报道在过去 6 年中妊娠和非妊娠接触毒物的人数增加了约 25%。

3. 虽然妊娠中期中毒发生率较高，但据报道在妊娠整个时期中毒发生率相似。

4. 紧急救治和稳定母亲状况应先于监测和治疗胎儿。

5. 在缺乏抵抗的中毒孕妇紧急救治时应及时咨询产科服务中心。咨询目的是：①评估胎儿的活力；②如果复苏未成功或患者病情恶化时，决定紧急剖宫产。

6. 需迅速找到接触原因，因为有些严重威胁社会、情感和（或）精神病患者可能会故意接触毒物。当确定之后，需要额外积极干预治疗（收住入院，进行社会和精神病学咨询等）以减少可能致命的复发。

7. 妊娠期接触昆虫和节肢动物并不少见。多数毒液不产生或仅有轻微的影响。蜘蛛咬伤比其他节肢动物咬伤，包括蝎子、蜜蜂蜇伤更可能产生中毒影响。

8. 无论其严重程度，所有中毒事件都需要报告给当地的毒物控制中心（在美国，可拨打电话：+1 - 800 - 222 - 1222）。

参考文献

[1] Clark RF, Wethern-Kestner S, Vance MV, et al. Clinical presentation and treatment of black widow spider envenomation: a review of 163 cases. Ann Emerg Med, 1992, 21: 782 - 787.

[2] Lai MW, Klein-Schwartz W, Rodgers GC, et al. 2005 Annual Report of the American Association of Poison Control Centers National Poisoning and Exposure Database. Clin Toxicol, 2005, 44 (6): 803 - 932.

[3] Stengel CL, Seaburg DC, MacLeod BA. Pregnancy in the emergency department: Risk factors and prevalence among all women. Ann Emerg Med, 1994, 24: 697 - 700.

[4] Jones JS, Dickson K, Carlson S. Unrecognized pregnancy in the overdosed or poisoned patient. Am J Emerg Med, 1997, 15: 538 - 541.

[5] CGDUP. Medication during pregnancy: an intercontinental cooperative study. Int J Gynaecol Obstet, 1992, 39: 185 - 196.

[6] Bakker MK, Jentink J, Vroom F, et al. Drug prescription patterns before, during and after pregnancy for chronic, occasional and pregnancy-related drugs in the Netherlands. Br J Obstet Gynaecol, 2006, 113: 559 - 568.

[7] Lacroix I, Damase-Michel C, Lapeyre-Mestre M, et al. Prescription of drugs during pregnancy in France. Lancet, 2000, 356: 1735 - 1736.

［8］Andrade SE, Gurwitz JH, Davis RL, et al. Prescription drug use in pregnancy. Am J Obstet Gynecol, 2004, 191：398 － 407

［9］Malm H, Martikainen J, Klaukka T, et al. Prescription of hazardous drugs during pregnancy. Drug Saf, 2004, 27：899 － 908.

［10］World Health Organization. The World Health Report 2002-Reducing Risks, Promoting Healthy Life. Geneva：World Health Organization, 2002. http：// www. who. int/whr/2002/en/whr2002_ annex2. pdf.

［11］Peden M, Mc Gee K, Krug E. Injury. A Leading Cause of the Global Burden of Disease. 2000. Geneva：World Health Organization, 2002. http：// www. whqlibdoc. who. int/publications/2002/9241562323. pdf.

［12］Gei AF, Saade G. Poisoning during pregnancy and lactation // Yankowitz J, Niebyl JR. Drug Therapy in Pregnancy. Philadelphia：Lippincott, Williams & Wilkins, 2001：271.

［13］Gei AF, Locksmith GJ, Saade GR, et al. Toxic exposures during pregnancy：Report from a national database － 1999 (Abstract # 0146). 2001 Annual Meeting of the Society for Maternal-Fetal Medicine, Reno, Nevada.

［14］Rogers BD, Lee RV . Drugs abuse // Burrow GN, Ferris TF. Medical Complications During Pregnancy. 3rd ed. Philadelphia：WB Saunders, 1988, 570 － 581.

［15］Gilstrap L Ⅲ, Little BB. Drugs and Pregnancy. New York：Elsevier, 1992.

［16］Gei AF, Suarez VR, Goodrum L, et al. Suicide attempts during pregnancy by poisoning or overdose. Report from a national database － 1999 (Abstract # 0623). 2001 Annual Meeting of the Society for Maternal-Fetal Medicine, Reno, Nevada.

［17］Bayer MJ, Rumack BH. Poisoning and Overdose. Aspen Systems, 1983.

［18］McElhatton PR, Roberts JC, Sullivan FM. The consequences of iron overdose and its treatment with desferrioxamine in pregnancy. Hum Exp Toxicol, 1991, 10：251 － 259.

［19］Richards S, Brooks SHE. Ferrous sulphate poisoning in pregnancy (with apofibrinogenaemia as a complication). West Indian Med J, 1966, 15：134 － 140.

［20］Strom RL, Schiller P, Seeds AE, et al. Fatal iron poisoning in a pregnant female：case report. Minnesota Med, 1976, 59：483 － 489.

［21］Olenmark M, Biber B, Dottori O, et al. Fatal iron intoxication in late pregnancy. Clin Toxicol, 1987, 25：347 － 359.

［22］Kloeck A, Cummins RO, Chamberlain D, et al. Special Resuscitation Situations. An Advisory Statement from the International Liaison Committee on Resuscitation. Circulation, 1997, 95：2196 － 2210.

［23］American Heart Association. Cardiac arrest associated with pregnancy. Circulation, 2005, 112：IV － 150-IV － 153.

［24］Hoffman JR, Schriger DL, Votey SR, et al. The empiric use of hypertonic dextrose in patients with altered mental status：a reappraisal. Ann Emerg Med, 1992, 21：20 － 24.

［25］Noji E, Kelen G. Manual of Toxicologic Emergencies. St. Louis：Year Book Medical, 1989.

［26］Davis CO, Wax PM. Focused Physical examination/toxidromes // Ford MD, Delaney KA, Ling LJ, et al. Clinical Toxicology. 1st ed. Philadelphia：W. B. Saunders Company, 2001.

［27］Borak J. Anion and osmolar gaps // Viccellio P. Emergency Toxicology. 2nd ed. Philadelphia：Lippincott-Raven Publishers, 1998, Chapter 12.

［28］Eldridge DL, Dobson T, Brady W, et al. Utilizing diagnostic investigations in the poisoned patient. Med Clin N Am, 2005, 89：1079 － 1105.

［29］Akbari A, Wilkes P, Lindheimer M, et al. Reference intervals for anion gap and strong ion difference in pregnancy：a pilot study. Hypertens Pregnancy, 2007, 26：111 － 119.

［30］Kulig K. Gastrointestinal decontamination // Ford MD, Delaney KA, Ling LJ. Clinical Toxicology. Philadephia：WB Saunders, 2001：34.

［31］Heard K. Gastrointestinal decontamination. Med Clin N Am, 2005, 89：1067 － 1078.

［32］Christophersen AJ, Hoegberg LC. Techniques used to prevent gastrointestinal absorption // Goldfrank's Toxicologic Emergencies. 8th ed. New York：McGraw Hill, 2006：109.

［33］Olson KR. Poisoning and Drug Overdose. 5th ed. New York：Appleton and Lange, 2007.

［34］Manoguerra AS, Cobaugh DJ . Guideline on the use of ipecac syrup in the Out-of-Hospital management of ingested poisons. Clin Toxicol, 2005, 1：1 － 10.

［35］Adams BK, Mann MD, Aboo A, et al. The effects of sorbitol on gastric emptying half-times and small intestinal transit after drug overdose. Am J Emerg Med, 2006, 24：130 － 132.

［36］Tenenbein M. Position statement：whole bowel irrigation. American Academy of Clinical Toxicology；European Association of Poison Centres and Clinical Toxicologists. J Toxicol Clin Toxicol, 1997, 35：753 － 762.

［37］Olson K. Poisoning and Drug Overdose. 2nd ed. Norwalk, CT：Appleton and Lange, 1994.

［38］Weisman RS, Howland MA, Flomenbaum NE. The toxicology laboratory // Goldfrank LR, Flomenbaum NE, Lewin NA, et al. Goldfrank's Toxicologic Emergencies. 4th ed. Norwalk, CT：Appleton and Lange, 1990：45 － 46.

［39］Briggs GG, Freeman RK, Yaffe SJ. Drugs in Pregnancy and Lactation. 6th ed. Philadelphia：Lippincott Williams and Wilkins, 2002.

［40］Peterson RG, Rumack BH. Toxicity of acetaminophen overdose. JACEP, 1978, 7：202.

［41］Reynolds JR, Howland MA, Weisman RS. Pharmacokinetic and toxicokinetic principles // Goldfrank LR, Flomenbaum NE, Lewin NA, et al. Goldfrank's Toxicologic Emergencies. 4th ed. Norwalk, CT：Appleton and Lange, 1990：29 － 38.

［42］Rayburn W, Shukla U, Stetson P, et al. Acetaminophen pharmacokinetics：comparison between pregnant and nonpregnant women. Am J Obstet Gynecol, 1986, 155：1353 － 1356.

［43］Rowden AK, Norvell J, Eldridge DL, et al. Updates on acetaminophen toxicity. Med Clin N Am, 2005, 89：1145 － 1159.

［44］Levy G, Garretson LK, Socha DM. Evidence of placental transfer of acetaminophen. Pediatrics, 1975, 55：895.

［45］Kozer E, Koren G. Management of paracetamol overdose：current controversies. Drug Safety, 2001, 24：503 － 512.

［46］Horowitz RS, Dart RC, Jarvie DR, et al. Placental transfer of N-Acetylcysteine following human maternal acetaminophen toxicity. Clin Toxicol, 1997, 35：447 － 451.

［47］Reprotox. Acetaminophen. Last updated：December 2006. www. reprotox. org (accessed May 2007).

［48］McElhatton PR, Sullivan FM, Volans GN. Paracetamol overdose in pregnancy analysis of the outcomes of 300 cases referred to the Teratology Information Service. Reprod Toxicol, 1997, 11：85 － 94.

［49］Haibach H, Akhter JE, Muscato MS. Acetaminophen overdose with fetal demise. Am J Clin Pathol, 1984, 82：240 － 242.

［50］Lumir J, Main DM, Landon MB, et al. Maternal acetaminophen overdose at 15 weeks of gestation. Obstet Gynecol, 1986, 67：750 － 751.

［51］ Riggs BS, Bronstein AC, Kuling K, et al. Acute acetaminophen overdose during pregnancy. Obstet Gynecol, 1989, 74: 247 – 253.

［52］ Dart RC, Erdman AR, Olson KR, et al. Acetaminophen poisoning: an evidence-based consensus guideline for out-of-hospital management. Clin Toxicol, 2006, 44: 1 – 18.

［53］ Rumack BH, Peterson RC, Koch GG, et al Acetaminophen overdose: 662 cases with evaluation of oral acetylcysteine treatment. Arch Intern Med, 1981, 141: 380.

［54］ Zed PJ, Krenzelok EP. Treatment of acetaminophen overdose. Am J Health-Syst Pharm, 1999, 56: 1081 – 1091.

［55］ Haroz R, Greenberg MI. Emerging drugs of abuse. Med Clin N Am, 2005, 89: 1259 – 1276.

［56］ Haddad LM, Winchester JF. Clinical Management of Poisoning and Drug Overdose. 2nd ed. Philadelphia: W. B. Saunders, 1990.

［57］ Ho E, Karimi-Tabesh L, Koren G. Characteristics of pregnant women who use ecstasy (3, 4-methylenedioxymethamphetamine). Neurotoxicol Teratol, 2001, 23 (6): 561 – 567.

［58］ O'Connor AD, Rusyniak DE, Bruno A. Cerebrovascular and cardiovascular complications of alcohol and sympathomimetic drug abuse. Med Clin N Am, 2005, 89: 1343 – 1358.

［59］ Perrone J. Amphetamines // Viccellio P. Emergency Toxicology. 2nd ed. Philadelphia: LippincottRaven Publishers, 1998: 899.

［60］ Stine RJ, Marcus RH. Toxicologic emergencies // Haddad LM, Winchester JF. Clinical Management of Poisoning and Drug Overdose. Philadelphia: WB Saunders, 1983, 297 – 342.

［61］ Zimmerman JL. Poisonings and overdoses in the intensive care unit: General and specific management issues. Crit Care Med, 2003, 31: 2794 – 2801.

［62］ Thaithumyanon P, Limpongsanurak S, Praisuwanna P, et al. Perinatal effects of amphetamine and heroin use during pregnancy on the mother and infant. J Med Assoc Thai, 2005, 88: 1506 – 1513.

［63］ Smith LM, LaGasse LL, Derauf C, et al. The infant development, environment, and lifestyle study: effects of prenatal methamphetamine exposure, polydrug exposure, and poverty on intrauterine growth. Pediatrics, 2006, 118: 1149 – 1156.

［64］ Little BB, Snell LM, Klein VR, et al. Cocaine abuse during pregnancy: maternal and fetal implication. Obstet Gynecol, 1989, 72: 157 – 160.

［65］ Biggs GG, Samaon JH, Crawford DJ. Lack of abnormalities in a newborn exposed to amphetamine during gestation. Am J Dis Child, 1975, 129: 249 – 250.

［66］ Reprotox. Amphetamines. Last updated: April 2006. www. reprotox. org (accessed May 2007).

［67］ Rayburn W, Anonow R, Delay B, et al. Drug overdose during pregnancy: an overview from a metropolitan poison control center. Obstet Gynecol, 1984, 64: 611.

［68］ Oro AS, Dixon SD. Perinatal cocaine and methamphetamine exposure: maternal and neonatal correlates. J Pediatr, 1987, 111: 571 – 578.

［69］ Dixon SD, Bejar R. Echoencephalographic findings in neonates associated with maternal cocaine and methamphetamine use: incidence and clinical correlates. J Pediatr, 1989, 115: 770 – 778.

［70］ Sussman S. Narcotic and methamphetamine use during pregnancy: effect on newborn and infants. Am J Dis Child, 1965, 106: 325 – 330.

［71］ Henry JA. Amphetamines // Ford MD, Delaney KA, Ling LJ, et al. Clinical Toxicology. 1st ed. Philadelphia: W. B. Saunders Company, 2001: 620.

［72］ Kashani J, Ruha AM. Methamphetamine toxicity secondary to intravaginal body stuffing. J Toxicol Clin Toxicol, 2004, 42: 987 – 989.

［73］ Semple SJ, Grant I, Patterson TL. Female methamphetamine users: social characteristics and sexual risk behavior. Women Health, 2004, 40: 35 – 50.

［74］ Chiang WK. Amphetamines // Goldfrank's Toxicologic Emergencies. 8th ed. New York: McGraw Hill, 2006: 1118.

［75］ MacQueen G. Born L. Steiner M. The selective serotonin reuptake inhibitor sertraline: its profile and use in psychiatric disorders. CNS Drug Rev, 2001, 7: 1 – 24.

［76］ Mourilhe P, Stokes PE. Risks and benefits of selective serotonin reuptake inhibitors in the treatment of depression. Drug Safety, 1998, 18: 57 – 82.

［77］ Gimovsky ML. Fetal heart rate monitoring casebook. J Perinatol, 1995, 15: 246 – 249.

［78］ Berard A, Ramos E, Rey E, et al. First trimester exposure to paroxetine and risk of cardiac malformations in infants: the importance of dosage. Birth Defects Res B Dev Reprod Toxicol, 2007, 80: 18 – 27.

［79］ Reprotox. Paroxetine. Last updated: June 2007. www. reprotox. org (accessed June 2007).

［80］ Sanz EJ, De las Cuevas C, Kiuru A, et al. Selective serotonin reuptake inhibitors in pregnant women and neonatal withdrawal syndrome: a database analysis. Lancet, 2005, 365: 482 – 487.

［81］ Alwan S, Reefhuis J, Rasmussen SA, et al. Use of selective serotonin-reuptake inhibitors in pregnancy and the risk of birth defects. N Engl J Med, 2007, 356: 2684 – 2692.

［82］ Chambers CD, Hernandez-Diaz S, Van Marter LJ, et al. Selective serotonin-reuptake inhibitors and risk of persistent pulmonary hypertension of the newborn. N Engl J Med, 2006, 354: 579 – 587.

［83］ Pentel PR, Keyler DE. Cyclic antidepressants // Ford MD, Delaney KA, Ling LJ, et al. eds. Clinical Toxicology. 1st ed. Philadelphia: W. B. Saunders Company, 2001: 515.

［84］ Nelson LS, Erdman AR, Booze LL, et al. Selective serotonin reuptake inhibitor poisoning: an evidence-based consensus guideline for out-of-hospital management. Practice Guideline. Clin Toxicol, 2007, 45: 315 – 332.

［85］ Donovan JW, Akhtar J. Salicylates // Ford MD, Delaney KA, Ling LJ, et al. Clinical Toxicology. 1st ed. Philadelphia: W. B. Saunders Company, 2001: 275.

［86］ O'Malley GF. Emergency department management of the salicylate-poisoned patient. Emerg Med Clin North Am, 2007, 25: 333 – 346

［87］ Chyka PA, Erdman AR, Christianson G, et al. Salicylate Poisoning: an Evidence-Based Consensus Guideline for Out-of-Hospital Management. Practice Guideline. American Association of Poison Control Centers, 2006, www. aapcc. org (accessed May 2007).

［88］ Reprotox. Aspirin. Last updated: May, 2007. www. reprotox. org (accessed May 2007).

［89］ Winchester JF, Gelfand MC, Knepshield JH, et al. Dialysis and hemoperfusion of poisons and drugs update. Trans Am Soc Artif Intern Organs, 1977, 23: 762.

［90］ Victor M, Adams RD. Barbiturates // Isselbacher KS, Adams RD, Braunswald E, et al. eds. Principles of Internal Medicine. 9th ed. New York: McGraw-Hill, 1980: 982 – 985.

［91］ Reprotox. Phenobarbital. Last updated: May 2007. www. reprotox. org (accessed May 2007).

［92］ Holmes LB, Wyszynski DF, Lieberman E. The AED (antiepileptic drug) pregnancy registry: a 6 year experience. Arch

Neurol, 2004, 61: 673 – 678.

[93] Kjaer D, Horvath-Puho E, Christensen J, et al. Use of phenytoin, phenobarbital, or diazepam during pregnancy and risk of congenital abnormalities: a case-time-control study. Pharmacoepidemiol Drug Saf, 2007, 16: 181 – 188.

[94] Shubert PJ, Savage B . Smoking, alcohol and drug abuse // James DK, Stein RJ, Weiner CP, et al. High Risk Pregnancy Management Options. Philadelphia: WB Saunders, 1994: 51 – 66.

[95] Desmond MM, Schwanecke PP, Wilson GS, et al. Maternal barbiturate utilization and neonatal withdrawal symptomatology. J Pediatr, 1972, 80: 190 – 197.

[96] Coupey SM . Barbiturates. Pediatrics in Review, 1997, 18: 260 – 264.

[97] Bleyer WA, Skinner AL. Fatal neonatal hemorrhage after maternal anticonvulsant therapy. JAMA, 1976, 235: 826 – 827.

[98] Shannon BE, Jenkins JL, Loscalzo J. Poisoning and ingestion // Jenkins JL, Loscalzo J. Manual of Emergency Medicine-Diagnosis and Treatment. 2nd ed, 1995: 417 – 469.

[99] Schiebel N, Vicas I. Barbiturates // Ford MD, Delaney KA, Ling LJ, et al. Clinical Toxicology. 1st ed. Philadelphia: W. B. Saunders Company, 2001: 569.

[100] Berg MJ, Berlinger WG, Goldberg MJ, et al. Acceleration of the body clearance of phenobarbital by oral activated charcoal. N Engl J Med, 1982, 507: 642.

[101] Hardman JG, Limbird LE. Goodman & Gilman's The Pharmacological Basis of Therapeutic. 9th ed. New York: McGraw-Hill, 1996.

[102] MacGregor SN, Keith LG. Drug abuse during pregnancy // Rayburn RF, Zuspan FP. Drug Therapy in Obstetrics and Gynecology. 3rd ed. St. Louis: Mosby Year Book, 1992: 164 – 189.

[103] Milkovich L, van den Berg BJ . Effects of prenatal meprobamate and chlordiazepoxide, hydrochloride in human embryonic and fetal development. N Engl J Med, 1974, 291: 1268 – 1271.

[104] Hartz SC, Heinonen OP, Shapiro S, et al. Antenatal exposure to meprobamate and chlordiazepoxide in relation to malformations, mental development and childhood mortality. N Engl J Med, 1975, 292: 726 – 728.

[105] Czeizel AE, Rockenbauer M, Sorensen HT, et al. A population-based case-control study of oral chlordiazepoxide use during pregnancy and risk of congenital abnormalities. Neurotoxicol Teratol, 2004, 26: 593 – 598.

[106] Saxen I, Saxen L. Association between maternal intake of diazepam and oral clefts. Lancet, 1975, 2: 498.

[107] Safra MJ, Oakley JP. Association between cleft lip with and without cleft palate and prenatal exposure to diazepam. Lancet, 1975, 2: 478.

[108] Czeizel A. Lack of evidence of teratogenicity of benzodiazepine drugs in Hungary. Reprod Toxicol, 1987 – 1988, 1: 183 – 188.

[109] Cerqueira MJ, Olle C, Bellart J, et al. Intoxication by benzodiazepines during pregnancy. Lancet, 1988, 1 (8598): 1341.

[110] Reprotox. Diazepam. Last updated: May 2007. www. reprotox. org (accessed May 2007).

[111] Malgorn G, Leboucher B, Harry P, et al. Benzodiazepine poisoning in a neonate: clinical and toxicokinetic evaluation following entero-dyalisis with activated charcoal. Arch Pediatr, 2004, 11: 819 – 821.

[112] Athinarayanan P, Pieroy SH, Nigan SK, et al. Chlordiazepoxide withdrawal in the neonate. Am J Obstet Gynecol,

1976, 124: 212 – 213.

[113] Farrell SE. Benzodiazepines // Ford MD, Delaney KA, Ling LJ, et al. Clinical Toxicology, 1st ed. Philadelphia: W. B. Saunders Company, 2001: 575.

[114] Balaskas TN. Common poisons // Gleicher N, Elkayam U, Galgraith RM, et al. Principles and Practice of Medical Therapy in Pregnancy. 2nd ed. Norwalk, CT: Appleton and Lange, 1992.

[115] Chale SN. Carbon monoxide poisoning // Viccellio P. Emergency Toxicology. 2nd ed. Philadelphia: Lippincott-Raven Publishers, 1998: 979.

[116] Reprotox. Carbon monoxide. Last updated: April 2007. www. reprotox. org (accessed May 2007).

[117] Tomaszewski C. Carbon monoxide poisoning. Ford MD, Delaney KA, Ling LJ, et al. Clinical Toxicology. 1st ed. Philadelphia: W. B. Saunders Company, 2001: 657.

[118] Kao LW, Nanagas KA. Carbon monoxide poisoning. Med Clin N Am, 2005, 89: 1161 – 1194.

[119] Greingor JL, Tosi JM, Ruhlmann S, et al. Acute carbon monoxide intoxication during pregnancy. One case report and review of the literature. Emerg Med J, 2001, 18: 399 – 401.

[120] Aubard Y, Magne I. Carbon monoxide poisoning in pregnancy. Br J Obstet Gynaecol, 2000, 107 (7): 833 – 838.

[121] Alehan F, Erol I, Onay OS. Cerebral palsy due to nonlethal maternal carbon monoxide intoxication. Birth Defects Res A Clin Mol Teratol, 2007.

[122] Koren G, Sharav T, Pastuzak A. A multicenter, prospective study of fetal outcome following accidental carbon monoxide poisoning in pregnancy. Reprod Toxicol, 1991, 5: 397 – 403.

[123] Mishra V, Retherford RD, Smith KR. Cooking smoke and tobacco smoke as risk factors for stillbirth. Int J Environ Health Res, 2005, 15: 397 – 410.

[124] Longo LD. The biological effects of carbon monoxide on the pregnant woman, fetus, and newborn infant. Am J Obstet Gynecol, 1977, 129: 69 – 103.

[125] Gay GR. Clinical management of acute and chronic cocaine poisoning. Ann Emerg Med, 1982, 11: 562.

[126] Grinspoon L, Bakalan JB. Adverse effects of cocaine: selected issues. Ann NY Acad Sci, 1981, 326: 125.

[127] Cordero DR, Medina C, Helfgott A. Cocaine body packing in pregnancy. Ann Emerg Med, 2006, 48: 323 – 325.

[128] Zuckerman B, Frank DA, Hingson R, et al. Effects of maternal marijuana and cocaine use on fetal growth. N Engl J Med, 1989, 320: 762 – 768.

[129] Hollander JE, Hoffman RS. Cocaine // Ford MD, Delaney KA, Ling LJ, et al. Clinical Toxicology. 1st ed. Philadelphia: W. B. Saunders Company, 2001: 613.

[130] Bingol N, Fuchs M, Diaz V. Teratogenicity of cocaine in humans. J Pediatr, 1987, 110: 93 – 96.

[131] Ney JA, Dooley SL, Keith LG, et al. The prevalence of substance abuse in patients with suspected preterm labor. Am J Obstet Gynecol, 1990, 162: 1562 – 1565.

[132] Levine B. Principles of Forensic Toxicology. Washington DC: American Association of Clinical Chemistry, 1999.

[133] Neerhof MG, MacGregor SN, Retzky SS, et al. Cocaine abuse during pregnancy: peripartum prevalence and perinatal outcome. Am J Obstet Gynecol, 1989, 161: 633 – 638.

[134] Gillogley KM, Evans AT, Hansen RL, et al. The perinatal impact of cocaine, amphetamine and opiate use detected by universal intrapartum screening. Am J Obstet Gynecol, 1990, 163: 1535 – 1542.

[135] Chasnoff IJ, Burns KA, Burns WJ. Cocaine use in pregnancy: perinatal morbidity and mortality. Neurotoxicol Teratol, 1987, 9: 291 - 293.

[136] Matera C, Warren WB, Moomjy M, et al. Prevalence of use of cocaine and other substances in an obstetric population. Am J Obstet Gynecol, 1990, 163 (3): 797 - 801.

[137] Briggs GG, Freeman RK. Drugs in Pregnancy and Lactation. 4th ed. Baltimore: Williams and Wilkins, 1994.

[138] Reprotox. Cocaine. Last updated: January 2005. www. reprotox. org (accessed May 2007).

[139] Chasnoff IJ, Grif. th DR, MacGregor S, et al. Temporal patterns of cocaine use in pregnancy: perinatal outcome. JAMA, 1989, 261: 1741 - 1744.

[140] Hsu CD, Chen S, Feng TI, et al. Rupture of uterine scar with extensive maternal bladder laceration after cocaine abuse. Am J Obstet Gynecol, 1992, 167: 129 - 130.

[141] Chasnoff IJ, MacGregor S. Maternal cocaine use and neonatal morbidity. Pediatr Res, 1987, 21: 356.

[142] Telsey AM, Merrit TA, Dixon SD. Cocaine exposure in a term neonate: necrotizing enterocolitis as a complication. Clin Pediatr, 1988, 27: 547 - 550.

[143] Lopez SL, Taeusch HW, Findlay RD, et al. Time of onset of necrotizing enterocolitis in newborn infants with known prenatal cocaine exposure. Clin Pediatr, 1995, 34: 424 - 429.

[144] Otten EJ, Prybys KM, Gesell LB. Ethanol // Ford MD, Delaney KA, Ling LJ, et al. Clinical Toxicology. 1st ed. Philadelphia: W. B. Saunders Company, 2001: 605.

[145] Yip L. Ethanol // Goldfrank's Toxicologic Emergencies. 8th ed. New York: McGraw Hill, 2006: 1147.

[146] Halmesmaki E, Ylikorkala O. The effect of maternal ethanol intoxication on fetal cardiotocography: a report of four cases. Br J Obstet Gynaecol, 1986, 93: 203 - 205.

[147] Brien JF, Smith GN. Effects of alcohol (ethanol) on the fetus. J Dev Physiol, 1991, 15: 21.

[148] Reprotox. Ethanol. Last updated: November 2005. www. reprotox. org (accessed May 2007).

[149] Kesmodel U, Wisborg K, Olsen SF, et al. Moderate alcohol intake during pregnancy and the risk of stillbirth and death in the first year of life. Am J Epidemiol, 2002, 155: 305 - 312.

[150] Koren G, Chan D, Klein J, et al. Estimation of fetal exposure to drugs of abuse, environmental tobacco smoke, and ethanol. Therapeutic Drug Monitoring, 2002, 24 (1): 23 - 55.

[151] Van Duija CM, van Steensel-Moll HA, Coebergh JW, et al. Risk factors for childhood acute non-lymphocytic leukemia association with maternal alcohol consumption during pregnancy. Cancer Epidemiol Biomarkers Prev, 1994, 3: 457.

[152] Schiavone FM. Metals: Iron intoxication // Viccellio P. Emergency Toxicology. 2nd ed. Philadelphia: Lippincott-Raven Publishers, 1998: 391.

[153] Perrone J, Hoffman RS. Toxic ingestions in pregnancy: abortifacient use in a case series of pregnant overdose patients. Academic Emergency Medicine, 1997, 4: 206 - 209.

[154] Tran T, Wax JR, Philput C, et al. Intentional iron overdose in pregnancy-management and outcome. J Emerg Med, 2000, 18: 225 - 228.

[155] Reprotox. Iron. Last updated: November 2006. www. reprotox. org (accessed May 2007).

[156] Tenenbein M. Iron // Ford MD, Delaney KA, Ling LJ, et al. Clinical Toxicology. 1st ed. Philadelphia: W. B. Saunders Company, 2001: 305.

[157] Manoguerra AS, Erdman AR, Booze LL, et al. Iron ingest-

[158] Tran T, Wax JR, Steinfeld JD, et al. Acute intentional iron overdose in pregnancy. Obstet Gynecol, 1998, 92 (4 Pt 2): 678 - 680.

[159] Aaron CK. Organophosphates and carbamates // Ford MD, Delaney KA, Ling LJ, et al. Clinical Toxicology. 1st ed. Philadelphia: W. B. Saunders Company, 2001: 819.

[160] Zimmerman JL. Poisonings and overdoses in the intensive care unit: general and specific management issues. Crit Care Med, 2003, 31 (12): 2794 - 2801.

[161] Solomon GM, Moodley J. Acute chlorpyrifos poisoning in pregnancy: a case report. Clin Toxicol, 2007, 45: 416 - 419.

[162] Clark RF. Insecticides: Organic phosphorus compounds and carbamates // Goldfrank's Toxicologic Emergencies. 8th ed. New York: McGraw Hill, 2006: 1497.

[163] Eskenazi B, Harley K, Bradman A, et al. Association of in utero organophosphate pesticide exposure and fetal growth and length of gestation in an agricultural population. Environ Health Perspect, 2004, 112: 1116 - 1124.

[164] Bhatia R, et al. Organochlorine pesticides and male genital anomalies in the child health and development studies. Environ Health Perspect, 2005, 113 (2): 220 - 224.

[165] Reprotox, Malathion. Last updated: February 2007. www. reprotox. org (accessed May 2007).

[166] Sebe A, Satar S, Alpay R, et al. Organophosphate poisoning associated to fetal death: A case study. Mt Sinai J Med, 2005, 72: 354 - 456.

[167] Osmundson M. Insecticides and pesticides // Viccellio P. Emergency Toxicology. 2nd ed. Philadelphia: Lippincott-Raven Publishers, 1998: 401.

[168] Okumura T. Organophosphate poisoning in pregnancy. Ann Emerg Med, 1997, 29: 299.

[169] Junghanss T, Bodio M. Medically important venomous animals: biology, prevention, first aid, and clinical management. Clin Infect Dis, 2006, 43: 1309 - 1317.

[170] Gei AF, Van Hook JW, Olson GL, et al. Arthropod envenomations during pregnancy. Report from a national database - 1999 (Abstract # 0662). 2001 Annual Meeting of the Society for Maternal-Fetal Medicine, Reno, Nevada.

[171] Chippaux JP. Snake-bites: appraisal of the global situation. Bull WHO, 1998, 76: 515 - 524.

[172] Singletary EM, Rochman AS, Arias JC, et al. Envenomations. Med Clin N Am, 2005, 89: 1195 - 1224.

[173] Litovitz TL, Klein-Schwartz W, White S, et al. 1999 Annual Report of the American Association of Poison Control Centers Toxic Exposure Surveillance System. Am J Emerg Med, 2000, 18 (5): 517 - 574.

[174] Pantanowitz L, Guidozzi F. Management of snake and spider bite in pregnancy. Obstet Gynecol Surv, 1996, 51: 615 - 620.

[175] Bush SP, Hegewald KG, Green SM, et al. Effects of a negative pressure venom extraction device (Extractor) on local tissue injury after artificial rattlesnake envenomation in a porcine model. Wilderness Env Med, 2000, 11: 180 - 188.

[176] Ruha AM, Curry SC, Beuhler M, et al. Initial postmarketing experience with crotalidae polyvalent immune Fab for treatment of rattle-snake envenomation. Ann Emerg Med, 2002, 39 (6): 609 - 615.

[177] Dunnihoo DR, Rush BM, Wise RB, et al. Snake bite poisoning in pregnancy: a review of the literature. J Reprod Med, 1992, 37: 653 - 658.

[178] James RF. Snakebite in pregnancy. Lancet, 1985, 2: 731.

[179] Parrish HM, Khan MS. Snakebite during pregnancy. Report of 4 cases. Obstet Gynecol, 1996, 27: 468 – 471.

[180] Gold BS, Pyle P. Successful treatment of neurotoxic king cobra envenomation in Myrtle Beach, South Carolina. Ann Emerg Med, 1998, 32: 736 – 738.

[181] Wilson DC, King LE Jr. Spiders and spider bites. Dermatol Clin, 1990, 8: 277 – 286.

[182] Sherman RP, Groll JM, Gonzalez DI, et al. Black widow spider (Latrodectus mactans) envenomation in a term pregnancy. Curr Surg, 2000, 57: 346 – 348.

[183] Ichtchenko K, Bittner MA, Krasnoperov V, et al. A novel ubiqui-tously expressed alpha-latrotoxin receptor is a member of the CIRL family of G-protein-coupled receptors. J Biol Chem, 1999, 274: 5491 – 5498.

[184] Rauber A. Black widow spider bites. J Toxicol Clin Toxicol, 1983 – 1984, 21: 473 – 485.

[185] Binder LS. Acute arthropod envenomation. Incidence, clinical features and management. Med Toxicol, 1989, 4: 163 – 173.

[186] Scalzone JM, Wells SL. Latrodectus mactans (black widow spider) envenomation: an unusual cause for abdominal pain in pregnancy. Obstet Gynecol, 1994, 83: 830 – 831.

[187] Heard K, O'Malley GF, Dart RC. Antivenom therapy in the Americas. Drugs, 1999, 58: 5 – 15.

[188] Rangan C. Emergency Department evaluation and treatment for children with arthropod envenomations: immunologic and toxicologic considerations. Clin Ped Emerg Med, 2007, 8: 104 – 109.

[189] Torregiani F, La Cavera C. Differential diagnosis of acute abdomen and latrodectism. Minerva Chirurgica, 1990, 45: 303 – 305.

[190] Hogan CJ, Barbaro KC, Winkel K. Loxoscelism: Old obstacles, new directions. Ann Emerg Med, 2004, 46: 462 – 464.

[191] Forks TP. Brown recluse spider bites. J Am Board Fam Pract, 2000, 13: 415 – 423.

[192] Gomez HF, Miller MJ, Trachy JW, et al. Intradermal anti-Loxosceles Fab fragments attenuate dermonecrotic arachnidism. Acad Emerg Med, 1999, 6: 1195 – 202.

[193] Anderson PC. Loxoscelism threatening pregnancy: five cases. Am J Obstet Gynecol, 1991, 165: 1454 – 1456.

[194] Nouira S, Boukef R, Nciri N, et al. A clinical score predicting the need for hospitalization in scorpion envenomation. Am J Emerg Med, 2007, 25: 414 – 419.

[195] Steen CJ, Carbonaro PA, Schwartz RA. Arthropods in dermatology. J Am Acad Dermatol, 2004, 50: 819 – 842.

[196] Roberts JM. Pregnancy related hypertension // Creasy RK, Resnik R. Maternal-Fetal Medicine: Principles and Practice. 3rd ed. Philadelphia: WB Saunders, 1994: 804 – 843.

[197] Litovitz TL, Felberg L, Soloway RA, et al. 1994 Annual Report of the American Association of Poison Control Centers Toxic Exposure Surveillance System. Am J Emerg Med, 1995, 13: 551 – 597.

[198] Litovitz TL, Klein-Schwartz W, Martin E, et al. 1998 American Annual Report of the American Association of Poison Control Centers Toxic Exposure Surveillance System. Am J Emerg Med, 1999, 17: 435 – 487.

[199] Litovitz TL, Klein-Schwartz W, White S, et al. 2000 Annual report of the American Association of Poison Control Centers Toxic Exposure Surveillance System. Am J Emerg Med, 2001, 19 (5): 337 – 395.

第 **40** 章 低血容量与心源性休克

简 介

出血是导致孕产妇死亡的主要原因之一（2.0/100 000 出生儿），在美国其死亡率仅次于栓塞（2.3/100 000 出生儿）（表 40.1）[1]。几乎 99% 的孕产妇死亡发生在发展中国家。产后即时出血（Postpartum hemorrhage，PPH），即分娩后 24h 内的过度失血，是全球孕产妇死亡最重要的原因，发展中国家几乎一半的产后孕妇死亡源于 PPH[2,3]。

在美国，出血是导致死产（由胎盘早剥和子宫破裂引起）后孕产妇死亡的首要原因，其中 93% 与异位妊娠有关。出血也是导致人工或自然流产的孕产妇（21.8%）死亡的首要原因[1]。低血容量休克导致死亡，也会引起一系列其他严重的非致命性并发症，包括急性肾衰竭，急性呼吸窘迫综合征（acute respiratory distress syndrome，ARDS），甚至更罕见的产后垂体坏死。产妇在妊娠期间会经历许多重要的生理变化，以应对分娩过程中的出血。围生期并发症发生迅速，由于子宫的血流量可达 450 ~ 650mL/min，医护人员必须果断并协调一致的行动才能挽救生命[4]。休克可定义为灌注不足而导致的组织缺氧[5]。低血流量或低容量导致

表 40.1 美国 1991—1999 年妊娠相关的死亡原因，通过妊娠和妊娠有关的死亡率结果（PRMR*）

死亡原因	妊娠的结果（%）							所有结果（n=4200）	
	活产 (n=2519)	死产 (n=275)	异位流产 (n=237)	流产 (n=165)	葡萄胎 (n=14)	未产 (n=438)	未知 (n=552)	百分比	PRMR
栓塞	21.0	18.6	2.1	13.9	28.6	25.1	18.3	19.6	2.2
大出血	2.7	21.1	93.3	21.8	7.1	8.7	8.7	17.2	2.0
PIH§	19.3	20.0	0	0.6	0	12.3	11.8	15.7	1.8
感染	11.7	18.9	2.5	33.9	14.3	11.0	12.9	12.6	1.5
心肌病	10.1	5.1	0.4	1.8	0	3.4	11.2	8.3	1.0
CVA‡	5.7	0.7	0	1.2	0	3.9	8.5	5.0	0.6
麻醉	1.8	0.7	1.3	9.7	0	0	0.4	1.6	0.2
其他**	17.1	14.9	0.4	16.4	50.0	33.6	27.9	19.2	2.3
未知的	0.6	0	0	0.6	0	2.1	0.7	0.7	0.1
合计††	100.0	100.0	100.0	100.0	100.0	100.0	100.0	100.0	100.0

*每 100 000 个活产儿妊娠相关死亡。†包括自然流产和人工流产。§ PIH，妊娠高血压综合征。‡脑血管意外。** 大多数其他的医学情况是心血管的、呼吸系统的、神经系统的问题。†† 因为四舍五入，百分比可能不会达到至 100%。引自 Centers for Disease Control and Prevention. Pregnancy-related mortality surveillance-United States, 1991 – 1999. MMWR, 2003, 52：55 – 62

的血流分布不均引起的血流量不足或分布不均，是导致循环功能障碍或休克患者组织灌注不足的主要原因。在失血性休克中，血液的流失导致代偿性的神经内分泌激素激活以及各种内源性介质释放，可能会加剧原有的低血容量休克[6-8]。血液循环的目的是提供氧气和氧化酶的底物以满足代谢需求，组织灌注与氧合不足而无法支持身体代谢是急性重症患者常见的循环问题。灌注不足可导致局部组织缺氧、器官功能障碍、多器官衰竭和死亡。

各脏器的毛细血管血流量由小动脉调控，而小动脉作为阻力血管又受中枢神经系统调控。另一方面，70% 的血容量存在小静脉和容量血管内，由体液因子调控。低血容量性休克的发展经过几个病理生理阶段，以对抗急性失血（表 40.2）。诊断休克最常见的症状有低血压、少尿、酸中毒，到了各器官系统失调的末期，治疗常常无效。大出血的早期，平均动脉压（mean arterial pressure，MAP）、心输出量（cardiac output，CO）、中心静脉压（central venous pressure，CVP）、肺毛细血管楔压（pulmonary capillary wedge pressure，PCWP）、每搏输出量、混合静脉血氧饱和度和耗氧量均下降；全身血管阻力（systemic vascular resistance，SVR）和动静脉血氧含量差增加，以改善血流减少时的组织氧合[9]。儿茶酚胺的释放可以引起广泛的静脉张力增加，产生血液自体回输效果。这些变化也伴随着代偿性的心率、SVR、肺血管阻力和心肌收缩力的增加。心输出量和血容量的再分布通过选择性小动脉收缩来实现，此功能由中枢神经系统调控，其结果将导致肾脏、肠道、皮肤和子宫的灌输，以相对维持心、脑、肾上腺的血供。对于孕妇而言，这种再分布可能会导致胎儿缺氧、窘迫，甚至在母体血压过低之前就可能发生。在这种情况下，相对于必不可少的生命脏器如心、脑等来说，子宫就显得不那么重要。不管孕产妇的血压有多少，发生严重休克时肯定有胎儿窘迫[10]。肾上腺髓质应激反应引起的外周血管收缩是失血后的初始反应，以维持血流量下降时的血压。这种血管收缩是不均衡的，导致微循环血流不均匀分布。这些早期变化在器官衰竭发展之前就产生了。低血容量持续存在，这种应激反应可能会导致组织灌注不良，组织缺氧，隐蔽性的临床休克，器官功能障碍，ARDS 和其他的器官功能衰竭[11,12]。

表 40.2　母体出血的临床分型

级别	失血量（mL）	容量亏损	体征和症状
I	≤1000	15%	体位性心动过速（↑20/min）
II	1001～1500	15%～25%	↑心率 100～120/min
			体位变化（↓15mmHg）
			甲床充血 >2s
			精神变化
III	1501～2500	25%～40%	↑心率（120～160/min）
			仰卧位血压↓
			↑呼吸频率（30～50/min）
			少尿
IV	>2500	>40%	迟钝
			少尿无尿
			循环系统崩溃

引自 Eisenberg M，Copass MK. Emergency Medical Therapy. Philadelphia：WB Saunders，1982：40

当失血量接近 25% 时，这种代偿机制不足以维持心输出量和动脉血压。这时，即使少量额外失血也会引发临床症状迅速恶化，导致细胞死亡，血管收缩，脏器缺血，毛细血管膜完整性破坏，血管内液向血管外转移的恶性循环[13,14]。

低血容量休克还会引发血小板聚集增加。聚集的血小板释放血管活性物质，引起小血管堵塞和微循环灌注受损。血小板的聚集可以引起肺栓塞，是长时间休克中导致呼吸衰竭的一个因素。

妊娠期失血储备生理变化

孕妇在妊娠期经历了很大的生理变化，为分娩时失血做好准备。在中期妊娠末，母体血容量增加了 1000 ~ 2000mL[15]。母体的心输出量增加了 40% ~ 45%，而总的血管外周阻力下降[16]。激素因子(孕激素，前列腺素代谢产物如前列环素)降低了外周血管阻力，以此降低了整体的血管紧张度，加之胎盘的低阻力动静脉分流，从而降低了外周阻力。外周阻力下降在妊娠中期达到峰值。孕妇大约 20% ~ 25% 的心输出量分流至胎盘，以使胎盘的血流量达到约 500mL/min。子宫灌注压与胎盘血流量成正比，也与全身血压成正比。孕妇心输出量的减少可导致胎盘灌注成比例减少。子宫动脉对外源性血管加压物质很敏感，但是内源性血管升压素的血管紧张素作用在妊娠期变得迟钝[17]，这种妊娠相关性的肾素 - 血管紧张素系统机制还不完全清楚。因此在妊娠期，母体储备了高达 1000mL 的失血量。正常阴道自然分娩后第 1 天的血细胞比容通常与入院时相比没有显著变化。临床上，分娩的失血量往往被低估。实际测量结果表明，正常阴道自然分娩平均失血量超过 600mL[18]。少于 1000mL 的产后失血，产妇可能会出现急性失血表现(如低血压和心动过速)。

产前，产科医生必须同时关注母亲和胎儿。胎儿氧合减少与母体心输出量减少成正比。母

体肾上腺髓质儿茶酚胺的释放，可能优先增加胎盘螺旋动脉的阻力，从而进一步降低氧合。在这种情况下，即使代偿机制维持母体生命体征稳定，胎儿可能处于危险之中。因此，即使没有明显的低血压，医疗团队必须迅速采取行动，对大量失血的产前孕妇扩充血管内容量，以保护胎儿的健康。

虽然所有重要脏器的血流量在妊娠期都有所增加，但是有 3 个脏器(除胎盘外)在失血性休克灌注压下降时，特别容易受到损害，它们是脑垂体前叶、肾脏和肺。在妊娠期间，垂体前叶增大，血流量增加。发生休克时，垂体前叶的血流会被分流，垂体前叶可能发生缺血性坏死。Sheehan 和 Murdoch 首先描述了垂体功能减退综合征，其继发于产后出血引起的低血压[19]，在现代产科中罕见。其临床表现各异，但往往都存在垂体促性腺激素缺失而引起的继发性闭经。情况严重时，促甲状腺激素和促肾上腺激素也可能缺乏。典型的部分垂体前叶和后叶激素缺乏综合征已被报道。任何原因引起的血容量减少会导致肾灌注减少，引起急性肾小管坏死。在系列研究发现，出血和低血容量是 75% 产科患者发生急性肾衰竭的诱发因素[20]。积极输血输液，是避免产生此类后遗症所必不可少的。低血容量可能造成肺损伤[21]。在非妊娠状态下，心输出量低于临界值，氧摄取将会受损，机体将会受损。这个氧输送量临界值与人类 ARDS 的发病机制有关。妊娠时氧输送量临界值还不清楚，其被认为是严重的先兆子痫的病理机制之一[22]。Evans 及其同事有证据表明，在妊娠羊模型中，心输出量临界值并不存在[23]。

产科出血的原因

妊娠期任何血管系统完整性的破坏都是灾难性大出血的潜在因素。总体而言，异位妊娠是妊娠期前半程产科出血最主要的原因，常危及生命安全(表 40.1)。妊娠 3 个月外，产前出血通常由胎盘附着部位剥离(包括正常的胎盘

植入或前置胎盘）或子宫破裂（自发或外伤相关）引起。分娩期间，有先兆子痫的产妇发生休克的可能性增加，这与血管内容量减少有关，即使是分娩过程中正常的失血也可能导致病情不稳定。另一个与先兆子痫相关的病理生理改变是血小板减少，严重时可能会导致产后失血[24]。

最严重的产科出血发生在产后。最常见的原因是胎盘剥离后的子宫收缩乏力。在正常情况下，缩短的子宫肌纤维如同生理性的绳索结扎在胎盘床小动脉周围。因此，肌层收缩失败，子宫收缩乏力导致动脉出血。子宫收缩乏力的易患因素包括急产或产程延长、缩宫素量增加、输注硫酸镁、绒毛膜羊膜炎、子宫增大和手术分娩[10,25]。

产科创伤是产后出血的另一个常见原因。宫颈和阴道裂伤在骨盆狭窄的手术分娩中更为常见，是剖宫产子宫切口延长的结果。产后出血的其他原因（表 40.3），包括子宫内翻，病态附着的胎盘（植入/穿透性），羊水栓塞，产伤或会阴切开引起的腹膜后出血，以及各种原因引起的凝血障碍[10,25-26]。

表 40.3　产科出血的常见原因分析

产前和产时
胎盘早剥
子宫破裂
前置胎盘

产后的
胎盘滞留
子宫收缩乏力
子宫破裂
生殖道创伤
凝血功能障碍

妊娠期低血容量休克的治疗

治疗低血容量休克最重要的是要理解妊娠期血容量的变化。1989 年，Clark 等展示了正常妊娠的中心血流动力学参数，并与非妊娠期参数进行了对比（表 40.4）。Pritchard 等在 1965 年通过实验计算，证实了妊娠期血容量增加了 50%[15]。

因此需要知道平均每个孕妇的总血容量为 4.5~5L，而不是非妊娠状态时的 3~3.5L。进一步讲，孕妇的心排量增加了 50%，心率和每搏输出量也随之增加，SVR 和肺血管阻力显著下降。Clark 等未记录左心室收缩的增加，妊娠并非病理性的高动力状态，而是以代偿的状态以维持妊娠，承受分娩时的失血。分娩后，低阻力的胎盘分流关闭，自体血回输的反应有助于补充分娩期间体液丢失。而且我们很幸运地可以在成年早期健康状况最好的时候繁衍后代。

氧　合

产妇休克最常见的原因是呼吸交换不足导致的多器官功能衰竭[11]。无氧代谢产物聚集，在组织缺氧期间有毒害作用。因此，通过每分钟 8~10L 紧闭面罩供氧以增加肺毛细血管氧分压，可能会防止组织缺氧发生，也是理论上最优先考虑的措施。增加母体血中的氧分压会增加输送给胎儿的氧量[27]。如果气道不畅或肺活量不足，临床医生应毫不犹豫地行气管插管和正压通气，以保证充足的氧合。

成人重症患者由于组织灌注下降导致组织氧债的发生，是导致器官衰竭和死亡的主要原因[28,29]。及早发现低血容量，并对其进行早期诊断与治疗对改善预后必不可少。临床医生常用的失血分级可根据患者的症状与体征分成 1~4 级（表 40.2）。

容量替代

休克时程延长可能会引起微循环的继发改变，并可能会影响循环血量。在休克早期，间质中的体液有流向毛细血管床的趋势。随着休克病情的进展，毛细血管内皮损伤，通透性增加，进一步加剧血管内容量丢失。在临床上表现为严重休克患者复苏时需要大量的与之不成比例的液体补充。有时，复苏所需的液体量是计算所得血液丢失量的两倍。长时间的失血性

表40.4 中心血流动力学改变

	未妊娠	妊娠
心排血量（L/min）	4.3 ± 0.9	6.2 ± 1.0
心率（/min）	71 ± 10.0	83 ± 10.0
分身血管阻力（dyn·s/cm^5）	1530 ± 520	1210 ± 266
肺血管阻力（dyn·s/cm^5）	119 ± 47.0	78 ± 22
胶体渗透压（mmHg）	20.8 ± 1.0	18.0 ± 1.5
胶体渗透压-肺毛细血管楔压（mmHg）	14.5 ± 2.5	10.5 ± 2.7
平均动脉压（mmHg）	86.4 ± 7.5	90.3 ± 5.8
肺毛细血管楔压（mmHg）	6.3 ± 2.1	7.5 ± 1.8
中心静脉压（mmHg）	3.7 ± 2.6	3.6 ± 2.5
左心室搏功指数（g/m/m^2）	41 ± 8	48 ± 6

1dyn·s/cm^5 = 0.1kPa·S/L。引自 Clark S，Cotton D，Lee W，et al. Central hemodynamic assessment of normal term pregnancy. Am J Obstet Gynecol, 1989, 161: 1439－1442

休克也会改变细胞水平的离子转运活性，细胞内液减少。

正如表40.3所显示的，产科低血容量休克大多数是失血性的，并且进展迅速。虽然最佳的评估手段可证实其严重程度，但迅速处理和容量替代治疗对改善预后至关重要。0.9%的生理盐水和乳酸林格液是最常见的两种用于复苏的晶体液，其有相同的血浆扩容能力。补充大量的晶体液可以显著的降低晶体渗透压（colloid osmotic pressure，COP）。对年轻和既往健康患者，可使用适度容量的晶体液进行安全的复苏，发生肺水肿风险小。严重低血容量休克的复苏需要大量的晶体液，然而也会使COP与PAWP间压差减小，导致肺水肿发生[30]。

不幸的是，在重症患者输注晶体液后1h，只有20%的晶体液存留在血管内。故在血制品到达之前，其在即刻复苏与维持灌注的使用应受到限制。像生理盐水和乳酸林格液这样的晶体液，还有助于补充细胞内液和电解质，纠正由于失血和复苏引起的代谢紊乱[31]。最近，有数据指出胶体溶液（如5%白蛋白）在复苏期的使用需要重新评估。没有试验或分析表明胶体液的益处优于晶体液，有些研究还发现胶体液会增加死亡率[32]。

失血最有效的替代治疗是补充全血，有时也是产科失血最直接需要的。

现代输血更强调成分输血，而不是全血输注。输注红细胞可改善氧供，减轻失血后红细胞聚集。美国国立卫生研究院（National Institute of Health，NIH）共识会议有结论表明，新鲜冰冻血浆（Fresh Frozen Plasma，FFP）用于容量替代或补充营养是不合适的[33]。过去，有90%以上的FFP用于容量替代治疗。其他10%的用途由NIH共识会议批准：单一凝血因子缺乏的替代治疗，逆转香豆素效应，治疗抗凝血酶Ⅲ缺乏，免疫缺陷综合征和血栓性血小板减少性紫癜。目前对于过度使用FFP的关注至少有3点：第一，由于考虑成本控制，血库不得不重新评估血液制品的用途和制备时间。第二，常规使用FFP使针对血友病患者制备凝血因子Ⅷ的原材料大大减少。第三，有关于接受者的安全性，输注FFP的风险包括传染病、过敏反应、同种异体免疫、血管内容量过多[34]。

大量输血是指24h内输注了相当于自身血容量的血液。NIH共识会议报告指出，大量输血患者病理性出血的原因中，血小板减少较凝血因子耗竭更为常见。27个前瞻性研究表明，大量输血后患者Ⅴ、Ⅶ、Ⅸ因子和纤维蛋白原水平，达不到所输全血的实际量[35]。一项战斗伤亡的研究显示，导致大量输血患者出血的病因中，血小板减少比凝血因子耗竭更为重要[36]。报告中指出，输注FFP使凝血酶原时间

(prothrombin times，PT）和部分凝血活酶时间
(partial thromboplastin time，PTT）恢复正常对异
常出血影响不大，但是输注血小板更为有效。
目前没有证据表明，常规使用 FFP 可以使多次
定量输注红细胞而没有凝血缺陷的患者减少输
血需求[37]。因此，在大量输血时，纠正特定的
凝血缺陷（纤维蛋白原 < 150mg/dL）和血小板减
少（血小板计数 < 30 000/mL）将进一步减少输
血需求。在产科大出血（低血容量休克常见原
因）中，凝血因子和红细胞均有丢失。补充洗
涤红细胞和晶体溶液会导致稀释性凝血功能障
碍，继发更多的出血。

对急性失血性休克，中心静脉压（CVP）或
肺毛细血管楔压（PAWP）反应血管内容量，有
助于指导液体治疗。然而对危重患者，由于静
脉管壁顺应性改变，CVP 在反应容量状态方
面不太可靠[38]。临床医生必须动用资源纠正
容量不足，中心血流动力学监测设备，人员引
进与储备在产科和产房内不常有。接下来，再
回顾一下产妇妊娠期容量的产科基础知识，以
及如何确认目前的生理状况（如先兆子痫或胎
盘早剥）。

在不应用利尿剂情况下，插导尿管监测尿
量可为反应产妇容量和血管的实时状况提供重
要信息。手术或内科医生最好集中精力于止血，
并依靠简单但充足的技术来评估患者对复苏措
施的反应。连续血细胞比容、血小板、纤维蛋
白原、PT 和 PTT 监测可反应母体血管内血红蛋
白和凝血系统的完整性。尿流量应保持在 30 ~
60mL/h。

如果对血液需求增加，患有出血性疾病的
初始型和筛选后的分娩孕产妇能提供有价值信
息。Coombs 试验阴性的特定血型患者组织不相
容性水平低，为 0.01%[39]。

药物制剂

产前和分娩期间，只有纠正产妇的血容量
不足，才能保证胎盘灌注，防止胎儿受到影响。
虽然升压药可能会暂时纠正低血压，但是也会
影响子宫胎盘灌注。因此，升压药不用于产科
失血性休克治疗。

进一步评估

患者氧合和血管扩容治疗完成，病情趋于
稳定后，医疗团队就应评估患者对治疗的反应，
诊断导致循环休克的基础，考虑胎儿的情况，
评估一系列的生命体征、尿量、酸碱状态、血
液生化、凝血状态有助于诊断。在有些病例中，
还应考虑肺动脉置管以评估心功能和氧输送变
量。一般情况下，单纯低血容量休克中心血流
动力学监测是不需要的。

胎心监护可以发现急性失血时是否发生胎
儿窘迫。作为一项规则，孕妇的健康胜过胎儿
健康。这就意味着在这种情况下，孕妇状况稳
定后才考虑分娩。一旦孕妇情况稳定，而出现
持续性胎儿窘迫征象，医生应考虑进行分娩。
产妇缺氧、酸中毒、子宫胎盘灌注不足得以纠
正，胎儿状况才可能恢复。对血流动力学不稳
定的孕妇来说，综合评估胎儿的状况和宫内复
苏要优于急诊剖宫产娩出胎窘胎儿。

止　血

在某些情况下，如子宫破裂伴腹腔内出血，
在情况稳定之前可着手考虑手术治疗。当子宫
压迫和静脉滴注缩宫素这些常规方法对子宫收
缩乏力导致的产后出血无效时，医生就应考虑
肌内注射甲基麦角新碱或 15 甲基前列腺素 $F_{2\alpha}$。
15 甲基前列腺素 $F_{2\alpha}$ 单次给药剂量为 250μg，必
要时可重复使用，最多 8 次，间隔 15 ~ 90min。

在一小部分患者中，米索前列醇（PGE_1 类
似物）直肠给药对治疗子宫收缩乏力有效[40]。
其他数据表明，米索前列醇直肠给药对预防产
后出血并没有比静脉滴注缩宫素更有效[41]。一
项系统性回顾研究发现，与直肠给予米索前列
醇相比，在第三产程使用缩宫素和芳酰基化合
物对于预防产后出血更为有效[42]。

对于持续阴道出血，应仔细检查阴道、宫
颈和子宫情况，查找有无残留组织和撕裂。如
果子宫收缩乏力导致的出血对前面提及的保守
治疗无效，并且简单的缝合不能应对广泛胎盘
植入或子宫破裂的情况下，可考虑行开腹子宫
切除术。如果患者打算再次生育并且情况稳定，

也可行子宫动脉结扎或逐步子宫断流[43,44]。

由 B-Lynch 报道的子宫底部加压缝合也被一些研究证实，可减少子宫出血。很少情况需要髂内动脉结扎术。球囊栓塞和髂内动脉栓塞术在胎盘植入病例中也有所报道[46,47]。产后出血患者如何止血的内外科治疗技术探讨，在其他文献中也有报道[48,49]。

需要强调的是，预防妇产科手术死亡，有时取决于紧急情况下的判断和行剖腹探查术或子宫切除术的果断性，而不是医疗知识与外科技术的缺乏。严重出血的适当干预治疗需要内外科治疗及时决策和一丝不苟的态度来执行上述提及的血液和容量替代治疗原则。

心源性休克

这种类型的休克由心脏泵衰竭引起。在产科，最常发生于既往就存在心肌病，围生期心肌病，先天或后天性心脏瓣膜病和某些心律失常的孕产妇。需要牢记的是，心脏缺血改变可能由低血容量和感染性休克引起[50]。

妊娠期心源性肺水肿常见的病因是慢性高血压和肥胖引起的舒张性心力衰竭，导致左心室肥厚[51,52]。正常的妊娠期全身血管阻力下降，导致发绀型先天性心脏病右向左分流增加，导致缺血改变[53]。由于肺动脉高压暂时恶化，艾森门格综合征患者可进展至右心力衰竭和心源性休克[54]。

发病机制

心源性休克的特点是在血管内容量充足的情况下，全身血流灌注不足。血流动力学指标包括持续性高血压（收缩压 > 90mmHg），心脏指数降低 [< 2.2L/（min · m^2）]，充盈压升高（肺毛细血管楔压 > 18mmHg）。

心源性休克的特点是心肌收缩力降低，通常由缺血引起，结果导致心输出量和动脉血压下降的恶性循环。心肌血流灌注不足和产妇心输出量进一步下降，恶性循环加重。心肌收缩功能障碍降低每搏输出量，加上舒张功能不全，导致左室

舒张末压和 PCWP 增高，造成肺淤血。冠脉灌注减少，导致缺血性和渐进性心肌功能障碍呈快速螺旋式下降，如果不间断，往往会致命[55]。

由于这些患者病情不稳定，诊断评估的同时必须启动支持治疗。在这种情况下，临床评估患者有助于建立诊断和指导治疗。血液检查包括动脉血气、肌钙蛋白、代谢类型、血细胞比容和肝酶等，同时还需快速完成心电图、胸片和超声心动图等检查。对疑有心源性休克的患者是否行肺动脉置管仍有意见分歧。然而，许多医生认为肺动脉置管，可为诊断提供思路，对临床治疗有指导意义[56-59]。

急性心肌梗死

妊娠期发生急性心肌梗死很少见，近期的研究显示发生率为 2.8/100 000 ~ 6.2/100 000[60,61]。心肌梗死的最强三个独立预测因子是慢性高血压、糖尿病和高龄产妇[60]。病例死亡率估计从 5.1% 至 37%，孕妇最危险的时段在妊娠晚期或产褥期[60-62]。孕妇在临产前 2 周内发生心梗的死亡风险显著增高[64]。心肌梗死常见于妊娠晚期、首次或二次妊娠后的妊娠晚期或产褥期[65]。

患者通常会出现缺血性胸痛，异常心电图和特异性肌钙蛋白 I 升高。发病初期，孕妇应用药物控制病情，可用硝酸甘油和吗啡。氧气是一种有效的血管扩张剂，可采用鼻饲。室性心律失常也可能发生，如果不加以控制，会导致心源性休克或猝死。这种情况下，心室除颤是有效的。同时，利多卡因也能有效预防心律失常的发生。由于缺血导致的，左心室功能障碍，应用主动脉内球囊泵改善左心室输出和冠脉灌注[66,67]。钙通道阻滞剂和 β 受体阻滞剂也有助于降低后负荷。

妊娠相关的自发性冠脉夹层（pregnancy-associated spontaneous coronary artery dissection，P-SCAD）是产后发生即刻心肌梗死的最常见病因。有报告称，围生期患有 P-SCAD 的女性 78% 没有冠状动脉疾病的危险因素，84% 的病变累及

左冠状动脉前降支[68]。成功的治疗包括冠状动脉支架置入术和急诊搭桥术[69,70]。一项有关治疗 P-SCAD 的综述得出结论，1/3 的女性接受抗血小板治疗和 β 受体阻滞剂治疗，可以取得良好的临床效果[71]。

患有动脉粥样硬化或冠状动脉血栓形成的女性，可考虑冠状动脉支架置入术或使用组织型纤溶酶原激活剂（tissue plasminogen activator, TPA）。这种大分子量的分子不能穿过胎盘，可成功地用于妊娠期冠状动脉血栓溶栓治疗[72]。然而，由于产后出血的风险大于血管成形术和冠状动脉支架置入术，产后早期使用 TPA 是禁忌。上述讨论强调了妊娠期急性心肌梗死后早期冠状动脉造影的益处。

围生期心肌病

围生期心肌病（peripartum cardiomyopathy, PPCM）是发生于妊娠最后 1 个月或产后 5 个月内的心肌病，表现为无原因的心力衰竭或心脏病。此病在美国少见（1/3000～1/15 000），多见于非洲（1/3000）和海地（1/350）。

风险因素如下，但不局限于：高龄、肥胖、多次妊娠[73]、先兆子痫和妊娠期严重高血压[74]。分娩前患有 PPCM 的孕妇 NYHA 功能状态处于 Ⅲ 或 Ⅳ 级[75]。分娩后发生的患者往往有充血性心力衰竭的表现。症状可能包括呼吸困难、端坐呼吸、体重持续增加、外周水肿、夜间咳嗽、产后疲劳等，但不仅限于上述表现。超声心动图可用于评估左心室大小和其收缩功能。尽一切努力排除其他原因的心肌病。Cunningham 等评估了 28 例病因不明的围生期心力衰竭，有 7 例（25%）仍找不到原因。这些病例绝大多数由潜在的慢性高血压、肥胖和不完全二尖瓣狭窄引起，可通过彻底的评估后明确诊断。在这项研究中，围生期心力衰竭常常由一系列妊娠期常见并发症引起或促成，即先兆子痫、剖宫产、贫血和感染[76]。

围生期心肌病治疗与其他原因引起的左心室收缩功能障碍的急慢性心力衰竭相似。有充血但有足够灌注的患者，仅需要静脉用利尿剂或合用血管扩张剂如硝酸甘油或硝普钠。灌注减少的患者，需要正性肌力药如多巴酚丁胺以增加心输出量[77]。由于 PPCM 患者常常发生心率快、心律失常和猝死，可使用 β 受体阻滞剂治疗此类患者。洋地黄作为强心药，可安全地用于孕妇，有助于增强心肌收缩力和控制心率。由于这类患者血栓栓塞发生率高，使用肝素是必要的，其次左室射血分数小于 35% 的患者用华法林（如果没有妊娠）。妊娠期结束后，可使用 ACE 抑制剂，通过扩张血管以减轻后负荷。不能耐受 ACE 抑制剂的患者可用血管紧张素受体抑制剂替代。

急性期治疗目的是减轻前后负荷，增加心肌收缩力。发生心源性休克时，有创血流动力学监测有助于判断母体对治疗的反应和是否需要额外治疗。由于免疫发病机制假设的提出，有人提议静脉注射免疫球蛋白进行免疫调节[77,78]，然而其益处还未被一致证实。如果患者通过积极治疗仍存在心源性休克，就应考虑采取其他措施以维持循环和脏器灌注。主动脉球囊反搏可用于急性期治疗。如果有条件，左心室辅助装置和心脏移植也可用于有临床指征的患者[79,80]。

二尖瓣狭窄

风湿性二尖瓣狭窄是临床上孕妇最常见的瓣膜异常疾病，在妊娠期和产后可伴有肺淤血、肺水肿和房性心律失常。挛缩的瓣膜阻碍血液由左心房流向心室。左心房扩张，左房压逐渐增加，继发显著的肺动脉高压。此类女性有 25% 在妊娠期首次发生心力衰竭[81]，易与围生期心肌病混淆[76]。

二尖瓣狭窄严重时（表面积 < 2.5cm^2）将出现临床症状[82]。呼吸困难是最常见的症状，还可能出现易疲劳、心悸、咳嗽和咯血。心动过速缩短心脏舒张期充盈时间，增加二尖瓣压力梯度，升高左心房、肺静脉和肺毛细血管压力，可能导致肺水肿。窦性心动过速往往给予 β 受体阻滞剂治疗。房性心动过速包括心房颤动，

在二尖瓣狭窄中常见，必要时应及时静脉注射维拉帕米（5～10mg）或电复律治疗。由于二尖瓣狭窄和心房颤动患者全身性血栓栓塞风险增加，推荐抗凝治疗。

控制性的硬膜外麻醉可减少分娩时前负荷，减轻焦虑和其引起的心动过速及肺淤血。阴道分娩和择期剖宫产可由产妇自行选择。如果产妇不选择区域阻滞下的剖宫产，辅助阴道分娩可缩短第二产程。胎儿一旦娩出，低阻力的子宫分流消失，"自体输血"可能引起肺水肿（图40.1）。

妊娠期间，利尿剂可用于减轻前负荷，联合预防性使用β受体阻滞剂减轻由于活动和焦虑对心律的影响[83]。妊娠期使用宫缩抑制剂、先兆子痫、液体超负荷也可能引起肺水肿发生[84]。

心律失常

治疗可诱发心搏骤停的致命性室性心动过速，对预防母亲和胎儿心脏猝死是必需的。12导联心电图往往可做出准确诊断。有医生认为年轻健康女性不太可能发生致命的室性心律失常，这种情况会导致误诊。室性心动过速（ventricular tachycardia，VT）虽在孕妇中少见，但可来源于结构正常的右或左心室[85,86]。如果孕妇有结构性心脏疾病，则发生VT时，其预后较差[87]。

判断VT的血流动力学是否稳定至关重要。

一旦患者出现血流动力学不稳定，或有证据表明胎儿需要直流电复律（50～100J），应立即将胎儿娩出[88]。保守治疗适用于持续性室速和血流动力学稳定的患者。普鲁卡因（50～100mg静脉滴注）用于紧急治疗，利多卡因也可用于抗心律失常，这两个药都没有致畸作用。致命的室颤（ventricular fibrillation，VF）或室扑可发生在妊娠期的任何阶段，是引起心脏猝死的危险因素[89]，这类患者可选用直流电复律（100～360J）治疗。及时的心肺复苏和早期除颤，不论是直流电复率还是体外自动除颤，都可显著提高复苏成功率[89,90]。植入式心脏复率 – 除颤器（implantable cardioverter-defibrillator，ICD）是中止快速心律失常，防止猝死发生的好方法[91]。

室性早搏对心脏结构正常的孕妇是良性的，通常不需要治疗[87]。剧烈的化学兴奋剂（如咖啡因、可卡因）应禁用，并行心脏和产妇胎儿专科咨询。如果患者仍有严重的症状，可使用选择性的β受体阻滞剂如美托洛尔控制心率。

主动脉夹层

主动脉夹层发生在有严重高血压的孕妇，由先兆子痫、主动脉缩窄、结缔组织病如马方综合征引起[92,93]。虽然少见，40岁以下患有主动脉夹层的女性中，有50%发生在妊娠期间[94]。

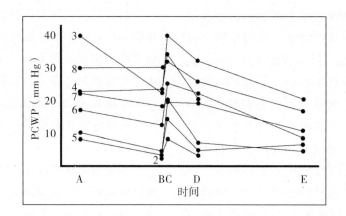

图40.1　8例二尖瓣狭窄生产时肺毛细血管楔压（PCWP）的改变。A. 第一阶段；B. 第二阶段，分娩前15～30min；C. 产后5～15min；D. 生产后4～6h；E. 生产后18～24h（引自 Clark SL, Phelan JP, Greenspoon J, et al. Labor and delivery in the presence of mitral stenosis：central hemodynamic observations. Am J Obstet Gynecol, 1985, 152：986）

典型的症状包括严重的胸骨痛和（或）腹痛。由于主动脉瓣关闭不全或心包积血和填塞，患者可能会发生心源性休克。计算机断层扫描或经食管超声心动图可用于诊断。母体的预后差，死亡率高达25%[93,95]。如果主动脉夹层动脉瘤局限在降主动脉，有些患者可以成功的维持至妊娠结束并在产后手术治疗。

　　孕28周前，非手术治疗的死亡率高（80%），主动脉原位修补术是必要的[93,96]。孕32周以后（考虑到胎儿的存活力）剖宫产后再行修补术为宜[93,95]，也有文章报道可在区域麻醉下行阴道分娩[95]。孕28~32周的处理措施仍有争议。如果血流动力学不稳定或胎儿状况不佳，那么就应考虑剖宫术和术后修复术。硬膜外麻醉可减少分娩时血管剪切应力增加（心输出量）和血管张力（平均动脉压）。静脉滴入α和β受体阻滞剂拉贝洛尔[1~10mg/（kg·min）]可迅速控制分娩过程中的平均动脉压。此类患者剖宫产最佳麻醉方式仍有意见分歧。抗凝患者可采用全麻，但气管插管和手术刺激引起的高血压可能会增加心血管应激反应，促进主动脉夹层破裂或进展[65]。

总　结

　　心源性休克与低血容量休克完全不同，前者需要正性肌力支持并减轻后负荷，而后者需要增加前负荷。心源性休克不常发生，需要专科会诊，及时决策，结合症状来诊断。肺淤血是常见症状，可由多种病因引起。虽然有创动脉监测的有效性仍有意见分歧，但是用于准确诊断心力衰竭的病因是必要的，许多专家对这种诊断方法还是认同的。其他人则认为无创的超声心动图来估算心脏参数更加准确可靠[97]。产科医生应掌握孕妇血流动力学知识，有益于母亲和胎儿医疗咨询。对产后出血的应对应迅速直接，但并不是所有情况都如此。在合并肺淤血和心肌梗死时，应考虑是否发生了心源性休克。在许多情况下，及时会诊和多种方法诊断，能使母亲和胎儿的预后更好。

参考文献

[1] Center for Disease Control and Prevention. Pregnancy-related mortality surveillance-United States. MMWR, 2003, 52 (Suppl 2): 1991 - 1999.

[2] McCormick M, Sanghvi H, Kinzie B. Preventing postpartum hemorrhage in low-resource settings. Int J Gynecol Obstet, 2002, 77: 267 - 275.

[3] Li X, Fortney J, Katelchuk M, et al. The postpartum period: the key to maternal mortality. Int J Gynecol Obstet, 1996, 54: 1 - 10.

[4] Edman C, Toofanian A, MacDonald P, et al. Placental clearance rate of maternal plasma and rostenedione through placental estradiol formation. Am J Obstet Gynecol, 1981, 141: 1029 - 1037.

[5] Shoemaker W. Diagnosis and treatment of shock and circulatory dysfunction // Grenvik A, Ayers S, Holbrook P. Textbook of Critical Care. 4th ed. Philadelphia: WB Saunders: 2000.

[6] Pullicino E, Carli F, Poole S, et al. The relationship between circulating concentrations of interleukin - 6, tumor necrosis factor, and the acute phase response to elective surgery and accidental injury. Lymphokine Res, 1990, 9: 231 - 238.

[7] Abraham E. Physiologic stress and cellular ischemia: relationship to immunosuppression and susceptibility to sepsis. Crit Care Med, 1991, 19: 613 - 618.

[8] Hoch R, Rodriguez R, Manning T, et al. Effects of accidental trauma on cytokine and endotoxin production. Crit Care Med, 1993, 21: 839 - 845.

[9] Bassin R, Vladeck B, Kim S, et al. Comparison of hemodynamic responses of two experimental shock models with clinical hemorrhage. Surgery, 1971, 69: 722 - 729.

[10] Clark SL. Shock in the pregnant patient. Semin Perinatol, 1990, 14: 52 - 58.

[11] Shoemaker W, Appel P, Kram HB. Role of oxygen debt in the development of organ failure, sepsis, and death in high risk surgical patients. Chest, 1992, 102: 208 - 215.

[12] Shoemaker W, Appel P, Kram HB. Hemodynamic and oxygen transport responses in survivors and nonsurvivors of high risk surgery. Crit Care Med, 1993, 21: 977 - 990.

[13] Shoemaker WC. Pathophysiologic basis for therapy for shock and trauma syndromes: use of sequential cardiorespiratory measurements to describe natural histories and evaluate possible mechanisms. Semin Drug Treat, 1973, 3: 211 - 229.

[14] Slater G, Vladeck B, Bassin R, et al. Sequential changes in the distribution of cardiac output in various stages of experimental hemorrhagic shock. Surgery, 1973, 73: 714 - 722.

[15] Pritchard JA. Changes in the blood volume during pregnancy and delivery. Anesthesiology, 1965, 26: 393.

[16] Clark S, Cotton D, Lee W, et al. Central hemodynamic assessment of normal term pregnancy. Am J Obstet Gynecol, 1989, 161: 1439 - 1442.

[17] Greiss FC. Uterine vascular response to hemorrhage during pregnancy and delivery. Anesthesiology, 1965, 26: 393.

[18] Pritchard J, Baldwin R, Dickey JC, et al. Blood volume changes in pregnancy and the puerperium, 2. Red blood cell loss and changes in apparent blood volume during and following vaginal delivery, cesarean section, and cesarean section plus total hysterectomy. Am J Obstet Gynecol, 1962, 84: 1271.

[19] Sheehan H, Murdoch R. Postpartum necrosis of the anterior

pituitary: pathologic and clinical aspects. Br J Obstet Gynaecol, 1938, 45: 456.

[20] Smith K, Browne J, Shackman R, et al. Renal failure of obstetric origin. Br Med Bull, 1968, 24: 49.

[21] Mabie WC, Barton JR, Sibai BM. Adult respiratory syndrome in pregnancy. Am J Obstet Gynecol, 1992, 167 (4 pt 1): 950 –957.

[22] Belfort M, Anthony J, Saade G, et al. The oxygen consumption: oxygen delivery curve in severe preeclampsia: evidence for a fixed oxygen extraction state. Am J Obstet Gynecol, 1993, 169: 1448 – 1455.

[23] Evans W, Capelle S, Edelstone DI. Lack of a critical cardiac output and critical systemic oxygen delivery during low cardiac output in the third trimester in the pregnant sheep. Am J Obstet Gynecol, 1996, 175: 222 – 228.

[24] Haddad B, Barton JR, Livingston JC, et al. Risk factors for adverse maternal outcomes among women with HELLP (hemolysis, elevated liver enzymes, and low platelet count) syndrome. Am J Obstet Gynecol, 2000, 183 (2): 444 –448.

[25] Naef R, Chauhan S, Chevalier S, et al. Prediction of hemorrhage at cesarean delivery. Obstet Gynecol, 1994, 83: 923 – 926.

[26] Zelop C, Harlow B, Frigoletto FD, et al. Emergency peripartum hysterectomy. Am J Obstet Gynecol, 1993, 168: 1443 – 1448.

[27] Dildy G, Clark S, Loucks CA. Intrapartum fetal pulse oximetry: the effects of maternal hyperoxia on fetal arterial oxygen saturation. Am J Obstet Gynecol, 1994, 171: 1120 – 1124.

[28] Thangathurai D, Charbonnet C, Wo C, et al. Intraoperative maintenance of tissue perfusion prevents ARDS. New Horiz, 1996, 4: 466 – 474.

[29] Taylor RW. Pulmonary Artery Catheter Consensus Conference Participants: Pulmonary Artery Catheter Consensus Conference consensus statement. Crit Care Med, 1997, 25: 910.

[30] Harms B, Kramer GC, Bodai BI. The effect of hypoproteinemia and pulmonary and soft tissue edema formation. Crit Care Med, 1981, 9: 503.

[31] Chiao J, Minei J, Shires G, et al. In vivo myocyte sodium activity and concentration during hemorrhagic shock. Am J Physiol, 1990, 258: R684-R689.

[32] SAFE Study Investigators. A comparison of albumin and saline for fluid resuscitation in the intensive care unit. N Engl J Med, 2004, 350: 2247 – 2256.

[33] National Institutes of Health Consensus Development Conference. Fresh frozen plasma. Indications and risks. JAMA, 1985, 253: 551 – 553.

[34] Oberman HA. Uses and abuses of fresh frozen plasma // Garrity A. Current Concepts in Transfusion Therapy. Arlington, VA: American Association of Blood Banks, 1985.

[35] Counts R, Haisch C, Simon TL, et al. Hemostasis in massively transfused trauma patients. Ann Surg, 1979, 190: 91 – 99.

[36] Miller R, Robbins T, Tong MJ, et al. Coagulation defects associated with massive blood transfusions. Ann Surg, 1971, 174: 794 – 801.

[37] Mannucci P, Federici A, Sirchia G. Hemostasis testing during massive blood replacement: a study of 172 cases. Vox Sang, 1982, 42: 113 – 123.

[38] Shippy C, Appel P, Shoemaker WC. Reliability of clinical monitoring to assess blood volume in critically ill patients. Crit Care Med, 1984, 12: 107 – 112.

[39] Boral L, Hill S, Apollon CJ, et al. The type and antibody screen, revisited. Am J Clin Pathol, 1979, 71: 578 – 581.

[40] O'Brien P, El-Refaey H, Gordon A, et al. Rectally administered misoprostol for the treatment of postpartum hemorrhage unresponsive to oxytocin and ergotomine: a descriptive study. Obstet Gynecol, 1998, 92: 212 – 214.

[41] Gerstenfeld T, Wing DA. Rectal misoprostol versus intravenous oxytocin for the prevention of postpartum hemorrhage after vaginal delivery. Am J Obstet Gynecol, 2001, 185: 878 – 882.

[42] Villar J, Gülmezoglu A, Hofmeyr GJ, et al. Systematic review of randomized controlled trials of misoprostol to prevent postpartum hemorrhage. Obstet Gynecol, 2002, 100: 1301 – 1312.

[43] AbdRabbo SA. Stepwise uterine devascularization: a novel technique for management of uncontrolled postpartum hemorrhage with preservation of the uterus. Am J Obstet Gynecol, 1994, 171: 694 – 700.

[44] O'Leary JA. Uterine artery ligation in the control of postcesarean hemorrhage. J Reprod Med, 1995, 40: 189 – 193.

[45] B-Lynch C, Coker A, Lawal AH, et al. The B-Lynch surgical technique for the control of massive postpartum hemorrhage: an alternative to hysterectomy? Br J Obstet Gynaecol, 1997, 104: 372 – 375.

[46] Dubois J, Burel L, Brignon A, et al. Placenta percreta: balloon occlusion and embolization of the internal iliac arteries to reduce intraoperative blood loss. Am J Obstet Gynecol, 1997, 176: 723 – 726.

[47] Shih J, Liu K, Shyu MK. Temporary balloon occlusion of the common iliac artery: new approach to bleeding control during cesarean hysterectomy for placenta percreta. Am J Obstet Gynecol, 2005, 193: 1756 – 1758.

[48] Dildy GA. Postpartum hemorrhage: new management options. Clin Obstet Gynecol, 2002, 45: 330 – 344.

[49] Gilstrap LC, Cunningham FG, Vandorsten JP. Operative Obstetrics. 2nd ed. New York: McGraw-Hill.

[50] Karpati P, Rossignal M, Pirot M, et al. High incidence of myocardial ischemica during postpartum hemorrhage. Anesthesiology, 2004, 100: 30 – 36.

[51] Jessup M, Brozena S. Heart failure. N Engl J Med, 2003, 348: 2007 – 2018.

[52] Kenchaiak S, Evans J, Levy D, et al. Obesity and the risk of heart failure. N Engl J Med, 2002, 347: 305 – 313.

[53] Shime J, Mocurski E, Hastings D, et al. Congenital heart disease in pregnancy: short and long-term implications. Am J Obstet Gynecol, 1987, 156: 313.

[54] Weiss B, von Segesser L, Alon E, et al. Outcome of cardiovascular surgery and pregnancy: a systematic review of the period 1984 – 1996. Am J Obstet Gynecol, 1998, 179: 1643.

[55] Hochman J, Ingbar D. Cardiogenic shock and pulmonary edema // Kasper D, Braunwald E, Hauser S, et al. Harrison's Principles of Internal Medicine. 16th ed. New York: McGraw-Hill, 2005.

[56] Harvey S, Harrison D, Singer M, et al. Assessment of the clinical effectiveness of pulmonary artery catheters in management of patients in intensive care (PACMan): a randomized controlled trial. Lancet, 2005, 366: 472 – 477.

[57] Simini B. Pulmonary artery catheters in intensive care. Lancet, 2005, 366: 435 – 436.

[58] Stevenson L, ESCAPE Investigators and ESCAPE Study Coordinators. Evaluation study of congestive heart failure and pulmonary artery catheterization effectiveness. JAMA, 2005, 294: 1625 – 1633.

[59] Hall JB. Searching for evidence to support pulmonary artery catheter use in critically ill patients. JAMA, 2005, 294:

1693 - 1694.

[60] Ladner H, Danielson B, Gilbert W. Acute myocardial infarction in pregnancy and the puerperium: a population-based study. Obstet Gynecol, 2005, 105: 480 - 484.

[61] James A, Jamison M, Biswas M, et al. Acute myocardial infarction in pregnancy: a United States population-based study. Circulation, 2006, 113: 1564 - 1571.

[62] Badui E, Enisco R. Acute myocardial infarction during pregnancy and puerperium: a review. Angiology, 1996, 47: 739 - 756.

[63] Hawkins G, Wendel G Jr, Leveno KJ, et al. Myocardial infarction during pregnancy: a review. Obstet Gynecol, 1985, 65: 139 - 146.

[64] Esplin S, Clark SL. Ischemic heart disease and myocardial infarction during pregnancy. Contemp OB/GYN, 1999, 44: 27.

[65] Ray P, Murphy GJ, Shutt LE. Recognition and management of maternal cardiac disease in pregnancy. Br J Anaesth, 2004, 93: 428 - 439.

[66] Allen J, Wewers MD. Acute myocardial infarction with cardiogenic shock during pregnancy: treatment with intra-aortic balloon counterpulsation. Crit Care Med, 1990, 18: 888 - 889.

[67] Ko W, Ho H, Chu SH. Postpartum myocardial infarction resured with an intraaortic balloon pump and extracorporal membrane oxygenator. Int J Cardiol, 1998, 63: 81 - 84.

[68] McKechnie R, Patel D, Eitzman D, et al. Spontaneous coronary artery dissection in a pregnant woman. Obstet Gynecol, 2001, 98: 899 - 902.

[69] Hoppe U, Beukelmann D, Bohm M, et al. A young mother with severe chest pain. Heart, 1998, 79: 205.

[70] Lewis R, Makie W, Burlew B, et al. Biventricular assist device as a bridge to cardiac transplantation in the treatment of peripartum cardiomyopathy. South Med J, 1997, 90: 955 - 958.

[71] Maeder M, Ammann P, Drack G, et al. Pregnancy-associated spontaneous coronary artery dissection. Z Kardiol, 2005, 94: 829 - 835.

[72] Schumacher B, Belfort M, Card RJ. Successful treatment of myocardial infarction during pregnancy with tissue plasminogen activator. Am J Obstet Gynecol, 1997, 176: 716 - 719.

[73] Lang R, Lampert M, Poppas A, et al. Peripartum cardiomyopathy // Elkayam U, Gleicher N. Cardiac Problems in Pregnancy. 3rd ed. New York: Wiley-Liss, 1998.

[74] Lampert M, Lang RM. Peripartum cardiomyopathy. Am Heart J, 1995, 130: 860 - 870.

[75] Phillips S, Wames CS. Peripartum cardiomyopathy: current therapeutic perspectives. Curr Treat Options Cardiovasc Med, 2004, 6: 481 - 488.

[76] Cunningham F, Pritchard J, Hawkins G, et al. Peripartum heart failure: cardiomyopathy or confounding cardiovascular events? Obstet Gynecol, 1986, 67: 157.

[77] Bozkurt B, Villanueva F, Holubkov R, et al. Intravenous immune globulin in the therapy of peripartum cardiomyopathy. J Am Coll Cardiol, 1999, 34: 177 - 180.

[78] McNamara D, Halubkov R, Starling RC, et al. Controlled trial of intravenous immunoglobulin in recent onset dilated cardiomyopathy. Circulation, 2001, 103: 2254 - 2259.

[79] Phillips S, Warnes CA. Peripartum cardiomyopathy: current therapeutic perspectives. Curr Treat Options Cardiovasc Med, 2004, 6: 481 - 488.

[80] Aziz T, Burgess M, Acladiom NN, et al. Heart transplantation for peripartum cardiomyopathy: a report of three cases and a literature review. Cardiovasc Surg, 1999, 7: 565 - 567.

[81] Caulin-Glaser T, Serato JF. Pregnancy and cardiovascular disease // Burrow C, Duffy TP. Medical Complications During Pregnancy. 5th edn. Philadelphia: Saunders, 1999.

[82] Desai D, Adanlauvo M, Naidou DP, et al. Mitral stenosis in pregnancy: a four year experience at King Edward Ⅱ hospital, Durban, South Africa. Br J Obstet Gynaecol, 2000, 107: 953.

[83] Silva A, Shah AM. Moderate mitral stenosis in pregnancy: the haemodynamic impact of duress. Heart, 2005, 91: e3.

[84] Saisione A, Ivester T, Largoya M, et al. Acute pulmonary edema in pregnancy. Obstet Gynecol, 2003, 101: 511 - 515.

[85] Rabiely G, Prystawsky E, Zipes D, et al. Clinical and electrophysiological findings in patients with repetitive mono morphic ventricular tachycardia and otherwise normal electro-cardiogram. Am J Cardiol, 1982, 50: 459 - 468.

[86] Page R, Shenasa H, Evans J, et al. Radiofrequency catheter oblation of idiopathic recurrent ventricular tachycardia with a right bundle branch block, left axis pattern pace. Clin Electrophysiol, 1993, 16: 327 - 336.

[87] Chow T, Galvin J, McGovern B. Antiarrhythmic drug therapy in pregnancy and lactation. Am J Cardiol, 1998, 82: 581 - 621.

[88] Trappe HJ. Acute therapy of maternal and fetal arrhythmia during pregnancy. J Intens Care Med, 2006, 21: 305 - 315.

[89] Trappe HJ. Long-term outcomes of out-of-hospital cardiac arrest after successful early defibrillation. Intensiv Medizin, 2005, 42: 311 - 316.

[90] Trappe HJ. Early defibrillation: where are we? Dtsch Med Wochenschr, 2005, 130: 685 - 688.

[91] Natule A, Davidson T, Geiger M, et al. Implantable cardioventer-defibrillators and pregnancy. A safe combination? Circulation, 1997, 96: 2808 - 2812.

[92] Plunkett M, Bond L, Geiss DM. Staged repair of acute type aortic dissection and correlation in pregnancy. Ann Thorac Surg, 2000, 69: 1945 - 1947.

[93] Zeebregts C, Schepeus M, Hamceteman T, et al. Acute aortic dissection complicating pregnancy. Ann Thorac Surg, 1997, 64: 1345 - 1348.

[94] Katy N, Cullen J, Morout M, et al. Aortic dissection during pregnancy: treatment by emergency caesarean section immediately followed by operative repair of the dissection. Am J Cardiol, 1984, 54: 699 - 701.

[95] Lipscomb K, Clayton-Smith J, Clarke B, et al. Outcome of pregnancy in women with Marfan's syndrome. Br J Obstet Gynaecol, 1997, 104: 201 - 206.

[96] Weiss B, von Segesser L, Alou F, et al. Outcome of cardiovascular surgery and pregnancy: a systematic review of the period 1984 - 1996. Am J Obstet Gynecol, 1998, 179: 1643 - 1653.

[97] Belfort M, Rokey R, Saade G, et al. Rapid echocardiographic assessment of left and right heart hemodynamics in critically ill obstetric patients. Am J Obstet Gynecol, 1994, 171: 884 - 892.

第 **41** 章 脓毒性休克

简 介

广义上来讲，休克是指组织灌注量严重减少导致组织缺血缺氧的一种病理生理状态。虽然组织灌流不足在早期阶段可以代偿，但持续的全身细胞缺氧会造成靶器官损伤，多器官功能衰竭和死亡[1]。正因如此，及时的识别和有效地处理显得至关重要。对于这类复杂的病理生理状态，可根据休克的始动发病学环节分为三大类：①前负荷减少（低血容量性休克）；②心泵功能障碍（心源性休克）；③全身血管阻力降低，引起心输出量代偿增加（血管源性休克，又称分布性休克）（表 41.1）。

脓毒性休克是由感染引起全身炎症反应后导致的多种临床表现（表 41.2）。机体无法维持血管完整性和体液平衡，导致组织灌注不足，循环衰竭。机体的反应可以仅表现为脓毒症，也可以是造成全身多器官功能衰竭和死亡的脓毒性休克。脓毒性休克患者需要及时积极干预，即便得到及时正确地处理通常也会死亡。每年脓毒症的发生率估计为每 100 000 中发生 50 ~ 95 例，并且在过去的 20 年中以每年 9% 的速度递增[2]。脓毒症患者占总住院人数的 2%。大约 9% 的脓毒症患者会恶化，其中 3% 的患者会

表 41.1 休克状态病理生理和血流动力学概况

休克类型	生理学变化				原因
	前负荷	泵功能	后负荷	组织灌注	
	临床指标				
	肺毛细血管契压	心输出量	体循环血管阻力	混合静脉血氧饱和度	
低容量性休克	明显⊘↓	↓	↑	↓	出血 液体丢失
心源性休克	↑	⊘↓	↑	↓	心肌病 心律失常 瓣膜疾病 梗阻
分布性 （血管扩张） 休克	↓或↔	↑	⊘↓	↑	感染性休克 中毒性休克综合征 过敏症 药物/毒物反应 黏液性昏迷 神经源性休克 烧伤休克

改编自 Gaieski D，Manaker S. General evaluation and differential diagnosis of shock in adults. UpToDate, 2007. The primary pathophysiologic defect for each type of shock is highlighted

发展到休克状态[3]。在重症监护病房中（不包括冠心病监护）大约 10% 的患者是脓毒性休克患者，其在美国患者死亡原因中排第 13 位，而且其发生率似乎还在增加[4]。美国疾病控制与预防中心（Centers for Disease Control and Prevention，CDC）在校正人口增长年龄后，认为从 1979 年至 1987 年脓毒性休克的发生率增长了 1 倍多，并且该比率不受年龄和地域限制[5]。尽管在过去 20 年中，随着医疗水平提高，脓毒性休克的死亡率下降，但仍有越来越多的人死于脓毒症[6,7]。另外，虽然重症监护水平也在提高，但多数地方的脓毒性休克死亡发生率仍为 40%~50%[8]，另外还有 2% 的住院生存患者会在疾病发生后几年中死亡[9]。短期死亡似乎和器官受累的数量相关。每增加一个受累器官，死亡率将提升 15%~20%[10]，如果肾脏、肺、脑均受到损害，那么死亡率将高达 70%[2]。虽然产科发生脓毒性休克并不常见，但鉴于在普通人群中发病率上升，育龄期女性的发生率也同样升高。另外，产妇死亡发生率低，但脓毒性休克却是其中一重要原因[11]。

全身炎症反应综合征

全身炎症反应综合征（systemic inflammatory response syndrome，SIRS）是指各类损伤作用于机体而引起的全身性炎症反应。病因并不局限于感染、烧伤、肿瘤和炎症，如胰腺炎也能引起同样的临床症状。主要表现为以下两项或两项以上：①体温低于 36℃ 或高于 38℃；②心率大于 90/min；③呼吸急促表现为呼吸频率大于 20/min，或动脉血二氧化碳分压低于 32mmHg；④外周血白细胞计数低于 4000/μL，或高于 12 000/μL，或发现 10% 以上的异型未成熟细胞。在 1991 年的芝加哥会议上专家规定对可疑

表41.2 定义*

	定义	诊断是否需要阳性血液/组织培养
感染	以通过微生物体发生炎症反应或那些生物体入侵正常组织为特点的细菌引起的现象	是
菌血症	活的细菌存在于血液中	是
全身炎症反应综合征（SIRS）	SIRS 是一种对各种严重的临床损害导致的广泛的炎症反应，这种综合征通过有以下两个或两个以上条件存在： – 体温 >38℃ 或 <36℃ – 心率 >90min – 呼吸 >20/min 或 PaCO₂ <32mmHg – 白细胞 >12 000/mm³，<4000/mm³ 或与不成熟白细胞 >10%	是
脓毒症	脓毒症是一种细菌感染的全身性反应。因此，脓毒症的临床征兆是出现了 SIRS 并且有感染的证据。典型的酸中毒与感染性休克相关，但早期的脓毒症可能因为潮气量的增加导致急性呼吸性碱中毒	否（临床诊断）
重度脓毒症	合并多器官功能障碍，低灌注或低血压的脓毒症是非常严重的，低灌注的表现可能包括但不限于酸中毒，少尿或精神状态的急性改变	否（临床诊断）
脓毒性休克	脓毒性休克是因感染合并低血压，该低血压尽管有足够的液体复苏但仍然灌注不足，其表现包括但不限于酸中毒、少尿或精神状态的急性改变。尽管有足够的液体复苏，患者仍然需要血管收缩药或血管加压药的支撑。这是由全身血管阻力降低导致的，常常与增加的心输出量有关系	否（临床诊断）

*数据来自 American College of Chest Physicians and Society of Critical Care Medicine. Consensus Conference: Definitions for sepsis and organ failure and guidelines for the use of innovative therapies in sepsis. Crit Care Med, 1992, 20: 864; Balk RA. Severe sepsis and septic shock. Definitions, epidemiology, and clinical manifestations. Crit Care Clin, 2000, 16: 179; Levy MM, Fink MP, Marshall JC, et al. 2001 SCCM/ESICM/ACCP/ATS/SIS International Sepsis Definitions Conference. Crit Care Med, 2003, 31: 1250

或已确定的感染若出现上述 SIRS 的表现即可诊断为脓毒症[12]。

严重脓毒症除了 SIRS 外，还存在器官衰竭、组织低灌注和（或）低血压。高乳酸血症、尿量减少、神志急性改变均表明机体存在组织低灌注。如果给患者升压支持治疗，那么患者可能并不表现为低血压。而其他严重脓毒症的特征包括急性肺损伤［急性呼吸窘迫综合征（acute respiratory distress syndrome，ARDS）］、凝血障碍、血小板减少、急性肝肾衰竭和心脏衰竭[1,12,13]。多脏器功能衰竭综合征（Multiple-organ system dysfunction syndrome，MODS）是终末阶段，此时相互依存的器官功能的进行性减退，若不加以干预，机体将无法维持平衡。如果给予足够的体液复苏治疗后仍然存在低血压和低组织灌注，那么就应诊断为严重脓毒性休克（伴循环系统衰竭的严重休克状态）。难治性低血压是指收缩压低于 90mmHg，平均动脉压低于 65mmHg，或对20～40mL/kg 的晶体复苏治疗无反应并且与基础血压相比收缩压下降 40mmHg。

脓毒性休克的病理生理学

病原微生物的感染激活单核细胞、巨噬细胞和中性白细胞，同时机体抗原识别系统和微生物之间相互作用引发促炎因子的瀑布反应[14]。促炎因子反过来又会引发全身反应（表现为心率加快、呼吸急促和低血压），如果反应过度或未被控制，将导致终末器官功能衰竭，包括 ARDS 和急性肾衰竭[15]。在这类患者中，临床症状的严重程度[16]和死亡率[8]取决于机体免疫应答的反应力，而非引发感染的病原微生物的毒力。

大多数动物实验研究都是以革兰氏阴性菌脓毒症为模型。在该模型中，内毒素是一种存在于需氧革兰氏阴性菌细胞壁的复杂脂多糖（lipopolysaccharide，LPS），其在微生物死亡的同时会释放出来，作为一种重要的致病因子，可引发脓毒性休克相关的病理生理紊乱[11]。在革兰氏阳性菌相关脓毒性休克中也存在相似的致病机制[17]。Cleary 等发现感染脓毒性链球菌的患者只有产生外毒素才会有发展成脓毒性休克的风险[18]。由产气荚膜杆菌、金黄色葡萄球菌和 A 组乙型溶血性链球菌产生的外毒素会导致迅速而广泛的组织坏死和坏疽（特别是产后子宫），进而引起心血管系统衰竭、产妇死亡[19,20]。除了外毒素，革兰氏阳性微生物还会释放肽聚糖和脂质酸，继而引起脓毒症相关促炎因子的释放[21]。脓毒症性休克的临床表现通常对鉴别潜在的发病机制无明显作用。

尽管机体对于所有微生物的免疫反应大体相似，但也有一些特殊的应答[17,22,23]。例如，由一些葡萄球菌和链球菌释放的抗原性强的毒素无须借助如巨噬细胞这样的抗原提呈细胞即可激活 T 淋巴细胞[24]。这种 T 淋巴系统激活的简化机制可能是一些革兰氏阳性菌感染后病情暴发并进展迅速的原因。

图 41.1 显示的是由内毒素引发的一系列反应。首先机体免疫系统在感染部位的局部激活以阻止感染扩散。如果感染扩散，则全身效应细胞被激活，产生大量促炎因子，造成全身反应和终末器官损伤[25]。通过这种方式，首次感染就激活免疫系统，而其后的感染促使大量促炎因子释放将放大失衡的免疫反应[26-31]。在免疫系统激活中，补体瀑布效应也起到关键作用[32]，并且在动物模型中可独立引起脓毒症相关的血流动力学紊乱[33]。

有多种促炎细胞因子与脓毒性休克的发病机制相关。许多人体试验和动物实验都证实肿瘤坏死因子 TNF-α 在脓毒症的发病机制中起重要作用[34]。当给予正常人脂多糖后，体内会产生大量 TNF-α[35,36]，而给予内毒素或 TNF-α 将诱发与脓毒症相似的生理系统紊乱[37]。在动物实验中，高水平的 TNF-α 与不可逆性休克和死亡存在相关性[38,39]，在实验动物体内注入 TNF-α 则观察到了与在脓毒症患者尸检中一样的肺脏、肾脏和消化道的组织病理学变化[40,41]。在类似的实验模型中，早期应用足量的含有抗 TNF-α 的血清，可防止脓毒症的发展，降低疾病死亡率[42,43]。在细胞水平层面上，LPS 与载体蛋白相结合，载体蛋白再与 CD14、Toll 受体等靶细胞表面的模式识别分子或受体结合。这些受体的激活将促使炎症免疫应答基因通过NF-kB介导的信号转导通路转录。信号转导通路的激活将产生并释放内源性介质，例如TNF-α和白细胞介素–1β，可放大LPS信号并将信息传至其他细胞组织。目前，人类已经发现超过10种T淋巴细胞受体的亚型，其各自特异的分子作用效应区域也在增多[44]。在免疫细胞表面出现的许多TLR复合物使免疫细胞能够识别许多保守的微生物分子。脂多糖也能与可溶性CD14分子结合，以便于和如血管内皮这样缺乏CD14受体的组织相互作用[45]。TNF-α的产生反过来刺激白介素、前列腺素、白三烯和其他炎性介

质的分泌释放，这些炎症产物可引起与休克、毛细血管渗漏、低血压和凝血系统激活相关的临床症状[46]。在IL–1β介导的低血压家兔模型中，肺是首先受损害的脏器。尽管TNF-α和IL–1β都会对肺脏产生极大危害，但TNF-α导致的严重程度更深。另外，这些研究证实TNF-α和IL–1β协同破坏血管内皮系统的稳定完整性[47]。另有证据证实了在急性呼吸窘迫综合征中造成肺损伤的炎症细胞因子的作用，其中之一是肺巨噬细胞在给予LPS后将产生更多的TNF-α和IL–1β[48]，此外在ARDS患者的体内同样观察到肺泡巨噬细胞产生的IL–1β数量增多[49]。

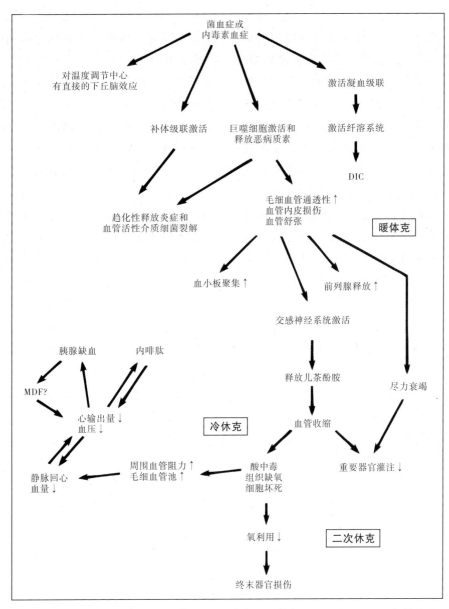

图41.1　感染性休克的病理重学。DIC：弥散性血管内凝血；MDF：心肌抑制因子

血管内皮系统是代谢活跃组织，在调节血管平滑肌张力、维持血管完整性和血流通畅及调节白细胞的黏附中起关键作用。血管血流稳态的保持很大程度上取决于一氧化氮（NO）的产生（起初将其定义为内皮来源的舒张因子）[50]。巨噬细胞刺激产生 TNF-α，并引起 NO 产量持续增加，对血管张力和血管壁渗透性产生深远影响。NO 的增加反过来导致微血管损伤，血管渗透性增加，通过诱导凋亡造成多个器官功能衰竭[51]。环氧酶也被同时激活，而前列腺素则与血流的分布异常密切相关[52]。

IL-1α、IL-1β 和 TNF-α 等细胞因子刺激并激活内皮细胞，改变内皮细胞的结构与代谢功能。血管内皮不再具有抗凝属性，而黏附分子表达上调，趋化因子产物及血管活化物质增加，抗凝物质减少，使血管内皮具有促凝趋势。特别是已有证据表明组织因子（促凝途径的关键启动子）激活了外源性凝血途径，而包括血栓调节蛋白、硫酸肝素和 C 蛋白在内的重要抗凝因子则受到了抑制。在正常机体状态下，几乎没有黏附分子在血管内皮上表达。炎症介质活化后，P-选择素、E-选择素、细胞间黏附分子-1 和其他黏附分子表达于血管内皮细胞的表面。白细胞黏附并转移到炎症组织。这样的机制主要可以局限炎症，但也可能导致血管内皮功能失调，管壁渗透性增大。全身内皮系统激活，与炎症介质和细胞因子的大量涌出相关，促使炎症瀑布反应，加重临床症状。随着人们对这病理生理过程的了解加深，有可能识别并靶向干预导致多器官功能衰竭的全身炎症瀑布反应[53]。

TNF-α 和活化的补体成分吸引中性粒细胞，而其产物将加重内皮损伤[54]，进而导致机体通过调节血压、心输出量和改变全身血管阻力以维持组织灌注[15]。巨噬细胞产生的 IL-1β 也可促进促凝因子活化，使微血管系统的纤维蛋白沉积，进一步影响组织灌注[55-57]。TNF-α 和 IL-1β 激活微血管内皮系统，造成毛细血管壁渗漏，白细胞受体表达增加。白细胞游走活化会释放如组胺、5 羟色胺和缓激肽一类的血管活化物质。这些物质反过来增加血管壁通透性，

促使内皮破坏并导致血管扩张[26]。中性粒细胞激活引起氧暴发，溶酶体酶和如过氧化物、羟基、过氧化自由基等氧毒性物质的产生并释放增加。这对血管系统和其他组织器官有害，特别是对肺而言，这无疑是 ARDS 的重要发病机制[50]。活化的补体片段激活中性粒细胞产生白三烯，进一步影响毛细血管的通透性及血流分布[57]。同时，血管内皮系统的破坏刺激血小板聚集。补体活化的开始、微小血栓的形成和纤维蛋白的沉积导致组织灌注的紊乱。[58]

如前所述，内皮和血管平滑肌的破坏是脓毒症性休克机制中公认的环节之一。这也导致机体对血管活性药物的敏感性下降。在实验动物模型中通过抑制一氧化氮的合成可以阻断内皮等的破坏，因此，一氧化氮代谢的改变似乎关系到机体对内源性儿茶酚胺和外源性血管加压药的不应性的形成[59]。炎症介质可能也影响全身血管紧张度，妨碍血管对交感神经刺激的收缩性。血管壁渗透性增加以及平滑肌张力的丧失共同导致难治性低血压[59,60]。

对于局部炎症反应的完整的交感反射可能在一些器官系统中产生重要的血管收缩物质，导致组织灌注的减少[26]。或说血管张力的局部失调会使小动脉在组胺、缓激肽等生理性血管活化物质的作用下无法扩张[61]，致使毛细血管渗透性增加，血管间组织液沉积。最终导致周围毛细血管阻力显著降低，毛细血管池中的血大量淤积。细胞缺氧和酸中毒进一步破坏个体细胞利用氧的能力[62]，加重组织器官损伤。

细菌免疫复合物的直接作用也会造成组织损伤[63]。在肺血管中发现免疫复合物沉积，并且可能在 ARDS 的发展中起作用。同样地，导致肾脏急性肾小管坏死的关键区域也与免疫沉积物相关。

弥散性血管内凝血（Disseminated intravascular coagulopathy，DIC）通常是脓毒性休克的并发症。DIC 涉及凝血系统和纤溶系统的激活，导致凝血因子耗竭（消耗性凝血功能障碍）。TNF-α 刺激单核细胞释放组织因子，血管内皮的损伤使得其下组织因子被暴露，从而激活外源性凝血途径，微血管中纤维蛋白的沉积妨碍终末

器官的灌注。与此同时，TNF-α 也抑制如 C 蛋白等调节蛋白的生成活化，加重促凝状态。尽管 TNF-α 在 DIC 中的作用并不重要，但其刺激生成了激肽类，如缓激肽，可导致低血压和血管稳态的失衡。同时在其介导下，内毒素迅速激活然后并抑制纤维蛋白形成，加重了凝血系统的功能紊乱。[64]

脓毒症性休克的临床表现

　　脓毒性休克因类型和病因的不同有不同的临床表现，但有共同的特征，包括低血压(定义为收缩压低于 90mmHg)，皮肤湿冷，少尿(血液重分布导致)，精神状态的改变(精神错乱、谵妄或昏迷)以及代谢性酸中毒。脓毒症是指机体对全身感染的各种反应的临床综合征。如前所述，感染的临床严重度主要取决于机体对感染的反应，而非感染本身的严重性[16,65]。由于在实验中输入促炎介质(如白细胞介素和 TNF-α)可以大致模仿脓毒症的临床表现，结果认为其病理生理的核心是宿主扩大的免疫反应[43,47]。尽管发现了许多危险因素，并形成了评分系统，但尚无有效手段预测哪个患者会从细菌感染发展到脓毒症性休克甚至全身多器官功能衰竭[66]。然而，总体上讲，炎症反应越严重，死亡率就越高。感染发生的时间也影响临床结局[67]。最近研究显示 24h 内入住 ICU 的脓毒性休克患者相对于发病 24h 后出现低血压再入住 ICU 的患者病情更重，但结局更好[68]。

　　脓毒性休克的临床表现可根据进行性生理紊乱粗分为三大类(表 41.3)。早期休克(暖休克)的特征是高动力循环和低血管阻力。晚期休克(冷休克)的特征是指异常组织灌注和由于周围血管收缩和心肌功能障碍导致的氧合失常。继发性休克(不可逆性休克)通常是休克的终末阶段，伴有多器官功能衰竭。在该疾病的发展过程中每一步的发生都会继续向下推进进展。

　　在脓毒性休克的早期阶段，寒战、体温突然的上升、心动过速和肢体末端温热提示脓毒症。尽管患者可能表现不适，脓毒性休克的诊

断仍然是困难的，除非低血压的表现很明显。另外，患者起初的主诉可能并不特异，如不舒服、恶心、呕吐甚至尿量增多。突然发生的行为和精神状态的改变可能是由于脑血流量的减少，预示脓毒性休克的发生。呼吸急促或呼吸困难也可能在体格检查中没有发现客观证据。上述的症状表明内毒素对呼吸中枢有直接影响，可能预示临床上 ARDS 的发生。

表 41.3　感染性休克临床特点

早期(暖)休克

精神状态改变

末梢血管舒张(皮肤变暖，变红)

呼吸急促

心动过速

体温不稳定

低血压

心输出量增加和外周血管阻力降低

中期(冷)休克

末梢血管收缩(皮肤湿冷)

少尿

发绀

急性呼吸窘迫综合征(ARDS)

心输出量降低和外周血管阻力降低

晚期(不可逆)休克

血管闭塞

无尿

低血糖

弥漫性血管内凝血

心输出量降低和外周血管阻力降低

心力衰竭

　　在休克的早期阶段实验室的检查并无特异性。虽然白细胞增多更多见，但外周血中白细胞计数一开始可能降低。儿茶酚胺的释放会使循环血中葡萄糖水平一过性增高，而其后因为肝功能障碍和糖异生的减少，机体更易发生低血糖。若发现血小板计数减少、纤维蛋白原减少、纤维蛋白降解产物增高和凝血酶原时间延

长等，则提示 DIC 的存在。由于呼吸过快，最初的动脉血气分析可能显示呼吸性碱中毒，但随着时间推移，组织缺氧使循环中乳酸含量上升，进一步发展为代谢性酸中毒。

如果未及时诊断和治疗脓毒性休克，将导致严重的进行性心肌抑制，且心输出量和外周血管阻力将显著下降[69]，表现为末端湿冷、尿少和周围性发绀。组织长时间缺氧会加重代谢性酸中毒、电解质紊乱、DIC，并发生难以逆转的精神改变。然而心肌抑制的病因尚不明确。不同于存在心脏器质性疾病或心梗的心力衰竭患者[70]，大量人体试验和动物实验研究表明造成心肌抑制的是外周血中的心肌抑制因子或毒素，而非冠脉血流的改变或心肌供氧不足[71]。向健康实验人群中注射内毒素将导致心肌功能受损且微血管扩张，这与在脓毒性休克患者身上发生的反应类似，支持了上述假设[72]。

心脏超声对脓毒性休克的女性患者可能有用。对于脓毒性休克的女性而言，由于外周血管阻力降低和心率的代偿性增加，早期心输出量和心脏指数（cardiac index，CI）均增高，然而，心输出量的增加仍无法满足患者的代谢需求。结果随时间推移，左右心室扩大，射血分数降低[72]。因为心室扩大不影响正常的射血容量，即便射血分数降低，心输出量仍然保持不变。较之于无休克的患者，其心脏功能和射血量将受到更严峻的抑制[73]。休克患者的心室顺应性也受到影响，心肌对前负荷的增加失去了正常的反应能力[74]。

为了更好地理解脓毒症引起的血流动力学的变化，Parker 和 Parillo[69]研究了 20 例脓毒性休克患者。按照常规标准，95%的患者被归类为血流高动力性，但是其中 10 例（50%）无法明确区分其射血分数降低应归咎于前负荷、后负荷还是呼气末正压。在脓毒性休克的急性阶段，左心室舒张作为机体的快速应答在射血分数降低的情况下有利于维持心输出量，从而有利于生存预后[73]。通过患者对容量负荷的反应分为不同组：一组有心室舒张且心室输出量增加（预后较好），另一组肺毛细血管楔压（pulmonary capillary wedge pressure，PCWP）增高，心输出

量没有相应增加（预后较差）[75]。有报道通过对患者进行肺动脉导管测压，证实脓毒性休克的产科患者中会出现同样程度和频率的心肌抑制。

产科中的休克诱发因素

对于孕妇而言，脓毒性休克的发生与革兰氏阳性菌和革兰氏阴性菌激活全身炎症瀑布反应的能力具有关联性，因为这类患者混合细菌感染很常见[77]。尽管在孕妇群体中大肠杆菌感染占细菌性感染的比例很大，其他微生物包括需氧和厌氧链球菌、脆弱杆菌和阴道加德纳菌也很多见，也有报道过孕妇因脓毒性休克发生军团菌肺炎[78]。在其他方面，与 A 组链球菌相关的产科脓毒性休克的报道案例数似乎也在增长[79]。

妊娠是一种免疫抑制状态，虽然目前尚无客观证据比较妊娠女性和非妊娠女性在处理细菌抗原和引发适度免疫反应的能力的区别。妊娠女性仍然有罹患常见内外科疾病的风险（如肺炎和阑尾炎），也会发生妊娠并发症（如宫内感染和感染性流产等），这些都会导致脓毒症发生。如果妊娠不是感染的原因，通常不需要立即终止妊娠，可给予退热药或冰袋物理降温等措施控制体温，同时给予其他支持治疗。在胎儿出生前应该纠正孕产妇的酸中毒、低氧和低血压等病理状态，否则会导致胎心异常。尽管在产科诊疗过程中生殖道感染十分常见[80-82]，但通常不会导致脓毒性休克的发生，当有临床征象表明孕妇可能存在局部感染时，菌血症的发生率约 8% ~ 10%[77,83-86]。总体来说，两家主要大型教学医院收集的数据分析表明，每 1000 例住妇产科的患者中细菌感染的发生例数为 7.5 例[83,84]，并且这些患者中很少会进展为包括脓毒性休克在内的严重并发症。Ledger 及其同事[83]发现只有 4%的细菌感染的孕妇会发生脓毒性休克，这一估值与其他研究者报道的 0 ~ 12%的发生率相符[77,83-87]。产科中容易诱发感染性休克的危险因素列在表 41.4 中[84,87,88-92]。

表 41.4　产科患者感染性休克状况

	发生率（%）
绒毛膜羊膜炎	0.5%～1.0%
产后子宫内膜炎	
剖宫产后	0.5%～85%
顺产后	<10%
尿道感染	1%～4%
肾盂感染	1%～4%
脓毒性流产	1%～2%
坏死性筋膜炎（术后）	<1%
中毒性休克综合征	<1%

妊娠生理变化会使孕妇相比于同龄的非妊娠女性有更高的死亡率。妊娠子宫抬高膈肌，胃排空延迟和产科紧急插管都会增加吸入性肺炎的发生率（门德尔松综合征）。虽然很久之前就已经发现妊娠女性因肾盂肾炎等全身感染造成的肺脏并发症的风险增加，其病理生理发病机制却是近几年才逐渐了解[93]。通过漂浮肺动脉导管测量血流动力学改变使得在肺损伤的高危人群中调查生理变化变为可能。妊娠会降低胶体渗透压（colloid osmotic pressure，COP）和 PCWP 之间的梯度[94]，如果肺毛细血管通透性改变或 PCWP 增加，将增加肺水肿的概率。在极端情况下，非妊娠患者 COP-PCWP 间梯度的降低将增加肺水肿的发生[95,96,97]，在正常妊娠状态下增加的肺内分流（QS/QT）[98]会进一步提高肺损伤的发生率。

在其他内外科疾病中因感染造成的脓毒性休克死亡率非常高，但幸运的是在妇产科中并非常见。孕妇因脓毒症死亡的发生率估计为 0～3%，而非妊娠女性对应的概率为 10%～81%[83,84,90,99]。有研究显示以下妊娠女性若发生脓毒性休克可能有更好的预后结局：①年轻；②一过性细菌感染；③明确感染微生物；④主要感染部位（如盆腔）有利于通过内外科手段进行干预治疗；⑤没有合并干扰预后的其他相关疾病。上述的研究证据来自早期的研究，该类研究阐明了有基础疾病的非妊娠脓毒症患者的死亡率是增加的[100]。

妊娠和脓毒性休克

除了病原微生物的不同，在其他方面患脓毒性休克的孕妇和传统患者也存在不同之处。正常情况下，孕妇每个器官系统的生理变化几乎都是为了使自己和胎儿获得更好的预后（表 41.5）[94,98,101-103]。如盆腔血供显著增加等机体变化有利于提高感染后母体存活率，这些变化也会影响脓毒性休克的临床表现及疾病进程，虽然这个观点在文献上很少引起人们关注。另一方面，与非妊娠女性相比，孕妇的妊娠期生理改变（如输尿管扩张）可能会导致严重感染的发生率增加。

表 41.5　妊娠期血流动力学和通气参数

	无妊	妊娠	相对变化
心输出量（L/min）	4.3	6.2	+43%
心率（min）	71	83	+17%
体循环血管阻力（dyn·s/cm⁵）	1530	1210	+21%
肺循环血管阻力（dyn·s/cm⁵）	119	78	+34%
COP（mmHg）	20.8	18.0	+14%
COP-PCWP 梯度（mmHg）	14.5	10.5	+18%
平均动脉压（mmHg）	86.4	90.3	无变化
中性静脉压（mmHg）	3.7	3.6	无变化
PCWP（mmHg）	6.3	7.5	无变化
左心室搏出量指数（g/m²）	41	48	无变化

COP：胶体渗透压；PCWP：肺毛细血管楔压。1dyn·s/cm⁵=0.1kPa·S/L。引自 Clark SL, Cotton DB, Lee W, et al. Central hemodynamic assessment of normal term pregnancy. Am J Obstet Gynecol 1989, 161: 1439-1442

利用内毒素建立的脓毒性休克动物模型中，Bellar 等[104]比较了妊娠和非妊娠状态对固定剂量 LPS 的反应。妊娠动物比对照组有更显著的呼吸性和代谢性酸中毒，且由于心血管系统的衰竭，妊娠动物死亡的速度更快。虽然许多文献报道在妊娠动物中对内毒素介导的损伤易感性增加[104-106]，但不同的物种似乎有不同的生理改变。基于此，对于将动物研究的结果应用于病情严重的妊娠女性需要特别谨慎。

有意思的是在动物实验模型中，对内毒素造成的不良反应胎儿比母体有更强的抵抗力。Bech-Jansen等[105]证实尽管母体低血压致使流向子宫的血流减少，羊胎可以承受10倍于成年孕羊的内毒素剂量，只有在母体处于临终阶段时，胎羊的循环才会受影响。研究者认为这种保护机制是由于胎儿血管应答系统尚未成熟。相反的是，Morishima等[106]在给予妊娠狒狒内毒素后观察到与母体循环衰竭伴随的是胎儿迅速出现严重的窒息、酸中毒和死亡。研究者总结认为胎儿情况的迅速恶化主要与母体低血压和子宫激惹等造成的胎盘血流灌注减少相关。尽管妊娠期对内毒素介导的损伤易感性增加，其病理生理机制仍存在争议，已发表的数据表明孕妇应被视为复杂的整体研究。孕产妇对感染刺激的应答很可能是生理变化的一部分，也可能是对内毒素的增强反应。尽管胎儿比母体对内毒素的抵抗力更强，但子宫胎盘的血流变化可能导致缺氧、酸中毒、胎盘早剥、胎儿颅脑损伤（包括颅内出血和全身低氧损伤）甚至胎儿死亡。

作为罕见疾病，报道妊娠合并感染性休克的临床数据很少。对脓毒性休克孕妇的临时性ICU诊疗管理包括侵入性血流动力学检测等更加少见。已出版的研究往往是个案并且存在较大争议和不确定性因素。在一篇综述中，通过肺动脉导管检测合并脓毒症孕妇的血流动力学改变[76]，结果表明母体的血流动力学紊乱的发生率为20%。虽然动脉导管检测到的周围血管阻力绝对值会根据植入时的休克阶段而发生变化，但是妊娠女性合并脓毒性休克往往会导致全身血管阻力降低，这一点与非妊娠女性是类似的。数据显示确实可以观察到正常或升高的心输出量和降低的周围血管阻力。那些最终存活下来的脓毒性休克患者被证实经过治疗后平均动脉压（mean arterial pressure，MAP）、周围血管阻力、左室射血分数升高（left ventricular stroke work index，LVSWI）。由此看来LVSWI似乎是心功能评估的最好预测指标，纵向的周围血管阻力监测在治疗及预后管理中有用。如果治疗有效则周围血管阻力将恢复正常[76]。这些生理模式的变化与非妊娠人群合并脓毒性休克时一致[107]。

妊娠合并脓毒性休克的诊断

脓毒性休克的早期诊断对疾病预后至关重要。目前尚无确切的诊断性检查，但在临床上对脓毒症有高度诊断价值的指标是必须检查的。首先必须快速完成详尽、重点突出的病史采集和体格检查（表41.6），然而患者很少能自己提供病史，这种情况下，可以从患者家属或既往病史资料中采集相关资料。患者近来的主诉、出现症状前的活动和全身身体状态会对确定休克的主要病因提供有价值的信息，并尽可能利用实验室检查来确定休克的潜在病因和器官衰竭的早期征象（表41.6）。需进行血型鉴定和交叉配型，特别是如果血细胞比容低，应该预防性输血。最初的血常规可表现为血细胞比容升高，这是血管通透性增加和血液浓缩造成的，而最初液体复苏则会导致血细胞比容的降低。虽然有核白细胞（不成熟白细胞增加）核左移可能提示存在细菌性感染，但该实验的特异性和敏感性较差。而全身脓毒症性休克可能确实存在白细胞减少。血小板减少可能是DIC的早期征象，并且是多器官功能衰竭和不良预后的独立预测因子。虽然升高的D-二聚体水平与脓毒性休克的疾病严重程度和死亡相关性并非特异，但其下降水平可以反映治疗成果和提示预后良好[108,109]。脓毒性休克患者外周血中高乳酸水平或逐渐增高的乳酸水平与不良预后相关，动态监测可作为疗效评估的手段[110]。采血量和次数越多则血培养的收获越大，多个部位采血有助于区分是致病微生物还是污染物。因此，对怀疑存在脓毒性休克的患者应当在不同部位至少采集两套血样用以培养[111-113]。如果怀疑存在管腔感染，应当第一时间拔出相应导管并进行培养。必须完成从感染部位采集的分泌物培养和革兰氏染色。这些培养的结果将很可能是唯一有助于指导抗生素治疗的迅速有效的辅助手段。

表 41.6 感染性休克的诊断

病史

现病史

既往活动史，旅游史

食物、药物过敏史

最近药物使用情况

潜在的急性或慢性药物中毒

既往内科疾病

免疫抑制（如艾滋病）

凝血过高状态

体格检查

耳鼻喉检查：巩膜黄疸证据；结膜干燥；瞳孔缩小；瞳孔扩大和固定；眼球震颤

颈部检查：颈静脉怒张；颈动脉弱；脑膜炎症候

肺部检查：呼吸急促；呼吸变浅；肺部固定湿啰音；哮鸣音；呼吸音消失；胸膜摩擦音

心血管系统：心律不齐；心动过速；心动过缓；第三心音奔马律；心室颤动；心脏杂音；心音遥远；胸膜摩擦音；奇脉

腹部检查：膨隆；柔软；有弹性；肠鸣音低；搏动性肿块；肝脾肿大；腹水

直肠检查：通气减少；鲜红血液；黑便；潜血试验阳性

四肢检查：小腿肿胀；静脉炎；上肢不同强度的脉搏和血压

神经系统检查：烦躁；混乱；谵妄；迟钝；昏迷

皮肤：冷，湿或暖充血的皮肤；发疹；淤血；荨麻疹；蜂窝织炎

实验室检查

全血细胞计数分类

基本化学检测

肝功试验

淀粉酶和脂肪酶（诊断胰腺炎）

凝血功能，包括纤维蛋白原和纤维蛋白裂解产物

乳酸

心肌酶

动脉血气

毒理学（血压和尿液）

胸片

腹部射线检查（排除肠梗阻）

心电图

尿检

感染研究，如果有证据（包括血培养、尿培养、胸片、腰椎穿刺）

临床上，从血液或组织培养中鉴别出病原微生物通常可以做出脓毒性休克的诊断。然而，培养常常需要 24~48h 才能出结果，且在超过 30% 的患者中培养是阴性的，这可能是由于早期积极的抗生素使用，更可能的是相比于病原微生物本身，由病原体促发的炎症瀑布导致的毒性物质释放造成的全身反应。一些研究者推荐常规血清内毒素测定，然而这种实验诊断价值有限，虽然研究显示革兰氏阴性菌感染的患者有 30%~40% 可以检测出，而在革兰氏阳性菌感染的患者中同样也能检测出内毒素物质。

血浆或组织中高浓度的炎症介质有助于诊

断那些培养结果阴性的脓毒性休克。通常在脓毒症血浆中的降钙素原浓度升高，但是降钙素原也会在非脓毒症的情况下增加，如心脏搭桥手术后和胰腺炎。尽管如此，血浆中降钙素原的正常水平(小于 $0.25\mu g/L$)有较高的阴性预测值，可以排除脓毒性休克，避免不必要的抗感染治疗[114,115]。另一项指标 TREM - 1(表达于骨髓细胞 - I 的受体表面)被发现表达于细菌或真菌感染的人体组织中性粒细胞和巨噬细胞表面[116,117]，在支气管肺泡灌洗液中高浓度的可溶性 TREM - 1(大于 5ng/L)与通气相关性肺炎相关，血浆浓度 $\geqslant 60mg/L$ 的可溶性 TREM - 1 与全身炎症反应综合征相关[118]。一些脓毒性休克患者在给予 ACTH 或 CRH 刺激后应答差，说明其存在肾上腺能储备不足。在给予 $250\mu g$ 的 ACTH1h 后测定患者血浆皮质醇浓度，如果小于或等于 $9\mu g/dL$ 说明存在肾上腺功能障碍，这在难治性脓毒性休克伴有机械性通气功能障碍的患者中发生率高达 $56\% \sim 77\%$[111,119,120,121]。虽然许多研究者认为需要给予血管升压药以维持血压，血压低是诊断休克的重要指标，并且血压与其他指标配合，如低中心静脉氧饱和度(小于 70%)，直接非侵袭性观察到微循环的改变，和(或)心血管调节系统受损等都为早期诊断提供线索[122]。

脓毒性休克的治疗

每年在美国有超过 750 000 例的脓毒性休克，导致约 200 000 例患者死亡[123]。不幸的是，即便给予最佳治疗，重度脓毒症或脓毒性休克的死亡率也将近 40%[124]，甚至在危重患者中该比重超过 $50\% \sim 70\%$[125,126]。早期识别和处理脓毒性休克是获得良好预后的关键。如果在症状出现的 6h 内积极给予血流动力复苏以恢复正常的生理参数，那么因脓毒性休克的死亡率可以显著减少[122]。

一旦诊断为脓毒性休克，抢救干预措施必须迅速明确，置入锁骨下或颈静脉中心静脉导管用以监测中心静脉压(CVP)和中心静脉氧饱

和度($ScvO_2$)。首要的诊疗措施包括以下内容：

1. 积极补液支持治疗，改善功能性循环血容量与血管张力，治疗低血压，达到血流动力学稳定的目标：中心静脉压 CVP $8 \sim 12mmHg$，平均动脉压 $\geqslant 65mmHg$，中心静脉氧饱和度大于 70%，尿量 $\geqslant 0.5mL/(kg \cdot h)$[122,127]。

2. 建立并维持足够的气道开放，利于呼吸衰竭的诊治。

3. 保证足够的组织灌注和氧供，使混合静脉氧合、动脉乳酸水平和机体酸碱状态正常。

4. 首要诊断评估感染部位并清除感染，如果可能必须彻底清除脓肿，广泛软组织感染应当清除或清创。

5. 经验性应用广谱抗生素，去除最可能的感染源。虽然抗炎调控因子的应用目前尚未推广，但是在未来可能得到应用[128]。

妊娠期的首要治疗必须集中于母体的液体复苏，即便可能对胎儿有潜在危害。在母体脓毒性休克的情况下，胎儿代偿反应主要是由于母体心血管系统紊乱造成的，母体必须立即做出有利于胎儿宫内安危的积极调整。且在休克引起的母体血流动力学不稳定的情况下急诊行剖宫产术娩出胎儿将增加母体的死亡风险。在母体尚未得到彻底液体复苏且血流动力学尚不稳定的情况下，血管容量将进一步下降，如在此时行剖宫产术将丢失更多的血量，造成不可逆性循环系统衰竭。在脓毒性休克时唯一可考虑终止妊娠娩出胎儿的情况是明确胎儿是造成脓毒症的根源(如绒毛膜羊膜炎)。在这样的情况下，即刻行剖宫产术娩出胎儿并消除感染灶是可行的。

液体复苏

针对脓毒性休克的患者处理第一步是开放气道，保持呼吸通畅和维持灌注。必须努力保持血压在一定水平，以确保重要靶器官的灌注。所有脓毒症患者都应该予以吸氧，并且持续监测末梢氧饱和度。因为脓毒症常伴随缺氧造成的脑损伤和意识不清，此时需要插管以确保气道通畅。[129]

容量扩充

脓毒性休克急性期治疗的主要方向包括容量扩充和纠正相对或绝对低容量[63,130-134]，这将与心输出量、携氧量和生存率的改善密切相关[135]。有时由于重度血管扩张、毛细血管通透性增加和体液溢出到血管外间隙必须给予足量的液体。血压、心率、尿量和血细胞比容的连续动态监测被常规用于评估血管容量是否充足。这些指标对早期液体复苏的评估是足够的，但在指导脓毒性休克或多器官功能衰竭患者的最佳液体电解质复苏方案时并不可靠[136]。最好的监测手段是使用漂浮肺动脉导管[137,138]，虽然中心静脉压监测也经常使用，但已有数据表明单独监测中心静脉压在很多情况下会提供错误信息，这是由于左右半身压力不一致造成的，而肺动脉漂浮导管可用于所有情况[139]。此外，肺动脉导管可以监测心输出量，计算与携氧量和利用率相关的参数。这些重要参数不可能根据标准中心静脉压系统测算。使用肺动脉导管优化携氧量，在循环系统失代偿时早期干预可以减少高危外科ICU患者脓毒症的发病率和死亡率[128,137]。

容量复苏的目标终点事件是PCWP达到14～16mmHg，在该压力情况下，根据Starling机制，心室的运作功能达到最优化。然而，脓毒症可显著改变Starling力学和心室功能。基于此，与其选择具体的数值参数作为治疗终点，不如量化心肺功能改善的指标[72,132,140]。PCWP可用于反应左心室舒张末压（left ventricular end-diastolic pressure，LVEDP）。根据PCWP可以推算左心室舒张末容积（left ventricular end-diastolic volume LVEDV）和循环血管内容量。在一定的容量下，LVEDP根据左心室顺应性的不同而有区别，这在脓毒症患者中受多种因素影响[132,141]。液体复苏是一个动态过程，而最终结果，最佳前负荷的PCWP数值因不同患者而异。对于不同患者应该优化治疗方案，连续动态扩充容量，直到进一步的容量补充不能增加心输出量为止[72]。PCWP升高可能反映血管容积过度扩张和（或）左心室功能减退，LVSWI可以用来区别两者并选择最佳干预措施。由肺动

脉导管获得的信息应当根据孕妇的标准来参考，而不是非妊娠人群的标准。

采用何种液体来扩充血容量备受争议。尽管大多数情况下提倡使用等渗液体如生理盐水，一些研究者推荐使用胶体液（如5%正常人体白蛋白）以维持正常的COP-PCWP的梯度[142]。Rackow等[133]认为COP和PCWP的平衡维持将降低肺水肿的风险。目前已研究了许多晶体液和胶体液的功效。两者都可以恢复心功能和血流动力学的稳定，但达到同样的血流动力学稳定需要使用的晶体液量是胶体液量的2～4倍。1L生理盐水可以增加的血浆容量是275mL，而1L5%的白蛋白可以增加的血浆容量是500mL。晶体液显著减少COP和COP-PCWP的梯度，并且增加肺水肿的潜在风险。在认同上述观点的情况下，有些研究提出在年轻患者中较少发生肺水肿[95,97]。这些研究者认为越年轻越健康的患者更能承受晶体复苏。另外胶体可以增加携氧量和释放量[143]。大量输入晶体液，COP将降低，而肺水肿的风险将上升，同质性临床研究进一步说明了这一点。在比较晶体和胶体复苏的临床试验中，因为采用不同事件终点和测量尺度以及研究对象的一致性都使研究极为困难[144]。Finfer等[145]发现在7000例极度危重的患者中使用晶体液和白蛋白复苏的疗效没有区别。在脓毒性休克患者中谨慎使用晶体液和胶体液都是适当的。并且，当同时发生低CVP和肺水肿时，晶体和胶体液联合使用可以避免大量晶体液输入，迅速达到CVP的目标值。

血管活性药物治疗

液体复苏治疗有时并不能充分恢复心血管系统的功能。在这样的情况下，肺动脉导管监测下恢复足够的血管容量后可以使用血管活性药物。最常见的血管活性药物是盐酸多巴胺。多巴胺是剂量依赖性药物，作用于肾上腺多巴胺α受体和β受体[146]。心室功能可以最好地评价使用多巴胺治疗后心肌功能情况，目标值为维持全身CI在3L/（min·m²）。对于脓毒性休克的孕妇而言，初始静脉多巴胺输入量为2～5μg/（kg·min），用于提高心输出量和血压[147]。

在低剂量情况下 $[0.5 \sim 5.0\mu g/(kg \cdot min)]$，多巴胺主要作用于导致血管扩张的多巴胺受体，改善肾脏和肠系膜的血管床灌注。随着剂量增加 $5.0 \sim 15.0\mu g/(kg \cdot min)$，多巴胺更多地表现为选择性作用于心脏受体上。β肾上腺素能受体有助于提高心肌收缩力，心搏出量和心输出量。当剂量超过 $20\mu g/(kg \cdot min)$，主要作用于α受体，类似于静脉滴注肾上腺素，将导致全身血管收缩，组织灌注减少。

多巴酚丁胺 $[2 \sim 10\mu g/(kg \cdot min)]$ 的正性肌力作用可以治疗心肌抑制和尚稳定的血容量减少。多巴酚丁胺比多巴胺的负性作用更少，其增加心输出量、携氧率，减少全身血管阻力，因此能改善灌流[148]。由于多巴酚丁胺的扩血管作用可能加重低血压，在持续性低血压患者中，其必须与血管加压药一起使用。另外，多巴酚丁胺可能促使心动过速。当多巴酚丁胺治疗后CVP、MAP和血细胞压积达到目标值，但静脉氧饱和度未能超过70%以上，或多巴酚丁胺造成心动过速和低血压等临床反应时，必须考虑机体氧供缺乏。在ICU中，多巴酚丁胺常和低剂量的多巴胺联合使用，以改善心肌功能，维持肾脏血流灌注。其他的血管收缩药物，包括去甲肾上腺素[10,149,150]和肾上腺素[128,148,151,152]，可以作为多巴胺抵抗型休克的替代治疗药物。肾上腺素增加心肌收缩力、心输出量、血压和携氧量。氧债增加，这可能反映组织供氧不足，但是低血压的状态可以通过SVR和CO的平衡来调节[148]。这些血流动力学的改善通过心肌做功增加和氧供增加来完成[128]，而这些恰恰限制了肾上腺素的使用。同时必须考虑的问题还有严重的血管收缩和终末靶器官的灌注不足。如果需要使用肾上腺素，剂量 $1 \sim 10\mu g/min$。肾上腺素可以通过增加心输出量和每搏射血量来提高MAP，但可能妨碍内脏循环，增加乳酸产量[153]。

最初在脓毒性休克中使用去甲肾上腺素作为正性肌力药的治疗效果并不理想。当时的研究证实在脓毒性休克患者中去甲肾上腺素比多巴胺逆转低血压和少尿上更可靠，并且在使用多巴胺无效的患者身上可有效逆转休克状态并且不会发生像使用多巴胺后促发的反射性心跳加速[154]。后续研究认为去甲肾上腺素相比于多巴胺而言对内脏灌注和携氧量的作用相对较弱[155]。然而，由于去甲肾上腺素引起的剧烈的、频繁而广泛的血管收缩导致器官灌注明显减少[156]，也正是这个并发症严重限制了其在脓毒性休克中的使用。产科中需要特别注意一点，胎盘灌注的减少可能与胎儿预后相关。儿茶酚胺类药物如多巴胺因其副作用相对去甲肾上腺素少而被广泛应用于脓毒性休克治疗第一线[154]。去甲肾上腺素只在多巴胺抵抗或难治性休克状态中作为二线药物[149,150]。

微血管分流和器官低灌注状态在使用血管活性药物后很难被识别，只有当患者全身状况恶化或血浆乳酸水平被检测出升高时才有可能变得明显[72]。尽管认为检测循环血浆乳酸水平有很多限制，但其可以很好地提示终末靶器官的灌注水平。携氧量和摄取量的改变也有助于分析组织灌注是否充足，治疗是否有效。Rolbin等[157]曾对妊娠状态的患者做过相关研究，使用多巴胺治疗的妊娠绵羊的子宫动脉血流降低。因此多巴胺和其他血管活性药物一样在改善母亲预后结局的同时，也会对胎儿造成危害。正因为这个原因，持续胎心监护作为所有需要血管升压治疗的妊娠女性（通常孕周大于24周）评估终末器官（胎盘）的灌注标志。

个体在脓毒性休克时激发高动力状态与低死亡率相关[29,69,107,136]。这个是否能反映那些早期积极治疗有效尚不得知，是否能判定那些潜在心血管功能尚好的患者，其后干预是否有效也尚不得知。但是很显然存活者比那些死亡者对最初的正性肌力治疗有更好的反应[143]。

心血管功能与预后的正性相关性使一些研究者认为一开始过量使用正性肌力药可以改善预后[158-163]。预期的血流动力学参数包括心脏指数大于 $4.5L/(min \cdot m^2)$，携氧量大于 $600mL/(min \cdot m^2)$。这些是存活者的中间值，并且不是事后测算得来的。这个方法存在争议，并且目前有两个大规模随机对照研究的结果并不支持这个说法。Hayes等[164]并没有证实一旦容量复苏足够，灌注压力得到维持，达到标准静脉氧分压值和达到如前所述的高于正常生理的血流动力学状态是否会降低死亡率。同样地，欧洲的一项多中心研究认为目标值很难达到，是否能达到这些理想值可能取决于患者的年龄。这些研究者也不能证明那些高于正常（的）心血管功能状态与低死亡率相关，并且在不同 ICU 的分组中情况相同[165]。上述的研究并非提倡对于低血流动力学脓毒性休克患者采取保守的治疗方案，这些明显存在争议的发现可以视作互相补充。在可疑患者中，应当积极改善携氧量、血管容量和灌注量以避免呼吸衰竭的发生。在休克进展的患者中，正性肌力治疗必须保证足够的心输出量和血压，以维持组织灌注和组织携氧量[166]。对正性肌力治疗起反应和启动机体高动力循环状态等都有助于脓毒性休克的临床预后。

另外一项支持早期积极干预的证据来自最近对脓毒症和脓毒性休克以目标为靶向治疗的研究，证实可以将死亡率从 46.5% 降到 35.5%[122]。在这项研究中，建议尽可能早地开始积极的液体复苏，通常这时候患者仍在急诊室。一份详细的治疗方案通过特定的临床事件终点及对临床治疗的反应来指导治疗，在最初的评估和治疗间的时间间隔非常短。该文献并未否认之前的随机对照研究，但强调尽早干预的重要性，防止心血管系统的失代偿和衰竭。同时也强调了有经验的临床医生的动态观察治疗对危重患者优化治疗的重要性。

氧　合

虽然动脉血气测定可以较容易地评估肺部氧合情况，而耗氧量和氧利用率却是较难评估的参数。动脉导管的使用可以直接测量并计算耗氧量和氧利用率的相关参数。由于肾脏和周围血管的血流被重新分布以维持全身血压的稳定，所以外周血管收缩压一开始可能正常。周围灌注的减少可能使细菌局部定植，胃肠黏膜的毒素转移，加重了脓毒性休克[31,167]。在各种形式的休克中携氧量和组织摄氧量是减少的。如果未经及时治疗，无氧代谢增加，氧债逐渐增多，加重了乳酸酸中毒，进一步导致器官衰竭和加速死亡的进程。静脉氧分压低值和增高的乳酸水平表明氧供和氧耗在组织水平上的不匹

配[159]。如果一旦发现 $ScvO_2$ 低值，就应立即增加携氧能力或动脉血氧饱和度。干预的方法包括输血，使用正性肌力药物，供氧和机械通气[111]。

脓毒症患者需氧代谢要求增高，与此同时对输送的氧攫取能力却降低[168]。周围组织利用氧的能力通常降低，导致组织低氧状态[62]。产生这种现象可能由于两种机制。首先，有证据表明在休克的后期阶段细胞功能紊乱导致对输送的氧攫取力降低，线粒体功能失调进一步降低细胞使用氧的能力[169-171]。第二，微血管分流和血流自我调节的功能丧失可能降低局部氧的可利用度[59,62]。此外，血磷酸盐减少，碱中毒和多次输血可能使氧解离曲线左移，导致在细胞水平上的氧利用度减少。

可以通过间接的方法评估组织摄氧率。混合静脉氧饱和度的增加或动静脉氧含量差降低常提示组织携氧量降低[168]。实际周围氧耗可以通过 Fick 公式计算得出：非妊娠女性正常指数为 $120 \sim 140mL \ O_2/(min \cdot m^2)$[172]，因为携氧量通常大于耗氧量，因此正常情况下耗氧量与携氧量无直接关系。在休克患者中，必须尽全力增加携氧量直到血浆乳酸水平恢复到正常[128,143]。即便没有证据表明存在乳酸酸中毒，也仍然有必要保证充足的携氧量避免局部组织灌注局部减少和由此导致的器官衰竭[31,110]。越来越多的最新研究表明治疗方案应根据患者的需求量身定制，血浆乳酸水平和 SvO_2 可作为测量指标的常规部分[173,174]。在脓毒症的动物模型中，尽管机体其他部位 CO 和携氧量可能足够，但胃肠道中仍然存在无氧代谢，这是胃肠道灌注不足的表现[25]。

急性呼吸窘迫综合征

严重脓毒症或脓毒性休克患者中 50% 会发生急性呼吸窘迫综合征。需要通气支持的急性呼吸窘迫综合征患者总体死亡率约 50%，但是如果发生或并发脓毒症死亡率可能将超过 90%。尽管发生急性呼吸窘迫综合征的孕妇更年轻，身体更健康，但是仍然有 25% ~40% 的死亡率[175,176]。急性呼吸窘迫综合征的诊断通常基于进行性低氧血症，无心力衰竭证据（即正常的 PCWP），胸片提示弥漫性浸润，和（或）肺

顺应性降低[26,177,178]。发生急性肺损伤时，中性粒细胞将由化学因子刺激募集到炎症损伤部位。随着中性白粒细胞的聚集，启动了进一步的组织损伤包括对肺泡表面上皮细胞的广泛损伤和对肺脉管系统的微血管上皮的损伤。这导致肺毛细血管通透性增加，表面活性剂丢失或失活，肺容量减少，动脉缺氧导致的血管分流[179]。毛细血管的通透性增加将进一步导致液体溢出到细胞间隙，进行性氧债增加，最终导致多器官功能衰竭和死亡。

肺动脉高压的发展增加血管外组织间液聚集的速度，在 ARDS 患者中可以观察到进行性发展的低氧血症。肺动脉高压是由神经内分泌系统调节的，但是肺实质释放的炎性产物会迅速地使肺毛细血管发生结构性改变[180]。在炎症纤维化阶段，ARDS 通常与发热、白细胞增多和 SVR 下降有关，这使得鉴别其源于肺炎还是脓毒症恶化极其困难[181,182]。

治疗 ARDS 的基础手段包括插管和通气支持，维持无毒浓度的供氧，以保证足够的气体交换。PEEP 通常需要达到该目标，并且吸入氧含量需小于50%，同时动脉血气的连续监测对于观察并维持氧分压大于 60mmHg 以及氧饱和度大于 90% 的状态至关重要。分娩是否会改善母体氧合状态仍然存在争议[183,184]。临床医生务必记得即便是明显的肺毛细血管渗漏，也必须继续静脉补液治疗，保证有充足的容量维持以促进全身灌注。PEEP 增加胸膜腔内压，但是过高的压力可能减少静脉回流，影响到心输出量和器官灌注，特别是容量已经减少的患者。低压 PEEP（5～15mmHg）更为安全，高压力 PEEP 则需要特别关注。过高的压力可能导致肺毛细血管过度扩张，肺顺应性下降和气压伤。当分析血流动力学和血管内容量状态时，临床医生必须切记 PEEP 可能人为地造成 PCWP 数值增高。

近期，在呼吸机处理以及对肺损伤和炎症反应引起过度通气的认识等方面的进步，使患者预后得到改善。传统上，ICU 患者通气量为超生理量的 10～15mL/kg。对于 ARDS 的患者，这将导致张力过高，造成肺损伤、高气道压和气压伤。最近的研究证实低潮气量通气（6～7mL/kg）将降低死亡率，尽管高水平的 PEEP 和 FiO_2 是必须的，但有趣的是并未观察到这使气压伤减少[185]。基于对脓毒症和 ARDS 的病理生理的理解，临床实践处理中应当避免人为造成肺损伤和炎症反应，如采取措施限制张力性损伤，这将有助于患者的预后[186]。

抗感染治疗

对于脓毒性休克患者而言，与恢复正常循环系统血容量和组织灌注氧合同样重要的是积极检查潜在的致病因素。由于疾病进程快速迅猛，调查致病原因必须无拖延进行，并且立即开始全身抗感染治疗。尽管没有足够的数据表明延迟多少小时是有害的，在诊断后的 4h 内给予抗生素治疗与较低死亡率和较好的患者疾病预后相关[187]。有时，孕妇脓毒症的致病因素很明显（如绒毛膜羊毛膜炎或肾盂肾炎），另外一些情况下，病因可能不明（如产后毒性休克综合征、坏死性筋膜炎或脓毒症性盆腔血栓性静脉炎）。诊断流程可能包括对血、尿、痰和创伤分泌物采集样本的微生物培养评估。由于阴道特点，其通常为混合菌群感染，子宫内膜腔的样本很少有用[188]。对于疑似患有绒毛膜羊膜炎的患者，已有报道称可经腹羊膜穿刺术或经由无负压穿刺导管采集标本，但实际临床应用有限[189]。对感染的分娩产物或深筋膜感染物进行革兰氏染色可能对诊断产气荚膜梭菌或 A，B 溶血性链球菌有用。

对脓毒症或脓毒性休克的孕妇进行全身抗感染治疗应当包括针对需氧菌和厌氧菌，革兰氏阴性菌和阳性菌等广谱菌群，特别要涵盖可能是感染源的菌群感染[190]。常规推荐静脉开始使用抗生素治疗，如氨苄西林（每 6h 2g），克林霉素（每 8h 900mg），氨基糖苷类应根据患者的体重和肾功能予以适当的剂量。另外一些广谱治疗方案也可适用，临床医生应当熟悉所用药物的剂量和常规使用方法，并且知晓所用药物的潜在副作用。

在病原微生物培养结果出来前可以考虑常见医源性感染微生物的敏感药物。如最近研究显示超过 90% 的大肠杆菌对氨基糖苷类、氟喹诺酮、新一代头孢菌素敏感，但是 9% ~ 17% 对环丙沙星耐药[191,192]。另外，越来越多的社区获得性肺炎链球菌对青霉素耐药，大环内酯类和磺胺甲恶唑的抗生素使用逐渐提高[193-195]。尚未有报道对万古霉素耐药的肺炎链球菌。在之前使用过头孢菌素治疗的患者，可能需要额外采取针对肠球菌的抗生素使用。另外，如果金黄色葡萄球菌是可疑致病微生物，那么半合成青霉素可以替代氨苄西林使用。因为氨基糖苷类使用可能造成肾脏毒性且呈剂量相关，而脓毒症患者可能易于有肾脏损伤，监测氨基糖苷类水平的高峰及浓度是必须的。如果可能，微生物培养结果及药敏试验等应当更加针对性地指导后续抗生素的使用。耐甲氧西林的金黄色葡萄球菌（MRSA）是社区获得性皮肤和软组织感染的最常见微生物。大多数这样的患者没有确切的 MRSA 的高危因素。对 MRSA 敏感的抗生素包括万古霉素、磺胺甲恶唑、利福平、达托霉素和利奈唑胺[196,197]。

极其危重的患者有罹患罕见感染源的风险，而这在孕妇中并不常见，仔细详细的体格检查以及选择性影像检查对排除罕见病因非常重要。如鼻窦炎可能是由于通气时间过长或鼻胃管误吸造成。ICU 的患者常会发生医源性肺炎，这是造成死亡的主要原因[198]。使用广谱抗生素时必须监测药物的敏感度和真菌感染。

手术治疗

尽可能地手术清除感染病灶对于良好的预后是至关重要的。对可疑感染性流产的患者，抗感染支持治疗后应当立即进行清宫术。当脓毒性休克合并绒毛膜羊膜炎时，可以通过终止妊娠治疗，如果孕产妇血流循环动力学稳定，基本情况尚可，可以阴道分娩。只有在某些特定情况下，并且孕产妇经初步液体复苏稳定后，才能进行剖宫产。如果感染病灶没有立即清除，是否手术应当基于对胎儿存活情况及孕产妇风险的评估决定。在产后患者中，有两种可能需要切除子宫，一是子宫肌层中确定有脓肿形成，二是有临床证据表明患者在使用恰当的抗生素后病情仍有恶化。坏死性软组织感染（筋膜炎）会进展迅速导致脓毒症，毛细血管的渗漏导致血液浓缩，循环系统衰竭和死亡。在 ICU 中早期诊断、早期积极清除感染病灶、抗感染治疗及支持治疗都是成功救治的手段[199,200]。当诊断为脓毒症性盆腔血栓性静脉炎时，可根据经验进行肝素和广谱抗生素联用治疗，但如果药物治疗后仍未好转，可能需要进一步手术评估[201]。

凝血级联反应

弥散性血管内凝血常常使脓毒性休克变得复杂化，多数情况下是由于凝血级联反应的激活和凝血因子的消耗（消耗性凝血障碍）造成。除非有临床证据表明出血情况恶化，或需要进一步手术处理，否则通常不建议积极纠正这些异常的临床试验指标。对潜在疾病的早期和积极处理，消耗性凝血障碍会自动缓解。然而，当血小板计数降至 5000 ~ 10 000/mL 以下时，建议输注血小板防止自发性出血。

脓毒症患者无论何时发生血小板减少，鉴别诊断时必须考虑肝素的作用。ICU 中经常使用肝素，通过两种机制造成血小板减少。首先，在肝素治疗后的 2 ~ 5d 内出现血小板减少是常见的，但通常减少程度较小，没有太大的临床意义。其次，免疫相关的肝素介导的血小板减少虽然少见但一旦发生可能引起严重的血小板减少。这种现象通常发生在肝素治疗后的 7 ~ 15d，与治疗剂量和方式无关[202]。如果临床怀疑该诊断，所有来源的肝素应当立即停止使用，包括预防深静脉血栓形成而皮下注射肝素，内在导管的冲洗和全肠外营养液（total parenteral nutrition，TPN）。血小板输入在这种情况下并不适宜。

最近研究证实凝血级联反应和炎症瀑布反应密切相关。在脓毒性休克中，炎症反应导致全身低血压和组织低灌注，局部细胞损伤导致微血管沉积细胞和纤维降解产物，加重细胞缺氧，内源性炎症因子和化学因子释放，引发组织缺氧并且启动新的恶性循环。最终结果使血液循环中血小板、抗凝血酶Ⅲ、蛋白 C 抗原、蛋白 S 和Ⅶ、Ⅻ因子等减少，纤维蛋白原、凝血酶 - 抗凝血酶复合物（thrombin - antithrombin，

TAT)、D-二聚体、血栓调节蛋白、组织型纤溶酶原激活剂(tissue-type plasminogen activator,tPA)抗原、抗体和其他的凝血标记物等含量上升，凝血系统和炎症应答的紊乱进一步激活全身炎症反应[203]。外源性途径的激活可能增加血液的凝固性。抗凝介质参与炎症过程，在败血症和 ARDS 患者中常观察到抗凝方法的消耗，缺乏内源性抗凝物质促使微血管中微血栓的形成，反过来进一步加重低灌注和组织缺氧。大规模随机临床试验研究表明炎症介质抑制治疗对合并或非合并 DIC 的败血症患者的预后有改善作用，但是一开始可能并没有较好的疗效[204]。

肾脏功能

最好通过留置尿管来监测肾脏功能，并且需要连续的血肌酐和尿素氮的测定。尽管急性肾小管坏死患者很多时候发生少尿，但也可能出现尿多的状态。无论怎样，肾小管功能的监测发现尿钠的增多将提示肾脏浓缩能力的损害。评估损害的标准包括：尿钠浓度大于 40mEq/L，尿渗透压低于 400mOsmol/kg，血肌酐浓度每天以 0.5~1.5mg/dL 增长[205]。如果没有发生不可逆的急性肾小管坏死，此时纠正血流动力学和灌注不足可以使肾功能恢复。表 41.7 列出了败血症休克患者不良预后的多种影响因素(不包括肾功能监测指标)[26,107,134,135,172,206]。每天血液透析或以 35~45mL/(kg·h)的超滤速率进行持续性血透适用于有急性肾衰竭且对期待治疗无效的脓毒症患者[207,208]。

表41.7　感染性休克的不良预后指标

初次诊断延误

潜在的衰弱疾病过程

静脉液体复苏反应差

心输出量减低

氧摄取减少

存在 ARDS 或肾衰竭

高乳酸水平(>4mmol/L)

胶体渗透压低(<15mmHg)

胃肠道和营养

虽然胃肠道作为感染源的可能经常被忽视，但也是 ICU 患者死亡原因之一，所以需要注意三个方面，包括提供足够的营养，防止胃肠道菌群移至全身循环中，预防应激性溃疡。上述措施旨在维持充足的内脏血液循环和胃肠道黏膜的完整性。

脓毒症常促使机体处于异化状态，特别是在骨骼肌、疏松结缔组织和内脏组织中[25]。脓毒症造成的代谢改变和饥饿不同，脓毒症缺乏在机体饥饿时保持体重的代偿能力[209]，所以在入住 ICU 的早期阶段提供足够的营养是必须的。除了提供足够的热量，补充碳水化合物、脂肪、蛋白质、维生素和微量元素以防止分解代谢，恢复足够的营养支持有其他的益处。营养匮乏将严重危害免疫系统包括细胞和体液免疫，免疫功能的潜在改变强调了早期提供营养的重要性。动物实验和前期人体试验数据表明特殊营养物质如谷氨酸、精氨酸和 Ω_3 脂肪酸对免疫调节起重要作用[210]。

营养不良有其他危害，其破坏胃肠道黏膜的完整性，使内源性肠道菌群增加。营养不良本身并不增加细菌移位及毒素进入循环系统的可能[211]，但脓毒症的发生使胃肠道黏膜通透性增加，且随着感染恶化，通透性逐渐加重，这可能是由内毒素介导[211,212]。在饥饿或营养不良状态下产生内毒素时，可以观察到细菌穿过黏膜增多，且增加速度和营养不良的持续时间呈正比[211]。

由于黏膜其本身的高代谢率使其对低血压造成的损伤极为敏感，这种影响在早期血流灌注重新分布即由胃肠道转至中枢神经系统和心脏时就发生了。缺血妨碍了黏膜的正常功能，使肠道细菌转入全身血循环中[25,213]。一些研究者认为可以通过胃肠道 pH 作为胃肠道灌注水平的测量手段，黏膜 pH 和灌注、黏膜损伤的代偿力、肠道菌群的移位和临床结局相关[167,214-216]，黏膜 pH 的正常化可以反映患者临床情况的改善。

在选择提供营养支持治疗的最佳途径时，应当牢记警句"如果肠道功能尚在，莫要废弃"。即便能提供充足的营养，TPN 常会妨害宿主免疫力和内在肠道免疫。即使排除中心静脉导管和相关静脉通路的感染，TPN 确实会增加全身感染并发症的可能性[210]。肠内营养途径减缓肠道黏膜萎缩，维持肠道黏膜屏障的完整性，特别是当提供谷氨酸盐时。假如肠内营养无法提供充足的热量，即便是 TPN 提供大部分热量，而肠内营养只提供一小部分，这也有利于维护黏膜完整性和防止黏膜萎缩[209]。对于插管患者，可由空肠造口术的细针导管或小鼻胃管通入十二指肠的方式进行肠内营养支持。

对于 ICU 住院患者来讲，脏器灌注的改变以及对应激和药物的反应都会加重溃疡形成和上消化道出血，故有必要常规给予抗酸药，H$_2$受体拮抗剂或黏膜保护药如硫酸铝等以预防上消化道出血。至今为止超过 50 项临床试验都发现无论用何种预防措施都有保护胃肠黏膜的作用，然而抗酸药和 H$_2$ 受体拮抗剂的相关副作用常常会增加胃内 pH，使胃内的革兰氏阴性肠道菌群过度生长，进而增加吸入性医源性肺炎的发生率，由此一些研究者建议使用硫糖铝代替抗酸药或 H$_2$ 拮抗剂[216-222]。虽然硫糖铝使插管状态的患者发生医源性肺炎的概率大大降低，但许多研究并未得出其能降低总体死亡率的结论。对于孕妇而言硫糖铝的潜在益处在于胃肠黏膜吸收度少，没有 H$_2$ 受体拮抗剂那样的全身副作用，同时对于生育没有影响，不会通过胎盘且没有致畸作用[223]。针对 ICU 内的孕妇，如果可以通过鼻饲或口服给药，硫糖铝可作为预防胃肠道溃疡的选择。

临床医生还需注意的是电解质平衡的监控、代谢性酸中毒的纠正、凝血障碍的纠正、深静脉血栓形成的预防（可予皮下肝素、低分子量肝素注射或穿弹力袜）和监测肾功能。在脓毒症休克患者中，经消化道丢失钾离子会出现低钾血症，而发生酸中毒及肾衰竭时钾离子细胞外移常造成高钾血症。缺氧代谢状态造成的乳酸酸中毒应当严密监控，并可以通过增加携氧量和

周围组织的灌注等进行积极治疗。间断静脉输入一到两个安瓿的碳酸氢钠可以帮助纠正严重的酸中毒，但通常不常规推荐。血浆葡萄糖浓度可能升高、正常或降低，如果发生低血糖，在输入葡萄糖的同时应当适当补充胰岛素以增加外周对葡萄糖的摄取率。Van den Berghe 等[224]发表了一项前瞻性随机对照研究，分析 1548 例危重患者使用胰岛素控制血糖的临床益处。研究将患者分成两组，一组患者严格控制血糖水平（血糖 80~110mg/dL），另一组患者如果血糖高于 215mg/dL 再给予胰岛素，在严格控制血糖的脓毒症患者组死亡率下降 76%，而且插管时间缩短，入住 ICU 时间减少，透析的需要下降。然而对孕妇合并脓毒症休克的危重情况是否需要严格控制血糖水平等仍有待进一步的研究。

有争议的治疗手段

类固醇皮质激素

在脓毒症休克治疗中最具争议的手段是使用高剂量皮质类固醇。理论上这样治疗能够稳定溶酶体膜，抑制补体诱导的炎症反应，稳定细胞因子和其他炎症介质。在早期的试验中，Sprung 及其同事[225]报道了在休克的早期阶段使用类固醇激素能逆转休克状态。尽管有证据表明早期使用激素有短期疗效，但总体死亡率并未改变，而且超过 25% 的使用激素的患者可能进展为严重感染。两项大型随机对照（安慰剂）前瞻性研究表明早期使用激素无论对治疗严重脓毒症或脓毒症休克还是预防进展为脓毒症休克都无实际益处[226,227]。鉴于这些研究，目前尚无充分理由在脓毒症休克治疗中使用激素，并且许多专家认为激素只能用于有证据表明患者存在肾上腺功能缺陷的情况。与之相反的是，脓毒症救治指南的诊疗常规中仍然建议使用中等剂量氢化可的松，由此，进一步多中心临床研究是需要的[127]。

当脓毒症休克患者的肾上腺功能储备不足

时，常会增加发病率和死亡率，此时会延长血管升压药的用药时间。Annae 等[119]在进行标准 ACTH 兴奋试验后，将 ICU 危重患者随机分为两组，一组使用皮质醇激素（每 6h 静脉使用氢化可的松 50mg 加上盐皮质激素，9α 氟氢可的松，每天口服 50μg），另一组服用安慰剂 7d。上述的患者都存在肾上腺功能不足，与安慰剂服用相比那些使用氢化可的松的患者平均晚 28d 后死亡（各自的死亡率为 63% 和 53%）。对肾上腺功能正常的患者使用激素无益处。鉴于上述的相关研究，一些专家认为有难治性休克或多器官功能衰竭的患者，如果 ACTH 兴奋试验提示肾上腺功能不足则应当给予低剂量的可的松激素治疗[111]。

激素治疗的另一个作用是防止 ARDS 晚期纤维增生阶段的进一步肺损伤。一些小样本研究报道虽然肺损伤到 ARDS 的进展不能完全可逆，但激素可能有益于防止肺纤维化并促进 ARDS 患者的康复[181,182,228,229]。早产前会给予产前激素治疗以促进胎肺成熟，这可能导致母体免疫系统的一过性降低[230]，但临床上这种作用可能对母体并未构成危害[231]。

前列腺素

很早就已有研究发现前列腺素在脓毒症休克中起重要作用，特别是其可以调节局部血流。Oettinger 及其同事[232]证实在严重脓毒症中前列腺素 $F_{2\alpha}$ 生成增加但降解减少，其他研究者认为这种改变可能和内毒素介导的肺血管改变有关[233]。Cefala 等[234]用前列腺素合成抑制剂成功在羊身上抑制了这种病理生理改变。其他动物实验研究也表明在暴露于内毒素前使用前列腺素合成抑制剂可以对器官系统有保护作用[235-237]，但是遗憾的是，进一步的支持使用抗前列腺素治疗的临床研究并未跟进，因此目前并不推荐其作为诊疗常规。

免疫治疗

1984 年，Lachman 等[238]证实用抗 LPS 免疫球蛋白治疗脓毒症休克的妇产科患者可以降低发病率和死亡率。相似的研究成果也见于针

对内毒素或特定的炎症介质如 TNF-α 抗体治疗的人体和动物脓毒症休克模型[42]。虽然这些研究令人鼓舞，但之后的大型临床研究却未能证实抗内毒素或抗细胞因子的治疗能够改善预后[239-243]。循环中存在内源性促炎细胞因子的抑制剂，如 IL-1 受体拮抗剂，其能对抗全身 IL-1β 的作用。在动物模型中，这些细胞因子抑制剂能降低内毒素型休克的死亡率。在分子水平上这些循环中的抑制因子和促炎因子的相互作用以及对脓毒症疾病进程的影响目前刚开始研究。进一步的研究可能解释使用外源性炎性介质的临床试验为何收效甚微的原因[244]。

凝血连锁反应的控制

目前一项双盲、安慰剂对照、多中心、3 期临床试验研究已经发表，该研究是关于将重组抗凝血酶Ⅲ用于治疗 ICU 脓毒症危重患者的疗效观察的[245]，该研究不仅证实重组抗凝血酶Ⅲ对总体生存率没有影响，也证实对于同时使用肝素的患者有增加出血并发症的风险。基于此，对于脓毒症休克患者而言不推荐使用该药物干预。

用重组活性蛋白 C（drotrecogin alfa）治疗严重脓毒症和脓毒症休克的危重患者的早期研究表明，此疗法可以显著降低总体死亡率，但是出现出血并发症的风险显著增加，其中包括 2 例患者出现致命性颅内出血[246]。该研究的作者统计出，在接受治疗的患者中，出现严重出血事件的概率为 1/66，而未接受治疗的患者中，只有 1/16 的患者能够获得 28d 的生存获益。基于上述研究结果和专家意见[111,247,248]，FDA 最近通过了活性蛋白 C 在标准治疗无效的高死亡风险的严重脓毒症或脓毒症休克患者中选择性使用的决议（APACHEⅡ 证据等级评分≥25 分），当然所选患者应是出血低风险的患者。初步资料表明，在症状出现的 24h 内早期使用重组活性蛋白 C 可能和良好预后相关[249-252]，但是仍然有待进一步的研究证实该治疗方法可以适用于脓毒症休克患者中。

综上所述，对凝血系统和炎症因子的调控是有风险的。研究的患者群体具有异质性，正

因如此，至今仍不能制定最佳的个体化治疗。目前，对脓毒症休克的推荐治疗尚为被动治疗，而非主动治疗。早期干预虽然效果明显，但对炎症级联反应的干预以及抑制全身炎症反应的启动仍然处在探索阶段，可能没有治疗严重脓毒症或脓毒症休克的特效药。激活并调节炎症和凝血级联反应是非常错综复杂的，对个体单一的凝血因子的替换或干预不可能对疾病的预后有重大影响。然而，毫无疑问的是对这些复杂机制的研究能提高处理脓毒症和脓毒症休克患者的临床诊疗能力。

参考文献

[1] Bone RC, Balk RA, Cerra FB, et al. Definitions for sepsis and organ failure and guidelines for the use of innovative therapies in sepsis. Chest, 1992, 101: 1644 – 1655.

[2] Martin GS, Mannino DM, Eaton S, et al. The epidemiology of sepsis in the United States from 1979 through 2000. N Engl J Med, 2003, 348: 1546.

[3] Rangel-Frausto MS, Pittet D, Hwang T, et al. The dynamics of disease progression in sepsis: Markov modeling describing the natural history and the likely impact of effective anti-sepsis agents. Clin Infect Dis, 1998, 27: 185 – 190.

[4] Centers for Disease Control and Prevention. National Center for Health Statistics Mortality Patterns – United States, 1990. Monthly Vital Stat Rep, 1993, 41: 5.

[5] Centers for Disease Control and Prevention. Progress in chronic disease prevention. Chronic disease reports: deaths from nine types of chronic disease – United States, 1986, MMWR, 1990, 39: 30.

[6] Annane D, Aegerter P, Jars-Guincestre MC, et al. Current epidemiology of septic shock: the CUB-Rea Network. Am J Respir Crit Care Med, 2003, 1687: 165 – 172.

[7] Friedman G, Silva E, Vincent JL. Has the mortality of septic shock changed with time? Crit Care Med, 1998, 26: 2078 – 2086.

[8] Brun-Buisson C, Doyon F, Carlet J, et al. Incidence, risk factors, and outcome of severe sepsis and septic shock in adults. A multicenter prospective study in intensive care units. JAMA, 1995, 274: 968 – 974.

[9] Annane D, Sebille V, Charpentier C, et al. Effect of treatment with low doses of hydrocortisone and fludrocortisone on mortality in patients with septic shock. JAMA, 2002, 288: 862 – 871.

[10] Wheeler AP, Bernard GR. Treating patients with severe sepsis. N Engl J Med, 1999, 340: 207 – 214.

[11] Gibbs CE, Locke WE. Maternal deaths in Texas, 1969 to 1973. A report of 501 consecutive maternal deaths from the Texas Medical Association's Committee on Maternal Health. Am J Obstet Gynecol, 1976, 126: 687 – 692.

[12] Levy MM, Fink MP, Marshall JC, et al. 2001 SCCM/ESICM/ACCP/ATS/SIS international sepsis definitions conference. Intens Care Med, 2003, 29: 530 – 538.

[13] Marshall JC, Cook DJ, Christou NV, et al. Multiple organ dysfunction score a reliable descriptor of a complex clinical outcome. Crit Care Med, 1995, 23: 1638 – 1652.

[14] Beutler B. Inferences, questions and possibilities in toll-like receptor signaling. Nature, 2004, 430: 257 – 263.

[15] Parrillo JE. Pathogenetic mechanisms of septic shock. N Engl J Med, 1993, 328: 1471 – 1477.

[16] Lynn WA, Cohen J. Science and clinical practice: management of septic shock. J Infect, 1995, 30: 207 – 212.

[17] Kwaan HM, Weil MH. Differences in the mechanism of shock caused by infections. Surg Gynecol Obstet, 1969, 128: 37 – 45.

[18] Cleary PP, Kaplan EL, Handley JP, et al. Clonal basis for resurgence of serious Streptococcus pyogenes disease in the 1980s. Lancet, 1992, 339: 518 – 521.

[19] Hoadley DJ, Marck EJ. Case records of the Massachusetts General Hospital. Weekly clinicopathological exercises. Case 28 – 2002. A 35-year-old long-term traveler with a rapidly progressive soft-tissue infection. N Engl J Med, 2002, 347: 831.

[20] Nathan L, Peters MT, Ahmed AM, et al. The return of life-threatening puerperal sepsis caused by group A streptococci. Am J Obstet Gynecol, 1993, 169: 571.

[21] Wang JE, Dahle MK, McDonald M, et al. Peptidoglycan and lipoteichoic acid in gram-positive bacterial sepsis: receptors, signal transduction, biological effects, and synergism. Shock, 2003, 20: 402 – 414.

[22] Moine P, Abraham E. Immunomodulation and sepsis: impact of the pathogen. Shock, 2004, 22: 297 – 308.

[23] Yu SL, Chen HW, Yang PC, et al. Differential gene expression in gram-negative and gram-positive sepsis. Am J Respir Crit Care Med, 2004, 169: 1135 – 1143.

[24] Webb SR, Gascoigne NRJ. T-cell activation by superantigens. Curr Opin Immunol, 1994, 6: 467 – 475.

[25] Pinsky MR, Matuschak GM. Multiple systems organ failure: failure of host defense homeostasis. Crit Care Clin, 1989, 5: 199 – 220.

[26] Sugerman HJ, Peyton JWR, Greenfield LJ. Gram-negative sepsis. Curr Probl Surg, 1981, 18: 405 – 475.

[27] Van Bebber PT, Boekholz WKF, Goris RJ, et al. Neutrophil function and lipid peroxidation in a rat model of multiple organ failure. J Surg Res, 1989, 47: 471 – 475.

[28] Daryani R, Lalonde C, Zhu D, et al. Effect of endotoxin and a burn injury on lung and liver lipid peroxidation and catalase activity. J Trauma, 1990, 30: 1330 – 1334.

[29] Moore FA, Haenel JB, Moore EE, et al. Incommensurate oxygen consumption in response to maximal oxygen availability predicts postinjury multiple organ failure. J Trauma, 1992, 33: 58 – 65.

[30] Poggetti RS, Moore FA, Moore EE, et al. Liver injury is a reversible neutrophil-mediated event following gut ischemia. Arch Surg, 1992, 127: 175 – 179.

[31] Demling RH, Lalonde C, Ikegami K. Physiologic support of the septic patient. Surg Clin North Am, 1994, 74: 637 – 658.

[32] Fearon DT, Ruddy S, Schur pH, et al. Activation of the properdin pathway of complement in patients with gram-negative bacteremia. N Engl J Med, 1975, 292: 937 – 940.

[33] Schirmer WJ, Schirmer JM, Naff GB, et al. Systemic complement activation produces hemodynamic changes characteristic of sepsis. Arch Surg, 1988, 123: 316 – 321.

[34] Tracey KJ, Lowry SF, Cerami A. The pathophysiologic role of cachectin/TNF in septic shock and cachexia. Ann Institut Pasteur Immunol, 1988, 139: 311 – 317.

[35] Hesse DG, Tracey KJ, Fong Y, et al. Cytokine appearance in

human endotoxemia and primate bacteremia. Surg Gynecol Obstet, 1988, 166: 147 – 153.

[36] Michie HR, Manogue KR, Spriggs DR, et al. Detection of circulating tumor necrosis factor after endotoxin administrations. N Engl J Med, 1988, 318: 1481 – 1486.

[37] Michie HR, Spriggs DR, Manogue KB, et al. Tumor necrosis factor and endotoxin induce similar metabolic responses in human beings. Surgery, 1988, 104: 280 – 286.

[38] Tracey KJ, Lowry SF, Fahey TJ Ⅲ, et al. Cachectin/tumor necrosis factor induces lethal shock and stress hormone responses in the dog. Surg Gynecol Obstet, 1987, 164: 415 – 422.

[39] Mayoral JL, Schweich CJ, Dunn DL. Decreased tumor necrosis factor production during the initial stages of infection correlates with survival during murine gram-negative sepsis. Arch Surg, 1990, 125: 24 – 27.

[40] Tracey KJ, Beutler B, Lowry SF, et al. Shock and tissue injury induced by recombinant human cachectin. Science, 1986, 234: 470 – 474.

[41] Remick DG, Kunkel RG, Larrick JW, et al. Acute in vivo effects of human recombinant tumor necrosis factor. Lab Invest, 1987, 56: 583 – 590.

[42] Beutler B, Milsark IW, Cerami AC. Passive immunization against cachectin/tumor necrosis factor protects mice from lethal effect of endotoxin. Science, 1985, 229: 869 – 871.

[43] Tracey KJ, Fong Y, Hesse DG, et al. Anti-cachectin/TNF monoclonal antibodies prevent septic shock during lethal bacteriaemia. Nature, 1987, 330: 662 – 664.

[44] Yamamoto M, Takeda K, Akira S. TIR domain-containing adaptors define the specificity of TLR signaling. Mol Immunol, 2004, 40: 861 – 868.

[45] Lynn WA, Golenbock DT. Lipopolysaccharide antagonists. Immunol Today, 1992, 13: 271 – 276.

[46] Hageman JR, Caplan MS. An introduction to the structure and function of inflammatory mediators for clinicians. Clin Perinatol, 1995, 22: 251 – 261.

[47] Okusawa S, Gelfand JA, Ikejima T, et al. Interleukin 1 induces a shocklike state in rabbits: synergism with tumor necrosis factor and the effect of cyclooygenase inhibition. J Clin Invest, 1988, 81: 1162 – 1172.

[48] Tabor DR, Burchett SK, Jacobs RF. Enhanced production of monokines by canine alveolar macrophages in response to endotoxin-induced shock (42681). Proc Soc Exp Biol Med, 1988, 187: 408 – 415.

[49] Jacobs RF, Tabor DR, Lary CH, et al. Interleukin – 1 production by alveolar macrophages and monocytes from ARDS and pneumonia patients compared to controls. Am Rev Respir Dis, 1988, 137: 228.

[50] Hollenberg SM, Cunnion RE. Endothelial and vascular smooth muscle function in sepsis. J Crit Care, 1994, 9: 262 – 280.

[51] Sharshar T, Gray F, Lorin G, et al. Apoptosis of neurons in cardiovascular autonomic centres triggered by inducible nitric oxide synthase after death from septic shock. Lancet, 2003, 362: 1799 – 1805.

[52] Dinerman JL, Lowenstein CJ, Snyder SH. Molecular mechanisms of nitric oxide regulation: potential relevance to cardiovascular disease. Circ Res, 1993, 73: 217 – 222.

[53] Hack CE, Zeerleder S. The endothelium in sepsis: source of and a target for inflammation. Crit Care Med, 2001, 29: S21 – 27.

[54] Sriskandan S, Cohen J. Science and clinical practice: the pathogenesis of septic shock. J Infect, 1995, 30: 201 – 206.

[55] Bonney RJ, Humes JL. Physiological and pharmacological regulation of prostaglandin and leukotriene production by macro-

phages. J Leukoc Biol, 1984, 35: 1 – 10.

[56] Goetzl EJ, Payan DG, Goldman DW. Immunopathogenic roles of leukotrienes in human diseases. J Clin Immunol, 1984, 4: 79 – 84.

[57] Jacobs RF, Tabor DR. Immune cellular interactions during sepsis and septic injury. Crit Care Clin, 1989, 5: 9.

[58] Lee W, Cotton DB, Hankins GDV, et al. Management of septic shock complicating pregnancy. Obstet Gynecol Surv, 1989, 16: 431.

[59] Siegel JH, Greenspan M, del Guercio LRM. Abnormal vascular tone, defective oxygen transport and myocardial failure in human septic shock. Ann Surg, 1967, 165: 504 – 517.

[60] Sibbald WJ, Fox G, Martin C. Abnormalities of vascular reactivity in the sepsis syndrome. Chest, 1991, 100: S155-S159.

[61] Altura BM, Gebrewold A, Burton RW. Failure of microscopic meta-arterioles to elicit vasodilator responses to acetylcholine, bradykinin, histamine and substance P after ischemic shock, endothelial cells. Microcirc Endothel Lymphat, 1985, 2: 121 – 127.

[62] Duff JH, Groves AC, McLean AP, et al. Defective oxygen consumption in septic shock. Surg Gynecol Obstet, 1969, 128: 1051 – 1060.

[63] Knuppel RA, Rao PS, Cavanagh D. Septic shock in obstetrics. Clin Obstet Gynecol, 1984, 27: 3 – 10.

[64] Levi M, ten Cate H, van der Poll T, et al. Pathogenesis of disseminated intravascular coagulation in sepsis. JAMA, 1993, 270: 975 – 979.

[65] Bone RC. Sepsis syndrome: new insights into its pathogenesis and treatment. Infect Dis Clin North Am, 1991, 5: 793 – 805.

[66] Bone RC, Sibbald WJ, Sprung CL. The ACCP-SCCM consensus conference on sepsis and organ failure. Chest, 1992, 101: 1481 – 1483.

[67] Rangel-Frausto MS, Pittet D, Costigan M, et al. The natural history of the systemic inflammatory response syndrome (SIRS). JAMA, 1995, 273: 117 – 123.

[68] Roman-Marchant O, Orellana-Jimenez CE, de Backer D, et al. Septic shock of early or late onset: does it matter? Chest, 2004, 126: 173 – 178.

[69] Parker MM, Parillo JE. Septic shock: hemodynamics and pathogenesis. JAMA, 1983, 250: 3324 – 3327.

[70] Parrillo JE, Burch C, Shelhamer JH, et al. A circulating myocardial depressant substance in humans with septic shock: septic shock patients with a reduced ejection fraction have a circulating factor that depresses in vitro myocardial cell performance. J Clin Invest, 1985, 76: 1539.

[71] Marksad AK, Ona CJ, Stuart RC, et al. Myocardial depression in septic shock: physiologic and metabolic effect of a plasma factor on an isolated heart. Circ Shock, 1979, 1(Suppl): 35.

[72] Porembka DT. Cardiovascular abnormalities in sepsis. New Horiz, 1993, 2: 324 – 341.

[73] Parker MM, Shelhamer JH, Bacharach SL, et al. Profound but reversible myocardial depression in patients with septic shock. Ann Intern Med, 1984, 100: 483 – 490.

[74] Ognibene FP, Parker MM, Natanson C, et al. Depressed left ventricular performance: response to volume infusion in patients with sepsis and septic shock. Chest, 1988, 93: 903 – 910.

[75] Parrillo JE. Cardiovascular dysfunction in septic shock: new insights into a deadly disease. Int J Cardiol, 1985, 7: 314.

[76] Lee W, Clark SL, Cotton DB, et al. Septic shock during pregnancy. Am J Obstet Gynecol, 1988, 159: 410 – 416.

[77] Monif GRG, Baer H. Polymicrobial bacteremia in obstetric pa-

tients. Obstet Gynecol, 1976, 48: 167 – 169.

［78］Tewari K, Wold SM, Asrat T. Septic shock in pregnancy associated with legionella pneumonia: Case report. Am J Obstet Gynecol, 1997, 176: 706 – 707.

［79］Holm SE. Invasive group A streptococcal infections. N Engl J Med, 1996, 335: 590 – 591.

［80］Gibbs RS, Jones PM, Wilder CJ. Antibiotic therapy of endometritis following cesarean section: treatment successes and failures. Obstet Gynecol, 1978, 52: 31 – 37.

［81］Duff P. Pathophysiology and management of postcesarean endo-myometritis. Obstet Gynecol, 1986, 67: 269 – 276.

［82］Balk RA, Bone RC. The septic syndrome: definition and clinical implications. Crit Care Clin, 1989, 5: 1 – 8.

［83］Ledger WJ, Norman M, Gee C, et al. Bacteremia on an obstetricgynecologic service. Am J Obstet Gynecol, 1975, 121: 205 – 212.

［84］Blanco JD, Gibbs RS, Castaneda YS. Bacteremia in obstetrics: clinic course. Obstet Gynecol, 1981, 58: 621 – 625.

［85］Bryan CS, Reynolds KL, Moore EE. Bacteremia in obstetrics and gynecology. Obstet Gynecol, 1984, 64: 155 – 158.

［86］Reimer LG, Reller LB. Gardnerella vaginalis bacteremia: a review of thirty cases. Obstet Gynecol, 1984, 64: 170 – 172.

［87］Chow AW, Guze LB. Bacteroidaceae bacteremia: clinical experience with 112 patients. Medicine, 1974, 53: 93 – 126.

［88］Lowthian JT, Gillard LJ. Postpartum necrotizing fasciitis. Obstet Gynecol, 1980, 56: 661 – 663.

［89］Mariona FG, Ismail MA. Clostridium perfringens septicemia following cesarean section. Obstet Gynecol, 1980, 56: 518 – 521.

［90］Cavanagh D, Knuppel RA, Shepherd JH, et al. Septic shock and the obstetrician/gynecologist. South Med J, 1982, 75: 809 – 813.

［91］Lloyd T, Dougherty J, Karlen J. Infected intrauterine pregnancy presenting as septic shock. Ann Emerg Med, 1983, 12: 704 – 707.

［92］Duff P. Pyelonephritis in pregnancy. Clin Obstet Gynecol, 1984, 27: 17 – 31.

［93］Cunningham FG, Lucas MJ, Hankins GD. Pulmonary injury complicating antepartum pyelonephritis. Am J Obstet Gynecol, 1987, 156: 797 – 807.

［94］Clark SL, Cotton DB, Lee W, et al. Central hemodynamic assessment of normal term pregnancy. Am J Obstet Gynecol, 1989, 161: 1439 – 1442.

［95］Rackow EC, Fein IA, Leppo J. Colloid osmotic pressure as a prognostic indicator of pulmonary edema and mortality in the critically ill. Chest, 1977, 72: 709 – 713.

［96］Rackow EC, Fein IA, Siegel J. The relationship of the colloid osmotic-pulmonary artery wedge pressure gradient to pulmonary edema and mortality in critically ill patients. Chest, 1982, 82: 433 – 437.

［97］Weil MH, Henning RJ, Morissette M, et al. Relationship between colloid osmotic pressure and pulmonary artery wedge pressure in patients with acute cardiorespiratory failure. Am J Med, 1978, 64: 643 – 650.

［98］Hankins G, Clark S, Uckan E. Intrapulmonary shunt (QS/QT) and position in healthy third-trimester pregnancy. Am J Obstet Gynecol, 1996, 174: 322A.

［99］Weinstein MP, Murphy JR, Reller LB, et al. The clinical significance of positive blood cultures: a comparative analysis of 500 episodes of bacteremia and fungemia in adults. II. Clinical observations, with special reference to factors influencing prognosis. Rev Infect Dis, 1983, 5: 54 – 70.

［100］Freid MA, Vosti KL. The importance of underlying disease in

patients with gram-negative bacteremia. Arch Intern Med, 1968, 121: 418 – 423.

［101］Metcalfe J, Ueland K. Maternal cardiovascular adjustments to pregnancy. Prog Cardiovasc Dis, 1974, 16: 363 – 374.

［102］Fletcher AP, Alkjaersig NK, Burstein R. The influence of pregnancy upon blood coagulation and plasma. brinolytic enzyme function. Am J Obstet Gynecol, 1979, 134: 743 – 751.

［103］Pritchard JA, MacDonald PC, Gant NF. Maternal adaption to pregnancy // Williams Obstetrics. 20th ed. Norwalk, CT: Appleton-Century-Crofts, 1997.

［104］Beller JF, Schmidt EH, Holzgreve W, et al. Septicemia during pregnancy: a study in different species of experimental animals. Am J Obstet Gynecol, 1985, 151: 967 – 975.

［105］Bech-Jansen P, Brinkman CR 3rd, Johnson GH, et al. Circulatory shock in pregnant sheep. II: Effects of endotoxin on fetal and neonatal circulation. Am J Obstet Gynecol, 1972, 113: 37 – 43.

［106］Morishima HO, Niemann WH, James LS. Effects of endotoxin on the pregnant baboon and fetus. Am J Obstet Gynecol, 1978, 131: 899 – 902.

［107］Shoemaker WC, Montgomery ES, Kaplan E, et al. Physiologic patterns in surviving and nonsurviving shock patients. Use of sequential cardiorespiratory variables in defining criteria for therapeutic goals and early warning of death. Arch Surg, 1973, 106: 630 – 636.

［108］Kinasewitz GT, Yan SB, Basson B, et al. Universal changes in biomarkers of coagulation and inflammation occur in patients with severe sepsis, regardless of causative micro-organism. Crit Care, 2004, 8: 82 – 90.

［109］Shorr AF, Thomas SJ, Alkins SA, et al. D-dimer correlates with proinflammatory cytokine levels and outcomes in critically ill patients. Chest, 2002, 121: 1262 – 1268.

［110］Nguyen HB, Rivers EP, Knoblich BP, et al. Early lactate clearance is associated with improved outcome in severe sepsis and septic shock. Crit Care Med, 2004, 32: 1637 – 1642.

［111］Nguyen HB, River EP, Abrahamian FM, et al. Severe sepsis and septic shock: review of the literature and emergency department management guidelines. Ann Emerg Med, 2006, 48: 28 – 54.

［112］Cockerill 3rd FR, Wilson JW, Vetter EA, et al. Optimal testing parameters for blood cultures. Clin Infect Dis, 2004, 38: 1724 – 1730.

［113］Lamy B, Roy P, Carret G, et al. What is the relevance of obtaining multiple blood samples for culture? A comprehensive model to optimize the strategy for diagnosing bacteremia. Clin Infect Dis, 2002, 35: 842 – 850.

［114］Christ-Crain M, Jaccard-Stolz D, Bingisser R, et al. Effect of procal-citonin-guided treatment on antibiotic use and outcome in lower respiratory tract infections: cluster-randomised, single-blinded intervention trial. Lancet, 2004, 363: 600 – 607.

［115］Gattas DJ, Cook DJ. Procalcitonin as a diagnostic test for sepsis: health technology assessment in the ICU. J Crit Care, 2003, 18: 52 – 58.

［116］Colonna M, Facchetti F. TREM – 1 (triggering receptor expressed on myeloid cells): a new player in acute inflammatory responses. J Infect Dis, 2003, 187: S397-S401.

［117］Gibot S, Cravoisy A, Levy B, et al. Soluble triggering receptor expressed on myeloid cells and the diagnosis of pneumonia. N Engl J Med, 2004, 350: 451 – 458.

［118］Gibot S, Kolopp-Sarda MN, Bene MC, et al. Plasma level of a triggering receptor expressed on myeloid cells − 1 : its diagnostic accuracy in patients with suspected sepsis. Ann Intern Med, 2004, 141 : 9 − 15.

[119] Annane D, Sebille V, Troche G, et al. A 3-level prognostic classification in septic shock based on cortisol levels and cortisol response to corticotropin. JAMA, 2000, 283 : 1038 − 1045.

[120] Cooper MS, Stewart PM. Corticosteroid insufficiency in acutely ill patients. N Engl J Med, 2003, 348 : 727 − 734.

[121] Sam S, Corbridge TC, Mokhlesi B. Cortisol levels and mortality in sepsis. Clin Endocrinol(Oxf), 2004, 60 : 29.

[122] Rivers E, Nguyen B, Havstad S, et al. Early goal-directed therapy in the treatment of severe sepsis and septic shock. N Engl J Med, 2001, 345 : 1368 − 1377.

[123] Angus DC, Linde-Zwirble WT, Lidicker J, et al. Epidemiology of severe sepsis in the United States : analysis of incidence, outcome, and associated costs of care. Crit Care Med, 2001, 29 : 1303.

[124] Bernard GR, Wheeler AP, Russell JA, et al. The effects of ibuprofen on the physiology and survival of patients with sepsis. The Ibuprofen in Sepsis Study Group. N Engl J Med, 1997, 336 : 912.

[125] Sasse KC, Nauenberg E, Long A, et al. Long-term survival after intensive care unit admission with sepsis. Crit Care Med, 1995, 23 : 1040.

[126] Zeni F, Freeman B, Natanson C. Anti-inflammatory therapies to treat sepsis and septic shock : a reassessment. Crit Care Med, 1997, 25 : 1095.

[127] Dellinger RP, Carlet JM, Masur H, et al. Surviving sepsis campaign guidelines for management of severe sepsis and septic shock. Crit Care Med, 2004, 32 : 858 − 873.

[128] Lindeborg DM, Pearl RG. Recent advances in critical care medicine : inotropic therapy in the critically ill patient. Int Anesthesiol Clin, 1993, 31 : 49 − 71.

[129] Ghosh S, Latimer RD, Gray BM, et al. Endotoxin-induced organ injury. Crit Care Med, 1993, 21 : S19.

[130] Roberts JM, Laros RK. Hemorrhagic and endotoxic shock : a pathophysiologic approach to diagnosis and management. Am J Obstet Gynecol, 1971, 110 : 1041 − 1049.

[131] Hawkins DF. Management and treatment of obstetric bacteremia shock. J Clin Pathol, 1980, 33 : 895 − 896.

[132] Packman MI, Rackow EC. Optimum left heartfilling pressure during fluid resuscitation of patients with hypovolemic and septic shock. Crit Care Med, 1983, 11 : 165 − 169.

[133] Rackow EC, Falk JL, Fein IA, et al. Fluid resuscitation in circulatory shock : a comparison of the cardiorespiratory effects of albumin, hetastarch, and saline solutions in patients with hypovolemic and septic shock. Crit Care Med, 1983, 11 : 839 − 850.

[134] Kaufman BS, Rackow EC, Falk JL. The relationship between oxygen delivery and consumption during fluid resuscitation of hypovolemic and septic shock. Chest, 1984, 85 : 336 − 340.

[135] Weil MN, Nishijima H. Cardiac output in bacterial shock. Am J Med, 1978, 64 : 920 − 922.

[136] Shippy CR, Appel PL, Shoemaker WC. Reliability of clinical monitoring to assess blood volume in critically ill patients. Crit Care Med, 1984, 12 : 107 − 112.

[137] Shoemaker WC, Kram HB, Appel PL, et al. The efficacy of central venous and pulmonary artery catheters and therapy based upon them in reducing mortality and morbidity. Arch Surg, 1990, 125 : 1332 − 1337.

[138] Swan HJ, Ganz W, Forrester J, et al. Catheterization of the heart in man with use of a flow-directed balloon-tipped catheter. N Engl J Med, 1970, 283 : 447 − 451.

[139] Cotton DB, Gonik B, Dorman K, et al. Cardiovascular alterations in severe pregnancy-induced hypertension : relationship of central venous pressure to pulmonary capillary wedge pressure. Am J Obstet Gynecol, 1985, 151 : 762 − 764.

[140] Rackow EC, Kaufman BS, Falk JL, et al. Hemodynamic response to fluid repletion in patients with septic shock : evidence for early depression of cardiac performance. Circ Shock, 1987, 22 : 11 − 22.

[141] Lewis BS, Gotsman MS. Current concepts of left ventricular relaxation and compliance. Am Heart J, 1980, 99 : 101 − 112.

[142] Haupt MT, Rackow EC. Colloid osmotic pressure and fluid resuscitation with hetastarch, albumin, and saline solutions. Crit Care Med, 1982, 10 : 159 − 162.

[143] Shoemaker WC, Appel PL, Kram HB. Oxygen transport measurements to evaluate tissue perfusion and titrate therapy : dobutamine and dopamine effects. Crit Care Med, 1991, 19 : 672 − 688.

[144] Wagner BKJ, d'Amelio LF. Pharmacologic and clinical considerations in selecting crystalloid, colloidal, and oxygen carrying resuscitation fluids, part 2. Clin Pharm, 1993, 12 : 415 − 428.

[145] Finfer S, Bellomo R, Boyce N, et al. A comparison of albumin and saline for fluid resuscitation in the intensive care unit. N Engl J Med, 2004, 350 : 2247 − 2256.

[146] Rao PS, Cavanagh D. Endotoxic shock in the primate : some effects of dopamine administration. Am J Obstet Gynecol, 1982, 144 : 61 − 66.

[147] Goldberg LI. Dopamine : clinical uses of an endogenous catecholamine. N Engl J Med, 1974, 291 : 707 − 710.

[148] Bollaert PE, Bauer P, Audibert G, et al. Effects of epinephrine on hemodynamics and oxygen metabolism in dopamine-resistant septic shock. Chest, 1990, 98 : 949 − 953.

[149] Desjars P, Pinaud M, Poptel G, et al. A reappraisal of norepinephrine therapy in human septic shock. Crit Care Med, 1987, 15 : 134 − 137.

[150] Meadows D, Edwards JD, Wilkins RG, et al. Reversal of intractable septic shock with norepinephrine therapy. Crit Care Med, 1988, 16 : 663 − 666.

[151] MacKenzie SJ, Kapadia F, Nimmo GR, et al. Adrenaline in treatment of septic shock : effects on hemodynamics and oxygen transport. Intens Care Med, 1991, 17 : 36 − 39.

[152] Moran JL, O'Fathartaigh MS, Peisach AR, et al. Epinephrine as an inotropic agent in septic shock : a dose-profile analysis. Crit Care Med, 1993, 21 : 70.

[153] De Backer D, Creteur J, Silva E, et al. Effects of dopamine, norepinephrine, and epinephrine on the splanchnic circulation in septic shock. Which is best? Crit Care Med, 2003, 31 : 1659 − 1667.

[154] Martin C, Papazian L, Perrin G, et al. Norepinephrine or dopamine for the treatment of hyperdynamic septic shock? Chest, 1993, 103 : 1826 − 1831.

[155] Marik PE, Mohedin M. The contrasting effects of dopamine and norepinephrine on systemic and splanchnic oxygen utilization in hyperdynamic sepsis. JAMA, 1994, 272 : 1354 − 1357.

[156] Lucas CE. A new look at dopamine and norepinephrine for hyperdynamic septic shock. Chest, 1994, 105 : 7 − 8.

[157] Rolbin SH, Levinson G, Shnider DM, et al. Dopamine treatment of spinal hypotension decreases uterine blood flow in the pregnant ewe. Anesthesiology, 1979, 51 : 37 − 40.

[158] Shoemaker WC, Appel PL, Kram HB, et al. Prospective tri-

al of supranormal values of survivors as therapeutic goals in high-risk surgical patients. Chest, 1988, 94: 1176 - 1186.

[159] Shoemaker WC, Appel PL, Kram HB. Role of oxygen debt in the development of organ failure sepsis, and death in high-risk surgical patients. Chest, 1992, 102: 208 - 215.

[160] Tuchschmidt J, Fried J, Astiz M, et al. Elevation of cardiac output and oxygen delivery improves outcome in septic shock. Chest, 1992, 102: 216 - 220.

[161] Boyd O, Grounds RM, Bennett ED. A randomized clinical trial of the effect of deliberate perioperative increase of oxygen delivery on mortality in high-risk surgical patients. JAMA, 1993, 270: 2699 - 2707.

[162] Yu M, Levy MM, Smith P, et al. Effect of maximizing oxygen delivery on morbidity and mortality rates in critically ill patients: a prospective, randomized, controlled study. Crit Care Med, 1993, 21: 830 - 838.

[163] Bishop MH, Shoemaker WC, Appel PL, et al. Prospective, randomized trial of survivor values of cardiac index, oxygen delivery, and oxygen consumption as resuscitation endpoints in severe trauma. J Trauma, 1995, 38: 780 - 787.

[164] Hayes MA, Timmins AC, Yau EH, et al. Elevation of systemic oxygen delivery in the treatment of critically ill patients. N Engl J Med, 1994, 330: 1717 - 1722.

[165] Gattinoni L, Brazzi L, Pelosi P, et al. A trial of goal-oriented hemodynamic therapy in critically ill patients. N Engl J Med, 1995, 333: 1025 - 1032.

[166] Hinds C, Watson D. Manipulating hemodynamic and oxygen transport in critically ill patients. N Engl J Med, 1995, 333: 1074 - 1075.

[167] Fiddian-Green RG, Haglund U, Gutierrez G, et al. Goals for the resuscitation of shock. Crit Care Med, 1993, 21: S25-S31.

[168] Tuchschmidt J, Oblitas D, Fried JC. Oxygen consumption in sepsis and septic shock. Crit Care Med, 1991, 19: 664 - 671.

[169] Rackow EC, Astiz ME, Weil MH. Cellular oxygen metabolism during sepsis and shock: the relationship of oxygen consumption to oxygen delivery. JAMA, 1988, 259: 1989 - 1993.

[170] Dantzker D. Oxygen delivery and utilization in sepsis. Crit Care Clin, 1989, 5: 81 - 98.

[171] Gutierrez G, Lund N, Bryan-Brown CW. Cellular oxygen utilization during multiple organ failure. Crit Care Clin, 1989, 5: 271 - 287.

[172] Shoemaker WC, Appel PL, Bland R, et al. Clinical trial of an algorithm for outcome prediction in acute circulatory failure. Crit Care Med, 1983, 11: 165.

[173] Pinsky MR, Vincent JL. Let us use the PAC correctly and only when we need it. Crit Care Med, 2005, 33: 1119 - 1122.

[174] Vincent JL. Hemodynamic support in septic shock. Guidelines for the management of severe sepsis and septic shock. International Sepsis Forum. Intens Care Med, 2001, 27: S80-S92.

[175] Catanzarite V, Willms D, Wong D, et al. Acute respiratory distress syndrome in pregnancy and the puerperium: causes, courses, and outcomes. Obstet Gynecol, 2001, 97: 760.

[176] Perry KG Jr, Martin RW, Blake PG, et al. Maternal outcome associated with adult respiratory distress syndrome. Am J Obstet Gynecol, 1996, 174: 391.

[177] Weg JG, Anzueto A, Balk RA, et al. The relation of pneumothorax and other air leaks to mortality in the acute respiratory distress syndrome. N Engl J Med, 1998, 338: 341.

[178] Ware LB, Matthay MA. The acute respiratory distress syndrome. N Engl J Med, 2000, 342: 1334 - 1349.

[179] Ware LB, Matthay MA. Alveolar fluid clearance is impaired in the majority of patients with acute lung injury and the acute respiratory distress syndrome. Am J Respir Crit Care Med, 2001, 163: 1376 - 1383.

[180] Bersten A, Sibbald WJ. Acute lung injury in septic shock. Crit Care Clin, 1989, 5: 49 - 79.

[181] Ashbaugh DG, Maier RV. Idiopathic pulmonary fibrosis in adult respiratory distress syndrome: diagnosis and treatment. Arch Surg, 1985, 120: 530 - 535.

[182] Meduri GU, Belenchia JM, Estes RJ, et al. Fibroproliferative phase of ARDS: clinical findings and effects of corticosteroids. Chest, 1991, 100: 943 - 952.

[183] Tomlinson MW, Caruthers TJ, Whitty JE, et al. Does delivery improve maternal condition in the respiratory-compromised gravida? Obstet Gynecol, 1998, 91: 108.

[184] Jenkins TM, Troiano NH, Graves CR, et al. Mechanical ventilation in an obstetric population: characteristics and delivery rates. Am J Obstet Gynecol, 2003, 188: 439.

[185] Petrucci N, Iacovelli W. Ventilation with lower tidal volumes versus traditional tidal volumes in adults for acute lung injury and acute respiratory distress syndrome. Cochrane Database Syst Rev, 2004, 2: CD003844.

[186] Acute Respiratory Distress Syndrome Network. Ventilation with lower tidal volumes as compared with traditional tidal volumes for acute lung injury and the acute respiratory distress syndrome. N Engl J Med, 2000, 342: 1301 - 1308.

[187] Houck PM, Bratzler DW, Nsa W, et al. Timing of antibiotic administration and outcomes for Medicare patients hospitalized with community-acquired pneumonia. Arch Intern Med, 2004, 164: 637 - 644.

[188] Duff P, Gibbs RS, Blanco JD, et al. Endometrial culture techniques in puerperal patients. Obstet Gynecol, 1983, 61: 217 - 222.

[189] Gibbs RS, Blanco JD, Hrilica VS. Quantitative bacteriology of amniotic fluid from women with clinical intraamniotic infection at term. J Infect Dis, 1982, 145: 1 - 8.

[190] MacArthur RD, Miller M, Albertson T, et al. Adequacy of early empiric antibiotic treatment and survival in severe sepsis: experience from the MONARCS trial. Clin Infect Dis, 2004, 38: 284.

[191] Garau J, Xercavins M, Rodriguez-Carballeira M, et al. Emergence and dissemination of quinolone-resistant Escherichia coli in the community. Antimicrob Agents Chemother, 1999, 43: 2736 - 2741.

[192] Gupta K, Sahm DF, May. eld D, et al. Antimicrobial resistance among uropathogens that cause community-acquired urinary tract infections in women: a nationwide analysis. Clin Infect Dis, 2001, 33: 89 - 94.

[193] Thornsberry C, Sahm DF, Kelly LJ, et al. Regional trends in antimicrobial resistance among clinical isolates of Streptococcus pneumoniae, Haemophilus influenzae, and Moraxella catarrhalis in the United States: results from the TRUST Surveillance Program, 1999 - 2000. Clin Infect Dis, 2002, 34: S4-S16.

[194] Karlowsky JA, Thornsberry C, Jones ME, et al. Factors associated with relative rates of antimicrobial resistance among Streptococcus pneumoniae in the United States: results from the TRUST Surveillance Program(1998 - 2002). Clin Infect Dis, 2003, 36: 963 - 970.

[195] Doern GV, Brown SD. Antimicrobial susceptibility among community-acquired respiratory tract pathogens in the USA: data from PROTEKT US 2000 - 01. J Infect, 2004, 48: 56 - 65.

[196] Frazee BW, Lynn J, Charlebois ED, et al. High prevalence of methicillin-resistant Staphylococcus aureus in emergency department skin and soft tissue infections. Ann Emerg Med, 2005, 45: 311 – 320.

[197] Lewis JS 2nd, Jorgensen JH. Inducible clindamycin resistance in staphylococci. Should clinicians and microbiologists be concerned? Clin Infect Dis, 2005, 40: 280 – 285.

[198] Fagon JY, Chastre J, Vuagnat A, et al. Nosocomial pneumonia and mortality among patients in intensive care units. JAMA, 1996, 275: 866 – 869.

[199] Urschel JD. Necrotizing soft tissue infections. Postgrad Med J, 1999, 75: 645.

[200] Gallup DG, Meguiar RV. Coping with necrotizing fasciitis. Contemp Ob/Gyn, 2004, 49: 38.

[201] Collins CG. Suppurative pelvic thrombophlebitis. A study of 202 cases in which the disease was treated by ligation of the vena cava and ovarian vein. Am J Obstet Gynecol, 1970, 108: 681 – 687.

[202] Mei CT, Feeley TW. Coagulopathies and the intensive care setting. Int Anesthesiol Clin, 1993, 31: 97 – 117.

[203] Marshall JC. Inflammation, coagulopathy, and the pathogenesis of multiple organ dysfunction syndrome. Crit Care Med, 2001, 29(Suppl): S99-S106.

[204] Vincent JL. New therapeutic implications of anticoagulation mediator replacement in sepsis and acute respiratory distress syndrome. Crit Care Med, 2000, 28: S83-S85.

[205] Miller TR, Anderson RJ, Linas SL, et al. Urinary diagnostic indices in acute renal failure. Ann Intern Med, 1978, 89: 47 – 50.

[206] Hardaway RM. Prediction of survival or death of patients in a state of severe shock. Surg Gynecol Obstet, 1981, 152: 200 – 206.

[207] Ronco C, Bellomo R, Homel P, et al. Effects of different doses in continuous veno-venous haemo. ltration on outcomes of acute renal failure: a prospective randomised trial. Lancet, 2000, 356: 26 – 30.

[208] Schrier RW, Wang W. Acute renal failure and sepsis. N Engl J Med, 2004, 351: 159 – 169.

[209] Wojnar MM, Hawkins WG, Lang CH. Nutritional support of the septic patient. Crit Care Clin, 1995, 11: 717 – 733.

[210] Mainous MR, Deitch EA. Nutrition and infection. Surg Clin North Am, 1994, 74: 659 – 676.

[211] Deitch EA, Winterton J, Li M, et al. The gut as a portal of entry for bacteremia: role of protein malnutrition. Ann Surg, 1987, 195: 681 – 692.

[212] Ziegler TR, Smith RJ, O'Dwyer ST, et al. Increased intestinal permeability associated with infection in burn patients. Arch Surg, 1988, 123: 1313 – 1319.

[213] Riddington DW, Venkatesh B, Boivin CM, et al. Intestinal permeability, gastric intramucosal pH, and systemic endotoxemia in patients undergoing cardiopulmonary bypass. JAMA, 1996, 275: 1007 – 1012.

[214] Gys T, Hubens A, Neels H, et al. Prognostic value of gastric intramural pH in surgical intensive care patients. Crit Care Med, 1988, 16: 1222 – 1224.

[215] Doglio GR, Pusajo JF, Egurrola MA, et al. Gastric mucosal pH as a prognostic index of mortality in critically ill patients. Crit Care Med, 1991, 19: 1037 – 1040.

[216] Sauve JS, Cook DJ. Gastrointestinal hemorrhage and ischemia: prevention and treatment. Int Anesthesiol Clin, 1993, 31: 169 – 183.

[217] Craven DE, Kunches LM, Kilinshy V, et al. Risk factors for pneumonia and fatality in patients receiving continuous mechanical ventilation. Am Rev Respir Dis, 1986, 133: 792 – 796.

[218] Bresalier RS, Grendell JH, Cello JP, et al. Sucralfate suspension versus titrated antacid for the prevention of acute stress-related gas-trointestinal hemorrhage in critically ill patients. Am J Med, 1987, 83: 110.

[219] Cannon LA, Heiselman D, Gardner W, et al. Prophylaxis of upper gastrointestinal tract bleeding in mechanically ventilated patients. A randomized study comparing the efficacy of sucralfate, cimetidine, and antacids. Arch Intern Med, 1987, 147: 2101 – 2106.

[220] Driks MR, Craven DE, Celli BR, et al. Nosocomial pneumonia in intubated patients given sucralfate as compared with antacids or histamine type 2 blockers. N Engl J Med, 1987, 317: 1376 – 1382.

[221] Tryba M. Risk of acute stress bleeding and nosocomial pneumonia in ventilated intensive care unit patients: sucralfate versus antacids. Am J Med, 1987, 83: 117 – 124.

[222] Cook DJ, Reeve BK, Guyatt GH, et al. Stress ulcer prophylaxis in critically ill patients: resolving discordant meta-analyses. JAMA, 1996, 275: 308 – 314.

[223] Briggs GG, Freeman RK, Yaffe SJ. Sucralfate: gastrointestinal agent // A Reference Guide to Fetal and Neonatal Risk: Drugs in Pregnancy and Lactation. 4th ed. Baltimore: Williams and Wilkins, 1995, 792.

[224] Van den Berghe G, Wouters P, Weckers F, et al. Intensive insulin therapy in critically ill patients. N Engl J Med, 2001, 345: 1359 – 1367.

[225] Sprung CL, Caralis PV, Marcial EH, et al. The effects of high-dose corticosteroids in patients with septic shock. N Engl J Med, 1984, 311: 1137 – 1143.

[226] Bone RC, Fisher CJ Jr, Clemmer TP, et al. A controlled clinical trial of high-dose methylprednisolone in the treatment of severe sepsis and septic shock. N Engl J Med, 1987, 317: 653 – 658.

[227] Veterans Administration Systemic Sepsis Cooperative Study Group. Effect of high-dose glucocorticoid therapy on mortality in patients with clinical signs of systemic sepsis. N Engl J Med, 1987, 317: 659.

[228] Weigelt JA, Norcross JF, Borman KR, et al. Early steroid therapy for respiratory failure. Arch Surg, 1985, 120(5): 536 – 540.

[229] Hooper RG, Kearl RA. Established ARDS treated with a sustained course of adrenocortical steroids. Chest, 1990, 97: 138 – 143.

[230] Cunningham DS, Evan EE. The effects of betamethasone on maternal cellular resistance to infection. Am J Obstet Gynecol, 1991, 165: 610.

[231] Crowley PA. Antenatal corticosteroid therapy: a meta-analysis of the randomized trials, 1972 to 1994. Am J Obstet Gynecol, 1995, 173: 322.

[232] Oettinger WK, Walter GO, Jensen UM, et al. Endogenous prostaglandin F2 alpha in the hyperdynamic state of severe sepsis in man. Br J Surg, 1983, 70: 237 – 239.

[233] Vada P. Elevated plasma phospholipase A2 levels: correlation with the hemodynamic and pulmonary changes in gram-negative septic shock. J Lab Clin Med, 1984, 104: 873.

[234] Cefalo RC, Lewis PE, O'Brien WF, et al. The role of prostaglandins in endotoxemia: comparisons in response in the nonpregnant, maternal, and fetal model. Am J Obstet Gynecol, 1980, 137: 53 – 57.

[235] Rao PS, Cavanagh D, Gaston LW. Endotoxic shock in the primate: effects of aspirin and dipyridamole administration.

Am J Obstet Gynecol, 1981, 140: 914 - 922.

[236] O'Brien WF, Cefalo RC, Lewis PE, et al. The role of prostaglandins in endotoxemia and comparisons in response in the nonpregnant, maternal, and fetal models. II. Alterations in prostaglandin physiology in the nonpregnant, pregnant, and fetal experimental animal. Am J Obstet Gynecol, 1981, 139: 535 - 539.

[237] Makabali GL, Mandal AK, Morris JA. An assessment of the participatory role of prostaglandins and serotonin in the pathophysiology of endotoxic shock. Am J Obstet Gynecol, 1983, 145: 439 - 445.

[238] Lachman E, Pitsoe SB, Gaffin SL. Antilipopolysaccharide immunotherapy in management of septic shock of obstetric and gynaecologic origin. Lancet, 1984, 1: 981 - 983.

[239] Greenman RL, Schein RMH, Martin MA, et al. A controlled clinical trial of E5 murine monoclonal IgM antibody to endotoxin in the treatment of gram-negative sepsis. JAMA, 1991, 266: 1097 - 1102.

[240] Wenzel RP. Monoclonal antibodies and the treatment of gram-negative bacteremia and shock. N Engl J Med, 1991, 324: 486.

[241] Ziegler EJ, Fisher CJ Jr, Sprung CL, et al. Treatment of gram-negative bacteremia and septic shock with HA - 1A human monoclonal antibody against endotoxin. N Engl J Med, 1991, 324: 429 - 436.

[242] Warren HS, Danner RL, Munford RS. Anti-endotoxin monoclonal antibodies. N Engl J Med, 1992, 326: 1153.

[243] Natanson C, Hoffman WD, Suffredini AF, et al. Selected treatment strategies for shock based on proposed mechanisms

of pathogenesis. Ann Intern Med, 1994, 120: 771 - 783.

[244] Goldie AS, Fearon KCH, Ross JA, et al. Natural cytokine antagonists and endogenous antiendotoxin core antibodies in sepsis syndrome. JAMA, 1995, 274: 172 - 177.

[245] Warren BL, Eid A, Singer P, et al. KyberSept Trial Study Group. Caring for the critically ill patients. High-dose antithrombin III in severe sepsis: a randomized controlled trial. JAMA, 2001, 286: 1869 - 1878.

[246] Bernard GR, Vincent JL, Laterre PF, et al. Efficacy and safety of recombinant human activated protein C for severe sepsis. N Engl J Med, 2001, 344: 699 - 709.

[247] Warren HS, Suffredini AF, Eichacker PQ, et al. Risks and benefits of activated protein C treatment for severe sepsis. N Engl J Med, 2002, 347: 1027 - 1030.

[248] Abraham E, Laterre PF, Garg R, et al. Drotrecogin alfa(activated) for adults with severe sepsis and a low risk of death. N Engl J Med, 2005, 353: 1332 - 1341.

[249] Johnston JA, Pulgar S, Ball DE, et al. The impact of timely drotrecogin alfa(activated) administration on hospital mortality and resource use. Crit Care Med, 2003, 31: A73.

[250] Verceles A, Schwarcz R, Birnbaum P, et al. Factors influencing survival in patients receiving activated protein C. Crit Care Med, 2003, 31: A126.

[251] Vincent JL, Levy MM, Macias WL, et al. Early intervention with drotrecogin alfa (activated) improves survival benefit. Crit Care Med, 2003, 31: A123.

[252] Wheeler A, Steingrub J, Linde-Zwirble W, et al. Prompt administration of drotrecogin alfa (activated) is associated with improved survival. Crit Care Med, 2003, 31: A120.

第 **42** 章 妊娠期过敏性休克

简 介

过敏性休克是一种人体内潜在的严重危及生命的过敏性反应，发作迅速且剧烈，需要及时对症治疗。无论妊娠与否，其病理生理学、过敏原和过敏反应的治疗都是相似的，本章将主要阐述过敏性休克的一般治疗，并强调妊娠时的特殊治疗。

定 义

"过敏性反应"是一个不严密的曾用术语，是 1902 年根据希腊语 ana（倒退）和 phylax（守卫）所创造的新词，用于描述一种药剂的防护效应替代了其效应及会带来的伤害。严格地说，过敏性反应是指由免疫球蛋白 E（IgE）介导的迅速发生高度敏感的（I 型）变态生理反应（表 42.1）[1-3]。然而，在临床实践中，这种生理反应很难与其他剧烈的非 IgE 介导的过敏反应类型区分开来。准确地说，这种非 IgE 介导的生理反应称为"类过敏性反应"。尽管真正的过敏性反应比类过敏性反应更容易引起低血压和心脏骤停，但这两种反应的最初治疗方案是一致的，因此本章中两种反应是可替换的。

流行病学

在美国，每年类过敏性反应将会引起 1% 的急诊就诊和大约 1000 例死亡。约 0.05% ~ 2% 的个体在其一生中会发生类过敏性反应。类过敏性反应多发生于住院患者，预估住院时过敏性反应出现的概率为 1/5100 ~ 1/2700[4,5]。孕妇发生过敏性反应的概率尚未得知，但鉴于①孕妇住院和药物治疗的频繁需求，以及②目前对妊娠期免疫改变的认知，没有理由表明此类人群发生过敏性反应的概率是较低的。

过敏原

表 42.2 列举了导致成年人发生过敏性反应的大部分常见的过敏原。尽管此表涉及大部分过敏原，但在高达 60% 的病例中，很难确定导致过敏反应的具体原因[6,7]。一些过敏性反应只有在机体活动或运动时才发生，这种反应为"食物依赖的或运动诱发的过敏性反应"（food-dependent, exercise-induced anaphylaxis, FDE-IAn）。

超过 50 例的病例报告显示过敏性反应的发生与产科患者产前和（或）生产时受到的照料有关，一些原因在表 42.2 中有表明。

过敏性反应和（或）类过敏性反应的危险因素

以下列举的是一些过敏性反应的已知危险因素。

性 别

女性一般更容易发生过敏性反应，特别是有非甾体抗炎药、乳胶和神经肌肉阻滞剂接触

表 42.1　Gell 和 Coombs 对过敏性反应的分类

类型	临床表现	机制
Ⅰ. 过敏性休克，迅猛型超敏反应	如本章所描述的真正过敏性反应	暴露的抗原释放组胺、白细胞三烯，来自肥大细胞或嗜碱粒细胞的前列腺素，通常为 IgE 介导的过敏反应
Ⅱ. 细胞毒性抗体依赖型	溶血性贫血、间质性肾炎	与抗体细胞紧密结合的抗原或半抗原，通常引起细胞坏死和组织损害
Ⅲ. 免疫复合物疾病	免疫复合物型血清病	抗原抗体复合物的形成和沉积对血管和组织造成伤害
Ⅳ. 细胞介导或迟发型超敏反应	接触性皮炎	致敏抗原 T 细胞引起组织损伤
Ⅴ. 特发性	斑状丘疹、Stevens-Johnson 综合征	未知

史的女性。有学说认为女性因经常使用化妆品和护肤品，所以比男性更容易与抗原接触。

感染途径

肠外感染的抗原比口腔进入的更容易引起过敏反应。肠外感染不太可能引起荨麻疹和潮红，因此过敏反应可能会被误认为是其他原因引起的低血压[8]。吸入感染很少会引起过敏反应。一旦发生，花生或乳胶是最可能的致敏原因。较大的抗原比较小的抗原更容易导致患者发生过敏反应。最后，可能患有过敏症的患者会因随之而来的其他抗原而增加风险。

接触史

经常性接触比间歇性接触较少引起过敏性反应。

过敏史

过敏性反应多发生在有过敏史的患者身上。然而，反复暴露于过敏原并不一定会导致过敏性反应的复发[9]。如果先前有过敏史的患者体内抗原沉淀了一段时间，IgE 水平也许随着时间的流逝而降低，但免疫者也可能不再发作。

特异性反应

特异性反应的患者接触除药物外的大多数致敏源时发生过敏性反应的风险较一般人群高。遗传性过敏和哮喘的患者发生过敏性反应时也

更易死亡[10]。

病理生理学

真正的过敏反应是由肥大细胞和嗜碱性粒细胞脱颗粒释放炎症介质引起的。这种脱颗粒反应是由肥大细胞的 IgE 抗体与抗原结合沉淀交联的。最初释放的介质包含有组胺、前列腺素、白三烯、血小板活化因子等。细胞因子、白介素 3、白介素 4 和肿瘤坏死因子随之被释放。过敏反应也可以通过刺激相关补体 C3a、C4a 和 C5a 而发生。花生四烯酸的交替代谢变化在某些情况下也可导致过敏性反应。这些介质可导致人体瘙痒、血管舒张和血管通透性的增加，其还能导致呼吸肌收缩、自主神经系统刺激、血小板聚集、炎症细胞补充和增加胃肠蠕动。所有的这些反应都与过敏性反应的临床表现的变化有关。

临床表现

在抗原刺激下，症状通常在 5~60min 内发生。肠道外致敏会导致快速反应，肠道内致敏则需要更长的时间。在罕见的情况下，发病可能会延迟几小时[11]。过敏反应的表现各不相同，列举在表 42.3 中。心血管衰竭以及因上呼吸道阻塞、水肿或顽固性支气管痉挛导致的窒息等过敏反应常会导致死亡。

表 42.2　成人过敏反应的过敏原[27,31-39]

过敏原的分类	特殊过敏原	注解
药物 药物真正的过敏反应需应用之前有过敏史,但类过敏反应可发生于第一次过敏反应	抗生素,尤其是 β 内酰胺类(青霉素和不常用的头孢类抗生素) 阿司匹林和其他非甾体抗炎药(NSAID),尤其是患有鼻息肉、慢性鼻窦炎与哮喘的患者 神经肌肉阻滞剂 麻醉剂 抗肿瘤化合物 胰岛素[40] 血管紧张素转化酶(ACE)抑制剂[41]	人群中有 4%～10% 的患者体内有青霉素特异性 IgE 抗体,尽管这群患者为很少有明显的过敏反应的表现,青霉素发生过敏反应的概率为 0.04%～0.2%,因过敏导致死亡的概率为 0.001%。这些患者中大部分之前有青霉素过敏但没有文献记载过敏反应,但 1/3 死于青霉素过敏的患者有文献记载使用青霉素发生的现有反应[42] 尽管有 20% 的 PCN 过敏患者有实验室或皮肤试验证明使用头孢菌素会发生交叉反应,但仅有 1% 的患者使用头孢菌素发生临床反应。因此,现在推荐头孢菌素仅用于有低血压或呼吸困难的 PCN 过敏患者 非 β 内酰胺类抗生素发生类过敏反应是非常罕见的 NSAID 可通过多种机制发生过敏反应,其中有一些是特定于一种单一药物,有些是特定于一种单一酶一起[43,44]。选择性环氧合酶 - 2(COX - 2)导致过敏反应的可能性比 NSAIDs 低
昆虫叮咬和刺伤	膜翅目成员[45](胡蜂、黄蜂、蚂蚁和收获蚁)	
食品[23,46-48]	海鲜、鱼、花生、树坚果、蔬菜如胡萝卜、芹菜、小麦和谷物	食物过敏可发生于任何年龄段,尽管儿童比较常见 食物过敏更可能在哮喘患者身上产生不良的结果 海鲜过敏反应与原肌球蛋白质相关而非蛋白含量 胡萝卜和芹菜过敏患者更常见于花粉过敏者 小麦和谷物过敏患者更可能与"食物依赖的运动诱发的过敏性反应有关(FDEIAn)"
亚硫酸化剂	亚硫酸盐(或亚硫酸化剂)是一组简单的化学物质,包括二氧化硫及亚硫酸盐。有些药物是由美国 FDA 批准使用的食品防腐剂,以防止食品变色 亚硫酸盐最常见于以下食物:干汤粉、蔬菜汁、烘焙食品、罐装或风干果品、干果、调味品、椰丝、龙虾、胡贝、蕨菜、泡菜、酸菜、干面条餐、糖蜜、肉汁、土豆、柠檬和酸橙汁、果酱和果冻、葡萄和果酒、啤酒、葡萄酒、马拉斯奇诺樱桃、脱水蔬菜和水果	1986 年美国 FDA 禁止标示在水果和蔬菜中的亚硫酸盐可以生吃,他们还要求企业在产品标签上标明浓度为 10ppm 或更高的亚硫酸盐剂量,以及无论是否有机或无机的食物都应标明亚硫酸盐的浓度
免疫注射	医生为过敏患者免疫注射以降低系统的过敏反应	

续表

过敏原的分类	特殊过敏原	注解
造影剂（RCM）[48-51]	目前使用的低渗透压 RCM 与以往使用的高渗透压 RCM 对比，引起过敏反应的风险很小。等渗 RCM 较少可能发生过敏反应，当一个患者有过敏反应高风险时可要求用等渗造影剂	RCM 引起的是类过敏反应而非真正的过敏反应。威胁生命的过敏反应发生率 <0.1%。发病高峰为 20～50 岁，也可发生在生育年龄的女性中。曾经有 RCM 过敏史的患者可能引起类过敏反应，但即使有 RCM 过敏史，引起过敏反应的发生率为 16%～44%。过量 RCM 会导致心源性肺水肿，这不是超敏反应而是呼吸衰竭的一部分鉴别诊断[52]。RCM 过敏反应与贝司类过敏（通常与原肌球蛋白的蛋白质相关而非碘含量）没有任何关系。这两种过敏原唯一的关联是证明可减轻或预防有高危过敏原的患者类固醇和抗 H1 拮抗剂如苯海拉明可减轻或预防有高危或预防有高危过敏原引起过敏反应的患者
产科患者的特殊病因	精液 海带 催产剂 氨甲喋呤[53] 麻醉药物包括局部麻醉药 胶体如右旋糖酐，白蛋白 运动[54]	催产素引起类过敏反应但通常被用于特定的防腐制剂如三氯叔丁醇[55-59] 据报道静脉注射氨甲喋呤（MTX）治疗癌症时可引起过敏反应[60] 孕产妇和胎儿的发病率和死亡率与右旋糖酐的使用有关，1/383 的患者使用右旋糖酐 70 诱导导致发生过敏反应[61-64] 运动能使一些个体产生过敏反应，劳动也包含在内[65]
血液制品	全血，血清，血浆，分离血清或免疫球蛋白的血液制品都能引起过敏反应	血液制品可以通过 Ⅱ 型或 Ⅲ 型过敏反应引起类过敏反应
乳胶	接触硬橡胶一般无明显反应。通过接触静脉输液管，导尿管，气管内导管，口腔橡皮障，瓶塞，避孕套，胶粘敷料和气球可发生过敏反应。接触途径可通过直接接触，雾化或吸入人的方式	乳胶过敏仍然是手术期发生过敏的主要原因。无粉低蛋白乳胶手套的广泛使用降低了乳胶过敏的发生，但仍可见于医护人员和经历了多家医院常规诊疗的患者身上[26,66]。脊柱裂患儿乳胶过敏的风险增加，理论上应该在婴儿被托付和被照料期间使用非乳胶材料

表 42.3 过敏性反应的临床表现[67]

系统影响	临床症状/标志	注释
皮肤	发痒，发红，感觉皮肤被拉或被烧，荨麻疹和血管性水肿(88%)	
心理	迫切死亡的感觉	
呼吸系统	气促，声嘶，呼吸、吞咽、说话困难，窒息，喉咙阻塞，哮喘，喘鸣，喉水肿(50%)，胸片示充气过度，肺水肿或 ARDS[67]，插管患者可能气道压力和阻力增加	
心血管系统	衰弱，心悸，胸闷，晕厥，心动过速心动过缓，心电图 ST/T 段改变，多重室早，由于血容量减少致低血压，休克发生在30%以上，最终心律失常而致命	以下 3 个因素可能引发低血压： 1 血管通透性突然改变致体内第三间隙血容量突然减少 2 血管舒张 3 心力衰竭[1,15] 虽然最初的心输出量会增加，但会随着疾病的进展而减少。过敏性反应最初最典型的代表是体循环减少。然而，严重的血容量减少患者更易发生
胃肠道	嘴巴有金属味，恶心，呕吐，腹泻，尿失禁，腹膨隆，腹部和子宫压缩(30%)	
胎儿	胎动减少，胎心监测晚期减慢，心动过速，变异减慢，心动过缓	

反应的时间和时长

　　大多数过敏反应表现为一个严重的反应，并在治疗后数小时内缓解。有些患者表现为延长的综合征症状，并持续 24～48h。1%～20%的过敏反应表现为一个急性期后有一段时间的缓解期，紧接着在初始症状后的 1～8h 内发生复发期。有报告指出第二波症状会在初始症状后 72h 才发生，但这种情况比较少见[12-14]。这种双相反应的病理生理基础仍不清楚。双相反应似乎以口服致敏更常见，一般延迟的第二阶段的症状比初始症状轻。

诊　断

　　过敏反应是一种临床诊断。过敏反应的三个诊断标准见表 42.4。

过敏反应的治疗

急性处理[15-20]

　　过敏反应的急救应参考以下方式逐步进行。

　　1. 供氧和气道评估。如患者出现气道梗阻征象或面颈部肿胀的情况，应及时将插管设备及有气管插管经验的医生带至床边。由于妊娠相关的体型及气道变化，妊娠女性很难进行插管。过敏所致的呼吸道水肿可能进一步加大建立妊娠患者气道的难度。因此，应由经验丰富者进行此类气管插管，并且准备好插管失败的补救措施(包括紧急气管切开可能)。

　　2. 给予 1∶1000 肾上腺素 0.5mg 大腿前外侧肌内注射。肾上腺素能纠正低血压及支气管痉挛，是抢救过敏反应的一线药物。肾上腺素在抢救过程中的剂量无绝对规定，可根据需要，每 5min 重复一次。肾上腺素可皮下注射，但吸

表 42.4 过敏性反应诊断的 3 种不同标准[15,16,26,68]

标准 1

疾病持续发作维持几分钟到数小时，包括皮肤、黏膜改变，如荨麻疹，嘴唇、舌头、悬雍垂肿胀，以下至少一个会出现：

呼吸损害，如呼吸困难，哮喘，喘鸣，血氧不足

血压减少或终末器官功能障碍(晕厥，尿失禁，衰竭，张力过低)

标准 2

以下两个或以上潜在引起过敏症之后的证据：

黏膜/皮肤症状：荨麻疹，发红，发痒，舌头、嘴唇和悬雍垂肿胀

呼吸症状：呼吸困难，哮喘，支气管痉挛，血氧不足

胃肠道症状：腹痛，呕吐

血流动力学不稳定：低血压，晕厥，尿失禁

标准 3

过敏原接触后几分钟到数小时血压测量(<90mmHg 或比基础值降低 >30mmHg)

收速度和疗效比肌内注射或静脉注射差。如果患者近期服用 β 受体阻滞剂，肾上腺素的作用会减弱，当肾上腺素不能产生预期效果时，应予患者胰高血糖素 1mg 静脉注射替代治疗。必要时，此剂量的胰高血糖素可以每 1min 重复一次。由于胰高血糖素可通过非 β 受体介导影响心率和心肌收缩力，因此总量不应超过 5mg/d[21]。

3. 建立两个大孔径(14 ~ 16G)外周静脉通道以便进行液体复苏，并为建立中心静脉通路做准备。通常先快速输入 5 ~ 10mL/kg 的生理盐水或林格乳酸盐液，保护心肾等重要生命器官[22]。妊娠期患者易于发生肺水肿，应注意体液平衡。持续静脉泵入使血压维持在 90/60mmHg 以上，尤其是对肾上腺素反应欠佳的患者。过敏反应发生时往往导致大量血浆外渗入第三间隙，导致有效循环血容量不足。严重的过敏性反应患者需要输注 7L 以上的液体以维持血压[23]。

4. 可能时去除过敏原，于接触致敏物质的肢体的近心端扎一止血带以阻止静脉回流。视病情需要，止血带每 15min 放松一次，以防止组织缺血。

5. 将患者放置于头高脚低左侧卧位，以改善静脉回流。

6. 进行心电及血压监测，每 5min 至少监测一次。

7. 给予静脉注射 H_1 受体阻滞剂(在 3 ~ 5min 内静脉注射苯海拉明 25mg)和 H_2 受体阻滞剂(静脉注射雷尼替丁 1mg/kg)。

8. 给予静脉注射糖皮质激素[每 6h 给予氢化可的松 100mg 或甲泼尼龙 1 ~ 2mg/(kg·d)]。激素并不能治疗过敏反应的急性症状，但可防止后期反应的发生。由于有接触致敏药物 72h 后发生双相反应的罕见病例，专家建议将该剂量类固醇激素继续使用，共达 4d(泼尼松龙 50mg/d)。

9. 如患者发作喘息，可给予支气管扩张剂如沙丁胺醇 2.5 ~ 5mg 以 3mL 生理盐水稀释后雾化。

10. 连接胎心监护。在及时控制产妇血压的情况下，仍有因母体发生过敏反应而胎儿宫内窘迫或死亡的报告，提示血压应控制在能维持子宫(或内脏)血流动力学不变的水平。如有胎儿窘迫的证据，应在分娩过程中逐渐提高氧流量，改变产妇体位，同时增加补液量。如出现胎儿或产妇持续窘迫的征象，应予升压药维持血压(见下文)。必要时行剖宫产终止妊娠，特别是在胎儿胎龄已达到分娩后存活的阶段以及在积极进行孕产妇复苏的情况下胎儿仍呈现进行性窘迫。

11. 如血压持续低于 90/60mmHg，给予静脉注射升压药。存在血压不稳定或气道问题的患者应及时转至重症监护室，并在数分钟内给予静脉注射 1:10 000(1mg/10mL) 的肾上腺素 0.1mg，必要时每 5~10min 重复一次。给药时，患者应处于心电监护下，并尽可能通过中心线给药以减少由于血浆外渗造成的组织损伤。如静脉通路不好，也可给予 0.3~0.5mg(3~5mL 的 1:10 000 稀释)肾上腺素气管内给药。必要时可予肾上腺素持续静脉泵入 1:1000 的肾上腺素溶液 1mL 用 500mL 生理盐水稀释后，以 1~4μg/min[0.05~0.1μg/(kg·min)] 的速率泵入，直到患者有反应为止。妊娠期使用肾上腺素确实会出现副作用，因为在妊娠早期使用时有致腹疝的可能性，且会对子宫血供产生不利影响。出于上述考虑，一些学者提出皮下注射特布他林(通常 0.25mg 皮下注射)作为在妊娠期间使用肾上腺素的替代药物。但数据显示特布他林治疗过敏反应的疗效很小，因此，考虑到可能威胁患者生命的情况，大多数专家建议肾上腺素作为妊娠期过敏反应的一线用药。研究表明，非妊娠期的过敏反应患者中，死亡率最高的是肾上腺素治疗延迟者[24-26]。在肾上腺素抢救过敏性休克失败时，其他升压药可能有效，包括多巴胺[5~20μg/(kg·min)]，去甲肾上腺素(0.5~30μg/min)或去氧肾上腺素(30~180μg/min)。也有报道称静脉注射垂体后叶素 10~40U 对难治性病例有效[15]。

过敏反应患者急性期后的治疗

过敏反应的后续治疗通常涉及升压药的持续应用，直到血压稳定为止。一般应在发病 6h 内紧急处理急性症状和潜在风险。类固醇激素和抗组胺药应持续使用 72~96h 才能停药。

一旦患者病情稳定，应仔细询问过敏反应发生前的暴露史以了解可能的过敏原。同时也应询问患者发病前从事的体力活动，包括性生活。

过敏反应一旦发生，应尽快完善相关的实验室检查(包括过敏反应中会升高的血清组胺和类胰蛋白酶水平)，以明确诊断[18,27]。血清组胺水平持续升高 60min 而类胰蛋白酶升高达 6h。因此，通常应在发病 6h 后采集几个血标本，以观察到这种水平变化。组胺检测可能会因嗜碱性粒细胞在试管的血凝块中活化而出现假性升高，且其半衰期非常短，因此其临床应用比较受限。因此，可以考虑留 24h 尿标本检测组胺的代谢产物 N-甲基组胺。试验表明，组胺或类胰蛋白酶及其代谢产物升高提示过敏反应；但阴性结果并不能排除诊断。

应对所有既往发生过敏反应的患者进行健康教育，讲明其病情的严重性及其复发倾向。应提供患者肾上腺素自动注射器的处方并说明用法。应反复向患者强调其重要性，因为许多患者不会执行处方或不愿意自行注射，除非他们清楚地认识到自己病情的性质[15,28,29]。在美国上市的自动注射器包括 EpiPen 和 Twinject 两种品牌。Twinject 有双倍剂量装，过敏反应较严重的成人患者可能需要剂量加倍，因而其更有优势。

理想情况下，所有产生致命性过敏反应的患者应该根据他们的情况接受过敏症专科医生的治疗和咨询。过敏症专科医生经常会通过皮肤和血清 IgE 检测来证实或确认诱发抗原及考虑相应的免疫治疗。皮肤过敏测试应由过敏症专科医生操作并且应推迟至少 4 周以保证皮肤的肥大细胞和炎性因子能充分结合。但是，血清过敏测试应该立即进行，不能拖延[15]。

过敏的患者必须戴一个 MedicAlert 的腕带或是类似的设备以避免无意中暴露于诱发抗原。服用 β 受体阻滞剂药物的患者应该尽可能调整最佳的服用剂量，因为 β 受体阻滞剂可能会减弱肾上腺素的疗效。

鉴别诊断

过敏反应的鉴别诊断总结在表 42.5。

表 42.5　过敏反应的鉴别诊断

鉴别诊断	鉴别要点
血管迷走神经反应	通常与心动过缓、脸色苍白等相关，没有面色通红、皮疹、瘙痒、荨麻疹或哮喘
焦虑	无荨麻疹和低血压
羊水栓塞（AFE）	初始症状可能相似，但通常 AFE 与 DIC 相关，而不应该出现皮疹、瘙痒或荨麻疹
妊娠合并肺水肿	妊娠期出现肺水肿与液体超负荷、早期子痫、感染或药物管理不善等有关。病程在几小时内呈渐进性发展，不出现皮疹或低血压
药物副作用	万古霉素、烟酸、ACE 抑制剂和酒精在易感个体会导致面色发红
肺栓塞或其他原因导致的急性呼吸衰竭	可导致突然发作的心动过速、呼吸衰竭（伴或不伴哮鸣音）和低血压而不应该出现皮疹或瘙痒
鲭鱼中毒[68]	腐败的金枪鱼、鲭鱼和鲣鱼因为组胺释放产生细菌会出现胃肠反应、面色发红、头痛、眩晕但没有荨麻疹。单凭这点可能很难与过敏反应鉴别，但如果是特定的食物和（或）餐厅出现的群体事件应该引起警惕
声带功能障碍	年轻女性可出现急性吸气性喘鸣，可能与声带反常运动有关，多见于哮喘确诊之前。与哮喘的鉴别在于其只出现在吸气期。不应出现低血压，悬雍垂水肿，皮疹
急性心肌梗死，充血性心力衰竭	尽管过敏反应很少出现在这类患者身上，但是心电图、胸片和心肌酶（肌钙蛋白）等出现改变也有可能是患者出现过敏反应。如果怀疑是由心血管原因引起，应该立即行超声心动图进行鉴别
其他因素	面色潮红综合征（类癌综合征、甲状腺髓样癌、围绝经期症状）、嗜铬细胞瘤
	出血性或低血容量性休克
	感染性休克
	会厌炎
	哮喘持续状态
	气管异物
	惊恐发作
	肥大细胞增多症

总　结

　　过敏反应在住院患者中是常见的。发生过敏反应需要紧急的医疗支持，包括吸氧、静脉输液、条件允许时给予肾上腺素和去除诱发抗原。妊娠期患者与非妊娠期患者处理原则相同。因其拯救生命的特性，肾上腺素的使用在该类患者的应用是合理的，尽管可能会影响胎盘血流。发生过敏反应的患者至少观察 8h 并且准备好类固醇类药物，因为在 48～72h 有发生过敏双相反应的危险。适当及时的发现病情并进行处理，可以使孕妇和胎儿获得良好的预后。

参考文献

[1] Sampson HA, Munoz-Furlong A, Bock SA, et al. Symposium on the definition and management of anaphylaxis: summary report. J Allergy Clin Immunol, 2005, 115: 584.

[2] Winbery SL, Lieberman PL. Anaphylaxis. Immunol Allergy Clin North Am, 1995, 15: 447.

[3] DeJarnatt AC, Grant JA. Basic mechanisms of anaphylaxis and anaphylactoid reactions. Immunol Allergy Clin North Am, 1992, 12: 501.

[4] Lieberman P, Camargo CA Jr, Bohlke K, et al. Epidemiology of anaphylaxis: findings of the American College of Allergy, Asthma and Immunology Epidemiology of Anaphylaxis Working Group. Ann Allergy Asthma Immunol, 2006, 97: 596.

[5] International Collaborative Study of Severe Anaphylaxis. An epidemiologic study of severe anaphylactic and anaphylactoid reactions among hospital patients: methods and overall risks. Epidemiology, 1998, 9: 141.

[6] Thong BY, Cheng YK, Leong KP, et al. Anaphylaxis in adults

referred to a clinical immunology/allergy centre in Singapore. Singapore Med J, 2005, 46: 529.

[7] Webb LM, Lieberman P. Anaphylaxis: a review of 601 cases. Ann Allergy Asthma Immunol, 2006, 97: 39.

[8] Fisher MM, Doig GS. Prevention of anaphylactic reactions to anaesthetic drugs. Drug Saf, 2004, 27: 393.

[9] Reisman RE. Insect sting anaphylaxis. Immunol Allergy Clin North Am, 1992, 12: 535.

[10] Pumphrey R. Anaphylaxis: can we tell who is at risk of a fatal reaction? Curr Opin Allergy Clin Immunol, 2004, 4: 285.

[11] Stark BJ, Sullivan TJ. Biphasic and protracted anaphylaxis. J Allergy Clin Immunol, 1986, 78: 76.

[12] Lieberman P. Biphasic anaphylactic reactions. Ann Allergy Asthma Immunol, 2005, 95: 217.

[13] Brazil E, MacNamara AF. "Not so immediate" hypersensitivity – the danger of biphasic anaphylactic reactions. J Accid Emerg Med, 1998, 15: 252.

[14] Douglas DM, Sukenick E, Andrade P, et al. Biphasic systemic anaphylaxis: an inpatient and outpatient study. J Allergy Clin Immunol, 1994, 93: 977.

[15] Yocum MW, Khan DA. Assessment of patients who have experienced anaphylaxis: a 3-year survey. Mayo Clin Proc, 1994, 69: 16.

[16] Sampson HA, Munoz-Furlong A, Campbell RL, et al. Second symposium on the definitionand management of anaphylaxis: summary report – Second National Institute of Allergy and Infectious Disease/Food Allergy and Anaphylaxis Network symposium. J Allergy Clin Immunol, 2006, 117: 391.

[17] Atkinson TP, Kaliner MA. Anaphylaxis. Med Clin North Am, 1992, 76: 841.

[18] Fisher M. Treatment of acute anaphylaxis. BMJ, 1995, 311: 731.

[19] Zaloga GP, Delacey W, Holmboe E, et al. Glucagon reversal of hypotension in a case of anaphylactoid shock. Ann Intern Med, 1986, 105: 65.

[20] Lieberman P, Kemp SF, Oppenheimer J, et al. The diagnosis and management of anaphylaxis: an updated practice parameter. J Allergy Clin Immunol, 2005, 115: S483.

[21] Fisher MM. Clinical observations on the pathophysiology and treatment of anaphylactic cardiovascular collapse. Anaesth Intens Care, 1986, 14: 17.

[22] Clark S, Long AA, Gaeta TJ, et al. Multicenter study of emergency department visits for insect sting allergies. J Allergy Clin Immunol, 2005, 116: 643.

[23] Sampson HA, Mendelson L, Rosen JP. Fatal and near-fatal anaphylactic reactions to food in children and adolescents. N Engl J Med, 1992, 327: 380.

[24] Clark S, Bock SA, Gaeta TJ, et al. Multicenter study of emergency department visits for food allergies. J Allergy Clin Immunol, 2004, 113: 347.

[25] Kill C, Wranze E, Wulf H. Successful treatment of severe anaphylactic shock with vasopressin. Two case reports. Int Arch Allergy Immunol, 2004, 134: 260.

[26] Bochner BS, Lichtenstein LM. Anaphylaxis. N Engl J Med, 1991, 324: 1785.

[27] Fisher M. Treatment of acute anaphylaxis. BMJ, 1995, 311: 731.

[28] Weiss ME, Adkinson NF. Immediate hypersensitivity reactions to penicillin and related antibiotics. Clin Allergy, 1998, 18: 515.

[29] Riedl MA, Casillas AM. Adverse drug reactions: types and treatment options. Am Fam Physician, 2003, 68(9): 1781.

[30] Pumphrey R. Anaphylaxis: can we tell who is at risk of a fatal

reaction? Curr Opin Allergy Clin Immunol, 2004, 4: 285.

[31] Barnard JH. Studies of 400 Hymenoptera sting deaths in the United States. J Allergy Clin Immunol, 1973, 52: 259.

[32] Novembre E, Cianferoni A, Bernardini R, et al. Anaphylaxis in children: clinical and allergologic features. Pediatrics, 1998, 101: E8.

[33] Porsche R, Brenner ZR. Allergy to protamine sulfate. Heart Lung, 1999, 28: 418.

[34] Ditto AM, Harris KE, Krasnick J, et al. Idiopathic anaphylaxis: a series of 335 cases. Ann Allergy Asthma Immunol, 1996, 77: 285.

[35] Kemp SF, Lockey RF, Wolf BL, et al. Anaphylaxis: review of 266 cases. Arch Intern Med, 1995, 155: 1749.

[36] Horan RF, Sheffer AL. Exercise-induced anaphylaxis. Immunol Allergy Clin North Am, 1992, 3: 559.

[37] Ewan PW. Anaphylaxis. BMJ, 1998, 316: 1442.

[38] Tejedor A, Sastre DJ, Sanchez-Hernandez JJ, et al. Idiopathic anaphylaxis: a descriptive study of 81 patients in Spain. Ann Allergy Asthma Immunol, 2002, 88: 313.

[39] Dykewicz MS. Cough and angioedema from angiotensin-converting enzyme inhibitors: new insights into mechanisms and management. Curr Opin Allergy Clin Immunol, 2004, 4: 267.

[40] Idsoe O, Guthe T, Willcox RR, et al. Nature and extent of penicillin side-reactions, with particular reference to fatalities from anaphylactic shock. Bull WorldHealth Organ, 1968, 38(2): 159.

[41] Brown AF, McKinnon D, Chu K. Emergency department anaphylaxis: a review of 142 patients in a single year. J Allergy Clin Immunol, 2001, 108: 861.

[42] Stevenson DD. Approach to the patient with a history of adverse reactions to aspirin or NSAIDs: diagnosis and treatment. Allergy Asthma Proc, 2000, 21: 25.

[43] Brown SG, Blackman KE, Stenlake V, et al. Insect sting ana-phylaxis: prospective evaluation of treatment with intravenous adrenaline and volume resuscitation. Emerg Med J, 2004, 21: 149.

[44] Clark S, Bock SA, Gaeta TJ, et al. Multicenter study of emergency department visits for food allergies. J Allergy Clin Immunol, 2004, 113: 347.

[45] Bock SA, Munoz-Furlong A, Sampson HA. Fatalitie due to anaphylactic reactions to foods. J Allergy Clin Immunol, 2001, 107: 191.

[46] Novembre E, Cianferoni A, Bernardini R, et al. Anaphylaxis in children: clinical and allergologic features. Pediatrics, 1998, 101: E8.

[47] Bush WH. Treatment of systemic reactions to contrast media. Urology, 1990, 35: 145.

[48] Lieberman P. Anaphylactoid reactions to radiocontrast material. Immunol Allergy Clin North Am, 1992, 12: 649.

[49] Bush WH, Swanson DP. Acute reactions to intravascular contrast media: types, risk factors, recognition, and specific treatment. AJR, 1991, 157: 1153.

[50] Lieberman P, Kemp SF, Oppenheimer J, et al. The diagnosis and management of anaphylaxis: an updated practice parameter. J Allergy Clin Immunol, 2005, 115: S483.

[51] Browne IM, Birnbach DJ. A pregnant woman with previous anaphylactic reaction to local anesthetics: a case report. Am J Obstet Gynecol, 2001, 185(5): 1253.

[52] Tarlo SM. Natural rubbe latex allergy and asthma. Curr Opin Pulm Med, 2001, 7: 27.

[53] Slater RM, Bowles BJM, Pumphrey RSH. Anaphylactoid reaction to oxytocin in pregnancy. Anesthesia, 1985,

40：655.

［54］ Hofmann H, GoerzG, Plewig G. Anaphylactic shock from chlorobutanol-preserved oxytocin. Contact Derm, 1986, 15：241.

［55］ Morriss WW, Lavies NG, Anderson SK, et al. Acute respiratory distress during cesarean section under surgery from spina bifida. Anesthesiology, 1990, 73：556.

［56］ Kawarabayashi T, Narisawa Y, Nakamura K, et al. Anaphylactoid reaction to oxytocin during cesarean section. Gynecol Obstet Invest, 1988, 25(4)：277.

［57］ Maycock EJ, Russell WC. Anaphylactoid reaction to syntocinon. Anaesth Intens Care, 1993, 21：211.

［58］ Cohn JR, Cohn JB, Fellin F, et al. Systemic anaphylaxis from low dose methotrexate. Ann Allergy, 1993, 70 (5)：384.

［59］ Barbier P, Jonville AP, Autret E. Fetal risks with dextrans during delivery. Drug Saf, 1992, 7：71.

［60］ Ring J. Anaphylactoid reactions to intravenous solutions used for volume substitution. Clin Rev Allergy, 1991, 9：397.

［61］ Berg EM, Fasting S, Sellevoid OFM. Serious complications with dextran-70 despite hapten prophylaxis. Is it best avoided prior to delivery? Anesthesia, 1991, 46：1033.

［62］ Paull J. A prospective study of dextran-induced anaphylactoid reactions in 5475 patients. Anaesth Intens Care, 1987, 15：163.

［63］ Smith HS. Delivery as a cause of exercise-induced anaphylactoid reaction：case report. Br J Obstet Gynaecol, 1985, 92, 1196.

［64］ Ahmed SM, Aw TC, Adisesh A. Toxicological and immunological aspects of occupational latex allergy. Toxicol Rev, 2004, 23：123.

［65］ Allmers H, Schmengler J, John SM. Decreasing incidence of occupational contact urticaria caused by natural rubber latex allergy in German health care workers. J Allergy Clin Immunol, 2004, 114：347.

［66］ Edde RR, Burtis BB. Lung injury in anaphylactoid shock. Chest, 1973, 63：637.

［67］ Fisher MM. Clinical observations on the pathophysiology and treatment of anaphylactic cardiovascular collapse. Anaesth Intens Care, 1986, 14：17.

［68］ Lehane L. Update on histamine fish poisoning. Med J Aust, 2000, 173：149.

第 43 章　产科危重患者的胎儿评估

简　介

产科与其他任何医疗或外科专业不同，产科需要同时管理两个或更多人。产科医生的每个决定都同时关系到产妇和胎儿，所以必须在所有情况下寻求一种尽可能平衡两者利益的方法，以求尽可能同时降低两者的风险和伤害。本章的主要重点集中在产科危重患者及其胎儿。虽然这些疾病对胎儿的影响也是评估的一部分，但本章的目的是为了突出在临床上遇到这些复杂合并症的孕妇时胎儿评估的重要性，特别是对非产科临床医生。就此目的，本章将从以下几个方面来进行讨论：①当前评估胎儿健康情况的技术；②重症监护室内的胎儿评估；③胎儿评估作为产妇治疗和手术适应证之一；④目前对于孕妇处于脑死亡或植物人状态时的处理；⑤现代产科中死后剖宫产（尸体剖宫产）的角色。

产科危重患者胎儿窘迫的检测

40 多年前，Hon 和 Quilligan[1] 通过电子设备持续监测临产妇的胎心率（fetal heart rate，FHR）证明了某些 FHR 模式与胎儿情况间的关系。从那时开始，连续电子 FHR 监测已成为一个被普遍接受的在分娩过程中评估胎儿健康的方法[2,3]，当某些 FHR 异常出现时，临床医生就可以判断胎儿在分娩时死亡的可能性[4]并加以干预。

除了产时监测外，胎儿监测还用于产前胎儿健康状况的评估[5]，以发现那些存在胎儿产间死亡风险的孕妇并将之收住院治疗。一旦阵痛开始，持续胎儿监护的结果就会决定下一步

是继续保守治疗还是通过引产或剖宫产终止妊娠。然而，产前胎儿监测并不像产时胎儿监测那样常用于危重症产妇。本章的重点在于讨论胎儿监测在 ICU 和产程中评估胎儿状态的应用。

尽管良好的胎心监护图形提示胎儿有良好的灌注和供氧[5,6]，然而不良胎儿结局也并非一定有"异常图形"作为前兆。虽然理论上在分娩中监测到异常胎心监护图形和紧急生产将影响胎儿，远期可发展成脑瘫，但事实并非如此，因为胎儿产时受伤的数量被过高评估，而产前受伤的数量被过低评估[7]。然而，在单胎足月儿中已发现胎儿窒息诱导脑瘫的概率随着胎心监测的普及和剖宫产率的提高（由 5% 提高到 25%）逐步下降[8,9]。据 Smith 及其同事记录，在过去的 40 多年里，单胎足月儿中缺氧缺血性脑病（hypoxic ischemic encephalopathy，HIE）的发病率下降了 56%，与此同时，HIE 的发病率由 1/8 000 下降到了 1/12 500[9]。

虽然实质上在大多数病例中，脑瘫与分娩相关事件无关，而妊娠期感染、早产并发症等产前疾病常参与其发生，更重要的是，基础生理观察报告仍显示确实有具体的 FHR 模式存在于脑瘫患儿。病危的孕妇会在应激条件下分流内脏血供（包括子宫），而胎儿控制氧解离曲线的陡峭部分，基于此两点，任何程度的产妇缺氧或缺血可能首先表现为 FHR 异常。从以上角度来看，妊娠中晚期的胎儿可看作是一个生理血氧计和心输出量的计算机。对 FHR 的观察可以帮助或提醒临床医生注意到孕妇生理情况的微妙变化，这些微妙的变化对非妊娠期女性并不重要却可能对胎儿存在潜在的不利影响[10]。

下文概述了危重孕妇 FHR 的相关模式。FHR 模式的结果解释，就像其他所有的诊断测试一样，取决于指数人口，因此，其某些结果

可能不适用于所有的孕妇。对于产前和产时胎心监护图形和胎儿脑损伤的关系更详细的描述，读者可参考 Phelan 等[11-14]的经典描述。

胎心率基线

胎心率(FHR)基线是胎儿的固有心率，正常的 FHR 基线应在 110～160/min，低于 110/min 称之为心动过缓，等于或大于 160/min 则被认为是心动过速。

心动过缓

心动过缓的定义为胎儿固有心率＜110/min，这种变化不是突然的、快速的或从前正常或心动过速的心率恶化并持续到分娩。因此，胎儿心动过缓可能与胎儿的先天异常有关，如胎儿心脏的结构缺陷或携有抗 Ro/SSA 抗体的系统性红斑狼疮[15]。在这些情况下，胎心率过缓通常并不对胎儿构成威胁，但在产前及产程中以其他胎儿评估方法来确定胎儿是否健康对孕妇是必要的，如胎儿生理评估(fetal biophysical profile，FBP)[16]。对于难以进行持续胎儿监护而有胎儿心动过缓的孕妇来说，为了保证胎儿的健康，剖宫产可能是其首选的分娩途径。当然，直接进行剖宫产的决定还是取决于全面的临床情况评估和恰当的患者知情同意。

胎心减速延长或突然、快速并持续的胎心减速

胎心减速延长是明显不同于心动过缓的。在胎心减速延长之前，胎儿监护带是一个典型的正常的或心动过速的基线率；但是，由于一个前哨缺氧事件，FHR 会突然下降并保持在一个低水平，且对补救措施和(或)特布他林治疗无反应(表43.1)。在重症监护条件下，一个突然、快速且持续的 FHR 恶化或 FHR 减速延长可能源于产妇血压显著提高后部分或完全阻断或因抗高血压药物显著降低了产妇的血压[17]。这种类型的 FHR 模式也可能预示着一个急性产妇缺氧事件，如羊水栓塞[18]、急性呼吸功能不

全或子痫发作[17,19]。胎心减速延长与产妇的手术过程也相关，如心肺旁路流量不足的产妇[20,21]和低体温下行脑外科手术的产妇也会发生[22]。

表43.1　与突然、快速、持续恶化的 FHR 有关的前哨缺氧事件，且直到分娩前对补救措施和(或)特布他林治疗无反应

脐带脱垂
子宫破裂
胎盘早剥
母体疾病，如羊水栓塞综合征
胎儿放血

当原先 FHR 正常的患者突然出现 FHR 低于 110/min 并持续一段时间，且此期间对补救措施和(或)特布他林治疗无反应即为一个产科紧急事件。在这种情况下，假设妊娠女性的血流动力学和临床情况稳定且胎儿是可能存活的，这些患者的处理应如胎儿心脏骤停一样，并在制度水平、技术可行的条件下快速终止妊娠。

心动过速

胎儿心动过速的定义是基线 FHR≥160/min。最常见的是，这种类型的基线 FHR 异常可能与早产、产妇发热或绒毛膜羊膜炎相关。此外，β 受体激动剂的应用、甲状腺功能亢进症或胎儿心律失常也可能与之相关。通过对 FHR 过速的临床观察发现，其本身可能不是一个不好的预兆，相反可能反映对母儿情况的正常生理调节。虽然很少需要手术干预，但是对心动过速的基础研究和再分析 FHR 模式可能会有帮助。

如一个原为正常基线反应型 FHR 的患者(图43.1)进展到以大幅上升为特征的产时窒息或缺血的模式[11]，在基线心率多表现为一级的心动过速(图43.2 和图43.3)，连着一个加速无力或无反应型 FHR，重复的 FHR 减速，并常缺乏 FHR 变化，即标志胎儿脑损伤[23]以及胎儿有缺氧缺血脑损伤的风险[11-13]。在此临床情况下，应进行胎心心动过速的常见原因的评估。如果母亲没有发热到导致胎儿状况的变化，在医院的能力范围内，应考虑测定胎儿头皮血酸碱值或评估其对声音刺激的反应[6,12]或尽可能快的分娩。如果孕妇有发热，应该对产妇进行

血培养，并使用抗生素和退烧药。如果胎心监护图形在医学治疗开始后的1h内没有恢复正常（即与胎儿入院时一样的FHR模式 - 正常基线并呈反应型FHR），则无论FHR变异性是否平均[11-13,24]，患者都应尽快分娩。

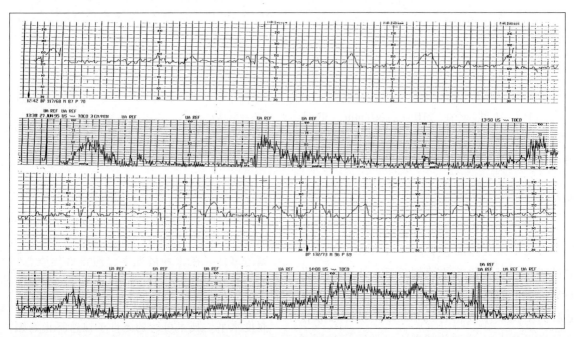

图43.1 妊娠伴自主破膜阶段的入院时FHR表现为基线率在120/min左右，并有许多胎心加速，或称为反应型胎心率模式

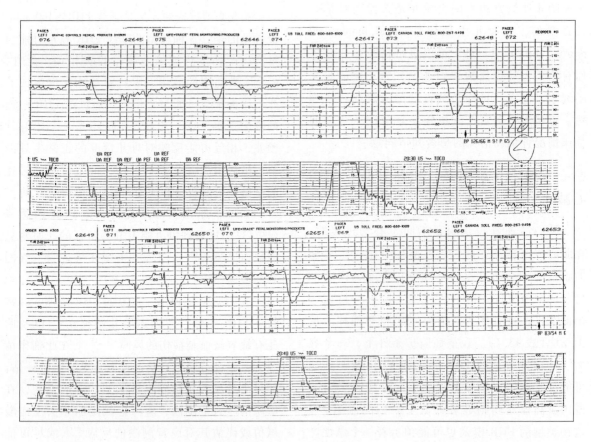

图43.2 一段时间后，胎儿表现为胎心心动过速（160/min左右），反复的胎心减速及无反应型

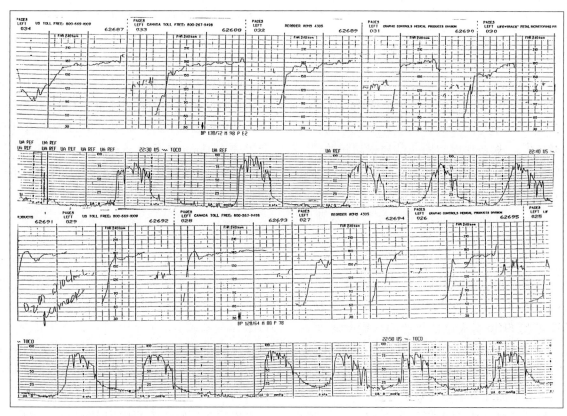

图43.3　之后在分娩时，胎心率基线达到180/min并持续表现为反复的胎心减速、无反应型及变异减少。胎儿出生时伴有因大脑缺氧缺血导致的痉挛型四肢麻痹

胎儿心率的变异性

胎儿心率变异性（Fetal heart rate variability，FHRV）的定义是胎心受副交感和交感神经系统持续作用产生的节奏变化。在临床上，正常的FHRV可能被视为在FHR基线基础上升高或降低6/min的节奏变化。

目前，有以下两种方法对FHRV进行分类，分别由美国儿童保健和人类发展协会（National Institutes of child Health and Human Development，NICHD）[25]和分娩损伤预防基金会（Childbirth Injury Prevention Foundation，CIPF）[11,14]提出。NICHD和CIPF各自将FHRV划分为4类和2类。这意味着CIPF分类将NICHD分类中的无变异（无FHRV）和极少变异（比无FHRV多，但变异≤5/min）都归为减少变异的FHRV（变异≤6/min）。同样，CIPF分类将NICHD标准的中等变异（6～25/min）和明显变异（大于25/min）合并为平均FHRV。无论使用更简单的CIPF分类或相对复杂的NICHD分类，在相应机构中应使用并在产科和妇科病区建立一个统一的FHR变异分类方法。

减少的FHRV（＜6/min），本身并不意味着不好。在大多数情况下，减少的FHRV表示正常胎儿对一些药物、违禁品或简单行为状态变化的生理调整，如1F至4F[26]。如麻醉管理[27]或输注硫酸镁[28]可以通过诱导胎儿从工作状态进入睡眠状态1F来改变FHRV。临床上，减少性FHRV的出现对产时窒息的Hon模式有重要的临床意义[11-13]。如这里观察到的（图43.1～图43.3），其FHR模式是最先反应的并表现出正常的基线率。随后，FHR模式发生改变。接着，减少性FHRV和损失的FHR反应有关，基线FHR上升，FHR过速，并重复FHR减速。在这种情况下，胎儿宫内窒息的潜在风险增加。此外，减少性FHRV的存在[24]在产时缺氧的Hon模式中与新生儿脑水肿的高发生率相关。

产科重症监护·Critical Care Obstetrics

正弦 FHR 模式

正弦 FHR 模式被定义为一个持续的规律的正弦波样变化的 FHR 基线，频率为每分钟 3~6 次循环[29]。振动程度与胎儿结局密切相关[30]。例如振动幅度大于等于 25/min 的婴儿比振动幅度小于 25/min 的婴儿围产死亡率高（67% vs. 1%）。一个有利的胎儿结局也与 FHR 加速和（或）非持续性正弦 FHR 模式相关。

持续正弦 FHR 模式管理的关键是识别。一旦一个正弦 FHR 模式被识别，就应考虑对患者进行临床评价并找出潜在原因。非持续性或间歇性正弦 FHR 模式通常与产妇的麻醉管理相关[31]。在缺乏产妇麻醉管理时，一个突然出现的持续性正弦 FHR 模式和缺乏 FHR 加速确实提示潜在的胎儿贫血和母婴大出血。

胎儿贫血可能与许多产科情况相关，如胎盘早剥或前置、母婴出血、前置血管、Rh 致敏和非免疫性水肿[31]。例如，如果在 1 例最近发生机动车事故的患者身上观察到一个持续性正弦 FHR 模式，应考虑胎盘早剥的可能性。也可以通过在母体血循环中进行胎儿红细胞的 Kleihauer-Betke（K-B）测试发现胎盘早剥或其他形式的胎儿出血的证据。最后，Katz 等学者建议[30]，一个缺乏加速的持续性正弦 FHR 模式是潜在的胎儿危险的迹象。在后者情况下，不管是分娩还是某种形式的胎儿头皮血酸碱值评估或声刺激反应都应考虑进行 K-B 测试[32,33]。通常情况下，1 例出现持续性正弦 FHR 模式的患者会有胎儿活动减少的病史，常是几天减少一个台阶[34]，偶尔会有异常的 K-B 测试结果[33,35]。

周期性变化或对应于宫缩的 FHR 变化

本部分的重点在于讨论宫缩时 FHR 发生的周期性变化，如 FHR 加速、变异和晚期减速。FHR 减速本身与潜在的发病率和死亡率风险增加并不相关。重复的 FHR 减速并常伴有减少的

FHRV、FHR 过速并使 FHR 基线上升和无反应型 FHR 模式[11,14]与胎儿的不良结局相关，即大脑性瘫痪和缺氧缺血性脑病。我们鼓励读者回顾 NICHD 和 CIPF 分类方法对周期性 FHR 减速的说明以了解这些周期性变化。CIPF 分类法是基于 20 世纪 60 年代和 70 年代建立并在 1974 年发表在 Corometric 教学程序上对 FHR 的说明的准则[36]。每一个周期性变化都应单独讨论以帮助读者在分娩过程中解读 FHR 模式。

加 速

FHR 加速的定义是 FHR 自发的或响应宫缩的、胎动时或胎儿呼吸时突然增加超出基线。FHR 加速的标准（即"反应的"图形）包含在 FHR 基线基础上增加至少 15/min、从其偏离天际线至回归基线至少持续 15s[5]。由于 FHR 加速不是保持在 15/min 或更高水平 15s，所以可接受的 FHR 加速是三角形的形式而非矩形。只要自发的或反应性的 FHR 加速存在，就表示胎儿可能健康且非代谢性酸中毒。无论是否另有"隐患因素"存在，这都是事实[5,6,37]。FHR 加速的存在是在分娩前和分娩过程中评估胎儿健康状况的基础[5,6]。

存在 FHR 加速是胎儿健康的征象，相对出现胎儿损伤[5]、脑损伤[38]或几天到一周的胎儿监视测试中死亡[5]的可能性较低。不论 FHR 加速是自发还是诱导的，这一观察结果都存在[5]。相反的，持续无反应型 FHR 在从入院或到医生办公室起持续超过 120min 是先前存在损伤的一个征兆，如预备入院或胎心监护前胎儿脑损伤[14]、结构[39]或染色体异常[40]、胎儿感染巨细胞病毒或弓形虫[41]或母亲滥用药物。

简单来说，评估胎儿健康的临床方法开始于监测一段合理时期的基线 FHR 并确定 FHR 加速或反应性的存在。当在门诊检查（如 NST 检查）时，其目的是确定胎儿宫内死亡的风险。在这种情况下，在 10~20min 的检测时间内要观察到一定数量的胎心加速才能将其归为反应型 NST。相比起来，在医院 ICU 的患者中，反应型 NST 的标准要低一些，因为可以进行手术干预。

如果在连续 40min 的监测中 NST 都是非反应型，临床医生可以选择以下处理，包括但不限于以下内容：继续胎儿监控，进行宫缩应激试验[41]、胎儿生物物理[42,43]或某种形式的胎儿刺激。如果声刺激后胎儿呈持续非反应性模式，那么宫缩应激试验[41]或 FBP[16,43]可用于评估胎儿宫内状况。

在重症监护条件下，FBP（表 43.2）是最简单的胎儿监测方法。自从 FBP 开始应用以来，此方法经改良增加了羊水指数来估计羊水体积[44,45]。基于 Phelan 等学者的研究[5,44,45]，羊水指数（AFI）≤5cm 为羊水过少。如果患者的 AFI≤5cm，这部分 FBP 评分应为 0 分。FBP 的附加组成部分包括胎儿呼吸运动、胎儿肢体运动、胎音和 NST 反应。根据有或无上述评分条件，患者将得到 0 或 2 分。

表 43.2 30min 为 1 个周期的胎儿生理评估*

成分	标准状态	分数
非压力测试	有应	2
胎儿呼吸	持续≥1min	2
胎动	≥3 次	2
胎儿肌力	爬行伸屈运动	2
羊水量	羊水指数 >5.0cm	2
满分		10

胎儿生理评估包括羊水的测定[43,44,45]。* 胎儿生理评估的一种方法

FBP 得分 8～10 分为正常，6 分为无意义的或可疑的。在得分 6 分的患者中，推荐在 12～24h 内重复进行一次 FBP。如果考虑该患者病情长期存在，则应进行分娩评估[43]。1 例患者的生理物理评分 0 分、2 分或 4 分是指分娩评分，但 FBP 并非剖宫产的指征。当宫颈容受好、羊水指数正常（AFI >5cm）、胎儿无生长受限时，患者允许进行试产。对于那些 FBP 评分为 4 分或更低的早产儿，其随后的临床处理并不一定是分娩，但应评估和平衡早产与继续妊娠各自的风险。如果在该情况下分娩是最好的方案，那么可选择的方式有引产和剖宫产两种。

变异减速

FHR 变异减速是具有变异的或不一致的

FHR 减慢，且与子宫收缩无固定关系。总体上说，这种 FHR 减速是快速而突然的（突发减速始于最低点 <30s），并随后很快恢复。脐带受压导致胎儿血压上升和压力感受器的反应被认为是最有可能的病因。脐带受压最可能发生在脐带绕颈、打结、脱垂[46]或羊水过少[47,48]的情况下。

为了简化分娩管理，一些学者如 kubli 等[49]和 Krebs 等[50]试图对变异减速进行分类。如 kubli 等[49]将胎儿结局与胎儿轻度、中度或严重的变异减速相关联。但 kubli 的标准太麻烦，不便于临床应用。相比之下，Krebs 等的[50]标准则依赖于变异减速的视觉特性，而不是胎心率减速的程度或振幅。Krebs 表明，当之前胎心监测图形正常的患者出现重复、非典型的变异减速时，新生儿低 Apgars 评分的风险将增加。非典型变异减速本身并无临床意义。

然而，这些非典型的特征在产时窒息的 Hon 模式情况下出现[11-13,51]可与胎儿脑损伤相关联。当持久、不典型的 FHR 变异减速伴有 FHR 基线因一定程度的心动加速而大幅度上升、缺乏 FHR 加速或无反应型 FHR、伴或不伴有 FHRV 减少（图 43.1～图 43.4）时，应考虑迅速分娩。

晚期减速

晚期减速是一种规律的减速模式，其起始于宫缩的高峰，在宫缩下降时达到 FHR 最低点，并在宫缩结束后延迟回到基线水平[36]。NICHD 对于晚期减速的定义与 CIPF 对于减速与宫缩的关系不同。在 NICHD 的定义中，减速可以始于宫缩开始，最低点在宫缩的峰值以后，然后在宫缩结束后恢复至基线水平。这些定义方法的不同，将在本部分回顾。

一个有临床意义的晚期减速必须是重复的，即每次宫缩时发生的减速大小相似，并且有基线水平大幅上升、失去反应性、伴或不伴损失 FHRV[11-14]。非持续或间断的晚期减速可能是可变的，因此，其发生与胎儿的结局无关[52]。事实上，Nelson 等[52]发现胎儿监护设备上观察到的 99.7% 的晚期减速都有良好的胎儿结局。

当反应型 FHR 模式的患者发展进入与胎儿心动过速和丧失反应性相关的重复的晚期减速时，传统的宫内复苏手段，如母亲体位改变、氧气管理和提高静脉输液速度是有用的。如果这种模式持续存在，应考虑评估胎儿加速心率的能力[5,6]或进行分娩。

在重症监护条件下，可逆的晚期减速可在许多临床情况中见到，如糖尿病酮症酸中毒[53,54]、镰状细胞危象[55]、急性血容量不足或过敏反应[56-59]。随着潜在的母体代谢和血流动力学异常的纠正，FHR 异常经常可以得到解决，而手术干预就不是必要的了。但是，在母体异常纠正后持续存在的 FHR 模式提示可能有潜在的胎儿糖尿病性心肌病[60]或预先存在的胎儿损伤[11-13,51]，因此，当伴有上述胎儿损伤的其他迹象时，应评估胎儿的反应性或进行分娩。

周期性变化的概述

NICHD[25] 和 CIPF[11-14] 方法的主要不同如下：

1. NICHD 标准对晚期减速的定义拓宽到起始于宫缩期任何阶段而不是在宫缩的峰值，并且晚期减速的最低值或最低点可发生于宫缩峰值后的任何时间，而并非宫缩开始下降时[25]。

2. 为了确定变异减速是否存在，NICHD 方法要求医生检查连续宫缩，而不强制规定相同量的晚期或早期减速[25]。

3. 复发性 FHR 减速意味着在每 20min 的宫缩记录中，对应发生的持续减速超过 50%[25]。这个定义比以往更广泛，以往对于复发性 FHR 减速的定义要求"反复的"FHR 减速或减速发生在每一次宫缩。

4. 对变异减速的特征描述是参照 kubli[49] 的标准，是基于减速的深度和持续时间（"大的、坏的和丑陋的"）。这与 Krebs 等[50] 的描述标准形成鲜明的对比。在后者的标准中，典型减速的定义是失去正常特征，如失去了与典型或正常变量相关的首次和第二次加速。

5. 虽然这两种方法的重点都在于描述胎儿开始发生窒息时的 FHR 特征，但是 CIPF 着重于本节先前讨论的胎儿情况从入院或进入医生

办公室到进入产时窒息的 Hon 模式[13,14]。

6. 另一个重要的区别是 CIPF 的方法也着重于胎儿窒息的风险[13]。在 CIPF 方法中，主要关注是否重视或警惕突然的、迅速发生的或持续恶化的 FHR 可能持续至分娩的潜在风险[13]。

胎儿酸碱评估

在当代产科的实际应用中，胎儿酸碱评估作用极小。在过去，胎儿酸碱状态被认为是分娩时评估胎儿健康状况的有价值的辅助手段。这种做法源于 Saling 的工作[61]。Saling 发现，pH 低于 7.2 的婴儿在娩出后出现问题的可能性更高。相反，正常胎儿结局更多与非酸中毒（pH ≥ 7.20）相关联[62]。胎儿头皮血采样即使在其最常用的时期，在妊娠中的使用率也非常局限（约 3%）[63]。Goodwin 等学者[64] 在 1994 年总结"胎儿头皮血采样之所以被淘汰，是因为其既没有增加因胎儿窘迫而进行的剖宫产率，也没有增加围生期窒息的预警信号，故其继续在临床实践中的作用值得质疑"。

出生时严重的代谢性酸中毒或混合性酸中毒，表现为脐动脉 pH < 7.00 和碱剩余 ≥ 12。虽然这往往是前哨缺氧事件的直接结果，但其常反映出生时缓慢心率（< 100/min）的影响[65]，且其对长期神经功能损伤的预测较差[66]。如 Myers[67] 的研究表明，动物的血液 pH 保持在 7.1 时并没有表现出缺氧性脑损伤，而 pH < 7.00 的胎儿仅能存活几个小时。因此，出生时检测到的最初的 pH 异常，可能并不意味着分娩期损伤[14]。

如果临床情况表明需要对胎儿的酸碱平衡进行评估且临床医生担心胎儿状态，那么临床医生应转而检查是否有胎心加速的存在。在一些重要的研究中，Phelan[5] 和 Skupski 等[6] 通过分娩刺激试验（如头皮或声刺激）显示，FHR 加速与胎儿的正常酸碱状态和良好的胎儿结局具有显著相关性。如果胎儿不能对声音或头皮的刺激作出反应，应考虑进行分娩。

与胎儿头皮血采样一样，脐带血的血气分析在预测长期神经损伤中也并无用处。需要注意的是，在全球文献中提到的 314 例有严重的脐动脉血酸中毒的婴儿中，有 27 例（8.6%）随后发现有永久性脑损伤[66]。在 Fee 的研究[68]中，110 例单胎足月婴儿中有 9 例（8%）在出院时注意到轻度的发育迟缓或轻微的健康状况异常。在对 108 例婴儿的长期随访中，所有婴儿均考虑为神经系统正常，并且没有婴儿显示有明显的运动和认知异常，包括出生时脐动脉血 pH 在 6.57 的婴儿。相反，在已知的 Goodwin 的研究[64]中的 113 例新生儿中，98 例（87%）有正常结局，在其余 15 例中，死亡 5 例，脑损伤 10 例。Dennis 等[69]在其研究中阐述"酸中毒严重的儿童的表现并没有比非代谢性酸中毒的儿童更严重。因此，在脐动脉血气分析发现严重的胎儿酸中毒似乎与之后的神经功能障碍没有联系"。

与此相反，没有严重的酸中毒的情况并不能保证有良好的神经系统结局。Korst 等[70,71]表示，新生儿严重的产时窒息会产生持久性脑损伤，但不一定有持续的严重酸中毒（脐动脉血 pH≤7.00）。在 korst 两项研究中，42 例（60%）的胎儿没有严重的酸中毒，却都有神经功能受损。报告有永久性脑损伤的 94 例婴儿中，Dennis 等[69]还指出，无酸中毒的儿童相比酸中毒儿童进食较差。因此，这显示除胎儿严重酸中毒之外可能还有其他因素导致脑损伤。

有趣的是，要注意严重的酸中毒可能不是一个适当的产时窒息的研究终点[72]，也未定义胎儿是否有分娩时的脑损伤[73-75]。这些发现提示胎儿脑损伤的病理生理机制与胎儿酸碱状态无直接联系，而更可能与大脑灌注是否充分以及神经细胞酸中毒有关[14]。

严重酸中毒，而不是胎儿脑损伤，仍然被用作产时窒息的研究终点[75]，并用来判断胎儿是否存在分娩时的脑损伤[73-75]。但当你考虑"没有明确的 pH 标准可以区分哪些婴儿存在分娩时损伤，哪些没有——单一的实验室检查并不能准确的判定预后"[76]，你会发现这其中的临床关系仍然扑朔迷离。有无胎儿酸血症与有

无胎儿脑损伤缺乏一致的关系，这提示胎儿脑损伤的病理生理机制似乎与脑灌注更有关，而与胎儿代谢性酸中毒关系不大[14]。因此，与胎儿头皮血采样一样，采用脐带血气来定义或测定胎儿脑损伤时间或指导护理等级在当代或未来的产科实践中并不会有作用。

脑损伤的婴儿的 FHR 模式

有脑损伤的足月儿并不表现为一致的 FHR 模式[11-14,51]。然而，这些胎儿在分娩时确实会出现不同的 FHR 模式，可以根据入院时 FHR 模式及其继发的变化来进行分类和识别。

反应型入院检查和继发的胎儿脑损伤

当孕妇入院时，其中的绝大多数都表现为反应型 FHR 模式。在这些孕妇中，超过 98% 将顺利生产且多数会经阴道分娩。少数患者（通常为 1%～2%）会出现分娩时"胎儿窘迫"[77,78]，典型的"胎儿窘迫"通常（但不总是）由前哨缺氧事件促成，并表现为突然、快速和持续的 FHR 恶化，对补救措施和（或）特布他林无反应并持续到分娩。极少一部分胎儿将最终发生中枢神经系统损伤。所以虽然很不寻常，但对于入院检查呈反应型的胎儿，即使没有创伤，如出现突然的、快速的和持续的 FHR 恶化或产时窒息的 Hon 模式，胎儿则有可能出现脑损伤。

急性胎儿脑损伤

在这里（表 43.1）FHR 模式在入院时是反应型，继而发展为一个突然的、快速和持续恶化的 FHR 直到分娩。在胎盘早剥和（或）子宫破裂的情况下，这种 FHR 减速常常对补救措施和（或）皮下或静脉注射特布他林没有反应。如胎儿有一个突然的、快速的和持续恶化的 FHR 并对补救措施和（或）特布他林没有反应，并持续很久，是典型的基底节或深部灰质损害的表现。深部灰质损伤会导致手足徐动症或运动障碍的脑性麻痹[14,79]。在这种情况下，胎儿脑损伤是

由于突然的胎儿心输出量和血压降低或"无效或无功能的心脏泵所致的脑低血压",这通常伴随一个前哨缺氧事件发生,如子宫破裂或脐带脱垂。这并不是说胎儿不能同时有深部灰质损伤和大脑半球损伤的特殊 FHR 模式。胎儿大脑的两个区域是否同时受影响往往取决于表43.3 所示的 5 个因素。胎儿脑损伤所引起的这种胎心率模式与一组前哨缺氧事件相关(表43.1),如子宫破裂、胎盘早剥、脐带脱垂。鉴于这个 FHR 模式的急性性质,仅存在有限的时间来保持正常的中枢神经系统功能。

在这组胎儿神经损伤的特殊 FHR 中,时机是多种因素中的一个(表 43.3)。每个变量对维持胎儿脑损伤所需的时间都密切相关。如入院胎心模式提供突然事件前的胎儿状态的一个指标。如果原 FHR 是在正常基线上,且呈反应型,突然发生持续的 FHR 减速后,胎儿脑损伤的窗口期将长于有心动过速基线的患者[80]。如基线率一样,其他变量也发挥了作用,但这部分内容不在本章讨论。读者可以参考 Phelan 等的论文[14]。在一般情况下,根据笔者经验[11-14],胎盘完全剥离 16min 甚至更短的时间就会发生神经损伤。如果胎盘保持完好,在中枢神经系统损伤发生前就有一段较长的时间。因此,完好胎盘对胎儿远期结局起着重要的作用。

表 43.3 在突然、快速、持续恶化的胎心率下测定脑损伤的胎儿易感性的五种因素

先前胎心率样本
胎儿生长模式
胎儿内分流的程度
胎心率减速的持续时间
胎盘完整

缺氧窒息的 Hon 模式

产时窒息的 Hon 模式(图 43.1~图 43.3)是独特的、不同的,因为窒息经过了一个较长时间的发展演变[11-14,51]。此胎心模式在开始时为反应型胎心模式入院。后来在分娩过程中,胎儿发展为无反应型 FHR 模式或失去了胎心加速的能力[11-14,36]。随着产程继续,可以看到

FHR 基线从入院基线心率(135 ± 10)/min 大幅上升至平均最高(186 ± 15)/min 线心率[11]。最大 FHR 从 155/min 至 220/min 不等。这构成了在基线心率基础上(39 ± 13)% 的平均上升比例,变化范围为 17%~82%[11]。这种 FHR 基线上升通常不伴有产妇发热。当发生胎心基线大幅上升时,FHR 模式也常有反复的 FHR 减速,但不一定有晚期减速且通常失去 FHR 变异性[11-14,51]。"随着产程的进展和胎儿接近死亡,FHR 图形的坡度变得逐渐平缓,直到 FHR 不返回到其基线率,并最终终止于严重的心动过缓"[81],这也被称为死亡阶梯模式[11,12]。

一旦 FHR 心动过速开始与胎儿不能使 FHR 离开至返回基线时加快至少 15/min 并持续 15s、重复胎心减速、并通常失去 FHR 变异性时,随后的胎心模式[11]呈下列之一:①胎心模式仍然呈心动过速和(或)继续上升,直到胎儿分娩;②该胎儿的 FHR 转变为突然、快速、持续的恶化直至分娩;③胎儿发生死亡阶梯模式或可见一个渐进的心动过缓。与临床关系密切的是,所有的患者均表现为 FHR 基线大幅上升、失去启动 FHR 加速的能力、成为无反应型并表现出重复胎心减速。值得注意的是,重复胎心减速不一定是晚期减速,而常为可变减速[11-13,75]。

在 Hon FHR 组中,出现 FHR 变异性是新生儿脑水肿[11]的一个预测指标。例如许多脑损伤胎儿在分娩时表现出平均 FHR 的变异性[11]。在新生儿期,有产时窒息 Hon 模式的脑损伤胎儿合并平均 FHR 变异者有显著的脑水肿[24]。Kim 关于脑水肿[24]的研究结果表明,用减少变异的 FHR 作为产时窒息的 Hon 模式的终点决定手术干预的时机可能是不合理的。这意味着胎儿的大脑在减少 FHR 变异前很可能已经有损伤。

典型的 Hon 模式是双侧大脑损伤的结果并产生痉挛型四肢瘫痪[14,79]。在这里,损伤的机制并非无用,因为这些胎儿通常显示为心动过速的基线心率。在这种情况下,脑损伤多与脑缺血有关(图 43.4)。触发机制可能是胎粪[82,83]或感染[84,85],病原微生物可能是细菌(厌氧菌或需氧菌)或病毒[86,87],但是与子宫收缩没有关系[14]。胎儿血管收缩或胎儿内部的分流可能

反映了胎儿努力保持血压和（或）增强胎儿脑血供的结果。然而，一旦胎儿缺血开始或无法保持脑细胞灌注，神经细胞缺氧或损伤就会发生。因此，胎儿缺氧是在细胞水平上而尚未发生在中央或全身的水平。当胎儿开始全身或中央的缺氧时，胎儿已经发生脑损伤且可能已接近死亡[12,14]。因此，大脑灌注不足导致胎儿内部和大脑内分流最可能与胎儿脑损伤有关，而不是胎儿的全身缺氧[88]。

这意味着，胎儿发展至产时窒息的 Hon 模式将出现缺血或从 C 点到 D 点（图 43.4）。在这个过渡期间，为保持脑的灌注和神经细胞氧合，可观察到有进展和大幅上升的 FHR。在此期间，胎儿可维持全身氧合和氧饱和度。只有在持续进展和长时间的缺血时，脑损伤才会导致胎儿氧饱和度开始下降[11]。

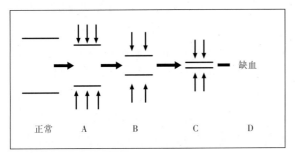

图 43.4 随着时间的推移，持续发生的胎儿血管收缩或胎儿内分流导致胎儿血管树的逐渐狭窄，并最终导致缺血

此外，值得强调的是，胎儿脑损伤的模式可根据胎儿分娩时的具体情况而改变。以之前所讨论的情况为例，该 FHR 图形特征是由脑血管痉挛性四肢瘫痪型脑瘫半球损伤所致。然而，如果 FHR 模式从 Hon 模式转变为突然、快速、持续恶化的 FHR 直至分娩，大脑损伤的程度将会更加广泛，不仅仅涉及脑半球，更会累及深层的灰质。因此，具有后者 FHR 模式的胎儿，其损伤更严重，预期寿命更短。

持续无反应型 FHR 模式

在 300 例脑损伤患儿中有 45% 可观察到入院时为持续无反应型 FHR 模式或非应力测试阳性[11]，在新出生的 423 例单胎脑损伤患儿中为 33%[13,14]。这个人群的典型特征（但不总是）为

入院前即有胎动减少、男胎、胎粪沉积、胎粪后遗症（如胎粪吸入综合征）、持续性肺动脉高血压和羊水过少[88]。在这些观察结果中，这些胎儿通常（但不总是）有升高的有核红细胞计数[90,91]、正常红细胞清除时间延长[90]、初始血小板计数减低[92]、明显的多器官系统功能障碍[70,71,90]、延迟临产[93,94]和皮质或半球脑损伤[13,14]。典型的胎心模式是一个基线率固定的无反应型 FHR，通常由入院至分娩期间不会改变，这与逐渐减少或平均的 FHR 变异有关[13,14]。

对于入院 FHR 模式而言，持久无反应型 FHR 模式组可以划分为三个阶段。这三个阶段，代表了胎儿中枢神经系统损害后的代偿性反应。此外，这种 FHR 模式并不代表持续窒息或中枢神经系统损伤加重[11-14,89]。对于有持续宫内窒息的胎儿，其 FHR 模式应与产时窒息的 Hon 模式类似。胎儿持续窒息时可观察到伴随重复胎心减速的渐进的和重复的基线心率大幅上升（图 43.1～图 43.3）。与此相反，在无反应组的 FHR 基线通常（但不总是）保持稳定。偶尔可以见到胎心心动过速，但其基线率的上升通常不明显。恢复阶段与胎儿中枢神经系统损伤的时间长度基本相近。因此，第 Ⅰ 阶段似乎出现在更接近损伤的时间，而第 Ⅲ 阶段则出现在距离产伤事件较远的时间[12]。

持久性无反应型胎心模式并非持续胎儿窒息的标志，而是提示静态脑病[11-14]。这意味着在入院时较早的剖宫产干预并不会在实质上改变胎儿结局。

胎儿监护在生产期的作用

鉴于从胎儿产前及产时受到的宫内损伤的教训，目前的胎儿监护说明需要进行修改，以反映并包括初始胎儿监护期的重要性。当患者开始阵痛和分娩，胎儿最初的评估应包括初始胎儿监测期，以评估反应性（存在胎心加速），并确定患者胎动的质量和数量。对于有反应型 FHR 模式和正常胎动的患者，产前和产时临床管理的关键是关注基线 FHR。

提示医生和护士需要观察基线率是否会持续升高至心动过速的水平或更高，或关注基线

突然下降的可能性。为了帮助识别 Hon 模式，医护人员应尽量比较当前与入院时的胎心监护图。如果发现有产时窒息 Hon 模式的特征，后续的临床管理将取决于孕妇是否发热，此部分内容在本章前面已阐述。对无反应型，临床管理首先是遵从病因学 FHR 模式来评估产妇和胎儿的状态。这些原因包括但不限于以下几点：产妇滥用药物、胎儿和产妇大出血、胎儿异常、胎儿潜在的染色体异常等。在评估产妇和胎儿期间，如果技术上可行，可使用连续胎儿监测来评估胎儿状态。此外，胎儿刺激试验、子宫收缩应力测试或胎儿生理评估可用于进一步确定胎儿的状态。一旦胎儿的状态被证实为无反应型，接下来对足月或邻近足月妊娠分娩的方式则基于与患者家庭的讨论和临床证据。

孕产妇和手术条件

过敏症

过敏症是一种对摄取的食物或药物的急性过敏性反应，一般都伴有瘙痒和急性发作的荨麻疹，可能会导致呼吸窘迫、水肿、血管塌陷和休克。药品（主要是青霉素类[58,95]）、食物（如贝类）、运动、显影剂、海带[96]和乳胶[97]是过敏反应的常见原因[98,99]。

过敏症亦可能出现于变应原免疫疗法的过程中[100]。虽然变应原注射已被证明对改善过敏体质患者的哮喘有效且在妊娠期间无任何不良影响[101,102]，但当剂量逐渐增加的时候过敏反应在妊娠早期依然有风险。因此，在此类患者妊娠期继续或开始变应原免疫治疗时应该进行风险和（或）利益分析[100]。

当妊娠期发生过敏反应时，随之而来的产妇的生理变化，可能会导致胎儿窘迫。在 Klein 等的病案报道中[57]，1 例孕 29 周的女性在食用贝类后出现急性过敏反应。入院时，患者有规律宫缩及重复的、严重的晚期减速。该"胎儿窘迫"是产妇低血压和相对的血容量减少的结果，而这些都是过敏反应的伴随症状。及时的

静脉输液和麻黄碱治疗纠正了患者的 FHR 异常。接着，该患者在胎儿足月时产下一个新生儿 Apgar 评分正常的健康男婴。

正如这些调查结果和 White 和 Niebyl 的研究[56]所建议的一致，当母体急性过敏反应对胎儿构成威胁时，治疗目标往往是治疗伴随而来的胎儿窘迫。为了让胎儿有更大的安全范围，应努力使产妇的收缩压保持在 90mmHg 以上。此外，应给氧以纠正产妇缺氧；在母体血容量不足的情况下，产妇动脉血氧分压超过 60～70mmHg 将确保足够的胎儿氧合[56,57]。持续性的胎儿心动过速、心动过缓[58]或其他异常胎心模式提示需要额外的产妇血流动力学支持或氧供，即使是表面上"稳定的"母亲。

子痫

产妇癫痫发作是众所周知但罕见的产妇子痫前期的后果[17]。虽然子痫产妇的血流动力学表现类似于那些严重的子痫前期患者[103]，但产妇惊厥需要进行及时关注以防止对母亲和胎儿的潜在危害[17]。发作期间，胎儿的反应通常会表现为一个突然、长时间的胎心减速[19,104]。在发作期间，虽然一般持续不到 1～2min[19]，瞬时发生的母体缺氧和子宫动脉血管痉挛会使子宫血流下降。此外，子宫活动增加去甲肾上腺素释放，还会导致子宫内胎盘灌注的减少。最终，子宫胎盘灌注降低导致胎心减速。这种减速在停止惊厥和纠正产妇低氧血症[17,19]后可能还会持续长达 10min。随着发作和 FHR 减速的恢复，可以观察到 FHRV 丧失及代偿性基线 FHR 上升的特点。短暂的晚期减速的情况并不少见，但通常在母体的代谢变化完全恢复时消退。在这段恢复期内，有理由相信胎儿在宫内恢复由惊厥引发的缺氧和高碳酸血症[17]是有益的。在此期间，患者不应该基于与惊厥发作相关的 FHR 变化[17]而被送往急诊进行剖宫产，特别是当患者不稳定时。

在子痫发作时患者管理的基础是保证充足的产妇氧合和适当的抗惊厥药使用。在惊厥发生后，应保证开放的气道通路并进行吸氧。为了改善子宫胎盘灌注，母亲应保持左侧卧位。

抗惊厥药物治疗方面，推荐静脉注射硫酸镁[17,105-107]以防止癫痫复发。尽管经过足量的硫酸镁治疗，仍有约10%的患者需要辅助抗惊厥治疗[17,19,105]。

在持续胎心减速的情况下，以β受体激动剂[108]或额外的硫酸镁进行胎儿宫内复苏[109]可能有助于缓解子痫诱发的子宫张力过高。连续胎儿电子监护应根据胎儿情况使用。在母亲情况稳定后，如经过一段合理的恢复期，胎儿仍然显示出FHR心动过缓和（或）重复晚期减速的迹象，应考虑终止妊娠。

弥散性血管内凝血

弥散性血管内凝血（Disseminated intravascular coagulopathy，DIC）可并发于各种产科情况，如胎盘早剥、羊水栓塞综合征、严重的子痫前期和（或）子痫和死胎综合征。这些情况的病理生理学在第31章有更详细的讨论。

DIC可能提前出现显性出血点较罕见[110]。在这种情况下，消耗性凝血病的临床证据伴有实验室检查异常。在明显的"胎儿窘迫"和临床明显产妇凝血功能障碍这样的罕见的情况下，产科管理要求在试图终止妊娠前迅速补充其缺乏的凝血因子。这经常需要平衡孕妇与其未出生的孩子间的利益。

例如，1例34岁女性妊娠患者33周时入院的胎心监护图形如图43.5所示。实时超声显示有不对称的宫内发育迟缓。已给予患者吸氧，同时使患者保持左侧卧位。医生对患者进行了适当的实验室检查，并在签署知情同意后进行了剖宫产。当插入Foley尿管时，发现有明显的血尿，先前的采血点不凝固，并且可观察到静脉注射点持续出血，持续出现异常胎心模式。

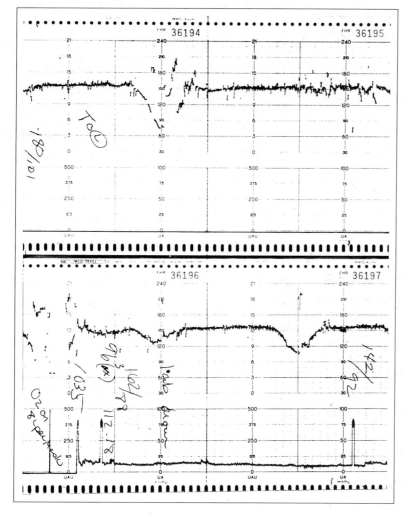

图43.5　一个33周龄并有不对称性宫内生长障碍的胎儿胎心率模式，其母亲有临床弥散性血管内凝血

在这种情况下，母亲和胎儿的利益是彼此冲突的，而医生则需面临一个困难的临床决断，在这个情况下产科医生将保护谁的利益？如果马上进行手术干预，但又没有备血，有可能会减少母体的生存机会。另一方面，如果临床医生等待新鲜冰冻血浆和血小板输注后才进行手术，胎儿将有很大可能死亡或出现永久性的神经损伤。理论上，孕妇和（或）其家人应该参与决定。而事实上，因为这些不可预知的风险和快速做出决定的需要，家庭参与往往并不总是可能的。在这种情况下，产妇的利益大于胎儿，这是不言自明的。

由于没有现成的血液制品，所以决定先稳定母体情况并将患者运送至手术室。一旦进入手术室，临床处理包括（但并不限于）下列几点：持续母体供氧；保持左侧卧位；有麻醉医生、手术室管理人员和外科医生在场；做好手术准备。一旦血液制品可用，且胎儿存活，即可输注新鲜冰冻血浆、血小板和浓缩红细胞。临床医生应在全麻下进行剖宫产。在这个病例中，产妇和胎儿最终都获得了良好的结局。

综上所述，对这种典型的 DIC 及临床明显胎儿窘迫的患者管理的基础在于在手术开始之前纠正产妇的凝血功能异常，以稳定母亲情况。在等待输血时，患者应做好准备以即刻开始剖宫产。如果胎儿在此期间死亡，则不应该进行剖宫产，应给患者阴道分娩的机会，以减少孕产妇的出血风险。

烧伤患者

虽然烧伤患者在高危产科中不常遇到，但烧伤孕妇相当复杂，需要以团队方式工作以提高孕产妇和胎儿围生期生存率[111,112]。在大多数情况下，需要将孕妇和胎儿转运到具备熟练处理烧伤患者能力的医院。转运将主要取决于烧伤的严重程度和孕妇及胎儿的稳定程度。对于更多的各类热损伤的临床管理的细节和讨论，可参考第 38 章。

处理烧伤妊娠患者的第一步是确定烧伤的深度和大小。烧伤的深度可能是部分或全层。全层烧伤也称为 Ⅲ 度烧伤，包含全部皮肤的损伤，是最严重的，其结果是上皮的再生是不可能的。

烧伤管理的第二个要素是确定累及的体表面积百分比（表 43.4）。产妇烧伤的体表面积的百分比与孕产妇和围生期结局相关。产妇烧伤越严重，孕产妇和围生期死亡率越高[111,112]。当产妇烧伤面积占体表面积 60% 以上时，死亡的风险就变得很明显[111]。

表 43.4　烧伤患儿体表面积百分比分度

分类	体表面积
轻度	<10%
较多	
中	10% ~ 19%
重	20% ~ 39%
极重	≥40%

烧伤孕妇随后的临床处理将取决于患者的烧伤阶段（如急性期、恢复期或远期）或烧伤期[113]［如复苏期、复苏后期、炎症和（或）感染期或康复期］。每个阶段都有其特有的问题。如在急性期的特征是早产、水电解质紊乱、产妇心肺情况不稳定和潜在的胎儿损害。与此相反，康复期和远期的各自特有问题则是败血症和腹部瘢痕。由于烧伤后时间窗中最严重的问题是潜在的胎儿损害，因此本章的重点是急性期烧伤患者。

在严重烧伤急性期，孕妇首要的关注焦点是稳定[112]。由于体液渗出所致的电解质紊乱和肾功能改变，应注意产妇的血容量和及时积极的液体复苏。同时，这些患者可能还有气道损伤和（或）烟雾吸入的影响，为维持心肺稳定性，可能需要进行呼吸机支持。此外，对高度怀疑静脉血栓和败血症的患者，应考虑早期和积极治疗。鉴于这些患者的复杂性，有创的血流动力学监测是必要的。因为这些患者大多是在 ICU，为母亲做适当的医疗咨询和对母亲及胎儿的重症护理都是必不可少的。

评估烧伤患者的胎儿健康情况可能会较困难。通过超声或胎儿监测判断胎儿状态的能力都将取决于烧伤的部位和面积大小。如果烧伤涉及母体腹壁，评估胎儿的替代方法可能就是必要的了，如胎动计数（单独或在响应声刺激情况下）[26] 或使用阴道超声检查的改良的 FBP [16,42,43]。目前，当发生腹部烧伤时，为了减少感染风险，可用无菌传感器覆盖胎儿监护仪、超声设备或多普勒超声仪进行操作。对于没有腹部烧伤的孕妇，可以常规使用连续胎儿电子监护仪。由于监测困难，且孕妇烧伤的大小与胎儿结局有直接关系（图 43.6），Matthews[114] 及 Polko 和 McMahon[111] 建议对任何胎儿有潜在存活能力的烧伤孕妇和烧伤面积在 50% 及以上的孕妇，应立即行剖宫产分娩（孕妇情况稳定时）。相比之下，Guo[112] 建议晚孕患者应提前终止妊娠。需要提醒的是，烧伤患者的电解质波动可能会表现出与镰状细胞危象患者[55] 或糖尿病酮症酸中毒患者[53,54] 类似的胎儿状态改变。一旦产妇的电解质紊乱得到纠正，胎儿状况即有可能恢复正常，常可避免干预。

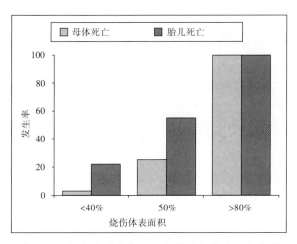

图 43.6　根据受累体表面积估计的烧伤后母体和围产儿死亡率

胎儿特定的心脏手术和电击在第 14 章和第 38 章中有所讨论。

孕妇脑死亡和持续性植物状态

随着人工生命支持系统的出现，在围生期延长脑死亡[115-126] 或持续性植物状态（persistent vegetative state，PVS）[127-141] 孕妇的生命不再罕见，其结果是在医学界会遇到越来越多的人工生命支持的产科患者。脑死亡或植物人状态的产妇在医疗、法律、伦理上对产科医疗保健提供者提出了一组难题[117,140,142-146]。

对于每个脑死亡或植物人状态的孕妇，根据不同角色有多个问题需要加以解决，以维持体细胞存活。当孕妇临床确诊为脑死亡或植物人，处理重点即转移到胎儿。如果胎儿是存活的，那么是否应对脑死亡患者进行特殊护理从而保护其未出生的孩子的生命，如果是这样，多少孕周是适宜的呢？如果采用人工生命支持使胎儿进一步成熟，那么妊娠期应该如何管理，应在何时以及在何种情况下分娩？孕妇的生命支持何时应该终止？维持妊娠是否需要经过同意？如果是的话，还需要得到谁的同意呢？这样的问题几乎还没有触及这些情况相关的复杂面。处理与脑死亡或 PVS 孕妇的产科护理相关的伦理、道德和法律问题暂不在本章讨论。所要强调的是，在基于未出生的孩子的利益做出维持机体支持的决定后，对于这些患者的临床管理。

脑死亡和 PVS 的主要区别是，PVS 的患者，其脑干功能通常正常但并不总是正常。在初始阶段，要将他们分开可以说是困难的。随着时间的推移，这种区分变得清晰。如 PVS 患者可能保持清醒，能够吞咽，并有正常的呼吸控制，但缺乏有意义的互动。PVS 患者是"真正的无意识，尽管他们是清醒的，但他们缺乏意识"[140]。然而，对脑死亡或 PVS 孕妇的临床管理初期是类似的。

到今为止，有 13 例脑死亡孕妇[115-126] 和 17 例妊娠期 PVS[127-141] 的报告（表 43.5 和表 43.6）。在一般情况下，PVS 患者相比脑死亡孕妇需要较少的躯体支持，但需要类似等级的医疗管理。Bush 等学者[140] 的研究说明了这两组之间的主要区别。与脑死亡组相比，PVS 组更可能表现出以下特点[140]：

1. 产妇脑损伤与分娩间的间隔时间更长；
2. 新生儿出生体重较重；
3. 分娩时孕周更大。

需要重点注意的是，这些差异可能更多地反映了母体脑死亡的严重程度[140]。此外，延长"产妇生命"与体温调节中枢、维持自主呼吸和心血管系统功能的能力有关[140]。因此很容易看到，对于此类患者和胎儿的最佳治疗，各医疗科室的合作努力是必不可少的。我们的目标是维持产妇的躯体存活，直到胎儿有存活能力且足够成熟。为了实现这一目标，必须注意一些关于孕妇和胎儿的问题，以改善胎儿结局[117]（表 43.7）。

表 43.5　围生期结果 13 例产妇在妊娠期间脑死亡报道

基础年度	年代	脑死亡	分娩	分娩迹象	分娩方式	5 分钟 Apgar 评分	出生体重(g)
孕龄(周)							
Dillon 1[115]	1982	25	26	胎儿宫内窘迫	剖宫产	8	850
Dillon 2	1982	18	19	生命保障结束	SVD	NA	NA
Heikkinen[116]	1985	21	31	产妇低血压	剖宫产	7	1600
Field[117]	1988	22	31	产妇败血症发育损害	剖宫产	8	1440
Bernstein[118]	1989	15	32	胎儿宫内窘迫	剖宫产	9	1555
Wuermeling[119]	1994	14	NA	NA	SVD	NA	NA
Iriye[120]	1995	30	30	产妇低血压胎心率减速	剖宫产	8	1610
Vives[121]	1996	27	27	产妇低血压胎儿宫内窘迫	剖宫产	10	1150
Catanzarite[122]	1997	25	29	绒毛膜羊膜炎	剖宫产	7	1315
Lewis[123]	1997	25	31	胎儿肺成熟	剖宫产	NA	NA
Spike[124]	1999	16	31	产妇低血压	剖宫产	8	1440
Spike[125]	2006	25	28	羊水过少发育损害	剖宫产	10	845
Hussein[126]	2006	26	28	羊水过少	剖宫产	NA	1285

NA：无效；SVD：顺产

表 43.6　产期结果 17 例产妇在妊娠期变植物人报道

基础年度	年代	PVS	分娩	分娩迹象	分娩方式	5 分钟 Apgar 评分	出生体重(g)
孕龄(周)							
Lucas[127]	1976	6 mo	8mo	NONE	SVD – 臀部	NA	1760
Sampson[128]	1979	6	34	早产	产钳	5	1640
BenAderet[129]	1984	17	35	胎膜破裂	剖宫产	9	2450
Hill[130]	1985	14	34	胎儿肺成熟	剖宫产	9	1600
Diamond[131]	1986	22	34	宫缩测试	剖宫产	5	2835
Landye[132]	1987	5mo	37		真空	9	2530
Koh[133]	1993	13	37	VBAC 失败	剖宫产	9	3680
Webb[134]	1996	14	31	胎盘早剥	剖宫产	7	2240
Wong[135]	1997	22	33	绒毛膜羊膜炎	剖宫产	9	2150
Finerty – 1[136]	1999	12	NA	NA	剖宫产	NA	NA
Finerty – 2[136]	1999	17	33	NA	SVD	NA	NA
Ayorinde[137]	2000	12	35	早产	SVD	10	2200
Feldman[138]	2000	15	31	惊厥/高血压	剖宫产	9	1506
Sim[439]	2001	4	33	胎膜早破	剖宫产	6	1680
Bush[140]	2003	15	24	胎心率减慢	剖宫产	1	740
Chiossi – 1[141]	2006	10	34	低血压、胎儿肺成熟	剖宫产	9	2680
Chiossi – 2[141]	2006	19	31	反常胎心率模式	剖宫产	7	1701

NA：无效；SVD：顺产；mo：月；PVS：持续植物状态

如表43.7所示，Field等[117]试图掌握这些与患者临床管理相关的复杂性。孕妇的医疗处理包括管理大部分的孕妇身体功能。如丧失了负责呼吸循环的脑桥呼吸调节中枢和负责自主呼吸的脊髓中枢，导致强制的机械通气。这种情况下的呼吸，与非妊娠患者相类似。与非妊娠患者相比，为了保证胎儿的存活，气体浓度的控制就更为严格。孕妇的$PaCO_2$应保持在30~35mmHg[142]，为避免子宫胎盘灌注不良，孕妇PaO_2应大于60~70mmHg。

表43.7 提供大脑死亡孕妇人工生命支持注意事项

产妇注意事项
机械通气
心血管药物支持
体温不稳定性
静脉营养
垂体功能减退
感染监测
预防性抗凝
胎儿注意事项
胎儿监测
超声检查
类固醇
分娩时间

孕妇低血压经常发生在这些患者中，可能是由于多种因素，包括低温、缺氧、垂体功能减退。使用低剂量多巴胺往往可以维持产妇血压，多巴胺可升高血压而不影响肾脏或内脏血流。在抗利尿激素保持母体血压和器官灌注的同时，患者应尽可能保持侧卧位，以维持子宫胎盘血流量。与此同时，应谨慎避免褥疮。

在母体脑死亡时，位于下丘脑腹侧正中核的体温调节中枢是没有功能的，孕妇的体温不能保持正常。因此，孕妇常有低温。维持孕妇温度适中是非常重要的，通常可以使用保温毯和给予温暖的吸入性加湿空气。

孕妇发热表明有感染并且需要彻底处理。因此，感染监控和感染并发症的治疗对于延长产妇的生存是有帮助的[142]。如果孕妇体温持续升高一个相当长的时期，那么散热毯可能是必要的，以避免发热对胎儿潜在的有害影响[146]。

营养支持对产妇支持和胎儿的生长发育是必须的，通常的形式有肠内或肠外营养（第12章）。由于孕妇胃肠蠕动较弱，与肠内营养相较而言，肠外营养往往是首选[117]以保持正氮平衡。妊娠期营养液的使用尚未发现对胎儿有不良影响[147]。营养支持的原则是，在高营养保证孕周所需热量的同时，足以避免产妇高血糖症。

在这些患者中，常有垂体功能减退发生，其后果是可能有各种各样的并发症，如尿崩症、继发性肾上腺功能不足、甲状腺功能减退症，需要单独治疗以维持妊娠。治疗这些疾病需要分别使用后叶加压素、糖皮质激素、甲状腺素进行替代治疗。

由于妊娠期产妇处于高凝状态以及脑死亡孕妇长期保持静止，这些患者的血栓栓塞风险也有增加。因此，为了降低下肢深静脉血栓形成或肺栓塞的潜在风险，建议预防性应用肝素（每次5000~7500U，每天2~3次）和（或）间歇性充气小腿压缩[148]。

通过人为支持孕妇的生理系统，理论上可以保持子宫内环境稳定维持胎儿足够的生长发育（表43.7）。产科管理应重点通过频繁的超声评估、产前FHR评估来监测胎儿的生长，并在妊娠24~34周给予糖皮质激素，以提高胎儿肺成熟[117,149]。对于刺激胎儿肺成熟，建议使用倍他米松或地塞米松。不建议在随后孕周重复注射类固醇，反复注射类固醇对胎儿大脑的生长效果尚无经过验证的额外益处[142]。

产科关注的另一问题是早产的发展。在这方面，保胎治疗已应用得很成功[122,150]。Catanzarite等[122]描述了静脉使用硫酸镁和吲哚美辛控制子宫收缩，可延长妊娠25d。其他替代保胎治疗包括β受体激动剂、钙通道阻滞剂和催产素拮抗剂。β受体激动剂和钙通道阻滞剂受血流动力学影响可能会使这些药物小于理想设置，而产妇血流动力学不稳定较常见[122]。

终止妊娠的时机选择是基于产妇或胎儿的状态恶化或胎肺已经成熟。传统的剖宫产是一种可选择的方法[117,142]，且是对胎儿的创伤性最小的方法。为了确保有能力即刻行剖宫产，在 ICU 应有一套剖宫产和新生儿复苏设备可以立即可用。

死后剖宫产

几个世纪以来，死后剖宫产已作为一种尝试，以在孕妇死亡时保护未出生的孩子的生命[151]。老普林尼在公元 237 年第一次描述了死后剖宫产。这次分娩与大西庇阿有关。一千多年以后的 1280 年，科隆理事会的天主教教堂下旨强制执行一个死后剖宫产，以使未出生的孩子受洗，并进行适当的埋葬。未能执行分娩则构成受惩罚的罪行。此外，对于妊娠超过 6 个月的女性死后要强制进行剖宫产。迄今为止，在英文文献中已经有 307 例死后剖宫产的分娩报道[152,153]。在这些剖宫产中，有 222 例存活婴儿[152,153]。

从 1971 年 Weber 对此课题的研究以来[152,153]，导致进行死后剖宫产的产妇死亡的原因并没有实质性改变，但对当代产科护理有更多的借鉴之处[130,131]，包括创伤性事件、羊水、血栓或空气栓子所致肺栓塞、急性呼吸或心脏衰竭、败血症。在突发、意想不到的孕妇猝死情况下，进行剖宫产的时机是最重要的一环[152,153]。

如果孕妇确实出现呼吸心搏骤停，应紧接着开始心肺复苏（cardiopulmonary resuscitation，CPR）（第 7 章）。对非妊娠患者来说，CPR 的最佳情况可使心输出量达到近正常的 1/3[153]。而对足月妊娠的孕妇来说，CPR 的最佳情况产生的心输出量只有正常的 10% 左右。为了优化产妇心输出量，患者应放置在仰卧位。子宫右旋和压迫子宫主要血管可能阻碍静脉回流并进一步加重。子宫横向位移可能有助于解决这个问题；而这个体位使 CPR 极为尴尬。最终，为减轻 CPR 难度，剖宫产可能是必要的措施。

如果要改善孕产妇和胎儿的结局，剖宫产的时机是至关重要的。据 Katz 等[152] 在 1986 年发表并在 2005 年[153] 重申的理论，如果 CPR 在 4min 内未能恢复脉搏，应立即开始死后剖宫产，而胎儿娩出应在产妇心脏骤停的 5min 内。

胎儿娩出后，产妇应继续 CPR，因为很多女性在清宫后都会有"明显改善"[153]。因此，当孕妇 CPR 无效时"4min 规则"是有效的，这已被美国心脏协会采用[153,154]。因此，标准的心肺复苏 ABC（气道，airway，呼吸，breathing，循环，circulation）应扩大到包括 D（分娩，delivery）。

表 43.8 产妇死亡到分娩时间胎儿幸存状态

间隔时间（min）	幸存婴儿（例数）	幸存无神经病
0 ~ 5	9	8（89%）
6 ~ 15	5	2（60%）
> 15	7	4（57%）

如表 43.8 中所示，胎儿是否存活与孕妇猝死和分娩之间的时间间隔直接相关。从现有的数据[152,153] 看来，这一点是明确的，从孕妇死亡到胎儿娩出的间隔时间越长，胎儿永久性神经功能缺损的可能性越大。在理想的情况下，胎儿应在孕妇死亡 5min 内娩出。在这 5min 的时间窗内娩出的胎儿的神经正常的可能性最大（表 43.8）。然而，孕妇心脏停搏超过 15min 的胎儿结局也可能存在有利结局，因此只要胎儿还活着，即使孕妇心脏停搏超出 5min，仍然应该进行分娩[152,153]。

虽然剖宫产的时机是决定随后胎儿结局的一个重要的决定因素，胎儿的胎龄同样也是一个重要的考虑因素。出生体重和胎龄与新生儿的生存概率直接相关[155-158]。什么样的胎龄应该经死后剖宫产分娩？是否有下限？这些问题明显没有明确答案。普遍的标准是，干预行动应审视胎儿潜在的存活能力或"在母亲子宫外的生存能力"[159]。据 Gdansky 和 Schenker[143] 的研究，23 ~ 26 周妊娠期存在灰色地带。但这个临界值随着新生儿护理的进步被不断推前。理论上，在这样的情况下进行干预的标准应该是在生物伦理委员会的指导与帮助下，根据该机构的新生儿存活率统计结果制定，随着新生儿科学技术的持续进步，必须定期审查这些标准，因为胎龄和体重标准在未来可能会降低[155,159]。

如果孕妇死亡是一个可预期的事件，是否有必要进行知情同意？如末期癌症、Ⅳ级心脏疾病、肺动脉高压或既往心肌梗死的住院患者在妊娠期间的死亡风险增加。虽然这些情况是罕见的，但事前准备这些不测事件似乎是合理的。应事先与患者和家属就手术干预进行讨论。当手术干预经过同意，其中一个考虑因素就是在 ICU 准备好即刻可用的剖宫产包和新生儿复苏设备。

参考文献

[1] Hon EH, Quilligan EJ. Electronic evaluation of the fetal heart rate. Clin Obstet Gynecol, 1968, 11: 145 – 155.

[2] Paul RH, Gauthier RJ, Quilligan EJ. Clinical fetal monitoring: the usage and relationship to trends in cesarean delivery and perinatal mortality. Acta Obstet Gynecol Scand, 1980, 59: 289 – 295.

[3] Shenker L, Post RC, Seiler JS. Routine electronic monitoring of fetal heart rate and uterine activity during labor. Obstet Gynecol, 1980, 46: 185 – 189.

[4] Yeh SY, Diaz F, Paul RH. Ten year experience in fetal monitoring at Los Angeles County/University of Southern California Medical Center. Am J Obstet Gynecol, 1982, 143: 496 – 500.

[5] Phelan JP. Labor admission test. Clin Perinatol, 1994, 21(4): 879 – 885.

[6] Skupski DW, Rosenberg CR, Eglinton GS. Intrapartum fetal stimulation tests: a meta-analysis. Obstet Gynecol, 2002, 99: 129 – 134.

[7] Perkins RP. Perspectives on perinatal brain damage. Obstet Gynecol, 1987, 69: 807 – 819.

[8] Rosen M, Dickinson MG. The incidence of cerebral palsy. Am J Obstet Gynecol, 1992, 167: 417 – 423.

[9] Smith J, Wells L, Dodd K. The continuing fall in incidence of hypoxic-ischemic encephalopathy in term infants. Br J Obstet Gynecol, 2000, 107: 461 – 466.

[10] Clark SL. Shock in the pregnant patient. Semin Perinatol, 1990, 14: 52 – 58.

[11] Phelan JP, Ahn MO. Fetal heart rate observations in 300 term brain-damaged infants. J Matern Fetal Invest, 1998, 8: 1 – 5.

[12] Phelan JP, Kim JO. Fetal heart rate observations in the brain-damaged infant. Semin Perinatol, 2000, 24: 221 – 229.

[13] Phelan JP. Perinatal risk management: obstetric methods to prevent birth asphyxia. Clin Perinatol, 2005, 32: 1 – 17.

[14] Phelan JP, Korst LM, Martin GI. Causationfetal brain injury and uterine rupture. Clin Perinatol, 2007, 34 (3): 409 – 438.

[15] Lockshin MD, Bonfa E, Elkon D, et al. Neonatal lupus risk to newborns of mother with systemic lupus erythematosus. Arthritis Rheum, 1988, 31: 697 – 701.

[16] Manning FA, Platt LD, Sipos L. Antepartum fetal evaluation: development of a fetal biophysical profile. Am J Obstet Gynecol, 1980, 136: 787 – 795.

[17] Sibai BM. Diagnosis, prevention, and management of eclampsia. Obstet Gynecol, 2005, 105: 402 – 410.

[18] Clark SL, Hankins GD, Dudley DA, et al. Amniotic fluid embolism: analysis of the National Registry. Am J Obstet Gynecol, 1995, 172: 1158 – 1167.

[19] Paul RH, Koh KS, Bernstein SG. Change in fetal heart rate: uterine contraction patterns associated with eclampsia. Am J Obstet Gynecol, 1978, 130: 165 – 169.

[20] Koh KD, Friesen RM, Livingstone RA, et al. Fetal monitoring during maternal cardiac surgery with cardiopulmonary bypass. Can Med Assoc J, 1975, 112: 1102 – 1106.

[21] Korsten HHM, van Zundert AAJ, Moou PNM, et al. Emergency aortic valve replacement in the 24th week of pregnancy. Acta Anaestesiol Belg, 1989, 40: 201 – 205.

[22] Strange K, Halldin M. Hypothermia in pregnancy. Anesthesiology, 1983, 58: 460 – 465.

[23] Bates B. Hon fetal heart rate pattern flags brain damage. Ob Gyn News, 2005, 40(10): 1 – 2.

[24] Kim JO, Martin G, Kirkendall C, et al. Intrapartum fetal heart rate variability and subsequent neonatal cerebral edema. Obstet Gynecol, 2000, 95: 75S.

[25] National Institute of Child Health and Human Development Research Planning Workshop. Electronic fetal heart rate monitoring: research guidelines for interpretation. Am J Obstet Gynecol, 1997, 177: 1385 – 1390.

[26] Smith CV. Vibroacoustic stimulation for risk assessment. Clin Perinatol, 1994, 21: 797 – 808.

[27] Petrie RH, Yeh SY, Maurata Y, et al. Effect of drugs on fetal heart rate variability. Am J Obstet Gynecol, 1978, 130: 294 – 299.

[28] Babakania A, Niebyl R. The effect of magnesium sulfate on fetal heart rate variability. Obstet Gynecol, 1978, 51 (Suppl): 2S – 4S.

[29] Clark SL, Miller FC. Sinusoidal fetal heart rate pattern associated with massive fetomaternal transfusion. Am J Obstet Gynecol, 1984, 149: 97 – 99.

[30] Katz M, Meizner I, Shani N, et al. Clinical significance of sinusoidal fetal heart rate pattern. Br J Obstet Gynaecol, 1984, 149: 97 – 100.

[31] Modanlou HD, Freeman RK. Sinusoidal fetal heart rate pattern: its definition and clinical significance. Am J Obstet Gynecol, 1982, 142: 1033 – 1038.

[32] Theard FC, Penny LL, Otterson WN. Sinusoidal fetal heart rate: ominous or benign? J Reprod Med, 1984, 29: 265 – 268.

[33] Kirkendall C, Romo M, Phelan JP. Fetomaternal hemorrhage in fetal brain injury. Am J Obstet Gynecol, 2001, 185 (6): S153.

[34] Heise RH, van Winter JT, Ogburn PL Jr. Identification of acute transplacental hemorrhage in a low-risk patient as a result of daily counting of fetal movements. Mayo Clin Proc, 1993, 68: 892 – 894.

[35] Kosasa TS, Ebesugawa I, Nakayama RT, et al. Massive fetomaternal hemorrhage preceded by decreased fetal movement and a nonreactive fetal heart rate pattern. Obstet Gynecol, 1993, 82: 711 – 714.

[36] Corometrics Teaching Program, 1974. Corometrics Inc, Wallingford, CT, GE Medical Systems, Milwaukee, WI.

[37] Shaw K, Clark SL. Reliability of intrapartum fetal heart rate monitoring in the postterm fetus with meconium passage. Obstet Gynecol, 1988, 72: 886 – 889.

[38] Ahn MO, Korst LM, Phelan JP. Normal fetal heart rate patterns in the brain-damaged infant: a failure of intrapartum fetal monitoring? J Matern Fetal Invest, 1998, 8: 58 – 60.

[39] Garite TJ, Linzey EM, Freeman RK, et al. Fetal heart rate patterns and fetal distress in fetuses with congenital anomalies. Obstet Gynecol, 1979, 53: 716 – 720.

[40] Slomka C, Phelan JP. Pregnancy outcome in the gravida with a nonreactive nonstress test and positive contraction stress test. Am J Obstet Gynecol, 1981, 139: 11 - 15.

[41] Phelan JP, Smith CV. Antepartum fetal assessment: the contraction stress test // Hill A, Volpe JJ. Fetal Neurology. New York: Raven, 1989, 75 - 90.

[42] Manning FA, Morrison I, Harman CR, et al. The abnormal fetal biophysical profile score V: predictive accuracy according to score composition. Am J Obstet Gynecol, 1990, 162: 918 - 927.

[43] Phelan JP. Antepartum fetal assessment: newer techniques. Semin Perinatol, 1988, 12: 57 - 65.

[44] Phelan JP, Smith CV, Broussard P, et al. Amniotic fluid volume assessment using the four quadrant technique at 36 - 42 weeks' gestafition. J Reprod Med, 1987, 32: 540 - 543.

[45] Phelan JP, Ahn MO, Smith CV, et al. Amniotic fluid index measurements during pregnancy. J Reprod Med, 1987, 32: 601 - 604.

[46] Phelan JP, Lewis PE. Fetal heart rate decelerations during a nonstress test. Obstet Gynecol, 1981, 57: 228 - 232.

[47] Gabbe SG, Ettinger RB, Freeman RK, et al. Umbilical cord compression with amniotomy: laboratory observations. Am J Obstet Gynecol, 1976, 126: 353 - 355.

[48] Phelan JP. The postdate pregnancy: an overview. Clin Obstet Gynecol, 1989, 32(2): 221 - 227.

[49] Kubli FW, Hon EH, Hhazin AF, et al. Observations in heart rate and pH in the human fetus during labor. Am J Obstet Gynecol, 1969, 104: 1190 - 1206.

[50] Krebs HB, Petres RE, Dunn LH, et al. Intrapartum fetal heart rate monitoring: VII. Atypical variable decelerations. Am J Obstet Gynecol, 1983, 145: 297 - 305.

[51] Greenberg J, Economy K, Mark A, et al. In search of "true" birth asphyxia: labor characteristics associated with the asphyxiated term infant. Am J Obstet Gynecol, 2001, 185: S94.

[52] Nelson KB, Dambrosia JM, Ting TY, et al. Uncertain value of electronic fetal monitoring in predicting cerebral palsy. N Engl J Med, 1996, 334: 613 - 618.

[53] LoBue C, Goodlin RC. Treatment of fetal distress during diabetic ketoacidosis. J Reprod Med, 1978, 20: 101 - 104.

[54] Rhodes RW, Ogburn PL. Treatment of severe diabetic ketoacidosis in the early third trimester in a patient with fetal distress. J Reprod Med, 1984, 29: 621 - 625.

[55] Cruz AC, Spellacy WN, Jarrell M. Fetal heart rate tracing during sickle cell crisis: a cause for transient late decelerations. Obstet Gynecol, 1979, 54: 647 - 649.

[56] Witter FR, Niebyl JR. Drug intoxication and anaphylactic shock in the obstetric patient // Berkowitz RL. Critical Care of the Obstetric Patient. New York: Churchill Livingstone, 1983, 527 - 543.

[57] Klein VR, Harris AP, Abraham RA, et al. Fetal distress during a maternal systemic allergic reaction. Obstet Gynecol, 1984, 64(Suppl): 15S - 17S.

[58] Dunn AB, Blomquist J, Khouzami V. Anaphylaxis in labor secondary to prophylaxis against group B Streptococcus: a case report. J Reprod Med, 1999, 44: 381 - 384.

[59] Stannard L, Bellis A. Maternal anaphylactic reaction to a general anesthetic at emergency cesarean section for fetal bradycardia. Br J Obstet Gynecol, 2001, 108: 539 - 540.

[60] Sheehan PQ, Rowland TW, Shah BL, et al. Maternal diabetic control and hypertrophic cardiomyopathy in infants of diabetic mothers. Clin Pediatr, 1986, 25: 226 - 230.

[61] Saling E. Technik der endoskopischen microbluentnahme am feten. Geburtshilfe Frauenheikd, 1964, 24: 464 - 467.

[62] Saling E, Schneider D. Biochemical supervision of the fetus during labor. J Obstet Gynaecol Br Cwlth, 1967, 74: 799 - 803.

[63] Clark SL, Paul RH. Intrapartum fetal surveillance: the role of fetal scalp sampling. Am J Obstet Gynecol, 1985, 153: 717 - 720.

[64] Goodwin TM, Milner-Masterson L, Paul RH. Elimination of fetal scalp blood sampling on a large clinical service. Obstet Gynecol, 1994, 83: 971 - 974.

[65] Phelan JP, Kirkendall C, Korst L, et al. In cases of fetal brain injury, a slow heart rate at birth is an indicator of severe acidosis. Am J Obstet Gynecol, 2003, 189(6): S184.

[66] Kirkendall C, Phelan JP. Severe acidosis at birth and normal neurological outcome. Prenat Neonat Med, 2001, 6: 267 - 270.

[67] Myers RE. Two patterns of perinatal brain damage and their conditions of occurrence. Am J Obstet Gynecol, 1972, 112: 246 - 277.

[68] Fee SC, Malee K, Deddish R, et al. Severe acidosis and subsequent neurologic status. Am J Obstet Gynecol, 1990, 162: 802 - 806.

[69] Dennis J, Johnson A, Mutch L, et al. Acid-base status at birth and neurodevelopmental outcome at four and one-half years. Am J Obstet Gynecol, 1989, 161: 213 - 220.

[70] Korst LM, Phelan JP, Ahn MO, et al. Can persistent brain injury resulting from intrapartum asphyxia be predicted by current criteria? Prenat Neonat Med, 1997, 2: 286 - 293.

[71] Korst L, Phelan JP, Wang YM, et al. Acute fetal asphyxia and permanent brain injury: a retrospective analysis of current indicators. J Matern Fetal Med, 1999, 8: 101 - 106.

[72] Garite TJ, Dildy GA, McNamara H, et al. A multicenter controlled trial of fetal pulse oximetry in the intrapartum management of nonreassuring fetal heart rate patterns. Am J Obstet Gynecol, 2000, 183: 1049 - 1058.

[73] American College of Obstetricians and Gynecologists. Fetal and Neonatal Injury. Technical Bulletin No. 163. Washington, DC: American College of Obstetricians and Gynecologists, 1992.

[74] MacLennan A. A template for defining a causal relation between acute intrapartum events and cerebral palsy: international consensus statement. BMJ, 1999, 319: 1054 - 1059.

[75] American College of Obstetricians and Gynecologists and American Academy of Pediatrics. Neonatal Encephalopathy Committee Opinion. Washington, DC: American College of Obstetricians and Gynecologists and American Academy of Pediatrics, 2003.

[76] Schifrin B. The CTG and the timing and mechanism of fetal neurological injuries. Best Pract Res Clin Obstet Gynaecol, 2004, 18: 437 - 456.

[77] Krebs HB, Petres RE, Dunn LH, et al. Intrapartum fetal heart rate monitoring: VI. Prognostic significance of accelerations. Am J Obstet Gynecol, 1982, 142: 297 - 305.

[78] Ingemarsson I, Arulkumaran S, Paul RH, et al. Admission test: a screening test for fetal distress in labor. Obstet Gynecol, 1986, 68: 800 - 806.

[79] Pasternak JF, Gorey MT. The syndrome of acute near-total intrauterine asphyxia in the term infant. Pediatr Neurol, 1998, 18: 391 - 398.

[80] Leung A, Leung EK, Paul RH. Uterine rupture after previous cesarean delivery: maternal and fetal consequences. Am J Obstet Gynecol, 1993, 169: 945 - 950.

[81] Hon EH, Lee ST. Electronic evaluation of the fetal heart rate:

Ⅷ. Patterns preceding fetal death, further observations. Am J Obstet Gynecol, 1963, 87: 814 – 826.

[82] Altschuler G, Hyde S. Meconium induced vasoconstriction: a potential cause of cerebral and other fetal hypoperfusion and of poor pregnancy outcome. J Child Neurol, 1989, 4: 1337 – 1342.

[83] Altschuler G, Arizawa M, Molnar-Nadasy G. Meconium-induced umbilical cord vascular necrosis and ulceration: a potential link between the placenta and poor pregnancy outcome. Obstet Gynecol, 1992, 79: 760 – 766.

[84] Yoon BH, Kim CJ, Jun JK. Amniotic fluid interleukin 6: a sensitive test for antenatal diagnosis of acute inflammatory lesions of preterm placenta and prediction of perinatal morbidity. Am J Obstet Gynecol, 1995, 172: 960 – 970.

[85] Perlman JM, Risser R, Broyles RS. Bilateral cystic leukomalacia in the premature infant: associated risk factors. Pediatrics, 1996, 97: 822 – 827.

[86] Gibson CS, Maclennan AH, Goldwater PN, et al. Neurotropic viruses and cerebral palsy: population based case-control study. BMJ, 2006, 332: 76 – 80.

[87] Euscher E, Davis J, Holzman J, et al. Coxsackie virus infection of the placenta associated with neurodevelopmental delays in the newborn. Obstet Gynecol, 2001, 98: 1019 – 1026.

[88] Visser GHA, deVries LS, Groeneudaul F. How bad is a low pH at birth? Prenat Neonat Med, 2001, 6: 265 – 266.

[89] Phelan JP, Ahn MO. Perinatal observations in forty-eight neurologically impaired term infants. Am J Obstet Gynecol, 1994, 171: 424 – 431.

[90] Phelan JP, Martin GI, Korst LM. Birth asphyxia and cerebral palsy. Clin Perinatol, 2005, 32: 61 – 76.

[91] Blackwell SC, Refuerzo JS, Wolfe HM, et al. The relationship between nucleated red blood cell counts and early-onset neonatal seizures. Am J Obstet Gynecol, 2000, 182: 1452 – 1457.

[92] Korst LM, Phelan JP, Wang YM, et al. Neonatal platelet counts in fetal brain injury. Am J Perinatol, 1999, 16: 79 – 83.

[93] Ahn MO, Korst LM, Phelan JP, et al. Does the onset of neonatal seizures correlate with the timing of fetal neurologic injury. Clin Pediatr, 1998, 37: 673 – 676.

[94] Kirkendall C, Ahn MO, Martin G, et al. The brain injured baby, neonatal seizures, and the intrapartum fetal heart rate pattern: is there a relationship? Am J Obstet Gynecol, 2000, 182: S184.

[95] Gallagher JS. Anaphylaxis in pregnancy. Obstet Gynecol, 1988, 71: 491 – 493.

[96] Cole DS, Bruck LR. Anaphylaxis after laminaria insertion. Obstet Gynecol, 2000, 95: 1025.

[97] Deusch E, Reider N, Marth C. Anaphylactic reaction to latex during cesarean delivery. Obstet Gynecol, 1996, 88: 727.

[98] Van Arsdel PP. Drug allergy update. Med Clin North Am, 1981, 65: 1089 – 1092.

[99] Reisman RE. Responding to acute anaphylaxis. Contemp Obstet Gynecol, 1989, 33: 45 – 57.

[100] American College of Obstetricians and Gynecologists. Asthma in Pregnancy. ACOG Practice Bulletin No. 90. Washington, DC: American College of Obstetricians and Gynecologists, 2008.

[101] Metzger WJ, Turner E, Patterson R. The safety of immunotherapy during pregnancy. J Allergy Clin Immunol, 1978, 61: 268 – 272.

[102] Shaikh WA. A retrospective study on the safety of immunotherapy in pregnancy. Clin Exp Allergy, 1993, 23: 857 – 860.

[103] Clark SL, Divon M, Phelan JP. Preeclampsia/eclampsia: hemodynamic and neurologic correlations. Obstet Gynecol, 1985, 66: 337 – 340.

[104] Boehm FH, Growdon JH. The effect of eclamptic convulsions of the fetal heart rate. Am J Obstet Gynecol, 1974, 120: 851 – 853.

[105] Pritchard JA, Cunningham FG, Pritchard SA. The Parkland Memorial Hospital protocol for treatment of eclampsia: evaluation of 245 cases. Am J Obstet Gynecol, 1984, 148: 951 – 963.

[106] Lucas MJ, Leveno KJ, Cunningham FG. A comparison of magnesium sulfate with phenytoin for the prevention of eclampsia. N Engl J Med, 1995, 333: 201 – 205.

[107] Naidu S, Payne AJ, Moodley J, et al. Randomised study assessing the effect of phenytoin and magnesium sulfate on maternal cerebral circulation in eclampsia using transcranial doppler ultrasound. Br J Obstet Gynaecol, 1996, 103: 111 – 116.

[108] Barrett JM. Fetal resuscitation with terbutaline during eclampsiainduced uterine hypertonus. Am J Obstet Gynecol, 1984, 150: 895.

[109] Reece E, Chervenak F, Romero R, et al. Magnesium sulfate in the management of acute intrapartum fetal distress. Am J Obstet Gynecol, 1984, 148: 104 – 106.

[110] Porter TF, Clark SL, Dildy GA, et al. Isolated disseminated intravascular coagulation and amniotic fluid embolism. Am J Obstet Gynecol, 1996, 174: 486.

[111] Polko LE, McMahon MJ. Burns in pregnancy. Obstet Gynecol Surv, 1998, 53: 50 – 56.

[112] Guo SS, Greenspoon JS, Kahn AM. Management of burn injuries during pregnancy. Burns, 2001, 27: 394 – 397.

[113] Demling RH. Management of the burn patient // Grenvik A, Holbrook PR, Shoemaker WC. Textbook of Critical Care. 3rd ed. Philadelphia: WB Saunders, 1995, 1499.

[114] Matthews RN. Obstetric implications of burns in pregnancy. Br J Obstet Gynaecol, 1982, 89: 603 – 609.

[115] Dillon WP, Lee RV, Tronolone MJ, et al. Life support and maternal brain death during pregnancy. JAMA, 1982, 248: 1089 – 1091.

[116] Heikkinen JE, Rinne RI, Alahuhta SM, et al. Life support of 10 weeks with successful fetal outcome after fatal maternal brain damage. BMJ Clin Res Ed, 1985, 290: 1237 – 1238.

[117] Field DR, Gates EA, Creasy RK, et al. Maternal brain death during pregnancy: medical and ethical issues. JAMA, 1988, 260: 816 – 822.

[118] Bernstein IM, Watson M, Simmons GM, et al. Maternal brain death and prolonged fetal survival. Obstet Gynecol, 1989, 74: 434 – 437.

[119] Wuermeling H. Brain-death and pregnancy. Forens Sci Int, 1994, 68: 243 – 245.

[120] Iriye BK, Asrat T, Adashek JA, et al. Intraventricular hemorrhage and maternal brain death associated with antepartum cocaine abuse. Br J Obstet Gynaecol, 1995, 102: 68 – 69.

[121] Vives A, Carmona F, Zabala E, et al. Maternal brain death during pregnancy. Int J Gynecol Obstet, 1996, 52: 67 – 69.

[122] Catanzarite VA, Willms DC, Holdy KE, et al. Brain death during pregnancy: tocolytic therapy and aggressive maternal support on behalf of the fetus. Am J Perinatol, 1997, 14: 431 – 434.

[123] Lewis DD, Vidovich RR. Organ recovery following childbirth in a brain-dead mother: a case report. J Transpl Coord, 1997, 7: 103 – 105.

[124] Spike J. Brain death, pregnancy, and posthumous motherhood. J Clin Ethics, 1999, 10: 57 – 65.

[125] Souza JP, Cecatta JG, Amaral E, et al. The prolongation of somatic support in a pregnant woman with brain death: a case report. J Reprod Health, 2006, 3: 3.

[126] Hussein IY, Govenden V, Grant JM, et al. Prolongation of pregnancy in a woman who sustained brain death at 26 weeks of gestation. Br J Obstet Gynaecol, 2006, 113: 120 – 122.

[127] Lucas B. Pregnant car crash victim. Nurs Times, 1976, 72: 451 – 453.

[128] Sampson MB, Peterson LP. Post-traumatic coma during pregnancy. Obstet Gynecol, 1979, 53: 25 – 35.

[129] BenAderet N, Cohen I, Abramowicz JS. Traumatic coma during pregnancy with persistent vegetative state. Case report. Br J Obstet Gynecol, 1984, 91: 939 – 941.

[130] Hill LM. Management of maternal vegetative state during pregnancy. Mayo Clin Proc, 1985, 60: 469 – 472.

[131] Diamond MP, Boehm FH, Allen G. Long term management of pregnancy in a comatose patient. J Tenn Med Assoc, 1986, 79: 557 – 566.

[132] Landye ST. Successful enteral nutrition support of a pregnant comatose patient: a case study. J Am Diet Assoc, 1988, 88: 718 – 720.

[133] Koh ML, Lipkin EW. Nutrition support of a pregnant comatose patient via percutaneous endoscopic gastrostomy. J Parenter Enteral Nutr, 1993, 17: 384 – 387.

[134] Webb GW, Huddleston JF. Management of the pregnant woman who sustains severe brain damage. Clin Perinatol, 1996, 23: 453 – 464.

[135] Wong M, Apodaca CC. Nutrition management in a pregnant comatose patient. NCP Bull, 1997, 12: 63 – 67.

[136] Finerty JJ, Chisolm CA, Chapple H, et al. Cerebral arteriovenous malformation in pregnancy: presentation and neurologic, obstetric, and ethical significance. Am J Obstet Gynecol, 1999, 181: 296 – 303.

[137] Ayorinde BT, Scudamore I, Buggy DJ. Anaesthetic management of a pregnant patient in a persistent vegetative state. Br J Anaesth, 2000, 85: 478 – 491.

[138] Feldman DM, Borgida AF, Rodis JF, et al. Irreversible maternal brain injury during pregnancy: a case report and review of the literature. Obstet Gynecol Surv, 2000, 55: 708 – 714.

[139] Sim KH. Maternal persistent vegetative state with successful fetal outcome. J Korean Med, 2001, 16: 669 – 672.

[140] Bush MC, Nagy S, Berkowitz RC, et al. Pregnancy in a persistent vegetative state: case report, comparison to brain death, and review of literature. Obstet Gynecol Surv, 2003, 50: 738 – 748.

[141] Chiossi G, Novic K, Celebreeze JU, et al. Successful neonatal outcome in 2 cases of maternal persistent vegetative state treated in a labor and delivery suite. Am J Obstet Gynecol, 2006, 195: 316 – 322.

[142] Mallampalli A, Powner DJ, Gardner MO. Cardiopulmonary resuscitation and somatic support of the pregnant patient. Crit Care Clin, 2004, 20: 747 – 761.

[143] Gdanski E, Schenker G. Management of pregnancy in women with circulatory and brain death. Prenat Neonat Med, 1998, 3: 327 – 333.

[144] Black PM. Brain death. N Engl J Med, 1978; 229(7): 338 – 344, and 299(8): 393 – 401.

[145] Bernat JL, Culver CM, Gert B. On the definition and criterion of death. Ann Intern Med, 1981, 94: 389 – 394.

[146] Edwards MJ, Wanner RA. Extremes of temperature // Wilson JG, Graser FC. Handbook of Teratology, vol. 1. New York: Plenum, 1977, 421.

[147] Smith CV, Rufleth P, Phelan JP, et al. Longterm enteral hyperalimentation in the pregnant woman with insulin dependent diabetes. Am J Obstet Gynecol, 1981, 141: 180 – 183.

[148] Clark-Pearson DL, Synan IS, Dodge R, et al. A randomized trial of low-dose heparin and intermittent pneumatic calf compression for the prevention of deep venous thrombosis after gynecologic oncology surgery. Am J Obstet Gynecol, 1993, 168: 1146 – 1154.

[149] National Institutes of Health. Consensus Conference on Effect of Corticosteroids for Fetal Maturation on Perinatal Outcomes. JAMA, 1995, 273: 413 – 418.

[150] Powner DJ, Bernstein J. Extended somatic support for pregnant women after brain death. Crit Care Med, 2003, 31: 1241 – 1249.

[151] Weber CE. Postmortem cesarean section: review of the literature and case reports. Am J Obstet Gynecol, 1971, 110: 158 – 165.

[152] Katz VL, Dotters DJ, Droegemueller W. Perimortem cesarean delivery. Obstet Gynecol, 1986, 68: 571 – 576.

[153] Katz VL, Balderston K, DeFreest M. Perimortem cesarean delivery: were our assumptions correct? Am J Obstet Gynecol, 2005, 192: 1916 – 1921.

[154] American Heart Association, International Liaison Committee on Resuscitation. Guidelines 2000 for cardiopulmonary resuscitation and emergency cardiovascular care: international consensus on science, part 3: adult basic life support. Circulation, 2000, 102(Suppl 1): 22 – 59.

[155] Copper RL, Goldenberg RL, Creasy RK, et al. A multicenter study of preterm birth weight and gestational age specific neonatal mortality. Am J Obstet Gynecol, 1993, 168: 78 – 84.

[156] Hussain N, Galal M, Ehrenkranz RA, et al. Predischarge outcomes of 22 – 27 weeks gestational age infants born at tertiary care centers in Connecticut: implications for perinatal management. Conn Med, 1998, 62: 131 – 137.

[157] Draper ES, Manktelow B, Field DJ, et al. Prediction of survival for preterm births by weight and gestational age: retrospective population based study. BMJ, 1999, 319: 1093 – 1097.

[158] Aschner JL, Walsh MC. Long-term outcomes: what should the focus be? Clin Perinatol, 2007, 34: 205 – 217.

[159] Roe v. Wade, 410 U. S. 113, 93 S. Ct. 705(1973).

第 44 章　重症监护中常用药物对胎儿的影响

简　介

重症监护病房（intensive care unit，ICU）的医生很少需要考虑重症病房常用药物对胎儿的影响。孕妇在妊娠期间收入 ICU 的概率是0.17% ~ 1.1%[1]。由于概率极低，加上产科用药数据的缺乏，使重症监护的孕妇患者治疗变得复杂。一篇关于妊娠期间生理变化对药效学影响的综述对这一主题的复杂性进行了相关阐述。

影响妊娠的药代动力学的 4 个方面是吸收、分布、代谢和排泄。总体而言，妊娠期间药物吸收会增加。胃液 pH、小肠的蠕动，以及胃排空的速率降低[2]。妊娠期间心输出量增加也有助于提高药物输送到组织中，从而增加药物吸收[3]。血浆容量、全身含水量、某些血浆蛋白以及体内脂肪的增加已被证明能增加某些药物的分布容积。心输出量增加也有助于增加药物分布[4]。各种代谢酶，如细胞色素 P-450、CYP1A2 和胆碱酯酶在妊娠期间出现不同的活动水平。细胞色素 P-450 上调；与此相反，CYP2C19 和胆碱酯酶下调。这些活动减弱了妊娠期间的药物代谢水平。10% ~ 20% 的人口具有较低的代谢酶活性。这进一步导致孕妇药物代谢方面的变化[4]。提高肾小球滤过率可以促进药物清除[5]。值得注意的是，妊娠期间肾脏分泌和药物的再吸收均增加。药物的处理也会通过呼吸发生。妊娠期间肺功能的改变使呼吸在药物消除中成为一个更为重要的因素[4]。在妊娠期间，这些生理变化使药代动力学预测更有难度。

药物对胎儿的影响为孕妇的治疗提供了额外的挑战。尤其是对早产的胎儿，不发达的血

脑屏障可导致药物在胎儿中枢神经系统的浓度较高。早产胎儿也具有较少的蛋白质结合位点。因此，更多未结合的药物残留在胎儿循环。此外，当胆红素竞争与药物的蛋白结合位点时，早产儿高胆红素血症会进一步增加药物的影响[6]。总体而言，早产儿的生理学变化增加了大多数药物的效果。同时治疗两个患者的挑战影响了孕妇所有的治疗决策。在 ICU 中常用的药物总结于表 44.1。

表 44.1　药品汇总

妊娠期安全	在紧急和（或）有限制的情况下使用	妊娠期禁用	影响未知
咪达唑仑	丙泊酚	血管紧张素转换酶抑制剂	米力农
劳拉西泮	泮库溴铵	血管紧张素II受体阻滞剂（ARB类药物）	氨力农
氟哌啶醇	维库溴铵		
吗啡	胺碘酮		
腺苷	阿托品		
钙通道阻滞剂	肾上腺素		
利多卡因	伊布利特		
地高辛	普鲁卡因胺		
呋塞米	多巴胺		
肼屈嗪	多巴酚丁胺		
拉贝洛尔	异丙肾上腺素		
肝素	氢氯噻嗪		
胰岛素	硝酸甘油		
甲状腺素	硝普钠		
丙硫氧嘧啶	华法林		
	溶栓剂		
	皮质类固醇		
	甲巯咪唑		
	甘露醇		

孕妇镇痛和镇静

镇痛和镇静是危重病医学的重要组成部分。尽管有许多药物用于镇静、止痛和神经肌肉阻滞，已有多个针对研究 ICU 常用药物的模式实践调查[7-9]的。最常用的镇静剂是咪达唑仑、劳拉西泮、丙泊酚和氟哌啶醇。最常见的止痛药是吗啡和芬太尼。最常用的神经肌肉阻断剂是泮库溴铵和维库溴铵。

咪达唑仑

咪达唑仑是水溶性的苯二氮䓬类药物。作为镇静和（或）催眠类药物，其通常与其他麻醉剂有协同作用。其具有起效快和作用持续时间短的特点。孕妇的清除半衰期为 1h[10]，而新生儿为 6.3h[11]。药物的胎盘转移是非常迅速的。快速的药物清除率，使咪达唑仑更常用于孕妇的镇静。虽然母亲在剖宫产前使用咪达唑仑导致婴儿呼吸抑制需要复苏的病例时有发生[12]，但是目前仍没有研究咪达唑仑的胚胎毒性作用的对照试验，也没有由于母亲接触咪达唑仑而导致新生儿先天性畸形的病例。

地西泮，一种类似苯二氮䓬类的药物，当剂量大于 30mg，已被证实可能出现胎低温、张力减退、拒食，并增加黄疸的风险[6]。尽管生产商基于高剂量地西泮对新生儿的不良影响，建议孕妇慎用咪达唑仑，但是咪达唑仑的快速起效以及快速清除率的特点，加上在监护病房的医疗需求，使其在 ICU 的孕妇中的使用变得可以接受。

咪达唑仑在母乳中分泌量少，所以认为母乳喂养是比较安全的。

劳拉西泮

劳拉西泮与咪达唑仑一样，是水溶性苯二氮䓬类药物，作用持续时间较长。劳拉西泮多用于急性抗焦虑，其具有起效快和相对地西泮的作用持续时间短的特点。劳拉西泮的成人清除半衰期约为 12h[13]。劳拉西泮可以穿过胎盘，但该药的胎内水平较母体的水平低[14]。此外，新生儿药物代谢速率要小于母体[13]。"软婴综合征（floppy infant syndrome）"已经证实与服用此药有关，该疾病以肌张力减退、体温过低、低 Apgar 评分和神经系统抑郁症为特征[14]。

劳拉西泮的胚胎毒性问题一直没有得到充分的回答。目前无相关研究证实其与先天性畸形存在相关性[15]。法国一项大型回顾性研究表明，法国中部地区 13 703 例关于先天畸形的记录显示，总体上妊娠早期服用苯二氮䓬类药物没有增加胎儿畸形的发生率。当数据具体分析劳拉西泮时，发现劳拉西泮与肛门闭锁存在显著关联（OR 6.2，95% CI 2.4～15.7，$P = 0.01$）[16]。值得注意的是，13 703 例婴儿中只有 262 例曾暴露于苯二氮䓬类药物。有 6 例肛门闭锁被确定在这个小组，其中 5 例暴露于劳拉西泮。虽然劳拉西泮和肛门闭锁之间不存在统计学上的相关性，但这一发现的临床意义是存在疑问的。鉴于该研究的设计和肛门闭锁病例数量少的情况下，不应该以此来限制妊娠期劳拉西泮的使用，特别是在致畸期之后的紧急情况。

在母乳喂养方面，在母乳中只有少量的劳拉西泮被检测[17]，目前认为母乳喂养很可能是安全的。

丙泊酚

丙泊酚是一种广泛使用的静脉麻醉剂，其被用于许多全身麻醉的医疗方案中。丙泊酚具有起效迅速，作用持续时间短的特点。据报道，孕妇接受剖宫产时，在给药后 75s 起效，其半衰期为 4.7min[18]。胎儿组织能快速吸收，胎盘转移也较快。在多个研究中，胎内的药物水平比母体水平低。一项病例报告描述了一个使用丙泊酚超过 48h 的孕妇，除了延长新生儿镇静外无其他新生儿的不良结果[19]。很少有报道提及与丙泊酚存在相关性的不良新生儿结局。一项研究表明，剖宫产手术中宫内接触丙泊酚的婴儿出生 1h 内新生儿早期神经行为量表评分（Early Neonatal Neurobehavioral Scale，ENNS）出现下降。这种 ENNS 评分的变化，在出生后 4h

得到改善[20]。该研究还指出，这些婴儿在分娩后动脉血 pH 和 Apgar 评分是正常的。有多个研究显示，在子宫内暴露于丙泊酚的胎儿，通过 Apgar 评分、动脉血 pH 以及神经和适应能力评分（neurologic and adaptive capacity scores，NACS）等项目评估显示胎儿无明显的新生儿抑郁症[21~23]。目前没有报道提示胎儿结构异常与丙泊酚存在相关性。因此，丙泊酚是妊娠期安全的诱导剂。

母乳中仅存在极少量丙泊酚，所以认为接触丙泊酚后的母乳喂养是安全的[24]。

氟哌啶醇

氟哌啶醇常被用作一种紧急镇静剂，或在慢性疾病中使用，如精神分裂症和抽动秽语综合征。氟哌啶醇具有起效快的特点，血浆浓度达到峰值时间为 20min。无论是静脉注射和肌内给药的氟哌啶醇的平均半衰期是 20min[25]。氟哌啶醇的亲脂特性使其与胎儿循环结合十分迅速[26]。氟哌啶醇的副作用类似其他抗精神病药物，包括静坐不能和迟发性运动障碍。有一些病例报告讨论了在胎儿分娩后这些副作用的发生率。特别是一项病例报道介绍了 1 例婴儿出现迟发性运动障碍的一个亚型，患儿在整个妊娠期中每天接触 2~5mg 氟哌啶醇[27]。目前未能证实氟哌啶醇与胎儿结构异常存在相关性。在一项 100 例妊娠期接触氟哌啶醇的病例回顾性研究中，并未指出氟哌啶醇与胎儿结构异常存在相关性[28]。因此，妊娠期使用氟哌啶醇被认为是安全的，特别是在紧急情况下。

氟哌啶醇可通过乳汁排泄。据估计，婴儿通过母乳将摄取母体剂量的 3%[29]。目前没有报道小剂量接触氟哌啶醇与任何不良新生儿结局存在相关性[30]。尽管存在这些调查结果，但考虑到婴幼儿的副作用的病例报告，美国小儿科学院已经界定氟哌啶醇为"对哺乳婴儿的影响是未知的，但是应该被关注"的药物[31]。

吗　啡

20 世纪 40 年代吗啡在分娩期间被广泛用于控制疼痛。但由于其起效慢，作用时间长，以及对母亲和胎儿的不良副作用，吗啡早已被新的麻醉药替代[6]，其中最令人关注的副作用是对孕妇和胎儿的呼吸抑制。目前鞘内注射吗啡已被证明是无胚胎毒性的安全镇痛[32]。吗啡的胎盘传递非常迅速。类似其他阿片类药物，吗啡在阿片类药物成瘾的母亲中具有相应的胎儿戒断综合征。目前还没有确凿的研究证实先天性畸形与吗啡存在相关性[33]。与大多数药品相似，神经行为发育的长期影响是未知的，但妊娠期使用吗啡被认为是允许的。

美国小儿科学会指出，吗啡与母乳喂养不存在冲突[34]。即使在慢性孕产妇剧烈疼痛的情况下使用吗啡，婴儿估计接收母体剂量的 0.8%~12%，且并未观察到婴儿不利的副作用[35]。

芬太尼

芬太尼是合成麻醉激动剂，其常通过皮肤注射治疗慢性疼痛适应证。在产科，苏太尼是硬膜外麻醉的常用成分。据报道，苏太尼清除半衰期为 3~12h，平均为 7h[36]。芬太尼存在胎盘转移，妊娠期前中后 3 个时期平均为产妇静脉芬太尼浓度的 0.94[37]。目前没有报道证实宫内接触芬太尼与先天性缺陷存在相关性[31]。作为分娩时的镇痛剂，根据不同新生儿的结果，包括 Apgar 评分、呼吸抑制的发生率以及纳洛酮的使用，静脉注射芬太尼与不需要镇痛的匹配对照组之间无统计学差异[38]。相同的研究认为吗啡与无明确病因的胎儿宫内缺氧导致的胎儿心率变化机制丧失存在相关性。有病例报告提示芬太尼相关的胎儿呼吸肌强直可使新生儿窒息的复苏更加困难[39]。这是值得注意的，因为呼吸肌强直是一种常见的成人副作用。由于总体上对新生儿是有利的，目前认为妊娠期是可以使用芬太尼的。

芬太尼转移到母乳中的比例较小。据报道，0.033% 母体剂量的芬太尼被转移到母乳中。初乳中也已经发现低剂量的芬太尼。在这项研究中，初乳中的浓度比血浆中浓度高。作者认为基于芬太尼的口服生物利用度低，母乳喂养仍然是安全的。鉴于以上数据，美国儿科学会（AAP）同意并认为母乳喂养是安全的[31]。

泮库溴铵

泮库溴铵是一种非去极化筒箭毒碱样神经肌肉阻断剂，是神经肌肉接头处乙酰胆碱水平的竞争性抑制剂。在全身麻醉的手术病例，包括剖宫产中，泮库溴铵常用来辅助通气和气管插管。在产科也可用于急性宫内的神经肌肉阻滞的治疗过程中，如宫内输血[40,41]。据报道，足月的孕妇泮库溴铵的半衰期为 72 ~ 114min[42]。足月孕妇泮库溴铵的胎盘转移已经得到了很好的证明。相较于其他非去极化神经肌肉阻断剂，产妇静脉中泮库溴铵的浓度在不同的母体中具有较高的平均值[40]。以下发现可支持上述观点：在足月胎儿剖宫产手术中使用泮库溴铵的时间低至 20% 时，新生儿出生 1min Apgar 评分大于 7min 的 Apgar 评分。到目前为止，尚未发现泮库溴铵与人类致畸作用存在相关性。在胎儿治疗的文献中，针对这个药物作用于胎儿后的短期内的胎儿反应，有一份完整的记录。该文献观察到除了胎儿运动降低外，其心率变化和加速度也出现降低[43]。有报道指出胎儿心率可降低 60%[44]。这些变化都是暂时的，在胎儿停药后可恢复到正常。尽管没有统计学意义，在 15min 神经适应能力分数（Neurologic Adaptive Capacity Scores，NACS）方面，相比维库溴铵，泮库溴铵已被证明对新生儿的影响更显著，相比于 73% 以上的那些出生暴露于维库溴铵的新生儿具有正常 NACS，却只有 29% 暴露于泮库溴铵的新生儿是正常的[45]。目前认为泮库溴铵可在妊娠期中使用。

目前没有泮库溴铵与人类哺乳方面的相关报道。

维库溴铵

和泮库溴铵一样，维库溴铵也是一种非去极化筒箭毒碱样神经肌肉阻断剂。维库溴铵有一个类似的作用机制，用于包括剖宫产手术在内的全身麻醉方案。在宫内输血时，维库溴铵也用于稳定胎儿。有一份报告是在胎儿行 MRI 检查时宫内使用维库溴铵稳定胎儿[46]。在足月妊娠女性中，维库溴铵的清除半衰期平均为

36min，发挥作用的时间为 125 ~ 175s[40]。相比泮库溴铵，产妇静脉中维库溴铵浓度具有较低的平均线，其波动在 0.11 ~ 0.14[40]。胎儿对维库溴铵摄取减少使其在产妇治疗中相比泮库溴铵更具有优势。在泮库溴铵和维库溴铵的直接比较中的回顾性的数据表明，维库溴铵没有影响胎儿心率的变化[47]。与泮库溴铵相同，目前没有报道显示人类先天畸形与维库溴铵存在相关性。

目前没有维库溴铵和人类哺乳期之间的相关报道。

心血管类药物

急性或慢性心血管病对产妇具有显著的威胁。在英国，心脏病是导致孕产妇死亡的间接原因，1997—1999 年由此造成的孕产妇死亡率为 16.5%[48]。在美国，2004 年的孕产妇死亡率为每 100 000 活产婴儿 13.1[49]。大多数的死亡是由于心血管疾病引起。需要强调的是在孕妇急性心血管衰竭的情况下，基于孕产妇健康所使用的药物对胎儿的潜在影响是很重要的。为了评价与此相关领域的具体治疗方法，本节将通过功能类别来划分药物。

ACLS 类药物

腺 苷

腺苷是一种普遍存在的核苷，其用于治疗妊娠期室上性心动过速，包括沃 – 帕 – 怀综合征（预激综合征）。腺苷作用机理是基于改变离子通道，以便抑制房室结。腺苷半衰期较短，只有 0.6 ~ 1.5s。鉴于其半衰期较短，目前没有研究探讨腺苷的胎盘转移。一项调查表明，孕妇治疗时需要更高剂量的腺苷，可能因为体积增加对药物分布效果的影响[50]。静脉注射腺苷可能产生潮红、胸痛和呼吸困难。这些副作用是短暂的，在第 5 ~ 20s 后消失[51]。鉴于这些数据，腺苷是妊娠期的一个理想的心血管药物。腺苷对胎儿的影响是短暂的。有多项关于腺苷对胎儿心脏的影响的研究，其效果从没有改变

到胎儿心动过缓的短暂发作均可出现[52,53]。鉴于这些瞬时变化，因此建议服用腺苷时应行胎心监护[48]。迄今为止，尚无报道提示服用腺苷可导致人类致畸。

目前没有具体的数据评估腺苷和哺乳期的相关性。另外，考虑到腺苷半衰期较短且只在紧急情况使用，母乳中腺苷的含量几乎可以忽略。

胺碘酮

胺碘酮是一个 III 类抗心律失常药，其通常用于母体或胎儿室性心动过速、室颤和心房颤动。胺碘酮工作原理是延长心肌动作电位的第三阶段，其在窦房结和房室结的水平还具有类β受体阻滞剂样和类钙通道阻滞剂样的活性作用。胺碘酮及其主要活性代谢产物，单 – N – 去乙胺碘酮，平均半衰期较长，分别为 53d 和 61d[54]，且分布容积较广泛。研究已经证明胺碘酮可以通过胎盘转移，在脐带血中发现约 25% 的活性药物[55]。胺碘酮的药代动力学方面容易使更多的孕产妇和胎儿出现副作用。产妇的副作用包括甲状腺异常、肝功能障碍、皮肤变色，最重要的是特发性肺纤维化。尽管妊娠期分布的容积增加，但是胺碘酮在妊娠期出现副作用的风险是否增加，仍然尚不明确。在一项关于 12 例宫内胎儿接触胺碘酮的研究中，6 例在孕早期接触。其中 6 例婴儿出生时出现先天性眼球震颤。另 1 例在 20 周接触胺碘酮的婴儿则出现发育迟缓、肌张力低下、器官间距过远和小颌畸形。这个婴儿在妊娠期曾接触多种药物[56]。然而，目前没有确凿的研究证实胺碘酮和人类致畸存在相关性。

目前有多份报告显示，宫内接触胺碘酮的胎儿可出现不同的副作用。胺碘酮中 37% 为碘，其化学结构也类似于甲状腺素[57]。因此，一个共同的胎儿副作用是伴有甲状腺功能低下或亢进的先天性甲状腺肿。在 2004 年一项最近的关于接触胺碘酮的新生儿甲状腺功能异常的回顾性研究中，作者报道了 69 例孕妇妊娠期使用胺碘酮的病例。其使用的时间范围从 2d 到 40 周。所有这些病例中，23% 的婴儿因甲状腺功能减退症在不同时间（5 周至 20 个月）需要替

换药物，只有 2 例出现甲状腺功能亢进症[55]，在多个病例中也可出现生长受限。这些发现是继发于胺碘酮，还是胎儿接触过的多种心脏类药物，或是需要治疗的潜在疾病，目前尚不清楚。鉴于这些发现，目前建议胺碘酮只用于难治性病例[58]。

关于哺乳期间使用胺碘酮的建议是存在争议的。世界卫生组织药物和人类哺乳工作组鉴于母乳中胺碘酮达到临床有效浓度，建议哺乳期患者禁止使用胺碘酮[59]。相比之下，美国小儿科学会指出，哺乳期使用胺碘酮应给予产妇最小剂量以及密切监测婴儿甲状腺紊乱的情况[60]。显然，哺乳期间应慎重使用胺碘酮。

阿托品

阿托品为抗胆碱能药物，常与不同的药物合并使用。在高级生命支持情况下，阿托品用于治疗窦性心动过缓、无脉电活动和心跳停止。阿托品半衰期为 2h。阿托品已经证实可以通过胎盘[61]。尽管如此，目前仍未能证实人类先天性畸形和阿托品存在相关性。有报道显示使用阿托品后出现先天性畸形的概率为 4.2%[62]。围生期协作项目提供的这个数据表明，变异的概率与妊娠期使用阿托品的时间无关。最近的研究结果表明使用阿托品后出现骨骼畸形的风险很小，但单从数据上来说，目前无法确定这是由于先天致畸还是母体中的阿托品毒性所导致的[63]。阿托品已经证实与胎儿心率的变化和胎儿呼吸的减少存在相关性[64]。尽管有这些研究结果，但目前没有确凿的研究证实使用阿托品可导致胎儿预后较差。在没有替代治疗和紧急威胁生命的情况下，可以考虑在产妇中使用阿托品。

目前没有研究证实阿托品可以通过母乳与新生儿毒性存在相关性。美国小儿科学会认为哺乳期可以使用阿托品[31]。

肾上腺素

肾上腺素是一种广泛使用的拟交感神经类药物。在重症监护的情况下，其可用于治疗过敏反应、心动过缓、心搏骤停。肾上腺素可以透过胎盘。早期的报告中证实肾上腺素与人类先天性畸形存在相关性。最近的研究表明，在

妊娠的各个时期使用肾上腺素没有增加先天畸形发生的概率[65]。腹股沟疝是目前唯一被证实的与肾上腺素相关的畸形[66]。动物研究发现，肾上腺素与子宫灌注不足、心血管畸形和腭裂存在相关性[67-69]。但是目前没有人类研究证实这些发现。另外，目前没有研究讨论宫内接触肾上腺素与新生儿结局的关系。在紧急威胁生命的情况下，可以考虑在产妇中使用肾上腺素。

目前尚无研究显示肾上腺素在母乳中分泌。

地尔硫䓬等钙通道阻滞剂

地尔硫䓬是一种钙通道阻滞剂。在紧急的情况下，可被用于心房颤动时控制心室率。同时也用于终止室上性心动过速或折返性心动过速。目前没有明确的研究证实地尔硫䓬在人类中出现胎盘转移，也没有研究明确证实地尔硫䓬与人类先天性畸形存在相关性。一份78例孕妇接触钙通道阻滞剂的研究证实胎儿出现先天畸形的风险略高[70]，其中2例新生儿出现肢体畸形。作者指出，这些研究结果很可能不是由于接触钙通道阻滞剂而导致的。动物研究表明肢体畸形和胎儿钙流失存在更显著的相关性[71,72]。这些发现目前还未在人类中被证实。目前认为妊娠期可以使用地尔硫䓬。

有关地尔硫䓬和母乳喂养的数据基于一个哺乳女性[73]，所报道的母乳与血浆比为1.0。美国小儿科学会认为，地尔硫䓬与母乳喂养是可兼容的[58]。

维拉帕米是一种钙通道阻断剂，是一种用于终止阵发性室上性心动过速的替代药物。维拉帕米用来控制心房纤维性颤动、心房扑动或多灶性房性心动过速时的心室反应。有报道指出，胎儿药物浓度与产妇的比值为0.1～0.2[74]。在上述研究中，25例接触维拉帕米的新生儿没有出现先天性畸形[67]。1例不明原因的死胎已证实与维拉帕米经胎盘治疗胎儿室上性心动过速存在相关性[75]。因此，维拉帕米可在妊娠期中使用。目前尚未报道证实由于药物通过母乳传递给胎儿，会对胎儿造成影响。目前认为母乳喂养是安全的[31]。

伊布利特

伊布利特用于心房颤动和心房扑动等室上

性心动过速的治疗，其作用机制是延长心肌动作电位。目前对妊娠期使用伊布利特的认识很少。一份回顾性研究表明，Ⅲ类抗心律失常药物如伊布利特与苯妥英钠一样存在类似的致畸作用，包括手指远端缺陷和口面裂[76]。这些数据及其他动物的研究证实了这种影响[77]。到目前为止，还没有在人类身上研究伊布利特对人类胎儿和哺乳的潜在影响。在ICU缺少替代性的治疗方法的情况下，可以考虑在产妇中使用伊布利特。

利多卡因

利多卡因在医学上有多种用途。在心血管领域中，用来治疗继发于室颤或室扑导致的心脏停搏。利多卡因是Ⅰ类抗心律失常药物，用于阻断钠通道。目前已有报道，宫内利多卡因的胎盘转移浓度为产妇浓度的50%[78,79]。目前没有研究指出利多卡因与特定的先天性畸形存在相关性。从围生期协作项目的数据中显示宫内接触利多卡因没有增加先天性畸形的发生率[60]。目前发现只有少量利多卡因由母乳排出体外。因此，利多卡因不会对新生儿造成任何不良反应，哺乳期也可使用[80]。

普鲁卡因胺

普鲁卡因胺是Ⅰ类抗心律失常药物，通过阻断钠通道发挥作用，其用于治疗各种各样的心律失常，包括复发性室性心动过速和纤维性颤动，也用于治疗宫内胎儿心动过速[81,82]。目前没有研究报告证实存在人类致畸作用。

此外，极小量的普鲁卡因胺在母乳中分泌，因此母乳喂养是安全的[83]。

其他心血管药物

正性肌力药

地高辛

地高辛是一种洋地黄苷，用于减缓心房颤动和心房扑动的心室反应，其用于治疗各种各样的母体和胎儿心律失常。地高辛的胎盘转移已经有据可查[84]。多项研究表明，妊娠期任何时间接触地高辛与先天性畸形不存在相关性[85,86]。2%～4%母体剂量的地高辛被转移到母乳中[57]。

目前没有报道显示地高辛通过母乳对胎儿有任何不利的影响，目前认为哺乳期使用地高辛是安全的[31]。

多巴胺

多巴胺在肾血管中是一种天然的节后交感神经递质。作为儿茶酚胺，可增加心脏收缩力并用于充血性心力为衰竭的治疗，增加动脉压以治疗休克。目前没有研究证实多巴胺与人类致畸存在相关性。妊娠期使用多巴胺多用于急性肾衰竭的治疗。目前没有报道使用多巴胺对胎儿存在不良影响[87,88]。

多巴胺能药物可用来抑制乳汁分泌。然而，没有任何研究调查表明多巴胺对母乳喂养的婴儿有影响。

多巴酚丁胺

多巴酚丁胺是一种人工合成的儿茶酚胺，可影响 α₁ 受体与 β₁ 受体，其通常被用于治疗心脏衰竭和休克，可增加心输出量并降低心室充盈压，也没有研究专门调查妊娠期多巴酚丁胺的使用情况。目前没有研究证实多巴酚丁胺与人类致畸存在相关性。有一份病例报告描述了产妇在接受心脏搭桥手术时使用多巴酚丁胺治疗，没有发现对胎儿存在不良影响[89]。

目前没有研究描述哺乳期间使用多巴酚丁胺对胎儿的影响。

异丙肾上腺素

异丙肾上腺素是 β 受体激动剂，其有正性变时和正性肌力作用，也是一种血管扩张剂和支气管扩张剂。异丙肾上腺素用于哮喘和心脏衰竭，也曾试用于宫内胎儿完全性心脏传导阻滞[90]。目前没有研究证实异丙肾上腺素与人类致畸存在相关性。在子痫前期患者中应慎用，因为其在这个特殊的人群中有更显著的变时效应[91]。

目前没有研究评估母乳喂养与异丙肾上腺素之间的联系。

米力农和氨力农

米力农和氨力农是较新的正性肌力药物，为第三代磷酸二酯酶抑制剂，用于急性心力衰竭及心源性休克。目前没有研究评估胎儿接触米力农或氨力农与先天性畸形或哺乳期的关系。

利尿剂

呋塞米

呋塞米是一种袢利尿剂，在妊娠期用于治疗充血性心力衰竭。有调查显示呋塞米还用于先兆子痫产后高血压的利尿[92]，也用于增加胎儿尿液分泌，以及用于评估胎儿肾积水[93]。呋塞米的胎盘转移是有据可查的[94]。呋塞米结合于胎儿白蛋白，可略微增加游离胆红素，因此在理论上有增加核黄疸的风险[95]，虽然目前还没有研究证实胎儿接触呋塞米有增加核黄疸的风险。有一项研究提示呋塞米与新生儿耳聋存在相关性[96]，但这种相关性在最近的研究中并未得到证实[97]。呋塞米的这些负面影响只在小样本研究中被发现。此外，目前没有研究提示呋塞米与人类先天性畸形存在相关性。鉴于此，妊娠期使用呋塞米被认为是安全的。

呋塞米可在乳汁中分泌。目前没有研究报道呋塞米通过母乳喂养对胎儿造成不良影响。

氢氯噻嗪

氢氯噻嗪（HCTZ）是一种用于治疗高血压的噻嗪类利尿剂，目前已知 HCTZ 可通过胎盘[98]。有报道提示 HCTZ 与新生儿血小板减少症存在相关性[99]，然而，最近的研究没有证实这一发现。此外，目前有报道提示 HCTZ 可诱导产妇高血糖因而导致新生儿低血糖[100]。因此接触 HCTZ 的新生儿应该检查血糖水平。一项研究表明，HCTZ 可降低胎盘灌注。因此，有人建议，孕妇长期使用 HCTZ 可以继续使用，但 HCTZ 不应在妊娠期中间开始服用[101]。用于治疗高血压的药物，还有其他的一线药物可用来代替 HCTZ。HCTZ 也可考虑作为二线药物用于体内液体过多。目前没有数据表明妊娠期应该禁用 HCTZ。

只有少量的 HCTZ 通过母乳排泄。目前没有研究提示 HCTZ 通过母乳喂养对胎儿造成不良影响。已有研究证实与产奶量下降存在相关性。因此，有建议提出，在母乳喂养的第一个月不应使用 HCTZ[102]。

血管扩张剂

肼屈嗪

肼屈嗪是一种直接作用的血管扩张剂。其经常在妊娠高血压或先兆子痫中被用来控制血压。肼屈嗪可穿过胎盘屏障，其脐带血药物浓度比母体血清浓度更高[103]。目前没有研究提示宫内接触肼屈嗪与先天性畸形存在相关性。有病例报告显示，使用肼屈嗪与异常的胎心监护图形[104]、胎儿房性期前收缩[105]和新生儿血小板减少症[106]存在相关性。这些病例报告都引起了足够的关注，以限制在妊娠期中使用肼屈嗪。

少量肼屈嗪可分泌到母乳[93]。目前没有研究报道肼屈嗪通过母乳喂养对新生儿造成不良影响。

依那普利和其他血管紧张素转化酶抑制剂

依那普利是一种血管紧张素转化酶(ACE)抑制剂，可用于高血压和充血性心力衰竭的治疗。依那普利和其他 ACE 抑制剂已知可以穿过胎盘屏障。在妊娠中晚期使用时，ACE 抑制剂与减少胎儿尿液分泌、低血压和胎儿死亡存在相关性[107,108]。妊娠期服用 ACE 抑制剂导致先天畸形的风险较小。有多份病例报告显示可出现头骨不发达和其他骨骼异常。此外，有报道证实宫内接触 ACE 抑制剂与胎儿宫内发育迟缓和肺发育不良存在相关性[109]。基于这些研究结果，妊娠期禁用 ACE 抑制剂。一份关于 209 例孕早期只接触 ACE 抑制剂的婴幼儿的研究显示，相比那些没有接触到降压药的婴儿，出现心血管系统和中枢神经系统先天畸形的风险增加(RR = 2.71，95% CI 1.72～4.27)[110]。

依那普利和其他 ACE 抑制剂在乳汁中少量分泌。美国儿科研究院认为哺乳期使用 ACE 抑制剂是安全的[31]。

氯沙坦和其他血管紧张素受体阻滞剂

氯沙坦是一种血管紧张素受体阻滞剂，也用于治疗心脏衰竭和高血压。妊娠中晚期使用氯沙坦及其他 ARB 具有与 ACE 抑制剂相似的副作用。由于胎儿的骨骼异常、肾脏系统异常以及与血管紧张素受体阻滞剂相关的死胎，妊娠期禁用 ARBS 类药物[111]。目前没有研究评估 ARBS 类药物和哺乳之间的关系。

拉贝洛尔和其他 β 受体阻滞剂

拉贝洛尔同时具有 α 受体和 β 受体阻滞活性。在妊娠期间，其被用于轻度到重度高血压的治疗。拉贝洛尔可穿过胎盘屏障。妊娠高血压女性口服拉贝洛尔的药物动力学已有研究。拉贝洛尔具有吸收快，服用 20min 后达到峰值浓度。半衰期为 1.7h。目前已发现，脐带血中含有母体剂量浓度的 50%[112]。目前没有研究证实拉贝洛尔与人类先天畸形存在相关性。拉贝洛尔对胎儿或新生儿造成不利影响的报道一直存在争议。有研究表明，拉贝洛尔与胎儿宫内生长受限、心动过缓或低血糖存在相关性。然而，也有研究反驳这些研究结果[113,114]。根据最近的 Cochrane 系统评价，一般认为 β 受体阻滞剂对妊娠期间治疗轻度至中度高血压是有效的。与安慰剂相比，β 受体阻剂可以减少严重高血压的风险，并减少额外抗高血压药物的使用。对于母体及胎儿的影响，包括剖宫产率、Apgar 评分和胎儿死亡，与肼苯达嗪相比，拉贝洛尔的影响相对优于或与肼苯达嗪相同[103]。基于以上的数据，拉贝洛尔可以认为是妊娠期用于控制血压的一线药物。

拉贝洛尔分泌到母乳中的浓度很低，目前认为哺乳期服用拉贝洛尔是安全的[31]。

硝酸甘油

硝酸甘油是一种平滑肌松弛剂和强效血管扩张剂，用于治疗心绞痛和严重高血压。以前曾作为子宫松弛剂用于多种适应证，包括外转胎位术和早产宫缩[115,116]。有报道描述在妊娠期使用硝酸甘油成功治疗心肌梗死[117]。目前没有研究提示硝化甘油与人类致畸存在相关性。有报道提示使用硝酸甘油可导致胎儿心率异常包括胎儿心率下降[118]。然而，不应该因为这些研究结果而限制在妊娠期间使用硝酸甘油。鉴于其作用时间短及其只在生命受到威胁的情况下使用，临床医生应考虑在确保妊娠安全时使用硝酸甘油。

目前尚无调查研究哺乳期使用硝酸甘油的情况。

硝普钠

硝普钠是一种用于治疗高血压急症和心脏衰竭的强大的血管扩张剂。硝普钠最严重的副作用是由氰化物的积累造成的，即代谢性酸中毒、心律失常、低血压和死亡。目前无研究提示硝普钠与人类致畸存在相关性。有报道妊娠期间硝普钠可用于动脉瘤的手术和严重先兆子痫。短暂的胎儿心动过缓是唯一报道过的副作用。此外，胎儿脐带血氰化物含量显示没有达到有毒程度[119,120]。在没有替代疗法和生命受到紧急威胁的情况下，只要对氰化物含量进行适当监测，人们可以考虑在孕妇中使用硝普钠。

目前尚无研究调查哺乳期间使用硝普钠的情况。

抗凝药

华法林和香豆素衍生物

华法林或香豆素衍生物是口服抗凝药，其抑制维生素 K 依赖性凝血因子 Ⅱ、Ⅶ、Ⅸ 和 X 的合成，华法林是一个 D 类药物，用于已知的胚胎病。胎儿华法林综合征的临床表现包括鼻发育不良、骺点彩、指甲和手指发育不良、低出生体重、智力低下、癫痫发作。华法林致畸的临界时间为 6 ~ 9 周[121]。在一项评估整个妊娠期接触香豆素衍生物的研究中，作者提示自然流产和死胎的风险增加[122]。与颅内出血有关的神经发育延迟也被证实与宫内接触华法林存在相关性。只有 70% 的服用华法林的孕妇预计将有一个正常的婴儿[31]。妊娠期间应避免宫内接触华法林。在产妇死亡率较高的情况下，如产妇用机械心脏瓣膜，可考虑使用华法林。在产妇抗凝与心脏机械瓣膜的大型文献综述中，作者评价 3 个主要方案：①只服用华法林；②妊娠早期服用肝素，妊娠中晚期服用华法林；③只服用肝素。这些数据显示，产妇死亡率在方案①、②、③之间递增（分别为 1.8%、4.2% 和 15.0%）。此外，如果妊娠早期服用肝素胚胎病的发生率则减半（3.4%），如果整个妊娠期没有华法林其发生率为 0[123]。这些数据是基于缺乏前瞻性研究的最好的研究。基于这些数据，美国大学的胸科医生学会推荐，妊娠早期服用肝素，妊娠中晚期服用华法林，或整个妊娠期服用大剂量肝素这两个方案[124]。在孕妇与高风险的机械瓣膜的特定子组中，在妊娠期间使用华法林很可能是必要的。

关于母乳传递，目前还没有研究提示出药物在母乳中有残留[125]，认为母乳喂养是安全的。

肝　素

肝素是一个大分子的异质硫酸化糖胺聚糖，其分子量范围为 5000 ~ 30 000Da。肝素激活抗凝血酶Ⅲ抑制凝血因子中最显著的 Xa 因子。因其分子量大，肝素不能越过胎盘屏障，也不能转移到母乳[126]。低分子量肝素也被发现与此相同。因此，单独使用肝素对人类致畸不存在潜在的威胁。妊娠期任何胎龄使用肝素被认为是安全的[127]。目前还没有研究提示肝素与先天性缺陷存在相关性。目前已知的肝素副作用是骨质疏松症和肝素诱导的血小板减少症（HIT）。HIT 是一种免疫介导的疾病，在高危人群中发病率为 3% ~ 5%。使用普通肝素导致 HIT 的风险是低分子量肝素的 10 倍。妊娠期患者使用肝素导致 HIT 的发病率是 0.9%[128]。第七届 ACCP 会议的定义：在一般情况下，不建议在妊娠期患者中常规监测血小板，除非其是通过抗栓和溶栓治疗导致高风险的 HIT[129]。30% 长期服用肝素治疗的患者骨密度降低，导致骨质疏松[130]。总体来说，妊娠期患者发生骨质疏松的风险较低，因为多数患者只服用预防剂量的普通肝素或低分子肝素。有数据显示，使用低分子肝素可能会降低发生骨质疏松症的这种风险[112]。

溶栓治疗

既往使用溶栓治疗一直被认为是妊娠期间的相对禁忌，其风险包括胎盘早剥、流产、子宫出血、产后出血。目前没有大的对照试验评估妊娠期间使用溶栓剂的风险。只有关于不同适应证使用溶栓剂的病案报道。目前已有报道超过 200 例妊娠期间使用溶栓剂的病例，其中产妇死亡率为 1%，胎儿损失率为 6%，早产发生率为 6%[131]。大多数报道的病例都涉及链激酶和尿激酶。这些溶栓剂是相对安全的，导致笔者认为妊娠期间服用组织型纤溶酶原激活剂也是安全的。在一项 172 例患者妊娠期服用溶栓剂的系列报道中，所有婴儿的初始检查被认为是正常的[132]。目前没有研究评估妊娠期间使用组织纤维蛋白溶酶原活化剂与人类致畸的相关性。有报道提示链激酶穿过胎盘屏障的量非常少[133]的。目前没有研究提示链激酶与先天畸形存在相关性。

目前没有研究评估哺乳期间使用溶栓剂的情况，也不知道这些药物是否能进入母乳中。

内分泌紧急情况

内分泌紧急情况通常出现在 ICU 中。一些重要的突发事件包括糖尿病酮症酸中毒、艾迪生病危象、黏液性水肿昏迷和甲状腺危象。虽然相比心肺原因入住 ICU 的患者，发生这些情况的患者不太常见，但其仍然在患者的发病率和死亡率中占有重要一席[134]。本节将回顾一些参与这些紧急情况处理的常用药物。

胰岛素

胰岛素是胰腺多肽，用于高血糖和糖尿病的治疗，其是治疗糖尿病酮症酸中毒的关键要素。目前没有研究表明胰岛素与人类先天畸形存在相关性。许多研究都将那些因未控制的糖尿病本身导致的畸形发生混淆起来[135]。

胰岛素不穿过胎盘屏障，也不在母乳中传递，故认为妊娠期和哺乳期使用胰岛素是安全的[33]。

皮质类固醇：氢化可的松、地塞米松

应激剂量的氢化可的松可用于治疗像艾迪生病危象和黏液性水肿昏迷等紧急情况[127]。像氢化可的松和地塞米松等皮质激素已证实可穿过胎盘屏障和用于胎儿肺成熟的诱导[136]。

流行病学研究显示使用糖皮质激素和口裂之间存在相关性，其比值为 3~5[137]。重复剂量皮质类固醇治疗胎儿肺成熟已被证实与胎儿发育不良存在相关性[138]。这些负面影响被认为与长期服药存在相关性。然而，不应该在妊娠期间限制使用皮质类固醇。目前还没有专门研究用于治疗艾迪生病危象的糖皮质激素总量与先天性畸形的相关性。紧急使用糖皮质激素，不需要长时间的胎儿评估。如果长期使用皮质类固醇，可以考虑用超声检查来评估正常生长和异常情况。

小剂量的糖皮质激素已在母乳中被发现，但哺乳期使用糖皮质激素被认为是安全的[31]。

甲状腺素

静脉注射甲状腺素可用于逆转黏液性水肿昏迷时甲状腺功能减退。甲状腺素是已知可以穿过胎盘屏障，并已被用于治疗胎儿甲状腺功能减退和甲状腺肿[139]。围生期协作项目没有提示在任何妊娠期使用甲状腺素与任何显著出生缺陷存在相关性[140]。

已知小剂量的甲状腺素可转移到母乳中，目前哺乳期使用甲状腺素被认为是安全的[141]。

抗甲状腺药物：丙硫氧嘧啶和甲巯咪唑

丙硫氧嘧啶用于治疗甲状腺危象中甲状腺功能亢进。在美国，丙硫氧嘧啶是治疗妊娠期甲亢的首选药物[142]。已知丙硫氧嘧啶可通过胎盘，并会导致短暂的新生儿甲状腺功能减退或胎儿甲状腺肿[143]。目前没有研究提示丙硫氧嘧啶与先天畸形存在相关性。长期追踪宫内接触丙硫氧嘧啶儿童没有显示出现运动或智力功能减退[144]。治疗妊娠期甲状腺危象和甲亢时，认为丙硫氧嘧啶是安全的[31]。少量丙硫氧嘧啶被转移到母乳中，其对新生儿的影响仍未知[145]。母乳喂养被认为是安全的。

甲巯咪唑是用于治疗甲状腺危象的另一种抗甲状腺素药物。已知甲巯咪唑穿过胎盘屏障的剂量是丙硫氧嘧啶的 3 倍[146]。先天性畸形和宫内接触甲巯咪唑的相关性仍存在争议。也有一些研究，认为宫内接触甲巯咪唑与表皮发育不全存在相关性。其他研究并未提示增加任何特异性缺陷[147]。

少量甲巯咪唑可分泌至母乳中，认为母乳喂养是安全的[31]。

甘露醇

甘露醇是一种从葡萄糖转化而来的醇类，用于治疗不同表现形式的脑水肿。目前尚无研究评估人类先天畸形和甘露醇的相关性。此外，也没有研究评估甘露醇和母乳喂养的相关性。

总　结

当进行任何治疗时，考虑患者治疗的风险和益处是很重要的。孕妇变化的生理功能使治疗进一步复杂化。此外，对孕妇的治疗同时还必须总是关系到另一个患者——胎儿。由于妊娠期疗法数据的缺乏，很少有药物如 ACE 抑制剂和血管紧张素受体阻滞剂有明确的妊娠期禁忌。这种治疗的困境迫使临床医生依靠可能的最佳数据评估以判断临床情况。在 ICU 的领域中生命经常受到威胁，但是有一点需要牢记，在生命受到紧急威胁的情况下，母亲得不到最佳治疗的时候，胎儿也处于高风险的情况中。在病情不明朗的情况下，考虑胎儿可能出现的并发症，应是最重要的。

参考文献

[1] Martin SR, Foley MR. Intensive care in obstetrics: qn evidence-based review. Am J Obstet Gynecol, 2006, 195: 673 – 689.

[2] Baron TH, Ramirez B, Richter JE. Gastrointestinal motility disorders during pregnancy. Ann Intern Med, 1993, 118: 366 – 375.

[3] Mattison DR. Physiologic variations in pharmacokinetics during pregnancy // Drug and Chemical Action in Pregnancy: Pharmacologic and Toxicologic Principles. New York: Thieme-Stratton, 1984, 74 – 86.

[4] Little BB. Pharmacokinetics during pregnancy: evidence-based maternal dose formulation. Obstet Gynecol, 1999, 93: 858 – 868.

[5] Dunlop W. Serial changes in renal haemodynamic during pregnancy. Br J Obstet Gynaecol, 1981, 8: 1 – 9.

[6] Mattingly JE, Alessio JD, Ramanathan J. Effects of obstetric analgesic and anesthetics on the neonate. Pediatr Drugs, 2003, 5: 615 – 627.

[7] Rhoney DH, Murry KR. National survey of the use of sedating drugs, neuromuscular blocking agents, and reversal agents in the intensive care unit. J Intensive Care Med, 2003, 18: 139 – 145.

[8] Mehta S, Burry L, Fischer S, et al. For the Canadian Critical Care Trials Group. Canadian survey of the use of sedatives, analgesics, and neuromuscular blocking agents in critically ill patients. Crit Care Med, 2006, 34: 374 – 380.

[9] Soliman HM, Melot C, Vincent JL. Sedative and analgesic practice in the intensive care unit: the results of a European survey. Br J Anaesth, 2001, 87: 186 – 192.

[10] Kanto J, Aaltonen L, Erkkola R, et al. Pharmacokinetics and sedative effect of midazolam in connection with cesarean section performed under epidural analgesia. Acta Anaesthesiol Scand, 1984, 28: 116 – 118.

[11] Bach V, Carl P, Ravlo O, et al. A randomized comparison between midazolam and thiopental for elective cesarean section anesthesia. III. Placental transfer and elimination in neonates. Anesth Analg, 1989, 68: 238 – 242.

[12] Wilson CM, Dundee JW, Moore J, et al. A comparison of the early pharmacokinetics of midazolam in pregnant and nonpregnant women. Anaesthesia, 1987, 42: 1057 – 1062.

[13] Whitelaw AGL, Cummings AJ, McFadyen IR. Effect of maternal lorazepam on the neonate. Br J Anaesth, 1979, 51: 971 – 978.

[14] McBride RJ, Dundee JW, Moore J, et al. A study of the plasma concentrations of lorazepam in mother and neonate. Br J Anaesth, 1979, 51: 971 – 978.

[15] Ornoy A, Arnon J, Shechtman S, et al. Is benzodiazepine use during pregnancy really teratogenic? Reprod Toxicol, 1998, 12: 511 – 515.

[16] Bonnot O, Vollset SE, Godet PF, et al. In utero exposure to benzodiazepine. Is there a risk of anal atresia with lorazepam? Encephale, 2003, 29: 553 – 559.

[17] Summerfield RJ, Nielsen MS. Excretion of lorazepam into breast milk. Br J Anaesth, 1985, 57: 1042 – 1043.

[18] Sanchez-Alcaraz A, Quintana MB, Laguarda M. Placental transfer and neonatal effects of propofol in caesarean section. J Clin Pharm Ther, 1998, 23: 19 – 23.

[19] Bacon RC, Razis PA. The effect of propofol sedation in pregnancy on neonatal condition. Anaesthesia, 1994, 49: 1058 – 1060.

[20] Celleno D, Capogna G, Tomassetti M, et al. Neurobehavioural effects of propofol on the neonate following elective caesarean section. Br J Anaesth, 1989, 62: 649 – 654.

[21] Aaltonen M, Kanto J, Rosenberg P. Comparison of propofol and thiopentone for induction of anaesthesia for elective caesarian section. Anaesthesia, 1989, 44: 758 – 762.

[22] Abboud TK, Zhu J, Richardson M, et al. Intravenous propofol vs thiamylal-isoflurane for caesarean section, comparative maternal and neonatal effects. Acta Anaesthesiol Scand, 1995, 39: 205 – 209.

[23] Siafaka I, Vadalouca A, Gatziou B, et al. Comparative study of propofol and thiopental as induction agents for elective caesarean section. Exp Obstet Gynecol, 1992, 19: 93 – 96.

[24] Dailland P, Cockshott ID, Lirzin JD. Intravenous propofol during cesarean section: placental transfer, concentrations in breast milk, and neonatal effects. Anesthesiology, 1989, 71: 827 – 834.

[25] Kudo S, Ishizaki T. Pharmacokinetics of haloperidol: an update. Clin Pharmacokinet, 1999, 37: 435 – 456.

[26] Baldessarini RJ. Drugs and the treatment of psychiatric disorders // Gilman AG. Goodman and Gilman's The Pharmacological Basis of Therapeutics. 8th ed. New York: Macmillan, 1990, 384.

[27] Sexson WR, Barak Y. Withdrawal emergent syndrome in an infant associated with maternal haloperidol therapy. J Perinatol, 1989, 9: 170 - 172.

[28] Van Waes A, van de Velde E. Safety evaluation of haloperidol in the treatment of hyperemesis gravidarum. J Clin Pharmacol, 1969, 9: 224 - 227.

[29] Yoshida K, Smith B, Craggs M, et al. Neuroleptic drugs in breast-milk: a study of pharmacokinetics and of possible adverse effects in breast-fed infants. Psychol Med, 1998, 28: 81 - 91.

[30] Whalley LJ, Blain PG, Prime JK. Haloperidol secreted in breast milk. BMJ, 1981, 282: 1746 - 1747.

[31] Committee on Drugs, American Academy of Pediatrics. The transfer of drugs and other chemicals into human breast milk. Pediatrics, 2001, 108: 776 - 789.

[32] Baraka A, Noueihid R, Hajj S. Intrathecal injection of morphine for obstetric analgesia. Anesthesiology, 1981, 54: 136 - 140.

[33] Briggs GG, Freeman RK, Yaffe SJ. Drugs in Pregnancy and Lactation. 6th ed. Philadelphia: Lippincott Williams and Wilkins, 2002.

[34] Committee on Drugs, American Academy of Pediatrics. The transfer of drugs and other chemicals into human milk. Pediatrics, 1994, 93: 137 - 150.

[35] Robieux I, Koren G, Vandenbergh H, et al. Morphine excretion in breast milk and resultant exposure of a nursing infant. J Toxicol Clin Toxicol, 1990, 28: 365 - 370.

[36] Nitsun M, Szokol JW, Saleh J, et al. Pharmacokinetics of midazolam, propofol, and fentanyl transfer to human breast milk. Clin Pharmacol Ther, 1980, 28: 106 - 114.

[37] Bader AM, Fragneto R, Terui K, et al. Maternal and neonatal fentanyl and bupivacaine concentrations after eipdural infusion during labor. Anesth Analg, 1995, 81: 829 - 832.

[38] Rayburn W, Rathke A, Leuschen MP, et al. Fentanyl citrate analgesia during labor. Am J Obstet Gynecol, 1989, 161: 202 - 206.

[39] Lindemann R. Respiratory muscle rigidity in a preterm infant after use of fentanyl during Caesarian section. Eur J Pediatr, 1998, 157: 1012 - 1013.

[40] Seeds JW, Corke BC, Spielman FJ. Prevention of fetal movement during invasive procedures with pancuronium bromide. Am J Obstet Gynecol, 1986, 15: 818 - 819.

[41] Moise KJ Jr, Deter RL, Kirshon B, et al. Intravenous pancuronium bromide for fetal neuromuscular blockade during intrauterine transfusion for red-cell alloimmunization. Obstet Gynecol, 1989, 74: 905 - 908.

[42] Guay J, Grenier Y, Varin F. Clinical pharmacokinetics of neuromuscular relaxants in pregnancy. Clin Pharmacokinet, 1998, 34: 483 - 496.

[43] Pielet BW, Socol ML, MacGregor SN, et al. Fetal heart rate changes after fetal intravascular treatment with pancuronium bromide. Am J Obstet Gynecol, 1988, 159: 640 - 643.

[44] Spencer JA, Ryan G, Ronderos-Dumit D, et al. The effect of neuromuscular blockade on human fetal heart rate and its variation. Br J Obstet Gynaecol, 1994, 101: 121 - 124.

[45] Daily PA, Fisher DM, Shnider SM. Pharmacokinetics, placental transfer, and neonatal effects of vecuronium and pancuronium administered during cesarean section. Anesthesiology, 1984, 60: 569 - 574.

[46] Daffos F, Forestier F, MacAleese J, et al. Fetal curarization for prenatal magnetic resonance imaging. Prenat Diagn, 1988, 8: 312 - 314.

[47] Watson WJ, Atchison SR, Harlass FE. Comparison of pancuronium and vecuronium for fetal neuromuscular blockade during invasive procedures. J Matern Fetal Med, 1996, 5: 151 - 154.

[48] De Sweit M. Cardiac disease // Lewis G, Drife J. Why Mothers Die, 1997 - 1999. The Confidential Enquiries into Maternal Deaths in the United Kingdom. London: Royal College of Obstetricians and Gynaecologists, 2001, 153 - 164.

[49] National Center for Health Statistics. Deaths: Final Data for 2004. Available at: www. cdc. gov/nchs/products/pubs/pubd/hestats/finaldeaths04/finaldeaths04. htm.

[50] Elkayam U, Goodwin TM. Adenosine therapy for supraventricular tachycardia during pregnancy. Am J Cardiol, 1995, 75: 521 - 523.

[51] Afridi I, Moise KJ Jr, Rokey R. Termination of supraventricular tachycardia with intravenous adenosine in a pregnant woman with Wolff-Parkinson-White syndrome. Obstet Gynecol, 1992, 80: 481 - 483.

[52] Leffler S, Johnson DR. Adenosine use in pregnancy: lack of effect on fetal heart rate. Am J Emerg Med, 1992, 10: 548 - 549.

[53] Dunn JS Jr, Brost BC. Fetal bradycardia after IV adenosine for maternal PSVT. Am J Emerg Med, 2000, 18: 234 - 235.

[54] Freedman MD, Somberg JC. Pharmacology and pharmacokinetics of amiodarone. J Clin Pharmacol, 1991, 31: 1061 - 1069.

[55] Plomp TA, Vulsma T, de Vijlder JJM. Use of amiodarone during pregnancy. Eur J Obstet Gynecol Reprod Biol, 1992, 43: 201 - 207.

[56] Magee LA, Downar E, Sermer M, et al. Pregnancy outcome after gestational exposure to amiodarone in Canada. Am J Obstet Gynecol, 1995, 172: 1307 - 1311.

[57] Lomenick JP, Jackson WA, Backeljauw PF. Amiodarone-induced neonatal hypothyroidism: a unique form of transient early-onset hypothyroidism. J Perinatol, 2004, 24: 397 - 399.

[58] Strasburger JF, Cuneo BF, Michon MM, et al. Amiodarone therapy for drug-refractory fetal tachycardia. Circulation, 2004, 109(3): 375 - 379.

[59] WHO Working Group, Bennet PN. Drugs and Human Lactation. Amsterdam: Elsevier, 1988.

[60] Committee on Drugs, American Academy of Pediatrics. The transfer of drugs and other chemicals into human breast milk. Pediatrics, 2001, 108: 776 - 789.

[61] Kanto J, Virtanen R, Iisalo E, et al. Placental transfer and pharmacokinetics of atropine after a single maternal intra-venous and intramuscular administration. Acta Anaesthesiol Scand, 1981, 25: 85 - 88.

[62] Heinonen OP, Slone D, Shapiro S. Birth Defects and Drugs in Pregnancy. Littleton, MA: Publishing Sciences Group, 1977, 346 - 347.

[63] Rosa F. Personal communication, 1993. Cited in: Briggs GG, Freeman RK, Yaffe SJ. Drugs in Pregnancy and Lactation: A Reference Guide to Fetal and Neonatal Risk. 6th ed. Philadelphia: Lippincott Williams and Wilkins, 2002, 111.

[64] Roodenburg PJ, Wladimiroff JW, van Weering HK. Effect of maternal intravenous administration of atropine(0. 5mg) on fetal breathing and heart pattern. Contrib Gynecol Obstet, 1979, 6: 92 - 97.

[65] Czeizel AE, Toth M. Birth weight, gestational age and medications during pregnancy. Int J Gynaecol Obstet, 1998, 60: 245 - 249.

[66] Heinonen OP, Slone D, Shapiro S. Birth Defects and Drugs in Pregnancy. Littleton, MA: Publishing Sciences Group, 1977, 439.

[67] Adamsons K, Mueller-Heubach E, Myers RE. Production of fetal asphyxia in the rhesus monkey by administration of catecholamines to the mother. Am J Obstet Gynecol, 1971, 109: 248 – 262.

[68] Hodach RJ, Gilbert EF, Fallon JF. Aortic arch anomalies associated with administration of epinephrine in chick embryos. Teratology, 1974, 9: 203 – 210.

[69] Loevy H, Roth BF. Induced cleft palate development in mice: comparison between the effect of epinephrine and cortisone. Anat Rec, 1968, 160: 386.

[70] Magee LA, Schick B, Donnenfeld AE, et al. The safety of calcium channel blockers in human pregnancy: a prospective, multicenter cohort study. Am J Obstet Gynecol, 1996, 174: 823 – 828.

[71] Scott WJ Jr, Resnick E, Hummler H. Cardiovascular alterations in rat fetuses exposed to calcium channel blockers. Reprod Toxicol, 1997, 11(2/3): 207 – 214.

[72] Ariyuki F. Effects of diltiazem hydrochloride on embryonic development: species differences in the susceptibility and stage specificity in mice, rats, and rabbits. Okajimas Folia Anat Jpn, 1975, 52: 103 – 117.

[73] Okada M, Inoue H, Nakamura Y, et al. Excretion of diltiazem in human milk. N Engl J Med, 1985, 312: 992 – 993.

[74] Ito S. Transplacental treatment of fetal tachycardia: implications of drug transporting proteins in placenta. Semin Perinatol, 2001, 25: 196 – 201.

[75] Owen J, Colvin EV, Davis RO. Fetal death after successful conversion of fetal supraventricular tachycardia with digoxin and vera-pamil. Am J Obstet Gynecol, 1988, 158: 1169 – 1170.

[76] Danielsson BR, Skold AC, Azarbayjani F. Class III antiarrhythmics and phenytoin: teratogenicity due to embryonic cardiac dysrhythmia and reoxygenation damage. Curr Pharm Des, 2001, 7: 787 – 802.

[77] Marks TA, Terry R. Developmental toxicity of ibutilide fumarate in rats after oral administration. Teratology, 1996, 54: 157 – 164.

[78] Cavalli R, Lanchote VL, Duarte G, et al. Pharmacokinetics and transplacental transfer of lidocaine and its metabolite for perineal analgesic assistance to pregnant women. Eur J Clin Pharmacol, 2004, 60: 569 – 574.

[79] Johnson RF, Herman N, Arney TL, et al. Transfer of lidocaine across the dual perfused human placental cotyledon. Int J Obstet Anesth, 1999, 8: 17 – 23.

[80] Ortega D, Viviand X, Lorec AM, et al. Excretion of lidocaine and bupivacaine in breast milk following epidural anesthesia for cesarean delivery. Acta Anaesthesiol Scand, 1999, 43: 394 – 397.

[81] Hallak M, Neerhof MG, Perry R, et al. Fetal supraventricular tachycardia and hydrops fetalis: combined intensive, direct, and transplacental therapy. Obstet Gynecol, 1991, 78: 523 – 525.

[82] Dumesic DA, Silverman NH, Tobias S, et al. Transplacental cardioversion of fetal supraventricular tachycardia with procainamide. N Engl J Med, 1982, 307: 1128 – 1131.

[83] Prittard III WB, Glazier H. Procainamide excretion in human milk. J Pediatr, 1983, 102: 631 – 633.

[84] Padeletti L, Porciani MC, Scimone G. Placental transfer of digoxin(beta-methyl-digoxin) in man. Int J Clin Pharmacol Biopharm, 1979, 17: 82 – 83.

[85] Jick H, Holmes LB, Hunter JR, et al. First-trimester drug use and congenital disorders. JAMA, 1981, 246: 343 – 346.

[86] Laros RK. Pregnancy and heart valve prostheses. Obstet Gynecol, 1970, 35: 241 – 247.

[87] Nasu K, Yoshimatsu J, Anai T, et al. Low-dose dopamine in treating acute renal failure caused by preeclampsia. Gynecol Obstet Invest, 1996, 42: 140 – 141.

[88] Mantel GD, Makin JD. Low dose dopamine in postpartum preeclamptic women with oliguria: a double-blind, placebo controlled, randomised trial. Br J Obstet Gynaecol, 1997, 104: 1180 – 1183.

[89] Strickland RA, Oliver WC Jr, Chantigian RC, et al. Anesthesia, cardiopulmonary bypass, and the pregnant patient. Mayo Clin Proc, 1991, 66: 411 – 429.

[90] Groves AM, Allan LD, Rosenthal E. Therapeutic trial of sympatho-mimetics in three cases of complete heart block in the fetus. Circulation, 1995, 92: 3394 – 3396.

[91] Leighton BL, Norris MC, DeSimone CA, et al. Pre-eclamptic and healthy term pregnant patients have different chronotropic responses to isoproterenol. Anesthesiology, 1990, 72: 392 – 393.

[92] Ascarelli MH, Johnson V, McCreary H, et al. Postpartum preeclampsia management with furosemide: a randomized clinical trial. Obstet Gynecol, 2005, 105: 29 – 33.

[93] Barrett RJ, Rayburn WF, Barr M Jr. Furosemide(Lasix) challenge test in assessing bilateral fetal hydronephrosis. Am J Obstet Gynecol, 1983, 147: 846 – 847.

[94] Beermann B, Groschinsky-Grind M, Fahraeus L, et al. Placental transfer of furosemide. Clin Pharmacol Ther, 1978, 24: 560 – 562.

[95] Turmen T, Thom P, Louridas AT, et al. Protein binding and bilirubin displacing properties of bumetanide and furosemide. J Clin Pharmacol, 1982, 22: 551 – 556.

[96] Brown DR, Watchko JF, Sabo D. Neonatal sensorineural hearing loss associated with furosemide: a case-control study. Dev Med Child Neurol, 1991, 33: 816 – 823.

[97] Rais-Bahrami K, Majd M, Veszelovszky E, et al. Use of furosemide and hearing loss in neonatal intensive care survivors. Am J Perinatol, 2004, 2: 329 – 332.

[98] Garnet J. Placental transfer of hydrochlorothiazide. Obstet Gynecol, 1963, 21: 123 – 125.

[99] Rodriguez SU, Leikin SL, Hiller MC. Neonatal thrombocytopenia associated with ante-partum administration of thiazide drugs. N Engl J Med, 1964, 270: 881 – 884.

[100] Christianson R, Page EW. Diuretic drugs and pregnancy. Obstet Gynecol, 1976, 48: 647 – 652.

[101] Shoemaker ES, Gant NF, Madden JD, et al. The effect of thiazide diuretics on placental function. Tex Med, 1973, 69: 109 – 115.

[102] Miller ME, Cohn RD, Burghart pH. Hydrochlorothiazide disposition in a mother and her breast-fed infant. J Pediatr, 1982, 101: 789 – 791.

[103] Liedholm H, Wahlin-Boll E, Hanson A, et al. Transplacental passage and breast milk concentrations of hydralazine. Eur J Clin Pharmacol, 1982, 21: 417 – 419.

[104] Kirshon B, Wasserstrum N, Cotton DB. Should continuous hydralazine infusions be utilized in severe pregnancyinduced hypertension? Am J Perinatol, 1991, 8: 206 – 208.

[105] Lodeiro JG, Feinstein SJ, Lodeiro SB. Fetal premature atrial contractions associated with hydralazine. Am J Obstet Gynecol, 1989, 160: 105 – 107.

[106] Widerlov E, Karlman I, Storsater J. Hydralazine-induced neonatal thrombocytopenia. N Engl J Med, 1980, 303:

1235 - 1238.

[107] Tabacova S, Vega A, McCloskey C, et al. Enalapril exposure during pregnancy: adverse developmental outcomes reported to FDA. Teratology, 2000, 61: 520.

[108] Burrows RF, Burrows EA. Assessing the teratogenic potential of angiotensin-converting enzyme inhibitors in pregnancy. Aust NZ J Obstet Gynaecol, 1998, 38: 306 - 311.

[109] Piper JM, Ray WA, Rosa FW. Pregnancy outcome following exposure to angiotensin-converting enzyme inhibitors. Obstet Gynecol, 1992, 80: 429 - 432.

[110] Cooper WO, Hernandez-Diaz S, Arbogast PG, et al. Major congenital malformations after first-trimester exposure to ACE inhibitors. N Engl J Med, 2006, 354(23): 2443 - 2451.

[111] Alwan S, Polifka JE, Friedman JM. Angiotensin II receptor antagonist treatment during pregnancy. Birth Defects Res A Clin Mol Teratol, 2005, 73: 123 - 130.

[112] Rogers RC, Sibai BM, Whybrew WD. Labetalol pharmacokinetics in pregnancy-induced hypertension. Am J Obstet Gynecol, 1990, 162: 362 - 366.

[113] Stevens TP, Guillet R. Use of glucagon to treat neonatal low-output congestive heart failure after maternal labetalol therapy. J Pediatr, 1995, 127(1): 151 - 153.

[114] Magee LA, Duley L. Oral beta-blockers for mild to moderate hypertension during pregnancy. Cochrane Database Syst Rev, 2003, 3: CD002863.

[115] Dufour P, Vinatier D, Puech F. The use of intravenous nitroglycerin for cervico-uterine relaxation: a review of the literature. Arch Gynecol Obstet, 1997, 261: 1 - 7.

[116] Lees C, Campbell S, Jauniaux E, et al. Arrest of preterm labour and prolongation of gestation with glyceryl trinitrate, a nitric oxide donor. Lancet, 1994, 343: 1325 - 1326.

[117] Sheikh AU, Harper MA. Myocardial infarction during pregnancy: management and outcome of two pregnancies. Am J Obstet Gynecol, 1993, 169: 279 - 284.

[118] Cotton DB, Longmire S, Jones MM, et al. Cardiovascular alterations in severe pregnancy-induced hypertension: effects of intravenous nitroglycerin coupled with blood volume expansion. Am J Obstet Gynecol, 1986, 154: 1053 - 1059.

[119] Donchin Y, Amirav B, Sahar A, et al. Sodium nitroprusside for aneurysm surgery in pregnancy. Br J Anaesth, 1978, 50: 849 - 851.

[120] Paull J. Clinical report on the use of sodium nitroprusside in severe pre-eclampsia. Anaesth Intensive Care, 1975, 3: 72.

[121] Jones KL. Smith's Recognizable Patterns of Human Malformation. 5th ed. Philadelphia: WB Saunders, 1997, 568.

[122] Salazar E, Zajarias A, Gutierrez N, et al. The problem of cardiac valve prosthesis, anticoagulants, and pregnancy. Br J Obstet Gynaecol, 1984, 91: 1070 - 1073.

[123] Chan WS, Anand S, Ginsberg JS. Anticoagulation of pregnant women with mechanical heart valves: a systematic review of the literature. Arch Intern Med, 2000, 160: 191 - 196.

[124] Salem DN, Stein PD, Al-Ahmad A, et al. Antithrombotic therapy in valvular heart disease - native and prosthetic: the Seventh ACCP Conference on Antithrombotic and Thrombolytic Therapy. Chest, 2004, 126: 457S - 482S.

[125] De Swiet M, Lewis PJ. Excretion of anticoagulants in human milk. N Engl J Med, 1997, 297: 1471.

[126] Uszynski M. Heparin neutralization by an extract of the human placenta: measurements and the concept of placental barrier to heparin. Gynecol Obstet Invest, 1992, 33: 205 - 208.

[127] Bates SM, Greer IA, Hirsh J, et al. Use of antithrombotic agents during pregnancy: the Seventh ACCP Conference on Antithrombotic and Thrombolytic Therapy. Chest, 2004, 126(3 Suppl): 627S - 644S.

[128] Arepally GM, Ortel TL. Clinical practice. Heparininduced throm-bocytopenia. N Engl J Med, 2006, 355: 809 - 817.

[129] Warkentin TE, Greinacher A. Heparin-induced thrombocytopenia: recognition, treatment, and prevention: the Seventh ACCP Conference on Antithrombotic and Thrombolytic Therapy. Chest, 2004, 126: 311S - 337S.

[130] Hawkins D, Evans J. Minimising the risk of heparin-induced osteoporosis during pregnancy. Expert Opin Drug Saf, 2005, 4: 583 - 590.

[131] Ahern GS, Hadjiliadis D, Govert JA, et al. Massive pulmonary embolism during pregnancy successfully treated with recombinant tissue plasminogen activator. Arch Intern Med, 2002, 162: 1221 - 1227.

[132] Turrentine MA, Braems G, Ramirez MM. Use of thrombolytic for the treatment of thromboembolic disease during pregnancy. Obstet Gynecol Surv, 1995, 50: 534 - 541.

[133] Pfeifer GW. Distribution and placental transfer of 131-I streptokinase. Aust Ann Med, 1970, 19: 17 - 18.

[134] Goldberg PA, Inzucchi SE. Critical issues in endocrinology. Clin Chest Med, 2003, 24: 583 - 606.

[135] Khoury MJ. Clinical-epidemiologic assessment of pattern of birth defects associated with human teratogens: application to diabetic embryopathy. Pediatrics, 1989, 84: 658 - 665.

[136] Creasy RK, Resnik R. Maternal Fetal Medicine: Principles and Practice. 5th ed. Philidelphia: Saunders, 2004.

[137] Park-Wyllie L, Mazzotta P, Pastuszak A, et al. Birth defects after maternal exposure to corticosteroids: prospective cohort study and meta-analysis of epidemiological studies. Teratology, 2000, 62: 385 - 392.

[138] Wapner RJ, Sorokin Y, Thom EA, et al. , National Institute of Child Health and Human Development Maternal Fetal Medicine Units Network. Single versus weekly courses of antenatal corticosteroids: evaluation of safety and efficacy. Am J Obstet Gynecol, 2006, 195: 633 - 642.

[139] Bruner JP, Dellinger EH. Antenatal diagnosis and treatment of fetal hypothyroidism. Fetal Diagn Ther, 1997, 12: 200 - 204.

[140] Heinonen OP, Slone D, Shapiro S. Birth Defects and Drugs in Pregnancy. Littleton, MA: Publishing Sciences Group, 1977, 388 - 400.

[141] Varma SK, Collins M, Row A, et al. Thyroxine, triiodothyronine, and reverse triiodothyronine concentrations in human milk. J Pediatr, 1978, 93: 803 - 806.

[142] American College of Obstetricians and Gynecologists. Thyroid disease in pregnancy. ACOG Technical Bulletin No. 181. Obstet Gynecol, 1993, 43: 82 - 88.

[143] Masiukiewicz US, Burrow GN. Hyperthyroidism in pregnancy: diagnosis and treatment. Thyroid, 1999, 9: 647 - 652.

[144] Burrow GN. Children exposed in utero to propylthiouracil. Subsequent intellectual and physical development. Am J Dis Child, 1968, 116: 161 - 166.

[145] Kampmann JP, Johansen K, Hansen JM, et al. Propylthiouracil in human milk. Lancet, 1980, 1: 736 - 738.

[146] Marchant B, Brownlie BE, Hart DM, et al. The placental transfer of propylthiouracil, methimazole and carbimazole. J Clin Endocrinol Metab, 1977, 45: 1187 - 1193.

[147] Di Gianantonio E, Schaefer C, Mastroiacovo PP, et al. Adverse effects of prenatal methimazole exposure. Teratology, 2001, 64: 262 - 266.

第 45 章　妊娠合并危重心脏病临产妇的麻醉

简介及流行病学

心脏病是妊娠期非产科因素死亡的主要原因，其发生率为 1%～3%，占孕妇死亡率的 10%～15%[1,2]。虽然在发展中国家，风湿性心脏病的发病率正在下降，但在产科患者的死亡率中仍然占了主要比例。在发达国家，由于在儿童时期对先天性心脏病诊断及治疗方面的优势，孕妇合并先天性心脏病的病例正在增加。

妊娠期孕妇心血管系统发病率及死亡率与母体功能状态有密切关联[1-3]。根据纽约心脏病协会心功能分级（NYHA），心功能在 I 级和 II 级（有或无轻微症状）且没有加重的女性可以耐受妊娠，但是 NYHA 分级在 III 级和 IV 级的女性，在妊娠期间由心脏病导致的死亡率将上升 50%[4]。由于妊娠期生理学改变，在妊娠期 15%～55% 的有症状的患者将发生进一步的功能恶化[2]。当具有血栓栓子切除术、心肌病、心律不齐、先兆子痫、大出血以及败血症这些不同诊断的孕妇开始出现心肺功能恶化，一个较少被考虑到的区别，就是心脏基础疾病，而这也是所有这些病例应该排除的。因此心脏病的诊断，包括病史、体格检查、心电图、胸部 X 线检查以及超声心动图都是产科管理及麻醉管理所必需的。

根据英国"母亲及儿童健康机密调查"〔（Confidential Enquiries into Maternal and Child Health，CEMACH），原为孕妇死亡机密调查（Confidential Enquiries into Maternal Deaths，CEMD）〕的报告，心脏病是孕妇死亡的第二常见因素。大量增加的死亡数据发生在妊娠前没有发现心脏病，但具有危险因素，或没有危险因素但病情加重的女性[5]。

危重症产妇的麻醉方式及麻醉管理很大程度上取决于现有疾病的性质。决定麻醉技术选择的因素主要是患者呼吸道的控制、凝血功能、血管内容量以及通气支持和重症监护的需要。胎儿状态良好是产前一个重要的关注点。应当维持子宫胎盘血流量并且避免低血压。孕妇存活无疑是首要保证。麻醉本身与已知风险相关，在现有疾病的情况下，不同麻醉技术对母体及胎儿的风险与优势必须得到平衡。

妊娠期心肺系统的生理变化

妊娠期心血管系统以及呼吸系统的改变都是由妊娠期母体解剖学及功能上的改变引起的。妊娠期心血管系统改变以促进胎儿氧饱和以及能量供给。妊娠前半期，通过增加心脏每搏输出量而使心输出量增加 50%，后期通过增加心率而达到此目的。由于增大的子宫压迫下腔静脉，孕妇可发生低血压及心输出量降低。循环系统中黄体酮水平增加引起的平滑肌舒张可导致外周血管阻力下降。血流量增加可引起的心脏收缩期杂音很常见。然而，舒张期杂音却不常见。分娩期，心输出量比妊娠晚期额外增加 45%。每次宫缩时平均动脉压增加 10mmHg。胎儿娩出后，由于自身血液重新分布，心输出量立即增加 80%。自身血液重新分布是由于增大的子宫对下腔静脉压迫的解除而引起，以及来自宫缩和子宫旋转时的血液释放。同时，产后全身血管阻力将明显增加（表 45.1，图 45.1）。

妊娠期肺的解剖学及生理学的改变使孕妇将面临血氧不足的风险。解剖改变是为了代偿增大的子宫。增加肋膈角度导致胸围增加。膈肌发生位移，在妊娠晚期膈肌上抬达 4cm。妊娠期肺功能同样发生改变。对应分钟通气量增加 30% ~ 40%，潮气量也增加了 30%。呼气储备量及功能残气量下降 20%。呼吸频率、肺活量以及吸入贮备量不变。$PaCO_2$ 及 HCO_3 下降的同时脉氧分压增加。第二产程由于分钟通气量的增加，$PaCO_2$ 下降至 27 ~ 32mmHg。在妊娠期氧耗量逐渐增加并于分娩时达最大消耗量。

表 45.1　妊娠及非妊娠血流动力学参数比较

	非妊娠	妊娠
中心静脉压(mmHg)	1 ~ 10	相同
肺动脉压(平均压)(mmHg)	9 ~ 16	相同
肺毛细血管楔压(mmHg)	3 ~ 10	相同
中心静脉压(mmHg)	1 ~ 10	相同
心输出量(L/min)	4 ~ 7	↑30% ~ 45%
全身血管阻力(dyn·s/cm⁻⁵)	770 ~ 1500	↓25%
肺静脉阻力(dyn·s/cm⁻⁵)	20 ~ 120	↓25%
心率	65 ~ 72/min	↑10% ~ 20%

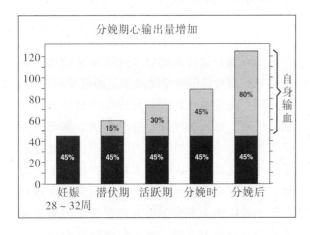

图 45.1　分娩期心输出量增加

先天性心脏病(CHD)

在美国 60% ~ 80% 的心脏病孕妇为具有轻微左向右分流的先天性心脏病患者[2]。即使进行了最优化的药物治疗及姑息手术，患有未纠正的严重先天性心脏病损伤、马方综合征引起的主动脉弓扩张、充血性心力衰竭(NYHA Ⅲ级和Ⅳ级)这些伴随着肺血管阻力增加疾病的女

性，将面临发病率及死亡率的增加甚至不适宜妊娠(表 45.2)[6]。先天性心脏病患者妊娠期母体及胎儿的风险详见表 45.3。这类产妇的胎儿两种最重要的预测因素就是表现为充血性心力衰竭及持续性发绀。

表 45.2　妊娠绝对禁忌证

重度原发性和继发性肺动脉高压

伴有主动脉瘤以及开肺动脉压大于 40mmHg 的马方综合征

艾森门格综合征(由右向左分流引起的发绀)

表 45.3　先天性心脏病对妊娠期母体及胎儿的风险

孕妇风险	胎儿风险
肺损伤	子宫内生长受限
心律失常	早熟
心力衰竭	先天性心脏病(遗传性)
凝血功能障碍引起的大出血	因母体用药后引起的畸形
死亡	颅内出血
	胎儿死亡

左向右分流型先天性心脏病

病理生理学

血流动力学改变取决于缺陷的情况。有心房间分流的患者如房间隔缺损(atrial septal defect，ASD)发生血流动力学衰竭以及心律失常的风险较小。在很少的几例血流动力学衰竭的临床病案中，导管置入封堵术为一线治疗方案。室间隔缺损(Ventricular septal defect，VSD)以及动脉导管未闭(patent ductus arteriosus，PDA)通常也能良好耐受妊娠，尽管这两类患者可能会发生心律失常。血流动力学的改变、并发症以及预后见表 45.4。

左向右分流型先天性心脏病的麻醉管理

轻微的左向右分流，右心室和肺动脉压力不改变，肺血流量改变也不明显。但引起细菌性心内膜炎的风险增大。随着分流加重，肺血流量也日益增加，从而引起右心室及肺动脉压增加。当右心室和左心室压力达到平均时，可引起肺血管收缩和不可逆转的血管改变，从而导致肺动脉高压和艾森门格综合征。

对这类患者的麻醉管理中最首要的目标就是避免疼痛，从而减少因血流动力学波动而引起的肺血管阻力和全身血管阻力增加，避免全身血管阻力的突然上升同样重要。全身血管阻力的突然上升可加重左向右分流，从而增加血氧不足的发生率。

由于分娩时血流动力学的二次波动，可增加应激激素和儿茶酚胺的释放。因此对于 NYHA 分级Ⅲ级和Ⅳ级的产妇在分娩后需要有创压监测并记录每搏血压的改变。对于这类病例，在人工分娩及剖宫产期间持续的动脉血压监测、心电图监测以及中心静脉压监测将有很大帮助。

预防性使用抗生素对于细菌性心内膜炎的预防，尤其是在房间隔缺损患者进行不复杂的分娩中的应用并未得到美国心脏病协会的证实[4]（表 45.5）。

在患有心脏从左到右分流疾病的产妇中，

主要考虑在分娩期间减轻疼痛，因此在早期分娩中使用脊髓/硬膜外联合麻醉技术具有特别优势。应用鞘内亲脂性麻醉剂（如芬太尼）可减轻疼痛而不会引起血流动力学（特别是 SVR）的任何变化。此外，可以采用超低剂量麻醉药物硬膜外输注，提供连续分娩镇痛，对血流动力学或分娩进展无任何不良影响[7]。

在硬膜外穿刺置管时，应使用生理盐水进行阻力测试的技术，以防止空气进入硬膜外静脉，可能导致反常空气栓塞[8]。此外，对于那些有潜在心内分流的患者，应在所有静脉和动脉管路上使用空气过滤器。

由于子宫胎盘单元发生自体输血，在分娩后很可能立即出现心脏失代偿状态。因此，密切监测血液动力学非常重要。在产程第二阶段要重点预防患者做 Vasalva 动作，并且通过手术阴道分娩减少第二产程的持续时间并且需提供足够的镇痛措施。额外供氧有助于增加氧气储备，并增强母亲和胎儿的氧输送（表 45.6）。

表 45.4 左向右分流

缺损程度	血流动力学改变	妊娠期并发症	预后
轻微	右心室及肺动脉压不改变	增加心内膜炎的发生率	通常无复杂情况
中等	右心室及肺动脉压增加但仍低于全身系统血压 增加肺血流量 肺血管疾病	左心室容量超负荷和心力衰竭	充血性心力衰竭和心律失常可能 妊娠期心功能代偿失调
严重	右心室及左心室压力均衡 类似艾森门格综合征的肺血管疾病	心力衰竭，胎儿缺氧	死亡率上升至 50% 妊娠禁忌

表 45.5 泌尿生殖系统及胃肠系统的抗生素预防方案

氨苄西林，庆大霉素和阿莫西林	标准方案 氨苄西林 2g 和庆大霉素 1.5mg/kg（最大剂量不超过 80mg）静脉给药或肌内注射，分娩前 30min 执行；首次用药结束 6h 后口服阿莫西林 1.5g 或首次用药 8h 后继续肠外给药方案
万古霉素和庆大霉素	氨苄西林、阿莫西林、青霉素过敏者 万古霉素 1g 静脉给药，1h 后庆大霉素 1.5mg/kg（最大剂量不超过 80mg）静脉给药或肌内注射，分娩前 1h 执行；首剂量 8h 后重复
阿莫西林	低风险方案 分娩前 1h 口服 3g；首剂量 6h 后口服 1.5g

表 45.6　左向右分流的麻醉管理原则

管理原则	理由
额外供氧	增加氧储备，尤其是在第二产程
硬膜外穿刺置管时应用生理盐水进行阻力测试	减少静脉空气栓塞和矛盾空气栓塞的风险
早期联合脊髓硬膜外技术并应用鞘内麻醉剂和超低浓度硬膜外输注镇痛，可在整个分娩过程中实现良好的疼痛控制	避免产妇体内儿茶酚胺水平升高
应用产钳/真空吸引辅助缩短第二产程	避免与用力生产相关的 Vasalva 动作及血流动力学改变

发绀性心脏病

法洛四联症

病理生理学

法洛四联症是具有以下病理的最常见的先天性心脏病：右向左分流、室间隔缺损、右心室肥大、伴有右心室流出道闭塞的肺动脉狭窄以及主动脉骑跨。大多数法洛四联症女性在儿童期就得到纠正，但部分患者仍有残留的缺损。心输出量主要取决于心内分流的程度、右心室流出闭塞严重度以及右心室功能。

麻醉管理

麻醉管理目标包括：

·避免全身血管阻力下降，从而将右向左分流程度降至最低。

·维持合适的血管内容量和静脉回流控制。

在所有椎管内麻醉分娩镇痛技术中，腰硬联合麻醉是最适合的。产程中，在早期利用腰硬联合技术在硬膜外给予低浓度局麻药和镇痛药配伍可以提供良好的镇痛效果，同时避免了全身血管阻力的下降。对于这类患者出现的低血压可以应用去氧肾上腺素处理。腰硬联合技术对于产科分娩镇痛的优势就在于当产妇需要剖宫产时，其可以立即提供能满足手术需要的麻醉。如有需要全麻的病例时（没有足够时间进行椎管内麻醉或有椎管内麻醉禁忌证），一定要注意避免因为使用静脉麻醉和吸入麻醉而引起的全身血管阻力的下降以及肺动脉压的增加。呼吸性酸中毒的预防，控制性氯胺酮的使用，以及短效镇痛药品的应用如瑞芬太尼都有利于防止严重的血流动力学波动和最小化麻醉对胎儿的不利影响。

新生儿学家的建议以及新生儿复苏也同样很重要。

艾森门格综合征

病理生理学

艾森门格综合征的病理特征为肺动脉高压合并可逆性或双向分流的严重室间隔缺损。体循环系统和肺循环系统是直接相通的。当肺血管阻力上升或体循环阻力下降时，低氧血症的发生就取决于肺内血管分流的情况。

当通过肺血管床的血流量增加时，患有先天性心脏内分流（左向右分流）的患者，血管系统最初还能代偿性增加血容量。随着时间的持续，血管壁就会增厚，导致肺血管阻力的增加，右心腔压力上升而导致心内分流逆向。右向左分流的逆向或转变伴随着长期的室间隔、房间隔缺损或动脉导管未闭最终导致了艾森门格综合征。一项回顾性统计（1978—1996 年）[9] 表明妊娠初期患有轻度高血压的产妇在妊娠期会出现肺动脉压和肺血管阻力的增加。在一份对 73 例患艾森门格综合征产妇的统计中母体死亡率为 36%。3 例产妇死于妊娠期，23 例死于分娩时或产后 1 个月。死亡率与艾森门格综合征诊断的过晚和入院过晚有密切关联，同时肺动脉高压也是一个重要因素。无论分娩的方式与时机，或麻醉的方式与母体监测的结果。大多数死亡都属于猝死或无法治疗的心力衰竭。

由于患有艾森门格综合征的产妇及胎儿在产后的死亡率高达 50%，因此艾森门格综合征为妊娠的绝对禁忌证。如果患者在告知后坚持妊娠，那么应该注意以下：卧床休息，产程中期住院，持续的指脉氧饱和度监测，持续的氧气供应以及应用肝素进行抗凝预防。

麻醉管理

对患有严重室间隔缺损以及相关症状的患者的关注要点为：

· 避免全身血管阻力的下降和肺血管阻力的增加。

· 避免高碳酸血症、低氧血症、酸中毒以及高气道压。

有创监测应当包括持续动脉压监测，中心静脉压评估以及与之同等重要的右心室充盈压趋势监测和血管内容量监测。整个分娩期都应提供持续的氧气供应。

未经过手术治疗的艾森门格综合征患者在手术期间的风险较高，应当避免使用椎管内麻醉以防止发生不利的血流动力学影响。硬膜外或蛛网膜下麻醉可以降低后负荷，引起右向左分流度的增加。在一项涉及了103例艾森门格综合征患者麻醉处理的57篇文章的回顾中表明整个手术期间由于麻醉管理的死亡率为14%。接受椎管内麻醉患者的死亡率为5%，接受全麻患者的死亡率为18%。这个结果使椎管内麻醉更受偏爱，但其并没有统计学意义[10]。

鉴于维持心输出量、保持全身血管阻力不变以及降低肺血管阻力这几个主要目标，全身麻醉是艾森门格综合征的临产妇进行剖宫产的最佳麻醉方式。当然，同样也有椎管内麻醉用于手术和经阴道分娩的记录。

正如前面所提，对于高风险患者，腰硬联合是最佳的麻醉镇痛技术。$10 \sim 15 \mu g$芬太尼合并2.5mg丁哌卡因用于蛛网膜下腔可以在产生良好镇痛的同时最小化血流动力学波动。相当于硬膜外注射丁哌卡因0.062 5mg/mL以及芬太尼$2 \mu g/mL$，$10 \sim 15 mL/h$。

如果需要剖宫产，作者建议使用静脉注射氯胺酮以及如瑞芬太尼这样的短效镇痛药。由于血栓栓塞的考虑，手术后建议在危重病房严密监测至少48h。

狭窄性损伤

病理生理学

先天性主动脉狭窄

先天性主动脉瓣狭窄通常伴随着二尖瓣狭窄[11]。患有主动脉瓣狭窄、心功能分级NYHA>2级、发绀、因左心室流出部分受阻（主动脉瓣<1.5cm）导致心输出量和子宫胎盘血流量下降或左心室功能受损的患者，被认为在妊娠期有较高的发病率和死亡率。

部分主动脉瓣狭窄（跨膜压力超过50mmHg）在妊娠前必须纠正。部分主动脉瓣狭窄患者具有妊娠期高死亡率。Siu等的一项报告表明主动脉瓣狭窄产妇死亡率为11%，围生期死亡率为4%[3]。加拿大一项针对49例病案的研究显示有主动脉瓣狭窄的患者发生并发症的风险为10%[12]。

传统的麻醉管理允许存在轻度的主动脉瓣狭窄，但一旦在妊娠期需要进行瓣膜置换术，胎儿的死亡率将上升（30%）[13]。妊娠期气囊瓣膜成形术已有报告，但其并未广泛开展并且需要在非常有经验的医疗中心开展[14]。

肺动脉瓣狭窄

肺动脉瓣狭窄很难单独出现。未治疗的有症状的肺动脉瓣狭窄可引起心律失常和右心力衰竭，并导致母亲和胎儿的高死亡率。右心力衰竭是由于对妊娠引起的心率、右心室前负荷以及氧气的运输及消耗增加的无效代偿而引起。

通过经皮下气囊瓣膜成形术来管理单纯的肺动脉瓣狭窄已经在一些医疗机构成功开展[14,15]，并且表明其可增加心输出量。在整个妊娠期，应当持续进行严密监测血流动力学以及β受体阻滞剂和利尿剂的使用。

正如有的作者所说，中枢性镇痛在分娩期对疼痛的控制通常并不理想。而且当使用大剂量麻醉剂时，对胎儿心肺系统的抑制也是都不愿意发生的。

麻醉管理

对于轻度到中度肺动脉瓣狭窄的患者，由于其难以承受低血压以及前负荷增加的风险，应当避免使用腰硬联合麻醉。但是，硬膜外及鞘内使用麻醉剂芬太尼和舒芬太尼可以在提供有效镇痛的同时使血流动力学波动最小化。这项技术的缺点就在于麻醉剂在神经轴突持续时间较短，迫使必须进行单次重复的腰椎穿刺。已有1例成功在椎管内持续给予麻醉剂（舒芬太尼)麻醉的报道，并且也有其他脂溶性镇痛药，如芬太尼的使用[16]。

左心室输出道阻塞

主动脉缩窄

病理生理学

主动脉缩窄是一类较局限的左心室输出阻塞，可引起狭窄近端血压的上升和远端的灌注不足。左心室输出量的减少可导致子宫胎盘灌注下降而使胎儿死亡率达到20%[12]。患有未纠正主动脉缩窄的产妇通常不能满足妊娠所需要的血流动力学增加。还可能出现以下并发症：左心力衰竭、主动脉撕裂、主动脉夹层形成以及心内膜炎相关的双瓣叶性主动脉瓣[11]。这类患者还易发生与大脑动脉环中动脉瘤相关的脑血管意外。

没有并发症的未纠正的主动脉缩窄引起的母亲死亡率低于20%。并发症包括主动脉夹层形成以及撕裂（尤其在妊娠晚期）、左心室负荷压力增加引起的充血性心力衰竭以及细菌性心内膜炎。由于妊娠对血流增加的需求使主动脉夹层形成更易于发生。主动脉瓣缩窄常伴有双瓣叶性主动脉瓣、脑动脉瘤、室间隔缺损以及特纳综合征。对于这类患者进行颅脑核磁共振以排除颅内小动脉瘤是必要的。

近期关于这类患者妊娠期心输出量的研究都很有限。梅奥诊所的一份对50例女性的对比回顾研究显示，妊娠期进行主动脉缩窄修复的女性在临产时都出现未修复的损伤。在118例孕妇中，流产率为9%，早产率为3%。患有未纠正的主动脉缩窄的女性，有1/3在妊娠期出现明显的高血压。有1例母亲死亡，心肺系统并发症也很低[17]。

麻醉管理

合并有已纠正的主动脉缩窄，并且上下肢血管压力没有差异，或上下肢血压差小于20mmHg的患者，通常妊娠预期都很好。对于这类患者，无论是经阴道分娩、神经轴索分娩镇痛或神经轴索麻醉下的剖宫产，死亡率都是最低的[18]。

但是，对合并有未纠正的主动脉狭窄的孕妇，其妊娠风险高，麻醉关注应当集中在维持一个正常或较高的心脏前负荷，全身血管阻力以及心率。大多数情况下，建议这类孕妇进行全麻下的剖宫产术，并且给予β受体阻滞剂下的经上下肢末端动脉的主动脉导管置入以及肺动脉导管置入监测。大剂量镇痛药品的应用可以提供良好的稳定的血流动力学，并且需要进行有创监测来指导液体管理。作用缓慢且轻微的血管加压药如麻黄碱和多巴胺可用于控制血压的下降。对于这类患者并不提倡局部神经轴索阻滞（尤其是椎管内麻醉）。有关于应用硬膜外滴定镇痛法成功阴道分娩的报告[19]。

最近已有对于没有并发症的主动脉狭窄的孕妇进行阴道分娩的报告[17]。当产科指征提示需要剖宫产时，或患者血压控制很差时，需要进行血流动力学有创监测，并在降压药、β受体阻滞剂应用下的全麻，并且在术后需要进入重症监护室管理。

主动脉夹层

病理生理学

患有马方综合征或双瓣叶性主动脉瓣的患者可发生主动脉根部扩展及夹层形成，而妊娠又会进一步导致高血流动力学及高血容量的情况。患马方综合征的临产妇发生A型急性主动脉夹层的可能性升高，尤其是当主动脉根部扩大超过4cm，或妊娠期发现主动脉增宽的患者[20]。

已有大量母亲预后良好的报告，但是对于胎儿结果，在大多报告中（尤其当因为急性主动脉夹层发生而需要进行紧急手术时）都不是很好[21,22]。

从如此少的病例中很难得出什么结论，但对于可生存的胎儿，对孕妇进行紧急主动脉夹层修复前行紧急剖宫产似乎更合理。在基于妊娠年龄的考虑和胎儿存活率不确定的情况下，优先考虑母亲的情况，并且紧急夹层修复应当在了解胎儿不能承受心肺转流以及深低温循环暂停的前提下进行，可以通过动脉灌注以及最短化循环停止时间来保护胎儿。

麻醉管理

麻醉关注与非妊娠患者进行紧急心脏手术

和心肺转流术时相同。

获得性心脏病

风湿性二尖瓣狭窄

病理生理学（图 45.2，表 45.7）

风湿性二尖瓣狭窄是全世界孕妇中最常见的风湿性心脏病（rheumatic heart disease, CHD）。二尖瓣狭窄是妊娠期最需要治疗的心室内损伤。

在部分二尖瓣狭窄中，瓣膜区域的缩小可引起左心室充盈的减少并导致心输出量固定的状态，增加左心房及肺动脉压，最终引起肺水肿。代偿性的右心室肥大可引起右心力衰竭。在妊娠分娩期，心输出量的需要增加，加上增快的心率和左心室充盈量的减少，增加了发生肺水肿的风险。肺水肿发生风险最高的时候就是分娩刚结束，由于这个时期子宫收缩导致的心输出量增加。

伴有慢性左心室衰竭的二尖瓣狭窄可通过引起左心室或左心房远端回流压而导致肺动脉高压。这种情况最终可导致血管系统结构改变以及肺血管阻力的增加。女性对妊娠的耐受取决于瓣膜疾病的严重度、心率及心律、心房顺应性、循环血容量以及肺血管顺应性。

二尖瓣孔 > 1.5 cm² 可以通过药物治疗，然而，合并有更严重二尖瓣狭窄的临产妇通常需要由一个并发症发生率很低的有经验的手术医生来进行经皮二尖瓣球囊扩张术。进行二尖瓣交界联合切开术的母亲风险也很低，胎儿存活率高于 90%[23]。对于瓣膜孔 < 1.2 cm² 的患者，由于药物治疗效果不佳，以及对瓣膜钙化有效药物的缺乏，二尖瓣交界联合切开术、球囊瓣膜成形术以及瓣膜置换术成为主要考虑的方案。当二尖瓣狭窄的孕妇在妊娠期需要干预治疗时，经皮肤二尖瓣球囊瓣膜成形术是最佳选择[24]。Kasb 等[25] 已经证实 β 受体阻滞剂可以安全用于妊娠患者来降低肺水肿的发生率。同时，在有严重症状的患者中，妊娠前进行过瓣膜置换

术或瓣膜成形术的要比进行药物治疗的发生并发症的概率低。对于心脏不利结果的早期预估也很重要，特别对患有严重二尖瓣狭窄的患者（表 45.8，表 45.9）。

表 45.7　妊娠及二尖瓣狭窄对血流动力学的干扰

二尖瓣狭窄限制了妊娠期心输出量增加的能力

妊娠期增加的心率限制了左心室充盈的时间以及升高左心房压和肺动脉压，引起肺水肿

由于心率的增加，血容量的增加和心输出量的增加（妊娠晚期和分娩时）可引起瓣膜梯度压达到 4 倍，增加了心功能状态（NYHAC）

接近 80% 的全身系统栓塞发生在伴有心房颤动的患者中

表 45.8　对妊娠的影响：引起血流动力学改变和二尖瓣狭窄并发症

中度的解剖性狭窄变为严重的功能性狭窄

↑妊娠期 NVYAC（纽约心脏病协会心功能分级）

↑肺淤血

↑心房颤动

　体循环栓塞

↑突发性心动过速

表 45.9　麻醉前评估

临床症状	体格检查
疲劳	心脏杂音
劳累时呼吸困难，	收缩期前或舒张中期心脏
夜间阵发性呼吸困难	杂音
端坐呼吸	开瓣音
呼吸困难	衰竭指征
咯血	肺水肿
支气管静脉破裂	颈静脉扩张
心律失常（心房颤动）	肝脏增大
肺栓塞	腹水
充血性心力衰竭	

麻醉管理（表 45.10，表 45.11）

麻醉管理原则：

·避免疼痛和防止可导致心动过速和心输出量增大的相同刺激。

·放置肺动脉漂浮导管来进行有创血流动力学监测。

对分娩中的临产妇，可以在早期进行硬膜

外置管并缓慢给药。正如前文所述和表 45.12 及表 45.13 中所列，应用脂溶性局麻药和低浓度丁哌卡因进行腰硬联合分娩镇痛是最佳选择。这种联合给药技术在高风险临产妇中，既能提供合理疼痛控制，又能提供稳定的血流动力学（作者的个人经验）。Clark 等曾经建议提前给予 5% 白蛋白，但目前该方法已经不再作为常规提议[26]。对于处理引起心动过速和心室充盈时间下降并最终导致心输出量下降的低血压，去氧肾上腺素是比麻黄碱更好的血管紧张药选择。必须避免硬膜外给予的药液中含有肾上腺素，因为有潜在的肾上腺素入血和相关的母体血流动力学及子宫胎盘低血流量的不利影响。避免 VAL 式呼吸，并利用产钳和胎头吸引缩短第二产程时间已经在这类患者中成功应用。硬膜外分娩镇痛的另一优势就是由交感神经阻滞引起的静脉血管容量增加，这与硝酸甘油引起的效果类似，并且有助于容纳来源于子宫的自体血回输，减少前负荷的增加和防止肺水肿的发生。

表 45.10　母体监测

心电图
　正常窦性心律
　心律失常鉴别
动脉导管置入
　每搏监测（妊娠期和分娩期动态状态）
　动脉血气分析
　实验室检查
气囊漂浮心脏导管
　持续趋势
　肺动脉压和肺动脉楔压
　测量肺静脉阻力参数（肺动脉高压），全身静脉阻力，评估心输出量、心脏指数

表 45.11　二尖瓣狭窄患者的麻醉考虑和挑战

防止心室率过快
维持窦性心律
最小化全身血管阻力的下降
最小化或阻止中心静脉血容量的增加
防止肺动脉压增加
　产后第一时间
　避免低氧血症和（或）肺通气不足

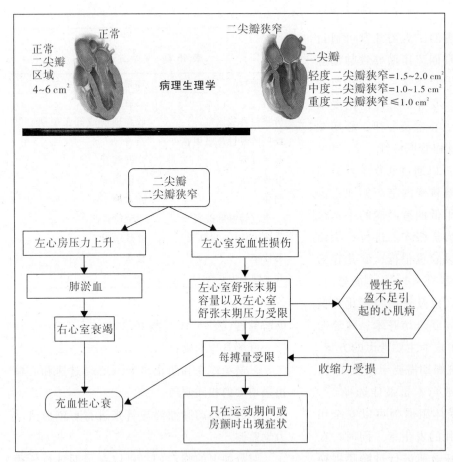

图 45.2　二尖瓣狭窄病理生理学

表 45.12　麻醉前麻醉技术和合并麻醉技术的选择

腰硬联合技术

　最适宜麻醉技术

　第一产程鞘内阿片类药物给药（避免交感神经阻滞的最好镇痛方式）

　　15 ~ 25μg 芬太尼 + 0.25 ~ 0.5mg 吗啡

　第一产程晚期和第二产程低浓度局麻药

　　0.625 ~ 0.125% 丁哌卡因 + 芬太尼 2 ~ 2.5μg/mL

硬膜外低浓度局麻药

　0.625 ~ 0.125% 丁哌卡因 + 芬太尼 2 ~ 2.5μg/mL

表 45.13　麻醉技术的优势

椎管内给予麻醉药	硬膜外给予局麻药
快速起效	阻断滴定
选择性镇痛	无持续时间限制的镇痛（置管）
无交感神经阻滞	血流动力学相关性稳定
无运动神经阻滞	可使用不同局麻药/用于不同情况
	第一产程
	第二产程
	剖宫产
	手术后

在我们的机构，当需要剖宫产，进行硬膜外阻滞时，需进行持续监测血压、肺动脉压和心输出量。大剂量局麻药和 β 受体阻滞剂已经在有创监测或经食管心脏超声的严密血流动力学监测下成功应用于全麻下平衡麻醉。

主动脉狭窄

病理生理学

在获得性心脏损伤中，出现于育龄期的主动脉狭窄很少见。如果主动脉瓣口区域 > 1.5cm^2，妊娠期的血流动力学改变通常可以良好耐受。发生在比较严重的主动脉狭窄病例中，心肌失代偿的风险较大。呼吸困难、胸痛、晕厥以及心律失常这些症状的发展是一个复杂的过程。患有严重狭窄 < 0.5cm^2 以及梯度压超过60mmHg 的患者有较高的左心室衰竭风险[27]。气囊瓣膜成形术，虽然伴有严重的反流风险，但已经在一些中心尝试用于姑息治疗。妊娠期进行主动脉瓣置换的母体死亡率高达11%[28]。

麻醉管理

麻醉管理的目标包括维持较慢心率，保持适当的前负荷和循环血容量，以及控制全身血管阻力。氧气供应、血流动力学监测（持续心电图、动脉导管、中心静脉导管或肺动脉导管），注意前负荷及液体管理，子宫左移以及全麻下剖宫产都被推荐于患此类严重疾病的患者。当患有严重主动脉瓣狭窄的患者在进行全麻时，可用去氧肾上腺素恢冠状动脉灌注压[29]。

对患有轻度主动脉瓣狭窄的患者实行剖宫产时，单次注射椎管内麻醉为禁忌。但是在十分注意的滴定法下的硬膜外麻醉对这类患者及胎儿的结果都很好[30,31]。在 1 例合并有主动脉高压的二尖瓣狭窄患者全麻下行紧急剖宫产的病例中，Baston 和 Longmire[32] 指出阿芬太尼可以提供心血管系统的稳定并能在手术后立即拔管，随后硬膜外给予吗啡可提供很好的术后镇痛。目前，短效的瑞芬太尼也可用于并发心脏疾病的孕妇的静脉全麻。全身麻醉与术后硬膜外吗啡镇痛的联合应用可使患者早期行走，预防血栓栓塞的发生。任何由该技术引起的新生儿呼吸抑制都可以用纳洛酮逆转。

心房颤动合并二尖瓣狭窄患者的麻醉管理

由于妊娠期心输出量对心房的依赖增加，因此患二尖瓣狭窄的孕妇如果新发心房颤动必须得到很好的治疗。患中度二尖瓣狭窄的临产妇其心房颤动的发生率是增加的，并且与之相关的母亲死亡率也增加[33]（表 45.14）。可用的药物治疗包括使用 β 受体阻滞剂、钙通道阻滞剂和地高辛来控制心率。由于妊娠期用药的安全性，普鲁卡因和奎尼丁是很好的抗心律失常药物[34]。虽然其他抗心律失常药物如索他洛尔和氟卡尼在妊娠期的安全性还没得到证实，但已经应用于控制胎儿心动过速，并且尚未发现明显的母亲和胎儿死亡。另一方面，胺碘酮与新生儿低氧血症、先天性异常和畸形相关。

如果患者血流动力学不稳定，且在妊娠期间已安全进行过，应考虑直接心脏复律[35]。如果需要，应在手术室进行心脏复律，同时准备剖宫产术。表 45.14 和图 45.3 中描述了心脏复律的建议。

妊娠期心脏复律

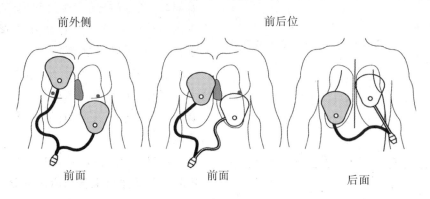

图 45.3　妊娠期的心脏复律

表 45.14　妊娠期心脏复律

建议

准备紧急剖宫产

监护 – 胎心监测

低能量双向除颤需要麻醉监护的支持

前后凝胶版

高能量除颤需要全麻插管支持

临产妇的抗凝治疗

人工心脏瓣膜、新发生的心房颤动、扩张型心肌病以及心肺转流术都是心脏病患者妊娠期抗凝的指征。口服华法林在妊娠期的血栓栓塞发生率和母体死亡率都是最低的。但是，众所周知华法林在妊娠期前 3 个月的应用可引起胎儿生长受限、自然流产、胚胎病和早产以及妊娠后 3 个月胎儿及胎盘的出血[36]。

任何在妊娠期应用华法林或其衍生物的治疗，都必须明确告知患者及家属，并讨论与母亲及胎儿相关的风险。

普通肝素和低分子肝素不通过胎盘，因此对胎儿畸形没有影响。肝素在预防血栓栓塞方面没有华法林有效。一个可选方案为妊娠前 3 个月使用肝素，后更换为华法林或依诺肝素使用到35～36 周，然后再使用肝素直到分娩。

对于抗凝患者的一个特别的麻醉管理关注点即神经麻醉期间发生硬膜外或椎管内出血的风险。美国局部麻醉协会对抗凝和神经麻醉规定，对接受抗凝治疗，尤其是对应用低分子肝素的患者进行神经阻滞，应该在告知每个患者神经阻滞的风险和优势的基础上进行。表 45.15 中讨论了这些建议[37]。

缺血性心脏病

病理生理学

每 10 000 例孕妇中有 1 例缺血性心脏病患者。妊娠期缺血性心脏病的危险因素包括高龄、吸烟、血脂胆固醇过高、高血压、2 型糖尿病、麦角宁静脉注射、嗜络细胞瘤、可卡因和其他药物的滥用以及严重出血。一旦发生心肌梗死，死亡率高达 50%[38]。由于死亡率极高，发生心肌梗死后 2 周应当避免分娩。心脏病专家的早期诊断，建议积极治疗是降低发病率和死亡率的关键。一项研究表明，在临产时有严重出血并进入 ICU 的患者肌钙蛋白水平和心肌损伤标志物都升高，心动过速和低血压的预告与缺血性心脏病无相关性[39]。临产时可出现自发性冠状动脉夹层并可影响到左前降支动脉。冠状动脉支架和血管成形术已经成功地在妊娠患者中开展。由于纤维蛋白溶酶原活化剂半衰期仅为 5min 而且不透过胎盘，现已经被用于处理血栓栓塞。

表 45.15　美国局麻协会对接受抗凝治疗的临产妇进行神经阻滞的指导意见

抗凝血剂	停药时间	硬膜外导管拔出时间
非甾体类和(或)阿司匹林	无特殊	无特殊
华法林(香豆素)	至少停药 48h，随后神经阻滞前检查 PT/INR 时间在正常范围内	拔出硬膜外导管前检查 PT/INR 确认时间在正常范围内
低分子肝素	硬膜外置管前 12h 停止低分子肝素，如果使用了大剂量低分子肝素(如依诺肝素 1mg/kg)则需间隔 24h 才能进行神经阻滞	再次使用低分子肝素抗凝应当于硬膜外导管拔出至少 2h 后进行

PT：凝血酶原时间；INR：国际标准值

麻醉管理

血流动力学检测、氧气供应、应用 β 受体阻滞剂控制心率，经阴道助产以及应用硬膜下镇痛提供有效的疼痛控制都是有效减少心肌负担和氧耗的方法。由于可以降低疼痛和心动过速，硬膜外镇痛已经成功地在妊娠和分娩期应用于这类患者。已经有心肌梗死的患者在严密的监护和多学科管理下成功妊娠的报道[40]。

肺动脉高压

病理生理学

肺动脉高压的病理生理学特征为慢性肺动脉平均压上升，休息时肺动脉平均压 >25mmHg 或运动时 >30mmHg，且右心导管置入后可测出肺动脉楔压低于 12mmHg(表 45.16)。世界卫生组织近期将肺动脉高压定义为收缩期肺动脉压力 >40mmHg。这个级别的肺动脉高压可用三尖瓣返流时达到 3~3.5m/s 的喷射速度进行无创评估。肺动脉高压为自身延续性疾病，可引起肺血管结构改变，包括内膜增生、平滑肌肥大、动脉粥样化改变、动脉血管床变窄以及体位性血栓栓塞。

表 45.16　肺动脉高压标准

1. 休息时慢性肺动脉平均压上升 >25mmHg
2. 运动时平均肺动脉压 >30mmHg
3. 肺动脉楔压 <12mmHg

肺动脉高压的诊断有很多不同标准(表 45.17)。

当为孕妇进行肺动脉高压无创检测时需要特别小心。最近一项研究显示了对怀疑有肺动脉高压的孕妇超声心动图的测量值要明显高于导管置入的测量值。仅用超声心动图测量可能将 32% 的普通孕妇误诊为肺动脉高压[41]。因此，对此类女性建议在下肺动脉高压诊断前，进行右心导管置入。

严重肺动脉高压孕妇的母体死亡率超过 50%[42,43]。原发性肺动脉高压为妊娠禁忌证。很多死亡发生在分娩时和产后早期。对这类患者的管理是一个挑战，分娩和围生期的有创血流动力学监测也是必需的[44]。

尽管药学、产科学、麻醉学和重症监护学等方面的发展很显著，但在过去几十年肺动脉高压孕妇的死亡率仍保持在一个稳定的水平。

药物治疗

药物治疗包括钙通道阻滞剂、血管紧张素

表 45.17　肺动脉高压诊断标准

诊断形式	肺高压表现
心电图	电轴右偏，右心室肥大，右室或右房大
胸片	肺动脉增粗
超声心动图	三尖瓣返流证据，右室和右房扩大，室间隔反常运动，左室减少
右心导管	肺动脉压升高，正常的肺毛细血管楔压

转化酶抑制剂、腺苷、糖苷、抗凝剂、利尿剂和氧供应，但是单一用药可导致耐药性增加和较长的反应时间。利尿剂经常用于治疗严重水肿以缓解患者的情况，但必须小心应用以防止发生严重的前负荷下降和电解质紊乱。约25%～30%的患者在长期口服钙通道阻滞剂治疗后，可增加持续时间。对使用钙通道阻滞剂的患者5年生存率可高达95%[9]。

原发性肺动脉高压治疗的最新进展就是血管扩张剂。在很多严重的原发性肺动脉高压患者和继发性肺动脉高压患者中持续的依前列醇（前列腺环素12，PG12）注射可降低肺血管阻力并改善右心室功能[44]。PG12喷雾剂或其类似物伊洛前列素的短效应用相比静脉注射前列腺环素和吸入笑气更有效。长期口服或经皮注射前列腺环素类药物、血管紧张素转化酶抑制剂内皮素受体、凝血酶抑制剂和血管紧张素，或新型伴有亲肺血管的血管紧张素转化酶抑制剂有望用于改善患有肺血管疾病患者的远期治疗效果和生活期望。但是，这类治疗还在试验阶段。

西地那非是新的一类用于治疗急慢性肺动脉高压的药物。至少在扩张肺血管方面和吸入一氧化氮效果相同，而副作用更低。联合应用西地那非和一氧化氮也可减少肺动脉高压的反弹。

动脉气囊隔膜造口术是药物治疗无效者行临产期干预的一个选择。先天性或医源性心房内交流可以降低右向左分流的血流量而降低以右心压力为代价的延迟右心力衰竭的出现。

急诊肺动脉血栓切除术对患有慢性肺动脉血栓疾病的患者有应用指征。术后结果十分令人满意，包括中等的患病率、小胎龄儿的存活以及令人满意的母体存活率[9]。

术前管理

虽然关于患有原发性肺动脉高压的未妊娠患者的文献很多，但是有关妊娠合并原发性肺动脉高压的信息却很有限。

在一项最近的研究中，作者回顾了他们机构近10年内所有患有严重肺动脉高压的孕妇的病历资料，对这类患者的治疗和结果进行多学科分析。虽然给予了最先进的治疗，但是母体死亡率也在36%[44]。

妊娠及分娩期患者由于对疼痛的焦虑、紧张、高碳酸血症、低氧血症以及酸中毒可增加肺血管阻力，这使合并肺动脉高压的患者的管理变得复杂。这类可避免因素应该使其降至最低。肺动脉高压以及右心力衰竭必须于麻醉前就进行处理。同时也要进行肺血管顺应性检查，以便于判断肺血管舒张药物使用的可行性。术前应当避免使用可降低肺通气量的药物。过度的全身性镇痛剂的应用可引起高碳酸血症和酸中毒，这将进一步加重肺动脉高压。

建议在分娩时进行心电图、脉搏氧饱和度以及有创动脉压监测。经食管心脏彩超已用于剖宫产术中。外科分娩及监测中需要持续的有创监测以便进行频繁的血气分析指导吸入氧浓度和分钟通气量的调整。右心房导管置入对于右心房压力的突增提供重要指示，而这种右心房压力的突然增加提示右心室功能异常以及肺血管阻力的增加。

对分娩的最佳麻醉管理方式尚不清楚。由于麻醉的不利作用，分娩麻醉方式需要参与分娩的医疗团队与患者共同探讨。文献报道，对于具有产科适应证的死亡患者中，经阴道分娩的死亡率达37%，而约63%为剖宫产患者[45]。

患有肺动脉高压的孕妇中最严重的麻醉并发症为右心功能异常。监测中心静脉压有早期异常的提示作用。如果中心静脉压逐渐增高，需在病因上排除高碳酸血症、酸中毒以及低氧血症和麻醉过浅，如果已经发生，必须立即纠正。在手术中的心脏收缩性治疗及肺血管舒张治疗需要在手术中与心脏病专家讨论后方可进行。

推荐对于这类患者在分娩时使用静脉阿片类药物，吸入镇痛，鞘内给予吗啡以及宫颈旁和会阴部神经阻滞。目前已经有对经阴道分娩的产妇进行局麻药（小剂量丁哌卡因和芬太尼）节段性硬膜外镇痛的报告[46]。单独使用低剂量硬膜外镇痛不但没有血流动力学危害，还认为其可降低妊娠对血流动力学带来的负面影响。

如果使用局麻药持续硬膜外麻醉技术，建议非常谨慎地使用缓慢滴定并且密切关注静脉容量以及阻力变化。必须进行持续静脉补液，当出现单纯外周血管阻力下降时，使用麻黄碱纠正。

Breen 和 Janzen[47] 报道对合并肺动脉高压、心肌炎和卵圆孔未闭的患者用硬膜外麻醉安全替代全麻进行剖宫产的案例。Duggan 和 Katz[45] 报道成功对患原发性肺动脉高压并且对吸入笑气治疗无效的患者在剖宫产时进行腰硬联合阻滞技术，鞘内给予吗啡和芬太尼，硬膜外给予局麻药。

尽管有作者报道剖宫产时使用全麻对母亲的结果很好，但仍有报告指出全麻在喉镜检查和气管内插管时肺动脉压力可升高，而正压通气可降低静脉回流最终可导致心力衰竭。因此建议正压通气时使用 5～10mL/kg 的低潮气量。对患有肺源性心脏病的患者，最常选用的术中通气管理方式就是间歇性正压通气。尽量减少由肺膨胀、主动脉压迫以及传导麻醉引起的明显的静脉回流下降。由于代谢性碱中毒可引起低钾血症，因此在控制性通气期间应当避免呼气末二氧化碳过低。这对于使用洋地黄药物治疗的患者尤为重要。

目前关于使用非全麻并获得令人满意结果的报道显著增加，但对于该类患者采用单次注射椎管内麻醉为禁忌。因此，目前认为硬膜外逐渐给药是最佳的非全麻方式。但是，为了满足剖宫产镇痛达到的局麻药浓度和阻滞平面可引起明显的血流动力学改变。

由于明显肺血管阻力增加所引起的不可逆右心室衰竭和死亡，患肺动脉高压的孕妇在临产期是很危重的。胎盘取出后缩宫素的使用必须缓慢静脉滴注，因为直接静脉给予大剂量的缩宫素对患者可引起致命性的血流动力学不稳定状态[48]。

肺动脉高压孕妇临产期的针对性治疗包括吸入一氧化氮和依前列醇或依洛前列醇。还有许多人提议使用长效抗凝药作为临产期治疗的一部分。由于临产时突然死亡的发生率很高，孕妇需在至少临产前 1 周进入单独的重症监测病房接受严密监测。

围生期心肌炎

原发性围生期心肌炎的标准见表 45.18。继发性标准包括经产妇、黑种人、高龄孕妇、多胎妊娠、使用 β 受体激动剂进行抗分娩治疗以及病毒性心肌炎。值得注意的是，其在妊娠后可复发。症状包括呼吸困难、轻度的广泛肢端水肿、疲劳、夜间咳嗽、阵发性夜间呼吸困难、肺水肿、颈静脉压上升、肝脏肿大以及反流性杂音，以上症状均提示充血性心力衰竭。需要行胸部 X 线检查以判断是否存在心脏肥大。心电图表现常包括心动过速、心律失常、左心室肥大、伴或不伴 ST 段改变。超声心动图通过发现新的左心室收缩期功能失调可确诊。心内膜活检显示高达 70% 的患者有心肌炎。长期的心脏肥大会导致较差的预后[49].

表 45.18　围生期心肌炎标准

妊娠最后 1 个月或产后 5 个月内发生心力衰竭
无可解释的原因
无心脏基础疾病
超声心动图提示左心室功能失调伴射血分数 <45%，伴或不伴射血分数减少 <30% 并且舒张末期尺寸 > 2.7cm/m² 体表面积

围术期管理

对围术期心肌炎的治疗，特别是患有严重收缩期功能失调的患者，包括利尿剂的使用，限制性盐摄入以及利用血管舒张药降低后负荷。肼屈嗪、硝酸盐或类似阿莫地平类的钙通道阻滞剂均被推荐用于降低后负荷。

由于血管紧张素转化酶抑制剂可引起畸形，新生儿无尿性肾衰和新生儿死亡，故被列为产前用药的禁忌[50]。但是，当处在母体需要的特殊情况下，这类药物是允许使用的。当然，这必须明确告知并获取同意。血管紧张素转化酶抑制剂的作用即使在产后母乳喂养期也依然十分有效。最新的治疗包括混合多克隆抗体的使用，其可以增加患扩张型心肌炎孕妇在整个妊娠期的存活率[45]。

如果发生心房颤动，可使用地高辛或其他抗心律失常药物治疗。对于此类患者的用药选择，最好在与心脏病学专家讨论后决定。

由于有血栓栓塞的风险，对于射血分数很低的患者应当考虑使用低分子或未分级肝素作为抗凝药物。产后口服华法林的疗效也很明确。

对患有围术期心肌炎的产妇的分娩方式通常由产科指征和母体功能状态决定。一个帮助选择分娩方式的多学科途径计划显示对于身体代偿良好，并经过最佳药物治疗的孕妇，经阴道分娩为最佳方式[51]。经阴道分娩的优势在于血流动力学更稳定、失血减少、较低的手术压力以及术后感染风险。使用低浓度局麻药缓慢滴注硬膜外镇痛有降低前负荷及后负荷的优势，而且有助于适应分娩后来自于子宫的自体血回输。同时还可以提供最佳疼痛控制和最小化由疼痛引起的交感神经反射性心率改变。在腰硬联合麻醉中使用低剂量丁哌卡因（0.0625% ~ 0.04%）持续硬膜外注射也已成功应用。椎管内麻醉的禁忌证为异常的凝血功能状态。

此类患者剖宫产应当在全麻或神经阻滞下完成。全麻下的麻醉管理原则为维持正常或偏低的心率，避免大的血压波动。使用一个基础剂量阿片类药物静脉注射对维持术中平稳很有帮助，可避免心肌抑制和由大剂量丙泊酚和硫喷妥钠引起的血管扩张。

对使用大剂量阿片类药物进行全麻的孕妇，应当提前做好充分的新生儿抢救准备。已经有对围术期心肌炎临产妇使用舒芬太尼和硫喷妥钠报告[52]。全麻对患有严重心脏收缩功能失调的患者可以起到一定的帮助。近期 National Heart 的一项综述中，肺和血液研究中心提出对射血分数 <35% 的患者使用抗凝血药物[49]。

监测方式常包括动脉导管和肺动脉导管。经食管超声心动图是评价全麻下的心室功能和室壁运动非常有效的手段。剖宫产的局部麻醉通过腰硬联合的方式进行，但这种选择应具体病例具体分析。

妊娠期心律失常及管理

明显的室上性和室性心动过速在健康临产妇中是很少见的。妊娠带来的循环负荷增加，以及黄体酮和雌激素引起的肾上腺素受体兴奋性增加可诱发轻微的心律失常（室上性和室性），但通常都是自限性且不会引起明显的血流动力学波动的。临床相关心律失常的通常原因为心脏器质性缺损或修补后的残留缺损，而这类心律失常大多数都是原发性室上性心律失常。

对心律失常的管理包括以下几个方面：

· 避免吸烟、咖啡因的刺激和安非他明、麻黄素及可卡因等物质的滥用。

· 纠正电解质紊乱。

· 对阵发性室上性心律失常可尝试刺激迷走神经。

对患有心脏器质性缺损者需进行超声心动图检查以及 24h 监护。在妊娠前 3 个月，应避免使用药物治疗，除非心律失常已经引起严重症状或伴有严重心室肥大和功能失调。

妊娠期心脏电复律基本是安全可行的。在心脏电复律中，电极板与皮肤的全面接触，适度镇静以及阿司匹林预防都很重要。虽然心脏电复律后有出现胎儿心律失常的报告，但妊娠期电除颤能量的选择依旧未改变。

当母体出现阵发性室上性心动过速，迷走神经刺激无效时，可使用腺苷治疗或心肌选择性 β 受体阻滞剂。但由于艾司洛尔可引起胎儿窦性心动过缓和酸中毒，因此除非有明确的使用指征，否则应当避免使用该药物。胺碘酮也应当避免作为一线药物使用。室性心律失常可通过静脉给予利多卡因、普鲁卡因胺和心脏复律纠正。对伴有 QT 间期延长和扭转型室性心动过速的患者，β 受体阻滞剂的使用应当维持到术后。

对携带埋藏式复律除颤器的孕妇，分娩后母体及胎儿的状况都很好。

妊娠及心脏移植

病理生理学

大多数妊娠前进行过心脏移植并且心脏功能良好的心脏移植接受者对妊娠是可耐受的[53]。移植心脏为去神经支配的，并且由于对置入机械的适应，妊娠所需的血流动力学改变也没有非移植患者那么明显。正如 Frank-Starling 所提出的异长自身调节机制，增加的循环血流量可导致前负荷和每搏输出量的增加。为满足循环血流量增加的需求，心输出量增加也将出现延迟性。因为来自肾上腺髓质释放的儿茶酚胺仅能间接起到作用，而不直接作用于交感神经[54]。

麻醉关注

心脏移植患者对自然分娩和经阴道分娩可以良好耐受，剖宫产需在有产科指征的情况下才能进行。在一项针对一系列心脏移植孕妇的病案中，22 例孕妇里有 16 例成功分娩活胎，22 例孕妇中 10 例为经阴道分娩。5 例因为妊娠并发症进行了剖宫产，1 例为先兆子痫，其中对 5 例剖宫产和 4 例经阴道分娩孕妇进行了椎管内麻醉，并没有发生任何对母体或胎儿的不利影响[55]。

这类患者的并发症包括妊娠期高血压、先兆子痫、肾功能不全以及感染。大多数感染为免疫抑制治疗的结果[56]。患者可发生急性免疫排斥。胎儿和(或)新生儿的并发症主要为自然流产、早产儿、低体重儿和胎儿宫内生长受限。由于接受心脏移植的患者接受免疫抑制治疗，所以感染为剖宫产中发生率最高的风险[57]。

人工辅助心脏通常为心源性休克患者进行心脏移植前的替代治疗。这类装置用于伴有严重心功能失代偿患者，为其提供全面的血流动力学支持。但其限制性在于手术风险、感染以及其他装置相关性的发病率，如血栓栓塞[58,59]。尽管人工辅助心脏大多数情况下只用

于心脏移植的一个过渡，仍然有部分成功利用人工辅助心脏恢复心功能的案例报告[60]。

对于心力衰竭末期的患者应当考虑进行心脏移植，尤其对产后患有心肌病的孕妇，其存活率与特发性扩张性心肌炎相同。但产后出现心肌病的心脏移植孕妇发生排斥反应和感染的概率较高。

对妊娠患者进行心肺转流时可用到主动脉内球囊反搏(见第 14 章)。作者称球囊反搏可在心肺转流时提供有效的每搏流量，并且假设认为球囊反搏对母体循环有益，同时还能有助于胎儿稳定的血流动力学[61]。

妊娠期心肺复苏

妊娠期心肺复苏处理细节见第 7 章。目前有很多关于妊娠心肺复苏的文献文章[62-67]。

妊娠期心血管外科手术

妊娠期心脏外科手术，尤其需要心肺转流的，伴有很高的母体及胎儿死亡率[68,69]。药物治疗仍然为首选治疗方案。心脏介入治疗和心脏外科手术仅作为对已经不适用于药物治疗的极其危重临产妇的保留选择方案。最近研究显示进行急诊心脏外科手术的孕妇死亡率，尤其对 NYHA 心功能分级在 3～4 级的孕妇，已经高达 8%～10%[70]。妊娠晚期入院，以及产后立即行心脏外科手术的，预后明显更糟。心血管外科手术在妊娠早期可良好耐受[71]。尽量延长外科手术和妊娠或分娩之间的间隔可改善母体预后。一项对 1984—1996 年期间孕妇行心血管外科手术的系统回顾表明母体并发症的发病率和死亡率分别达到 24% 和 6%。妊娠期母体行外科手术对胎儿和(或)新生儿的风险很高，并且不可预见。胎儿并发症发病率约为 9%，而死亡率高达 30%。妊娠 27 周后入院和紧急心血管外科手术可导致母体预后不佳。相比较而言妊娠年龄越高胎儿预后越好。心肺转流及手

术时间以及心肺转流时血液温度并不影响预后[28]。

妊娠患者心肺转流

妊娠期心肺转流已经在第 14 章中讲解。在此特别提出对于术中胎儿监测与否的争论，必须在具体问题具体分析的基础上展开[72]。心肺转流刚开始或紧急心肺转流时可发生胎儿心动过缓、正弦波以及晚期胎心减速[73]。原因包括外周血管阻力的下降，胎盘血流量的减低，血液稀释，微血栓或空气栓塞，下腔静脉套管置入时的导管闭塞，转流延长或母体大剂量阿片类药物的应用。在这种情况下的胎儿保护措施包括过度氧和，维持红细胞比容在 28% 以上，提高心肺转流灌注压、泵血流量，常温心肺转流，最大程度减少主动脉夹闭时间、减少心肺转流时间以及抗分娩治疗。搏动性灌注理论上可提供帮助，但目前仍然有所争论[74]。

参考文献

[1] Bitsch M, Johansen C, Wennevold A, et al. Maternal heart disease. A survey of a decade in a Danish university hospital. Acta Obstet Gynecol Scand, 1989, 68(2): 119 - 124.

[2] Shime J, Mocarski EJ, Hastings D, et al. Congenital heart disease in pregnancy: short-and long-term implications. Am J Obstet Gynecol, 1987, 156(2): 313 - 322.

[3] Siu SC, Sermer M, Harrison DA, et al. Risk and predictors for pregnancy-related complications in women with heart disease. Circulation, 1997, 96(9): 2789 - 2794.

[4] American College of Obstetricians and Gynecologists. ACOG Practice Bulletin No. 47. Prophylactic antibiotics in labor and delivery. Obstet Gynecol, 2003, 102(4): 875 - 882.

[5] Malhotra S, Yentis SM. Reports on Confidential Enquiries into Maternal Deaths: management strategies based on trends in maternal cardiac deaths over 30 years. Int J Obstet Anesth, 2006, 15(3): 223 - 226.

[6] Elkayam U, Ostrzega E, Shotan A, et al. Cardiovascular problems in pregnant women with the Marfan syndrome. Ann Intern Med, 1995, 123(2): 117 - 122.

[7] Wong CA, Scavone BM, Peaceman AM, et al. The risk of cesarean delivery with neuraxial analgesia given early versus late in labor. N Engl J Med, 2005, 352(7): 655 - 665.

[8] Saberski LR, Kondamuri S, Osinubi OY. Identification of the epidural space: is loss of resistance to air a safe technique? A review of the complications related to the use of air. Reg Anesth, 1997, 22(1): 3 - 15.

[9] Weiss BM, Zemp L, Seifert B, et al. Outcome of pulmonary vascular disease in pregnancy: a systematic overview from 1978 through 1996. J Am Coll Cardiol, 1998, 31(7): 1650 - 1657.

[10] Martin JT, Tautz TJ, Antognini JF. Safety of regional anesthesia in Eisenmenger's syndrome. Reg Anesth Pain Med, 2002, 27(5): 509 - 513.

[11] Reimold SC, Rutherford JD. Clinical practice. Valvular heart disease in pregnancy. N Engl J Med, 2003, 349(1): 52 - 59.

[12] Silversides CK, Colman JM, Sermer M, et al. Early and intermediate-term outcomes of pregnancy with congenital aortic stenosis. Am J Cardiol, 2003, 91(11): 1386 - 1389.

[13] Chambers CE, Clark SL. Cardiac surgery during pregnancy. Clin Obstet Gynecol, 1994, 37(2): 316 - 323.

[14] Kan JS, White RI Jr, Mitchell SE, et al. Percutaneous balloon valvuloplasty: a new method for treating congenital pulmonary-valve stenosis. N Engl J Med, 1982, 307(9): 540 - 542.

[15] Loya YS, Desai DM, Sharma S. Mitral and pulmonary balloon valvotomy in pregnant patients. Indian Heart J, 1993, 45(1): 57 - 59.

[16] Ransom DM, Leicht CH. Continuous spinal analgesia with sufentanil for labor and delivery in a parturient with severe pulmonary stenosis. Anesth Analg, 1995, 80(2): 418 - 421.

[17] Beauchesne LM, Connolly HM, Ammash NM, et al. Coarctation of the aorta: outcome of pregnancy. J Am Coll Cardiol, 2001, 38(6): 1728 - 1733.

[18] Vriend JW, Drenthen W, Pieper PG, et al. Outcome of pregnancy in patients after repair of aortic coarctation. Eur Heart J, 2005, 26(20): 2173 - 2178.

[19] Zwiers WJ, Blodgett TM, Vallejo MC, et al. Successful vaginal delivery for a parturient with complete aortic coarctation. J Clin Anesth, 2006, 18(4): 300 - 303.

[20] Rossiter JP, Repke JT, Morales AJ, et al. A prospective longitudinal evaluation of pregnancy in the Marfan syndrome. Am J Obstet Gynecol, 1995, 173(5): 1599 - 1606.

[21] Sakaguchi M, Kitahara H, Seto T, et al. Surgery for acute type A aortic dissection in pregnant patients with Marfan syndrome. Eur J Cardiothorac Surg, 2005, 28(2): 280 - 283.

[22] Wakiyama H, Nasu M, Fujiwara H. Two surgical cases of acute aortic dissection pregnancy with marfan syndrome. Asian Cardiovasc Thorac Ann, 2007, 5: 63 - 65.

[23] Rahimtoola SH. The year in valvular heart disease. J Am Coll Cardiol, 2006, 47(2): 427 - 439.

[24] Avila WS, Rossi EG, Ramires JA, et al. Pregnancy in patients with heart disease: experience with 1000 cases. Clin Cardiol, 2003, 26(3): 135 - 142.

[25] al Kasab SM, Sabag T, al Zaibag M, et al. Beta-adrenergic receptor blockade in the management of pregnant women with mitral stenosis. Am J Obstet Gynecol, 1990, 163(1 Pt 1): 37 - 40.

[26] Clark SL, Phelan JP, Greenspoon J, et al. Labor and delivery in the presence of mitral stenosis: central hemodynamic observations. Am J Obstet Gynecol, 1985, 152(8): 984 - 988.

[27] Naidoo DP, Moodley J. Management of the critically ill cardiac patient. Best Pract Res Clin Obstet Gynaecol, 2001, 15(4): 523 - 544.

[28] Weiss BM, von Segesser LK, Alon E, et al. Outcome of cardiovascular surgery and pregnancy: a systematic review of the period 1984 - 1996. Am J Obstet Gynecol, 1998, 179(6 Pt 1): 1643 - 1653.

[29] Goertz AW, Lindner KH, Schutz W, et al. Influence of phenylephrine bolus administration on left ventricularfilling dynamics in patients with coronary artery disease and patients

with valvular aortic stenosis. Anesthesiology, 1994, 81(1): 49 – 58.

[30] Patharkar M, Cohen S, Wang M, et al. Epidural anesthesia for cesarean section in a parturient with subaortic stenosis. Int J Obstet Anesth, 2007, 16(3): 294.

[31] Xia VW, Messerlian AK, Mackley J, et al. Successful epidural anesthesia for cesarean section in a parturient with severe aortic stenosis and a recent history of pulmonary edema – a case report. J Clin Anesth, 2006, 18(2): 142 – 144.

[32] Batson MA, Longmire S, Csontos E. Alfentanil for urgent caesarean section in a patient with severe mitral stenosis and pulmonary hypertension. Can J Anaesth, 1990, 37 (6): 685 – 688.

[33] Walsh CA, Manias T, Patient C. Atrial fibrillation in pregnancy. Eur J Obstet Gynecol Reprod Biol, 2008, 138(1): 119 – 120.

[34] Qasqas SA, McPherson C, Frishman WH, et al. Cardiovascular pharmacotherapeutic considerations during pregnancy and lactation. Cardiol Rev, 2004, 12(5): 240 – 261.

[35] Slavik Z. Treatment of cardiac arrhythmias during pregnancy. Amiodarone Pharmacother, 2004, 24: 792 – 798.

[36] Chan WS, Anand S, Ginsberg JS. Anticoagulation of pregnant women with mechanical heart valves: a systematic review of the literature. Arch Intern Med, 2000, 160(2): 191 – 196.

[37] Horlocker TT, Wedel DJ, Benzon H, et al. Regional anesthesia in the anticoagulated patient: defining the risks (the second ASRA Consensus Conference on Neuraxial Anesthesia and Anticoagulation). Reg Anesth Pain Med, 2003, 28(3): 172 – 197.

[38] Hankins GD, Wendel GD Jr, Leveno KJ, et al. Myocardial infarction during pregnancy: a review. Obstet Gynecol, 1985, 65(1): 139 – 146.

[39] Karpati PC, Rossignol M, Pirot M, et al. High incidence of myocardial ischemia during postpartum hemorrhage. Anesthesiology, 2004, 100(1): 30 – 36.

[40] Vinatier D, Virelizier S, Depret-Mosser S, et al. Pregnancy after myocardial infarction. Eur J Obstet Gynecol Reprod Biol, 1994, 56(2): 89 – 93.

[41] Penning S, Robinson KD, Major CA, et al. A comparison of echocardiography and pulmonary artery catheterization for evaluation of pulmonary artery pressures in pregnant patients with suspected pulmonary hypertension. Am J Obstet Gynecol, 2001, 184(7): 1568 – 1570.

[42] Abboud TK, Raya J, Noueihed R, et al. Intrathecal morphine for relief of labor pain in a parturient with severe pulmonary hypertension. Anesthesiology, 1983, 59(5): 477 – 479.

[43] Easterling TR, Ralph DD, Schmucker BC. Pulmonary hypertension in pregnancy: treatment with pulmonary vasodilators. Obstet Gynecol, 1999, 93(4): 494 – 498.

[44] Bonnin M, Mercier FJ, Sitbon O, et al. Severe pulmonary hypertension during pregnancy: mode of delivery and anesthetic management of 15 consecutive cases. Anesthesiology, 2005, 102(6): 1133 – 1137.

[45] Duggan AB, Katz SG. Combined spinal and epidural anaesthesia for caesarean section in a parturient with severe primary pulmonary hypertension. Anaesth Intens Care, 2003, 31(5): 565 – 569.

[46] Slomka F, Salmeron S, Zetlaoui P, et al. Primary pulmonary hypertension and pregnancy: anesthetic management for delivery. Anesthesiology, 1988, 69(6): 959 – 961.

[47] Breen TW, Janzen JA. Pulmonary hypertension and cardiomyopathy: anaesthetic management for caesarean section. Can J Anaesth, 1991, 38(7): 895 – 899.

[48] Thomas JS, Koh SH, Cooper GM. Haemodynamic effects of oxytocin given as i. v. bolus or infusion on women undergoing Caesarean section. Br J Anaesth, 2007, 98(1): 116 – 119.

[49] Pearson GD, Veille JC, Rahimtoola S, et al. Peripartum cardiomyopathy: National Heart, Lung, and Blood Institute and Office of Rare Diseases (National Institutes of Health) workshop recommendations and review. JAMA, 2000, 283(9): 1183 – 1188.

[50] Mastrobattista JM. Angiotensin converting enzyme inhibitors in pregnancy. Semin Perinatol, 1997, 21(2): 124 – 134.

[51] George LM, Gatt SP, Lowe S. Peripartum cardiomyopathy: four case histories and a commentary on anaesthetic management. Anaesth Intens Care, 1997, 25(3): 292 – 296.

[52] Kaufman I, Bondy R, Benjamin A. Peripartum cardiomyopathy and thromboembolism: anesthetic management and clinical course of an obese, diabetic patient. Can J Anaesth, 2003, 50(2): 161 – 165.

[53] Armenti VT, Radomski JS, Moritz MJ, et al. Report from the National Transplantation Pregnancy Registry (NTPR): outcomes of pregnancy after transplantation. Clin Transpl, 2000, 123 – 134.

[54] Abukhalil IE, Govind A. Pregnancy in heart transplant recipients. Case report and review. Clin Exp Obstet Gynecol, 1995, 22(2): 111 – 114.

[55] Morini A, Spina V, Aleandri V, et al. Pregnancy after heart transplant: update and case report. Hum Reprod, 1998, 13 (3): 749 – 757.

[56] Scott JR, Wagoner LE, Olsen SL, et al. Pregnancy in heart transplant recipients: management and outcome. Obstet Gynecol, 1993, 82(3): 324 – 327.

[57] Baxi LV, Rho RB. Pregnancy after cardiac transplantation. Am J Obstet Gynecol, 1993, 169(1): 33 – 34.

[58] Lewis R, Mabie WC, Burlew B, et al. Biventricular assist device as a bridge to cardiac transplantation in the treatment of peripartum cardiomyopathy. South Med J, 1997, 90(9): 955 – 958.

[59] Monta O, Matsumiya G, Fukushima N, et al. Mechanical ventricular assist system required for sustained severe cardiac dysfunction secondary to peripartum cardiomyopathy. Circ J, 2005, 69(3): 362 – 364.

[60] Frazier OH, Myers TJ. Left ventricular assist system as a bridge to myocardial recovery. Ann Thorac Surg, 1999, 68 (2): 734 – 741.

[61] Willcox TW, Stone P, Milsom FP, et al. Cardiopulmonary bypass in pregnancy: possible new role for the intra-aortic balloon pump. J Extra Corpor Technol, 2005, 37 (2): 189 – 191.

[62] Syverson CJ, Chavkin W, Atrash HK, et al. Pregnancy-related mortality in New York City, 1980 to 1984: causes of death and associated risk factors. Am J Obstet Gynecol, 1991, 164 (2): 603 – 608.

[63] Rees GA, Willis BA. Resuscitation in late pregnancy. Anaesthesia, 1988, 43(5): 347 – 349.

[64] Lindsay SL, Hanson GC. Cardiac arrest in near-term pregnancy. Anaesthesia, 1987, 42(10): 1074 – 1077.

[65] Sanders AB, Kern KB, Ewy GA. Time limitations for open-chest cardiopulmonary resuscitation from cardiac arrest. Crit Care Med, 1985, 13(11): 897 – 898.

[66] Greiss FC Jr. Uterine vascular response to hemorrhage during pregnancy, with observations on therapy. Obstet Gynecol, 1966, 27(4): 549 – 554.

[67] European Resuscitation Council. Part 8: advanced challenges in resuscitation. Section 3: special challenges in ECC. 3F:

cardiac arrest associated with pregnancy. Resuscitation, 2000, 46(1-3): 293-295.

[68] Kole SD, Jain SM, Walia A, et al. Cardiopulmonary bypass in pregnancy. Ann Thorac Surg, 1997, 63(3): 915-916.

[69] Parry AJ, Westaby S. Cardiopulmonary bypass during pregnancy. Ann Thorac Surg, 1996, 61(6): 1865-1869.

[70] Arnoni RT, Arnoni AS, Bonini RC, et al. Risk factors associated with cardiac surgery during pregnancy. Ann Thorac Surg, 2003, 76(5): 1605-1608.

[71] Pomini F, Mercogliano D, Cavalletti C, et al. Cardiopulmonary bypass in pregnancy. Ann Thorac Surg, 1996, 61(1): 259-268.

[72] Lamb MP, Ross K, Johnstone AM, et al. Fetal heart monitoring during open heart surgery. Two case reports. Br J Obstet Gynaecol, 1981, 88(6): 669-674.

[73] Karahan N, Ozturk T, Yetkin U, et al. Managing severe heart failure in a pregnant patient undergoing cardiopulmonary bypass: case report and review of the literature. J Cardiothorac Vasc Anesth, 2004, 18(3): 339-343.

[74] Tripp HF, Stiegel RM, Coyle JP. The use of pulsatile perfusion during aortic valve replacement in pregnancy. Ann Thorac Surg, 1999, 67(4): 1169-1171.

第 **46** 章 器官移植患者的产科重症监护

简 介

各种器官和组织移植后的孕妇妊娠的报道已有很多。然而，所有的移植患者都存在显著的潜在疾病，会对妊娠结局造成有害影响。问题常常会不可预料地发生，每一个器官移植受体都有其特异的一系列问题。移植患者妊娠代表着自然界的一次免疫学试验。植入的胚体自身即是一个活体组织的移植物，目前尚不清楚半同种异体的胎盘如何形成及胎儿如何在正常的母体免疫环境下存活。同种异体移植患者因为必须服用免疫抑制剂，其妊娠发生在相对全身免疫缺失的状态。这两个因素相结合使医生面临着独特的治疗挑战。

组织和器官移植从临床试验进展至临床治疗后，许多患者几乎能恢复至正常生活状态。首个移植后妊娠报道于 1958 年，该孕妇从其同卵双胎姐妹那移植了一个肾脏[1]。自此以后，年轻的移植女性大量增加，数以千计的孕妇成功妊娠（表 46.1）。虽然没有对妊娠期移植患者如何治疗进行随机研究，但已获得了大量经验。最多的经验来自活体或肾移植患者尸体，但许多肝、心、肺、胰腺和骨髓移植患者也有妊娠报道。这些女性的潜在问题包括免疫抑制剂的不良反应、内科和产科合并症和移植患者及孕妇双重身份的心理压力。尽管移植患者通常都能活产，但仍需认识到其为高危妊娠，需要专业的产科监护。

孕前评估

所有移植患者都应进行孕前评估，但是如

何建议这些夫妇进行孕前评估通常很困难[2-4]。任何一个移植后希望妊娠的女性首先必须健康，没有任何移植排斥反应（表 46.2）。当患者存在内科疾病，如糖尿病、反复感染、出现免疫抑制剂的严重副反应时，不宜妊娠。多数移植中心建议移植后 2 年妊娠是安全的，这时移植器官功能良好[5]。患者家庭是否支持妊娠以及对妊娠期可能潜在出现的问题进行委婉且如实的讨论很重要。通过对多个患者的随访发现，文献高估了移植患者的妊娠问题及远期预后。需要认识到，移植患者的远期存活率并不是 100%，许多移植患者不能活到抚养孩子至成年[6]。

表 46.1　美国国家移植妊娠注册处（National Transplantation Pregnancg Registry，NTPR）报道的女性器官移植患者妊娠情况[37]

肾脏	1097
肝脏	187
心脏	54
胰腺 – 肾脏	56
肺	15
心脏 – 肺	3

表 46.2　移植患者最佳妊娠结局的重要预后因素

移植后 2 年
一般健康状况良好且预后良好
满意的移植物功能且无排斥反应
无或极轻度的高血压和蛋白尿
家庭支持
稳定的免疫抑制方案

产前监护

许多妊娠和移植的经验都来自肾移植患者，

而本质上对于其他同种异体移植患者，产前监护是相同的。妊娠的早期诊断很重要，孕早期超声可估计预产期。产前检查需细致进行，包括母体移植物功能的连续评估，检查有无移植排斥反应，及时诊断和治疗感染、贫血、高血压和子痫前期。密切监护胎儿也很重要，需认识到胎儿宫内生长受限的危险性，并通过连续超声检查来监控。

超过9%的肾移植患者存在宫颈病变，其发生宫颈癌的概率是正常人群的3~16倍[7]，与免疫抑制人群中HPV感染风险增高有关。目前，推荐所有18岁以上女性及小于18岁的性活跃期女性进行盆腔检查，每年进行宫颈巴氏涂片。HPV疫苗对降低宫颈病变的影响目前尚未评估，但是有研究发现既往接种过疫苗的女性宫颈病变发生率可能会下降。肾移植患者尿路感染很常见，肾盂肾炎发生率增加2倍。无症状菌尿需要随访尿培养2周，后续妊娠期需使用抗生素至抑菌剂量。免疫抑制剂还可能导致其他细菌和真菌感染，包括子宫内膜炎、伤口感染、皮肤脓肿、肺炎，通常是非常见菌感染，如曲霉菌、肺孢子菌、肺结核分枝杆菌和李斯特菌。

一些患者会对同种异体移植物因子致敏，通常会出现病毒感染，如巨细胞病毒（CMV）、生殖疱疹病毒（HSV）、人乳头瘤状病毒（HPV）、人类免疫缺陷病毒（HIV）和乙肝病毒（HBV）及丙肝病毒（HCV），从而对母胎造成威胁。移植器官是巨细胞病毒的来源，通常术后3个月是感染风险最高的时候，患者需进行预防性抗巨细胞病毒治疗。胎儿最危险的先天感染是母体妊娠期初次巨细胞病毒感染，但是使用免疫抑制剂的患者也会出现复发的巨细胞病毒感染，导致胎儿先天性巨细胞病毒感染[8]。乙肝病毒和丙肝病毒感染通常是由于移植前透析和输血感染。新生儿可注射乙肝免疫球蛋白和乙肝疫苗，对预防慢性乙肝90%有效。阿昔洛韦能够预防及治疗生殖疱疹病毒，可安全用于妊娠期。

妊娠期产科合并症的处理与非移植患者相似，但是由于感染的风险，需要更积极的治疗并尽可能避免有创操作。

妊娠期的免疫移植

多数产科医生对免疫抑制剂药物并不熟悉，但是面对移植患者时，即需要认识到此类药物对妊娠的影响及潜在的副作用。移植患者维持免疫抑制的治疗方案多数包括每天联合服用皮质激素、咪唑硫嘌呤、环孢霉素、他克莫司（FK 506）和马替麦考酚酯。由于一般都是多个药物联合使用，故妊娠期需对药物使用的剂量和时间进行密切观察。美国FDA汇总的各个药物对胎儿潜在的危险性见表46.3。

表 46.3　移植用免疫抑制剂的分类和胎儿风险

药物	妊娠分级	相关的胎儿风险
皮质类固醇	B	胎膜早破、早产、胎儿生长受限、肾上腺抑制、新生儿败血症、慢性肺疾病、精神运动发育迟缓、行为问题
硫唑嘌呤（依木兰）	D	致命的新生儿贫血、血小板减少症、白细胞减少症、获得性染色体断裂
环孢霉素	C	未知
他克莫司（普乐可复）	C	未知
西罗莫司（雷帕霉素）	C	未知
霉酚酸酯（骁悉）	D	可能有器官形成的问题，暴露于此药的后代中未发现有结构性畸形物
抗胸腺细胞球蛋白（ATGAM，ATG，胸腺球蛋白）	C	未知
莫罗单抗注射液-CD3（Othrodone OKT3）	C	未知
巴利昔单抗（舒莱）	B	无
达利珠单抗（赛尼哌）	C	未知

A，对照研究，无风险；B，人体中无风险相关的证据；C，风险不能排除；D，具有风险的证据；X，禁忌

自 19 世纪 50 年代，皮质类固醇就被用于肾移植患者的免疫治疗[9]。泼尼松是移植患者最常用的糖皮质激素，静脉用糖皮质激素被用于治疗急性排异反应。这些抗炎药物同时抑制体液和细胞介导的免疫应答。母体副反应包括葡萄糖不耐受、多毛症、痤疮、体重增加、库欣面容、萎缩纹、骨坏死、骨质疏松症、液体潴留、高血压、严重感染、伤口难以愈合和情绪改变。由于泼尼松大部分被胎盘 11 - 脱氢酶代谢为相对无活性的 11 - 氧化形式，故胎儿暴露剂量仅为母体的 10%[10]，多数患者保持中等泼尼松剂量（10 ~ 30mg/d）对胎儿是相对安全的。然而，仅仅是由于一些潜在因素，还是因泼尼松所导致的胎膜早破、早产、子痫前期和胎儿宫内生长受限这些并发症风险增加尚不确定[11,12]。延长使用其他糖皮质激素，如倍他米松促胎肺成熟，是否会降低胎儿和新生儿脑发育，抑制肾上腺，导致新生儿败血症、慢性肺病、精神运动迟缓和行为问题还没有证据[12-17]。有文献报道，间隔 24h 给予两剂 12mg 泼尼松能够改善胎儿结局，且胎儿不会出现上述并发症[12,13]。

咪唑硫嘌呤和其毒性更强的代谢物 6 - 羟基嘌呤是一种嘌呤类似物，其主要活性是抑制迟发型过敏反应和细胞毒性。咪唑硫嘌呤对母体的主要危害是增加感染和肿瘤形成的风险，母体会出现肝毒性和骨髓抑制引起的贫血、白细胞减少和血小板减少，但剂量减少可缓解。64% ~ 90% 的咪唑硫嘌呤会透过胎盘组织，但多数是无活性的硫尿酸形式[18]。由于两个早期系列报道发现咪唑硫嘌呤先天畸形率分别为 9% 和 6.4%，故被划分为 D 类药[19,20]。咪唑硫嘌呤不会导致特异的畸形，后续经验也发现，服用咪唑硫嘌呤孕妇的胎儿畸形发生率并不比正常人群高[21,22]，其他对胎儿的影响也是偶尔发生，包括胎儿新生儿贫血、血小板减少症、白细胞减少症和获得性染色体断裂。最近有研究建议，调整剂量以保持母体白细胞计数在妊娠期正常范围内可使咪唑硫嘌呤对新生儿影响最小[23]。

环孢霉素是一种真菌代谢物，主要作用是通过阻止白介素 2 合成从而抑制 T 细胞介导的免疫应答。环孢霉素能够改善移植患者的存活率，是多数免疫抑制治疗方案的标准药物。骨髓抑制少见，但是该药物容易出现肾毒性和引起高血压。其他副反应包括多毛症、震颤、牙龈增生、病毒感染、肝毒性和肿瘤形成如淋巴瘤的风险。研究发现，妊娠期环孢霉素剂量下降，尽管药物水平已降至很低，但移植物功能仍保持稳定[24]。环孢霉素容易透过胎盘，但是尚未发现环孢霉素对人类的致畸性。

他克莫司（FK 506）是大环内酯类，来自链球菌属。移植后使用他克莫司，糖尿病的发生率是 11% ~ 20%，平均发生时间是 68d，但是 2 年后超过 50% 的患者病情可逆[25,26]。至少 1/3 的患者会出现肾毒性和高血钾，神经毒性如头痛、震颤、运动功能改变、精神状态或感觉功能变化也有描述。脐血浓度大约是母体水平的 50%[27]，但是没有证据说明其与先天畸形有关。

马替麦考酚酯是最新用于防止器官排异的药物，美国大约 79.6% 的肾移植患者使用该药物。动物实验发现胎儿发育异常，但是关于人类畸形的数据很有限。一项病例报道发现在妊娠的器官形成期使用马替麦考酚酯会导致胎儿先天畸形，动物模型也发现了类似的结果[28]。2002 年，美国国家移植妊娠登记处报道了 10 例妊娠期使用马替麦考酚酯孕妇共计 14 次妊娠，其中有 6 例胎儿自然流产，剩余 8 例活产，其中有 2 例新生儿先天异常[29]。考虑到动物实验结果且人类数据缺乏，妊娠期需谨慎使用该药物。一般来说，推荐妊娠前 6 周停用马替麦考酚酯[28]。

很明显，所有的免疫抑制药物都能透过胎盘，在胎儿自身免疫系统建立期间进入胎儿体内。然而，没有确切证据表示泼尼松、咪唑硫嘌呤、环孢霉素、他克莫司会引起胎儿先天异常，故其仍然是妊娠期可选择的药物。除了胎儿生长受限、早产，多数免疫抑制的孕妇分娩的新生儿相对会有一些不复杂的疾病，文献报道的有呼吸窘迫综合征、容易感染、低血糖、低血钙、肾上腺皮质功能减退、胸腺萎缩、骨髓增生不良、暂时性的白细胞减少、IgM 和 IgG 水平下降、短暂血清肌酐水平增高，但这些疾病在没有暴露于免疫抑制药物的早产儿中也很常见。多数新生儿在幼儿及儿童期都很正常[30]，但进入成人后会出现一些迟发的副作用[31]。胎儿期暴露于免疫抑制药物与迟发的生育问题、自身免疫疾病和肿瘤有关[32-34]。对于新药，更难精确确定是原因还是结果。小剂量联合用药可减少胎儿暴露于各个药物，降低畸形的可能性。然而，联合用药后，药物之间未知的相互作用可能会产生强烈的副反应，对胎儿产生尚不为人知的不利影响，故必须长期随访这些暴露于免疫移植药物的胎儿。

肾移植

每 20 例肾功能良好的育龄肾移植患者就有 1 例妊娠成功[2]，目前已有超过 1 000 例移植后妊娠成功。许多患者能多次妊娠，一些甚至成功分娩了双胎和三胎。有 1 例患者肾移植后 25 年期间，活产 5 次，自然流产 1 次，没有对肾脏产生有害影响[34]（图 46.1）。

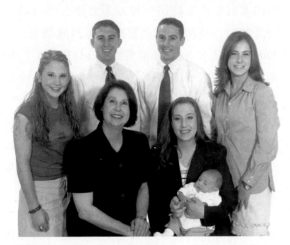

图 46.1 肾脏移植术后的两代人，患者和她 5 个孩子以及刚诞生的外孙女合影

如果孕前移植肾的功能达到血浆肌酐小于 1.5mg/dL，尿蛋白定量小于 500mg/d，妊娠有可能正常维持到近足月。尽管在妊娠期移植肾的功能通常并不尽如人意，多数患者的肾小球滤过率不会像正常孕妇一样升高，相反在妊娠晚期会有特征性地下降，除了很少部分患者，多数患者产后肾小球滤过率会可逆性恢复。40% 的肾移植患者在妊娠晚期会出现蛋白尿，产后消失是其特征，如果不合并子痫前期，不需特殊处理蛋白尿[35]。

对于那些肌酐水平增高和有慢性排异反应的患者，妊娠过程更为复杂，会出现肾功能恶化、排异，甚至母体死亡。没有证据表明妊娠对移植肾有害，但 10% ~20% 的患者会在妊娠期或产后出现移植肾排异伴不可逆的肾功能损害，与非妊娠患者相比，危险性并没有增加[36]。排异的临床表现包括发热、少尿、肾功能恶化、肾脏肿大和触痛。但诊断很困难，因为临床表现会与其他疾病相重叠，如肾盂肾炎、复发性肾小球疾病、子痫前期和免疫抑制剂的肾毒性作用。在启动额外的抗排异治疗之前，建立排异的诊断标准很关键，出现肾衰竭需要立即住院。影像学检查，如超声对于发现肾脏组织的变化很有价值，皮髓质边界模糊是排异的特征性图像。如果诊断不明，必要时需行肾脏活检。

慢性高血压和子痫前期是肾移植患者妊娠期最主要的并发症，会导致胎儿早产，胎儿宫内生长受限和胎死宫内（表 46.2）。各地报道的肾移植患者高血压发生率为 47% ~73%[37]，子痫前期的发生率各家报道不一，约 1/3 的肾脏和（或）胰腺移植患者会出现子痫前期。对于肾移植患者，血压高于 140/90mmHg 时需要使用药物治疗。除了肾素 - 血管紧张素受体抑制剂，多数降压药妊娠期都可使用，对胎儿危害很小。而肾素 - 血管紧张素受体抑制剂会对胎儿产生有害影响，如羊水过少、肺发育不全、持久性新生儿无尿和胎儿心脏缺陷[7]。钙通道阻滞剂是首选药物，能够拮抗环孢菌素的血管收缩效应。需提防患者出现子痫前期，万一出现，其治疗方案与非移植患者一致。

患有全身性疾病的患者需要更严密的监护，但是那些由于糖尿病、I 型草酸过多症、尿流改道史、Favry 病、系统性红斑狼疮、胱氨酸病、镰刀型细胞贫血症、韦格纳肉芽肿、肺出血 - 肾炎综合征而接受肾移植的患者也有成功妊娠的报道[24]。尽管肾移植后糖尿病患者能够妊娠，但是因为感染的风险和潜在的糖尿病血糖控制不佳，免疫抑制剂会增加治疗的复杂程度。糖尿病肾移植患者的母体合并症包括负重足骨折、糖尿病神经病变，血管并发症会导致母胎死亡，新生儿低血钙和低血糖也有报道[24]。

关于妊娠后移植物存活的数据相差较大。一般来说，孕前肾功能较差的孕妇（血肌酐大于 1.5mg/dL）在妊娠期及产后移植肾功能不可逆损害的风险增加。如果孕前肾功能良好，则风险较低。肾移植患者妊娠期组织排异的风险要小于肺和心脏移植患者。

其他器官移植

胰　腺

首例人类胰腺移植是在 1966 年[38]，对于一些胰岛素依赖型糖尿病，全胰腺或部分胰腺移植已是治疗方法之一。根据 1998—2000 年国际胰腺移植登记处数据，1 年存活率超过 95%。器官存活率与治疗方案有关，胰腺和肾脏同时移植时存活率是 95%，肾移植后再进行胰腺移植存活率是 74%，单独移植胰腺存活率是 76%。如果患者移植后 5 年移植的胰腺还有功能，则患者 10 年不需要胰岛素的概率是 90%[39]。移植胰腺出现排异的临床表现是移植区疼痛、血清淀粉酶升高、高血糖及组织学证据。多数胰腺移植患者在接受胰腺移植时都已经或将要接受肾移植。因为面对的问题一致，胰腺移植患者产前和产时的处理与肾移植患者

相似。然而，妊娠期的胰岛素抵抗、皮质激素、环孢霉素和其他免疫抑制剂会加重胰腺移植患者高血糖、巨大儿等其他后遗症。孕前血糖必须正常，妊娠 20 周前行葡萄糖耐量试验，特别是对于那些部分胰腺移植患者。如果出现低血糖，必须立刻进食，给予胰岛素治疗。如果葡萄糖耐量试验正常，则与正常孕妇一样，在妊娠 24~28 周时重复葡萄糖耐量试验。实际上，多数胰腺移植患者在整个妊娠和分娩期血糖基本都保持正常[40]。但这些患者通常会出现糖尿病特有的并发症，如骨质疏松症、骨折、糖尿病神经病变、慢性血管功能不全、母体死亡、死产、新生儿低血钙和低血糖[24]。

肝　脏

随着免疫抑制剂药物和手术技术的进步，肝移植的患者生命较前延长，许多患者可以妊娠。现在 11% 的肝移植患者是育龄女性，另外 15% 是更年轻的患者，有望存活至生儿育女的年龄[41]。与肾移植患者相似，如果患者移植免疫治疗方案稳定，没有移植排异征象，移植约 2 年后可以妊娠[42]。提示排异的临床征象有发热、右上腹疼痛、白细胞增多、血清胆红素和转氨酶升高。由于这些征象没有特异性，需要活检才能确定排异反应。多数排异反应可以通过调整免疫抑制剂的方案来控制。母体并发症包括肝功能受损、排异、复发性肝炎、肾功能损害、尿路感染、肾上腺功能不足和子宫内膜炎[22,41,43]，同时胎儿生长受限、子痫前期、胎膜早破、早产、剖宫产和新生儿感染的概率也增高（表 46.4）。这些并发症部分是由于母体孕前健康状况不良，部分是由于免疫抑制剂的影响，这些并发症的治疗与肾移植患者相似。

表 46.4　NTPR 报道的典型的器官移植接受者的妊娠结局[37]

	移植物排斥	移植物丢失	子痫前期	活产	平均孕周	平均出生体重(g)	新生儿并发症	新生儿死亡率
肾脏	2%~4%	4%~13%	30%	75%	36	2439	48%	<1%
肝脏	8%	7%	35%	73%	37	2705	29%	0
心脏	21%	0	10%	69%	37	2717	22%	0
胰腺	6%	16%	34%	79%	34	2096	57%	2%
肺	27%	21%	13%	53%	35	2285	75%	0

尽管妊娠不增加肝移植患者的母体死亡率，需认识到这些患者还需要延长生命以照顾其子代。有文献报道，1992—2002 年，29 例肝移植患者中有 5 例在产后 10 ~ 54 个月死亡。

心　脏

1988 年首例心脏移植后妊娠成功，自此，北美 5000 余名女性接受了心脏移植手术，每年超过 500 例[44]。过去认为有心脏移植手术史者不宜妊娠，部分是考虑妊娠对母体的危险性，部分是由于患者是否能长期生存及孩子抚养问题。然而，许多心脏移植后患者成功妊娠。

妊娠期心血管会发生许多改变，移植的去神经心脏必须适应生理性的变化，会出现心律失常，而一些血管加压药对去神经的心脏不能起到预期效果，仅直接作用于血管的药物才有效，由于 β 受体增加，移植心脏对 β 肾上腺素激动剂更敏感[45]。1/3 的患者移植后 1 年会出现三尖瓣反流，妊娠后血容量增加则会加重其反流。约 1/3 的心脏移植患者移植 3 年后会出现冠状动脉粥样硬化狭窄，移植后 5 年其比例则达到 50%[46]。因为没有传入神经支配，心肌局部缺血导致的心前区疼痛不会发生，阵发性呼吸困难可能是唯一的临床症状。

妊娠期经常会出现的症状和体征如疲劳、呼吸困难、四肢水肿会加重心脏移植患者的症状。然而，许多由于围生期心肌病而心脏移植的患者后续妊娠并没有复发[47]。妊娠期急性移植排斥反应的发生率没有增高，20% ~ 30% 的孕妇会出现急性移植排斥反应，但多数没有临床症状，而是由常规活检发现。心内膜心肌活检观察有无排斥反应多在移植后的前 3 ~ 6 个月内进行。心内膜心肌活检一般以右侧颈内静脉或股静脉作为血管入路，在 X 线透视或超声心动图引导下由专门的心脏活检钳经上腔静脉，穿过右心房和三尖瓣，进入右心室[48]。活检标本取自右心室。增加免疫抑制剂可有效治疗排斥反应。

与其他移植患者相似，心脏移植患者高血压、子痫前期、早产和低出生体重儿的发生率较非移植患者增加[24,49,50]。需要多学科管理这些患者，尤其需注意到妊娠中晚期麻醉医生也必须一起参与制定详细的分娩计划。分娩时需考虑到去神经的心脏对血容量减少和儿茶酚胺敏感性增高，有产科指征者应行剖宫产术。推荐使用预防性抗生素防止亚急性心内膜炎[51]。使用麻醉药缓解疼痛和焦虑。腰段硬膜外麻醉对缓解疼痛和降低疼痛诱导的交感神经兴奋很有效，适用于阴道分娩和剖宫产[52]。需要记住产后随着母体血容量增加这些患者仍处于危险期。密切监护患者心功能和母体血中的免疫抑制剂水平对治疗至关重要[53]。

肺

在北美，每年约有 20 例接受心肺移植的女性。最常见的移植指征是先天性心脏病合并艾森门格尔综合征，原发性肺动脉高压和少见的囊性纤维病及肺气肿。心肺移植患者的 1 年存活率是 63%，5 年存活率降至约 40%[50]。文献有少量心肺移植后妊娠的报道[24,54-56]。除了心脏移植患者的治疗问题，心肺移植患者还需面对一些特殊问题。诊断慢性肺移植排斥较困难，最初的症状可能仅是轻微的咳嗽，随后出现肺功能恶化。对于心肺移植患者妊娠期的改变了解很少。移植时，会出现肺去神经、支气管血供受损和肺淋巴液丢失。去神经会导致咳嗽反射差，气道防御功能降低。肺顺应性降低会导致肺泡动脉血氧梯度持续不变。这些患者很有可能出现肺水肿，需避免过量静脉补液。两例患者产后死于并发症闭塞性毛细支气管炎。

骨　髓

由于患白血病和其他恶性或非恶性血液病而进行干细胞移植的育龄女性数量近 20 年稳定上升。移植前预处理，包括烷化剂和辐射会导致生殖细胞损伤、卵巢功能衰竭和不孕，但是很多骨髓移植后的女性也能分娩健康的孩子。

9% ~ 50% 接受同种异体干细胞移植的患者会出现急性移植物抗宿主病。免疫抑制剂，如氨甲蝶呤、环孢霉素、他克莫司、皮质激素和抗胸腺细胞球蛋白可用于预防急性移植物抗宿主病。皮肤、肝脏、胃肠道、造血系统是主要受累器官。若某患者出现典型的皮疹、腹痛伴腹泻、血清胆红素水平增高，临床可诊断移植物抗宿主反应[59]。皮肤或消化道组织学活检可帮助确诊。治疗急性移植物抗宿主反应的首要并最有效的治疗方案是糖皮质激素，最常使用的是甲泼尼[60]。

与实体器官移植受者一样，感染是母体发病和死亡的潜在重要因素。移植后早期（移植后 3 周至 3 月），是细菌（李斯特菌和军团菌）、真菌和病毒（巨细胞病毒、疱疹病毒、肠道和呼吸道病毒）感染的危险期，寄生虫和分枝杆菌感染也需要注意[61,62]。其后，会出现感染并发症。荚膜细菌（耐药链球菌、流感嗜血杆菌、脑膜炎奈瑟氏菌），葡萄球菌、革兰氏阴性菌，如假单胞菌感染会使移植患者处于危险之中，同样危险的还有水痘带状疱疹病毒和 EB 病毒感染[63]。而且，由于以前所患疾病如麻疹及环境暴露所获得的免疫力缺失，考虑到感染的风险，所有发热的有骨髓移植史的孕妇都必须经验性使用广谱抗生素，并仔细检查感染源。

流产、子痫前期、胎儿宫内发育迟缓、早产是有骨髓移植史孕妇的最常见并发症，但是多数患者的妊娠和分娩过程相对不那么复杂[57,58,64]。一项研究评估了 113 例干细胞移植后患者的妊娠结局，发现活产率是 85%，低于 1% 的胎儿出现异常，与正常人群的发病率相似。干细胞移植史的患者剖宫产率，早产和低出生体重儿的发病率增高[58,64]。

阵痛和分娩

移植患者终止妊娠通常是由于早产临产、胎膜早破或重度子痫前期。肾脏移植于腹膜外髂窝处通常不影响阴道分娩。由于移植物或骨盆骨营养不良而导致的软产道梗阻性难产很少见。如果临产时胎头还未入盆，可行超声和骨盆 CT 扫描以评估是否存在难产。对于器官移植患者，引产、临产或阴道分娩没有特别的禁忌证。因为感染的概率增加，阴道检查次数需尽可能减少，特定情况下才可进行人工破膜和

内监护。感染早期即进行培养并使用抗生素。

有产科指征可进行剖宫产。对这些手术分娩的患者必须预防性使用抗生素，并额外使用糖皮质激素，需要良好的手术技巧，术中严格无菌，仔细止血。下腹正中纵切口可使手术视野暴露良好，且避开肾移植的区域，也可行子宫下段横切口，但需小心移植肾的解剖学变异，避免不慎损伤血管或输尿管。

产科急症

对于移植患者，妊娠期出现紧急情况的概率增高，且往往会产生严重的后果，需要积极治疗和密切监护。这些患者必须送至移植外科医生、产科医生、肾内科医生及其他亚专科医生能共同参与治疗的三级医疗机构。慢性排异反应或同种异体移植物血管病变，移植物功能丧失都会威胁母胎生命。某些患者会故意停用免疫抑制剂，从而导致急性排异反应甚至死亡[47,65]。肾功能恶化的肾移植患者必须恢复透析治疗以维持妊娠，其他的器官移植患者则需要各种各样的支持治疗或再次移植。败血症和严重感染也是这些患者持续存在的威胁，患者会死于脑膜炎、肺炎、胃肠炎、丙肝、乙肝成艾滋病[24,47]。由于高血压和子痫前期的发生率很高，出现 HELLP 综合征、卒中和子痫也毫不奇怪[3,24]。其他需要紧急手术的病因还有肾脏吻合血管破裂、输尿管机械性梗阻、产前出血、子宫破裂、剖宫产时小肠损伤、严重的产后出血、腹部伤口裂开和盆腔脓肿[3,24]。

婴 儿

所有的免疫抑制剂都能透过胎盘屏障进入胎儿循环。没有证据能够有力说明泼尼松、咪唑硫嘌呤、环孢霉素、他克莫司会使胎儿出现先天异常，故妊娠期仍可选用。除了胎儿生长发育迟缓和早产，多数移植患者的子代新生儿期相对来说还不是很复杂。经验上，不建议母

乳喂养，因为免疫抑制剂会进入乳汁[3]，然而进入婴儿体内的药物剂量一般都很少，如果母亲决定母乳喂养，需了解目前对这方面的信息还很有限。

多数新生儿能够正常成长至儿童[46,47]。已有研究者在分析是否会在成人期出现延迟的可能的副作用，如迟发的生育问题、自身免疫病和肿瘤[47-49]。综上所述，所有暴露于这些药物的后代都需要长期的随访。

参考文献

[1] Murray JE, Reid DE, Harrison JH, et al. Successful pregnancies after human renal transplantation. N Engl J Med, 1963, 269: 341 – 343.

[2] Alston PK, Kuller JA, McMahon MJ. Pregnancy in transplant recipients. Obstet Gynecol Surv, 2001, 56 (5): 289 – 295.

[3] Norton PA, Scott JR. Gynecologic and obstetric problems in renal allograft recipients // Buchsbaum H, Schmidt J. Gynecologic and Obstetric Urology. 3rd ed. Philadelphia: WB Saunders, 1993, 657 – 674.

[4] Scott JR. Pregnancy in transplant recipients // Coulam CB, Faulk WP, McIntyre JA. Immunology and Obstetrics. New York: WW Norton, 1992, 640 – 644.

[5] McKay DB, Josephson MA. Pregnancy in recipients of solid organs – effects on mother and child. N Engl J Med, 2006, 354 (12): 1281 – 1293.

[6] Davison JM. Towards long-term graft survival in renal transplantation: pregnancy. Nephrol Dial Transplant, 1995, 10 (Suppl 1): 85 – 89.

[7] Kasiske BL, Vazquez MA, Harmon WE, et al. Recommendations for the outpatient surveillance of renal transplant recipients. American Society of Transplantation. J Am Soc Nephrol, 2000, 11 (Suppl 15): S1 – 86.

[8] American College of Obstetricians and Gynecologists. Perinatal viral and parasitic infections. ACOG Practice Bulletin No. 20. Int J Gynaecol Obstet, 2002, 76 (1): 95 – 107.

[9] Brent L. The discovery of immunologic tolerance. Hum Immunol, 1997, 52 (2): 75 – 81.

[10] Levitz M, Jansen V, Dancis J. The transfer and metabolism of corticosteroids in the perfused human placenta. Am J Obstet Gynecol, 1978, 132 (4): 363 – 366.

[11] Scott JR. Fetal growth retardation associated with maternal administration of immunosuppressive drugs. Am J Obstet Gynecol, 1977, 128 (6): 668 – 676.

[12] Baud O, Zupan V, Lacaze-Masmonteil T, et al. Neurological adverse effects of early postnatal dexamethasone in very preterm infants. Arch Dis Child Fetal Neonatal Ed, 1999, 80 (2): F159.

[13] Ballard PL, Ballard RA. Scientific basis and therapeutic regimens for use of antenatal glucocorticoids. Am J Obstet Gynecol, 1995, 173 (1): 254 – 262.

[14] Cowchock FS, Reece EA, Balaban D, et al. Repeated fetal losses associated with antiphospholipid antibodies: a collaborative randomized trial comparing prednisone with low-dose heparin treatment. Am J Obstet Gynecol, 1992, 166 (5): 1318 – 1323.

[15] Abbasi S, Hirsch D, Davis J, et al. Effect of single versus multiple courses of antenatal corticosteroids on maternal and neonatal outcome. Am J Obstet Gynecol, 2000, 182 (5): 1243 – 1249.

[16] Esplin MS, Fausett M, Smith S. Multiple courses of antenatal steroids are associated with a delay in long term psychomotor development in children with birth weights < 1500 grams. Am J Obstet Gynecol, 2000, 182: 524.

[17] National Institutes of Health. Antenatal Corticosteroids Revisited: Repeat Courses. NIH Consensus Statement. Bethesda, MD: National Institutes of Health, 2000, 17: 1 – 18.

[18] Saarikoski S, Seppala M. Immunosuppression during pregnancy: transmission of azathioprine and its metabolites from the mother to the fetus. Am J Obstet Gynecol, 1973, 115 (8): 1100 – 1106.

[19] Penn I, Makowski EL, Harris P. Parenthood following renal transplantation. Kidney Int, 1980, 18 (2): 221 – 233.

[20] Registration Committee of the European Dialysis and Transplant Association. Successful pregnancies in women treated by dialysis and kidney transplantation. Br J Obstet Gynaecol, 1980, 87: 839 – 845.

[21] Rizzoni G, Ehrich JH, Broyer M, et al. Successful pregnancies in women on renal replacement therapy: report from the EDTA Registry. Nephrol Dial Transplant, 1992, 7 (4): 279-287.

[22] Armenti VT, Moritz MJ, Radomski JS, et al. Pregnancy and transplantation. Graft, 2000, 3: 59 – 63.

[23] Davison JM, Dellagrammatikas H, Parkin JM. Maternal azathioprine therapy and depressed haemopoiesis in the babies of renal allograft patients. Br J Obstet Gynaecol, 1985, 92 (3): 233 – 239.

[24] Bumgardner GL, Matas AJ. Transplantation and pregnancy. Transplant Rev, 1992, 6: 139 – 162.

[25] Miller J, Mendez R, Pirsch JD, et al. Safety and efficacy of tacrolimus in combination with mycophenolate mofetil (MMF) in cadaveric renal transplant recipients. FK506/MMF dose ranging kidney transplant study group. Transplantation, 2000, 69: 875 – 880.

[26] Pirsch JD, Miller J, Deierhoi MH, et al. A comparison of tacrolimus (FK506) and cyclosporine for immunosuppression after cadaveric renal transplantation. FK506 Kidney Transplant Study Group. Transplantation, 1997, 63 (7): 977 – 983.

[27] Winkler ME, Niesert S, Ringe B, et al. Successful pregnancy in a patient after liver transplantation maintained on FK 506. Transplantation, 1993, 56 (6): 1589 – 1590.

[28] Le Ray C, Coulomb A, Elefant E, et al. Mycophenolate mofetil in pregnancy after renal transplantation: a case of major fetal malformations. Obstet Gynecol, 2004, 103 (5 Pt 2): 1091 – 1094.

[29] Armenti VT, Radomski JS, Moritz MJ, et al. Report from the National Transplantation Pregnancy Registry (NTPR): outcomes of pregnancy after transplantation. Clin Transpl, 2002, 121 – 130.

[30] Lau RJ, Scott JR. Pregnancy following renal transplantation. Clin Obstet Gynecol, 1985, 28 (2): 339 – 350.

[31] Scott JR. Development of children born to mothers with connective tissue diseases. Lupus, 2002, 11 (10): 655 – 660.

[32] Classen BJ, Shevach EM. Evidence that cyclosporine treatment during pregnancy predisposes offspring to develop autoantibodies. Transplantation, 1991, 51: 1052 – 1057.

［33］Willis FR, Findlay CA, Gorrie MJ, et al. Children of renal transplant recipient mothers. J Paediatr Child Health, 2000, 36 (3): 230 - 235.

［34］Scott JR, Branch DW, Holman J. Autoimmune and pregnancy complications in the daughter of a kidney transplant patient. Transplantation, 2002, 73 (5): 815 - 816.

［35］Scott JR, Branch DW, Kochenour NK, et al. The effect of repeated pregnancies on renal allograft function. Transplantation, 1986, 42: 694 - 695.

［36］First MR, Combs CA, Weiskittel P, et al. Lack of effect of pregnancy on renal allograft survival or function. Transplantation, 1995, 59 (4): 472 - 476.

［37］Armenti VT, Radomski JS, Moritz MJ, et al. Report from the National Transplantation Pregnancy Registry (NTPR): outcomes of pregnancy after transplantation. Clin Transpl, 2004, 103 - 114.

［38］Kelly WD, Lillehei RC, Merkel FK, et al. Allotransplantation of the pancreas and duodenum along with the kidney in diabetic nephropathy. Surgery, 1967, 61 (6): 827 - 837.

［39］Sutherland DE, Gruessner A. Long-term function (>5 years) of pancreas grafts from the International Pancreas Transplant Registry database. Transplant Proc, 1995, 27 (6): 2977 - 2980.

［40］Barrou BM, Gruessner AC, Sutherland DE, et al. Pregnancy after pancreas transplantation in the cyclosporine era: report from the International Pancreas Transplant Registry. Transplantation, 1998, 65 (4): 524 - 527.

［41］Casele HL, Laifer SA. Pregnancy after liver transplantation. Semin Perinatol, 1998, 22 (2): 149 - 155.

［42］Nagy S, Bush MC, Berkowitz R, et al. Pregnancy outcome in liver transplant recipients. Obstet Gynecol, 2003, 102 (1): 121 - 128.

［43］Armenti VT, Radomski JS, Moritz MJ, et al. Report from the National Transplantation Pregnancy Registry (NTPR): outcomes of pregnancy after transplantation. Clin Transpl, 2000, 123 - 134.

［44］Lowenstein BR, Vain NW, Perrone SV, et al. Successful pregnancy and vaginal delivery after heart transplantation. Am J Obstet Gynecol, 1988, 158 (3 Pt 1): 589 - 590.

［45］Camann WR, Goldman GA, Johnson MD, et al. Cesarean delivery in a patient with a transplanted heart. Anesthesiology, 1989, 71 (4): 618 - 620.

［46］Uretsky BF, Murali S, Reddy PS, et al. Development of coronary artery disease in cardiac transplant patients receiving immunosuppressive therapy with cyclosporine and prednisone. Circulation, 1987, 76 (4): 827 - 834.

［47］Scott JR, Wagoner LE, Olsen SL, et al. Pregnancy in heart transplant recipients: management and outcome. Obstet Gynecol, 1993, 82 (3): 324 - 327.

［48］Kim KM, Sukhani R, Slogoff S, et al. Central hemodynamic changes associated with pregnancy in a long-term cardiac transplant recipient. Am J Obstet Gynecol, 1996, 174 (5): 1651 - 1653.

［49］Wagoner LE, Taylor DO, Olsen SL, et al. Immunosuppressive therapy, management, and outcome of heart transplant recipients during pregnancy. J Heart Lung Transplant, 1993,

12 (6 Pt 1): 993 - 999; discussion 1000.

［50］Branch KR, Wagoner LE, McGrory CH, et al. Risks of subsequent pregnancies on mother and newborn in female heart transplant recipients. J Heart Lung Transplant, 1998, 17 (7): 698 - 702.

［51］Durack DT. Prevention of infective endocarditis. N Engl J Med, 1995, 332: 38.

［52］Kim KM, Sukhani R, Slogoff S, et al. Central hemodynamic changes associated with pregnancy in a long-term cardiac transplant recipient. Am J Obstet Gynecol, 1996, 174 (5): 1651 - 1653.

［53］Mendelson MA. Pregnancy after cardiac transplantation // Gleicher N. Principles and Practice of Medical Therapy in Pregnancy. 2nd ed. Norwalk, CT: Appleton and Lange, 1992, 841.

［54］Parry D, Hextall A, Banner N, et al. Pregnancy following lung transplantation. Transplant Proc, 1997, 29 (1 - 2): 629.

［55］Troche V, Ville Y, Fernandez H. Pregnancy after heart or heart-lung transplantation: a series of 10 pregnancies. Br J Obstet Gynaecol, 1998, 105 (4): 454 - 458.

［56］Rigg CD, Bythell VE, Bryson MR, et al. Caesarean section in patients with heart-lung transplants: a report of three cases and review. Int J Obstet Anesth, 2000, 9 (2): 125 - 132.

［57］Sanders JE, Hawley J, Levy W, et al. Pregnancies following high-dose cyclophosphamide with or without high-dose busulfan or total-body irradiation and bone marrow transplantation. Blood, 1996, 87 (7): 3045 - 3052.

［58］Salooja N, Szydlo RM, Socie G, et al. Pregnancy outcomes after peripheral blood or bone marrow transplantation: a retrospective survey. Lancet, 2001, 358 (9278): 271 - 276.

［59］Firoz BF, Lee SJ, Nghiem P, et al. Role of skin biopsy to confirm suspected acute graft-vs-host disease: results of decision analysis. Arch Dermatol, 2006, 142 (2): 175 - 182.

［60］Bacigalupo A, van Lint MT, Frassoni F, et al. High dose bolus methylprednisolone for the treatment of acute graft versus host disease. Blut, 1983, 46 (3): 125 - 132.

［61］Wessels M, Nevill T, Ford K, et al. Late bacteremia after stem cell transplantation: incidence and risk factors analysis. Proceedings of the 25th Annual Meeting of the European Group or Blood and Marrow Transplantation and 15th Meeting of the Nurses Group, March 21 - 25, 1999, Hamburg, Germany.

［62］Sheridan JF, Tutschka PJ, Sedmak DD, et al. Immunoglobulin G subclass deficiency and pneumococcal infection after allogeneic bone marrow transplantation. Blood, 1990, 75 (7): 1583 - 1586.

［63］Kawasaki H, Takayama J, Ohira M. Herpes zoster infection after bone marrow transplantation in children. J Pediatr, 1996, 128 (3): 353 - 356.

［64］Carter A, Robison LL, Francisco L, et al. Prevalence of conception and pregnancy outcomes after hematopoietic cell transplantation: report from the Bone Marrow Transplant Survivor Study. Bone Marrow Transplant, 2006, 37 (11): 1023-1029.

［65］Sims CJ. Organ transplantation and immunosuppressive drugs in pregnancy. Clin Obstet Gynecol, 1991, 34 (1): 100-111.

第 **47** 章　产科急救护理环境的道德规范

简　介

伦理问题仍然是一个与产科环境相关的话题，尤其人们认为妇产科在任何时刻经常处理两个或两个以上的人。从本质上说，道德是明确我们应该做什么，所有的事情都应该被考虑在内[1]。这说明道德是在行动中的一种形式，需要区分能够做什么，应该做什么，还需要关于非专业因素的特殊想法[1]。Chervenak 和 McCullough[2]形容医学伦理道德是关于医生和医疗机构对患者的义务和患者自身的义务的研究。他们指出医学伦理需要临床医生为对待患者的行为举止提供具体的和临床的合理解释。解决道德困境的方法源于道德原则，其帮助执业医生在解释和履行其普遍的道德义务来保护和促进患者的利益[2]。

本章首先介绍形成道德决策的框架的四项伦理原则，即自主、不伤害，仁慈和正义。框表47.1 和框表47.2 提供了伦理专业术语并回顾了重要的法律案件。在知情同意的原则下，检查母亲并了解胎儿的情况。如此实践需应用到急救护理情况中去。相关问题包括胜任力，对重症患者、母婴冲突的解决。关于 Jehovah's 证人案件的具体事项进行评估，最后讨论了吊唁信。本章帮助读者了解产科危重患者的护理及相关的伦理原则。在全本章的帮助下，读者应该理解如何应用伦理原则来护理危重产科患者。

道德原则

四项原则构成了医患关系形成的社区公共道德的价值框架：仁慈、不伤害、自主、正义。

这些原则应该在医学伦理上在接触患者时进行指导[3]。直到 20 世纪 60 年代，希波克拉底充当传统美国伦理学讨论的基础[1]，希望医生是仁慈的，从而促进患者的安乐。仁慈使医生有义务让他们的行为方式对患者产生更大的好处。非恶意的道德原则要求医生不要伤害[1,3]，伴随 20 世纪 60 年代科技进步和文化变革拓展了道德框架，包括了尊重自主权。这一原则强调了主管人的决策力[3]。先前以医生为主要决策者的假设被误认为是家长制。医生对患者决策重心的转移对患者自我决定是非常有利的。患者自主权上升到道德的重要原则，并有压倒其他伦理问题的趋势[1]。最近，鉴于肯定医生的自主权，考虑医生的特性和努力保护妥协自己原则的医生，限制患者的绝对自主权得到提高。最后应该考虑的道德原则是公正。公正的原则包含考虑对患者的义务和医生对社会整体的义务之间的平衡[4]。公正使医生拥有考虑分配社区有限资源的义务。这些多样化强调了合并共享决策的模式。

框表 4.71　道德和法律术语的词汇表

一系列情况　有害或冒犯的接触另外一个人，如果医生没有经过患者同意做手术，医生可能犯错

仁慈　医生的职责是采取行动让患者得到最佳利益

能力　理解和领会一个人行为的本质和后果的能力

道德地位依赖　个人的道德状况取决于别人的行为

道德原则　道德行为的指南（即仁慈、自主权、不伤害）

独立的道德地位　自我具有道德地位

正义　整体上考虑对社会的危险和利益

过失　失职致使患者遭受伤害

不伤害　医生（对患者）不伤害的职责

家长主义　在某种程度上医生不顾患者的意愿自觉去做对患者最大利益的行为

尊重自主权　尊重患者的意愿和自我决定的权利

替代判断　当一个替代的决定试图改变患者已经做出的决定

改编自 Chervenak & McCullough[63]，Annas & Densberger[10]，Pinkerton[44]，ACOG Patient Choice, 2004[62]

知情同意

知情同意的合法权益在 Benjamin Cardozo 法官 1914 年主办的纽约社会医院的 Schloendorff 案件得到很好的总结："每一个心智健全的成年人有权力决定他应该做什么，一个外科医生未经患者的同意执行手术需要为此承担责任[5]。"最初的知情同意概念集中在关于侵害的法律原则：有害或攻击性的接触另一个人。这个侵害的观念也适用于未授权的外科手术，即使是在恰当且熟练地完成的情况下[6]。Mohr 诉 Williams 的经典案例中强调了这一点，患者的右耳需要外科手术告知并获得患者的同意（Mohr vs. Williams，1905）。然而，在手术时新发现了患者左耳的疾病。尽管对疾病严重影响的左耳做了适当的手术，法院裁定因为患者并没有同意外科手术，故判决医生应该受到处罚（Mohr vs. Williams，as presented in Beauchamp & Childress，2001[3]）。

违反知情同意权在今天的法律情况下通常被认为是一种过失[6]。过失涉及导致患者免于遭受伤害的失职。过失发生在当医生未透露手术的风险，而这种风险发生时对患者造成了伤害。患者可能会声称如果他们知道手术风险，他们不会同意手术。

框表 47.2　重要医学法律案件的总结

知情同意

Mohr v. Williams (1904)[87]	医生负责地对另一个耳朵手术，却没有经过患者同意
Schloendorff v. 纽约社会医院 (1914)[5]	法官卡多佐的经典案例，患者被不正确以及不明智的再次的手术
Karen Quinlan (1976)[12]	法院允许在先有"死亡权利"的情况下撤出呼吸机，并引入"代替判断"，以及促进伦理委员会的批准
Lane v. Candura (1987)[9]	案例确认了女性拒绝对她坏疽的腿截肢的权利
Superintendent of Belchertown v. Bouvia (1983)[88]	法院赋予了脑瘫患者可以拒绝营养的权利
Cruzan v. Missouri Department of Health (1990)[13]	法庭允许持续性植物状态患者的父母拒绝给予患者食管输入营养：以促进生前遗嘱的实现

母体 - 胎儿冲突

Smith v. Brennan (1960)[47]	法院允许妊娠期间新生儿对其造成的损失起诉要求赔偿
Jefferson v. Griffer Spalding Hospital Authority (1981)[46]	法院下令有前置胎盘的孕妇必须行剖宫产
Re：Maydun (1986)[49]	法院下令孕妇胎膜破裂 60h 后必须行剖宫产手术
Re：A. C. (1990)[39]	晚期癌症患者接受法院裁决的剖宫产随后出现母亲和婴儿的死亡，可上诉法院推翻其决策
Baby Doe v. Mother Doe (1999)[43]	引用最高法院判例的案件，可知法院拒绝对胎盘功能不全的孕妇进行剖宫产手术
Rowland 条件 (2004)[55]	孕妇因生下的双胞胎中其中一个已胎死腹中而被控告，她接受了儿童危害费的控诉交易

最高法院案例

Roe v. Wade (1973)[38]	里程碑式的决定允许孕妇在妊娠前 3 个月可进行人工流产手术，而妊娠中期和晚期只能进行监管
Calauttiv v. Franklin (1979)[45]	最高法院废除要求对生存能力终止使用最小伤害技术的法令
Webster v. Reproductive Health Services (1989)[50]	法院允许 20 周以上胎儿不接受超声波的检查
Planned Parenthood v. Casey (1992)[51]	法院允许有生存能力的孕妇堕胎

Jehovah's 证人

Raleigh-Fitkin (1964)[77]	法院允许强制给予孕妇输血治疗，但是在给她输血前她
Georgetown 医院案 (1964)[80]	法院下令给予输血，以防止抛弃婴儿的行为
Jamaica 医院处理 (1985)[79]	法院下令给妊娠 18 周有食管静脉曲张的孕妇输血

知情同意观念的例外确实发生了。在紧急情况下，当患者无法行使知情同意权，也没有时间找一个代理决策者时，医生可能提供拯救程序（只要医生不违背已知患者的信仰）[6]。在未成年人的情况下，通常需要父母的同意，除非法律规定的未成年人可以独立的情况。妊娠通常是条件之一，它允许未成年人代表他们自己同意这些程序。这些法律的本质和解释可因国家和地区而异。

其他知情同意例外也会出现，其中一种罕见的例外是知情同意的放弃[7]。在这种情况下，患有严重疾病的患者特别要求医生做关于他们不能做决定的治疗方案（如手术、放疗）。Lo 指出，当不愿意的患者被迫违背他们的意愿做决定时，自我决策会被渐渐破坏。共享决策是一个目标，而不是在这些特别情况下的绝对要求[6]。事实上，接受患者放弃其决定，可被看作是尊重自主权来做的决定[7]。医生应该意识到这样的患者可能改变他们的意愿，积极参与他们后续阶段的治疗[6]。

美国妇产科学院是最早建立道德委员会的专业学会[1]。知情同意的观念在 20 世纪 70 年代逐渐形成，从当时医学主要关注的是患者的健康，逐渐演变包括增加患者医疗决策的自主权[8]。在 20 世纪 80 年代，公共决策的观念逐渐形成[8]。知情同意的问题由 ACOG 在其 2004 年的文件中解决。在这份文件中，知情同意的两个主要方面得到解决：自由同意和理解。自由同意被定义为个人被授权以特定的方式行使一种有意和自愿的行为。在医学生，自由同意意味着患者自由授权一种医疗介入[7]。"同意"意味着没有强迫存在。"自由"意味着人有选择的方案。

文件还强调了理解，也就是说，明白和了解关于一个人的护理和围绕其可能性的信息[7]。知情同意的理想在相互尊重的关系中效果最好，其最好被当作一个过程，而不是让患者签署同意书的任务。在急救护理情况下，往往要在有限的时间压力下做出决定，必须特别努力让患者（或指定代理人）尽可能在决策过程中得到帮助。

能　力

知情同意的前提条件是患者的行为能力。当患者拒绝生命维持的介入、行为能力的问题将导致道德困境。在 Lane 诉 Candura 的案例，一例 77 岁有糖尿病的寡妇拒绝坏疽小腿的截肢[9]。当她同意她的脚趾早期截肢，然后是她一部分脚时，她被认为是有行为能力的。当她最初犹豫然后坚定，重复拒绝进一步截肢时，此时她的行为能力被质疑。尽管下级法院否决她，但上诉法院判她胜诉，陈述："Candura 太太的决定可能被大多数视为不幸的，但一个人无法理解她自己的行业的性质和后果，这不是一个无知的决定（Lane *vs.* Candura in Annas，1984[10]）。因此，她仅仅拒绝一个救命的手术的事实并不能从本质上认为她无能。

道德准则允许当患者被判断是无行为能力的时候决策继续进行。1976 年 Karen Quinlan 案件是这些案件中替代的判断标准的关键演变。Karen Quinlan 是一个 22 岁进入持续性植物状态的女性。她最初插管和放置呼吸机就是使用同意治疗所隐含的应急原则[11]。由于持续植物状态且没有复苏的希望，她的父亲请求被指定为法定监护人，这样他可以要求拿掉呼吸机。法院裁决讨论隐私权，包括拒绝治疗的权利。法院决定父亲可以代表女儿行使这一权利。需要解决的问题是"如果患者有能力决定，患者将做什么决定？"[12]患者的决策者被期望"提出他们的最佳判断"。这种期望以"替代判断标准"而闻名。围绕这种案例的并发症促使道德委员会的发展[6]。这种特殊情况下的案例表明医学在预测重症患者结果的局限性，正如 Karen Quinlan 在摘下呼吸机后生活了多年[6]。

法律和道德在应对 Cruzan、Brophy 诉 Bouvia 案件中的重症患者得到进一步演化。Cruzan 是一个在 1983 年汽车事故中成为一个持续性植物状态的年轻女人。在 1986 年，她父母要求她胃造瘘术的饲管停止使用，因为她先前说过她"不想像植物一样活着"（Cruzan *vs.* Missouri Dept of Health，1990[13] as presented in Lo，2000[6]）。在 1990 年，最高法院确定密苏里州的裁决，即一些州可以要求维持生命的干预措施，因为没有明显的令人信服的证据表明这些无能力的患者会拒绝。许多州允许家人代替患者做选择，但最高法院裁决，如果没有明显迹象表明患者好转，美国各大州可以干涉患者的代表继续生命维持的治疗措施。具有讽刺意味的是，在 Cruzan 的愿望的更多证据被发现后法院重复了审理。在这个诉讼的阶段，密苏里州退出了诉讼程序，Curzan 的主治医生不再挑战去除饲喂管，然后法院裁定可以移除饲养管（Curzan vs Missouri Dept of Health adafted from Lo, 2000[6]）。这是涉及拒绝治疗和促进生前遗嘱和预先指令律例的发展的一个里程碑的案件。

1986 年 Brophy 案件也证实了患者家属的权利允许拆除长期处于持续植物状态的患者的饲养管。Brophy 是一个消防员，在 1983 年动脉破裂后成为一个持续状态的植物人。1985 年他妻子请求法院移除他的饲养管，并在 1986 年马萨诸塞州最高法院四人中的三个决议确定可以移除饲养管[14]（adapted from Bearchamp, 2001[3]）。

Bouvia 案件提出司法系统里一个不是晚期的有能力的患者移除饲养管的问题[15]。Elizabeth Bouvia 是一个 26 岁脑性瘫痪的女人。她的疾病让她只能有限地使用她的右手，这样她可以操作电动轮椅，但只能由别人帮助吃饭。在 1983 年，由于她拒绝吃饭会对工作人员和其他患者有麻烦的影响，法院最初支持喂她的权利[10]。她 2 年后再次去法院依旧败诉。然而，这个决议被上诉法院颠覆了，持"一个有健康头脑的成年人，有行使控制她身体的权利，决定是否服从合法医学治疗……这样的患者有权利拒绝任何医疗，即使那些治疗能挽救或延长她的生命[15]。"因此 Bouvia 案件允许从一个非绝症有行为能力患者撤除营养。

在首先解决胎儿的状态后应考虑这些案例和道德原则将怎样影响接触的危重产科患者。

胎儿状态

产科医学伦理的特殊方面之一是有两个患

者参与进来：母亲和胎儿。胎儿的状态可以显著影响妊娠情况下伦理问题的解决方法。自古以来有关于胎儿作为一个人的道德和（或）法律和（或）政治地位的讨论[1]。许多作者在过去二十年期间已经解决了这个问题[16-29]。三个主要的观点可以辨别当今许多关于胎儿状态的争论：胎儿从没有道德地位、有独立的道德地位或依赖道德地位。

一个观点是，胎儿从来没有道德地位。Annas 认为，没有理由考虑强迫孕妇治疗，因为胎儿没有独立道德地位，孕产妇自治问题应该在任何情况下占主要方面[30,31]。

由于胎儿状态的知识和产前胎儿的干预变得更加普遍，这个观点也变得更加明显。拓展治疗胎儿的能力，鼓励把胎儿当作患者，引进对胎儿道德状况分级的想法被作为缓解这种困境的一种方法。Brown 和 Elkins 相信 Fletcher 介绍把胎儿当患者的观念[1,18]。在 1981 年《美国医学会杂志》期刊社论，确定了在新兴领域胎儿治疗中的一些重要的道德困境，其分析压力重心的是考虑胎儿在那种特别的干预下可能作为一个独立的实体的代表。许多作者已经解决胎儿状态的问题[17-29]。

McCullough 和 Chervenak 研制出一个框架，讨论胎儿状况的问题，提出胎儿独立和依靠道德地位的观念[32]。他们认为胎儿是一个生命，在其发育进度中可以可靠地联系实现独立的道德地位。知道什么时候赋予"独立的道德地位"是一个不确定的问题。他们认为，由于它未成熟的中央神经系统所以胎儿本身没有主观的利益。因此，对胎儿没有自主权的义务[32]。因而，他们得出结论，就胎儿本身可以"形成"的权利而言，没有胎儿权利。

这个结论让 McCullough 和 Chervenak 为存活胎儿的生存能力提出一个独立的道德地位，这是胎儿取得独立的道德地位的重要的第一步[32]。胎儿取得独立道德地位的年龄在不同国家各不相同，但在美国大约是 24～25 周。生存能力意味着胎儿开始有"利益"，值得产科介入的保护和推广[32]。然而，胎儿的潜在保护只可能发生在当孕妇寻求产前护理，提出把胎儿交给医疗保健团队的时候。McCullough 和 Cherve-nak 的观点，认为依赖道德地位的胎儿有责任让孕妇采取合理的风险保护胎儿。她没有义务冒不合理的风险[32]。

按照胚胎道德地位这一观点，还不能在子宫外存活的胎儿没有要求孕妇或其医生将其保持在子宫内，因为胎儿需要使用孕妇的身体达到生存能力。胎儿需要孕妇为还不能在宫外生存的"患者"状态的胎儿做一个自主的决定[32]。孕妇没有道德义务把她还不能宫外存活的胎儿介绍给她的医生。当且仅当她把她的胎儿介绍给医生治疗，然后医生就有义务保护和促进胎儿的利益。因此，还不能宫外存活的胎儿在这个观点上只有依赖的道德地位[32]。如果母亲未决定关于她对胎儿的观点，McCullough 和 Cher-venak 建议使用 Pascal 的赌注（如果你不确定关于上帝的存在，那么它会跟扮演上帝存在一样更有意义）和程序的方式来全面促进胎儿的利益（直到母亲保留胎儿的状态）。这种视胎儿具有依赖性道德状态的观点提供了一个有用的框架，用于研究医生在重症产科环境面临的问题。

高危产科伦理原则的实际应用

母体-胎儿冲突

强烈的产妇自主权倡导者

一个处理母体-胎儿冲突问题的方法是主要明确怎样处理胎儿的地位。强烈的产妇自主权倡导者比如 Annas 认为这在英国和美国法律是一个设想，每一个有能力的成年人自由同意或拒绝任何提出的医学治疗。这种拒绝治疗的合法权利被 Annas 认为是自我决定普通法的一部分，与宪法隐私权相关联[10]。他指出，强制遵守医嘱会把胎儿状态当作一个患者，这种通过大幅度的减少母亲的决定胎儿治疗的自由权利（没有母亲的同意）是不恰当的[31]。他提醒反对使用"结果"方法在母-胎冲突的情况下来判断能力，只有当母亲的愿望和医生的信念相违背时，母亲的能力成为争论的问题[10]。Annas

概括他考虑的有助于评估患者能力的问题。

患者能描述一下：
1. 她目前的医疗问题。
2. 针对问题的医疗建议。
3. 与推荐疗法相关的风险。
4. 之前与这种治疗相关的风险。
5. 其他可用治疗及其风险和好处。

（改编自[10]）

Annas 指出，如果患者不果断而且立即需要治疗来拯救她的生命或防止严重伤害，合理的治疗即可以实施，因为这种做法可以提升社会大众的健康利益。然而，如果一个问题依然存在而且非急救处理是明显的，那么患者能力的评价是需要的。如果患者无决意能力的，那么代理决策者必须得到确认。当需要精神援助时，需要重点注意的是由精神科确定患者是否有能力做治疗决定。精神评估不应该直接作用于决定使用哪种治疗，但只能用于决定患者是否有能力在不同治疗选择中去选择[10]。Annas 认为，在不同寻常的情况下，孕妇拒绝同意一种有益于胎儿的干预治疗应该得到尊重。Annas 指出，这种做法可能看起来对胎儿权利来说是无情，但这是社会为了保护所有有能力成年人的权利应该付出的代价[30]。

其他作者也主张产妇拥有完全自主权来解决妊娠期出现的伦理冲突。Mahowald 基于 4 个问题提出她的论点：知情同意的权利，身体完整性的权利，胎儿可疑的人格和产妇在经受强制治疗如剖宫产时的风险。Mahowald 同意 Annas 的观点，为了胎儿的利益强制女性经受任何治疗，把女性标记为"不平等的公民"相当于"胎儿的容器"[33]。当使用经常被引用的 Roe 诉 Wade 的决定时，Rhoden 还主张强烈的产妇自主权，指出有一个"逻辑上的巨大突破"即当胎儿有生存能力时禁止堕胎。Rhoden 指出，在禁止破坏和需要手术保护之间有显著差异[34]。

Hawis 支持强烈的产妇自主权而且提出胎儿需求仅作为第三方（即医生）的监测而存在，这个监测可能会成为问题。据估计，多达 1/3 法院干预使用了错误的医学判断[35]。

胎儿权利的倡导者

与那些认为胎儿从没有道德地位的人相比，

有一些胎儿权利的拥护者，强烈支持在母－胎冲突情况下胎儿的权利。他提出了干预治疗，对母亲造成微不足道或没有健康风险或治疗可以促进她生命或健康的利益。他主张干预措施保护胎儿生命或阻止对胎儿有严重伤害。他在寻找让人信服支持的理由来颠覆产妇的自主权方面优于其他作者。这些其他原因包括阻止放弃受抚养子女、维持医生的道德诚信和促进社区的幸福健康。例如，如果孕妇有多个需抚养的孩子，也没有其他人来照料孩子，其会在一个耶和华见证人的期限内限制输血[36,37]。

回顾突出的法庭案件

背景：Roeisf Wade

1973 年最高法院 Roe 诉 Wade 的决策奠基了产妇和胎儿的权利案件的基本原理[38]。Roe 诉 Wade 改变了指定胎儿的状态，因为胎儿进展将经过 3 个时期。在早期妊娠，强调了一个女性的隐私权利。早期妊娠的胎儿被指出缺乏人格（由第十四修正案）和没有社会责任是理所当然的。这种里程碑式的决定创立了在早期妊娠期间，没有国家能干涉孕妇流产的权利。在中期妊娠，允许越来越多的监管终止妊娠来保护母亲的健康。在晚期妊娠，美国允许更加严格的限制来保护可存活胎儿的权利。正是这种关于晚期妊娠的保护语言被越来越多的倡导者使用，证明这个阶段的胎儿干预措施是正当的[34]。最高法院自从 Roe 诉 Wade 案件后重审了一些情况下的这些问题。

证实产妇自主权的案件

有几个案例支持了产妇自主权，其中比较著名的是 1990 年 Angela Carder 的案件。Angela Carder 在 13 岁那年诊断为骨癌，但一直为缓解期。她 27 岁时结婚了，随后妊娠。当她 25 周胎龄，发现骨癌转移到她的肺部，并住进医院进一步检查。在 26 周胎龄，Angela 的病情开始恶化，她决定，她会接受化疗达到 28 周的目标，并在产前得到控制。然而她的病情迅速恶化，一天后提出胎儿是否提前生出来的问题（修订：AC[39] 在 Mohaupt 和 Sharma 被指出，1998[40]）。她妊娠的感受被指出是模棱两可的，

医院寻求关于胎儿剖宫产的确切判断。听证会在病床前召开，但 Angela 在那个时候是不清晰的，法官裁决赞成继续进行剖宫产术。不久之后，Angela 和她的主治产科医生沟通，强烈建议她不要进行手术（修订：AC 由 Brown 指出，2001[41]）。

会议在病床前再次召开。主治医生和 Angela 的家人都反对剖宫产。哥伦比亚特区的法律顾问提出，Angela 目前的拒绝并没有改变现状，因为如果她同意手术，法庭就不会第一时间开始调查。法官同意并重申她的要求执行剖宫产手术。不到 1h 后，由 3 名法官组成的听证会支持保留这一过程。Angela 的律师认为手术可能会结束她客户的生命，没有她的同意不能这样做。胎儿的律师认为对胎儿的担忧应该胜过对产妇的担忧，因为产妇感染很快就会死，但胎儿却有存活的机会。有人认为胎儿比母亲有更好的存活机会。由 3 名法官组成的委员会否认暂停手术的要求，但保留在将来提出观点的权利。哥伦比亚特区上诉法院重新评估案件（虽然结果是很长时间以后才决定的）并取消了下级法院的决策，认为由家庭人员代替决策只有在 Angela 的决策能力存在问题才能使用，他们否决了法院判决的剖宫产（修订：AC Broun 指出，2001[41] 和 Adams，2003[42]）

最近一个案例也支持了产妇自主权：婴儿 Doe 和母亲 Doe[43]。这个案例涉及一位妊娠 36 周的母亲，有严重的胎盘功能不全，胎儿可能会在子宫内死亡或严重受损，除非立刻通过剖宫产手术生下来。母亲表示她对信仰上帝治愈的力量并拒绝了剖宫产。主治医生和医院把案件提交给库克郡州检察官，检察官将其提交给法院。上诉法院决定强烈重审一个有决策能力的孕妇拒绝侵入性的医学治疗方法的权利。他们找不到其他案件中任何人有义务为了其他人的利益而经受侵入性手术。Carder 案件作为一个先例被引用出来（修订：婴儿 Doe 存在于 Pinkerton 和 Finnerty，1996[44]）。

最高法院已经多次解决了孕产妇和胎儿的权利问题。1979 年，Calautti 诉 Aranklin，法院判决支持孕产妇的权利和宣告一项要求以胎儿

最小破坏性的方式进行存活后的堕胎来保护胎儿的法规失效[45]。法规的要求只有在母亲的生命不可或缺时，才允许更具破坏性的堕胎技术。最高法院裁定，这种语言方式太严格（Calautti vs. Franklin 在 Rhoden 报道，1987[34]）。

确认胎儿权利的案件

一些法庭案件允许胎儿或婴儿相对于母亲的某些权利。一个经常被引用的是 Jefferson 诉 Giriffer 的案例[46]。这个案件涉及一个被诊断为足月前置胎盘的女性。医院请求法院允许执行剖宫产，并且如果有必要患者应该来医院输血。审判法庭同意了所有的医疗程序，认为必须保护未出生孩子的生命，但只有母亲向 Griffer 医院寻求入院时规定才有效。格鲁吉亚人力资源部随后向少年法庭请愿要求对孩子的临时监护权。这个请求被同意，并规定格鲁吉亚人力资源部准许剖宫产。由于该州对生存能力之后维持生命的重大兴趣，格鲁吉亚最高法院要求 Jefferson 接受剖宫产。大多数对这个案件的报道指出患者离开了医院，但随后通过阴道成功分娩[40,44]。

Smith 诉 Brennan 的案件涉及新生儿，但适用于在妊娠期间的持续伤害[47]。这个案件，承认孩子出生之后起诉由于第三方在孩子出生之前造成的不正当的伤害要求赔偿损失的权利[48]。有些人解释这个案件可以作为发展胎儿合法权利不受伤害的基础。相关部门说："正义要求认识到孩子拥有健康的身心开始他的生活的合法权利的原则。"（Smith vs. Brennan 在 Nelson & Miuiken 指出，1988[48]）。Nelson 不同意这个观点，既然案件指出出生后的孩子有权利起诉要求赔偿损失，但作为胎儿却没有这样的权利。案件的陈词清楚的陈述了这个决策适用于一个受伤害的出生的孩子。这一决策清楚指明"无论孩子是否在出生之前都当作是一个人"都应该有明确的法律权利。（Smith vs. Brennan，1960 年 Nelson[47] 作为参考，1988[48]）。

在 Maydun 的案件中，一位 19 岁的孕妇从一个边远医院在经过 48h 的胎膜早破且无法进行下去[49]，被转移到乔治敦大学附属医院，她坚持阴道分娩。在观察直到胎膜早破达到 60h

后，在这个时候再次被建议剖宫产。患者和其丈夫拒绝这个方案，并指出她们了解胎儿感染的风险，并且作为一个穆斯林，她有权决定从剖宫产手术中根据胎儿的风险来证明自身健康的风险，然后医院想请求法院批准允许剖宫产分娩。法院裁定，一个有能力的成年人有以宗教为由拒绝治疗的权利，国家高度重视确保存活胎儿的健康。法院裁决，父母没有权利折磨未出生的孩子和下令医院采取必要的步骤，如果需要则包括剖宫产（修订：Maydun 在 Pinkerton 和 Finnerty 提出，1996[44]）。

最高法院也有几个 Roe 诉 Wade 的裁决来支持胎儿的权利。在 1989 年，法院在 Webster 诉生殖健康服务的判决中决定密苏里州法律是符合宪法的[50]。法律要求超声波在终止之前，至少已有 20 周的妊娠。该法规被认为是宪法性的，因为 Roe 诉 Wade 决策确定国家的利益在保护一定孕龄之后潜在的人类生命。为了证实这个说法，为了早在 20 周的时候允许测试，法院不得不修改 Roe 诉 Wade 的早中晚妊娠期[40]。1992 年法院再次在计划生育诉 Casey 中提出堕胎问题（Lo[51] 报道，2000[6]）。在这起案件中，法院证实国家可能会禁止在胎儿达到生存能力后堕胎，只要有保护母亲生命和健康的例外情况，并且在生存能力之前没有过多限制。例如，如果国家有父母通知法律，那么少年司法审查必须能够采用（Lo[51] 报道，2000[6]）。因此，最高法院已经确认产妇自主权，尤其在还不能存活的胎儿，但准许限制堕胎的做法，特别是胎儿临近有生存能力的时候。

最近有几个案件似乎减少孕妇完全自主的权利，其中最值得注意的是 Melissa Rowland 的案件。Rowland 是一个 28 岁的女性，据报道其患精神疾病并被佛罗里达收齐机构带到犹他州。她怀上双胞胎并把孩子送给别人收养[52]。她以前有 6 个孩子，曾两次剖宫产[53]。由于关心双胞胎的健康，她被建议接受剖宫产。她在最初几天拒绝手术。当她最终同意了手术，双胞胎一个夭折了，另一个可卡因和酒精测试阳性[53,54]。她被控告谋杀，对较轻的儿童危害罪名认罪。许多观察员认为这个案件是一个减少产妇自主权的危险先例[52,54,55]。其他人认为这个案件并没有废除她的自主权利，但是认为她对自己选择自治的方式负有责任[56,57]。

最新的美国妇产科学会委员会提到最近关于产妇自主权的案件，其中包括 2004 年 1 月份的一个孕妇拒绝巨大胎儿剖宫产。虽然宾夕法尼亚医院得到法院指令进行剖宫产，她和她的丈夫去了另一家医院并成功从阴道分娩[52]。还有 2003 年 9 月份的一名 22 岁女性因其新生儿而在纽约格伦瀑布被判有罪。这一判决在上诉中被推翻。最后，在 1999 年 5 月份南卡罗来纳州女性在使用可卡因后生下一个死产婴儿，她被判有杀人罪，被判 12 年。南卡罗来纳州最高法院维持了原判并且美国最高法院拒绝审理[52]。

特别考虑以下审查案件

过于强调产妇或胎儿的权利也有一些缺点，本节讨论产妇自主权和胎儿权利观点的问题。提出一个看似坏结果的案件（强行限制孕妇剖宫产）结果对母亲和胎儿却是好事。

强调产妇自主权观点的问题

优先给产妇自主权的最强论据之一是在于法院决策对少数女性干预的应用看起来有歧视的本质。然而，对这种情况的仔细审查强调关注这一观点。

许多强调产妇自主权的倡导者提到 Kolder 法院干预的实践研究[58]。法院颁布的剖宫产研究指出 81% 案例研究包括亚裔美国人、西班牙人或亚洲人的女性。本研究 44% 的人口没有结婚，24% 的人英语不是第一语言[58]。Harris 认为考虑强制孕妇治疗可以视为保护胎儿的种族歧视[35]。Kolder 的研究受到赞扬，因为是在法院干预情况下最完整的女性人口审查。然而，进一步研究人口也揭示了充分解决这个问题的困难。正如 Nelson 清楚解释的那样，Kolder 的研究只怀疑母胎医学研究员的主管（最好在大学设置）或（在他们缺席）住院医生的主管[48]。虽然有 83% 反应率，但通过这种方式进行的人口研究可以产生显著的选择性偏差，例如，有 5 个州（阿拉斯加州、爱达荷州、蒙大拿州、北

达科他州和怀俄明州）不能代表。医院的患者人口研究（最好是大学或至少是那些有住院医师项目的医院）也有不成比例的少数民族或非说英语的患者。了解法院干预措施的患者比例是否和医疗中心患者比例预期不同，将会有所帮。这项研究是量化困难人口状况的好的首要步骤，但其使用人口统计数据来指责寻找法院干预措施的做法没有考虑引进本研究项目调查的类型可能带来的偏差。

任何一个关于产妇自主权案件的"报道"结果必须谨慎。Jefferson 案件通常被引用为孩子安全经阴道分娩的结局。通常不会在这种情况下提出的是患者自愿回到原来的医院，在那里另一个超声波检查几天后可获得。这种超声波检查显示前置（胎盘）已不存在，她在原来医院的护理下进行了分娩，该院此前要求剖宫产[59]。

当法院拒绝干预，结果有时会很差。Elkins 在 1975 年报道了另一个案例，一例 27 岁的首次怀孕孕妇被要求计划生育和终止妊娠[60]。她 30～34 孕周被告知血压 180/110mmHg，并被转移到三级保健中心。第二天早上决定引产，内部监护发现晚期减速没有变化。头皮的 pH 是 7.09。患者被告知，需要剖宫产，但她拒绝了，说她并不想要这个孩子。医院的律师设法联系到 3 名法官来听审这个案件。缩宫素开始使用，胎心音由于严重的晚期减速和心动周期过缓持续恶化。患者的姐姐被传唤到医院但无法说服患者接受剖宫产。第二次头皮 pH 是 6.71，分娩继续最后生下来的死婴重量 2140g[60]。严格遵守产妇自主权最终导致可存活胎儿的死亡。

提倡保护胎儿权利的问题

与此相反，有些案件在法庭指令下，可能引起相反意图。Stroug（1991）引用了 Bourbava Jefferis 的案件，她是一个 33 岁的孕妇，有前置胎盘，由于宗教理由拒绝了剖宫产。法院命令警察护送患者到医院，但患者逃到其他州，从而增加了母亲和胎儿的风险。因此，法院命令得到了相反的预期效果。

强制约束有好的结局

也有一些案件是由于法院及时的干预措施避

免了严重的胎儿损伤，这一结果随后被母亲所感激。Elkins 报道了一个案件涉及一个 24 岁首次妊娠的女性在 34 孕周出现厚胎粪[60]。她由于反对建议的剖宫产，所以离开去了另一个医院。她有严重的高血压（收缩压 160mmHg）和蛋白尿。胎心音跟踪显示没有变化，伴有周期性晚期减速和阶段性的严重心动过缓。患者反复拒绝所有剖宫产的建议。她被指出情感匮乏并没有考虑医院的建议。她母亲说她女儿处于类似的情形已经数周了，也不能和她沟通。执行连续胎儿头皮取血抽样显示进行性酸血症（pH 从 7.1 降到 6.96）。4h 后，少年法庭法官联系胎儿代表并获取法院指令进行剖宫产。患者在进行全身麻醉时候需要受到约束，分娩了 1800g 男婴，Apgar 评分在 1min，2min，10min 评分是 2 分，5 分，7 分。术后患者过得平淡无奇，婴儿在最初时期痉挛发作后发病控制得很好。手术后患者说她现在才明白为什么手术是必要的。1 年后随访，患者和她的孩子看起来过得不错[60]。

如上例所示，无论是严格的产妇自主权还是胎儿权利的观点都会造成问题。孕产妇倡导者可能依赖少数偏见但最终对母亲和胎儿好的结果证明了他们的立场，但仔细审查，这些因素可能是误导。孕产妇倡导者的方法可能会导

致可存活胎儿的不必要死亡。另一方面，严格遵守胎儿权利会导致意想不到的后果，如产妇逃离来避免法院命令。在下一节中评论解决这两个问题的观点。

关于母 - 胎冲突的折中观点

幸运的是，绝大多数在研究范围中能存活胎儿的母胎相互作用不会导致母 - 胎冲突。然而，潜在的情况例如上面提到的这些确实存在，确实在高风险情况下，产科医生必须准备处理复杂的道德情况。三个反应母 - 胎冲突情况的平衡应该考虑 ACOG、美国儿科学会（APP）、Cherverak 和 Mc Cullough。这些观点关注于孕妇的风险，有没有关注这个过程对胎儿的风险以及这个过程对胎儿影响还需特别的考虑。表格 47.1 总结了不同观点。

美国儿科学会在 1991 年修改了母 - 胎冲突的声明。新的声明要求违背产妇意愿的合适治疗应该具备对产妇的健康和幸福有忽略不计的风险。治疗应该防止不可挽回和巨大的胎儿伤害，应该是有效的治疗[61]。

在 2005 年美国妇产科学会委员会最多的讨论是"产妇决策、道德和法律"和其文件"患者在母胎关系中的选择"[52,62]。委员会声称需要

表 47.1 没有孕产妇同意治疗胎儿的注意事项

参考文献	孕妇的风险	没有过程对胎儿的风险	过程对胎儿的影响	特殊注意事项
ACOG，1999[85] 委员会的意见	高度可能治疗有助于孕妇或对孕妇风险很小	高度可能对胎儿有严重伤害	高度治疗可能会大大减少对胎儿的伤害	考虑法律途径之前要常常想伦理委员会咨询
AAP，1999[61] 声明	对产妇健康和幸福有微不足道的风险	严重伤害	有效的治疗可阻止不可逆和实质性的胎儿伤害	没有微创的方式来帮助胎儿
Chervenak 和 McCullough， 1985[86]	对孕妇死亡风险和疾病、伤害或残疾确实低或可控的	高度可能对胎儿拯救生命或阻止严重或不可逆疾病、伤害或残疾	治疗对胎儿有可靠的低死亡率和严重疾病、伤害或残疾低或可控的风险	不要强迫孕妇而是使用法院命令来帮助说服
Strong，1991[37]	无关紧要的或无健康风险或将促进她的健康	严重胎儿伤害或死亡	防止严重胎儿伤害	促进社区的幸福，防止放弃依赖的孩子，保持医生道德完整性

高效的治疗帮助或对母亲造成最小的伤害，还指出针对高概率严重损害胎儿的高效治疗将大大减少对胎儿的伤害。声明中强烈建议在上诉为法庭案件之前，应该咨询道德委员会。事实上，道德委员会声明"在没有特殊情况下，道德委员会目前无法想象，司法机关不应该用来实施旨在保护胎儿的治疗方案[52]。"

道德委员会也强烈反对那些对胎儿造成伤害行为的孕妇的刑事起诉，其指出三个相近的案件，孕妇在（至少在最初）使用违禁药品造成不良妊娠结果成功被起诉[52]。

Chervenak 和 McCullough 是两个广泛处理母 - 胎冲突的学者，他们提出一个全面的方法补充 ACOG 和 AAP 的指导指南。Chervenak 和 McCullough 指出①对孕妇死亡风险和疾病伤害或残疾的风险，可靠性低或为了让强迫干预易于管理。②有一个高效程序将是拯救生命的或防止存活胎儿严重或不可逆的损害。他们认为治疗也将有一个可靠的低死亡率或对严重伤害的胎儿有易控制的风险[63]。

Chervenak 和 McCullough 解决问题的方法可能使用法庭指令，在案件中一个女人有充分的证据有完全性前置胎盘却要求经阴道生产。他们提出法院裁决剖宫产的观点不能得到道德辩护。他们声明没有医生有理由接受患者在完全前置胎盘情况下拒绝剖宫产的要求，因为他们是不可靠的临床判断。他们指出医生有理由拒绝患者运用其积极的权利，如果她有意义的积极的权利与医生最佳临床判断相矛盾并且否定孕妇和胎儿的所有利益。一个女人没有权利让医生违背他们最佳临床判断来行医。他们认为法院在这种情况下要求剖宫产并没有把女人当作有利于胎儿的"工具"，Rhoden 声称[34]，因为在这种情况下，剖宫产对孕妇也有好处。孕妇没有理由违背她们的自主权，因为一个妊娠的孕妇有道德义务代表她的胎儿接受合理的冒险。一些人的积极或消极权利的行为可以被限制当那些权利行为可能给他人带来某些严重伤害。他们认为女性恐惧手术不能被用来证明她们的要求，因为他们的要求是非理性的恐惧和不合理的信念让行使自主权失去能力。甚至

一些反对宗教的理由是可以被克服的，法院下令儿科患者的治疗需求可以超越她们父母亲因为宗教反对！

Chervenak 和 McCullough 致力于讨论证明法院干预在完全前置胎盘案例中是合理的。他们指出当风险不存在时，使用国家权力强制孕妇加惠胎儿的义务是合理的。孕妇自主权利在这种情况下不是绝对的，可能受到严重可能性的约束，阻止对第三方的伤害。Belson 法官对 Angela Carder 案件中简洁陈述：

一个女人带着一个孩子生存实际上是一个独特类别成员的人。她的情况从根本上不同于寻求救助别人的医疗程序的其他潜在患者，例如，一个潜在骨髓移植的捐献者。这是因为她已经承诺另一个人，孕育着未出生孩子直到有生存能力。提出的另一个独特性的情况产生于未出生孩子对母亲的依赖的本性。孕妇已经把自己定位为一个特殊类别的人，她带另外一个人存在世上且让别人的生活完全依赖于她。同时，独一无二的是，可存活的未出生胎儿真实的存活于母亲体内。在另一个身上进行手术没有其他潜在的受益（改编：Chervenak 和 McCullough 在 AC 报道，1994[32]）。

正如 Chervenak 和 McCullough 所说，孕妇和其能存活胎儿的主要道德关系是一种责任而不是无限制的自由。相似的是父母对孩子的关系不是潜在器官捐献者和接受者。在父母对孩子忽视和虐待案件方面，法律问题也可以设立。他们的结论是，在类似前置胎盘的案件中，道德和合理的法庭制裁可以被要求剖宫产。体能是否可以来执行手术没有清晰的定义。如果没有时间获取法院裁决，他们反对在这种情况下使用武力，但如果已经取得法院裁决，他们也解决不了这个问题。他们也不会纵容在没有明确有益于母亲的案件中进行剖宫产（如胎儿窘迫的情况下）。他们关于干预措施的标准包括孕妇死亡率很低、受伤或残疾的风险很低或可控。他们承认任何试图超越这些标准将面临"相当大，可能令人生畏的举证责任"[32]。

建议管理母 - 胎冲突

上文是关于如何处理母 - 胎冲突的案件和理论。在他们 1996 年文章中，Prinkerton 和 Finnerty 提出一个逻辑大纲和处理母 - 胎冲突的问题，通过使用积极团队的方法，试图解决这些跨部门的问题[44]。这个在弗吉尼亚大学健康科学中心成了模范。他们开展了一个医院伦理委员会的小组委员会，其代表组成有妇产科、儿科、麻醉科、家庭医学、伦理委员会和医院顾问。所有小组成员回顾母 - 胎冲突的相关文献，然后研制出指导方针。首先对单个部门的指导方针进行讨论，最后所有伦理委员会进行讨论。许多不同的意见及许多修正的过程历时 1 年。指导方针从坚定的完全产妇自主权倡导者到涉及关于考虑法院命令干预的一些情况的演变。单独的指导方针为没有行为能力的女性研制。最后的共识是法院应该很少使用且产妇自主权应该在几乎所有情况下普遍存在[44]。指南方针的目的是提供一个框架，促进患者和医疗团队成员的沟通。未解决的冲突可以由道德咨询服务调解。如果冲突仍未解决，那么可以向道德委员会和代表部门寻求帮助。只有在这些途径失败后才考虑求助于法院[44]。

虽然研制这些指导方针是漫长而困难的过程，但最终的结果是对这些细微差别的案件更好的鉴别和司法判决。这种增长的意识应该减少寻求法院帮助的可能性。法院命令应该直接干预或政策声明，而在其中不应该被执行体力。法院命令应该用于帮助说服患者同意干预措施[44]。

许多学者间的一个共同观点是在困难的情况下伦理委员会的责任是协助调解。在产科高风险的情况下，道德委员会需要成员在紧急情况的基础上做出适当的决策，这是可行的方式。在路易斯安那州立大学健康科学中心（LSUH-SC），成员可携带呼叫机，以方便在必要时立即回应。在这一过程中同样重要的是：意识到伦理委员会的作用和对其做出评估。在医院社区中，伦理委员会通过参与更多的服务活动（例如赞助研讨会和讲座），使更多的群众在接近委员会时感到温馨舒适。同样重要的是要让患者及其家属了解到，伦理委员会是实用并且可被接受的，如果可能的话，人们也可直接接触其服务活动[41]。

医护人员和患者之间的道德差异不应最终在法庭上解决。伦理问题的磋商有时会有意想不到的结果。Gill 等参考了一对夫妇要求后期终止患有唐氏综合征孕妇的妊娠。患者在妊娠 25 周行羊膜穿刺时由于发现胎儿十二指肠闭锁。结果表明胎儿有 21 号染色体三体综合征（唐氏综合征），父母遂要求终止妊娠。医生要求提供紧急临床伦理咨询服务（ACES）。紧急临床伦理咨询服务（ACES）小组与产科医生、社会工作者和产房助产士进行了会面（父母支持该行动，但不想要直接参与）。紧急临床伦理咨询服务（ACES）小组提到产妇拥有自主权并支持该孕妇终止妊娠，然而，紧急临床伦理咨询服务（ACES）小组认为，如果母亲接受进一步咨询服务并且产房助产士也同意执行该程序，这样的话才能够有效。该小组还建议医院院长也应参与其中。院长推荐一较正式的心理咨询：该咨询评价发现妊娠对于孕妇的心理健康并无风险。院长进一步要求：应直接面对临床伦理委员会的相关制度。此次辩论冗长，在全委员会会议中且未达成共识。在得知多种相关信息后，院长拒绝授权终止妊娠。这对夫妇在达成最初协商 2 周后得知这一决定。该家庭实际上接受这一结果并对该问题处理的方式表示理解。他们选择了继续行产科护理的同时，并在该医院分娩[64]。

对于脑死亡的问题

背 景

剖宫产第一次是用来从死去的母亲腹中接生活着的胎儿[65,66]。在希腊神话中，Asklepios（著名的希腊医生和阿波罗的儿子）就被说成是由他死去的母亲的腹中接生出的[66]。在公元前 4 世纪，印度医学巨著《妙闻本集》建议在母亲生命处于极其危险或已经死亡时应用剖宫产。

老普林尼说：在公元 23 年后，就已经有死后剖宫产。Babylonian Talmud 经建议在母亲分娩时死后，应立即开腹接生。死后剖宫产术的实施是在第 17 世纪希腊时期的威尼斯，此时处于罗马执政期间[66]。大约在公元前 700 年，NUMA popilus 禁止在孩子未出生前埋葬孕妇。这条法令，可能被用来拯救一个存活的孩子或让孩子单独埋葬，当时成了罗马的国王的法律（君王法）反过来成为皇帝的法律或君法，这可能是剖宫产一词的起源。Julius Caesar 不可能以剖宫产这种方式出生，因为有资料显示他的母亲在他出生后仍活了 40 年。在 1280 年科隆议会要求对于接受洗礼和母亲已经死后应行适当掩埋时，尸体可允许行死后剖宫产[65,66]。直到大约 1500 年成功地进行了拯救母亲和孩子剖宫产。Jacob Nufer，瑞士母猪屠户已成功完成这样一个手术[66]。

仅在过去的一个世纪，剖宫产术被用于照例拯救母亲和婴儿[65]。但有讽刺意味的是，在产科危重患者护理方面的改进使我们充分思考，可能发生脑死亡的产妇在之后维持相当一段时间。通过重症监护手段，在原本已被宣告死亡和失去生命支持的孕妇，其可延长腹内胎儿的成熟度。子宫的快速收缩（尤其是在母亲的无显著性反应后 5min）仍可认为是在产妇有妊娠反应时，由体型较大的胎儿阻碍其血流导致。

本节主要通过生命支持技术来解决病危产妇以稳定其生命体征。在这些案例中，通过检测胎儿的生命体征来观察产妇状况，并可让胎儿逐渐发育成熟。这意味着通过快速的床旁剖宫产手术提供了一个案例（表 47.2）。

在孕妇死后快速剖宫产和专为胎儿的原因而保持其活力两者间有一明显的道德区别。一些人认为用脑死亡的母亲作为孕育胎儿的问题，其最终只是作为一种手段来结束。然而，脑死亡的妊娠女性其道德价值也可以被看作是次要的道德地位[66]。脑死亡的母亲的价值是次要的，其实是别人的象征性价值，但对母亲自己来说并没有实际或潜在的危害[66]。另一方面，胎儿有真实和象征性价值，其真正的道德价值是基于婴儿受到危害或受益的潜能，其象征性

的价值源于其作为一个生命的更新或连续性的象征作用。"新鲜组织或她的肉体"的概念强调她生命的延续性和可证实脑死亡的母亲可继续胎儿的生命的延续[66]。胚胎可以被看作是内在的源头，并讨论和关注这些源头与孕妇相关的利益。对于脑死亡的母亲，她的利益仍然存在，但在次要地位[66]。随着技术的进步，出现了越来越多的成功概率，其定义为一个并没有严重伤的存活婴儿。然而，这种情况必须考虑实验性的，因此，风险和好处并不能清楚地阐述。从患者的代理决策者获得知情同意是决定行动的关键[66]。对于风险较高的妇产小组，其工作是协调回应和给决策者所需行动的信息。

表 47.2 建议在 ICU 病房急诊行剖宫产的相关设备

孕妇相关设备	胎儿相关设备
手术用消毒巾	取暖器
剖宫产术器械托盘	婴儿毯
电刀接地板（可操作）	婴儿鉴定试剂箱（标识带，足迹图）
医用手套和（或）手术衣和（或）无菌帽	脐带血试管
医用缝线	脐血血气试剂盒
圈	吸引管、喉镜、气管插管
手术无影灯和（或）负压吸引器	新生儿复苏药物

存在脑损伤孕妇的妊娠结局

1982 年，Dillon 及其同事提出两例涉及脑死亡的孕妇。从这些案例中，他们得出的结论是，脑死亡孕妇均少于 24 周的持续生命支持；在 24 周至 27 周，周全的产科护理被认为是在 28 周顺利生产的保证[65]。

自那时以来，Bush 及其同事共同撰写了一篇文献综述，其回顾了决定继续维持的 11 例脑死亡的孕妇和 15 例处于植物状态的妊娠女性[67]。在与脑死亡相关的 11 例患者中，在 29.7 周平均维持 46d。在处于植物状态的 15 例孕妇，获得平均 124d 的维持时间。这些作者认为，重症护理往往有好的效果，但家庭成员要认识到其过程难以保证[67]。

在复杂的家庭动机下继续维持植物人状态的决定

Webb 提出一个 24 岁的产妇（G1P0）的案例，该产妇妊娠 12 周并于 1995 年宣布有希望选择性终止妊娠[68]。在妊娠 14 周，她过量服用其母亲使用的胰岛素。孩子的父亲未知。经过几天的护理，脑功能并未明显恢复。一些家庭成员询问此种情况下人工流产的可行性。即使这不会改善患者的临床结果，他们仍对追求这一项目感兴趣。伦理委员会咨询，并建议患者的母亲与其他家庭成员进行进一步的讨论。患者的母亲决定不终止妊娠，因为她觉得，要是患者尚未绝望，她并没有终止的想法。在 16 周时，其脑成像显示"毒性"和"严重脑电波异常"[68]。她被诊断为慢性的植物状态并且其恢复的机会很低。决定撤除所有治疗（去除营养）并给其 DNR（不做复苏）的状态。在 23 周时，诊断患者有肺炎并且超声显示有一正常大小的胎儿。伦理委员会再次商讨，并会见了产科医疗团队和患者家属。可以确定护理可以有助于胎儿的正常生长，对最终有一个正常结果还是存留一线希望。之后对患者提供抗生素和其他药物。在 28 周后开始胎儿监护。在 31 周的晚期发现孕妇减速和阴道出血。诊断为胎盘早剥并行剖宫产，产下 2240g 胎儿，Apgar 评分为 4 分和 7 分。母亲在术后第 3 天死亡。婴儿存在支气管发育不良，并在 2 个月后出院。孩子 5 个月情况为"看似良好"[68]。

存在严重脑损伤孕妇的管理指南

对有严重神经系统疾病的所有妊娠患者，应做相关胎儿支持并积极完善产妇诊断和预后判断。如前所述，这一治疗的病例是由于孕妇心脏骤停，急性缺氧行立即复苏治疗无效。在这些案例中，快速生产可显著提高产妇的生存率[68]。

在关于胎儿情况作出决定前，判断损伤的病因以及损伤程度以及预后是必要的[68]。这种评估需要时间，随着改善（或缺乏）时间的推移，这可能是确定损害程度以及预后的关键。

小组的护理方式是这些复杂的医学伦理案例的关键。产科团队与家人进行沟通之前，与顾问讨论并同意计划方案是非常重要的。与患者家属一直保持沟通是必要的。同样重要的是要让护士和医生对患者的状态变化相互知晓[68]。

当患者对治疗不同意时，神经科医生应了解其心理状况的评估并且确定患者的慢性脑损伤的状态（昏迷、昏睡、或慢性植物人状态）（表 47.3）。一种常用的脑死亡的诊断通常是根据 1981 年医学研究中的伦理问题委员会、生物医学和行为学研究所采用的诊断标准[69]。这些标准被称为：循环和呼吸功能或所有的大脑功能不可逆的停止（包括脑干）。表 47.4 描述了一些用于此试验的研究，可提供临床结果的文件包括脑电图、脑干诱发电位、脑血流量的研究[70]。

当一个患者被认为无能为力时，需确定谁为患者说话。如果没有事前指示，近亲要指导患者作出决定。医疗团队需要法律顾问不断更新，考虑到适用于他们国家的法律，这些法律涉及死亡权利和生命意愿情况[68]。大多这样的法律条款，可改变他们关于妊娠的解释[71]，也有可能是以医院规章制度处理这些情况。请求伦理委员会的介入对其也有帮助作用[68]。

胎儿情况的评估也非常重要。超声和电子胎儿心率监测评估胎龄应在短时间内尽快完成。在年龄稍大的胎儿，脑功能可通过心跳变异、心跳加速或生物物理监测间接评估，连续超声能揭示更多关于正在发生发展的脑损伤。胎儿宫内生长受限（IUGR）可能是早期的第一妊娠期和第二妊娠期损伤。小头畸形可能是由于缺氧和皮质类固醇的浓度降低，小头畸形也会导致脑室扩大。有时可以发现脑室周围白质脑病，并且 MRI 可用于评价胎儿大脑[68]。

为胎儿生长而努力维持孕妇存活也应该同时对胎儿情况进行评估。如果没有证据表明胎儿有损伤，之后可适当地引导对胎儿发育。如果有证据显示，有明显的胎儿损伤（如小头畸形或宫内胎儿发育迟缓），可考虑行有损伤和非损伤的干预措施[68]。

母亲的自主权，应在有利性和非伤害性之

表 47.3　脑损伤的状态

昏睡	昏迷	慢性植物人状态	脑死亡
患者可以通过积极或连续的循环和（或）呼吸刺激唤醒	患者不能被任何刺激所唤醒	中间状态可以早期呈现或患者有脑干功能但无脑功能。有睡眠－觉醒周期，可通过言语刺激眼睛，存在正常呼吸控制但没有明显的理解或非连续性运动反应	循环和（或）呼吸功能不可逆的停止，全脑功能不可逆的停止，包括脑干（伦理问题研究委员会 & 医学、生物医学和行为学研究学会[69]，1981）

表 47.4　脑死亡的标准和检验

脑死亡的标准和检验

需要排除昏迷的可逆原因（即药物的毒性，低温）

让大脑恢复功能的时间

脑缺血标准：无临床刺激反应

脑干的标准：

　脑神经测试无反应或反应缺失

　乳头肌反射，角膜反射，对光反射，眼前庭反射，口咽反射

　呼吸暂停试验

脑功能缺失不能正常学习：

　脑电图

　脑干诱发电位的研究

间平衡。对于脑死亡患者，产妇的自主权仍然重要（通过母亲的代理人表示），与胎儿相比也可以被视为次要的道德要求。通过延长产妇死亡而不愿意违背非伤害原则，但还应该考虑胎儿有效性为基础。在妊娠早期胎儿或妊娠中晚期胎儿的情况和母体条件都难以控制，必须考虑对胎儿无伤害的问题。如果胎儿在一个相对完整的状态中实现存活的机会渺茫，那么对胎儿无害的主张可能有利于撤回孕妇的生命支持以避免简单地推迟胎儿死亡[68]。如以上情况说明，对一个长期处于植物状态的患者的护理相对容易，但当对于有广泛脑损伤的胎儿的护理则变得非常困难。为患者的代理咨询必须考虑损伤后胎儿的状态。胎儿的后续评估，也须进行。妊娠受伤时间非常重要。患者代理的知情同意是任何涉及延长产妇的支持的努力的关键，因为这在许多方面仍必须被视为一个试验性程序[68]。

如果是决定延长一个显著的脑损伤的母亲的妊娠，还存在许多障碍。Mallampalli 等，列出了这些挑战和应对建议。一个人必须准备提

供广泛的内分泌、心血管、呼吸、体温调节、营养和感染性疾病的治疗以获得一个潜在的成功的结果[72]。

总之，在这些情况下，伦理方面的首要任务是明确母亲的诊断，并评估母亲的预后以及胎儿的相对完整的生存机会。一个合适的代理决策者必须确定和提供适当的信息来指导知情同意。多方面的努力必须教育患者并同情她的家庭[68]。咨询论理委员会以及生前遗嘱法规在妊娠期间的适用性的法律指导也有帮助。

耶和华见证人管理

患者方面

此节将讨论与耶和华的见证相联系的妊娠患者的治疗，并回顾了这种宗教信仰的历史和其关于输血的起源的教义。介绍了关于耶和华见证人的重要的法律案件。最后，介绍对这些患者管理的一般准则。

背　景

为了妥善解决伴随着照顾耶和华见证人的患者的伦理问题，应该理解关于血液制品输注他们的信仰和教义的背景。耶和华见证人是一个 1884 年在美国费城成立的基督教宗教激进主义教派，强调圣经文字阅读[73,74]。目前全球约有 2 000 000 人，其在美国约占一半人数[75]。这种宗教信仰集中在关于这个世界的尽头的预言和未来的耶和华统治。皈作者往往来自工人阶级且教育背景[73]有限，他们是典型的虔诚信徒并相信一个伟大信仰。这一原则引起争议是拒绝承认任何世俗的权威的建立。因此，过去曾因对于不宣誓效忠于国旗或宣誓忠诚颇有争

议,他们还拒服兵役并从事军事服务[73]。在1945年7月5日之前,没有明确禁止输血制品。就在那一天,一篇发表在《瞭望塔》——耶和华见证人教派的一本官方杂志的文章表明禁止其他人血液流到自己身体,并且这样做的人其惩罚是在神的国度里失去永恒的生命[74]。这个宣言的基础是回顾了几种圣经上的解释(Genesis 9:3-4,Leviticus 17:13-14,Acts 15:19-21)。基督的信徒重申希伯来圣经禁止它[76]吃血或肉:"凡你们中有人吃,任何形式的血;我必变脸攻击那吃血的人,会把他撕成碎片"(Leviticus 7:10-14)。在耶路撒冷举行的新成立的基督教信仰大会第一批领导人,指示非犹太人皈依者遵守犹太法律时,呼吁这项禁令因为犹太法律需要禁欲"远离被偶像污染,远离淫乱被扼杀和鲜血"(Acts 15:19-21,Jonsen,1986[73])。《瞭望塔》杂志中的这篇文章,禁止以任何方式让血液进入到身体:"耶和华见证人的问题涉及的最基本原则,它们作为基督徒生活的基础。他们与创造者和上帝的关系岌岌可危[73]。"耶和华的证人违反该原则不仅危及他或她的永恒的未来,更有立即被当成"门徒"的风险,并被家人和朋友逐出教会。这种风险可能会影响到其成员大力拒绝输血[74]。很明显,这一教义是明显的,绝对的,对宗教从业者非常重要[73]。然而,目前尚不清楚几点。为什么这个宗旨,扩大到包括禁止血进入体内而不包括食血?为什么在这个特殊的时候做宣传?谁对这个公告的决定负责?这是一个管理委员会或一个人?只有血是禁止而某些血液成分或器官移植也被禁止?[74]可这种罪能被原谅吗?如果他们是无意识的和(或)或是违背了他们的意愿但还是仍然是有罪的?[76]这些问题不是耶和华见证的信徒与他们的医生讨论的事情。一些问题甚至已经解决了,教会当局已得到不同的答案[76]。

什么是被禁止的产品尚不完全清楚。全血、血浆、红细胞和血小板似乎被禁止,但输注白蛋白、血清免疫球蛋白和抗血友病制剂和器官移植似乎是留给个人的良心处理[74]。即使在这些准则,似乎存在个体变异。例如,对于一个

见证人的秘密调查显示指出,一些人会接受别人血浆并且一个人会接受自体输血[74]。尽管他们不愿意接受血液成分治疗,耶和华见证会积极寻求医疗保健并一直走在发展人工血液和其他药物的方法的前沿来帮助身体提高血液细胞数量(例如促红细胞生成素)。有许多人将接受替代品,可以降低手术大失血的风险。例如,在心脏手术中,成功地进行了对见证人的血液体外稀释。这种技术可以被接受,只要血总是在循环系统中物理性的持续流动。它涉及去除血液中的一部分,它与静脉注射液稀释,然后返回到他们的循环系统。血液丢失并稀释在外科手术会使血液浓度变得更低,患者因此能够在手术中承受较大量损失[74]。

关于治疗耶和华见证人的法律案件

法院下令在妊娠耶和华的见证人输血案件中的问题已经解决。在Raleigh Fitkin-Paul Morgan医院诉Anderson的案件,一个女性在妊娠32周被认为是出生前有高危出血,并被建议输血[77]。她因宗教理由拒绝了,因为她是耶和华的见证人。这个问题被提交法院并在最初的审判中,法院支持她拒绝,然后医院到新泽西最高法院提起上诉。此时,该女性反对医疗建议已经离开医院。然而,新泽西最高法院决定:未出生的孩子是"有权享有法律保护"的,如果在必要情况下可以挽救她的生命或她孩子生命,由当时负责的医生可以决定血液可以被给予[78](Ralegh Fitkin-Paul Morgan医院诉Anderson[75,77]中描述)。这种案件决定,第一修正案体现两个自由:相信的自由和信仰的自由。法院认为,只有这两个概念是绝对的第一。第二个概念受限于这种案件下孩子的生存权利[75]。这个案件因为意见不足受到批评并且因为患者离开医院审判没有颁布[78]。

关于:1985年牙买加医院,纽约最高法院解决了一项方案是耶和华见证人,有18周的身孕并且食管静脉曲张出血广泛[79]。妈妈拒绝了输血。她是10个孩子的单身母亲,而她唯一的亲戚姐姐当时不能依靠,法庭允许输血以保护胎儿[37]。一个人确实有权拒绝治疗,但国家在

有强烈利益时可以干涉生育选择（在 Roe *vs.* Wade）。法院承认，非存活的胎儿，利益不是强制性的，而是"重大的"。当觉得这种利益大于患者拒绝输血的权利时，她被要求接受血液（关于：牙买加医院，1985[79] 在 Mohaupt & Sharma 1998[40]）。

在乔治敦大学医院的案例中，法院还要求一个是 7 个月孩子的唯一供养者的非妊娠女性输血。这一决定旨在防止虐待和遗弃儿童（乔治敦大学医院校长和主管申请[80]，Elkins，1994[75]）。患者没有家属或不是孩子的唯一供养者会有不一致的决策[75]。有频繁的裁决支持反对他们父母的意愿来对耶和华的证人的孩子输血干预[75]。法院已经裁定，父母不能让他们的孩子殉难[81]。现在法庭命令给这类案例中的孩子输血是司空见惯的。

也有案例成功起诉医生故意在紧急情况下为见证患者输血。在加拿大的案件中，一例 57 岁的女性因为多个机动车事故被无意识的送到急诊室。在搜索她的财物时，一个护士注意到她的钱包，发现她是耶和华的见证人，从不希望接收血液制品，已经签署但未注明日期或见证。尽管有这份记录，但治疗医生决定进行输血。患者恢复后并起诉，宣称冒犯她。法院注意到输血是必要的，以挽救患者的生命，但医生故意违背她的意愿。法院不能赦免医生尊重患者的愿望的基础，尽管愿望是不合理的，患者获得 20 000 美元补偿（Malette *vs.* Sanbar[82]，2001[11]）。这种成功起诉的案件报道并不多。这可能是由于审前和解或一部分见证者的金钱补偿无法弥补造成伤害的感受[74]。

接触耶和华的证人患者的指导方针

在处理成人或被解放的见证者患者的一个更重要方面是医生诚实考虑他或她是否能够尊重他们关于血液制品输血的意愿。如果医生不可能允许患者无法输血而死亡，那么医生需要诚实对待他们遇到的第一个患者，如果有可能找到另一个医生承担照顾。重要的是要确定见证患者关于哪种血液制品是可以接受的确切意愿。见证者对禁止的解释有地方和个体差异，重要的是要确定在个案中可接受什么产品。应该强调，最大可接受的替代血液产品的治疗，例如红细胞生成素治疗和主要手术之前血液稀释法。耶和华的证人一般非常活跃和顺从地寻求替代品的替代疗法。在照顾患者时，这样的谈话应该尽可能早的进行。在急救护理情况下，这种谈话不可能总是在早期妊娠时做好。谈话应该私下进行，因为潜在生命或死亡危险情况下本应该由患者的决定，但在家庭或教会成员的存在时，可能会过度影响患者。还有耶和华的证人患者如果不签署书面同意书来允许输血，这显然会使医生之后陷入一个非常尴尬的境地，如果患者输血，然后指出先前与医生对话从未发生。在这种情况下是否输血将取决于医生个人。其他证人患者接受输血书面同意，但不希望任何家庭或教会成员知道他们已经这么做了。这所有这种性质的谈话都应该被清楚地记录在患者图表，这样任何照顾患者的人都了解患者的意愿。

医生应该获得医疗团队的其他成员的支持。麻醉学团队需要意识到患者的愿望并愿意尊重他们。一些医院已经详细书写关于照顾妊娠的耶和华的证人的书面协议[83]。

在最初的交谈之后，可能会出现其他问题。重要的是要确认患者的意愿在面对即将失去生命的一个紧急流血事件中保持一致。如果患者的愿望显然是以前记录的，努力证实这些意愿不应该试图改变患者的意愿，而且在面对危险生命的出血时重新评估这些信念。最重要的是要记住，大多数见证者所面对的远不止生死关头。他们觉得使用血液制品可以阻止他们达到永久的救赎，也有关于被他们社区孤立的非常现实的问题。

更困难的情况发生在危及生命的出血而没有时间谈话（即患者是无意识的）。但医疗团队对见证者不了解而且只能在他钱包里的卡鉴别他的身份，这处理起来是特别困难的。在这些情况下，患者自主权应该存在并且患者反对输血的意愿应该被尊重。如上所述，医生已经在这些案例中成功起诉，但获得补偿却相对比较小，可能表明法院承认医生正试图拯救相关患者的生命。之前关于替代自体输血法等设备的文章在这些情况下可能会有帮助。例如患者在手术后长时间插管的考虑也可能有效减少患者的新陈代谢的负载（个人沟通，Gary Dildy Ⅲ，2001 年 11 月）。

耶和华的证人患者中的未成年人代表另一个特殊类别。一般来说，法庭很快违背父母的意愿允许未成年人输血。然而，大多数州考虑妊娠将未成年人纳入不受约束的类别，这将使他们具有和成人一样的决策能力。即使在受约束的未成年人的案件中，有一种趋势是只要患者达到不受约束的年龄，则允许更多的自治权，能够明显表达她的信仰[81]。

一些医生和法院把不孕的耶和华的见证者放在一个特殊的类别，尤其是胎儿是存活的。胎儿的存在是用来证明在这些情况下输血是正当的，感觉输血和侵犯患者自主权剖宫产是不一样的。相比之下，输血是一个更小程序，作者为这样的推理感到担忧。对于耶和华见证人，输血是比剖宫产更大的攻击。在有存活胎儿的大出血孕妇案例中，分娩婴儿似乎是比输血更道德的选择。

因此，关怀耶和华见证者在医疗急救护理方面承当许多伦理问题。重要的是要尊重患者的自主权，通过理解患者可能考虑的替代疗法来施行善举。如果在这些限制内照顾患者遇到麻烦，必须告知患者并协助获取替代治疗。

慰问信

在高危产科中总结一章善于伦理道德的章节是合适的，并提醒医生他对患者的责任并不能随着患者的死亡而结束。还留有一个最终责任：留下的协助家庭成员。写慰问信的想法是最近 Bedell，Cadenhead 和 Graboys 在《新英格兰医学杂志》提出来的[84]。这个责任是 19 世纪的美国一个公认的一部分医生的实践。Bedell 等在 1892 年公布 James Jackson 博士给 Mrs. Louisa Higgonson 的信[84]：

我亲爱的朋友，

我不需要告诉你我有多么同情你。我想我意识到在一定程度上你会在很长一段时间——在你的余生想念亲爱的阿姨 Nancy。我知道她一直是你的一部分……心灵以及身体都在充分的想念，她一直倾诉她朋友的快乐，分享机智与智慧，并给予她周围的人快乐。

不断在我们脑海中清楚地回忆起生活中的事件，意识到在有趣和重要的情况下她所说和所做的——或在意想不到的事件她可能提出的不太完美的建议。

为你我亲爱的朋友，我恳求上帝的祝福。

你的老朋友，

J·杰克逊

慰问信可以给予一个家庭在他们悲伤的过程中的巨大的帮助。当死亡是意想不到的或住院期间发生并发症时尤其如此[84]。胎儿的失去，甚至更多的这样的母亲，可能属于这一类。这封信可以帮助家庭处理伴随着这样的损失的愤怒[84]。这封信可以比对个人表达同情或通过电话更让人舒服，它可以反复的引用。缺乏明显迹象的同情对家庭来说是相当痛苦的。Bedell 提到一位家庭成员对此深有体会："我妈妈去世后，医生从来没有写信给我。他逃跑并藏起来了[84]。"Bedell、Cadenhead 和 Graboys 鼓励所有医生，住院医生和同伴私下与他们死去的患者联系并写一封慰问信。

建议写慰问信

避免使用的词语

表达中不强调失去或痛苦："它是"，"我知道你一定感觉"，"还好她死了。"避免回顾医学死亡的细节（也有助于避免法律责任问题）。

建议加入

以直接表达失去的悲伤开始，如"我想给你送出我们的慰问，哀悼你死去的妻子。"

慰问包括患者的个人记忆和（或）参考她的家庭或工作。参考患者的成就，对家庭的奉献、性格或住院期间的力量也有帮助。

提到患者的力量来自家庭的爱。

告诉家人，能够参与照顾他们所爱的人是

一种荣幸。

让家人知道你的信念一直陪伴着他们在他们最需要帮助的时刻[84]。

上面的建议意味着仅仅是帮助慰问信开头的指南。这封信可能是几句或更详细地描述医生和患者的关系。医生应该写信的类型应是使他或她最舒适的。正如 Bell、Cadenhead 和 Graboys 指出的那样，"慰问信过去是一种专业职责，值得重新提起。"[84]。这样一封信给患者的家庭提供一种安慰，并积极影响家庭与医生在未来的相互作用。另一方面，失败的传达我们的悲伤可以被视为缺乏关心。

总　结

这本书详细说明如何技术地处理面对产科危重症患者护理中许多高风险的情况。本章从技术上帮助医生退一步，看看患者和她的家人作为个体在哪些方面需要处理，而更多的不仅仅是技术的水平。这样做并不总是一个容易的过程，尤其在平衡医生的道德责任的善行与患者的自主权利时候。识别在决策过程中早期可能的伦理冲突并通过沟通澄清这些问题，常常可以帮助他们解决问题。当医生、患者和她的家人在沟通上陷入一个僵局的时候，伦理委员会可以提供帮助。如果有的话，法院应该很少的，被要求帮助决策过程。"有时治愈，常常帮助，总是安慰"尤其适用于在面对高风险产科的医生的道德困境。当最好的医疗技术没有得到最好的结果，同样重要的是要记住，一个深思熟虑的慰问信可以进一步治愈。

感　谢

作者感谢 Doug Brown 博士，Thomas Nolan 博士，Cliona Robb Esq.，Ginger Vehaskari 博士和 Ms Betty Rowe，他们为我准备手稿过程的中提供了宝贵帮助。

参考文献

[1] Brown D, Elkins T. Ethical issues in obstetrics cases involving prematurity. Clin Perinatol, 1992, 19: 469 - 481.
[2] Chervenak F, McCullough L. Ethical and LEGAL ISSUES // Danforth's Obstetrics and Gynecology. 8th ed. Philadelphia: Lippincott, Williams and Wilkins, 1999, 939 - 953.
[3] Beauchamp T, Childress J. Principles of Biomedical Ethics. 5th ed. New York: Oxford University Press, 2001, 57 - 164.
[4] American College of Obstetricians and Gynecologists. Ethical decision making in obstetrics and gynecology // Ethics in OB/ GYN. 2nd ed. Washington, DC: American College of Obstetricians and Gynecologists, 2004, 3 - 8.
[5] Schloendorff v. Society of New York Hospitals. 211 N. Y. 125, at 129, 105 N. E. 92, at 93 (1914).
[6] Lo B. Resolving Ethical Dilemmas: A Guide for Clinicians. 2nd ed. Philadelphia: Lippincott, Williams and Wilkins, 2000, 19 - 29, 181 - 188.
[7] American College of Obstetricians and Gynecologists. Informed consent // Ethics in OB/GYN. 2nd edn. Washington, DC: American College of Obstetricians and Gynecologists, 2004, 9 - 17.
[8] American College of Obstetricians and Gynecologists, Committee on Ethihcs Opinion 108. Ethicak Dimensions of Informed Consent. Washington, DC: ACOG, 1992, No. 108.
[9] Lane v. Candura 6 Mass. App. Ct 377, 376 N. E. 2d 1232 (1978).
[10] Annas GJ, Densberger JE. Competence to refuse medical treatment: autonomy vs paternalism. Toledo Law Rev, 1984, 15: 561 - 592.
[11] Sanbar S, Firestone M, Gibofsky A. Legal Medicine. 5th ed. St Louis: Mosby, 2001, 292, 341.
[12] In the Matter of Karen Quinlan 70 N. J. 10, 335A, 2d 647, cert. Denied U. S. 922 (1976).
[13] Cruzan v. Missouri Department of Health, 497 U. S. 261 110S. Ct. 2842 (1990).
[14] Brophy v. New England Sinai Hospital, Inc. 497 N. E. 2d 626 (Mass. 1986).
[15] Bouvia v. Superior Court, 179 Cal. App. 3d 1127, 225 Cal Rpt. 297(Ct. App. 1986).
[16] Leiberman J, Mazor M, Chaim W, et al. The fetal right to live. Obstet Gynecol, 1979, 53: 515 - 517.
[17] Fost N, ChudwinD, Wikler D. The limited moral signifi cance of "fetal viability". Hastings Cent Rep, 1980, 10 - 13.
[18] Fletcher J. The fetus as patient: ethical issues. JAMA, 1981, 24: 772 - 773.
[19] Chervenak F, Farley A, Walters L, et al. When is termination of pregnancy during the third trimester morally justifiable? N Engl J Med, 1984, 310: 501 - 504.
[20] Gillon R. Pregnancy, obstetrics and the moral status of the fetus. J Med Ethics, 1988, 14: 3 - 4.
[21] Abrams F. Polarity within benefi cence: additional thoughts on nonaggressive obstetric management. JAMA, 1989, 261: 3454 - 3455.
[22] Chervenak F, McCullough L. Nonaggressive obstetric management: an option for some fetal anomalies during the third trimester. JAMA, 1989, 261: 3439 - 3440.
[23] Chervenak F, McCullough L. The limits of viability. J Prenat Med, 1997, 25: 418 - 420.

[24] Mahoney M. The fetus as patient. West J Med, 1989, 150: 459 – 460.

[25] Newton E. The fetus as a patient. Med Clin North Am, 1989, 73: 517 – 540.

[26] Strong C, Garland A. The moral status of the near-term fetus. J Med Ethics, 1989, 15: 25 – 27.

[27] Beller F, Zlatnik G. The beginning of human life: medical observations and ethical reflections. Clin Obstet Gynecol, 1992, 35: 720 – 727.

[28] Mattingly S. The maternal fetal dyad: exploring the two-patient obstetric model. Hastings Cent Rep, 1992: 13 – 18.

[29] Botkin J. Fetal privacy and confidentiality. Hastings Cent Rep, 1995: 32 – 39.

[30] Annas G. Forced cesareans: themost unkindest cut of all. Hastings Cent Rep, 1982: 16 – 17, 45.

[31] Annas G. Protecting the Liberty of Pregnant Patients. N Engl J Med, 1987, 316: 1213 – 1214.

[32] McCullough L, Chervenak F. Ethics in Obstetrics and Gynecology. New York: Oxford University Press, 1994: 96 – 129, 241 – 265.

[33] Mahowald M. Beyond abortion: refusal of caesarean section. Bioethics, 1989, 3: 106 – 121.

[34] Rhoden N. Cesareans and Samaritans. Law Med Healthcare, 1987, 15: 118 – 125.

[35] Harris L. Rethinking maternal – fetal conflict: gender and equality in perinatal ethics. Obstet Gynecol, 2000, 96: 786-791.

[36] Strong C. Ethical conflicts between mothers and fetus in obstetrics. Clin Perinatol, 1987, 14: 313 – 328.

[37] Strong C. Court ordered treatment in obstetrics: the ethical views and legal framework. Obstet Gynecol, 1991, 78: 861 – 868.

[38] Roe v. Wade: United States Supreme Court: 35 LED 2d 147 (1973).

[39] Re: AC, District of Columbia, 573 A. 2d 1235 (D. C. App. 1990).

[40] Mohaupt S, Sharma K. Forensic implications and medical-legal dilemmas of maternal versus fetal rights. J Forensic Sci, 1998, 43 (5): 985 – 992.

[41] Brown D. Maternal Fetal Topic II. Presented at AC Clinical Ethics for Practitioners Symposium, Hard Choicesat the Beginning of Life, November 16, 2001, Nashville, TN.

[42] Adams F, Mahowald MB, Gallagher J. Refusal of treatment during pregnancy. Clin Perinatol, 2003, 30: 127 – 140.

[43] Baby Doe v. Mother Doe, 632 NF2d 326 (III App 1 Dist 1994).

[44] Pinkerton J, Finnerty J. Resolving the clinical and ethical dilemma involved in fetal-maternal conflicts. Am J Obstet Gynecol, 1996, 175: 289 – 295.

[45] Colautti v. Franklin 439 U. S. 379 (1979).

[46] Jefferson v. Griffen Spalding Hospital Authority, Ga. , 274 S. F. 2d 457 (1981).

[47] Smith v. Brennan 157 A 2d 497 (NJ 1960).

[48] Nelson L, Milliken N. Compelled medical treatment of pregnant women: life, liberty and law in conflict. JAMA, 1988, 259: 1060 – 1068.

[49] Re: Maydun, 114 Daily Wash L. Rptr 2233 (DC Super Ct 1986).

[50] Webster v. Reproductive Health Services, Daily Appellate Report, July 6, 1989, 8724.

[51] Planned Parenthood of Southeastern Pennsylvania v. Casey 112 U. S. 674 (1992).

[52] American College of Obstetricians and Gynecologists, Committee on Ethics. Opinion 321. Maternal Decision Making, Ethics and the Law. Washington, DC: American College of Obstetricians and Gynecologists, 2005.

[53] Dalton K. Refusal of interventions to protect the life of the viable fetus – a case-based transatlantic overview. Medico-Legal J, 2006, 74 (1): 16 – 24.

[54] Berdowitz RL. Should refusal to undergo a cesarean delivery be a criminal offense? Obstet Gynecol, 2004, 104 (6): 1220 – 1221.

[55] Minkoff H, Paltrow LM. Melissa Rowlandand the rights of pregnant women. Obstet Gynecol, 2004, 104 (6): 1234 – 1236.

[56] Haack S. Letter to the Editor. Obstet Gynecol, 2005, 105 (5): 1147.

[57] Habiba M. Letter to the Editor. Obstet Gynecol, 2005, 105 (5): 1147 – 1148.

[58] Kolder V, Gallagher J, Parson M. Court ordered obstetrical interventions. N Engl J Med, 1987, 316: 1192 – 1196.

[59] Berg RN. Georgia Supreme Court orders caesarean section – mother nature reverses on appeal. J Med Assoc Ga, 1981, 70: 451 – 543.

[60] Elkins T, Andersen H, Barclay M, et al. Court-ordered cesarean section: an analysis of ethical concerns in compelling cases. Am J Obstet Gynecol, 1989, 161: 150 – 154.

[61] American Academy of Pediatrics, Committee on Bioethics. Fetal therapy – ethical considerations. Pediatrics, 1999, 103: 1061 – 1063.

[62] American College of Obstetricians and Gynecologists. Patient choice in the maternal-fetal relationship // Ethics in OB/GYN. 2nd ed. Washington, DC: American College of Obstetricians and Gynecologists, 2004: 34 – 36.

[63] McCullough LA, Chervenak F. Ethics IN Obstetrics and Gynecology. New York, NY. Oxford University Press, 1994: 196 – 237.

[64] Gill AW, Saul P, McPhee J, et al. Acute clinical ethics consultation: the practicalities. Med J Aust, 2004, 181 (4): 204 – 206.

[65] Dillon W, Lee R, Tronolone MJ, et al. Life support and maternal brain death during pregnancy. JAMA, 1982, 248: 1089 – 1091.

[66] Loewy E. The pregnant brain dead and the fetus: must we always try to wrest life from death? Am J Obstet Gynecol, 1987, 157: 1097 – 1101.

[67] Bush MC, Nagy S, Berkowitz R, et al. Pregnancy in a persistent vegetative state: case report, comparision to brain death, and review of the literature. Obstet Gynecol Surv, 2003, 58 (11): 738 – 748.

[68] Webb G, Huddleston J. Management of the pregnant woman who sustains severe brain damage. Clin Perinatol, 1996, 23: 453 – 464.

[69] President's Commission for the Study of Ethical Problems in Medicine and Biomedical and Behavorial Research. Guidelines for the determination of death. Report of the Medical Consultants on the Diagnosis of Death to the President's Commission. JAMA, 1981, 246 (19): 2184 – 2186.

[70] Halevy A, Brody B. Brain death: reconciling definitions, criteria and test. Ann Intern Med, 1993, 119: 519 – 525.

[71] Burch TJ. Incubator or individual: the legal and policy deficiencies of pregnancy clauses in living wills and advance healthcare directive statutes. Maryland Law Rev, 1995, 54: 528 – 570.

[72] Mallampalli A, Powner DJ, Gardner MO. Cardiopulmonary resuscitation and somatic support of the pregnant patient. Crit

Care Clin, 2004, 20: 747 – 761.

[73] Jonsen A. Blood transfusions and Jehovah's Witnesses: the impact of the patient's unusual beliefs in critical care. Crit Care Clin, 1986, 2 (1): 91 – 99.

[74] Sacks DH, Koppes RH. Caring for the female Jehovah's Witness: balancing medicine, ethics, and the First Amendment. Am J Obstet Gynecol, 1994, 170 (2): 452 – 455.

[75] Elkins T. Exploring Medical-Legal Issues in Obstetrics and Gynecology. Washington, DC: Association of Professors of OB/GYN, 1994, 35 – 38.

[76] Macklin R. The inner workings of an ethics committee: latest battle over Jehovah's Witnesses. Hastings Cent Rep, 1988, 15 – 20.

[77] Raleigh Fitkin-Paul Morgan Hospital v. Anderson 42. NJ421, 201 A2d, 537 cert. Denied 377 U. S. 985 (1964).

[78] Elias S, Annas G. Reproductive Genetics and the Law. Chicago: Yearbook Medical Publishers, 1987, 83 – 120, 143 – 271.

[79] Re: Jamaica Hospital, 491 NYS 2d 898 (1985).

[80] Application of the President and Directors of Georgetown College Hospital, F2d 1000 (1964).

[81] Cain J. Refusal of blood transfusion // Elkins T. Exploring Medical-Legal Issues in Obstetrics and Gynecology. Washington, DC: Association of Professors of OB/GYN, 1994, 62-64.

[82] Malette v. Shulman 630 R. 2d, 243, 720R. 2d, 417 (O. C. A.).

[83] Gyamfi C, Gyamfi M, Berkowitz R. Ethical and medicolegal considerations in the obstetric care of a Jehovah's Witness. Obstet Gynecol, 2003, 102 (1): 173 – 180.

[84] Bedell SE, Cadenhead K, Graboys TB. The doctor's letter of condolence. N Engl J Med, 2001, 344 (15): 1162 – 1164.

[85] American College of Obstetricians and Gynecologists, Committeeon Ethics. Opinion 214. Patient Choice and the Maternal-Fetal Relationship. Washington, DC: American College of Obstetricians and Gynecologists, 1999.

[86] Chervenak FA, McCullough FB. Perinatal ethics: a practical method of analysis of obligations to mother and fetus. Obstet Gynecol, 1985, 66: 442 – 446.

[87] Mohr v. Williams, Minn, 261, 265; 104 N. W. 12, 15 (1905).

[88] Superintendent of Belchertown v. Bouvia (1983).

第 48 章　妊娠期急性精神疾病

简　介

急诊室（emergency department，ED）就诊，涉及精神病的问题在过去 15 年大幅增加，特别涵盖了医疗人员和未参保人员[1]。住院治疗率的降低和门诊有效的精神治疗的减少以及门诊药物滥用共同促成了急诊就诊的增长。患者到急诊科就诊，相比在社区就诊而言，精神病诊断的患病率增加，且精神病的诊断常漏诊，或不包括在治疗方案中[2]。药物使用混乱可引起抑郁症或精神病，并没有得到最优的评估和治疗[3]。最近的一项调查报告显示，急诊科的临床医生不太可能给予那些有强烈的自杀意念或滥用药物的患者开出精神药物，而且没有证据表明出急诊科时接受的精神科药物处方，其有提高后续的门诊治疗的可能性[4]。本章将着重阐述一些通常存在于急诊科或其他医疗环境中的急性行为健康问题：抑郁症、自杀倾向和焦虑等精神病。相关内容将对比普通成年人群与围生期女性的情况展开介绍。

抑郁症的评估

重度抑郁症（Major depressive disorder，MDD）的女性比男性多见，而女性 MDD 的发病高峰则出现在育龄期[5]。MDD 的特点是心情郁闷、绝望、内疚、积极性下降、低活力、注意力不集中、睡眠习惯改变、食欲改变、性欲下降、社交能力和活动兴趣下降[5]。MDD 还可以包括周期性的自杀意念、自杀企图和自杀。MDD 伴随与行为和功能障碍相关的严重紊乱。

MDD 是目前致残的主要原因[6]。MDD 在医疗环境中的低诊断和低治疗，可对合并的疾病产生负面的影响[7]。研究表明，"在过去的 2 周，你有多少次感到对某事有小兴趣或感到快乐？"或"你常常感到情绪低落，忧郁或无望吗？"两个筛查的问题，可以在医疗环境中可靠地筛查抑郁[8]。

妊娠期抑郁

围生期抑郁症也存在低诊断和低治疗[9-12]。即使有产科医生的鼓励，互联网上也可以寻求心理治疗，但孕妇不会主动寻求抑郁症的治疗[13]。最近的一项系统回顾报告显示，在妊娠期抑郁症患病率为 1.0%～5.6%，而重度和轻度抑郁症的患病率在妊娠前 3 个月为 11.0%，在中间 3 个月和最后 3 个月为 8.5%[14]。爱丁堡产后抑郁量表（EPDS）[15]是常用的妊娠期和产后抑郁症筛查量表。15 分或更高的 EPDS 评分被建议作为一个阈值，达到此分数需要进一步评估[16]。妊娠抑郁症的评估是复杂的，典型症状包括睡眠习惯改变，食欲改变，易疲劳和性欲减退，在妊娠抑郁症和 MDD 常常表现是正常的。MDD 典型症状包括无价值感、无望、无助、内疚和对死亡的思索，垂死和（或）自杀。青少年、未婚、经济条件较差，非洲裔或拉美裔，有过先前的 MDD，缺乏社会支持和最近的负面生活事件是罹患 MDD 的高风险事件[17]。

妊娠期一直被认为是充满幸福感和精神疾病休眠的时期。在丹麦进行的一项大规模队列研究证实，妊娠可以降低初孕女性新发精神疾病的风险[18]。然而，最近的研究表明，有精神病诊断史的女性在妊娠期不能防止复发，特别是一旦停止维持治疗的精神药物，复发率更高。

一项研究报告显示停止服用抗抑郁药物的治疗的妊娠女性，相比抗抑郁药物维持治疗的复发率分别为 68% 和 26%[19]。如果在妊娠期突然停药也明显增加双相情感障碍孕妇的复发、精神失代偿和自杀的风险[20,21]。由于精神疾病的治疗和精神药物对胎儿发育存在潜在不良风险，如何管理妊娠期前及现有的精神疾病成为明显的治疗难题。

妊娠期未经治疗的抑郁症对母亲和婴儿发育都可以造成有害的后果。已报道的未经处理的产前压力和抑郁导致的产科并发症包括先兆子痫、早产、低出生体重儿、流产、发育迟缓婴儿，低 Apgar 评分和新生儿并发症[22]。未经处理的产前焦虑和抑郁也与儿童语言和认知障碍，易冲动，精神病理学有关[23,24]。妊娠抑郁与孕产妇健康、营养和产前护理的低关注相关，同时冲动和潜在的危险行为，药物滥用和吸烟也可以增加患病风险。此外，未予治疗的妊娠抑郁症患者又存在自杀死亡和自杀未遂的后遗症风险。

产后抑郁症

当女性表现为产后抑郁，鉴别诊断包括产后忧郁、产后抑郁症（PPD）和产后精神病（PPP）。产后忧郁发生在 15% ~ 85% 的女性，抑郁症状出现在产后第 5d，症状通常是在第 10d 消失[25]。产后忧郁可以包括情绪不稳定、烦躁不安、流泪、神志不清、疲劳和轻度的兴奋。产后忧郁较常见，通常认为是正常的经过。产后忧郁不伴有显著的功能障碍，症状很少需要治疗。然而，产后忧郁是后续产后抑郁症的危险因素[26]。

PPD 的患病率与非产后女性的 MDD 患病率相同。Gavin 及其同事的系统综述报道，MMD 在产后前 6 个月患病率为 1% ~ 5.7%，在分娩后 3 个月达到峰值，大部分都是产后发生抑郁症状[14]。在产后前 6 个月，重度和轻度抑郁症的患病率从 6.5% 到 12.9% 不等。妊娠抑郁症是 PPD 发展的主要危险因素。其他危险因素包括妊娠期间的焦虑，缺乏社会支持和生活压力事件[27]。EPDS 在 PPD 诊断时广泛使用，可以作为筛选措施。13 分或更高的分数表明可能罹患 PPD，应随之进行一个完整的诊断评估[16]。烦躁不安、情绪激动和交流减少等症状在产后抑郁症与 MDD 相比，在产后可能更普遍发生[28]中的发生。

最近丹麦进行的大型队列研究报道显示，产后前 90d，住院和门诊治疗中精神障碍风险增加 1 倍的是新妈妈而不是新爸爸[18]。罹患过 MDD 或双相性精神障碍的女性，产后是复发的高风险时期[20,29]。大量的文献描述治疗产后抑郁症对婴儿发育有长期负面影响。未经治疗的抑郁症产妇的孩子更有可能存在运动和认知功能发育迟缓、行为障碍、情感障碍、社会功能缺失，以及罹患精神和内科疾病的风险增加[30,31]。因此，对新发生或在产后早期复发的精神障碍进行有效的筛查和治疗具有非常重要的公共卫生意义[32,33]。

围生期抑郁症的其他危险因素

评估妊娠抑郁时，需要注意的是，其他与妊娠相关的情况也可能导致抑郁的风险增加。意外妊娠以及人工流产相关的情感症状的文献综述报道，堕胎之前 40% ~ 45% 的女性有明显的焦虑，20% 有明显的抑郁[34]。选择性流产后 1 个月，大多数女性的情绪和焦虑症状减少。既往或目前罹患抑郁症和焦虑症的女性有流产后抑郁症的风险[35]，一部分接受人工流产的女性进展为 MMD，且焦虑症、自杀意念和酒精依赖的风险增加[36]。一些研究已经表明人工流产后自杀风险增加[37,38]。

流产，即妊娠 20 周前的非自愿妊娠终止，与抑郁症状和 MMD 的风险增加相关[39,40]。流产也与至少 4 个月的焦虑症状相关，同时也增加了急性应激障碍、创伤后应激障碍和强迫症的危险因素[41,42]。死胎同样与并发抑郁、焦虑和创伤后应激障碍相关[43,44]。保留死胎或尽快促进再次妊娠是否有意义存在争议[44-46]。有生殖损失史的女性可能在随后的妊娠会经历抑郁、焦虑和无法释怀的悲伤[41,47,48]。

孕妇在妊娠期经历亲密伴侣的暴力（IPV）比非受虐女性更可能有抑郁症状[49]。约

1%～20% 孕妇的经历过 IPV[49,50]。常见的 IPV 的结果是发生妊娠相关死亡率为 12%～63%[37]。最近的一个大样本研究报告指出,妊娠期 IPV 与早产、阴道出血、恶心、呕吐、尿路感染、急诊就医、增加住院率、早产和低出生体重有关[51]。系统回顾显示类似的不良妊娠结局以及妊娠期 IPV 造成孕产妇和胎儿死亡率增加[52]。一些美国国家的卫生机构推动家庭暴力的普查,并且筛查是大多数孕妇可以接受的,尽管报告可能会减少披露[53,54]。医疗保健提供者对于安全选项的关注和建议,经常需要重复几次,孕妇可能直到婴儿出生之后才采取行动[53]。

美国妇产科医生协会(ACOG)建议筛查女性围生期保健等社会心理高风险因素分别是不稳定的住房、意外妊娠、沟通障碍、营养、吸烟、滥用药物、精神症状、安全、IPV 和压力[54]。心理压力还包括就业不稳定、经济负担、缺乏社会的支持。分娩时早产儿和新生儿的并发症也可能是意想不到的压力。应鼓励儿科医生和其他医疗人员临床筛查孕产妇抑郁,指导可用资源[33]。适当干预治疗,社会支持和心理咨询切实改善了母亲、胎儿以及婴儿的疾病转归。

妊娠和产后抑郁症的治疗

需要告知妊娠抑郁症患者,不处理其症状时胎儿的潜在风险以及与胎儿暴露于抗抑郁药物的风险。如果抑郁症状不严重,对其健康、胎儿和家人危害不大,非药物治疗可以首选推荐,包括支持性心理治疗、人际心理治疗(IPT)和认知行为心理治疗(CBT)。IPT 是一个短期治疗,解决角色转换,促进了社会支持的增加,已经证明能改善妊娠抑郁症[55]。光疗[56]、按摩[57]、针灸[58]的初步对照试验的和鱼油初步开放试验[59],均为妊娠抑郁症建议了多项选择,都值得进一步研究。

如果抑郁症状严重,非药物治疗无效,或已经在使用抗抑郁药物且逐渐减少药物会造成复发的女性,妊娠期抗抑郁药应该被考虑使用。当务之急是妊娠和哺乳期严重抑郁的女性应

咨询精神专科临床医生,让她和她的家人可以为其治疗做出最佳的决定。决定治疗方案的因素包括患者既往精神病史,对治疗的反应、母乳喂养、临床医生的选择与其对风险和利益的考量,其对风险和效果的看法,以及文化的期望[60]。

关于抗抑郁药物在妊娠期的安全性,最近发表的研究令人们的担忧,国内外媒体的广泛关注和监管部门出台的警告常有相互矛盾的结论。Meta 分析报道妊娠前 3 个月使用选择性 5-羟色胺再摄取抑制剂(SSRI)是增加自然流产的一个小风险[61,62]。尽管一些前瞻性研究未能确定第一代抗抑郁药妊娠期使用会增加先天性畸形[61,63],但最近的一项研究报告增加了 1.34 的相对风险[64]。回顾未发表的研究报告显示,帕罗西汀使先天畸形相对风险增加了 2.2,这导致 FDA 和加拿大健康咨询委员会在 2005 年修订帕罗西汀的安全类别从 C 类到 D 类[65]。最近的一项研究报道显示,妊娠期前 3 个月接触帕罗西汀剂量超过 25mg/d,并且不降低每天剂量时,帕罗西汀与先天性心脏病和其他畸形的风险相关性增加[66]。

最近的研究发现一些特征性的症状,如大约 1/3 在妊娠后 3 个月暴露于 SSRI 的新生儿会出现包括神经过敏、肌张力降低、呼吸困难、低血糖和癫痫发作可能的症状[67]。这些症状通常是轻微和短暂的,并且可能是由于过多的五羟色胺、SSRI 停药或胆碱能过多造成的[67-69]。FDA 关于妊娠后 3 个月抗抑郁药的使用导致新生儿病症的警告于 2004 年发布。一项控制抑郁级别的强制性研究,比较抑郁症的女性服用 SSRI,抑郁母亲不服用 SSRI 和未暴露的抑郁症控制母亲,报道显示服用 SSRI 的抑郁母亲的婴儿比未暴露的抑郁症控制母亲发生低出生体重、早产,呼吸窘迫的发生率均增加[70]。FDA 在 2006 年发布的警告是在妊娠 20 周后暴露于 SSRI 类药物的女性的新生儿持续性肺动脉高压的风险增加[71]。

未治疗的抑郁、焦虑和压力对胎儿和婴儿已知的副作用如前所述。病情平稳的孕妇抗抑郁药停药后会出现复发及随之而来的潜在不利

影响的风险。这些 SSRI 暴露后胎儿的风险如上所述，胎儿长期暴露于 SSRI 的研究尚缺乏资料，认知、行为和运动发育，都是妊娠抑郁症的治疗难题。组委会意见书建议，帕罗西汀不能在妊娠期间使用，而使用 SSRI 类药物应个体化[72]。

和妊娠抑郁症一样，产后抑郁症没有 FDA 批准的治疗药物。尽管尚未经过测试，一般认为抗抑郁药都能治疗产后抑郁症以及非产后 MDD。产后抑郁症的 3 个随机对照试验报道舍曲林和去甲替林有相同功效[73]，氟西汀优于安慰剂[74]，帕罗西汀和联合帕罗西汀和（或）CBT 治疗产后抑郁症和焦虑的女性有相同功效[75]。但是应当指出的是大多数 PPD 的开放和对照的药物试验已排除哺乳女性。

虽然在哺乳的 PPD（产后抑郁症）母亲使用抗抑郁药物的双盲的安慰剂对照的研究并不存在，但有越来越多的观察数据库。汇集分析母亲——婴儿双方的抗抑郁药物水平得出结论，舍曲林、帕罗西汀和去甲替林的含量在婴儿血清水平通常检测不到，氟西汀和西酞普兰在血清水平更有可能检测出来[76]。同时也出现了一个无舍曲林、帕罗西汀和去甲替林的不良影响的报道。已有关于氟西汀、西酞普兰、安非他酮和多塞平对母乳喂养的婴儿的负面报告[77-80]。母乳和婴儿血清抗抑郁药物的水平不是常规监测的。母乳喂养时，PPD 母亲应该监测新发的嗜睡、烦躁、婴儿营养不良、绞痛、或精神改变。婴儿的不良影响，应报给处方医生和儿科医生，抗抑郁药的改变或降低剂量可能是必要的。哺乳期 PPD 母亲往往喜欢选择非药物治疗，而不是服用抗抑郁药物。IPT 已被证明优于待选对照组[81]。CBT，同行的支持，家庭的医疗访视和团体治疗的阳性的结果也被报道[82-84]。光疗法、产妇睡眠剥夺、按摩、锻炼、婴儿睡眠干预、中草药和鱼油等治疗的初步正面报道值得进一步研究[85]。未经处理的抑郁症产妇的婴儿和儿童发育的不利影响是实质性的和特征性的。然而，寻求保健存在着许多障碍包括感知到的负面污名，缺乏训练有素的 IPT 或 CBT 心理咨询师，儿童保育和时间投入

的问题，成本可用性和治疗师对文化社会人口变量的敏感性[77,86]。治疗 PPD 的方案讨论需要包括不治疗的风险，心理治疗方案，提供有关药物与母乳喂养的安全性数据，女性既往有精神病史和对治疗的反应，以及个体化治疗的喜好和期望[60]。

自　杀

每年的自杀率在普通人群中为每 100 000 人 10.7[87]，男性的自杀率比女性高 4 倍[88]。美国普通人群中年龄在 20～45 岁女性自杀率在 2000 年为每 100 000 人 3.2～6.4[88]，在 2002 年为每 100 000 人 3.5～7.7[89]。自杀的单个最显著的危险因素是精神疾病，以下因素均提高自杀率：MMD 14.6%，双相情感障碍 15.5%，混合药物滥用 14.7%[87]。除了精神疾病病史，之前自杀企图和绝望是自杀的主要危险因素，尤其是女性（表 48.1）[90]。一个系统回顾显示双相情感障碍和既往自杀企图以及绝望是自杀的最高危险因素[91]。女性自杀的方法包括增加枪支携带频率、滥用药物和上吊，也包括其他一切形式[88]。每完成一次成功的自杀，通常有 18～20 次尝试[92]，女性尝试的次数最多[88]。自杀企图大幅增加随之而来的自杀风险，需要认真对待[93,94]。

自杀患者是医学专业中最显著的挑战之一。自杀未遂占 ED 就诊患者的 1%～2%，ICU 患者的 5% 和一般医疗服务患者的 10%[92]。自杀的评估包括评估当前的自杀企图和计划，询问过去的自杀行为，并对风险因素调查。常见的是询问患者关于自杀的想法或计划。事实上，自杀企图和计划的探索往往让患者感觉不那么孤立，这可能会导致患者有进一步讨论的想法和感受的意愿，因为该问题在一定程度上被归类为由医疗服务提供者的询问。

有多个自我报告和临床医生定性的自杀评估工具，可以帮助精神评估[87]。自杀意念、计划的筛选是患者的抑郁症和其他精神疾病评估的一个重要部分。

表 48.1　女性自杀的危险因素[88,90]

增加自杀风险

精神疾病

抑郁

　快感缺乏*

　绝望*

　失眠*

焦虑*

症状反复*

精神病性症状（妄想）*

吸烟

药物的使用或滥用

精神病史

　精神病住院

　产后精神病住院

　自杀未遂史

性格特征*

　冲动*

　攻击性

　暴力史

自杀家族史*

堕胎

孩子已经死亡

孩子患有精神疾病

人口学特征

　单身或未婚

　较高水平的教育

　中年

使用枪支

降低自杀风险

妊娠

产后

家里有年幼的孩子（18 岁以下）

*风险因素识别针对混合普通人群，而不是特定于女性

自残行为

在医疗环境中，当患者出现切割、瘢痕或烫伤自己等自伤行为，通常认为这表示自杀企图。一个最重要的问题是意图，即患者是否打算死？自伤行为，可能是患者用于调节困难的情绪状态的一种应对机制。然而，仔细观察自杀企图和计划是谨慎和必要的。最近的一项研究报告指出，女性自伤或自杀的行为姿态往往代表了与人沟通的一种手段，而男性自残往往代表死亡意向[93]。作者警告说，尽管企图死亡与医疗致命性和完成自杀有关，但没有企图死亡的自残和自杀的行为仍是危险的，值得临床重视[93]。

自杀患者的评估和管理

对自杀患者管理的最重要的目标是保证患者的安全。从家或从门诊转移的最安全的方法是在必要时用救护车或警察，向最近的 ED 求助，做进一步的评估和管理。由于自杀患者的高风险状态，患者应立即送往 ED。应该在入院就确定患者是否具有自杀途径，如枪支、刀具或药物。自杀患者不应该单独在 ED。自杀的患者需要经由护理人员最大限度地监管以及一对一不断观察的看护，包括去厕所。即使家庭成员在场，此建议仍然是必须的。焦虑不安的患者房间里的物品，可以作为自杀武器的均应该被剔除。由于有存在伤害和逃跑的风险，自杀的患者不应允许离开 ED，甚至抽烟。医院安保应该参与进来，如果需要，直到患者可以彻底通过精神科人员的风险和安全评估。确保自杀患者的安全可能涉及物理和（或）化学限制地使用。

一旦患者在安全环境中，应该发起彻底的医学和精神病学的工作。毒理学筛查应该获得。精神病学和社会工作应立即联系有自杀倾向的患者到达 ED。妊娠患者应该接受集中的医学和产科检查，以应对任何紧急医疗或产科的问题，这些问题可能是威胁生命或加重患者的症状。要注意最大限度地提高患者的舒适度，缓解如恶心、饥饿、抽搐、疼痛、焦虑等症状，可以用低剂量苯二氮类药物进行管理。但是，不要过分镇静患者，因为这可能会干扰精神和医疗评估。

自杀患者管理的基本特征是风险评估并特别注意可改变的危险因素。需要询问的风险因素包括先前的自杀企图的杀伤力、抑郁、恐慌症，持续的焦虑、精神病、边缘型人格障碍、反社会人格障碍、酒精或药物滥用，医疗疾病

包括精神错乱，童年性或身体虐待，自杀家族史，绝望，冲动，攻击性和最近的心理压力源，如 IPV、失业或亲密关系的缺失[87]。在自杀企图的杀伤力评估之前，几个特点需要注意，如既往自杀未遂、自杀手段、可用枪支的数量。医疗住院或重症监护病房的需要照顾的水平，发现的可能性，与他人沟通，及时发现生存失望和死亡企图。

如果患者具有特定自杀计划，死亡意图和致命性则必须进行评估。确定是否有生活压力所影响的目前情况是非常重要的。评估如何以及为何自杀似乎是他们目前状况下的一个合理的选择是至关重要的。价值感丧失，绝望和对死亡的思索，自杀和死亡是重度抑郁症的特征。当这些想法增加或与行为的改变有关，这可能代表自杀意念可能性和紧迫性的增加。以下可能意味着有关行为的改变：进行性孤立、给家属写遗书、从家庭和社区断开、自怜、越来越冲动和冒险的行为、获取枪支。从家庭成员信息的推论可以提供患者可能不愿意透露或故意减少的关键信息。与家人合作，也是治疗计划过程中非常重要的。唯一的例外是家庭暴力，伴侣或家庭成员参与的虐待。虽然患者获得同意后进行联系是有帮助的，但因为死亡的风险，患者为这种接触提供同意不是必要的。

自杀危急患者通常在精神科住院治疗。如果认为患者不处于紧急的自杀危险，可与门诊医疗服务提供者协作，以及动员家庭和社区的资源，注重当前的社会心理压力是非常关键的。社会工作可能会非常有助于识别社区和支持服务，可以帮助患者和家属解决特定的社会心理问题，如 IPV 受害者给予住房项目租金和住房补贴和粮食援助。此外，除了住院精神病患者的住院治疗外，其他治疗方案可能提供精神稳定如部分住院项目、强化门诊程序、滥用药物治疗、个人或家庭治疗和精神药物。多学科综合治疗方案是通过精神病学、社会工作、妇产科、医学服务之间的协作达到最佳。

虽然没有明确的证据表明抗抑郁药物能针对性地降低抑郁症的自杀倾向，抗抑郁药治疗主要是减少抑郁症状。也没有令人信服的证据

表明，情绪稳定剂、抗精神病药或苯二氮草类药物能明显的降低有精神障碍患者的自杀，已经证明锂盐可降低双相情感障碍的自杀和自杀企图[87]。

妊娠期和产后自杀

在女性一生中，相比非产后时期，在妊娠期[95,96]和产后阶段[38,96]自杀行为更普遍。相比年长的产后女性，青春期的自杀率并未显示更低[38]。一个丹麦人曾报道，精神障碍的女性产后第 1 年自杀风险增加 70 倍[97]。一项针对英国 1997 至 1999 年的围生期孕产妇的死亡原因的调查结果显示，自杀是孕产妇死亡的主要原因，精神障碍和药物滥用的女性自杀率增加，且相比自杀的男性和非生育女性，更有可能是一种暴力死亡[98]。其他研究证实，尽管自杀率在妊娠期间和产后时期可能会降低，围生期女性比非妊娠期采用暴力和致命的方式完成自杀[94]。Lindahl 及其同事建议，在评估妊娠或产后女性自杀的时候，具体的调查应了解寻死原因、活着的理由、自杀未遂史、精神科疾病史，既往创伤和目前的婚姻暴力[94]。

妊娠和产后女性均表现出自残和自杀企图比率低于非产后女性，这个比率是预期比率的 1/2 ～ 2/3[94]。多达 14% 的围生期女性有自杀企图[94]。自杀企图（主要是服毒）与意外妊娠有关[99]。最近的一项针对美国人口样本的研究报告显示，胎儿死亡和婴儿分娩后第 1 年死亡增加了 3 倍企图自杀的风险（主要是服毒）以及增加了因精神病的住院率[100]。在这项研究中分娩并发症、剖宫产、早产、低出生体重和先天畸形没有增加自杀的风险。

另一个最近的研究调查了 2132 例女性，在其妊娠期，比较企图自杀女性与无企图自杀女性的特征[101]。再次，大多数女性（86%）摄入药物过量或服毒企图自杀。自杀企图与精神疾病、药物滥用、年轻、单身、教育程度较低、产前护理不足、多产、非裔美国人有关。自杀企图对新生儿产生的后果包括早产、低出生体重、呼吸窘迫综合征、剖宫产。住院期间的女性自杀企图使新生儿和婴儿死亡的风险增加。

作者强调产前治疗潜在的精神障碍和(或)药物滥用的重要性，并且需要对企图自杀的女性说明对新生儿存在潜在的不良结果[101]。

躁动和精神病

严重的焦虑或暴力是出现在各种精神疾病中的症状，如双相情感障碍、精神分裂症、药物滥用和(或)冲动性人格障碍(如边缘或反社会)[102,103]。躁动症可以来自困惑、静坐不能、恐惧、偏执、妄想或幻觉控制。酒精和药物滥用增加抑郁症患者、双相情感障碍和精神分裂症患者的兴奋和暴力[104]。兴奋还可以发生在院内如脑外伤、脑膜炎、脑炎、痴呆、甲状腺功能亢进、老年人感染或发热和谵妄[102]。躁动症定义为伴随内在感觉紧张的骨骼肌活动增多[5]和运动不安，提高内部或外部刺激反应率、易怒、不恰当的和(或)无目的的语言或运动活动、睡眠减少以及伴随时间波动的症状[105]。

躁动的神经解剖学和神经化学基础还不是很清楚[104,106]。精神病患者的病理生理机制包括减少抑制性γ-氨基丁酸(GABA)的行动，基底神经节的多巴胺增加，改变了血清素的功能，增加去甲肾上腺素的阈值。额叶功能障碍涉及神经影像学和其他研究[107]，儿茶酚氧-甲基转移酶(COMT)基因突变已被确定[104]。

即使男性比女性表现出更高的攻击速度，精神科住院患者和ED的患者评估中，性别差距消失[108]。暴力在医学ED常见，调查显示频繁发生工作人员遭到攻击并使用限制[109]。躁动和暴力的发生率在精神科急诊更高[104]。急诊暴力因素包括患者因素，如精神疾病、内科疾病、药物中毒或戒断、身不由己的送到医院，对医院工作人员的负面看法，藏有武器；人员因素，如不礼貌、不敏感、培训不足；环境因素，如高噪音水平，过度拥挤和不舒服的等候室；和系统因素如患者的高容量，长时间的等待和评估时间过长，保安人员不足以及对敌对和侵略性的患者的管理缺失或正规培训的

不足[109]。

文化问题会影响临床急诊中的患者，工作人员和系统因素[110]。特定的精神症状和行为可呈现出文化决定对特定事件的反应而不是呈现为临床疾病。急性精神病发作，可能与宗教精神入迷有关，或某些族群误导的躯体症状形成抑郁的风险。应激性创伤在亚洲患者与西班牙患者中可能会非常不同[110]。临床医生评估患者需要具备文化能力，这需要对文化理解，假设和预期，对不同观点的接受，同情和共鸣的表达。

焦虑症和精神病管理

近期目标是快速减少躁动或控制精神病病情，同时维护患者和工作人员的安全。远期目标是治疗潜在状态并降低未来躁动，其中的首要任务是设法识别躁动的病因。应该进行快速的医疗评估，以确定是否存在任何威胁生命的医疗环境。很多时候，医务人员必须从推定诊断开始。必须采取预防措施，以改善和创造出最大化的个人的安全治疗环境[111]。这些可能包括确保患者的身体舒适，减少等待时间，消除潜在危险的物品，通过使用一个安静和私人的测试房间以减少外界的刺激，给予关爱和尊重，有安全和关怀的态度[112]。

医务人员应接受教育，保持冷静，保持安全距离，找出暴力线索，尊重患者的个人空间，避免直接对抗，避免长时间或强烈的眼神接触，并避免使用任何可能被解释为威胁或对抗性的肢体语言[111]。第一次治疗的方法一般包括语气降级或"化解"或"劝说"。医务人员应被视为冷静和可控，而在同一时间传达同情，专业的关心患者的健康，并不断安慰患者是安全的。至少有一名医务人员应来自治疗小组，以便当后期躁动恶化时可以发挥作用。这名人员不得参与物理或化学的限制，因为其可能会对以后患者重新建立正常的人际关系有所帮助。如果尽管采取了最初的干预措施，患者的躁动仍严重，以至于治疗是否会伤害自己或他人成为首要关注的问题，那么治疗的近期目标应该是安全。

在其他疗法和试图安抚失败时，限制可能需要被使用[113]。有两种在紧急情况下使用的限制类型：物理和化学的限制。物理限制，如四点皮带限制（双臂，双腿），这是治疗躁动患者重要的辅助手段。其优点包括使用正确时副作用最小，即时的可逆性，不会改变那些可能阻碍进一步评估的患者的精神状态。皮革的限制是优选的，因为其更可靠，并且比其他类型的物理约束的损伤更小。物理限制的缺点之一是其需要专业培训：如何把患者放下来，如何应用它们，以及如何监控它们的使用。培训不足或不正确使用可能导致患者或他人受伤。化学约束要求在患者同意下服用药物或药物可以非自愿地给予患者，这需要患者保持平静，直至药物开始发挥其镇静效果。化学限制的一个优点是，所施用的药物也可能成为治疗躁动的根本原因。限制应该根据临床指征用于最短的时间内，以最严格的方式。医务人员必须遵守有关医院的政策培训，做好监测和记录[112,113]。

2005 年突发事件专家共识小组推荐特定化学限制（图 48.1）[114]。当躁动的原因尚不清楚，没有特殊的治疗（如人格障碍），或有可能是特定利益（如某种物质中毒）的时推荐选择苯二氮䓬类。由于其完整和快速的肌内吸收，半衰期 12～15h，以及作用持续时间 8～10h，一线苯二氮䓬类药物推荐劳拉西泮[102]。我们的目标是让患者平静下来而不过度镇静。劳拉西泮 2mg 肌内注射足以平息患者并允许临床医生能够进一步评估患者。苯二氮䓬类有可能引起呼吸抑制、共济失调、过度镇静和自相矛盾的去抑制[102]。

抗精神病药和苯二氮䓬类联合治疗控制躁动常常是必要的。几项研究已经报道氟哌啶醇（5mg 肌内注射）结合劳拉西泮（2mg 肌内注射）的优势，由于已有大量的妊娠期暴露于氟哌啶醇的安全数据，因此这个治疗方案是妊娠期焦虑女性的首选[114]。氟哌啶醇 5mg 肌内注射或静脉注射将在 3～60min 后起效，半衰期 12～

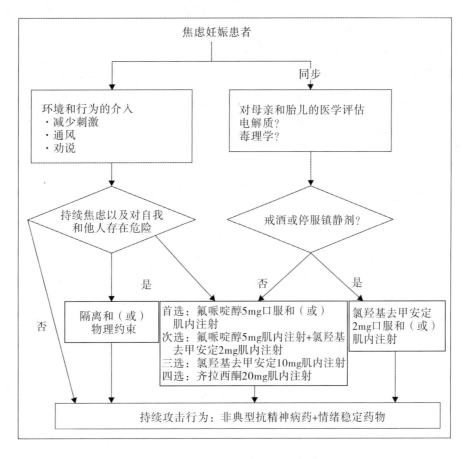

图 48.1　管理焦虑妊娠患者[103]

36h，长达 24h 的持续效果[102]。达哌定醇也是有效的，但是由于可能引起致命性心律失常的 QT 间期延长，这一风险被关注后现在已不经常使用[115]。典型抗精神病药物可能产生的不良反应包括锥体外系症状（EPS）、心律失常以及抗精神病药物恶性综合征（NMS）。EPS 包括肌张力障碍、静坐不能和帕金森样作用，因为其潜在作用，增加了患者的痛苦和对药物的拒绝，所以并不受欢迎。用苯海拉明可以出现肌张力障碍反应，这并不是妊娠期间的禁忌。但是应当注意的是，苯海拉明可以在氟哌啶醇剂量被完全消除之前消除，产生一个返回的 EPS 的趋势。神经松弛药导致的静坐不能，导致很难对已经躁动的患者进行评估。劳拉西泮对静坐不能可能有部分反应。NMS 是一种罕见的典型的抗精神病药物使用并发症，但对于脱水、约束以及在通风不良的区域等候和高度焦虑的患者，NMS 的发生率更高。患者接受典型抗精神病药物治疗时，定期监测生命体征和肌强直是必要的[112]。

新型的第二代非典型抗精神病药物（SGA）包括氯氮平、奥氮平、利培酮、喹硫平、阿立哌唑和齐拉西酮。SGA 替代了氟哌啶醇，具有一定优势，如降低 EPS 风险和更顺畅过渡到长期口服药物治疗。然而，极少有安全数据提供有关胎儿暴露的风险。齐拉西酮和奥氮平可口服和肌内注射，奥氮平和利培酮可用作可溶解片剂口服。有报道齐拉西酮 10mg 和 20mg 肌内注射以及奥氮平 5mg 和 10mg 肌内注射可有效控制焦虑严重状态[112,114,116]。然而，奥氮平与低血压和少数死亡相关，与齐拉西酮联合应用时与潜在性 QT 间期延长相关[114-16]。

一旦患者病情稳定，经过医生评估、体格检查，应行实验室检查和毒理学筛查。应排除因内科疾病表现的精神病突发事件，包括甲状腺功能减退、甲状腺功能亢进症、糖尿病酮症酸中毒、低血糖症、尿路感染、肺炎、心肌梗死、酒精中毒、酒精戒断，其他药物戒断，急性肝病和慢性阻塞性肺疾病[105]。少见的医学病症，可表现为精神症状包括肺动脉栓塞、蛛网膜下腔出血、硬脑膜外出血、脑炎、恶性高血压、低钾血症、低钙血症、脾脏破裂、亚急性细菌性心内膜炎、可卡因中毒、安非他明中毒、类固醇诱发的精神病和苯环利定精神病[105]。

潜在的威胁生命的医疗因素排除之后，应进行一个完整的精神科评估，以确定是否有新的再发精神障碍，或正在发展的精神障碍。对于焦虑患者的紧急心理评估应该着眼于特异性问题，如"这个问题是什么？""为什么是现在？""患者的期望是什么？"确定什么是错的可能不同于调查结果。患者可能会觉得没有什么是错的；从其他重要的人收集到的间接信息可能是至关重要的。是否慢性症状突然加重？清楚促发因素对于确定进一步的治疗很重要。是否有心理压力源？是患者试图传达某些东西？既往药物使用的改变或剂量的改变？患者的期望也很重要。患者自愿需求治疗是希望可以治愈，或是某些症状可以缓解，避免隔离治疗，避免在家或在街上发作，获得处方药，或是一段时间的请假条。有时候，这种期望可以充分地展现出来，如一个孕妇突然焦虑，是一种为了避免卧床或静养而抱怨治疗的方式。而有时候，期望会被隐藏，患者期望临床医生能猜到的是患者真正期望的。

焦虑的紧急评估需要对当时导致激动的所处的情景或环境识别。新出现的精神障碍包含与患者有关的家庭教育及治疗选择。对于慢性的精神障碍，调整药物，可能是必要的。确定处理是否可以在门诊实施，或是否需要药物或精神病治疗，这些都是必要的。与门诊医生联系对于治疗的连贯性非常重要。如果存在酒精或药物滥用，患者应转诊到戒断门诊或制定康复计划。

妊娠期和产后焦虑症患者的管理

妊娠期焦虑症患者的管理是一个新的挑战。妊娠期女性出现的特殊情况可能与以下情况相关，如意外妊娠，或因担心伤害胎儿而非连续性服用治疗精神病药物。由于胎儿的正常发育是很重要的，物理的评估成为一个主要问题。使用药物或物理约束对胎儿造成的风险是需要考虑的。在使用物理约束时的担忧是移除期间对胎儿的危害，特别是在当妊娠中晚期腹部突出明显时。但如果母亲焦虑的状态使胎儿处于危险时，皮革约束是必要的。妊娠期焦虑患者可引起家庭成员、急诊医务人员和警察的关注。精神科 ED 相比普通 ED 能更好地处理焦虑、暴力和精神病，但在孕妇和胎儿的体格检查及评估方面缺乏经验。

如果妊娠焦虑患者在内科或妇产科被评估，这对焦虑发生的评估和管理设施是一个挑战。在急诊室，患者的表现非常重要。患者是被非自愿地带入吗？她需要评估吗？强制带入的患者通常是充满敌意的，并且一开始就是焦虑发作。急诊室的噪音会导致情况恶化。应该尽力寻找一个独立的房间以远离急诊室的嘈杂和分娩的影响，还应该加强看护。在产科急诊室里，常规设备应该可以找到，并成为处理焦虑和敌对患者的手段。疑似焦虑患者的潜在危险应该被消除。躁狂患者会利用上厕所或淋浴的机会破坏卫生间，以此来伤害自己或他人。通常对于发作的焦虑症患者很好处理。这些患者愿意为她或她的胎儿寻求帮助，但也可能因为想起寻求帮助的最初目的而加重焦虑。有时当患者最终决定到急诊室就诊时，会非常接近自我的"突破点"，但嘈杂的环境和不被尊重感会快速加强患者即将被控制的感觉。在产科 ED，分娩室和隔离室很相近，噪音和设备均是危险的。待产室内的探访人员和孩子应该与焦虑和有暴力倾向的患者隔离。私密和安静的空间对于控制妊娠和产后焦虑患者的症状有帮助。

妇产科主治医生、住院医生和护士对严重的妊娠和产后焦虑症患者常感到不适。患者也会因医护人员使焦虑水平加重。如果工作人员和患者关系是脆弱的，这可能导致患者焦虑升级。工作人员应诚实地评估患者的感受和反应，并利用这些反应来帮助管理患者之间的相互作用。如果感到恐惧，工作人员应保持一定的安全距离。如果感到愤怒，这是重要信息，需要帮助的患者可能不知道如何寻求帮助。如果患者感到敌意，会与其他医务人员形成联盟，以此感到同情，从而对患者能有所帮助。在紧急情况下，试图让激动的患者离开（或希望他们会离开），而不进行评估。然而，要求离开可能有危及生命的状况，值得全面的医疗和精神评估，包括精神病学咨询服务。在妊娠的情况下，了解精神疾病，管理严重焦虑的孕妇对于妇产科医生是容易的。

妊娠期和产后精神病和躁狂症

精神分裂症的特征是妄想、幻觉、混乱的语言、行为紊乱和情绪压抑[5]。女性精神分裂症患者非计划和意外妊娠的风险极高，其产前保健往往不完善、营养较差、酒精滥用、使用毒品和烟草、自杀和自残的风险比非精神分裂症女性患者的风险更高[117]。精神病本身与低体重儿、小胎龄儿、死胎、早产和婴儿死亡[118-120]相关。患有精神分裂症和分裂情感障碍的女性在产后前 3 个月复发风险增加，可能是由于分娩后雌激素水平的下降降低了抗多巴胺能活性[121]。母亲罹患活动期精神病会严重损害儿童功能和影响儿童发育。由于活动期精神病对胎儿和婴儿发育的负面影响，女性精神障碍患者在妊娠期和产后应严格继续精神药物治疗。如果患者希望终止用药，2 个月内缓慢减药直到停药的复发风险低于 2 周[122]内减药后停药。必须考虑女性做出决定的能力和选择治疗方式的偏好[123]。

双相情感障碍是一种慢性精神疾病，特征是反复发作躁狂、轻度躁狂、抑郁症、混合状态和情绪亢进。躁狂涉及高昂、膨胀或急躁的情绪，并可能伴有夸大的自尊、压抑的言语、思绪奔逸、睡眠减少、增加目标 - 定向活动、心因性的焦虑和危险行为[5]。如果维持药物治疗，妊娠既没有保护，也没有增加双相事件的风险。然而，在妊娠期间（或在任何时间）减少情绪稳定剂，特别是快速减少，可增加复发高风险[20]。产后躁郁症复发的风险是 20% ~ 50%[117]。女性处于躁狂症活动期时，其功能会受到严重损害，正如处于精神病活动期的女性一样。具有增加的风险和危险行为，自理能力差，营养较差，药物滥用和自杀的危险。再次，由于活动性精神病对胎儿和婴儿发育的有害影响，女性躁郁症应在妊娠期和产后期严格维持精神药物治疗。

产后精神病（PPP）的发生率为 1/1500 母亲，在分娩后 2~4 周快速进展。PPP 包括妄想、偏执的思维、思想困惑、情绪不稳、行为紊乱、判断力差和功能受损[124]。PPP 是精神病急症，通常需要住院治疗。风险因素包括既往PPP 史、产科并发症、初产、睡眠障碍、环境压力、家族病史以及最近情绪稳定[124-126]的中断。具有 PPP 既往家族史的 PPP 女性患者罹患双相情感障碍的风险要高于无家族史的患者[127]。纵向研究表明，大多数的 PPP 与双相性精神障碍相关，而不是精神分裂症[124]。总体而言，足量的治疗对 PPP 的预后恢复有好处[124]。

PPP 最严重的风险是杀婴。美国 1 年内的杀婴率高达为 8/100 000[128]，但究竟多少女性杀婴还不得而知。症状恶化、命令幻觉和产后应激可增加 PPP 杀婴风险[129]。然而，并不是所有杀婴的精神病母亲可被定罪。杀婴也发生在重度抑郁症的情况下，或是被忽视和虐待，非计划性妊娠，以及作为报复婴儿父亲的一种方式[129]。16%~29% 的母亲杀婴之后自杀[128]。杀初产儿是指在出生后 24h 内杀害新生儿，其与否认妊娠、缺乏产前护理、分离性幻觉、人格解体和分娩[128,130]间歇性失忆症有关联。杀婴的意图发生于患 PPD 和孩子有疝气的母亲。目前还需要对杀初产儿和杀婴进行进一步的研究[128]。

妊娠期和产后躁狂和精神病的治疗

躁狂症、精神病和焦虑行为，在妊娠期的治疗很可能涉及情绪稳定剂、抗精神病药，有时还需要苯二氮䓬类药。有人认为这些药物的反应率与无目的的使用的反应率是相似的，但这种假设还没有被研究。暴露于抗抑郁药和情绪稳定剂的胎儿存在的潜在风险需要与母亲讨论。治疗躁狂或精神病的孕妇或哺乳女性的目标是维持母亲、胎儿以及婴儿的情绪和身体的稳定。社会心理支持和心理治疗可能是有用的附属治疗。

女性产后躁狂发作或 PPP 应该用情绪稳定剂稳定情绪[126]。当女性有 PPP 病史或精神病性抑郁症史，抗精神病药物治疗和电休克治疗（ECT）可考虑使用，还可以选择抗抑郁药[124]。目前研究认为，产后雌激素使用对 PPP 有混合作用，但目前还认为只是一种研究[131]。在一项研究中，29 例有躁狂或精神病史的女性经皮给予雌二醇 12d 后，并没有减少罹患 PPP 的概率[132]。研究表明双丙戊酸钠并不优于非药物预防患有躁郁症的女性的 PPP[133]。据最近报道奥氮平在预防 PPP 的情绪发作时效果优于非药物治疗[134]。对于非产褥期精神病，PPP 可以优选 ECT 来应对[135]。

妊娠前 3 个月有使用苯二氮䓬类药物的暴露史的患者，不仅有先天畸形的风险[136]，还可能小概率地增加先天性唇腭裂的风险[137]。妊娠晚期使用苯二氮䓬类药物对于新生儿的影响包括婴儿低肌张力综合征和戒断症状[138]。苯二氮䓬已在哺乳期被安全的管理，但过度镇静是危险的[138]。

孕早期暴露于锂剂的治疗会增加三尖瓣下垂的心脏畸形的概率，这个概率从 1/2000 上升到 1/1000[139]。在妊娠 16~18 周，这种畸形可以通过超声进行评价。妊娠晚期使用锂剂对新生儿的影响包括婴儿低肌张力综合征、低张力、发绀、甲状腺功能减退症和新生儿糖尿病[140,141]。现在已经推荐在分娩前暂停锂剂的使用，以免在分娩时血管容积的变化改变毒性的快速释放，分娩后重新使用应监测血药浓度[142]。锂剂在母乳中浓度水平较高，故而不推荐哺乳期使用[124,141]。

孕早期接触卡马西平会增加神经管缺陷、颅面畸形、指甲发育不良和发育迟缓的风险[143]。孕早期使用丙戊酸钠的风险更大，特别是剂量超过 800~1000mg/d。丙戊酸钠一直与神经管缺陷、颅面畸形、心脏畸形和发育迟缓有关。孕晚期使用，新生儿的症状有易激惹、喂养困难、心脏杂音、心动过缓、低血糖和肝毒性，这些都已见报道[141]。使用卡马西平和丙戊酸盐时补充叶酸（3~5mg/d），这是孕前推荐的方法。推荐在妊娠前 1 个月开始使用维生素 K20mg/d，以减少出血的风险[144]。关于拉莫三嗪、托吡酯、加巴喷丁和新型抗癫痫药物的致畸作用目前还没有太多的信息。单药治疗相比联合抗癫痫治疗，先天畸形的风险可以降低[145]。母乳喂养时使用卡马西平和丙戊酸钠被认为是相对安全的，新型抗癫痫药物在哺乳期使用时，可以有更新的安全数据[141,143,146]。

如上所述，可在妊娠期按需使用治疗焦虑双相情感障碍或慢性精神分裂症的抗精神病药物。对妊娠期使用氟哌啶醇的回顾性研究表明不会增加先天性畸形[147]和肢体缺损[148]的风险。与普通人群对比，孕早期使用吩噻嗪可小幅增加先天性畸形的风险[149]。重要的是未经处理的精神病本身就是与不良妊娠结局相关的[117,119]。孕晚期使用传统抗精神病药物与新生儿运动障碍、高渗、震颤、多动、喂养困难及胆汁淤积性黄疸[147]关联。相比传统的抗精神病药物，新型 SGA 目前应用于精神病和双相情感障碍较为常见，因为其有更好的耐受性，并且可以降低发生 EPS 的风险。有研究报道使用奥氮平与氯氮平存在缺乏先天畸形[150,151]和先天性畸形小幅增加的风险[121,152]。使用 SGA 对新生儿的影响尚未报道，除了使用氯氮平（有癫痫发作和白细胞缺乏症的理论风险）[121,150]。对妊娠期使用 SGA 的关注点包括与高胰岛素血症相关的潜在的体重增加和高血压及其对分娩结局[121]的不利影响。几乎没有表明母乳喂养期间使用 SGA 安全的数据，但已有报道婴儿血清 SGA 浓度低且无不利的影响[124]。母乳喂养期间不推荐使用氯氮平是由于母乳中浓度高和婴儿血清水平高，并可导致白细胞缺乏、过度镇静和癫痫发作[121,153]。

总　结

对于妊娠期和产后罹患抑郁症、自杀倾向和焦虑症患者的治疗和评估类似于普通成人。流产可能是自杀的一个特定的危险因素，这应当被考虑在内。虽然妊娠和产后期自杀企图和自杀完成减少，围生期的女性还是应被询问如

非计划妊娠、绝望、IPV、社会支持、对婴儿到来的准备、注意自我保健和产前检查以及酒精和滥用药物等情况。女性会出于对胎儿的担心而暂停抗精神病药物的使用。在妊娠期和哺乳期对抑郁症、双相情感障碍、精神病和焦虑症的治疗应选用最被熟知的安全药物。患者及其家人对于抗精神病治疗的好处和风险有知情权。我们的目标是产妇 - 胎儿和母亲 - 婴儿均安全。

参考文献

[1] Hazlett S, McCarthy M, Londner M, et al. Epidemiology of adult psychiatric visits to US emergency departments. Acad Emerg Med, 2004, 11: 193 - 195.

[2] Boudreaux E, Cagande C, Kilgannon H, et al. A prospective study of depression among adult patients in an urban emergency department. Prim Care Companion J Clin Psychiatry, 2006, 8: 66 - 70.

[3] Schanzer B, First M, Dominguez B, et al. Diagnosing psychotic disorders in the emergency department in the context of substance use. Psychiatr Serv, 2006, 57: 1468 - 1473.

[4] Ernst C, Bird S, Goldberg J, et al. The prescription of psychotropic medications for patients discharged from a psychiatric emergency service. J Clin Psychiatry, 2006, 67: 720 - 726.

[5] American Psychiatric Association. Diagnostic and Statistical Manual of Mental Disorders. 4th ed. Washington, DC: American Psychiatric Press, 2000.

[6] Lopez A, Mathers C, Ezzati M, et al. Global and regional burden of disease and risk factors, 2001: systematic analysis of population health data. Lancet, 2006, 367: 1747 - 1757.

[7] Cassano P, Fava M. Depression and public health: an overview. J Psychosom Res, 2002, 53: 849 - 857.

[8] Kroenke K, Spitzer R, Williams J. The Patient Health Questionnaire-2: validity of a two-item depression screener. Med Care, 2003, 41: 1284 - 1292.

[9] Flynn H, Blow F, Marcus S. Rates and predictors of depression treatment among pregnant women in hospital-affiliated obstetrics practices. Gen Hosp Psychiatry, 2006, 28: 289 - 295.

[10] Smith M, Rosenheck R, Cavaleri M, et al. Screening for and detection of depression, panic disorder, and PTSD in public-sector obstetric clinics. Psychiatr Serv, 2004, 55: 407 - 414.

[11] Sundstrom I, Bixo M, Bjorn I, et al. Prevalence of psychiatric disorders in gynecologic outpatients. Am J Obstet Gynecol, 2001, 184: 8 - 13.

[12] Miranda J, Azocar F, Komaromy M, et al. Unmet mental health needs of women in public-sector gynecologic clinics. Am J Obstet Gynecol, 1998, 178: 212 - 217.

[13] Flynn H, O'Mahen H, Massey L, et al. The impact of a brief obstetrics clinic-based intervention on treatment use for perinatal depression. J Womens Health, 2006, 15: 1195 - 1204.

[14] Gavin N, Gaynes B, Lohr K, et al. Perinatal depression: a systematic review of prevalence and incidence. Obstet Gynecol, 2005, 106: 1071 - 1083.

[15] Cox J, Holden J, Sagovsky R. Detection of postnatal depression. Development of the 10-item Edinburgh Postnatal Depression Scale. Br J Psychiatry, 1987, 150: 782 - 786.

［16］ Matthey S, Henshaw C, Elliott S, et al. Variability in use of cut-off scores and formats on the Edinburgh Postnatal Depression Scaleimplications for clinical and research practice. Arch Womens Ment Health, 2006, 9: 309 - 315.

［17］ Halbreich U. Prevalence of mood symptoms and depressions during pregnancy: implications for clinical practice and research. CNS Spectr, 2004, 9: 177 - 184.

［18］ Munk-Olsen T, Laursen T, Pedersen C, et al. New parentsand mental disorders: a population-based register study. JAMA, 2006, 296: 2582 - 2589.

［19］ Cohen L, Altshuler L, Harlow B, et al. Relapse of major depression during pregnancy in women who maintain or discontinue antidepressant treatment. JAMA, 2006, 295: 499 - 507.

［20］ Viguera A, Nonacs R, Cohen L, et al. Risk of recurrence of bipolar disorder in pregnant and nonpregnant women after discontinuing lithium maintenance. Am J Psychiatry, 2000, 157: 179 - 184.

［21］ Dell D, O'Brien BW. Suicide in pregnancy. Obstet Gynecol, 2003, 102: 1306 - 1309.

［22］ Halbreich U. The association between pregnancy processes, preterm delivery, low birth weight, and postpartum depressions – the need for interdisciplinary integration. Am J ObstetGynecol, 2005, 193: 1312 - 1322.

［23］ Van den Bergh B, Mulder E, Mennes M, et al. Antenatal maternal anxiety and stress and the neurobehavioural development of the fetus and child: links and possible mechanisms. A review. Neurosci Biobehav Rev, 2005, 29: 237 - 258.

［24］ Wadhwa PD. Psychoneuroendocrine processes in human pregnancy influence fetal development and health. Psychoneuroendocrinology, 2005, 30: 724 - 743.

［25］ Henshaw C. Mood disturbance in the early puerperium: a review. Arch WomensMent Health, 2003, 6: S33-S42.

［26］ Henshaw C, Foreman D, Cox J. Postnatal blues: a risk factor forpostnatal depression. J Psychosom Obstet Gynaecol, 2004, 25: 267 - 272.

［27］ Robertson E, Grace S, Wallington T, et al. Antenatal risk factors for postpartum depression: a synthesis of recent literature. Gen Hosp Psychiatry, 2004, 26: 289 - 295.

［28］ Bernstein I, Rush A, Yonkers K, et al. Symptom features of postpartum depression: are they distinct? Depress Anxiety, 2008, 25: 20 - 26.

［29］ Kendell R, Wainwright S, Hailey A, et al. The influence of childbirth on psychiatric morbidity. Psychol Med, 1976, 6: 297 - 302.

［30］ Grace S, Evindar A, Stewart DE. The effect of postpartum depression on child cognitive development and behavior: a review and critical analysis of the literature. Arch Womens Ment Health, 2003, 6: 263 - 274.

［31］ Weissman M, Wickramaratne P, Nomura Y, et al. Offspring of depressed parents: 20 years later. Am J Psychiatry, 2006, 163: 1001 - 1008.

［32］ Wisner K, Chambers C, Sit D. Postpartum depression: a major public health problem. JAMA, 2006, 296: 2616 - 2618.

［33］ Chaudron L, Szilagyi P, Campbell A, et al. Legal and ethical considerations: risks and benefits of postpartum depression screening at well-child visits. Pediatrics, 2007, 119: 123 - 128.

［34］ Bradshaw Z, Slade P. The effects of induced abortion on emotional experiences and relationships: a critical review of the literature. Clin Psychol Rev, 2003, 23: 929 - 958.

［35］ Sit D, Rothschild A, CreininM, et al. Psychiatric outcomes following medical and surgical abortion. Hum Reprod, 2007, 22: 878 - 884.

［36］ Fergusson D, Horwood L, Ridder E. Abortion in young women and subsequent mental health. J Child Psychol Psychiatry, 2006, 47: 16 - 24.

［37］ Shadigian E, Bauer S. Pregnancy-associated death: a qualitative systematic review of homicide and suicide. Obstet Gynecol Surv, 2005, 60: 183 - 190.

［38］ GisslerM, Hemminki E, Lonnqvist J. Suicides after pregnancy in Finland, 1987 - 94: register linkage study. BMJ, 1996, 313: 1431 - 1434.

［39］ Klier C, Geller P, Ritsher J. Affective disorders in the aftermath of miscarriage: a comprehensive review. Arch Womens Ment Health, 2002, 5: 129 - 149.

［40］ Neugebauer R, Kline J, Shrout P, et al. Major depressive disorder in the 6 months after miscarriage. JAMA, 1997, 277: 383 - 388.

［41］ Geller P, Kerns D, Klier C. Anxiety following miscarriage and the subsequent pregnancy: a review of the literature and future directions. J Psychosom Res, 2004, 56: 35 - 45.

［42］ Brier N. Anxiety after miscarriage: a review of the empirical literature and implications for clinical practice. Birth, 2004, 31: 138 - 142.

［43］ Turton P, Hughes P, Evans C, et al. Incidence, correlates and predictors of post-traumatic stress disorder in the pregnancy after stillbirth. Br J Psychiatry, 2001, 178: 556 - 560.

［44］ Hughes P, Turton P, Evans C. Stillbirth as risk factor for depression and anxiety in the subsequent pregnancy: cohort study. BMJ, 1999, 318: 1721 - 1724.

［45］ BadenhorstW, Hughes P. Psychological aspects of perinatal loss. Best Pract Res Clin Obstet Gynaecol, 2007, 21: 249 - 259.

［46］ Hughes P, Turton P, Hopper E, et al. Assessment of guidelines for good practice in psychosocial care of mothers after stillbirth: a cohort study. Lancet, 2002, 360: 114 - 118.

［47］ O'Leary J. Grief and its impact on prenatal attachment in the subsequent pregnancy. Arch Womens Ment Health, 2004, 7: 7 - 18.

［48］ Chaudron L. Critical issues in perinatal psychiatric emergency care. Psychiatr Issues Emerg Care Sett, 2005, 4: 11 - 18.

［49］ Martin S, Li Y, Casanueva C, et al. Intimate partner violence and women's depression before and during pregnancy. Violence Against Women, 2006, 12: 221 - 239.

［50］ Gazmararian J, Lazorick S, Spitz A, et al. Prevalence of violence against pregnant women. JAMA, 1996, 275: 1915 - 1920.

［51］ Silverman J, Decker M, Reed E, et al. Intimate partner violence victimization prior to and during pregnancy among women residingin 26 U. S. states: associations with maternal and neonatal health. Am J Obstet Gynecol, 2006, 195: 140 - 148.

［52］ Boy A, Salihu H. Intimate partner violence and birth outcomes: a systematic review. Int J Fertil Womens Med, 2004, 49: 159 - 164.

［53］ Renker P, Tonkin P. Women's views of prenatal violence screening: acceptability and confidentiality issues. Obstet Gynecol, 2006, 107: 348 - 354.

［54］ American College of Obstetricians and Gynecologists, Committee on Healthcare for Underserved Women ACOG Committee Opinion No. 343: psychosocial risk factors: perinatal screening and intervention. Obstet Gynecol, 2006, 108: 469 - 477.

［55］ Spinelli M, Endicott J. Controlled clinical trial of interpersonal psychotherapy versus parenting education program for depressed pregnant women. Am J Psychiatry, 2003, 160: 555 - 562.

［56］Epperson C，Terman M，Terman J，et al. Randomized clinical trial of bright light therapy for antepartum depression：preliminary findings. J Clin Psychiatry，2004，65：421 - 425.

［57］Field T，Diego M，Hernandez-Reif M，et al. Massage therapy effects on depressed pregnant women. J Psychosom Obstet Gynaecol，2004，25：115 - 122.

［58］Manber R，Schnyer R，Allen J，et al. Acupuncture：a promising treatment for depression during pregnancy. J Affect Disord，2004，83：89 - 95.

［59］Freeman M，Hibbeln J，Wisner K，et al. An open trial of omega-3 fatty acids for depression in pregnancy. Acta Neuropsychiatr，2006，18：21 - 24.

［60］Sit D，Wisner K. Decision making for postpartum depression treatment. Psychiatr Ann，2005，35：577 - 585.

［61］RahimiR，Nikfar S，Abdollahi M. Pregnancy outcomes following exposure to serotonin reuptake inhibitors：a meta-analysis of clinical trials. Reprod Toxicol，2006，22：571 - 575.

［62］Hemels M，Einarson A，Koren G，et al. Antidepressant use during pregnancy and the rates of spontaneous abortions：a meta-analysis. Ann Pharmacother，2005，39：803 - 809.

［63］Einarson T，Einarson A. Newer antidepressants in pregnancy and rates of major malformations：a meta-analysis of prospective comparative studies. Pharmacoepidemiol Drug Saf，2005，14：823 - 827.

［64］Wogelius P，Norgaard M，Gislum M，et al. Maternal use of selective serotonin reuptake inhibitors and risk of congenital malformations. Epidemiology，2006，17：701 - 704.

［65］Williams M，Wooltorton E. Paroxetine（Paxil）and congenital malformations. Can Med Assoc J，2005，173：1320 - 1321.

［66］Berard A，Ramos E，Rey E，et al. First trimester exposure to paroxetine and risk of cardiac malformations in infants：the importance of dosage. Birth Defects Res B Dev Reprod Toxicol，2007，80：18 - 27.

［67］Moses-Kolko E，Bogen D，Perel J，et al. Neonatal signs after late in utero exposure to serotonin reuptake inhibitors：literature review and implications for clinical applications. JAMA，2005，293：2372 - 2383.

［68］Nordeng H，Spigset O. Treatment with selective serotonin reuptake inhibitors in the third trimester of pregnancy：effects on the infant. Drug Saf，2005，28：565 - 581.

［69］Sanz E，De-las-Cuevas C，Kiuru A，et al. Selective serotonin reuptake inhibitors in pregnant women and neonatal withdrawal syndrome：a database analysis. Lancet，2005，365：482 - 487.

［70］Oberlander T，Warburton W，Misri S，et al. Neonatal outcomes after prenatal exposure to selective serotonin reuptake inhibitor antidepressants and maternal depression using population-based linked health data. Arch Gen Psychiatry，2006，63，898 - 906.

［71］Chambers C，Hernandez-Diaz S，van Marter L，et al. Selective serotonin-reuptake inhibitors and risk of persistent pulmonary hypertension of the newborn. N Engl J Med，2006，354：579 - 587.

［72］American College of Obstetricians and Gynecologists，Committee on Obstetric Practice. Committee Opinion No. 354：treatment with selective serotonin reuptake inhibitors during pregnancy. Obstet Gynecol，2006，108：1601 - 1603.

［73］Wisner K，Hanusa B，Perel J，et al. Postpartum depression：a randomizedtrial of sertraline versus nortriptyline. J Clin Psychopharmacol，2006，26：353 - 360.

［74］Appleby L，Warner R，Whitton A，et al. A controlled study of fluoxetine and cognitive-behavioural counselling in the treatment of postnatal depression. BMJ，1997，314：932 - 936.

［75］Misri S，Reebye P，Corral M，et al. The use of paroxetine and cognitive-behavioral therapy in postpartum depression and anxiety：a randomized controlled trial. J Clin Psychiatry，2004，65：1236 - 1241.

［76］WeissmanA，LevyB，Hartz A，et al. Pooled analysis of antidepressant levels in lactating mothers，breast milk，and nursing infants. Am J Psychiatry，2004，161：1066 - 1078.

［77］Abreu A，Stuart S. Pharmacologic and hormonal treatments for postpartum depression. Psychiatr Ann，2005，35：568 - 576.

［78］Eberhard-Gran M，Eskild A，Opjordsmoen S. Use of psychotropic medications in treating mood disorders during lactation：practical recommendations. CNS Drugs，2006，20：187 - 198.

［79］Gentile S. The safety of newer antidepressants in pregnancy and breastfeeding. Drug Saf，2005，28：137 - 152.

［80］Hallberg P，Sjoblom V. The use of selective serotonin reuptake inhibitors during pregnancy and breast-feeding：a review and clinical aspects. J Clin Psychopharmacol，2005，25：59 - 73.

［81］O'Hara M，Stuart S，Gorman L，et al. Efficacy of interpersonal psychotherapy for postpartum depression. Arch Gen Psychiatry，2000，57：1039 - 1045.

［82］Dennis C. Treatment of postpartum depression，part 2：a critical review of nonbiological interventions. J Clin Psychiatry，2004，65：1252 - 1265.

［83］Kopelman R，Stuart S. Psychological treatments for postpartum depression. Psychiatr Ann，2005，35：556 - 566.

［84］Bledsoe S，Grote N. Treating depression during pregnancy and the postpartum：a preliminary meta-analysis. Res Soc Work Pract，2006，16：109 - 120.

［85］Pearlstein T. Perinatal depression：treatment options and dilemmas. J Psychiatry Neurosci，2008，33：302 - 318.

［86］Dennis C，Chung-Lee L. Postpartum depression help-seeking barriers and maternal treatment preferences：a qualitative systematic review. Birth，2006，33：323 - 331.

［87］Practice guideline for the assessment and treatment of patients with suicidal behaviors. Am J Psychiatry，2003，160：1 - 60.

［88］Chaudron L，Caine E. Suicide among women：a critical review. J Am Med Womens Assoc，2004，59：125 - 134.

［89］Knox K，Caine E. Establishing priorities for reducing suicide and its antecedents in the United States. Am J Public Health，2005，95：1898 - 1903.

［90］Oquendo M，Bongiovi-Garcia M，Galfalvy H，et al. Sex differences in clinical predictors of suicidal acts after major depression：a prospective study. Am J Psychiatry，2007，164：134 - 141.

［91］HawtonK，Sutton L，Haw C，et al. Suicide and attempted suicide in bipolar disorder：a systematic review of risk factors. J Clin Psychiatry，2005，66：693 - 704.

［92］Stern T，Perlis R，Lagomasino I. Suicidal patients∥Stern T，FricchioneG，Cassem N，et al. Massachusetts General Hospital Handbook of General Hospital Psychiatry. 5th ed. Philadelphia：Mosby，2004，93 - 104.

［93］Nock M，Kessler R. Prevalence of and risk factors for suicide attempts versus suicide gestures：analysis of the National Comorbidity Surrey. J Abnorm Psychol，2006，115：616 - 623.

［94］Lindahl V，Pearson J，Colpe L. Prevalence of suicidality during pregnancy and the postpartum. Arch Womens Ment Health，2005，8：77 - 87.

［95］MarzukP，Tardiff K，Leon A，et al. Lower risk of suicide during pregnancy. Am J Psychiatry，1997，154：122 - 123.

［96］Appleby L. Suicide during pregnancy and in the first postnatal year. BMJ，1991，302：137 - 140.

［97］Appleby L，Mortensen P，Faragher E. Suicide and other causes of mortality after post-partum psychiatric admission. Br J Psychiatry, 1998, 173: 209 – 211.

[98] Oates M. Suicide: the leading cause of maternal death. Br J Psychiatry, 2003, 183: 279 – 281.

[99] Czeizel A, Timar L, Susanszky E. Timing of suicide attempts by selfpoisoning during pregnancy and pregnancy outcomes. Int J Gynaecol Obstet, 1999, 65: 39 – 45.

[100] Schiff M, Grossman D. Adverse perinatal outcomes and risk for postpartum suicide attempt in Washington state, 1987 – 2001. Pediatrics, 2006, 118: e669-e675.

[101] Gandhi S, Gilbert W, McElvy S, et al. Maternal and neonatal outcomes after attempted suicide. Obstet Gynecol, 2006, 107: 984 – 990.

[102] Battaglia J. Pharmacological management of acute agitation. Drugs, 2005, 65: 1207 – 1222.

[103] Citrome L, Volavka J. Treatment of violent behavior // Tasman A, Kay J, Lieberman J. Psychiatry. 2nd ed. Chichester: John Wiley, 2003, 2136 – 2146.

[104] Sachs G. A review of agitation in mental illness: burden of illness and underlying pathology. J Clin Psychiatry, 2006, 67: 5 – 12.

[105] Fauman B. Other psychiatric emergencies // Kaplan H, Sadock B. Comprehensive Textbook of Psychiatry, VI. Baltimore, MD: Williams and Wilkins, 1995, 1752 – 1765.

[106] Lindenmayer J. The pathophysiology of agitation. J Clin Psychiatry, 2000, 61: 5 – 10.

[107] Brower M, Price B. Neuropsychiatry of frontal lobe dysfunction in violent and criminal behaviour: a critical review. J Neurol Neurosurg Psychiatry, 2001, 71: 720 – 726.

[108] Lam J, McNiel D, Binder R. The relationship between patients'gender and violence leading to staff injuries. Psychiatr Serv, 2000, 51: 1167 – 1170.

[109] Onyike C, Lyketsos C. Aggression and violence // Levenson J. Textbook of Psychosomatic Medicine. Arlington, VA: American Psychiatric Publishing, 2005, 171 – 191.

[110] Alarcon R, Hart D. The influence of culture in emergency psychiatry. Psychiatr Issues Emerg Care Sett, 2006, 5: 13 – 22.

[111] Petit J. Management of the acutely violent patient. Psychiatr Clin North Am, 2005, 28: 701 – 711.

[112] Marder S. A review of agitation in mental illness: treatment guidelines and current therapies. J Clin Psychiatry, 2006, 67: 13 – 21.

[113] Nelstrop L, Chandler-Oatts J, Bingley W, et al. A systematic review of the safety and effectiveness of restraint and seclusion as interventions for the short-term management of violence in adult psychiatric inpatient settings and emergency departments. Worldviews Evid Based Nurs, 2006, 3: 8 – 18.

[114] Allen M, Currier G, Carpenter D, et al. Treatment of behavioral emergencies 2005. J Psychiatr Pract, 2005, 11: 5 – 108.

[115] Lukens T, Wolf S, Edlow J, et al. Clinical policy: critical issues in the diagnosis and management of the adult psychiatric patient in the emergency department. Ann Emerg Med, 2006, 47: 79 – 99.

[116] Rund D, Ewing J, Mitzel K, et al. The use of intramuscular benzodiazepines and antipsychotic agents in the treatment of acute agitation or violence in the emergency department. J Emerg Med, 2006, 31: 317 – 324.

[117] Howard L. Fertility and pregnancy in women with psychotic disorders. Eur J Obstet Gynecol Reprod Biol, 2005, 119: 3 – 10.

[118] Jablensky A, Morgan V, Zubrick S, et al. Pregnancy, delivery, and neonatal complications in a population cohort of women with schizophrenia and major affective disorders. Am J Psychiatry, 2005, 162: 79 – 91.

[119] Nilsson E, Lichtenstein P, Cnattingius S, et al. Women with schizophrenia: pregnancy outcome and infant death among their offspring. Schizophr Res, 2002, 58: 221 – 229.

[120] Bennedsen B, Mortensen P, Olesen A, et al. Congenital malformations, stillbirths, and infant deaths among children of women with schizophrenia. Arch Gen Psychiatry, 2001, 58: 674 – 679.

[121] Yaeger D, Smith H, Altshuler L. Atypical antipsychotics in the treatment of schizophrenia during pregnancy and the postpartum. Am J Psychiatry, 2006, 163: 2064 – 2070.

[122] Gilbert P, Harris J, McAdams L, et al. Neuroleptic withdrawal in schizophrenic patients. A review of the literature. Arch Gen Psychiatry, 1995, 52: 173 – 188.

[123] Seeman M. Relational ethics: when mothers suffer from psychosis. Arch WomensMent Health, 2004, 7: 201 – 210.

[124] Sit D, Rothschild A, Wisner K. A review of postpartum psychosis. J Womens Health, 2006, 15: 352 – 368.

[125] Blackmore E, Jones I, Doshi M, et al. Obstetric variables associated with bipolar affective puerperal psychosis. Br J Psychiatry, 2006, 188: 32 – 36.

[126] Sharma V. Pharmacotherapy of postpartum psychosis. Expert Opin Pharmacother, 2003, 4: 1651 – 1658.

[127] Jones I, Craddock N. Familiality of the puerperal trigger in bipolar disorder: results of a family study. Am J Psychiatry, 2001, 158: 913 – 917.

[128] Friedman S, Horwitz S, Resnick P. Child murder by mothers: a critical analysis of the current state of knowledge and a research agenda. Am J Psychiatry, 2005, 162: 1578 – 1587.

[129] Spinelli M. Maternal infanticide associated with mental illness: prevention and the promise of saved lives. Am J Psychiatry, 2004, 161: 1548 – 1557.

[130] Spinelli M. A systematic investigation of 16 cases of neonaticide. Am J Psychiatry, 2001, 158: 811 – 813.

[131] Gentile S. The role of estrogen therapy in postpartum psychiatric disorders: an update. CNS Spectr, 2005, 10: 944 – 952.

[132] Kumar C, McIvor R, Davies T, et al. Estrogen administration does not reduce the rate of recurrence of affective psychosis after childbirth. J Clin Psychiatry, 2003, 64: 112 – 118.

[133] Wisner K, Perel J, Peindl K, et al. Prevention of postpartum episodes in women with bipolar disorder. Biol Psychiatry, 2004, 56: 592 – 596.

[134] Sharma V, Smith A, Mazmanian D. Olanzapine in the prevention of postpartum psychosis and mood episodes in bipolar disorder. Bipolar Disord, 2006, 8: 400 – 404.

[135] Reed P, Sermin N, Appleby L, et al. A comparison of clinical response to electroconvulsive therapy in puerperal and non-puerperal psychoses. J Affect Disord, 1999, 54: 255 – 260.

[136] Eros E, Czeizel A, Rockenbauer M, et al. A population-based case control teratologic study of nitrazepam, medazepam, tofisopam, alprazolum and clonazepam treatment during pregnancy. Eur J Obstet Gynecol Reprod Biol, 2002, 101: 147 – 154.

[137] DolovichL, Addis A, Vaillancourt J, et al. Benzodiazepine use in pregnancy and major malformations or oral cleft: meta-analysis of cohort and case-control studies. BMJ, 1998, 317: 839 – 843.

[138] Iqbal M, Sobhan T, Ryals T. Effects of commonly used benzodiazepines on the fetus, the neonate, and the nursing infant. Psychiatr Serv, 2002, 53: 39 – 49.

[139] Cohen L, Friedman J, Jefferson J, et al. A reevaluation of risk of in utero exposure to lithium. JAMA, 1994, 271: 146 – 150.

[140] Viguera A, Cohen L, Baldessarini R, et al. Managing bipolar disorder during pregnancy: weighing the risks and benefits. Can J Psychiatry, 2002, 47: 426 – 436.

[141] Yonkers K, Wisner K, Stowe Z, et al. Management of bipolar disorder during pregnancy and the postpartum period. Am J Psychiatry, 2004, 161: 608 – 620.

[142] Newport D, Viguera A, Beach A, et al. Lithium placental passage and obstetrical outcome: implications for clinical management during late pregnancy. Am J Psychiatry, 2005, 162: 2162 – 2170.

[143] Pennell P. 2005 AES annual course: evidence used to treat women with epilepsy. Epilepsia, 2006, 47: 46 – 53.

[144] Crawford P. Best practice guidelines for the management with epilepsy. Epilepsia, 2005, 46 (Suppl 9): 117 – 124.

[145] Tatum W. Use of antiepileptic drugs in pregnancy. Expert Rev Neurother, 2006, 6: 1077 – 1086.

[146] Gentile S. Prophylactic treatment of bipolar disorder in pregnancy and breastfeeding: focus on emerging mood stabilizers. Bipolar Disord, 2006, 8: 207 – 220.

[147] Trixler M, Gati A, Fekete S, et al. Use of antipsychotics in the management of schizophrenia during pregnancy. Drugs, 2005, 65: 1193 – 1206.

[148] Diav-Citrin O, Shechtman S, Ornoy S, et al. Safety of haloperidol and penfluridol in pregnancy: a multicenter, prospective, controlled study. J Clin Psychiatry, 2005, 66: 317 – 322.

[149] Altshuler L, Cohen L, Szuba M, et al. Pharmacologic management of psychiatric illness during pregnancy: dilemmas and guidelines. Am J Psychiatry, 1996, 153: 592 – 606.

[150] Gentile S. Clinical utilization of atypical antipsychotics in pregnancy and lactation. Ann Pharmacother, 2004, 38: 1265 – 1271.

[151] McKenna K, Koren G, Tetelbaum M, et al. Pregnancy outcome of women using atypical antipsychotic drugs: a prospective comparative study. J Clin Psychiatry, 2005, 66: 444 – 449.

[152] Howard L, Webb R, Abel K. Safety of antipsychotic drugs for pregnant and breastfeeding women with non-affective psychosis. BMJ, 2004, 329: 933 – 934.

[153] AichhornW, Whitworth A, Weiss E, et al. Second-generation antipsychotics: is there evidence for sex differences in pharmacokinetic and adverse effect profiles? Drug Saf, 2006, 29: 587 – 598.

第**49**章 胎儿手术和相关母体并发症

简 介

对胎儿手术造成的潜在母体并发症进行讨论是肯定的，因为已知此类并发症是完全可以预防的。正如该术语所示，开展胎儿手术只需考虑对胎儿有益，由此带来的对母亲的任何危险均建立在利他的目的上。胎儿手术对母体而言无任何好处。

很多最早开展的胎儿手术依赖于剖宫术暴露子宫，进而行子宫切开暴露胎儿。随着医学进展改变为采用子宫内镜子宫切开以维持子宫的完整性。技术进一步演化后，目前多用经皮操作，该技术使用直径 3mm 甚至更细的器械。微创胎儿镜方法减少了死亡率，但没有完全消灭手术并发症（表 49.1）[1]。上述每一种手术方式及对应的并发症均在下文详述。

子宫切开术

子宫切开术虽现在已很少使用，但是在一些无法使用内镜的病例中亦需使用，包括神经管缺陷修补、骶尾部畸胎瘤和其他肿块切除术。以剖宫术为基础的操作多依赖于术中超声引导，包括开腹前和开腹后。孕妇麻醉（多为气管内）并建立无菌区域后，使用超声判断胎儿位置。如果胎儿位置不适合手术，将在超声引导下使用外倒转术和经腹手法调整胎儿体位，使胎儿手术区域靠近底部。根据母亲体型、胎儿大小和位置各异，上述操作可能很有挑战性。紧接着进行剖宫术，超声探头在包裹无菌套后直接放在子宫表面，用以探测胎盘边界。该步骤很

重要，因为直接决定了子宫切口的位置。理想的子宫切口应尽量远离胎盘边缘，因为一旦羊水溢出，子宫将出现收缩。即便如此，胎盘的边缘仍十分靠近子宫切口，这也增加了出血和胎盘剥离的风险。如果出现了无法及时控制的出血，为了母亲的安全应即时分娩。

一般来说，子宫切口用以获得胎儿手术区的最佳暴露。术中采用经子宫超声途径来监视胎儿心脏。

胎儿手术完成后，逐层缝合子宫内膜和肌层。宫腔内预留一根导管，用以灌注林格氏液及抗生素。使用超声探测"羊水"。羊水量应保持正常低值，以减少手术切口的压力。

在某些情况下，术后管理通常包括保胎治疗。旧金山疗法包括 24h 静脉注射硫酸镁和 48h 内口服吲哚美辛。继而持续服用硝苯地平至分娩作为长期保胎治疗。术后 24h 预防性使用抗生素。每天进行超声检查以评估胎儿身体状况（胎儿生物物理形态和动脉导管通畅性）、羊水容量和宫颈长度。术后 4~5d 可考虑出院。如果一切正常，则安排长期每周 1 次的超声随访。

最近回顾了在 UCSF 所开展的母体剖宫术[1]（表 49.1）。自 1989—2003 年共开展了 87 例剖宫术，术后即刻出现了并发症。早期的经验表明，肺水肿是常见的并发症，且与多种保胎药（尤其是硝酸酯类和 β 受体激动剂）联合类固醇药物的使用及激进的液体负荷有关[2]。行剖宫术的患者中 13% 因为术中失血需要输血治疗，而其中 52% 的患者出现术后未足月胎膜早破（preterm premature rupture of the membranes，PPROM），33% 出现最大治疗剂量无效的难治性早产宫缩以及早产分娩。自剖宫术到分娩间隔约 4.9 周（0~16 周）。分娩时平均胎龄 30.1

表49.1 UCSF 中心 178 例术后继续妊娠母体发病率和死亡率组间比较

手术方式	剖宫术	内镜 FETENDO/ Lap-FETENDO	经皮 FIGS/Lap-FIGS	总计
术后维持妊娠人数	79	68	31	178
术时胎龄（周）	25.1	24.5	21.1	24.2
范围（周）	17.6～30.4	17.9～32.1	17.0～26.6	17.0～32.1
分娩时胎龄（周）	30.1	30.4	32.7	30.7
范围（周）	21.6～36.7	19.6～39.3	21.7～40.4	19.6～40.4
手术至分娩间隔（周）	4.9	6.0	11.6	6.5
范围（周）	0～16	0～19	0.3～21.4	0～21.4
肺水肿	22/79（27.8%）	17/68（25.0%）	0/31（0）	39/178（21.9%）
需要输血支持的出血	11/87（12.6%）	2/69（2.9%）	0/31（0）	13/187（7.0%）
导致分娩的早产（PTL）	26/79（32.9%）	18/68（26.5%）	4/31（12.9%）	48/178（27.0%）
早产胎膜早破（PPROM）	41/79（51.9%）	30/68（44.1%）	8/31（25.8%）	79/178（44.4%）
绒毛膜羊膜炎	7/79（8.9%）	1/68（1.5%）	0/31（0.0%）	8/178（4.5%）

FETENDO：胎儿内镜术；Lap-FETENDO：剖腹联合胎儿内镜术；FIGS：胎儿影像引导手术；Lap-FIGS：剖腹联合胎儿影像引导手术

周（21.6～36.7周）。其他学者对剖宫术后早产也有类似的经验[3,4]。随着经验的积累，许多与剖宫术相关的并发症发生率开始下降，肺水肿和失血目前已很少见。脊髓脊膜膨出修复术后胎儿分娩时的胎龄接近34周[5]。

讨论手术的风险、获益和替代方案很重要，同时必须对手术的实验性质有明确的表述。母体的风险与其他大型腹部手术类似，而且如上所述，胎儿手术对母体无任何好处。母亲必须知晓激进的保胎治疗以及在高凝状态下卧床（会诱发静脉栓塞）所带来的风险。胎儿的风险多是由于血流状态不稳定和低血压（可致胎儿损伤及死亡）以及早产病理状态。妊娠的风险主要是早产发动、胎膜早破以及早期分娩。感染很少见，除非胎膜早破导致潜伏期延长。另外需要额外说明的是胎儿术后的分娩均需要采用剖宫产。已有数据证实后续生育能力不受影响，UCSF 的经验表明对希望再次妊娠的母体不会增加其不孕风险[6]。费城儿童医院（CHOP）的数据表明后续妊娠发生子宫破裂的概率高达6%～12%[7,8]，明显高于采用低位横向剖宫产术（≤1%）或经典剖宫产术（5%～10%）[9]。后续妊娠另外一个理论风险为胎盘植入。因为孕中期子宫切开术的切口不会选择子宫下段横向切口，因此母体在妊娠期间需经历两次子宫切开。当胚胎着床在子宫瘢痕区域时会增加胎盘植入风险，而多次子宫切开会增加上述风险。但截至目前在 UCSF 尚未遇到1例后续妊娠出现胎盘植入的患者。

胎儿内镜

20世纪90年代显像内镜的日益流行，联合胎儿镜的初期经验，为内镜下胎儿手术铺平了道路。人们相信更小的羊膜干扰能突破胎儿手术的瓶颈，后者包括：①早产发动，被认为是因为较大的子宫切开所触发，而后者是开放性胎儿手术所需要的；②大型剖宫手术带来的母体发病率。胎儿内镜终极目的是实现经皮途径的胎儿镜下干预。

患者术前将被给予保胎药物，通常是吲哚美辛以及预防性静脉注射抗生素。手术可以在局麻或区域麻醉的条件下进行。根据胎龄和各中心的传统，手术可以选择在手术室、产房、产科手术室或超声中心进行。在过去十年，内镜和胎儿镜取得了巨大的发展。手术用胎儿镜已经发展到超声内镜联合，手术团队可以同时使用超声和内镜图像来完成手术。专门的胚胎镜或胎儿镜含有特征性的长目镜，以减轻重量和易化精细操作。几乎所有的内镜均是可以弯曲的纤维内镜，而不是传统的棒式透镜。随着像素点增加，图像质量也有所提高。典型的胎儿镜直径约1.0~2.0mm。使用薄壁半柔性塑料导管（直径7-10F）提供进入羊膜囊的途径，以便于不同的器械进入子宫，避免多次刺穿子宫。

使用超声精确定位进入点，继而引导穿刺针刺入羊膜腔，注意避开胎盘、胎儿和母体器官（肠和膀胱等）。有一个团队曾报道经胎盘途径的安全性[10]，但大多数术者还是尽量避免复杂的经胎盘途径。

考虑到超声的声窗和视野深度相对有限，超声最初用于定位并引导胎儿镜在子宫内的位置，这类手术是名副其实的超声引导下胎儿镜术。

最常进行的胎儿镜手术之一是激光消融双胎输血综合征（twin-twin transfusion syndrome，TTTS）中的患儿胎盘血管。将胎儿镜置于受血儿的囊内，既羊水过多的囊内。胎儿镜插入点由多因素决定，包括胎盘位置、供血儿体位、脐带插入位点以及假设的胎儿间膜和血管赤道线。一旦胎儿镜到位并显示出胎盘表面，即开始探测血管赤道线。将激光纤维通过内镜套管插入，然后对未配对血管并符合病理性交通者使用激光消融。待病理性交通血管消融成功后退出胎儿镜，在超声引导下通过导管抽吸过多的羊水。一旦羊水量达到正常水平（垂直最大深度约5~6cm）即可退出导管。羊水减容有利于减少通道点渗漏和羊水对腹膜的刺激，同时有可能增加胎盘灌注并让患者更觉舒适。大多数的病例很少甚至不需要使用保胎治疗，患者多在术后24h内出院。

胎儿镜术的风险与子宫穿刺相关，同时也与特殊的手术方式有关。在一些病例中，不良预后可能和疾病本身状态有关，如TTTS患者出现的镜子综合征（Ballantyne综合征）[11]。

术前评估宫颈可以预测胎儿镜术后早产的风险[12]。数据表明宫颈短于30mm的患者有74%的风险在胎龄34周前分娩。如果宫颈短于20mm绝大多数患者出现流产。胎儿镜术后未足月胎膜早破（PPROM）的风险接近10%，而子宫破裂的风险约1%~2%。而普遍认为子宫破裂的概率与羊水减容相关，与胎儿镜检查关系不大。绒膜羊膜炎和出血是较少见的并发症。

分流和射频消融

分流可用于对胎儿积液的腔隙、器官或囊肿进行慢性引流。第1例胎儿分流术是由USCF的Harrison在20世纪80年代开展[13]。该手术实质上是通过14G导入管（美国Cook Medical公司）置入双猪尾分流管。同时期英国的Rodeck引流也是采用了双猪尾分流管（英国Rocket Medical公司），但是所采用的分流管更长且直径更大，相应的导入管直径也更大[14]。这些分流管可被放置在患有膀胱梗阻、胸腔积液和I型先天性囊性腺瘤样病变（congenital cystic adenomatoid malformations，CCAM）的胎儿。在大多数的分流术中，先在母亲皮肤上做一个小切口，将带有套管针的导入管插入羊膜腔。通过小心评估子宫肌层以避免损伤大血管：应用高频超声换能器以提高组织分辨率，彩色多普勒血流则需采用低流量设置。应尽量避免经胎盘途径，但如果无其他途径，亦可以选用经胎盘途径完成分流术。将套管针和导入管置入需要引流的区域，待导入管到达位置后可退出套管针。请注意突然减压会导致积液体腔压力骤减，可试着将一手指压在导入管的尾端以避免。将分流管装载至导入管中，并使用推动器推入直到分流管内环跨越导入管的内口。在推入分流管过程中需全程超声监视。一旦内环到位，谨慎地推出导入管，同时继续推入分流管，直到分流管外环定位在胎儿皮肤上、羊膜腔内。要确保胎儿和子宫壁之间充足的羊水容量，防止分流管外口遗留在子宫肌层或母体腹壁上。如果分流管刺破子宫有可能导致羊膜腹膜漏，分流术可能是开展最多的胎儿外科手术。

分流术的并发症包括母体和胎儿出血、胎盘早剥、羊膜腹膜漏和感染。

射频消融(Radiofrequency ablation，RFA)多用于破坏实质性脏器的组织，如肝脏。这项技术首先应用于局部烧灼胎儿的交通血管。另外也有人用于消融双胎动脉反向灌注综合征(twin reversed arterial perfusion，TRAP)中异常胎儿的供养血管[15,16]。进一步可用于单绒毛膜双胎妊娠因严重异常需行选择性减胎术或严重双胎输血综合征挽救胎儿一方无效时。

射频消融装置多为17G的射频针(美国Rita Medical公司)。除麻醉方式选择局麻外，其余围术期管理与分流术相同。在TRAP病例中，在脐带水平将射频针导引到心包双胞组织内，张开齿针，连接装置并传输能量。因为有热量产生，在超声下很快能看到气体溢出。一旦彩色多普勒和脉冲多普勒提示无心畸胎内部或脐带血流信号消失标志消融成功。收回齿针撤出消融针。术后检测与分流术相同，且很少需要保胎治疗，术后数小时患者即可出院。

分流术和RFA术后并发症的发生率低于其他侵入性的剖宫胎儿外科手术。首先，从定义上讲，显然所有的侵入性手术都有发生出血和感染的风险(表49.1)[1]。其次，尽管PPROM的风险依然存在，但因为这些手术触发早产的情况并不常见。此外还有胎儿损伤的风险，在单绒毛膜双胎中该风险主要见于正常的孪生儿血流入胎盘血管床和其他胎儿而导致急性低血容量，继而引发低血压。

随着时间的推移，手术团队对胎儿镜下手术日益熟悉，住院时间、围术期管理和麻醉方式已发生了改变。对大多数病例，这些手术可以在超声引导下作为门诊手术开展(入院23h)，仅注射单次剂量的吲哚美辛作为保胎治疗。术前给予常规的预防性抗生素。对多数手术而言，脊髓麻醉或局部麻醉已足够。

术后管理包括母体和胎儿监测(特别是胎儿活动情况)，进一步的保胎治疗基于收缩能力，一般来说不需要再次药物治疗。因为是经皮入路，所以无法通过子宫穿刺来确定止血，故应当严密监测母体的生命体征。不需要使用保胎药物的一个优势是通过局部收缩实现穿刺部位止血。

综上所述，针对胎儿尤其是胎盘手术而言，由于目前内镜技术的广泛使用，除罕见的适应证外，临床已很少采用子宫切开术。该项技术降低了母体并发症的发生率和严重程度。但是任何手术都是有风险的，针对术后母体死亡也确有报道。因此与患者及家人对手术的风险和获益进行讨论，谋求风险和收益的平衡是必要的。

参考文献

[1] Golombeck K，Ball RH，Lee H，et al. Maternal morbidity after maternal-fetal surgery. Am J Obstet Gynecol，2006，194 (3)：834-839

[2] DiFederico EM，Burlingame JM，Kilpatrick SJ，et al. Pulmonary edema in obstetric patients is rapidly resolved except in the presence of infection or of nitroglycerin tocolysis after open fetal surgery. Am J Obstet Gynecol，1998，179：925-933

[3] Wilson RD，Johnson MP，Crombleholme TM，et al. Chorioamniotic membrane separation following open fetal surgery：pregnancy outcome. Fetal Diagn Ther，2003，18 (5)：314-320.

[4] Bruner JP，Tulipan NB，Richards WO，et al. In utero repair of myelomeningocele：a comparison of endoscopy and hysterotomy. Fetal Diagn Ther，2000，15 (2)：83-88.

[5] Johnson MP，Gerdes M，Rintoul N，et al. Maternal-fetal surgery for myelomeningocele：neurodevelopmental outcomes at 2 years of age. Am J Obstet Gynecol，2006，194 (4)：1145-1150.

[6] Farrell JA，Albanese CT，Jennings RW，et al. Maternal fertility is not affected by fetal surgery. Fetal Diagn Ther，1999，14：190-192.

[7] Wilson RD，Johnson MP，Flake AW，et al. Reproductive outcomes after pregnancy complicated by maternal-fetal surgery. Am J Obstet Gynecol，2004，191 (4)：1430-1436.

[8] Macones GA，Peipert J，Nelson DB，et al. Maternal complications with vaginal birth after cesarean delivery：a multicenter study. Am J Obstet Gynecol，2005，193 (5)：1656-1662.

[9] McMahon MJ. Vaginal birth after cesarean. Clin Obstet Gynecol，1998，41 (2)：369-381.

[10] Yamamoto M，El Murr L，Robyr R，et al. Incidence and impact of perioperative complications in 175 fetoscopy-guided laser coagulations of chorionic plate anastomoses in fetofetal transfusion syndrome before 26 weeks of gestation. Am J Obstet Gynecol，2005，193 (3 Pt 2)：1110-1116

[11] Gratacos E，Deprest J. Current experience with fetoscopy and the Eurofoetus registry for fetoscopic procedures. Eur J Obstet Gynecol Reprod Biol，2000，92：151-160.

[12] Robyr R，Boulvain M，Lewi L，et al. Cervical length as a prognostic factor for preterm delivery in twin-to-twin transfusion syndrome treated by fetoscopic laser coagulation of chorionic plate anastomoses. Ultrasound Obstet Gynecol，2005，25：37-41.

[13] Harrison MR，Golbus MS，Filly RA，et al. Management of the fetus with congenital hydronephrosis. J Pediatr Surg，1982，17 (6)：728-742.

［14］Nicolini U, Rodeck CH, Fisk NM. Shunt treatment for fetal obstructive uropathy. Lancet, 1987, 2 (8571): 1338 – 1339.

［15］Tsao K, Feldstein VA, Albanese CT, et al. Selective reduction of acardiac twin by radiofrequency ablation. Am J Obstet Gynecol, 2002, 187 (3): 635 – 640.

［16］Lee H, Wagner AJ, Sy E, et al. Efficacy of radiofrequency ablation for twin-reversed arterial perfusion sequence. Am J Obstet Gynecol, 2007, 196 (5): 459.

第 50 章　妊娠期恶性肿瘤

简　介

各地区妊娠时期诊断出恶性肿瘤的情况均很复杂，占出生活胎的 1/2000～1/1000。2004 年美国国家生命统计报告临时数据显示，恶性肿瘤是生育期女性（25～44 岁）第二大死因。然而却很少引起妊娠期女性死亡[1,2]。随着晚育的增多，妊娠期恶性肿瘤的发生率将有所增加。妊娠期最常见的恶性肿瘤是黑色素瘤（发生率 1/350），第二是宫颈癌（1/2250），后续有霍奇金淋巴瘤（1/3000）、乳腺癌（1/7500）、卵巢癌（1/18 000）和白血病（1/75 000）[3]。

妊娠期恶性肿瘤的发现时间可能是产前、分娩时或产后 1 年内。超过 50% 是在产后 1 年内发现，至少 1/4 在产前发现，仅有很小部分是在分娩过程中发现[4]。

一旦妊娠期发现恶性肿瘤，平衡母体和胎儿的健康需要慎重。这通常会导致极具挑战的治疗困境。在产前期，如果胎儿已经成熟且可以在任何治疗开始前完成分娩，或不希望继续妊娠且胎儿无法存活，临床情况将变得简单。但如果渴望继续妊娠的同时发现了恶性肿瘤，且胎儿尚未成熟，临床局面将变得复杂。如果延迟治疗不会影响或加重母体的预后，则将治疗推迟到胎儿成熟后。然而，如果延迟治疗会使预后恶化，必须权衡立即治疗对母体和胎儿带来的风险。

当然，不能因为患者妊娠就将她处于不利地位，同时应采取一些必要的措施来保证适当的治疗和处理。治疗过程应该个体化，让准父母参与决策的制定。另外，应当组成多学科团队，确保患者、医生及任何相关人员都能充分了解治疗方案的风险、获益和可供选择的方案。不仅要从医学角度，还要从准父母的伦理、道德、宗教信仰和文化等方面考虑，这点很重要。医生除了要面对恶性肿瘤的临床诊断以及可疑的妊娠合并肿瘤，还要面对独一无二的社会心理挑战。如这是他们第一次妊娠，有可能是唯一一次，或一些接受了辅助生育才妊娠的不育患者，上述两者均有强烈的妊娠愿望。还有一些患者因为许多个人的、信仰上的或道德上的原因，不管胎龄是多少，均不愿终止妊娠。这些患者的目标不是对恶性肿瘤积极的治疗，而是冒着巨大风险，只想生下一名健康的婴儿。一些患者因人文或其他原因不相信剖宫产，在阴道分娩前拒绝任何手术。一小部分人不但拒绝剖宫产，甚至拒绝任何催产药物，喜欢"纯自然分娩"。还有些人因为宗教或人文因素拒绝任何血制品，同时要求阴道分娩，需要将手术推迟到分娩后以减少失血风险。在这些情况下，必须全面的告知患者，在当前特殊的临床背景下所选方案的风险、获益以及替代方案，并尊重他们的人文、伦理、宗教和道德信仰。

妊娠期手术原则

虽然每一次妊娠均有死胎或早产的风险，但孕妇还是不希望在妊娠期间进行手术。不管是胆囊疾病、阑尾炎还是浸润癌，孕妇都没有办法避免这些需要外科介入的疾病。大部分孕妇通常可以很好耐受这些手术，当然主要取决于手术的性质和复杂程度。而且，当手术并不复杂且不是急诊手术时，对妊娠的影响很小。然而，如果临床情况严重（如内脏破裂），对孕妇的影响就会很大，风险就会增加（如术后出血、感染或麻醉并发症）。

文献已经报道了很多妊娠期非产科的外科手术。最大的临床研究有 5405 例患者，大部分是妊娠中期进行的手术[5]。该研究采用瑞典出生登记的数据，发现死胎和先天性畸形的发生率无显著性差异，尽管低体重和早产的比例有所增加。与流产风险相关的因素包括妊娠早期手术、腹膜炎以及手术时间较长[6]。因此，如果需要手术，在可控制的情况下，推荐的手术时间为妊娠中期。在妊娠中期行手术后，预防性使用保胎药尚未显示出能降低早产的风险，但可能对妊娠晚期有好处[7]。然而还没有针对这个问题的随机或前瞻性研究。显然，这些决策的制定都需要个体化。如果患者病情不稳定或需要紧急手术，则需要采取更及时、有效的方式。与患者谈话时，应当告知腹腔内手术与腹腔外手术不同，腹腔内手术妊娠相关并发症的发生率更高。

随着科技的进步，微创腹腔镜和机器人技术加入了外科领域。复杂性的妊娠期手术的方式更加多样化。有大量的病例报道和研究表明，妊娠期间腹腔镜手术耐受性良好[8-12]。与剖腹手术相比，微创手术的优势体现在术后疼痛较轻，对止痛药和保胎药的需要较少以及更短的卧床时间和住院天数。妊娠期腹腔手术最常见的适应证包括胆囊切除术、附件包块探查术和阑尾切除术[13,14]。

微创手术所固有的外科风险并不因妊娠而增加。妊娠患者行腹腔镜手术和开放性手术区别不大。开放性手术需要在术前和术后检测胎心。对于活胎应该持续监测胎儿心率以便在胎儿出现失代偿时能够及时处理。应当使用经鼻和（或）经口胃肠减压，且患者体位应选择左侧卧位，以减少对腹主动脉和下腔静脉的压迫。为了减小子宫穿孔和破裂的风险，第一个孔应该采用手术切开或从左上象限进入。曾经有 1 例报道，因为不正确的放置气腹针导致羊膜腔充气，最终导致流产[15]。辅助孔应从头侧的方向在腹腔镜直视下操作，并小心旋转。由于腹腔内空间会逐渐变小，妊娠 26~28 周后不再进行腹腔镜手术[14]，但是也需要具体问题具体分析。有文献报道了机器人行妇科手术，但目前还没有将这一新技术运用到妊娠患者的报道。

腹腔镜另外一个理论上的风险是发育中的胎儿可能酸中毒（碳酸引起）。母体吸收了二氧化碳继而引起高碳酸血症，然后在血清中转化成碳酸。在妊娠的母羊身上进行了两项研究，让母羊吸入二氧化碳后评估胎羊的反应。在第一项研究中[16]，有一只未被优先选为实验对象的胎羊在气腹过程中死亡。在第二项研究中则未发现类似的并发症[17]。暂时没有胎儿因为气腹引起的酸中毒而流产的报道，因此该风险仅仅是理论层面。尽管如此，如果预计手术时间较长，选择传统的开放手术似乎更加明智。在随机临床研究证据出现之前，对手术方式的选择应该个体化，并且建立在与围术期专家和外科医生充分沟通的基础上，确保和患者针对手术的风险、获益和替代方案进行了充分的沟通。

宫 颈

根据美国国家癌症研究所的数据，2007 年全美接近 11 000 例宫颈癌，其中有 3600 例死于该病。妊娠期浸润性宫颈癌的发病率很低，约占所有宫颈癌的 1%。然而，宫颈原位癌在育龄期女性却很常见，每 1000 个孕妇中大约有 5~50 例[18-20]。目前，妊娠期宫颈癌发病率的下降与整体宫颈癌发病率降低有关。因此，有经验的产科医生和（或）妇科医生更需要面对的是评估宫颈的涂片试验，而不是治疗 1 例患有浸润性宫颈癌的孕妇。虽然涂片试验和常规筛查在发达国家很容易完成，但许多确诊宫颈癌的患者并没有进行适当的筛查。妊娠和产前保健为许多原本不会寻求医疗服务的患者提供了普查和适当治疗的机会。因此，在产前检查中，强调宫颈病变筛查的重要性，涂片试验异常的孕妇除了常规的产检之外要进行适当的阴道镜随访。

上皮内瘤样病变

约 5% 的妊娠女性合并有宫颈涂片异常[20]。

宫颈细胞学检查和体检，辅以阴道镜检查是妊娠期宫颈癌筛查的主要手段。研究表明刮匙和液基涂片方法均能获得相似的检出率。然而在妊娠期间应尽量避免子宫颈内刮除术，应使用宫颈管细胞刷使涂片更充分。使用细胞刷可能会增加点状出血的概率，但不会增加妊娠相关的严重的不良反应[21]。在妊娠期间重点是评估和诊断肿瘤的严重程度，而根治性治疗多推迟到分娩后。对孕妇宫颈涂片是否异常的诊断参照普通患者。

Bethesda 系统仍然是宫颈细胞学异常的分类和治疗标准。对没有明确意义的非典型鳞状上皮细胞（ASCUS）的处理应和未妊娠患者一样，应当检测高危母乳头状瘤病毒（HPV）以及行阴道镜检查，若有指征，可以立即行阴道镜检查或复查异常涂片结果后再行阴道镜检查。妊娠期宫颈涂片很少提示任何类型的非典型腺体细胞（AGC），一旦出现，均需要进一步阴道镜评估。对 AGC 来说，妊娠使细胞学变化很复杂，包括蜕膜细胞脱落、宫颈管腺体增生和（或）细胞出现 Arias-Stella 反应，这所有的变化都开始出现在正常妊娠者身上。与未妊娠组相比，在妊娠期间发现 AGC 的患者恶变的概率较低，但仍然需要密切随访[22-25]。对于低度或高度上皮内瘤变的患者，或其他不能排除高度病变的患者，均需要进行阴道镜的评估。

由于妊娠期移行区外翻，方便实施阴道镜评估，宫颈涂片阳性者应当实行该项检查。阴道镜检查应该由熟悉妊娠相关的宫颈细胞学和阴道镜特点的临床医生实施。实施阴道镜检查时，对高度怀疑的病灶应该取活检。应当避免一次检查中取多个活检或宫颈内刮除术[26]。不管有没有活检，阴道镜诊断的准确率约95%～99%，并且并发症极少[27]。由于妊娠期宫颈充血，阴道镜下活检术最常见的并发症是出血。一旦出血，多种方法可以有效止血，包括直接压迫出血点、Monsel 液（硫酸亚铁液）、硝酸银、阴道填塞或极少采用的缝合术。

一旦排除了浸润性疾病的可能性，推荐使用密切随访宫颈上皮内瘤变这种保守疗法[27-32]。然而，如果阴道镜不能确诊，非妊娠患者可以采用电刀切除术（LEEP）或宫颈锥切术，但这不适用于妊娠患者。对于妊娠患者，如果阴道镜评估不满意，可以在首次阴道镜后6～12周再次复查。随着妊娠过程中移行区的进一步反转，复查阴道镜可以获得令人满意的结果。对于妊娠患者，活检术证实，从轻度变成重度不典型增生的概率约为7%，但没有进展为浸润性疾病患者[31]。然而，有研究表明，中度甚至重度不典型增生患者在分娩后6个月好转的概率大于未妊娠患者[31,33]。在上述研究中，CIN2 患者好转率为 68%，而 CIN3 为70%[31]。综上所述，妊娠期间应进行定期的阴道镜检查并取活检，可以允许患者采用阴道分娩，续以 6～8 周的产后根治性治疗。

妊娠状态下，LEEP 和宫颈锥切术仅用于不能排除浸润癌时。上述操作的风险包括腹部绞痛、出血、感染、胎膜早破、自发性流产和（或）早产以及妊娠继发的其他并发症。相比而言，LEEP 和宫颈锥切术的并发症发生率相似[34]。冷刀锥切术能充分评估边缘区，比LEEP 更有优势。如果需要实施 LEEP 或锥切术，可以在妊娠早期至胎龄 20 周之间的任何时候进行。如果可以等到胎儿成熟，可以将手术推迟到分娩后。或行锥形环扎术，即在锥形切除术时放置一个 McDonald 环，可用于减少出血、早产和流产。然而，研究并没有提及并发症，且样本只有 17 例，所以证据力度不足[35]。

宫颈癌

妊娠时宫颈癌的发生率很低，占每年所有宫颈癌的 1%，多表现为性交后出血或妊娠期出血，但也有很多患者无任何症状。妊娠期被诊断为宫颈癌的患者大多数处于Ⅰ期。过去认为妊娠能够改善宫颈癌的预后，但现在的研究表明，妊娠患者与未妊娠者的存活率无差异[33,36,37]。与非妊娠患者相比，妊娠期宫颈癌患者处于Ⅰ期概率高 3 倍，且大部分处于Ⅰb期[36,38-41]。由于妊娠期间生理学和解剖学的改变，在阔韧带基底部出现硬结或小结节没有非妊娠患者突出，因此，可能低估肿瘤的分期。无论如何，研究表明，与非妊娠患者相比，妊娠不会影响总体生存率，非妊娠的宫颈癌患者生存率为82%，而妊娠患者生存率为80%[42]。

宫颈癌的基本分期来源于体格检查，但是妊娠状态下则很难判断疾病的严重程度。辅助检查可以帮助评估肿瘤的病变程度，如下腹部和盆腔的有限断层扫描。妊娠时行乙状结肠镜检查及膀胱镜检查是安全的，可用于评估黏膜受累情况。在一些病例中，可以使用MRI辅助诊断尿路受累的范围[43,44]。

一旦确定了分期，每个患者的治疗都必须个体化。应当成立一个包括围术期医生、新生儿科医生和妇科肿瘤医生的多学科团队，方便患者咨询适合自己的各种治疗方案，包括肿瘤分期、即刻治疗和延迟治疗的预后差异、胎儿情况以及分娩时机。患者是继续还是终止妊娠的决定将影响治疗方案的选择。对于大多数浸润性癌患者，倾向于更为理想的早期治疗。在妊娠期间，是否进行有效的根治性治疗取决于病变分期及胎龄。

阴道镜会发现微小浸润癌，但需要在宫颈锥切术后得以确诊。如果患者的国际妇产科联合会（FIGO）分期达到Ⅰa1期，应该密切随访，由产科的指征来决定分娩，并将根治性治疗推迟到分娩后。然而，如果出现直接浸润的证据（FIGO分期Ⅰa2期或更高），应该与患者讨论进一步的治疗方案，考虑根治性治疗，尤其患者要求继续妊娠时。标准的非妊娠期患者的治疗则是积极的根治性治疗。然而，在知情同意的前提下，妊娠患者可以选择密切随访，待胎儿成熟分娩后，立即行根治性手术治疗。

幸运的是，大多数妊娠期患者宫颈癌分期处于较早的时期。个别的报道和小系列报道已经证实，即使是在孕早期被诊断为癌，等到胎儿成熟后或产后立即进行癌症的根治治疗也能获得相关的成功[40,45,46]。在这些相对小规模的系列研究中，尽管复发的概率很低，但是为增加胎儿成熟度而有意拖延宫颈癌治疗造成的宫颈癌复发率仍无法量化。因此，如果患者要求继续妊娠，应充分告知，一旦推迟治疗，复发的风险虽然相对较低但无法量化。如果在妊娠后半期确诊恶性，推迟治疗带来的疾病进展和

恶化的风险较小。随着新生儿重症监护的发展，胎儿成熟度的临界值继续降低，不到20周的孕妇若推迟治疗可能增加风险效益比。胎龄在20周前的患者，如果愿意终止本次妊娠并放弃将来生育能力，推荐给予立即治疗。大多数诊断浸润癌的妊娠期患者为Ⅰa2到Ⅰb1分期，对于这些患者，包括Ⅱa患者，大多采用的标准治疗方案即根治性子宫切除术加盆腔淋巴结清扫。在评估盆腔淋巴结时应十分小心，避免将妊娠期蜕膜反应误认为转移性细胞。根据手术时子宫的大小，可以选择胎儿在宫内时直接行子宫切除术，或切开子宫后立即行子宫切除术。在上述分期中，根治性放疗可获得与根治手术同样的治愈率。但是考虑到放疗带来的潜在副作用，应避免使用放疗。根治性手术与围术期发病率基线相关，但是便于外科分期并能保存卵巢功能。根治性放疗使卵巢、阴道、胃肠道和泌尿道暴露于高剂量射线，并可能导致卵巢功能丧失和长期慢性中毒[47]。

宫颈癌患者的分娩方式仍是一个颇具争议的话题。通过有癌细胞的宫颈进行阴道分娩似乎有预后轻微恶化的趋势，但是未得到明确证实[36,37,48]。一个粗大且脆的宫颈有发生威胁生命的严重并发症的风险——分娩时或产后大出血，在非理想的、失控的、紧急状况下可能行紧急子宫切除术。此外，有病例报道在会阴侧切部位出现肿瘤复发，大多数是在分娩后6周内[49,50]。因此笔者推荐对任何裂伤或会阴切开部位进行密切随访和仔细触诊；一旦在该部位复发，进一步的治疗必须包括切除续以放疗。阴道分娩适用于上皮内瘤变或潜在的Ⅰ期早期且希望维持妊娠和生育能力的患者。因此，大多数临床医生偏爱剖宫产，尤其是剖宫产后需要行根治性子宫切除术和淋巴结清扫的患者。

对于肿瘤早期的患者，若希望将根治性手术推迟到产后并且希望保留生育能力，经阴道或经腹根治性宫颈切除术可能是一个切实可行的选择[51]。6项研究中，一共212例患者，对其根治性宫颈切除术后生存率、生育能力和妊娠结局进行了评估。在212例患者中，2%出现复发，56%有效妊娠，其中28%足月妊娠，

28% 早产[52,53]。

进展期的宫颈癌在妊娠患者很少见，关于如何治疗的文献也很少。对于分级更严重的患者和其中少数医学上认为已经不适合手术的患者，推荐使用放疗联合同步化疗。如果是在妊娠晚期，可以将手术推迟到分娩后[46]。如果患者选择终止妊娠，可以在妊娠早期选择外线束照射联合同步化疗。如果患者尚未出现自然流产，可以选择扩张宫颈刮宫术或吸引术。在妊娠中期，可以选择引产或推迟引产，这取决于信仰和（或）宗教、道德和伦理方面的考虑。如果延迟引产，可以选择远距离放疗，但是，超过 1/4 患者可能需要子宫切开术[45]。在引产后 1 周，待子宫复原后，可以选择外照射治疗，辅以短距离放疗。总体来说，应当考虑因为妊娠导致的解剖结构变化，确保放射范围囊括所有的靶区域。无放射性的新型化疗的运用可能会对妊娠患者有利[54]。妊娠期实施化疗最主要的影响因素是胎龄。如果受孕后 2 周胎儿即暴露于化疗药物下，很可能出现流产或发育异常。妊娠早期是器官形成的关键时期，因此应当避免该期使用化疗药物，因为这是最有可能形成畸形的时期。虽然被限制使用，但是有报道显示在妊娠中期和晚期运用获得相关的成功，胎儿致畸率很低；但是，可能增加宫内生长受限、低体重、自发流产和（或）早产的风险。和预产期相关的化疗时间也很重要。如果化疗到分娩的间隔时间在 3 周内，可能会导致母体骨髓抑制，继而出现中性白细胞减少、血小板减少和（或）贫血。此外，婴儿因其肝肾排泄功能尚未成熟，可能无法耐受如此高剂量的化疗药物及其代谢产物[55]。

妊娠期附件包块的处理

随着妊娠期超声检查的普及，妊娠期发现附件肿块的患者有所增加。除了常规超声检查，这些包块常常因为剖宫产时、产后或妊娠期间出现相关症状后去体检而被发现。通常情况下，很多本不会被发现的无症状的包块是在第一次妊娠超声中被偶然发现。实际的发病率很难确切统计，因为妊娠期很多偶然发现的附件包块出现萎缩、不被报告、不需要或拒绝接受处理。估计妊娠女性中有 0.2% ~ 2% 的患者合并附件包块，其中 1% ~ 3% 为恶性[56-63]。虽然这些包块的大部分是良性的卵巢黄体囊肿且在妊娠中期可以自行萎缩，但仍有一部分肿块是恶性的，并且可以持续到妊娠中期，而且有可能引起妊娠期严重的并发症，甚至有些需要另外的手术治疗。

数据表明，妊娠期发现的附件包块约 3/4 为直径小于 5cm 的单纯性囊肿。剩下的 1/4 可能是单纯的或复杂的，且直径超过 5cm。在所发现的附件包块中，约 70% 在妊娠中期刚开始便自行消失，约 14 ~ 15 周胎龄时便找不到了[59,64]。妊娠期最常发现的包块是功能性囊肿，包括卵泡膜叶黄素囊肿，而皮样囊肿是最常见的妊娠期附件肿瘤。其他常见的良性病变包括囊腺瘤、卵巢冠囊肿、子宫内膜异位以及平滑肌瘤[64-66]。

直径大于 8cm 的附件包块有发生疼痛、扭转、破裂和出血的风险。少数妊娠合并附件肿块的患者可能出现有明确手术指征的急腹症[67-69]。因为肿块导致的早产、胎膜早破、流产、难产和（或）胎儿和（或）婴儿死亡很少见[66,68,69]。卵巢扭转多发生在两个时期，一是妊娠早期和妊娠中期开始时，此时子宫扩大逐渐超过真骨盆；二是产后，此时子宫正经历快速复原。如果此时患者持续出现扭转的临床症状或体征，应进行急诊手术，不管胎龄多少均不得拖延。

在非急诊情况下，超声常被用于指导临床决策，偶尔联合其他影像学技术。一般来说，如果超声评估为良性，很少可能为恶性。肿瘤标记物（包括 AFP、LDH、hCG、CA - 125）在妊娠期间均会升高，因此不再可靠。如果包块来源不清楚，有时候可以使用磁共振影像来区分是卵巢还是其他来源。性质简单的囊性肿块且直径小于 6cm 极少可能是恶性（小于 1%），可以密切随访[64,66,70]。包块持续到妊娠中期，尤其是快速增大，直径大于 8cm 和（或）表现复杂且多房的情况下，大多需要手术探查[64]。

　　一般情况下，手术探查建议在 16～20 孕周进行。这时生理性囊肿已经萎缩了，胎盘已经具备激素功能并且对胎儿的支持已不再依赖于黄体。如果在妊娠早期需要行卵巢切除术以去除功能性黄体，需要补充黄体酮来防止自然流产。如果在晚期妊娠时发现肿块，包括根治性的准备、治疗和手术探查可以推迟到阴道分娩后或剖宫产术时。

　　应该考虑多样的、切实可行的手术方案，这类患者过去常采用开腹手术。随着科技的进步，现在对于妊娠患者有更多的手术方式可供选择，包括机器人手术在内的微创技术多数已经被证实是安全有效的。在任何手术方式中，应尽量减少对妊娠子宫的操作，以减少自发早产、胎膜早破或其他任何可能导致胎儿夭折的潜在并发症的风险。如果包块是良性的，尽可能采用单侧切除术，并检查对侧卵巢，以确保其表现正常。虽然孕中大多数包块局限在单侧，但双侧也是屡见不鲜。

　　目前，关于孕妇手术方式的资料仍不充足。这些决策的制定应该以每一个具体的病例为基础，需要患者和所有相关医务人员充分协商。手术治疗的基本原则是在对妊娠影响最小的情况下去除包块，并明确诊断。

卵巢恶性肿瘤

　　每 20 000 例孕妇就会有 1 例卵巢恶性肿瘤患者[56,57,71]。每 1000 例孕妇中大约有 1 例将需要某种手术探查以评估附件包块，其中 1%～5% 是恶性的[72,73]。该比例低于非妊娠女性，可能是因为妊娠女性多为年轻女性，而在妊娠期发现的包块多数是卵巢黄体囊肿或其他良性的单纯囊肿[63,65,70]。大多数在妊娠期的卵巢肿瘤是畸胎瘤或囊腺瘤。大多数妊娠期的恶性肿瘤是经典的生殖细胞肿瘤；然而，近年来随着晚育的增加，上皮性卵巢恶性肿瘤的发病率越来越高。

　　妊娠期卵巢癌的处理和非妊娠患者区别不大。许多妊娠患者在被诊断为侵袭性肿瘤时仍很年轻且从未生育。幸运的是，由于大多数包块都是无症状的情况下被偶然发现，多数肿瘤处于早期阶段。对于处于低度恶性潜能（LMP）阶段的患者，保留生育能力的治疗方案将是最佳选择，如 Ⅰa 期肿瘤或（任何阶段的）生殖细胞肿瘤。虽然需要完整的外科分期（包括腹腔冲洗，壁腹膜、盆腔腹膜表面及横膈膜活检，大网膜切除术，盆腔及腹主动脉旁淋巴结清扫）来证明（恶性肿瘤的）分级，但是对妊娠患者常常不适用，尤其伴随着胎龄增加的时候。如果可能的话，外科医生应当尝试在任何可疑的地方进行活检来寻找卵巢外病变。如果患者需要辅助化疗，可能有不同程度的继发性卵巢功能衰竭的风险。但是，大多数患者不会出现持续性卵巢早衰，在化疗结束后可以凭借剩余的卵巢和子宫成功受孕。

　　在极少数情况下，患者的疾病会恶化，这时候需要更广泛的外科手术。恶化后的处理方式应该个体化，取决于生育期望、胎龄和疾病的严重程度。如果被诊断为恶性肿瘤时胎儿快成熟，可以将治疗放到分娩后。如果患者不要求继续妊娠，可行适当的肿瘤灭活术及后续的治疗，并终止妊娠。如果胎儿仍不成熟，患者要求继续妊娠，则处理就变得复杂。在一部分患者，如果临床需要，将切除双侧卵巢并继续妊娠，后续治疗推迟至分娩后。或给予患者新辅助化疗直至胎儿成熟后，在分娩时或分娩后不久续以间断的肿瘤灭活术。如果在充分的咨询后，患者仍选择推迟治疗，那么新生儿重症监护能力的不断进步使胎儿生存的临界值不断降低，这将缩短推迟治疗的时间。总之，妇科肿瘤专家和围生期专家之间的积极协调是至关重要的，个体化的治疗必须考虑胎龄、产妇状况和预后情况。

　　生殖细胞肿瘤是妊娠期最常见的卵巢恶性肿瘤，妊娠期超过 30% 的恶性肿瘤是无性细胞瘤，多在患者出现扭转或巨大卵巢嵌顿时被发现。常发生于早期妊娠或中期妊娠的早期，此时子宫迅速增大超过骨盆。值得注意的是，乳酸脱氢酶（LDH）在妊娠期不受影响，因此可以作为一种有效的肿瘤指标。甲胎蛋白水平在妊娠期出现变化，但是如果出现 AFP 极度升高提示内胚窦瘤。上述疾病标准的治疗方法是单侧附件切除以及盆腔及主动脉旁淋巴结清扫。虽然 15% 的无性细胞瘤是双侧的，但不再对外观正常的对侧卵巢进行盲目的楔形切除或组织活检术。对于那些分期超过 Ia 期的恶性肿瘤，推荐使用辅助化疗，通常采用博莱霉素、依托泊苷、顺铂（BEP）等一线药物。Ia 期的复发率约 10%，但其中大多数病例可通过化疗或放疗得以治愈[74]。

性索间质性肿瘤在妊娠期罕见。与非妊娠相比，妊娠时期性索间质瘤和激素关系不大，与出血破裂引起的腹腔积血关系更大。这些患者预后较好，保守治疗已经足够。尽管一些患者会使用术后化疗和（或）放疗以及根治性手术，但最常见的是单侧输卵管 - 卵巢切除术。

大多数上皮性卵巢癌的患者需要化疗，应当注意药物的作用机制和副作用，尤其是妊娠患者。许多其他的因素也要考虑，包括营养状态（可以改变与蛋白质结合的及游离于血清的药物浓度）、产妇体质（可以影响药物的脂肪蓄积）、妊娠状态下增加的血浆容量（可能改变药代动力学）[75-77]。应当考虑药物透过胎盘的可能性，因为化疗药物会无选择性的杀死快速分裂的癌细胞和胎儿组织[78]。对胎儿来说最敏感的时期为妊娠早期，即器官形成期[79]。将化疗推迟到此关键时期后可将畸形和自发流产的风险最小化。叶酸拮抗剂可以增加畸形的风险[75]，因此在这种情况下应当补充叶酸以降低风险。如果必须在妊娠早期进行化疗，患者应充分了解潜在的致畸作用以决定是否继续或终止妊娠。

中期和晚期妊娠时给予化疗将可能引起出生低体重、宫内生长受限和早产[75,80]。这些妊娠过程应当密切随访，监测产前胎儿生长发育的情况及功能状态。接近分娩时应尽量避免注射化疗药物。在预产期前，一个 3 周的缓冲期可以避免潜在的近足月产的并发症。一项长期的随访表明，在子宫内暴露于抗肿瘤药物的儿童出生体重、学习能力和生殖能力方面均正常[81-84]。

妊娠期恶性非妇科肿瘤

乳　房

根据美国癌症协会和美国癌症研究所的报道，乳腺癌是所有年龄段女性最常见的恶性肿瘤。2008 年超过 178 000 例女性患乳腺癌。乳腺癌是女性恶性肿瘤最常见的死因之一，仅次于肺癌。很明显，妊娠期乳腺癌的发病率正在上升，很可能由于女性将生育推迟到 30 岁或 40 岁。多达 3/10 000 的妊娠女性合并乳腺癌[3,85,86]。

妊娠期乳房肿块的评估与非妊娠期女性相同，因此不应该有延迟，可以使用钼靶，但是因为妊娠期女性乳腺组织密度的增高，相对于非妊娠女性，钼靶的假阳性率更高。因此，超声可以作为诊断的首选。乳腺癌的产前诊断也可以使用乳腺磁共振显像（MRI），目前有关妊娠期使用 MRI 的数据有限，但其似乎是一个安全的方式[87-90]。

如果影像学评估肿块有恶性可能性，需要进行活检。理论上，最好是采用穿刺活检。细针抽吸也可以获得诊断结果，但是需要一个对妊娠相关乳腺癌有经验的病理学专家[91]。

一旦发现恶性肿瘤，必须进行进一步评估。对于非妊娠患者，可以通过仔细询问病史和体格检查、血清学检查、胸部 X 线实现；对于高危或怀疑有转移的患者还需要骨扫描和 CT。传统上考虑到胎儿 CT 下的暴露，妊娠患者应避免 CT 检查，尤其是在妊娠早期。怀疑转移的患者可以选择 MRI。

当肿瘤分期和其他影响预后的因素相同的情况下，妊娠似乎不会使预后更差[92-94]。对于没有转移证据的患者，手术将起到决定性作用[91]。对于较小的肿瘤，可以选择保乳手术；如果肿瘤较大，患者可能需要改良根治术或全乳切除术联合腋窝淋巴结清扫术[95]。虽然对选择保乳手术的未妊娠患者会采用放疗[96,97]，但是妊娠患者应当避免，因为对胎儿有潜在的射线暴露风险。对淋巴结阳性或侵袭性患者，推荐使用化疗。目前的药物包括环磷酰胺、阿霉素、5-氟尿嘧啶。氨甲蝶呤可用于非早期妊娠的孕妇[98]。

个体化的护理以及多学科团队良好的沟通极其重要,多学科团队由产科医生和(或)围生期医生、新生儿科医生、外科医生及肿瘤科医生组成。过去多建议患者终止妊娠;但是治疗目的的终止妊娠没有改变妊娠期乳腺癌患者的病程进展,也不能提高生存率[92]。另外,随着新生儿重症监护的发展,胎儿成熟的临界值减小,早期妊娠患者选择推迟治疗似乎有更好的风险获益比。

正如前面所述,如果患者需要辅助化疗,有可能出现不同程度的卵巢功能衰竭,尽管大多数患者不会遭受持续的卵巢功能早衰,且化疗完成后仍能受孕。在年龄和分期相同的前提下,与不再选择受孕相比,术后再次妊娠并不会使乳腺癌患者的预后恶化[99]。研究表明,术后妊娠的次数、治疗和随后妊娠间隔的时间、选择终止妊娠还是继续妊娠到分娩,均不会影响母体的预后[100]。尽管如此,仍建议患者推迟2~3年再妊娠,因为这段时间复发的风险最大。

黑色素瘤

黑色素瘤是妊娠期间最常见的恶性肿瘤之一,尽管在妊娠期确切的发病率仍是未知数[101,102]。黑色素瘤患者的年龄中位数为45岁;30%~40%的患者处于生育年龄,其中超过8%的患者在诊断时处于妊娠期。逐渐增加的晚育趋势以及其他原因,使黑色素瘤的发病率在过去5年急剧上升[103,104]。发病率约为0.14/1000~2.8/1000[105]。然而,根据Salopek及其同事的数据[106],黑色素瘤的病例数被严重低估,因为很大一部分患者选择门诊治疗,从未进行肿瘤登记。

黑色素瘤绝大部分来源于产生色素的黑色素细胞,通常源自原有的痣。因此,任何在外观上可疑的痣均需进行活检。和侵袭性疾病相关的典型的特征包括(但不限于)不规则病灶、形状或轮廓发生改变、表面隆起、厚度增加、

瘙痒、出血或溃疡以及变色。

一旦确诊,需要将黑色素瘤进行临床分期。幸运的是,妊娠期黑色素瘤患者大部分(约50%~85%)处于Ⅰ期[105,107,108]。Ⅰ期的预后取决于肿瘤的厚度(表皮、真皮、皮下脂肪),选用Clark或Breslow标准来测量。

尽管通常不认为黑色素瘤是激素依赖或激素反应引起的,但是妊娠期仍有许多内分泌因素可能会潜在地影响病程或肿瘤预后。众所周知,早期妊娠期间,乳头、外阴、妊娠黑线和(或)原有痣色素沉着增加,在分娩后不久即消失[109]。妊娠期色素沉着的增加很可能与促肾上腺皮质激素(ACTH)和黑色素细胞刺激素(MSH)的增加有关;然而妊娠期间MSH增加与黑色素瘤之间仍没有建立明确的关系[110]。关于雌激素对黑色素细胞的影响,之前的动物研究证实了黑色素细胞活性的增加;但这都不是在妊娠的情况下,或口服避孕药和激素替代治疗的情况下,没有任何证据表明雌激素与黑色素瘤直接相关[105,111]。

直到现在,妊娠期的黑色素瘤仍被认为比非妊娠期的预后差。更多的现代研究已经否定了这些早期的传闻。妊娠期肿瘤的位置、表现和预后和非妊娠期无明显差异[103,105,112,113]。但是妊娠期肿瘤的厚度似乎会增加[114,115]。对于总体生存率,妊娠期与非妊娠期患者无明显差异[104,112,116]。目前对非妊娠期患者治疗标准已从常规淋巴结清扫改为前哨淋巴结定位和取样,如果前哨淋巴结出现转移的证据,则行正规淋巴结清扫术[104,117,118]。对于妊娠患者,可以采用^{99m}Tc-硫胶体,胎儿剂量是小于$100mGy$[119,120]。

黑色素瘤的手术治疗方案取决于肿瘤分期。由于很多妊娠期患者处于Ⅰ期,大多数患者采用局部切除联合和(或)不联合局部淋巴结清扫。在妊娠期,预防性化疗或免疫治疗通常应避免使用,虽然这取决于肿瘤分期和母体预后。如果肿瘤有远处转移,治疗的目的就是缓解疾病。值得注意的是,在非妊娠期唯一被证明能有效提高生存率(尽管很温和)的药物是大剂量的干扰素-a2b,但是没有关于妊娠期使用免疫疗法治疗黑色素瘤的报道[104]。

治疗黑色素瘤的常用化疗药物为达卡巴嗪。目前，多项课题正在研究恶性黑色素瘤中联合化疗和放疗的疗效[121]。治疗性流产尚未发现能提高生存率。至少有 1 篇病例报道提到，一例进展期转移性肿瘤的妊娠患者在采用联合化疗后产下一名未受任何影响的发育正常的胎儿，患者最终死于全身并发症[76]。

虽然经胎盘的肿瘤转移很罕见，但黑色素瘤是报道最多的出现胎盘和胎儿转移的肿瘤[122-125]。Alexander[126]认为超过 1/3 的胎盘转移瘤是黑色素瘤，87 例胎盘转移性疾病中有 27 例是恶性黑色素瘤，受累的胎儿中有 5/6 死于黑色素瘤。胎儿中肿瘤发生自发萎缩的报道极少[127]。其他被报道能转移到胚胎上的肿瘤包括乳腺癌、肺癌、上颌骨癌、外阴恶性肿瘤、神经内分泌癌和胰腺癌、淋巴瘤、白血病和 1 例阴道肉瘤。

其他非妇科恶性肿瘤

霍奇金淋巴瘤是育龄女性中最常见的血液系统恶性肿瘤。发病年龄的中位数为 30 岁，据报道，妊娠女性的发病率从 1/1000 到 1/6000 不等[128-130]。在这个年龄段，非霍奇金淋巴瘤较霍奇金淋巴瘤少见，因为非霍奇金淋巴瘤多发生于生育年龄后。然而，目前妊娠期霍奇金淋巴瘤的发病率增高的原因是晚育的趋势以及获得性人类免疫缺陷综合征（HIV）的发病率增加。霍奇金淋巴瘤多表现为无痛性膈上淋巴结肿大，尤其是锁骨上淋巴结，伴随着各种症状，如发热、夜间盗汗、全身乏力、体重减轻和皮肤瘙痒等。在妊娠期，为了避免胎儿暴露于电离辐射中，放射学检查多受到限制。检查方案多改为胸片、骨髓活检和腹部成像。可以通过调整计算机断层扫描（CT）来减少胎儿暴露的辐射量，用磁共振成像（MRI）替代 CT，从而避免胎儿电离辐射。治疗通常包括放疗和（或）化疗。一旦确诊为淋巴瘤，与血液科医生合作与协商是很重要的。

结肠直肠癌在女性中很常见，但是年龄小于 40 岁的很少见。一份报告列举了不到 250 例结肠癌伴妊娠的患者，其中接近 80% 的病变位于直肠[131-133]。临床表现包括腹痛、恶心、呕吐、便秘或便血；这些症状在正常的妊娠中也会出现，因此诊断很困难。相关检查包括直肠指检、隐血试验及可弯曲乙状结肠镜或结肠镜检查。癌胚抗原（CEA）在正常妊娠中也会升高，因此不能为结肠直肠癌的诊断提供有用的信息。一旦确诊，治疗方案与非孕患者相同。手术治疗时机的选择应考虑胎龄以及母亲是否要求维持妊娠。阴道分娩是可行的，但伴有较大的直肠病变则不推荐使用，因为有可能出现难产或出血，这就需要紧急或急诊手术干预[134]。其他的胃肠恶性肿瘤包括胃癌[135-137]、肝癌[138-141]和胰腺癌[142,143]，在育龄期很少见。文献中有关上述罕见恶性肿瘤的病例报道很少。其他妊娠期肿瘤包括肾脏肿瘤[144-146]、甲状腺肿瘤[147-149]、骨肿瘤和软组织瘤[150]、类癌[151]、脑部肿瘤[152-154]。

总　结

妊娠期间恶性肿瘤的治疗必须个体化。应当组建一支由围生期医生、新生儿科医生、妇科医生、肿瘤外科和（或）肿瘤内科医生组成的多学科团队，向患者提供所有治疗方案的广泛的咨询服务，包括和肿瘤分期对应的各种治疗方案，以及即刻治疗或推迟治疗的预后情况等。每一个病例都需要根据实际情况具体分析，与每一位患者协商，尊重她们对本次妊娠和将来生育能力的期望。

参考文献

[1] Landis SH, Murray T, Bolden S, et al. Cancer statistics, 1998. CA Cancer J Clin, 1998, 48: 6-29.

[2] Landis SH, Murray T, Bolden S, et al. Cancer statistics, 1999. CA Cancer J Clin, 1999, 49: 1, 8-31.

[3] Dinh TA, Warshal DP. The epidemiology of cancer in pregnancy // Barnea ER, Jauniaux E, Schwartz PE. Cancer and Pregnancy. London: Springer, 2001, 1-5.

[4] Smith LH, Danielsen B, Allen ME, et al. Cancer associated with obstetric delivery: results of linkage with the California cancer registry. Am J Obstet Gynecol, 2003, 189: 1128-1135.

[5] Mazze RI, Kallen B. Reproductive outcome after anesthesia and operation during pregnancy: a registry study of 5405 cases. Am J Obstet Gynecol, 1989, 161: 1178 – 1185.

[6] Stepp KJ, Sauchak KA, O'Malley DM, et al. Risk factors for adverse outcomes after intraabdominal surgery during pregnancy. Obstet Gynecol, 2002, 99: 23S.

[7] Kort B, Katz VL, Watson WJ. The effect of nonobstetric operation during pregnancy. Surg Gynecol Obstet, 1993, 177: 371 – 376.

[8] Soriano D, Yefet Y, Seidman DS, et al. Laparoscopy versus laparotomy in the management of adnexal masses during pregnancy. Fertil Steril, 1999, 71: 955 – 960.

[9] Akira S, Yamanaka A, Ishihara T, et al. Gasless laparoscopic ovarian cystectomy during pregnancy: comparison with laparotomy. Am J Obstet Gynecol, 1999, 180: 554 – 557.

[10] Al-Fozan H, Tulandi T. Safety and risks of laparoscopy in pregnancy. Curr Opin Obstet Gynecol, 2002, 14: 375 – 379.

[11] Mathevet P, Nessah K, Dargent D, et al. Laparoscopic management of adnexal masses in pregnancy: a case series. Eur J Obstet Gynecol Reprod Biol, 2003, 108: 217 – 222.

[12] Stepp K, Falcone T. Laparoscopy in the second trimester of pregnancy. Obstet Gynecol Clin North Am, 2004, 31: 485 – 496, review vii.

[13] Lachman E, Schienfeld A, Voss E, et al. Pregnancy and laparoscopic surgery. J Am Assoc Gynecol Laparosc, 1999, 6: 347 – 351.

[14] Fatum M, Rojansky N. Laparoscopic surgery during pregnancy. Obstet Gynecol Surv, 2001, 56: 50 – 59.

[15] Friedman JD, Ramsey PS, Ramin KD, et al. Pneumoamnion and pregnancy loss after second-trimester laparoscopic surgery. Obstet Gynecol, 2002, 99: 512 – 513.

[16] Hunter JG, Swanstrom L, Thornburg K. Carbon dioxide pneumoperitoneum induces fetal acidosis in a pregnant ewe model. Surg Endosc, 1995, 9: 272 – 279.

[17] Barnard JM, Chaffin D, Droste S, et al. Fetal response to carbon dioxide pneumoperitoneum in the pregnant ewe. Obstet Gynecol, 1995, 85: 669 – 674.

[18] Jolles CJ. Gynecologic cancer associated with pregnancy. Semin Oncol, 1989, 16: 417 – 424.

[19] Hacker NF, Berek JS, Lagasse LD, et al. Carcinoma of the cervix associated with pregnancy. Obstet Gynecol, 1982, 59: 735 – 746.

[20] Campion MJ, Sedlacek TV. Colposcopy in pregnancy. Obstet Gynecol Clin North Am, 1993, 20: 153 – 163.

[21] Paraiso MF, Brady K, Helmchen R, et al. Evaluation of the endocervical Cytobrush and Cervex-Brush in pregnant women. Obstet Gynecol, 1994, 84: 539 – 543.

[22] Michael CW, Esfahani FM. Pregnancy-related changes: a retrospective review of 278 cervical smears. Diagn Cytopathol, 1997, 17: 99 – 107.

[23] Kim TJ, Kim HS, Park CT, et al. Clinical evaluation of follow-up methods and results of atypical glandular cells of undetermined significance (AGUS) detected on cervicovaginal Pap smears. Gynecol Oncol, 1999, 73: 292 – 298.

[24] Chieng DC, Elgert P, Cangiarella JF, et al. Significance of AGUS Pap smears in pregnant and postpartum women. Acta Cytol, 2001, 45: 294 – 299.

[25] Boardman LA, Goldman DL, Cooper AS, et al. CIN in pregnancy: antepartum and postpartum cytology and histology. J Reprod Med, 2005, 50: 13 – 18. 26.

[26] Wright TC Jr, Cox JT, Massad LS, et al. 2001 Consensus guidelines for the management of women with cervical cytological abnormalities. JAMA, 2002, 287: 2120 – 2129.

[27] Economos K, Perez-Veridiano N, Delke I, et al. Abnormal cervical cytology in pregnancy: a 17-year experience. Obstet Gynecol, 1993, 81: 915 – 918.

[28] Benedet JL, Boyes DA, Nichols TM, et al. Colposcopic evaluation of pregnant patients with abnormal cervical smears. Br J Obstet Gynaecol, 1977, 84: 517 – 521.

[29] Depetrillo AD, Townsend DE, Morrow CP, et al. Colposcopic evaluation of the abnormal Papanicolaou test in pregnancy. Am J Obstet Gynecol, 1975, 121: 441 – 445.

[30] Woodrow N, Permezel M, Butterfield L, et al. Abnormal cervical cytology in pregnancy: experience of 811 cases. Aust N Z J Obstet Gynaecol, 1998, 38: 161 – 165.

[31] Yost NP, Santoso JT, McIntire DD, et al. Postpartum regression rates of antepartum cervical intraepithelial neoplasia II and III lesions. Obstet Gynecol, 1999, 93: 359 – 362.

[32] Palle C, Bangsboll S, Andreasson B. Cervical intraepithelial neoplasia in pregnancy. Acta Obstet Gynecol Scand, 2000, 79: 306 – 310.

[33] Kiguchi K, Bibbo M, Hasegawa T, et al. Dysplasia during pregnancy: a cytologic follow-up study. J Reprod Med, 1981, 26: 66 – 72.

[34] Robinson WR, Webb S, Tirpak J, et al. Management of cervical intraepithelial neoplasia during pregnancy with LOOP excision. Gynecol Oncol, 1997, 64: 153 – 155.

[35] Goldberg GL, Altaras MM, Block B. Cone cerclage in pregnancy. Obstet Gynecol, 1991, 77: 315 – 317.

[36] Hopkins MP, Morley GW. The prognosis and management of cervical cancer associated with pregnancy. Obstet Gynecol, 1992, 80: 9 – 13.

[37] Zemlickis D, Lishner M, Degendorfer P, et al. Maternal and fetal outcome after invasive cervical cancer in pregnancy. J Clin Oncol, 1991, 9: 1956 – 1961.

[38] Senekjian EK, Hubby M, Bell DA, et al. Clear cell adenocarcinoma (CCA) of the vagina and cervix in association with pregnancy. Gynecol Oncol, 1986, 24: 207 – 219.

[39] Greer BE, Easterling TR, McLennan DA, et al. Fetal and maternal considerations in the management of stage I-B cervical cancer during pregnancy. Gynecol Oncol, 1989, 34: 61 – 65.

[40] Duggan B, Muderspach LI, Roman LD, et al. Cervical cancer in pregnancy: reporting on planned delay in therapy. Obstet Gynecol, 1993, 82: 598 – 602.

[41] Monk BJ, Montz FJ. Invasive cervical cancer complicating intrauterine pregnancy: treatment with radical hysterectomy. Obstet Gynecol, 1992, 80: 199 – 203.

[42] Van der Vange N, Weverling GJ, Ketting BW, et al. The prognosis of cervical cancer associated with pregnancy: a matched cohort study. Obstet Gynecol, 1995, 85: 1022 – 1026.

[43] Hannigan EV. Cervical cancer in pregnancy. Clin Obstet Gynecol, 1990, 33: 837 – 845.

[44] Gilstrap LG, van Dorsten PV, Cunningham FG. Cancer in pregnancy // Operative Obstetrics. 2nd ed. New York: McGraw-Hill, 2001, 421 – 442.

[45] Sood AK, Sorosky JI, Krogman S, et al. Surgical management of cervical cancer complicating pregnancy: a case-control study. Gynecol Oncol, 1996, 63: 294 – 298.

[46] Takushi M, Moromizato H, Sakumoto K, et al. Management of invasive carcinoma of the uterine cervix associated with pregnancy: outcome of intentional delay in treatment. Gynecol Oncol, 2002, 87: 185 – 189.

[47] Nisker JA, Shubat M. Stage IB cervical carcinoma and pregnancy: report of 49 cases. Am J Obstet Gynecol, 1983, 145:

203－206.

［48］Nevin J, Soeters R, Dehaeck K, et al. Cervical carcinoma associated with pregnancy. Obstet Gynecol Surv, 1995, 50: 228－239.

［49］Cliby WA, Dodson MK, Podratz KC. Cervical cancer complicated by pregnancy: episiotomy site recurrences following vaginal delivery. Obstet Gynecol, 1994, 84: 179－182.

［50］Goldman NA, Goldberg GL. Late recurrences of squamous cell cervical cancer in an episiotomy site after vaginal delivery. Obstet Gynecol, 2003, 101: 1127－1129.

［51］Gershenson DM. Fertility-sparing surgery for malignancies in women. J Natl Cancer Inst Monogr, 2005, 34: 43－47.

［52］Plante M, Roy M. Fertility-preserving options for cervical cancer. Oncology, 2006, 20: 479 － 488; discussion 491－493.

［53］Carter J, Sonoda Y, Abu-Rustum NR. Reproductive concerns of women treated with radical trachelectomy for cervical cancer. Gynecol Oncol, 2007, 105（1）: 13－16.

［54］Bader AA, Petru E, Winter R. Long-term follow-up after neoadjuvant chemotherapy for high-risk cervical cancer during pregnancy. Gynecol Oncol, 2007, 105（1）: 269－272.

［55］Goff BA, Paley PJ, Koh WJ, et al. Cancer in the pregnant patient∥Hoskins WJ, Perez CA, Young RC. Principles and Practice of Gynecologic Oncology. Philadelphia: Lippincott Williams and Wilkins, 2000.

［56］Creasman WT, Rutledge F, Smith JP. Carcinoma of the ovary associated with pregnancy. Obstet Gynecol, 1971, 38: 111－116.

［57］Roberts JA. Management of gynecologic tumors during pregnancy. Clin Perinatol, 1983, 10: 369－382.

［58］Ueda M, Ueki M. Ovarian tumors associated with pregnancy. Int J Gynaecol Obstet, 1996, 55: 59－65.

［59］Bernhard LM, Klebba PK, Gray DL, et al. Predictors of persistence of adnexal masses in pregnancy. Obstet Gynecol, 1999, 93: 585－589.

［60］Marino T, Craigo SD. Managing adnexal masses in pregnancy. Contemp Ob/Gyn, 2000, 45: 130－143.

［61］Hermans RH, Fischer DC, van der Putten HW, et al. Adnexal masses in pregnancy. Onkologie, 2003, 26: 167－172.

［62］Agarwal N, Parul, Kriplani A, et al. Management and outcome of pregnancies complicated with adnexal masses. Arch Gynecol Obstet, 2003, 267: 148－152.

［63］Leiserowitz GS, Xing G, Cress R, et al. Adnexal masses in pregnancy: how often are they malignant? Gynecol Oncol, 2006, 101: 315－321.

［64］Leiserowitz GS. Managing ovarian masses during pregnancy. Obstet Gynecol Surv, 2006, 61: 463－470.

［65］Thornton JG, Wells M. Ovarian cysts in pregnancy: does ultrasound make traditional management inappropriate? Obstet Gynecol, 1987, 69: 717－721.

［66］Bromley B, Benacerraf B. Adnexal masses during pregnancy: accuracy of sonographic diagnosis and outcome. J Ultrasound Med, 1997, 16: 447－452.

［67］Beischer NA, Buttery BW, Fortune DW, et al. Growth and malignancy of ovarian tumours in pregnancy. Aust N Z J Obstet Gynaecol, 1971, 11: 208－220.

［68］Struyk AP, Treffers PE. Ovarian tumors in pregnancy. Acta Obstet Gynecol Scand, 1984, 63: 421－424.

［69］Hess LW, Peaceman A, O'Brien WF, et al. Adnexal masses occurring with intrauterine pregnancy: report of fifty-four patients requiring laparotomy for definitive management. Am J Obstet Gynecol, 1988, 158: 1029－1034.

［70］Hogston P, Lilford RJ. Ultrasound study of ovarian cysts in pregnancy: prevalence and significance. Br J Obstet Gynaecol, 1986, 93: 625－628.

［71］Rahman MS, Al-Sibai MH, Rahman J, et al. Ovarian carcinoma associated with pregnancy: a review of 9 cases. Acta Obstet Gynecol Scand, 2002, 81: 260.

［72］Jacob JH, Stringer CA. Diagnosis and management of cancer during pregnancy. Semin Perinatol, 1990, 14: 79－87.

［73］Whitecar MP, Turner S, Higby MK. Adnexal masses in pregnancy: a review of 130 cases undergoing surgical management. Am J Obstet Gynecol, 1999, 181: 19－24.

［74］De Palo G, Pilotti S, Kenda R, et al. Natural history of dysgerminoma. Am J Obstet Gynecol, 1982, 143: 799－807.

［75］Doll DC, Ringenberg QS, Yarbro JW. Antineoplastic agents and pregnancy. Semin Oncol, 1989, 16: 337－346.

［76］Dipaola RS, Goodin S, Ratzell M, et al. Chemotherapy for metastatic melanoma during pregnancy. Gynecol Oncol, 1997, 66: 526－530.

［77］Buekers TE, Lallas TA. Chemotherapy in pregnancy. Obstet Gynecol Clin North Am, 1998, 25（2）: 323－329.

［78］Williams SF, Schilsky RL. Antineoplastic drugs administered during pregnancy. Semin Oncol, 2000, 27: 618－622.

［79］Beeley L. Adverse effects of drugs in the first trimester of pregnancy. Clin Obstet Gynaecol, 1986, 13: 177－195.

［80］Sutcliffe SB. Treatment of neoplastic disease during pregnancy: maternal and fetal effects. Clin Invest Med, 1985, 8: 333－338.

［81］Aviles A, Neri N. Hematological malignancies and pregnancy: a final report of 84 children who received chemotherapy in utero. Clin Lymphoma, 2001, 2: 173－177.

［82］Partridge AH, Garber JE. Long-term outcomes of children exposed to antineplastic agents in utero. Semin Oncol, 2000, 27: 712－726.

［83］Zemlickis D, Lishner M, Degendorfer P, et al. Fetal outcome after in utero exposure to cancer chemotherapy. Arch Intern Med, 1992, 152: 573－576.

［84］Garber JE. Long-term follow-up of children exposed in utero to antineoplastic agents. Semin Oncol, 1989, 16: 437－444.

［85］Moore HC, Foster RS Jr. Breast cancer and pregnancy. Semin Oncol, 2000, 27: 646－653.

［86］Gallenberg MM, Loprinzi CL. Breast cancer and pregnancy. Semin Oncol, 1989, 16: 369－376.

［87］American College of Radiology. MR safety and sedation∥American College of Radiology Standards. Reston, Va: American College of Radiology, 1998, 457.

［88］Levine D. The role of computed tomography and magnetic resonance imaging in obstetrics∥Callen PW. Ultrasonography in Obstetrics and Gynecology. 4th ed. Philadelphia: WB Saunders, 2000, 725.

［89］Chew S, Ahmadi A, Goh PS, et al. The effects of 1. 5T magnetic resonance imaging on early murine in-vitro embryo development. J Magn Reson Imaging, 2001, 13: 417－420.

［90］Chung SM. Safety issues in magnetic resonance imaging. J Neuroophthalmol, 2002, 22: 35－39.

［91］Woo JC, Yu T, Hurd TC. Breast cancer in pregnancy. Arch Surg, 2003, 138: 91－98, discussion 99.

［92］King RM, Welch JS, Martin JK Jr, et al. Carcinoma of the breast associated with pregnancy. Surg Gynecol Obstet, 1985, 160: 228－232.

［93］Nugent P, O'Connell TX. Breast cancer and pregnancy. Arch Surg, 1985, 120: 1221－1224.

［94］Zemlickis D, Lishner M, Degendorfer P, et al. Maternal and fetal outcome after breast cancer in pregnancy. Am J Obstet Gynecol, 1992, 166: 781－787.

[95] Isaacs JH. Cancer of the breast in pregnancy. Surg Clin North Am, 1995, 75: 47 - 51.

[96] Fisher B, Anderson S, Bryant J, et al. Twenty-year follow-up of a randomized trial comparing total mastectomy, lumpectomy, and lumpectomy plus irradiation for the treatment of invasive breast cancer. N Engl J Med, 2002, 347: 1233 - 1241.

[97] Veronesi U, Cascinelli N, Mariani L, et al. Twenty-year follow-up of a randomized study comparing breast conserving surgery with radical mastectomy for early breast cancer. N Engl J Med, 2002, 347: 1227 - 1232.

[98] Sorosky JI, Scott-Conner CE. Breast disease complicating pregnancy. Obstet Gynecol Clin North Am, 1998, 25: 353 - 363.

[99] Bunker ML, Peters MV. Breast cancer associated with pregnancy or lactation. Am J Obstet Gynecol, 1963, 85: 312 - 321.

[100] Danforth DN Jr. How subsequent pregnancy affects outcome in women with a prior breast cancer. Oncology (Williston Park), 1991, 11: 23 - 30; discussion 30 - 31, 35.

[101] Mackie RM, Bray CA, Hole DJ, et al. Incidence of and survival from malignant melanoma in Scotland: an epidemiological study. Lancet, 2002, 360: 587 - 591.

[102] Katz VL, Farmer RM, Dotters D. Focus on primary care: from nevus to neoplasm. Myths of melanoma in pregnancy. Obstet Gynecol Surv, 2002, 57: 112 - 119.

[103] Kjems E, Krag C. Melanoma and pregnancy. A review. Acta Oncol, 1993, 32: 371 - 378.

[104] Lang PG Jr. Malignant melanoma. Med Clin North Am, 1998, 82: 1325 - 1358.

[105] Wong DJ, Strassner HT. Melanoma in pregnancy: a literature review. Clin Obstet Gynecol, 1990, 33: 782 - 791.

[106] Salopek TG, Marghoob AA, Slade JM, et al. An estimate of the incidence of malignant melanoma in the United States: based on a survey of members of the American Academy of Dermatology. Dermatol Surg, 1995, 21: 301 - 305.

[107] Daryanani D, Plukker JT, de Hullu JA, et al. Pregnancy and early stage melanoma. Cancer, 2003, 97: 2248 - 2253.

[108] Squatrito RC, Harlow SP. Melanoma complicating pregnancy. Obstet Gynecol Clin North Am, 1998, 25: 407 - 416.

[109] Zanetti R, Franceschi S, Rosso S, et al. Cutaneous malignant melanoma in females: the role of hormonal and reproductive factors. Int J Epidemiol, 1990, 19: 522 - 526.

[110] Shiu MH, Schottenfeld D, Maclean B, et al. Adverse effect of pregnancy on melanoma: a reappraisal. Cancer, 1976, 37: 181 - 187.

[111] Smith MA, Fine JA, Barnhill RL, et al. Hormonal and reproductive influences and risk of melanoma in women. Int J Epidemiol, 1998, 27: 751 - 757.

[112] Slingluff CL Jr, Reintgen DS, Vollmer RT, et al. Malignant melanoma arising during pregnancy. A study of 100 patients. Ann Surg, 1990, 211: 552 - 559.

[113] Wong JH, Sterns EE, Kopald KH, et al. Prognostic significance of pregnancy in stage I melanoma. Arch Surg, 1989, 124: 1227 - 1231.

[114] Travers RL, Sober AJ, Berwick M, et al. Increased thickness of pregnancy-associated melanoma. Br J Dermatol, 1995, 33: 40 - 46.

[115] Mackie RM. Pregnancy and exogenous hormones in patients with cutaneous malignant melanoma. Curr Opin Oncol, 1999, 11: 129 - 131.

[116] Reintgen DS, McCarty KS Jr, Vollmer R, et al. Malignant melanoma and pregnancy. Cancer, 1985, 55: 1340 - 1344.

[117] Morton DL, Thompson JF, Cochran AJ, et al. Sentinel-node biopsy or nodal observation in melanoma. N Engl J Med, 2006, 355: 1307 - 1317. Erratum in N Engl J Med, 2006, 355: 1944.

[118] Gannon CJ, Rousseau DL Jr, Ross MI, et al. Accuracy of lymphatic mapping and sentinel lymph node biopsy after previous wide local excision in patients with primary melanoma. Cancer, 2006, 107: 2647 - 2652.

[119] Schwartz JL, Morzurkewich EL, Johnson TM. Current management of patients with melanoma who are pregnant, want to get pregnant, or do not want to get pregnant. Cancer, 2003, 97: 2130 - 2133.

[120] Mondi MM, Cuenca RE, Ollila DW, et al. Sentinel lymph node biopsy during pregnancy: initial clinical experience. Ann Surg Oncol, 2007, 14: 218 - 221.

[121] Atallah E, Flaherty L. Treatment of metastatic malignant melanoma. Curr Treat Options Oncol, 2005, 6: 185 - 193.

[122] Ferreira CM, Maceira JM, Coelho JM. Melanoma and pregnancy with placental metastases. Report of a case. Am J Dermatopathol, 1998, 20: 403 - 407.

[123] Baergen RN, Johnson D, Moore T, et al. Maternal melanoma metastatic to the placenta: a case report and review of the literature. Arch Pathol Lab Med, 1997, 121: 508 - 511.

[124] Marsh RD, Chu NM. Placental metastasis from primary ocular melanoma: a case report. Am J Obstet Gynecol, 1996, 174: 1654 - 1655.

[125] Dildy GA 3rd, Moise KJ, Carpenter RJ Jr, et al. Maternal malignancy metastatic to the products of conception: a review. Obstet Gynecol Surv, 1989, 44: 535 - 540.

[126] Alexander A, Samlowski WE, Grossman D, et al. Metastatic melanoma in pregnancy: risk of transplacental metastases in the infant. J Clin Oncol, 2003, 21: 2179 - 2186.

[127] Rothman LA, Cohen CJ, Astarloa J. Placental and fetal involvement by maternal malignancy: a report or rectal carcinoma and review of the literature. Am J Obstet Gynecol, 1973, 116: 1023 - 1034.

[128] Jacobs C, Donaldson SS, Rosenberg SA, et al. Management of the pregnant patient with Hodgkin's disease. Ann Intern Med, 1981, 95: 669 - 675.

[129] Lishner M, Zemlickis D, Degendorfer P, et al. Maternal and foetal outcome following Hodgkin's disease in pregnancy. Br J Cancer, 1992, 65: 114 - 117.

[130] Pereg D, Koren G, Lishner M. The treatment of Hodgkin's and Non-Hodgkin's lymphoma in pregnancy. Haematologica, 2007, 92: 1230 - 1237.

[131] Walsh C, Fazio VW. Cancer of the colon, rectum, and anus during pregnancy. The surgeon's perspective. Gastroenterol Clin North Am, 1998, 27: 257 - 267.

[132] Skilling JS. Colorectal cancer complicating pregnancy. Obstet Gynecol Clin North Am, 1998, 25: 417 - 421.

[133] Chan YM, Ngai SW, Lao TT. Colon cancer in pregnancy: a case report. J Reprod Med, 1999, 44: 733 - 736.

[134] Donegan WL. Cancer and pregnancy. CA Cancer J Clin, 1983, 33: 194 - 214.

[135] Hirabayashi M, Ueo H, Okudaira Y, et al. Early gastric cancer and a concomitant pregnancy. Am Surg, 1987, 53: 730 - 732.

[136] Davis JL, Chen MD. Gastric carcinoma presenting as a exacerbation of ulcers during pregnancy: a case report. J Reprod Med, 1991, 36: 450 - 452.

[137] Chan YM, Ngai SW, Lao TT. Gastric adenacarcinoma presenting with persistent, mild gastrointestinal symptoms in pregnancy: a case report. J Reprod Med, 1999, 44: 986 - 988.

[138] Gisi P, Floyd R. Hepatocellular carcinoma in pregnancy: a case report. J Reprod Med, 1999, 44: 65 – 67.

[139] Hsieh TT, Hou HC, Hsu JJ, et al. Term delivery after hepatocellular carcinoma resection in previous pregnancy. Acta Obstet Gynecol Scand, 1996, 75: 77 – 78.

[140] Balderston KD, Tewari K, Azizi F, et al. Intrahepatic cholangiocarcinoma masquerading as the HELLP syndrome (hemolysis, elevated liver enzymes, and low platelet count) in pregnancy: case report. Am J Obstet Gynecol, 1998, 179: 823 – 824.

[141] Hsu KL, Ko SF, Cheng YF, et al. Spontaneous rupture of hepatocellular carcinoma during pregnancy. Obstet Gynecol, 2001, 98: 913.

[142] Gamberdella FR. Pancreatic carcinoma in pregnancy: a case report. Am J Obstet Gynecol, 1984, 148: 15 – 17.

[143] Levy C, Pereira L, Dardarian T, et al. Solid pseudopapillary pancreatic tumor in pregnancy. A case report. J Reprod Med, 2004, 49: 61 – 64.

[144] Walker JL, Knight EL. Renal cell carcinoma in pregnancy. Cancer, 1986, 58: 2343 – 2347.

[145] Smith DP, Goldman SM, Beggs DS, et al. Renal cell carcinoma in pregnancy: report of three cases and review of the literature. Obstet Gynecol, 1994, 83: 818 – 820.

[146] Fazeli-Matin S, Goldfarb DA, Novick AC. Renal and adrenal surgery during pregnancy. Urology, 1998, 52: 510 – 511.

[147] Morris PC. Thyroid cancer complicating pregnancy. Obstet Gynecol Clin North Am, 1998, 25: 401 – 405.

[148] Tewari K, Balderston KD, Carpenter SE, et al. Papillary thyroid carcinoma manifesting as thyroid storm of pregnancy: case report. Am J Obstet Gynecol, 1998, 179: 818 – 819.

[149] Rossing MA, Voigt LF, Wicklund KG, et al. Reproductive factors and risk of papillary thyroid cancer in women. Am J Epidemiol, 2000, 151: 765 – 772.

[150] Maxwell C, Barzilay B, Shah V, et al. Maternal and neonatal outcomes in pregnancies complicated by bone and soft-tissue tumors. Obstet Gynecol, 2004, 104: 344 – 348. Comment in Obstet Gynecol, 2005, 105: 447; author reply 447 – 448.

[151] Durkin JW Jr. Carcinoid tumor and pregnancy. Am J Obstet Gynecol, 1983, 145: 757 – 761.

[152] Isla A, Alvarez F, Gonzalez A, et al. Brain tumor and pregnancy. Obstet Gynecol, 1997, 89: 19 – 23.

[153] Finfer SR. Management of labour and delivery in patients with intracranial neoplasms. Br J Anaesth, 1991, 67: 784 – 787.

[154] Tewari KS, Cappuccini F, Asrat T, et al. Obstetric emergencies precipitated by malignant brain tumors. Am J Obstet Gynecol, 2000, 182: 1215 – 1221.

第 **51** 章 妊娠期合并复杂型糖尿病

简 介

在过去几十年，妊娠女性合并糖尿病的患者人数一直呈稳定增长趋势。然而，孕前有糖尿病合并症的孕妇，胎儿、新生儿及孕妇的发病率和死亡率会更高。患有严重视网膜脱落、肾病以及缺血性心脏病的患者风险是最高的。随着糖尿病、产科和新生儿护理的医学治疗手段的进步，妊娠期合并复杂型糖尿病的患者病情得到改善。以前对于复杂型糖尿病的患者，医生会建议她避免妊娠，如果妊娠的话也会建议她流产。现在，除非患有严重并发症（特别是缺血性心脏病），很少会对这些患者提出绝对不能妊娠的建议。

目前，在妊娠前对糖尿病进行积极的治疗是非常重要的。由于先天性异常在围生期死亡的围产儿超过50%。应该重视妊娠之前糖尿病的治疗，因为当妊娠被确诊之前，胎儿的器官已经形成。

糖尿病性视网膜病

妊娠期间视网膜病的病理过程

不同文献关于糖尿病性视网膜病的发病率及其高危因素争议很大。有文献报道糖尿病性视网膜病的发病率高达78%[1]，而另一文献却报道发病率低于5%[2]。甚至有些报道妊娠期间视力的严重下降与非妊娠、年龄和1型糖尿病女性接受治疗的时间没有多大的相关性[3]。糖尿病控制和并发症试验（diabetes control and

complications trial，DCCT）[4]的结果具有重大意义，因为未来相似的研究很难完成（180例女性和270例孕妇与500例未受孕女性进行对照研究，跟踪研究平均6.5年，所有人都是1型糖尿病患者）。研究结果显示强化治疗组视网膜病加重有1.63倍的风险，而传统治疗组有2.48倍的风险。在孕中期这个风险达到最高峰并且持续到产后1年。风险的增加归因于"妊娠效应"，同时快速控制血糖也是其影响因素。糖尿病的长期性不会造成妊娠期间视网膜病的恶化。270例孕妇中，183例女性在妊娠前没有或只有很小的变化（只有微动脉瘤）。这组孕妇进展成严重的视网膜病是非常少的（1.6%）。部分妊娠期间病情加重的患者通常都是妊娠前已有视网膜病变的[5]。其他文献报道在孕前没有视网膜病变的女性在妊娠期间有较高概率（最高达33%）患视网膜病。然而，这些患者的视网膜病变都是轻微的，不需要治疗的或分娩后会恢复的[3,6-9]。

对糖尿病的紧急控制可能也是视网膜病加重的危险因素之一[4]，但不是所有学者都同意这一观点。有学者认为及时的糖尿病治疗可能防止视网膜病情的加重[10]。

妊娠是加重因素之一吗？

有文献报道糖尿病孕妇和非糖尿病孕妇的血中激素水平和孕前连续的视网膜的照片，直到产后6~12个月。1型糖尿病的孕妇和健康的孕妇的血浆钠尿肽和血管紧张素Ⅱ的水平在统计学上是没有任何差异的。两个组都显示在糖尿病孕妇和健康孕妇中视网膜小动脉的收缩直径与视网膜病、动脉血压和糖化血红蛋白水平无相关关系。一个有趣的现象是抽烟的糖尿病女性在妊娠期视网膜小动脉并没有出现收缩[11]，尽管抽烟是加重视网膜病的独立危险因素之一。

其他文献也报道了妊娠期间血管活性物质可能对视网膜病产生的影响。糖尿病女性比非糖尿病女性的血管紧张素活性和心房钠尿肽的水平都显著降低，不管是在妊娠期还是产后。研究者推断低水平的血管紧张素和心房钠尿肽可能造成高血流动力和糖尿病孕妇视网膜病加重。然而，在其他激素水平上却没发现有明显的差异，如钠尿肽（BNP 和 CNP）、血管紧张素 II、醛固酮和肾上腺素[12]。

已经有人对糖尿病孕妇的胰岛素样生长因子系统进行研究，发现高水平的胰岛素样因子 -1（IGF -1）与视网膜病加重有密切的关系（出生体重偏重的新生儿也一样）[13]。IGF -1、胰岛素样生长因子结合蛋白 -1、高度磷酸化胰岛素样生长因子结合蛋白 -1、胰岛素样生长因子结合蛋白 -3 和视网膜病的进展无相关性[14]。

胰岛素有影响吗？

在应用第一次速效胰岛素治疗模型后，赖脯人胰岛素被引入，依据有关的病例报道，在妊娠期间使用对视网膜病有潜在的恶化趋势[15]。然而，后来的公开大型刊物却指出其在妊娠期是既安全又有效的[16,17]。门冬胰岛素是另一类速效胰岛素类药，也被报道在妊娠期是安全有效的[18,19]。这两个药物比普通胰岛素对于控制餐后血糖水平更有效。另一新药赖谷胰岛素最近也上市，但是其对于妊娠期是否安全却没有报道。还有两个长效胰岛素可以使用，分别是甘精胰岛素和地特胰岛素。甘精胰岛素有限的数据显示其在动物[20]和人类[21]的应用都是安全的。对于地特胰岛素可否在妊娠期使用还没有相关报道。胰岛素类似药剂的使用的主要顾虑在于在妊娠期其与 IGF -1 受体亲和力较高，并有可能升高IGF -1 水平。然而，至少赖脯胰岛素在临床上还没发现相关的问题[16-17,22]。因此，胰岛素不是妊娠期间影响糖尿病性视网膜病的危险因素。

其他重要因素

大多数关于糖尿病性视网膜病和妊娠的研究一致认为，糖尿病的持续时间是在妊娠期间加重视网膜病变相关的强而有力的独立变量。患有糖尿病的时间越长，视网膜病加重的风险就越大[1-3,12]，特别是患病 5 ~ 10 年的患者。另一独立变量是代谢的控制程度，女性在妊娠前血糖控制不佳或进行了快速血糖正常化的治疗[3,4]。高血压病（急性或慢性）也与视网膜病的加重相关，子痫前期可能是视网膜病加重的潜在危险因素[1,3]（表 51.1）。

表 51.1　妊娠期视网膜病加重的最危险因素

糖尿病的病程长度（ >5 年，特别是 >10 年）
长期血糖控制不佳而行快速血糖正常化的控制
合并各种类型的高血压病（慢性高血压病、子痫前期、子痫）
妊娠前已存在视网膜病的治疗！

处理原则

妊娠期视网膜病加重的处理存在着争议，因为目前没有任何学者把光凝固法作为一个独立变量进行研究。另外，由于分娩后视网膜病可能恢复，因此妊娠期是否需要治疗也存在争议[23]。即使有些视网膜病在产后可能恢复，许多医学中心还是推荐如果在妊娠期新生血管显著增多的话妊娠期治疗还是必需的，对于非妊娠期患者也是相同的[24]。在理想情况下，在妊娠前就应该进行治疗以阻止或减缓妊娠期病情的加重。如果妊娠期增殖性视网膜病得到治疗可能有助于防止进一步的病情加重和保护视力。

鉴于目前的治疗技术，增殖性视网膜病不再被认为是妊娠的绝对禁忌证。但是这些患者仍是高危险人群，并且需要严密监测。在妊娠之前这些人应该尽可能地得到关于个人危险因素的建议。常规指导如下：

1. 导致视网膜病加重的最危险因素包括①患有糖尿病超过 5 ~ 10 年的女性；②糖尿病控制不佳或进行了快速血糖正常化的治疗；③慢性高血压病；④子痫前期或子痫患者。

2. 眼科医生应该对患糖尿病超过 5 年的准备妊娠的患者进行检查，每 3 个月和产后 3 个月都必须进行检查。对于病程少于 5 年的患者，主治医生应该定期进行眼底检查。如果有任何变化，或只要有任何视觉症状，都应该转诊给眼科医生。因为早期症状容易被非眼科医生忽视，因此有人提出所有患者在孕前或妊娠初期至少找眼科医生做 1 次眼底检查。所有患有糖尿病视网膜病的女性都必须在妊娠期和产后得到眼科医生的诊治。

3. 理想情况下，活跃型增殖性视网膜病的患者在孕前应该得到治疗。如果妊娠早期病情加重并且没有做任何治疗，终止妊娠可能是唯一的治疗手段。

4. 对于已经进行治疗或已经痊愈的增殖性视网膜病患者进行阴道分娩是允许的。对于这些患者的最佳分娩路径还没有统一意见，因为非孕者在静止时仍可能出现玻璃体积血。剖宫产和阴道分娩期间出现玻璃体积血的现象已被观察和研究，令人担忧的是阴道分娩的主动娩出阶段出现玻璃体积血的概率更大。对于活跃型增殖性视网膜病患者，应该建议将其分娩方式个人具体化并且由产科医生和眼科医生同时进行诊治。

肾　病

以前患有糖尿病肾病的女性并不推荐其尝试妊娠，如果妊娠的话经常都是建议其流产。现在情况就不一样了。随着先进的产科和新生儿护理技术的发展以及糖尿病和高血压的治疗手段的提高，治疗现状已得到令人满意的结果。多学科团队的合作带来的成果将继续推进治疗水平的提高。

围生期并发症可能包括先天性畸形、胎儿生长受限、胎儿死亡、死产和早产及其相关的新生儿早产发病率。产妇并发症包括妊娠期肾功能恶化、贫血、重度子痫前期或子痫，其他糖尿病肾病并发症的恶化，主要是视网膜病（见上一章节）。这些患者应该得到重视，其未

来面临着高的发病率（如透析、肾移植等）甚至因为大血管病变而缩短生命。

糖尿病肾病经常发生在病史长达 5 ~ 15 年或更长的不规范治疗的 1 型糖尿病患者，但其也可以出现在病程短的患者和 2 型糖尿病患者。英国糖尿病前瞻性研究（UKPDS）指出[25]，17% 的新确诊的 2 型糖尿病患者在明确诊断前就已经有微量蛋白尿，3.8% 的患者有大量蛋白尿，37% 的患者合并有高血压病，这很大程度上是因为 2 型糖尿病患者在明确诊断的几年前就已经患病。

大部分学者认可这一观点，即所有具备生殖能力的糖尿病女性患者都可以妊娠。她们应该被详细地告知当妊娠时糖尿病未被很好地控制所存在的风险，以及高血压和糖尿病肾病将增加风险。应该呼吁这些女性使用有效的避孕措施，直到糖尿病和高血压得到最佳控制才可以尝试妊娠。

孕前评估

理想情况下，患有糖尿病的女性在妊娠前应该评估有无合并肾病。推荐检测 24h 尿蛋白定量和肌酐水平。肾脏活检不再是明确诊断的必要手段。

目前，患有糖尿病的女性使用血管紧张素转换酶抑制剂（angiotensin-converting enzyme，ACE）或血管紧张素受体阻断剂（angiotensin receptor blockers，ARBS）来阻止或延缓糖尿病肾病的病程。有人提出在妊娠前期，甚至直到妊娠阶段才被确诊的患者服用上述药物有可能减少妊娠期并发症[26,27]。然而，近来有些报道却指出这些药物在妊娠期的任何时间使用都不安全，并且应该在妊娠前停止使用[28]。同时建议在妊娠前停止使用他汀类药物和贝特类药物。因为共潜在的有益处 Ω - 3 脂肪酸可以在妊娠期继续开始使用，特别是患有糖尿病的女性[29]。

进一步的评估应该包括眼科和心电图检查，如果临床上允许，包括像超声心动图和压力试验等额外的血管测试也可以使用。所有 1 型糖尿病的女性患者应该进行甲状腺功能的检

测[30]，包括 TSH 水平和相关的常规实验室甲状腺过氧化物酶抗体滴度的研究。当出现显著肾功能不全的时候，进一步的饮食咨询是必需的。

应该强调，孕前满意的血糖控制不仅能阻止或减少先天性畸形的概率，而且在保持更稳定的肾功能以及减少妊娠期并发症是同样重要的[31]。

妊娠期病程的进展

在糖尿病肾病的患者中，约 1/3 的女性患者在妊娠期肌酐会如预期的增加，另外 1/3 的女性患者肾功能仍然稳定。其余的肌酐降低，这可能是糖尿病肾病的自然进展过程，和（或）肾小球高滤过率、严重蛋白尿、伴恶化的高血压、先兆子痫引起的妊娠效应[32-35]。

微量蛋白尿和血压水平

孕前或妊娠早期已存在微量蛋白尿有 35%～60% 会发展成先兆子痫，大大高于发病率是 6%～14% 的孕前没有微量蛋白尿的糖尿病女性[36-39]。在妊娠早期单纯以血压水平来预测妊娠晚期的高血压并发症，其敏感性和特异性都不高。而微量蛋白尿定量确实是一个很好的预测先兆子痫的指标[36]。同时存在微量蛋白尿和慢性高血压的女性患者患重度先兆子痫的概率更高[40]。当孕妇在孕前或妊娠早期血清肌酐水平 ≥2.0mg/dL 或内生肌酐清除率 <50 mL/min，出现妊娠并发症的概率是最高的[31-32,41,42]。鉴于糖尿病肾病的孕妇出现产妇和胎儿的并发症概率高，一些专家推荐放弃妊娠。

贫　血

促红细胞生成素缺乏造成的贫血是糖尿病肾病的常见并发症，并且可能进一步造成胎儿缺氧。促红细胞生成素被用来改善妊娠期糖尿病肾病的贫血症状[43-45]。近日，有学者对长期使用这类药物产生顾虑，其实在妊娠期短时间、合理地应用促红细胞生成素不会产生像长时间使用该药物引起的不良情况，并且对于发育中的胎儿是有益处的。

无症状细菌尿和肾盂肾炎

筛查和治疗无症状细菌尿的糖尿病肾病的孕妇是合理的，因为这些女性的发病率较高。肾盂肾炎未经抗生素治疗是非常危险的，但其是可以预防的[46,47]。

吸　烟

在所有孕妇中吸烟是应该被禁止的，特别是患有糖尿病的女性患者。吸烟会引起胎儿缺氧，在合并有视网膜病的情况下，吸烟是视网膜病恶化的独立危险因素[48-50]。

肾功能恶化

在妊娠期间，糖尿病肾病发展到最后阶段是罕见的[31-33,41-43,51,52]。然而，妊娠可能是有害因素，并且会加重在妊娠早期肾功能受损患者的病情（Cr≥1.2mg/dL）[32-35,41-43,51,52]。总的来说，从长期随访的相关数据来看，妊娠作为单独影响因素与肾功能迅速恶化之间无明显相关性，糖尿病肾病孕妇与没有妊娠的糖尿病肾病患者的病情相似[4,53-56]。

处理原则

在孕前和整个妊娠期间血糖必须严格控制在 HbA1C <7%。晚上有充足的睡眠（如 ≥8h，但并不意味着都得达到这个时间）并在白天有 1～2h 的休息时间，对重度肾病的患者是有好处的。这些女性患者应该意识到妊娠后适当调整生活方式，甚至是工作时间。

高血压病也应该得到适当的治疗。已有数据表明控制血压 ≤130/80mmHg，比控制血压 ≤140/90mmHg 可以更明显地降低早产的发生率[57]。抗高血压的药物在妊娠期甚至是胎儿器官成型期是可以安全使用的，包括 α-甲基多巴、可乐定和低脂溶性的 β-肾上腺素能受体拮抗剂[58-61]。有文献报道钙离子通道阻滞剂（如地尔硫䓬）对肾小球功能是有益处的[62-63]。有一研究指出钙通道阻滞剂在妊娠期前 3 个月与肢体残缺的发生具有相关性[64]，但还没有大量的前瞻性研究证明这一说法[65]。

对于高血压和肾功能恶化或出现胎儿窘迫的患者，一般推荐密切监测、频繁随访和住院观察。定期的超声检查可以确定胎儿胎龄（妊娠期前 3 个月），检测有无先天性异常（孕中期 3 个月），评估胎儿发育情况（孕晚期每个月）。

累及血管的患者会出现宫内胎儿发育不良,而不是巨大儿,尤其是糖尿病控制不佳的患者更容易出现。一旦有意愿干预胎儿窘迫,就应该立即建立胎儿监护。母亲应该详细了解情况,同时也要顾全她的意愿。新生儿专家建议要确保让母亲意识到早产的风险。

只有糖尿病和高血压病控制良好并且肾功能达到一个良好的水平(至少每个月都确定比较稳定的患者,对于不稳定的患者就必须监测更频繁)才能进行门诊治疗。否则,应该强烈建议其住院治疗,即使住院时间会延长。

母亲体质变差或出现胎儿窘迫有可能预示着会出现未足月分娩。对于择期未足月分娩的胎儿肺成熟度必须记录在案。分娩的路径必须因人而异。这些孕妇中,约有68%~74%会因为早产、胎先露异常和胎儿窘迫而选择剖宫产。显而易见,需要产科医生、围产儿医生和新生儿医生一同诊治后才能得出这一决定。

在过去20~25年新生儿存活率保持稳定的增长。然而,据报道,仍有5%~7%的新生儿因为先天性畸形或严重的发育不良而死亡。在这些病例中,约24%~25%出现胎儿呼吸窘迫综合征。新生儿存活率的提高是多因素的,包括糖尿病和高血压病的良好控制、胎儿检测技术的进步和新生儿护理水平的提高。在表51.2中列出了出现不良结果的预测信息。

表 51.2 糖尿病肾病:不良结果的预测信息

妊娠期前 3 个月尿蛋白 ≥3g
血清肌酐 ≥1.2mg/dL
慢性高血压,先兆子痫,子痫
贫血(血细胞比容 <25%)
依从性差

透析和肾移植后的女性妊娠

透 析

妊娠期持续卧床做腹部透析的病例较少,而进行血液透析的病例却在增加。这一信息主要来源于观察患有不同肾脏疾病的孕妇,包括糖尿病肾病,其中大部分孕妇在其妊娠时已达到透析指标的临界值(通常这些女性是无计划妊娠的)或在妊娠期肾功能出现急剧的恶化[66]。尽管在这一情形下,大部分孕妇都会被建议终止妊娠,但很少有肾功能明显改善的[67]。尽管严重的高血压病、早产以及羊水过少导致围产儿死亡率达 22%~40%,但未报道这些因素会增加产妇死亡的风险[68]。促红细胞生成素和输血可能改善贫血和早产的预后[69]。

肾移植

伴随着母亲的强烈要求和肾移植人数的大量增加,未来将会有更多的肾移植的孕妇。所有进行慢性透析或肾移植的患者约有 1/4 合并糖尿病。目前的指南强调在尝试妊娠前至少有 2 年的等待时间。稳定的肾功能包括血清肌酐 <1.5mg/dL,蛋白尿 <500mg/d,良好的血压和血糖控制也是谨慎且必要的[70]。有数据显示肾移植的孕妇即使继发于其他情况,当其血清肌酐 <1.5mg/dL 时,其生存率 95% 仍优于糖尿病患者的 75%[71]。妊娠期间的肾功能依赖于受孕时的肾小球滤过水平,控制高血压、及时诊断和治疗尿路感染是必要的[72]。同时经过胰腺和肾脏移植的孕妇与单独行肾移植孕妇的预后是一样的[73]。

妊娠期出现肾移植后功能异常的概率很低。然而,高血压、先兆子痫和早产是常见的并发症[74]。据报道使用免疫抑制剂的孕妇出现并发症的概率令人惊讶的低。硫唑嘌呤和环胞多肽可以穿过胎盘,但却不会引起胎儿畸形或胎儿发育不良[75]。使用新的免疫抑制剂的经验较少,有报道他克莫司会引起胎儿或新生儿高血钾[70,76,77]。

糖尿病酮症酸中毒

对于母亲和胎儿来说,糖尿病酮症酸中毒(diabetic ketoacidosis,DKA)是紧急和具有潜在威胁生命的严重急症。过去曾有报道因为母亲患 DKA 致围产儿死亡率高达 90%。在过去的

15～20年，已经减少到10%～35%[78-82]。产妇的死亡率为4%～15%[83]，比非孕妇的一般糖尿病患者人群的死亡率高[84]。但最近的文献却没有报道产妇死亡的病例[78~82]。DKA在孕妇中的发病率是1.7%～3%[78-82]，且随着自我检测血糖的应用，该发病率将会减少。

传统上，DKA仅仅被认为是1型糖尿病的并发症之一。然而，1型糖尿病和2型糖尿病的区别正变得越来越模糊，而且具有明显2型糖尿病表现的儿童、青年和成人都有报道出现DKA[85,86]。因此，最近又提出了区分糖尿病类型的新的分法[87,88]。妊娠性糖尿病和妊娠期DKA都同样报道过，可能表现为新发的2型糖尿病患者在妊娠期发生的DKA[92]。

没有数据显示患有DKA的孕妇其胎儿存活时间较长。但是有报道胎儿在子宫内长期暴露在酮体下会影响智力的发展。当然，酮体作为独立影响因素不会导致这么严重的后果，除非伴有血浆β-羟基丁酸和（或）游离脂肪酸的升高。这些产妇的子代在行为和智力上都处于较低水平[93]。

DKA 的病理生理学

DKA发生在绝对或相对的胰岛素缺乏，同时胰高血糖素、皮质醇、儿茶酚胺和生长激素等激素分泌过多。这些会导致胰岛素敏感的组织的脂肪分解，包括脂肪组织、骨骼肌组织，使肝脏释放出大量的游离脂肪酸（free fatty acids，FFA）。肝脏中的FFA经过β-氧化后形成酮酸（β-羟丁酸和乙酰乙酸），同时糖异生也促进DKA的发生。这也有利于蛋白水解而升高血浆氨基酸。血浆氨基酸促成糖异生作用，而糖异生又可升高血糖。一些葡萄糖转运体（glucose transporters，GLUT）也参与这个过程。GLUT2和GLUT4的减少会引起胰岛素缺乏。GLUT2可以进出肝细胞，GLUT4通过肌肉和脂肪组织调节糖的吸收[94]。过量的酮体造成酸中毒，高血糖导致渗透性利尿而引起血容量不足、脱水和电解质丢失。心输出量减少、低血压和休克就可能出现。如果组织灌注压不足，乳酸就会沉积造成日益加重的酸中

毒。机体为了代偿，氯离子进入细胞内引起细胞内的钾离子流出细胞外。血清钾水平最初会升高，但总体（细胞内）的钾离子消耗会很多。用胰岛素治疗，钾离子迅速回到细胞内造成低血钾。因此，血清钾水平必须严密监测和相应的补充。

糖尿病孕妇比正常的孕妇更容易发展成DKA，因为体内脂肪分解加速，酮体和蛋白质代谢都升高。而且，由于缓冲能力的削弱，肺泡分钟通气量的增加引起肾脏代偿性地排出更多的碳酸氢盐。另一个潜在因素是激素水平的增高导致在妊娠期出现胰岛素抵抗，如胎盘催乳素。持续的恶心、呕吐是妊娠初期的另一潜在因素[81]。

诱发因素

除了妊娠这一诱发因素，妊娠期常见的诱发因素还有感染、胰岛素抵抗、胰岛素泵功能障碍、酒精和皮质激素、肾上腺受体激动剂等药物在妊娠期的违规使用。最近有文献指出没有意识到新发糖尿病表现为DKA是导致胎儿死亡的主要原因[80,92,95]。鉴于有酮症倾向的2型糖尿病的报道越来越多，应重视妊娠期发生DKA[87,88,92]。

临床表现

一般来说，DKA的发展需要3～7d，但摄入酒精可能会导致DKA发展加快。未被控制的糖尿病的最初临床表现常见的有多尿、烦渴、视力模糊、厌食、恶心、呕吐、腹痛和体重下降。腹部症状由酮体增多引起，可能会发生严重的低血钾、胃轻瘫、甚至是肠梗阻，或是原有的这些症状加重。如果不治疗的话，神智会发生改变，由昏睡发展为深昏迷。其他体征包括有深且快速的呼吸（Kussmaul）伴有烂苹果味（酮体所造成），出现血容量不足（皮肤、黏膜干燥、皮肤弹性下降）。窦性心动过速和低血压是低血容量的其他表现。体温可正常或降低。如果出现发热，应高度警惕合并感染。当然，体温正常并不能排除感染。如果不采取积极快速的治疗，就会出现休克的症状和体征。

实验数据诊断

动脉血 pH ≤ 7.30，血清碳酸氢盐 ≤ 15mmol/L，酮体（血清丙酮为 1:2 稀释度存在）和血糖 ≥ 300mg/dL 可诊断为 DKA。在妊娠期，相当低的血糖水平也会发生 DKA，必须注意的是不要因为血糖过低而漏诊。有报道糖尿病孕妇甚至在血糖水平小于 200mg/dL 的情况下也会发生 DKA。这相对于"血糖正常"可能会导致误诊和不当的治疗（表 51.3）[78,83,90,96,97]。

表 51.3　妊娠期糖尿病酮症酸中毒的诊断

血清 pH < 7.30
血清碳酸氢盐 < 15mmol/L
血清酮体 > 1:2 稀释
任何血糖水平（< 200mg/dL，甚至 < 150mg/dL）

白细胞增高通常都有，但并不意味着存在感染。白细胞核左移更有利于鉴别诊断。

阴离子间隙数值评估病情也是可行的 $[Na - (Cl + HCO_3) = 8 - 12]$。DKA 患者中阴离子间隙经常 ≥ 15，乳酸性酸中毒、慢性肾功能不全和横纹肌溶解症，或在酸性物质摄入后，如水杨酸酯、乙二醇、甲醇、甲醛、硫、甲苯和副醛也会使其升高。

血清渗透压是另一评估病情的有效指标 $[2(Na + K) + 血糖/18]$。因为精神状态与血清渗透压的相关性比其他代谢紊乱的相关性好。320mOm/L 的血清渗透压或比这个更高的数值比昏迷伴有血清渗透压 ≥ 340mOm/L 更有显著意义。

确定校正血清钠（Na）的数值是非常重要的，因为其可以有效评估缺水状态：

（测得 Na + 1.6 × 血糖 − 100）/100

血糖每升高 100mg/dL 将稀释血钠 1.6mEq/L。因此显著高血糖时测得的实际血清钠要比正常情况下低。血钠正常或增高提示体内大量缺水。

单纯性代谢性酸中毒的动脉 PCO_2 约等于动脉 pH 的后 2 位数。比预计的 PCO_2 数值低意味着出现呼吸性碱中毒并且应该高度怀疑存在败血症。如果高于预计数值，则意味着出现呼吸

性酸中毒。出现低氧血症时，肺炎和低压力性肺水肿是常见原因。

鉴别诊断

同样适用于非妊娠患者，包括酒精和（或）药物的滥用，任何原因引起的脑疾病、高渗性非酮性糖尿病、低血糖症、尿毒症昏迷、外伤、感染、精神病、晕厥和抽搐。

治　疗

DKA 的患者必须在 ICU 接受治疗，如果胎儿胎龄允许的话还必须进行胎儿持续监测（表 51.4）。详细的监护记录表是非常必要的，应该包含以下几点：日期/时间、连续的血糖监测、血酮、电解质、血气分析、阴离子间隙、胰岛素用量以及摄入量和排出量（I&O）。

表 51.4　糖尿病酮症酸中毒的妊娠期管理

必须在 ICU 监护
胎儿监护（如果可能的话）
详细监护记录表（生命体征、摄入量和排出量、电解质、血糖、胰岛素使用情况、血酮）
液体：0.9% 氯化钠溶液 500 ~ 1000mL/ × 3h，随后用前面总量的 1/2
当血糖 ≤ 250mg/dL 更改为 D_5
如果最初的血糖 ≤ 250mg/dL 使用 D_5
胰岛素：0.1U/kg 静脉注射
0.1U/(kg·h)(5 ~ 10U/h) 静脉滴注
根据血糖是否降低 ≥ 60mg/h 进行调整
血钾：最初的 2 ~ 4h 不需要补钾
血钾 > 5mEq/L 不需要补钾
血钾为 4 ~ 5mEq/L 时补钾速度为 20mEq/h，
血钾为 3 ~ 4mEq/L 补钾速度为 30mEq/h，
血钾 < 3mEq/L 补钾速度为 40mEq/h
可给予磷酸钾部分替代
碳酸氢盐：pH > 7.10 不需要补给
但当低血压时，pH ≤ 7.20 必须补给

体液和电解质平衡

首要的治疗是补充足够的液体和纠正电解质紊乱以恢复细胞外液容量。DKA 治疗中普遍的错误是没有补充足够的液体。平均缺水量是 5 ~ 7L（大约为 100mL/kg），但也存在缺水量更

严重的情况。至少 75% 的缺水量在最初的 24h 应该被补给。液体应该根据尿量和非显性丢失量来补给。通常情况下最初最佳输入的是 0.9% 的氯化钠溶液(一开始 1~3L)。如果血清 Na 是正常的或高于正常值意味着患者处于高渗性脱水状态(血清 Na 和渗透压可以有效地指导治疗)。这种情况下应该一开始就使用低渗液体补给(0.45% 的 Nacl 溶液)。应该注意在快速输液治疗 DKA 时会出现脑水肿。但脑水肿经常是血容量减少和与 DKA 的严重程度和持续时间有关的导致脑血管收缩、脑缺血缺氧的 CO_2 分压增高的结果[98,99]。

高氯血症几乎总是在 DKA 治疗过程中发展起来的,有人建议使用乳酸林格氏液代替 0.9% 氯化钠溶液作为预防。然而在不受控制的糖尿病,输注乳酸盐可能不能很好耐受。

当血清葡萄糖降至低于或等于 250mg/dL 时,应给予葡萄糖溶液(D5 0.9% 氯化钠溶液 D5 0.45% 氯化钠溶液)。由于许多 DKA 孕妇的初始血糖水平远的 9250mg/dL,含葡萄糖溶液可从一开始就使用。

胰岛素的使用

胰岛素应该在补液开始时就使用,单纯地进行补液并不能扭转 DKA。治疗应连续静脉输注普通胰岛素。许多医生在理想体重的情况下,使用的初始剂量为静脉注射 0.1U/kg 的普通胰岛素。普通胰岛素的输注速度为 0.1U/(kg·h),但必须进行调整以平稳地降低血糖。血糖下降速度应该每 1~2h 下降大于 10%,通常是 60mg/(dL·h)。快速的使血糖正常化是没有好处的。如果血糖没有控制到理想状态,可以根据实际情况进行再次调整。

血　钾

血钾≤3~5mmol/L 称为低钾。在首剂胰岛素的输注后血清钾会迅速地重新回到细胞中,因此可以预计到血钾会进一步降低。除非在最初的 2~4h 血钾已经非常低,否则是不需要补钾的。输注速度应该根据血钾水平和尿量进行调整,在少尿和无尿时应该格外注意。一般输注准则为:① 血钾 < 3mEq/L 补钾速度为 40mEq/h;② 血钾为 3~4mEq/L 补钾速度为 30mEq/h;③ 血钾为 4~5mEq/L 时补钾速度为 20mEq/h;④ 血钾 >5mEq/L 不需要补钾。有人主张磷酸钾可以替代氯化钾,但并不被普遍推荐使用。

碳酸氢盐

普遍认为除了 DKA,严重的乳酸性酸中毒和伴有心电图改变的高钾血症应该使用碳酸氢盐,除非 pH < 7.10 是不推荐使用碳酸氢盐的。如果出现低血压,且 pH < 7.2 或左室射血分数和血管反应性改善不明显,许多专家还是建议使用碳酸氢盐的。在上述情况下,可以认为其所带来的好处超过了治疗的副作用,如 CO_2 扩散导致的颅内 pH 降低,由于氧解离曲线偏移引起的氧合受损、高渗状态、高钠血症、低钾血症、碱中毒晚期和脑功能障碍[98,99]。不过,输注碳酸氢盐使用稀释疗法可以更好地直接进行管理(如把碳酸氢盐溶于 1L 的液体中)。

其他 DKA 并发症

如果低血压在充足补液后仍持续存在,那么要考虑到出现了败血症,还有一个可能是出现了无症状心肌梗死,尽管在生育期的女性这个并发症不常见,但是对长期伴有肾病和高血压病的糖尿病患者来说还是有可能发生的。曾报道过孕妇在大量输液后,因为早产使用 β 受体激动剂和使用类固醇促进胎儿肺成熟的情况下会出现脑水肿,甚至在妊娠性糖尿病使用这些药物也曾报道过会引起 DKA[100]。据报道脑水肿更多的是出现在儿童和年轻人,但也可能出现在任何年龄阶段。有人推测这种情况可能是在初步治疗改善后再次出现神经系统的缺陷,或即使生化指标正常而病情却毫无改善[98,99]。其他报道的并发症有胰腺炎、高脂血症、低钙血症、肾衰竭和血管栓塞。

当 DKA 得到控制和患者准备经口进食时,由静脉注射胰岛素转为皮下注射胰岛素的过程时需要十分警惕。如果出现问题可能会使病情加重或再次出现 DKA。静脉注射胰岛素在几分钟内就可以被血浆代谢完。在停止静脉注射 1~2h 前使用皮下注射胰岛素,应该意识到这会使患者胰岛素分布不均匀。另外,当 CO_2 ≤

20mEq/L 时消化道紊乱是常见的并发症，即使之前并没有出现如胃轻瘫或胃炎等消化道症状。因此，过早地让患者进食可能会引起恶心和呕吐。

其他注意事项

有文献指出，对死亡的胎儿进行尸体解剖后并没有发现明显的病理特征，因此代谢紊乱可能是解释胎儿死亡的最佳选择。原因如下：①子宫血流量减少，确实在多普勒超声上可以看到短暂的异常血液反流（母体血容量不足和儿茶酚胺分泌过多造成）[101]。②高血糖症造成心肌收缩力下降（在动物实验上被观察到）。③过量的酮体进入胎盘引起酸中毒。有文献报道孕妇 DKA 被治愈的话，胎儿的应激反应会消失[80,102]。根据这些报道的推荐，在紧急干预没有可靠的监护胎儿心率之前，应该快速而有效地治疗孕妇 DKA，努力地改善孕妇的条件。

对已有的文献进行回顾，发现患有 DKA 造成胎儿死亡的孕妇，往往是那些高龄妊娠，血糖、BUN 和渗透压处于较高水平的。这些孕妇需要更多的胰岛素，并且恢复的时间也会延长。

冠心病

有关糖尿病孕妇和缺血性心脏病的报道很少。最近有两篇文献报道了在美国妊娠合并急性心肌梗死的发病率与死亡率的相关危险因素。从 1991 到 2000 年这 10 年期间[103]，151 例孕妇在分娩时有 1/35 700 的概率出现急性心肌梗死；4% 患有糖尿病的孕妇不能被确诊妊娠性糖尿病或妊娠性糖尿病前期。孕妇在分娩时或分娩前出现急性心肌梗死而引起死亡的死亡率为 7.1%。利用 logistic 多因素相关回归分析，目前可以被识别的相关危险因素有：

1. 年龄，特别是 40 岁或 40 岁以上患者：比值比（OR）4.5 和可信区间（CI）为 2.0 ~ 9.8；

2. 糖尿病：OR 4.3（CI 2.3 ~ 7.9）；

3. 慢性高血压：OR 4.3（CI 2.3 ~ 7.9）；

4. 重度先兆子痫：OR 6.9（CI 3.7 ~ 13.1）；

5. 子痫：OR 15.3（CI 5.3 ~ 44.1）；

在这篇报道中，高血压病会严重增加急性心肌梗死的发病率，并且是比糖尿病还更具有危险性的相关因素。从 2000 年到 2002 年的数据[104]来看，妊娠期每 100 000 例患者中约有 6.2 例患者会发生心肌梗死，其死亡率达 5.1%。与风险相关的单独变量有：年龄大于 40 岁以上 OR 30.2（CI 17.2 ~ 43.2），高血压 OR 21.7（CI 6.8 ~ 69.1），血栓形成 OR 25.6（CI 9.1 ~ 71.2），吸烟 OR 8.4（CI 5.4 ~ 12.9），输血 OR 5.1（CI 2.0 ~ 12.7），糖尿病 OR 3.6（CI 1.5 ~ 8.3）。

因为治疗技术落后或有死亡病例报道的趋势增高，在 1980 年前报道的少量病例中产妇死亡率高达 73%。心肌梗死发生在妊娠之前或在妊娠期前 3 个月的预后比孕晚期和分娩时要好。另外有少数病例，在孕妇耐受之前行冠脉搭桥术或血管成形术后，其预后较好，并且新生儿的死亡率要降低很多[105,106]。

发生冠心病的孕妇通常是那些年龄较大或有长期糖尿病的患者。如果有发生冠心病的征兆，所有的女性在准备妊娠前必须进行详细的病史回顾、体格检查、心电图、超声心动图，甚至发现异常还要行冠状动脉造影。在妊娠前必须尽所有努力治疗冠状动脉功能不全。由于孕妇可能出现死亡，这类患者是不建议妊娠的。然而，如果在接受治疗前妊娠，而又不能终止妊娠，那么治疗就必须与没有孕妇的冠心病患者一样。糖尿病应该得到控制而且要注意避免低血糖，因为儿茶酚胺释放增多和心动过速会增加心肌缺血[105]。分娩路径应该个人具体化，并且应该得到产科医生和围生期医生的同时诊治。已经有人提出缩短第二产程的时间以减少 Valsalva 动作[107]。在报道的病例中有 60% 是剖宫产，40% 是经阴道分娩。常规推荐应该进行持续的心脏监测，而普遍不赞成放置中心导管而且必须因人而异。对产妇进行持续的硬膜外麻醉是有好处的，这能避免疼痛相关的血压升高和心动过速，因为这会增加心肌需氧量和增加发生急性心脏意外事件的风险。

糖尿病神经病变

远端周围神经病变在糖尿病患者中是很常见的，但是却很少在妊娠期发生严重的后果。一些文献指出妊娠不会影响神经病变[108-110]，甚至在妊娠前3个月还观察到神经病变有改善的迹象。这归功于妊娠期糖尿病的严格控制[110]。得到的结论是妊娠不是神经病变显著的危险因素，严格的血糖控制可能有利于改善神经病变。

然而，糖尿病自主神经病变会对孕妇产生严重的影响，其在初期毫无征兆，只有经过详细的检查才能发现。对于妊娠期自主神经病变初次诊断是不容易的[111]，因为妊娠会在呼吸时对心率造成影响，而且自主神经系统会适应妊娠期的心血管系统。症状包括脚底大量出汗，膀胱功能障碍(有引起尿路感染的高风险)，反常的心血管反射(如心律失常、直立位性低血压等)，进一步发展可出现上半身大量地出汗、胃轻瘫、腹泻和膀胱张力迟缓。

妊娠可能会加重胃轻瘫和直立性低血压。呕吐经常出现在妊娠早期，直到分娩后才会消失。妊娠前有无症状性自主神经病变的女性产后预后较好，并且在妊娠期有一个较好的良性过程。呕吐会影响糖尿病的治疗，对产妇(体重下降、酮体增多等)和胎儿(发育不良)的营养状况造成影响。自主神经病变在低血糖的儿茶酚胺释放阶段会有早期的症状警报，这会使这些患者更容易出现神经性低血糖症。这在严格的控制血糖失败时更容易出现，这些病例在妊娠期很常见。因此，自主神经系统会通过不同方式对妊娠期产生影响：①避免在妊娠期有调整血流动力学的需要；②在妊娠期严格控制血糖是困难或不可能进行的，因为不容易察觉的低血糖和胃排空减缓；③孕妇和胎儿营养不良；④胎儿流产、胎儿发育不良、早产[110,111]。

一般情况下这种患者的治疗是有限的，特别是妊娠的患者。止吐药几乎没有作用。胃复安可能使一部分患者减轻症状。有报道指出静滴红霉素(对于不能口服的患者)具有与非孕患者同样的胃动素的作用[112]。红霉素对于胎儿也是安全的。对一些经过其他治疗失败的孕妇进行过这项治疗，并且把治疗时间从几天改到数周。鉴于长期使用出现的潜在风险，肠外营养是必须的。在孕妇还没有出现严重营养不良之前就应该使用，否则等到出现明显症状时，其他可靠的方法都被证明是无效的。

参考文献

[1] Axer-Siegel R, Hod M, Fink-Cohen S, et al. Diabetic retinopathy during pregnancy. Ophthalmology, 1996, 103(11): 1815-1819.

[2] Temple RC, Aldridge VA, Sampson MJ, et al. Impact of pregnancy on the progression of diabetic retinopathy in Type 1 diabetes. Diabet Med, 2001, 18(7): 573-577.

[3] Lovestam-Adrian M, Agardh CD, Aberg A, et al. Pre-eclampsia is a potent risk factor for deterioration of retinopathy during pregnancy in Type 1 diabetic patients. Diabet Med, 1997, 14(12): 1059-1065.

[4] Diabetes Control and Complications Trial Research Group. Effect of pregnancy on microvascular complications in the Diabetes Control and Complications Trial. Diabet Care, 2000, 23: 1084-1091.

[5] Nathan DM, Davis M, Cleary P, et al. Letter: Response to "Do all women require intensive retinal surveillance during pregnancy?" Diabet Care, 2001, 24(4): 795-796.

[6] Moloney JB, Drury MI. The effect of pregnancy on the natural course of diabetic retinopathy. Am J Ophthalmol, 1986, 93: 745-756.

[7] Serup L. The influence of pregnancy on diabetic retinopathy. Acta Endocrinol, 1986, 277(Suppl): 122-124.

[8] Phelps RL, Sakol P, Metzger BE, et al. Changes in diabetic retinopathy during pregnancy: correlation with regulation of hyperglycemia. Arch Ophthalmol, 1986, 104: 1806-1810.

[9] Klein BEK, Moss SE, Klein R. Effect of pregnancy on progression of diabetic retinopathy. Diabet Care, 1990, 13: 34-40.

[10] Lauszus F, Klebe JB, Bek T. Diabetic retinopathy in pregnancy during tight metabolic control. Acta Obstet Gynecol Scand, 2000, 79(5): 367-370.

[11] Larsen M, Colmorn LB, Bonnelycke M, et al. Retinal artery and vein diameters during pregnancy in diabetic women. Invest Ophthalmol Vis Sci, 2005, 42(2): 709-713.

[12] Loukovaara S, Immonen IJ, Yandie TG, et al. Vasoactive mediators and retinopathy during type 1 diabetic pregnancy. Acta Ophthalmol Scand, 2005, 83(1): 57-62.

[13] Lauszus FF, Klebe JG, Bek T, et al. Increased serum IGF-I during pregnancy is associated with progression of diabetic retinopathy. Diabetes, 2003, 52(3): 852-856.

[14] Loukovaara S, Immonen IJ, Koistinen R, et al. The insulin-like growth factor system and Type 1 diabetic retinopathy during pregnancy. J Diabet Complications, 2005, 19(5): 297-304.

[15] Kitzmiller J, Main E, Ward B, et al. Insulin lispro and the development of proliferative diabetic retinopathy during preg-

nancy. Diabet Care, 1999, 22: 874.

[16] Loukovaara S, Immonen I, Teramo KA, et al. Progression of retinopathy during pregnancy in type1 diabetic women treated with insulin lispro. Diabet Care, 2003, 26 (4): 1193 – 1198.

[17] Garg SK, Frias JP, Anil S, et al. Insulin lispro therapy in pregnancies complicated by type 1 diabetes: glycemic control and maternal and fetal outcomes. Endocr Pract, 2003, 9 (3): 187 – 193.

[18] Pettitt DJ, Ospina P, Kolaczynski JW, et al. Comparison of an insulin analog, insulin aspart, and regular human insulin with no insulin in gestational diabetes mellitus. Diabet Care, 2003, 26: 183 – 186.

[19] Mathiesen ER, Kinsley B, Amiel SA, et al. Maternal glycemic control and hypoglycemia in Type 1 diabetic pregnancy: a randomized trial of insulin aspart versus human insulin in 322 pregnant women. Diabet Care, 2007, 30 (4): 771 – 776.

[20] Hofmann T, Horstmann G, Stammberger I. Evaluation of the reproductive toxicity and embryotoxicity of insulin glargine in rats and rabbits. Int J Toxicol, 2002, 21: 181 – 189.

[21] Price N, Bartlett C, Gillmer M. Use of insulin glargine during pregnancy: a case-control pilot study. Br J Obstet Gynaecol, 2007, 114 (4): 453 – 457.

[22] Gluckman PD. The endocrine regulation of fetal growth in the late gestation: the role of insulin-like growth factors. J Clin Endocrinol Metab, 1995, 80: 1047 – 1050.

[23] Mein BEK, Moss SE, Klein R. Effect of pregnancy on progression of diabetic retinopathy. Diabet Care, 1990, 13: 34.

[24] Early Treatment Diabetic Retinopathy Study Research Group. Grading diabetic retinopathy from stereoscopic color fundus photographs: an extension of the modified Airlie House classification. ETDRS report number 10. Ophthalmology, 1991, 98: 786.

[25] UK Prospective Diabetes Study Group (UKPDS). X. Urinary albumin excretion over 3 years in diet-treated type 2 (non-insulin-dependent) patients, and association with hypertension, hyperglycemia and hypertriglyceridemia. Diabetologia, 1993, 36: 1021.

[26] Hod M, van Dijk DJ, Karp M, et al. Diabetic nephropathy and pregnancy: the effect of ACE inhibitors prior to pregnancy on maternal outcome. Nephrol Dial Transplant, 1995, 10: 2328 – 2333.

[27] Bar JB, Schoenfeld A, Orvieto R, et al. Pregnancy outcome in patients with insulin dependent diabetes mellitus and diabetic nephropathy treated with ACE inhibitors before pregnancy. J Pediatr Endocrinol Metab, 1999, 12: 659.

[28] Cooper WO, Hernandez-Diaz S, Arbogast PG, et al. Major congenital malformations after first-trimester exposure to ACE inhibitors. N Engl J Med, 2006, 354: 2443 – 2451.

[29] Norris JM, Yin X, Lamb MM, et al. Omega – 3 polyunsaturated fatty acid intake and islet autoimmunity in children at increased risk for type 1 diabetes. JAMA, 2007, 298 (12): 1420 – 1428.

[30] Surks MI, Ortiz E, Daniels GH, et al. Subclinical thyroid diseases: scientific review and guidelines for diagnosis and management. JAMA, 2004, 291: 228 – 238.

[31] Jovanovic R, Jovanovic L. Obstetric management when normoglycemia is maintained in diabetic pregnant women with vascular compromise. Am J Obstet Gynecol, 1984, 149: 617 – 623.

[32] Mackie ADR, Doddridge MC, Gamsu HR, et al. Outcome of pregnancy in patients with insulin-dependent diabetes mellitus and nephropathy with moderate renal impairment. Diabet Med, 1996, 13: 90.

[33] Dunne FP, Chowdhury TA, Hartland A, et al. Pregnancy outcome in women with insulin-dependent diabetes mellitus complicated by nephropathy. Q J Med, 1999, 92: 451.

[34] Carr D, Binney G, Brown Z, et al. Relationship between hemodynamics, renal function, and pregnancy outcome in class F diabetes. Am J Obstet Gynecol, 2002, 187 (suppl): 152.

[35] Biesenbach G, Grafi nger P, Stoger H, et al. How pregnancy influences renal function in nephropathic type 1 diabetic women depends on their pre-conception creatinine clearance. J Nephrol, 1999, 12: 41.

[36] Ekbom P, Damm P, Norgaard K, et al. Urinary albumin excretion and 24-hour blood pressure as predictors of preeclampsia in type 1 diabetes. Diabetologia, 2000, 43: 927.

[37] Schroder W, Heyl W, Hill-Grasshof B, et al. Clinical value of detecting microalbuminuria as a risk factor for pregnancy-induced hypertension in insulin-treated diabetic pregnancies. Eur J Obstet Gynecol Reprod Biol, 2000, 94: 155.

[38] Ekbom P, Damm P, Feldt-Rasmussen O, et al. Pregnancy outcome in type 1 diabetic women with microalbuminuria. Diabet Care, 2001, 24: 1739.

[39] Lauszus FF, Rasmussen OW, Lousen T, et al. Ambulatory blood pressure as predictor of preeclampsia in diabetic pregnancies with respect to urinary albumin excretion rate and glycemic regulation. Acta Obstet Gynecol Scand, 2001, 80: 1096.

[40] Combs CA, Rosenn B, Kiztmiller JL, et al. Early-pregnancy proteinuria in diabetes related to preeclampsia. Obstet Gynecol, 1993, 82: 802.

[41] Kimmerle R, Zas RP, Cupisti S, et al. Pregnancies in women with diabetic nephropathy: long-term outcome for mothers and child. Diabetologia, 1995, 38: 227.

[42] Miodovnik M, Rosenn BM, Khoury JC, et al. Does pregnancy increase the risk for development and progression of diabetic nephropathy? Am J Obstet Gynecol, 1996, 174: 1180.

[43] McGregor E, Stewart G, Junor BJ, et al. Successful use of recombinant human erythropoietin in pregnancy. Nephrol Dial Transplant, 1991, 6: 292.

[44] Yankowitz J, Piraino B, Laifer A, et al. Use of erythropoietin in pregnancies complicated by severe anemia of renal failure. Obstet Gynecol, 1992, 80: 485.

[45] Braga J, Marques R, Branco A, et al. Maternal and perinatal implications of the use of human recombinant erythropoietin. Acta Obstet Gynecol Scand, 1996, 75: 449.

[46] Geerlings SE, Stolk RP, Camps MJL, et al. Risk factors for asymptomatic urinary tract infection in women with diabetes. Diabet Care, 2000, 23: 1737.

[47] Geerlings SE, Stolk RP, Camps MJL, et al. Consequences of asymptomatic bacteriuria in women with diabetes mellitus. Arch Intern Med, 2001, 161: 1421.

[48] Muhlhauser I, Bender R, Bott U, et al. Cigarette smoking and progression of retinopathy and nephropathy in type 1 diabetes. Diabet Med, 1996, 13: 536.

[49] Baggio B, Budakovic A, Dalla Vestra M, et al. Effect of cigarette smoking on glomerular structure and function in type 2 diabetic patients. J Am Soc Nephrol, 2002, 13: 2730.

[50] Chuahiran T, Wesson DE. Cigarette smoking predicts faster progression of type 2 established diabetic nephropathy despite ACE inhibition. Am J Kidney Dis, 2002, 39: 376.

[51] Purdy LP, Hantsch CE, Molitsch ME, et al. Effect of pregnancy on renal function in patients with moderate-to-severe diabetic renal insufficiency. Diabet Care, 1996, 19: 1067.

[52] Gordon M, Landon MB, Samuels P, et al. Perinatal outcome and long-term follow-up associated with modern management

of diabetic nephropathy. Obstet Gynecol, 1996, 87: 401.

[53] Rossing K, Jacobsen P, Hommel E, et al. Pregnancy and the progression of diabetic nephropathy. Diabetologia, 2002, 45: 36 – 41.

[54] Chatuvedi N, Stephenson JM, Fuller JH, et al. The relationship between pregnancy and long-term maternal complications in the EURODIAB IDDM complications study. Diabet Med, 1995, 12: 494.

[55] Hemachandra A, Ellis D, Lloyd CE, et al. The influence of pregnancy on IDDM complications. Diabet Care, 1995, 18: 950.

[56] Kaaja R, Sjoberg L, Hellstedt T, et al. Long-term effects of pregnancy on diabetic complications. Diabet Med, 1996, 13: 165.

[57] Nielsen LR, Muller C, Damm P, et al. Reduced prevalence of early preterm delivery in women with Type 1 diabetes and microalbuminuria – possible effect of early antihypertensive treatment during pregnancy. Diabet Med, 2006, 23 (4): 426 – 431.

[58] Conway DL, Langer O. Selecting antihypertensive therapy in the pregnant woman with diabetes mellitus. J Matern Fetal Med, 2000, 9: 66.

[59] Magee LA. Treating hypertension in women of childbearing age and during pregnancy. Drug Safd, 2001, 24: 457.

[60] Rosenthal T, Oparil S. The effect of antihypertensive drugs on the fetus. J Human Hypertens, 2002, 16: 293.

[61] Sibai BM. Diagnosis and management of gestational hypertension and preeclampsia. Obstet Gynecol, 2003, 102: 181.

[62] Griffin KA, Picken M, Bakris GL, et al. Comparative effects of selective T- and L- type calcium channel blockers in the remnant kidney model. Hypertension, 2001, 37: 1268.

[63] Hayashi K, Ozawa Y, Fujiwara K, et al. Role of actions of calcium antagonists on efferent arterioles with special references to glomerular hypertension. Am J Nephrol, 2003, 23: 229.

[64] Danielsson BR, Reiland S, Rundqvist E, et al. Digital defects induced by vasodilating agents: relationships to reduction in uteroplacental blood flow. Teratology, 1989, 40: 351.

[65] Magee LA, Conover B, Schick B, et al. Exposure to calcium channel blockers in human pregnancy: a prospective, controlled, multicentre cohort study. Teratology, 1994, 49: 372.

[66] Okundaye I, Abrinko P, Hou S. Registry of pregnancy in dialysis patients. Am J Kidney Dis, 1998, 31: 66.

[67] Jones DC, Hayslett JP. Outcome of pregnancy in women with moderate or severe renal insufficiency. N Engl J Med, 1996, 335: 226 – 232.

[68] Chao AS, Huang JY, Lien R, et al. Pregnancy in women who undergo long-term dialysis. Am J Obstet Gynecol, 2002, 187: 152 – 156.

[69] Hou S. Pregnancy in women on dialysis // Nissenson AR, Fine RN. Dialysis Therapy. 3rd ed. Philadelphia: Hanley and Belfus, 2002, 519 – 522.

[70] Hou S. Pregnancy in renal transplant recipients. Adv Ren Replace Ther, 2003, 10: 40 – 47.

[71] Davidson JM. Pregnancy in renal allograft recipients: prognosis and management. Bailliere's Clin Obstet Gynecol, 1994, 8: 501 – 525.

[72] Armenti VT, Ahlswede KM, Ahlswede BA, et al. National Transplantation Pregnancy Registry: outcomes of 154 pregnancies in cyclosporine-treated female kidney transplant recipients. Transplantation, 1994, 57: 502 – 508.

[73] McGrory CH, Groshek MA, Sollinger HW, et al. Pregnancy outcomes in female pancreas-kidney transplants. Transplant Proc, 1999, 31: 652 – 656.

[74] First MR, Combs CA, Weiskittel P, et al. Lack of effect of pregnancy on renal allograft survival or function. Transplantation, 1995, 59: 472 – 476.

[75] Oz B, Hackman R, Einarson T, et al. Pregnancy outcome after cyclosporine therapy during pregnancy: a meta-analysis. Transplantation, 2001, 71: 1051 – 1060.

[76] Kainz A, Harabicz I, Cowlrick IS, et al. Review of the course and outcome of 100 pregnancies in 84 women treated with tacrolimus. Transplantation, 2000, 70: 1718 – 1725.

[77] Pergola PE, Kancharia A, Riley DJ. Kidney transplantation during the first trimester of pregnancy: immunosuppression with mycophenolate mofetil, tacrolimus and prednisone. Transplantation, 2001, 71: 994 – 999.

[78] Cullen MT, Reece EA, Homko CJ, et al. The changing presentations of diabetic ketoacidosis during pregnancy. Am J Perinatol, 1996, 13: 449 – 451.

[79] Chauhan SP, Perry KG Jr, McLaughlin BN, et al. Diabetic ketoacidosis complicating pregnancy. J Perinatol, 1996, 16: 173 – 175.

[80] Montoro MN, Myers VP, Mestman H, et al. Outcome of pregnancy in diabetic ketoacidosis. Am J Perinatol, 1993, 10: 17 – 20.

[81] Rodgers BD, Rodgers DE. Clinical variables associated with diabetic ketoacidosis during pregnancy. J Reprod Med, 1991, 36: 797 – 800.

[82] Kilvert JA, Nicholson HO, Wright AD. Ketoacidosis in diabetic pregnancy. Diabet Med, 1993, 10: 278 – 281.

[83] Gabbe SG, Mestman JH, Hibbard LT. Maternal mortality in diabetes mellitus: an 18-year survey. Obstet Gynecol, 1976, 48: 549 – 551.

[84] Wetterhal SF, Olson DR, de Stafano F, et al. Trends in diabetes and diabetic complications. Diabet Care, 1992, 5: 960 – 967.

[85] American Diabetes Association. Type 2 diabetes in children and adolescents. Pediatrics, 2000, 105: 671 – 680.

[86] Umpierrez GE, Smiley D, Kitabchi AE. Narrative review: ketosisprone type 2 diabetes mellitus. Ann Intern Med, 2006, 144: 350 – 357.

[87] Balasubramanyan A, Garza G, Rodriguez L, et al. Accuracy and predictive value of classification schemes for ketosis-prone diabetes. Diabet Care, 2006, 29: 2575 – 2579.

[88] Umpierrez GE. Ketosis-preone type 2 diabetes. Time to revise the classification of diabetes. Diabet Care, 2006, 29: 2755 – 2757.

[89] Maislos M, Harman-Bohem I, Weizman S. Diabetic ketoacidosis: rare complication of gestational diabetes. Diabet Care, 1992, 15: 968 – 970.

[90] Clark JDA, McConnell A, Hartog M. Normoglycemic ketoacidosis in a woman with gestational diabetes. Diabet Med, 1991, 8: 388 – 389.

[91] Pitteloud N, Binz K, Caufield A, et al. Ketoacidosis during gestational diabetes. Case report. Diabet Care, 1998, 21: 1031 – 1032.

[92] Schneider MB, Umpierrez GE, Ramsey RD, et al. Pregnancy complicated by diabetic ketoacidosis. Diabet Care, 2003, 26: 958 – 959.

[93] Rizzo T, Metzger BE, Burns WJ, et al. Correlation between antepartum maternal metabolism and intelligence of the offspring. N Engl J Med, 1991, 325: 911 – 916.

[94] Fleckman AM. Diabetic ketoacidosis. Endocrinol Metab Clin North Am, 1993, 22: 181 – 207.

[95] Sills IN, Rapaport R. New onset IDDM presenting with dia-

betic ketoacidosis in a pregnant adolescent. Diabet Care, 1994, 17: 904 – 905.

[96] Franke B, Carr D, Hatem MH. A case of euglycemic diabetic ketoacidosis in pregnancy. Diabet Med, 2001, 18: 858 – 859.

[97] Oliver R, Jagadeesan P, Howard RJ, et al. Euglycemic diabetic ketoacidosis in pregnancy: an unusual presentation. J Obstet Gynaecol, 2007, 27: 308.

[98] Glaser N, Barnett P, Mc Caslin I, et al. Risk factors for cerebral edema in children with diabetic ketoacidosis. N Engl J Med, 2001, 344: 264 – 269.

[99] Dunger DB, Edge JA. Predicting cerebral edema during diabetic ketoacidosis. N Engl J Med, 2001, 344: 302 – 303.

[100] Bedalov A, Balasubramanyan A. Glucocorticoid-induced ketoacidosis in gestational diabetes. Sequela of acute treatment of preterm labor. Diabet Care, 1997, 20: 922 – 924.

[101] Takahashi Y, Kawabata I, Shinohara A, et al. Transient fetal blood flow redistribution induced by maternal ketoacidosis diagnosed by Doppler ultrasonography. Prenat Diagn, 2000, 20: 524 – 525.

[102] O'Shaughnessy MJ, Beingesser KR, Khieu WU. Diabetic ketoacidosis in pregnancy with a recent normal screening test. West J Med, 1999, 170: 115 – 118.

[103] Ladner HE, Danielsen B, Gilbert WM. Acute myocardial infarction in pregnancy and the puerperium: a population-based study. Obstet Gynecol, 2005, 105 (3): 480 – 484.

[104] James AH, Jamison MG, Biswas MS, et al. Acute myocardial infarction in pregnancy: a United States population-based study. Circulation, 2006, 113 (12): 1564 – 1571.

[105] Hankins GD, Wendel GD Jr, Leveno KJ, et al. Myocardial infarction during pregnancy: a review. Obstet Gynecol, 1985, 65: 139 – 146.

[106] Roth A, Elkayam U. Acute myocardial infarction associated with pregnancy. Ann Intern Med, 1996, 125: 751 – 762.

[107] Sheikh AU, Harper MA. Myocardial infarction during pregnancy: management and outcome of two pregnancies. Am J Obstet Gynecol, 1993, 169: 179 – 184.

[108] Chaturvedi N, Stephenson JM, Fuller JH, et al. The relationship between pregnancy and long-term maternal complications in the EURODIAB IDDM complications study. Diabet Med, 1995, 12: 494 – 499.

[109] Airaksinen KEJ, Salmela PI, Markku J, et al. Effect of pregnancy on autonomic nervous function and heart rate in diabetic and nondiabetic women. Diabet Care, 1987, 10: 748 – 751.

[110] Airaksinen KEJ, Anttila LM, Linnaluoto MK, et al. Autonomic influence on pregnancy outcome in IDDM. Diabet Care, 1990, 13: 756.

[111] Hagay Z, Weissman A. Management of diabetic pregnancy complicated by coronary artery disease and neuropathy. Obstet Gynecol Clin North Am, 1996, 23: 205 – 220.

[112] Richards RD, Davenport K, McCallum RW. The treatment of idiopathic and diabetic gastroparesis with acute intravenous and chronic oral erythromycin. Am J Gastroenterol, 1993, 88: 203 – 207.

第 52 章　生物、化学及放射因素对妊娠的影响

简　介

现今世界上许多地方仍存在恐怖主义，他们对特定人群（包括孕妇）进行持续威胁。我们除了关注因常规武器及常规爆炸所致伤害之外，还得注意其使用化学和（或）生物制剂进行攻击的可能，如 1995 年东京地铁沙林毒气事件，2001 年含有炭疽病毒粉末的邮件事件。

孕妇代表着一个独特的群体，无论是对某些制剂的易感性还是对某些暴露因素的管理都与一般群众不同。对不全流产孕妇的转运、分诊及长期管理，应进行预防性的和周密的计划以取得满意的结果。本章旨在阐述一些大规模致伤孕妇的管理并对可能使用于恐怖事件的生物、化学或放射性制剂的因素进行论述。

临床病例

一个 22 岁孕 30 周的初孕妇，因发烧、寒战、咳嗽和精神不佳于当地医院就诊。最初只表现为高热，达 39.6 ℃，但呼吸平稳。胸片显示双肺弥漫性渗出并实变。经产科医生会诊后，考虑社区获得性肺炎或病毒性肺炎可能，收入产科，予以抗生素抗感染治疗。胎心监护显示胎心正常。住院第二天，患者头痛、背痛及频繁呕吐。随后几天病情不断加重，最后需给予氧疗方可维持血氧饱和度 93% 以上。与此同时，患者周身多处出现斑疹，考虑妊娠所致。因患者头痛加剧，多次抽血实验室检查，显示肝酶升高及血小板计数下降。针对患者频繁呕吐予以静脉输液治疗，但患者尿量开始出现减少。患者出现宫缩，宫口扩张达 3cm。与此同时，胎心监护显示胎心变异减速，持续时间长短不一。

因胎心异常，患者病情不稳定，初步考虑重度子痫前期，立即转送至三级医院，完善剖宫助产术前准备。在备皮时，手术医生发现患者身上的斑丘疹发展为疱疹。新生儿出生后，出现窒息进行复苏但没有成功，宣布死亡。此时，医疗组怀疑这是一种接触性感染性疾病，很可能是水痘，随即展开隔离。后来患者被转至三级防护的重症监护室支持治疗。

在上面的病例中，那个年轻的未接种疫苗的患者感染的病原菌，后来被证实是天花。在大多数社区医院和妇幼保健院，初诊医生一般不是急诊医学或传染病学专家，正规的传染病防治措施的开展可能不及时。这种患者无论收治到产前病房还是产后病房都可能无意地使大量易感患者及医务人员暴露在危险之中。生物因素威胁的出现可能是微妙和不可预计的，因此要警惕必要隔离防治措施的滞后所带来的问题。毋庸置疑，在很多情况下，高度的警惕性、娴熟的训练和综合的预防是对抗突发情况的唯一有效措施。

全面准备

妊娠患者的特殊需求往往是在失去基本人道主义关怀的灾难中，如 2004 年印度洋海啸和 2005 年卡特里娜飓风和丽塔飓风横扫墨西哥湾沿岸后导致洪灾。虽然在灾难中组建特殊小组是不切实际的，但是在准备大规模疏散和治疗时，考虑特殊群体的需求是必要的。

应用化学和（或）生物制剂进行蓄意袭击与自然灾害的主要区别如下，第一，前者需要高度传染性和致死性的微生物广泛传播；第二，

在于造成的损害和事件发生的时序关系。在自然灾害中，创伤和其他直接损伤具有时限性与区域性，然而化学和生物制剂，最严重的损害可能是事后数天到数周才显现出来。

美国在1996年颁布了《大规模杀伤性武器防卫法》[1]。该法案强调了当代紧急医疗系统针对大规模故意破坏事件缺乏全面的准备，法案还提及资金的投入和培训第一反应小组人员以便应对类似紧急事件。虽然大多数患者首先被急诊或内科医生诊治，产科医生应该积极参与并给予孕妇特别的照顾。在自然灾害或工业事故的情况下，救援资源将由国家或当地执法部门负责人、消防队队长或紧急救助服务的负责人指派。美国恐怖袭击事件中，美国联邦调查局将从安全调查角度上控制灾难现场，而联邦应急管理局将负责联邦政府的资源动员，处理善后事宜[2]。其他大多数其他国家在恰当的地方建有类似的联邦或国家机构来应对此类事件。

沟通、基础建设的协调、物资运输和人员配送等问题应该被预先考虑到[1]。第一反应小组和医院医务工作者之间的协调是非常重要的，后援通信系统也是必不可少的。从救援现场收集到的准确信息对如何安置患者的路线是至关重要的[1]。举个例子，粗略估计孕妇孕龄可以让救援人员准确地将晚期妊娠产妇转送至备有胎心监护仪器的妇幼医院，将早中期妊娠产妇分送到可能不具备胎心监护设备的医院。

在生物恐怖袭击的灾难中，如何快速分辨出那些有暴露史并且出现症状的和有暴露史但未出现症状的患者是很重要的。无症状的患者也可能需要不同的处置，应给予预防治疗、隔离观察而不是具体的临床治疗。孕妇是独特的群体，她们仍然要出来工作并承担由此带来的一定压力。基于这个原因，有关部门在规划人口密集地区建设时，需要制定出应对孕妇在工作时早产以及有早产可能的孕妇治疗问题的计划和方案。

当地医院和地区三级医院，需要一个计划——将污染源周边的受害者进行分类或限制那些可能已经受感染且可能传播给他人的受害者的活动。其中，需要重症监护和早产的孕妇可能需要转送至三级医疗机构。总体规划必须包括后备方案，例如如何处理通讯及运输出现瘫痪的突发情况。

产房需要为患者独立配置胎儿监护或重症监护病房配套设备。当然，还需要有提前准备好的相关设备以及专业人员的陪护。有些患者可能只需要产前评估，有些可能会长期住院，无论是前者或是后者，都需要严密照看。救援人员后备方案需要包括区分好专业人员、业余人员或是助产志愿者的工作职责。提前区分好各自责职能够提升应急反应速度。最后，我们应该始终牢记，祸不单行，恐怖袭击可能会接二连三，受害者可能会接连不断。

各类因素的论述

下面针对恐怖袭击可能使用的生物制剂进行论述，当然，这里罗列的还不够全面。常规武器伤（包括爆炸冲击伤、子弹或子弹碎片穿透伤等）详见妊娠期创伤章节，本章就不做赘述。根据恐怖袭击使用的制剂性质大概分为三类，分别是生物性、化学性和放射性。

生物因素

生物恐怖袭击备受媒体关注。Gregory Moran博士对该类制剂进行了一些描述，他指出："完美的生化恐怖袭击战制剂能够让大部分暴露人群患病，而且能很轻易地传播给更多暴露人群（如通过空气中微粒扩散的方式），尽管已暴露在环境中依然能保持性质稳定且具备传染性，并且恐怖分子还能够控制其释放剂量。幸运的是，很少有生物制剂具备上述所有特征[3]。"疾病预防控制中心根据潜在破坏力将生物恐怖袭击的生物因素划分为三类。

A类 A类指那些同时具备高传染性、高发病率及高死亡率的制剂，或是具有其中一个特点的生物制剂，它们很可能会造成大范围的民众恐慌与社会动荡，包括炭疽、天花、鼠疫、肉毒杆菌及病毒性出血热[4,5]。

B类 B类指那些高传染性但危害范围没有那么广的制剂,包括蓖麻毒素,来源于大肠杆菌O157:H7的食品安全威胁、斑疹伤寒病毒、伯纳特立克次体(Q热立克次体)。

C类 至今仍未被用于恐怖袭击并造成大面积伤害,因这类病原体具有高发病率和致死率,恐怖势力正致力研发该类生物制剂,包括各种以蜱虫为媒介的病原体,可致病毒性出血性疾病和脑炎(表52-1)[3-5]。

表52.1 疾病预防控制中心(CDC)
对生物制剂的分类[3-5]

A类	B类	C类
炭疽	伯氏立克次体(Q热立克次体)	汉坦病毒
天花	蓖麻毒素	蜱出血热
肺鼠疫病毒性	沙门氏菌属	蜱脑炎
出血热肉毒杆菌	大肠杆菌O157:H7	黄热病

炭 疽

炭疽是由炭疽杆菌引发的传染病,炭疽杆菌革兰氏染色为阳性。人因接触病畜及其排泄物而致病。炭疽杆菌感染常见于食草动物因为进食了土壤中的炭疽杆菌芽孢而受感染。为动物接种疫苗是一种常规预防方法,可减少其病死率[6]。炭疽杆菌感染人体有三条途径:皮肤接触、消化道感染及呼吸道吸入。通过皮肤接触而感染最常见,虽然报道不多但也有因食用未熟肉类制品而经胃肠道感染;吸入性炭疽较为罕见,但因其高病死率和高传染性,已成为恐怖分子的关注对象。

炭疽杆菌芽孢可存活多年,可抵抗紫外线、热、多种消毒剂,且可播散在干燥或是潮湿的空气中形成气溶胶[4]。有关报道指出,只要一封含有芽孢制剂的信封就可致一整栋楼于危险之中。苏联报道过一个炭疽芽孢杆菌高致命性的例子,1979年苏联在研制芽孢制剂过程中,在其中一个武器研发厂附近引起炭疽病爆发流行,导致77例肺吸入性炭疽,其中66例死亡(死亡率达85%)[4]。2001年秋,恐怖分子利用美国邮政管理局运输过程引发22例炭疽病菌感染事件。11例为吸入性炭疽,其中5例死亡,其余为皮肤感染炭疽[4,6]。随着炭疽菌株的改良,对其认知以及公共卫生政策也将随之更新。据估计,2001年美国炭疽病爆发流行期间,疑超过30 000居民在暴露在恐慌中[4]。用于限制或处理2001年病菌邮件恐怖袭击事件造成的直接或间接损失高不可估。

炭疽芽孢杆菌易于在富含氨基酸、核酸、葡萄糖的环境中(如哺乳动物的组织或血液)繁殖。炭疽芽孢杆菌繁殖迅速,但在营养物质受限时,可再次转化为芽孢,如培养基中水分挥发或暴露于空气中。炭疽芽孢杆菌存活时间不长,但芽孢可存活很多年。

$1 \sim 5 \mu m$ 的芽孢颗粒被吸入进入肺泡后,巨噬细胞会将其吞噬。存活的芽孢可侵入纵隔淋巴系统并生长繁殖。潜伏期长短不一,潜伏期大多是 $1 \sim 7d$,也可能长达 $43d$[4-6]。即便使用特效抗生素炭疽芽孢杆菌复制产生的毒素仍能继续对细胞造成损伤[6]。病程中,可致出血性淋巴结炎、出血性纵隔炎、胸腔积液。患者起初可出现发热、咳嗽、呼吸困难及精神萎靡,而胸片可显示正常或仅显示纵隔增宽、浸润和积液形成。急性起病者,病情进展迅速,可出现持续高热,进行性呼吸困难,胸痛甚至呼吸衰竭。血培养通常可见特征性的集落生长,但高度怀疑炭疽芽孢杆菌感染时与实验室间的沟通是非常重要的,因为其集落生长特性很可能被误认为污染物导致的正常菌群[5,6]。患者常出现出血性脑膜炎,脑脊液检查可明确诊断。

皮肤炭疽通常通过破损的皮肤感染,芽孢侵入人体后出芽并释放毒素引起局部皮肤水肿坏死。特征性表现为水疱,水疱破溃后结成焦痂。特效抗生素的使用不能阻止皮肤破溃及焦痂的形成。据报道,有出现系统性扩散的可能,如果未经正规治疗死亡率可高达 20%[4,6]。胃肠炭疽通常因进食受污染的肉类制品而致病。芽孢可存活于上消化道或下消化道。口腔或食管溃疡的形成可导致局部淋巴结炎。末端回肠或盲肠感染可出现恶心、呕吐、腹痛及便血。有关文献报道,所有病例的死因归结于系统性疾病,且病死率可达 $25\% \sim 60\%$[4-6]。几乎没有关于妊娠期感染炭疽的详细报道[7]。

需要注意的是,短时的肢体接触、咳嗽以及喷嚏飞沫不会传播炭疽。虽然炭疽不会经人-人呼吸道传播,但是搬运炭疽患者时应注意因皮肤破损而感染皮肤炭疽的可能[5]。炭疽的治疗常采用联合疗法,常使用环丙沙星和多西环素,有时还联合克林霉素、利福平、万古霉素、氯霉素[6]。孕妇或儿童的正规抗生素治疗方案与非妊娠的成年人一样。如若需要,可以咨询传染病学顾问或查阅疾病预防控制中心网站的最新治疗方案。对于重症患者,支持治疗也同等重要。

没有必要进行抗生素预防治疗,除非法律强制执行或经公共卫生部门证明存在暴露可能。初级女性医疗机构建议不要常规使用抗生素预防治疗,除非是公共卫生部门要求[8]。建议只在潜在高暴露或高危人群中接触后预防治疗,可通过鼻拭子的方式进行疾病初筛,但这种方式存在误差[8]。

成人暴露后预防治疗通常给予环丙沙星500mg 口服或多西环素100mg 口服,每12小时1次,疗程为60d[4-6,8]。建议孕妇和哺乳期女性治疗方案同上。炭疽潜在的发病率与死亡率超过了对这些药物的历史担忧[8]。如果发现处于炭疽热隔离期的妊娠期或哺乳期的女性对青霉素易感,可改用阿莫西林500mg 口服,每天3次[8]。

炭疽疫苗接种是可行的。该疫苗被称为炭疽吸附疫苗(anthrax vaccine adsorbed,AVA)是一种无细胞性制品[6],在6个剂量系列中使用超过18个月。虽然媒体报道在美国现役军人及预备役人员接种的疫苗具有副作用,但AVA依然被认为是安全的[6]。由于预防性应用了抗生素芽孢以休眠的形式在组织中长时间潜伏,所以抗生素的联合应用成为研究人员的关注点[6,7]。因疫苗属灭活的生物制剂,为孕妇接种理论上是安全的。至今还没有可靠的有关孕妇接种疫苗的报道,但在大规模暴露的情况下接种疫苗利大于弊。相关资料表明,接种美军研制的疫苗的孕前女性在妊娠期间未出现不良影响[9]。

天 花

现在年轻一代对天花知之甚少,包括其广泛的破坏性、天花疫苗的接种及大规模疫情的控制措施。可笑的是,这种非凡的医学成就让世界上很多地方出现了再次爆发的可能。初次接触感染的概率不大,但是再次接触并且因此放松的警惕性使其引起社会动荡变的可能。

天花病毒是一种DNA痘病毒,易于通过飞沫在人群中传播,此外,能在污染物上保持性状稳定1周以上[4]。痘病毒首先在呼吸道上皮内复制,然后转移至局部淋巴结。最初表现为病毒血症,伴有低热、周身不适,病毒的迁移可能发展为肾脏、肺脏、肠道、皮肤、淋巴组织等多种组织的局部感染。7d 至 17d 的潜伏期后,二次病毒血症可表现为高热、寒战、头痛、腰背疼痛、呕吐。感染天花病毒48h 内,会出现典型的天花斑疹。开始为斑丘疹,随后形成水疱,最后发展为典型的脓疱。在脓疱破溃到结痂及痂皮脱离期间,天花病毒的传染性都很强。患者很可能在此期间死于严重的病毒血症或器官衰竭[4]。

据记载,感染天花的孕妇具有很高的早产率及流产率[10]。此外,孕妇似乎更容易感染天花,未接种疫苗的孕妇死亡率高达61%,接种了疫苗的孕妇死亡率仍达27%。与之相比,非妊娠期的成人未接种疫苗的死亡率为30%,接种疫苗的患者死亡率为3%[5,10]。与非妊娠期女性或男性相比,孕妇更易并发出血性疾病[7,10]。天花所致的出血性疾病特征性为:发热、腰背疼痛、腹痛及弥漫性红色皮疹。根据经验,出现自发性鼻衄、皮下瘀斑及内脏出血的患者会很快死亡。出现天花出血性疾病的女性患者死亡率为100%。先天性天花的活产新生儿死亡率高达9%~60%[7,10]。

感染患者应被送进负压隔离室。大量感染患者的安置、检疫及隔离设备是必不可少的。务必做到空气隔离、接触隔离。所有废弃衣物及垃圾处理前应放进生物危害胶袋并予以高压预处理[4]。医务人员需要提前接种疫苗,方可在蓄意制造的感染事件中提供医疗服务。2002年美国政府试图为全国医疗核心小组接种天花疫苗，但是该计划因天花疫苗的副反应而成效甚小。另外，照顾大量妊娠期的感染者对产科来说是充满挑战的。产科及新生儿科医务人员应具有对突发事件做出快速反应的能力。

虽然西多福韦被用于治疗其他痘病毒且据相关报道其可在体外抑制天花病毒的活性，但其仍不能作为治疗天花的首选药物[5]。爆发性天花的处理原则为隔离、对感染者进行支持治疗、对暴露人群预防接种。天花疫苗取自牛痘病毒。在暴露 4d 内接种疫苗可有效终止或减慢疾病发展[5]。过去广泛接种疫苗的并发症包括局部皮肤反应、坏疽痘（接种部位局部皮肤坏死）、痘性湿疹（一种牛痘病毒重复感染造成的湿疹）、牛痘病、牛痘脑炎[10]。因此，在非紧急情况下不主张为孕妇常规接种疫苗。在生物恐怖袭击事件中，针对高危暴露的孕妇需权衡疫苗副作用与妊娠期感染天花所产生的致命性后果[10]。

鼠　疫

鼠疫在世界历史进程中扮演着重要角色，数百万人曾死于鼠疫大流行。鼠疫耶尔森菌依靠鼠蚤传染人类。然而，直接的宿主 - 宿主间的传播可能通过呼吸道传播，这使鼠疫成为烈性传染病。没有特效抗生素的情况下，鼠疫可迅速致命[4]。曾有想使用鼠疫杆菌应用于战争引起瘟疫的报道，但没有成功。尽管如此，还是普遍认为因为鼠疫可通过呼吸道传播感染人体，所以可能会被恐怖组织利用。

典型的腺鼠疫是因鼠蚤叮咬后宿主吐出含鼠疫耶尔森菌的血液而感染宿主。1 至 8d 内，鼠疫杆菌迅速繁殖并迁移至局部淋巴结。腺鼠疫多表现为特征性腹股沟淋巴结炎，局部腹股沟淋巴结肿大伴压痛。一旦出现上述表现，患者在数天内即可发展为败血症，有些患者可能会出现肺炎并咳出含鼠疫耶尔森菌的飞沫。出现症状的感染者在 24h 内可咳典型的血痰[4]。宿主也可因摄入含鼠疫耶尔森菌的食物而致病。腺鼠疫的胃肠道反应剧烈，腹股沟淋巴结炎可蔓延至整个肠系膜。经呼吸道传播感染腺鼠疫，可能不出现典型腹股沟淋巴结炎，但可迅速发展为败血症。

病原学诊断：痰液革兰氏染色为阴性球杆菌，菌体两端圆顿且浓染。胸片可见合并大叶性肺炎。进一步检查可予 IgM 免疫酶学检查、抗原检测、聚合酶链反应（polymerase chain reaction，PCR）检查[5]。上述检查通常由国家卫生部门和疾病预防控制中心进行检测。要有足够的可疑性及前期系统检查结果，国家机构才会介入。疑似腺鼠疫感染者应单人隔离，最好隔离于负压隔离室，且应做好体液传播预防措施直至实施正规抗生素治疗 3d 以上[4]。疑似有败血症、有呼吸道症状或已确诊肺鼠疫的患者应予呼吸道隔离，包括负压隔离，直至实施正规抗生素治疗 4d 以上[4]。

标准疗法为静脉注射抗生素为期 10d，病情得到有效改善后可改为口服治疗。非妊娠期成年患者主张使用链霉素 1mg 肌内注射，每天 2 次或庆大霉素 5mg/kg 肌内注射或静脉注射，每天 1 次。也可选用氯霉素或喹诺酮类药物。疑似脑膜炎患者首选氯霉素（每天 50mg/kg ~ 75mg/kg），因氯霉素可通过血脑屏障[4-5]。

有观点认为，决定母儿预后的主要因素是使用抗生素的时机[6]。根据以往经验，妊娠期女性感染鼠疫，几乎全部流产且对孕妇的身体造成严重损伤[7]。妊娠患者可用庆大霉素替代链霉素。由于链霉素可能对胎儿或新生儿造成不利影响，故应慎用于孕妇。在权衡抗生素抗感染的疗效和对胎儿的副作用时，可选用多西环素及环丙沙星替代治疗[7]。针对受感染孕妇产下的新生儿，经验疗法也是需要的。在生物恐怖袭击事件中，需要在暴露后实施有效的预防措施以阻止疫情迅速蔓延。是否对妊娠期女性使用多西环素 100mg 口服，每天 2 次的治疗方案，应基于暴露风险及疾病蔓延程度的考虑[7]。及时正规的抗生素治疗对妊娠孕妇至关重要。未经治疗的鼠疫感染者死亡率接近100%。即使经正规抗生素预防治疗的病例中，肺鼠疫患者的死亡率也高达 50% ~ 60%。多西环素对母儿的危害远小于鼠疫对母儿造成的危害，若已高度怀疑鼠疫感染，主张预防性使用抗生素治疗。

病毒性出血热

一些出血热病毒如埃博拉出血热病毒或马

尔堡出血热病毒通过体液传播可增加其传染性。这些病毒还可经呼吸道传播，造成大范围感染。据记载，扎伊尔埃博拉病毒的爆发致死率达90%[11]。目前还没有治疗的特效药物或疫苗，治疗手段仅限于强化支持治疗及隔离措施。当代医疗技术对任何一次流行都无能为力。对这类病毒我们能做的仅有预防及抑制[11]。

Q 热

Q热病是由贝纳立克次体感染引起的急性传染病。因其隐性致病的特点，很可能被恐怖组织用于生物制剂[5]。对大多数免疫系统健全的人来说，Q热病是一种自限性疾病，不会出现长期并发症，但可能会有一部分人出现慢性感染或感染性心内膜炎，进而使人消瘦。Q热生物袭击主要是引起社会动荡及民众恐慌而不是大量伤亡。长期感染可导致流产。最新研究表明，其他哺乳动物感染后也会出现流产现象。

Q热病常通过伯氏立克次体经呼吸道感染人体。伯氏立克次体主要存在牧场动物的体液中，如羊水。潜伏期约2~14d。临床表现与普通病毒感染类似，如发热、寒战及头痛，还可表现为精神萎靡、厌食、体重下降。至少有23%急性Q热病患者出现严重的神经系统症状[5]。

诊断通常依靠主诉、胸片呈斑片状浸润性改变及污染物接触史。感染后第2周可产生抗体，即可进一步检查Q热特异性IgM及IgG。治疗方案为非妊娠期成人给予多西环素 每天2次，疗程5~7d，也可给予喹诺酮治疗。Q热病并不存在人–人传播[5]。

Q热可致农场动物流产或产下低体重幼崽，法国最新研究表明Q热对妊娠期女性亦有类似影响[12]。妊娠早期急性感染贝纳立克次体又未经治疗的孕妇有很高的流产率，而妊娠中晚期感染者，一般不出现流产，但可能出现早产或产低体重儿[12]。妊娠期间建议每天给予甲氧苄啶320mg及磺胺甲噁唑1600mg。急性起病的孕妇容易发展为慢性感染，可认为是孕妇免疫系统相对受损所致。妊娠期间服用甲氧苄啶或磺胺甲噁唑可降低流产率以及孕妇胎盘中贝纳立克次体浓度[12]。尽管给予积极治疗，孕妇仍有

可能流产或产低体重儿。产后仍需继续治疗，建议给予多西环素100mg，每天2次及羟氯喹600mg，每天1次，疗程为1年。经过治疗的孕妇，大多不影响再次妊娠；曾急性感染并已治愈的孕妇，再次妊娠时一般不会出现明显不良妊娠反应[12]。急性感染Q热的产妇不建议母乳喂养。

蓖麻毒素

蓖麻毒素是存在于蓖麻籽中的致命毒素。蓖麻毒素被当作致命毒剂可追溯到很多年前且涉及多个政坛。2002年12月，英方在曼彻斯特一住宅内逮捕了6名在室内提炼蓖麻毒素的恐怖分子的消息引发了媒体的高度关注。2004年2月 Bill First 先生在美国参议院多数党领袖的邮件收发室中发现含有蓖麻粉的邮件。利用蓖麻毒素进行恐怖袭击给我们敲响了警钟。蓖麻毒素易于提炼、性质稳定、易于传播且难以防范，而且生产蓖麻毒素的基本要求并不高。

用蓖麻籽炼制蓖麻油应用于很多工业用途，如生产制动器和液压流体过程中，可提炼出蓖麻毒素[13]。液态的产物中约含5%~10%蓖麻毒素，可应用色谱分离法将蓖麻毒素分离出来。蓖麻毒素的三、四级结构是由"A"链和"B"链组成的相对较小的二聚体。当毒素进入细胞后，与细胞表面的糖蛋白结合，抑制60S核糖体使之失活，从而抑制蛋白质的合成，进而导致细胞死亡[13]。

若吸入蓖麻毒素，可出现呼吸道刺激相关症状。呼吸道症状通常出现在暴露后的4~8h，早期症状包括发热、胸闷、咳嗽及呼吸困难。1~2d内可出现严重的呼吸道炎症反应、细胞死亡甚至发展为急性呼吸窘迫综合征，此时只能进行呼吸机支持治疗[3,5]。有观点认为，蓖麻毒素可通过污染的水或食物进行传播。摄入蓖麻毒素，可导致胃肠道上皮细胞坏死，损伤脾脏、肝脏及肾脏。胃肠道反应包括恶心、腹部绞痛、大量胃肠液丢失。尽管摄入蓖麻毒蛋白可能导致多器官出血、坏死，进而进展为低血容量性休克，但仍认为摄入后的毒性低于吸入所致的毒性[3,5]。

疾病诊断可依靠 ELISA 检测。患者需经简

单处理，包括褪去污染的衣物及用肥皂和清水清洗全身。急诊科医务人员接诊无持续接触蓖麻毒素史且未检测出毒素残留的患者几乎没有二次风险，但仍不能忽视隔离预防措施。目前尚无蓖麻毒素特效解毒剂，口服活性炭清除胃中的毒素可能有效[3,5]。治疗方案以支持治疗为主。根据有暴露史孕妇的病例观察，蓖麻毒素分子量决定了其无法通过胎盘屏障。所以新生儿的预后取决于孕妇支持治疗的效果。

毒素或化学制剂

一些化合物被不法分子用作蓄意袭击（如1995 年在东京地铁毒气事件）或因为工业事故造成大规模伤亡。可通过化学武器的杀伤性或在环境中的稳定性将其进行分类[14]。致死毒剂可分四类：神经性毒剂或胆碱酯酶抑制剂，糜烂性毒剂或起疱剂，窒息性毒剂或肺刺激剂，氰化物或全身中毒性毒剂[15]。在一般情况下，妊娠期护理与非妊娠期护理略有不同，特别是在胎儿成形前。在创伤的情况下，胎儿的存活及健康取决于孕妇的身体情况，特别在于是否及时以及长时间的护理。

每当怀疑遭遇化学恐怖袭击时，防化队需要穿上防护装备，包括防化靴和防化服。首要工作就是净化受难者，然后将患者转移至通风处，清洗全身并换上干净衣物[14]。首选稀释的次氯酸钠溶液进行清洗，眼睛则使用大量清水或生理盐水冲洗[14]。

神经性毒剂—乙酰胆碱酯酶抑制剂

有机磷化合物如塔崩、沙林、梭曼和维埃克斯，主要通过抑制突触及神经肌肉接头的乙酰胆碱酯酶发挥作用[14,15]。乙酰胆碱酯酶抑制剂还能抑制血浆中的胆碱酯酶及红细胞中的乙酰胆碱酯酶，导致大量乙酰胆碱蓄积，引起支气管腺体分泌过多，支气管痉挛，精神改变，恶心、呕吐及肌束颤动和肌无力[15]。高度暴露后，可能迅速出现意识丧失，癫痫发作，呼吸肌麻痹和中枢神经系统功能紊乱最终发生窒息。该化学制剂无色透明，以液态或气态方式进行传播，可通过皮肤、呼吸道、消化道吸收致病。

有确切暴露史及明显症状者，应及时使用阿托品及解磷定（2 - PAM）进行治疗[14,15]。阿托品常规剂量为 1mg 肌内注射或静脉注射，也可予静脉泵注，每 3~5min 做一次评估，可重复用药，总量不超 6mg，直至分泌物减少及通气有所改善。解磷定可使乙酰胆碱酯酶恢复活性，可予 600~1000mg 肌内注射或缓慢静脉注射[14,15]。若出现严重的呼吸肌麻痹，则进行气管插管机械通气。严重者可予苯二氮䓬类药物（地西泮、劳拉西泮或咪达唑仑）提高癫痫发作阈值，预防继发性缺氧性脑损伤[15]。治疗成功者可在数小时内恢复，但是神经系统症状可能会持续数周。

目前尚无暴露后对胎儿影响的有关报道。但是当孕妇出现呼吸抑制或存在缺氧时，胎儿很容易受影响。理论上，这些化合物可以到达胎儿大脑并产生抑制作用，引起胎儿生物性状改变。总的来说，胎儿的存活将取决于孕妇恢复时间的长短。

糜烂性毒剂及肺刺激剂

糜烂性毒剂如芥子气和路易氏剂，很容易通过皮肤和黏膜吸收[15]。通常暴露数小时后才出现症状。因为 DNA 交联及 DNA 甲基化导致机体损害。早期皮肤可出现水疱，当皮肤坏死脱落后，继发性感染风险会显著增高。同时，化学性肺炎所导致的肺组织损伤也能增加继发性感染的概率。急性发作时死亡率较低，但发病率很高。这些制剂可使大量人员受侵害，从而达到消耗大量医疗资源的目的[14,15]。

类似的肺刺激剂如光气和氯气可在数小时内损伤呼吸膜，然后发展为肺水肿。遭遇光气毒害的患者通常需要机械通气并维持体液平衡，若能存活 48h 以上则可痊愈[14,15]。

放射物

人们对核辐射的关注随着对核动力、核废物运输及处理的安全性以及核武器（俗称"脏弹"）威胁关注度的提高而提高。我们现在熟知很多关于接触后伤害的知识，首先皮肤大范围充血，癌变，最终导致死亡。胎儿及儿童（处在生长发育期）与成年人相比，更容易受到辐射的影响[16,17]。长时间或重复暴露可加重损伤[16]。

"脏弹"通常以辐射的方式使大范围地区受染而使人们无法居住。武器释放的辐射量不大可能造成急性辐射综合征，损伤程度主要取决于辐射源[16]。据联合国报告，1987年伊拉克测定"脏弹"辐射量，认为辐射量过低无法造成重大伤害，而后中止了该项任务。现如今，这类武器很可能会被恐怖分子利用造成社会恐慌。

对辐射源正确的处理原则为在最短时间内远离辐射源并建立物理屏障，如利用玻璃或混凝土使民众免于直接暴露[16]。发生突发事件时，建议步行离开辐射源而不是乘坐汽车或其他交通工具，否则有导致更大范围辐射尘埃污染的可能，还可躲入建筑物内进行掩护。脱去污染衣物并装进防化袋进行处理。淋雨可清除身上含辐射的尘埃或其他残余辐射物[16]。医院或诊所评估患者病情时，应考虑到这些防辐射措施。

辐射可导致许多脏器功能损害。损害程度取决于辐射量、持续时间及其暴露机制，创伤可从局部（如灼伤）开始逐渐扩大范围，如急性辐射综合征（acute radiation syndrome, ARS）[18]。局部创伤多为直接暴露区域，如双手，可能出现红斑、水疱、皮肤脱落、皮肤溃疡。患者可能不清楚自己接触过什么所致，有的甚至是曾经握过的未知金属物就是辐射源。这类伤害通常进展缓慢，也不是数周就可恢复的，常规的创口护理可能无效[18]。

急性辐射综合征（ARS）是一种因完全暴露在辐射中而迅速起病的一类疾病，其特征为电离辐射导致多器官同时受损，致细胞数明显减少或细胞功能紊乱。辐射源诱发ARS的机制可能为v射线、X射线或中子的辐射。ARS有3个发展阶段[18]：前驱阶段，患者可能出现频繁恶心、呕吐及食欲不振。通常上述症状可持续一天到两天，然后进入无症状的潜伏期阶段。潜伏期的长短可能取决于辐射量的大小，随后出现电解质紊乱、腹泻、血液系统异常甚至神经系统改变。疾病的转归为死亡、慢性损害也可能痊愈[18]。其间可能出现严重的器官功能紊乱，如白细胞减少导致免疫缺陷，小肠及大肠

内皮细胞脱落可能导致肠道综合征，出现呕吐、腹泻及吸收障碍导致水电解质丢失的情况。患者可能因脱水及水电解质紊乱等急剧内环境改变出现定向力障碍。精神状态的改变包括意识不清常提示预后不佳[18]。经过数周到两年长时间的恢复，有可能痊愈。

针对大量辐射暴露者的初步处理常规包括处理外伤（骨折、撕裂伤），还需小心移除身上的外部污染物。重点询问关于辐射源的详细接触史，包括辐射类型、与辐射源的距离及辐射持续时间[18]。对妊娠期孕妇需要仔细询问病史，包括胎龄及妊娠期间的大致情况。ARS的诊断可借助每4~6h查全血细胞计数完成。淋巴细胞绝对计数及血小板计数显著下降能帮助尽早确诊。小于2Gy暴露量的患者可以不用住院治疗。之后几天白细胞总计数和白细胞分类计数的变化对疾病诊疗更具意义。暴露量不足7.5Gy的患者（表52.2）在前驱期可能不会出现恶心、呕吐[16,18]。

表52.2　完全辐射暴露的生物学影响[16]

曝光量	影响
50mGy（5rads）	无明显影响
1Gy（100rads）	恶心、呕吐1~2d，暂时性新生血细胞减少
3.5Gy（350rads）	开始出现恶心、呕吐，随后进入无症状潜伏期；在3~4周，可能出现白细胞和血小板异常
>3.5Gy	可致命

因高暴露量导致严重ARS的患者必需予以支持治疗，必须仔细询问病史并进行全面细致的体格检查。对出现恶心、呕吐的患者可首选选择性5HT₃受体拮抗剂[18]，这类患者必须住院治疗。血细胞计数出现下降征象是使用抗病毒预防措施及预防中性粒细胞减少治疗的依据。需要血液科专家及其他辐射疾病专家共同会诊后给出治疗意见。

在急性辐射突发事件中碘化钾对保护甲状腺功能有积极的意义[19]。碘化钾可有效预防放射碘对机体的损害，其在核爆炸早期大量存在并迅速衰减，但是放射碘可能被甲状腺摄取并导致正常甲状腺组织损伤。碘化钾盐在开始的

3~4h 被甲状腺摄取最终达到摄碘饱和状态，而后便抑制甲状腺摄取放射碘。由于放射碘快速衰减的特性，通常只需服用一次碘化钾即可[19]。

基于儿童甲状腺功能相对活跃，碘化钾同样适用于儿童。成人口服剂量为130mg或一片碘化钾，3~18岁患者口服剂量为65mg或半片碘化钾，1~3岁患儿口服剂量为32mg，1岁以内患儿推荐口服剂量为16mg。孕妇与胎儿都易受辐射影响，建议服用成人剂量。哺乳期女性也建议按成人剂量服用，婴幼儿则应根据不同年龄服用相应剂量的碘化钾[19]。

不幸的是高辐射量会严重影响胎儿发育。电离辐射的影响风险评估在某程度上是基于广岛和长崎原子弹爆炸后的报道，再结合其他相关数据得出更小的辐射量与胎儿风险呈线性关系的结论。虽然没有直接证据证明医学成像检查的暴露量与儿童癌症或先天缺陷疾病有相关性[17,20]，但是蓄意暴露可释放更高的辐射量而对胎儿产生严重影响。

根据受辐射污染的处于胚胎期病例的观察，其结果不是无法检测出其影响就是受精卵无法着床[17,20]。如10 000mnad的辐射剂量可致2%的受精卵死亡[20]。5000mnad~25 000mnad的辐射量对处于妊娠前3个月的孕妇，可明显增加胎儿先天性缺陷(如大脑发育畸形、脸部正中部分、牙齿、生殖器的发育不良)的风险。超过12 000~20 000mnad的辐射量，在妊娠第8~15周[17,20]，可致小头畸形、发育迟缓和认知障碍[17]。发育迟缓和认知障碍在出生后可被发现，此外较高的辐射量可使孕妇出现急性辐射综合征。100nad(1 Gy)的辐射量致胎儿精神障碍的风险预计为40%，150nad的辐射量预计可使其风险增加到60%[17]。

总 结

关于以上制剂的最新信息可能来源于独立事件的报道。基础科学研究也有必要继续，可以帮助发现一些复合微生物的特性，从而进一步认识对孕妇的影响。目前最迫切的是防御措施的建立。书面的可行的指导意见以及管理方案，包括通信及人员分配的后备方案的制定是首当其冲的。产科医生与其他相关科室包括急诊科、重症监护室、紧急救助员、运输队之间的协作也是至关重要的。资源共享以及培训中心的建立也是不可或缺的，包括美国田纳西州橡树岭的由能源部赞助的辐射紧急援救中心/培训基地(REAC/TS)项目及亚拉巴马州安尼斯顿的国土安全部国内备灾中心的建立合作。

参考文献

[1] Disaster management // HolleranRS. Air and Surface Patient Transport: Principles and Practice 3rd ed. St. Louis: Mosby, 2003.

[2] Bleck TP. Fundamentals of disaster management // Farmer JC, Jimenez EJ, Talmor DS, et al. Fundamentals of DisasterManagement. Des Plaines, IL: Society of Critical Care Medicine, 2003, 1-8.

[3] Moran GJ. Threats in bioterrorism II: CDC category B and C agents. Emerg Med Clin N Am, 2002, 20: 311-330.

[4] Darling RG, Catlett CL, Huebner KD, et al. Threats in bioterrorism I: CDC category A agents. Emerg Med Clin N Am, 2002, 20: 273-309.

[5] Agrawal AG, O'Grady NP. Biologic agents and syndromes // FarmerJC, Jimenez EJ, Talmor DS, et al. Fundamentals of Disaster Management. Des Plaines, IL: Society of Critical Care Medicine, 2003, 71-93.

[6] Inglesby TV, O'Toole T, Henderson DA, et al. Anthrax as a biological weapon, 2002; updated recommendations for management. JAMA, 2002, 287 (17): 2236-2252.

[7] White SR, Henretig FM, Dukes RG. Medical management of vulnerable populations and co-morbid conditions of victims of bioterrorism. Emerg Med Clin N Am, 2002, 20: 365-392.

[8] American College of Obstetricians and Gynecologists. Management of asymptomatic pregnant or lactating women exposed to anthrax. ACOG Committee Opinion No. 268. Obstet Gynecol, 2002, 99: 366-368.

[9] WiesenAR, Littell CT. Relationship between prepregnancy anthrax vaccination and pregnancy and birth outcomes among US army women. JAMA, 2002, 287 (12): 1556-1560.

[10] Suarez VR, Hankins GDV. Smallpox and pregnancy: from eradicated disease to bioterrorist threat. Obstet Gynecol, 2002, 100: 87-93.

[11] Preston R. The Hot Zone. New York: Random House, 1994.

[12] RaoultD, Fenollar F, Stein A. Q fever during pregnancy. Arch Intern Med, 2002, 162: 701-704.

[13] MirarchiFL. CBRNE-Ricin. Available at www. emedicine. com/emerg/topic889. htm.

[14] Evison D, Hinsley D, Rice P. Chemical weapons. BMJ, 2002, 324: 332-335.

[15] Lantz G, Talmor DS. Chemical agents and syndromes // Farmer JC, Jimenez EJ, Talmor DS, et al. Fundamentals of Disaster Management. Des Plaines, IL: Society of Critical Care

Medicine, 2003, 57 – 70.

[16] Oak Ridge Institute for Science and Education, Radiation EmergencyAssistance Center/Training Site. Guidance for Radiation AccidentManagement. Types of radiation exposure. Available at http: // orise. orau. gov/reacts/guide/injury. htm. Retrieved January 7, 2007.

[17] American College of Obstetricians and Gynecologists. Guidelines for diagnostic imaging during pregnancy. ACOG Committee OpinionNo. 158, 1995. Available at www. acog. com/ publications/committee-opinions/bco158. htm. Retrieved January 1, 2001.

[18] Oak Ridge Institute for Science and Education, Radiation Emergency Assistance Center/Training Site. Guidance for Radiation Accident Management. Managing radiation emergencies: acute radiation syndrome. Available at http: // orise. orau. gov/reacts/guide/syndrome. htm. Retrieved January 7, 2007.

[19] Centers for Disease Control. Emergency Preparedness and Response. Radiation emergencies: potassium iodide. Available at www. bt. cdc. gov/radiation/ki. asp.

[20] Miller JC. Risks from ionizing radiation in pregnancy. Radiology Rounds, 2004, 2 (2).